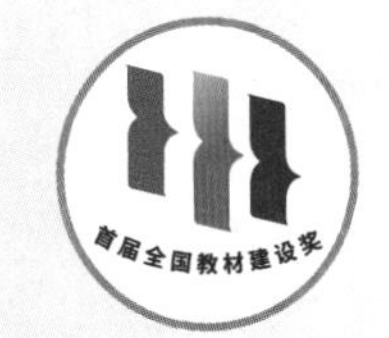

全国优秀教材一等奖

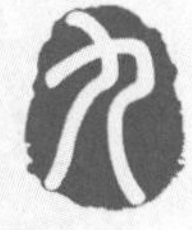

国家卫生健康委员会“十三五”规划教材
全 国 高 等 学 校 教 材
供基础、临床、预防、口腔医学类专业用

内科学

Internal Medicine

第9版

主　审　陈灏珠　钟南山　陆再英
主　编　葛均波　徐永健　王　辰
副主编　唐承薇　肖海鹏　王建安　曾小峰

人民卫生出版社
PEOPLE'S MEDICAL PUBLISHING HOUSE

图书在版编目（CIP）数据

内科学/葛均波，徐永健，王辰主编. —9 版. —北京：人民卫生出版社，2018

全国高等学校五年制本科临床医学专业第九轮规划教材

ISBN 978-7-117-26541-6

Ⅰ. ①内… Ⅱ. ①葛…②徐…③王… Ⅲ. ①内科学-医学院校-教材 Ⅳ. ①R5

中国版本图书馆 CIP 数据核字(2018)第 128606 号

内　科　学

第 9 版

主　　编：葛均波　徐永健　王　辰

出版发行：人民卫生出版社（中继线 010-59780011）

地　　址：北京市朝阳区潘家园南里 19 号

邮　　编：100021

E - mail：pmph @ pmph. com

购书热线：010-59787592　010-59787584　010-65264830

印　　刷：人卫印务（北京）有限公司

经　　销：新华书店

开　　本：850×1168　1/16　　印张：60　　插页：10

字　　数：1775 千字

版　　次：1979 年 12 月第 1 版　　2018 年 7 月第 9 版

2024 年 7 月第 9 版第 15 次印刷（总第 94 次印刷）

标准书号：ISBN 978-7-117-26541-6

定　　价：118.00 元

编　委

以姓氏笔画为序

丁小强　复旦大学附属中山医院

于　波　哈尔滨医科大学附属第二医院

于学忠　中国医学科学院北京协和医学院北京协和医院

王　辰　中国医学科学院北京协和医学院

王　敏　山东大学齐鲁医院

王建安　浙江大学医学院附属第二医院

方　全　中国医学科学院北京协和医学院北京协和医院

古洁若　中山大学附属第三医院

石　蓓　遵义医科大学附属医院

田新平　中国医学科学院北京协和医学院北京协和医院

付　平　四川大学华西临床医学院

代华平　中日友好医院

宁　光　上海交通大学医学院附属瑞金医院

刘　斌　吉林大学第二医院

刘　毅　四川大学华西临床医学院/华西医院

严　励　中山大学孙逸仙纪念医院

李　强　深圳大学总医院

李启富　重庆医科大学附属第一医院

李雪梅　中国医学科学院北京协和医学院北京协和医院

杨　涛　南京医科大学第一附属医院

杨云生　中国人民解放军总医院

杨长青　同济大学附属同济医院

肖海鹏　中山大学附属第一医院

吴德沛　苏州大学附属第一医院

余学清　广东医科大学

沈华浩　浙江大学医学院附属第二医院

宋元林　复旦大学附属中山医院

张志毅　哈尔滨医科大学附属第一医院

张瑞岩　上海交通大学医学院附属瑞金医院

陈　楠　上海交通大学医学院附属瑞金医院

陈江华　浙江大学医学院附属第一医院

陈旻湖　中山大学附属第一医院

邵宗鸿　天津医科大学总医院

周玉杰　首都医科大学附属北京安贞医院

郑　毅　首都医科大学附属北京朝阳医院

房静远　上海交通大学医学院附属仁济医院

赵明辉　北京大学第一医院

赵家军　山东大学附属省立医院

郝传明　复旦大学附属华山医院

胡　豫　华中科技大学同济医学院附属协和医院

侯　明　山东大学齐鲁医院

秦贵军　郑州大学第一附属医院

柴艳芬　天津医科大学总医院

徐　钢　华中科技大学同济医学院附属同济医院

徐永健　华中科技大学同济医学院附属同济医院

高　翔　中山大学附属第六医院

高　鑫　复旦大学附属中山医院

高素君　吉林大学第一医院

唐承薇　四川大学华西临床医学院

康　健　中国医科大学附属第一医院

葛均波　复旦大学附属中山医院

董卫国　武汉大学人民医院

曾小峰　中国医学科学院北京协和医学院北京协和医院

谢灿茂　中山大学附属第一医院

滕卫平　中国医科大学附属第一医院

霍　勇　北京大学第一医院

瞿介明　上海交通大学医学院附属瑞金医院

编写秘书

戴宇翔　复旦大学附属中山医院

融合教材阅读使用说明

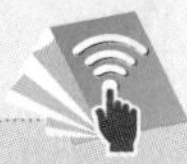

融合教材介绍：本套教材以融合教材形式出版，即融合纸书内容与数字服务的教材，每本教材均配有特色的数字内容，读者阅读纸书的同时可以通过扫描书中二维码阅读线上数字内容。

《内科学》(第 9 版)融合教材配有以下数字资源：

课件　视频　动画　图片　自测试卷　英文名词读音

AR 互动(扫描教材中带有 AR 图标的图片，即可体验增强现实的 AR 内容)

❶ 扫描封底红标二维码，获取图书"使用说明"。

❷ 揭开红标，扫描绿标激活码，注册/登录人卫账号获取数字资源。

❸ 扫描书内二维码或封底绿标激活码，查看数字资源。

❹ 下载应用或登录 zengzhi.ipmph.com 体验更多功能和服务。

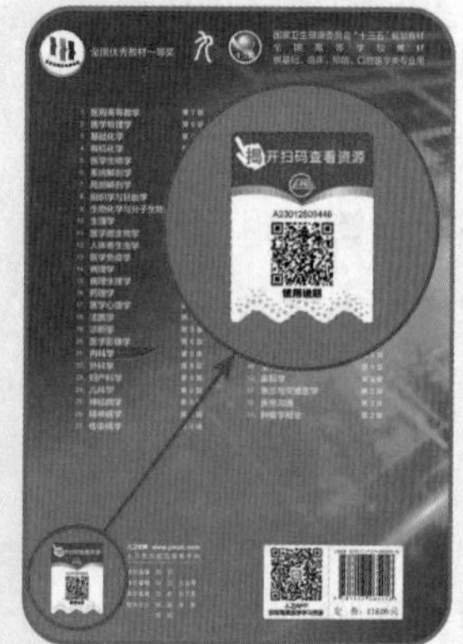

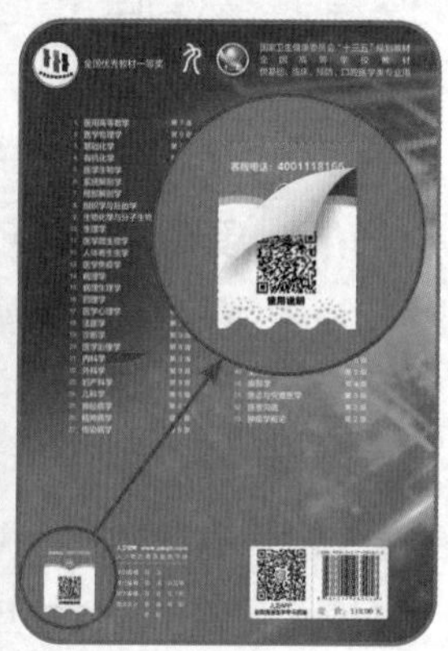

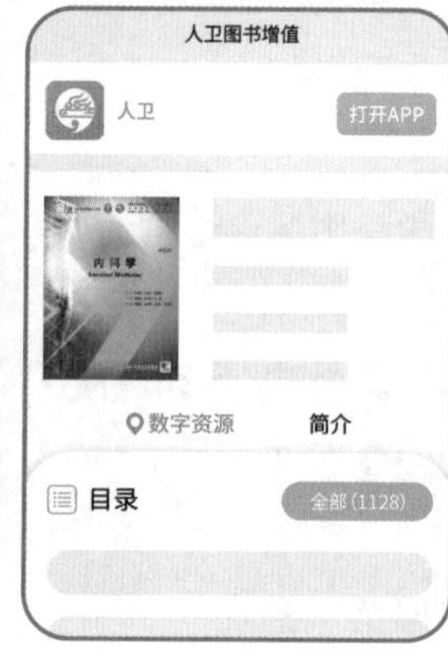

配套教材(共计 56 种)

全套教材书目

《内科学》(第 9 版)配套教材

《内科学学习指导与习题集》(第 3 版)　主编：霍　勇

读者信息反馈方式

欢迎登录"人卫 e 教"平台官网"medu.pmph.com"，在首页注册登录后，即可通过输入书名、书号或主编姓名等关键字，查询我社已出版教材，并可对该教材进行读者反馈、图书纠错、撰写书评以及分享资源等。

序　言

党的十九大报告明确提出,实施健康中国战略。 没有合格医疗人才，就没有全民健康。 推进健康中国建设要把培养好医药卫生人才作为重要基础工程。 我们必须以习近平新时代中国特色社会主义思想为指引，按照十九大报告要求，把教育事业放在优先发展的位置，加快实现教育现代化，办好人民满意的医学教育，培养大批优秀的医药卫生人才。

着眼于面向 2030 年医学教育改革与健康中国建设，2017 年 7 月，教育部、国家卫生和计划生育委员会、国家中医药管理局联合召开了全国医学教育改革发展工作会议。 之后，国务院办公厅颁布了《国务院办公厅关于深化医教协同进一步推进医学教育改革与发展的意见》(国办发〔2017〕63 号)。 这次改革聚焦健康中国战略，突出问题导向，系统谋划发展，医教协同推进，以“服务需求、提高质量”为核心，确定了“两更加、一基本”的改革目标，即：到 2030 年，具有中国特色的标准化、规范化医学人才培养体系更加健全，医学教育改革与发展的政策环境更加完善，医学人才队伍基本满足健康中国建设需要，绘就了今后一个时期医学教育改革发展的宏伟蓝图，作出了具有全局性、战略性、引领性的重大改革部署。

教材是学校教育教学的基本依据，是解决培养什么样的人、如何培养人以及为谁培养人这一根本问题的重要载体，直接关系到党的教育方针的有效落实和教育目标的全面实现。 要培养高素质的优秀医药卫生人才，必须出版高质量、高水平的优秀精品教材。 一直以来，教育部高度重视医学教材编制工作，要求以教材建设为抓手，大力推动医学课程和教学方法改革。

改革开放四十年来，具有中国特色的全国高等学校五年制本科临床医学专业规划教材经历了九轮传承、创新和发展。 在教育部、国家卫生和计划生育委员会的共同推动下，以裘法祖、吴阶平、吴孟超、陈灏珠等院士为代表的我国几代著名院士、专家、医学家、教育家，以高度的责任感和敬业精神参与了本套教材的创建和每一轮教材的修订工作。 教材从无到有、从少到多、从多到精，不断丰富、完善与创新，逐步形成了课程门类齐全、学科系统优化、内容衔接合理、结构体系科学的立体化优秀精品教材格局，创建了中国特色医学教育教材建设模式，推动了我国高等医学本科教育的改革和发展，走出了一条适合中国医学教育和卫生健康事业发展实际的中国特色医药学教材建设发展道路。

在深化医教协同、进一步推进医学教育改革与发展的时代要求与背景下，我们启动了第九轮全国高等学校五年制本科临床医学专业规划教材的修订工作。 教材修订过程中，坚持以习近平新时代中国特色社会主义思想为指引，贯彻党的十九大精神，落实“优先发展教育事业”“实施健康中国战略”及“落实立德树人根本任务，发展素质教育”的战略部署要求，更加突出医德教育与人文素质教育，将医德教育贯穿于医学教育全过程，同时强调“多临床、早临床、反复临床”的理念，强化临床实践教学，着力培养医德高尚、医术精湛的临床医生。

我们高兴地看到，这套教材在编写宗旨上，不忘医学教育人才培养的初心，坚持质量第一、立德树人；在编写内容上，牢牢把握医学教育改革发展新形势和新要求，坚持与时俱进、力求创新；在编写形式上，聚力“互联网+”医学教育的数字化创新发展，充分运用 AR、VR、人工智能等新技术，在传统纸质教材的基础上融合实操性更强的数字内容，推动传统课堂教学迈向数字教学与移动学习的新时代。 为进一步加强医学生临床实践能力培养，整套教材还配有相应的实践指导教材，内容丰富，图文并茂，具有较强的科学性和实践指导价值。

我们希望，这套教材的修订出版，能够进一步启发和指导高校不断深化医学教育改革，推进医教协同，为培养高质量医学人才、服务人民群众健康乃至推动健康中国建设作出积极贡献。

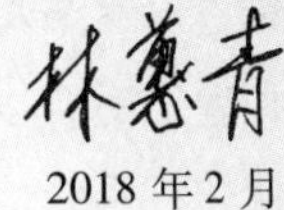

2018 年 2 月

全国高等学校五年制本科临床医学专业
第九轮　规划教材修订说明

全国高等学校五年制本科临床医学专业国家卫生健康委员会规划教材自 1978 年第一轮出版至今已有 40 年的历史。几十年来，在教育部、国家卫生健康委员会的领导和支持下，以裘法祖、吴阶平、吴孟超、陈灏珠等院士为代表的我国几代德高望重、有丰富的临床和教学经验、有高度责任感和敬业精神的国内外著名院士、专家、医学家、教育家参与了本套教材的创建和每一轮教材的修订工作，使我国的五年制本科临床医学教材从无到有，从少到多，从多到精，不断丰富、完善与创新，形成了课程门类齐全、学科系统优化、内容衔接合理、结构体系科学的由规划教材、配套教材、网络增值服务、数字出版等组成的立体化教材格局。这套教材为我国千百万医学生的培养和成才提供了根本保障，为我国培养了一代又一代高水平、高素质的合格医学人才，为推动我国医疗卫生事业的改革和发展做出了历史性巨大贡献，并通过教材的创新建设和高质量发展，推动了我国高等医学本科教育的改革和发展，促进了我国医药学相关学科或领域的教材建设和教育发展，走出了一条适合中国医药学教育和卫生事业发展实际的具有中国特色医药学教材建设和发展的道路，创建了中国特色医药学教育教材建设模式。老一辈医学教育家和科学家们亲切地称这套教材是中国医学教育的“干细胞”教材。

本套第九轮教材修订启动之时，正是我国进一步深化医教协同之际，更是我国医疗卫生体制改革和医学教育改革全方位深入推进之时。在全国医学教育改革发展工作会议上，李克强总理亲自批示“人才是卫生与健康事业的第一资源，医教协同推进医学教育改革发展，对于加强医学人才队伍建设、更好保障人民群众健康具有重要意义”，并着重强调，要办好人民满意的医学教育，加大改革创新力度，奋力推动建设健康中国。

教材建设是事关未来的战略工程、基础工程，教材体现国家意志。人民卫生出版社紧紧抓住医学教育综合改革的历史发展机遇期，以全国高等学校五年制本科临床医学专业第九轮规划教材全面启动为契机，以规划教材创新建设，全面推进国家级规划教材建设工作，服务于医改和教改。第九轮教材的修订原则，是积极贯彻落实国务院办公厅关于深化医教协同、进一步推进医学教育改革与发展的意见，努力优化人才培养结构，坚持以需求为导向，构建发展以“5+3”模式为主体的临床医学人才培养体系；强化临床实践教学，切实落实好“早临床、多临床、反复临床”的要求，提高医学生的临床实践能力。

在全国医学教育综合改革精神鼓舞下和老一辈医学家奉献精神的感召下，全国一大批临床教学、科研、医疗第一线的中青年专家、学者、教授继承和发扬了老一辈的优秀传统，以严谨治学的科学态度和无私奉献的敬业精神，积极参与第九轮教材的修订和建设工作，紧密结合五年制临床医学专业培养目标、高等医学教育教学改革的需要和医药卫生行业人才的需求，借鉴国内外医学教育教学的经验和成果，不断创新编写思路和编写模式，不断完善表达形式和内容，不断提升编写水平和质量，已逐渐将每一部教材打造成了学科精品教材，使第九轮全套教材更加成熟、完善和科学，从而构建了适合以“5+3”为主体的医学教育综合改革需要、满足卓越临床医师培养需求的教材体系和优化、系统、科学、经典的五年制本科临床医学专业课程体系。

其修订和编写特点如下：

1．教材编写修订工作是在国家卫生健康委员会、教育部的领导和支持下，由全国高等医药教材建设研究学组规划，临床医学专业教材评审委员会审定，院士专家把关，全国各医学院校知名专家教授编写，人民卫生出版社高质量出版。

2．教材编写修订工作是根据教育部培养目标、国家卫生健康委员会行业要求、社会用人需求，在全国进行科学调研的基础上，借鉴国内外医学人才培养模式和教材建设经验，充分研究论证本专业人才素质要求、学科体系构成、课程体系设计和教材体系规划后，科学进行的。

3．在教材修订工作中，进一步贯彻党的十九大精神，将“落实立德树人根本任务，发展素质教育”的战略部署要求，贯穿教材编写全过程。全套教材在专业内容中渗透医学人文的温度与情怀，通过案例与病例融合基础与临床相关知识，通过总结和汲取前八轮教材的编写经验与成果，充分体现教材的科学性、权威性、代表性和适用性。

4．教材编写修订工作着力进行课程体系的优化改革和教材体系的建设创新——科学整合课程、淡化学科意识、实现整体优化、注重系统科学、保证点面结合。继续坚持“三基、五性、三特定”的教材编写原则，以确保教材质量。

5．为配合教学改革的需要，减轻学生负担，精炼文字压缩字数，注重提高内容质量。根据学科需要，继续沿用大16开国际开本、双色或彩色印刷，充分拓展侧边留白的笔记和展示功能，提升学生阅读的体验性与学习的便利性。

6．为满足教学资源的多样化，实现教材系列化、立体化建设，进一步丰富了理论教材中的数字资源内容与类型，创新在教材移动端融入AR、VR、人工智能等新技术，为课堂学习带来身临其境的感受；每种教材均配有2套模拟试卷，线上实时答题与判卷，帮助学生复习和巩固重点知识。同时，根据实际需求进一步优化了实验指导与习题集类配套教材的品种，方便老师教学和学生自主学习。

第九轮教材共有53种，均为**国家卫生健康委员会“十三五”规划教材**。全套教材将于2018年6月出版发行，数字内容也将同步上线。教育部副部长林蕙青同志亲自为本套教材撰写序言，并对通过修订教材启发和指导高校不断深化医学教育改革、进一步推进医教协同，为培养高质量医学人才、服务人民群众健康乃至推动健康中国建设寄予厚望。希望全国广大院校在使用过程中能够多提供宝贵意见，反馈使用信息，以逐步修改和完善教材内容，提高教材质量，为第十轮教材的修订工作建言献策。

全国高等学校五年制本科临床医学专业第九轮规划教材
教材目录

序号	书名	版次	主编	副主编
1.	医用高等数学	第7版	秦 侠 吕 丹	李 林 王桂杰 刘春扬
2.	医学物理学	第9版	王 磊 冀 敏	李晓春 吴 杰
3.	基础化学	第9版	李雪华 陈朝军	尚京川 刘 君 籍雪平
4.	有机化学	第9版	陆 阳	罗美明 李柱来 李发胜
5.	医学生物学	第9版	傅松滨	杨保胜 邱广蓉
6.	系统解剖学	第9版	丁文龙 刘学政	孙晋浩 李洪鹏 欧阳宏伟 阿地力江·伊明
7.	局部解剖学	第9版	崔慧先 李瑞锡	张绍祥 钱亦华 张雅芳 张卫光
8.	组织学与胚胎学	第9版	李继承 曾园山	周 莉 周国民 邵淑娟
9.	生物化学与分子生物学	第9版	周春燕 药立波	方定志 汤其群 高国全 吕社民
10.	生理学	第9版	王庭槐	罗自强 沈霖霖 管又飞 武宇明
11.	医学微生物学	第9版	李 凡 徐志凯	黄 敏 郭晓奎 彭宜红
12.	人体寄生虫学	第9版	诸欣平 苏 川	吴忠道 李朝品 刘文琪 程彦斌
13.	医学免疫学	第7版	曹雪涛	姚 智 熊思东 司传平 于益芝
14.	病理学	第9版	步 宏 李一雷	来茂德 王娅兰 王国平 陶仪声
15.	病理生理学	第9版	王建枝 钱睿哲	吴立玲 孙连坤 李文斌 姜志胜
16.	药理学	第9版	杨宝峰 陈建国	臧伟进 魏敏杰
17.	医学心理学	第7版	姚树桥 杨艳杰	潘 芳 汤艳清 张 宁
18.	法医学	第7版	王保捷 侯一平	丛 斌 沈忆文 陈 腾
19.	诊断学	第9版	万学红 卢雪峰	刘成玉 胡申江 杨 炯 周汉建
20.	医学影像学	第8版	徐 克 龚启勇 韩 萍	于春水 王 滨 文 戈 高剑波 王绍武
21.	内科学	第9版	葛均波 徐永健 王 辰	唐承薇 肖海鹏 王建安 曾小峰
22.	外科学	第9版	陈孝平 汪建平 赵继宗	秦新裕 刘玉村 张英泽 李宗芳
23.	妇产科学	第9版	谢 幸 孔北华 段 涛	林仲秋 狄 文 马 丁 曹云霞 漆洪波
24.	儿科学	第9版	王卫平 孙 锟 常立文	申昆玲 李 秋 杜立中 母得志
25.	神经病学	第8版	贾建平 陈生弟	崔丽英 王 伟 谢 鹏 罗本燕 楚 兰
26.	精神病学	第8版	郝 伟 陆 林	李 涛 刘金同 赵旭东 王高华
27.	传染病学	第9版	李兰娟 任 红	高志良 宁 琴 李用国

序号	书名	版次	主编	副主编
28.	眼科学	第9版	杨培增　范先群	孙兴怀　刘奕志　赵桂秋　原慧萍
29.	耳鼻咽喉头颈外科学	第9版	孙　虹　张　罗	迟放鲁　刘　争　刘世喜　文卫平
30.	口腔科学	第9版	张志愿	周学东　郭传瑸　程　斌
31.	皮肤性病学	第9版	张学军　郑　捷	陆洪光　高兴华　何　黎　崔　勇
32.	核医学	第9版	王荣福　安　锐	李亚明　李　林　田　梅　石洪成
33.	流行病学	第9版	沈洪兵　齐秀英	叶冬青　许能锋　赵亚双
34.	卫生学	第9版	朱启星	牛　侨　吴小南　张正东　姚应水
35.	预防医学	第7版	傅　华	段广才　黄国伟　王培玉　洪　峰
36.	中医学	第9版	陈金水	范　恒　徐　巍　金　红　李　锋
37.	医学计算机应用	第6版	袁同山　阳小华	卜宪庚　张筠莉　时松和　娄　岩
38.	体育	第6版	裴海泓	程　鹏　孙　晓
39.	医学细胞生物学	第6版	陈誉华　陈志南	刘　佳　范礼斌　朱海英
40.	医学遗传学	第7版	左　伋	顾鸣敏　张咸宁　韩　骅
41.	临床药理学	第6版	李　俊	刘克辛　袁　洪　杜智敏　闫素英
42.	医学统计学	第7版	李　康　贺　佳	杨土保　马　骏　王　彤
43.	医学伦理学	第5版	王明旭　赵明杰	边　林　曹永福
44.	临床流行病学与循证医学	第5版	刘续宝　孙业桓	时景璞　王小钦　徐佩茹
45.	康复医学	第6版	黄晓琳　燕铁斌	王宁华　岳寿伟　吴　毅　敖丽娟
46.	医学文献检索与论文写作	第5版	郭继军	马　路　张　帆　胡德华　韩玲革
47.	卫生法	第5版	汪建荣	田　侃　王安富
48.	医学导论	第5版	马建辉　闻德亮	曹德品　董　健　郭永松
49.	全科医学概论	第5版	于晓松　路孝琴	胡传来　江孙芳　王永晨　王　敏
50.	麻醉学	第4版	李文志　姚尚龙	郭曲练　邓小明　喻　田
51.	急诊与灾难医学	第3版	沈　洪　刘中民	周荣斌　于凯江　何　庆
52.	医患沟通	第2版	王锦帆　尹　梅	唐宏宇　陈卫昌　康德智　张瑞宏
53.	肿瘤学概论	第2版	赫　捷	张清媛　李　薇　周云峰　王伟林　刘云鹏　赵新汉

第七届全国高等学校五年制本科临床医学专业教材评审委员会名单

主审简介

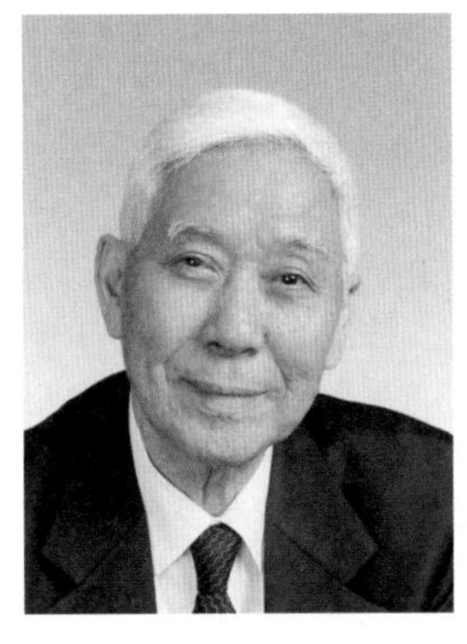

陈灏珠

男，中国工程院院士，1924 年 11 月生于香港，原籍广东新会。1949 年毕业于前国立中正医学院。现任复旦大学附属中山医院内科教授，博士研究生导师，上海市心血管病研究所名誉所长。国家心血管病中心专家委员会资深委员，中国医药信息学会心脏监护专业委员会总顾问，全国高等学校五年制本科临床医学专业教材评审委员会主任委员，《中华心血管病杂志》《中国实用内科杂志》《中国介入心脏病学杂志》等期刊顾问，上海市医师协会心血管内科医师分会名誉会长。

从事医、教、研工作 69 年，为我国心血管病介入性诊断和治疗的奠基人之一。在国内率先开展左心导管检查，选择性染料稀释曲线和氢稀释曲线测定，选择性冠状动脉造影，血管内超声检查等诊断方法以及人工心脏起搏和直流电复律治疗；最早提出我国心血管病的流行趋势和防治对策；最早开展冠心病的中西医结合治疗；在国内外率先应用超大剂量异丙肾上腺素救治奎尼丁引起的致命性快速心律失常获得成功。主编专著 12 本，参编专著 30 余本。获国家科技进步奖二等奖 2 项，全国科学大会重大贡献奖 2 项；部、省级科技进步奖和教学成果奖等一等奖 8 项。2003 年获上海市医学荣誉奖、2006 年获中华医学会“中国介入心脏病学终身成就奖”、2009 年获上海市科技功臣奖、2015 年获“中华医学会百年纪念荣誉状”、2016 年获“敬佑生命·荣耀医者”公益评选活动颁发的首个生命之尊奖、2017 年获首届国家名医高峰论坛“国之大医·特别致敬”荣誉称号。培养博士后、博士和硕士研究生 79 位。1997 年当选中国工程院院士。

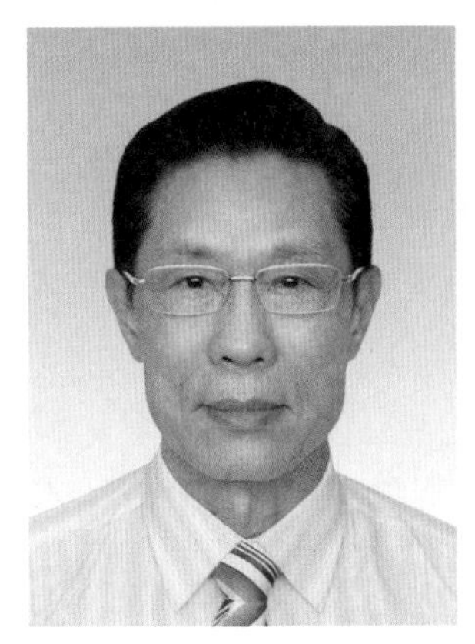

钟南山

男，中国工程院院士，1936 年出生在福建厦门。现任呼吸疾病国家重点实验室主任，广州医科大学第一附属医院-广州呼吸疾病研究所所长，全球抗击慢性呼吸疾病联盟（GARD）执行委员会常委，广东省医学会理事，中华医学会广州市分会会长，广州市科学技术协会主席。曾任第 23 届中华医学会会长。

从事医、教、研工作 53 年，尤其在哮喘、慢性阻塞性肺疾病、慢性咳嗽、肺部感染、呼吸监护等研究领域均有重要突破与贡献，是近十几年来推动我国呼吸系统疾病基础和临床研究走向国际前列的杰出学术带头人。先后主持国家 973、863、“十五”、“十一五”、“十二五”科技攻关，国家自然科学基金重点项目，WHO GOLD 委员会全球协作课题等重大课题十余项。在中华医学会等机构主办的国家级杂志上发表论文 200 多篇；在国际学术期刊上发表 SCI 收录论文 50 余篇，其中包括 *Nature Medicine*、*Lancet*、*BMJ*、*Am J Respir Crit Care Med* 等国际权威刊物，被引用次数达 438 次；出版专著《支气管哮喘——基础与临床》《内科学》（全国统编教材）等 17 部，获专利 13 项。凭借杰出的学术成就，至今先后获得包括国家科技进步二等奖在内的国家级、省部级科技奖励 13 项，并荣获吴阶平医学奖、十佳全国优秀科技工作者、国家教育部第五届高等学校教学名师奖、全国道德模范（敬业奉献）奖等。

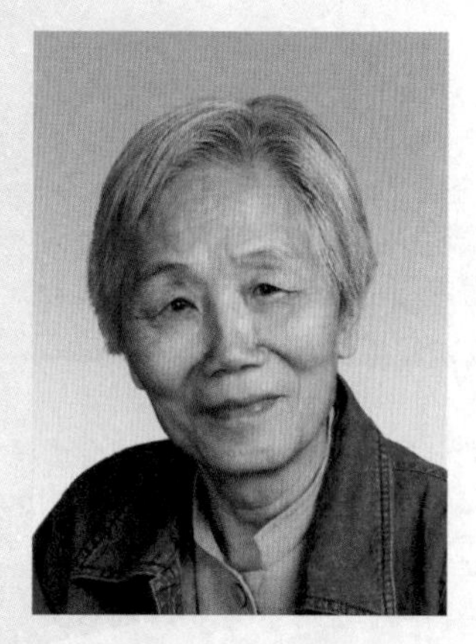

陆再英

女，教授、主任医师。1957 年毕业于武汉医学院（现华中科技大学同济医学院），1981 年于瑞士 Basel 大学获博士学位，1985 年被批准为硕士生导师，1993 年被批准为博士生导师。1992 年起享受国务院政府特殊津贴。

先后培养硕士、博士研究生及博士后 20 余人。曾任中国生物医学工程起搏电生理学会委员，湖北省医学会武汉分会内科学理事，武汉市医学会心血管分会主任委员，2008 年当选为首届中华医学会心血管病学分会专家会员。为全国统编教材《诊断学》（人民卫生出版社）第 3、4 版编委；全国统编教材《内科学》（人民卫生出版社）第 5 版副主编，第 6、7 版主编；教育部成人自修教材《诊断学》（湖南科学技术出版社）主编；《哈里逊内科学》（人民卫生出版社）第 12 版副主译；《中华内科学》（人民卫生出版社）心血管系统疾病分篇主编；德文教材《内科鉴别诊断学》（中国医药科技出版社）第 18、19 版主译；英汉对照读物《内科学》、《诊断学》（上海科学技术出版社）主编；《英汉医学词汇》（人民卫生出版社）第 2、3 版主编。在教材编写和临床教学中具有丰富的经验。曾任首届全国高等医学教育卫生部诊断学教学指导委员会副主任委员。被聘任为第六届、第七届全国高等学校五年制本科临床医学专业教材评审委员会委员。在数十年临床工作的同时十分注重教学，为内科学和诊断学的教学工作倾注了大量的心血，受到广大学生的一致好评。

长期从事临床诊疗工作，在心血管疾病中的冠心病、高血压及心律失常等领域有丰富的临床经验。

主编简介

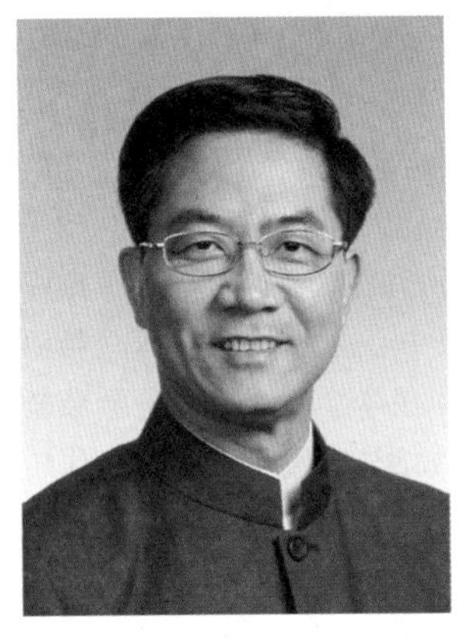

葛均波

男，1962 年 11 月出生于山东省五莲县。中国科学院院士、教授、博士生导师。1993 年毕业于德国美因兹大学，获医学博士学位。现任复旦大学附属中山医院心内科主任，上海市心血管病研究所所长，复旦大学生物医学研究院院长。中华医学会心血管病学分会主任委员，中国心血管健康联盟主席，美国心血管造影和介入学会理事会理事，美国心脏病学会国际顾问，亚太介入心脏病学会原主席。

1987 年起从事心血管疾病的临床和科研工作，研究方向为冠心病的发病机制、早期诊断和治疗方案优化。作为项目负责人，先后承担了 19 项国家和省部级科研项目，包括国家 863 计划（首席科学家）、国家“十一五”科技支撑计划、国家自然科学基金杰出青年基金、国家自然科学基金“创新研究群体”项目、国家“十三五”慢性疾病重大研发计划等。发表 SCI-E 收录论文 400 余篇，主编英文专著 1 部、中文专著 4 部。作为第一完成人获得国家科技进步二等奖、国家技术发明二等奖、教育部科技进步一等奖、中华医学科技奖二等奖（2 项）、上海市科技进步一等奖等科技奖项。

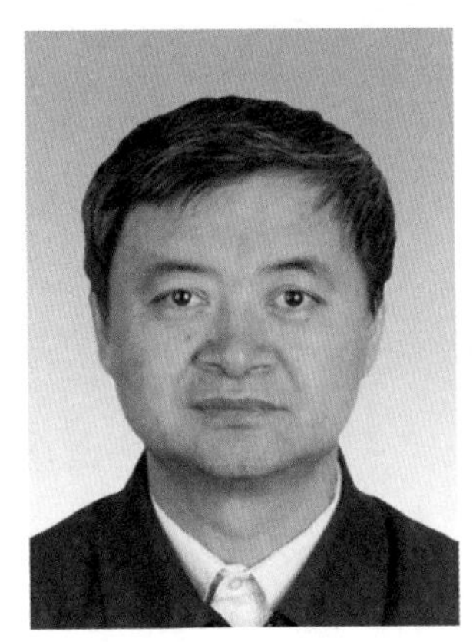

徐永健

男，1956 年 5 月出生，中共党员。1988 年原同济医科大学呼吸内科学专业博士毕业并获医学博士学位。同年起在华中科技大学同济医学院附属同济医院工作至今。1992 年晋升教授、主任医师，1996 年担任博士生导师。现任教育部重点学科“内科学（呼吸系统）”学科带头人，卫生部呼吸疾病重点实验室主任，中国医师协会呼吸医师分会副主任委员和中华预防医学会呼吸病预防与控制专业委员会副主任委员。

一直从事呼吸内科临床医疗、教学和科研工作。热爱人民的医学教育事业，长期从事医学本科生和研究生的各种理论教学与临床实习教学工作，教学效果好，深受同学们的欢迎。担任教育部精品课程“内科学”的负责人，参编人民卫生出版社出版的八年制《内科学》教材。科研方向为哮喘、低氧性肺动脉高压和 COPD 等呼吸系统疾病的基础与临床研究。先后负责国家自然科学基金面上项目多项，国家“十五”重点攻关项目 1 项；参加国家重点科技攻关课题分题共 5 项；开展过多项省部级课题和自选课题的研究工作。获 5 项省部级科研成果奖。与同事们合作发表学术论文多篇。获多种省部级荣誉称号。

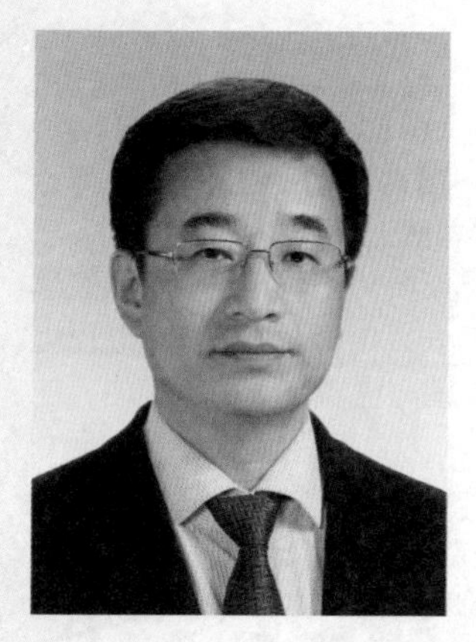

王　辰

男，1962 年 8 月生于北京。呼吸病学与危重症医学专家。中国工程院院士，教授，博士生导师。1985 年毕业于首都医科大学医疗系，1991 年于同校获医学博士学位。现任中国医学科学院北京协和医学院院校长，国家呼吸疾病临床医学研究中心主任，中日友好医院呼吸中心主任。任中国医师协会副会长，中国医师协会呼吸医师分会会长，中华医学会呼吸病学分会荣誉主任委员，中国医院协会副会长，世界卫生组织戒烟与呼吸疾病预防合作中心主任，国际肺血管病研究院（PVRI）西太区副主席等。

长期从事肺栓塞与肺动脉高压、呼吸衰竭与呼吸支持技术、新发呼吸道传染病、慢性阻塞性肺疾病、烟草病学等领域的医教研工作。作为项目负责人承担国家科技支撑计划、863 计划、973 计划、国家自然科学基金重点项目、卫生公益性行业科研专项、国家重点研发计划等国家级科研项目 10 余项。任 *Clinical Respiratory Journal* 主编，*Chinese Medical Journal* 主编。在《新英格兰医学杂志》《柳叶刀》等国际权威医学期刊发表论著 100 余篇，累计影响因子 600 分以上。主编专著、国家规划教材 10 余部。获国家科技进步奖二等奖 3 项，一等奖 1 项，特等奖 1 项。获世界卫生组织控烟杰出贡献奖，何梁何利基金科学与技术进步奖。

曾主持原卫生部和国家卫生计生委科技教育司工作，推动建立国家住院医师规范化培训制度和专科医师规范化培训制度，倡导国家临床医学研究体系和能力建设。

副主编简介

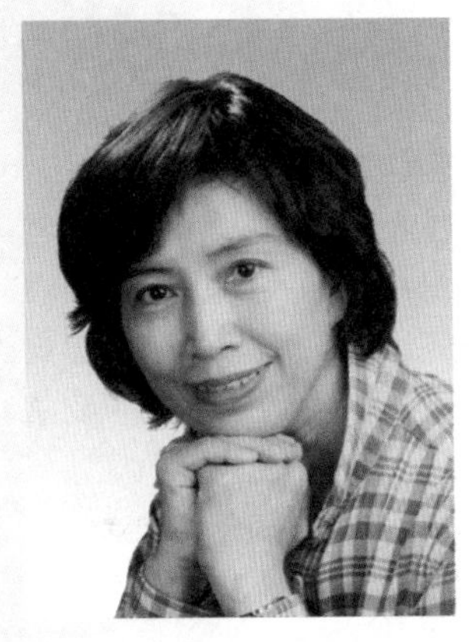

唐承薇

女，荷兰莱顿大学博士，四川大学华西医院消化内科教授、学科主任。1997年获国家杰出青年基金，在消化系统多个领域，完成了系列转化医学研究，发表论文300余篇，获省部级科技进步特等奖及一等奖。现任中华医学会消化病学分会候任主任委员、四川省消化内科质控中心主任、成都市医学会消化分会主任委员、四川省消化疾病首席专家。曾任国家自然科学基金委医学专家咨询委员、中国医师协会消化医师分会副主任委员、四川省消化医师分会主任委员。

从事内科教学30余年，任博士生导师20年；在人民卫生出版社系列教材中，主编3部教材，第二次担任本教材副主编。曾荣获全国卫生系统先进工作者、教育部宝钢优秀教师奖、教育部高等学校骨干教师、“国之名医·卓越建树”荣誉称号。

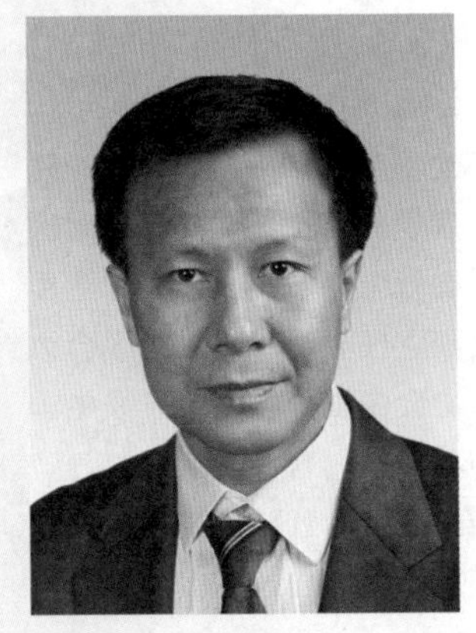

肖海鹏

男，1964年8月出生于广州。教授，博士生导师。现为中山大学副校长、中山大学附属第一医院院长、内分泌科首席专家。任中国医师协会内分泌代谢科医师分会副会长、广东省医学会内分泌学分会副主任委员、欧洲医学教育联盟委员等。

从事医教研工作30年，在甲状腺疾病及糖尿病方面做了大量基础与临床研究，并主持多项国家和省部级课题。任全国高等医学院校教材《内科学》（英文版）和住院医师规范化培训教材《内科学 内分泌科分册》副主编，*Medical Teacher* 中文版主编。曾获国家级教学成果奖二等奖、首批全国高校黄大年式教师团队负责人、全国十佳住院医师规范化培训基地负责人、教育部宝钢优秀教师奖等荣誉称号。

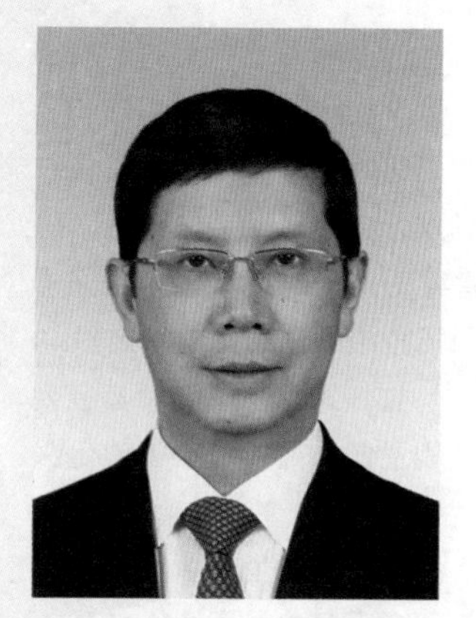

王建安

男，1961 年生于浙江杭州。 现任浙江大学医学院附属第二医院院长、心脏中心主任、浙江大学心血管病研究所所长，任欧洲 CSI 学会共同主席、*Stem Cell* 杂志编委、美国加利福尼亚大学洛杉矶分校（UCLA）里根医学中心客座教授、中华医学会心血管病学分会副主任委员、浙江省医学会心血管病学分会主任委员、《中华急诊医学杂志》总编辑，《中华心血管病杂志》副总编辑。

从事教学工作 30 余年。 在心脏瓣膜病的介入治疗方面和干细胞治疗心功能不全的基础与临床研究上具有较高的学术影响力。 以第一完成人获国家科技进步奖二等奖 1 项、省科学技术一等奖 2 项。

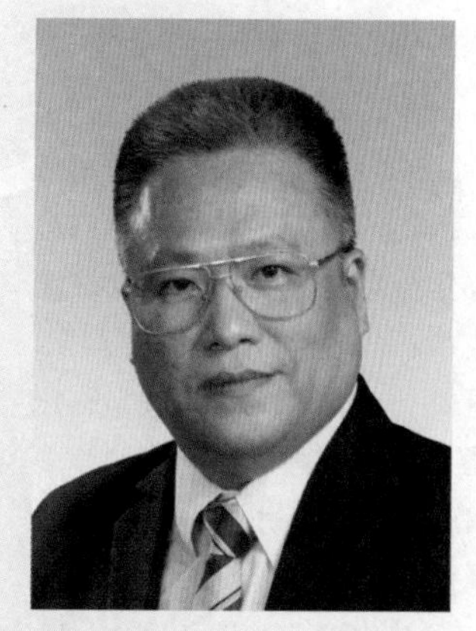

曾小峰

男，1962 年 6 月生于江西，教授，博士生/博士后导师，中国医学科学院北京协和医院风湿免疫科主任，中华医学会风湿病学分会主任委员、中国医师协会风湿免疫科医师分会会长、中国康复医学会骨与关节及风湿病专业委员会候任主任委员、中国免疫学会临床免疫分会副主任委员、北京医学会风湿病学分会名誉主任委员兼常委、世界疼痛医师协会中国分会副会长兼中国软组织疼痛学会主任委员。

从事教学工作至今三十余年。 国家“十一五”“十二五”科技支撑计划 PI、“十三五”国家重点研发计划首席科学家。 中国系统性红斑狼疮研究协作组（CSTAR）和国家风湿病数据中心（CRDC）创始人。

前　言

健康是人生的第一财富，医学是保护人类健康的科学。 内科学涵盖人体各系统疾病的病因、发病机制、临床表现、诊断、治疗与预防，是临床医学的基础。 对于准备献身医学事业的医学生，“内科学”是做好未来职业准备的基础核心课程之一。

作为医学本科生的必读教材，《内科学》教材自1979年第1版问世以来，随着社会和医学科学的发展，数次再版，从第1版到第8版都紧跟内科学学科的发展，与时俱进，不断修改，不断充实，不断完善，深受医学院校师生的欢迎和好评，为培养我国的医学人才作出了重要的贡献。

在全国高等医学院校临床医学专业教材评审委员会和人民卫生出版社的指导与组织下，全体编委在第8版教材的基础上，精心编撰修改，完成了第9版教材的修订编写工作。 本版《内科学》教材特点如下：

1. 保持本教材的科学性、系统性、完整性、权威性、实用性的编著特色，充分兼顾内科学的教学、科研、临床的实际需要，保留和精选内科学的核心知识，充实了当前内科学的最新发展内容，适当调整全书的框架结构，使之能够更适应医学实践的发展现状。

2. 高度重视基础知识和技能的学习。 教材全面总结了近年来的内科临床实践经验，精选了教学内容，是医学生必须掌握的最基本的内科学知识。 全书的总体框架按照内科各临床专科的分篇构架，坚持以基础理论、基本知识、基本技能为重心的“三基”原则，突出医学生必须掌握的常见病、多发病等临床实用内容，体现新时代医学教育对本科生教材的要求。

3. 教材汇集了国内外众多资深医学专家的集体智慧，增补了当前内科学的最新发展和对疾病的最新认识。 在第8版的基础上，对各章节的内容特别是常见疾病的诊疗，根据国际、国内最新指南和循证医学依据作了相应的更新，增加了一些新的热点章节，删减了一些目前已不常见的疾病，对各篇之间交叉重叠的内容进行了调整，避免了重复，并对一些疾病的名称进行了相应的变更。 全书力求内容上简明扼要，体现出与时俱进的新面貌。 其中，呼吸系统疾病增加了呼吸康复相关内容，循环系统疾病增加了肿瘤心脏病学章节，消化系统疾病增加了病毒性肝炎、原发性硬化性胆管炎、急性肝衰竭、肝外胆系结石及炎症、胆道系统肿瘤等章节，泌尿系统疾病增加了血管炎肾损害、高尿酸肾损害章节，删除了介入肾脏病学章节，血液系统疾病以多发性骨髓瘤替代第8版的浆细胞病章节，内分泌系统疾病增加了下丘脑疾病、性发育异常疾病等章节，风湿性疾病增加了成人Still病、抗磷脂综合征、复发性多软骨炎等章节，删除了雷诺现象及雷诺病等章节，理化因素所致疾病增加了急性亚硝酸盐中毒等章节，骨质疏松症由原来的风湿性疾病移至内分泌和代谢性疾病中。

4. 为了适应医学教育现代化的发展，适应高等教育课程和教学改革的需要，本版教材首次推出纸数融合教材，便于学生更好地利用富媒体学习、拓展知识点，同时完成预习、复习和自学。本书主要供医学院校本科生教学作教材，也考虑到广大临床医生参考需求，可供临床医师继续教育与自主学习，以及备考执业医师资格考试、研究生入学考试等作为参考书籍。

主持和参与本教材第1版至第9版的全体主编和编委们，始终坚持严谨求实的精神和对教学高度负责的态度，为编写好本教材倾注了大量的心血。 本教材能成为具有权威性的教科书，他们的贡献功不可没，在此谨向他们致敬。本书由戴宇翔副教授出任学术秘书，尽职尽责地完成了全书稿件的整理、成稿等工作，在此一并致以诚挚的感谢。

《内科学》第9版由葛均波、徐永健、王辰教授担任主编，唐承薇、肖海鹏、王建安、曾小峰教授担任副主编，编写工作实行主编与分篇负责人分级负责制度，各篇负责人（按篇序排列）如下：葛均波（第一篇、第三篇）、王辰（第二篇）、唐承薇（第四篇）、余学清（第五篇）、胡豫（第六篇）、肖海鹏（第七篇）、曾小峰（第八篇）、柴艳芬（第九篇）。

在编写本教材的过程中，作者们尽量努力工作，但难免存在一些不足之处。如果读者在使用本书的过程中发现任何问题或者错误，恳请批评指正。

葛均波　徐永健　王　辰

2018年5月

目　录

第一篇　绪　论

第二篇　呼吸系统疾病

第三篇　循环系统疾病

第五篇 泌尿系统疾病

第六篇 血液系统疾病

第七篇 内分泌和代谢性疾病

第八篇 风湿性疾病

第九篇　理化因素所致疾病

试卷

第一篇

绪　　论

一、内科学概况

（一）人类医学发展历程

从远古到现代，伴随人类的生存繁衍，医学探索疾病发生和发展规律，研究疾病预防和诊疗对策。在远古蒙昧时代，先民在与自然灾害、猛兽、疾病的斗争中开始了医疗保健活动，逐步发现了一些可以治疗疾病的药物和疗法，在生与死中不断积累经验，逐步形成了原始的经验型医学知识。我国古代文献《帝王世纪》记载了伏羲氏"造书契以代结绳之政，画八卦以通神明之德，以类万物之情，所以六气六腑六脏，五行阴阳，四时水火升降得以有象，百病之理，得以有类……乃尝味百药而制九针，以拯夭枉焉。"司马迁的《史记》和朱熹的《纲鉴》记载了神农氏"尝百草，始有医药"。《通鉴外纪》记载了黄帝所创之医，"乃上穷下际，察五色，立五运，洞性命，纪阴阳，咨于岐伯而作《内经》。"战国至秦汉时期，历代许多医家广泛收集整理当时积累的医疗经验和思想，不断丰富增补汇集而成《黄帝内经》，这是我国古代经验型医学理论的代表文献。

"医生"职业随着社会分工的发展而产生，希波克拉底（Hippocrates of Cos，约公元前460—公元前377，古希腊名医）是其中的典型代表，被西方尊为"医学之父"。希波克拉底的弟子和后人整理汇集他的医学著述并融入同时代其他古希腊医界论著而成的《希波克拉底文集》（Corpus Hippocraticum），集中代表了古希腊时期的经验型医学理论，为西方医学的发展奠定了基础。

中世纪的欧洲曾出现大规模的传染病流行，经过严格隔离才停止蔓延，这促进了"医院"的设立。1628年，哈维（William Harvey，1578—1657，英国医生）发表《动物心脏与血液运动的解剖研究》，论述了血液大循环理论。哈维的血液循环理论奠定了现代医学的基础理论，与哥白尼的"日心说"一起，标志着近代自然科学体系的开始。近代科学注重实验，从人类早期的经验型医疗知识的积累，发展为机械自然观方法论指导下的实验科学体系。例如，维萨利（Andreas Vesalius，1514—1564，比利时医生）在人体解剖的实验基础上发表了《论人体结构》，马尔比基（Marcello Malpighi，1628—1694，意大利解剖学家、医生）和列文虎克（Antonie van Leeuwenhoek，1632—1723，荷兰显微镜学家、微生物学家）发现了显微镜下的微观世界。19世纪后，巴斯德（Louis Pasteur，1822—1895，法国微生物学家、化学家）和科赫（Robert Koch，1843—1910，德国医生、细菌学家）在一系列微生物学实验的基础上，确立了"微生物导致传染病"的理论。

19～20世纪，现代医学开始分化出基础医学、临床医学以及预防医学，并进一步细化，更加专业。基础医学是研究人的生命和疾病本质及其规律的自然科学，主要采用实验手段，所研究的各种规律为其他应用医学所遵循。预防医学以人群为研究对象，主要探索疾病在人群中发生、发展和流行的规律及其预防措施，帮助制定公共卫生策略，以达到预防疾病和增进健康的目的。临床医学是研究人体疾病发生、发展规律及其临床表现、诊断、治疗和预后的科学，其直接面对疾病和病人，是医学中侧重实践活动的部分。

内科学是临床医学的重要组成部分，涉及面广，整体性强，所论述的内容在临床医学整体的理论和实践中有普遍意义，是临床医学各学科的基础。随着时间的推移，内科学所涵盖的研究和诊治范围不断拓展。20世纪50年代以后，新的亚专科不断涌现，包括呼吸病学、心血管病学、消化病学、肾病学、血液病学、内分泌病和营养代谢病学、风湿病学、神经病学、传染病学、精神病学、老年医学等。

（二）现代内科学的演变

1. 社会发展和疾病谱变化对内科学的影响　医学的发展与社会演化和科技进步密切相关。20世纪上半叶之前，威胁人类生命最主要的疾病是传染性疾病。历史上曾出现多次鼠疫、霍乱等急性重大传染病大流行，其传染性强、流行面广、迅速致命的特点造成亿万人死亡。即使慢性传染病如疟疾、结核等也给人类造成了持续、巨大的生命和物质损失。因此，早期内科学亟需要解决的是诊治传染性疾病占主要地位的疾病。

随着医学的不断进步，针对传染病新的预防和治疗手段层出不穷，各种疫苗、抗生素以及化学药物的出现使大部分传染病逐步得到了控制。世界卫生组织(World Health Organization,WHO)于1979年宣布天花在全球范围内被消灭。虽然传染病在一定程度上得到了有效防控,但新的全球健康问题随之而来,那就是与社会和自然环境变迁、人类寿命延长、生活水平提高、不良生活方式泛滥以及心理行为密切相关的心脑血管疾病、恶性肿瘤以及其他慢性病逐步上升为社会主要的疾病类型。WHO公布的数据显示,2012年全世界估计5600万人死亡,其中68%由非传染性疾病导致,比2000年的60%有所上升,四类主要非传染性疾病分别为心血管疾病、肿瘤、糖尿病以及慢性肺部疾病;从具体病种来看,目前全球范围造成死亡的三大最主要疾病依次是缺血性心脏病、脑卒中以及慢性阻塞性肺疾病。因此,诊治慢性非传染性疾病成为现代医学以及内科学的首要任务。

2. 生命科学、基础医学和临床流行病学的发展对内科学的促进作用 影响现代内科学发展的另一个重要因素,是生命科学、基础医学和临床流行病学的发展。生命科学和基础医学对人类自身生命本质的认识,对内科疾病的病因和发病机制的深入阐明,促进了内科学对疾病发生、发展规律的科学理解,进而丰富了治疗手段。例如,分子生物学的发展使对异常血红蛋白病的认识从过去的遗传病发展到现在的血红蛋白分子病,同时也使血红蛋白病的产前和基因诊断得以在临床实施。在内科疾病诊断技术的发展中,细胞和分子生物学扮演了重要角色。高效液相层析、放射免疫和免疫放射测量、酶学检查技术、酶联免疫吸附测定、聚合酶链反应、生物芯片等技术的建立,使测定体液或组织中的微量物质、免疫抗体、微生物DNA或RNA等成为可能,大大提高了疾病诊断的敏感性和特异性。例如,高敏肌钙蛋白的测定使急性心肌梗死的诊断时间大大缩短,血乙肝病毒DNA载量的测定为慢性乙型肝炎的治疗提供了重要参考,等等。医学、生命科学与物理学、化学、数学、机械工程等多学科交叉研究促成了多排螺旋CT、磁共振、正电子发射断层成像术(positron emission tomography,PET)等辅助检查技术的开发和应用,使疾病的影像诊断条件发生了翻天覆地的改变。

同时,临床流行病学的建立和发展也极大改变了内科学的面貌。临床流行病学于20世纪70年代开始兴起,是建立在临床医学基础上的一门关于临床研究的设计、测量和评价的方法学,以患病群体为研究对象,将流行病学、统计学、临床经济学以及医学社会学的原理和方法结合在一起探索疾病的病因、诊断、治疗和预后的规律。

基于生命科学、基础医学和临床流行病学的发展,临床医学远离了古代经验型医学的范式,形成了循证医学体系。循证医学(evidence-based medicine,EBM)是指在临床研究中采用前瞻性随机双盲对照及多中心研究的科学方法,系统地收集、整理大样本研究所获得的客观证据作为医疗决策的基础。循证医学保障了临床医疗决策基于科学实验的数据支持,避免了过去仅依据医生(即使是最有经验的优秀医生)个体经验积累来进行医疗决策时可能发生的偏见和失误。循证医学在日常医学实践中已成为一个越来越重要的核心组成部分,临床诊疗的实践需求导致大量实践指南的循证医学出版物发行,在这些正式出版的诊疗指南中,对某一诊疗措施,如果已经有多个大规模前瞻性双盲对照研究得出一致性的结论,则证据水平最高,常被列为强烈推荐;如尚无循证医学证据,仅为逻辑推理,但已被临床实践接受的则证据级别水平为最低,常被列为专家共识或临床诊治参考。需要强调指出的是,循证医学研究的结论或者诊疗指南的推荐,都只能是给临床医生提供重要的参考依据,不能作为临床医疗决策的唯一依据,更不能忽视临床医生对于每一个具体病人认真的个体化分析。

3. 医学思维的演变 人类的医学思维是在医学研究和实践活动中逐渐形成的观察与处理医学领域相关问题的基本思想和基本方法,是人们处理医学问题时所遵循的总原则,反映了特定时期人们认识健康和疾病及其相互关系的哲学观点,影响着这一时期整体医疗活动的思维和行为方式。

医学思维伴随着科技文化的不断发展、疾病谱的演变,以及人们对医学科学认识的逐步深入而变化。从远古时代到20世纪70年代以前,人们先后经历了神灵主义的医学模式、自然哲学的医学模式、机械论的医学模式以及生物医学模式。

现代医学诞生以来,生物医学模式把疾病的诊治对象作为生物自然人个体对待,使人们对疾病的机制和医治方法的认识不断深入,对疾病的预防和治疗更加有效,极大促进了现代医学的发展。但

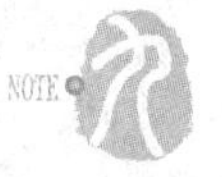

是,这一模式本身的缺陷也不断暴露,尤其是“心身二元论”的观点使人们忽视了人的生理、心理以及诸多社会因素之间的关系和影响,致使诸多疾病仅从生物学角度难以解释,单纯依靠生物学手段也难以达到理想疗效。1977 年,美国 George L. Engel 教授在 *Science* 杂志撰文,评价了传统生物医学模式的局限性,提出应该用“生物-心理-社会医学模式”取代生物医学模式,在生物-心理-社会医学模式中,整体看待健康与疾病问题,既要考虑到病人自身的生物学特性,还要充分考虑到有关的心理因素及社会环境的影响;医疗工作从以疾病为主导转变为以健康为主导,从以医疗机构为基础转变为以社会为基础,从主要依靠医护人员和医学科技转变为需要全社会、多学科共同参与;卫生保健不仅面向个体更要面向群体,疾病防治的重点不仅是躯体疾病,也要重视与心理、社会和环境因素密切相关的疾病。新的医学模式的提出和建立,使医疗工作发生了从局部到全身、从个体到群体、从医病到医人、从生物医学到生物-心理-社会整体医学的跨越,这对包括内科学在内的整个医学领域的发展都具有重要的理论和指导意义。

(三) 21 世纪内科学的机遇和挑战

1. 转化医学、整合医学的兴起给内科学带来新的机遇　过去半个多世纪,生物医学的基础科学探索取得长足进展,但人们却在追问,发表了那么多高质量的论文,发现了那么多关于人类自身的新知识,为什么疾病依旧肆虐、病痛仍未解除。转化医学概念由此诞生。转化医学(translational medicine)不是新兴的单一学科,而是一种状态、一个平台,甚至是一种理念,指从实验室到临床(bench to bedside)、从临床到实验室(bedside to bench),联系基础—临床—基础的重要途径,联合基础医学研究者、医生、病人、企业甚至政府,帮助实验室研究成果转化为临床应用的产品与技术;帮助来源于临床的观察促进实验室更深入全面认识疾病、进行更优化的实验设计。它的目的是促进基础研究、提高医疗水平、解决健康问题。药物研发、分子诊断、医疗器械、生物标志物、样本库等都属于转化医学的范畴。

医学思维模式由神灵主义变迁为今天的生物-心理-社会医学模式,历经了整体—局部—整体过程,尽管含义已有所不同,但对人本和疾病的关注从没有停止。在许多国家,多种医学学说并行。比如我国,中医、西医并存,中医关注脏腑经脉学说,西医目前仍以分科为基础。随着老龄化社会的到来,老年病人数量呈井喷式增长,他们往往同时患有多种疾病,多种病理机制共同作用,使疾病的诊断和治疗难度显著增加。整合医学(integrated medicine)应运而生,指在理念上实现医学整体和局部的统一,在策略上以病人为核心,在实践上将各种防治手段有机融合。它将医学各领域最先进的知识理论和临床各专科最有效的实践经验有机整合,并根据社会、环境、心理进行调整,使之成为更加适合人体健康和疾病治疗的新的医学体系。

整合医学的核心是团队合作、多科合作,全程关注。对慢性病病人,比如 2 型糖尿病病人,医生不仅要提供单次就诊意见,给予降糖治疗处方,还需要了解病人的遗传背景和生活方式,评估心、肾、血管等多处靶器官的状态,全程指导疾病二级预防。随着病人疾病状态的变化,医生随时给予诊疗方案变更,推荐病人接受其他专科诊疗。

2. “互联网+”、大数据与精准医疗背景下的内科学　“互联网+”指利用新型互联网技术来促进传统行业的发展,不仅是传统行业本身技术和业务的创新,更是与互联网的深度融合。“互联网+医疗”的具体形式可有:移动医疗、远程医疗、电子病历、医疗信息数据平台、智能可穿戴医疗产品、信息化服务等。

互联网、云计算、超强生物传感器、基因组测序等创造性力量喷涌而出,爆炸的数据通过云服务器集群实现无限大的计算存储能力,这些来源多样、类型多样、具有潜在价值的数据群称为“大数据”,将在医学的各方面,诸如临床研究分析、临床决策制定、疾病转归预测、个体化治疗、医疗质量管控等发挥巨大的作用。Framingham 心脏研究堪称医学史上的丰碑,它是一个长期、持续的心血管病学队列研究,为心血管流行病学提供了宝贵的资料。近年来,Framingham 心脏研究已进入对第三代人的观察,加入了遗传学和基因组学,在不断增加的大样本人群中进行了全基因组 DNA 测序,希望帮助了解

笔记

人类基因组常见遗传变异与疾病的关联。部分研究者认为,大数据时代医生的日常诊疗已伴随产生大量病人信息数据,如果与他们的基因组学相结合,与他们的其他个人资料相结合,利用信息分析技术,完全可以产生有相当价值的医学信息,甚至可以部分替代传统的医学研究模式。

2015 清华大学精准医学论坛提出,精准医学指"集合现代科技手段与传统医学方法,科学认知人体机能和疾病本质,以最有效、最安全、最经济的医疗服务获取个体和社会健康效益最大化的新型医疗"。简言之,根据个体情况量身定制个性化治疗方案,"个性化医疗"+遗传检测+靶向治疗。精准医学已经广泛应用于肿瘤靶向治疗和遗传病诊断。通过基因测序找到肿瘤病人基因突变的靶标,给予靶向药物,监控相关肿瘤标志物的变化,结合高分辨影像学检测,精确跟踪治疗效果,并随时调整方案。对基因突变病人,精准治疗甚至可以代替传统的"地毯式"放化疗。不仅治疗效率明显提高,也可避免严重的放化疗毒副反应。例如:吉非替尼是一种选择性表皮生长因子受体(EGFR)酪氨酸激酶抑制剂,可抑制肿瘤细胞生长、加速肿瘤细胞凋亡。它用于 EGFR19/21 外显子突变的中晚期非小细胞肺癌病人,可显著改善病人的生存质量。

3. 人工智能+医疗的新发展 1956 年,美国达特茅斯会议(Dartmouth Meeting)上一批著名科学家提出人工智能的概念,探索用计算机模拟人的智能,让机器像人一样认知、思考、学习和工作。人工智能(artificial intelligence,AI)是计算机科学的一个分支,研究、开发用于模拟、延伸和扩展人类智能的理论、方法、技术,研究目的是了解人类智能的实质,并设计制作出与人类智能相似的机器。该领域的研究包括机器人、语音识别、图像识别、自然语言处理、机器学习和专家系统等。人工智能的科学研究经历了 60 多年的漫长探索,21 世纪后,由于云计算、大数据等软硬件技术的发展,人工智能的研究和应用进入空前高潮,正在掀起人类历史上的一次新的革命性变化,也将对医学产生革命性影响。2017 年,斯坦福"人工智能百年(AI100)"专家小组(非营利性项目 AI Index)公布了一项 AI 指数报告,评估人工智能在计算机视觉、自然语言理解等方面全面逼近人类能力。人工智能在医疗领域的应用包括:人工智能辅助诊疗、人工智能辅助影像技术、智能医疗导诊专家系统、人工智能辅助药物挖掘研发、智能健康管理(诸如疾病风险识别、虚拟护士助理、精神健康顾问、远程在线问诊、健康干预、基于精准医学的健康管理等)。目前,最成熟、最突出的实例是人工智能辅助诊疗和人工智能辅助影像技术。

人工智能用于医学诊疗中,让计算机"深度学习"专家医生的医疗知识和经验积累,模拟医生的思维和诊断推理,从而提供可靠性较高的诊断和治疗方案。人工智能诊疗系统融合了知识图谱、自然语言处理、认知技术、自动推理、机器学习、信息检索等技术,大数据搜集、分析、评价,快速给出诊疗决策。目前,世界上最成熟的医疗系统,可以在 17 秒内阅读 3469 本医学专著、248 000 篇论文、69 种治疗方案、61 540 次试验数据、106 000 份临床报告,每天跟进 5000 项最新的医学研究成果,同时能够正常接诊。美国多家医院使用其提供辅助诊疗服务,服务的临床病种包括乳腺癌、肺癌、结肠癌、前列腺癌、膀胱癌、卵巢癌、子宫癌等多种癌症。2017 年世界癌症日(2 月 4 日),该医疗系统第一次在我国"出诊",仅用 10 秒就开出了癌症处方。

二、如何学习内科学

(一) 如何学好内科学

内科学包含人体各系统和各种疾病的病因、发病机制、临床表现、诊断、治疗与预防,是整个临床医学的基础。临床医师要高度重视基础知识和技能的学习,学习过程中要善于抓住要点,总结归纳,并与临床实践紧密结合,按照"理论—实践—再理论—再实践"的认识论,不断深化对知识体系的整体把握。临床医师要掌握基于循证医学的临床诊断和治疗技术,从多元化信息资源途径获取循证医学的证据,不断更新疾病相关诊疗指南。学习从海量的数据资源中深度挖掘,发现自己需要的信息。

医生要培养临床思维,掌握医学科学思维方法。临床思维(clinical thinking)指临床医生在诊治疾病的过程中,对病例进行信息获取、分析推理、判断决策、处理治疗,分析疗效的思维活动方式与过程。

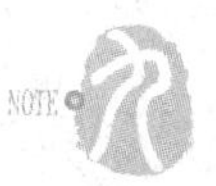

它包括医生与病人沟通—获取病史和病人体征—分析与判断病人病情—根据循证医学指南数据与病人个体情况进行匹配和独立分析—医疗方案制定与实施—治疗效果评价—根据前一轮治疗效果的反馈对下一轮治疗方案进行调整,如此形成诊疗循环周期。临床思维是科学与经验相结合的实践性智慧,通过反思总结每一个病例,在临床实践中不断积累得来。

医生要拓宽视野,掌握医学的科学与艺术。随着人类科学的进步,生命科学出现细胞学、基因学等重大突破。从基因图谱,到多脏器联合移植,甚至人工心脏,医学似乎无所不能。借助新仪器、新药物,临床医生增加了对抗疾病的利器。但医生不能成为高科技的附属品,医学的最终目标是呵护健康、解除病痛。医生面对病人的时候,需要语言的交流、细致的望闻问切,不仅为全面采集病史,也传达了对病人的关怀。综合运用医学科学知识、社会知识、丰富的临床经验等进行综合判断与决策,这不仅是一种逻辑推理判断,甚至包括直觉与顿悟判断。这就是被人们赞誉的"医学的科学与艺术"境界。

（二）培养优秀医生的基本素质

新时代的优秀医生,大多具有一些共同的特点和习惯,例如:始终不忘初心,牢记医者使命,对病人高度负责,对工作对事业高期望,特别善于学习,努力把医学的新理念、新技术运用到自己的医疗实践,不断完善自我,幸福指数很高,健康快乐。医学生今天在医学院的学习,是为明天从事医疗卫生工作做好准备,要在学习内科学基础知识技能的同时,更注意培养自己从事医疗工作的基本素质,向优秀医务工作者学习:

1. 为病人　不为良相,便为良医。古代先哲把医生定义为怀怜悯之心济天下的圣人形象。当今社会,医生也要一切以病人利益为最高。既然选择医学作为自己的人生之路,就要永记医学生誓言,初心和使命就是一切为了人民的健康幸福,在未来的从医路上,不忘初心,牢记使命,全心全意为人民的健康服务,一切为了病人。

2. 高期望　在医务工作者队伍里,总可以看到有一些对工作、对病人很有责任感的优秀医生,他们好像是与生俱来充满着激情,热爱自己的工作,热爱自己的病人,热爱自己的医院,对新事物总是充满兴趣,乐观向上,满满的正能量感染着周围的同事。他们不仅对自己总是高标准,高要求,高期望,而且对病人也是高期望,高关怀。他们满怀梦想,追求人生意义感。这种性格或者说是长期养成的习惯,好像与人的年龄无关,无论是刚刚入职的实习医生,还是久经临床磨炼、医疗经验丰富的中年医生,甚至看到一些年近退休的老年医师,对医疗工作也是热情洋溢,忘记年龄。

3. 善学习　新时代的优秀医生特别爱学习,善于学习,高效学习。当今时代是一个飞速变化、信息爆炸、人们需要终身学习的社会。作为医生要站在时代的前面,必须不断地学习。身边许多优秀医生,成长的速度很快,与他们爱学习的习惯分不开。他们在生活中对新事物永远保持高敏感,能够随着时代的进步不断学习医疗的新技术、新理念、新进展。优秀医生的学习更倾向于深度学习,他们大多具备高学习力,不是简单接受式学习,对任何新的东西都要经过自己的独立思考,深入理解和分析,联系自己的临床工作实际。对于国外传来的许多新理论、新技术、新指南,也会发现其中不适合我国国情之处,能够批判性地学习和应用。

4. 肯实践　医学生学习医学技能一般都是从模仿、练习开始,逐步熟悉技术,然后尝试用于自己的临床实践,在实践过程中不断改进,逐步达到娴熟自如。在日常医疗工作中发现问题,灵活地运用知识技术促进医疗水平不断提升。站在"生物-心理-社会医学"思维高度,研究新时代环境条件下的诊疗规律。

（葛均波）

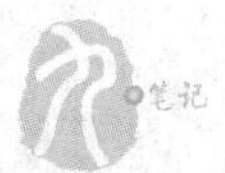
笔记

第二篇

呼吸系统疾病

第一章 总　　论

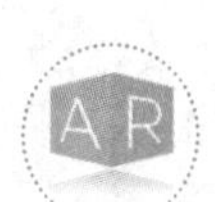

扫描图片
体验 AR

呼吸学科是研究呼吸系统的健康和疾病问题，从而维护其健康，预防、诊断、治疗疾病的学科。因此，本篇学习重点是掌握呼吸系统解剖和生理特点，认识呼吸疾病发生发展及疾病对其影响；认识和解释呼吸系统疾病的常见症状和体征，建立可能的诊断和鉴别诊断；知道如何运用呼吸系统检查技术解决临床问题；掌握常见呼吸疾病的处理原则和常见呼吸急症的急救治疗。

【呼吸系统的结构功能特点】

气管进入胸腔后，分成左、右主支气管。右主支气管分为上叶支气管和中间段支气管，后者再分为中叶和下叶支气管。左主支气管分为上叶和下叶支气管，左上叶支气管分出舌段支气管分支。这样，右肺被分为上、中、下三叶，左肺被分为上、下两叶。这些支气管再分成段、亚段支气管，终末细支气管，呼吸性细支气管，肺泡管，肺泡囊和肺泡。（图 2-1-1 AR）

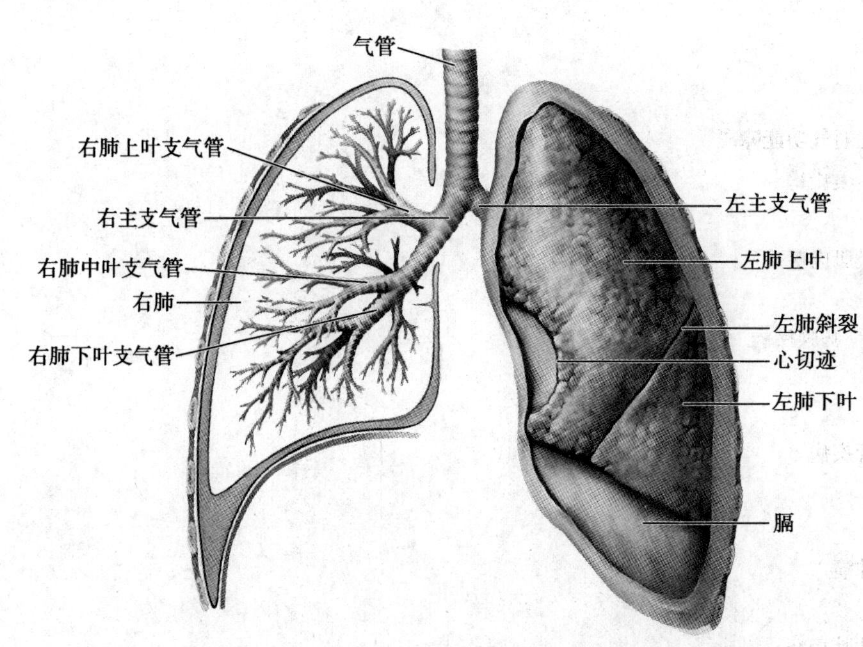

图 2-1-1　气管-支气管、肺结构示意图

呼吸系统与体外环境相通，成人在静息状态下，每天约有 10 000L 的气体进出呼吸道。吸入氧气，排出二氧化碳，这种气体交换是肺最重要的功能。肺具有广泛的呼吸面积，成人的总呼吸面积约有 $100m^2$，在呼吸过程中，外界环境中的有机或无机粉尘，包括各种微生物、蛋白变应原、有害气体等，均可进入呼吸道及肺引起各种疾病，因而呼吸系统的防御功能至关重要。

呼吸系统的防御功能包括物理防御功能（鼻部加温过滤、喷嚏、咳嗽、支气管收缩、黏液纤毛运输系统）、化学防御功能（溶菌酶、乳铁蛋白、蛋白酶抑制剂、抗氧化的谷胱甘肽、超氧化物歧化酶等）、细胞吞噬（肺泡巨噬细胞、多形核粒细胞）及免疫防御功能（B 细胞分泌 IgA、IgM 等，T 细胞免疫反应等）等。当各种原因引起防御功能下降或外界的刺激过强，均可引起呼吸系统的损伤或病变。此外，肺对某些生理活性物质、脂质及蛋白质、活性氧等物质有代谢功能。肺还有神经内分泌功能，起源于肺组织内某种具有特殊功能细胞的恶性或良性肿瘤常表现为“异位”神经-内分泌功能，引起肥大性骨关节病、皮质醇增多症等。

与体循环比较，肺循环具有低压（肺循环血压仅为体循环的1/10）、低阻及高容的特点。当二尖瓣狭窄、左心功能低下时，肺毛细血管压可增高，继而发生肺水肿。在各种原因引起的低蛋白血症时，会发生肺间质水肿或胸膜腔液体漏出。肺有两组血管供应，肺循环的动静脉为气体交换的功能血管，体循环的支气管动静脉为气道和脏层胸膜的营养血管。肺与全身各器官的血液及淋巴循环相通，所以皮肤软组织疖痈的菌栓、深静脉形成的血栓、癌肿的癌栓，都可以到达肺脏，分别引起继发性肺脓肿、肺血栓栓塞症和转移性肺癌等。消化系统的肿瘤，如胃癌经腹膜后淋巴结转移至肺，引起两肺转移癌病灶。肺部病变亦可向全身播散，如肺癌、肺结核播散至骨、脑、肝等器官，同样亦可在肺本身发生病灶播散。此外，全身免疫性疾病（如结节病、系统性红斑狼疮、类风湿关节炎）、肾脏病（如尿毒症）及血液病（如白血病）等均可累及肺。

【呼吸系统疾病范畴】

按照呼吸系统解剖结构和病理生理特点，呼吸系统疾病主要分为以下三类（表2-1-1）：①气流受限性肺疾病；②限制性通气功能障碍性肺疾病；③肺血管疾病。感染、肿瘤作为两大原因影响呼吸系统，导致各种病理变化；这些疾病进展可以导致呼吸衰竭。

表2-1-1 呼吸疾病分类

类　别	举　例
气流受限性肺疾病	哮喘
	慢性阻塞性肺疾病（慢阻肺）
	支气管扩张
	细支气管炎
限制性通气功能障碍	
肺实质疾病	间质性肺疾病/弥漫性实质性肺疾病
	包括特发性肺纤维化、结节病、过敏性肺炎、尘肺等
神经肌肉疾病	肌萎缩侧索硬化症
	吉兰-巴雷综合征（Guillain-Barré syndrome）
胸壁/胸膜疾病	脊柱后、侧凸
	强直性脊柱炎
	慢性胸腔积液/胸膜肥厚
肺血管疾病	肺栓塞
	肺动脉高压
	肺静脉闭塞病
恶性肿瘤	支气管肺癌
	肺转移瘤
感染性肺疾病	肺炎
	肺结核
	支气管炎
	气管炎
	新发呼吸道传染病
睡眠呼吸障碍性疾病	睡眠呼吸暂停综合征
呼吸衰竭	急性呼吸衰竭
	慢性呼吸衰竭

【呼吸系统疾病的诊断】

详细的病史和体格检查是基础，影像学检查，如普通X线和电子计算机X线体层显像（CT）胸部检查对肺部疾病的诊断具有特殊的重要意义。同时，还应结合常规化验及其他特殊检查结果，进行全面综合分析，总结病例特点，去伪存真、由表及里地获得客观准确的结论。

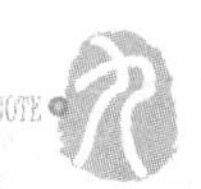

（一）症状

呼吸系统的局部症状主要有咳嗽、咳痰、咯血、呼吸困难和胸痛等，在不同的肺部疾病中，它们有各自的特点。

1. **咳嗽** 急性发作的刺激性干咳伴有发热、声嘶常为急性喉、气管、支气管炎。常年咳嗽，秋冬季加重提示慢阻肺。急性发作的咳嗽伴胸痛，可能是肺炎。发作性干咳，且夜间多发者，可能是咳嗽变异性哮喘。高亢的干咳伴有呼吸困难可能是支气管肺癌累及气管或主支气管。持续而逐渐加重的刺激性干咳伴有气促（急）则考虑特发性肺纤维化等。

2. **咳痰** 痰的性状、量及气味对诊断有一定的帮助。痰由白色泡沫或黏液状转为脓性多为细菌性感染，大量黄脓痰常见于肺脓肿或支气管扩张，铁锈样痰可能是肺炎链球菌感染，红棕色胶冻样痰可能是肺炎克雷伯杆菌感染。大肠埃希菌感染时，脓痰有恶臭，肺阿米巴病呈咖啡样痰，肺吸虫病为果酱样痰。痰量的增减反映感染的加剧或炎症的缓解，若痰量突然减少且出现体温升高，可能与支气管引流不畅有关。肺水肿时，则可能咳粉红色稀薄泡沫痰。

3. **咯血** 痰中经常带血是肺结核、肺癌的常见症状。咯鲜血多见于支气管扩张，也可见于肺结核、急性支气管炎、肺炎和肺血栓栓塞症，二尖瓣狭窄可引起各种不同程度的咯血。

4. **呼吸困难** 呼吸困难可表现在呼吸频率、深度及节律改变等方面。按其发作快慢分为急性、慢性和反复发作性。突发胸痛后出现气急应考虑气胸，若再有咯血则要警惕肺梗死。夜间发作性端坐呼吸提示左心衰竭或支气管哮喘发作。数日或数周内出现的渐进性呼吸困难伴有一侧胸闷，要注意大量胸腔积液。慢性进行性呼吸困难多见于慢阻肺和特发性肺纤维化等间质性肺疾病。反复发作性呼吸困难且伴有哮鸣音主要见于支气管哮喘。在分析呼吸困难时还应注意是吸气性还是呼气性呼吸困难，前者见于肿瘤或异物堵塞引起的大气道狭窄、喉头水肿、喉-气管炎症等；后者主要见于支气管哮喘、慢性支气管炎、肺气肿等。大量气胸、大量胸腔积液及胸廓限制性疾病则表现为混合型呼吸困难。

5. **胸痛** 外伤、炎症、肿瘤等都可能引起胸痛。胸膜炎、肺部炎症、肿瘤和肺梗死是呼吸系统疾病引起胸痛最常见的病因。自发性气胸由于胸膜粘连处撕裂产生突发性胸痛。肋间神经痛、肋软骨炎、带状疱疹、柯萨奇病毒感染引起的胸痛常表现为胸壁表浅部位的疼痛。非呼吸系统疾病引起的胸痛中，最重要的是心绞痛和心肌梗死，其特点是胸骨后或左前胸部位的胸痛，可放射至左肩。此外，还应注意心包炎、主动脉夹层等所致的胸痛。腹部脏器疾病，如胆石症和急性胰腺炎等有时亦可表现为不同部位的胸痛，须注意鉴别。

（二）体征

呼吸内科医生对体格检查应克服两种不良倾向：其一，重视X线检查而轻体检；其二，只查胸部而忽略身体的其他部位。不同疾病或疾病的不同阶段由于病变的性质、范围不同，胸部体征可以完全正常或明显异常。支气管病变以干、湿性啰音为主；肺部炎症性病变可有呼吸音性质、音调和强度的改变，大面积炎症病变可呈实变体征；肺纤维化时可听到特征性的Velcro啰音。胸膜炎时可有胸膜摩擦感和摩擦音；当出现气胸、胸腔积液和肺不张时，可出现气管移位和患侧的呼吸音消失。呼吸系统疾病可有肺外表现，如支气管肺癌可引起杵状指（趾）等。

（三）实验室和辅助检查

1. **血液检查** 根据需要选择相应实验室检查，帮助提示或明确病因，提示疾病活动或损害程度。

（1）常规检查外周血细胞，红细胞沉降率（ESR）、C反应蛋白等非特异性炎症标志，白细胞计数增高，伴中性粒细胞计数增高，常提示细菌感染；嗜酸性粒细胞增高提示寄生虫感染、真菌感染或过敏。

（2）怀疑感染，除血培养外，还可以通过PCR或免疫学检测病原基因或抗原分子。G试验（1,3-β-D-葡聚糖试验）检测真菌表面的1,3-β-D-葡聚糖抗原，G试验可用于区分真菌和细菌感染；GM试验（半乳甘露聚糖试验）检测曲霉特异的半乳甘露聚糖抗原，GM试验可以鉴别曲霉菌感染。检测针对

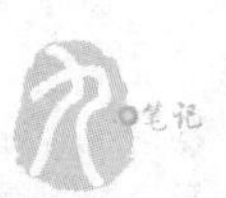

各种病原体(病毒、肺炎支原体、结核杆菌、真菌等)的血清抗体。检测降钙素原(PCT),提示细菌、真菌或寄生虫感染。γ-干扰素释放试验检测结核杆菌的感染。

(3) 非感染的生物标志,包括免疫球蛋白、结缔组织疾病相关自身抗体,肿瘤标志物等。

2. 抗原皮肤试验 哮喘的变应原皮肤试验阳性有助于变应体质的确定和相应抗原的脱敏治疗。结核菌素(PPD)试验阳性的皮肤反应仅说明已受感染,但并不能确定患病。

3. 影像学检查 影像学诊断技术在呼吸系统疾病诊治中具有特殊的重要价值。

(1) 胸部X线:摄片常用来明确呼吸系统病变部位、性质及与临床问题的关系。

(2) 胸部CT:能发现胸片不能发现的病变,对于明确肺部病变部位、性质以及有关气管、支气管通畅程度有重要价值。造影增强CT对淋巴结肿大、肺内占位性病变有重要的诊断和鉴别诊断意义。CT肺血管造影(CTPA)是确诊肺栓塞的重要手段。胸部高分辨CT(HRCT)是诊断间质性肺疾病的主要工具。低剂量CT应用于肺癌早期筛查,减少辐射。

(3) 正电子发射型计算机断层显像(positron emission tomography,PET):可以较准确地对肺癌、纵隔淋巴结转移及远处转移进行鉴别诊断。

(4) 支气管动脉造影术和栓塞术:对咯血有较好的诊治价值。

(5) 磁共振成像(MRI):对纵隔疾病和肺栓塞诊断有重要意义。

(6) 放射性核素扫描:应用放射性核素作肺通气/灌注显像检查,对肺栓塞和血管病变的诊断价值较高,对肺部肿瘤及其骨转移的诊断也有较高的参考价值。

(7) 胸部超声检查:可用于胸腔积液的诊断与穿刺定位,以及紧贴胸膜病变的引导穿刺等。

4. 呼吸生理功能测定 通过其测定可了解呼吸系统疾病对肺功能损害的性质及程度,对某些肺部疾病的早期诊断具有重要价值。肺通气功能测定主要包括用力肺活量(FVC),第一秒用力呼气容积(FEV_1)等,慢阻肺表现为阻塞性通气功能障碍,而肺纤维化、胸廓畸形、胸腔积液、胸膜增厚或肺切除术后均显示限制性通气功能障碍。这些变化常在临床症状出现之前已存在。两种通气障碍的特点见表2-1-2和最大呼气流量-容积曲线图(图2-1-2)。弥散功能测定有助于明确换气功能损害的情况,如间质性肺疾病、肺血管疾病多表现弥散功能障碍。动脉血气分析可以了解是否存在低氧或呼吸衰竭、高碳酸血症和酸碱失衡。呼吸肌功能和呼吸中枢敏感性反应测定,结合血气分析,可对呼吸衰竭的性质、程度以及防治和疗效等作出全面评价。另外,呼气峰流速(peak expiratory flow rate,PEFR)测定则是病人可以自行监测有无气流受限的一种常规方法。

表2-1-2 阻塞性和限制性通气功能障碍的肺容量和通气功能的特征性变化

检测指标	阻塞性	限制性
VC	减低或正常	减低
RV	增加	减低
TLC	正常或增加	减低
RV/TLC	明显增加	正常或略增加
FEV_1	减低	正常或减低
FEV_1/FVC	减低	正常或增加
MMFR	减低	正常或减低

注:VC为肺活量,RV为残气量,TLC为肺总量,FEV_1为第一秒用力呼气容积,FVC为用力肺活量,MMFR为最大呼气中期流速

5. 痰液检查 漱口深部咳嗽痰,痰涂片在每个低倍镜视野里上皮细胞<10个,白细胞>25个或白细胞/上皮细胞>2.5个为合格的痰标本。无痰病人可做高渗生理盐水雾化吸入诱导痰。

(1) 病原学检查:包括痰涂片革兰染色、抗酸染色等,痰病原菌培养,定量培养≥10^7cfu/ml可判定为致病菌。经纤维支气管镜防污染毛刷采样获得的痰标本得到的结果可信度更高。痰涂片中查到抗酸杆菌对诊断肺结核价值很高,痰标本中培养出结核杆菌是确诊肺结核最可靠的证据。

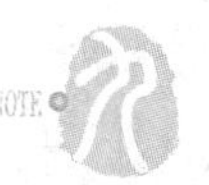

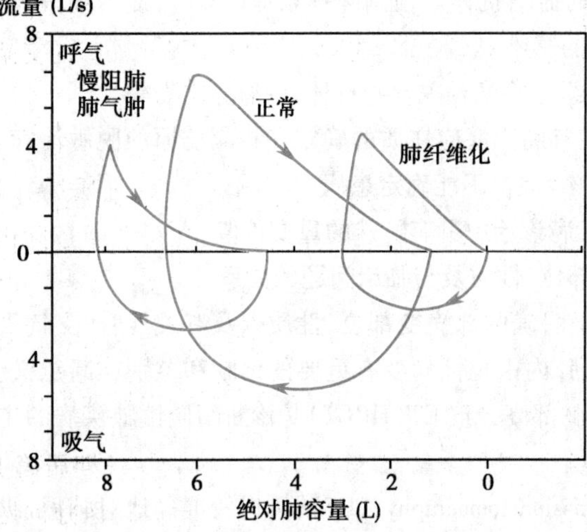

图 2-1-2 正常人、慢阻肺和肺纤维化病人在用力吸气和用力呼气时的典型流量-容积曲线

(2) 痰细胞学检查:反复做痰脱落细胞学检查,有助于肺部恶性肿瘤的诊断。

6. **胸腔穿刺和胸膜活检** 胸腔穿刺,常规胸液检查可明确渗出性还是漏出性胸液。胸液生化如溶菌酶、腺苷脱氨酶、癌胚抗原及进行染色体分析,有助于结核性与恶性胸液的鉴别。脱落细胞和胸膜穿刺病理活检对明确肿瘤或结核有诊断价值。

7. **支气管镜与胸腔镜检查**

(1) 纤维支气管镜(纤支镜):能弯曲自如、深入到亚段支气管,能直视病变,还能做黏膜刷检和活检、经支气管镜肺活检(transbronchial lung biopsy,TBLB)、经支气管镜冷冻肺活检(transbronchial lung cryobiopsy)、经纤支镜对纵隔肿块或淋巴结穿刺针吸活检(transbronchial needle aspiration,TBNA)、经纤支镜支气管肺泡灌洗(bronchial alveoli lavage,BAL)等。对取得的组织及回收的灌洗液进行检查分析,有助于明确疾病的诊断。还可以结合支气管内超声(endobronchial ultrasound,EBUS)完成对纵隔肿块或淋巴结的穿刺针吸活检(EBUS-TBNA),提高检查的成功率并减少风险。纤支镜还能发挥治疗作用,可通过它取出异物、止血,用高频电刀、激光、微波及药物注射治疗良、恶性肿瘤。借助纤支镜的引导还可以作气管插管。

(2) 硬质支气管镜:多已被纤支镜所替代,目前主要用在复杂性气管内肿瘤或异物的摘除手术,气管支架的置放等。

(3) 胸腔镜:可以直视观察胸膜病变,进行胸膜、肺活检,尤其内科胸腔镜(medical thoracoscopy)简便易行,用于诊断胸膜和部分肺部疾病的诊断,并可实施胸膜固定术。

8. **肺活体组织检查** 是确诊疾病的重要方法。获取活组织标本的方法主要有以下几种:①经纤支镜、胸腔镜或纵隔镜等内镜的方法,适用于病变位于肺深部或纵隔者;②在 X 线、CT 引导下进行经皮肺活检,适用于非邻近心血管的肺内病变;③在 B 超引导下进行经皮肺活检,适用于病变部位贴近胸膜者;④开胸肺活检或电视辅助胸腔镜肺活检,适用于其他方法检查未能确诊又有很强指征者。

【呼吸疾病的治疗】

1. **药物治疗**

(1) 支气管扩张剂:包括 β 受体激动剂(长效、短效),胆碱能受体拮抗剂(长效、短效),茶碱类药,主要扩张支气管,用于哮喘、慢阻肺等气流受限性疾病的治疗,根据病情选择相应的制剂、剂型和治疗方案。

(2) 抗炎制剂:糖皮质激素,用于哮喘或慢阻肺的治疗,多采用吸入剂型;用于间质性肺炎、肺血管炎等,多采用系统激素治疗。长期激素应用需要注意监测高血压、糖尿病监测,口服激素超过 3 个月以上者,需要给予二膦酸盐预防骨质疏松症的发生。白三烯受体拮抗剂可以辅助治疗哮喘,尤其适用于阿司匹林哮喘。

(3) 止咳祛痰治疗:咳嗽是一种防御反射,但咳嗽严重影响生活质量,根据病情适当选用中枢镇咳或外周镇咳药物治疗。祛痰药包括刺激性祛痰药和黏液溶解药(乙酰半胱氨酸、羧甲司坦、厄多司坦、美司坦等),后者使黏液中黏蛋白的双硫链(—S—S—)断裂,痰液的黏稠度降低。

(4) 抗生素:根据感染病原和药物敏感性选用,详见肺部感染章节。

(5) 肺癌化疗和靶向治疗:详见肺癌章节。

2. **氧疗或呼吸支持治疗** 详见呼吸衰竭章节。

3. **呼吸介入治疗** 借助支气管镜及相应技术进行气道异物取出或肿物切除，支气管狭窄的支架植入治疗等。

4. **肺移植** 终末期肺疾病病人进行肺移植评估，符合指征，有条件者考虑。

5. **呼吸康复治疗** 据病情给予适宜的康复治疗，有利于促进病情恢复，改善病人的生活质量。

6. **呼吸疾病的一、二、三级预防** 吸烟是肺癌、慢阻肺、特发性肺纤维化等疾病的重要危险因素，戒烟是预防疾病发生或减慢疾病进展的首要或根本方法。流感疫苗或肺炎疫苗接种，在老年、基础疾病或免疫低下病人尤其重要，可以预防流感、肺炎的发生，降低慢阻肺的急性加重频率。

【我国呼吸疾病防治形势与发展方略】

（一）呼吸疾病的严峻形势

呼吸系统疾病是我国最常见疾病，城乡居民两周患病率、两周就诊率、住院人数构成长期居第1位，所致死亡居死因顺位第1～4位，疾病负担居第3位，已成为我国最为突出的公共卫生与医疗问题之一。慢性呼吸疾病是WHO定义的“四大慢病”之一，新发突发呼吸道传染病等公共卫生事件构成重大社会影响，肺癌已成为我国排名第一位的肿瘤，肺结核将成为我国排名第一的传染病，尘肺占职业病的90%，综上，按照系统统计，呼吸系统疾病是我国第一大系统性疾病，其发病率、患病率、死亡率、病死率和疾病负担巨大，对我国人民健康构成严重威胁。随着大气污染、庞大的吸烟人群、人口老龄化、新发和耐药致病原等问题的日益凸显，呼吸系统疾病的防治形势将越发严峻。

我国呼吸学科作为一个大学科，长期以来其发展相对滞后，无论从从业人员数量或质量，尤其是基层，还是呼吸疾病防控体系或平台建设，都远不适应呼吸疾病的严峻形势。

（二）加强呼吸学科体系与能力建设

我国呼吸学科的发展大致可以分为三个阶段。第一个阶段（20世纪50～60年代），结核病肆虐，该阶段以结核病防治为主要工作内容。第二个阶段（20世纪70～90年代），以“呼吸四病”/肺源性心脏病防治为主要工作内容，是中国呼吸学科发展的重要时期，肺功能检查、血气分析、支气管镜检查等都是这个时期建设起来的。第三阶段（20世纪90年代以后）是现代呼吸病学阶段，呼吸病学各领域全面开展工作，呼吸病学和危重病学捆绑式发展模式越来越突出。今后主要发展方略包括：

1. 加强呼吸与危重症医学（PCCM）科的规范化建设，推进呼吸病学与危重症医学的捆绑式发展，推进PCCM专科医师的规范化培训，是呼吸学科发展的定局之举。

2. 构建多学科立体交融的现代呼吸学科体系。现代学科交叉明显，呼吸学科需要主动承担责任，在多学科交融的呼吸疾病防治领域中发挥主导作用，同时也需要主动协同呼吸疾病防治和研究相关的学科，如医学影像学、病理学、临床微生物学、风湿病学、睡眠医学、药学、胸外科学、危重症医学、放射肿瘤学、免疫学、基础医学、流行病学等，构建多学科立体交融的现代呼吸学科体系，加强临床研究体系建设，提升呼吸疾病的临床诊治与研究水平。

3. 携手基层医生，推动呼吸疾病防治，乃呼吸学科发展的定势之举。

4. 探索和建立呼吸康复治疗体系，如组织管理、宣传教育、呼吸锻炼、家庭氧疗、心理治疗等，促进呼吸疾病康复，提高治疗水平。

5. 建立呼吸疾病一、二、三级预防体系。呼吸疾病的一级预防，加强控烟、大气污染的防控、注射疫苗等措施，减少慢阻肺、肺癌、流感、肺炎等的发生。二级预防，强调早发现、早诊断、早治疗，如体检中肺功能检查、低剂量CT检查可以早期发现慢阻肺、肺癌等病人，通过早期诊断和及时干预可以减缓肺功能的下降，提高肺癌生存率。三级预防即临床预防，加强呼吸疾病的规范治疗与管理，减慢进展，降低死亡，改善预后，提高生活质量。

（徐永健 王辰）

第二章 急性上呼吸道感染和急性气管-支气管炎

第一节 急性上呼吸道感染

急性上呼吸道感染(acute upper respiratory tract infection)简称上感,为鼻腔、咽或喉部急性炎症的总称。主要病原体是病毒,少数是细菌。发病不分年龄、性别、职业和地区,免疫功能低下者易感。通常病情较轻、病程短、有自限性,预后良好。但由于发病率高,不仅可影响工作和生活,有时还可伴有严重并发症,特别是在有基础疾病病人,婴幼儿,孕妇和老年人等特殊人群,并有一定的传染性,应积极防治。

【流行病学】

上感是人类最常见的传染病之一,好发于冬春季节,多为散发,且可在气候突变时小规模流行。主要通过病人喷嚏和含有病毒的飞沫空气传播,或经污染的手和用具接触传播。可引起上感的病原体大多为自然界中广泛存在的多种类型病毒,同时健康人群亦可携带,机体对其感染后产生的免疫力较弱、短暂,病毒间也无交叉免疫,故可反复发病。

【病因和发病机制】

大约有200种病毒可以引起上呼吸道感染。急性上感约有70%~80%由病毒引起,包括鼻病毒、冠状病毒、腺病毒、流感和副流感病毒以及呼吸道合胞病毒、埃可病毒和柯萨奇病毒等。另有20%~30%的上感为细菌引起,可单纯发生或继发于病毒感染后发生,多见口腔定植菌溶血性链球菌,其次为流感嗜血杆菌、肺炎链球菌和葡萄球菌等,偶见革兰阴性杆菌。但接触病原体后是否发病,还取决于传播途径和人群易感性。淋雨、受凉、气候突变、过度劳累等可降低呼吸道局部防御功能,致使原存的病毒或细菌迅速繁殖,或者直接接触携带病原体的病人,由喷嚏、空气以及污染的手和用具诱发本病。老幼体弱,免疫功能低下或有慢性呼吸道疾病,如鼻窦炎、扁桃体炎者更易发病。成年人平均每年2~4次,学龄前儿童每年上呼吸道感染次数为4~8次。

【病理】

组织学上可无明显病理改变,亦可出现上皮细胞损伤。可有炎症因子参与发病,使上呼吸道黏膜血管充血和分泌物增多、单核细胞浸润、浆液性及黏液性炎性渗出。继发细菌感染者可有中性粒细胞浸润及脓性分泌物。黏膜局部充血导致临床上出现鼻塞,咽喉疼痛,咽鼓管水肿导致听力障碍或诱发中耳炎。呼吸道上皮损伤及炎症因子的释放入血导致病人出现发热,全身肌肉酸痛等症状。

【临床表现】

临床表现有以下类型。

1. 普通感冒 普通感冒(common cold)为病毒感染引起,俗称"伤风",又称急性鼻炎或上呼吸道卡他。起病较急,主要表现为鼻部症状,如喷嚏、鼻塞、流清水样鼻涕,也可表现为咳嗽、咽干、咽痒或烧灼感甚至鼻后滴漏感。后三种表现与病毒诱发的炎症介质导致的上呼吸道传入神经高敏状态有关。2~3天后鼻涕变稠,可伴咽痛、头痛、流泪、味觉迟钝、呼吸不畅、声嘶等,有时可由于咽鼓管炎致听力减退。严重者有发热、轻度畏寒和头痛等。体检可见鼻腔黏膜充血、水肿、有分泌物,咽部可为轻度充血。一般5~7天痊愈,伴发并发症者可致病程迁延。

2. 急性病毒性咽炎和喉炎 由鼻病毒、腺病毒、流感病毒、副流感病毒以及肠病毒、呼吸道合胞病毒等引起。临床表现为咽痒和灼热感，咽痛不明显。咳嗽少见。急性喉炎多为流感病毒、副流感病毒及腺病毒等引起，临床表现明显声嘶、讲话困难、可有发热、咽痛或咳嗽，咳嗽又使咽痛加重。体检可见喉部充血、水肿，局部淋巴结轻度肿大和触痛，有时可闻及喉部的喘息声。

3. 急性疱疹性咽峡炎 多发于夏季，多见于儿童，偶见于成人。由柯萨奇病毒 A 引起，表现为明显咽痛、发热，病程约一周。查体可见咽部充血，软腭、悬雍垂、咽及扁桃体表面有灰白色疱疹及浅表溃疡，周围伴红晕。

4. 急性咽结膜炎 多发于夏季，由游泳传播，儿童多见。主要由腺病毒、柯萨奇病毒等引起。表现发热、咽痛、畏光、流泪、咽及结膜明显充血。病程 4～6 天。

5. 急性咽扁桃体炎 病原体多为溶血性链球菌，其次为流感嗜血杆菌、肺炎链球菌和葡萄球菌等。起病急，咽痛明显，伴发热、畏寒，体温可达 39℃以上。查体可发现咽部明显充血，扁桃体肿大和充血，表面有黄色脓性分泌物，有时伴有颌下淋巴结肿大、压痛，而肺部查体无异常体征。

【实验室检查】

1. 血液检查 因多为病毒性感染，白细胞计数正常或偏低，伴淋巴细胞比例升高。细菌感染者可有白细胞计数与中性粒细胞增多和核左移现象。

2. 病原学检查 因病毒类型繁多，且明确类型对治疗无明显帮助，一般无需病原学检查。需要时可用鼻拭子、咽拭子或鼻咽拭子免疫荧光法、酶联免疫吸附法、血清学诊断或病毒分离鉴定等方法确定病毒的类型。细菌培养可判断细菌类型并做药物敏感试验以指导临床用药。

【并发症】

少数病人可并发急性鼻窦炎、中耳炎、气管-支气管炎。以咽炎为表现的上呼吸道感染，部分病人可继发溶血性链球菌引起的风湿热、肾小球肾炎等，少数病人可并发病毒性心肌炎，应予警惕。有基础疾病的病人如慢阻肺和哮喘、支气管扩张等，可诱发急性加重。心功能不全病人可出现心衰加重。

【诊断与鉴别诊断】

根据鼻咽部症状和体征，结合周围血象和阴性的胸部 X 线检查可作出临床诊断。一般无需病因诊断，特殊情况下可进行细菌培养和病毒分离，或病毒血清学检查等确定病原体。但须与初期表现为感冒样症状的其他疾病鉴别。

1. 过敏性鼻炎 起病急，常表现为鼻黏膜充血和分泌物增多，伴有突发性连续喷嚏、鼻痒、鼻塞和大量清涕，无发热，咳嗽较少。多由过敏因素如螨虫、灰尘、动物毛皮、低温等刺激引起。如脱离过敏原，数分钟至 1～2 小时内症状即消失。检查可见鼻黏膜苍白、水肿，鼻分泌物涂片可见嗜酸性粒细胞增多，皮肤过敏试验可明确过敏原。

2. 流行性感冒 为流感病毒引起，可为散发，时有小规模流行，病毒发生变异时可大规模暴发。起病急，鼻咽部症状较轻，但全身症状较重，伴高热、全身酸痛和眼结膜炎症状。取病人鼻洗液中黏膜上皮细胞涂片，免疫荧光标记的流感病毒免疫血清染色，置荧光显微镜下检查，有助于诊断。近来已有快速血清 PCR 方法检查病毒，可供鉴别。

3. 急性气管-支气管炎 表现为咳嗽、咳痰，血白细胞计数可升高，鼻部症状较轻，X 线胸片常见肺纹理增强。

4. 急性传染病前驱症状 很多病毒感染性疾病，如麻疹、脊髓灰质炎、脑炎、肝炎和心肌炎等疾病前期表现类似。初期可有鼻塞、头痛等类似症状，应予重视。但如果在一周内呼吸道症状减轻反而出现新的症状，需进行必要的实验室检查，以免误诊。

【治疗】

由于目前尚无特效抗病毒药物，以对症治疗为主，同时戒烟、注意休息、多饮水、保持室内空气流通和防治继发性细菌感染。

1. 对症治疗 对有急性咳嗽、鼻后滴漏和咽干的病人可予伪麻黄碱治疗以减轻鼻部充血，亦可

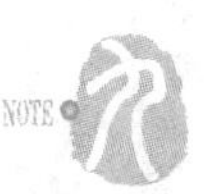

局部滴鼻应用,必要时加用解热镇痛类药物,包括对乙酰氨基酚、布洛芬等。小儿感冒忌用阿司匹林,以防 Reye 综合征。有哮喘病史者忌用阿司匹林。

2. **抗生素治疗** 普通感冒无需使用抗生素。有白细胞升高、咽部脓苔、咳黄痰和流鼻涕等细菌感染证据,可根据当地流行病学史和经验选用口服青霉素类、第一代头孢菌素、大环内酯类药物或喹诺酮类药物。16 岁以下禁用喹诺酮类抗生素。极少需要根据病原菌选用敏感的抗生素。

3. **抗病毒药物治疗** 由于目前药物滥用而造成流感病毒耐药现象,所以对于无发热、免疫功能正常、发病不超过 2 天的病人一般无需应用抗病毒药物。对于免疫缺陷病人,可早期常规使用。奥司他韦(oseltamivir)和利巴韦林有较广的抗病毒谱,对流感病毒、副流感病毒和呼吸道合胞病毒等有较强的抑制作用,可缩短病程。

4. **中药治疗** 可辨证给予清热解毒或辛温解表和有抗病毒作用的中药,有助于改善症状,缩短病程。

【预防】

重在预防,隔离传染源有助于避免传染。加强锻炼、增强体质、改善营养、饮食生活规律、避免受凉和过度劳累有助于降低易感性,是预防上呼吸道感染最好的方法。年老体弱易感者应注意防护,上呼吸道感染流行时应戴口罩,避免在人多的公共场合出入。

[附] 流行性感冒

流行性感冒(influenza)简称流感,是由流感病毒引起的急性呼吸道传染病。起病急,高热、头痛、乏力、眼结膜炎和全身肌肉酸痛等中毒症状明显,而呼吸道卡他症状轻微。主要通过接触及空气飞沫传播。发病有季节性,北方常在冬春季,而南方全年可以流行,由于变异率高,人群普遍易感。发病率高,在全世界包括中国已引起多次暴发流行,严重危害人类生命安全。2013 年起新发呼吸道传染病,如 H7N9 等,因并发重症肺炎和急性呼吸窘迫综合征而出现死亡病例,引起了较大的关注。

【病原体】

流感病毒属正黏病毒科,为 RNA 病毒。病毒表面有一层脂质包膜,膜上有糖蛋白突起,由血凝素和神经氨酸酶构成。根据内部抗原核蛋白抗原性不同,可将流感病毒分为甲、乙、丙三型,再根据外部抗原血凝素和神经氨酸酶抗原性的差异将甲型流感病毒分为不同亚型。抗原变异是流感病毒独特的最显著的特征。甲型流感病毒极易发生变异,主要是血凝素 H 和神经氨酸酶 N 的变异。甲型流感病毒 H 有 15 种,N 有 9 种。流感病毒可以出现抗原漂移和抗原转变,前者编码表面抗原(HA、NA)基因点突变累积导致抗原位点的改变,属量变,变异幅度小;后者由于基因组重排导致新的亚型出现,属质变,变异幅度大。甲型流感可以出现大型变异(H,N 均变异),亚型变异(H 大变异,N 不变或小变异)和变种变异(H,N 均小变异)。根据抗原变异的大小,人体的原免疫力对变异的新病毒可完全无效或部分无效,从而引起流感流行。乙型流感病毒也易发生变种变异,丙型流感病毒一般不发生变异。

甲型流感病毒常引起大流行,病情较重;乙型和丙型流感病毒引起流行和散发,病情相对较轻。由于流感病毒抗原性变化较快,人类无法获得持久的免疫力。流感大流行时无明显季节性,散发流行以冬、春季较多。病人以小儿与老年较多见。近年来出现的流感疫情,H5N1 主要见于老年病人,H1N1 主要见于儿童,H7N9 主要见于老年人,尤其是合并糖尿病和慢阻肺的老年人。

【发病机制和病理】

流感病毒主要通过空气中的病毒颗粒人—人传播。流感病毒侵入呼吸道的纤毛柱状上皮细胞内进行复制,借神经氨酸酶的作用从细胞释放,再侵入其他柱状上皮细胞引起变性、坏死与脱落。并发肺炎时肺充血、水肿,肺泡内含有纤维蛋白和渗出液,呈现支气管肺炎改变。部分流感病人出现重症肺炎表现,甚至快速进展为急性呼吸窘迫综合征(acute respiratory distress syndrome,ARDS)。

【临床表现】

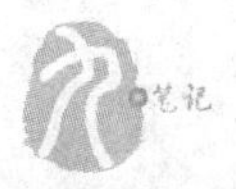

分为单纯型、胃肠型、肺炎型和中毒型。潜伏期 1~3 天。有明显的流行和暴发。急性起病,出现

畏寒、高热、头痛、头晕、全身酸痛、乏力等中毒症状。鼻咽部症状较轻,可有食欲减退。胃肠型者伴有腹痛、腹胀、呕吐和腹泻等消化道症状,儿童多于成人。肺炎型者表现为肺炎,甚至呼吸衰竭。中毒型者有全身毒血症表现,严重者可致休克、弥散性血管内凝血、循环衰竭,直至死亡。

【实验室检查】

外周血象:白细胞总数不高或减低,淋巴细胞相对增加。病毒分离:鼻咽分泌物,下呼吸道分泌物或口腔含漱液可用于分离流感病毒。血清学检查:疾病初期和恢复期双份血清抗流感病毒抗体滴度有4倍或以上升高,有助于回顾性诊断。病人呼吸道上皮细胞查流感病毒抗原阳性。标本经敏感细胞过夜增殖1代后查流感病毒抗原阳性。快速鼻咽拭子或血清病毒PCR检查有助于其早期诊断。流感诊断需要结合疾病流行情况进行判断,并考虑到病毒抗原检测的假阳性和假阴性。

【治疗】

流行性感冒的治疗要点如下。

1. **隔离**　应对疑似和确诊病人进行隔离。

2. **对症治疗**　可应用解热药、缓解鼻黏膜充血药、止咳祛痰药等。

3. **抗病毒治疗**　应在发病48小时内使用。神经氨酸酶抑制剂类药物能抑制流感病毒复制,降低致病性,减轻症状,缩短病程,减少并发症。此类药毒性低,较少耐药且耐受性好,是目前治疗流感最好的药物。奥司他韦(oseltamivir)成人剂量每次75mg,每日2次,连服至少5天,重症病人建议服用到病毒检测两次阴性为止。奥司他韦对流感病毒和禽流感病毒H5N1、H7N9和H9N2有抑制作用。帕拉米韦(peramivir) 300～600mg静脉滴注,每日一次。扎那米韦(zanamivir)每次5mg,每日2次吸入,连用5天,可用于成年病人和12岁以上青少年病人。局部应用后药物在上呼吸道积聚,可抑制病毒复制与释放,无全身不良反应。另外,离子通道M_2阻滞剂金刚烷胺(amantadine)和金刚乙胺(rimantadine)因其副作用较大,临床上基本不用。

4. **支持治疗和预防并发症**　注意休息、多饮水、增加营养,给易于消化的饮食。纠正水、电解质紊乱。密切观察、监测并预防并发症。呼吸衰竭时给予呼吸支持治疗,病情危重机械通气不能维持氧合时可采用体外膜肺(ECMO)。在有继发细菌感染时及时使用抗生素。

【预后】

与病毒毒力,自身免疫状况有关。年老体弱者易患肺炎性流感且病死率较高。单纯型流感预后较好。积极进行流感疫苗接种,尤其是年幼和老年病人在一定程度上可以减轻继发流感症状。

第二节　急性气管-支气管炎

急性气管-支气管炎(acute tracheobronchitis)是由生物、理化刺激或过敏等因素引起的急性气管-支气管黏膜炎症。多散发,无流行倾向,年老体弱者易感。症状主要为咳嗽和咳痰,常发生于寒冷季节或气候突变时,也可由急性上呼吸道感染迁延不愈所致。

【病因和发病机制】

1. **微生物**　病原体与上呼吸道感染类似。病毒常为腺病毒、流感病毒(甲、乙型)、冠状病毒、鼻病毒、单纯疱疹病毒、呼吸道合胞病毒和副流感病毒。细菌常为流感嗜血杆菌、肺炎链球菌、卡他莫拉菌等。近年来衣原体和支原体感染明显增加,在病毒感染的基础上继发细菌感染亦较多见。

2. **理化因素**　冷空气、粉尘、刺激性气体或烟雾(如二氧化硫、二氧化氮、氨气、氯气等)吸入,可刺激气管-支气管黏膜引起急性损伤和炎症反应。

3. **过敏反应**　机体对吸入性致敏原如花粉、有机粉尘、真菌孢子、动物毛皮及排泄物等过敏,或对细菌蛋白质过敏。钩虫、蛔虫的幼虫在肺内移行也可引起气管-支气管急性炎症反应。

【病理】

气管、支气管黏膜充血水肿,淋巴细胞和中性粒细胞浸润,同时可伴纤毛上皮细胞损伤、脱落和黏

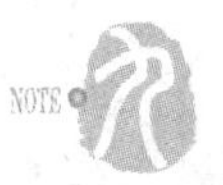

液腺体肥大增生。合并细菌感染时，分泌物呈脓性。

【临床表现】

1. 症状 通常起病较急，全身症状较轻，可有发热。初为干咳或少量黏痰，随后痰量增多，咳嗽加剧，偶伴痰中带血。咳嗽、咳痰可延续2～3周，如迁延不愈，可演变成慢性支气管炎。伴支气管痉挛时，可出现程度不等的胸闷气促。

2. 体征 可无明显阳性表现，或在两肺闻及散在干、湿性啰音，部位不固定，咳嗽后可减少或消失。

【实验室和其他辅助检查】

周围血白细胞计数可正常，但由细菌感染引起者，可伴白细胞总数和中性粒细胞百分比升高，血沉加快，痰培养可见致病菌。X线胸片大多为肺纹理增强，少数无异常发现。

【诊断与鉴别诊断】

根据病史、咳嗽和咳痰等症状，两肺散在干、湿性啰音等体征，结合血象和X线胸片，可作出临床诊断。病毒和细菌检查有助于病因诊断，需与下列疾病相鉴别。

1. 流行性感冒 起病急骤，发热较高，全身中毒症状（如全身酸痛、头痛、乏力等）明显，呼吸道局部症状较轻。流行病史、分泌物病毒分离和血清学检查有助于鉴别。

2. 急性上呼吸道感染 鼻咽部症状明显，咳嗽轻微，一般无痰。肺部无异常体征。胸部X线正常。

3. 其他 其他肺部疾病如支气管肺炎、肺结核、肺癌、肺脓肿、麻疹、百日咳等多种疾病可有类似的咳嗽、咳痰表现，应详细检查，以资鉴别。

【治疗】

1. 对症治疗 咳嗽、无痰或少痰，可用右美沙芬、喷托维林（咳必清）镇咳。咳嗽、有痰而不易咳出，可选用盐酸氨溴索、溴己新（必嗽平）、桃金娘油化痰，也可雾化祛痰。较常用的为兼顾止咳和化痰的复方甘草合剂，也可选用其他中成药止咳祛痰。发生支气管痉挛时可用平喘药如茶碱、β_2受体激动剂、胆碱能阻滞剂等。发热可用解热镇痛药对症处理。

2. 抗生素治疗 仅在有细菌感染证据时使用。一般咳嗽10天以上，细菌、支原体、肺炎衣原体、鲍特菌等感染的概率较大。可首选新大环内酯类或青霉素类药物，亦可选用头孢菌素类或喹诺酮类等药物。美国疾病控制与预防中心推荐服用阿奇霉素5天，克拉霉素7天或红霉素14天。多数病人口服抗生素即可，症状较重者可肌内注射或静脉滴注给药，少数病人需根据病原体培养结果指导用药。

3. 一般治疗 多休息，多饮水，避免劳累。

【预后】

多数病人预后良好，少数体质弱者可迁延不愈，应引起足够重视。

【预防】

增强体质，避免劳累，防止感冒。改善生活卫生环境，避免接触污染空气及过敏物质。

（宋元林）

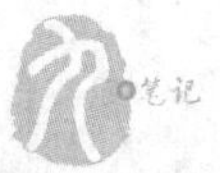

第三章 慢性支气管炎、慢性阻塞性肺疾病

第一节 慢性支气管炎

慢性支气管炎(chronic bronchitis)简称慢支,是气管、支气管黏膜及其周围组织的慢性非特异性炎症。临床上以咳嗽、咳痰为主要症状,或有喘息,每年发病持续3个月或更长时间,连续2年或2年以上,并排除具有咳嗽、咳痰、喘息症状的其他疾病。

【病因和发病机制】

本病的病因尚不完全清楚,可能是多种环境因素与机体自身因素长期相互作用的结果。

1. **吸烟** 吸烟是最重要的环境发病因素,吸烟者慢性支气管炎的患病率比不吸烟者高2~8倍。烟草中的焦油、尼古丁和氢氰酸等化学物质具有多种损伤效应,如损伤气道上皮细胞和纤毛运动,使气道净化能力下降;促使支气管黏液腺和杯状细胞增生肥大,黏液分泌增多;刺激副交感神经而使支气管平滑肌收缩,气道阻力增加;使氧自由基产生增多,诱导中性粒细胞释放蛋白酶,破坏肺弹力纤维,诱发肺气肿形成等。

2. **职业粉尘和化学物质** 接触职业粉尘及化学物质,如烟雾、变应原、工业废气及室内空气污染等,浓度过高或接触时间过长,均可能促进慢性支气管炎发病。

3. **空气污染** 大量有害气体如二氧化硫、二氧化氮、氯气等可损伤气道黏膜上皮,使纤毛清除功能下降,黏液分泌增加,为细菌感染增加条件。

4. **感染因素** 病毒、支原体、细菌等感染是慢性支气管炎发生发展的重要原因之一。病毒感染以流感病毒、鼻病毒、腺病毒和呼吸道合胞病毒为常见。细菌感染常继发于病毒感染,常见病原体为肺炎链球菌、流感嗜血杆菌、卡他莫拉菌和葡萄球菌等。这些感染因素同样造成气管、支气管黏膜的损伤和慢性炎症。

5. **其他因素** 免疫功能紊乱、气道高反应性、自主神经功能失调、年龄增大等机体因素和气候等环境因素均与慢性支气管炎的发生和发展有关。如老年人肾上腺皮质功能减退,细胞免疫功能下降,溶菌酶活性降低,从而容易造成呼吸道的反复感染。寒冷空气可以刺激腺体增加黏液分泌,纤毛运动减弱,黏膜血管收缩,局部血液循环障碍,有利于继发感染。

【病理】

支气管上皮细胞变性、坏死、脱落,后期出现鳞状上皮化生,纤毛变短、粘连、倒伏、脱失;各级支气管管壁均有多种炎症细胞浸润,以中性粒细胞、淋巴细胞为主,急性发作期可见大量中性粒细胞,严重者为化脓性炎症,黏膜充血、水肿;杯状细胞和黏液腺肥大增生、分泌旺盛,大量黏液潴留;病情继续发展,炎症由支气管壁向其周围组织扩散,黏膜下层平滑肌束可断裂萎缩,黏膜下和支气管周围纤维组织增生;支气管壁的损伤-修复过程反复发生,进而引起支气管结构重塑,胶原含量增加,瘢痕形成;进一步发展成阻塞性肺气肿时见肺泡腔扩大,肺泡弹性纤维断裂。

【临床表现】

(一) 症状

缓慢起病,病程长,反复急性发作而使病情加重。主要症状为咳嗽、咳痰或伴有喘息。急性加重

系指咳嗽、咳痰、喘息等症状突然加重。急性加重的主要原因是呼吸道感染,病原体可以是病毒、细菌、支原体和衣原体等。

1. **咳嗽** 一般晨间咳嗽为主,睡眠时有阵咳或排痰。

2. **咳痰** 一般为白色黏液或浆液泡沫性,偶可带血。清晨排痰较多,起床后或体位变动可刺激排痰。

3. **喘息或气急** 喘息明显者可能伴发支气管哮喘。若伴肺气肿时可表现为活动后气促。

(二)体征

早期多无异常体征。急性发作期可在背部或双肺底听到干、湿啰音,咳嗽后可减少或消失。如伴发哮喘可闻及广泛哮鸣音并伴呼气期延长。

【实验室和其他辅助检查】

1. **X线检查** 早期可无异常。反复发作者表现为肺纹理增粗、紊乱,呈网状或条索状、斑点状阴影,以双下肺明显。

2. **呼吸功能检查** 早期无异常。如有小气道阻塞时,最大呼气流速-容量曲线在75%和50%肺容量时流量明显降低。当使用支气管扩张剂后第一秒用力呼气容积(FEV_1)与用力肺活量(FVC)的比值(FEV_1/FVC)<0.70提示已发展为慢性阻塞性肺疾病。

3. **血液检查** 细菌感染时可出现白细胞总数和(或)中性粒细胞计数增高。

4. **痰液检查** 可培养出致病菌。涂片可发现革兰阳性菌或革兰阴性菌,或大量破坏的白细胞和杯状细胞。

【诊断】

依据咳嗽、咳痰或伴有喘息,每年发病持续3个月,连续2年或2年以上,并排除其他可以引起类似症状的慢性疾病。

【鉴别诊断】

1. **支气管哮喘** 部分哮喘病人以刺激性咳嗽为特征,灰尘、油烟、冷空气等容易诱发咳嗽,常有家庭或个人过敏性疾病史。抗生素对其无效,支气管激发试验阳性。

2. **嗜酸性粒细胞性支气管炎** 临床症状类似,X线检查无明显改变或肺纹理增加,支气管激发试验多阴性,临床上容易误诊。诱导痰检查嗜酸性粒细胞比例增加(≥3%)可以诊断。

3. **肺结核** 常有发热、乏力、盗汗及消瘦等症状。痰液查找抗酸杆菌及胸部X线检查可以鉴别。

4. **支气管肺癌** 多数有数年吸烟史,顽固性刺激性咳嗽或过去有咳嗽史,近期咳嗽性质发生改变,常有痰中带血。有时表现为反复同一部位的阻塞性肺炎,经抗生素治疗未能完全消退。痰脱落细胞学、胸部CT及支气管镜等检查可明确诊断。

5. **特发性肺纤维化** 临床经过多缓慢,开始仅有咳嗽、咳痰,偶有气短。仔细听诊在胸部下后侧可闻及爆裂音(Velcro啰音)。血气分析示动脉血氧分压降低,而二氧化碳分压可不升高。高分辨率螺旋CT检查有助诊断。

6. **支气管扩张** 典型者表现为反复大量咯脓痰或反复咯血。X线胸部检查常见肺野纹理粗乱或呈卷发状。高分辨率螺旋CT检查可确定诊断。

7. **其他引起慢性咳嗽的疾病** 慢性咽炎、上呼吸道咳嗽综合征、胃食管反流、某些心血管疾病(如二尖瓣狭窄)等均有其各自的特点。

【治疗】

(一)急性加重期的治疗

1. **控制感染** 多依据病人所在地常见病原菌经验型选用抗生素,一般口服,病情严重时静脉给药。如左氧氟沙星0.4g,每日1次;罗红霉素0.3g,每日2次;阿莫西林2~4g/d,分2~4次口服;头孢呋辛1.0g/d,分2次口服;复方磺胺甲噁唑片(SMZ-TMP),每次2片,每日2次。如果能培养出致病菌,可按药敏试验选用抗生素。

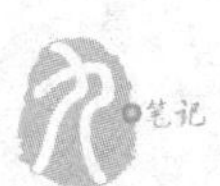

2. 镇咳祛痰　可使用复方甘草合剂 10ml，每日 3 次；或复方氯化铵合剂 10ml，每日 3 次；或溴己新 8～16mg，每日 3 次；或盐酸氨溴索 30mg，每日 3 次；或桃金娘油 0.3g，每日 3 次。干咳为主者可用镇咳药物，如右美沙芬或其合剂等。

3. 平喘　有气喘者可加用支气管扩张剂，如氨茶碱 0.1g，每日 3 次，或用茶碱控释剂；或 $β_2$ 受体激动剂吸入。

（二）缓解期治疗

1. 戒烟，应避免吸入有害气体和其他有害颗粒。

2. 增强体质，预防感冒。

3. 反复呼吸道感染者可试用免疫调节剂或中医中药，如流感疫苗、肺炎疫苗、卡介苗多糖核酸、胸腺素等，部分病人或可见效。

【预后】

部分病人可控制，不影响工作、学习；部分病人可发展成慢性阻塞性肺疾病甚至肺源性心脏病（肺心病）。

第二节　慢性阻塞性肺疾病

慢性阻塞性肺疾病（chronic obstructive pulmonary disease，COPD）简称慢阻肺，是一种常见的、可以预防和治疗的疾病，其特征是持续存在的呼吸系统症状和气流受限，通常与显著暴露于有害颗粒或气体引起的气道和（或）肺泡异常有关。肺功能检查对确定气流受限有重要意义，在吸入支气管扩张剂后，第一秒用力呼气容积（FEV_1）占用力肺活量（FVC）之比值（FEV_1/FVC）<70% 表明存在持续气流受限。

慢阻肺与慢性支气管炎和肺气肿（emphysema）有密切关系。如本章第一节所述，慢性支气管炎是指在除外慢性咳嗽的其他已知原因后，病人每年咳嗽、咳痰 3 个月以上并连续 2 年者。肺气肿是指肺部终末细支气管远端气腔出现异常持久的扩张，并伴有肺泡和细支气管的破坏，而无明显的肺纤维化。当慢性支气管炎、肺气肿病人肺功能检查出现持续气流受限时，则能诊断为慢阻肺；如病人只有慢性支气管炎和（或）肺气肿，而无持续气流受限，则不能诊断为慢阻肺。

一些已知病因或具有特征病理表现的疾病也可导致持续气流受限，如支气管扩张症、肺结核纤维化病变、严重的间质性肺疾病、弥漫性泛细支气管炎以及闭塞性细支气管炎等，但均不属于慢阻肺。

慢阻肺是呼吸系统疾病中的常见病和多发病，患病率和病死率均居高不下。1992 年在我国北部和中部地区对 102 230 名农村成年人进行了调查，慢阻肺的患病率为 3%。2018 年新发布的我国慢阻肺流行病学调查结果显示，慢阻肺的患病率占 40 岁以上人群的 13.7%。在我国，慢阻肺是导致慢性呼吸衰竭和慢性肺源性心脏病最常见的病因，约占全部病例的 80%。因肺功能进行性减退，严重影响病人的劳动力和生活质量。慢阻肺造成巨大的社会和经济负担，根据世界银行/世界卫生组织发表的研究，预计至 2020 年慢阻肺将占世界疾病经济负担的第五位。

【病因】

本病的病因与慢性支气管炎相似，可能是多种环境因素与机体自身因素长期相互作用的结果。具体见本章第一节。

【发病机制】

1. 炎症机制　气道、肺实质和肺血管的慢性炎症是慢阻肺的特征性改变，中性粒细胞、巨噬细胞、T 淋巴细胞等炎症细胞参与了慢阻肺的发病过程。中性粒细胞的活化和聚集是慢阻肺炎症过程的一个重要环节，通过释放中性粒细胞弹性蛋白酶等多种生物活性物质，引起慢性黏液高分泌状态并破坏肺实质。

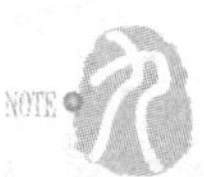

2. **蛋白酶-抗蛋白酶失衡机制** 蛋白水解酶对组织有损伤、破坏作用；抗蛋白酶对弹性蛋白酶等多种蛋白酶具有抑制功能，其中 α_1-抗胰蛋白酶（α_1-AT）是活性最强的一种。蛋白酶增多或抗蛋白酶不足均可导致组织结构破坏，产生肺气肿。吸入有害气体和有害物质可以导致蛋白酶产生增多或活性增强，抗蛋白酶产生减少或灭活加快；同时氧化应激、吸烟等危险因素也可以降低抗蛋白酶的活性。先天性 α_1-AT 缺乏多见于北欧血统的个体，我国尚未见正式报道。

3. **氧化应激机制** 许多研究表明慢阻肺病人的氧化应激增加。氧化物主要有超氧阴离子、羟根、次氯酸、H_2O_2 和一氧化氮等。氧化物可直接作用并破坏许多生化大分子如蛋白质、脂质、核酸等，导致细胞功能障碍或细胞死亡，还可以破坏细胞外基质；引起蛋白酶-抗蛋白酶失衡；促进炎症反应，如激活转录因子 NF-κB，参与多种炎症介质的转录，如 IL-8、TNF-α 以及诱导型一氧化氮合酶（NOS）和环氧合物酶等的转录。

4. **其他机制** 如自主神经功能失调、营养不良、气温变化等都有可能参与慢阻肺的发生、发展。

上述机制共同作用，最终产生两种重要病变：①小气道病变，包括小气道炎症、小气道纤维组织形成、小气道管腔黏液栓等，使小气道阻力明显升高。②肺气肿病变，使肺泡对小气道的正常拉力减小，小气道较易塌陷；同时肺气肿使肺泡弹性回缩力明显降低。这种小气道病变与肺气肿病变共同作用，造成慢阻肺特征性的持续性气流受限。

【病理】

慢阻肺的病理改变主要表现为慢性支气管炎及肺气肿的病理变化。慢性支气管炎的病理改变见本章第一节。肺气肿的病理改变可见肺过度膨胀，弹性减退。外观灰白或苍白，表面可见多个大小不一的大疱。镜检见肺泡壁变薄，肺泡腔扩大、破裂或形成大疱，血液供应减少，弹力纤维网破坏。按照累及肺小叶的部位，可将阻塞性肺气肿分为小叶中央型（图 2-3-1）、全小叶型（图 2-3-2）及介于两者之间的混合型三类，其中以小叶中央型为多见。小叶中央型是由于终末细支气管或一级呼吸性细支气管炎症导致管腔狭窄，其远端的二级呼吸性细支气管呈囊状扩张，其特点是囊状扩张的呼吸性细支气管位于二级小叶的中央区。全小叶型是呼吸性细支气管狭窄，引起所属终末肺组织，即肺泡管、肺泡囊及肺泡的扩张，其特点是气肿囊腔较小，遍布于肺小叶内。有时两型存在一个肺内称混合型肺气肿，多在小叶中央型基础上，并发小叶周边区肺组织膨胀。

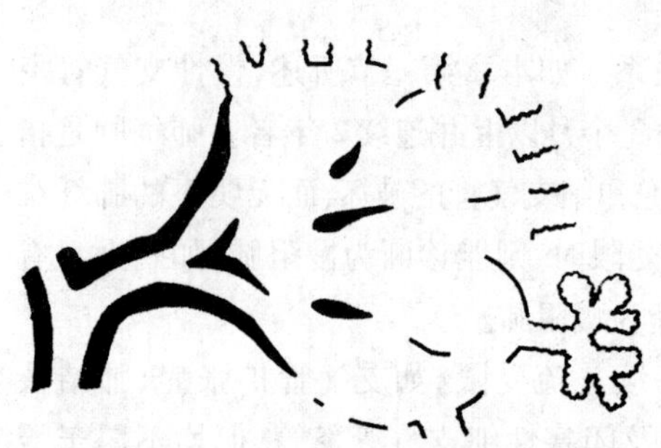

图 2-3-1 小叶中央型肺气肿

【病理生理】

慢阻肺特征性的病理生理变化是持续气流受限致肺通气功能障碍。随着病情的发展，肺组织弹性日益减退，肺泡持续扩大，回缩障碍，则残气量及残气量占肺总量的百分比增加。肺气肿加重导致大量肺泡周围的毛细血管受肺泡膨胀的挤压而退化，致使肺毛细血管大量减少，肺泡间的血流量减少，此时肺泡虽有通气，但肺泡壁无血液灌流，导致生理无效

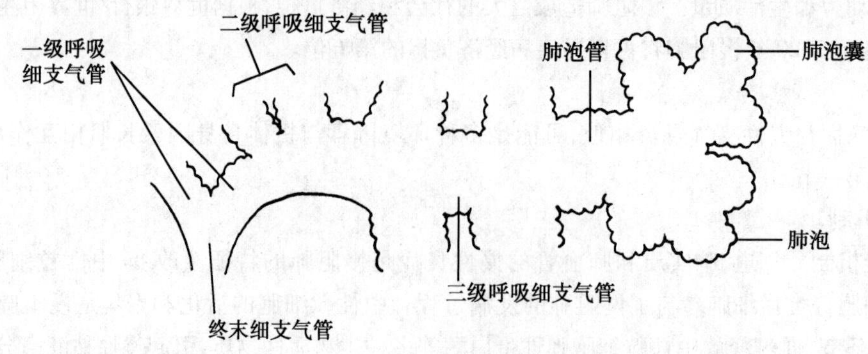

图 2-3-2 全小叶型肺气肿

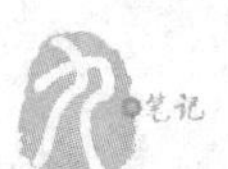

腔气量增大；也有部分肺区虽有血液灌流，但肺泡通气不良，不能参与气体交换，导致功能性分流增加，从而产生通气与血流比例失调。同时，肺泡及毛细血管大量丧失，弥散面积减少，进而导致换气功能发生障碍。通气和换气功能障碍引起缺氧和二氧化碳潴留，可发生不同程度的低氧血症和高碳酸血症，最终出现呼吸衰竭。

【临床表现】

（一）症状

起病缓慢，病程较长，早期可以没有自觉症状。主要症状包括：

1. **慢性咳嗽**　随病程发展可终身不愈。常晨间咳嗽明显，夜间阵咳或排痰。

2. **咳痰**　一般为白色黏液或浆液泡沫性痰，偶可带血丝，清晨排痰较多。急性发作期痰量增多，可有脓性痰。

3. **气短或呼吸困难**　早期在较剧烈活动时出现，后逐渐加重，以致在日常活动甚至休息时也感到气短，是慢阻肺的标志性症状。

4. **喘息和胸闷**　部分病人特别是重度病人或急性加重时出现喘息。

5. **其他**　晚期病人有体重下降，食欲减退等。

（二）体征

1. **视诊**　胸廓前后径增大，肋间隙增宽，剑突下胸骨下角增宽，称为桶状胸。部分病人呼吸变浅，频率增快，严重者可有缩唇呼吸等。

2. **触诊**　双侧语颤减弱。

3. **叩诊**　肺部过清音，心浊音界缩小，肺下界和肝浊音界下降。

4. **听诊**　两肺呼吸音减弱，呼气期延长，部分病人可闻及湿啰音和（或）干啰音。

【实验室和其他辅助检查】

1. **肺功能检查**　是判断持续气流受限的主要客观指标。吸入支气管扩张剂后，$FEV_1/FVC<70\%$可确定为持续气流受限。肺总量（TLC）、功能残气量（FRC）和残气量（RV）增高，肺活量（VC）减低，表明肺过度充气。

2. **胸部X线检查**　慢阻肺早期胸片无异常变化。以后可出现肺纹理增粗、紊乱等非特异性改变，也可出现肺气肿。X线胸片改变对慢阻肺诊断的特异性不高，但对于与其他肺疾病进行鉴别具有重要价值，对于明确自发性气胸、肺炎等常见并发症也十分有用。

3. **胸部CT检查**　CT检查可见慢阻肺小气道病变的表现、肺气肿的表现以及并发症的表现，但其主要临床意义在于排除其他具有相似症状的呼吸系统疾病。高分辨率CT对辨别小叶中央型或全小叶型肺气肿以及确定肺大疱的大小和数量，有较高的敏感性和特异性，对预估肺大疱切除或外科减容手术等效果有一定价值。

4. **血气检查**　对确定发生低氧血症、高碳酸血症、酸碱平衡失调以及判断呼吸衰竭的类型有重要价值。

5. **其他**　慢阻肺合并细菌感染时，外周血白细胞计数增高，核左移。痰培养可能查出病原菌。

【诊断与稳定期病情严重程度评估】

（一）诊断

根据吸烟等高危因素史、临床症状和体征等资料，临床可以怀疑慢阻肺。肺功能检查确定持续气流受限是慢阻肺诊断的必备条件，吸入支气管扩张剂后，$FEV_1/FVC<70\%$为确定存在持续气流受限的界限，若能同时排除其他已知病因或具有特征病理表现的气流受限疾病，则可明确诊断为慢阻肺。

（二）稳定期病情严重程度评估

目前多主张对稳定期慢阻肺采用综合指标体系进行病情严重程度评估。

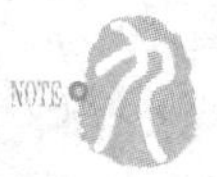

1. 肺功能评估 可使用GOLD分级，慢阻肺病人吸入支气管扩张剂后$FEV_1/FVC<70\%$，再依据其FEV_1下降幅度进行气流受限的严重度分级，见表2-3-1。

表2-3-1 COPD病人气流受限严重程度的肺功能分级

肺功能分级	病人肺功能FEV_1占预计值的百分比（%pred）
GOLD 1级：轻度	≥80
GOLD 2级：中度	50～79
GOLD 3级：重度	30～49
GOLD 4级：极重度	<30

2. 症状评估 可采用改良版英国医学研究委员会呼吸困难问卷（mMRC问卷）评估呼吸困难程度（表2-3-2），采用慢阻肺评估测试（COPD assessment test，CAT）问卷评估慢阻肺病人的健康损害程度（参见网站 http://www.catestonline.org）。

表2-3-2 mMRC问卷

mMRC分级	呼吸困难症状
0级	剧烈活动时出现呼吸困难
1级	平地快步行走或爬缓坡时出现呼吸困难
2级	由于呼吸困难，平地行走时比同龄人慢或需要停下来休息
3级	平地行走100米左右或数分钟后即需要停下来喘气
4级	因严重呼吸困难而不能离开家，或在穿衣脱衣时即出现呼吸困难

3. 急性加重风险评估 上一年发生2次或以上急性加重，或者1次及1次以上需要住院治疗的急性加重，均提示今后急性加重风险增加。

依据上述症状、急性加重风险和肺功能改变等，即可对稳定期慢阻肺病人的病情严重程度作出综合性评估，并依据该评估结果选择稳定期的主要治疗药物（表2-3-3）。外周血嗜酸性粒细胞计数有可能在预估慢阻肺急性加重风险及吸入糖皮质激素（ICS）对急性加重的预防效果有一定价值。

表2-3-3 稳定期COPD病人病情严重程度的综合性评估及其主要治疗药物

病人综合评估分组	特征	上一年急性加重次数	mMRC分级或CAT评分	首选治疗药物
A组	低风险，症状少	≤1次	0～1级或<10	SAMA或SABA，必要时
B组	低风险，症状多	≤1次	≥2级或≥10	LAMA或（和）LABA
C组	高风险，症状少	≥2次*	0～1级或<10	LAMA，或LAMA加LABA或ICS加LABA
D组	高风险，症状多	≥2次*	≥2级或≥10	LAMA加LABA，或加ICS

注：SABA：短效β_2受体激动剂；SAMA：短效抗胆碱能药物；LABA：长效β_2受体激动剂；LAMA：长效抗胆碱能药物；ICS：吸入糖皮质激素；*或因急性加重住院≥1次

在对慢阻肺病人进行病情严重程度的综合评估时，还应注意慢阻肺病人的全身合并疾病，如心血管疾病、骨质疏松、焦虑和抑郁、肺癌、感染、代谢综合征和糖尿病等，治疗时应予兼顾。

（三）急性加重期病情严重程度评估

慢阻肺急性加重是指咳嗽、咳痰、呼吸困难比平时加重，或痰量增多，或咯黄痰，需要改变用药方案。根据临床征象将慢阻肺急性加重分为3级（表2-3-4）。

【鉴别诊断】

1. 哮喘 慢阻肺多为中年发病，症状缓慢进展，多有长期吸烟史。哮喘多为儿童或青少年期起病，症状起伏大，常伴有过敏史、鼻炎和（或）湿疹等，部分病人有哮喘家族史。大多数哮喘病人的气

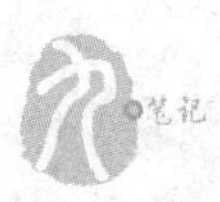

流受限有显著的可逆性，合理吸入糖皮质激素等药物常能有效控制病情，是其与慢阻肺相鉴别的一个重要特征。但是，部分病程长的哮喘病人可发生气道重塑，气流受限的可逆性减小，两者的鉴别诊断比较困难。此时应根据临床及实验室所见全面分析，进行鉴别。在少部分病人中这两种疾病可以重叠存在。

表 2-3-4　AECOPD 的临床分级

	Ⅰ级	Ⅱ级	Ⅲ级
呼吸衰竭	无	有	有
呼吸频率(次/分)	20～30	>30	>30
应用辅助呼吸肌群	无	有	有
意识状态改变	无	无	有
低氧血症	能通过鼻导管或文丘里面罩 28%～35% 浓度吸氧而改善	能通过文丘里面罩 28%～35% 浓度吸氧而改善	低氧血症不能通过文丘里面罩吸氧或>40% 吸氧浓度而改善
高碳酸血症	无	有，$PaCO_2$ 增加到 50～60mmHg	有，$PaCO_2$>60mmHg，或存在酸中毒(pH≤7.25)

2. 其他引起慢性咳嗽、咳痰症状的疾病　如支气管扩张、肺结核、肺癌、特发性肺纤维化、弥漫性泛细支气管炎等，具体见本章第一节。

3. 其他引起劳力性气促的疾病　如冠心病、高血压心脏病、心脏瓣膜疾病等。具体见第三篇。

4. 其他原因导致的呼吸气腔扩大　呼吸气腔均匀规则扩大而不伴有肺泡壁破坏时，虽不符合肺气肿的严格定义，但临床上也常习惯称为肺气肿，如代偿性肺气肿、老年性肺气肿。临床表现可以出现劳力性呼吸困难和肺气肿体征。需要综合分析临床资料以进行鉴别。

【并发症】

1. 慢性呼吸衰竭　常在慢阻肺急性加重时发生，其症状明显加重，发生低氧血症和(或)高碳酸血症，出现缺氧和二氧化碳潴留的临床表现。

2. 自发性气胸　如有突然加重的呼吸困难，并伴有明显发绀，患侧肺部叩诊为鼓音，听诊呼吸音减弱或消失，应考虑并发自发性气胸，通过 X 线检查可以确诊。

3. 慢性肺源性心脏病　由于慢阻肺引起肺血管床减少及缺氧致肺动脉收缩和血管重塑，导致肺动脉高压，右心室肥厚扩大，最终发生右心功能不全。

【治疗】

(一) 稳定期的治疗

1. 教育与管理　其中最重要的是劝导吸烟的病人戒烟，这是减慢肺功能损害最有效的措施，也是最难落实的措施。医务人员自己首先应该不吸烟。对吸烟的病人采用多种宣教措施，有条件者可以考虑使用辅助药物。因职业或环境粉尘、刺激性气体所致者，应脱离污染环境。

2. 支气管扩张剂　是现有控制症状的主要措施，可依据病人病情严重程度(参照表 2-3-3)、用药后病人的反应等因素选用。联合应用不同药理机制的支气管扩张剂可增加支气管扩张效果。

(1) β_2 肾上腺素受体激动剂：短效制剂如沙丁胺醇(salbutamol)气雾剂，每次 100～200μg(1～2 喷)，雾化吸入，疗效持续 4～5 小时，每 24 小时不超过 8～12 喷。长效制剂如沙美特罗(salmeterol)、福莫特罗(formoterol)等，每日吸入 2 次，茚达特罗每日仅吸入 1 次。

(2) 抗胆碱药：短效制剂如异丙托溴铵(ipratropium)气雾剂，雾化吸入，持续 6～8 小时，每次 40～80μg(每喷 20μg)，每天 3～4 次。长效制剂有噻托溴铵(tiotropium bromide)粉吸入剂，剂量为 18μg，每天吸入 1 次；噻托溴铵喷雾剂，剂量为 5μg，每天吸入 1 次。

(3) 茶碱类药：茶碱缓释或控释片，0.2g，每 12 小时 1 次；氨茶碱，0.1g，每天 3 次。

3. 糖皮质激素　对高风险病人(C 组和 D 组病人)，有研究显示长期吸入糖皮质激素与长效 β_2

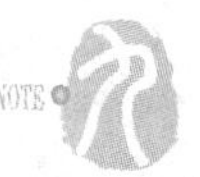

肾上腺素受体激动剂的联合制剂可增加运动耐量、减少急性加重频率、提高生活质量。目前常用剂型有沙美特罗加氟替卡松、福莫特罗加布地奈德。

4. **祛痰药** 对痰不易咳出者可应用，常用药物有盐酸氨溴索，30mg，每日3次；N-乙酰半胱氨酸，0.6g，每日2次；或羧甲司坦，0.5g，每日3次。后两种药物可以降低部分病人急性加重的风险。

5. **其他药物** 磷酸二酯酶-4抑制剂罗氟司特用于具有COPD频繁急性加重病史的病人，可以降低急性加重风险。有研究表明大环内酯类药物（红霉素或阿奇霉素）应用1年可以减少某些频繁急性加重的慢阻肺病人的急性加重频率，但有可能导致细菌耐药及听力受损。

6. **长期家庭氧疗（LTOT）** 对慢阻肺并发慢性呼吸衰竭者可提高生活质量和生存率，对血流动力学、运动能力和精神状态均会产生有益的影响。LTOT的使用指征为：①$PaO_2 \leq 55mmHg$或$SaO_2 \leq 88\%$，有或没有高碳酸血症。②PaO_2 55～60mmHg，或$SaO_2 < 89\%$，并有肺动脉高压、右心衰竭或红细胞增多症（血细胞比容>0.55）。一般用鼻导管吸氧，氧流量为1.0～2.0L/min，吸氧时间>15h/d。目的是使病人在海平面、静息状态下，达到$PaO_2 \geq 60mmHg$和（或）使SaO_2升至90%以上。

7. **康复治疗** 可以使因进行性气流受限、严重呼吸困难而很少活动的病人改善活动能力、提高生活质量，是稳定期病人的重要治疗手段，具体包括呼吸生理治疗、肌肉训练、营养支持、精神治疗与教育等多方面措施。

（二）急性加重期治疗

1. 确定急性加重的原因（最多见的原因是细菌或病毒感染）及病情的严重程度，根据病情严重程度决定门诊或住院治疗。

2. **支气管扩张剂** 药物同稳定期。有严重喘息症状者可给予较大剂量雾化吸入治疗，如应用沙丁胺醇500μg，或沙丁胺醇1000μg加异丙托溴铵250～500μg，通过小型雾化器给病人吸入治疗以缓解症状。

3. **低流量吸氧** 发生低氧血症者可用鼻导管吸氧，或通过文丘里（Venturi）面罩吸氧。鼻导管给氧时，吸入的氧浓度为28%～30%，应避免吸入氧浓度过高引起二氧化碳潴留。

4. **抗生素** 当病人呼吸困难加重，咳嗽伴痰量增加、有脓性痰时，应依据病人所在地常见病原菌及其药物敏感情况积极选用抗生素治疗。门诊可用阿莫西林/克拉维酸、头孢唑肟、头孢呋辛、左氧氟沙星、莫西沙星口服治疗；较重者可应用第三代头孢菌素，如头孢曲松2.0g加于生理盐水中静脉滴注，每天1次。住院病人应根据预计的病原菌及当地细菌耐药情况选用抗生素，如β-内酰胺类/β-内酰胺酶抑制剂、大环内酯类或呼吸喹诺酮类，一般多静脉滴注给药。如果找到确切的病原菌，应根据药敏结果选用抗生素。

5. **糖皮质激素** 对需要住院治疗的急性加重期病人可考虑泼尼松龙30～40mg/d，也可静脉给予甲泼尼龙40～80mg，每日1次。连续5～7天。

6. **机械通气** 对于并发较严重呼吸衰竭的病人可使用机械通气治疗，具体见本篇第十五章。

7. **其他治疗措施** 合理补充液体和电解质以保持身体水电解质平衡。注意补充营养，根据病人胃肠功能状况调节饮食，保证热量和蛋白质、维生素等营养素的摄入，必要时可以选用肠外营养治疗。积极排痰治疗，最有效的措施是保持机体有足够体液，使痰液变稀薄；其他措施如刺激咳嗽、叩击胸部、体位引流等方法。积极处理伴随疾病（如冠心病、糖尿病等）及并发症（如自发性气胸、休克、弥散性血管内凝血、上消化道出血、肾功能不全等）。

如病人有呼吸衰竭、肺源性心脏病、心力衰竭，具体治疗方法可参阅有关章节治疗内容。

（三）外科治疗

外科方法仅适用于少数有特殊指征的病人，选择适当病例可以取得一定疗效，使病人肺功能有所改善，呼吸困难有所减轻。鉴于较高的手术风险及昂贵的手术费用，选择手术治疗应十分谨慎。术前必须进行动脉血气分析、肺功能测定和胸部CT检查，全面评估呼吸功能。手术方式包括肺大疱切除术和肺减容手术。肺移植术为终末期慢阻肺病人提供了一种新的治疗选择，但存在着技术要求高、供

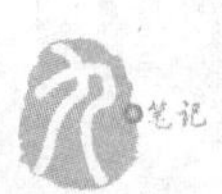

体资源有限、手术费用昂贵等诸多问题。

【预防】

戒烟是预防慢阻肺最重要的措施,在疾病的任何阶段戒烟都有助于防止慢阻肺的发生和发展。控制环境污染,减少有害气体或有害颗粒的吸入。积极防治婴幼儿和儿童期的呼吸系统感染。流感疫苗、肺炎链球菌疫苗、细菌溶解物、卡介苗多糖核酸等对防止慢阻肺病人反复感染可能有益。加强体育锻炼,增强体质,提高机体免疫力,可帮助改善机体一般状况。此外,对于有慢阻肺高危因素的人群,应定期进行肺功能监测,以尽可能早期发现慢阻肺并及时予以干预。慢阻肺的早期发现和早期干预十分重要。

(徐永健)

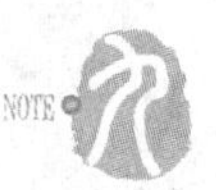

第四章 支气管哮喘

支气管哮喘(bronchial asthma)简称哮喘,是一种以慢性气道炎症和气道高反应性为特征的异质性疾病。主要特征包括气道慢性炎症,气道对多种刺激因素呈现的高反应性,多变的可逆性气流受限,以及随病程延长而导致的一系列气道结构的改变,即气道重构。临床表现为反复发作的喘息、气急、胸闷或咳嗽等症状,常在夜间及凌晨发作或加重,多数病人可自行缓解或经治疗后缓解。根据全球和我国哮喘防治指南提供的资料,经过长期规范化治疗和管理,80%以上的病人可以达到哮喘的临床控制。

【流行病学】

哮喘是世界上最常见的慢性疾病之一,全球约有3亿、我国约有3000万哮喘病人。各国哮喘患病率从1%~18%不等,我国成人哮喘的患病率为1.24%,且呈逐年上升趋势。一般认为发达国家哮喘患病率高于发展中国家,城市高于农村。哮喘病死率在(1.6~36.7)/10万,多与哮喘长期控制不佳、最后一次发作时治疗不及时有关,其中大部分是可预防的。我国已成为全球哮喘病死率最高的国家之一。

【病因和发病机制】

(一)病因

哮喘是一种复杂的、具有多基因遗传倾向的疾病,其发病具有家族集聚现象,亲缘关系越近,患病率越高。近年来,点阵单核苷酸多态性基因分型技术,也称全基因组关联研究(GWAS)的发展给哮喘的易感基因研究带来了革命性的突破。目前采用GWAS鉴定了多个哮喘易感基因,如*YLK40*、*IL6R*、*PDE4D*、*IL33*等。具有哮喘易感基因的人群发病与否受环境因素的影响较大,深入研究基因-环境相互作用将有助于揭示哮喘发病的遗传机制。

环境因素包括变应原性因素,如室内变应原(尘螨、家养宠物、蟑螂)、室外变应原(花粉、草粉)、职业性变应原(油漆、活性染料)、食物(鱼、虾、蛋类、牛奶)、药物(阿司匹林、抗生素)和非变应原性因素,如大气污染、吸烟、运动、肥胖等。

(二)发病机制

哮喘的发病机制尚未完全阐明,目前可概括为气道免疫-炎症机制、神经调节机制及其相互作用。

1. 气道免疫-炎症机制

(1)气道炎症形成机制:气道慢性炎症反应是由多种炎症细胞、炎症介质和细胞因子共同参与、相互作用的结果。

外源性变应原通过吸入、食入或接触等途径进入机体后,被抗原提呈细胞内吞并激活T细胞。一方面,活化的辅助性Th2细胞产生白介素(IL)如IL-4、IL-5和IL-13等激活B淋巴细胞并合成特异性IgE,后者结合于肥大细胞和嗜碱性粒细胞等表面的IgE受体。若变应原再次进入体内,可与结合在细胞表面的IgE交联,使该细胞合成并释放多种活性介质,导致气道平滑肌收缩、黏液分泌增加和炎症细胞浸润,产生哮喘的临床症状,这是一个典型的变态反应过程。另一方面,活化的辅助性Th2细胞分泌的IL等细胞因子可直接激活肥大细胞、嗜酸性粒细胞及巨噬细胞等,并使之聚集在气道。这些细胞进一步分泌多种炎症因子如组胺、白三烯、前列腺素、活性神经肽、嗜酸性粒细胞趋化因子、转化生长因子(TGF)等,构成了一个与炎症细胞相互作用的复杂网络,导致气道慢性炎症。近年来认识到嗜酸性粒细胞在哮喘发病中不仅发挥着终末效应细胞的作用,还具有免疫调节作用。Th17细胞在以中性粒细胞浸润为主的激素抵抗型哮喘和重症哮喘发病中起到了重要作用。

根据变应原吸入后哮喘发生的时间，可分为早发型哮喘反应、迟发型哮喘反应和双相型哮喘反应。早发型哮喘反应几乎在吸入变应原的同时立即发生，15～30分钟达高峰，2小时后逐渐恢复正常。迟发型哮喘反应约6小时后发生，持续时间长，可达数天。约半数以上病人出现迟发型哮喘反应。

（2）气道高反应性（airway hyperresponsiveness，AHR）：是指气道对各种刺激因子如变应原、理化因素、运动、药物等呈现的高度敏感状态，表现为病人接触这些刺激因子时气道出现过强或过早的收缩反应。AHR是哮喘的基本特征，可通过支气管激发试验来量化和评估，有症状的哮喘病人几乎都存在AHR。目前普遍认为气道慢性炎症是导致AHR的重要机制之一，当气道受到变应原或其他刺激后，多种炎症细胞释放炎症介质和细胞因子，引起气道上皮损害、上皮下神经末梢裸露等，从而导致气道高反应性。长期存在无症状的气道高反应性者出现典型哮喘症状的风险明显增加。然而，出现AHR者并非都是哮喘，如长期吸烟、接触臭氧、病毒性上呼吸道感染、慢性阻塞性肺疾病等也可出现AHR，但程度相对较轻。

2. 神经调节机制　神经因素是哮喘发病的重要环节之一。支气管受复杂的自主神经支配，除肾上腺素能神经、胆碱能神经外，还有非肾上腺素能非胆碱能（NANC）神经系统。哮喘病人β肾上腺素受体功能低下，而病人对吸入组胺和乙酰甲胆碱的气道反应性显著增高则提示存在胆碱能神经张力的增加。NANC神经系统能释放舒张支气管平滑肌的神经介质如血管活性肠肽、一氧化氮及收缩支气管平滑肌的介质如P物质、神经激肽，两者平衡失调则可引起支气管平滑肌收缩。此外，从感觉神经末梢释放的P物质、降钙素基因相关肽、神经激肽A等导致血管扩张、血管通透性增加和炎症渗出，此即为神经源性炎症。神经源性炎症能通过局部轴突反射释放感觉神经肽而引起哮喘发作。

有关哮喘发病机制总结于图2-4-1。

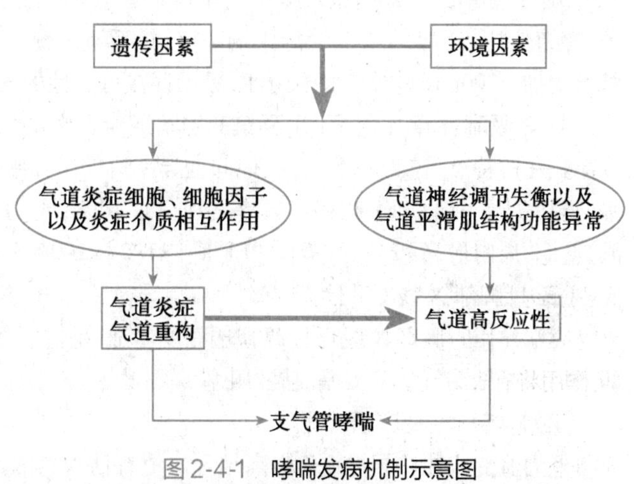

图2-4-1　哮喘发病机制示意图

【病理】

气道慢性炎症作为哮喘的基本特征，存在于所有的哮喘病人，表现为气道上皮下肥大细胞、嗜酸性粒细胞、巨噬细胞、淋巴细胞及中性粒细胞等的浸润，以及气道黏膜下组织水肿、微血管通透性增加、支气管平滑肌痉挛、纤毛上皮细胞脱落、杯状细胞增殖及气道分泌物增加等病理改变。若哮喘长期反复发作，可见支气管平滑肌肥大/增生、气道上皮细胞黏液化生、上皮下胶原沉积和纤维化、血管增生以及基底膜增厚等气道重构的表现。

【临床表现】

1. 症状　典型症状为发作性伴有哮鸣音的呼气性呼吸困难，可伴有气促、胸闷或咳嗽。症状可在数分钟内发作，并持续数小时至数天，可经平喘药物治疗后缓解或自行缓解。夜间及凌晨发作或加重是哮喘的重要临床特征。有些病人尤其是青少年，其哮喘症状在运动时出现，称为运动性哮喘。此外，临床上还存在没有喘息症状的不典型哮喘，病人可表现为发作性咳嗽、胸闷或其他症状。对以咳嗽为唯一症状的不典型哮喘称为咳嗽变异性哮喘（cough variant asthma，CVA）；对以胸闷为唯一症状的不典型哮喘，有人称之为胸闷变异性哮喘（chest tightness variant asthma，CTVA）。哮喘的具体临床表现形式及严重程度在不同时间表现为多变性。

2. 体征　发作时典型的体征为双肺可闻及广泛的哮鸣音，呼气音延长。但非常严重的哮喘发作，哮鸣音反而减弱，甚至完全消失，表现为“沉默肺”，是病情危重的表现。非发作期体检可无异常

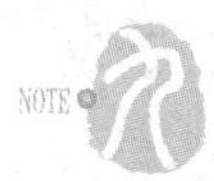

发现,故未闻及哮鸣音,不能排除哮喘。

【实验室和其他检查】

（一）痰嗜酸性粒细胞计数

大多数哮喘病人诱导痰液中嗜酸性粒细胞计数增高(>2.5%),且与哮喘症状相关。诱导痰嗜酸性粒细胞计数可作为评价哮喘气道炎症指标之一,也是评估糖皮质激素治疗反应性的敏感指标。

（二）肺功能检查

1. 通气功能检测 哮喘发作时呈阻塞性通气功能障碍表现,用力肺活量(FVC)正常或下降,第一秒用力呼气容积(FEV_1)、1秒率(FEV_1/FVC%)以及最高呼气流量(PEF)均下降;残气量及残气量与肺总量比值增加。其中以FEV_1/FVC%<70%或FEV_1低于正常预计值的80%为判断气流受限的最重要指标。缓解期上述通气功能指标可逐渐恢复。病变迁延、反复发作者,其通气功能可逐渐下降。

2. 支气管激发试验（BPT） 用于测定气道反应性。常用吸入激发剂为乙酰甲胆碱和组胺,其他激发剂包括变应原、单磷酸腺苷、甘露醇、高渗盐水等,也有用物理激发因素如运动、冷空气等作为激发剂。观察指标包括FEV_1、PEF等。结果判断与采用的激发剂有关,通常以使FEV_1下降20%所需吸入乙酰甲胆碱或组胺累积剂量(PD20-FEV_1)或浓度(PC20-FEV_1)来表示,如FEV_1下降≥20%,判断结果为阳性,提示存在气道高反应性。BPT适用于非哮喘发作期、FEV_1在正常预计值70%以上病人的检查。

3. 支气管舒张试验（BDT） 用于测定气道的可逆性改变。常用吸入支气管舒张剂有沙丁胺醇、特布他林。当吸入支气管舒张剂20分钟后重复测定肺功能,FEV_1较用药前增加≥12%,且其绝对值增加≥200ml,判断结果为阳性,提示存在可逆性的气道阻塞。

4. 呼吸流量峰值（PEF）及其变异率测定 哮喘发作时PEF下降。由于哮喘有通气功能时间节律变化的特点,监测PEF日间、周间变异率有助于哮喘的诊断和病情评估。PEF平均每日昼夜变异率(连续7天,每日PEF昼夜变异率之和/7)>10%,或PEF周变异率{(2周内最高PEF值-最低PEF值)/[(2周内最高PEF值+最低PEF值)×1/2]×100%}>20%,提示存在气道可逆性的改变。

（三）胸部X线/CT检查

哮喘发作时胸部X线可见两肺透亮度增加,呈过度通气状态,缓解期多无明显异常。胸部CT在部分病人可见支气管壁增厚、黏液阻塞。

（四）特异性变应原检测

外周血变应原特异性IgE增高结合病史有助于病因诊断;血清总IgE测定对哮喘诊断价值不大,但其增高的程度可作为重症哮喘使用抗IgE抗体治疗及调整剂量的依据。体内变应原试验包括皮肤变应原试验和吸入变应原试验。

（五）动脉血气分析

严重哮喘发作时可出现缺氧。由于过度通气可使$PaCO_2$下降,pH上升,表现为呼吸性碱中毒。若病情进一步恶化,可同时出现缺氧和CO_2滞留,表现为呼吸性酸中毒。当$PaCO_2$较前增高,即使在正常范围内也要警惕严重气道阻塞的发生。

（六）呼出气一氧化氮（FeNO）检测

FeNO测定可以作为评估气道炎症和哮喘控制水平的指标,也可以用于判断吸入激素治疗的反应。

【诊断】

（一）诊断标准

1. 典型哮喘的临床症状和体征

(1)反复发作喘息、气急,胸闷或咳嗽,夜间及晨间多发,常与接触变应原、冷空气、理化刺激以及病毒性上呼吸道感染、运动等有关。

(2)发作时双肺可闻及散在或弥漫性哮鸣音,呼气相延长。

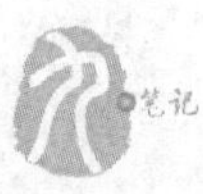

(3)上述症状和体征可经治疗缓解或自行缓解。

2. 可变气流受限的客观检查　①支气管舒张试验阳性；②支气管激发试验阳性；③平均每日PEF昼夜变异率>10%或PEF周变异率>20%。

符合上述症状和体征，同时具备气流受限客观检查中的任一条，并除外其他疾病所引起的喘息、气急、胸闷和咳嗽，可以诊断为哮喘。

咳嗽变异性哮喘：指咳嗽作为唯一或主要症状，无喘息、气急等典型哮喘症状，同时具备可变气流受限客观检查中的任一条，除外其他疾病所引起的咳嗽。

（二）哮喘的分期及控制水平分级

哮喘可分为急性发作期、慢性持续期和临床缓解期。

1. 急性发作期　指喘息、气急、胸闷或咳嗽等症状突然发生或症状加重，伴有呼气流量降低，常因接触变应原等刺激物或治疗不当所致。哮喘急性发作时其程度轻重不一，病情加重可在数小时或数天内出现，偶尔可在数分钟内即危及生命，故应对病情作出正确评估并及时治疗。急性发作时严重程度可分为轻度、中度、重度和危重4级。

轻度：步行或上楼时气短，可有焦虑，呼吸频率轻度增加，闻及散在哮鸣音，肺通气功能和血气检查正常。

中度：稍事活动感气短，讲话常有中断，时有焦虑，呼吸频率增加，可有三凹征，闻及响亮、弥漫的哮鸣音，心率增快，可出现奇脉，使用支气管舒张剂后PEF占预计值的60%～80%，SaO_2 91%～95%。

重度：休息时感气短，端坐呼吸，只能发单字表达，常有焦虑和烦躁，大汗淋漓，呼吸频率>30次/分，常有三凹征，闻及响亮、弥漫的哮鸣音，心率增快常>120次/分，奇脉，使用支气管舒张剂后PEF占预计值<60%或绝对值<100L/min或作用时间<2小时，PaO_2<60mmHg，$PaCO_2$>45mmHg，SaO_2≤90%，pH可降低。

危重：病人不能讲话，嗜睡或意识模糊，胸腹矛盾运动，哮鸣音减弱甚至消失，脉率变慢或不规则，严重低氧血症和高二氧化碳血症，pH降低。

2. 慢性持续期　指病人虽然没有哮喘急性发作，但在相当长的时间内仍有不同频度和不同程度的喘息、咳嗽、胸闷等症状，可伴有肺通气功能下降。可根据白天、夜间哮喘症状出现的频率和肺功能检查结果，将慢性持续期哮喘病情严重程度分为间歇性、轻度持续、中度持续和重度持续4级，但这种分级方法在日常工作中已少采用，主要用于临床研究。目前应用最为广泛的慢性持续期哮喘严重性评估方法为哮喘控制水平，这种评估方法包括目前临床控制评估和未来风险评估，临床控制又可分为良好控制、部分控制和未控制3个等级，具体指标见表2-4-1。

表2-4-1　哮喘控制水平的分级

A：哮喘症状控制		哮喘症状控制水平		
		良好控制	部分控制	未控制
过去四周，病人存在：				
日间哮喘症状>2次/周	是□　否□	无	存在1～2项	存在3～4项
夜间因哮喘憋醒	是□　否□			
使用缓解药次数>2次/周	是□　否□			
哮喘引起的活动受限	是□　否□			
B：未来风险评估（急性发作风险，病情不稳定，肺功能迅速下降，药物不良反应）				
与未来不良事件风险增加的相关因素包括：				
临床控制不佳；过去一年频繁急性发作；曾因严重哮喘而住院治疗；FEV_1 低；烟草暴露；高剂量药物治疗				

3. 临床缓解期　指病人无喘息、气急、胸闷、咳嗽等症状，并维持1年以上。

【鉴别诊断】

1. 左心衰竭引起的呼吸困难　该病与重症哮喘症状相似，极易混淆。鉴别要点：病人多有高血压、冠状动脉粥样硬化性心脏病、风湿性心脏病等病史和体征，突发气急，端坐呼吸，阵发性咳嗽，常咳

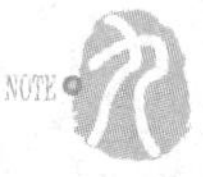

出粉红色泡沫痰,两肺可闻及广泛的湿啰音和哮鸣音,左心界扩大,心率增快,心尖部可闻及奔马律。胸部 X 线检查可见心脏增大、肺淤血征。若一时难以鉴别,可雾化吸入 β_2 受体激动剂或静脉注射氨茶碱缓解症状后进一步检查。忌用肾上腺素或吗啡。

2. 慢性阻塞性肺疾病(COPD) 多见于中老年人,多有长期吸烟或接触有害气体的病史和慢性咳嗽史,喘息长年存在,有加重期。体检双肺呼吸音明显下降,可有肺气肿体征,两肺或可闻及湿啰音。对中老年病人,严格将慢阻肺和哮喘区分有时十分困难,用支气管舒张剂和口服或吸入激素作治疗性试验可能有所帮助。如病人同时具有哮喘和慢阻肺的特征,可以诊断哮喘合并慢阻肺或慢阻肺合并哮喘。

3. 上气道阻塞 中央型支气管肺癌、气管支气管结核、复发性多软骨炎等气道疾病或异物气管吸入,导致支气管狭窄或伴发感染时,可出现喘鸣或类似哮喘样呼吸困难,肺部可闻及哮鸣音。但根据病史,特别是出现吸气性呼吸困难,痰细胞学或细菌学检查,胸部影像、支气管镜检查,常可明确诊断。

4. 变态反应性支气管肺曲菌病(ABPA) 常以反复哮喘发作为特征,可咳出棕褐色黏稠痰块或咳出树枝状支气管管型。痰嗜酸性粒细胞数增加,痰镜检或培养可查及曲菌。胸部 X 线呈游走性或固定性浸润病灶,CT 可显示近端支气管呈囊状或柱状扩张。曲菌抗原皮肤试验呈双相反应,曲菌抗原特异性沉淀抗体(IgG)测定阳性,血清总 IgE 显著升高。

【并发症】

严重发作时可并发气胸、纵隔气肿、肺不张;长期反复发作或感染可致慢性并发症,如慢阻肺、支气管扩张、间质性肺炎和肺源性心脏病。

【治疗】

虽然目前哮喘不能根治,但长期规范化治疗可使大多数病人达到良好或完全的临床控制。哮喘治疗的目标是长期控制症状、预防未来风险的发生,即在使用最小有效剂量药物治疗的基础上或不用药物,能使病人与正常人一样生活、学习和工作。

(一)确定并减少危险因素接触

部分病人能找到引起哮喘发作的变应原或其他非特异刺激因素,使病人脱离并长期避免接触这些危险因素是防治哮喘最有效的方法。

(二)药物治疗

1. 药物分类和作用特点 哮喘治疗药物分为控制性药物和缓解性药物。前者指需要长期使用的药物,主要用于治疗气道慢性炎症而使哮喘维持临床控制,亦称抗炎药。后者指按需使用的药物,通过迅速解除支气管痉挛从而缓解哮喘症状,亦称解痉平喘药。各类药物介绍见表 2-4-2。

表 2-4-2 哮喘治疗药物分类

缓解性药物	控制性药物
短效 β_2 受体激动剂(SABA)	吸入型糖皮质激素(ICS)
短效吸入型抗胆碱能药物(SAMA)	白三烯调节剂
短效茶碱	长效 β_2 受体激动剂(LABA,不单独使用)
全身用糖皮质激素	缓释茶碱
	色甘酸钠
	抗 IgE 抗体
	抗 IL-5 抗体
	联合药物(如 ICS/LABA)

(1)糖皮质激素:简称激素,是目前控制哮喘最有效的药物。激素通过作用于气道炎症形成过程中的诸多环节,如抑制嗜酸性粒细胞等炎症细胞在气道的聚集、抑制炎症因子的生成和介质释放、增强平滑肌细胞 β_2 受体的反应性等,有效抑制气道炎症。分为吸入、口服和静脉用药。

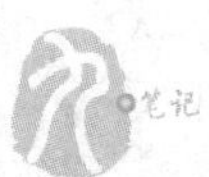
笔记

吸入：ICS 由于其局部抗炎作用强、全身不良反应少，已成为目前哮喘长期治疗的首选药物。常用药物有倍氯米松（beclomethasone）、布地奈德（budesonide）、氟替卡松（fluticasone）、环索奈德（ciclesonide）、莫米松（mometasone）等。通常需规律吸入 1～2 周或以上方能起效。根据哮喘病情选择吸入不同 ICS 剂量。虽然吸入 ICS 全身不良反应少，但少数病人可出现口咽念珠菌感染、声音嘶哑，吸入药后用清水漱口可减轻局部反应和胃肠吸收。长期吸入较大剂量 ICS（>1000μg/d）者应注意预防全身性不良反应。为减少吸入大剂量激素的不良反应，可采用低、中剂量 ICS 与长效 β_2 受体激动剂、白三烯调节剂或缓释茶碱联合使用。布地奈德、倍氯米松还有雾化用混悬液制剂，经以压缩空气为动力的射流装置雾化吸入，起效快，在应用短效支气管舒张剂的基础上，可用于轻、中度哮喘急性发作的治疗。

口服：常用泼尼松和泼尼松龙。用于吸入激素无效或需要短期加强治疗的病人。起始 30～60mg/d，症状缓解后逐渐减量至≤10mg/d，然后停用或改用吸入剂。不主张长期口服激素用于维持哮喘控制的治疗。

静脉：重度或严重哮喘发作时应及早静脉给予激素。可选择琥珀酸氢化可的松，常用量 100～400mg/d，或甲泼尼龙，常用量 80～160mg/d。地塞米松因在体内半衰期较长、不良反应较多，宜慎用。无激素依赖倾向者，可在短期（3～5 天）内停药；有激素依赖倾向者应适当延长给药时间，症状缓解后逐渐减量，然后改口服和吸入剂维持。

（2）β_2 受体激动剂：主要通过激动气道的 β_2 受体，舒张支气管、缓解哮喘症状。分为 SABA（维持 4～6 小时）和 LABA（维持 10～12 小时），LABA 又可分为快速起效（数分钟起效）和缓慢起效（30 分钟起效）2 种。

SABA：为治疗哮喘急性发作的首选药物。有吸入、口服和静脉三种制剂，首选吸入给药。常用药物有沙丁胺醇（salbutamol）和特布他林（terbutaline）。吸入剂包括定量气雾剂（MDI）、干粉剂和雾化溶液。SABA 应按需间歇使用，不宜长期、单一使用。主要不良反应有心悸、骨骼肌震颤、低钾血症等。

LABA：与 ICS 联合是目前最常用的哮喘控制性药物。常用 LABA 有沙美特罗（salmeterol）和福莫特罗（formoterol）。福莫特罗属快速起效的 LABA，也可按需用于哮喘急性发作的治疗。目前常用 ICS 加 LABA 的联合制剂有：氟替卡松/沙美特罗吸入干粉剂，布地奈德/福莫特罗吸入干粉剂。特别注意：LABA 不能单独用于哮喘的治疗。

（3）白三烯调节剂：通过调节白三烯的生物活性而发挥抗炎作用，同时可以舒张支气管平滑肌，是目前除 ICS 外唯一可单独应用的哮喘控制性药物，可作为轻度哮喘 ICS 的替代治疗药物和中、重度哮喘的联合治疗用药，尤适用于阿司匹林哮喘、运动性哮喘和伴有过敏性鼻炎哮喘病人的治疗。常用药物有孟鲁司特（montelukast）和扎鲁司特（zafirlukast）。不良反应通常较轻微，主要是胃肠道症状，少数有皮疹、血管性水肿、转氨酶升高，停药后可恢复正常。

（4）茶碱类药物：通过抑制磷酸二酯酶，提高平滑肌细胞内的 cAMP 浓度，拮抗腺苷受体，增强呼吸肌的力量以及增强气道纤毛清除功能等，从而起到舒张支气管和气道抗炎作用，是目前治疗哮喘的有效药物之一。

口服：用于轻至中度哮喘急性发作以及哮喘的维持治疗，常用药物有氨茶碱和缓释茶碱，常用剂量每日 6～10mg/kg。口服缓释茶碱尤适用于夜间哮喘症状的控制。小剂量缓释茶碱与 ICS 联合是目前常用的哮喘控制性药物之一。

静脉：氨茶碱首剂负荷剂量为 4～6mg/kg，注射速度不宜超过 0.25mg/（kg·min），维持剂量为 0.6～0.8mg/（kg·h）。每日最大用量一般不超过 1.0g（包括口服和静脉给药）。静脉给药主要用于重症和危重症哮喘。

茶碱的主要不良反应包括恶心、呕吐、心律失常、血压下降及多尿，偶可兴奋呼吸中枢，严重者可引起抽搐乃至死亡。静脉注射速度过快可引起严重不良反应，甚至死亡。由于茶碱的“治疗窗”窄，以及茶碱代谢存在较大的个体差异，有条件的应在用药期间监测其血药浓度，安全有效浓度为 6～

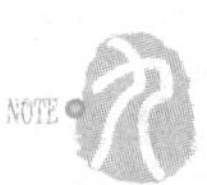

15mg/L。发热、妊娠、小儿或老年,患有肝、心、肾功能障碍及甲状腺功能亢进者尤须慎用。合用西咪替丁、喹诺酮类、大环内酯类药物等可影响茶碱代谢而使其排泄减慢,应减少用药量。

(5) 抗胆碱药:通过阻断节后迷走神经通路,降低迷走神经张力而起到舒张支气管、减少黏液分泌的作用,但其舒张支气管的作用比 β_2 受体激动剂弱。分为SAMA(维持4～6小时)和长效抗胆碱药(LAMA,维持24小时)。常用的SAMA异丙托溴铵(ipratropine bromide)有MDI和雾化溶液两种剂型。SAMA主要用于哮喘急性发作的治疗,多与 β_2 受体激动剂联合应用。少数病人可有口苦或口干等不良反应。常用的LAMA噻托溴铵(tiotropium bromide)是近年发展的选择性 M_1、M_3 受体拮抗剂,作用更强,持续时间更久(可达24小时),目前有干粉吸入剂和喷雾剂。LAMA主要用于哮喘合并慢阻肺以及慢阻肺病人的长期治疗。

(6) 抗IgE抗体(omalizumab):是一种人源化的重组鼠抗人IgE单克隆抗体,具有阻断游离IgE与IgE效应细胞表面受体结合的作用。主要用于经吸入ICS和LABA联合治疗后症状仍未控制,且血清IgE水平增高的重症哮喘病人。可显著改善重症哮喘病人的症状、肺功能和生活质量,减少口服激素和急救用药,降低哮喘严重急性发作率和住院率,且具有较好的安全性和耐受性。该药临床使用的时间尚短,其远期疗效与安全性有待进一步观察。

(7) 抗IL-5治疗:IL-5是促进嗜酸性粒细胞增多、在肺内聚集和活化的重要细胞因子。抗IL-5单抗(mepolizumab)治疗哮喘,可以减少病人体内嗜酸性粒细胞浸润,减少哮喘急性加重和改善病人生命质量,对于高嗜酸性粒细胞血症的哮喘病人治疗效果好。

2. 急性发作期的治疗　急性发作的治疗目标是尽快缓解气道痉挛,纠正低氧血症,恢复肺功能,预防进一步恶化或再次发作,防治并发症。

(1) 轻度:经MDI吸入SABA,在第1小时内每20分钟吸入1～2喷。随后轻度急性发作可调整为每3～4小时吸入1～2喷。效果不佳时可加缓释茶碱片,或加用短效抗胆碱药气雾剂吸入。

(2) 中度:吸入SABA(常用雾化吸入),第1小时内可持续雾化吸入。联合应用雾化吸入短效抗胆碱药、激素混悬液,也可联合静脉注射茶碱类。如果治疗效果欠佳,尤其是在控制性药物治疗的基础上发生的急性发作,应尽早口服激素,同时吸氧。

(3) 重度至危重度:持续雾化吸入SABA,联合雾化吸入短效抗胆碱药、激素混悬液以及静脉茶碱类药物,吸氧。尽早静脉应用激素,待病情得到控制和缓解后改为口服给药。注意维持水、电解质平衡,纠正酸碱失衡,当 $pH<7.20$ 且合并代谢性酸中毒时,应适当补碱。经过上述治疗,临床症状和肺功能无改善甚至继续恶化,应及时给予机械通气治疗,其指征主要包括:呼吸肌疲劳、$PaCO_2 \geq 45mmHg$,意识改变(需进行有创机械通气)。此外,应预防呼吸道感染等。

对所有急性发作的病人都要制订个体化的长期治疗方案。

3. 慢性持续期的治疗　慢性持续期的治疗应在评估和监测病人哮喘控制水平的基础上,定期根据长期治疗分级方案作出调整,以维持病人的控制水平。哮喘长期治疗方案分为5级,见表2-4-3。

对哮喘病人进行健康教育、有效控制环境、避免诱发因素,要贯穿于整个哮喘治疗过程中。对大多数未经治疗的持续性哮喘病人,初始治疗应从第2级方案开始,如果初始评估提示哮喘处于严重未控制,治疗应从第3级方案开始。从第2级到第5级的治疗方案中都有不同的哮喘控制药物可供选择。而在每一级中缓解药物都应按需使用,以迅速缓解哮喘症状。

如果使用该级治疗方案不能够使哮喘得到控制,治疗方案应该升级直至达到哮喘控制为止。当达到哮喘控制之后并能够维持至少3个月以上,且肺功能恢复并维持平稳状态,可考虑降级治疗。建议减量方案如下:①单独使用中至高剂量ICS的病人,将剂量减少50%;②单独使用低剂量ICS的病人可改为每日1次用药;③联合吸入ICS/LABA的病人,先将ICS剂量减少50%,继续使用联合治疗。当达到低剂量联合治疗时,可选择改为每日1次联合用药或停用LABA,单用ICS治疗。若病人使用最低剂量控制药物达到哮喘控制1年,并且哮喘症状不再发作,可考虑停用药物治疗。以上方案为基本原则,必须个体化,以最小量、最简单的联合、不良反应最少、达到最佳哮喘控制为原则。

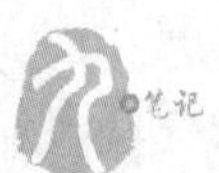

表 2-4-3　**哮喘长期治疗方案**

治疗方案	第1级	第2级	第3级	第4级	第5级
推荐选择控制药物	不需使用药物	低剂量 ICS	低剂量 ICS 加 LABA	中/高剂量 ICS 加 LABA	加其他治疗，如口服糖皮质激素
其他选择控制药物	低剂量 ICS	白三烯受体拮抗剂	中/高剂量 ICS	中/高剂量 ICS 加 LABA 加 LAMA	加 LAMA
		低剂量茶碱	低剂量 ICS 加白三烯受体拮抗剂	高剂量 ICS 加白三烯受体拮抗剂	加 IgE 单克隆抗体
			低剂量 ICS 加茶碱	高剂量 ICS 加茶碱	加 IL-5 单克隆抗体
缓解药物	按需使用 SABA	按需使用 SABA	按需使用 SABA 或低剂量布地奈德/福莫特罗或倍氯米松/福莫特罗		

注：推荐选用的治疗方案，但也要考虑病人的实际状况，如经济收入和当地的医疗资源等。低剂量 ICS 指每日吸入布地奈德（或等效其他 ICS）200～400μg，中等剂量为>400～800μg，高剂量为>800～1600μg

4. **免疫疗法**　分为特异性和非特异性两种。特异性免疫治疗是指将诱发哮喘发作的特异性变应原（如螨、花粉、猫毛等）配制成各种不同浓度的提取液，通过皮下注射、舌下含服或其他途径给予对该变应原过敏的病人，使其对此种变应原的耐受性增高，当再次接触此变应原时，不再诱发哮喘发作，或发作程度减轻，此法又称脱敏疗法或减敏疗法。适用于变应原明确，且在严格的环境控制和药物治疗后仍控制不良的哮喘病人。一般需治疗 1～2 年，若治疗反应良好，可坚持 3～5 年。非特异性免疫治疗，如注射卡介苗及其衍生物、转移因子、疫苗等，有一定辅助的疗效。

咳嗽变异性哮喘和胸闷变异性哮喘的治疗原则与典型哮喘治疗相同。大多数病人可选择吸入低剂量 ICS 联合长效 β_2 受体激动剂或白三烯调节剂、缓释茶碱，必要时可短期口服小剂量激素治疗。疗程则可以短于典型哮喘。

重症哮喘，是指在过去 1 年中>50% 时间需要给予高剂量 ICS 联合 LABA 和（或）LTRA/缓释茶碱，或全身激素治疗，才能维持哮喘控制，或即使在上述治疗下仍不能控制的哮喘。治疗包括：①首先排除病人治疗依从性不佳，并排除诱发加重或使哮喘难以控制的因素；②给予高剂量 ICS 联合/不联合口服激素，加用白三烯调节剂、抗 IgE 抗体联合治疗；③其他可选择的治疗包括免疫抑制剂、支气管热成形术等。

【哮喘的教育与管理】

哮喘病人的教育与管理是提高疗效，减少复发，提高病人生活质量的重要措施。为每位初诊哮喘病人制订长期防治计划，使病人在医生和专科护士指导下学会自我管理，包括了解哮喘的激发因素及避免诱因的方法、熟悉哮喘发作先兆表现及相应处理办法、学会在家中自行监测病情变化并进行评定、重点掌握峰流速仪的使用方法、坚持记哮喘日记、学会哮喘发作时进行简单的紧急自我处理方法、掌握正确的吸入技术、知道什么情况下应去医院就诊，以及和医生共同制订防止复发、保持长期稳定的方案。

【预后】

通过长期规范化治疗，儿童哮喘临床控制率可达 95%，成人可达 80%。轻症病人容易控制；病情重，气道反应性增高明显，出现气道重构，或伴有其他过敏性疾病者则不易控制。若长期反复发作，可并发肺源性心脏病。

（沈华浩）

第五章　支气管扩张症

支气管扩张症(bronchiectasis,或支气管扩张)最早在1819年由发明听诊器的Laennec首先描述,主要指急、慢性呼吸道感染和支气管阻塞后,反复发生支气管化脓性炎症,致使支气管壁结构破坏,管壁增厚,引起支气管异常和持久性扩张的一类异质性疾病的总称,可以是原发或继发,主要分为囊性纤维化(cystic fibrosis,CF)导致的支气管扩张症和非囊性纤维化导致的支气管扩张症。本章主要讨论非囊性纤维化支气管扩张症。支气管扩张症临床表现主要为慢性咳嗽、咯大量脓痰和(或)反复咯血,近年来随着急、慢性呼吸道感染的恰当治疗,其发病率有减少趋势,但随着CT的普及,尤其是高分辨CT的应用,在某些晚期慢阻肺病人也发现了一定比例的支气管扩张症。

【流行病学】

支气管扩张症的患病率各国报道差别较大,约为(1~52)/10万。美国从2000年到2007年每年支气管扩张症病人增加8.74%。国内目前缺乏全国注册登记研究和全国性的流行病学资料。我国报道40岁以上人群中支气管扩张症的患病率可达到1.2%。部分慢阻肺病人合并支气管扩张的比例高达30%。支气管扩张症病人反复发生呼吸道感染,导致肺功能下降,最后出现呼吸衰竭,整体预后较差。慢阻肺合并支气管扩张者病死率增加一倍。

【病因和发病机制】

本病可以分为先天性和继发性。先天性支气管扩张症少见,有些病例无明显病因,但弥漫性支气管扩张常发生于有遗传、免疫或解剖缺陷的病人,如囊性纤维化、纤毛运动障碍和严重的α_1-抗胰蛋白酶缺乏病人。低免疫球蛋白血症、免疫缺陷和罕见的气道结构异常也可引起弥漫性支气管扩张,如巨大气管-支气管症(Mounier-Kuhn综合征)、支气管软骨发育不全(Williams-Campbell综合征)等。此外,其他气道疾病,如变态反应性支气管肺曲菌病(allergic bronchopulmonary aspergillosis,ABPA)也是诱发支气管扩张症的原因之一(表2-5-1)。局灶性支气管扩张可源于未进行治疗的肺炎或气道阻塞,例如异物或肿瘤、外源性压迫或肺叶切除后解剖移位。

表2-5-1　支气管扩张症的诱发因素

种类	诱发因素及特征
感染	
细菌	铜绿假单胞菌,流感嗜血杆菌,卡他莫拉菌,肺炎克雷伯杆菌,金黄色葡萄球菌,百日咳杆菌
真菌	曲霉菌
分枝杆菌	结核分枝杆菌,非结核分枝杆菌(nontuberculous mycobacteria,NTM)
病毒	腺病毒,流感病毒,单纯疱疹病毒,麻疹病毒
免疫缺陷或异常	
原发性	低免疫球蛋白血症,包括IgG亚群的缺陷(IgG2,IgG4),慢性肉芽肿性疾病
继发性	长期服用免疫抑制药物,人类免疫缺陷病毒(HIV)感染,慢性淋巴细胞白血病,肺移植后
免疫异常	干燥综合征,ABPA,类风湿关节炎
先天性遗传疾病	
α_1-抗胰蛋白酶缺乏	支气管扩张仅见于严重缺乏的病人

续表

种类	诱发因素及特征
纤毛缺陷	原发纤毛不动综合征(primary ciliary dyskinesia,PCD)和 Kartagener 综合征
囊性纤维化	白种人常见
先天性结构缺损	
淋巴管性/淋巴结	淋巴结病
黄甲综合征	指(趾)甲黄色、肥厚,淋巴水肿,慢性胸腔积液三联征
气管支气管性	巨大气管-支气管症,支气管软骨发育缺陷,先天性支气管发育不良,马方综合征
血管性	肺隔离症
其他	
气道阻塞	外源性压迫,异物,恶性肿瘤,黏液阻塞,肺叶切除后其余肺叶纠集弯曲
毒性物质吸入	氨气,氯气和二氧化氮使气道直接受损,改变结构和功能
炎症性肠病	常见于慢性溃疡性结肠炎,肠道的切除加重肺部疾病

上述疾病损伤了宿主气道清除和防御功能,易发生感染和炎症。细菌反复感染可使充满炎症介质和病原菌黏稠脓性液体的气道逐渐扩大,形成瘢痕和扭曲。支气管壁由于水肿、炎症和新血管形成而变厚。周围间质组织和肺泡的破坏导致了纤维化、肺气肿,或二者兼有。

【病理和病理生理】

支气管扩张常常是位于段或亚段支气管管壁的破坏和炎性改变,受累管壁的结构,包括软骨、肌肉和弹性组织被破坏并被纤维组织替代,进而形成三种不同类型。①柱状扩张:支气管呈均一管形扩张且突然在一处变细,远处的小气道往往被分泌物阻塞。②囊状扩张:扩张支气管腔呈囊状改变,支气管末端的盲端也呈无法辨认的囊状结构。③不规则扩张:支气管腔呈不规则改变或串珠样改变。显微镜下可见支气管炎症和纤维化、支气管壁溃疡、鳞状上皮化生和黏液腺增生。病变支气管相邻肺实质也可有纤维化、肺气肿、支气管肺炎和肺萎陷。炎症可致支气管壁血管增多,并伴相应支气管动脉扩张及支气管动脉和肺动脉吻合。支气管扩张症是呼吸科化脓性疾病之一,由于各种致病因素导致慢性气道炎症,气道内分泌物增多,气道廓清障碍,出现痰液积聚,气道梗阻,进而出现病原微生物定植,增生及感染的概率增加,而反复的细菌感染会加重气道炎症反应及气道壁的破坏和增厚,反过来降低痰液廓清的能力。

【临床表现】

主要症状为持续或反复的咳嗽、咳痰或咳脓痰。痰液为黏液性、黏液脓性或脓性,可呈黄绿色,收集后分层:上层为泡沫,中间为浑浊黏液,下层为脓性成分,最下层为坏死组织。无明显诱因者常隐匿起病,无症状或症状轻微。呼吸困难和喘息常提示有广泛的支气管扩张或有潜在的慢阻肺。随着感染加重,可出现痰量增多和发热,可仅为支气管感染加重,也可为病变累及周围肺实质出现肺炎所致。当支气管扩张伴急性感染时,病人可表现为咳嗽、咳脓痰和伴随肺炎。50% ~70% 的病例可发生咯血,大出血常为小动脉被侵蚀或增生的血管被破坏所致。部分病人以反复咯血为唯一症状,称为"干性支气管扩张"。

气道内有较多分泌物时,体检可闻及湿啰音和干啰音。病变严重尤其是伴有慢性缺氧、肺源性心脏病和右心衰竭的病人可出现杵状指及右心衰竭体征。

【实验室和其他辅助检查】

主要影像学检查包括胸部 X 线和胸部高分辨 CT;实验室检查包括血常规和炎症标志物如 C 反应蛋白,免疫球蛋白(IgG,IgA,IgM),微生物学检查,血气分析;还有肺功能检查。次要检查包括鼻窦 CT,血 IgE,特异性 IgE,烟曲霉皮试,类风湿因子,抗核抗体,细胞免疫功能检查,CF 和 PCD 相关检查,如汗液氯化钠,鼻呼出气 NO,基因检测,黏膜纤毛电镜检查,以及必要时纤支镜检查等。

1. 影像学检查

(1) 胸部 X 线检查:囊状支气管扩张的气道表现为显著的囊腔,腔内可存在气液平面(图 2-5-1)。

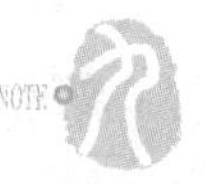

囊腔内无气液平面时，很难与大疱性肺气肿或严重肺间质病变的蜂窝肺鉴别。支气管扩张的其他表现为气道壁增厚，主要由支气管周围炎症所致。由于受累肺实质通气不足、萎陷，扩张的气道往往聚拢，纵切面可显示为“双轨征”，横切面显示“环形阴影”。这是由于扩张的气道内充满分泌物，管腔显像较透亮区致密，产生不透明的管道或分支的管状结构。但是这一检查对判断有无支气管扩张缺乏特异性，病变轻时影像学检查可正常。

（2）胸部高分辨 CT 扫描（HRCT）：HRCT 可在横断面上清楚地显示扩张的支气管（图 2-5-2），且兼具无创、易重复、易接受的特点，现已成为支气管扩张的主要诊断方法。支气管扩张症在 HRCT 上的主要表现为支气管呈柱状及囊状改变，气道壁增厚（支气管内径<80%外径）、黏液阻塞、树芽征及马赛克征。当 CT 扫描层面与支气管平行时，扩张的支气管呈“双轨征”或“串珠”状改变；当扫描层面与支气管垂直时，扩张的支气管与伴行的肺动脉形成“印戒征”；当多个囊状扩张的支气管彼此相邻时，则表现为“蜂窝”状改变。

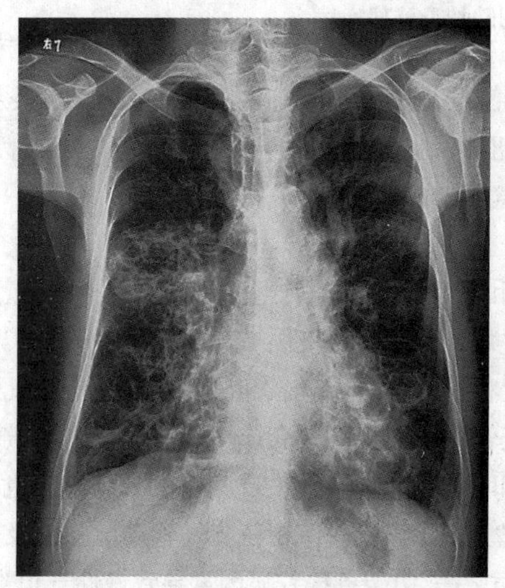

图 2-5-1　支气管扩张胸片表现

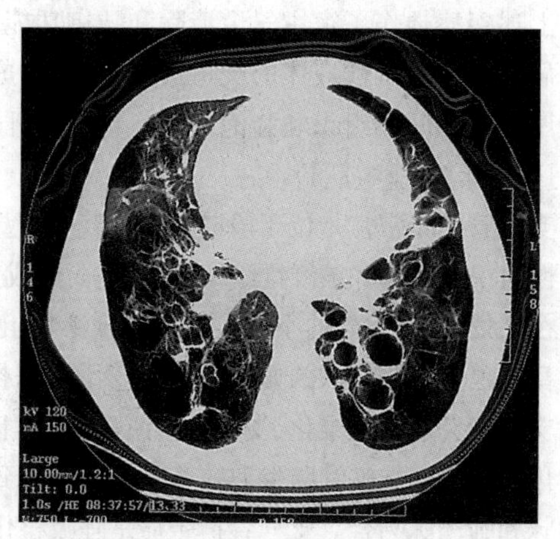

图 2-5-2　支气管扩张 CT 表现

（3）支气管碘油造影：可确诊支气管扩张，但因其为创伤性检查，现已被高分辨 CT（HRCT）所取代。

2. 实验室检查

（1）血常规及炎症标志物：当细菌感染导致支气管扩张症急性加重时，血常规白细胞计数、中性粒细胞分类及 C 反应蛋白可升高。

（2）血清免疫球蛋白：合并免疫功能缺陷者可出现血清免疫球蛋白（IgG、IgA、IgM）缺乏。

（3）血气分析：可判断病人是否合并低氧血症和（或）高碳酸血症。

（4）微生物学检查：应留取合格的痰标本送检涂片染色以及痰细菌培养，痰培养和药敏试验结果可指导抗菌药物的选择，痰液中找到抗酸杆菌时需要进一步分型是结核杆菌还是非结核分枝杆菌。

（5）其他：必要时可检测类风湿因子、抗核抗体、抗中性粒细胞胞浆抗体。怀疑 ABPA 的病人可选择性进行血清 IgE 测定、烟曲霉皮试、曲霉沉淀素检查。如病人自幼起病，合并慢性鼻窦炎或中耳炎，或合并右位心，需怀疑 PCD 可能，可行鼻呼出气一氧化氮测定筛查，疑诊者需进一步取纤毛上皮行电镜检查，必要时行基因检测。

3. 其他

（1）纤维支气管镜检查：当支气管扩张呈局灶性且位于段支气管以上时，可发现弹坑样改变，可通过纤维支气管镜采样用于病原学诊断及病理诊断。纤支镜检查还可明确出血、扩张或阻塞的部位。还可经纤支镜进行局部灌洗，采取灌洗液标本进行涂片、细菌学和细胞学检查，协助诊断和指导治疗。

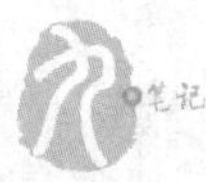

（2）肺功能测定：可证实由弥漫性支气管扩张或相关阻塞性肺病导致的气流受限以及指导临床使用支气管舒张剂。

【诊断与鉴别诊断】

（一）诊断

根据反复咳脓痰、咯血病史和既往有诱发支气管扩张的呼吸道感染病史，HRCT 显示支气管扩张的异常影像学改变，即可明确诊断为支气管扩张。诊断支气管扩张症的病人还应进一步仔细询问既往病史、评估上呼吸道症状、根据病情完善相关检查以明确病因诊断。

（二）评估

病人初次诊断后的评估包括：痰液检查，包括痰涂片（包括真菌和抗酸染色），痰培养加药敏试验。肺部 CT 随访，尤其是肺内出现空洞，无法解释的咯血或痰中带血，治疗反应不佳，反复急性加重等。肺功能用于评估疾病进展程度和指导药物治疗。血气分析判断是否存在低氧血症和（或）CO_2 潴留。以及实验室检查评估病人的炎症反应，免疫状态，是否合并其他病原体感染等。

（三）鉴别诊断

需鉴别的疾病主要为慢性支气管炎、肺脓肿、肺结核、先天性肺囊肿、支气管肺癌和弥漫性泛细支气管炎等。仔细研究病史和临床表现，参考影像学、纤维支气管镜和支气管造影的特征常可作出明确的鉴别诊断。下述要点对鉴别性诊断有一定参考意义：

1. **慢性支气管炎**　多发生在中年以上病人，在气候多变的冬、春季节咳嗽、咳痰明显，多咳白色黏液痰，感染急性发作时可出现脓性痰，但无反复咯血史。听诊双肺可闻及散在干、湿啰音。

2. **肺脓肿**　起病急，有高热、咳嗽、大量脓臭痰。X 线检查可见局部浓密炎症阴影，内有空腔液平。

3. **肺结核**　常有低热、盗汗、乏力、消瘦等结核毒性症状，干、湿啰音多局限于上肺，X 线胸片和痰结核菌检查可作出诊断。

4. **先天性肺囊肿**　X 线检查可见多个边界纤细的圆形或椭圆形阴影，壁较薄，周围组织无炎症浸润。胸部 CT 和支气管造影可协助诊断。

5. **弥漫性泛细支气管炎**　有慢性咳嗽、咳痰、活动时呼吸困难及慢性鼻窦炎。胸片和胸部 CT 显示弥漫分布的小结节影。大环内酯类抗生素治疗有效。

6. **支气管肺癌**　多见于 40 岁以上病人，可伴有咳嗽、咳痰、胸痛，痰中带血。大咯血少见。影像学、痰细胞学、支气管镜检查等有助于确诊。

【治疗】

1. **治疗基础疾病**　对活动性肺结核伴支气管扩张应积极抗结核治疗，低免疫球蛋白血症可用免疫球蛋白替代治疗。

2. **控制感染**　支气管扩张症病人出现痰量增多及其脓性成分增加等急性感染征象时，需应用抗感染药物。急性加重期开始抗菌药物治疗前应常规送痰培养，根据痰培养和药敏结果指导抗生素应用，但在等待培养结果时即应开始经验性抗菌药物治疗。无铜绿假单胞菌感染高危因素的病人应立即经验性使用对流感嗜血杆菌有活性的抗菌药物，如氨苄西林/舒巴坦，阿莫西林/克拉维酸，第二代头孢菌素，第三代头孢菌素（头孢曲松钠、头孢噻肟），莫西沙星、左氧氟沙星。对于存在铜绿假单胞菌感染高危因素的病人[如存在以下 4 条中的 2 条：①近期住院；②每年 4 次以上或近 3 个月以内应用抗生素；③重度气流阻塞（$FEV_1<30\%$ 预计值）；④最近 2 周每日口服泼尼松>10mg]，可选择具有抗假单胞菌活性的 β-内酰胺类抗生素（如头孢他啶、头孢吡肟、哌拉西林/他唑巴坦、头孢哌酮/舒巴坦），碳青霉烯类（如亚胺培南、美罗培南），氨基糖苷类，喹诺酮类（环丙沙星或左氧氟沙星），可单独应用或联合应用。对于慢性咳脓痰病人，还可考虑使用疗程更长的抗生素，如口服阿莫西林或吸入氨基糖苷类药物，或间断并规则使用单一抗生素以及轮换使用抗生素以加强对下呼吸道病原体的清除。合并 ABPA 时，除一般需要糖皮质激素（泼尼松 0.5～1mg/kg）外，还需要抗真菌药物（如伊曲康唑）联

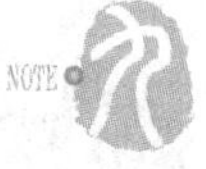

合治疗，疗程较长。支气管扩张症病人出现肺内空洞，尤其是内壁光滑的空洞，合并或没有合并树芽征，要考虑到不典型分枝杆菌感染的可能，可采用痰抗酸染色，痰培养及痰的微生物分子检测进行诊断。本病也容易合并结核，病人可以有肺内空洞或肺内结节，渗出合并增殖性改变等，可合并低热，夜间盗汗，需要在随访过程中密切注意上述相关的临床表现。支气管扩张症病人容易合并曲霉菌的定植和感染，表现为管腔内有曲霉球，或出现慢性纤维空洞样改变，或急性、亚急性侵袭性感染。曲霉菌的侵袭性感染治疗一般选择伏立康唑。

3. 改善气流受限 建议支气管扩张症病人常规随访肺功能的变化，尤其是已经有阻塞性通气功能障碍的病人。长效支气管舒张剂（长效 β_2 受体激动剂，长效抗胆碱能药物，吸入糖皮质激素/长效 β_2 受体激动剂）可改善气流受限并帮助清除分泌物，对伴有气道高反应及可逆性气流受限的病人常有一定疗效。但由于缺乏循证医学的依据，在支气管舒张剂的选择上，目前并无常规推荐的指征。

4. 清除气道分泌物 包括物理排痰和化痰药物。物理排痰包括体位引流，一般头低臀部抬高，可配合震动拍击背部协助痰液引流。气道内雾化吸入生理盐水，短时间内吸入高渗生理盐水，或吸入黏液松解剂如乙酰半胱氨酸等，可有助于痰液的稀释和排出。其他如胸壁震荡，正压通气，主动呼吸训练等合理使用也可以起到排痰作用。药物包括黏液溶解剂，痰液促排剂，抗氧化剂等。N-乙酰半胱氨酸具有较强的化痰和抗氧化作用。切忌在非囊性纤维化支气管扩张病人使用重组脱氧核糖核酸酶。

5. 免疫调节剂 使用一些促进呼吸道免疫增强的药物如细菌细胞壁裂解产物可以减少支气管扩张症病人的急性发作。部分支气管扩张症病人长期使用十四环或十五环大环内酯类抗生素可以减少急性发作和改善病人的症状，但需要注意长期口服抗生素带来的其他副作用，包括心血管、听力、肝功能的损害及出现细菌耐药等。

6. 咯血的治疗 对反复咯血的病人，如果咯血量少，可以对症治疗或口服卡巴克洛（安络血）、云南白药。若出血量中等，可静脉给予垂体后叶素或酚妥拉明；若出血量大，经内科治疗无效，可考虑介入栓塞治疗或手术治疗。使用垂体后叶素需要注意低钠血症的产生。

7. 外科治疗 如支气管扩张为局限性，经充分内科治疗仍顽固反复发作者，可考虑外科手术切除病变肺组织。如大出血来自增生的支气管动脉，经休息和抗生素等保守治疗不能缓解仍反复大咯血时，病变局限者可考虑外科手术，否则采用支气管动脉栓塞术治疗。对于那些尽管采取了所有治疗仍致残的病例，合适者可考虑肺移植。

8. 预防 可考虑应用肺炎球菌疫苗和流感病毒疫苗预防或减少急性发作，免疫调节剂对于减轻症状和减少发作有一定帮助。吸烟者应予以戒烟。康复锻炼对于保持肺功能有一定作用。

【预后】

支气管扩张症的危重程度评分有 BIS 评分，取决于支气管扩张范围和有无并发症。支气管扩张范围局限者，积极治疗可改善生命质量和延长寿命。支气管扩张范围广泛者易损害肺功能，甚至发展至呼吸衰竭而引起死亡。大咯血也可严重影响预后。支气管扩张症合并肺实质损害如肺气肿和肺大疱者预后较差。慢阻肺病人合并支气管扩张症后死亡率增加。

（宋元林）

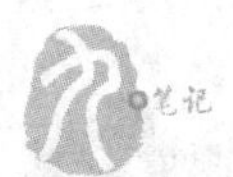

第六章　肺部感染性疾病

第一节　肺 炎 概 述

肺炎(pneumonia)指终末气道、肺泡和肺间质的炎症,可由病原微生物、理化因素、免疫损伤、过敏及药物所致。细菌性肺炎是最常见的肺炎,也是最常见的感染性疾病之一。在抗菌药物应用以前,细菌性肺炎对儿童及老年人的健康威胁极大,抗菌药物的出现及发展曾一度使肺炎病死率明显下降。但近年来,尽管应用强力的抗菌药物和有效的疫苗,肺炎的病死率并未进一步降低,甚至有所上升。

【流行病学】

社区获得性肺炎(community acquired pneumonia,CAP)和医院获得性肺炎(hospital acquired pneumonia,HAP)年发病率分别为(5~11)/1000人口和(5~10)/1000住院病人。CAP病人门诊治疗者病死率<1%~5%,住院治疗者平均为12%,入住重症监护病房者约为40%。由HAP引起的相关病死率为15.5%~38.2%。发病率和病死率高的原因与社会人口老龄化、吸烟、伴有基础疾病和免疫功能低下有关,如慢性阻塞性肺病、心力衰竭、肿瘤、糖尿病、尿毒症、神经系统疾病、药瘾、嗜酒、艾滋病、久病体衰、大型手术、应用免疫抑制剂和器官移植等。此外,亦与病原体变迁、新病原体出现、医院获得性肺炎发病率增加、病原学诊断困难、不合理使用抗菌药物导致细菌耐药性增加,尤其是多耐药(multidrug-resistant,MDR)病原体增加等有关。

【病因、发病机制和病理】

正常的呼吸道免疫防御机制(支气管内黏液-纤毛运载系统、肺泡巨噬细胞等细胞防御的完整性等)使下呼吸道免除于细菌等致病菌感染。是否发生肺炎取决于两个因素:病原体和宿主因素。如果病原体数量多、毒力强和(或)宿主呼吸道局部和全身免疫防御系统损害,即可发生肺炎。病原体可通过下列途径引起社区获得性肺炎:①空气吸入;②血行播散;③邻近感染部位蔓延;④上呼吸道定植菌的误吸。医院获得性肺炎则更多是通过误吸胃肠道的定植菌(胃食管反流)和(或)通过人工气道吸入环境中的致病菌引起。病原体直接抵达下呼吸道后,孳生繁殖,引起肺泡毛细血管充血、水肿,肺泡内纤维蛋白渗出及细胞浸润。除了金黄色葡萄球菌、铜绿假单胞菌和肺炎克雷伯杆菌等可引起肺组织的坏死性病变易形成空洞外,肺炎治愈后多不遗留瘢痕,肺的结构与功能均可恢复。

【分类】

肺炎可按解剖、病因或患病环境加以分类。

(一)解剖分类

1. 大叶性(肺泡性)肺炎　病原体先在肺泡引起炎症,经肺泡间孔(Cohn孔)向其他肺泡扩散,致使部分肺段或整个肺段、肺叶发生炎症。典型者表现为肺实质炎症,通常并不累及支气管。致病菌多为肺炎链球菌。X线影像显示肺叶或肺段的实变阴影。

2. 小叶性(支气管性)肺炎　病原体经支气管入侵,引起细支气管、终末细支气管及肺泡的炎症,常继发于其他疾病,如支气管炎、支气管扩张、上呼吸道病毒感染以及长期卧床的危重病人。其病原体有肺炎链球菌、葡萄球菌、病毒、肺炎支原体以及军团菌等。X线影像显示为沿着肺纹理分布的不规则斑片状阴影,边缘密度浅而模糊,无实变征象,肺下叶常受累。

3. 间质性肺炎　以肺间质为主的炎症,累及支气管壁和支气管周围组织,有肺泡壁增生及间质水肿,因病变仅在肺间质,故呼吸道症状较轻,病变广泛则呼吸困难明显。可由细菌、支原体、衣原体、病毒或肺孢子菌等引起。X线影像表现为一侧或双侧肺下部不规则阴影，可呈磨玻璃状、网格状，其间可有小片肺不张阴影。

（二）病因分类

1. **细菌性肺炎** 如肺炎链球菌、金黄色葡萄球菌、甲型溶血性链球菌、肺炎克雷伯杆菌、流感嗜血杆菌、铜绿假单胞菌肺炎和鲍曼不动杆菌等。

2. **非典型病原体所致肺炎** 如军团菌、支原体和衣原体等。

3. **病毒性肺炎** 如冠状病毒、腺病毒、呼吸道合胞病毒、流感病毒、麻疹病毒、巨细胞病毒、单纯疱疹病毒等。

4. **肺真菌病** 如念珠菌、曲霉、隐球菌、肺孢子菌、毛霉等。

5. **其他病原体所致肺炎** 如立克次体（如Q热立克次体）、弓形体（如鼠弓形体）、寄生虫（如肺包虫、肺吸虫、肺血吸虫）等。

6. **理化因素所致的肺炎** 如放射性损伤引起的放射性肺炎，胃酸吸入引起的化学性肺炎，对吸入或内源性脂类物质产生炎症反应的类脂性肺炎等。通常所说的肺炎不包括理化因素所致的肺炎。

（三）患病环境分类

由于细菌学检查阳性率低，培养结果滞后，病因分类在临床上应用较为困难，目前多按肺炎的获得环境分成两类，这是因为不同场所发生的肺炎病原学有相应的特点，因此有利于指导经验性治疗。

1. **CAP** 是指在医院外罹患的感染性肺实质（含肺泡壁，即广义上的肺间质）炎症，包括具有明确潜伏期的病原体感染在入院后于潜伏期内发病的肺炎。其临床诊断依据是：①社区发病。②肺炎相关临床表现：a. 新近出现的咳嗽、咳痰或原有呼吸道疾病症状加重并出现脓性痰，伴或不伴胸痛/呼吸困难/咯血；b. 发热；c. 肺实变体征和（或）闻及湿性啰音；d. WBC>10×10^9/L或<4×10^9/L，伴或不伴中性粒细胞核左移。③胸部影像学检查显示片状、斑片状浸润性阴影或间质性改变，伴或不伴胸腔积液。符合①、③及②中任何1项，并除外肺结核、肺部肿瘤、非感染性肺间质性疾病、肺水肿、肺不张、肺栓塞、肺嗜酸性粒细胞浸润症及肺血管炎等后，可建立临床诊断。CAP常见病原体为肺炎链球菌、支原体、衣原体、流感嗜血杆菌和呼吸道病毒（甲、乙型流感病毒，腺病毒，呼吸道合胞病毒和副流感病毒）等。

2. **HAP** 亦称医院内肺炎（nosocomial pneumonia），指病人住院期间没有接受有创机械通气，未处于病原感染的潜伏期，且入院≥48小时后在医院内新发生的肺炎。呼吸机相关性肺炎（ventilator associated pneumonia，VAP）是指气管插管或气管切开病人，接受机械通气48小时后发生的肺炎及机械通气撤机、拔管后48小时内出现的肺炎。胸部X线或CT显示新出现或进展性的浸润影、实变影、磨玻璃影，加上下列三个临床症状中的两个或以上，可建立临床诊断：①发热，体温>38℃；②脓性气道分泌物；③外周血白细胞计数>10×10^9/L或<4×10^9/L。肺炎相关的临床表现，满足的条件越多，临床诊断的准确性越高。HAP的临床表现、实验室和影像学检查特异性低，应注意与肺不张、心力衰竭和肺水肿、基础疾病肺侵犯、药物性肺损伤、肺栓塞和急性呼吸窘迫综合征等相鉴别。临床诊断HAP/VAP后，应积极留取标本行微生物学检测。非免疫缺陷的病人HAP/VAP通常由细菌感染引起，常见病原菌的分布及其耐药性特点随地区、医院等级、病人人群、暴露于抗菌药物情况不同而异，并且随时间而改变。我国HAP/VAP常见病原菌包括鲍曼不动杆菌、铜绿假单胞菌、肺炎克雷伯杆菌、大肠埃希菌、金黄色葡萄球菌等。需要强调的是，在经验性治疗时了解当地医院的病原学监测数据更为重要，应根据本地区、本医院甚至特定科室的病原谱和耐药特点，结合病人个体因素来选择抗菌药物。

【临床表现】

细菌性肺炎的症状可轻可重，决定于病原体和宿主的状态。常见症状为咳嗽、咳痰，或原有呼吸道症状加重，并出现脓性痰或血痰，伴或不伴胸痛。病变范围大者可有呼吸困难、呼吸窘迫。大多数病人有发热。早期肺部体征无明显异常，重症者可有呼吸频率增快，鼻翼扇动，发绀。肺实变时有典型的体征，如叩诊浊音、语颤增强和支气管呼吸音等，也可闻及湿性啰音。并发胸腔积液者，患侧胸部

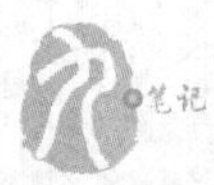

叩诊浊音，语颤减弱，呼吸音减弱。

【诊断与鉴别诊断】

肺炎的诊断程序如下。

（一）确定肺炎诊断

首先必须把肺炎与呼吸道感染区别开来。呼吸道感染虽然有咳嗽、咳痰和发热等症状，但有其特点，上、下呼吸道感染无肺实质浸润，胸部X线检查可鉴别。其次，必须把肺炎与其他类似肺炎的疾病区别开来。

1. **肺结核**　多有全身中毒症状，如午后低热、盗汗、疲乏无力、体重减轻、失眠、心悸，女性病人可有月经失调或闭经等。X线胸片见病变多在肺尖或锁骨上下，密度不均，消散缓慢，且可形成空洞或肺内播散。痰中可找到结核分枝杆菌。一般抗菌治疗疗效不佳。

2. **肺癌**　多无急性感染中毒症状，有时痰中带血丝，血白细胞计数不高。但肺癌可伴发阻塞性肺炎，经抗菌药物治疗炎症消退后肿瘤阴影渐趋明显，或可见肺门淋巴结肿大，有时出现肺不张。若抗菌药物治疗后肺部炎症不见消散，或消散后于同一部位再次出现肺炎，应密切随访。对有吸烟史及年龄较大的病人，必要时做CT、MRI、支气管镜和痰液脱落细胞等检查，以免贻误诊断。

3. **肺血栓栓塞症**　多有静脉血栓的危险因素，如血栓性静脉炎、心肺疾病、创伤、手术和肿瘤等病史，可发生咯血、晕厥，呼吸困难较明显。X线胸片示区域性肺血管纹理减少，有时可见尖端指向肺门的楔形阴影。动脉血气分析常见低氧血症及低碳酸血症。D-二聚体、CT肺动脉造影、放射性核素肺通气/灌注扫描和MRI等检查可帮助鉴别。

4. **非感染性肺部浸润**　需排除非感染性肺部疾病，如间质性肺炎、肺水肿、肺不张和肺血管炎等。

（二）评估严重程度

如果肺炎的诊断成立，评价病情的严重程度对于决定在门诊或入院治疗甚或ICU治疗至关重要。肺炎严重性决定于三个主要因素：肺部局部炎症程度，肺部炎症的播散和全身炎症反应程度。重症肺炎目前还没有普遍认同的诊断标准，如果肺炎病人需要通气支持（急性呼吸衰竭、气体交换严重障碍伴高碳酸血症或持续低氧血症）、循环支持（血流动力学障碍、外周灌注不足）和需要加强监护与治疗，可认为是重症肺炎。目前许多国家制定了重症肺炎的诊断标准，虽然有所不同，但均注重肺部病变的范围、器官灌注和氧合状态。目前我国推荐使用CURB-65作为判断CAP病人是否需要住院治疗的标准。CURB-65共五项指标，满足1项得1分：①意识障碍；②尿素氮>7mmol/L；③呼吸频率≥30次/分；④收缩压<90mmHg或舒张压≤60mmHg；⑤年龄≥65岁。评分0～1分，原则上门诊治疗即可；2分建议住院或严格随访下的院外治疗；3～5分应住院治疗。同时应结合病人年龄、基础疾病、社会经济状况、胃肠功能、治疗依从性等综合判断。若CAP符合下列1项主要标准或≥3项次要标准者可诊断为重症肺炎，需密切观察，积极救治，有条件时收住ICU治疗。主要标准：①需要气管插管行机械通气治疗；②脓毒症休克经积极液体复苏后仍需要血管活性药物治疗。次要标准：①呼吸频率≥30次/分；②PaO_2/FiO_2≤250mmHg（1mmHg＝0.133kPa）；③多肺叶浸润；④意识障碍和（或）定向障碍；⑤血尿素氮≥20mg/dl（7.14mmol/L）；⑥收缩压<90mmHg，需要积极的液体复苏。

（三）确定病原体

由于人上呼吸道黏膜表面及其分泌物含有许多微生物，即所谓的正常菌群，因此，途经口咽部的下呼吸道分泌物或痰无疑极易受到污染。有慢性气道疾病者、老年人和危重病病人等，其呼吸道定植菌明显增加，影响痰中致病菌的分离和判断。另外，应用抗菌药物后可影响细菌培养结果。因此，在采集呼吸道标本进行细菌培养时尽可能在抗菌药物应用前采集，避免污染，及时送检，其结果才能起到指导治疗的作用。目前常用的方法有：

1. **痰**　采集方便，是最常用的下呼吸道病原学标本。采集后在室温下2小时内送检。先直接涂片，光镜下观察细胞数量，如每低倍视野鳞状上皮细胞<10个，白细胞>25个，或鳞状上皮细胞：白细

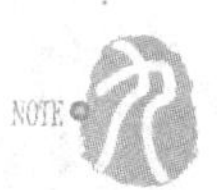

胞<1∶2.5,可作为污染相对较少的“合格”标本接种培养。痰定量培养分离的致病菌或条件致病菌浓度≥10^7cfu/ml,可以认为是肺部感染的致病菌;≤10^4cfu/ml 则为污染菌;介于两者之间建议重复痰培养;如连续分离到相同细菌,10^5~10^6cfu/ml 连续两次以上,也可认为是致病菌。

2. **经支气管镜或人工气道吸引** 受口咽部细菌污染的机会较咳痰为少,如吸引物细菌培养其浓度≥10^5cfu/ml,可认为是致病菌,低于此浓度则多为污染菌。

3. **防污染样本毛刷** 如细菌≥10^3cfu/ml,可认为是致病菌。

4. **支气管肺泡灌洗** 如细菌≥10^4cfu/ml,防污染 BAL 标本细菌≥10^3cfu/ml,可认为是致病菌。

5. **经皮细针吸检和开胸肺活检** 敏感性和特异性均很好,但由于是创伤性检查,容易引起并发症,如气胸、出血等,临床一般用于对抗菌药物经验性治疗无效或其他检查不能确定者。

6. **血培养和胸腔积液培养** 肺炎病人血培养和痰培养分离到相同细菌,可确定为肺炎的病原菌。如仅为血培养阳性,但不能用其他原因如腹腔感染、静脉导管相关性感染解释菌血症的原因,血培养的细菌也可认为是肺炎的病原菌。胸腔积液培养到的细菌则基本可认为是肺炎的致病菌。由于血或胸腔积液标本的采集均经过皮肤,故其结果须排除操作过程中皮肤细菌的污染。

7. **尿抗原试验** 包括军团菌和肺炎链球菌尿抗原。

8. **血清学检查** 测定特异性 IgM 抗体滴度,如急性期和恢复期之间抗体滴度有 4 倍增高可诊断,例如支原体、衣原体、嗜肺军团菌和病毒感染等,多为回顾性诊断。

虽然目前有许多病原学诊断方法,仍有高达 40%~50% 的肺炎不能确定相关病原体。病原体低检出率以及病原学和血清学诊断的滞后性,使大多数肺部感染治疗特别是初始的抗菌治疗都是经验性的,而且相当一部分病人的抗菌治疗始终是在没有病原学诊断的情况下进行。但是,对 HAP、免疫抑制宿主肺炎和抗感染治疗无反应的重症肺炎等,仍应积极采用各种手段确定病原体,以指导临床的抗菌药物治疗。临床可根据各种肺炎的临床和放射学特征估计可能的病原体(表 2-6-1)。

表 2-6-1 常见肺炎的症状、体征和 X 线特征

病原体	病史、症状和体征	X 线征象
肺炎链球菌	起病急,寒战、高热、咳铁锈色痰、胸痛,肺实变体征	肺叶或肺段实变,无空洞,可伴胸腔积液
金黄色葡萄球菌	起病急,寒战、高热、脓血痰、气急、毒血症症状、休克	肺叶或小叶浸润,早期空洞,脓胸,可见液气囊腔
肺炎克雷伯杆菌	起病急,寒战、高热、全身衰竭、咳砖红色胶冻状痰	肺叶或肺段实变,蜂窝状脓肿,叶间隙下坠
铜绿假单胞菌	毒血症症状明显,脓痰,可呈蓝绿色	弥漫性支气管炎,早期肺脓肿
大肠埃希菌	原有慢性病,发热、脓痰、呼吸困难	支气管肺炎,脓胸
流感嗜血杆菌	高热、呼吸困难、衰竭	支气管肺炎,肺叶实变,无空洞
厌氧菌	吸入病史,高热、腥臭痰、毒血症症状明显	支气管肺炎,脓胸,脓气胸,多发性肺脓肿
军团菌	高热、肌痛、相对缓脉	下叶斑片浸润,进展迅速,无空洞
支原体	起病缓,可小流行、乏力、肌痛、头痛	下叶间质性支气管肺炎,3~4 周可自行消散
念珠菌	慢性病史,畏寒、高热、黏痰	双下肺纹理增多,支气管肺炎或大片浸润,可有空洞
曲霉	免疫抑制宿主,发热、干咳或棕黄色痰、胸痛、咯血、喘息	以胸膜为基底的楔形影,结节或团块影,内有空洞;有晕轮征和新月体征

【治疗】

抗感染治疗是肺炎治疗的关键环节,包括经验性治疗和抗病原体治疗。前者主要根据本地区、本单位的肺炎病原体流行病学资料,选择可能覆盖病原体的抗菌药物;后者则根据病原学的培养结果或

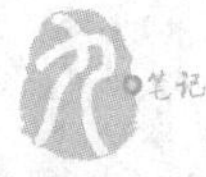

肺组织标本的培养或病理结果以及药物敏感试验结果，选择体外试验敏感的抗菌药物。此外，还应该根据病人的年龄、有无基础疾病、是否有误吸、住普通病房还是重症监护病房、住院时间长短和肺炎的严重程度等，选择抗菌药物和给药途径。

青壮年和无基础疾病的 CAP 病人，常用青霉素类、第一代头孢菌素等。由于我国肺炎链球菌对大环内酯类耐药率高，故对该菌所致的肺炎不单独使用大环内酯类药物治疗。对耐药肺炎链球菌可使用呼吸氟喹诺酮类药物（莫西沙星、吉米沙星和左氧氟沙星）。老年人、有基础疾病或住院的 CAP，常用呼吸氟喹诺酮类药物，第二、三代头孢菌素，β-内酰胺类/β-内酰胺酶抑制剂或厄他培南，可联合大环内酯类药物。HAP 常用第二、三代头孢菌素，β-内酰胺类/β-内酰胺酶抑制剂、氟喹诺酮类或碳青霉烯类药物。

重症肺炎首先应选择广谱的强力抗菌药物，并应足量、联合用药。因为初始经验性治疗不足或不合理，或尔后根据病原学培养结果调整抗菌药物，其病死率均明显高于初始治疗正确者。重症 CAP 常用 β-内酰胺类联合大环内酯类或氟喹诺酮类药物；青霉素过敏者用呼吸氟喹诺酮类和氨曲南。HAP 可用抗假单胞菌的 β-内酰胺类、广谱青霉素/β-内酰胺酶抑制剂、碳青霉烯类的任何一种联合呼吸氟喹诺酮类或氨基糖苷类药物，如怀疑有 MDR 球菌感染可选择联合万古霉素、替考拉宁或利奈唑胺。

抗菌药物治疗应尽早进行，一旦怀疑为肺炎即应马上给予首剂抗菌药物，越早治疗预后越好。病情稳定后可从静脉途径转为口服治疗。抗感染治疗一般可于热退 2～3 天且主要呼吸道症状明显改善后停药，但疗程应视病情严重程度、缓解速度、并发症以及不同病原体而异，不必以肺部阴影吸收程度作为停用抗菌药物的指征。通常轻、中度 CAP 病人疗程 5～7 天，重症以及伴有肺外并发症病人可适当延长抗感染疗程。非典型病原体治疗反应较慢者疗程延长至 10～14 天。金黄色葡萄球菌、铜绿假单胞菌、克雷伯菌属或厌氧菌等容易导致肺组织坏死，抗菌药物疗程可延长至 14～21 天。

大多数 CAP 病人在初始治疗后 72 小时临床症状改善，表现为体温下降，症状改善，临床状态稳定，白细胞、C 反应蛋白和降钙素原逐渐降低或恢复正常，但影像学改善滞后于临床症状。应在初始治疗后 72 小时对病情进行评价，部分病人对治疗的反应相对较慢，只要临床表现无恶化，可以继续观察，不必急于更换抗感染药物。经治疗后达到临床稳定，可以认定为初始治疗有效。临床稳定标准需符合下列所有五项指标：①体温≤37.8℃；②心率≤100 次/分；③呼吸频率≤24 次/分；④收缩压≥90mmHg；⑤氧饱和度≥90%（或者动脉氧分压≥60mmHg，吸空气条件下）。对达到临床稳定且能接受口服药物治疗的病人，改用同类或抗菌谱相近、对致病菌敏感的口服制剂进行序贯治疗。

如 72 小时后症状无改善，其原因可能有：①药物未能覆盖致病菌，或细菌耐药；②特殊病原体感染，如结核分枝杆菌、真菌、病毒等；③出现并发症或存在影响疗效的宿主因素（如免疫抑制）；④非感染性疾病误诊为肺炎；⑤药物热。需仔细分析，做必要的检查，进行相应处理。

【预防】

加强体育锻炼，增强体质。减少危险因素如吸烟、酗酒。年龄大于 65 岁者可接种流感疫苗。对年龄大于 65 岁或不足 65 岁，但有心血管疾病、肺疾病、糖尿病、酗酒、肝硬化和免疫抑制者可接种肺炎疫苗。

第二节　细菌性肺炎

一、肺炎链球菌肺炎

肺炎链球菌肺炎（pneumococcal pneumonia）是由肺炎链球菌（*Streptococcus pneumoniae*，SP）或称肺炎球菌（*Pneumococcal pneumoniae*）所引起的肺炎，约占 CAP 的半数。通常急骤起病，以高热、寒战、咳嗽、血痰及胸痛为特征。胸部影像学检查呈肺段或肺叶急性炎症实变。因抗菌药物的广泛使用，使本病的起病方式、症状及 X 线影像改变均不典型。

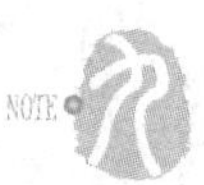

【病因和发病机制】

SP为革兰染色阳性球菌,多成双排列或短链排列。有荚膜,其毒力大小与荚膜中的多糖结构及含量有关。根据荚膜多糖的抗原特性,SP可分为86个血清型。成人致病菌多属1~9型及12型,以第3型毒力最强,儿童则多为6、14、19及23型。SP在干燥痰中能存活数个月,但在阳光直射1小时或加热至52℃ 10分钟即可被杀灭,对苯酚等消毒剂亦甚敏感。机体免疫功能正常时,SP是寄居在口腔及鼻咽部的一种正常菌群,带菌率随年龄、季节及免疫状态的变化而有差异。机体免疫功能受损时,有毒力的SP入侵人体而致病。SP除引起肺炎外,少数可发生菌血症或感染性休克,老年人及婴幼儿的病情尤为严重。

SP不产生毒素,不引起组织坏死或形成空洞。其致病力是由于高分子多糖体的荚膜对组织的侵袭作用,首先引起肺泡壁水肿,出现白细胞与红细胞渗出,之后含菌的渗出液经Cohn孔向肺的中央部分扩展,甚至累及几个肺段或整个肺叶。因病变开始于肺的外周,故肺叶间分界清楚,易累及胸膜,引起渗出性胸膜炎。

【病理】

病理改变有充血期、红肝变期、灰肝变期及消散期。表现为肺组织充血水肿,肺泡内浆液渗出及红、白细胞浸润,白细胞吞噬细菌,继而纤维蛋白渗出物溶解、吸收、肺泡重新充气。肝变期病理阶段实际并无明确分界,经早期应用抗菌药物治疗,典型病理的分期已经很少见。病变消散后肺组织结构多无损坏,不留纤维瘢痕。极个别病人肺泡内纤维蛋白吸收不完全,甚至有成纤维细胞形成,形成机化性肺炎。老年人及婴幼儿感染可沿支气管分布(支气管肺炎)。若未及时治疗,5%~10%的病人可并发脓胸,10%~20%的病人因细菌经淋巴管、胸导管进入血液循环,可引起脑膜炎、心包炎、心内膜炎、关节炎和中耳炎等肺外感染。

【临床表现】

冬季与初春多见,常与呼吸道病毒感染相伴行。病人多为原来健康的青壮年或老年与婴幼儿,男性较多见。吸烟者、痴呆者、慢性支气管炎、支气管扩张、充血性心力衰竭、慢性病病人以及免疫抑制者均易受SP感染。

1. **症状** 发病前常有受凉、淋雨、疲劳、醉酒、病毒感染史,多有上呼吸道感染的前驱症状。起病急骤,高热、寒战,全身肌肉酸痛,体温在数小时内升至39~40℃,高峰在下午或傍晚,或呈稽留热,脉率随之增速。可有患侧胸部疼痛,放射到肩部或腹部,咳嗽或深呼吸时加剧。痰少,可带血或呈铁锈色,胃纳锐减,偶有恶心、呕吐、腹痛或腹泻,易被误诊为急腹症。

2. **体征** 病人呈急性热病容,面颊绯红,鼻翼扇动,皮肤灼热、干燥,口角及鼻周有单纯疱疹;病变广泛时可出现发绀。有脓毒症者,可出现皮肤、黏膜出血点,巩膜黄染。早期肺部体征无明显异常,仅有胸廓呼吸运动幅度减小,叩诊稍浊,听诊可有呼吸音减低及胸膜摩擦音。肺实变时叩诊浊音,触觉语颤增强并可闻及支气管呼吸音。消散期可闻及湿啰音。心率增快,有时心律不齐。重症病人有肠胀气,上腹部压痛多与炎症累及膈胸膜有关。重症感染时可伴休克、急性呼吸窘迫综合征及神经精神症状。

自然病程大致1~2周。发病5~10天,体温可自行骤降或逐渐消退;使用有效的抗菌药物后可使体温在1~3天恢复正常。病人的其他症状与体征亦随之逐渐消失。

【并发症】

SP肺炎的并发症近年已很少见。严重脓毒症或毒血症病人易发生感染性休克,尤其是老年人。表现为血压降低、四肢厥冷、多汗、发绀、心动过速、心律失常等,而高热、胸痛、咳嗽等症状并不突出。其他并发症有胸膜炎、脓胸、心包炎、脑膜炎和关节炎等。

【实验室和其他检查】

血白细胞计数升高,中性粒细胞多在80%以上,并有核左移。年老体弱、酗酒、免疫功能低下者的白细胞计数可不增高,但中性粒细胞百分比仍增高。痰直接涂片作革兰染色及荚膜染色镜检,如发

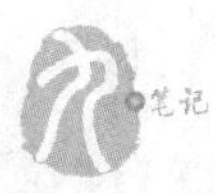

现典型的革兰染色阳性、带荚膜的双球菌或链球菌，即可初步作出病原学诊断。痰培养24～48小时可以确定病原体。痰标本要及时送检，在抗菌药物应用之前漱口后采集，取深部咳出的脓性或铁锈色痰。聚合酶链反应（PCR）及荧光标记抗体检测可提高病原学诊断率。尿SP抗原可阳性。约10%～20%的病人合并菌血症，故重症肺炎应做血培养。如合并胸腔积液，应积极抽取积液进行细菌培养。

胸部影像学检查早期仅见肺纹理增粗，或受累的肺段、肺叶稍模糊。随着病情进展，表现为大片炎症浸润阴影或实变影，在实变阴影中可见支气管充气征，肋膈角可有少量胸腔积液。在消散期，炎症浸润逐渐吸收，可有片状区域吸收较快而呈现"假空洞"征，多数病例在起病3～4周后才完全消散。老年肺炎病灶消散较慢，容易吸收不完全而成为机化性肺炎。

【诊断】

根据典型症状与体征，结合胸部X线检查，容易作出初步诊断。年老体衰、继发于其他疾病或灶性肺炎表现者，临床常不典型，需认真加以鉴别。病原菌检测是确诊本病的主要依据。

【治疗】

1. 抗菌药物治疗　首选青霉素，用药途径及剂量视病情轻重及有无并发症而定。轻症病人，可用240万U/d，分3次肌内注射，或用普鲁卡因青霉素每12小时肌内注射60万U。病情稍重者，宜用青霉素240万～480万U/d，分次静脉滴注，每6～8小时1次；重症及并发脑膜炎者，可增至1000万～3000万U/d，分4次静脉滴注。鉴于目前SP对青霉素不敏感率的升高以及对青霉素MIC敏感阈值的提高，最近欧洲下呼吸道感染处理指南建议大剂量青霉素治疗，对怀疑SP肺炎者，青霉素320万U，每4小时1次，对青霉素MIC≤8mg/L的SP有效，并可预防由于广谱抗菌药物应用引起的耐药SP、MRSA和艰难梭菌的传播。对青霉素过敏者，或感染耐青霉素菌株者，用呼吸氟喹诺酮类、头孢噻肟或头孢曲松等药物，感染MDR菌株者可用万古霉素、替考拉宁或利奈唑胺。

2. 支持疗法　病人卧床休息，补充足够的蛋白质、热量及维生素。密切监测病情变化，防止休克。剧烈胸痛者，可酌用少量镇痛药。不用阿司匹林或其他解热药，以免过度出汗、脱水及干扰真实热型，导致临床判断错误。鼓励饮水每日1～2L，失水者可输液。中等或重症病人（PaO_2<60mmHg或有发绀）应给氧。若有明显麻痹性肠梗阻或胃扩张，应暂时禁食、禁饮和胃肠减压，直至肠蠕动恢复。烦躁不安、谵妄、失眠酌用镇静药，禁用抑制呼吸的镇静药。

3. 并发症的处理　经抗菌药物治疗后，高热常在24小时内消退，或数日内逐渐下降。若体温降而复升或3天后仍不降者，应考虑SP的肺外感染，如脓胸、心包炎或关节炎等；若持续发热应寻找其他原因。约10%～20% SP肺炎伴发胸腔积液，应酌情取胸液检查及培养以确定其性质。若治疗不当，约5%并发脓胸，应积极引流排脓。

二、葡萄球菌肺炎

葡萄球菌肺炎（staphylococcal pneumonia）是由葡萄球菌引起的急性肺化脓性炎症。常发生于有基础疾病如糖尿病、血液病、艾滋病、肝病、营养不良、酒精中毒、静脉吸毒或原有支气管肺疾病者，流感后、病毒性肺炎后或儿童患麻疹时也易罹患。多急骤起病，高热、寒战、胸痛，脓性痰，可早期出现循环衰竭。胸部影像学表现为坏死性肺炎，如肺脓肿、肺气囊肿和脓胸。若治疗不及时或不当，病死率甚高。

【病因和发病机制】

葡萄球菌为革兰染色阳性球菌，可分为凝固酶阳性的葡萄球菌（主要为金黄色葡萄球菌，简称金葡菌）及凝固酶阴性的葡萄球菌（如表皮葡萄球菌和腐生葡萄球菌等）。其致病物质主要是毒素与酶，如溶血毒素、杀白细胞素、肠毒素等，具有溶血、坏死、杀白细胞及血管痉挛等作用。葡萄球菌致病力可用血浆凝固酶来测定，阳性者致病力较强。金黄色葡萄球菌凝固酶为阳性，是化脓性感染的主要原因，但其他凝固酶阴性葡萄球菌亦可引起感染。随着医院内感染的增多，由凝固酶阴性葡萄球菌引起的肺炎也不断增多。HAP中葡萄球菌感染占11%～25%。近年有耐甲氧西林金黄色葡萄球菌

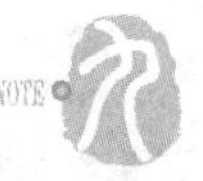

(MRSA)在医院内暴发流行的报道。另外,社区获得性 MRSA(community acquired MRSA,CA-MRSA)肺炎的出现也引起高度的重视。

【病理】

经呼吸道吸入的肺炎常呈大叶性分布或广泛的融合性的支气管肺炎。支气管及肺泡破溃可使气体进入肺间质,并与支气管相通。当坏死组织或脓液阻塞细支气管,形成单向活瓣作用,产生张力性肺气囊肿。浅表的肺气囊肿若张力过高,可溃破形成气胸或脓气胸,并可形成支气管胸膜瘘。偶可伴发化脓性心包炎、脑膜炎等。

皮肤感染灶(疖、痈、毛囊炎、蜂窝织炎、伤口感染)中的葡萄球菌可经血液循环抵达肺部,引起多处肺实变、化脓及组织破坏,形成单个或多发性肺脓肿。

【临床表现】

1. 症状 起病多急骤,寒战、高热,体温多高达 39~40℃,胸痛,痰脓性,量多,带血丝或呈脓血状。毒血症状明显,全身肌肉、关节酸痛,体质衰弱,精神萎靡,病情严重者可早期出现周围循环衰竭。院内感染者通常起病较隐袭,体温逐渐上升。老年人症状可不典型。血源性葡萄球菌肺炎常有皮肤伤口、疖、痈或中心静脉导管置入等,或静脉吸毒史,较少咳脓性痰。

2. 体征 早期可无体征,常与严重的中毒症状和呼吸道症状不平行,然后可出现两肺散在性湿啰音。病变较大或融合时可有肺实变体征,气胸或脓气胸则有相应体征。血源性葡萄球菌肺炎应注意肺外病灶,静脉吸毒者多有皮肤针口和三尖瓣赘生物,可闻及心脏杂音。

【实验室和其他检查】

外周血白细胞计数明显升高,中性粒细胞比例增加,核左移。胸部 X 线检查显示肺段或肺叶实变,可早期形成空洞,或呈小叶状浸润,其中有单个或多发的液气囊腔。另一特征是 X 线影像阴影的易变性,表现为一处的炎性浸润消失而在另一处出现新的病灶,或很小的单一病灶发展为大片阴影。治疗有效时,病变消散,阴影密度逐渐减低,约 2~4 周后病变完全消失,偶可遗留少许条索状阴影或肺纹理增多等。

【诊断】

根据全身毒血症状,咳嗽、脓血痰,白细胞计数增高、中性粒细胞比例增加、核左移并有中毒颗粒和 X 线影像表现,可作出初步诊断。细菌学检查是确诊的依据,可行痰、胸腔积液、血和肺穿刺物培养。

【治疗】

强调早期清除和引流原发病灶,选用敏感的抗菌药物。近年来,金黄色葡萄球菌对青霉素的耐药率已高达 90% 左右,因此可选用耐青霉素酶的半合成青霉素或头孢菌素,如苯唑西林钠、氯唑西林、头孢呋辛钠等,联合氨基糖苷类如阿米卡星等,亦有较好疗效。阿莫西林、氨苄西林与酶抑制剂组成的复方制剂对产酶金黄色葡萄球菌有效。对于 MRSA,则应选用万古霉素、替考拉宁和利奈唑胺等,如万古霉素 1.5~2.0g/d 静脉滴注,偶有药物热、皮疹、静脉炎等不良反应。临床选择抗菌药物时可参考细菌培养的药物敏感试验。

第三节 其他病原体所致肺部感染

一、肺炎支原体肺炎

肺炎支原体肺炎(mycoplasmal pneumonia)是由肺炎支原体(mycoplasma pneumoniae,MP)引起的呼吸道和肺部的急性炎症改变,常同时有咽炎、支气管炎和肺炎。肺炎支原体是引起人类社区获得性肺炎(community acquired pneumonia,CAP)的重要病原体,约占所有 CAP 病原体的 5%~30%,它由口、鼻分泌物经空气传播,终年散发并可引起小流行的呼吸道感染。主要见于儿童和青少年,在成人中也较常见。支原体肺炎大多症状轻,预后较好,但肺炎支原体感染也可引起严重的双侧肺炎和其他

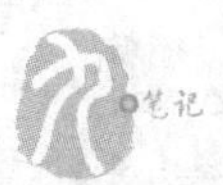

系统的肺外并发症而导致死亡，如脑膜炎、脊髓炎、心肌炎、心包炎、免疫性溶血性贫血和肾炎等。

【病因和发病机制】

MP是介于细菌和病毒之间、兼性厌氧、能独立生活的最小微生物。存在于呼吸道分泌物中的支原体随飞沫以气溶胶颗粒形式传播给密切接触者，潜伏期2～3周，传染性较小。支原体肺炎以儿童及青年人居多，婴儿间质性肺炎亦应考虑本病的可能。发病前2～3天直至病愈数周，均可在呼吸道分泌物中发现MP。肺炎支原体入侵呼吸道后，首先借助表面蛋白与呼吸道上皮细胞表面的神经氨酸受体黏附，并移动到纤毛的基底部位，从而保护了支原体免受纤毛系统的清除。肺炎支原体通过诱导免疫损伤及释放毒性代谢产物如过氧化氢（H_2O_2）和超氧化物等，引起支气管、细支气管黏膜层破坏，纤毛运动减弱甚至消失，并可累及间质，肺泡壁等。肺炎支原体感染和发病除病原体的直接致病作用外，尚存在复杂的免疫病理机制。MP感染后血清中产生特异性IgM、IgG及IgA，呼吸道局部也产生相应的分泌性抗体，后者具有较强的保护作用，在儿童或青少年可促使再感染时病变和症状加重。MP感染后IgE反应亦见增强，可出现IgE介导的超敏反应，促使哮喘病人的急性发作。肺炎支原体感染后还可以产生多种非特异性抗体，如冷凝集素、MG链球菌凝集素以及抗脑、心、肺、肝及平滑肌的自身抗体，可能与病人肺外并发症的发生有关。此外，有报道肺炎支原体肺炎病人血清中测出免疫复合物，在并发肾炎者的肾小球中测出含肺炎支原体抗原的免疫复合物。MP感染可产生特异性细胞免疫，并随年龄增长而上升，也可产生酷似结核菌素反应的迟发型变态反应。MP细胞膜与宿主细胞膜有共同抗原成分，使之逃避宿主的免疫监视，导致长期寄居。

【病理】

肺部病变为支气管肺炎、间质性肺炎和细支气管炎。肺泡内可含少量渗出液，并可发生灶性肺不张。肺泡壁与间隔有中性粒细胞、单核细胞、淋巴细胞及浆细胞浸润。支气管黏膜充血，上皮细胞肿胀，胞质空泡形成，有坏死和脱落。胸腔可有纤维蛋白渗出和少量渗出液。开胸肺活检的资料表明肺炎支原体感染还可引起闭塞性细支气管炎伴机化性肺炎。

【临床表现】

肺炎支原体感染起病缓慢，起初有数天至一周的无症状期，继而乏力、头痛、咽痛、肌肉酸痛，咳嗽明显，多为发作性干咳，夜间为重，也可产生脓痰，持久的阵发性剧咳为支原体肺炎较为典型的表现。一般为中等度发热，也可以不出现发热。可伴有鼻咽部和耳部的疼痛，也可伴有气促或呼吸困难。咽部和鼓膜可以见到充血，颈部淋巴结可肿大。有10%～20%病人出现斑丘疹或多形红斑等。胸部体征不明显，与肺部病变程度不相符。可闻鼾音、笛音及湿啰音。很少肺实变体征，亦有在整个病程中无任何阳性体征者。

【实验室和其他检查】

血白细胞总数正常或略增高，以中性粒细胞为主。起病2周后，约2/3的病人冷凝集试验阳性，滴度≥1∶32，如果滴度逐步升高，更有诊断价值。如血清支原体IgM抗体≥1∶64，或恢复期抗体滴度有4倍增高，可进一步确诊。直接检测呼吸道标本中肺炎支原体抗原，可用于临床早期快速诊断。单克隆抗体免疫印迹法、核酸杂交技术及PCR技术等具有高效、特异而敏感等优点。

X线检查显示肺部多种形态的浸润影，呈节段性分布，以肺下野为多见，有的从肺门附近向外伸展。病变常经3～4周后自行消散。部分病人出现少量胸腔积液。

【诊断与鉴别诊断】

需综合临床症状、X线影像表现及血清学检查结果作出诊断。培养分离出肺炎支原体虽对诊断有决定性意义，但其检出率较低，技术条件要求高，所需时间长。血清学试验有一定参考价值，尤其血清抗体有4倍增高者，但多为回顾性诊断。本病应与病毒性肺炎、军团菌肺炎等鉴别。外周血嗜酸性粒细胞数正常，可与嗜酸性粒细胞肺浸润相鉴别。

【治疗】

早期使用适当抗生素可减轻症状及缩短病程。本病有自限性，多数病例不经治疗可自愈。大环

内酯类抗生素为首选，如红霉素、罗红霉素和阿奇霉素。对大环内酯不敏感者则可选用呼吸氟喹诺酮类，如左氧氟沙星、莫西沙星等，四环素类也用于肺炎支原体肺炎的治疗。疗程一般2～3周。因肺炎支原体无细胞壁，青霉素或头孢菌素类等抗生素无效。对剧烈呛咳者，应适当给予镇咳药。若合并细菌感染，可根据病原学检查，选用针对性的抗生素治疗。

二、肺炎衣原体肺炎

肺炎衣原体肺炎（chlamydia pneumonia）是由肺炎衣原体（chlamydia pneumoniae，CP）引起的急性肺部炎症，大部分为轻症，发病常隐匿，没有性别差异，四季均可发生。常累及上下呼吸道，可引起咽炎、喉炎、扁桃体炎，鼻窦炎、支气管炎和肺炎。肺炎衣原体肺炎多见于学龄儿童，但3岁以下的儿童较少患病。在半封闭的环境如家庭、学校、军队以及其他人口集中的工作区域可存在小范围的流行，占社区获得性肺炎的10%～20%。

【病因和发病机制】

CP是专性细胞内细菌样寄生物，属于衣原体科。引起人类肺炎的还有鹦鹉热衣原体。CP具有原体（elementary body）和始体（initial body）两相生活环。原体呈致密球状，直径0.2～0.4μm，具有感染性；始体亦称网状体（reticulate body），直径约0.51μm，是衣原体的增殖型，没有感染力。CP是一种人类致病原，属于人—人传播，可能主要是通过呼吸道的飞沫传染，也可能通过污染物传染。年老体弱、营养不良、慢阻肺、免疫功能低下者易被感染。

【临床表现】

起病多隐袭，早期表现为上呼吸道感染症状，与支原体肺炎颇为相似。通常症状较轻，伴有发热、寒战、肌痛、干咳，非胸膜炎性胸痛，头痛、不适和乏力，少有咯血。发生咽喉炎者表现为咽喉痛、声音嘶哑，有些病人可表现为双阶段病程：开始表现为咽炎，经对症处理好转；1～3周后又发生肺炎或支气管炎，咳嗽加重。少数病人可无症状。CP感染时也可伴有肺外表现，如中耳炎，关节炎，甲状腺炎，脑炎，吉兰-巴雷综合征等。体格检查肺部多无异常，偶闻及湿啰音。

【实验室和其他检查】

血白细胞正常或稍高，血沉多增快。从痰、咽拭子、咽喉分泌物、支气管肺泡灌洗液中直接分离出CP是诊断的金标准。但CP不能体外培养，需要在呼吸道来源的细胞系（如：Hep-2和HL细胞系）中接种培养，操作较烦琐，一般仅用于科学研究，大多医院难以开展。目前衣原体肺炎的诊断主要依靠血清学。原发感染者，急性期血清标本如IgM滴度≥1∶32或急性期和恢复期的双份血清IgM或IgG有4倍以上的升高可诊断。再感染者IgG滴度≥1∶512或4倍增高，或恢复期IgM有4倍以上的升高。也可用PCR方法对呼吸道标本进行DNA扩增，多用于临床流行病学调查。

X线检查显示疾病早期以单侧、下叶肺泡渗出为主，后期可发展成双侧病变，表现为肺间质和肺泡渗出混合存在，病变可持续几周。原发感染者多为肺泡渗出，再感染者则为肺泡渗出和间质病变混合。

【诊断与鉴别诊断】

应结合呼吸道和全身症状、X线检查、病原学和血清学检查作综合分析。对于应用β-内酰胺类抗生素治疗无效的肺炎病人，持续干咳时应警惕CP感染。因此病无特异的临床表现，确诊主要依据有关的特殊检查，如病原体分离和血清学检测。应注意与肺炎支原体肺炎和病毒性肺炎相鉴别。

【治疗】

大环内酯类抗生素为首选，如红霉素、罗红霉素、阿奇霉素和克拉霉素。喹诺酮类（如左氧氟沙星、莫西沙星等）和四环素类（如多西环素等）也具有良好疗效。疗程均为14～21天。对发热、干咳、头痛等可对症治疗。

三、病毒性肺炎

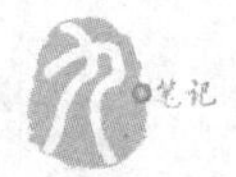

病毒性肺炎（viral pneumonia）是由病毒侵入呼吸道上皮及肺泡上皮细胞引起的肺间质及实质性

炎症。免疫功能正常或抑制的个体均可罹患。大多发生于冬春季节，暴发或散发流行。病毒是成人社区获得性肺炎除细菌外第二大常见病原体，大多可自愈。近年来，新的变异病毒（如 SARS 冠状病毒、H5N1、H1N1、H7N9 病毒等）不断出现，产生暴发流行，死亡率较高，成为公共卫生防御的重要疾病之一。

【病因和发病机制】

常见病毒为甲、乙型流感病毒，腺病毒，副流感病毒，呼吸道合胞病毒和冠状病毒等。免疫抑制宿主为疱疹病毒和麻疹病毒的易感者；骨髓移植和器官移植受者易患疱疹病毒和巨细胞病毒性肺炎。病人可同时受一种以上病毒感染，并常继发细菌感染如金黄色葡萄球菌感染，免疫抑制宿主还常继发真菌感染。病毒性肺炎主要为吸入性感染，通过人与人的飞沫传染，主要是由上呼吸道病毒感染向下蔓延所致，常伴气管-支气管炎。偶见黏膜接触传染，呼吸道合胞病毒通过尘埃传染。器官移植的病例可通过多次输血，甚至供者的器官引起病毒血行播散感染，通常不伴气管-支气管炎。

【病理】

病毒侵入细支气管上皮引起细支气管炎。感染可波及肺间质与肺泡而致肺炎。气道上皮广泛受损，黏膜发生溃疡，其上覆盖纤维蛋白被膜。单纯病毒性肺炎多为间质性肺炎，肺泡间隔有大量单核细胞浸润。肺泡水肿，被覆含蛋白及纤维蛋白的透明膜，使肺泡弥散距离增加。肺炎可为局灶性或弥漫性，也可呈实变。部分肺泡细胞及巨噬细胞内可见病毒包涵体。炎症介质释出，直接作用于支气管平滑肌，致使支气管痉挛。病变吸收后可留有肺纤维化。

【临床表现】

好发于病毒性疾病流行季节，症状通常较轻，与支原体肺炎的症状相似。但起病较急，发热、头痛、全身酸痛、倦怠等全身症状较突出，常在急性流感症状尚未消退时即出现咳嗽、少痰或白色黏液痰、咽痛等呼吸道症状。小儿或老年人易发生重症肺炎，表现为呼吸困难、发绀、嗜睡、精神萎靡，甚至发生休克、心力衰竭和呼吸衰竭或 ARDS 等并发症。本病常无显著的胸部体征，病情严重者有呼吸浅速、心率增快、发绀、肺部干湿性啰音。

【实验室和其他检查】

白细胞计数正常、稍高或偏低，血沉通常在正常范围，痰涂片所见的白细胞以单核细胞居多，痰培养常无致病细菌生长。

病毒培养较困难，不易常规开展，肺炎病人的痰涂片仅发现散在细菌及大量有核细胞，或找不到致病菌，应怀疑病毒性肺炎的可能。用血清监测病毒的特异性 IgM 抗体，有助于早期诊断。急性期和恢复期的双份血清抗体滴度增高 4 倍或以上有确诊意义。PCR 检测病毒核酸对新发变异病毒或少见病毒有确诊价值。

胸部 X 线检查可见肺纹理增多，磨玻璃状阴影，小片状浸润或广泛浸润、实变，病情严重者显示双肺弥漫性结节性浸润，但大叶实变及胸腔积液者均不多见。病毒性肺炎的致病原不同，其 X 线征象亦有不同的特征。病毒性肺炎胸部 CT 表现多样，常见小叶分布的毛玻璃影、小结节病灶，也可表现为网织索条影，支气管、血管束增粗，叶、段实变影，可伴有纵隔淋巴结肿大，单侧或双侧少量胸腔积液。病毒性肺炎吸收慢，病程长。

【诊断】

诊断依据为临床症状及 X 线或 CT 影像改变，并排除由其他病原体引起的肺炎。确诊则有赖于病原学检查，包括病毒分离、血清学检查以及病毒抗原的检测。呼吸道分泌物中细胞核内的包涵体可提示病毒感染，但并非一定来自肺部，需进一步收集下呼吸道分泌物或肺活检标本作培养分离病毒。血清学检查常用的方法是检测特异性 IgG 抗体，如补体结合试验、血凝抑制试验、中和试验，作为回顾性诊断。

【治疗】

以对症为主，必要时氧疗。注意隔离消毒，预防交叉感染。

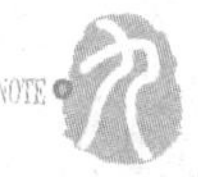

目前已经证实较为有效的病毒抑制药物有：①利巴韦林，具有广谱抗病毒活性，包括呼吸道合胞病毒、腺病毒、副流感病毒和流感病毒。0.8～1.0g/d，分3～4次服用；静脉滴注或肌注，每日10～15mg/kg，分2次。亦可用雾化吸入，每次10～30mg，加蒸馏水30ml，每日2次，连续5～7天。②阿昔洛韦，具有广谱、强效和起效快的特点，用于疱疹病毒、水痘病毒感染，尤其对免疫缺陷或应用免疫抑制者应尽早应用。每次5mg/kg，静脉滴注，一日3次，连续给药7天。③更昔洛韦，可抑制DNA合成，用于巨细胞病毒感染，7.5～15mg/(kg·d)，连用10～15天。④奥司他韦，为神经氨酸酶抑制剂，对甲、乙型流感病毒均有很好作用，耐药发生率低，150mg/d，分2次，连用5天。⑤阿糖腺苷，具有广泛的抗病毒作用，多用于治疗免疫缺陷病人的疱疹病毒与水痘病毒感染，5～15mg/(kg·d)，静脉滴注，每10～14天为1个疗程。⑥金刚烷胺，有阻止某些病毒进入人体细胞及退热作用，用于流感病毒等感染。成人每次100mg，早晚各1次，连用3～5天。原则上不宜应用抗生素预防继发性细菌感染，一旦明确已合并细菌感染，应及时选用敏感的抗生素。

糖皮质激素对病毒性肺炎疗效仍有争论，例如对传染性非典型肺炎国内报道有效，而最近欧洲和亚洲对H1N1肺炎的观察证明无效，还导致病死率升高、机械通气和住院时间延长、二重感染发生率升高。因此，不同的病毒性肺炎对激素的反应可能存在差异，应酌情使用。

[附1] 严重急性呼吸综合征

严重急性呼吸综合征(severe acute respiratory syndrome，SARS)是由SARS冠状病毒(SARS-associated coronavirus，SARS-CoV)引起的一种具有明显传染性、可累及多个器官系统的病毒性肺炎。2002年首次暴发流行。其主要临床特征为急性起病、发热、干咳、呼吸困难，白细胞不高或降低、肺部浸润和抗生素治疗无效。人群普遍易感，家庭和医院聚集性发病，多见于青壮年，儿童感染率较低。

【病原体】

SARS冠状病毒，简称SARS病毒，和其他人类及动物已知的冠状病毒相比较，是一种全新的冠状病毒，并非为已知的冠状病毒之间新近发生的基因重组所产生，与目前已知的三群冠状病毒均有区别，可被归为第四群。SARS病毒在环境中较其他已知的人类冠状病毒稳定，室温24℃条件下病毒在尿液里至少可存活10天，在痰液中和腹泻病人的粪便中能存活5天以上，在血液中可存活15天。但病毒暴露在常用的消毒剂和固定剂中即可失去感染性，56℃以上90分钟可灭活病毒。

【发病机制和病理】

SARS病毒通过短距离飞沫、气溶胶或接触污染的物品传播。发病机制未明，推测SARS病毒通过其表面蛋白与肺泡上皮等细胞上的相应受体结合，导致肺炎的发生。病理改变主要是弥漫性肺泡损伤和炎症细胞浸润，早期的特征是肺水肿、纤维素渗出、透明膜形成、脱屑性肺炎以及灶性肺出血等病变；机化期可见到肺泡内含细胞性的纤维黏液样渗出物及肺泡间隔的成纤维细胞增生，仅部分病例出现明显的纤维增生，导致肺纤维化甚至硬化。

【临床表现】

潜伏期2～10天。起病急骤，多以发热为首发症状，体温大于38℃，可有寒战，咳嗽、少痰，偶有血丝痰，心悸、呼吸困难甚或呼吸窘迫。可伴有肌肉关节酸痛、头痛、乏力和腹泻。病人多无上呼吸道卡他症状。肺部体征不明显，部分病人可闻及少许湿啰音，或有肺实变体征。

【实验室和其他检查】

外周血白细胞一般不升高，或降低，常有淋巴细胞减少，可有血小板降低。部分病人血清转氨酶、乳酸脱氢酶等升高。

胸部X线检查早期可无异常，一般1周内逐渐出现肺纹理粗乱的间质性改变、斑片状或片状渗出影，典型的改变为磨玻璃影及肺实变影。可在2～3天内波及一侧肺野或双肺，约半数波及双肺。病灶多位于中下叶，分布于外周。少数出现气胸和纵隔气肿。CT还可见小叶内间隔和小叶间隔增厚(碎石路样改变)、细支气管扩张和少量胸腔积液。病变后期部分病人有肺纤维化改变。

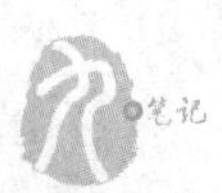

病原诊断早期可用鼻咽部冲洗/吸引物、血、尿、粪便等标本行病毒分离和聚合酶链反应(PCR)。平行检测进展期和恢复期双份血清 SARS 病毒特异性 IgM、IgG 抗体,抗体阳转或出现 4 倍及以上升高,有助于诊断和鉴别诊断。常用免疫荧光抗体法(IFA)和酶联免疫吸附法(ELISA)检测。

【诊断】

有与 SARS 病人接触或传染给他人的病史,起病急、高热、有呼吸道和全身症状,血白细胞正常或降低,有胸部影像学变化,配合 SARS 病原学检测阳性,排除其他表现类似的疾病,可以诊断。但需与其他感染性和非感染性肺部病变鉴别,尤其注意与流感鉴别。

【治疗】

一般性治疗和抗病毒治疗请参阅本节病毒性肺炎。重症病人可酌情使用糖皮质激素,具体剂量及疗程应根据病情而定,并应密切注意激素的不良反应和 SARS 的并发症。对出现低氧血症的病人,可使用无创机械通气,应持续使用直至病情缓解,如效果不佳或出现 ARDS,应及时进行有创机械通气治疗。注意器官功能的支持治疗,一旦出现休克或多器官功能障碍综合征,应予相应治疗。

[附2] 高致病性人禽流感病毒性肺炎

人禽流行性感冒是由禽甲型流感病毒某些亚型中的一些毒株引起的急性呼吸道传染病,可引起肺炎和多器官功能障碍。1997 年以来,高致病性禽流感病毒(H5N1)跨越物种屏障,引起许多人致病和死亡。近年又获得 H9N2、H7N2、H7N3、H7N9 亚型禽流感病毒感染人类的证据。WHO 警告,此病可能是对人类潜在威胁最大的疾病之一。

【病原体】

禽流感病毒属正黏病毒科甲型流感病毒属。可分为 16 个 HA(外膜血凝素)亚型和 9 个 NA(神经氨酸酶)亚型。感染人的禽流感病毒亚型为 H5N1、H9N2、H7N7、H7N2、H7N3 等,其中感染 H5N1 的病人病情重,病死率高,故称为高致病性禽流感病毒。近年来发现野生水禽是甲型流感病毒巨大的天然贮存库,病毒不断进化,抗原性不断改变,对环境稳定性也在增加。

禽流感病毒对乙醚、三氯甲烷(氯仿)、丙酮等有机溶剂均敏感。对热也比较敏感,65℃加热 30 分钟或煮沸(100℃)2 分钟以上可被灭活。病毒在较低温度粪便中可存活 1 周,在 4℃水中可存活 1 个月,对酸性环境有一定抵抗力。裸露的病毒在直射阳光下 40 ~ 48 小时即可灭活,如果用紫外线直接照射,可迅速破坏其活性。

人感染 H5N1 后发病的 1 ~ 16 天,都可从病人鼻咽部分离物中检出病毒。大多数病人的血清和粪便以及少数病人的脑脊液都被检出病毒 RNA,而尿标本阴性。目前尚不清楚粪便或血液是否能成为传播感染的媒介。

【发病机制和病理】

人感染 H5N1 迄今的证据符合禽—人传播,可能存在环境—人传播,还有少数未得到证据支持的人—人传播。虽然人类广泛暴露于感染的家禽,但 H5N1 的发病率相对较低,表明阻碍获得禽流感病毒的物种屏障是牢固的。家族成员聚集发病可能系共同暴露所致。

尸检可见高致病性人禽流感病毒性肺炎有严重肺损伤伴弥漫性肺泡损害,包括肺泡腔充满纤维蛋白性渗出物和红细胞,透明膜形成,血管充血、肺间质淋巴细胞浸润和反应性成纤维细胞增生。

【临床表现】

潜伏期 1 ~ 7 天,大多数在 2 ~ 4 天。主要症状为发热,体温大多持续在 39℃以上,可伴有流涕、鼻塞、咳嗽、咽痛、头痛、肌肉酸痛和全身不适。部分病人可有恶心、腹痛、腹泻、稀水样便等消化道症状。

重症病人可高热不退,病情发展迅速,几乎所有病人都有明显的肺炎表现,可出现急性肺损伤、ARDS、肺出血、胸腔积液、全血细胞减少、多脏器衰竭、休克及瑞氏(Reye)综合征等多种并发症。可继发细菌感染,发生脓毒症。

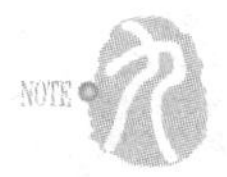

【实验室和其他检查】

血白细胞不高或减少，尤其是淋巴细胞减少；并有血小板减少。病毒抗原及基因检测可检测甲型流感病毒核蛋白抗原（NP）或基质蛋白（M1）、禽流感病毒 H 亚型抗原。还可用 RT-PCR 法检测禽流感病毒亚型特异性 H 抗原基因。从病人呼吸道标本中（如鼻咽分泌物、口腔含漱液、气管吸出物或呼吸道上皮细胞）可分离出禽流感病毒。发病初期和恢复期双份血清禽流感病毒亚型毒株抗体滴度 4 倍或以上升高，有助于回顾性诊断。

胸部影像学检查可表现为肺内片状影。重症病人肺内病变进展迅速，呈大片状磨玻璃影或肺实变影，病变后期为双肺弥漫性实变影，可合并胸腔积液。

【治疗】

凡疑诊或确诊 H5N1 感染的病人都要住院隔离，进行临床观察和抗病毒治疗。除了对症治疗以外，尽早口服奥司他韦，成人 75mg，每天 2 次，连续 5 天，年龄超过 1 岁的儿童按照体重调整每日剂量，分 2 次口服；在治疗严重感染时，可以考虑适当加大的剂量，治疗 7～10 天。

四、肺真菌病

肺真菌病是最常见的深部真菌病。近年来由于广谱抗生素、糖皮质激素、细胞毒药物及免疫抑制剂的广泛使用，器官移植的开展，以及免疫缺陷病如艾滋病病人的增多等，肺真菌病有增多的趋势。

真菌多在土壤中生长，孢子飞扬于空气中，被吸入到肺部可引起肺真菌病（外源性）。有些真菌为寄生菌，当机体免疫力下降时可引起感染。体内其他部位真菌感染亦可经淋巴或血液到肺部，为继发性肺真菌病。

病理改变有过敏、化脓性炎症或形成慢性肉芽肿。X 线影像表现无特征性，可为支气管肺炎、大叶性肺炎、单发或多发结节，乃至肿块状阴影和空洞。由于肺真菌病临床表现无特异性，诊断时必须综合考虑宿主因素、临床特征、微生物学检查和组织病理学资料，病理学诊断仍是肺真菌病的金标准。

（一）肺念珠菌病

肺念珠菌病（pulmonary candidiasis）又称支气管肺念珠菌病（broncho-pulmonary candidiasis），是由白念珠菌或其他念珠菌所引起的急性、亚急性或慢性下呼吸道真菌病。念珠菌有黏附黏膜组织的特性，其中白念珠菌对组织的黏附力尤强，故其致病力较其他念珠菌更强。念珠菌被吞噬后，在巨噬细胞内仍可长出芽管，穿破细胞膜并损伤巨噬细胞。念珠菌尚可产生致病性强的水溶性毒素，引起休克。近年非白念珠菌（如热带念珠菌、光滑念珠菌、克柔念珠菌等）感染有升高的趋势，可能与抗真菌药广泛应用有关。

念珠菌病临床可分为两种类型，亦是病程发展中的两个阶段。

1. 支气管炎型 表现为阵发性刺激性咳嗽，咳多量似白泡沫塑料状稀痰，偶带血丝，随病情进展，痰稠如糨糊状。憋喘、气短，尤以夜间为甚。乏力、盗汗，多无发热。X 线影像仅示两肺中下野纹理增粗。

2. 肺炎型 表现为畏寒、高热，咳白色泡沫黏痰，有酵臭味，痰或呈胶冻状，有时咯血，临床酷似急性细菌性肺炎。胸部 X 线检查显示双下肺纹理增多，有纤维条索影，伴散在的大小不等、形状不一的结节状阴影，呈支气管肺炎表现；或融合的均匀大片浸润，自肺门向周边扩展，可形成空洞。多为双肺或多肺叶病变，但肺尖较少受累。偶可并发胸膜炎。

诊断肺念珠菌病，要求合格的痰或支气管分泌物标本 2 次显微镜检酵母假菌丝或菌丝阳性以及真菌培养有念珠菌生长且两次培养为同一菌种（血行播散者除外）。另外，血清 1,3-β-D-葡聚糖抗原检测（G 试验）连续 2 次阳性。但确诊仍需组织病理学的依据。

轻症病人在消除诱因后，病情常能逐渐好转，病情严重者则应及时应用抗真菌药物。氟康唑、伊曲康唑、伏立康唑和泊沙康唑均有效果。氟康唑每日 200mg，首剂加倍，病情重者可用 400mg/d，甚或

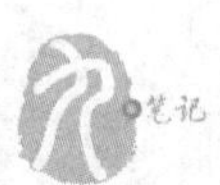

更高剂量，6～12mg/（kg·d）。两性霉素 B 亦可用于重症病例，0.5～1.0mg/（kg·d），但毒性反应较

大。棘白菌素类抗真菌药如卡泊芬净、米卡芬净等对念珠菌也有效。临床上应根据病人的状态和真菌药敏结果选用。

（二）肺曲霉病

肺曲霉病（pulmonary aspergillosis）可由多种曲霉引起，烟曲霉为主要致病原。烟曲霉常定植在上呼吸道，病人免疫力的高低对临床曲霉病的类型有明显的影响，如免疫力正常，可发生变应性支气管肺曲霉病和曲霉相关的过敏性肺炎，免疫力极度低下时，可致侵袭性肺曲霉病。曲霉属广泛存在于自然界，空气中到处有其孢子，在秋冬及阴雨季节，储藏的谷草霉变更多。吸入曲霉孢子不一定致病，如大量吸入可能引起急性气管-支气管炎或肺炎。曲霉的内毒素使组织坏死，病灶可为浸润性、实变、空洞、支气管炎或粟粒状弥漫性病变。

肺曲霉病的确诊有赖于组织培养（病变器官活检标本）及组织病理学检查，镜检可见锐角分支分隔无色素沉着的菌丝，直径约 2～4μm；无菌组织或体液培养有曲霉属生长。如呼吸道标本（痰液、支气管肺泡灌洗液和支气管毛刷）镜检真菌成分显示为霉或培养阳性，或肺、脑、鼻窦 CT 或 X 线检查有特征性改变，病人为免疫抑制宿主，应怀疑曲霉病。免疫抑制宿主侵袭性肺曲霉病其支气管肺泡灌洗液涂片、培养和（或）抗原测定有很好的特异性和阳性预测值。用曲霉浸出液作抗原皮试，变应性病人有速发型反应，表明有 IgE 抗体存在；对曲霉过敏者血清 IgE 可明显升高。血、尿、脑脊液及肺泡灌洗液曲霉半乳甘露聚糖测定（GM 试验）和 PCR 测定血中曲霉 DNA 对本病诊断亦有帮助，动态观察其变化对诊断更有价值。

临床上肺曲霉病可分五种类型：

1. **侵袭性肺曲霉病（invasive pulmonary aspergillosis，IPA）**　IPA 是最常见的类型，肺组织破坏严重，治疗困难，病死率高。侵袭性肺曲霉病多为局限性肉芽肿或广泛化脓性肺炎，伴脓肿形成。病灶呈急性凝固性坏死，伴坏死性血管炎、血栓及霉栓，甚至累及胸膜。症状以干咳、胸痛常见，部分病人有咯血，病变广泛时出现气急和呼吸困难，甚至呼吸衰竭。X 线胸片表现为以胸膜为基底的多发的楔形、结节、肿块阴影或空洞；有些病人典型的胸部 CT 表现早期为晕轮征（halo sign），即肺结节影（水肿或出血）周围环绕有低密度影（缺血），后期为新月体征（crescent sign）。部分病人可有中枢神经系统感染，出现中枢神经系统的症状和体征。

2. **侵袭性气管支气管曲霉病（invasive tracheobronchial aspergillosis，ITBA）**　ITBA 病变主要局限于大气道，支气管镜检查可见气道壁假膜、溃疡、结节等。常见症状为频繁咳嗽、胸痛、发热和咯血。本病需经支气管镜确诊。

3. **慢性坏死性肺曲霉病（chronic necrotizing pulmonary aspergillosis，CNPA）**　CNPA 亦称半侵袭性（semi-invasive）肺曲霉病，曲霉直接侵袭肺实质，是一种亚急性或非血管侵袭性病变。病人表现为肺部空洞性病变，长期呼吸道症状和血清抗曲霉属抗体阳性。未治疗病人 1 年生存率仅 50%。

4. **曲霉肿（aspergilloma）**　曲霉肿又称曲菌球，常继发于支气管囊肿、支气管扩张、肺脓肿和肺结核空洞，系曲霉在慢性肺部疾病原有的空腔内繁殖、蓄积，与纤维蛋白、黏液及细胞碎屑凝聚成曲霉肿。曲霉肿一般不侵犯组织，但可发展成侵袭性肺曲霉病。可有刺激性咳嗽，常反复咯血，甚至发生威胁生命的大咯血。因为曲霉肿和支气管多不相通，故痰量不多，痰中亦难以发现曲霉。X 线胸片或 CT 片显示在原有的慢性空洞内有一球型影，可随体位改变而在空腔内移动。

5. **变应性支气管肺曲霉病（allergic bronchopulmonary aspergillosis，ABPA）**　ABPA 多由烟曲霉引起的气道高反应性疾病。对曲霉过敏者吸入大量孢子后，阻塞小支气管，引起短暂的肺不张和喘息的发作，亦可引起肺部反复游走性浸润。病人喘息、畏寒、发热、乏力、刺激性咳嗽、咳棕黄色脓痰，偶带血。痰中有大量嗜酸性粒细胞及曲霉丝，烟曲霉培养阳性。哮喘发作为其突出的临床表现，一般解痉平喘药难以奏效。外周血嗜酸性粒细胞增多，血清 IgE>1000U/ml，曲霉速发型皮肤反应阳性，血清烟曲霉 IgG 抗体阳性，血清曲霉特异性 IgE 阳性。胸片或 CT 显示中央性支气管扩张（肺野内

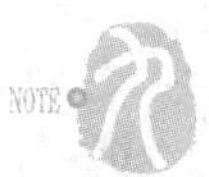

侧 2/3 的支气管)和一过性肺浸润,表现为上叶一过性实变或不张,磨玻璃阴影伴马赛克征,黏液嵌塞,可发生于双侧。

侵袭性肺曲霉病、侵袭性气管支气管曲霉病和慢性坏死性肺曲霉病的治疗首选伏立康唑,首日剂量 6mg/kg,随后 4mg/kg,每 12 小时 1 次;病情好转后可转为口服,200mg 每 12 小时 1 次。疗程至少 6~12 周。以往两性霉素 B 被视为治疗真菌的金标准,由于新的抗真菌药的出现,目前已不作为首选,但其具有价廉、疗效好的优点。首次宜从小剂量开始,每日 0.1mg/kg 溶于 5% 葡萄糖溶液中缓慢避光静脉滴注,逐日增加 5~10mg,尽快尽可能给予最大耐受剂量[1~1.5mg/(kg·d)],然后维持治疗。目前对疗程、总剂量还没有统一的意见,可根据病人病情的程度、对治疗的反应、基础疾病或免疫状态个体化给予。主要不良反应为畏寒、发热、心慌、腰痛及肝肾功能损害等。但用药过程中出现中度肾功能损害并非停药的指征。两性霉素 B 脂质复合体,其肾毒性较小,主要适合已有肾功能损害或用两性霉素 B 后出现肾毒性的病人,剂量 5mg/(kg·d)。还可选用卡泊芬净和米卡芬净等棘白菌素类药物。

曲霉肿的治疗主要是预防威胁生命的大咯血,如条件许可应行手术治疗。支气管动脉栓塞可用于大咯血的治疗。支气管内和脓腔内注入抗真菌药或口服伊曲康唑可能有效。

急性 ABPA 的治疗首选糖皮质激素,开始可用泼尼松 0.5mg/(kg·d),2 周后改为隔日 1 次。慢性 ABPA 糖皮质激素剂量 7.5~10mg/d。疗程根据情况决定,一般需 3 个月或更长。抗真菌治疗可选用伊曲康唑,200mg/d,口服,疗程大于 16 周。伏立康唑和泊沙康唑也有效。可酌情使用 β_2 受体激动剂或吸入糖皮质激素。

(三)肺隐球菌病

肺隐球菌病(pulmonary cryptococcosis)为新型隐球菌感染引起的亚急性或慢性内脏真菌病。主要侵犯肺和中枢神经系统,但也可以侵犯骨骼、皮肤、黏膜和其他脏器。本菌感染后仅引起轻度炎症反应,多发于免疫抑制宿主,如艾滋病病人;约 20% 发生在免疫功能正常的健康人。

隐球菌中具有致病性的主要是新型隐球菌及格特变种(目前至少有 9 种),细胞多呈圆形或卵圆形,不形成菌丝和孢子,出芽生殖。新型隐球菌是一种腐物寄生性酵母菌,能在 37℃生长,具有荚膜。根据其荚膜抗原分为 A、B、C、D 4 个血清型。不同变种及不同血清型所致感染呈现一定的地域性差异。A、D 型和 AD 型呈全球性分布,广泛存在于土壤和鸽粪中,与免疫抑制(尤其是 AIDS)病人感染有关,而格特变种(B、C 血清型)和上海变种(B 型)则见于热带和亚热带地区。我国以 A 型居多,未见 C 型。本菌可以从土壤、鸽粪和水果中分离到,也可从健康人的皮肤、黏膜和粪便中分离出来。环境中的病原体主要通过呼吸道,也可通过皮肤或消化道进入人体引起疾病,或成为带菌者。新型隐球菌病在 HIV 感染病人的发生率近 10%,居感染性并发症的第 4 位。隐球菌病可发生于任何年龄,儿童多见,多发于 40 岁以上年龄组。新型隐球菌不产生毒素,感染不引起组织破坏、出血、梗死或坏死,也不引起纤维化和钙化。病原菌对组织的直接作用是由于酵母细胞增加占据空间和压迫所致。

肺部隐球菌感染时起病多隐匿,可有发热、咳嗽、咳少量白痰或并有气短、胸痛、痰血、体重降低、盗汗等,亦可无症状。胸片常见肺局限性小斑片影,多误诊为肺结核或非典型病原体肺炎。病人可在未用抗真菌药物治疗时肺病变即自行吸收,但有部分病人可缓慢发展或形成播散:缓慢发展者则渐形成慢性炎症和肉芽肿,在胸片上显示结节或块影,此时易误诊为肺癌;形成播散者则发生肺外感染,尚可见少数病例在肺感染已有吸收或吸收后才出现脑膜脑炎或其他部位的肺外感染。免疫功能受抑制的肺感染病人,其胸片呈双肺多发实质性斑片状或弥漫性间质浸润,或呈结节、斑块影,可累及胸膜而发生渗液、气胸,或伴有肺门淋巴结肿大。痰培养有隐球菌生长对肺隐球菌病的诊断很有帮助,但不足以确诊,因为它可以作为呼吸道定植菌,不一定引起发病。确诊需要从下呼吸道或肺组织直接采样培养。脑脊液可墨汁染色直接镜检,若见到外圈透光的圆形厚壁菌体即可确定新型隐球菌。组织经六铵银染色或 Fontana-Masson 染色(FMS),能使隐球菌选择性染色。乳胶凝集试验检测隐球菌抗原对隐球菌感染具有很高的诊断价值。

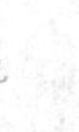

治疗上可选用氟康唑、伊曲康唑或两性霉素 B。对免疫功能正常的无症状者,可临床观察随访或

口服氟康唑 200～400mg/d，疗程 3～6 个月；有症状的病人疗程 6～12 个月，重症病人尤其是合并隐球菌脑膜炎者可联合两种抗真菌药物治疗，如两性霉素 B 联合 5-氟胞嘧啶治疗。术前未经化疗而手术切除的肺隐球菌病，建议术后口服氟康唑 200～400mg/d，疗程 2～4 个月。

（四）肺孢子菌肺炎

肺孢子菌肺炎（pneumocystis pneumonia，PCP）是机会性感染疾病。肺孢子菌（*Pneumocystis*，PC）是在哺乳动物和人的呼吸道发现的单细胞真菌属，以往称为卡氏肺囊虫（*Pneumocystis carinii*，PC），20 世纪 80 年代基因组序列分析结果显示其应归属于真菌。2002 年重新命名为伊氏肺孢子菌（*Pneumocystis jiroveci*）。

PC 有 3 种结构形态，即滋养体、包囊和子孢子（囊内体）。PC 可寄生于多种动物，如鼠、犬、猫、兔、羊、猪、马、猴等体内，也可寄生于健康人体。它广泛分布于自然界，如土壤、水等。PC 的不同株型存在宿主特异性，伊氏肺孢子菌是感染人类特异的病原体，其包囊壁薄、圆形，大小 5～8μm。PCP 是免疫功能低下病人最常见、最严重的机会性感染疾病。

PCP 的感染途径为空气传播和体内潜伏状态肺孢子菌的激活。在肺内繁殖并逐渐充满整个肺泡腔，并引起肺泡上皮细胞空泡化，脱落。肺间质充血水肿、肺泡间隔增宽。间质中淋巴细胞、巨噬细胞和浆细胞浸润，亦可见中性粒细胞和嗜酸性粒细胞。

PCP 潜伏期一般为 2 周，而艾滋病病人潜伏期约 4 周。发病无性别和季节差异。在不同个体及疾病的不同病程，PCP 临床表现差异甚大。

1. 流行型或经典型　主要见于早产儿、营养不良儿，年龄多在 2～6 个月，可在育婴机构内流行。起病常隐匿，进展缓慢。初期大多有拒睡、食欲下降、腹泻、低热，体重减轻，逐渐出现干咳、气急，并呈进行性加重，发生呼吸困难、鼻翼扇动和发绀。有时可发生脾大。病程一般持续 3～8 周，如不及时治疗，可死于呼吸衰竭，病死率为 20%～50%。

2. 散发型或现代型　多见于免疫缺陷者，偶见于健康者。化疗或器官移植病人并发 PCP 时病情进展迅速，而艾滋病病人并发 PCP 时的进展较缓慢。初期表现有食欲缺乏、体重减轻。继而出现干咳、发热、发绀、呼吸困难，很快发生呼吸窘迫，未及时发现和治疗的病人其病死率高达 70%～100%。

PCP 病人常表现症状和体征分离现象，即症状虽重，体征常缺如。少数病人可有数次复发，尤其在艾滋病病人中更为常见。

外周血白细胞计数升高，部分病人减少，嗜酸性粒细胞增加，淋巴细胞绝对值减少。动脉血气示低氧血症和呼吸性碱中毒。乳酸脱氢酶明显升高。肺功能潮气量、肺总量和弥散量降低。

胸部 X 线检查早期典型改变为弥漫性肺泡和间质浸润性阴影，表现为双侧肺门周围弥漫性渗出，呈网状和小结节状影，然后迅速进展成双侧肺门的蝶状影，呈肺实变，可见支气管充气征。

病原学检查可用痰或诱导痰标本，经支气管镜刷检、肺活检和肺泡灌洗，经皮肺穿刺和开胸肺活检等标本染色观察包囊壁、子孢子。

除了对症治疗和基础病治疗之外，主要是病原治疗。首选复方磺胺甲噁唑（TMP-SMZ），TMP 15～20mg/（kg·d）或 SMZ 75～100mg/（kg·d），分 3～4 次口服或静脉滴注，疗程 2～3 周；如对 TMP-SMZ 耐药或不耐受，也可选用氨苯砜、克林霉素+伯氨喹、甲氧苄啶+氨苯砜、阿托伐醌等。棘白菌素类抗真菌药如卡泊芬净等对 PCP 也有良好的疗效。此外，糖皮质激素可抑制 PCP 的炎症反应，降低病死率，对于 $PaO_2 \leqslant 70mmHg$ 者，应尽早使用泼尼松 40mg，每日 2 次口服，连续 5 天，随后 40mg/d，连续 5 天，然后 20mg/d 直至停用。临床对高危人群可预防性化学治疗。

第四节　肺　脓　肿

肺脓肿（lung abscess）是由多种病原体所引起的肺组织化脓性病变，早期为化脓性肺炎，继而坏死、液化，脓肿形成。临床特征为高热、咳嗽和咳大量脓臭痰，胸部 X 线或 CT 显示肺实质内厚壁空洞

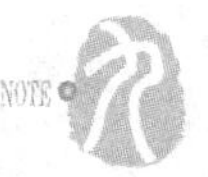

或伴液平,如多个直径小于2cm的空洞也称为坏死性肺炎。原发性肺脓肿多见于易于误吸的无基础疾病者,继发性肺脓肿多继发于肺部新生物引起的气道堵塞或免疫抑制(如AIDS、器官移植)病人。肺脓肿多发生于壮年,男性多于女性。病原体主要是厌氧菌和兼性厌氧菌,近年来需氧菌感染比率增高。

【病因和发病机制】

肺脓肿的病原体与感染途径密切相关。根据感染途径,肺脓肿可分为以下几种类型:

1. 吸入性肺脓肿 病原体经口、鼻、咽腔吸入致病。正常情况下,吸入物经气道黏液-纤毛运载系统、咳嗽反射和肺巨噬细胞可迅速清除。但当有意识障碍如在麻醉、醉酒、药物过量、癫痫、脑血管意外时,或由于受寒、极度疲劳等诱因,全身免疫力与气道防御清除功能降低,吸入的病原菌可致病。此外,还可由于鼻窦炎、牙槽脓肿等脓性分泌物被吸入致病。脓肿常为单发,其部位与支气管解剖和体位有关。由于右主支气管较陡直,且管径较粗大,吸入物易进入右肺。仰卧位时,好发于上叶后段或下叶背段;坐位时好发于下叶后基底段;右侧卧位时,则好发于右上叶前段或后段。最常分离到的厌氧菌有消化链球菌属(*Peptostreptococcus*)、普雷沃菌属(*Prevotella*)、拟杆菌属(*Bacteroides*)、梭杆菌属(*Fusobacterium*)等,常为混合感染。除上述厌氧菌外,还有需氧或兼性厌氧菌存在,其中最常见需氧和兼性厌氧菌为肺炎球菌、金黄色葡萄球菌、溶血性链球菌、草绿色链球菌、肺炎克雷伯杆菌、大肠埃希菌、铜绿假单胞菌、军团菌、奴卡菌等。

2. 继发性肺脓肿 某些细菌性肺炎,如金黄色葡萄球菌、铜绿假单胞菌和肺炎克雷伯杆菌肺炎等可以继发肺脓肿。支气管扩张、支气管囊肿、支气管肺癌、肺结核空洞等继发感染也可导致继发性肺脓肿。支气管异物阻塞,是导致肺脓肿特别是小儿肺脓肿的重要因素。肺部邻近器官化脓性病变,如膈下脓肿、肾周围脓肿、脊柱脓肿或食管穿孔等波及肺也可引起肺脓肿。阿米巴肝脓肿好发于右肝顶部,易穿破膈肌至右肺下叶,形成阿米巴肺脓肿。

3. 血源性肺脓肿 因皮肤外伤感染、疖、痈、中耳炎或骨髓炎等所致的脓毒症,菌栓经血行播散到肺,引起小血管栓塞、炎症和坏死而形成肺脓肿。静脉吸毒者如有右心细菌性心内膜炎,三尖瓣赘生物脱落阻塞肺小血管形成肺脓肿。血源性肺脓肿常为两肺外野的多发性脓肿,致病菌以金黄色葡萄球菌、表皮葡萄球菌及链球菌为常见。

【病理】

感染物阻塞细支气管,致病菌繁殖引起小血管炎性栓塞,肺组织化脓性炎症、坏死,形成肺脓肿,继而坏死组织液化破溃到支气管,脓液部分排出,形成有气液平的脓腔,空洞壁表面常见残留坏死组织。病变有向周围扩展的倾向,甚至超越叶间裂波及邻接的肺段。若脓肿靠近胸膜,可发生局限性纤维蛋白性胸膜炎,发生胸膜粘连;如为张力性脓肿,破溃到胸膜腔,则可形成脓胸、脓气胸或支气管胸膜瘘。肺脓肿可完全吸收或仅剩少量纤维瘢痕。

如急性肺脓肿治疗不彻底,或支气管引流不畅,导致大量坏死组织残留脓腔,炎症迁延3个月以上则称为慢性肺脓肿。脓腔壁成纤维细胞增生,肉芽组织使脓腔壁增厚,并可累及周围细支气管,致其变形或扩张。

【临床表现】

1. 症状 起病可急可慢,早期症状常为肺炎症状,即发热、盗汗、乏力、厌食、咳痰、咳黏液痰或黏液脓痰。可有严重的衰竭症状,体温可高达39~40℃。炎症波及局部胸膜可引起胸痛。病变范围较大,可出现气急。如感染局限或不严重,发热、厌食、乏力症状轻微。约1~2周后,咳嗽加剧,脓肿破溃于支气管,咳出大量脓臭痰,每日可达300~500ml,体温旋即下降。由于病原菌多为厌氧菌,故痰带腐臭味,但由厌氧菌引起的脓肿中约50%无腐臭味,所以无臭痰并不排除厌氧菌的诊断。有时痰中带血或中等量咯血。血源性肺脓肿多先有原发病灶引起的畏寒、高热等全身脓毒血症的症状。经数日至两周才出现肺部症状,如咳嗽、咳痰等。通常痰量不多,极少咯血。肺脓肿急性阶段如能及时有

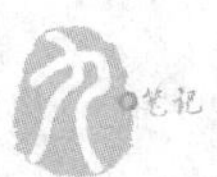

效地治疗，可在数周内逐渐好转，痰量减少。如支气管引流不畅，抗菌治疗不充分，迁延3个月以上即称为慢性肺脓肿。病人可有慢性咳嗽、咳脓痰、反复咯血、不规则发热等，常呈贫血、消瘦等慢性消耗病态。

2. 体征　体征与肺脓肿的大小和部位有关。病变较小或位于肺脏的深部，可无异常体征。病变较大，脓肿周围有大量炎症，叩诊呈浊音或实音，听诊呼吸音减低，有时可闻及湿啰音，如空洞大，叩诊可出现鼓音或听诊闻及空瓮性呼吸音。血源性肺脓肿体征大多阴性。慢性肺脓肿病人呈消耗病容，面色苍白、消瘦，患侧胸廓略塌陷，叩诊浊音，呼吸音减低，可有杵状指（趾）。

【实验室和其他检查】

1. 生化检查　急性肺脓肿血白细胞总数达$(20\sim30)\times10^9/L$，中性粒细胞在90%以上，核左移明显，常有毒性颗粒。慢性病人的血白细胞可稍升高或正常，红细胞和血红蛋白减少。

2. 微生物学检查　由于痰液经过口腔时均被口腔中厌氧菌污染，故不需要进行痰厌氧菌培养。如需进行厌氧菌培养，理想的采样方法是通过气管吸引、经皮肺穿刺吸引或经鼻支气管镜防污染毛刷采样定量培养。需氧菌感染痰标本中的中性粒细胞数与痰中的优势菌有关。怀疑真菌、诺卡菌或肺孢子菌感染时，需进行痰涂片嗜银染色。所有的痰标本均应进行抗酸染色，也应进行分枝杆菌、真菌、需氧菌和军团菌培养。疑有军团菌感染者可通过直接荧光抗体检测和尿抗原检测来辅助诊断。放线菌常定植在口咽部，怀疑放线菌感染者可采用经皮针吸活检、支气管镜防污染毛刷或开胸肺活检的方法收集标本进行培养证实。血源性肺脓肿病人的血培养可发现致病菌。

3. 影像学检查　肺脓肿的X线表现根据类型、病期、支气管的引流是否通畅以及有无胸膜并发症而有所不同。吸入性肺脓肿在早期化脓性炎症阶段，其典型的X线征象为大片浓密模糊炎性浸润阴影，边缘不清，分布在一个或数个肺段，与细菌性肺炎相似。脓肿形成后，大片浓密炎性阴影中出现圆形透亮区及液平面，若支气管引流不畅时，可形成张力性空洞，胸片显示为薄壁囊性空洞。在消散期，脓腔周围炎症逐渐吸收，脓腔缩小而至消失，最后残留少许纤维条索阴影。慢性肺脓肿脓腔壁增厚，内壁不规则，周围炎症略消散，但不完全，伴纤维组织显著增生，并有程度不等的肺叶收缩，胸膜增厚。纵隔向患侧移位，健侧发生代偿性肺气肿。血源性肺脓肿在一肺或两肺边缘部有多发的散在小片状炎症阴影或边缘较整齐的球形病灶，其中可见脓腔及液平面。炎症吸收后可呈现局灶性纤维化或小气囊。并发脓胸者，患侧胸部呈大片浓密阴影；若伴发气胸则可见液平面。侧位X线检查可明确脓肿在肺脏中的部位及其范围大小，有助于作体位引流或外科治疗。胸部CT扫描多呈类圆形的厚壁脓腔，脓腔内可有液平面出现，脓腔内壁常表现为不规则状，周围有模糊炎性影。CT扫描对侵入胸壁的放线菌性肺脓肿最具有诊断价值，波浪状肋骨破坏的征象提示放线菌性脓肿。怀疑支气管肺隔离症感染导致肺脓肿，增强CT或动脉造影有助于诊断。

4. 纤维支气管镜检查　有助于明确病因和病原学诊断，并可用于治疗。如有气道内异物，可取出异物使气道引流通畅。疑为肿瘤阻塞，则可取病理标本。还可取痰液标本行需氧和厌氧菌培养。可经纤维支气管镜插入导管，尽量接近或进入脓腔，吸引脓液、冲洗支气管及注入抗生素，以提高疗效与缩短病程。

【诊断与鉴别诊断】

（一）诊断

依据口腔手术、昏迷呕吐、异物吸入，急性发作的畏寒、高热、咳嗽和咳大量脓臭痰等病史，结合白细胞总数和中性粒细胞显著增高，肺野大片浓密炎性阴影中有脓腔及液平面的X线征象，可作出诊断。血、痰培养，包括厌氧菌培养，分离细菌，有助于作出病原诊断。有皮肤创伤感染，疖、痈等化脓性病灶，发热不退并有咳嗽、咳痰等症状，胸部X线检查示有两肺多发性小脓肿，可诊断为血源性肺脓肿。在急性肺脓肿时期未及时控制感染，使肺部的炎症和坏死空洞迁延发展超过3个月时，即诊断为慢性肺脓肿。有慢性咳嗽，咯脓血痰，体质消耗，可见杵状指（趾）。X线表现主要呈空洞病变，多有液

平。内外壁界限清楚,并有较长的纤维索条通向四周。同时有肺部慢性炎症、新的播散病灶、肺部纤维化或团块状致密阴影。可并发脓胸、脓气胸。

（二）鉴别诊断

肺脓肿应与下列疾病相鉴别：

1. **细菌性肺炎**　早期肺脓肿与细菌性肺炎在症状及X线表现上很相似。细菌性肺炎中肺炎球菌肺炎最常见,常有口唇疱疹、铁锈色痰而无大量黄脓痰。胸部X线片示肺叶或段实变或呈片状淡薄炎性病变,边缘模糊不清,但无脓腔形成。其他有化脓性倾向的葡萄球菌、肺炎杆菌肺炎等。痰或血的细菌分离可作出鉴别。

2. **空洞性肺结核**　发病缓慢,病程长,常伴有结核毒性症状,如午后低热、乏力、盗汗、长期咳嗽、咯血等。胸部X线片示空洞壁较厚,其周围可见结核浸润病灶,或伴有斑点、结节状病变,空洞内一般无液平面,有时伴有同侧或对侧的结核播散病灶。痰中可找到结核杆菌。继发感染时,亦可有多量黄脓痰,应结合过去史,在治疗继发感染的同时,反复查痰可确诊。

3. **支气管肺癌**　肿瘤阻塞支气管引起远端肺部阻塞性炎症,呈肺叶、段分布。癌灶坏死液化形成癌性空洞。发病较慢,常无或仅有低度毒性症状。胸部X线片示空洞常呈偏心、壁较厚、内壁凹凸不平,一般无液平面,空洞周围无炎症反应。由于癌肿经常发生转移,故常见到肺门淋巴结大。通过X线体层摄片、胸部CT扫描、痰脱落细胞检查和纤维支气管镜检查可确诊。

4. **肺大疱或肺囊肿继发感染**　肺大疱或肺囊肿呈圆形、腔壁薄而光滑,常伴有液平面,周围无炎症反应。病人常无明显的毒性症状或咳嗽。若有感染前的X线片相比较,则更易鉴别。肺脓肿为含脓液的局限性空洞,由肺组织坏死引起,伴周围肺组织炎症。

5. **其他**　如血管炎伴空洞坏死、肺栓塞伴梗死、真菌感染伴空洞形成、脓胸伴液平也需要注意鉴别。

【治疗】

1. **抗生素治疗**　吸入性肺脓肿多合并厌氧菌感染,青霉素对绝大多数厌氧菌都敏感,疗效较佳,故最常用。剂量1200万~1800万U/d静脉滴注,分4~6次给药,或延长青霉素给药时间,以使其T>MIC%达到50%以上。脆弱拟杆菌对青霉素不敏感,而对林可霉素、克林霉素和甲硝唑敏感,故常与甲硝唑2g/d联合应用。该联合用药方案对产β-内酰胺酶的细菌也有效。初始治疗有效的病人,在体温消退、症状好转后可改为口服治疗,可单用或联合应用口服青霉素500mg,每日4次,甲硝唑400mg,每日3次。对青霉素耐药菌株,可采用克林霉素、第三代头孢菌素、β-内酰胺类/β-内酰胺酶抑制剂、氟喹诺酮类。军团菌肺脓肿可用大环内酯类或喹诺酮类抗生素,也可单用克林霉素或联合应用利福平。巴斯德菌肺脓肿首选青霉素或四环素,但需要延长治疗时间。放线菌肺脓肿青霉素静脉注射治疗的时间也要延长。诺卡菌肺脓肿首选甲氧苄啶(TMP)10mg/(kg·d)和磺胺甲噁唑(SMZ)50mg/(kg·d),免疫抑制的病人平均疗程为6个月。马红球菌肺脓肿应选用两种药物联合应用,大环内酯类加环丙沙星、庆大霉素、利福平或复方新诺明。血源性肺脓肿为脓毒血症的并发症,应按脓毒血症治疗,可选用耐β-内酰胺酶的青霉素或头孢菌素。MRSA感染应选用万古霉素、替考拉宁或利奈唑胺。如为阿米巴原虫感染,则用甲硝唑治疗。抗生素疗程6~8周,或直至X线胸片示脓腔和炎症消失,仅有少量的残留纤维化。

2. **脓液引流**　脓液引流是提高疗效的有效措施。痰黏稠不易咳出者可用祛痰药或雾化吸入生理盐水、祛痰药或支气管舒张剂以利痰液引流。身体状况较好者可采取体位引流排痰,引流的体位应使脓肿处于最高位,每日2~3次,每次10~15分钟。有明显痰液阻塞征象,可经纤维支气管镜冲洗并吸引。靠近胸壁的肺脓肿病灶治疗效果差时可行经胸壁置管引流,局部注射抗生素治疗。

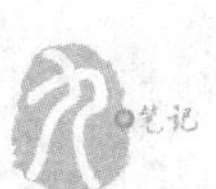

3. **手术治疗**　适应证为:①肺脓肿病程超过3个月,经内科治疗脓腔不缩小,或脓腔过大(5cm

以上)估计不易闭合者;②大咯血经内科治疗无效或危及生命;③伴有支气管胸膜瘘或脓胸经抽吸、引流和冲洗疗效不佳者;④支气管阻塞限制了气道引流,如肺癌。对病情严重不能耐受手术者,可经胸壁插入导管到脓腔进行引流。

【预防】

要重视口腔、上呼吸道慢性感染病灶的治疗。口腔和胸腹手术前应注意保持口腔清洁,手术中注意清除口腔和上呼吸道血块及分泌物,鼓励病人咳嗽,及时取出呼吸道异物,保持呼吸道引流通畅。昏迷病人更要注意口腔清洁。

(瞿介明)

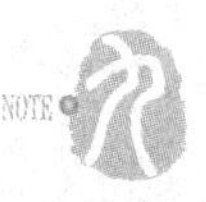

第七章 肺结核

肺结核(pulmonary tuberculosis)在本世纪仍然是严重危害人类健康的主要传染病,是全球关注的公共卫生和社会问题,也是我国重点控制的主要疾病之一。

自20世纪80年代以来,在结核病疫情很低的发达国家或原结核病疫情较严重的发展中国家,结核病疫情均出现明显回升并呈现全球性恶化的趋势。世界卫生组织(WHO)于1993年宣布结核病处于"全球紧急状态",动员和要求各国政府大力加强结核病的控制工作以遏制这次结核病危机,同时将积极推行全程督导短程化学治疗策略(directly observed treatment short-course,DOTS)作为国家结核病规划的核心内容。当前结核病疫情虽出现缓慢的下降,但由于耐多药结核病(multidrug-resistant tuberculosis,MDR-TB)的增多,人类免疫缺陷病毒与结核分枝杆菌的双重感染(HIV/TB)和移民及流动人口中结核病难以控制,结核病仍然是危害人类健康的公共卫生问题。

【流行病学】

1. 全球疫情 全球有1/3的人(约20亿)曾受到结核分枝杆菌的感染。结核病的流行状况与经济水平大致相关,结核病的高流行与国民生产总值(GDP)的低水平相对应。据WHO估计,2015年全球新发结核病数量约为1040万例,其中120万新发结核病例为艾滋病病毒感染者(占11%)。约140万人死于结核病,还有40万艾滋病病毒感染者死于结核病。虽然从2000年到2015年结核病死亡数量下降了22%,但结核病仍然是2015年全世界十大死因之一。印度、印度尼西亚、中国、尼日利亚、巴基斯坦和南非这六个国家占新发病例数的60%。要在全球取得进展,这些国家的结核病预防和诊疗就必须取得重大进展。值得关注的是,2015年据估计约新发48万例耐多药结核病,此外还有10万新符合耐多药结核病治疗条件的耐利福平结核病病人。而印度、中国和俄罗斯三国就占了45%。

2. 我国疫情 据2010年我国第五次结核病流行病学抽样调查估计:结核病年发病例100万,发病率78/10万;全国现有活动性肺结核病人499万,患病率459/10万;涂阳肺结核病人72万,患病率66/10万;菌阳肺结核病人129万,患病率119/10万;结核病年死亡人数5.4万,死亡率4.1/10万;TB/HIV双重感染病人约2万;每年新发MDR-TB约10万人。通过加强结核病防治工作和落实现代结核病控制措施,近十余年来我国的结核病疫情呈下降趋势,与2000年比较,涂阳肺结核患病率和结核病死亡率下降幅度分别达60.9%和52.8%,年递降率分别达9%和8.3%。由于我国原结核病疫情比较严重,各地区差异大,西部地区肺结核患病率明显高于全国平均水平。结核病防控工作任重而道远,必须坚持不懈地加强结核病防控工作。

【结核分枝杆菌】

结核病的病原菌为结核分枝杆菌复合群,包括结核分枝杆菌、牛分枝杆菌、非洲分枝杆菌和田鼠分枝杆菌。人肺结核的致病菌90%以上为结核分枝杆菌。典型的结核分枝杆菌是细长、稍弯曲、两端圆形的杆菌,痰标本中的结核分枝杆菌可呈现为T、V、Y字形以及丝状、球状、棒状等多种形态。结核分枝杆菌抗酸染色呈红色,可抵抗盐酸酒精的脱色作用,故称抗酸杆菌。结核分枝杆菌对干燥、冷、酸、碱等抵抗力强。在干燥的环境中可存活数个月或数年。在室内阴暗潮湿处,结核分枝杆菌能数个月不死。结核分枝杆菌对紫外线比较敏感,太阳光直射下痰中结核分枝杆菌经2~7小时可被杀死,实验室或病房常用紫外线灯消毒,10W紫外线灯距照射物0.5~1m,照射30分钟具有明显杀菌作用。

结核分枝杆菌的增代时间为14~20小时,培养时间一般为2~8周。结核分枝杆菌菌体成分复杂,主要是类脂质、蛋白质和多糖类。类脂质占总量的50%~60%,其中的蜡质约占50%,与结核病的组织坏死、干酪液化、空洞发生以及结核变态反应有关。菌体蛋白质以结合形式存在,是结核菌素的主要成分,诱发皮肤变态反应。多糖类与血清反应等免疫应答有关。

【结核病在人群中的传播】

结核病在人群中的传染源主要是结核病病人,即痰直接涂片阳性者,主要通过咳嗽、喷嚏、大笑、大声谈话等方式把含有结核分枝杆菌的微滴排到空气中而传播。飞沫传播是肺结核最重要的传播途径,经消化道和皮肤等其他途径传播现已罕见。传染性的大小除取决于病人排出结核分枝杆菌量的多少外,还与空间含结核分枝杆菌微滴的密度及通风情况、接触的密切程度和时间长短以及个体免疫力的状况有关。通风换气,减少空间微滴的密度是减少肺结核传播的有效措施。当然,减少空间微滴数量最根本的方法是治愈结核病病人。影响机体对结核分枝杆菌自然抵抗力的因素除遗传因素外,还包括生活贫困、居住拥挤、营养不良等社会因素。婴幼儿细胞免疫系统不完善,老年人、HIV 感染者、免疫抑制剂使用者、慢性疾病病人等免疫力低下,都是结核病的易感人群。

【结核病在人体的发生与发展】

1. 原发感染 首次吸入含结核分枝杆菌的气溶胶后,是否感染取决于结核分枝杆菌的毒力和肺泡内巨噬细胞固有的吞噬杀菌能力。结核分枝杆菌的类脂质等成分能抵抗溶酶体酶类的破坏作用,如果结核分枝杆菌能够存活下来,并在肺泡巨噬细胞内外生长繁殖,这部分肺组织即出现炎症病变,称为原发病灶。原发病灶中的结核分枝杆菌沿着肺内引流淋巴管到达肺门淋巴结,引起淋巴结肿大。原发病灶和肿大的气管支气管淋巴结合称为原发综合征。原发病灶继续扩大,可直接或经血流播散到邻近组织器官,发生结核病。

当结核分枝杆菌首次侵入人体开始繁殖时,人体通过细胞介导的免疫系统对结核分枝杆菌产生特异性免疫,使原发病灶、肺门淋巴结和播散到全身各器官的结核分枝杆菌停止繁殖,原发病灶炎症迅速吸收或留下少量钙化灶,肿大的肺门淋巴结逐渐缩小、纤维化或钙化,播散到全身各器官的结核分枝杆菌大部分被消灭,这就是原发感染最常见的良性过程。但仍然有少量结核分枝杆菌没有被消灭,长期处于休眠期,成为继发性结核病的来源之一。肺结核的发生发展过程见图 2-7-1。

2. 结核病免疫和迟发性变态反应 结核病主要的免疫保护机制是细胞免疫,体液免疫对控制结

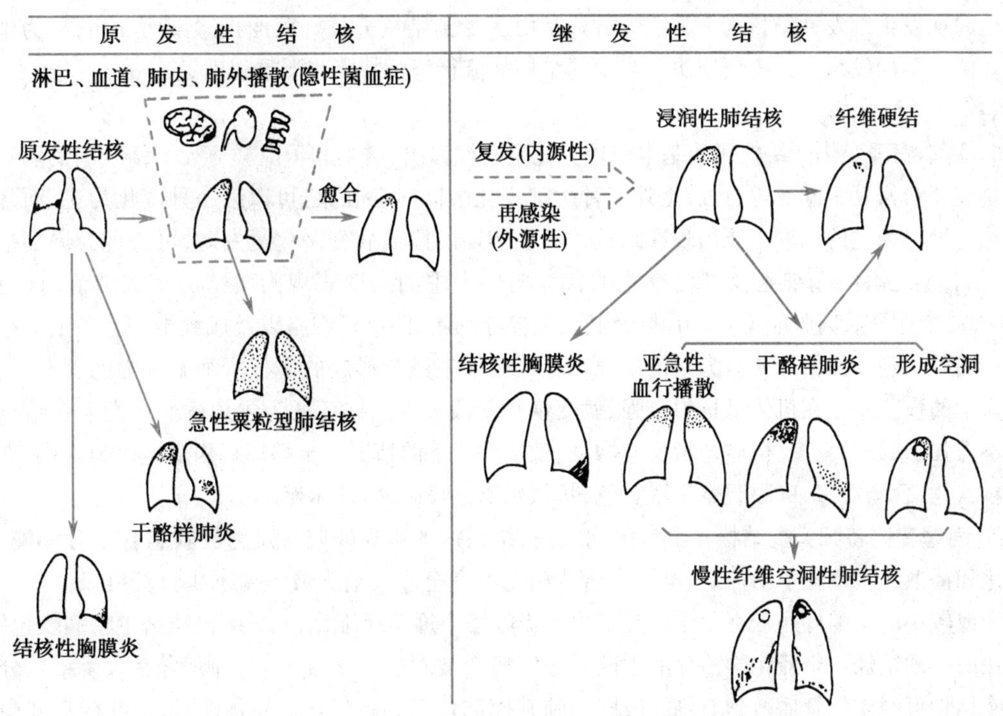

图 2-7-1 肺结核病自然过程示意图

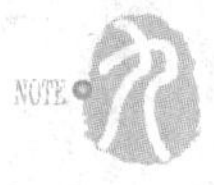

核分枝杆菌感染的作用不重要。人体受结核分枝杆菌感染后，首先是巨噬细胞作出反应，肺泡中的巨噬细胞大量分泌白细胞介素(简称白介素)-1、白介素-6 和肿瘤坏死因子(TNF)-α 等细胞因子，使淋巴细胞和单核细胞聚集到结核分枝杆菌入侵部位，逐渐形成结核肉芽肿，限制结核分枝杆菌扩散并杀灭结核分枝杆菌。T 淋巴细胞具有独特作用，其与巨噬细胞相互作用和协调，对完善免疫保护作用非常重要。T 淋巴细胞有识别特异性抗原的受体，$CD4^+$ T 细胞促进免疫反应，在淋巴因子作用下分化为第一类和第二类辅助性 T 细胞(Th1 和 Th2)。细胞免疫保护作用以 Th1 为主，Th1 促进巨噬细胞的功能和免疫保护力。白介素-12 可诱导 Th1 的免疫作用，刺激 T 细胞分化为 Th1，增加 γ-干扰素的分泌，激活巨噬细胞抑制或杀灭结核分枝杆菌的能力。结核病免疫保护机制十分复杂，一些确切机制尚需进一步研究。

1890 年 Koch 观察到，将结核分枝杆菌皮下注射到未感染的豚鼠，10～14 日后局部皮肤红肿、溃烂，形成深的溃疡，不愈合，最后豚鼠因结核分枝杆菌播散到全身而死亡。而对 3～6 周前受少量结核分枝杆菌感染和结核菌素皮肤试验阳转的动物，给予同等剂量的结核分枝杆菌皮下注射，2～3 日后局部出现红肿，形成表浅溃烂，继之较快愈合，无淋巴结肿大，无播散和死亡。这种机体对结核分枝杆菌再感染和初感染所表现出不同反应的现象称为 Koch 现象。较快的局部红肿和表浅溃烂是由结核菌素诱导的迟发性变态反应的表现；结核分枝杆菌无播散，引流淋巴结无肿大以及溃疡较快愈合是免疫力的反映。免疫力与迟发性变态反应之间关系相当复杂，尚不十分清楚，大致认为两者既有相似的方面，又有独立的一面，变态反应不等于免疫力。

3. 继发性结核　继发性结核病与原发性结核病有明显的差异，继发性结核病有明显的临床症状，容易出现空洞和排菌，有传染性，所以，继发性结核病具有重要的临床和流行病学意义，是防治工作的重点。继发性肺结核的发病有两种类型，一种类型发病慢，临床症状少而轻，多发生在肺尖或锁骨下，痰涂片检查阴性，一般预后良好；另一种类型发病较快，几周前肺部检查还是正常，发现时已出现广泛的病变、空洞和播散，痰涂片检查阳性。这类病人多发生在青春期女性、营养不良、抵抗力弱的群体以及免疫功能受损的病人。

继发性结核病的发病，目前认为有两种方式：原发性结核感染时期遗留下来的潜在病灶中的结核分枝杆菌重新活动而发生的结核病，此为内源性复发；据统计约 10% 的结核分枝杆菌感染者，在一生的某个时期发生继发性结核病。另一种方式是由于受到结核分枝杆菌的再感染而发病，称为外源性重染。两种不同发病方式主要取决于当地的结核病流行病学特点与严重程度。

【病理学】

1. 基本病理变化　结核病的基本病理变化是炎性渗出、增生和干酪样坏死。结核病的病理过程特点是破坏与修复常同时进行，故上述三种病理变化多同时存在，也可以某一种变化为主，而且可相互转化。渗出为主的病变主要出现在结核性炎症初期阶段或病变恶化复发时，可表现为局部中性粒细胞浸润，继之由巨噬细胞及淋巴细胞取代。增生为主的病变表现为典型的结核结节，直径约为 0.1mm，数个融合后肉眼能见到，由淋巴细胞、上皮样细胞、朗汉斯细胞以及成纤维细胞组成。结核结节的中间可出现干酪样坏死。大量上皮样细胞互相聚集融合形成的多核巨细胞称为朗汉斯巨细胞。增生为主的病变发生在机体抵抗力较强、病变恢复阶段。干酪样坏死为主的病变多发生在结核分枝杆菌毒力强、感染菌量多、机体超敏反应增强、抵抗力低下的情况。干酪坏死病变镜检为红染、无结构的颗粒状物，含脂质多，肉眼观察呈淡黄色，状似奶酪，故称干酪样坏死。

2. 病理变化转归　抗结核化学治疗问世前，结核病的病理转归特点为吸收愈合十分缓慢、多反复恶化和播散。采用化学治疗后，早期渗出性病变可完全吸收消失或仅留下少许纤维条索。一些增生病变或较小的干酪样病变在化学治疗下也可吸收缩小逐渐纤维化，或纤维组织增生将病变包围，形成散在的小硬结灶。未经化学治疗的干酪样坏死病变常发生液化或形成空洞，含有大量结核分枝杆菌的液化物可经支气管播散到对侧肺或同侧肺其他部位引起新病灶。经化疗后，干酪样病变中的大量结核分枝杆菌被杀死，病变逐渐吸收缩小或形成钙化。

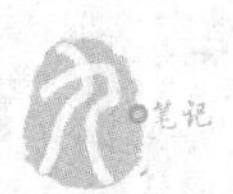

【临床表现】

肺结核的临床表现不尽相同,但有共同之处。

（一）症状

1. **呼吸系统症状** 咳嗽、咳痰两周以上或痰中带血是肺结核的常见可疑症状。咳嗽较轻,干咳或少量黏液痰。有空洞形成时,痰量增多,若合并其他细菌感染,痰可呈脓性。若合并支气管结核,表现为刺激性咳嗽。约 1/3 的病人有咯血,多数病人为少量咯血,少数为大咯血。结核病灶累及胸膜时可表现胸痛,为胸膜性胸痛。随呼吸运动和咳嗽加重。呼吸困难多见于干酪样肺炎和大量胸腔积液病人。

2. **全身症状** 发热为最常见症状,多为长期午后潮热,即下午或傍晚开始升高,翌晨降至正常。部分病人有倦怠乏力、盗汗、食欲减退和体重减轻等。育龄期女性病人可以有月经不调。

（二）体征

多寡不一,取决于病变性质和范围。病变范围较小时,可以没有任何体征;渗出性病变范围较大或干酪样坏死时,则可以有肺实变体征,如触觉语颤增强、叩诊浊音、听诊闻及支气管呼吸音和细湿啰音。较大的空洞性病变听诊也可以闻及支气管呼吸音。当有较大范围的纤维条索形成时,气管向患侧移位,患侧胸廓塌陷、叩诊浊音、听诊呼吸音减弱并可闻及湿啰音。结核性胸膜炎时有胸腔积液体征:气管向健侧移位,患侧胸廓望诊饱满、触觉语颤减弱、叩诊实音、听诊呼吸音消失。支气管结核可有局限性哮鸣音。

少数病人可以有类似风湿热样表现,称为结核性风湿症。多见于青少年女性。常累及四肢大关节,在受累关节附近可见结节性红斑或环形红斑,间歇出现。

【肺结核诊断】

（一）诊断方法

1. 病史和症状体征

(1) 症状体征情况:明确症状的发展过程对结核病诊断有参考意义。体征对肺结核的诊断意义有限。

(2) 诊断治疗过程:确定病人是新发现还是已发现病例。记录首次诊断情况特别是痰排菌情况、用药品种、用药量和时间、坚持规律用药情况等,这对将来确定治疗方案有重要价值。如果是复发病人,治疗史对判断耐药情况有参考意义。

(3) 肺结核接触史:主要是家庭内接触史,对邻居、同事、同宿舍者等有无肺结核病人也应了解。记录接触病人的病情、排菌情况、治疗方案和用药规律情况、接触时间、接触密切程度等。

2. **影像学诊断** 胸部 X 线检查是诊断肺结核的常规首选方法。计算机 X 线摄影(CR)和数字 X 线摄影(DR)等新技术广泛应用于临床,可增加层次感和清晰度。胸部 X 线检查可以发现早期轻微的结核病变,确定病变范围、部位、形态、密度、与周围组织的关系、病变阴影的伴随影像;判断病变性质、有无活动性、有无空洞、空洞大小和洞壁特点等。肺结核病影像特点是病变多发生在上叶的尖后段、下叶的背段和后基底段,呈多态性,即浸润、增殖、干酪、纤维钙化病变可同时存在,密度不均匀、边缘较清楚和病变变化较慢,易形成空洞和播散病灶。诊断最常用的摄影方法是正、侧位胸片,常能将心影、肺门、血管、纵隔等遮掩的病变以及中叶和舌叶的病变显示清晰。

CT 能提高分辨率,对病变细微特征进行评价,减少重叠影像,易发现隐匿的胸部和气管、支气管内病变,早期发现肺内粟粒阴影和减少微小病变的漏诊;能清晰显示各型肺结核病变特点和性质,与支气管关系,有无空洞以及进展恶化和吸收好转的变化;能准确显示纵隔淋巴结有无肿大。常用于对肺结核的诊断以及与其他胸部疾病的鉴别诊断,也可用于引导穿刺、引流和介入性治疗等。

3. **痰结核分枝杆菌检查** 是确诊肺结核病的主要方法,也是制订化疗方案和考核治疗效果的主要依据。每一个有肺结核可疑症状或肺部有异常阴影的病人都必须查痰。

(1) 痰标本的收集:肺结核病人的排菌具有间断性和不均匀性的特点,所以要多次查痰。通常初

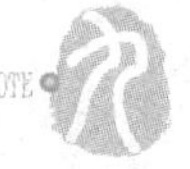

诊病人至少要送3份痰标本，包括清晨痰、夜间痰和即时痰，复诊病人每次送两份痰标本。无痰病人可采用痰诱导技术获取痰标本。

（2）痰涂片检查：是简单、快速、易行和可靠的方法，但欠敏感。每毫升痰中至少含5000～10 000个细菌时可呈阳性结果。除常采用的齐-尼（Ziehl-Neelsen）染色法外，目前WHO推荐使用LED荧光显微镜检测抗酸杆菌，具有省时、方便的优点，适用于痰检数量较大的实验室。痰涂片检查阳性只能说明痰中含有抗酸杆菌，不能区分是结核分枝杆菌还是非结核性分枝杆菌，由于非结核性分枝杆菌致病的机会非常少，故痰中检出抗酸杆菌对诊断肺结核有极重要的意义。

（3）培养法：结核分枝杆菌培养为痰结核分枝杆菌检查提供准确、可靠的结果，灵敏度高于涂片法，常作为结核病诊断的"金标准"。同时也为药物敏感性测定和菌种鉴定提供菌株。沿用的改良罗氏法（Lowenstein-Jensen）结核分枝杆菌培养费时较长，一般为2～8周。近期采用液体培养基和测定细菌代谢产物的BACTEC-TB 960法，10日可获得结果并提高10%分离率。

（4）药物敏感性测定：主要是初治失败、复发以及其他复治病人应进行药物敏感性测定，为临床耐药病例的诊断、制订合理的化疗方案以及流行病学监测提供依据。WHO把比例法作为药物敏感性测定的"金标准"。由于采用BACTEC-TB 960法以及显微镜观察药物敏感法和噬菌体生物扩增法等新生物技术，使药物敏感性测定时间明显缩短，准确性提高。

（5）其他检测技术：如PCR、核酸探针检测特异性DNA片段、色谱技术检测结核硬脂酸和分枝菌酸等菌体特异成分以及采用免疫学方法检测特异性抗原和抗体、基因芯片法等，使结核病快速诊断取得一些进展，但这些方法仍在研究阶段，尚需改进和完善。

4. 纤维支气管镜检查 纤维支气管镜检查常应用于支气管结核和淋巴结支气管瘘的诊断，支气管结核表现为黏膜充血、溃疡、糜烂、组织增生、形成瘢痕和支气管狭窄，可以在病灶部位钳取活体组织进行病理学检查和结核分枝杆菌培养。对于肺内结核病灶，可以采集分泌物或冲洗液标本做病原体检查，也可以经支气管肺活检获取标本检查。

5. 结核菌素试验 结核菌素试验广泛应用于检出结核分枝杆菌的感染，而非检出结核病。结核菌素试验对儿童、少年和青年的结核病诊断有参考意义。由于许多国家和地区广泛推行卡介苗接种，结核菌素试验阳性不能区分是结核分枝杆菌的自然感染还是卡介苗接种的免疫反应。因此，在卡介苗普遍接种的地区，结核菌素试验使结核分枝杆菌感染的检出受到很大限制。目前WHO推荐使用的结核菌素为纯蛋白衍化物（purified protein derivative，PPD）和PPD-RT23。

结核分枝杆菌感染后需4～8周才能建立充分的变态反应，在此之前，结核菌素试验可呈阴性；营养不良、HIV感染、麻疹、水痘、癌症、严重的细菌感染包括重症结核病如粟粒型结核和结核性脑膜炎等，结核菌素试验结果则多为阴性或弱阳性。

6. γ-干扰素释放试验（interferon-gamma release assays，IGRAs） 通过特异性抗原ESAT-6和GFP-10与全血细胞共同孵育，然后检测γ-干扰素水平或采用酶联免疫斑点试验（ELISPOT）测量计数分泌γ-干扰素的特异性T淋巴细胞，可以区分结核分枝杆菌自然感染与卡介苗接种和大部分非结核分枝杆菌感染，因此诊断结核感染的特异性明显高于PPD试验，但由于成本较高等原因，目前多用于研究评价工作，尚未广泛推行。

（二）肺结核的诊断程序

1. 可疑症状病人的筛选 约86%活动性肺结核病人和95%痰涂片阳性肺结核病人有可疑症状。主要可疑症状为：咳嗽、咳痰持续2周以上和咯血，其次是午后低热、乏力、盗汗、月经不调或闭经，有肺结核接触史或肺外结核。上述情况应考虑到肺结核病的可能性，要进行痰抗酸杆菌和胸部X线检查。

2. 是否为肺结核 凡X线检查肺部发现有异常阴影者，必须通过系统检查确定病变性质是结核性或其他性质。如一时难以确定，可经2周左右观察后复查，大部分炎症病变会有所变化，肺结核则变化不大。

笔记

3. 有无活动性 如果诊断为肺结核，应进一步明确有无活动性，因为结核活动性病变必须给予治疗。活动性病变在胸片上通常表现为边缘模糊不清的斑片状阴影，可有中心溶解或空洞，或出现播散病灶。胸片表现为钙化、硬结或纤维化，痰检查不排菌，无任何症状，为无活动性肺结核。

4. 是否排菌 确定活动性后还要明确是否排菌，是确定传染源的唯一方法。

5. 是否耐药 通过药物敏感性试验确定是否耐药。

6. 明确初、复治 病史询问明确初、复治病人，两者治疗方案迥然不同。

肺结核病人发现诊断流程见图 2-7-2。

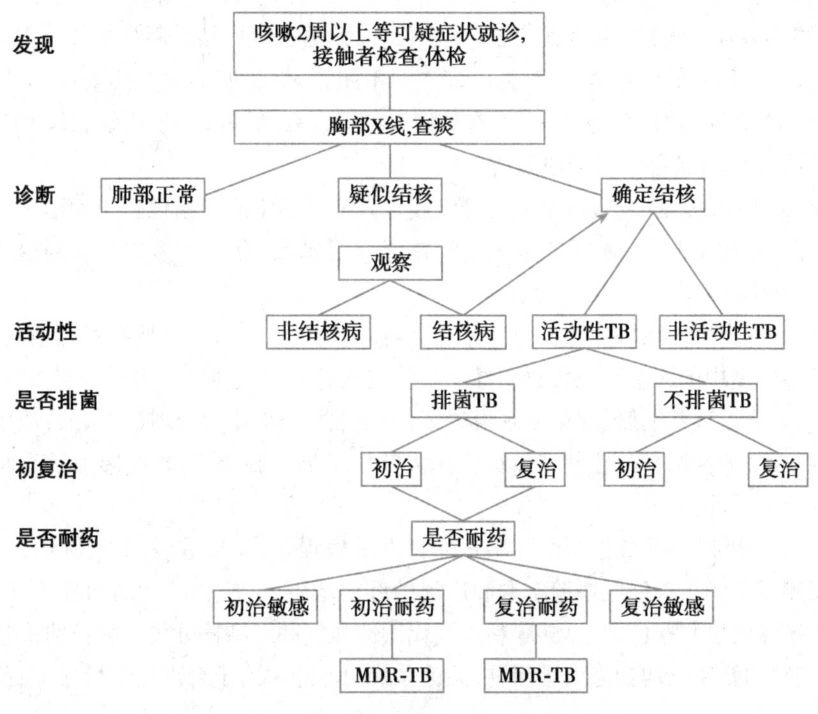

图 2-7-2 肺结核病人发现诊断流程

（三）结核病分类标准

我国实施的结核病分类标准（WS196—2017）突出了对痰结核分枝杆菌检查和化疗史的描述，取消按活动性程度及转归分期的分类，使分类法更符合现代结核病控制的概念和实用性。

1. 结核病分类和诊断要点

（1）原发型肺结核：含原发综合征及胸内淋巴结结核。多见于少年儿童，无症状或症状轻微，多有结核病家庭接触史，结核菌素试验多为强阳性，X 线胸片表现为哑铃型阴影，即原发病灶、引流淋巴管炎和肿大的肺门淋巴结，形成典型的原发综合征。原发病灶一般吸收较快，可不留任何痕迹。若 X 线胸片只有肺门淋巴结肿大，则诊断为胸内淋巴结结核。肺门淋巴结结核可呈团块状、边缘清晰和密度高的肿瘤型或边缘不清、伴有炎性浸润的炎症型。

（2）血行播散型肺结核：含急性血行播散型肺结核（急性粟粒型肺结核）及亚急性、慢性血行播散型肺结核。急性粟粒型肺结核多见于婴幼儿和青少年，特别是营养不良、患传染病和长期应用免疫抑制剂导致抵抗力明显下降的小儿，多同时伴有原发型肺结核。成人也可发生急性粟粒型肺结核，起病急，持续高热，中毒症状严重。身体浅表淋巴结肿大，肝和脾大，有时可发现皮肤淡红色粟粒疹，可出现颈项强直等脑膜刺激征，眼底检查约 1/3 的病人可发现脉络膜结核结节。X 线胸片和 CT 检查开始为肺纹理重，在症状出现两周左右可发现由肺尖至肺底呈大小、密度和分布三均匀的粟粒状结节阴影，结节直径 2mm 左右。亚急性、慢性血行播散型肺结核起病较缓，症状较轻，X 线胸片呈双上、中肺野为主的大小不等、密度不同和分布不均的粟粒状或结节状阴影，新鲜渗出与陈旧硬结和钙化病灶共存。

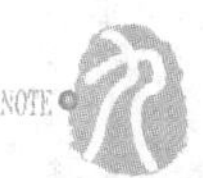

(3) 继发型肺结核:继发型肺结核含浸润性肺结核、纤维空洞性肺结核和干酪样肺炎等。临床特点如下:

1) 浸润性肺结核:浸润渗出性结核病变和纤维干酪增殖病变多发生在肺尖和锁骨下,影像学检查表现为小片状或斑点状阴影,可融合和形成空洞。渗出性病变易吸收,而纤维干酪增殖病变吸收很慢,可长期无改变。

2) 空洞性肺结核:空洞形态不一,多由干酪渗出病变溶解形成洞壁不明显的、多个空腔的虫蚀样空洞;伴有周围浸润病变的新鲜的薄壁空洞,当引流支气管壁出现炎症半堵塞时,因活瓣形成,而出现壁薄的、可迅速扩大和缩小的张力性空洞以及肺结核球干酪样坏死物质排出后形成的干酪溶解性空洞。空洞性肺结核多有支气管播散病变,临床症状较多,发热、咳嗽、咳痰和咯血等。空洞性肺结核病人痰中经常排菌。应用有效的化学治疗后,出现空洞不闭合,但长期多次查痰阴性,空洞壁由纤维组织或上皮细胞覆盖,诊断为"净化空洞"。但有些病人空洞还残留一些干酪组织,长期多次查痰阴性,临床上诊断为"开放菌阴综合征",仍须随访。

3) 结核球:多由干酪样病变吸收和周边纤维膜包裹或干酪空洞阻塞性愈合而形成。结核球内有钙化灶或液化坏死形成空洞,同时 80% 以上的结核球有卫星灶,可作为诊断和鉴别诊断的参考。直径 2 ~ 4cm,多小于 3cm。

4) 干酪性肺炎:多发生在机体免疫力和体质衰弱,又受到大量结核分枝杆菌感染的病人,或有淋巴结支气管瘘,淋巴结中的大量干酪样物质经支气管进入肺内而发生。大叶性干酪性肺炎 X 线影像呈大叶性密度均匀磨玻璃状阴影,逐渐出现溶解区,呈虫蚀样空洞,可出现播散病灶,痰中能查出结核分枝杆菌。小叶性干酪性肺炎的症状和体征都比大叶性干酪性肺炎轻,X 线影像呈小叶斑片播散病灶,多发生在双肺中下部。

5) 纤维空洞性肺结核:纤维空洞性肺结核的特点是病程长,反复进展恶化,肺组织破坏重,肺功能严重受损,双侧或单侧出现纤维厚壁空洞和广泛的纤维增生,造成肺门抬高和肺纹理呈垂柳样,患侧肺组织收缩,纵隔向患侧移位,常见胸膜粘连和代偿性肺气肿。结核分枝杆菌长期检查阳性且常耐药。在结核病控制和临床上均为老大难问题,关键在最初治疗中给予合理化学治疗,以预防纤维空洞性肺结核的发生。

(4) 结核性胸膜炎:含结核性干性胸膜炎、结核性渗出性胸膜炎、结核性脓胸(见本篇第十二章)。

(5) 其他肺外结核:按部位和脏器命名,如骨关节结核、肾结核、肠结核等。

(6) 菌阴肺结核:菌阴肺结核为三次痰涂片及一次培养均阴性的肺结核,其诊断标准为:①典型肺结核临床症状和胸部 X 线表现;②抗结核治疗有效;③临床可排除其他非结核性肺部疾病;④PPD(5IU)强阳性,血清抗结核抗体阳性;⑤痰结核菌 PCR 和探针检测呈阳性;⑥肺外组织病理证实结核病变;⑦支气管肺泡灌洗(BAL)液中检出抗酸分枝杆菌;⑧支气管或肺部组织病理证实结核病变。具备① ~ ⑥中 3 项或⑦ ~ ⑧中任何 1 项可确诊。

2. 痰菌检查记录格式 以涂(+)、涂(-)、培(+)、培(-)表示。当病人无痰或未查痰时,则注明(无痰)或(未查)。

3. 治疗状况记录

(1) 初治:有下列情况之一者谓初治:①尚未开始抗结核治疗的病人;②正进行标准化疗方案用药而未满疗程的病人;③不规则化疗未满 1 个月的病人。

(2) 复治:有下列情况之一者为复治:①初治失败的病人;②规则用药满疗程后痰菌又复阳的病人;③不规则化疗超过 1 个月的病人;④慢性排菌病人。

(四) 肺结核的记录方式

按结核病分类、病变部位、范围、痰菌情况、化疗史程序书写。如:原发型肺结核右中涂(-),初治。继发型肺结核双上涂(+),复治。血行播散型肺结核可注明(急性)或(慢性);继发型肺结核可注明(浸润性)、(纤维空洞性)等。并发症(如自发性气胸、肺不张等)、并存病(如硅沉着病、糖尿病

等)、手术(如肺切除术后、胸廓成形术后等)可在化疗史后按并发症、并存病、手术等顺序书写。

【鉴别诊断】

1. **肺炎** 主要与继发型肺结核鉴别。各种肺炎因病原体不同而临床特点各异,但大都起病急,伴有发热,咳嗽、咳痰明显,血白细胞和中性粒细胞增高。胸片表现密度较淡且较均匀的片状或斑片状阴影,抗菌治疗后体温迅速下降,1~2 周左右阴影有明显吸收。

2. **慢性阻塞性肺疾病** 多表现为慢性咳嗽、咳痰,少有咯血。冬季多发,急性加重期可以有发热。肺功能检查为阻塞性通气功能障碍。胸部影像学检查有助于鉴别诊断。

3. **支气管扩张** 慢性反复咳嗽、咳痰,多有大量脓痰,常反复咯血。轻者 X 线胸片无异常或仅见肺纹理增粗,典型者可见卷发样改变,CT 特别是高分辨 CT 能发现支气管腔扩大,可确诊。

4. **肺癌** 肺癌多有长期吸烟史,表现为刺激性咳嗽,痰中带血,胸痛和消瘦等症状。胸部 X 线或 CT 表现肺癌肿块常呈分叶状,有毛刺、切迹。癌组织坏死液化后,可以形成偏心厚壁空洞。多次痰脱落细胞和结核分枝杆菌检查及病灶活体组织检查是鉴别的重要方法。

5. **肺脓肿** 多有高热,咳大量脓臭痰。胸片表现为带有液平面的空洞伴周围浓密的炎性阴影。血白细胞和中性粒细胞增高。

6. **纵隔和肺门疾病** 原发型肺结核应与纵隔和肺门疾病相鉴别。小儿胸腺在婴幼儿时期多见,胸内甲状腺多发生于右上纵隔,淋巴系统肿瘤多位于中纵隔,多见于青年人,症状多,结核菌素试验可呈阴性或弱阳性。皮样囊肿和畸胎瘤多呈边缘清晰的囊状阴影,多发生于前纵隔。

7. **其他疾病** 肺结核常有不同类型的发热,需与伤寒、败血症、白血病等发热性疾病鉴别。伤寒有高热、白细胞计数减少及肝脾大等临床表现,易与急性血行播散型肺结核混淆。但伤寒常呈稽留热,有相对缓脉,皮肤玫瑰疹,血、尿、便的培养检查和肥达试验可以确诊。败血症起病急,寒战及弛张热型,白细胞及中性粒细胞增多,常有近期感染史,血培养可发现致病菌。急性血行播散型肺结核有发热、肝脾大,偶见类白血病反应或单核细胞异常增多,需与白血病鉴别。后者多有明显出血倾向,骨髓涂片及动态 X 线胸片随访有助于诊断。

【结核病的化学治疗】

(一)化学治疗的原则

肺结核化学治疗的原则是早期、规律、全程、适量、联合。整个治疗方案分强化和巩固两个阶段。

(二)化学治疗的主要作用

1. **杀菌作用** 迅速地杀死病灶中大量繁殖的结核分枝杆菌,使病人由传染性转为非传染性,减轻组织破坏,缩短治疗时间,可早日恢复工作,临床上表现为痰菌迅速阴转。

2. **防止耐药菌产生** 防止获得性耐药变异菌的出现是保证治疗成功的重要措施,耐药变异菌的发生不仅会造成治疗失败和复发,而且会造成耐药菌的传播。

3. **灭菌** 彻底杀灭结核病变中半静止或代谢缓慢的结核分枝杆菌是化学治疗的最终目的,使完成规定疗程治疗后无复发或复发率很低。

(三)化学治疗的生物学机制

1. **药物对不同代谢状态和不同部位的结核分枝杆菌群的作用** 结核分枝杆菌根据其代谢状态分为 A、B、C、D 4 个菌群。A 菌群:快速繁殖,大量的 A 菌群多位于巨噬细胞外和肺空洞干酪液化部分,占结核分枝杆菌群的绝大部分。由于细菌数量大,易产生耐药变异菌。B 菌群:处于半静止状态,多位于巨噬细胞内酸性环境和空洞壁坏死组织中。C 菌群:处于半静止状态,可有突然间歇性短暂的生长繁殖,许多生物学特点尚不十分清楚。D 菌群:处于休眠状态,不繁殖,数量很少。抗结核药物对不同菌群的作用各异。抗结核药物对 A 菌群作用强弱依次为异烟肼>链霉素>利福平>乙胺丁醇;对 B 菌群依次为吡嗪酰胺>利福平>异烟肼;对 C 菌群依次为利福平>异烟肼。随着药物治疗作用的发挥和病变变化,各菌群之间也互相变化。通常大多数抗结核药物可以作用于 A 菌群,异烟肼和利福平具有早期杀菌作用,即在治疗的 48 小时内迅速杀菌,使菌群数量明显减少,传染性减少或消失,痰菌

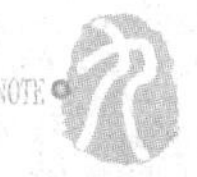

阴转。这显然对防止获得性耐药的产生有重要作用。B和C菌群由于处于半静止状态，抗结核药物的作用相对较差，有"顽固菌"之称。杀灭B和C菌群可以防止复发。抗结核药物对D菌群无作用。

2. 耐药性 耐药性是基因突变引起的药物对突变菌的效力降低。治疗过程中如单用一种敏感药，菌群中大量敏感菌被杀死，但少量的自然耐药变异菌仍存活并不断繁殖，最后逐渐完全替代敏感菌而成为优势菌群。结核病变中结核菌群数量愈大，则存在的自然耐药变异菌也愈多。现代化学治疗多采用联合用药，通过交叉杀菌作用防止耐药性产生。联合用药后中断治疗或不规律用药仍可产生耐药性。其产生机制是各种药物开始早期杀菌作用速度的差异，某些菌群只有一种药物起灭菌作用，而在菌群再生长期间和菌群延缓生长期药物抑菌浓度存在差异所造成的结果。因此，强调在联合用药的条件下也不能中断治疗，短程疗法最好应用全程督导化疗。

3. 间歇化学治疗 间歇化学治疗的主要理论基础是结核分枝杆菌的延缓生长期。结核分枝杆菌接触不同的抗结核药物后产生不同时间的延缓生长期。如接触异烟肼和利福平24小时后分别可有6～9日和2～3日的延缓生长期。药物使结核分枝杆菌产生延缓生长期，就有间歇用药的可能性，而氨硫脲没有延缓生长期，就不适于间歇应用。

4. 顿服 抗结核药物血中高峰浓度的杀菌作用要优于经常性维持较低药物浓度水平的情况。每日剂量一次顿服要比一日2次或3次分服所产生的高峰血药浓度高3倍左右。临床研究已经证实顿服的效果优于分次口服。

（四）常用抗结核病药物

1. 异烟肼（isoniazid，INH，H） 异烟肼是单一抗结核药物中杀菌力特别是早期杀菌力最强者。INH对巨噬细胞内外的结核分枝杆菌均具有杀菌作用。最低抑菌浓度为0.025～0.05μg/ml。口服后迅速吸收，血中药物浓度可达最低抑菌浓度的20～100余倍。脑脊液中药物浓度也很高。用药后经乙酰化而灭活，乙酰化的速度决定于遗传因素。成人剂量每日300mg，顿服；儿童为每日5～10mg/kg，最大剂量每日不超过300mg。结核性脑膜炎和血行播散型肺结核的用药剂量可加大，儿童20～30mg/kg，成人10～20mg/kg。偶可发生药物性肝炎，肝功能异常者慎用，需注意观察。如果发生周围神经炎可服用维生素B_6（吡哆醇）。

2. 利福平（rifampicin，RFP，R） 最低抑菌浓度为0.06～0.25μg/ml，对巨噬细胞内外的结核分枝杆菌均有快速杀菌作用，特别是对C菌群有独特的杀菌作用。INH与RFP联用可显著缩短疗程。口服1～2小时后达血药峰浓度，半衰期为3～8小时，有效血药浓度可持续6～12小时，药量加大则持续时间更长。口服后药物集中在肝脏，主要经胆汁排泄，胆汁药物浓度可达200μg/ml。未经变化的药物可再经肠吸收，形成肠肝循环，能保持较长时间的高峰血药浓度，故推荐早晨空腹或早饭前半小时服用。利福平及其代谢物为橘红色，服后大小便、眼泪等为橘红色。成人剂量为每日8～10mg/kg，体重在50kg及以下者为450mg，50kg以上者为600mg，顿服。儿童每日10～20mg/kg。间歇用药为600～900mg，每周2次或3次。用药后如出现一过性转氨酶上升可继续用药，加保肝治疗观察，如出现黄疸应立即停药。流感样症状、皮肤综合征、血小板减少多在间歇疗法出现。妊娠3个月以内者忌用，超过3个月者要慎用。其他常用利福霉素类药物有利福喷丁（rifapentine，RFT），该药血清峰浓度（C_{max}）和半衰期分别为10～30μg/ml和12～15小时。RFT的最低抑菌浓度为0.015～0.06μg/ml，比RFP低很多。上述特点说明RFT适于间歇使用。使用剂量为450～600mg，每周2次。RFT与RFP之间完全交叉耐药。

3. 吡嗪酰胺（pyrazinamide，PZA，Z） 吡嗪酰胺具有独特的杀菌作用，主要是杀灭巨噬细胞内酸性环境中的B菌群。在6个月标准短程化疗中，PZA与INH和RFP联合用药是三个不可缺的重要药物。对于新发现初治涂阳病人，PZA仅在头两个月使用，因为使用2个月的效果与使用4个月和6个月的效果相似。成人用药为1.5g/d，每周3次用药为1.5～2.0g/d，儿童每日为30～40mg/kg。常见不良反应为高尿酸血症、肝损害、食欲缺乏、关节痛和恶心。

4. 乙胺丁醇（ethambutol，EMB，E） 乙胺丁醇对结核分枝杆菌的最低抑菌浓度为0.95～

7.5μg/ml，口服易吸收，成人剂量为0.75～1.0g/d，每周3次用药为1.0～1.25g/d。不良反应为视神经炎，应在治疗前测定视力与视野，治疗中密切观察，提醒病人发现视力异常应及时就医。鉴于儿童无症状判断能力，故不用。

5. **链霉素（streptomycin，SM，S）** 链霉素对巨噬细胞外碱性环境中的结核分枝杆菌有杀菌作用。肌内注射，每日量为0.75g，每周5次；间歇用药每次为0.75～1.0g，每周2～3次。不良反应主要为耳毒性、前庭功能损害和肾毒性等，严格掌握使用剂量，儿童、老人、孕妇、听力障碍和肾功能不良等要慎用或不用。

6. **抗结核药品固定剂量复合制剂的应用** 抗结核药品固定剂量复合制剂（fixed-dose combination，FDC）由多种抗结核药品按照一定的剂量比例合理组成，由于FDC能够有效防止病人漏服某一药品，而且每次服药片数明显减少，对提高病人治疗依从性，充分发挥联合用药的优势具有重要意义，成为预防耐药结核病发生的重要手段。目前FDC的主要使用对象为初治活动性肺结核病人。复治肺结核病人、结核性胸膜炎及其他肺外结核也可以用FDC组成治疗方案。常用抗结核药物的用法、用量及主要不良反应见表2-7-1。

表2-7-1 常用抗结核药物成人剂量和主要不良反应

药名	缩写	每日剂量（g）	间歇疗法一日量（g）	主要不良反应
异烟肼	H，INH	0.3	0.3～0.6	周围神经炎，偶有肝功能损害
利福平	R，RFP	0.45～0.6*	0.6～0.9	肝功能损害、过敏反应
利福喷丁	RFT		0.45～0.6	肝功能损害、过敏反应
链霉素	S，SM	0.75～1.0△	0.75～1.0	听力障碍、眩晕、肾功能损害
吡嗪酰胺	Z，PZA	1.5～2.0	2～3	肠胃不适、肝功能损害、高尿酸血症、关节痛
乙胺丁醇	E，EMB	0.75～1.0**	1.5～2.0	视神经炎
对氨基水杨酸钠	P，PAS	8～12***	10～12	胃肠不适、过敏反应、肝功能损害
乙硫异烟胺	Eto	0.5～1.0		肝、肾毒性，光敏反应
丙硫异烟胺	Pro	0.5～1.0	0.5～1.0	肠胃不适、肝功能损害
阿米卡星	Am	0.4～0.6		听力障碍、眩晕、肾功能损害
卡那霉素	K，Km	0.75～1.0	0.75～1.0	听力障碍、眩晕、肾功能损害
卷曲霉素	Cp，CPM	0.75～1.0	0.75～1.0	听力障碍、眩晕、肾功能损害
氧氟沙星	Ofx	0.6～0.8		肝、肾毒性，光敏反应
左氧氟沙星	Lfx	0.6～0.75		肝、肾毒性，光敏反应
莫西沙星	Mfx	0.4		
环丝氨酸	Cs	0.5～1.0		惊厥、焦虑
固定复合剂				
卫非特（R120，H80，Z250）	Rifater	4～5片/顿服		同H、R、Z
卫非宁（R150，H100）	Rifinah	3片/顿服		同H、R

注：*体重<50kg用0.45g，>50kg用0.6g；S、Z、Th用量亦按体重调节；△老年人每次用0.75g；**前2个月25mg/kg；***每日分2次服用（其他药物为每日1次）

（五）标准化学治疗方案

为充分发挥化学治疗在结核病防治工作中的作用，解决滥用抗结核药物、化疗方案不合理和混乱造成的治疗效果差、费用高、治疗期过短或过长、药物供应和资源浪费等实际问题，在全面考虑到化疗方案的疗效、不良反应、治疗费用、病人接受性和药源供应等条件下，经国内外严格对照研究证实的化

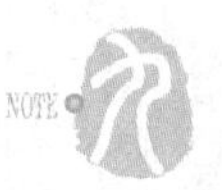

疗方案，可供选择作为标准方案。实践证实，执行标准方案符合投入效益原则。

1. 初治活动性肺结核（含涂阳和涂阴）治疗方案

（1）每日用药方案：①强化期：异烟肼、利福平、吡嗪酰胺和乙胺丁醇，顿服，2个月。②巩固期：异烟肼、利福平，顿服，4个月。简写为：2HRZE/4HR。

（2）间歇用药方案：①强化期：异烟肼、利福平、吡嗪酰胺和乙胺丁醇，隔日一次或每周3次，2个月。②巩固期：异烟肼、利福平，隔日一次或每周3次，4个月。简写为：$2H_3R_3Z_3E_3/4H_3R_3$。

2. 复治涂阳肺结核治疗方案 复治涂阳肺结核病人强烈推荐进行药物敏感性试验，敏感病人按下列方案治疗，耐药者纳入耐药方案治疗。

（1）复治涂阳敏感用药方案：①强化期：异烟肼、利福平、吡嗪酰胺、链霉素和乙胺丁醇，每日一次，2个月。②巩固期：异烟肼、利福平和乙胺丁醇，每日一次，6～10个月。巩固期治疗4个月时，痰菌未阴转，可继续延长治疗期6～10个月。简写为：2HRZSE/6～10HRE。

（2）间歇用药方案：①强化期：异烟肼、利福平、吡嗪酰胺、链霉素和乙胺丁醇，隔日一次或每周3次，2个月。②巩固期：异烟肼、利福平和乙胺丁醇，隔日一次或每周3次，6个月。简写为：$2H_3R_3Z_3S_3E_3/6\sim10H_3R_3E_3$。

上述间歇方案为我国结核病规划所采用，但必须采用全程督导化疗管理，以保证病人不间断地规律用药。

（六）耐多药肺结核

耐药结核病，特别是MDR-TB（至少耐异烟肼和利福平）和当今出现的广泛耐多药结核病（extensive drug resistant，XDR-TB）（除耐异烟肼和利福平外，还耐二线抗结核药物）对全球结核病控制构成严峻的挑战。制订MDR-TB治疗方案的通则是：详细了解病人用药史，该地区常用抗结核药物和耐药流行情况；尽量做药敏试验；严格避免只选用一种新药加到原失败方案；WHO推荐尽可能采用新一代的氟喹诺酮类药物；不使用交叉耐药的药物；治疗方案至少含4种二线的敏感药物；至少包括吡嗪酰胺、氟喹诺酮类、注射用卡那霉素或阿米卡星、乙硫异烟胺或丙硫异烟胺和PAS或环丝氨酸；药物剂量依体重决定；加强期应为9～12个月，总治疗期为20个月或更长，以治疗效果决定。监测治疗效果最好以痰培养为准。

MDR-TB治疗药物的选择见表2-7-2，第1组药为一线抗结核药，依据药敏试验和用药史选择使用。第2组药为注射剂，首选为卡那霉素和阿米卡星，两者效果相似并存在百分之百的交叉耐药；如对链霉素和卡那霉素耐药，应选择卷曲霉素。链霉素尽可能不用，因其毒性大。第3组为氟喹诺酮类药，菌株敏感按效果从高到低选择是莫西沙星、左氧氟沙星和氧氟沙星。第4组为口服抑菌二线抗结核药，首选为乙硫异烟胺/丙硫异烟胺，该药疗效确定且价廉，应用从小剂量250mg开始，3～5天后加大至足量。PAS也应考虑为首选，只是价格贵些。环丝氨酸国内使用较少。第5组药物的疗效不确定，只有当1～4组药物无法制订合理方案时，方可考虑至少选用两种。

表2-7-2 治疗MDR-TB结核药物分组

分组	药物
第1组：一线口服抗结核药物	异烟肼（H）；利福平（R）；乙胺丁醇（E）；吡嗪酰胺（Z）；利福布丁（Rfb）[a]
第2组：注射用抗结核药物	卡那霉素（Km）；阿米卡星（Am）；卷曲霉素（Cm）；链霉素（S）
第3组：氟喹诺酮类药物	莫西沙星（Mfx）；左氧氟沙星（Lfx）；氧氟沙星（Ofx）
第4组：口服抑菌二线抗结核药物	乙硫异烟胺（Eto）；丙硫异烟胺（Pto）；环丝氨酸（Cs）；特立齐酮（Trd）；对氨基水杨酸（PAS）
第5组：疗效不确切的抗结核药物（未被WHO推荐为MDR-TB治疗常规药物）	氯法齐明（Cfz）；利奈唑胺（Lzd）；贝达喹啉（Bdq）；迪拉马尼（Dlm）；阿莫西林/克拉维酸（Amx/Clv）；氨硫脲（Th）；克拉霉素（Clr）；高剂量异烟肼（H）[b]

注：[a] WHO未把此药包含在基本药物中，但许多地方常规用于蛋白酶抑制的病人；
[b]高剂量异烟肼（H）为16～20mg/kg

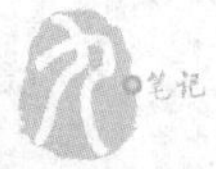

如何设计 MDR-TB 治疗方案:

例 1. 病人在采用初治涂阳方案治愈后两年复发,药物敏感试验发现对 H-R-S 耐药。

答案:8Z-Am(Cm)-Lfx-Pto-PAS(Cs、E)/12Z-Lfx-Pto-PAS(Cs、E)

例 2. 病人对 H-R-S-E-Km 耐药,对 Cm-Ofx-Pto-Cs-PAS 敏感。

答案:8Z-Cm-Lfx-Pto-PAS(Cs)/12Z-Lfx-Pto-PAS(Cs)

预防耐药结核发生的最佳策略是加强实施 DOTS 策略,使初治涂阳病人在良好管理下达到高治愈率。另一方面,加强对 MDR-TB 的及时发现并给予合理治疗以阻止其传播。

【其他治疗】

1. 对症治疗 肺结核的一般症状在合理化疗下很快减轻或消失,无需特殊处理。咯血是肺结核的常见症状,一般少量咯血,多以安慰病人、消除紧张、卧床休息为主,可用氨基己酸、氨甲苯酸(止血芳酸)、酚磺乙胺(止血敏)、卡巴克洛(安络血)等药物止血。大咯血时先用垂体后叶素 5~10U 加入 25% 葡萄糖液 40ml 中缓慢静脉注射,一般为 15~20 分钟,然后将垂体后叶素加入 5% 葡萄糖液按 0.1U/(kg·h)速度静脉滴注。垂体后叶素收缩小动脉,使肺循环血量减少而达到较好止血效果。高血压、冠状动脉粥样硬化性心脏病、心力衰竭病人和孕妇禁用。对支气管动脉破坏造成的大咯血可采用支气管动脉栓塞法。

2. 糖皮质激素 糖皮质激素治疗结核病的应用主要是利用其抗炎、抗毒作用。仅用于结核毒性症状严重者。必须确保在有效抗结核药物治疗的情况下使用。使用剂量依病情而定,一般用泼尼松口服每日 20mg,顿服,1~2 周,以后每周递减 5mg,用药时间为 4~8 周。

3. 肺结核外科手术治疗 当前肺结核外科手术治疗主要的适应证是经合理化学治疗后无效、多重耐药的厚壁空洞、大块干酪灶、结核性脓胸、支气管胸膜瘘和大咯血保守治疗无效者。

【肺结核与相关疾病】

1. HIV/AIDS 结核病是 HIV/AIDS 最常见的机会感染性疾病,HIV/AIDS 加速了潜伏结核的发展和感染,是增加结核病发病最危险的因素,两者互相产生不利影响,使机体自卫防御能力丧失,病情迅速发展,死亡率极高。

在 HIV/AIDS 死亡病例中,至少有 1/3 病例是由 HIV 与结核分枝杆菌双重感染所致。HIV 与结核分枝杆菌双重感染病例的临床表现是症状和体征多,如体重减轻、长期发热和持续性咳嗽等,全身淋巴结肿大,可有触痛,肺部 X 线影像经常出现肿大的肺门纵隔淋巴结团块,下叶病变多见,胸膜和心包有渗出等,结核菌素试验常为阴性,应多次查痰。治疗过程中常出现药物不良反应。HIV/AIDS 易产生 MDR-TB 和 XDR-TB。

2. 肝炎 异烟肼、利福平和吡嗪酰胺均有潜在的肝毒性作用,用药前和用药过程中应定期监测肝功能。严重肝损害的发生率为 1%,但约 20% 病人可出现无症状的轻度转氨酶升高,无需停药,但应注意观察,绝大多数的转氨酶可恢复正常。如有食欲缺乏、黄疸或肝大应立即停药,直至肝功能恢复正常。在传染性肝炎流行区,确定肝炎的原因比较困难。如肝炎严重,肺结核又必须治疗,可考虑使用 2SHE/10HE 方案。

3. 糖尿病 糖尿病合并肺结核有逐年增高趋势。两病互相影响,糖尿病对肺结核治疗的不利影响比较显著,肺结核的治疗必须在控制糖尿病的基础上才能奏效。肺结核合并糖尿病的化疗原则与单纯肺结核相同,只是治疗期可适当延长。

4. 硅沉着病 硅沉着病病人是并发肺结核的高危人群。Ⅲ期硅沉着病病人合并肺结核的比例可高达 50% 以上。硅沉着病合并结核的诊断强调多次查痰,特别是采用培养法。硅沉着病合并结核的治疗与单纯肺结核的治疗相同。

【结核病控制策略与措施】

1. 全程督导化学治疗 全程督导化学治疗是指肺结核病人在治疗过程中,每次用药都必须在医务人员或经培训的家庭督导员的直接监督下进行,因故未用药时必须采取补救措施以保证按医嘱规

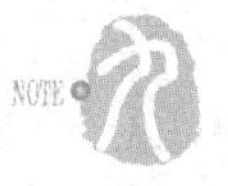

律用药。督导化疗可以提高治疗依从性和治愈率，并减少多耐药病例的发生。

2. 病例报告和转诊 根据《中华人民共和国传染病防治法》，肺结核属于乙类传染病。各级医疗预防机构要专人负责，做到及时、准确、完整地报告肺结核疫情。同时要做好转诊工作。

3. 病例登记和管理 由于肺结核具有病程较长、易复发和具有传染性等特点，必须要长期随访，掌握病人从发病、治疗到治愈的全过程。通过对确诊肺结核病例的登记，达到掌握疫情和便于管理的目的。

4. 卡介苗接种 普遍认为卡介苗接种对预防成年人肺结核的效果很差，但对预防常发生在儿童的结核性脑膜炎和粟粒型结核有较好作用。新生儿进行卡介苗接种后，仍须注意采取与肺结核病人隔离的措施。

5. 预防性化学治疗 主要应用于受结核分枝杆菌感染易发病的高危人群，包括 HIV 感染者、涂阳肺结核病人的密切接触者、未经治疗的肺部硬结纤维病灶（无活动性）、硅沉着病、糖尿病、长期使用糖皮质激素或免疫抑制剂者、吸毒者、营养不良者、儿童青少年结核菌素试验硬结直径≥15mm 者等。常用异烟肼 300mg/d，顿服 6～9 个月，儿童用量为 4～8mg/kg；或利福平和异烟肼，每日顿服 3 个月；或利福喷丁和异烟肼每周 3 次 3 个月。最近研究发现异烟肼和利福喷丁每周一次用药共 12 次（3 个月），效果与上述方案效果一致，但尚待更多的验证。

（瞿介明）

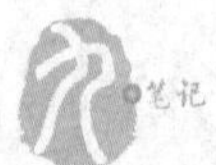
笔记

第八章 肺 癌

肺癌(lung cancer)或称原发性支气管癌(primary bronchogenic carcinoma)或原发性支气管肺癌(primary bronchogenic lung cancer),世界卫生组织(WHO)定义为起源于呼吸上皮细胞(支气管、细支气管和肺泡)的恶性肿瘤,是最常见的肺部原发性恶性肿瘤。根据组织病变,肺癌可分成小细胞癌和非小细胞癌。发病高峰在55~65岁,男性多于女性,男女比约为2.1∶1。临床症状多隐匿,以咳嗽、咳痰、咯血和消瘦等为主要表现,X线影像学主要表现为肺部结节、肿块影等。由于约75%病人就诊时已是肺癌晚期,故其5年生存率低于20%。因此,要提高病人的生存率就必须重视早期诊断和规范化治疗。

【流行病学】

肺癌是全球癌症相关死亡最主要的原因。根据WHO公布的数据(GLOBOCAN 2012),2012年全球新发肺癌人数182.5万,占所有癌症(不包括非黑色素瘤皮肤癌)发病人数的13.0%,肺癌死亡人数159.0万,占所有癌症死亡人数的19.4%。过去20年间,西方国家男性肺癌发病率和死亡率有所下降,而发展中国家则持续上升;女性肺癌死亡率在世界大部分地区仍在上升。2015年我国新发肺癌人数73.3万,其中男性50.9万,女性22.4万;肺癌死亡人数61.0万,其中男性43.2万,女性17.8万。男性发病率在所有癌症中列首位,女性发病率仅次于乳腺癌列第二位,死亡率则均列首位,与以往数据相比发病率和死亡率均呈上升趋势。

【病因和发病机制】

肺癌的病因和发病机制迄今尚未明确,但有证据显示与下列因素有关。

(一)吸烟

吸烟是引起肺癌最常见的原因,约85%肺癌病人有吸烟史,包括吸烟和已戒烟者(定义为诊断前戒烟至少12个月以上)。吸烟20~30包年(定义为每天1包,吸烟史20~30年)者罹患肺癌的危险性明显增加。与从不吸烟者相比,吸烟者发生肺癌的危险性平均高10倍,重度吸烟者可达10~25倍。已戒烟者罹患肺癌的危险性比那些持续吸烟者降低,但与从未吸烟者相比仍有9倍升高的危险,随着戒烟时间的延长,发生肺癌的危险性逐步降低。吸烟与肺癌之间存在着明确的关系,开始吸烟的年龄越小,吸烟时间越长,吸烟量越大,肺癌的发病率和死亡率越高。

环境烟草烟雾(environmental tobacco smoke,ETS)或称二手烟或被动吸烟也是肺癌的病因之一。来自ETS的危险低于主动吸烟,非吸烟者与吸烟者结婚共同生活多年后其肺癌风险增加20%~30%,且其罹患肺癌的危险性随配偶吸烟量的增多而升高。烟草已列为A级致癌物,吸烟与所有病理类型肺癌的危险性相关。

由于仅约11%的重度吸烟者罹患肺癌,基因敏感性可能在其中起一定的作用。

(二)职业致癌因子

某些职业的工作环境中存在许多致癌物质。已被确认的致癌物质包括石棉、砷、双氯甲基乙醚、铬、芥子气、镍、多环芳香烃类,以及铀、镭等放射性物质衰变时产生的氡和氡气,电离辐射和微波辐射等。这些因素可使肺癌发生危险性增加3~30倍。吸烟可明显加重这些危险。由于肺癌的形成是一个漫长的过程,其潜伏期可达20年或更久,故不少病人在停止接触致癌物质很长时间后才发生肺癌。

(三)空气污染

1. 室外大环境污染 城市中的工业废气、汽车尾气等都有致癌物质,如苯并芘、氧化亚砷、放射性物质、镍、铬化合物、SO_2、NO 以及不燃的脂肪族碳氢化合物等。有资料显示，城市肺癌发病率明显高于农村。

2. 室内小环境污染　室内被动吸烟，燃料燃烧和烹调过程中均可产生致癌物。室内接触煤烟或其不完全燃烧物为肺癌的危险因素，特别是对女性腺癌的影响较大。烹调时加热所释放出的油烟雾也是不可忽视的致癌因素。

（四）电离辐射

电离辐射可以是职业性或非职业性的，有来自体外或因吸入放射性粉尘和气体引起的体内照射。不同射线产生的效应也不同，如在日本广岛原子弹释放的是中子和 α 射线，长崎则仅有 α 射线，前者患肺癌的危险性高于后者。据美国 1978 年报道，一般人群中电离辐射 49.6% 来源于自然界，44.6% 为医疗照射，其中来自 X 线诊断的占 36.7%。

（五）饮食与体力活动

有研究显示，成年期水果和蔬菜的摄入量低，肺癌发生的危险性升高。血清中 β 胡萝卜素水平低的人，肺癌发生的危险性高。也有研究显示，中、高强度的体力活动使发生肺癌的风险下降 13%～30%。

（六）遗传和基因改变

遗传因素与肺癌的相关性受到重视。例如有早期肺癌（60 岁前）家族史的亲属罹患肺癌的危险性升高 2 倍；同样的香烟暴露水平，女性发生肺癌的危险性高于男性。肺癌可能是外因通过内因而发病的，外因可诱发细胞的恶性转化和不可逆的基因改变，包括原癌基因（proto-oncogene）的活化、抑癌基因（tumor suppressor gene）的失活、自反馈分泌环的活化和细胞凋亡的抑制。肺癌的发生是一个多阶段逐步演变的过程，涉及一系列基因改变，多种基因变化的积累才会引起细胞生长和分化的控制机制紊乱，使细胞生长失控而发生癌变。与肺癌发生关系较为密切的癌基因主要有 *HER* 家族、*RAS* 基因家族、*Myc* 基因家族、*ALK* 融合基因、*Sox* 基因以及 *MDM2* 基因等。相关的抑癌基因包括 *p53*、*Rb*、*p16*、*nm23*、*PTEN* 基因等。与肺癌发生、发展相关的分子发病机制还包括生长因子信号转导通路激活、肿瘤血管生成、细胞凋亡障碍和免疫逃避等。

（七）其他因素

美国癌症学会将结核列为肺癌的发病因素之一，其罹患肺癌的危险性是正常人群的 10 倍，主要组织学类型为腺癌。某些慢性肺部疾病如慢性阻塞性肺疾病、结节病、特发性肺纤维化、硬皮病，病毒感染、真菌毒素（黄曲霉）等，与肺癌的发生可能也有一定关系。

【分类】

（一）按解剖学部位分类

1. 中央型肺癌　发生在段及以上支气管的肺癌，以鳞状上皮细胞癌和小细胞肺癌较多见。

2. 周围型肺癌　发生在段支气管以下的肺癌，以腺癌较多见。

（二）按组织病理学分类

肺癌的组织病理学分为非小细胞肺癌和小细胞肺癌两大类，其中，非小细胞肺癌最为常见，约占肺癌总发病率的 85%。

1. 非小细胞肺癌（non-small cell lung cancer，NSCLC）

（1）鳞状上皮细胞癌（简称鳞癌）：目前分为角化型、非角化型和基底细胞样型鳞状上皮细胞癌。典型的鳞癌显示来源于支气管上皮的鳞状上皮细胞化生，常有细胞角化和（或）细胞间桥；非角化型鳞癌因缺乏细胞角化和（或）细胞间桥，常需免疫组化证实存在鳞状分化；基底细胞样型鳞癌，其基底细胞样癌细胞成分至少>50%。免疫组化染色癌细胞 CK5/6、p40 和 p63 阳性。

鳞癌多起源于段或亚段的支气管黏膜，并有向管腔内生长的倾向，早期常引起支气管狭窄，导致肺不张或阻塞性肺炎。癌组织易变性、坏死，形成空洞或癌性肺脓肿。常见于老年男性。一般生长较慢，转移晚，手术切除机会较多，5 年生存率较高，但对化疗和放疗敏感性不如小细胞肺癌。

（2）腺癌：分为：①原位腺癌（adenocarcinoma in situ，AIS），旧称细支气管肺泡癌（BAC），直径≤

3cm;②微浸润性腺癌(minimally invasive adenocarcinoma,MIA),直径≤3cm,浸润间质最大直径≤5mm,无脉管和胸膜侵犯;③浸润性腺癌(包括旧称的非黏液性BAC),包括贴壁样生长为主型(浸润间质最大直径>5mm)、腺泡为主型、乳头状为主型、微乳头为主型和实性癌伴黏液形成型;④浸润性腺癌变异型:包括黏液型、胶样型、胎儿型和肠型腺癌。腺癌可分为黏液型、非黏液型或黏液/非黏液混合型。免疫组化染色癌细胞表达CK7、甲状腺转录因子(TTF-1)和Napsin A。

腺癌是肺癌最常见的类型。女性多见,主要起源于支气管黏液腺,可发生于细小支气管或中央气道,临床多表现为周围型。腺癌可在气管外生长,也可循肺泡壁蔓延,常在肺边缘部形成直径2~4cm的结节或肿块。由于腺癌富含血管,局部浸润和血行转移较早,易累及胸膜引起胸腔积液。

(3)大细胞癌:大细胞癌是一种未分化的非小细胞癌,较为少见,占肺癌的10%以下,其在细胞学和组织结构及免疫表型等方面缺乏小细胞癌、腺癌或鳞癌的特征。诊断大细胞癌只用手术切除的标本,不适用小活检和细胞学标本。免疫组化及黏液染色鳞状上皮样及腺样分化标志物阴性。大细胞癌的转移较晚,手术切除机会较大。

(4)其他:腺鳞癌、肉瘤样癌、淋巴上皮瘤样癌、NUT(the nuclear protein of the testis)癌、唾液腺型癌(腺样囊性癌、黏液表皮样癌)等。

2. 小细胞肺癌(small cell lung cancer,SCLC) 肺神经内分泌肿瘤包括类癌、非典型类癌、小细胞癌和大细胞神经内分泌癌。SCLC是一种低分化的神经内分泌肿瘤,包括小细胞癌和复合性小细胞癌。小细胞癌细胞小,圆形或卵圆形,胞质少,细胞边缘不清。核呈细颗粒状或深染,核仁缺乏或不明显,核分裂常见。小细胞肺癌细胞质内含有神经内分泌颗粒,具有内分泌和化学受体功能,能分泌5-羟色胺、儿茶酚胺、组胺、激肽等物质,可引起类癌综合征(carcinoid syndrome)。癌细胞常表达神经内分泌标志物如CD56、神经细胞黏附分子、突触素和嗜铬粒蛋白。Ki-67免疫组化对区分SCLC和类癌有很大帮助,SCLC的Ki-67增殖指数通常为50%~100%。

SCLC以增殖快速和早期广泛转移为特征,初次确诊时60%~88%已有脑、肝、骨或肾上腺等转移,只有约1/3病人局限于胸内。SCLC多为中央型,典型表现为肺门肿块和肿大的纵隔淋巴结引起的咳嗽和呼吸困难。SCLC对化疗和放疗较敏感。

在所有上皮细胞来源的肺癌中,鳞癌、腺癌、大细胞癌和小细胞癌是主要类型的肺癌,约占所有肺癌的90%。

【临床表现】

临床表现与肿瘤大小、类型、发展阶段、所在部位、有无并发症或转移有密切关系。5%~15%的病人无症状,仅在常规体检、胸部影像学检查时发现。其余病人或多或少地表现与肺癌有关的症状与体征。

(一)原发肿瘤引起的症状和体征

1. 咳嗽 为早期症状,常为无痰或少痰的刺激性干咳,当肿瘤引起支气管狭窄后可加重咳嗽。多为持续性,呈高调金属音性咳嗽或刺激性呛咳。黏液型腺癌可有大量黏液痰。伴有继发感染时,痰量增加,且呈黏液脓性。

2. 痰血或咯血 多见于中央型肺癌。肿瘤向管腔内生长者可有间歇或持续性痰中带血,如果表面糜烂严重侵蚀大血管,则可引起大咯血。

3. 气短或喘鸣 肿瘤向气管、支气管内生长引起部分气道阻塞,或转移到肺门淋巴结致使肿大的淋巴结压迫主支气管或隆突,或转移引起大量胸腔积液、心包积液、膈肌麻痹、上腔静脉阻塞,或广泛肺部侵犯时,可有呼吸困难、气短、喘息,偶尔表现为喘鸣,听诊时可发现局限或单侧哮鸣音。

4. 胸痛 可有胸部隐痛,与肿瘤的转移或直接侵犯胸壁有关。

5. 发热 肿瘤组织坏死可引起发热。多数发热的原因是由于肿瘤引起的阻塞性肺炎所致,抗生素治疗效果不佳。

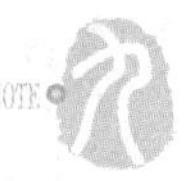

6. 消瘦 为恶性肿瘤常见表现，晚期由于肿瘤毒素以及感染、疼痛所致食欲减退，可表现消瘦或恶病质。

（二）肿瘤局部扩展引起的症状和体征

1. 胸痛 肿瘤侵犯胸膜或胸壁时，产生不规则的钝痛或隐痛，或剧痛，在呼吸、咳嗽时加重。肋骨、脊柱受侵犯时可有压痛点。肿瘤压迫肋间神经，胸痛可累及其分布区域。

2. 声音嘶哑 肿瘤直接或转移至纵隔淋巴结后压迫喉返神经（多见左侧）使声带麻痹，导致声音嘶哑。

3. 吞咽困难 肿瘤侵犯或压迫食管，引起吞咽困难，尚可引起气管-食管瘘，导致纵隔或肺部感染。

4. 胸腔积液 肿瘤转移累及胸膜或肺淋巴回流受阻，可引起胸腔积液。

5. 心包积液 肿瘤可通过直接蔓延侵犯心包，亦可阻塞心脏的淋巴引流导致心包积液。迅速产生或者大量的心包积液可有心脏压塞症状。

6. 上腔静脉阻塞综合征 肿瘤直接侵犯纵隔，或转移的肿大淋巴结压迫上腔静脉，或腔静脉内癌栓阻塞，均可引起静脉回流受阻。表现上肢、颈面部水肿和胸壁静脉曲张。严重者皮肤呈暗紫色，眼结膜充血，视物模糊，头晕、头痛。

7. Horner 综合征 肺上沟瘤（Pancoast tumor）是肺尖部肺癌，可压迫颈交感神经，引起病侧上睑下垂、瞳孔缩小、眼球内陷，同侧额部与胸壁少汗或无汗，称为 Horner 综合征。

（三）肿瘤远处转移引起的症状和体征

病理解剖发现，鳞癌病人 50% 以上有胸外转移，腺癌和大细胞癌病人为 80%，小细胞癌病人则为 95% 以上。约 1/3 有症状的病人是胸腔外转移引起的。肺癌可转移至任何器官系统，累及部位出现相应的症状和体征。

1. 中枢神经系统转移 脑转移可引起头痛、恶心、呕吐等颅内压增高的症状，也可表现眩晕、共济失调、复视、性格改变、癫痫发作，或一侧肢体无力甚至偏瘫等症状。脊髓束受压迫，出现背痛、下肢无力、感觉异常，膀胱或肠道功能失控。

2. 骨骼转移 表现为局部疼痛和压痛，也可出现病理性骨折。常见部位为肋骨、脊椎、骨盆和四肢长骨。多为溶骨性病变。

3. 腹部转移 可转移至肝脏、胰腺、胃肠道，表现为食欲减退、肝区疼痛或腹痛、黄疸、肝大、腹腔积液及胰腺炎症状。肾上腺转移亦常见。

4. 淋巴结转移 锁骨上窝淋巴结是常见部位，多位于胸锁乳突肌附着处的后下方，可单个、多个，固定质硬，逐渐增大、增多，可以融合，多无疼痛及压痛。腹膜后淋巴结转移也较常见。

（四）肺癌的胸外表现

指肺癌非转移性的胸外表现，可出现在肺癌发现的前、后，称之为副癌综合征（paraneoplastic syndrome）。副癌综合征以 SCLC 多见，可以表现为先发症状或复发的首发征象。某些情况下其病理生理学是清楚的，如激素分泌异常，而大多数是不知道的，如厌食、恶病质、体重减轻、发热和免疫抑制。

1. 内分泌综合征（endocrine syndromes） 12% 肺癌病人出现内分泌综合征。内分泌综合征系指肿瘤细胞分泌一些具有生物活性的多肽和胺类物质，如促肾上腺皮质激素（ACTH）、甲状旁腺激素（PTH）、抗利尿激素（ADH）和促性腺激素等，出现相应的临床表现。

（1）抗利尿激素分泌异常综合征（SIADH）：表现为低钠血症和低渗透压血症，出现厌食、恶心、呕吐等水中毒症状，还可伴有逐渐加重的嗜睡、易激动、定向障碍、癫痫样发作或昏迷等神经系统症状。低钠血症还可以由于异位心钠肽（ANP）分泌增多引起。大多数病人的症状可在初始化疗后 1～4 周内缓解。

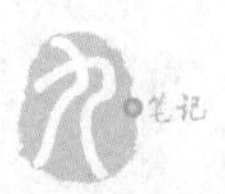

（2）异位 ACTH 综合征：表现为库欣综合征（Cushing syndrome），如色素沉着、水肿、肌萎缩、低钾

血症、代谢性碱中毒、高血糖或高血压等，但表现多不典型，向心性肥胖和紫纹罕见。由 SCLC 或类癌引起。

（3）高钙血症：轻症者表现口渴和多尿；重症者可有恶心、呕吐、腹痛、便秘，甚或嗜睡、昏迷，是恶性肿瘤最常见的威胁生命的代谢并发症。切除肿瘤后血钙水平可恢复正常。常见于鳞癌病人。

（4）其他：异位分泌促性腺激素主要表现为男性轻度乳房发育，常伴有肥大性肺性骨关节病，多见于大细胞癌。因5-羟色胺等分泌过多引起的类癌综合征，表现为喘息、皮肤潮红、水样腹泻、阵发性心动过速等，多见于 SCLC 和腺癌。

2. 骨骼-结缔组织综合征（skeletal-connective tissue syndromes）

（1）原发性肥大性骨关节病（hypertrophic primary osteoarthropathy）：30%病人有杵状指（趾），多为 NSCLC。受累骨骼可发生骨膜炎，表现疼痛、压痛、肿胀，多在上、下肢长骨远端。X 线显示骨膜增厚、新骨形成，γ-骨显像病变部位有核素浓聚。

（2）神经-肌病综合征（neurologic-myopathic syndromes）：原因不明，可能与自身免疫反应或肿瘤产生的体液物质有关。

1）肌无力样综合征（Eaton-Lambert syndrome）：类似肌无力的症状，即随意肌力减退。早期骨盆带肌群及下肢近端肌群无力，反复活动后肌力可得到暂时性改善。体检腱反射减弱。有些病人化疗后症状可以改善。70%以上病例对新斯的明试验反应欠佳，低频反复刺激显示动作电位波幅递减，高频刺激则引起波幅暂时性升高，可与重症肌无力鉴别。多见于 SCLC。

2）其他：多发性周围神经炎、亚急性小脑变性、皮质变性和多发性肌炎可由各型肺癌引起；而副癌脑脊髓炎、感觉神经病变、小脑变性、边缘叶脑炎和脑干脑炎由小细胞肺癌引起，常伴有各种抗神经元抗体的出现，如抗 Hu 抗体、抗 CRMP5 和 ANNA-3 抗体。

3. 血液学异常及其他 1%～8%病人有凝血、血栓或其他血液学异常，包括游走性血栓性静脉炎（Trousseau syndrome）、伴心房血栓的非细菌性血栓性心内膜炎、弥散性血管内凝血伴出血、贫血，粒细胞增多和红白血病（leukoerythroblastosis）。肺癌伴发血栓性疾病的预后较差。

其他还有皮肌炎、黑棘皮症，发生率约1%；肾病综合征和肾小球肾炎发生率≤1%。

【影像学及其他检查】

（一）影像学检查

1. X 线胸片 是发现肺癌最常用的方法之一。但分辨率低，不易检出肺部微小结节和隐蔽部位的病灶，对早期肺癌的检出有一定的局限性。常见肺癌 X 线胸片特征表现如下。

（1）中央型肺癌：肿瘤生长在主支气管、叶或段支气管。①直接征象：向管腔内生长可引起支气管阻塞征象。多为一侧肺门类圆形阴影，边缘毛糙，可有分叶或切迹，与肺不张或阻塞性肺炎并存时，下缘可表现为倒 S 状影像，是右上叶中央型肺癌的典型征象（图 2-8-1）。②间接征象：由于肿瘤在支气管内生长，可使支气管部分或完全阻塞，形成局限性肺气肿、肺不张、阻塞性肺炎和继发性肺脓肿等征象。

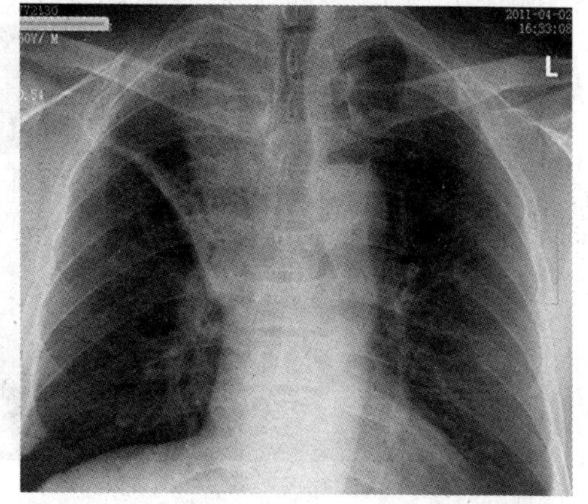

图 2-8-1 中央型肺癌

男性，60 岁。右上肺中央型肺癌并阻塞性肺不张、阻塞性肺炎。病理为肺鳞癌

（2）周围型肺癌：肿瘤发生在段以下支气管。早期多呈局限性小斑片状阴影，边缘不清，密度较淡，也可呈结节、球状、网状阴影或磨玻璃影，易误诊为炎症或结核。随着肿瘤增大，阴影逐渐增大，密度增高，呈圆形或类圆形，边缘常呈分叶状，伴有脐凹征或细毛刺，常有胸膜牵拉（图 2-8-2）。如肿瘤向肺门淋巴结转

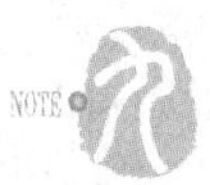

移，可见引流淋巴管增粗成条索状阴影伴肺门淋巴结增大。癌组织坏死与支气管相通后，表现为厚壁，偏心，内缘凹凸不平的癌性空洞(图 2-8-3)。继发感染时，空洞内可出现液平。腺癌经支气管播散后，可表现为类似支气管肺炎的斑片状浸润阴影。侵犯胸膜时引起胸腔积液。侵犯肋骨则引起骨质破坏。

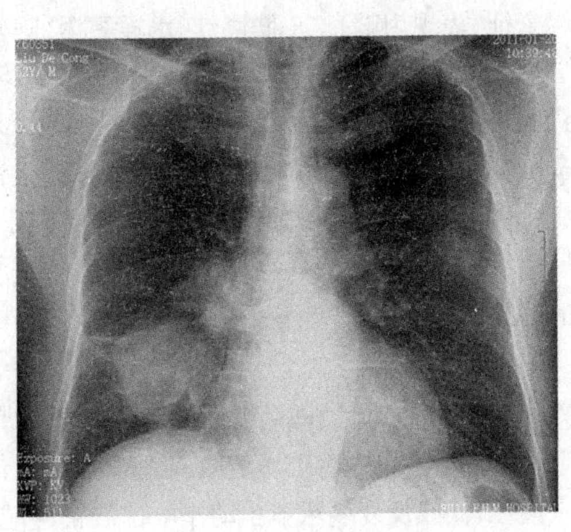

图 2-8-2　周围型肺癌

男性，52 岁。右下肺周围型肺癌并右肺门淋巴结、双肺转移。病理为肺高分化腺癌

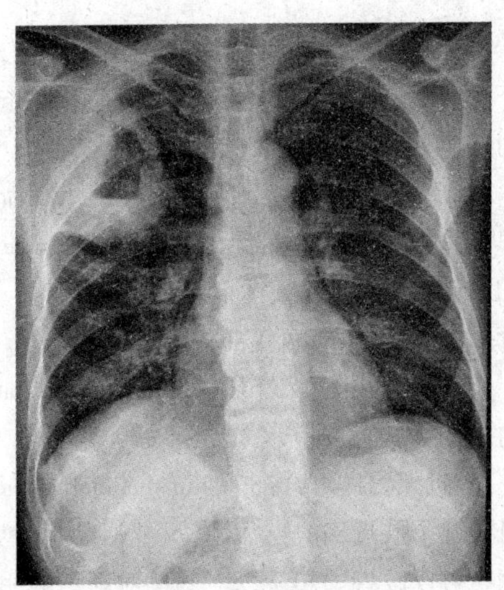

图 2-8-3　癌性空洞

2. 胸部电子计算机体层扫描（CT）　具有更高的分辨率，可发现肺微小病变和普通 X 线胸片难以显示的部位(如位于心脏后、脊柱旁、肺尖、肋膈角及肋骨头等)。增强 CT 能敏感地检出肺门及纵隔淋巴结肿大，有助于肺癌的临床分期。螺旋式 CT 可显示直径<5mm 的小结节、中央气道内和第 6 ~ 7 级支气管及小血管，明确病灶与周围气道和血管的关系。低剂量 CT 可以有效发现早期肺癌，已经取代 X 线胸片成为较敏感的肺结节评估工具。CT 引导下经皮肺病灶穿刺活检是重要的组织学诊断技术。应用 CT 模拟成像功能，可以引导支气管镜在气道内或经支气管壁进行病灶的活检。常见肺癌胸部 CT 表现见图 2-8-4 ~ 图 2-8-6。

3. 磁共振显像（MRI）　与 CT 相比，在明确肿瘤与大血管之间的关系、发现脑实质或脑膜转移上有优越性，而在发现肺部小病灶(<5mm)方面则不如 CT 敏感。

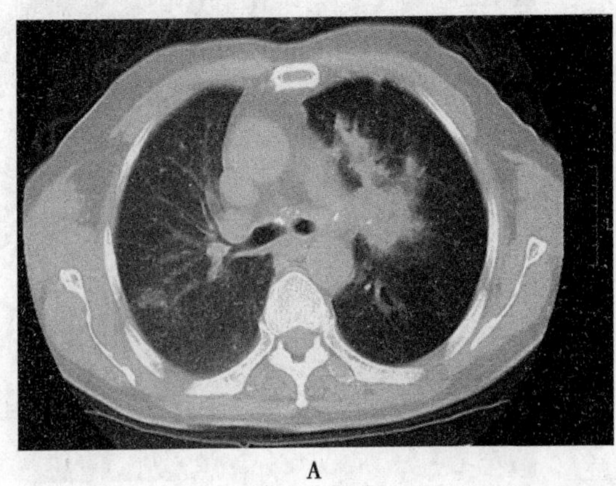

A

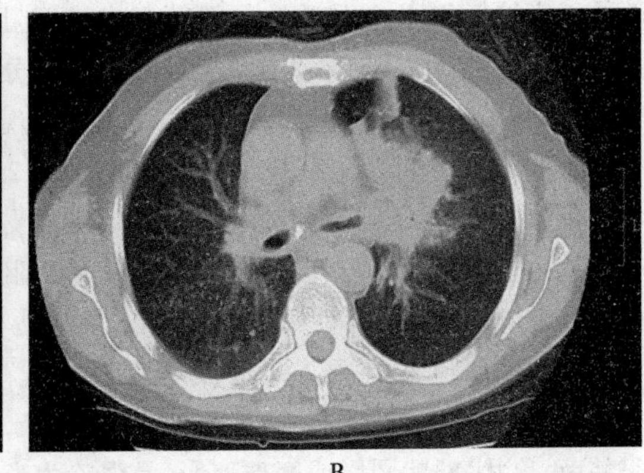

B

图 2-8-4　小细胞肺癌

男性，59 岁。左肺中央型肺癌，累及左主支气管和上下叶支气管，左肺阻塞性肺炎，肺内多发转移灶。支气管镜病理活检为小细胞肺癌

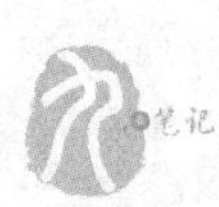

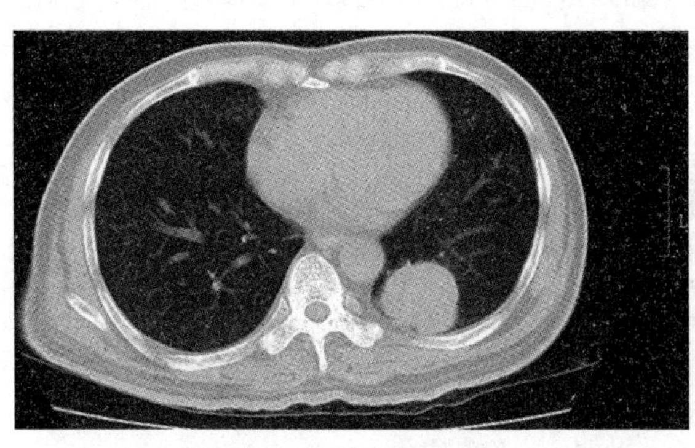

图 2-8-5 左下肺腺癌

男性，61 岁。左下肺周围型肺癌，病理为肺腺癌

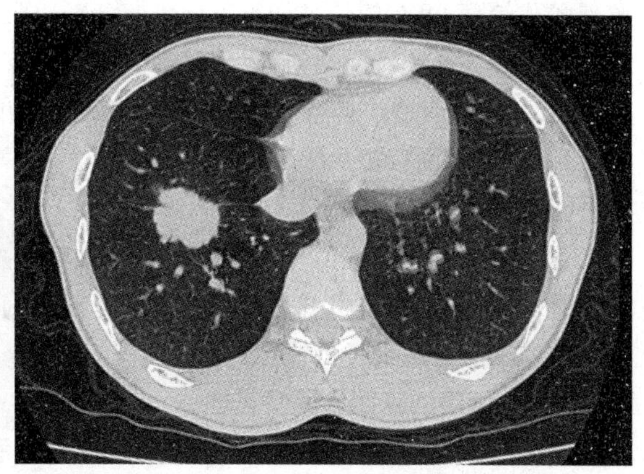

图 2-8-6 右下肺腺癌

男性，32 岁。右下肺周围型肺癌，病理为肺腺癌

4. 核素闪烁显像

（1）骨 γ 闪烁显像：可以了解有无骨转移，其敏感性、特异性和准确性分别为 91%、88% 和 89%。若采用核素标记生长抑素类似物显像则更有助于 SCLC 的分期诊断。核素标记的抗 CEA 抗体静脉注射后的显像，可提高胸腔内淋巴结转移的检出率。

（2）正电子发射断层显像（PET）和 PET-CT：PET 通过跟踪正电子核素标记的化合物在体内的转移与转变，显示代谢物质在体内的生理变化，能无创性地显示人体内部组织与器官的功能，并可定量分析。PET-CT 是将 PET 和 CT 整合在一起，病人在检查时经过快速的全身扫描，可以同时获得 CT 解剖图像和 PET 功能代谢图像，可同时获得生物代谢信息和精准的解剖定位，对发现早期肺癌和其他部位的转移灶，以及肿瘤分期与疗效评价均优于任何现有的其他影像学检查。需要注意 PET-CT 阳性的病人仍然需要细胞学或病理学检查进行最终确诊。

（二）获得病理学诊断的检查

1. 痰脱落细胞学检查 重要诊断方法之一。要提高痰检阳性率，必须获得气道深部的痰液，及时送检，至少送检 3 次以上。敏感性<70%，但特异性高。

2. 胸腔积液细胞学检查 有胸腔积液的病人，可抽液找癌细胞，检出率 40%～90%。多次送检可提高阳性率。

3. 呼吸内镜检查

（1）支气管镜：诊断肺癌的主要方法之一。对于中央型肺癌，直视下组织活检加细胞刷刷检的诊断阳性率可达 90% 左右。对于周围型肺癌，可行经支气管镜肺活检（TBLB），直径>4cm 病变的诊断率可达 50%～80%；也可在 X 线的引导下或导航技术（如磁导航、虚拟导航或支气管路径规划与导航系统等）引导下活检，阳性率更高。自荧光支气管镜可分辨出支气管黏膜的原位癌和癌前病变，提高早期诊断的阳性率。支气管镜内超声（EBUS）引导下针吸活检术有助于明确大气道管壁浸润病变、气道外占位性病变和纵隔淋巴结的性质，同时有助于肺癌的 TNM 分期；外周病变可用小超声探头引导下肺活检。

（2）胸腔镜：用于经支气管镜等方法无法取得病理标本的胸膜下病变，并可观察胸膜有无转移病变。

（3）纵隔镜：可作为确诊肺癌和手术前评估淋巴结分期的方法。

4. 针吸活检

（1）经胸壁穿刺肺活检：在 X 线透视、胸部 CT 或超声引导下可进行病灶针吸或切割活检。创伤小、操作简便，可迅速获得结果，适用于紧贴胸壁或离胸壁较近的肺内病灶。

（2）浅表淋巴结活检：锁骨上或腋窝肿大的浅表淋巴结可做针吸活检，也可手术淋巴结活检或切

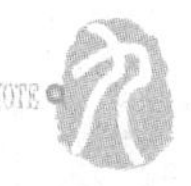

除。操作简便,可在门诊进行。

(3)闭式胸膜针刺活检:对胸膜结节或有胸腔积液的病人也可得到病理诊断。

5. 开胸肺活检　若经上述多项检查仍未能明确诊断,可考虑开胸肺活检。必须根据病人的年龄、肺功能等仔细权衡利弊后决定。

(三)肿瘤标志物检测

迄今尚无诊断敏感性和特异性高的肿瘤标志物。癌胚抗原(CEA)、神经特异性烯醇酶(NSE)、细胞角蛋白19片段(CYFRA21-1)和胃泌素释放肽前体(ProGRP)检测或联合检测时,对肺癌的诊断和病情的监测有一定参考价值。

(四)肺癌的基因诊断及其他

肺癌的发生认为是由于原癌基因的激活和抑癌基因的缺失所致,因此癌基因产物如 *c-myc* 基因扩增,*ras* 基因突变,抑癌基因 *Rb*、*p53* 异常等有助于诊断早期肺癌。同时,基因检测可识别靶向药物最佳用药人群。目前主要检测 NSCLC 病人 EGFR 基因突变、间变性淋巴瘤激酶(ALK)融合基因和 ROS1 融合基因重排等。还可检测耐药基因,如 EGFR 耐药突变的 T790M、C797S 等。当难以获取肿瘤组织标本时,可采用外周血游离肿瘤 DNA(cell-free tumor DNA,ctDNA)作为补充标本评估基因突变状态,即所谓的"液体活检"。抗程序性细胞死亡蛋白配体-1(PD-L1)免疫组化检测可筛选对免疫检查点抑制剂(immune-checkpoint-inhibitor)可能获益的 NSCLC 病人。

【诊断与鉴别诊断】

(一)诊断

肺癌诊断可按下列步骤进行。

1. CT 确定部位　有临床症状或放射学征象怀疑肺癌的病人先行胸部和腹部 CT 检查,发现肿瘤的原发部位、纵隔淋巴结侵犯和其他解剖部位的播散情况。

2. 组织病理学诊断　怀疑肺癌的病人必须获得组织学标本诊断。肿瘤组织多可通过微创技术获取,如支气管镜、胸腔镜。但不推荐痰细胞学确诊肺癌。浅表可扪及的淋巴结或皮肤转移也应活检。如怀疑远处转移病变,也应获得组织标本,如软组织肿块、溶骨性病变、骨髓、胸膜或肝病灶。胸腔积液则应获得足量的细胞团或胸腔镜检查。目前建议对高度怀疑为Ⅰ期和Ⅱ期肺癌可直接手术切除。

3. 分子病理学诊断　有条件者应在病理学确诊的同时检测肿瘤组织的 EGFR 基因突变、ALK 融合基因和 ROS1 融合基因等,NSCLC 也可考虑检测 PD-L1 的表达水平,以利于制订个体化的治疗方案。

(二)鉴别诊断

肺癌常与某些肺部疾病共存,或其影像学的表现与某些疾病相类似,故常易误诊或漏诊,临床应与下列疾病鉴别:

1. 肺结核

(1)肺结核球:见于年轻病人,多无症状。病灶多位于肺上叶尖后段和下叶背段,边界清楚,密度高,可有包膜,有时含钙化点,周围有纤维结节状病灶,多年不变。

(2)肺门淋巴结结核:易与中央型肺癌相混淆,多见于儿童、青年,有发热、盗汗等结核中毒症状。结核菌素试验常阳性,抗结核治疗有效。

(3)急性粟粒型肺结核:年龄较轻,有发热、盗汗等全身中毒症状。X 线影像表现为细小、分布均匀、密度较淡的粟粒样结节病灶。腺癌(旧称细支气管肺泡癌)两肺多有大小不等的结节状播散病灶,边界清楚,密度较高,进行性发展和增大。

2. 肺炎　有发热、咳嗽、咳痰等症状,抗生素治疗有效。若无中毒症状,抗生素治疗后肺部阴影吸收缓慢,或同一部位反复发生肺炎时,应考虑肺癌可能。肺部慢性炎症机化,形成团块状的炎性假瘤,也易与肺癌相混淆。但炎性假瘤往往形态不整,边缘不齐,核心密度较高,易伴有胸膜增厚,病灶

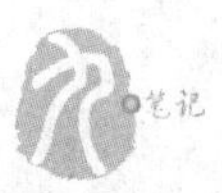

长期无明显变化。

3. **肺脓肿** 起病急，中毒症状严重，寒战、高热、咳嗽、咳大量脓臭痰等症状。影像学可见均匀的大片状阴影，空洞内常见液平。癌性空洞病人一般不发热，继发感染时，可有肺脓肿的临床表现，影像学癌肿空洞偏心、壁厚、内壁凹凸不平。支气管镜和痰脱落细胞学检查有助鉴别。

4. **结核性胸膜炎** 应与癌性胸腔积液相鉴别。可参阅本篇第十二章第一节胸腔积液。

5. **肺隐球菌病** 可肺内单发或多发结节和肿块，大多位于胸膜下，单发病变易与周围型肺癌混淆。肺活检和血清隐球菌荚膜多糖抗原检测有助于鉴别。

6. **其他** 如肺良性肿瘤、淋巴瘤等，需通过组织病理学鉴别。

【肺癌临床分期】

2015 年国际肺癌研究学会（IASLC）公布了第 8 版肺癌 TNM 分期系统修订稿，见表 2-8-1、表 2-8-2。对于 SCLC，亦可分为局限期和广泛期。局限期指病灶局限于同侧半胸，能安全地被单个放射野包围；广泛期指病灶超过同侧半胸，包括恶性胸腔积液或心包积液以及血行转移等。

表 2-8-1 **肺癌的 TNM 分期**

原发肿瘤（T）
T_X：未发现原发肿瘤，或通过痰细胞学或支气管灌洗发现癌细胞，但影像学及支气管镜无法发现
T_0：无原发肿瘤的证据
T_{is}：原位癌
T_1：肿瘤最大径≤3cm，周围包绕肺组织及脏层胸膜，支气管镜见肿瘤侵及叶支气管，未侵及主支气管
T_{1a}：肿瘤最大径≤1cm
T_{1b}：肿瘤最大径 1～2cm
T_{1c}：肿瘤最大径>2～3cm
T_2：肿瘤最大径>3～5cm；侵犯主支气管（不常见的表浅扩散型肿瘤，不论体积大小，侵犯限于支气管壁时，虽可能侵犯主支气管，仍为 T_1），但未侵及隆突；侵及脏层胸膜；有阻塞性肺炎或者部分或全肺不张。符合以上任何一个条件即归为 T_2
T_{2a}：肿瘤最大径>3～4cm
T_{2b}：肿瘤最大径>4～5cm
T_3：肿瘤最大径>5～7cm；直接侵及以下任何一个器官，包括：胸壁（包含肺上沟瘤）、膈神经、心包；全肺肺不张肺炎；同一肺叶出现孤立性癌结节。符合以上任何一个条件即归为 T_3
T_4：肿瘤最大径>7cm；无论大小，侵及以下任何一个器官，包括：纵隔、心脏、大血管、隆突、喉返神经、主气管、食管、椎体、膈肌；同侧不同肺叶内出现孤立癌结节
区域淋巴结（N）
N_X：区域淋巴结无法评估
N_0：无区域淋巴结转移
N_1：同侧支气管周围及（或）同侧肺门淋巴结以及肺内淋巴结转移，包括原发肿瘤直接侵及的肺内淋巴结
N_2：同侧纵隔内及（或）隆突下淋巴结转移
N_3：对侧纵隔、对侧肺门、同侧或对侧前斜角肌及锁骨上淋巴结转移
远处转移（M）
M_X：远处转移无法评估
M_0：无远处转移
M_1：远处转移
M_{1a}：局限于胸腔内，包括胸膜播散（恶性胸腔积液、心包积液或胸膜结节）以及对侧肺叶出现癌结节
M_{1b}：远处器官单发转移灶
M_{1c}：多个或单个器官多处转移

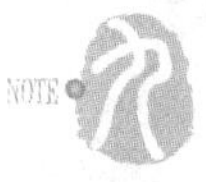

表 2-8-2 TNM 与临床分期的关系

临床分期	TNM 分期
隐性癌	$T_XN_0M_0$
0 期	$T_{is}N_0M_0$
Ⅰ A 期：Ⅰ A 1	$T_{1a}N_0M_0$
Ⅰ A 2	$T_{1b}N_0M_0$
Ⅰ A 3	$T_{1c}N_0M_0$
Ⅰ B 期	$T_{2a}N_0M_0$
Ⅱ A 期	$T_{2b}N_0M_0$
Ⅱ B 期	$T_3N_0M_0$；$T_{1a\text{-}2b}N_1M_0$
Ⅲ A 期	$T_4N_0M_0$；$T_{3\text{-}4}N_1M_0$；$T_{1a\text{-}2b}N_2M_0$
Ⅲ B 期	$T_{3\text{-}4}N_2M_0$；$T_{1a\text{-}2b}N_3M_0$
Ⅲ C 期	$T_{3\text{-}4}N_3M_0$
Ⅳ A 期	$T_{1\text{-}4}N_{0\text{-}3}M_{1a\text{-}1b}$
Ⅳ B 期	$T_{1\text{-}4}N_{0\text{-}3}M_{1c}$

【治疗】

肺癌的治疗应当根据病人的机体状况，病理学类型（包括分子病理诊断），侵及范围（临床分期），采取多学科综合治疗模式，强调个体化治疗。有计划、合理地应用手术、化疗、生物靶向和放射治疗等手段，以期达到根治或最大程度控制肿瘤，提高治愈率，改善病人的生活质量，延长生存期的目的。

（一）手术治疗

是早期肺癌的最佳治疗方法，分为根治性与姑息性手术，应当力争根治性切除，以期达到切除肿瘤，减少肿瘤转移和复发的目的，并可进行 TNM 分期，指导术后综合治疗。

1. NSCLC　主要适于Ⅰ期及Ⅱ期病人，根治性手术切除是首选的治疗手段，T_3N_1 和 $T_{1\text{-}3}N_2$ 的ⅢA 期和ⅢB 期病人需通过多学科讨论采取综合治疗的方法，包括手术治疗联合术后化疗或序贯放化疗，或同步放化疗等。除了Ⅰ期外，Ⅱ～Ⅲ期肺癌根治性手术后需术后辅助化疗。术前化疗（新辅助化疗）可使原先不能手术的病人降低 TNM 分期而可以手术。术后根据病人最终病理 TNM 分期、切缘情况，选择再次手术、术后辅助化疗或放疗。对不能耐受肺叶切除的病人也可考虑行楔形切除。

2. SCLC　90%以上就诊时已有胸内或远处转移，一般不推荐手术治疗。如经病理学纵隔分期方法如纵隔镜、纵隔切开术等检查阴性的 $T_{1\text{-}2}N_0$ 的病人，可考虑肺叶切除和淋巴结清扫，单纯手术无法根治 SCLC，因此所有术后的 SCLC 病人均需采用含铂的两药化疗方案化疗 4～6 个疗程。

（二）药物治疗

主要包括化疗和靶向治疗，用于肺癌晚期或复发病人的治疗。化疗还可用于手术后病人的辅助化疗、术前新辅助化疗及联合放疗的综合治疗等。

化疗应当严格掌握适应证，充分考虑病人的疾病分期、体力状况、自身意愿、药物不良反应、生活质量等，避免治疗过度或治疗不足。如病人体力状况评分≤2 分，重要脏器功能可耐受者可给予化疗。常用的药物包括铂类（顺铂、卡铂）、吉西他滨、培美曲塞、紫杉类（紫杉醇、多西他赛）、长春瑞滨、依托泊苷和喜树碱类似物（伊立替康）等。目前一线化疗推荐含铂的两药联合方案，二线化疗推荐多西他赛或培美曲塞单药治疗。一般治疗 2 个周期后评估疗效，密切监测及防治不良反应，并酌情调整药物和（或）剂量。

靶向治疗是以肿瘤组织或细胞的驱动基因变异以及肿瘤相关信号通路的特异性分子为靶点，利用分子靶向药物特异性阻断该靶点的生物学功能，选择性地从分子水平逆转肿瘤细胞的恶性生物学行为，从而达到抑制肿瘤生长甚至使肿瘤消退的目的。目前靶向治疗主要应用于非小细胞肺癌中的腺癌病人，例如以 EGFR 突变阳性为靶点 EGFR-酪氨酸激酶抑制剂（EGFR-TKI）的厄洛替尼（erlotinib）、吉非替尼（gefitinib）、阿法替尼（afatinib）、奥希替尼（osimertinib），ALK 重排阳性为靶点的克唑替尼（crizotinib）、艾乐替尼（alectinib）、色瑞替尼（ceritinib）等和 ROS1 重排阳性为靶点的克唑替尼可用于一线治疗或化疗后的维持治疗，对不适合根治性治疗局部晚期和转移的 NSCLC 有显著的治疗作用，并可延长病人的生存期。靶向治疗成功的关键是选择特异性的标靶人群。此外，以肿瘤血管生成为靶点的贝伐珠单抗（bevacizumab），联合化疗能明显提高晚期 NSCLC 的化疗效果并延长肿瘤中位进展时间。采用针对免疫检查点 PD-L1 的单克隆抗体可抑制 PD-1 与肿瘤细胞表面的 PD-L1 结合，产生一系列抗肿瘤的免疫作用，也有一定的治疗效果。

1. NSCLC　对化疗的反应较差，对于晚期和复发 NSCLC 病人联合化疗方案可缓解症状及提高

生活质量,提高生存率,约30% ~40%的部分缓解率,近5%的完全缓解率,中位生存期9~10个月,1年生存率为30% ~40%。目前一线化疗推荐含铂两药联合化疗,如卡铂或顺铂加上紫杉醇、长春瑞滨、吉西他滨、培美曲塞或多西他赛等,治疗4~6个周期。对于化疗之后肿瘤缓解或疾病稳定而没有发生进展的病人,可给予维持治疗。一线治疗失败者,推荐多西他赛或培美曲赛单药二线化疗。

对EGFR突变阳性的Ⅳ期NSCLC,一线给予EGFR-TKI(厄洛替尼、吉非替尼和阿法替尼)治疗较一线含铂的两药化疗方案,其治疗反应、无进展生存率(PFS)更具优势,且毒性反应更低。也可用于化疗无效的二线或三线口服治疗。如发生耐药(一般在治疗后9~13个月)或疾病进展,如T790M突变,可使用二线TKI奥希替尼。对于ALK和ROS1重排阳性的病人可选择克唑替尼治疗。对于Ⅳ期非鳞状细胞癌的NSCLC,若病人无咯血及脑转移,可考虑在化疗基础上联合抗肿瘤血管药物如贝伐珠单抗。PD-L1表达阳性≥50%者,可使用PD-1药物,如派姆单抗(pembrolizumab)、纳武单抗(nivolumab)和阿特珠单抗(atezolizumab)等。

2. SCLC 对化疗非常敏感,是治疗的基本方案。一线化疗药物包括依托泊苷或伊立替康联合顺铂或卡铂,共4~6个周期。手术切除的病人推荐辅助化疗。对于局限期SCLC(Ⅱ~Ⅲ期)推荐放、化疗为主的综合治疗。对于广泛期病人则采用以化疗为主的综合治疗,广泛期和脑转移病人,取决于病人是否有神经系统症状,可在全脑放疗之前或之后给予化疗。大多数局限期和几乎所有的广泛期SCLC都将会复发。复发SCLC病人根据复发类型选择二线化疗方案或一线方案的再次使用。

（三）放射治疗（放疗）

放疗可分为根治性放疗、姑息性放疗、辅助放疗、新辅助化放疗和预防性放疗等。根治性放疗用于病灶局限、因解剖原因不便手术或其他原因不能手术者,若辅以化疗,可提高疗效;姑息性放疗的目的在于抑制肿瘤的发展,延迟肿瘤扩散和缓解症状,对肺癌引起的顽固性咳嗽、咯血、肺不张、上腔静脉阻塞综合征有肯定疗效,也可缓解骨转移性疼痛和脑转移引起的症状。辅助放疗适用于术前放疗、术后切缘阳性的病人。预防性放疗适用于全身治疗有效的小细胞肺癌病人全脑放疗。

放疗通常联合化疗治疗肺癌,因分期、治疗目的和病人一般情况的不同,联合方案可选择同步放化疗、序贯放化疗。接受放化疗的病人,潜在毒副反应会增大,应当注意对肺、心脏、食管和脊髓的保护;治疗过程中应当尽可能避免因毒副反应处理不当导致放疗的非计划性中断。

肺癌对放疗的敏感性,以SCLC为最高,其次为鳞癌和腺癌,故照射剂量以SCLC最小,腺癌最大。一般40~70Gy为宜,分5~7周照射,常用的放射线有^{60}Co-γ线,电子束β线和中子加速器等。应注意减少和防止白细胞减少、放射性肺炎和放射性食管炎等放疗反应。对全身情况太差,有严重心、肺、肝、肾功能不全者应列为禁忌。放疗时可合理使用更安全、先进的技术,如三维适形放疗技术(3D-CRT)和调强放疗技术(IMRT)等。

1. NSCLC 主要适用于:①局部晚期病人,需与化疗结合进行;②因身体原因不能手术的早期NSCLC病人的根治性治疗;③选择性病人的术前、术后辅助治疗;④局部的复发与转移治疗;⑤晚期不可治愈病人的姑息性治疗。

2. SCLC 主要适用于:①局限期SCLC经全身化疗后部分病人可以达到完全缓解,但胸内复发和脑转移的风险很高,加用胸部放疗和预防性颅脑放射不仅可以显著降低局部复发率和脑转移,死亡风险也显著降低。②广泛期SCLC病人,远处转移病灶经过化疗控制后加用胸部放疗也可以提高肿瘤控制率,延长生存期。

（四）介入治疗

1. 支气管动脉灌注化疗 适用于失去手术指征,全身化疗无效的晚期病人。此方法毒副作用小,可缓解症状,减轻病人痛苦。

2. 经支气管镜介入治疗 ①血卟啉染料激光治疗和YAG激光切除治疗:切除气道腔内肿瘤,解除气道阻塞和控制出血,可延长病人的生存期。②经支气管镜行腔内放疗:可缓解肿瘤引起的阻塞和咯血症状。③超声引导下的介入治疗:可直接将抗癌药物等注入肿瘤组织内。

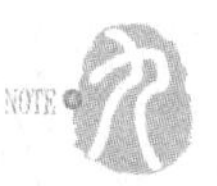

（五）中医药治疗

祖国医学有许多单方、验方，与西药协同治疗肺癌，可减少病人化疗、放疗时的不良反应，促进机体抵抗力的恢复。

【预防】

避免接触与肺癌发病有关的因素如吸烟和大气污染，加强职业接触中的劳动保护，可减少肺癌发病危险。由于目前尚无有效的肺癌化学预防措施，不吸烟和及早戒烟可能是预防肺癌的最有效方法。

【预后】

肺癌的预后取决于早发现、早诊断、早治疗。由于早期诊断不足致使肺癌的预后差，86%病人在确诊后5年内死亡；只有15%的病人在确诊时病变局限，这些病人的5年生存率可达50%。

（谢灿茂）

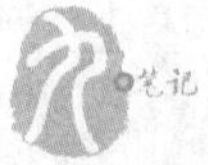
笔记

第九章　间质性肺疾病

间质性肺疾病(interstitial lung diseases,ILDs)亦称作弥漫性实质性肺疾病(diffuse parenchymal lung disease,DPLD),是一组主要累及肺间质和肺泡腔,导致肺泡-毛细血管功能单位丧失的弥漫性肺疾病。临床主要表现为进行性加重的呼吸困难、限制性通气功能障碍伴弥散功能降低、低氧血症以及影像学上的双肺弥漫性病变,ILD可最终发展为弥漫性肺纤维化和蜂窝肺,导致呼吸衰竭而死亡。

第一节　间质性肺疾病的分类

间质性肺疾病包括200多种急性和慢性肺部疾病,既有临床常见病,也有临床少见病,其中大多数疾病的病因还不明确。根据病因、临床和病理特点,2002年美国胸科学会(ATS)和欧洲呼吸学会(ERS)将ILD按以下分类:①已知原因的ILD;②特发性间质性肺炎(idiopathic interstitial pneumonias,IIPs);③肉芽肿性ILD;④其他罕见ILD(表2-9-1)。其中特发性间质性肺炎是一组病因不明的间质性肺炎。2013年ATS/ERS将其分为三大类:①主要的特发性间质性肺炎;②少见的特发性间质性肺炎;③未能分类的特发性间质性肺炎(表2-9-2)。

表2-9-1　间质性肺疾病的临床分类

1. 已知原因的ILD
1.1　职业或家居环境因素相关
吸入有机粉尘——过敏性肺炎
吸入无机粉尘——石棉沉着病、硅沉着病、尘埃沉着病等
1.2　药物或治疗相关
药物如胺碘酮、博来霉素、甲氨蝶呤等,放射线治疗,高浓度氧疗
1.3　结缔组织疾病(connective tissue diseases,CTD)或血管炎相关
系统性硬皮病、类风湿关节炎、多发性肌炎/皮肌炎、干燥综合征、系统性红斑狼疮
ANCA相关性血管炎:坏死性肉芽肿血管炎、变应性肉芽肿血管炎、显微镜下多血管炎
2. 特发性间质性肺炎
3. 肉芽肿性ILD
结节病(sarcoidosis)
4. 罕见ILD
4.1　肺淋巴管平滑肌瘤病(pulmonary lymphangioleiomyomatosis,PLAM)
4.2　肺朗格汉斯细胞组织细胞增生症(pulmonary Langerhans cell histiocytosis,PLCH)
4.3　慢性嗜酸性粒细胞性肺炎(chronic eosinophilic pneumonia,CEP)
4.4　肺泡蛋白沉积症(pulmonary alveolar proteinosis,PAP)
4.5　特发性肺含铁血黄素沉着症(idiopathic pulmonary haemosiderosis)
4.6　肺泡微石症(alveolar microlithiasis)
4.7　肺淀粉样变(pulmonary amyloidosis)

表 2-9-2　特发性间质性肺炎的分类

分类		临床-影像-病理诊断	相应影像和(或)组织病理形态学类型
主要的 IIPs	慢性纤维化性 IP	特发性肺纤维化(IPF)	普通型间质性肺炎(UIP)
		特发性非特异性间质性肺炎(iNSIP)	非特异性间质性肺炎(NSIP)
	吸烟相关性 IP	呼吸性细支气管炎伴间质性肺疾病(RB-ILD)	呼吸性细支气管炎(RB)
		脱屑性间质性肺炎(DIP)	DIP
	急性/亚急性 IP	隐源性机化性肺炎(COP)	机化性肺炎(OP)
		急性间质性肺炎(AIP)	弥漫性肺泡损伤(DAD)
罕见的 IIPs		特发性淋巴细胞性间质性肺炎(iLIP)	LIP
		特发性胸膜肺实质弹力纤维增生症(iPPFE)	PPFE
未分类的 IIPs			

注:IPF:idiopathic pulmonary fibrosis;NSIP:nonspecific interstitial pneumonia;COP:cryptogenic organizing pneumonia;AIP:acute interstitial pneumonia;RB-ILD:respiratory bronchiolitis-interstitial lung disease;DIP:desquamative interstitial pneumonia;LIP:lymphoid interstitial pneumonia;PPFE:pleuroparenchymal fibroelastosis;UIP:usual interstitial pneumonia;DAD:diffuse alveolar damage

【诊断】

临床诊断某一种 ILD 是一个动态的过程,需要临床、放射和病理科医生的密切合作,根据所获得的完整资料对先前的诊断进行验证或修订(图 2-9-1)。

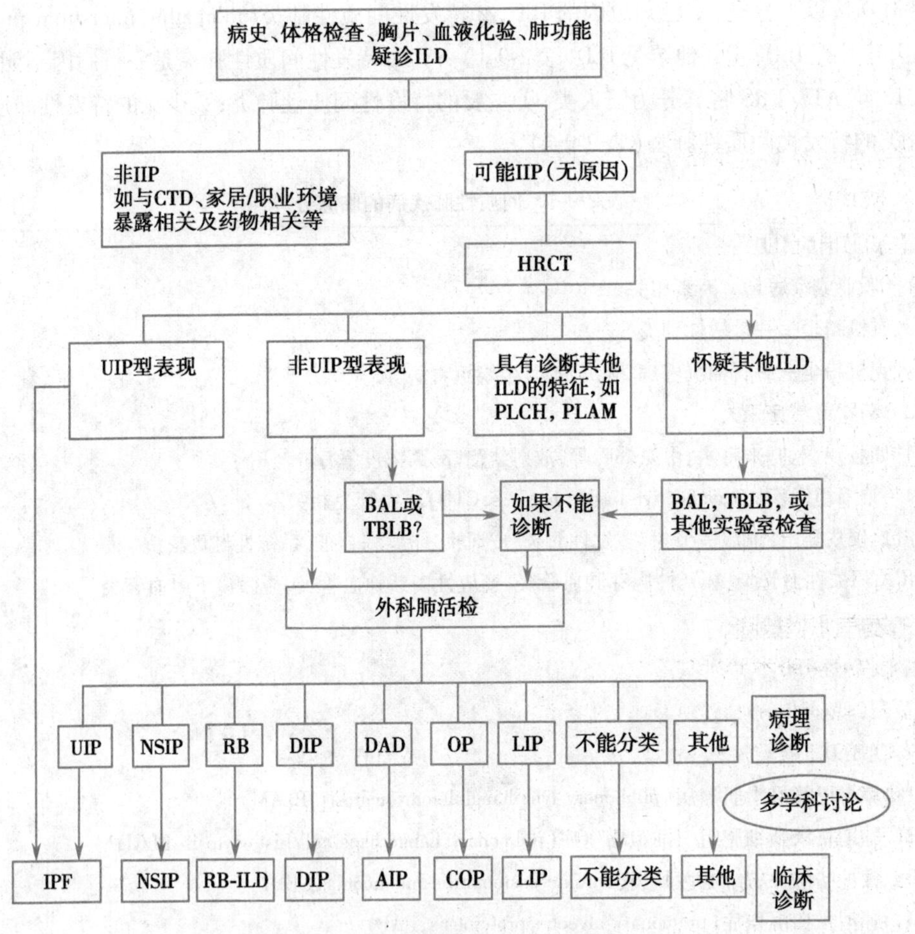

图 2-9-1　间质性肺疾病的诊断流程

UIP:普通型间质性肺炎;RB:呼吸性细支气管炎(respiratory bronchiolitis);DAD:弥漫性肺泡损伤(diffuse alveolar damage);OP:机化性肺炎(organizing pneumonia)

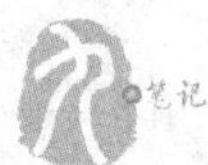

（一）临床表现

1. 症状 不同ILD其临床表现不完全一样，多数隐匿起病。呼吸困难是最常见的症状，疾病早期仅在活动时出现，随着疾病进展呈进行性加重。其次是咳嗽，多为持续性干咳，少有咯血、胸痛和喘鸣。如果病人还有全身症状如发热、盗汗、乏力、消瘦，皮疹、肌肉关节疼痛、肿胀、口干、眼干等，通常提示可能存在结缔组织疾病等。

2. 相关病史 重要的既往史包括心脏病、结缔组织疾病、肿瘤、脏器移植等；药物应用史，尤其一些可以诱发肺纤维化的药物，如胺碘酮、甲氨蝶呤等；家族史；吸烟史包括每天吸烟支数、烟龄及戒烟时间；职业或家居环境暴露史，宠物嗜好或接触史。这些病史的详细了解对于明确ILD的病因具有重要作用。

3. 体征

（1）爆裂音或Velcro啰音：两肺底闻及的吸气末细小的干性爆裂音或Velcro啰音是ILD的常见体征，尤其是IPF，可能是常见，也是早期体征。

（2）杵状指：是ILD病人一个比较常见的晚期征象，通常提示严重的肺结构破坏和肺功能受损，多见于IPF。

（3）肺动脉高压和肺心病的体征：ILD进展到晚期，可以出现肺动脉高压和肺心病，进而表现发绀，呼吸急促，P_2亢进，下肢水肿等征象。

（4）系统疾病体征：皮疹、关节肿胀、变形等可能提示结缔组织疾病等。

（二）影像学评价

绝大多数ILD病人X线胸片显示弥漫性浸润性阴影，但胸片正常也不能除外ILD。胸部高分辨率CT（HRCT）更能细致地显示肺实质异常的程度和性质，能发现X线胸片不能显示的病变，是诊断ILD的重要工具。ILD的HRCT表现包括弥漫性结节影、磨玻璃样变、肺泡实变、小叶间隔增厚、胸膜下线、网格影伴囊腔形成或蜂窝状改变，常伴牵拉性支气管扩张或肺结构改变。

（三）肺功能

ILD病人以限制性通气功能障碍和气体交换障碍为特征，限制性通气功能障碍表现为肺容量包括肺总量（TLC）、肺活量（VC）和残气量（RV）均减少，肺顺应性降低。第一秒用力呼气容积/用力肺活量（FEV_1/FVC）正常或增加。气体交换障碍表现为一氧化碳弥散量（DLCO）减少，（静息时或运动时）肺泡-动脉氧分压差［$P_{(A-a)}O_2$］增加和低氧血症。

（四）实验室检查

常规进行全血细胞学、尿液分析、生物化学及肝肾功能、红细胞沉降率（ESR）检查，结缔组织疾病相关的自身抗体如抗核抗体（ANA）、类风湿因子（RF）等及抗中性粒细胞胞质抗体（ANCA）检查。酌情进行巨细胞病毒（CMV）或肺孢子菌（机会性感染），肿瘤细胞（怀疑肿瘤）等检查，这些检查对ILD的病因或伴随疾病具有提示作用。

（五）支气管镜检查

纤维支气管镜检查并进行支气管肺泡灌洗（bronchoalveolar lavage，BAL）或（和）经支气管肺活检（transbronchial lung biopsy，TBLB）对于了解弥漫性肺部渗出性病变的性质，鉴别ILD具有一定的帮助。正常支气管肺泡灌洗液（BALF）细胞学分类为巨噬细胞>85%，淋巴细胞≤10%～15%，中性粒细胞≤3%，嗜酸性粒细胞≤1%。如果BALF细胞学分析显示淋巴细胞、嗜酸性粒细胞或中性粒细胞增加，各自具有特定的临床意义，能够帮助临床医生缩小鉴别诊断的范围。TBLB取材太小，不足以诊断ILD的特殊类型。新近发展起来的经支气管冷冻肺活检可以取得较大块的肺组织，观察肺脏的结构变化，对ILD进行诊断分型，显示出较好的临床应用前景。

（六）外科肺活检

外科肺活检包括开胸肺活检（open lung biopsy，OLB）和电视辅助胸腔镜肺活检（video assisted thoracoscopy，VATS）。对于基于临床、胸部HRCT特征，甚至BAL和TBLB等不能明确诊断的ILD，通常

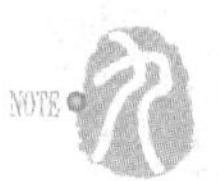

需要外科肺活检明确病理改变和确诊。

第二节 特发性肺纤维化

特发性肺纤维化(idiopathic pulmonary fibrosis,IPF)是一种慢性、进行性、纤维化性间质性肺炎,组织学和(或)胸部HRCT特征性表现为UIP,病因不清,好发于老年人。

【流行病学】

IPF是临床最常见的一种特发性间质性肺炎,其发病率呈现上升趋势。美国IPF的患病率和年发病率分别是(14~42.7)/10万人口和(6.8~16.3)/10万人口。我国缺乏相应的流行病学资料,但是临床实践中发现近年来IPF病例呈明显增多的趋势。

【病理改变】

普通型间质性肺炎(UIP)是IPF的特征性病理改变类型。UIP的组织学特征是病变呈斑片状分布,主要累及胸膜下外周肺腺泡或小叶。低倍镜下病变呈时相不一,表现纤维化、蜂窝状改变、间质性炎症和正常肺组织并存,致密的纤维瘢痕区伴散在的成纤维细胞灶。

【病因和发病机制】

迄今有关IPF的病因还不清楚。危险因素包括吸烟和环境暴露(如金属粉尘、木尘等),吸烟指数超过20包年,患IPF的危险性明显增加。还有研究提示了IPF与病毒感染(如EB病毒)的关系,但是病毒感染在IPF的确切作用不明确。IPF常合并胃食管反流(gastroesophageal reflux,GER),提示胃食管反流致微小吸入可能与IPF发病有关,但是二者之间的因果关系还不十分清楚。家族性IPF病例的报道提示IPF存在一定的遗传易感性,但是还没有特定的遗传异常被证实。

目前认为IPF起源于肺泡上皮反复发生微小损伤后的异常修复。在已知或未知的遗传/环境因素的多重持续损伤下,受损的肺上皮细胞启动"重编程",导致细胞自噬降低,凋亡增加,上皮再生修复不足,残存细胞发生间充质样转化,呈现促纤维化表型,大量分泌促纤维化因子,形成促纤维化微环境,使成纤维细胞(fibroblasts)活化转变为肌成纤维细胞(myofibroblasts),产生过量的细胞外基质沉积,导致纤维瘢痕与蜂窝囊形成、肺结构破坏和功能丧失。

【临床表现】

多于50岁以后发病,呈隐匿起病,主要表现为活动性呼吸困难,渐进性加重,常伴干咳。全身症状不明显,可以有不适、乏力和体重减轻等,但很少发热。75%有吸烟史。

约半数病人可见杵状指,90%的病人可在双肺基底部闻及吸气末细小的Velcro啰音。在疾病晚期可出现明显发绀、肺动脉高压和右心功能不全征象。

【辅助检查】

1. 胸部X线 通常显示双肺外带、胸膜下和基底部分布明显的网状或网结节模糊影,伴有蜂窝样变和下叶肺容积减低(图2-9-2)。

2. 胸部HRCT 可以显示UIP的特征性改变(图2-9-3),诊断UIP的准确性大于90%,因此HRCT已成为诊断IPF的重要方法,可以替代外科肺活检。HRCT的典型UIP表现为:①病变呈网格改变,蜂窝改变伴或不伴牵拉支气管扩张;②病变以胸膜下、基底部分布为主。

3. 肺功能 主要表现为限制性通气功能障碍、弥散量降低伴低氧血症或Ⅰ型呼吸衰竭。早期静息肺功能可以正常或接近正常,但运动肺功能表现 $P_{(A-a)}O_2$ 增加和氧分压降低。

4. 血液化验 血液涎液化糖链抗原(KL-6)增高,ESR、抗核抗体和类风湿因子可以轻度增高,但没有特异性。结缔组织疾病相关自身抗体检查有助于IPF的鉴别。

5. BALF/TBLB BALF细胞分析多表现为中性粒细胞和(或)嗜酸性粒细胞增加。BAL或TBLB对于IPF无诊断意义。

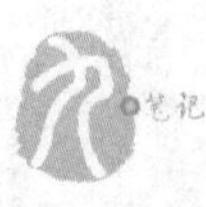

6. 外科肺活检 对于HRCT呈不典型UIP改变,诊断不清楚,没有手术禁忌证的病人应该考虑

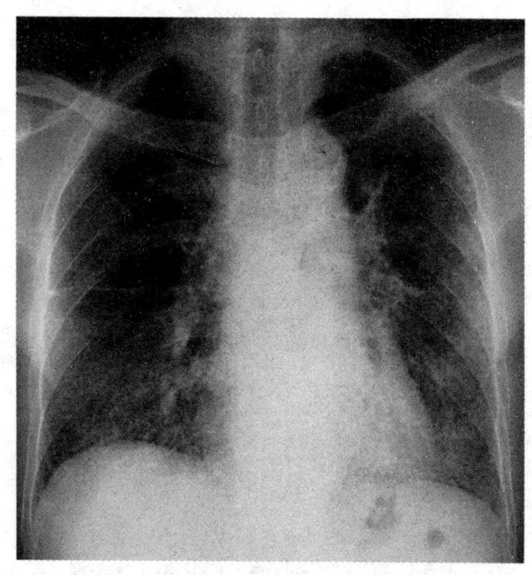
图 2-9-2 特发性肺纤维化的胸部 X 线改变
胸片显示双肺弥漫网状影，胸膜下和基底部尤为明显

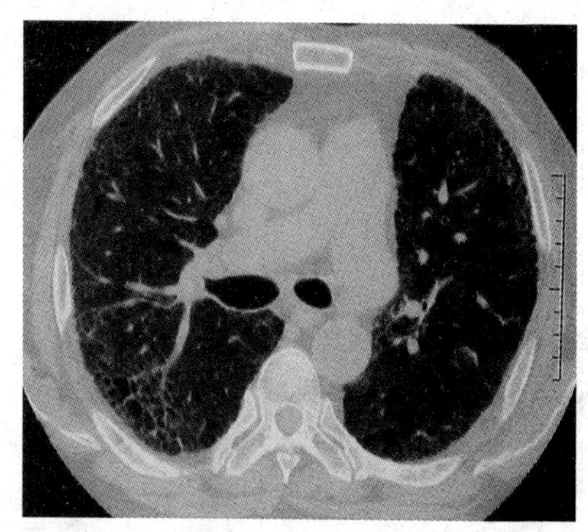
图 2-9-3 特发性肺纤维化的胸部 HRCT 改变
胸部 HRCT 显示两肺外带胸膜下分布为主的斑片性网状模糊影，伴有蜂窝状改变

外科肺活检。IPF 的组织病理类型是 UIP，UIP 的病理诊断标准为：①明显纤维化/结构变形伴或不伴蜂窝肺，胸膜下、间质分布；②斑片肺实质纤维化；③成纤维细胞灶。

【诊断】

1. IPF 诊断遵循如下标准 ①ILD，但排除了其他原因（如环境、药物和结缔组织疾病等）；②HRCT 表现为 UIP 型；或③联合 HRCT 和外科肺活检病理表现诊断 UIP。

2. IPF 急性加重（acute exacerbation of IPF） IPF 病人出现新的弥漫性肺泡损伤导致急性或显著的呼吸困难恶化即为 AE-IPF。诊断标准：①过去或现在诊断 IPF；②1 个月内发生显著的呼吸困难加重；③CT 表现为 UIP 背景下出现新的双侧磨玻璃影伴或不伴实变影；④不能完全由心衰或液体过载解释。

【鉴别诊断】

IPF 的诊断需要排除其他原因的 ILD。UIP 是诊断 IPF 的金标准，但 UIP 也可见于慢性过敏性肺炎、石棉沉着病、CTD 等。过敏性肺炎多有环境抗原暴露史（如饲养鸽子、鹦鹉等），BAL 细胞分析显示淋巴细胞比例增加。石棉沉着病、硅沉着病或其他职业尘肺多有石棉、二氧化硅或其他粉尘接触史。CTD 多有皮疹、关节炎、全身多系统累及和自身抗体阳性。

IPF 与其他类型 IIP 的鉴别见表 2-9-3。

【治疗】

IPF 不可能治愈，治疗目的是延缓疾病进展，改善生活质量，延长生存期。包括抗纤维化药物治疗、非药物治疗、合并症治疗、姑息治疗、疾病的监测、病人教育和自我管理。

1. 抗纤维化药物治疗 循证医学证据证明吡非尼酮（pirfenidone）和尼达尼布（nintedanib）治疗可以减慢 IPF 肺功能下降，为 IPF 病人带来希望。吡非尼酮是一种多效性的吡啶化合物，具有抗炎、抗纤维化和抗氧化特性。尼达尼布是一种多靶点酪氨酸激酶抑制剂，能够抑制血小板衍化生长因子受体（PDGFR）、血管内皮生长因子受体（VEGFR）以及成纤维细胞生长因子受体（FGFR）。两种药物作为抗纤维化药物，已开始在临床用于 IPF 的治疗。N-乙酰半胱氨酸作为一种祛痰药，高剂量（1800mg/d）时具有抗氧化，进而抗纤维化作用，部分 IPF 病人可能有用。

2. 非药物治疗 IPF 病人尽可能进行肺康复训练，静息状态下存在明显的低氧血症（PaO_2 < 55mmHg）病人还应该实行长程氧疗，但是一般不推荐使用机械通气治疗 IPF 所致的呼吸衰竭。

3. 肺移植 是目前 IPF 最有效的治疗方法，合适的病人应该积极推荐肺移植。

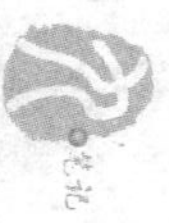

表 2-9-3 特发性间质性肺炎的临床、影像、病理及预后比较

临床-影像-病理诊断	IPF	NSIP	COP	DIP	RB-ILD	LIP	AIP
病程	慢性 (>12 个月)	慢性 (数个月～数年)	亚急性 (<3 个月)	亚急性/慢性 (数周～数个月) 吸烟者	慢性	慢性 (>12 个月)	急性 (1～2 周)
发病年龄(岁)	>50	50	55	40～50	40～50	40～50	50
男:女	3:2	1:1	1:1	2:1	2:1	1:5	1:1
HRCT	外周、胸膜下、基底部明显 网格，蜂窝肺，牵拉性支气管/细支气管扩张，肺结构变形	外周、胸膜下、基底部，对称 磨玻璃影，可有网格，实变(不常见)，偶见蜂窝肺	胸膜下、支气管周围 斑片实变，常常多发，伴磨玻璃影；结节	弥漫，外周、基底部明显 磨玻璃影，伴网格	弥漫 斑片磨玻璃影，小叶中心结节，气体陷闭，支气管和细支气管壁增厚	弥漫，基底部明显 磨玻璃影，小叶中心结节，索条影，薄壁囊腔	弥漫，两侧 斑片实变，主要影响重力依赖区，斑片磨玻璃影，间或有正常小叶，支气管扩张，肺结构变形
组织学类型	UIP	NSIP	OP	DIP	RB-ILD	LIP	DAD
组织学特征	时相不一，斑片、胸膜下纤维化，成纤维细胞灶	时相一致，轻到中度间质炎症	肺泡腔内机化，呈斑片分布，肺泡结构保持	肺泡腔巨噬细胞聚集，肺泡间隔炎症、增厚	轻度纤维化，黏膜下淋巴细胞渗出，斑片、细支气管中心分布，肺泡管内色素巨噬细胞聚集	密集的间质淋巴细胞渗出，Ⅱ型肺泡上皮增生，偶见淋巴滤泡	早期：时相一致，肺泡间隔增厚，肺泡腔渗出，透明膜 后期：机化，纤维化
治疗	对激素或细胞毒制剂反应差	对激素反应较好	对激素反应好	戒烟/激素效果好	戒烟/激素效果好	对激素反应好	对激素的效果不清楚
预后	差，5 年病死率 50%～80%	中等，5 年病死率 <10%	好，很少死亡	好，5 年病死率 5%	好，5 年病死率 5%	中等	差，病死率>50%，且多在发病后 1～2 个月内死亡

4. **合并症治疗** 积极治疗合并存在的胃-食管反流及其他合并症，但是对 IPF 合并的肺动脉高压多不推荐给予波生坦等进行针对性治疗。

5. **IPF 急性加重的治疗** 由于 IPF 急性加重病情严重，病死率高，虽然缺乏随机对照研究，临床上仍然推荐高剂量激素治疗。氧疗、防控感染、对症支持治疗是 IPF 急性加重病人的主要治疗手段。一般不推荐使用机械通气治疗 IPF 所致的呼吸衰竭，但酌情可以使用无创机械通气。

6. **对症治疗** 减轻病人因咳嗽、呼吸困难、焦虑带来的痛苦，提高生活质量。

7. 加强病人教育与自我管理，建议吸烟者戒烟，预防流感和肺炎。

【自然病程与预后】

IPF 诊断后中位生存期为 2～3 年，但 IPF 自然病程及结局个体差异较大。大多数病人表现为缓慢逐步可预见的肺功能下降；少数病人在病程中反复出现急性加重；极少数病人呈快速进行性发展。影响 IPF 病人预后的因素包括：呼吸困难、肺功能下降和 HRCT 纤维化及蜂窝样改变的程度，6 分钟步行试验（6MWT）的结果，尤其是这些参数的动态变化。基线状态下 DLCO<40% 预计值和 6MWT 时 SpO_2<88%，6～12 个月内 FVC 绝对值降低 10% 以上或 DLCO 绝对值降低 15% 以上都是预测死亡风险的可靠指标。

第三节 结 节 病

结节病（sarcoidosis）是一种原因不明的多系统累及的肉芽肿性疾病，主要侵犯肺和淋巴系统，其次是眼部和皮肤。

【流行病学】

由于部分病例无症状和可以自然痊愈，所以没有确切的流行病学数据。结节病多发于中青年（<40 岁），女性发病稍高于男性，患病率从不足 $1/10^5$ 到高于 $40/10^5$ 都有报道，以斯堪的纳维亚和美籍非洲人群的患病率最高，寒冷地区多于热带地区，黑种人多于白种人，呈现出明显的地区和种族差异。

【病因和发病机制】

1. **遗传因素** 结节病的临床表型以及患病的种族差异提示遗传因素的作用，家族和病例对照研究证实与结节病易感和表型关系最为密切的基因位于 6 号染色体的 MHC 区域。其他候选基因如细胞因子、化学趋化因子受体等均不具备可重复性，功能的有效性未能得到证实。

2. **环境因素** 伯氏疏螺旋体（*Borrelia burgdorferi*）、痤疮丙酸杆菌（*Propionibacterium acne*）、结核和其他分枝杆菌等作为结节病的可能病因没有被证实。迄今没有感染性病因或其他因素被一致证明与结节病的发病相关。

3. **免疫机制** 结节病以受累脏器，尤其是肺脏的非干酪样坏死性肉芽肿为病理特点，病变组织聚集大量激活的 Th1 型 $CD4^+$ T 细胞和巨噬细胞是其特征性免疫异常表现。

结节病的确切病因和发病机制还不清楚。目前观点是遗传易感者受特定的环境抗原刺激，抗原呈递细胞吞噬处理抗原，经Ⅱ类白细胞相关抗原（HLA）分子传递到 $CD4^+$细胞的 T 细胞受体（TCR），诱发受累脏器局部产生 Th1 型免疫反应，导致细胞聚集、增生、分化和肉芽肿形成；同时产生的白介素 IL-2、IL-12、IL-18、IFN-γ、肿瘤坏死因子-α 等细胞因子和化学趋化因子促进肉芽肿形成。

【病理】

结节病的特征性病理改变是非干酪样上皮样细胞性肉芽肿，主要由高分化的单核-吞噬细胞（上皮样细胞和巨细胞）与淋巴细胞组成。巨细胞可以有包涵体如舒曼小体（Schauman bodies）和星状小体（asteroid bodies）。肉芽肿的中心主要是 $CD4^+$淋巴细胞，而外周主要是 $CD8^+$淋巴细胞。结节病性肉芽肿或消散，或发展成纤维化。在肺脏 75% 的肉芽肿沿淋巴管分布，接近或位于支气管血管鞘、胸膜下或小叶间隔，开胸肺活检或尸检发现半数以上累及血管。

【临床表现】

结节病的临床过程表现多样，与起病的急缓和脏器受累的不同以及肉芽肿的活动性有关，还与种

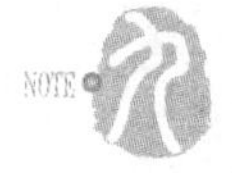

族和地区有关。

（一）急性结节病

急性结节病（Löfgren syndrome）表现为双肺门淋巴结肿大，关节炎和结节性红斑，常伴有发热、肌肉痛、不适。85%的病人于一年内自然缓解。

（二）亚急性/慢性结节病

约50%的结节病无症状，为体检或胸片偶尔发现。

1. 系统症状　约1/3病人可以有非特异性表现，如发热、体重减轻、无力、不适和盗汗。

2. 胸内结节病　90%以上的结节病累及肺脏。临床表现隐匿，30%～50%有咳嗽、胸痛或呼吸困难，20%有气道高反应性或伴喘鸣音。

3. 胸外结节病

（1）淋巴结：30%～40%能触及淋巴结肿大，不融合，可活动，无触痛，不形成溃疡和窦道，以颈、腋窝、肱骨内上髁、腹股沟淋巴结最常受累。

（2）皮肤：25%累及皮肤，表现皮肤结节性红斑（多位于下肢伸侧，6～8周内消散）、冻疮样狼疮（lupus pernio）和皮下结节等。

（3）眼：11%～83%累及眼部，以葡萄膜炎最常见。

（4）心脏：尸检发现30%累及心脏，但临床只发现5%，主要表现为心律失常、心力衰竭或猝死。

（5）内分泌：2%～10%有高钙血症，高尿钙的发生率大约是其3倍。高钙血症与激活的巨噬细胞和肉芽肿使1,25-(OH)$_2$ D$_3$的产生调节障碍有关。

（6）其他系统：肌肉骨骼、神经、腮腺、肝脏、胃肠、血液、肾脏以及生殖系统等均可受累。

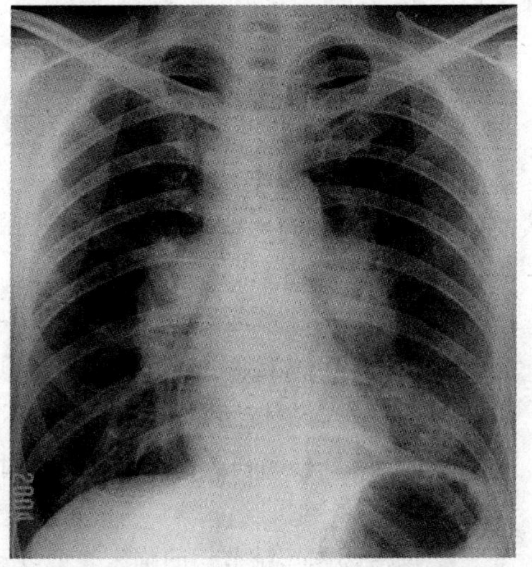

图2-9-4　结节病Ⅰ期的胸部X线征象
36岁病人，体检胸片发现双侧肺门淋巴结肿大，诊断结节病Ⅰ期

【辅助检查】

（一）影像学检查

1. 胸部X线检查　90%以上的病人表现为X线胸片异常，胸片是提示诊断的敏感工具，双侧肺门淋巴结肿大（BHL）（伴或不伴右侧气管旁淋巴结肿大）是最常见的征象（图2-9-4）。临床上通常根据后前位X线胸片对结节病进行分期（表2-9-4），目前对这种分期尚存在争议。

表2-9-4　结节病的胸部X线分期

分期	表　现
0	无异常X线表现
Ⅰ	双侧肺门淋巴结肿大，无肺部浸润影
Ⅱ	双侧肺门淋巴结肿大，伴肺部网状、结节状或片状浸润影
Ⅲ	肺部网状、结节状或片状浸润影，无双侧肺门淋巴结肿大
Ⅳ	肺纤维化，蜂窝肺，肺大疱，肺气肿

2. 胸部CT/HRCT　HRCT的典型表现为沿着支气管血管束分布的微小结节，可融合成球。其他异常有磨玻璃样变、索条带影、蜂窝肺、牵拉性支气管扩张及血管或支气管的扭曲或变形。病变多侵犯上叶，肺底部相对正常。可见气管前、气管旁、主动脉旁和隆突下区的淋巴结肿大（图2-9-5）。

3. ^{67}Ga核素显像　肉芽肿活性巨噬细胞摄取^{67}Ga明显增加，肉芽肿性病变可被^{67}Ga显示，除显示Panda和Lamba图像具有诊断意义外，通常无诊断特异性，但可以帮助判断结节病的活动性。

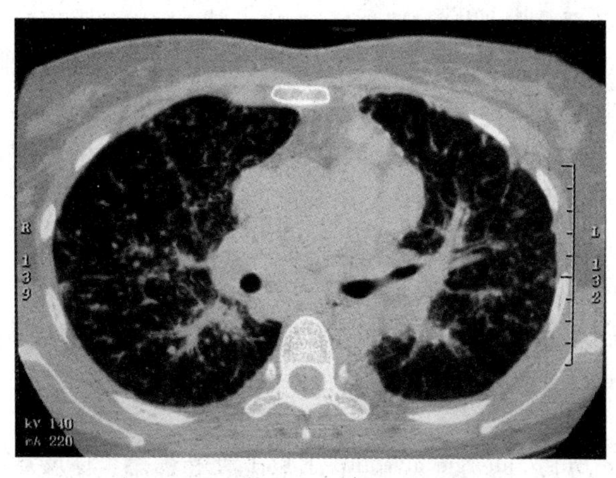

图 2-9-5　结节病的胸部 HRCT 表现

显示许多微小结节沿淋巴管走行，位于支气管血管旁间质，小叶间隔和胸膜下。纵隔和肺门淋巴结肿大

（二）肺功能试验

80% 以上的Ⅰ期结节病病人的肺功能正常。Ⅱ期或Ⅲ期结节病的肺功能异常者占 40% ~70%，特征性变化是限制性通气功能障碍和弥散量降低及氧合障碍。1/3 以上的病人同时有气流受限。

（三）纤维支气管镜与支气管肺泡灌洗

支气管镜下可以见到因隆突下淋巴结肿大所致的气管隆突增宽，气管和支气管黏膜受累所致的黏膜结节。BALF 检查主要显示淋巴细胞增加，CD4/CD8 的比值增加（>3.5）。结节病可以通过支气管黏膜活检、TBLB、经支气管淋巴结针吸（transbronchial needle aspiration，TBNA）和支气管内超声引导（endobronchial ultrasonography，EBUS）活检得到诊断，这些检查的诊断率较高，风险低，成为目前肺结节病的重要确诊手段。一般不需要纵隔镜或外科肺活检。

（四）血液检查

ACE 由结节病肉芽肿的内上皮细胞产生，血清 ACE 水平反映体内肉芽肿负荷，可以辅助判断疾病活动性，因缺乏足够的敏感性和特异性，不能作为诊断指标。其他疾病活动指标包括血清可溶性白介素-2 受体（sIL-2R），血钙增高等。

（五）结核菌素试验

对 PPD 5TU 的结核菌素皮肤试验无或弱反应是结节病的特点，可以用来鉴别结核和结节病。

【诊断】

结节病的诊断应符合三个条件：①临床和胸部影像表现与结节病相符合；②活检证实有非干酪样坏死性类上皮肉芽肿；③除外其他原因。

建立诊断以后，还需要判断疾病累及的脏器范围、分期（如上述）和活动性。活动性判断缺乏严格的标准。起病急、临床症状明显、病情进展较快、重要脏器受累、血清 ACE 增高等，提示属于活动期。

【鉴别诊断】

应与下列疾病鉴别：

1. 肺门淋巴结结核　病人较年轻，结核菌素试验多阳性。肺门淋巴结肿大一般为单侧性，有时伴有钙化，可见肺部原发病灶。CT 可见淋巴结中心区有坏死。

2. 淋巴瘤　多有发热、消瘦、贫血、胸腔积液等。常累及上纵隔、隆突下等处的纵隔淋巴结，大多为单侧或双侧不对称肿大，淋巴结可呈现融合。结合其他检查及活组织检查可作鉴别。

3. 肺门转移性肿瘤　肺癌和肺外肿瘤转移至肺门淋巴结，均有相应的症状和体征。对可疑原发灶进行进一步的检查可助鉴别。

4. 其他肉芽肿病　过敏性肺炎、铍肺、硅沉着病以及感染性、化学性因素所致的肉芽肿，结合临床资料及相关检查的综合分析有助于与结节病进行鉴别。

【治疗】

结节病的自然缓解率在Ⅰ期是 55% ~90%，Ⅱ期 40% ~70%，Ⅲ期 10% ~20%。因此，无症状和肺功能正常的Ⅰ期结节病无需治疗；无症状和病情稳定的Ⅱ期和Ⅲ期，肺功能轻微异常，也不需要治疗。结节病出现明显的肺内或肺外症状，尤其累及心脏、神经系统等，需要使用全身糖皮质激素治疗。常用泼尼松 0.5mg/(kg·d)，连续 4 周，随病情好转逐渐减量至维持量，通常为 5 ~10mg，疗程 6 ~24 个月。长期服用糖皮质激素者，应严密观察激素的不良反应。当糖皮质激素不能耐受或治疗无效，可

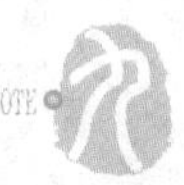

考虑使用其他免疫抑制剂如甲氨蝶呤、硫唑嘌呤,甚至英夫利昔单抗(infliximab)。结节病的复发率较高,因此,结节病治疗结束后也需要每3~6个月随访一次,至少3年或直至病情稳定。

【预后】

预后与结节病的临床类型有关。急性起病者,经治疗或自行缓解,预后较好;而慢性进行性、多脏器功能损害、肺广泛纤维化等则预后较差,总病死率1%~5%。死亡原因常为呼吸功能不全或心脏、中枢神经系统受累所致。

第四节 其他间质性肺疾病

一、过敏性肺炎

过敏性肺炎(HP)也称外源性过敏性肺泡炎(extrinsic allergic alveolitis,EAA),是指易感个体反复吸入有机粉尘抗原后诱发的一种主要通过细胞免疫和体液免疫反应介导的肺部炎症反应性疾病。以淋巴细胞渗出为主的慢性间质性肺炎,细胞性细支气管炎(气道中心炎症)和散在分布的非干酪样坏死性肉芽肿为特征性病理改变。农民肺是HP的典型形式,是农民吸入霉干草中的嗜热放线菌或热吸水链霉菌孢子所致。吸入含动物蛋白的羽毛和排泄物尘埃引起饲鸟者肺(如鸽子肺、鹦鹉肺),生活在有嗜热放线菌污染的空调或湿化器的环境引起空调器肺等。各种病因所致HP的临床表现相同,可以是急性、亚急性或慢性。

急性形式是最常见和具有特征的表现形式。一般在职业或家居环境抗原接触后4~8小时出现畏寒、发热、全身不适伴胸闷、呼吸困难和咳嗽。如果脱离抗原接触,病情可于24~48小时内恢复。如果持续暴露,反复急性发作导致几周或几个月内逐渐出现持续进行性发展的呼吸困难,伴体重减轻,表现为亚急性形式。慢性形式是长期暴露于低水平抗原或急性或亚急性反复发作后的结果,主要表现进行性发展的呼吸困难伴咳嗽和咳痰及体重减轻,肺底部可以闻及吸气末Velcro啰音,少数有杵状指。

根据明确的抗原接触史,典型的症状发作特点,胸部HRCT具有细支气管中心结节,斑片磨玻璃影间或伴实变,气体陷闭形成的马赛克征象等特征性表现,BALF检查显示明显增加的淋巴细胞,可以作出明确的诊断。TBLB取得的病理资料能进一步支持诊断,通常不需要开胸肺活检。

根本的治疗措施是脱离或避免抗原接触。急性重症伴有明显的肺部渗出和低氧血症,激素治疗有助于影像学和肺功能明显改善。

二、嗜酸性粒细胞性肺炎

嗜酸性粒细胞性肺炎是一种以肺部嗜酸性粒细胞浸润伴有或不伴有外周血嗜酸性粒细胞增多为特征的临床综合征,既可以是已知原因所致,如Loeffler综合征、热带肺嗜酸性粒细胞增多、变应性支气管肺曲霉菌病、药物或毒素诱发,又可以是原因不明的疾病,如急性嗜酸性粒细胞性肺炎、慢性嗜酸性粒细胞性肺炎,变应性肉芽肿血管炎。

慢性嗜酸性粒细胞性肺炎(CEP)的发病原因不明,最常发生于中年女性,通常于数周或数个月内出现呼吸困难、咳嗽、发热、盗汗、体重减轻和喘鸣,呈现亚急性或慢性病程。X线胸片的典型表现有肺外带的致密肺泡渗出影,中心带清晰,这种表现称作"肺水肿反转形状"(photographic negative of pulmonary edema),而且渗出性病变多位于上叶。80%的病人有外周血嗜酸性粒细胞增多。血清IgE增高也常见。如果病人有相应的临床和影像学特征,BALF嗜酸性粒细胞大于40%,高度提示嗜酸性粒细胞性肺炎。治疗主要采用糖皮质激素。

三、肺朗格汉斯细胞组织细胞增生症

肺朗格汉斯细胞组织细胞增生症(PLCH)是一种吸烟相关的ILD,多发生于成年人,临床罕见。病变以呈细支气管中心分布的朗格汉斯细胞渗出形成的肉芽肿性改变,并机化形成"星形"纤维化病灶,伴囊腔形成为病理改变特征。起病隐匿,表现为咳嗽和呼吸困难,1/4为胸部影像偶然发现,也有

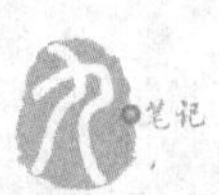

部分病人因气胸就诊发现。X 线胸片显示结节或网格结节样渗出性病变，常分布于上叶和中叶肺，肋膈角清晰。HRCT 特征性地表现为多发的管壁厚薄不等的不规则囊腔，早期多伴有细支气管周围结节（直径 1～4mm），主要分布于上、中肺野。主要涉及上中肺野的多发性囊腔和结节或 BALF 朗格汉斯细胞（OKT6 或抗 CD1a 抗体染色阳性）超过 5% 高度提示 PLCH 的诊断。治疗为首先劝告病人戒烟。对于严重或进行性加重的病人，尽管已经戒烟，还需要应用糖皮质激素。

四、肺淋巴管平滑肌瘤病

肺淋巴管平滑肌瘤病（PLAM）是一种临床罕见病，可以散发，也可以伴发于遗传疾病复合型结节性硬化病（tuberous sclerosis complex，TSC）。散发的 PLAM 几乎只发生于育龄期妇女。病理学以肺泡壁、细支气管壁和血管壁的类平滑肌细胞（LAM 细胞，HMB-45$^+$）呈弥漫性或结节性增生，导致局限性肺气肿或薄壁囊腔形成，最终导致广泛的蜂窝肺为特征。

临床上主要表现为进行性加重的呼吸困难、反复出现的气胸和乳糜胸，偶有咯血。肺功能呈现气流受限和气体交换障碍，有时伴有限制性通气功能障碍。胸部 HRCT 特征性地显示大小不等的薄壁囊腔（直径 2～20mm）弥漫性分布于两侧肺脏。LAM 与 PLCH 在 CT 上的主要区别是 PLCH 一般不影响肋膈角，囊腔壁更厚，疾病早期有更多的结节。

对于 PLAM 尚无有效的治疗方法。目前临床上还在使用的孕激素治疗并没有研究证实有效。近来研究显示免疫抑制剂西罗莫司（雷帕霉素）可以使一些病人的肺功能稳定或改善。终末期 PLAM 可以考虑肺移植。

五、肺泡蛋白沉着症

肺泡蛋白沉着症（pulmonary alveolar proteinosis，PAP）以肺泡腔内积聚大量的表面活性物质为特征，主要是由于体内存在的抗粒细胞-巨噬细胞集落刺激因子（GM-CSF）自身抗体导致肺泡巨噬细胞对表面活性物质的清除障碍所致。隐匿起病，10%～30% 诊断时无症状。常见症状是呼吸困难伴咳嗽，偶有咳痰。X 线胸片显示两侧弥漫性的肺泡渗出，分布于肺门周围，形成“蝴蝶”（butterfly）样图案。经常是广泛的肺部渗出与轻微的临床症状不相符合，胸部 HRCT 特征性的表现：①磨玻璃影与正常肺组织截然分开，形成“地图”（geographic）样图案；②小叶间隔和小叶内间隔增厚，形成多边形或“不规则铺路石”（crazy paving）样图案。特征性生理功能改变是肺内分流导致的严重低氧血症。BAL 回收液特征性地表现为奶白色，稠厚且不透明，静置后沉淀分层，BALF 细胞或 TBLB 组织的过碘酸雪夫（PAS）染色阳性和阿辛蓝染色阴性可以证实诊断。

1/3 的病人可以自行缓解。对于有明显呼吸功能障碍的病人，全肺灌洗是首选和有效的治疗。近来发现部分病人对 GM-CSF 替代治疗的反应良好。

六、特发性肺含铁血黄素沉着症

特发性肺含铁血黄素沉着症（idiopathic pulmonary hemosiderosis，IPH）的发病原因不明，多发生于儿童和青少年，以反复发作的弥漫性肺泡出血，导致咯血、呼吸困难和缺铁性贫血为临床特点。胸部 X 线的典型表现是两肺中、下肺野弥漫性分布的边缘不清的斑点状阴影。

诊断主要根据发复的咯血、肺内弥漫分布的边缘不清的斑点状阴影及继发的缺铁性贫血作出初步诊断。常规进行 BAL 检查确诊有无肺泡出血，并可以发现隐匿性出血。BALF 发现游离红细胞或含吞噬红细胞的肺泡巨噬细胞提示近期肺泡出血，发现许多含铁血黄素巨噬细胞提示远期肺泡出血。同时也应该常规检测循环自身免疫抗体（如 anti-GBM、ANCA、ANA、RF 等）以除外其他原因所致的弥漫性肺泡出血。

一般而言，IPH 的临床过程比较轻，尤其在成年人，25% 可以自行缓解。但是弥漫性肺泡出血可导致死亡。治疗以支持治疗为主。糖皮质激素联合硫唑嘌呤或环磷酰胺治疗对于改善急性加重期的预后和预防反复出血有益，但是尚无确定的疗效判断指征。

（代华平）

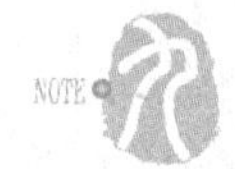

第十章 肺血栓栓塞症

肺栓塞(pulmonary embolism)是以各种栓子阻塞肺动脉或其分支为其发病原因的一组疾病或临床综合征的总称，包括肺血栓栓塞症(pulmonary thromboembolism，PTE)、脂肪栓塞综合征、羊水栓塞、空气栓塞等。

肺血栓栓塞症为肺栓塞最常见的类型，是来自静脉系统或右心的血栓阻塞肺动脉或其分支所导致的以肺循环和呼吸功能障碍为主要临床和病理生理特征的疾病。引起PTE的血栓主要来源于深静脉血栓形成(deep venous thrombosis，DVT)。DVT与PTE实质上为一种疾病过程在不同部位、不同阶段的表现，两者合称为静脉血栓栓塞症(venous thromboembolism，VTE)。

【流行病学】

PTE和DVT的发病率较高，病死率亦高，已经构成了世界性的重要医疗保健问题。美国VTE的发病率约为1.17/1000人年。欧盟6个主要国家，症状性VTE的年新发病例数超过100万，34%病人表现为突发性致死性PTE。

过去我国医学界曾将PTE视为“少见病”，随着对该疾病认识的深入以及诊断技术的提高，现在这种观念已被彻底改变。近年来国内VTE的诊断例数迅速增加，来自国内60家大型医院的统计资料显示，住院病人中PTE的比例从1997年的0.26‰上升到2008年的1.45‰。尽管如此，由于PTE的症状缺乏特异性，确诊需特殊的检查技术，故PTE的检出率偏低，临床上仍存在较严重的漏诊和误诊现象，对此应当给予充分关注。

【危险因素】

DVT和PTE具有共同的危险因素，即VTE的危险因素，包括任何可以导致静脉血液淤滞、静脉系统内皮损伤和血液高凝状态的因素，即Virchow三要素。具体可以分为遗传性和获得性两类(表2-10-1)。遗传性危险因素常引起反复发生的动、静脉血栓形成和栓塞。

表2-10-1 静脉血栓栓塞症常见危险因素

遗传性危险因素	获得性危险因素		
	血液高凝状态	血管内皮损伤	静脉血流瘀滞
抗凝血酶缺乏	高龄	手术(多见于全髋关节或膝关节置换)	瘫痪
蛋白S缺乏	恶性肿瘤	创伤/骨折(多见于髋部骨折和脊髓损伤)	长途航空或乘车旅行
蛋白C缺乏	抗磷脂抗体综合征	中心静脉置管或起搏器	急性内科疾病住院
Ⅴ因子Leiden突变(活性蛋白C抵抗)	口服避孕药	吸烟	居家养老护理
凝血酶原20210A基因变异(罕见)	妊娠/产褥期	高同型半胱氨酸血症	
Ⅻ因子缺乏	静脉血栓个人史/家族史	肿瘤静脉内化疗	
纤溶酶原缺乏	肥胖		
纤溶酶原不良血症	炎症性肠病		
血栓调节蛋白异常	肝素诱导血小板减少症		
纤溶酶原激活物抑制因子过量	肾病综合征		
非“O”血型	真性红细胞增多症		
	巨球蛋白血症		
	植入人工假体		

获得性危险因素是指后天获得的易发生 DVT 和 PTE 的多种病理和病理生理改变。上述危险因素既可以单独存在，也可以同时存在、协同作用。年龄是独立的危险因素，随着年龄的增长，DVT 和 PTE 的发病率逐渐增高，年龄大于 40 岁者较年轻者风险增高，其风险大约每 10 年增加 1 倍。

【病理和病理生理】

引起 PTE 的栓子可以来源于下腔静脉径路、上腔静脉径路或右心腔，其中大部分来源于下肢深静脉，特别是从腘静脉上端到髂静脉段的下肢近端深静脉（约占 50% ~90%）。PTE 的形成机制见图 2-10-1。

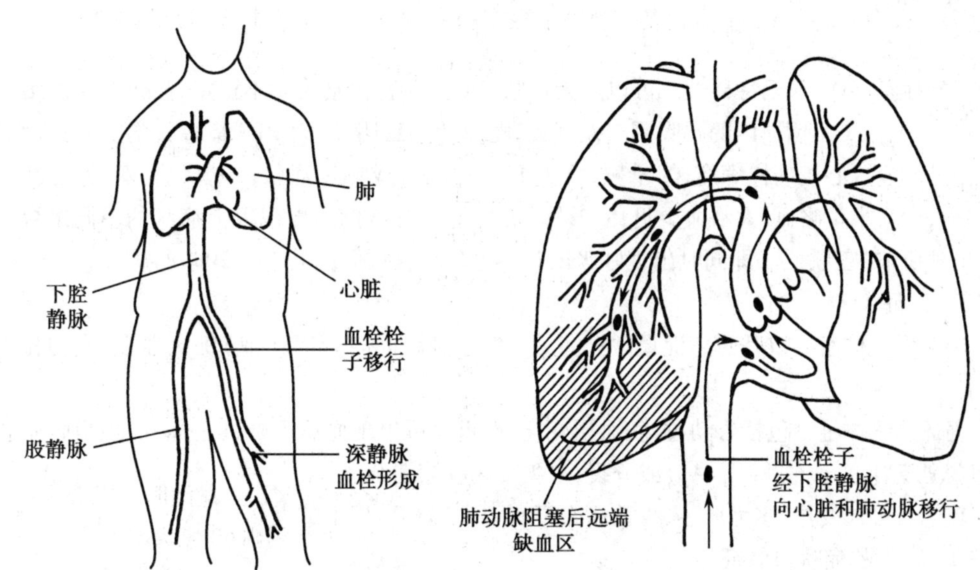

图 2-10-1 PTE 的形成机制

外周深静脉血栓形成后脱落，随静脉血流移行至肺动脉内，形成肺动脉内血栓栓塞

肺动脉血栓栓塞既可以是单一部位的，也可以是多部位的。病理检查发现多部位或双侧性的血栓栓塞更为常见。影像学发现栓塞更易发生于右侧和下肺叶。PTE 发生后，栓塞局部可能继发血栓形成，参与发病过程。

1. **血流动力学改变** 栓子阻塞肺动脉及其分支达一定程度（30% ~50%）后，通过机械阻塞作用，加之神经体液因素和低氧所引起的肺动脉收缩，导致肺血管阻力（PVR）增加，肺动脉压力升高；右心室后负荷增加，右心室壁张力增高，右心室扩大，可引起右心功能不全；右心扩大致室间隔左移，使左心室功能受损，导致心输出量下降，进而可引起体循环低血压甚至休克；主动脉内低血压和右心室压力升高，使冠状动脉灌注压下降，心肌血流减少，特别是右心室内膜下心肌处于低灌注状态，加之 PTE 时心肌耗氧增加，可致心肌缺血，诱发心绞痛。右心室心肌耗氧量增加和右心室冠状动脉灌注压下降相互作用，导致右心室缺血和功能障碍，并且可能产生恶性循环最终导致死亡。

2. **气体交换障碍** 栓塞部位肺血流减少，肺泡无效腔量增大；肺内血流重新分布，通气/血流比例失调；右心房压力升高可引起未闭合的卵圆孔开放，产生心内右向左分流；神经体液因素引起支气管痉挛；栓塞部位肺泡表面活性物质分泌减少；毛细血管通透性增高，间质和肺泡内液体增多或出血；肺泡萎陷，呼吸面积减小；肺顺应性下降，肺体积缩小并可出现肺不张；累及胸膜，可出现胸腔积液。以上因素导致呼吸功能不全，出现低氧血症和代偿性过度通气（低碳酸血症）或相对性肺泡低通气。

3. **肺梗死** 肺动脉发生栓塞后，若其支配区的肺组织因血流受阻或中断而发生坏死，称为肺梗死（pulmonary infarction）。由于肺组织同时接受肺动脉、支气管动脉和肺泡内气体三重氧供，故肺栓塞时只有约 15% 的病人出现肺梗死。一般只有在患有基础心肺疾病或病情严重影响到肺组织的多

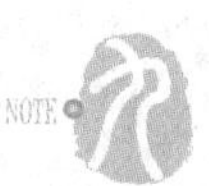

重氧供时才发生肺梗死。

4. **慢性血栓栓塞性肺动脉高压** 慢性血栓栓塞性肺动脉高压(chronic thromboembolic pulmonary hypertension,CTEPH)指急性PTE后肺动脉内血栓未完全溶解,或PTE反复发生,出现血栓机化、肺血管管腔狭窄甚至闭塞,导致肺血管阻力增加、肺动脉压力进行性增高、右心室肥厚甚至右心衰竭。

栓塞所致病情的严重程度取决于以上机制的综合和相互作用。栓子的大小和数量、多个栓子的递次栓塞间隔时间、是否同时存在其他心肺疾病、个体反应的差异及血栓溶解的快慢对发病过程有重要影响。

【临床表现】

(一) 症状

PTE的症状多样,缺乏特异性。可以从无症状、隐匿,到血流动力学不稳定,甚或发生猝死。

常见症状有:①不明原因的呼吸困难及气促,尤以活动后明显,为PTE最多见的症状;②胸痛,包括胸膜炎性胸痛或心绞痛样疼痛;③晕厥,可为PTE的唯一或首发症状;④烦躁不安、惊恐甚至濒死感;⑤咯血,常为小量咯血,大咯血少见;⑥咳嗽、心悸等。各病例可出现以上症状的不同组合。临床上有时出现所谓"三联征",即同时出现呼吸困难、胸痛及咯血,但仅见于约20%的病人。

(二) 体征

1. **呼吸系统体征** 以呼吸急促最常见。另有发绀,肺部哮鸣音和(或)细湿啰音,或胸腔积液的相应体征。

2. **循环系统体征** 包括心动过速,血压变化,严重时可出现血压下降甚至休克,颈静脉充盈或搏动,肺动脉瓣区第二音亢进($P_2>A_2$)或分裂,三尖瓣区收缩期杂音。

3. **其他** 可伴发热,多为低热,少数病人可有中度(38℃)以上的发热。

(三) DVT的症状与体征

主要表现为患肢肿胀、周径增粗、疼痛或压痛、皮肤色素沉着,行走后患肢易疲劳或肿胀加重。但需注意,半数以上的下肢DVT病人无自觉症状和明显体征。

应测量双侧下肢的周径来评价其差别。大、小腿周径的测量点分别为髌骨上缘以上15cm处,髌骨下缘以下10cm处。双侧相差>1cm即考虑有临床意义。

【诊断】

诊断PTE的关键是提高意识,诊断一般按疑诊、确诊、求因三个步骤进行。

(一) 根据临床情况疑诊PTE(疑诊)

如病人出现上述临床症状、体征,特别是存在前述危险因素的病例出现不明原因的呼吸困难、胸痛、晕厥、休克,或伴有单侧或双侧不对称性下肢肿胀、疼痛等,应进行如下检查。

1. **血浆D-二聚体(D-dimer)** 是交联纤维蛋白在纤溶系统作用下产生的可溶性降解产物,为一个特异性的纤溶过程标志物,对血栓形成具有很高的敏感性。急性PTE时D-二聚体升高,若其含量正常,则对PTE有重要的排除诊断价值,但因特异性差,对PTE无诊断价值。D-二聚体一般采用酶联免疫吸附法(ELISA)测定,界值通常设为500μg/L。

2. **动脉血气分析** 常表现为低氧血症、低碳酸血症,肺泡-动脉血氧分压差[$P_{(A-a)}O_2$]增大,部分病人的血气结果可以正常。

3. **心电图** 大多数病例呈非特异性的心电图异常。最常见的改变为窦性心动过速。当有肺动脉及右心压力升高时,可出现V_1-V_2甚或V_4的T波倒置和ST段异常、$S_{Ⅰ}Q_{Ⅲ}T_{Ⅲ}$征(即Ⅰ导S波加深,Ⅲ导出现Q/q波及T波倒置)、完全或不完全性右束支传导阻滞、肺型P波、电轴右偏及顺钟向转位等。对心电图改变需作动态观察,注意与急性冠状动脉综合征相鉴别。

4. **X线胸片** 可显示:①肺动脉阻塞征:区域性肺纹理变细、稀疏或消失,肺野透亮度增加;②肺动脉高压征及右心扩大征:右下肺动脉干增宽或伴截断征,肺动脉段膨隆以及右心室扩大;③肺组织继发改变:肺野局部片状阴影,尖端指向肺门的楔形阴影,肺不张或膨胀不全,肺不张侧可见横膈抬

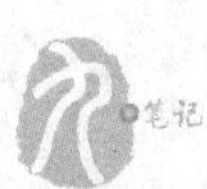

高，有时合并少至中量胸腔积液。

5. **超声心动图**　对提示PTE和除外其他心血管疾病以及进行急性PTE危险度分层有重要价值。对于严重的PTE病例，超声心动图检查发现右心室功能障碍（right ventricular dysfunction）的一些表现，可提示或高度怀疑PTE。若在右心房或右心室发现血栓，同时病人临床表现符合PTE，即可作出诊断。超声检查偶可因发现肺动脉近端的血栓而确诊。超声检查符合下述两项指标时即可诊断右心室功能障碍：①右心室扩张；②右心室壁运动幅度减低；③吸气时下腔静脉不萎陷；④三尖瓣反流压差>30mmHg。而右心室壁增厚（>5mm）对于提示是否存在CTEPH有重要意义。

6. **下肢深静脉检查**　下肢为DVT最多发部位，超声检查为诊断DVT最简便的方法。另外，放射性核素或X线静脉造影、CT静脉造影（CTV）、MRI静脉造影（MRV）等对于明确是否存在DVT亦具有重要价值。

（二）对疑诊病例进一步明确诊断（确诊）

在临床表现和初步检查提示PTE的情况下，应安排PTE的确诊检查，包括以下4项，其中1项阳性即可明确诊断。

1. **CT肺动脉造影（CT pulmonary angiography，CTPA）**　是PTE的一线确诊手段，能够准确发现段以上肺动脉内的血栓。①直接征象：肺动脉内的低密度充盈缺损，部分或完全包围在不透光的血流之间（轨道征），或者呈完全充盈缺损，远端血管不显影；②间接征象：肺野楔形密度增高影，条带状高密度区或盘状肺不张，中心肺动脉扩张及远端血管分支减少或消失（图2-10-2）。

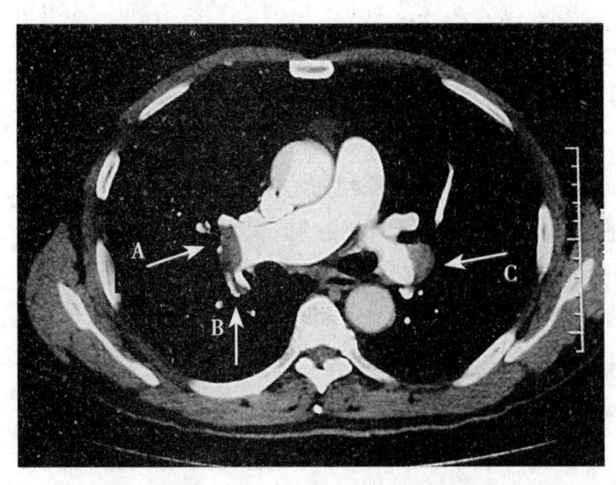

图2-10-2　CTPA（右肺动脉层面）
右肺动脉远端血栓（A）延续到右肺下叶背段动脉内（B）；左肺动脉远端外侧壁附壁血栓（C）

2. **放射性核素肺通气/血流灌注（V/Q）显像**　是PTE的重要诊断方法。典型征象是呈肺段分布的肺血流灌注缺损，并与通气显像不匹配。一般可将V/Q显像结果分为3类：①高度可能：其征象为至少2个或更多肺段的局部灌注缺损，而该部位通气良好或X线胸片无异常；②正常或接近正常；③非诊断性异常：其征象介于高度可能与正常之间。若结果呈高度可能，具有诊断意义。V/Q显像对于远端肺栓塞诊断价值更高，且可用于肾功能不全和碘造影剂过敏病人。

3. **磁共振成像和磁共振肺动脉造影（magnetic resonance imaging/pulmonary angiography，MRI/MRPA）**　MRPA可以直接显示肺动脉内的栓子及PTE所致的低灌注区，可确诊PTE，但对肺段以下水平的PTE诊断价值有限。可用于肾功能严重受损、对碘造影剂过敏或妊娠病人。

4. **肺动脉造影（pulmonary angiography）**　是PTE诊断的"金标准"。其敏感性约为98%，特异性为95%～98%。直接征象有肺动脉内造影剂充盈缺损，伴或不伴轨道征的血流阻断；间接征象有肺动脉造影剂流动缓慢，局部低灌注，静脉回流延迟或消失等。肺动脉造影是一种有创性检查，发生致命性或严重并发症的可能性分别为0.1%和1.5%，应严格掌握适应证。

（三）寻找PTE的成因和危险因素（求因）

1. **明确有无DVT**　对某一病例只要疑诊PTE，无论其是否有DVT症状，均应进行下肢深静脉加压超声等检查，以明确是否存在DVT及栓子的来源。

2. **寻找发生DVT和PTE的诱发因素**　如制动、创伤、肿瘤、长期口服避孕药等。同时要注意病人有无易栓倾向，尤其是对于年龄小于40岁，复发性PTE或有VTE家族史的病人，应考虑易栓症的可能性，应进行相关原发性危险因素的检查。对不明原因的PTE病人，应对隐源性肿瘤进行筛查。

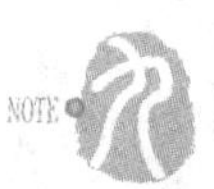

【PTE 的临床分型】

（一）急性肺血栓栓塞症

1. 高危 PTE 临床上以休克和低血压为主要表现，即体循环动脉收缩压<90mmHg，或较基础值下降幅度≥40mmHg，持续 15 分钟以上。须除外新发生的心律失常、低血容量或感染中毒症所致的血压下降。此型病人病情变化快，预后差，临床病死率>15%，需要积极予以治疗。

2. 中危 PTE 血流动力学稳定，但存在右心功能不全和（或）心肌损伤。右心功能不全的诊断标准：临床上出现右心功能不全的表现，超声心动图提示存在右心室功能障碍，或脑钠肽（BNP）升高（>90pg/ml）或 N 末端脑钠肽前体（NT-proBNP）升高（>500pg/ml）。心肌损伤：心电图 ST 段升高或压低，或 T 波倒置；cTNI 升高（>0.4ng/ml）或 cTNT 升高（>0.1ng/ml）。此型病人可能出现病情恶化，临床病死率为 3% ~15%，故需密切监测病情变化。

3. 低危 PTE 血流动力学稳定，无右心功能不全和心肌损伤。临床病死率<1%。

（二）慢性血栓栓塞性肺动脉高压

慢性血栓栓塞性肺动脉高压（CTEPH）常表现为呼吸困难、乏力、运动耐量下降。多可追溯到呈慢性、进行性发展的肺动脉高压的相关临床表现，后期出现右心衰竭；影像学检查证实肺动脉阻塞，经常呈多部位、较广泛的阻塞，可见肺动脉内贴血管壁、环绕或偏心分布、有钙化倾向的团块状物等慢性血栓栓塞征象；常可发现 DVT 的存在；右心导管检查示静息肺动脉平均压>25mmHg；超声心动图检查示右心室壁增厚，符合慢性肺源性心脏病的诊断标准。

【鉴别诊断】

1. 冠状动脉粥样硬化性心脏病（冠心病） 一部分 PTE 病人因血流动力学变化，可出现冠状动脉供血不足，心肌缺氧，表现为胸闷、心绞痛样胸痛，心电图有心肌缺血样改变，易误诊为冠心病所致心绞痛或心肌梗死。冠心病有其自身发病特点，冠脉造影可见冠状动脉粥样硬化、管腔阻塞证据，心肌梗死时心电图和心肌酶水平有相应的特征性动态变化。需注意，PTE 与冠心病有时可合并存在。

2. 肺炎 当 PTE 有咳嗽、咯血、呼吸困难、胸膜炎样胸痛，出现肺不张、肺部阴影，尤其同时合并发热时，易被误诊为肺炎。肺炎有相应肺部和全身感染的表现，如咳脓性痰伴寒战、高热，外周血白细胞和中性粒细胞比例增加等，抗生素治疗有效。

3. 主动脉夹层 PTE 可表现胸痛，需与主动脉夹层相鉴别。后者多有高血压，疼痛较剧烈，胸片常显示纵隔增宽，心血管超声和胸部 CT 造影检查可见主动脉夹层征象。

4. 表现为胸腔积液的鉴别 PTE 病人可出现胸膜炎样胸痛，合并胸腔积液，需与结核、肺炎、肿瘤、心力衰竭等其他原因所致的胸腔积液相鉴别。

5. 表现为晕厥的鉴别 PTE 有晕厥时，需与迷走反射性、脑血管性晕厥及心律失常等其他原因所致的晕厥相鉴别。

6. 表现为休克的鉴别 PTE 所致的休克属心外梗阻性休克，表现为动脉血压低而静脉压升高，需与心源性、低血容量性、血容量重新分布性休克等相鉴别。

7. 慢性血栓栓塞性肺动脉高压的鉴别 CTEPH 有肺动脉压力高，伴右心肥厚和右心衰竭，需与特发性肺动脉高压等相鉴别。

【治疗方案及原则】

急性肺栓塞的处理原则是早期诊断，早期干预，根据病人的危险度分层选择合适的治疗方案和治疗疗程。

（一）一般处理与呼吸循环支持治疗

对高度疑诊或确诊 PTE 的病人，应进行严密监护，监测呼吸、心率、血压、心电图及血气的变化。卧床休息，保持大便通畅，避免用力，以免深静脉血栓脱落；可适当使用镇静、止痛、镇咳等相应的对症治疗。

采用经鼻导管或面罩吸氧，以纠正低氧血症。对于出现右心功能不全并血压下降者，可应用多巴酚丁胺和多巴胺及去甲肾上腺素等。

（二）抗凝治疗

为 PTE 和 DVT 的基本治疗方法，可以有效地防止血栓再形成和复发，为机体发挥自身的纤溶机制溶解血栓创造条件。抗凝药物主要有普通肝素（unfractionated heparin，UFH）、低分子量肝素（low-molecular-weight heparins，LMWH）、磺达肝癸钠（fondaparinux sodium）、华法林（warfarin）以及新型的直接口服抗凝药物等。抗血小板药物的抗凝作用不能满足 PTE 或 DVT 的抗凝要求。

临床疑诊 PTE 时，如无禁忌证，即应开始抗凝治疗。

抗凝治疗前应测定基础活化部分凝血酶时间（APTT）、凝血酶原时间（PT）及血常规（含血小板计数、血红蛋白）；应注意是否存在抗凝的禁忌证，如活动性出血、凝血功能障碍、未予控制的严重高血压等。对于确诊的 PTE 病例，大部分禁忌证属相对禁忌证。

1. 普通肝素　予 2000～5000U 或 80U/kg 静脉注射，继之以 18U/（kg・h）持续静脉滴注。测定 APTT，根据 APTT 调整剂量，尽快使 APTT 达到并维持于正常值的 1.5～2.5 倍。肝素亦可皮下注射给药，一般先予负荷量 2000～5000U 静脉注射，然后按 250U/kg 的剂量每 12 小时皮下注射一次。调节注射剂量，使注射后 6～8 小时的 APTT 达到治疗水平。

肝素应用期间，应注意监测血小板，以防出现肝素诱导的血小板减少症（heparin-induced thrombocytopenia，HIT）。若出现血小板迅速或持续降低达 50% 以上，和（或）出现动、静脉血栓的征象，应停用肝素。

2. 低分子量肝素　必须根据体重给药（anti-Ⅹa U/kg 或 mg/kg。不同 LMWH 的剂量不同，详见下文），每日 1～2 次，皮下注射。对于大多数病例，按体重给药是有效的，不需监测 APTT 和调整剂量，但对过度肥胖或孕妇宜监测血浆抗Ⅹa 因子活性（plasma anti-Ⅹa activity），并据此调整剂量。

各种 LMWH 的具体用法：①那曲肝素钙（nadroparin calcium）：86U/kg 皮下注射，每 12 小时 1 次，单日总量不超过 17 100U；②依诺肝素钠（enoxaparin sodium）：1mg/kg 皮下注射，每 12 小时 1 次，单日总量不超过 180mg；③达肝素钠（dalteparin sodium）：100U/kg 皮下注射，每 12 小时 1 次，单日总量不超过 18 000U。不同厂家制剂需参照其产品使用说明。

3. 磺达肝癸钠　是一种小分子的合成戊糖，通过与抗凝血酶特异结合，介导对Ⅹa 因子的抑制作用，无 HIT 作用，可用于 VTE 的初始治疗。应用方法：5mg（体重<50kg）、7.5mg（体重 50～100kg）、10mg（体重>100kg），皮下注射，每日 1 次。

4. 华法林　是维生素 K 拮抗剂，通过抑制维生素 K 依赖的凝血因子Ⅱ、Ⅶ、Ⅸ、Ⅹ的合成发挥抗凝作用。在肝素/磺达肝癸钠开始应用后的第 1 天即可加用口服抗凝剂华法林，初始剂量为 3.0～5.0mg。由于华法林需要数天才能发挥全部作用，因此与肝素类药物需至少重叠应用 5 天，当国际标准化比值（INR）达到 2.5（2.0～3.0），持续至少 24 小时，方可停用肝素，单用华法林抗凝治疗，根据 INR 调节其剂量，维持 INR 目标值一般为 2.0～3.0。

5. 直接口服抗凝药物　这是一类新型的抗凝药物，直接作用于凝血因子，抗凝活性不依赖其他辅助因子（如抗凝血酶），包括直接凝血酶抑制剂达比加群酯（dabigatran etexilate），直接Ⅹa 因子抑制剂利伐沙班（rivaroxaban）、阿哌沙班（apixaban）等。这些直接口服抗凝药物与食物、药物之间相互作用少，不需要常规检测凝血指标，应用更为方便。

6. 其他抗凝药物　包括阿加曲班、比伐卢定等，主要用于发生 HIT 的病人。

抗凝治疗的持续时间因人而异。一般口服华法林的疗程至少为 3 个月。部分病例的危险因素短期可以消除，例如服雌激素或临时制动，疗程 3 个月即可；对于栓子来源不明的首发病例，需至少给予 6 个月的抗凝；对复发性 VTE 或危险因素长期存在者，抗凝治疗的时间应更为延长，达 12 个月或以上，甚至终身抗凝。抗凝治疗的主要并发症是出血，临床应用中需要注意监测。

（三）溶栓治疗

主要适用于高危 PTE 病例（有明显呼吸困难、胸痛、低氧血症等）。对于部分中危 PTE，若无禁忌证可考虑溶栓，PTE 的溶栓适应证仍有待确定。对于血压和右心室运动功能均正常的低危病例，不宜

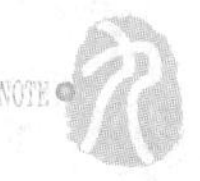

溶栓。溶栓的时间窗一般定为14天以内，但若近期有新发PTE征象可适当延长。溶栓应尽可能在PTE确诊的前提下慎重进行。对有明确溶栓指征的病例宜尽早开始溶栓。

溶栓治疗的绝对禁忌证包括：活动性内出血和近期自发性颅内出血。相对禁忌证包括：2周内的大手术、分娩、有创检查如器官活检或不能压迫止血部位的血管穿刺；10天内的胃肠道出血；15天内的严重创伤；1个月内的神经外科或眼科手术；难以控制的重度高血压（收缩压>180mmHg，舒张压>110mmHg）；3个月内的缺血性脑卒中；创伤性心肺复苏；血小板计数$<100\times10^9/L$；抗凝过程中（如正在应用华法林）；心包炎或心包积液；妊娠；细菌性心内膜炎；严重肝、肾功能不全；糖尿病出血性视网膜病变；高龄（年龄>75岁）等。对于致命性大面积PTE，上述绝对禁忌证亦应被视为相对禁忌证。

溶栓治疗的主要并发症是出血。最严重的是颅内出血，发生率约1%～2%，发生者近半数死亡。用药前应充分评估出血的危险性，必要时应配血，做好输血准备。溶栓前宜留置外周静脉套管针，以方便溶栓中取血监测，避免反复穿刺血管。

常用的溶栓药物有尿激酶（UK）、链激酶（SK）和重组组织型纤溶酶原激活剂（rt-PA）。溶栓方案与剂量：①尿激酶：2小时溶栓方案：按20 000U/kg剂量，持续静脉滴注2小时；另可考虑负荷量4400U/kg，静脉注射10分钟，随后以2200U/（kg·h）持续静脉滴注12小时。②链激酶：负荷量250 000U，静脉注射30分钟，随后以100 000U/h持续静脉滴注12～24小时。链激酶具有抗原性，故用药前需肌内注射苯海拉明或地塞米松，以防止过敏反应。链激酶6个月内不宜再次使用。③rt-PA：50mg持续静脉滴注2小时。

溶栓治疗后，应每2～4小时测定一次APTT，当其水平降至正常值的2倍（≤60秒）时，即应启动规范的肝素治疗。

（四）肺动脉导管碎解和抽吸血栓

对于肺动脉主干或主要分支的高危PTE，并存在以下情况者：溶栓治疗禁忌；经溶栓或积极的内科治疗无效；或在溶栓起效前（在数小时内）很可能会发生致死性休克。如果具备相当的专业人员和技术，可采用导管辅助去除血栓（导管碎解和抽吸肺动脉内巨大血栓），一般局部小剂量溶栓和机械碎栓联合应用。

（五）肺动脉血栓摘除术

风险大，病死率高，需要较高的技术条件，仅适用于经积极的内科治疗或导管介入治疗无效的紧急情况，如致命性肺动脉主干或主要分支堵塞的高危PTE，有溶栓禁忌证，或在溶栓起效前（在数小时内）很可能会发生致死性休克。

（六）放置腔静脉滤器

对于急性PTE合并抗凝禁忌的病人，为防止下肢深静脉大块血栓再次脱落阻塞肺动脉，经审慎评估后可考虑放置下腔静脉滤器。对于上肢DVT病例，还可应用上腔静脉滤器。置入滤器后如无禁忌证（出血风险去除），建议常规抗凝治疗，定期复查有无滤器上血栓形成。

（七）CTEPH的治疗

长期口服华法林抗凝治疗，根据INR调整剂量，维持INR 2～3。若阻塞部位处于手术可及的肺动脉近端，首选肺动脉血栓内膜剥脱术治疗；无法手术治疗的远端病变病人，可考虑介入方法行球囊肺动脉成形术，或应用肺动脉高压治疗药物缓解症状；反复下肢深静脉血栓脱落者，可放置下腔静脉滤器。

【预防】

早期识别危险因素并早期进行预防是防止VTE发生的关键。对存在发生DVT-PTE危险因素的病例，宜根据临床情况采用相应的预防措施。主要方法有：①机械预防措施，包括梯度加压弹力袜、间歇充气压缩泵和静脉足泵等；②药物预防措施，包括低分子量肝素、磺达肝癸钠、低剂量普通肝素、华法林等。对重点高危人群，应根据病情轻重、年龄、是否合并其他危险因素等来评估发生DVT-PTE的危险性以及出血的风险，给予相应的预防措施。

（王 辰）

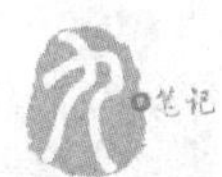
笔记

第十一章　肺动脉高压与肺源性心脏病

肺动脉高压(pulmonary hypertension)是由多种已知或未知原因引起的肺动脉压异常升高的一种病理生理状态,血流动力学诊断标准为:在海平面、静息状态下,右心导管测量平均肺动脉压(mean pulmonary artery pressure,mPAP)≥25mmHg(1mmHg=0.133kPa)。

第一节　肺动脉高压的分类

1975年第一次世界卫生组织(WHO)肺动脉高压会议将肺动脉高压分为“原发性”和“继发性”两类,1998年根据病理学和血流动力学特点分为5大类,到2003年肺动脉高压现代5分类框架基本确立并维持至今。2015年欧洲心脏学会(ESC)与欧洲呼吸学会(ERS)以WHO的分类为基础,考虑病因或发病机制、病理与病理生理学特点,对肺动脉高压分类进行了更新(表2-11-1),具有指导制订治疗方案的作用,获得国内外学者认可。

表2-11-1　2015年ESC与ERS修订的肺动脉高压分类

1. 动脉性肺动脉高压(pulmonary arterial hypertension,PAH)
1.1　特发性(idiopathic)
1.2　遗传性(heritable)
1.2.1　BMPR2基因突变(BMPR2 mutation)
1.2.2　其他突变(other mutations)
1.3　药物所致和毒物所致肺动脉高压(drug-and toxin-induced)
1.4　疾病相关肺动脉高压(associated with)
1.4.1　结缔组织疾病(connective tissue diseases)
1.4.2　HIV感染(human immunodeficiency virus infection)
1.4.3　门静脉脉高压(portal hypertension)
1.4.4　先天性心脏病(congenital heart diseases)
1.4.5　血吸虫病(schistosomiasis)
1′. 肺静脉闭塞病和(或)肺毛细血管瘤样增生症[pulmonary veno-occlusive disease(PVOD) and/or pulmonary capillary hemangiomatosis(PCH)]
1′.1　特发性(idiopathic)
1′.2　遗传性(heritable)
1′.2.1　EIF2AK4基因突变(EIF2AK4 mutation)
1′.2.2　其他基因突变(other mutations)
1′.3　药物、毒物和放射线所致(drugs,toxins and radiation induced)
1′.4　疾病相关(associated with)
1′.4.1　结缔组织疾病(connective tissue diseases)
1′.4.2　HIV感染(human immunodeficiency virus infection)
1″. 新生儿持续性肺动脉高压(persistent pulmonary hypertension of the newborn)
2. 左心疾病所致肺动脉高压(pulmonary hypertension due to left heart disease)
2.1　左心室收缩性功能不全(left ventricular systolic dysfunction)
2.2　左心室舒张性功能不全(left ventricular diastolic dysfunction)

续表

2.3 心脏瓣膜病(valvular disease)
2.4 先天性/获得性左心流入道/流出道梗阻和先天性心肌病(congenital/acquired left heart inflow/outflow tract obstruction and congenital cardiomyopathies)
2.5 先天性/获得性肺静脉狭窄(congenital/acquired pulmonary veins stenosis)
3. 肺部疾病和(或)低氧所致肺动脉高压(pulmonary hypertension due to lung diseases and/or hypoxia)
3.1 慢性阻塞性肺疾病(chronic obstructive pulmonary disease)
3.2 间质性肺疾病(interstitial lung disease)
3.3 其他限制性与阻塞性通气功能障碍并存的肺部疾病(other pulmonary diseases with mixed restrictive and obstructive pattern)
3.4 睡眠呼吸障碍(sleep-disordered breathing)
3.5 肺泡低通气(alveolar hypoventilation disorders)
3.6 长期居住高原环境(chronic exposure to high altitude)
3.7 肺发育异常(developmental lung diseases)
4. 慢性血栓栓塞性肺动脉高压和其他肺动脉阻塞性疾病(chronic thromboembolic pulmonary hypertension and other pulmonary artery obstructions)
4.1 慢性血栓栓塞性肺动脉高压(chronic thromboembolic pulmonary hypertension, CTEPH)
4.2 其他肺动脉梗阻性疾病(other pulmonary artery obstructions)
4.2.1 血管肉瘤(angiosarcoma)
4.2.2 其他血管内肿瘤(other intravascular tumors)
4.2.3 动脉炎(arteritis)
4.2.4 先天性肺动脉狭窄(congenital pulmonary arteries stenosis)
4.2.5 寄生虫病(包虫病/棘球蚴病)[parasites (hydatidosis)]
5. 未明和(或)多因素所致肺动脉高压(pulmonary hypertension with unclear and/or multifactorial mechanisms)
5.1 血液系统疾病:慢性溶血性贫血、骨髓增生异常综合征、脾切除(haematological disorders: chronic haemolytic anaemia, myeloproliferative disorders, splenectomy)
5.2 系统性疾病:结节病、肺组织细胞增多症、淋巴管平滑肌瘤病(systemic disorders, sarcoidosis, pulmonary histiocytosis, lymphangioleiomyomatosis)
5.3 代谢性疾病:糖原贮积症、戈谢病、甲状腺疾病(metabolic disorders: glycogen storage disease, Gaucher disease, thyroid disorders)
5.4 其他:肺肿瘤血栓性微血管病、纤维素性纵隔炎、慢性肾功能不全(接受或未接受透析治疗)、节段性肺动脉高压[others: pulmonary tumoral thrombotic microangiopathy, fibrosing mediastinitis, chronic renal failure (with/without dialysis), segmental pulmonary hypertension]

动脉性肺动脉高压、肺部疾病或低氧所致肺动脉高压、CTEPH 及未明多因素机制所致肺动脉高压都属于毛细血管前性肺动脉高压,血流动力学特征为 mPAP≥25mmHg,肺毛细血管楔压(pulmonary capillary wedge pressure, PCWP)或左心室舒张末压<15mmHg。左心疾病所致肺动脉高压属于毛细血管后性肺动脉高压,血流动力学特征为 mPAP≥25mmHg,PCWP 或左心室舒张末压>15mmHg。肺动脉高压的严重程度应根据症状、6 分钟步行距离、脑钠肽前体水平、心脏彩超、血流动力学等进行综合分析,可根据静息状态下 mPAP 水平分为"轻"(26~35mmHg)、"中"(36~45mmHg)、"重"(>45mmHg)三度。

第二节 特发性肺动脉高压

特发性肺动脉高压(idiopathic pulmonary arterial hypertension, IPAH)是一种不明原因的肺动脉高压,过去被称为原发性肺动脉高压(primary pulmonary hypertension)。病理上主要表现为"致丛性肺动脉病"(plexogenic pulmonary arteriopathy),即由动脉中层肥厚、向心或偏心性内膜增生及丛状损害和坏死性动脉炎等构成的疾病。

【流行病学】

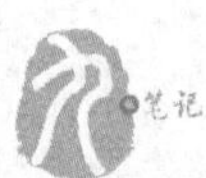

欧洲资料显示成年人肺动脉高压的患病率最低估计为15/100 万人,发病率最低估计为2.4/(100

万人·年)，IPAH的患病率最低估计为5.9/100万人。1981年美国国立卫生院第一次注册研究数据显示IPAH的平均患病年龄为36岁，近年来老年人更多地被诊断为PAH，最近的研究统计其平均年龄为50～65岁。目前我国尚无发病率的确切统计资料，一些研究资料表明，IPAH与家族性肺动脉高压病人1年、3年、5年的生存率分别为68%、38.9%、20.8%，接受肺动脉高压靶向药物，病人1年、3年、5年的生存率分别为84.1%、73.7%、70.6%。

【病因和发病机制】

特发性肺动脉高压迄今病因不明，目前认为其发病与遗传因素、自身免疫及肺血管内皮、平滑肌功能障碍等因素有关。

1. **遗传因素** 11%～40%的散发IPAH存在骨形成蛋白受体2(BMPR2)基因变异。有些病例存在激活素受体样激酶1(ALK1)基因、endoglin、SMAD9变异。

2. **免疫与炎症反应** 免疫调节作用可能参与IPAH的病理过程。有29%的IPAH病人抗核抗体水平明显升高，但却缺乏结缔组织疾病的特异性抗体。IPAH病人丛状病变内可见巨噬细胞、T淋巴细胞和B淋巴细胞浸润，提示炎症细胞参与了IPAH的发生与发展。

3. **肺血管内皮功能障碍** 肺血管收缩和舒张由肺血管内皮分泌的收缩和舒张因子共同调控，前者主要为血栓素A_2(TXA_2)和内皮素-1(ET-1)，后者主要是前列环素和一氧化氮(NO)。由于上述因子表达的不平衡，导致肺血管平滑肌收缩，从而引起肺动脉高压。

4. **血管壁平滑肌细胞钾通道缺陷** 可见血管平滑肌增生肥大，电压依赖性钾(K^+)通道(Kv)功能缺陷，K^+外流减少，细胞膜处于除极状态，使Ca^{2+}进入细胞内，从而导致血管收缩。

【临床表现】

(一)症状

IPAH的症状缺乏特异性，早期通常无症状，仅在剧烈活动时感到不适；随着肺动脉压力的升高，可逐渐出现全身症状。

1. **呼吸困难** 是最常见的症状，多为首发症状，主要表现为活动后呼吸困难，进行性加重，以至在静息状态下即感呼吸困难，与心排出量减少、肺通气/血流比例失衡等因素有关。

2. **胸痛** 由于右心后负荷增加、耗氧量增多及冠状动脉供血减少等引起心肌缺血所致，常于活动或情绪激动时发生。

3. **头晕或晕厥** 由于心排出量减少，脑组织供血突然减少所致。常在活动时出现，有时休息时也可以发生。

4. **咯血** 通常为小量咯血，有时也可出现大咯血而致死亡。

其他症状包括疲乏、无力，往往容易被忽视。10%的病人出现雷诺现象，增粗的肺动脉压迫喉返神经可引起声音嘶哑(Ortner综合征)。

(二)体征

IPAH的体征均与肺动脉高压和右心室负荷增加有关。

【辅助检查】

1. **血液检查** 血红蛋白可增高，与长期缺氧代偿有关；脑钠肽可有不同程度升高，与疾病严重程度及病人预后具有一定相关性。

2. **心电图** 心电图不能直接反映肺动脉压升高，但能提示右心增大或肥厚，参见肺源性心脏病部分。

3. **胸部X线检查** 提示肺动脉高压的X线征象(图2-11-1)：①右下肺动脉干扩张，其横径≥15mm或右下肺动

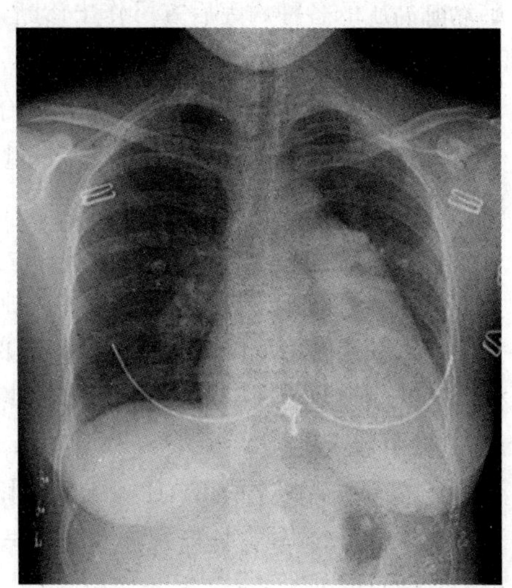

图2-11-1 肺动脉高压X线胸片正位

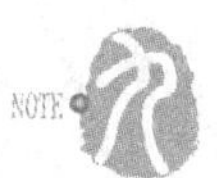

脉横径与气管横径比值≥1.07,或动态观察右下肺动脉干增宽>2mm;②肺动脉段明显突出或其高度≥3mm;③中心肺动脉扩张和外周分支纤细,形成"残根"征;④圆锥部显著凸出(右前斜位45°)或其高度≥7mm;⑤右心室增大。

4. 超声心动图和多普勒超声检查 是筛查肺动脉高压最重要的无创性检查方法,多普勒超声心动图估测三尖瓣峰值流速>3.4m/s 或肺动脉收缩压>50mmHg 将被诊断为肺动脉高压(表 2-11-2)。

表 2-11-2 超声心动图和多普勒超声在肺动脉高压中的评估及临床建议

肺动脉高压可能性	三尖瓣反流峰值流速(m/s)	其他"PH征象"[a]	无 PAH 或 CTEPH 危险因素或相关状况	有 PAH 或 CTEPH 危险因素或相关状况
低	≤2.8 或测量不出	无	诊断存疑	随诊复查 Echo
中	≤2.8 或测量不出	有	诊断存疑、随诊复查 Echo 或	进一步 PH 相关检查(包括 RHC)
	2.9~3.4	无		
高	2.9~3.4	有	进一步 PH 相关检查(包括 RHC)	进一步 PH 相关检查(包括 RHC)
	>3.4	不必要		

注:[a]其他"PH 征象":右心室、肺动脉、下腔静脉和右心房的超声心动图征象

5. 肺功能测定 可有轻到中度限制性通气障碍与弥散功能减低。

6. 血气分析 多数病人有轻、中度低氧血症,系由通气/血流比例失衡所致。肺泡高通气导致二氧化碳分压降低。重度低氧血症可能与心排出量下降、合并肺动脉血栓或卵圆孔开放有关。

7. 放射性核素肺通气/灌注显像 IPAH 病人可呈弥漫性稀疏或基本正常,也是排除慢性栓塞性肺动脉高压的重要手段。

8. 右心导管检查及急性肺血管反应试验 右心漂浮导管检查是确定肺动脉高压的金标准检查,可直接测量肺动脉压力,并测定心排出量,计算肺血管阻力,确定有无左向右分流等,有助于制订治疗策略。

急性血管反应试验(acute vasoreactivity test)是评价肺血管对短效血管扩张剂的反应性,其目的是筛选出对口服钙通道阻滞剂可能有效的病人。用于该试验的药物有吸入用伊洛前列素、静脉用腺苷和吸入 NO。急性肺血管反应试验阳性标准为 mPAP 下降≥10mmHg,且 mPAP 下降到≤40mmHg,同时心排出量增加或保持不变。一般而言,仅有 10%~15% 的 IPAH 病人可达到此标准。

【诊断与鉴别诊断】

多普勒超声心动图估测肺动脉收缩压>50mmHg,结合临床可以诊断肺动脉高压。肺动脉高压的确诊标准是右心导管检查测定平均肺动脉压≥25mmHg。而 IPAH 属于排除性诊断,必须在除外引起肺动脉高压的各种病因后方可作出诊断。

【治疗】

治疗策略包括:①初始治疗及支持治疗。②急性血管反应试验阳性病人给予高剂量钙通道阻滞剂(CCB)类药物治疗,急性血管反应试验阴性病人给予靶向药物治疗。③对于治疗反应不佳的病人,联合药物治疗及肺移植。

(一) 初始治疗

建议育龄期女性病人避孕;及时接种流感及肺炎链球菌注射疫苗;予以病人社会心理支持;体力下降病人在药物治疗的基础上进行必要的康复训练;WHO 功能分级Ⅲ~Ⅳ级和动脉氧分压持续低于 8kPa(60mmHg)的病人建议进行氧疗;如需要进行手术,首选硬膜外麻醉而非全麻。

(二) 支持治疗

1. 口服抗凝药物 IPAH 病人的尸检显示了血管内原位血栓形成的高患病率,凝血及纤溶途径异常也有报道,静脉血栓栓塞症的非特异高危因素包括心衰、制动,以上都是其进行口服抗凝药物的理论基础。

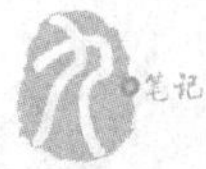

2. 利尿剂 当失代偿性右心衰竭导致液体潴留、中心静脉压升高、肝脏淤血、腹腔积液和外周水

肿时,可使用利尿剂以改善症状。

3. 氧疗　低氧刺激可引起肺血管收缩、红细胞增多而血液黏稠、肺小动脉重构加速 IPAH 的进展。伴有低氧血症的 IPAH 病人应给予氧疗以保持其动脉血氧饱和度持续大于 90%。

4. 地高辛　地高辛能迅速改善 IPAH 的心排出量,并可用于降低 PAH 病人发生房性快速型心律失常的心室率。

5. 贫血和铁状态　铁缺乏与运动能力下降有关,也可能与高死亡率相关,应对病人进行常规的铁状态监测,如有铁缺乏应继续寻找病因,并补充铁制剂。

6. 血管扩张药

(1) 钙通道阻滞剂(CCB):急性血管反应试验结果阳性是应用 CCB 治疗的指征。CCB 仅对 10% ~15% 的 IPAH 病人有效,主要包括硝苯地平、地尔硫䓬、氨氯地平,心动过缓者倾向于硝苯地平,心动过速者倾向于地尔硫䓬。需要在治疗 3 ~4 个月后重新评估其适用性。

(2) 前列环素:不仅能扩张血管降低肺动脉压,长期应用尚可逆转肺血管重构。常用的前列环素类似物有:依前列醇(epoprostenol)、伊洛前列素(iloprost)、贝前列素(beraprost)。另外还有前列环素受体激动剂。

(3) 一氧化氮(NO):NO 吸入是一种仅选择性地扩张肺动脉而不作用于体循环的治疗方法。但是由于 NO 的作用时间短,加上外源性 NO 的毒性问题,从而限制了其在临床上的使用。

(4) 内皮素受体拮抗剂:常用内皮素受体拮抗剂有:波生坦(bosentan)、安立生坦(ambrisentan)、马西替坦(macitentan)。

(5) 磷酸二酯酶-5 抑制剂:包括西地那非(sildenafil)、他达拉非(tadalafil)、伐地那非(vardenafil)。

(6) 可溶性鸟苷酸环化酶(sGC)激动剂:利奥西胍(riociguat),利奥西胍不推荐与 PDE-5 抑制剂联合应用。

(三) 肺或心肺移植

经积极内科治疗临床效果不佳的病人可以行肺移植治疗。肺静脉闭塞病(PVOD)和肺毛细血管瘤样增生症(PCH)病人的预后差,且缺乏有效的内科治疗方法,一旦被诊断为上述两种疾病即应考虑肺移植。如同时判断伴有心脏结构或功能出现不可逆损害,可考虑行心肺联合移植。

(四) 健康指导

对 IPAH 病人进行生活指导,加强相关卫生知识的宣传教育,增强病人战胜疾病的信心,预防肺部感染。

第三节　慢性肺源性心脏病

肺源性心脏病(cor pulmonale)简称肺心病,是指由支气管-肺组织、胸廓或肺血管病变致肺血管阻力增加,产生肺动脉高压,继而右心室结构或(和)功能改变的疾病。根据起病缓急和病程长短,可分为急性和慢性肺心病两类。急性肺心病常见于急性大面积肺栓塞,详见本篇第十章。本节重点论述慢性肺心病。

【流行病学】

我国在 20 世纪 70 年代的普查结果表明,>14 岁人群慢性肺心病的患病率为 4.8‰。1992 年在北京、湖北、辽宁农村调查 102 230 例居民的慢性肺心病患病率为 4.4‰,其中≥15 岁人群的患病率为 6.7‰。慢性肺心病的患病率存在地区差异,北方地区患病率高于南方地区,农村患病率高于城市,并随年龄增长而增加。吸烟者比不吸烟者患病率明显增多,男女无明显差异。冬、春季节和气候骤然变化时,易出现急性发作。

【病因】

按原发病的不同部位,可分为以下几类。

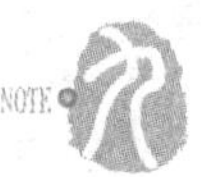

1. 支气管、肺疾病 以慢阻肺最为多见，约占 80% ~90%，其次为支气管哮喘、支气管扩张、肺结核、间质性肺疾病等。

2. 胸廓运动障碍性疾病 较少见，严重胸廓或脊椎畸形以及神经肌肉疾病均可引起胸廓活动受限、肺受压、支气管扭曲或变形，导致肺功能受损。气道引流不畅，肺部反复感染，并发肺气肿或纤维化。

3. 肺血管疾病 特发性肺动脉高压、慢性栓塞性肺动脉高压和肺小动脉炎均可引起肺血管阻力增加、肺动脉压升高和右心室负荷加重，发展成慢性肺心病。

4. 其他 原发性肺泡通气不足及先天性口咽畸形、睡眠呼吸暂停低通气综合征等均可产生低氧血症，引起肺血管收缩，导致肺动脉高压，发展成慢性肺心病。

【发病机制和病理生理改变】

（一）肺动脉高压的形成

1. 肺血管阻力增加的功能性因素 肺血管收缩在低氧性肺动脉高压的发生中起着关键作用。缺氧、高碳酸血症和呼吸性酸中毒使肺血管收缩、痉挛，其中缺氧是肺动脉高压形成最重要的因素。

缺氧时收缩血管的活性物质增多，如白三烯、5-羟色胺（5-HT）、血管紧张素Ⅱ、血小板活化因子（PAF）等使肺血管收缩，血管阻力增加。内皮源性舒张因子（EDRF）和内皮源性收缩因子（EDCF）的平衡失调，在缺氧性肺血管收缩中也起一定作用。缺氧使平滑肌细胞膜对 Ca^{2+} 的通透性增加，细胞内 Ca^{2+} 含量增高，肌肉兴奋-收缩偶联效应增强，直接使肺血管平滑肌收缩。

高碳酸血症时，由于 H^+ 产生过多，使血管对缺氧的收缩敏感性增强，致肺动脉压增高。

2. 肺血管阻力增加的解剖学因素 解剖学因素系指肺血管解剖结构的变化，形成肺循环血流动力学障碍。主要原因是：

（1）长期反复发作的慢阻肺及支气管周围炎，可累及邻近肺小动脉，引起血管炎，管壁增厚、管腔狭窄或纤维化，甚至完全闭塞，使肺血管阻力增加，产生肺动脉高压。

（2）肺气肿导致肺泡内压增高，压迫肺泡毛细血管，造成毛细血管管腔狭窄或闭塞。肺泡壁破裂造成毛细血管网的毁损，肺泡毛细血管床减损超过 70% 时肺循环阻力增大。

（3）肺血管重构：慢性缺氧使肺血管收缩，管壁张力增高，同时缺氧时肺内产生多种生长因子（如多肽生长因子），可直接刺激管壁平滑肌细胞、内膜弹力纤维及胶原纤维增生。

（4）血栓形成：尸检发现，部分慢性肺心病急性发作期病人存在多发性肺微小动脉原位血栓形成，引起肺血管阻力增加，加重肺动脉高压。

3. 血液黏稠度增加和血容量增多 慢性缺氧产生继发性红细胞增多，血液黏稠度增加。缺氧可使醛固酮增加，导致水、钠潴留；缺氧又使肾小动脉收缩，肾血流减少也加重水、钠潴留，血容量增多。血液黏稠度增加和血容量增多，可导致肺动脉压升高。

（二）心脏病变和心力衰竭

肺循环阻力增加导致肺动脉高压，右心发挥其代偿功能，以克服升高的肺动脉阻力而发生右心室肥厚。肺动脉高压早期，右心室尚能代偿，舒张末期压仍正常。随着病情的进展，特别是急性加重期，肺动脉压持续升高，超过右心室的代偿能力，右心失代偿，右心排出量下降，右心室收缩末期残留血量增加，舒张末期压增高，促使右心室扩大和右心衰竭。

（三）其他重要脏器的损害

缺氧和高碳酸血症除影响心脏外，尚导致其他重要脏器如脑、肝、肾、胃肠及内分泌系统、血液系统等发生病理改变，引起多脏器的功能损害，详见本篇第十五章。

【临床表现】

（一）肺、心功能代偿期

1. 症状 咳嗽、咳痰、气促，活动后可有心悸、呼吸困难、乏力和劳动耐力下降。少有胸痛或咯血。

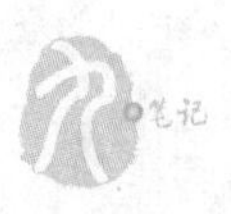
笔记

2. 体征 可有不同程度的发绀，原发肺脏疾病体征，如肺气肿体征，干、湿性啰音，$P_2>A_2$，三尖瓣区可出现收缩期杂音或剑突下心脏搏动增强，提示有右心室肥厚。部分病人因肺气肿使胸内压升高，阻碍腔静脉回流，可有颈静脉充盈甚至怒张，或使横膈下降致肝界下移。

（二）肺、心功能失代偿期

1. 呼吸衰竭

（1）症状：呼吸困难加重，夜间为甚，常有头痛、失眠、食欲下降，白天嗜睡，甚至出现表情淡漠、神志恍惚、谵妄等肺性脑病的表现。

（2）体征：发绀明显，球结膜充血、水肿，严重时可有视网膜血管扩张、视盘水肿等颅内压升高的表现。腱反射减弱或消失，出现病理反射。因高碳酸血症可出现周围血管扩张的表现，如皮肤潮红、多汗。

2. 右心衰竭

（1）症状：明显气促，心悸、食欲缺乏、腹胀、恶心等。

（2）体征：发绀明显，颈静脉怒张，心率增快，可出现心律失常，剑突下可闻及收缩期杂音，甚至出现舒张期杂音。肝大且有压痛，肝颈静脉回流征阳性，下肢水肿，重者可有腹腔积液。少数病人可出现肺水肿及全心衰竭的体征。

【辅助检查】

1. X线检查 除肺、胸基础疾病及急性肺部感染的特征外，尚有肺动脉高压征象（图2-11-2）。

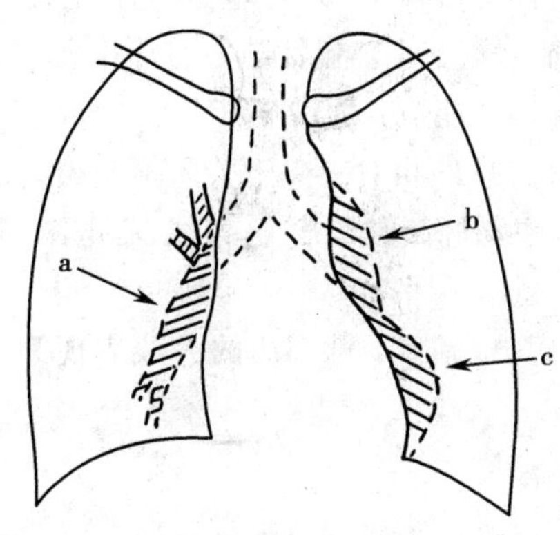

图2-11-2 慢性肺心病X线胸片正位 右下肺动脉干增宽（a），肺动脉段凸出（b），心尖上凸（c）

2. 心电图检查 心电图对慢性肺心病的诊断阳性率为60.1%～88.2%。慢性肺心病的心电图诊断标准如下：①额面平均电轴≥+90°；②V_1 R/S≥1；③重度顺钟向转位（V_5 R/S≤1）；④$R_{V1}+S_{V5}\geq 1.05$mV；⑤aVR R/S或R/Q≥1；⑥V_1-V_3呈QS、Qr或qr（酷似心肌梗死，应注意鉴别）；⑦肺型P波。具有一条即可诊断。典型慢性肺心病的心电图表现见图2-11-3。

3. 超声心动图检查 超声心动图诊断肺心病的阳性率为60.6%～87.0%。慢性肺心病的超声心动图诊断标准如下：①右心室流出道内径≥30mm；②右心室内径≥20mm；③右心室前壁厚度≥5mm或前壁搏动幅度增强；④左、右心室内径比值<2；⑤右肺动脉内径≥18mm或肺动脉干≥20mm；⑥右室流出道/左房内径>1.4；⑦肺动脉瓣曲线出现肺动脉高压征象者（a波低平或<2mm，或有收缩中期关闭征等）。

4. 血气分析 可出现低氧血症甚至呼吸衰竭或合并高碳酸血症。

5. 血液化验 红细胞及血红蛋白可升高。全血黏度及血浆黏度可增加，红细胞电泳时间常延长。心功能不全时可伴有肾功能或肝功能异常。

6. 其他 痰病原学检查可以指导抗生素的选用。早期或缓解期慢性肺心病可行肺功能检查评价。

【诊断】

根据病人有慢阻肺或慢性支气管炎、肺气肿病史，或其他胸肺疾病病史，并出现肺动脉压增高、右心室增大或右心功能不全的征象，如颈静脉怒张、$P_2>A_2$、剑突下心脏搏动增强、肝大压痛、肝颈静脉反流征阳性、下肢水肿等，心电图，X线胸片，超声心动图有肺动脉增宽和右心增大、肥厚的征象，可以作出诊断。

【鉴别诊断】

本病须与下列疾病相鉴别。

1. 冠状动脉粥样硬化性心脏病（冠心病） 慢性肺心病与冠心病均多见于老年人，有许多相似

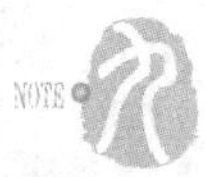

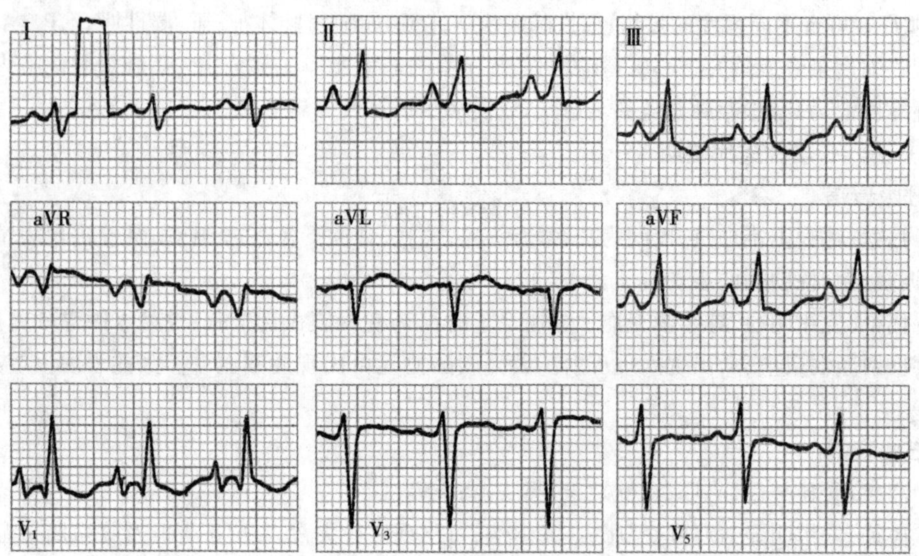

图 2-11-3　慢性肺心病的心电图改变

电轴右偏,顺钟向转位,肺性 P 波,V_1 导联 QRS 波群呈 qR,$V_5R/S<1$,$R_{V1}+S_{V5}=1.5mV$

之处,而且常有两病共存。冠心病多有典型的心绞痛、心肌梗死病史或心电图表现,若有左心衰竭的发作史、原发性高血压、高脂血症、糖尿病病史,则更有助于鉴别。体格检查、X 线、心电图、超声心动图检查呈左心室肥厚为主的征象,冠状动脉造影提示冠状动脉狭窄可资鉴别。慢性肺心病合并冠心病时鉴别有较多困难,应详细询问病史,并结合体格检查和有关心、肺功能检查加以鉴别。

2. 风湿性心脏病　风湿性心脏病的三尖瓣疾病,应与慢性肺心病的相对三尖瓣关闭不全相鉴别。前者往往有风湿性关节炎和心肌炎病史,其他瓣膜如二尖瓣、主动脉瓣常有病变,X 线、心电图、超声心动图有特殊表现。

3. 原发性心肌病　本病多为全心增大,无慢性支气管、肺疾病史,无肺动脉高压的 X 线表现等(详见第三篇第六章心肌疾病)。

【治疗】

(一)肺、心功能代偿期

可采用综合治疗措施,延缓基础支气管、肺疾病的进展,增强病人的免疫功能,预防感染,减少或避免急性加重,加强康复锻炼和营养,需要时长期家庭氧疗或家庭无创呼吸机治疗等,以改善病人的生活质量。继发于慢阻肺者,具体方法参阅本篇第三章。

(二)肺、心功能失代偿期

治疗原则为积极控制感染,通畅呼吸道,改善呼吸功能,纠正缺氧和二氧化碳潴留,控制呼吸衰竭和心力衰竭,防治并发症。

1. 控制感染　呼吸系统感染是引起慢性肺心病急性加重致肺、心功能失代偿的常见原因,需积极控制感染,抗生素选用参阅本篇第三章和第六章。

2. 控制呼吸衰竭　给予扩张支气管、祛痰等治疗,通畅呼吸道,改善通气功能。合理氧疗纠正缺氧。需要时给予无创正压通气或气管插管有创正压通气治疗。具体参见本篇第三章慢阻肺的治疗和第十五章呼吸衰竭的治疗。

3. 控制心力衰竭　慢性肺心病病人一般在积极控制感染、改善呼吸功能、纠正缺氧和二氧化碳潴留后,心力衰竭便能得到改善,病人尿量增多,水肿消退,不需常规使用利尿药和正性肌力药。但对经上述治疗无效或严重心力衰竭病人,可适当选用利尿药、正性肌力药或扩血管药物。

(1)利尿药:通过抑制肾脏钠、水重吸收而增加尿量,消除水肿,减少血容量,减轻右心前负荷的

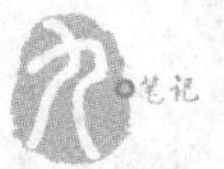

作用。但是利尿药应用后易出现低钾、低氯性碱中毒,痰液黏稠不易排痰和血液浓缩,应注意预防。

因此,原则上宜选用作用温和的利尿药,联合保钾利尿药,小剂量、短疗程使用。如氢氯噻嗪 25mg,1～3 次/日,联用螺内酯 20～40mg,1～2 次/日。

(2) 正性肌力药:慢性肺心病病人由于慢性缺氧及感染,对洋地黄类药物的耐受性低,易致中毒,出现心律失常。因此是否应用应持慎重态度,指征有:①感染已控制,呼吸功能已改善,利尿治疗后右心功能无改善者;②以右心衰竭为主要表现而无明显感染的病人;③合并室上性快速心律失常,如室上性心动过速、心房颤动(心室率>100 次/分)者;④合并急性左心衰竭的病人。原则上选用作用快、排泄快的洋地黄类药物,小剂量(常规剂量的 1/2 或 2/3)静脉给药,常用毒毛花苷 K 0.125～0.25mg,或毛花苷丙 0.2～0.4mg 加入 10% 葡萄糖液内缓慢静脉注射。用药前应注意纠正缺氧,防治低钾血症,以免发生药物毒性反应。低氧血症、感染等均可使心率增快,故不宜以心率作为衡量洋地黄类药物的应用和疗效考核指征。

(3) 血管扩张药:血管扩张药在扩张肺动脉的同时也扩张体动脉,往往造成体循环血压下降,反射性产生心率增快、氧分压下降、二氧化碳分压上升等不良反应,因而限制了血管扩张药在慢性肺心病的临床应用。

4. 防治并发症

(1) 肺性脑病:是由于呼吸衰竭所致缺氧、二氧化碳潴留而引起的神经精神障碍综合征,常继发于慢阻肺。诊断肺性脑病必须除外脑血管疾病、感染中毒性脑病、严重电解质紊乱等。治疗参见本篇第十五章。

(2) 酸碱失衡及电解质紊乱:慢性肺心病失代偿期常合并各种类型的酸碱失衡及电解质紊乱。呼吸性酸中毒以通畅气道、纠正缺氧和解除二氧化碳潴留为主。呼吸性酸中毒合并代谢性酸中毒通常需要补碱治疗,尤其当 pH<7.2 时,先补充 5% 碳酸氢钠 100ml,然后根据血气分析结果酌情处理。呼吸性酸中毒合并代谢性碱中毒常合并低钠、低钾、低氯等电解质紊乱,应根据具体情况进行补充。低钾、低氯引起的代谢性碱中毒多是医源性的,应注意预防。

(3) 心律失常:多表现为房性期前收缩及阵发性室上性心动过速,其中以紊乱性房性心动过速最具特征性。也可有心房扑动及心房颤动。一般的心律失常经过控制感染,纠正缺氧、酸碱失衡和电解质紊乱后,心律失常可自行消失。如果持续存在,可根据心律失常的类型选用药物,详见第三篇第三章。

(4) 休克:合并休克并不多见,一旦发生则预后不良。发生原因有严重感染、失血(多由上消化道出血所致)和严重心力衰竭或心律失常。

(5) 消化道出血:慢性肺心病由于感染、呼吸衰竭、心力衰竭致胃肠道淤血,以及应用糖皮质激素等,常常并发消化道出血,需要预防治疗,一旦发生需要积极处理。

(6) 弥散性血管内凝血(DIC):详见第六篇第十七章。

(7) 深静脉血栓形成:低剂量普通肝素或低分子量肝素可用于预防。

【预后】

慢性肺心病常反复急性加重,随肺功能的损害病情逐渐加重,多数预后不良,病死率约在 10%～15%,但经积极治疗可以延长寿命,提高病人生活质量。

【预防】

主要是防治支气管、肺和肺血管等基础疾病,预防肺动脉高压、慢性肺心病的发生发展。

(代华平)

第十二章 胸膜疾病

胸膜是覆盖在胸膜腔内表面的一层薄膜，由结缔组织和纤维弹力组织支持的间皮细胞层组成。脏层胸膜覆盖于肺表面，而壁层胸膜覆盖肋骨、膈肌和纵隔表面。脏层和壁层胸膜之间是连续的，闭合形成胸膜腔。壁层胸膜血供来自体循环，含有感觉神经和淋巴管；而脏层胸膜主要由肺循环供血，不含感觉神经。

第一节 胸腔积液

胸膜腔是位于肺和胸壁之间的一个潜在的腔隙。在正常情况下脏层胸膜和壁层胸膜表面上有一层很薄的液体，在呼吸运动时起润滑作用。胸膜腔和其中的液体并非处于静止状态，在每一次呼吸周期中胸膜腔形状和压力均有很大变化，使胸腔内液体持续滤出和吸收并处于动态平衡。任何因素使胸膜腔内液体形成过快或吸收过缓，即产生胸腔积液(pleural effusions)，简称胸水。

【胸腔积液循环机制】

胸腔积液的生成与吸收和胸膜的血供与淋巴管引流有关，与壁层、脏层胸膜内的胶体渗透压和流体静水压以及胸膜腔内压力有关。壁层胸膜血供来自体循环，脏层胸膜血供则主要来自肺循环和支气管动脉。体循环的压力高于肺循环，由于压力梯度，液体从壁层和脏层胸膜的体循环血管进入间质，部分在间质内重吸收(图 2-12-1 虚线箭头)，剩余的通过有渗漏性的胸膜间皮细胞层滤出到胸膜腔，然后通过壁层胸膜间皮细胞下的淋巴管微孔(stomas)经淋巴管回吸收(图 2-12-1)。

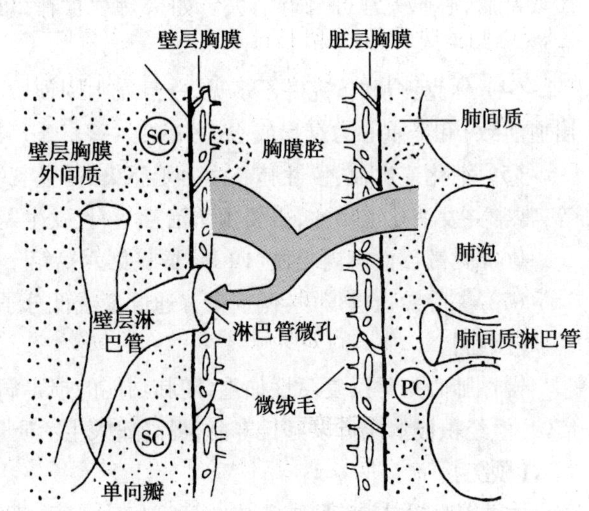

图 2-12-1 胸膜腔结构模拟图

SC：体循环毛细血管；PC：肺毛细血管

影响液体从胸膜毛细血管向胸腔移动的压力见图 2-12-2。毛细血管内流体静水压壁层胸膜与体循环相似，约 30cmH_2O，而脏层胸膜是 24cmH_2O；胶体渗透压壁层和脏层胸膜均为 34cmH_2O；胸腔内压约为-5cmH_2O，胸腔内液体因含有少量蛋白质，其胶体渗透压为 5cmH_2O。液体从胸膜滤出到胸膜腔的因素包括流体静水压、胸腔内压和胸腔积液胶体渗透压，而阻止滤出的压力为毛细血管内胶体渗透压。因此，壁层胸膜液体滤出到胸腔的压力梯度为毛细血管内流体静水压+胸腔内负压+胸液胶体渗透压-毛细血管内胶体渗透压，其压力梯度为 30+5+5-34=6cmH_2O，液体从壁层胸膜滤出到胸膜腔(见图 2-12-2 带箭头虚线)。脏层胸膜的压力梯度是 24+5+5-34=0cmH_2O，其在胸腔积液的循环中作用很小。胸腔积液滤过在胸腔的上部大于下部，吸收则主要在横膈和胸腔下部的纵隔胸膜。

【病因和发病机制】

胸腔积液临床常见，肺、胸膜和肺外疾病均可引起。常见病因和发病机制有：

1. **胸膜毛细血管内静水压增高** 如充血性心力衰竭、缩窄性心包炎、血容量增加、上腔静脉或奇

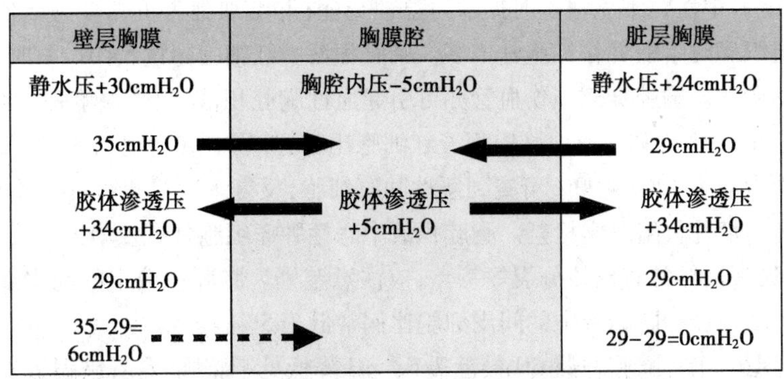

图2-12-2　人体正常情况下影响液体进出胸膜腔的压力对比

静脉受阻，产生漏出液。

2. **胸膜通透性增加**　如胸膜炎症（肺结核、肺炎）、风湿性疾病[（系统性红斑狼疮（SLE）、类风湿关节炎（RA）]、胸膜肿瘤（恶性肿瘤转移、间皮瘤）、肺梗死、膈下炎症（膈下脓肿、肝脓肿、急性胰腺炎）等，产生渗出液。

3. **胸膜毛细血管内胶体渗透压降低**　如低蛋白血症、肝硬化、肾病综合征、急性肾小球肾炎、黏液性水肿等，产生漏出液。

4. **壁层胸膜淋巴引流障碍**　癌症淋巴管阻塞、发育性淋巴管引流异常等，产生渗出液。

5. **损伤**　主动脉瘤破裂、食管破裂、胸导管破裂等，产生血胸、脓胸和乳糜胸。

6. **医源性**　药物（如甲氨蝶呤、胺碘酮、苯妥英、呋喃妥因、β受体阻滞剂）、放射治疗、消化内镜检查和治疗、支气管动脉栓塞术，卵巢过度刺激综合征、液体负荷过大、冠脉旁路移植手术或冠脉内支架置入、骨髓移植、中心静脉置管穿破和腹膜透析等，都可以引起渗出性或漏出性积液。

【临床表现】

1. **症状**　症状和积液量有关，积液量少于0.3～0.5L时症状不明显，大量积液时心悸及呼吸困难明显，甚至可致呼吸衰竭。呼吸困难是最常见的症状，多伴有胸痛和咳嗽。呼吸困难与胸廓顺应性下降，患侧膈肌受压，纵隔移位，肺容量下降刺激神经反射有关。病因不同其症状有所差别。结核性胸膜炎多见于青年人，常有发热、干咳、胸痛，随着胸腔积液量的增加胸痛可缓解，但可出现胸闷气促。恶性胸腔积液多见于中年以上病人，一般无发热，胸部隐痛，伴有消瘦和呼吸道或原发部位肿瘤的症状。炎症性积液常伴有咳嗽、咳痰、胸痛及发热。心力衰竭所致胸腔积液为漏出液，有心功能不全的其他表现。肝脓肿所伴右侧胸腔积液可为反应性胸膜炎，亦可为脓胸，多有发热和肝区疼痛。

2. **体征**　与积液量有关。少量积液可无明显体征，或可触及胸膜摩擦感及闻及胸膜摩擦音。中至大量积液时，患侧胸廓饱满，触觉语颤减弱，局部叩诊浊音，呼吸音减低或消失。可伴有气管、纵隔向健侧移位。肺外疾病如胰腺炎和RA等，胸腔积液时多有原发病的体征。

【实验室和其他检查】

（一）诊断性胸腔穿刺和胸腔积液检查

对明确积液性质及病因诊断均至关重要，大多数积液的原因通过胸腔积液分析可确定。疑为渗出液必须作胸腔穿刺，如有漏出液病因则避免胸腔穿刺。不能确定时也应做胸腔穿刺抽液检查。

1. **外观和气味**　漏出液透明清亮，静置不凝固，比重<1.016～1.018。渗出液多呈草黄色稍浑浊，易有凝块，比重>1.018。血性胸腔积液呈洗肉水样或静脉血样，多见于肿瘤、结核和肺栓塞。乳状胸腔积液多为乳糜胸。巧克力色胸腔积液考虑阿米巴肝脓肿破溃入胸腔的可能。黑色胸腔积液可能为曲霉感染。黄绿色胸腔积液见于类风湿关节炎（RA）。厌氧菌感染胸腔积液常有恶臭味。

2. **细胞**　胸膜炎症时，胸腔积液中可见各种炎症细胞及增生与退化的间皮细胞。漏出液细胞数常少于100×10^6/L，以淋巴细胞与间皮细胞为主。渗出液的白细胞常超过500×10^6/L。脓胸时白细胞

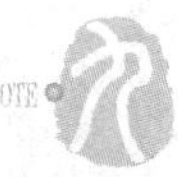

多达 10×10^9/L 以上。中性粒细胞增多时提示为急性炎症；淋巴细胞为主则多为结核性或肿瘤性；寄生虫感染或结缔组织病时嗜酸性粒细胞常增多。胸腔积液中红细胞超过 5×10^9/L 时，可呈淡红色，多由恶性肿瘤或结核所致。胸腔穿刺损伤血管亦可引起血性胸腔积液，应谨慎鉴别。红细胞超过 100×10^9/L 时应考虑创伤、肿瘤或肺梗死。胸腔积液红细胞比容>外周血红细胞比容 50% 以上时为血胸。

恶性胸腔积液中约有 40% ~90% 可查到恶性肿瘤细胞，反复多次检查可提高检出率。胸腔积液标本有凝块应固定及切片行组织学检查。胸腔积液中恶性肿瘤细胞常有核增大且大小不一、核畸变、核深染、核浆比例失常及异常有丝核分裂等特点，应注意鉴别。胸腔积液中的间皮细胞常有变形，易误认为肿瘤细胞。结核性胸腔积液中的间皮细胞比例常低于 5%。

3. pH 和葡萄糖　正常胸腔积液 pH 接近 7.6。pH 降低见于脓胸、食管破裂、RA 积液等；如 pH<7.00 者仅见于脓胸以及食管破裂所致胸腔积液。结核性和恶性积液也可降低。

正常胸腔积液中葡萄糖含量与血中含量相近。漏出液与大多数渗出液葡萄糖含量正常；脓胸、RA 明显降低，SLE、结核和恶性胸腔积液中含量可<3.3mmol/L。若胸膜病变范围较广，使葡萄糖及酸性代谢物难以透过胸膜，葡萄糖和 pH 均较低，提示肿瘤广泛浸润，其胸腔积液肿瘤细胞发现率高，胸膜活检阳性率高，胸膜固定术效果差，病人存活时间亦短。

4. 病原体　胸腔积液涂片查找细菌及培养，有助于病原诊断。结核性胸积液沉淀后作结核菌培养，阳性率仅 20%，巧克力色胸腔积液应镜检阿米巴滋养体。

5. 蛋白质　渗出液的蛋白含量较高（>30g/L），胸腔积液/血清比值>0.5。漏出液蛋白含量较低（<30g/L），以白蛋白为主，黏蛋白试验（Rivalta 试验）阴性。

6. 类脂　乳糜胸腔积液呈乳状浑浊，离心后不沉淀，苏丹Ⅲ染成红色，甘油三酯含量>1.24mmol/L，胆固醇不高，脂蛋白电泳可显示乳糜微粒，多见于胸导管破裂。假性乳糜胸的胸腔积液呈淡黄或暗褐色，含有胆固醇结晶及大量退变细胞（淋巴细胞、红细胞），胆固醇多大于 5.18mmol/L，甘油三酯含量正常，多见于陈旧性结核性胸膜炎，也见于恶性、肝硬化和 RA 胸腔积液等。

7. 酶　渗出液乳酸脱氢酶（LDH）含量增高，大于 200U/L，且胸腔积液/血清 LDH 比值>0.6。LDH 是反映胸膜炎症程度的指标，其值越高，表明炎症越明显。LDH>500U/L 常提示为恶性肿瘤或并发细菌感染。

淀粉酶升高可见于急性胰腺炎、恶性肿瘤等。急性胰腺炎伴胸腔积液时，淀粉酶溢漏致使该酶在胸腔积液中含量高于血清中含量。部分病人胸痛剧烈、呼吸困难，可能掩盖其腹部症状，此时胸腔积液淀粉酶已升高，临床诊断应予注意。淀粉酶同工酶测定有助于肿瘤的诊断，如唾液型淀粉酶升高而非食管破裂所致，则恶性肿瘤可能性极大。

腺苷脱氨酶（ADA）在淋巴细胞内含量较高。结核性胸膜炎时，因细胞免疫受刺激，淋巴细胞明显增多，故胸腔积液中 ADA 多高于 45U/L。其诊断结核性胸膜炎的敏感度较高。HIV 合并结核病人 ADA 不升高。

8. 免疫学检查　结核性胸膜炎胸腔积液中 γ-干扰素增高，其敏感性和特异性高。SLE 及 RA 引起的胸腔积液中补体 C3、C4 成分降低，且免疫复合物的含量增高。SLE 胸腔积液中抗核抗体（ANA）滴度可达 1∶160 以上。RA 胸腔积液中类风湿因子>1∶320。

9. 肿瘤标志物　癌胚抗原（CEA）在恶性胸腔积液中早期即可升高，且比血清更显著。若胸腔积液 CEA 升高或胸腔积液/血清 CEA>1，常提示为恶性胸腔积液。近年来还开展许多肿瘤标志物检测，如糖链肿瘤相关抗原、细胞角蛋白 19 片段、神经元特异烯醇酶、间皮素等，可作为诊断的参考。联合检测多种标志物，可提高阳性检出率。

（二）X 线和核素检查

X 线胸片是用于发现胸腔积液的首要影像学方法，其表现与积液量和是否有包裹或粘连有关。极小量的游离性胸腔积液，后前位胸片仅见肋膈角变钝；积液量增多时显示有向外侧、向上的弧形上缘的积液影（图 2-12-3）。平卧时积液散开，使整个肺野透亮度降低。注意少量积液时平卧位时

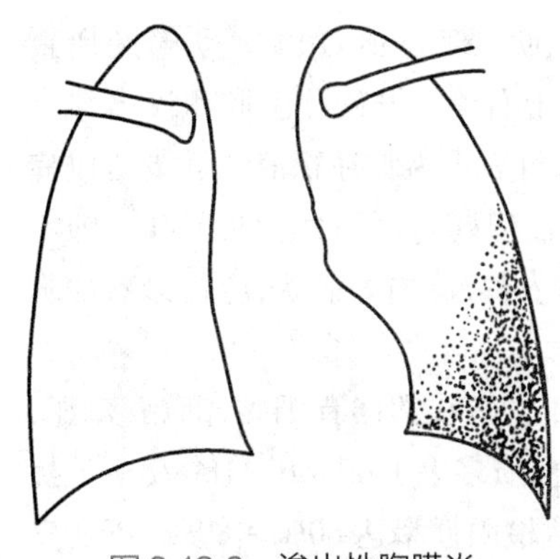
图2-12-3 渗出性胸膜炎

胸片可正常或仅见叶间胸膜增厚。大量积液时患侧胸部致密影，气管和纵隔推向健侧。液气胸时有气液平面。包裹性积液不随体位改变而变动，边缘光滑饱满，多局限于叶间或肺与膈之间。肺底积液可仅有膈肌升高或形状的改变。积液时常遮盖肺内原发病灶，故复查胸片应在抽液后，可发现肺部肿瘤或其他病变。

CT或PET/CT检查可显示少量的胸腔积液、肺内病变、胸膜间皮瘤、胸内和胸膜转移性肿瘤、纵隔和气管旁淋巴结等病变，有助于病因诊断。CT或PET/CT诊断胸腔积液的准确性，在于能正确鉴别支气管肺癌的胸膜侵犯或广泛转移，良性或恶性胸膜增厚，对恶性胸腔积液的病因诊断、肺癌分期与选择治疗方案至关重要。

（三）超声检查

探测胸腔积液的灵敏度高，定位准确。临床用于估计胸腔积液的深度和积液量，协助胸腔穿刺定位。B超引导下胸腔穿刺用于包裹性和少量的胸腔积液。

（四）胸膜针刺活检

经皮闭式胸膜针刺活检对胸腔积液病因诊断有重要意义，可发现肿瘤、结核和其他胸膜肉芽肿性病变。拟诊结核病时，活检标本除做病理检查外，必要时还可作结核杆菌培养。胸膜针刺活检具有简单、易行、损伤性较小的优点，阳性诊断率为40%～75%。CT或B超引导下活检可提高成功率。脓胸或有出血倾向者不宜作胸膜活检。如活检证实为恶性胸膜间皮瘤，1个月内应对活检部位行放射治疗。

（五）胸腔镜或开胸活检

对上述检查不能确诊者，必要时可经胸腔镜或剖胸直视下活检。由于胸膜转移性肿瘤87%在脏层，47%在壁层，故此项检查有积极的意义。胸腔镜检查对恶性胸腔积液的病因诊断率最高，可达70%～100%，为拟订治疗方案提供依据。通过胸腔镜能全面检查胸膜腔，观察病变形态特征、分布范围及邻近器官受累情况，且可在直视下多处活检，故诊断率较高，肿瘤临床分期亦较准确。临床上有少数胸腔积液的病因虽经上述诸种检查仍难以确定，如无特殊禁忌，可考虑剖胸活检。

（六）支气管镜

对咯血或疑有气道阻塞者可行此项检查。

【诊断与鉴别诊断】

胸腔积液的诊断与鉴别诊断分3个步骤。

1. 确定有无胸腔积液 中量以上的胸腔积液诊断不难，症状和体征都较明显。少量积液（0.3L）仅表现肋膈角变钝，有时易与胸膜粘连混淆，可行患侧卧位胸片，液体可散开于肺外带。体征上需与胸膜增厚鉴别，胸膜增厚叩诊浊音，听诊呼吸音减弱，但往往伴有胸廓扁平或塌陷，肋间隙变窄，气管向患侧移位，语音传导增强等体征。B超、CT等检查可确定有无胸腔积液。

2. 区别漏出液和渗出液 漏出液外观清澈透明，无色或浅黄色，不凝固；而渗出液外观颜色深，呈透明或浑浊的草黄或棕黄色，或血性，可自行凝固。两者划分标准多根据比重（以1.018为界）、蛋白质含量（以30g/L为界）、白细胞数（以500×10^6/L为界），小于以上界限为漏出液，反之为渗出液，但其诊断的敏感性和特异性较差。目前多根据Light标准，符合以下任何1项可诊断为渗出液：①胸腔积液/血清蛋白比例>0.5；②胸腔积液/血清LDH比例>0.6；③胸腔积液LDH水平大于血清正常值高限的2/3。此外，诊断渗出液的指标还有胸腔积液胆固醇浓度>1.56mmol/L，胸腔积液/血清胆红素比例>0.6，血清-胸腔积液白蛋白梯度<12g/L等。有些积液难以确切地划入漏出液或渗出液，系由于多种机制参与积液的形成，见于恶性胸腔积液。

3. 寻找胸腔积液的病因 漏出液常见病因是充血性心力衰竭，多为双侧，积液量右侧多于左侧，

但强烈利尿可引起假性渗出液。血清和胸腔积液中N末端前脑利钠肽(NT-proBNT)在心力衰竭所致胸腔积液明显升高。心包疾病引起的胸腔积液多为双侧,且左侧多于右侧。肝硬化胸腔积液多伴有腹腔积液,极少仅表现为胸腔积液。肾病综合征胸腔积液多为双侧,可表现为肺底积液。低蛋白血症的胸腔积液多伴有全身水肿。腹膜透析的胸腔积液类似于腹透液,葡萄糖高,蛋白质<1.0g/L。肺不张由于胸膜腔负压升高,也产生漏出液。如不符合以上特点,或伴有发热、胸痛等症状,应行诊断性胸腔穿刺。

结核性胸膜炎是我国渗出液最常见的病因,多见于青壮年,胸痛、气短,常伴有干咳、潮热、盗汗、消瘦等结核中毒症状,胸腔积液以淋巴细胞为主,间皮细胞<5%,蛋白质多大于40g/L,ADA及γ-干扰素增高,沉渣找结核杆菌或培养可阳性,但阳性率仅约20%。胸膜活检阳性率达60%~80%,PPD皮试强阳性。老年病人可无发热,结核菌素试验亦常阴性,应予注意。

类肺炎性胸腔积液(parapneumonic effusions)系指肺炎、肺脓肿和支气管扩张感染引起的胸腔积液,如积液呈脓性则称脓胸。病人多有发热、咳嗽、咳痰、胸痛等症状,血白细胞计数升高,中性粒细胞增加和核左移。X线先有肺实质的浸润影,或肺脓肿和支气管扩张的表现,然后出现胸腔积液,积液量一般不多。胸腔积液呈草黄色甚或脓性,白细胞计数明显升高,以中性粒细胞为主,葡萄糖和pH降低,诊断不难。脓胸是胸腔内致病菌感染造成积脓,多与未能有效控制肺部感染,致病菌直接侵袭穿破入胸腔有关。常见细菌为金黄色葡萄球菌、肺炎链球菌、化脓性链球菌以及大肠杆菌、肺炎克雷伯杆菌和假单胞菌等,且多合并厌氧菌感染,少数可由结核分枝杆菌或真菌、放线菌、奴卡菌等所致。急性脓胸表现为高热、突然胸痛等;慢性脓胸有胸膜增厚、胸廓塌陷、慢性消耗和杵状指(趾)等。胸腔积液呈脓性、黏稠;涂片革兰染色找到细菌或脓液细菌培养阳性。

恶性胸腔积液由恶性肿瘤侵犯胸膜引起,常由肺癌、乳腺癌和淋巴瘤等直接侵犯或转移至胸膜所致,其他部位肿瘤包括胃肠道和泌尿生殖系统。也可由原发于胸膜的恶性间皮瘤引起。以45岁以上中老年人多见,有胸部钝痛、咳血丝痰和消瘦等症状,胸腔积液多呈血性、量大、增长迅速,CEA或其他肿瘤标志物升高,LDH多大于500U/L,胸腔积液脱落细胞检查、胸膜活检、胸部影像学、支气管镜及胸腔镜等检查,有助于进一步诊断和鉴别。疑为其他器官肿瘤需进行相应检查。

【治疗】

胸腔积液为胸部或全身疾病的一部分,病因治疗尤为重要。漏出液常在纠正病因后可吸收,其治疗参阅有关章节。

(一)结核性胸膜炎

1. 一般治疗 包括休息、营养支持和对症治疗。

2. 抽液治疗 由于结核性胸膜炎胸腔积液蛋白含量高,容易引起胸膜粘连,原则上应尽快抽尽胸腔内积液或肋间插细管引流。可解除肺及心、血管受压,改善呼吸功能,使肺功能免受损伤。抽液后可减轻毒性症状,体温下降,有助于使被压迫的肺复张。大量胸腔积液者每周抽液2~3次,直至胸腔积液完全消失。首次抽液不要超过700ml,以后每次抽液量不应超过1000ml,过快、过多抽液可使胸腔压力骤降,发生复张后肺水肿或循环衰竭。表现为剧咳、气促、咳大量泡沫状痰,双肺满布湿啰音,PaO_2下降,X线显示肺水肿征。治疗应立即吸氧,酌情应用糖皮质激素及利尿剂,控制液体入量,严密监测病情与酸碱平衡,有时需气管插管机械通气。若抽液时发生头晕、冷汗、心悸、面色苍白、脉细等表现应考虑“胸膜反应”,应立即停止抽液,使病人平卧,必要时皮下注射0.1%肾上腺素0.5ml,密切观察病情,注意血压变化,防止休克。一般情况下,抽胸腔积液后,没必要胸腔内注入抗结核药物,但可注入链激酶等防止胸膜粘连。

3. 抗结核治疗 见本篇第七章。

4. 糖皮质激素 疗效不肯定。如全身毒性症状严重、大量胸腔积液者,在抗结核治疗的同时,可尝试加用泼尼松30mg/d,分3次口服。待体温正常、全身毒性症状减轻、胸腔积液量明显减少时,即应逐渐减量以至停用。停药速度不宜过快,否则易出现反跳现象,一般疗程约4~6周。注意不良反

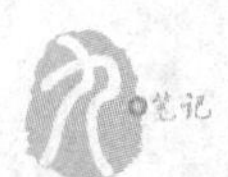

应或结核播散，应慎重掌握适应证。

（二）类肺炎性胸腔积液和脓胸

类肺炎性胸腔积液一般积液量少，经有效的抗生素治疗后可吸收，积液多者应胸腔穿刺抽液，胸腔积液 pH<7.2 应肋间插管引流。

脓胸治疗原则是控制感染、引流胸腔积液及促使肺复张，恢复肺功能。抗菌药物要足量，体温恢复正常后再持续用药 2 周以上，防止脓胸复发，急性期可联合抗厌氧菌的药物，全身及胸腔内给药。引流是脓胸最基本的治疗方法，反复抽脓或肋间插管闭式引流。可用 2% 碳酸氢钠或生理盐水反复冲洗胸腔，然后注入适量链激酶或尿激酶，或组织纤溶酶原激活物（tPA）+脱氧核糖核酸酶（Dnase），可使脓液变稀便于引流。对有支气管胸膜瘘者不宜冲洗胸腔，以免引起细菌播散。慢性脓胸应改进原有的脓腔引流，也可考虑外科胸膜剥脱术等治疗。此外，一般支持治疗亦相当重要，应给予高能量、高蛋白及富含维生素的食物，纠正水电解质紊乱及维持酸碱平衡。

（三）恶性胸腔积液

包括原发病和胸腔积液的治疗。例如，部分小细胞肺癌所致胸腔积液全身化疗有一定疗效，纵隔淋巴结有转移者可行局部放射治疗。胸腔积液多为晚期恶性肿瘤并发症，其胸腔积液生长迅速，常因大量积液的压迫引起严重呼吸困难，甚至导致死亡。常需反复胸腔穿刺抽液，但反复抽液可使蛋白丢失太多，效果不理想。可选择化学性胸膜固定术，在抽吸胸腔积液或胸腔插管引流后，胸腔内注入博来霉素、顺铂、丝裂霉素等抗肿瘤药物，或胸膜粘连剂，如滑石粉等，可减缓胸腔积液的产生。也可胸腔内注入生物免疫调节剂，如短小棒状杆菌疫苗、白介素-2、干扰素、淋巴因子激活的杀伤细胞、肿瘤浸润性淋巴细胞等，可抑制恶性肿瘤细胞、增强淋巴细胞局部浸润及活性，并使胸膜粘连。此外，可胸腔内插管持续引流，目前多选用细管引流，具有创伤小、易固定、效果好、可随时胸腔内注入药物等优点。对插管引流后胸腔积液持续或肺不能复张者，可行胸-腹腔分流术或胸膜切除术。虽经上述多种治疗，恶性胸腔积液的预后不良。

第二节 气胸

胸膜腔是不含气体的密闭的潜在性腔隙。当气体进入胸膜腔造成积气状态时，称为气胸（pneumothorax）。气胸可分成自发性、外伤性和医源性三类。自发性气胸又可分为原发性和继发性，前者发生在无基础肺疾病的健康人，后者常发生在有基础肺疾病的病人。外伤性气胸系胸壁的直接或间接损伤引起。医源性气胸则由诊断和治疗操作所致。气胸是常见的内科急症，男性多于女性，原发性气胸的发病率男性为（18～28）/10 万人口，女性为（1.2～6）/10 万人口。发生气胸后，胸膜腔内负压可变成正压，致使静脉回心血流受阻，产生程度不同的心、肺功能障碍。本节主要叙述自发性气胸。

【病因和发病机制】

正常情况下胸膜腔内没有气体，这是因为毛细血管血中各种气体分压的总和仅为 706mmHg，比大气压低 54mmHg。呼吸周期胸腔内压均为负压，系胸廓向外扩张，肺向内弹性回缩对抗产生的。胸腔内出现气体仅在三种情况下发生：①肺泡与胸腔之间产生破口；②胸壁创伤产生与胸腔的交通；③胸腔内有产气的微生物。临床上主要见于前两种情况。气胸时失去了胸腔负压对肺的牵引作用，甚至因正压对肺产生压迫，使肺失去膨胀能力，表现为肺容积缩小、肺活量减低、最大通气量降低的限制性通气功能障碍。由于肺容积缩小，初期血流量并不减少，因而通气/血流比率减少，导致动静脉分流，出现低氧血症。大量气胸时，由于吸引静脉血回心的负压消失，甚至胸膜腔内正压对血管和心脏的压迫，使心脏充盈减少，心搏出量降低，引起心率加快、血压降低，甚至休克。张力性气胸可引起纵隔移位，循环障碍，甚或窒息死亡。

原发性自发性气胸（primary spontaneous pneumothorax，PSP）多见于瘦高体型的男性青壮年，常规 X 线检查肺部无显著病变，但可有胸膜下肺大疱（pleural bleb），多在肺尖部，此种胸膜下肺大疱的原

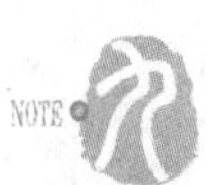

因尚不清楚，与吸烟、身高和小气道炎症可能有关，也可能与非特异性炎症瘢痕或弹性纤维先天性发育不良有关。

继发性自发性气胸(secondary spontaneous pneumothorax，SSP)多见于有基础肺部病变者，由于病变引起细支气管不完全阻塞，形成肺大疱(emphysematous bulla)破裂。如肺结核、COPD、肺癌、肺脓肿、肺纤维化、嗜酸性肉芽肿病、结节病、肺尘埃沉着症及淋巴管平滑肌瘤病等。月经性气胸仅在月经来潮前后24～72小时内发生，病理机制尚不清楚，可能是胸膜和膈肌上有异位子宫内膜结节破裂所致。妊娠期气胸可因每次妊娠而发生，可能与激素变化和胸廓顺应性改变有关。

脏层胸膜破裂或胸膜粘连带撕裂，如其中的血管破裂可形成自发性血气胸。航空、潜水作业而无适当防护措施时，从高压环境突然进入低压环境，以及机械通气压力过高时，均可发生气胸。抬举重物用力过猛、剧咳、屏气甚至大笑等，可能是促使气胸发生的诱因。

【临床类型】

根据脏层胸膜破裂情况不同及其发生后对胸腔内压力的影响，自发性气胸通常分为以下三种类型：

1. 闭合性（单纯性）气胸 胸膜破裂口较小，随肺萎缩而闭合，空气不再继续进入胸膜腔。胸膜腔内压接近或略超过大气压，测定时可为正压亦可为负压，视气体量多少而定。抽气后压力下降而不复升，表明其破裂口已不再漏气。

2. 交通性（开放性）气胸 破裂口较大或因两层胸膜间有粘连或牵拉，使破口持续开放，吸气与呼气时空气自由进出胸膜腔。胸膜腔内压在0cmH_2O上下波动；抽气后可呈负压，但观察数分钟，压力又复升至抽气前水平。

3. 张力性（高压性）气胸 破裂口呈单向活瓣或活塞作用，吸气时胸廓扩大，胸膜腔内压变小，空气进入胸膜腔；呼气时胸膜腔内压升高，压迫活瓣使之关闭，致使胸膜腔内空气越积越多，内压持续升高，使肺脏受压，纵隔向健侧移位，影响心脏血液回流。此型气胸胸膜腔内压测定常超过10cmH_2O，甚至高达20cmH_2O，抽气后胸膜腔内压可下降，但又迅速复升，对机体呼吸循环功能的影响最大，必须紧急抢救处理。

【临床表现】

症状轻重与有无肺的基础疾病及功能状态、气胸发生的速度、胸膜腔内积气量及其压力大小三个因素有关。若原已存在严重肺功能减退，即使气胸量小，也可有明显的呼吸困难，即症状与气胸量不成比例；年轻人即使肺压缩80%以上，有的症状亦可以很轻。因此，SSP比PSP病人症状更为明显或程度更重。

1. 症状 起病前有的病人可能有持重物、屏气、剧烈体力活动等诱因，但大多数病人在正常活动或安静休息时发生，偶有在睡眠中发病者。大多数起病急骤，病人突感一侧胸痛，针刺样或刀割样，持续时间短暂，继之胸闷和呼吸困难，可伴有刺激性咳嗽，系气体刺激胸膜所致。少数病人可发生双侧气胸，以呼吸困难为突出表现。积气量大或原已有较严重的慢性肺疾病者，呼吸困难明显，病人不能平卧。如果侧卧，则被迫气胸侧向上卧位，以减轻呼吸困难。

张力性气胸时胸膜腔内压骤然升高，肺被压缩，纵隔移位，迅速出现严重呼吸循环障碍；病人表情紧张、胸闷、挣扎坐起、烦躁不安、发绀、冷汗、脉速、虚脱、心律失常，甚至发生意识不清、呼吸衰竭。

2. 体征 取决于积气量的多少和是否伴有胸腔积液。少量气胸体征不明显，尤其在肺气肿病人更难确定，听诊呼吸音减弱具有重要意义。大量气胸时，气管向健侧移位，患侧胸部隆起，呼吸运动与触觉语颤减弱，叩诊过清音或鼓音，心或肝浊音界缩小或消失，听诊呼吸音减弱或消失。左侧少量气胸或纵隔气肿时，有时可在左心缘处听到与心跳一致的气泡破裂音，称Hamman征。液气胸时，胸内有振水声。血气胸如失血量过多，可使血压下降，甚至发生失血性休克。

3. 严重程度评估 为了便于临床观察和处理，根据临床表现把自发性气胸分成稳定型和不稳定型，符合下列所有表现者为稳定型，否则为不稳定型：呼吸频率<24次/分；心率60～120次/分；血压

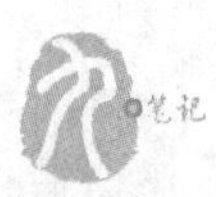

正常；呼吸室内空气时 SaO_2>90%；两次呼吸间隔说话成句。

【影像学检查】

1. X线胸片检查 是诊断气胸的重要方法，可显示肺受压程度，肺内病变情况以及有无胸膜粘连、胸腔积液及纵隔移位等。一般摄立位后前位，必要时可摄侧位胸片。气胸的典型表现为外凸弧形的细线条形阴影，称为气胸线，线外透亮度增高，无肺纹理，线内为压缩的肺组织。大量气胸时，肺脏向肺门回缩，呈圆球形阴影。大量气胸或张力性气胸常显示纵隔及心脏移向健侧。合并纵隔气肿在纵隔旁和心缘旁可见透光带。

肺结核或肺部慢性炎症使胸膜多处粘连，气胸时多呈局限性包裹，有时气胸互相通连。气胸若延及下部胸腔，肋膈角变锐利。合并胸腔积液时，显示气液平面。局限性气胸在后前位胸片易遗漏，侧位胸片可协助诊断。

2. 胸部CT 表现为胸膜腔内出现极低密度的气体影，伴有肺组织不同程度的萎缩改变。CT对于小量气胸、局限性气胸以及肺大疱与气胸的鉴别比X线胸片更敏感和准确。对气胸量大小的评价也更为准确。

3. 气胸容量评估 可依据X线胸片判断。由于气胸容量近似于肺直径立方和单侧胸腔直径立方的比率[（单侧胸腔直径^3-肺直径^3）/单侧胸腔直径^3]，在肺门水平侧胸壁至肺边缘的距离为1cm时，约占单侧胸腔容量的25%，2cm时约50%。故从侧胸壁与肺边缘的距离≥2cm为大量气胸，<2cm为小量气胸。如从肺尖气胸线至胸腔顶部估计气胸大小，距离≥3cm为大量气胸，<3cm为小量气胸（图2-12-4）。由于目前大多数医院已使用影像归档与通信系统（picture-archiving communication systems，PACS），故在测量气胸量可使用其辅助功能，对测定气胸量的大小可能更准确。

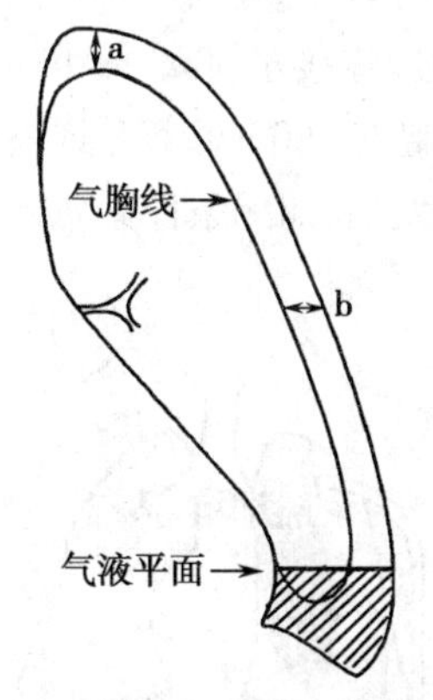

图2-12-4 气胸容量测定法

【诊断与鉴别诊断】

根据临床症状、体征及影像学表现，气胸的诊断通常并不困难。X线或CT显示气胸线是确诊依据，若病情十分危重无法搬动病人做X线检查时，应当机立断在患侧胸腔体征最明显处试验穿刺，如抽出气体，可证实气胸的诊断。

自发性气胸尤其是老年人和原有慢性心、肺疾病者，临床表现酷似其他心、肺急症，必须认真鉴别。

1. 哮喘与慢性阻塞性肺疾病 两者急性发作时均有不同程度的呼吸困难，体征亦与自发性气胸相似。哮喘病人常有反复阵发性喘息发作史，COPD病人的呼吸困难多呈长期缓慢进行性加重。当哮喘及COPD病人突发严重呼吸困难、冷汗、烦躁，支气管舒张剂、抗感染药物等治疗效果不好且症状加剧，应考虑并发气胸的可能，X线检查有助鉴别。

2. 急性心肌梗死 有突然胸痛、胸闷、甚至呼吸困难、休克等临床表现，但常有高血压、动脉粥样硬化、冠状动脉粥样硬化性心脏病史。体征、心电图、X线检查、血清酶学检查有助于诊断。

3. 肺血栓栓塞症 大面积肺栓塞可突发起病，呼吸困难，胸痛，烦躁不安，惊恐甚或濒死感，临床上酷似自发性气胸。但病人可有咯血、低热和晕厥，并常有下肢或盆腔血栓性静脉炎、骨折、手术后、脑卒中、心房颤动等病史，或发生于长期卧床的老年病人。CT肺动脉造影检查可鉴别。

4. 肺大疱 位于肺周边的肺大疱，尤其是巨型肺大疱易被误认为气胸。肺大疱通常起病缓慢，呼吸困难并不严重，而气胸症状多突然发生。影像学上，肺大疱气腔呈圆形或卵圆形，疱内有细小的条纹理，为肺小叶或血管的残遗物。肺大疱向周围膨胀，将肺压向肺尖区、肋膈角及心膈角。而气胸则呈胸外侧的透光带，其中无肺纹理可见。从不同角度作胸部透视，可见肺大疱为圆形透光区，在大疱的边缘看不到发丝状气胸线。肺大疱内压力与大气压相仿，抽气后，大疱容积无明显改变。如误对肺大疱抽气测压，甚易引起气胸，须认真鉴别。

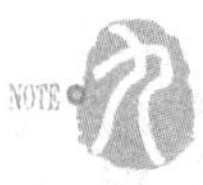

5. 其他 消化性溃疡穿孔、胸膜炎、肺癌、膈疝等，偶可有急起的胸痛、上腹痛及气促等，亦应注意与自发性气胸鉴别。

【治疗】

目的是促进患侧肺复张、消除病因及减少复发。具体措施有保守治疗、胸腔减压、经胸腔镜手术或开胸手术等。应根据气胸的类型与病因、发生频次、肺压缩程度、病情状态及有无并发症等适当选择。部分轻症者可经保守治疗治愈，但多数需作胸腔减压帮助患肺复张，少数病人（10%～20%）需手术治疗。

影响肺复张的因素包括病人年龄、基础肺疾病、气胸类型、肺萎陷时间长短以及治疗措施等。老年人肺复张的时间通常较长；交通性气胸较闭合性气胸需时长；有基础肺疾病、肺萎陷时间长者肺复张的时间亦长；单纯卧床休息肺复张的时间显然较胸腔闭式引流或胸腔穿刺抽气为长。有支气管胸膜瘘、脏层胸膜增厚、支气管阻塞者，均可妨碍肺复张，并易导致慢性持续性气胸。

（一）保守治疗

适用于稳定型小量气胸，首次发生的症状较轻的闭合性气胸。应严格卧床休息，酌情予镇静、镇痛等药物。由于胸腔内气体分压和肺毛细血管内气体分压存在压力差，每日可自行吸收胸腔内气体容积（胸片的气胸面积）的1.25%～2.20%。高浓度吸氧可加快胸腔内气体的吸收，经鼻导管或面罩吸入10L/min的氧，可达到比较满意的疗效。保守治疗需密切监测病情改变，尤其在气胸发生后24～48小时内。如病人年龄偏大，并有肺基础疾病如COPD，其胸膜破裂口愈合慢，呼吸困难等症状严重，即使气胸量较小，原则上亦不主张保守治疗。

（二）排气疗法

1. 胸腔穿刺抽气 适用于小量气胸（20%以下），呼吸困难较轻，心肺功能尚好的闭合性气胸病人。抽气可加速肺复张，迅速缓解症状。通常选择患侧胸部锁骨中线第2肋间为穿刺点，局限性气胸则要选择相应的穿刺部位。皮肤消毒后用气胸针或细导管直接穿刺入胸腔，连接于50ml或100ml注射器或气胸机抽气并测压，直到病人呼吸困难缓解为止。一次抽气量不宜超过1000ml，每日或隔日抽气1次。张力性气胸病情危急，应迅速解除胸腔内正压以避免发生严重并发症，如无条件紧急插管引流，紧急时亦需立即胸腔穿刺排气。无抽气设备时，为了抢救病人生命，可用粗针头迅速刺入胸膜腔以达到暂时减压的目的。亦可用粗注射针头，在其尾部扎上橡皮指套，指套末端剪一小裂缝，插入胸腔作临时排气，此时高压气体从小裂缝排出，待胸腔内压减至负压时，套囊即行塌陷，小裂缝关闭，外界空气即不能进入胸膜腔。

2. 胸腔闭式引流 适用于不稳定型气胸，呼吸困难明显、肺压缩程度较重，交通性或张力性气胸，反复发生气胸的病人。无论其气胸容量多少，均应尽早行胸腔闭式引流。对经胸腔穿刺抽气效果不佳者也应插管引流。插管部位一般多取锁骨中线外侧第2肋间，或腋前线第4～5肋间，如为局限性气胸或需引流胸腔积液，则应根据X线胸片选择适当部位插管。在选定部位局麻下沿肋骨上缘平行做1.5～2cm皮肤切口，用套管针穿刺进入胸膜腔，拔去针芯，通过套管将灭菌胶管插入胸腔。或经钝性分离肋间组织达胸膜，再穿破胸膜将导管直接送入胸膜腔。目前多用带有针芯的硅胶管，经切口直接插入胸腔，拔去针芯即可，使用方便。16～22F导管适用于大多数病人，如有支气管胸膜瘘或机械通气的病人，应选择24～28F的大导管。导管固定后，另一端可连接Heimlich单向活瓣，或置于水封瓶的水面下1～2cm（图2-12-5），使胸膜腔内压力保持在-1～-2cmH$_2$O或以下，插管

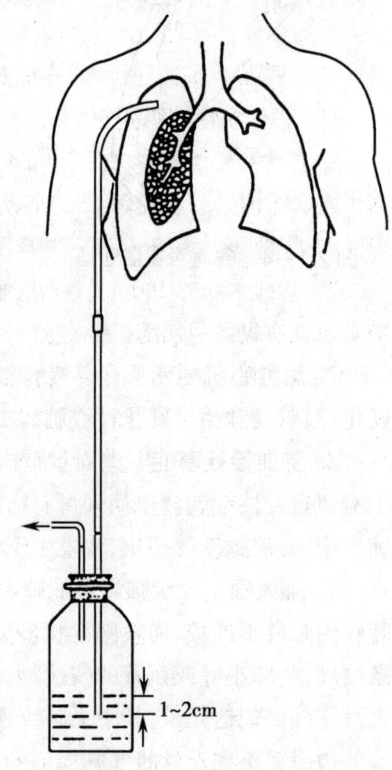

图2-12-5 水封瓶闭式引流装置

成功则导管持续逸出气泡，呼吸困难迅速缓解，压缩的肺可在几小时至数天内复张。对肺压缩严重，时间较长的病人，插管后应夹住引流管分次引流，避免胸腔内压力骤降产生肺复张后肺水肿。如未见气泡溢出 1～2 天，病人气急症状消失，胸片显示肺已全部复张时，可以拔除导管。有时虽未见气泡冒出水面，但病人症状缓解不明显，应考虑为导管不通畅，或部分滑出胸膜腔，需及时更换导管或作其他处理。

PSP 经导管引流后，即可使肺完全复张；SSP 常因气胸分隔，单导管引流效果不佳，有时需在患侧胸腔插入多根导管。两侧同时发生气胸者，可在双侧胸腔作插管引流。若经水封瓶引流后胸膜破口仍未愈合，表现为水封瓶中持续气泡溢出，可加用负压吸引装置（图 2-12-6）。用低负压可调节吸引机，如吸引机发生的负压过大，可用调压瓶调节，一般负压为 -10～-20cmH_2O，如果负压超过设置值，则空气由压力调节管进入调压瓶，因此胸腔所承受的吸引负压不会超过设置值，可避免过大的负压吸引对肺的损伤。

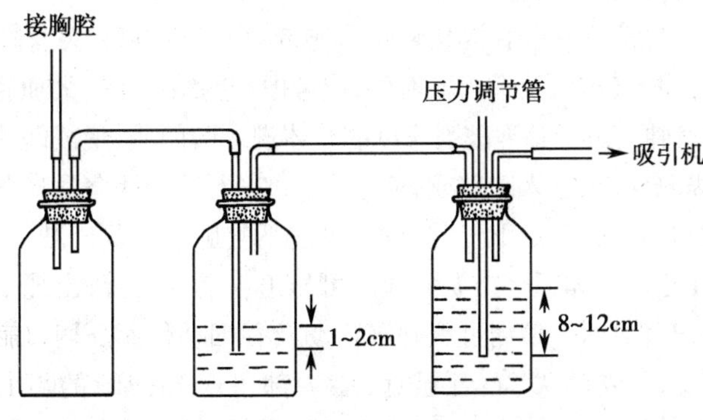

图 2-12-6　负压吸引水瓶装置

闭式负压吸引宜连续，如经 12 小时后肺仍未复张，应查找原因。如无气泡冒出，表示肺已复张，停止负压吸引，观察 2～3 天，经胸片证实气胸未再复发后，即可拔除引流管。

水封瓶应放在低于病人胸部的地方（如病人床下），以免瓶内的水反流进入胸腔。应用各式插管引流排气过程中，应注意严格消毒，防止发生感染。

（三）化学性胸膜固定术

由于气胸复发率高，为了预防复发，可胸腔内注入硬化剂，产生无菌性胸膜炎症，使脏层和壁层胸膜粘连从而消灭胸膜腔间隙。适应于不宜手术或拒绝手术的下列病人：①持续性或复发性气胸；②双侧气胸；③合并肺大疱；④肺功能不全，不能耐受手术者。常用硬化剂有多西环素、米诺环素、滑石粉等，用生理盐水 60～100ml 稀释后经胸腔导管注入，夹管 1～2 小时后引流；或经胸腔镜直视下喷洒粉剂。胸腔注入硬化剂前，尽可能使肺完全复张。为避免药物引起的局部剧痛，先注入适量利多卡因（标准剂量 200mg），让病人转动体位，充分麻醉胸膜，15～20 分钟后注入硬化剂。若一次无效，可重复注药。观察 1～3 天，经 X 线胸片证实气胸已吸收，可拔除引流管。此法成功率高，主要不良反应为胸痛、发热，滑石粉可引起急性呼吸窘迫综合征，应用时应予注意。

（四）支气管内封堵术

采用微球囊或栓子堵塞支气管，导致远端肺不张，以达到肺大疱气漏处裂口闭合的目的。无论球囊或栓子封堵，病人一般应在肋间插管引流下进行。如置入微球囊（如硅酮球囊）后观察水封瓶气泡溢出情况，如气泡不再溢出，说明封堵位置正确，可观察数天后释放气囊观察气泡情况，如不再有气泡溢出说明气漏处已闭合。支气管内栓塞可用支气管内硅酮栓子、纤维蛋白胶，自体血等。

（五）手术治疗

经内科治疗无效的气胸为手术适应证，主要适应于长期气胸、血气胸、双侧气胸、复发性气胸、张力性气胸引流失败者、胸膜增厚致肺膨胀不全或多发性肺大疱者。手术治疗成功率高，复发率低。

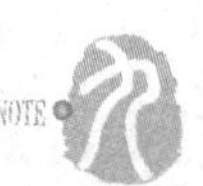

1. 胸腔镜 直视下粘连带烙断术可促使受牵拉的破口关闭;对肺大疱或破裂口喷涂纤维蛋白胶或医用ZT胶,或喷洒胸膜硬化剂(如滑石粉)进行胸膜固定术;或用Nd-YAG激光或二氧化碳激光烧灼<20mm的肺大疱。电视辅助胸腔镜手术可行肺大疱结扎、肺段或肺叶切除,具有微创、安全、不易复发等优点。

2. 开胸手术 如无禁忌,亦可考虑开胸修补破口,或肺大疱结扎。手术过程中用纱布擦拭胸腔上部壁层胸膜,有助于促进术后胸膜粘连。若肺内原有明显病变,可考虑将肺叶或肺段切除。手术治疗远期效果最好,复发率最低。

(六)并发症及其处理

1. 脓气胸 由金黄色葡萄球菌、肺炎克雷伯杆菌、铜绿假单胞菌、结核分枝杆菌以及多种厌氧菌引起的坏死性肺炎、肺脓肿以及干酪样肺炎可并发脓气胸,也可因胸膜腔穿刺或肋间插管引流医源性感染所致。病情多危重,常有支气管胸膜瘘形成。脓液中可查到病原菌。除积极使用抗生素外,应插管引流,胸腔内生理盐水冲洗,必要时应根据具体情况考虑手术。

2. 血气胸 气胸伴有胸膜腔内出血常与胸膜粘连带内血管断裂有关,肺完全复张后,出血多能自行停止。若出血不止,除抽气排液及适当输血外,应考虑开胸结扎出血的血管。

3. 纵隔气肿与皮下气肿 由于肺泡破裂逸出的气体进入肺间质,形成间质性肺气肿。肺间质内的气体沿着血管鞘进入纵隔,甚至进入胸部或腹部皮下组织,导致皮下气肿。张力性气胸抽气或闭式引流后,亦可沿针孔或切口出现胸壁皮下气肿,或全身皮下气肿及纵隔气肿。大多数病人并无症状,但颈部可因皮下积气而变粗。气体积聚在纵隔间隙可压迫纵隔大血管,出现干咳、呼吸困难、呕吐及胸骨后疼痛,并向双肩或双臂放射。疼痛可因呼吸运动及吞咽动作而加剧。病人发绀、颈静脉怒张、脉速、低血压、心浊音界缩小或消失、心音遥远、心尖部可听到清晰的与心跳同步的“咔嗒”声(Hamman征)。X线检查于纵隔旁或心缘旁(主要为左心缘)可见透明带。皮下气肿及纵隔气肿随胸腔内气体排出减压而自行吸收。吸入较高浓度的氧气可增加纵隔内氧浓度,有利于气肿消散。若纵隔气肿张力过高影响呼吸及循环,可作胸骨上窝切开排气。

【预防】

气胸病人禁止乘坐飞机,因为在高空上可加重病情,引致严重后果;如肺完全复张后1周可乘坐飞机。英国胸科学会则建议,如气胸病人未接受外科手术治疗,气胸发生后1年内不要乘坐飞机。

(谢灿茂)

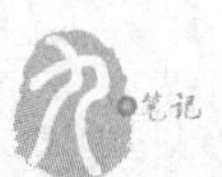

第十三章　睡眠呼吸暂停低通气综合征

睡眠呼吸疾病是以睡眠期呼吸节律异常及通气功能异常为主要表现的一组疾病，伴或不伴清醒期呼吸功能异常，包括阻塞性睡眠呼吸暂停低通气综合征（obstructive sleep apnea hypopnea syndrome, OSAHS）、中枢性睡眠呼吸暂停综合征（central sleep apnea syndrome, CSAS）、睡眠相关低通气疾病（sleep-related hypoventilation disorder, SHVD）、睡眠相关低氧血症、单独症候群和正常变异（鼾症和夜间呻吟）五个大类。本章将重点介绍阻塞性睡眠呼吸暂停低通气综合征。阻塞性睡眠呼吸暂停低通气综合征（OSAHS）是由多种原因导致睡眠状态下反复出现低通气和（或）呼吸中断，引起慢性间歇性低氧血症伴高碳酸血症以及睡眠结构紊乱，进而使机体发生一系列病理生理改变的临床综合征。主要临床表现为睡眠打鼾伴呼吸暂停及日间嗜睡、疲乏、记忆力下降等。目前认为，它是高血压、冠心病、心律失常、心力衰竭、卒中等心脑血管病的独立危险因素，与难治性高血压、胰岛素依赖密切相关。

【定义和分型】

1. 睡眠呼吸暂停（sleep apnea）　是指睡眠过程中口鼻气流消失或明显减弱（较基线幅度下降≥90%）持续时间≥10 秒。其类型可分为：①中枢性睡眠呼吸暂停（CSA）：表现为口鼻气流及胸腹部的呼吸运动同时消失，主要由呼吸中枢神经功能调节异常引起，呼吸中枢神经不能发出有效指令；②阻塞性睡眠呼吸暂停（OSA）：口鼻气流消失但胸腹呼吸运动仍存在，常呈现矛盾运动。主要由于上气道阻塞引起呼吸暂停。

2. 低通气（hypopnea）　是指睡眠过程中口鼻气流较基础水平降低≥30%伴动脉血氧饱和度（SaO_2）减低≥4%，持续时间≥10 秒；或口鼻气流较基础水平降低≥50%伴 SaO_2 减低≥3%，持续时间≥10 秒。睡眠呼吸暂停低通气指数（apnea hypopnea index, AHI）：每小时出现呼吸暂停和低通气的次数，结合临床症状和并发症的发生情况，可用于评估病情的严重程度。

3. 微觉醒　非快速眼球运动（NREM）睡眠过程中持续 3 秒以上的脑电图频率改变，包括 θ 波，α 波频率>16Hz 的脑电波（不包括纺锤波）。

睡眠呼吸暂停和低通气的分型见图 2-13-1。

【流行病学】

在欧美等发达国家，OSAHS 的成人患病率为 2%～4%，我国多家医院的流行病学调查显示 OSAHS 的患病率为 3.5%～4.8%。男女病人的比例大约为（2～4）：1，绝经期后女性的患病率明显升高。老年人睡眠呼吸暂停的发生率增加。

【主要危险因素】

1. 肥胖　体重超过标准体重的 20%或以上，即体重指数（BMI）≥28kg/m²。

2. 年龄　成年后随年龄增长患病率增加，女性绝经期后患病者增多，70 岁以后患病率趋于稳定。

3. 性别　女性绝经前发病率显著低于男性。

4. 上气道解剖异常　包括鼻腔阻塞（鼻中隔偏曲，鼻甲肥大，鼻息肉，鼻部肿瘤等）、Ⅱ度以上扁桃体肥大、软腭松弛、悬雍垂过长或过粗、咽腔狭窄、咽部肿瘤、咽腔黏膜肥厚、舌体肥大、舌根后坠、下颌后缩及小颌畸形等。

5. 遗传因素　具有 OSAHS 家族史。

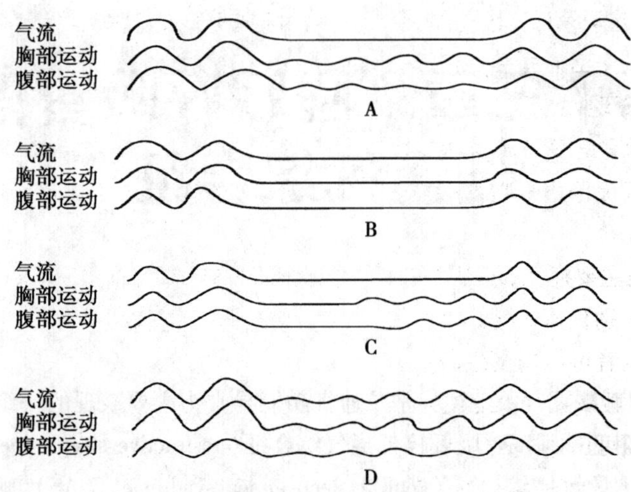

图 2-13-1　睡眠呼吸暂停和低通气的分型

A. 阻塞性睡眠呼吸暂停：口鼻气流消失但胸腹呼吸运动仍存在；B. 中枢性睡眠呼吸暂停：口鼻气流及胸腹部呼吸运动同时消失；C. 混合性睡眠呼吸暂停：呼吸暂停过程中先出现 CSA，接着为 OSA；D. 低通气：呼吸气流幅度降低但未完全消失

6. 长期大量饮酒和(或)服用镇静、催眠或肌肉松弛类药物。

7. 长期吸烟可加重 OSAHS。

8. **其他易引起 OSAHS 的相关疾病**　如甲状腺功能减退、肢端肥大症、心功能不全、脑卒中、胃食管反流及神经肌肉疾病等。

【病因和发病机制】

1. **中枢性睡眠呼吸暂停综合征（CSAS）**　CSAS 一般不超过呼吸暂停病人的 10%，原发性比较少见，继发性 CSAS 的常见病因包括各种中枢神经系统疾病、脑外伤、充血性心力衰竭、麻醉和药物中毒等。神经系统病变主要有血管栓塞或变性疾病引起的脑干、脊髓病变，脊髓灰白质炎，脑炎，枕骨大孔发育畸形和家族性自主神经功能异常等。一半以上的慢性充血性心力衰竭病人出现伴有陈-施(Cheyne-Stokes)呼吸模式的中枢性睡眠呼吸暂停。中枢性睡眠呼吸暂停的发生主要与呼吸中枢呼吸调控功能的不稳定性增强有关。2014 年国际睡眠疾病分类(第 3 版)将 CSAS 分为：伴陈-施呼吸的中枢性呼吸暂停、不伴陈-施呼吸的中枢性呼吸暂停、高海拔周期呼吸致中枢性呼吸暂停、药物或毒物致中枢性呼吸暂停、原发性中枢性呼吸暂停、婴儿原发性中枢性呼吸暂停、早产儿原发性中枢性呼吸暂停、治疗后中枢性呼吸暂停 8 种类型。

2. **阻塞性睡眠呼吸暂停低通气综合征（OSAHS）**　OSAHS 是最常见的睡眠呼吸疾病，分为成年和儿童两个类型。其发病有家庭聚集性和遗传倾向，多数病人肥胖或超重，存在上呼吸道包括鼻、咽部位的解剖结构狭窄，如鼻腔阻塞(变应性鼻炎、鼻中隔偏曲、鼻甲肥大、鼻息肉、鼻部肿瘤)、扁桃体腺样体肥大、软腭下垂松弛、悬雍垂过长过粗、咽腔狭窄、咽部肿瘤、舌体肥大、舌根后坠、下颌后缩、颞颌关节功能障碍和小颌畸形等。部分内分泌疾病如甲状腺功能减退症、肢端肥大症常合并 OSAHS。OSAHS 的发生与上气道解剖学狭窄直接相关，呼吸中枢反应性降低及内分泌紊乱等因素亦与发病有关。

3. **复杂性睡眠呼吸暂停综合征（complex sleep apnea syndrome，CompSAS）**　这是一类特殊类型的睡眠呼吸暂停，主要在无创通气治疗后出现，它是指 OSAHS 病人在持续气道正压通气治疗过程中，当达到最佳治疗水平时，阻塞性呼吸暂停事件消失，但 CSA 增多，使得残余的中枢性睡眠呼吸暂停指数≥5 次/小时，或以陈-施呼吸为主。

【临床表现】

CSAS 病人除了原发病表现外，主要表现为睡眠时反复出现呼吸暂停，以 CSA 为主。

临床上最常见的是 OSAHS，其临床特点是睡眠时打鼾、他人目击的呼吸暂停和日间嗜睡，病人多伴发不同器官的损害，生活质量受到严重影响。

（一）夜间临床表现

1. 打鼾　几乎所有的 OSAHS 病人均有打鼾。典型者表现为鼾声响亮且不规律，伴间歇性呼吸停顿，往往是鼾声—气流停止—喘气—鼾声交替出现。夜间或晨起口干是自我发现夜间打鼾的可靠征象。

2. 呼吸暂停　是主要症状，多为同室或同床睡眠者发现病人有呼吸间歇停顿现象。一般气流中断的时间为数十秒，个别长达 2 分钟以上，多伴随大喘气、憋醒或响亮的鼾声而终止。病人多有胸腹呼吸的矛盾运动，严重者可出现发绀、昏迷。

3. 夜间憋醒　多数病人只出现脑电图觉醒波，少数会突然憋醒而坐起，感觉心慌、胸闷、心前区不适，深快呼吸后胸闷可迅速缓解，有时伴胸痛，症状与不稳定型心绞痛极其相似。有食管反流者可伴剧烈呛咳。

4. 睡眠时多动不安　病人夜间睡眠多动与不宁，频繁翻身，肢体舞动甚至因窒息而挣扎。

5. 夜尿增多　部分病人诉夜间小便次数增多，少数病人出现遗尿。以老年人和重症者表现最为突出。

6. 睡眠行为异常　表现为磨牙、惊恐、呓语、幻听和做噩梦等。

（二）白天临床表现

1. 嗜睡　是主要症状，也是病人就诊最常见的主诉。轻者表现为开会时或看电视、报纸时困倦、瞌睡，重者在吃饭、与人谈话时即可入睡。入睡快是较敏感的征象。

2. 疲倦乏力　病人常感睡觉不解乏，醒后没有清醒感。白天疲倦乏力，工作效率下降。

3. 认知障碍　注意力不集中，精细操作能力下降，记忆力、判断力和反应能力下降，症状严重时不能胜任工作，可加重老年痴呆症状。

4. 头痛头晕　常在清晨或夜间出现，隐痛多见，不剧烈，可持续 1～2 小时。与血压升高、高 CO_2 致脑血管扩张有关。

5. 性格变化　烦躁、易激动、焦虑和多疑等，家庭和社会生活均受一定影响，可表现抑郁症状。

6. 性功能减退　约有 10% 的男性病人可出现性欲减退甚至阳痿。

（三）并发症

OSAHS 病人由于反复发作的夜间间歇性缺氧和睡眠结构破坏，可引起一系列靶器官功能受损，包括高血压、冠心病、心律失常（特别是以慢-快心律失常为主）、2 型糖尿病、慢性肺源性心脏病、缺血性或出血性脑卒中、代谢综合征、胃食管反流、心理异常和情绪障碍等。此外，儿童患有 OSAHS 可导致发育迟缓、智力降低。

（四）体征

多数病人肥胖，可见颈粗短、下颌短小、下颌后缩，鼻甲肥大和鼻息肉、鼻中隔偏曲，口咽部阻塞、软腭垂肥大下垂、扁桃体和腺样体肥大、舌体肥大等。

【实验室和其他检查】

1. 血常规及动脉血气分析　病程长、低氧血症严重者，血红细胞计数和血红蛋白可有不同程度的增加。当病情严重或已并发肺心病、呼吸衰竭者，可有低氧血症、高碳酸血症和呼吸性酸中毒。

2. 多导睡眠（polysomnography，PSG）监测　通过多导生理记录仪进行睡眠呼吸监测是确诊本病的主要手段，通过监测可确定病情严重程度并分型，并与其他睡眠疾病相鉴别，评价各种治疗手段对 OSAHS 的疗效。可参照 AHI 及夜间最低 SaO_2 对疾病严重程度进行分级，分级标准见表 2-13-1，实践中多需要结合临床表现和并发症的发生情况综合评估。家庭或床旁应用的便携式监测仪也可用来进行 OSAHS 的初筛。

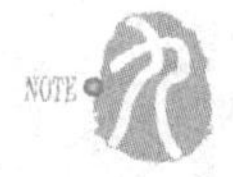

表 2-13-1 SAHS 的病情程度分级

病情分度	AHI(次/小时)	夜间最低 SaO_2(%)
轻度	5～15	85～90
中度	>15～30	80～<85
重度	>30	<80

3. **胸部 X 线检查** 并发肺动脉高压、高血压、冠心病时,可有心影增大,肺动脉段突出等相应表现。

4. **肺功能检查** 病人可表现为限制性肺通气功能障碍,流速容量曲线的吸气部分平坦或出现凹陷。肺功能受损程度与血气改变不匹配提示有 OSAHS 的可能。

5. **心电图及超声心动图检查** 有高血压、冠心病时,出现心肌肥厚、心肌缺血或心律失常等变化。动态心电图检查发现夜间心律失常提示 OSAHS 的可能。

6. **其他** 头颅 X 线检查可以定量地了解颌面部异常的程度,鼻咽镜检查有助于评价上气道解剖异常的程度,对判断阻塞层面和程度及是否考虑手术治疗有帮助。

【诊断】

根据病人睡眠时打鼾伴呼吸暂停、白天嗜睡、肥胖、颈围粗、上气道狭窄及其他临床症状可初步考虑 OSAHS 诊断,进一步需行多导睡眠监测,若多导睡眠监测显示每夜至少 7 小时的睡眠过程中呼吸暂停和(或)低通气反复发作 30 次以上,或者 AHI≥5 次/小时,且以 OSA 为主,可以确诊 OSAHS。美国睡眠医学会(AASM)界定的诊断标准是:AHI≥15 次/小时,伴或不伴临床症状(如白天嗜睡和疲劳);或 AHI≥5 次/小时,伴有临床症状可确诊。

【鉴别诊断】

1. **鼾症** 睡眠时有明显的鼾声,规律而均匀,可有日间嗜睡、疲劳。PSG 检查 AHI<5 次/小时,睡眠低氧血症不明显。

2. **上气道阻力综合征** 上气道阻力增加,PSG 检查反复出现 α 醒觉波,夜间微醒觉>10 次/小时,睡眠连续性中断,有疲倦及白天嗜睡,可有或无明显鼾声,无呼吸暂停和低氧血症。食管压力测定可反映与胸腔内压力的变化及呼吸努力相关的觉醒。试验性无创通气治疗常可缓解症状。

3. **发作性睡病** 是引起白日嗜睡的第二大病因,仅次于 OSAHS。主要表现为白天过度嗜睡、发作性猝倒、睡眠瘫痪和睡眠幻觉,多发生在青少年。除典型的猝倒症状外,主要诊断依据为多次小睡睡眠潜伏时间试验时平均睡眠潜伏期<8 分钟伴≥2 次的异常快速眼动睡眠。鉴别时应注意询问家族史、发病年龄、主要症状及 PSG 监测的结果,同时应注意该病与 OSAHS 合并发生的机会也很多,临床上不可漏诊。少数有家族史。

【治疗】

睡眠呼吸暂停低通气综合征的治疗目的是消除睡眠低氧和睡眠结构紊乱,改善临床症状,防止并发症的发生,提高病人生活质量,改善预后。下面主要介绍 OSAHS 的治疗方法。

(一)一般治疗

1. **控制体重** 包括饮食控制、药物或手术。

2. **睡眠体位改变** 侧位睡眠,抬高床头。

3. 戒烟酒,慎用镇静催眠或肌肉松弛药物。

(二)病因治疗

纠正引起 OSAHS 或使之加重的基础疾病,如应用甲状腺素治疗甲状腺功能减低等。

(三)药物治疗

因疗效不肯定,目前尚无有效的药物治疗。

(四)无创气道正压通气治疗

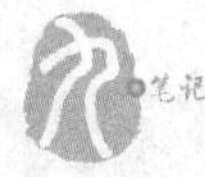

中至重度 OSAHS 病人的一线治疗,包括持续气道正压通气(continuous positive airway pressure,

CPAP)和双水平气道正压通气(bi-level positive airway pressure,BiPAP)治疗。受睡眠体位、睡眠阶段、体重和上气道结构等因素的影响,不同病人维持上气道开放所需的最低有效治疗压力不同,同一病人在一夜睡眠中的不同阶段所需压力也不断变化。因此,在进行无创通气治疗前应先行压力滴定(pressure titration),设定个体所需最适治疗压力后在家中长期治疗,并定期复诊,根据病情变化调整治疗压力。

1. 鼻持续气道内正压通气(nasal-CPAP)　是治疗中重度 OSAHS 病人的首选方法,采用气道内持续正压送气,可减低上气道阻力,使病人的功能残气量增加,特别是通过机械压力使上气道畅通,同时通过刺激气道感受器增加上呼吸道肌张力,从而防止睡眠时上气道塌陷。可以有效地消除夜间打鼾、改善睡眠结构、改善夜间呼吸暂停和低通气、纠正夜间低氧血症,也显著改善白天嗜睡、头痛及记忆力减退等症状。

适应证:①中、重度 OSAHS 病人(AHI>15 次/小时);②轻度 OSAHS 病人(AHI<15 次/小时),但症状明显(如白天嗜睡、认知障碍、抑郁等),合并或并发心脑血管疾病和糖尿病的病人;③手术治疗失败或复发者;④OSAHS 合并慢性阻塞性肺疾病;⑤OSAHS 病人的围术期治疗。

不良反应:口鼻黏膜干燥、憋气、局部压迫、结膜炎和皮肤过敏等。选择合适的鼻罩和加用湿化装置可以减轻不适症状。多可通过加温湿化、选择合适的鼻罩而改善。

禁忌证:昏迷,有肺大疱、咯血、气胸和血压不稳定者。

2. 水平气道正压(BiPAP)治疗　使用鼻(面)罩呼吸机时,在吸气和呼气相分别给予不同的送气压力,在病人自然吸气时,送气压力较高,而自然呼气时,送气压力较低。因而既保证上气道开放,又更符合呼吸生理过程,利于 CO_2 排出,增加了治疗依从性。适用于:①CO_2 潴留明显及 CPAP 压力需求较高的病人;②不耐受 CPAP 者;③OSAHS 合并慢性阻塞性肺疾病且 CO_2 潴留病人。

(五)口腔矫治器(oral appliance,OA)治疗

下颌前移器是目前临床应用较多的一种,通过前移下颌位置,使舌根部及舌骨前移,上气道扩大。优点是简单、温和、费用低。适应证:①单纯性鼾症;②轻、中度 OSAHS 病人;③不能耐受 CPAP、不能手术或手术效果不佳者可以试用,也可以作为 CPAP 治疗的补充或替代治疗措施。禁忌证:重度颞颌关节炎或功能障碍,严重牙周病,严重牙齿缺失者。

(六)手术治疗

仅适用于确实有手术可解除的上气道解剖结构异常病人,需严格掌握手术适应证。通常,手术不作为 OSAHS 的初始治疗手段。手术治疗包括耳鼻咽喉科手术和口腔颌面外科手术两大类,其主要目标是纠正鼻部及咽部的解剖狭窄、扩大口咽腔的面积,解除上气道阻塞或降低气道阻力。包括鼻手术(如鼻中隔矫正术、鼻息肉摘除术、鼻甲切除术等)、扁桃体手术、气管切开造瘘术、腭垂软腭咽成形术(uvulopalatopharyngoplasty,UPPP)和正颌手术(如下颌前移术、颏前移术、颏前移和舌骨肌肉切断悬吊术、双颌前移术等)。

(康　健)

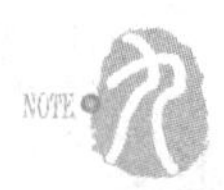

第十四章　急性呼吸窘迫综合征

急性呼吸窘迫综合征(acute respiratory distress syndrome,ARDS)是指由各种肺内和肺外致病因素所导致的急性弥漫性肺损伤和进而发展的急性呼吸衰竭。主要病理特征是炎症反应导致的肺微血管内皮及肺泡上皮受损,肺微血管通透性增高,肺泡腔渗出富含蛋白质的液体,进而导致肺水肿及透明膜形成。主要病理生理改变是肺容积减少、肺顺应性降低和严重通气/血流比例失调。临床表现为呼吸窘迫及难治性低氧血症,肺部影像学表现为双肺弥漫渗出性改变。

为了强调 ARDS 为一动态发病过程,以便早期干预、提高临床疗效,以及对不同发展阶段的病人按严重程度进行分级,1994 年的美欧 ARDS 共识会议(AECC)同时提出了急性肺损伤(acute lung injury,ALI)/ARDS 的概念。ALI 和 ARDS 为同一疾病过程的两个阶段,ALI 代表早期和病情相对较轻的阶段,而 ARDS 代表后期病情较严重的阶段,55% 的 ALI 会在 3 天内进展为 ARDS。鉴于用不同名称区分严重程度可能给临床和研究带来困惑,2012 年发表的 ARDS 柏林定义取消了 ALI 命名,将本病统一称为 ARDS,原 ALI 相当于现在的轻症 ARDS。

【病因和发病机制】

1. 病因　引起 ARDS 的原因或危险因素很多,可以分为肺内因素(直接因素)和肺外因素(间接因素),但是这些直接和间接因素及其所引起的炎症反应、影像改变及病理生理反应常常相互重叠。ARDS 的常见危险因素列于表 2-14-1。

表 2-14-1　急性呼吸窘迫综合征的常见危险因素

肺炎
非肺源性感染中毒症
胃内容物吸入
大面积创伤
肺挫伤
胰腺炎
吸入性肺损伤
重度烧伤
非心源性休克
药物过量
输血相关急性肺损伤
肺血管炎
溺水

2. 发病机制　ARDS 的发病机制尚未完全阐明。尽管有些致病因素可以对肺泡膜造成直接损伤,但是 ARDS 的本质是多种炎症细胞(巨噬细胞、中性粒细胞、血管内皮细胞、血小板)及其释放的炎症介质和细胞因子间接介导的肺脏炎症反应。ARDS 是全身炎症反应综合征(systemic inflammatory response syndrome,SIRS)的肺部表现。SIRS 即指机体失控的自我持续放大和自我破坏的炎症瀑布反应;机体与 SIRS 同时启动的一系列内源性抗炎介质和抗炎性内分泌激素引起的抗炎反应称为代偿性抗炎症反应综合征(compensatory anti-inflammatory response syndrome,CARS)。如果 SIRS 和 CARS 在疾病发展过程中出现平衡失调,则会导致多器官功能障碍综合征(multiple organ dysfunction syndrome,MODS)。ARDS 是 MODS 发生时最早受累或最常出现的脏器功能障碍表现,是肺组织对多种急性而严重的肺内和肺外源性损伤作出的损伤应答反应模式。

炎症细胞和炎症介质是启动早期炎症反应与维持炎症反应的两个主要因素,在 ARDS 的发生发展中起关键作用。炎症细胞产生多种炎症介质和细胞因子,最重要的是肿瘤坏死因子-α(TNF-α)和白细胞介素-1(interleukin-1,IL-1),导致大量中性粒细胞在肺内聚集、激活,并通过"呼吸暴发"释放氧自由基、蛋白酶和炎症介质,引起靶细胞损害,表现为肺毛细血管内皮细胞和肺泡上皮细胞损伤,肺微血管通透性增高和微血栓形成,大量富含蛋白质和纤维蛋白的液体渗出至肺间质和肺泡,形成非心源性肺水肿及透明膜。如果损伤修复过程正常有序发生，则可完成肺再上皮化和结构功能恢复；如果损伤修复过程异常无序，则向异常重塑和 ARDS 后肺纤维化（post-ARDS pulmonary fibrosis）演化，最终形成不可逆转的纤维化病灶。

【病理与病理生理】

病理过程可分为三个阶段：渗出期、增生期和纤维化期，三个阶段常重叠存在。

在渗出期，ARDS 的病理改变为弥漫性肺泡损伤（diffuse alveolar damage），主要表现为肺毛细血管内皮细胞和肺泡上皮细胞损伤，Ⅰ型肺泡上皮细胞受损坏死，肺间质和肺泡腔内有富含蛋白质的水肿液及炎症细胞浸润，肺微血管充血、出血、微血栓形成。经过约 72 小时后，由凝结的血浆蛋白、细胞碎片、纤维素及残余的肺表面活性物质混合形成透明膜，伴灶性或大面积肺泡萎陷。ARDS 肺脏大体表现为暗红色或暗紫红色的肝样变，重量明显增加，可见水肿、出血，切面有液体渗出，故有“湿肺”之称。

由于肺泡膜通透性增加与肺表面活性物质减少，引起肺间质和肺泡水肿以及小气道陷闭和肺泡萎陷不张。通过 CT 观察发现，ARDS 肺形态改变具有两个特点，一是肺水肿和肺不张在肺内呈“不均一”分布，即在重力依赖区（dependent regions，仰卧位时靠近背部的肺区）以肺水肿和肺不张为主，通气功能极差，而在非重力依赖区（non-dependent regions，仰卧位时靠近前胸壁的肺区）的肺泡通气功能基本正常；二是由于肺水肿和肺泡萎陷，使功能残气量和有效参与气体交换的肺泡数量减少，因而称 ARDS 病人的肺为“婴儿肺”（baby lung）或“小肺”（small lung）。上述病理和肺形态改变可引起肺顺应性降低、肺内分流增加，造成顽固性低氧血症和呼吸窘迫。呼吸窘迫的发生机制主要有：①低氧血症刺激颈动脉体和主动脉体化学感受器，反射性刺激呼吸中枢，产生过度通气；②肺充血、水肿刺激毛细血管旁 J 感受器，反射性使呼吸加深、加快，导致呼吸窘迫。由于呼吸的代偿，$PaCO_2$ 最初可以降低或正常。另外，由于微血管闭塞、功能残气量减少导致的肺血管阻力增加会导致肺动脉高压及无效腔增大，严重者可出现急性肺心病及高碳酸血症。

增生期：这个阶段通常为 ARDS 发病后 2～3 周。在增殖期，部分病人肺损伤进一步发展，出现早期纤维化，典型组织学改变是炎性渗出液和肺透明膜吸收消散而修复，亦可见肺泡渗出并机化形成，其中淋巴细胞增多取代中性粒细胞。此外，作为修复过程的一部分，Ⅱ型肺泡上皮细胞沿肺泡基底膜增殖，合成分泌新的肺表面活性物质，并可分化为Ⅰ型肺泡上皮细胞。

纤维化期：尽管多数 ARDS 病人发病 3～4 周后，肺功能得以恢复，仍有部分病人将进入纤维化期，可能需要长期机械通气和（或）氧疗。组织学上，早期的肺泡炎性渗出水肿转化为肺间质纤维化。腺泡结构的显著破坏导致肺组织呈肺气肿样改变和肺大疱形成。肺微血管内膜的纤维化导致进行性肺血管闭塞和肺动脉高压。上述病理改变导致病人肺顺应性降低和无效腔增加，并易发生气胸。

【临床表现】

ARDS 大多数于原发病起病后 72 小时内发生，几乎不超过 7 天。除原发病的相应症状和体征外，最早出现的症状是呼吸增快，并呈进行性加重的呼吸困难、发绀，常伴有烦躁、焦虑、出汗等。其呼吸困难的特点是呼吸深快、费力，病人常感到胸廓紧束、严重憋气，即呼吸窘迫，不能用通常的吸氧疗法改善，亦不能用其他原发心肺疾病（如气胸、肺气肿、肺不张、肺炎、心力衰竭）解释。早期体征可无异常，或仅在双肺闻及少量细湿啰音；后期多可闻及水泡音，可有管状呼吸音。

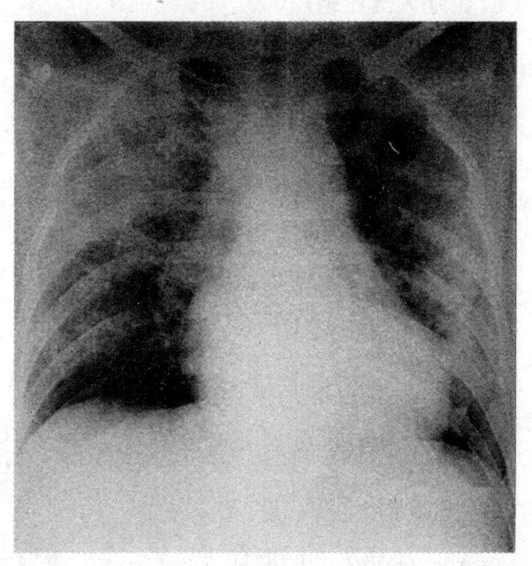

图 2-14-1　ARDS 病人的 X 线胸片显示两肺广泛斑片浸润影

【影像及实验室检查】

1. X 线胸片　早期可无异常，或呈轻度间质改变，表现为边缘模糊的肺纹理增多，继之出现斑片状以至融合成大片状的磨玻璃或实变浸润影（图 2-14-1）。其演变过程符合肺水肿的特点，快速多变；后期可出现肺

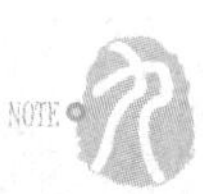

间质纤维化的改变。

2. 动脉血气分析 典型的改变为 PaO_2 降低，$PaCO_2$ 降低，pH 升高。根据动脉血气分析和吸入氧浓度可计算肺氧合功能指标，如氧合指数（PaO_2/FiO_2）、肺泡-动脉氧分压差［$P_{(A-a)}O_2$］、肺内分流（Q_S/Q_T）等指标，对建立诊断、严重性分级和疗效评价等均有重要意义。

目前在临床上以 PaO_2/FiO_2 最为常用，PaO_2 的单位采用 mmHg，FiO_2 为吸入氧浓度（吸入氧分数），如某位病人在吸入 40% 氧气的条件下，PaO_2 为 80mmHg，则 PaO_2/FiO_2 为 80/0.4 = 200mmHg。PaO_2/FiO_2 正常值为 400～500mmHg，≤300mmHg 是诊断 ARDS 的必要条件。考虑到 ARDS 的病理生理特点，新的 ARDS 柏林定义对监测 PaO_2/FiO_2 时病人的呼吸支持形式进行了限制，规定在监测动脉血气分析时病人应用的呼气末正压（PEEP）/持续气道内正压（CPAP）不低于 $5cmH_2O$。

早期由于过度通气而出现呼吸性碱中毒，pH 可高于正常，$PaCO_2$ 低于正常。后期若无效腔通气增加、呼吸肌疲劳或合并代谢性酸中毒，则 pH 可低于正常，甚至出现 $PaCO_2$ 高于正常。

3. 床旁呼吸功能监测 ARDS 时血管外肺水增加、肺顺应性降低、出现明显的肺内右向左分流，但无呼吸气流受限。上述改变对 ARDS 疾病严重性评价和疗效判断有一定的意义。

4. 心脏超声和 Swan-Ganz 导管检查 有助于明确心脏情况和指导治疗。若有条件，在诊断 ARDS 时应常规进行心脏超声检查。通过置入 Swan-Ganz 导管可测定肺动脉楔压（PAWP），这是反映左心房压较为可靠的指标。PAWP 一般<12mmHg，若>18mmHg 则支持左心衰竭的诊断。考虑到心源性肺水肿和 ARDS 有合并存在的可能性，目前认为 PAWP>18mmHg 并非 ARDS 的排除标准，如果呼吸衰竭的临床表现不能完全用左心衰竭解释时，应考虑 ARDS 诊断。

【诊断】

根据 ARDS 柏林定义，满足如下 4 项条件方可诊断 ARDS。

1. 明确诱因下 1 周内出现的急性或进展性呼吸困难。

2. 胸部 X 线平片/胸部 CT 显示双肺浸润影，不能完全用胸腔积液、肺叶/全肺不张和结节影解释。

3. 呼吸衰竭不能完全用心力衰竭和液体负荷过重解释。如果临床没有危险因素，需要用客观检查（如超声心动图）来评价心源性肺水肿。

4. 低氧血症 根据 PaO_2/FiO_2 确立 ARDS 诊断，并将其按严重程度分为轻度、中度和重度 3 种。需要注意的是上述氧合指数中 PaO_2 的监测都是在机械通气参数 PEEP/CPAP 不低于 $5cmH_2O$ 的条件下测得；所在地海拔超过 1000m 时，需对 PaO_2/FiO_2 进行校正，校正后的 PaO_2/FiO_2 =（PaO_2/FiO_2）×（所在地大气压值/760）。

轻度：200mmHg<PaO_2/FiO_2≤300mmHg

中度：100mmHg<PaO_2/FiO_2≤200mmHg

重度：PaO_2/FiO_2≤100mmHg

【鉴别诊断】

上述 ARDS 的诊断标准是非特异的，建立诊断时必须排除心源性肺水肿、大面积肺不张、大量胸腔积液、弥漫性肺泡出血等，通常能通过详细询问病史、体检和 X 线胸片、心脏超声及血液化验等作出鉴别。心源性肺水肿病人卧位时呼吸困难加重，咳粉红色泡沫样痰，肺湿啰音多在肺底部，对强心、利尿等治疗效果较好。鉴别困难时，可通过超声心动图检测心室功能等作出判断并指导治疗。

【治疗】

治疗原则与一般急性呼吸衰竭相同。主要治疗措施包括：积极治疗原发病、氧疗、机械通气以及调节液体平衡等。

（一）原发病的治疗

是治疗 ARDS 的首要原则和基础，应积极寻找原发病并予以彻底治疗。感染是 ARDS 的常见原因，也是 ARDS 的首位高危因素，而 ARDS 又易并发感染，所以对所有病人都应怀疑感染的可能，除非

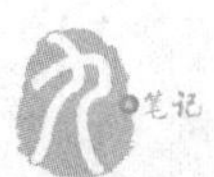

有明确的其他导致ARDS的原因存在。治疗上宜选择广谱抗生素。

（二）纠正缺氧

采取有效措施尽快提高PaO_2。一般需高浓度给氧，使$PaO_2 \geqslant 60mmHg$或$SaO_2 \geqslant 90\%$。轻症者可使用面罩给氧，但多数病人需使用机械通气。

（三）机械通气

尽管ARDS机械通气的指征尚无统一标准，多数学者认为一旦诊断为ARDS，应尽早进行机械通气。轻度ARDS病人可试用无创正压通气（NIPPV），无效或病情加重时尽快气管插管行有创机械通气。机械通气的目的是维持充分的通气和氧合，以支持脏器功能。由于ARDS肺病变具有"不均一性"和"小肺"的特点，当采用较大潮气量通气时，气体容易进入顺应性较好、位于非重力依赖区的肺泡，使这些肺泡过度扩张，造成肺泡上皮和血管内皮损伤，加重肺损伤；而萎陷的肺泡在通气过程中仍处于萎陷状态，在局部扩张肺泡和萎陷肺泡之间产生剪切力，也可引起严重肺损伤。因此ARDS机械通气的关键在于：复张萎陷的肺泡并使其维持开放状态，以增加肺容积和改善氧合，同时避免肺泡过度扩张和反复开闭所造成的损伤。目前，ARDS的机械通气推荐采用肺保护性通气策略，主要措施包括合适水平的PEEP和小潮气量。

1. PEEP的调节　适当水平的PEEP可使萎陷的小气道和肺泡再开放，防止肺泡随呼吸周期反复开闭，使呼气末肺容量增加，并可减轻肺损伤和肺泡水肿，从而改善肺泡弥散功能和通气/血流比例，减少肺内分流，达到改善氧合和肺顺应性的目的。但PEEP可增加胸内正压，减少回心血量，并有加重肺损伤的潜在危险。因此在应用PEEP时应注意：①对血容量不足的病人，应补充足够的血容量以代偿回心血量的不足；同时不能过量，以免加重肺水肿。②从低水平开始，先用$5cmH_2O$，逐渐增加至合适的水平，争取维持$PaO_2>60mmHg$而$FiO_2<0.6$。一般PEEP水平为$8 \sim 18cmH_2O$。

2. 小潮气量　ARDS机械通气采用小潮气量，即6～8ml/kg，旨在将吸气平台压控制在$30 \sim 35cmH_2O$以下，防止肺泡过度扩张。为保证小潮气量，可允许一定程度的CO_2潴留和呼吸性酸中毒（pH 7.25～7.30），即允许性高碳酸血症。合并代谢性酸中毒时需适当补碱。

迄今为止，对ARDS病人机械通气时如何选择通气模式尚无统一标准。压力控制通气可以保证气道吸气压不超过预设水平，避免呼吸机相关性肺损伤，因而较容量控制通气更常用。其他可选的通气模式包括双相气道正压通气、压力释放通气等。高频振荡通气（HFOV）可改善ARDS病人的肺功能，但不能提高存活率。对于中重度ARDS，可使用俯卧位通气、肺复张法（recruitment maneuver）等进一步改善氧合。对于经过严格选择的重度ARDS，以体外膜式氧合（ECMO）进行肺替代治疗有望改善存活率。

（四）液体管理

为减轻肺水肿，应合理限制液体入量，以可允许的较低循环容量来维持有效循环，保持肺脏处于相对"干"的状态。在血压稳定和保证脏器组织灌注前提下，液体出入量宜轻度负平衡，可使用利尿药促进水肿的消退。关于补液性质尚存在争议，由于毛细血管通透性增加，胶体物质可渗至肺间质，所以在ARDS早期，除非有低蛋白血症，不宜输注过多胶体液。有低血压和重要脏器（如肾脏）低灌注的病人应首先保证充足的血容量。

（五）营养支持与监护

ARDS时机体处于高代谢状态，应补充足够的营养。静脉营养可引起感染和血栓形成等并发症，应提倡全胃肠营养，不仅可避免静脉营养的不足，而且能够保护胃肠黏膜，防止肠道菌群移位。ARDS病人应入住ICU，动态监测呼吸、循环、水电解质、酸碱平衡及其他重要脏器的功能，以便及时调整治疗方案。

（六）其他治疗

重症ARDS病人采用肺保护性机械通气时，单纯使用镇静剂不足以保证人机同步。48小时内早期使用神经肌肉阻滞剂（顺阿曲库铵）可提高病人生存率，减少呼吸机使用天数，且不会增加ICU获

得性肌肉麻痹风险，但在其广泛应用于临床之前还需更多研究加以验证。

在 ARDS 早期和晚期，均有许多研究试图用糖皮质激素减轻肺内肺炎反应，但很少能证明糖皮质激素的益处。故目前证据不支持用大剂量糖皮质激素治疗 ARDS 病人。

肺表面活性物质替代疗法治疗 ARDS 等临床试验结果都令人失望。吸入一氧化氮和依前列醇可短期改善氧合，但都不能提高 ARDS 病人存活率，也不能缩短机械通气时间。

【预后】

文献系统综述提示 ARDS 的病死率为 26%～44%。预后与原发病和疾病严重程度明显相关。继发于感染中毒症或免疫功能低下病人并发条件致病菌引起的肺炎病人预后极差。ARDS 单纯死于呼吸衰竭者仅占 16%，49% 的病人死于 MODS。另外，老年病人（年龄超过 60 岁）预后不佳。有效的治疗策略和措施是降低病死率、改善预后的关键因素。ARDS 协作网在 1997 年至 2009 年期间开展的临床试验显示，ARDS 的病死率呈现明显的下降，这可能与采取的允许性高碳酸血症和保护性肺通气策略、早期应用抗生素、预防溃疡和血栓形成、良好的液体管理、营养支持和其他脏器支持等措施有关。ARDS 存活者大部分肺脏能完全恢复，部分遗留肺纤维化。

（王　辰）

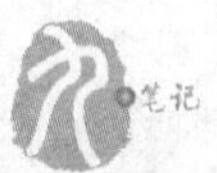
笔记

第十五章　呼吸衰竭与呼吸支持技术

呼吸衰竭(respiratory failure)是指各种原因引起的肺通气和(或)换气功能严重障碍,使静息状态下亦不能维持足够的气体交换,导致低氧血症伴(或不伴)高碳酸血症,进而引起一系列病理生理改变和相应临床表现的综合征。其临床表现缺乏特异性,明确诊断有赖于动脉血气分析:在海平面、静息状态、呼吸空气条件下,动脉血氧分压(PaO_2)<60mmHg,伴或不伴二氧化碳分压($PaCO_2$)>50mmHg,可诊断为呼吸衰竭。

【病因】

完整的呼吸过程由相互衔接且同时进行的外呼吸、气体运输和内呼吸三个环节组成。参与外呼吸(即肺通气和肺换气)任何一个环节的严重病变都可导致呼吸衰竭。

(一) 气道阻塞性病变

气管-支气管的炎症、痉挛、肿瘤、异物、纤维化瘢痕等均可引起气道阻塞。如慢阻肺、哮喘急性加重时可引起气道痉挛、炎性水肿、分泌物阻塞气道等,导致肺通气不足或通气/血流比例失调,发生缺氧和(或)CO_2 潴留,甚至呼吸衰竭。

(二) 肺组织病变

各种累及肺泡和(或)肺间质的病变,如肺炎、肺气肿、严重肺结核、弥漫性肺纤维化、肺水肿、硅沉着病等,均可使有效弥散面积减少、肺顺应性降低、通气/血流比例失调,导致缺氧或合并 CO_2 潴留。

(三) 肺血管疾病

肺栓塞、肺血管炎等可引起通气/血流比例失调,或部分静脉血未经氧合直接流入肺静脉,导致呼吸衰竭。

(四) 心脏疾病

各种缺血性心脏疾病、严重心瓣膜疾病、心肌病、心包疾病、严重心律失常等均可导致通气和换气功能障碍,从而导致缺氧和(或)CO_2 潴留。

(五) 胸廓与胸膜病变

胸部外伤所致的连枷胸、严重的自发性或外伤性气胸、严重的脊柱畸形、大量胸腔积液、胸膜肥厚与粘连、强直性脊柱炎等,均可限制胸廓活动和肺扩张,导致通气不足及吸入气体分布不均,从而发生呼吸衰竭。

(六) 神经肌肉疾病

脑血管疾病、颅脑外伤、脑炎以及镇静催眠剂中毒可直接或间接抑制呼吸中枢。脊髓颈段或高位胸段损伤(肿瘤或外伤)、脊髓灰质炎、多发性神经炎、重症肌无力、有机磷中毒、破伤风以及严重的钾代谢紊乱等均可累及呼吸肌,造成呼吸肌无力、疲劳、麻痹,因呼吸动力下降而发生肺通气不足。

【分类】

在临床实践中,通常按动脉血气、发病急缓及发病机制进行分类。

(一) 按照动脉血气分类

1. Ⅰ型呼吸衰竭　即低氧性呼吸衰竭,血气分析特点是 PaO_2<60mmHg,$PaCO_2$ 降低或正常。主要见于肺换气功能障碍(通气/血流比例失调、弥散功能损害、肺动-静脉分流等),如严重肺部感染性疾病、间质性肺疾病、急性肺栓塞等。

2. Ⅱ型呼吸衰竭　即高碳酸血症性呼吸衰竭,血气分析特点是 PaO_2<60mmHg,同时伴有 $PaCO_2$>

50mmHg。系肺泡通气不足所致。单纯通气不足，低氧血症和高碳酸血症的程度是平行的，若伴有换气功能障碍，则低氧血症更为严重，如慢阻肺。

（二）按照发病急缓分类

1. 急性呼吸衰竭　某些突发的致病因素，如严重肺疾病、创伤、休克、电击、急性气道阻塞等，可使肺通气和（或）换气功能迅速出现严重障碍，短时间内即可发生呼吸衰竭。因机体不能很快代偿，若不及时抢救，会危及病人生命。

2. 慢性呼吸衰竭　一些慢性疾病可使呼吸功能的损害逐渐加重，经过较长时间发展为呼吸衰竭。如慢阻肺、肺结核、间质性肺疾病、神经肌肉病变等，其中以慢阻肺最常见。早期虽有低氧血症或伴高碳酸血症，但机体通过代偿适应，生理功能障碍和代谢紊乱较轻，仍保持一定的生活活动能力，动脉血气分析 pH 在正常范围（7.35～7.45）。另一种临床较常见的情况是在慢性呼吸衰竭的基础上，因合并呼吸系统感染、气道痉挛或并发气胸等情况，病情急性加重，在短时间内出现 PaO_2 显著下降和（或）$PaCO_2$ 显著升高，称为慢性呼吸衰竭急性加重，其病理生理学改变和临床表现兼有慢性和急性呼吸衰竭的特点。

（三）按照发病机制分类

可分为通气性呼吸衰竭和换气性呼吸衰竭，也可分为泵衰竭（pump failure）和肺衰竭（lung failure）。驱动或调控呼吸运动的中枢神经系统、外周神经系统、神经肌肉组织（包括神经-肌肉接头和呼吸肌）以及胸廓统称为呼吸泵，这些部位的功能障碍引起的呼吸衰竭称为泵衰竭。通常泵衰竭主要引起通气功能障碍，表现为Ⅱ型呼吸衰竭。气道阻塞、肺组织和肺血管病变造成的呼吸衰竭称为肺衰竭。肺实质和肺血管病变常引起换气功能障碍，表现为Ⅰ型呼吸衰竭。严重的气道阻塞性疾病（如慢阻肺）影响通气功能，造成Ⅱ型呼吸衰竭。

【发病机制和病理生理】

（一）低氧血症和高碳酸血症的发生机制

各种病因通过肺通气不足、弥散障碍、通气/血流比例失调、肺内动-静脉解剖分流增加、氧耗量增加五个主要机制，使通气和（或）换气过程发生障碍，导致呼吸衰竭。临床上单一机制引起的呼吸衰竭很少见，往往是多种机制并存或随着病情的发展先后参与发挥作用。

1. 肺通气不足（hypoventilation）　正常成人在静息状态下有效肺泡通气量约为 4L/min 才能维持正常的肺泡氧分压（P_AO_2）和肺泡二氧化碳分压（P_ACO_2）。肺泡通气量减少会引起 P_AO_2 下降和 P_ACO_2 上升，从而发生缺氧和 CO_2 潴留。呼吸空气条件下，P_ACO_2 与肺泡通气量（V_A）和 CO_2 产生量（VCO_2）的关系可用下列公式反映：$P_ACO_2=0.863\times VCO_2/V_A$。若 VCO_2 是常数，V_A 与 P_ACO_2 呈反比关系。V_A 和 P_ACO_2 与肺泡通气量的关系见图 2-15-1。

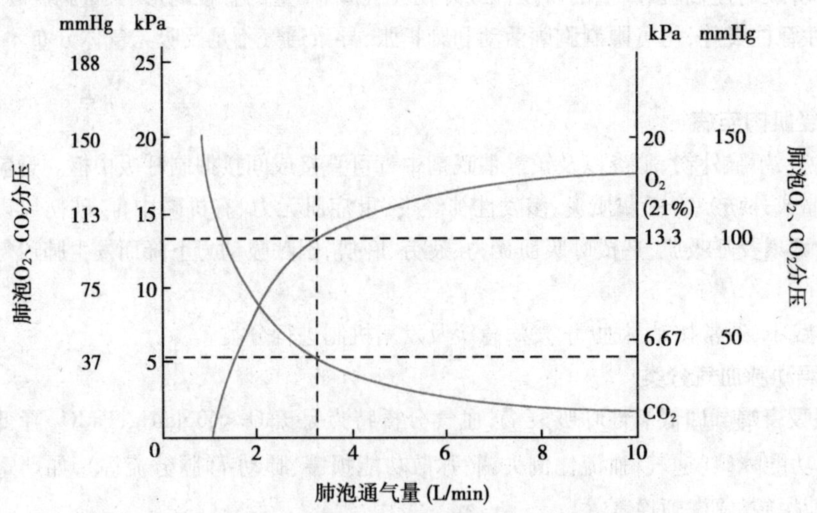

图 2-15-1　肺泡氧分压和二氧化碳分压与肺泡通气量的关系

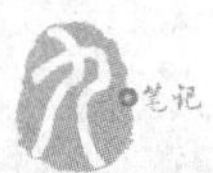

2. 弥散障碍（diffusion abnormality）　系指 O_2、CO_2 等气体通过肺泡膜进行交换的物理弥散过程发生障碍。气体弥散的速度取决于肺泡膜两侧气体分压差、气体弥散系数、肺泡膜的弥散面积、厚度和通透性，同时气体弥散量还受血液与肺泡接触时间以及心排血量、血红蛋白含量、通气/血流比例的影响。静息状态时，流经肺泡壁毛细血管的血液与肺泡的接触时间约为 0.72 秒，而 O_2 完成气体交换的时间为 0.25～0.3 秒，CO_2 则只需 0.13 秒，并且 O_2 的弥散能力仅为 CO_2 的 1/20，故弥散障碍时常以低氧血症为主。

3. 通气/血流比例失调（ventilation-perfusion mismatch）　血液流经肺泡时能否保证血液动脉化，即得到充足的 O_2 并充分排出 CO_2，除需有正常的肺通气功能和良好的肺泡膜弥散功能外，还取决于肺泡通气量与血流量之间的正常比例。正常成人静息状态下，通气/血流比例约为 0.8。肺泡通气/血流比例失调有两种主要形式：①部分肺泡通气不足：肺部病变如肺泡萎陷、肺炎、肺不张、肺水肿等引起病变部位的肺泡通气不足，通气/血流比例变小，部分未经氧合或未经充分氧合的静脉血（肺动脉血）通过肺泡的毛细血管或短路流入动脉血（肺静脉）中，故又称肺动-静脉样分流或功能性分流（functional shunt）；②部分肺泡血流不足：肺血管病变如肺栓塞引起栓塞部位血流减少，通气/血流比例增大，肺泡通气不能被充分利用，又称为无效腔样通气（dead space-like ventilation）。通气/血流比例失调通常仅导致低氧血症，而无 CO_2 潴留。其原因主要是：①动脉与混合静脉血的氧分压差为 59mmHg，比 CO_2 分压差 5.9mmHg 大 10 倍。②氧解离曲线呈 S 形，正常肺泡毛细血管的血氧饱和度已处于曲线的平台段，无法携带更多的氧以代偿低 PaO_2 区的血氧含量下降。而 CO_2 解离曲线在生理范围内呈直线，有利于通气良好区对通气不足区的代偿，排出足够的 CO_2，不至于出现 CO_2 潴留。然而，严重的通气/血流比例失调亦可导致 CO_2 潴留。

4. 肺内动-静脉解剖分流增加　肺动脉内的静脉血未经氧合直接流入肺静脉，导致 PaO_2 降低，是通气/血流比例失调的特例，常见于肺动-静脉瘘。这种情况下，提高吸氧浓度并不能提高分流静脉血的血氧分压。分流量越大，吸氧后提高动脉血氧分压的效果越差，若分流量超过 30%，吸氧并不能明显提高 PaO_2。

5. 氧耗量增加　发热、寒战、呼吸困难和抽搐均增加氧耗量。寒战时耗氧量可达 500ml/min；严重哮喘时，呼吸肌做功增加，氧耗量可达正常的十几倍。氧耗量增加导致肺泡氧分压下降时，正常人可通过增加通气量来防止缺氧的发生。所以，若氧耗量增加的病人同时伴有通气功能障碍，则会出现严重的低氧血症。

（二）低氧血症和高碳酸血症对机体的影响

低氧血症和高碳酸血症能够影响全身各系统脏器的代谢、功能甚至使组织结构发生变化。在呼吸衰竭的初始阶段，各系统脏器的功能和代谢可发生一系列代偿性反应，以改善组织供氧、调节酸碱平衡、适应内环境的变化。当呼吸衰竭进入严重阶段时，则出现代偿不全，表现为各系统脏器严重的功能和代谢紊乱直至衰竭。

1. 对中枢神经系统的影响　脑组织的耗氧量很大，约占全身耗氧量的 1/5～1/4。大脑皮质的神经元细胞对缺氧最为敏感，通常完全停止供氧 4～5 分钟即可引起不可逆性脑损害。低氧对中枢神经系统影响的程度与缺氧发生的速度和程度有关。当 PaO_2 降至 60mmHg 时，可出现注意力不集中、智力和视力轻度减退；当 PaO_2 迅速降至 40～50mmHg 或以下时，会引起一系列神经精神症状，如头痛、不安、定向力与记忆力障碍、精神错乱、嗜睡；低于 30mmHg 时，出现神志丧失乃至昏迷；PaO_2 低于 20mmHg 时，只需数分钟即可造成神经细胞不可逆性损伤。

CO_2 潴留使脑脊液 H^+ 浓度增加，影响脑细胞代谢，降低脑细胞兴奋性，抑制皮质活动；但轻度的 CO_2 增加，对皮质下层刺激加强，可间接引起皮质兴奋。CO_2 潴留可引起头痛、头晕、烦躁不安、言语不清、精神错乱、扑翼样震颤、嗜睡、昏迷、抽搐和呼吸抑制等表现，这种由缺氧和 CO_2 潴留所致的神经精神障碍综合征称为肺性脑病（pulmonary encephalopathy），又称 CO_2 麻醉（carbon dioxide narcosis）。肺性脑病早期，病人往往有失眠、兴奋、烦躁不安等症状。除上述神经精神症状外，还可表现为木僵、

视力障碍、球结膜水肿及发绀等。肺性脑病的发病机制尚未完全阐明,但目前认为低氧血症、CO_2 潴留和酸中毒三个因素共同损伤脑血管和脑细胞是最根本的发病机制。

缺氧和 CO_2 潴留均会使脑血管扩张、血流阻力降低、血流量增加以代偿脑缺氧。缺氧和酸中毒还能损伤血管内皮细胞使其通透性增高,导致脑间质水肿;缺氧使红细胞 ATP 生成减少,造成 Na^+-K^+泵功能障碍,引起细胞内 Na^+及水分增多,形成脑细胞水肿。以上情况均可引起脑组织充血、水肿和颅内压增高,压迫脑血管,进一步加重脑缺血、缺氧,形成恶性循环,严重时出现脑疝。另外,神经细胞内的酸中毒可引起抑制性神经递质 γ-氨基丁酸生成增多,加重中枢神经系统的功能和代谢障碍,也成为肺性脑病以及缺氧、休克等病理生理改变难以恢复的原因。

2. 对循环系统的影响 一定程度的 PaO_2 降低和 $PaCO_2$ 升高,可使心率反射性增快、心肌收缩力增强、心排血量增加;缺氧和 CO_2 潴留时,交感神经兴奋使皮肤和腹腔脏器血管收缩,而冠脉血管由于主要受局部代谢产物的影响发生扩张,其血流量是增加的。严重的缺氧和 CO_2 潴留可直接抑制心血管中枢,造成心脏活动抑制和血管扩张、血压下降、心律失常等严重后果。心肌对缺氧十分敏感,早期轻度缺氧即可有心电图的异常表现。急性严重缺氧可导致心室颤动或心脏骤停。长期慢性缺氧可导致心肌纤维化、心肌硬化。在呼吸衰竭的发病过程中,缺氧、肺动脉高压以及心肌受损等多种病理变化共同作用,最终导致肺源性心脏病。

3. 对呼吸系统的影响 呼吸衰竭病人的呼吸变化受到 PaO_2 降低和 $PaCO_2$ 升高所引起的反射活动及原发疾病的影响,因此实际的呼吸活动需要视诸多因素综合而定。

低氧血症对呼吸的影响远小于 CO_2 潴留。低 PaO_2(<60mmHg)作用于颈动脉体和主动脉体的化学感受器,可反射性兴奋呼吸中枢,增强呼吸运动,使呼吸频率增快甚至出现呼吸窘迫。当缺氧程度缓慢加重时,这种反射性兴奋呼吸中枢的作用将变得迟钝。缺氧对呼吸中枢的直接作用是抑制作用,当 PaO_2<30mmHg 时,此作用可大于反射性兴奋作用而使呼吸抑制。

CO_2 是强有力的呼吸中枢兴奋剂。当 $PaCO_2$ 急骤升高时,呼吸加深加快;长时间严重的 CO_2 潴留,会造成中枢化学感受器对 CO_2 的刺激作用发生适应;当 $PaCO_2$>80mmHg 时,会对呼吸中枢产生抑制和麻醉效应,此时呼吸运动主要靠低 PaO_2 对外周化学感受器的刺激作用来维持。因此对这种病人进行氧疗时,如吸入高浓度氧,由于解除了低氧对呼吸中枢的刺激作用,可造成呼吸抑制,应注意避免。

4. 对肾功能的影响 呼吸衰竭的病人常常合并肾功能不全,若及时治疗,随着外呼吸功能的好转,肾功能可以恢复。

5. 对消化系统的影响 呼吸衰竭的病人常合并消化道功能障碍,表现为消化不良、食欲缺乏,甚至出现胃肠黏膜糜烂、坏死、溃疡和出血。缺氧可直接或间接损害肝细胞,使丙氨酸氨基转移酶升高,若缺氧能够得到及时纠正,肝功能可逐渐恢复正常。

6. 呼吸性酸中毒及电解质紊乱 呼吸功能障碍导致血 $PaCO_2$ 增高(>45mmHg)、pH 下降(<7.35)、H^+浓度升高(>45mmol/L),发生呼吸性酸中毒。早期可出现血压增高,中枢神经系统受累,表现为躁动、嗜睡、精神错乱、扑翼样震颤等。由于 pH 取决于 HCO_3^-与 H_2CO_3 的比值,前者靠肾脏调节(需 1~3 天),而后者靠呼吸调节(仅需数小时),因此急性呼吸衰竭时 CO_2 潴留可使 pH 迅速下降。在持续或严重缺氧的病人体内,组织细胞能量代谢的中间过程,如三羧酸循环、氧化磷酸化和有关酶的活性受到抑制,使能量生成减少,体内乳酸和无机磷产生增多,导致代谢性酸中毒(实际碳酸氢盐 AB<22mmol/L)。此时病人表现为呼吸性酸中毒合并代谢性酸中毒,可出现意识障碍、血压下降、心律失常甚至心脏骤停。由于能量不足,体内转运离子的钠泵功能障碍,使细胞内 K^+转移至血液,而 Na^+和 H^+进入细胞内,造成细胞内酸中毒和高钾血症。

慢性呼吸衰竭时因 CO_2 潴留发展缓慢,肾脏可通过减少 HCO_3^-的排出来维持 pH 恒定。但当体内 CO_2 长期增高时,HCO_3^-也持续维持在较高水平,导致呼吸性酸中毒合并代谢性碱中毒,此时 pH 可处于正常范围,称为代偿性呼吸性酸中毒合并代谢性碱中毒。因血中主要阴离子 HCO_3^-和 Cl^-之和相对

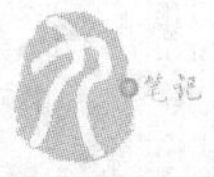

恒定(电中性原理),当 HCO_3^- 持续增加时血中 Cl^- 相应降低,产生低氯血症。当呼吸衰竭恶化,CO_2 潴留进一步加重时,HCO_3^- 已不能代偿,pH 低于正常范围(<7.35),则呈现失代偿性呼吸性酸中毒合并代谢性碱中毒。

第一节　急性呼吸衰竭

【病因】

呼吸系统疾病如严重呼吸系统感染、急性呼吸道阻塞性病变、重度或危重哮喘、各种原因引起的急性肺水肿、肺血管疾病、胸廓外伤或手术损伤、自发性气胸和急剧增加的胸腔积液等,导致肺通气或(和)换气障碍;急性颅内感染、颅脑外伤、脑血管病变(脑出血、脑梗死)等可直接或间接抑制呼吸中枢;脊髓灰质炎、重症肌无力、有机磷中毒及颈椎外伤等可损伤神经-肌肉传导系统,引起肺通气不足。上述各种原因均可造成急性呼吸衰竭。

【临床表现】

急性呼吸衰竭的临床表现主要是低氧血症所致的呼吸困难和多脏器功能障碍。

1. **呼吸困难**　呼吸困难(dyspnea)是呼吸衰竭最早出现的症状。多数病人有明显的呼吸困难,可表现为频率、节律和幅度的改变。较早表现为呼吸频率增快,病情加重时出现呼吸困难,辅助呼吸肌活动加强,如三凹征。中枢性疾病或中枢神经抑制性药物所致的呼吸衰竭,表现为呼吸节律改变,如潮式呼吸、比奥呼吸等。

2. **发绀**　发绀是缺氧的典型表现,当动脉血氧饱和度低于90%时,可在口唇、指甲等处出现发绀。另应注意,因发绀的程度与还原型血红蛋白含量相关,所以红细胞增多者发绀更明显,贫血者则不明显或不出现发绀。因严重休克等引起末梢循环障碍的病人,即使动脉血氧分压尚正常,也可出现发绀,称作外周性发绀;而真正由于动脉血氧饱和度降低引起的发绀,称作中央性发绀。发绀还受皮肤色素及心功能的影响。

3. **精神神经症状**　急性缺氧可出现精神错乱、躁狂、昏迷、抽搐等症状。如合并急性 CO_2 潴留,可出现嗜睡、淡漠、扑翼样震颤,甚至呼吸骤停。

4. **循环系统表现**　多数病人有心动过速;严重低氧血症和酸中毒可导致心肌损害,亦可引起周围循环衰竭、血压下降、心律失常、心搏停止。

5. **消化和泌尿系统表现**　严重呼吸衰竭对肝、肾功能都有影响,部分病例可出现丙氨酸氨基转移酶与血浆尿素氮升高,个别病例尿中可出现蛋白、红细胞和管型。因胃肠道黏膜屏障功能受损,导致胃肠道黏膜充血水肿、糜烂渗血或发生应激性溃疡,引起上消化道出血。

【诊断】

除原发疾病、低氧血症及 CO_2 潴留所致的临床表现外,呼吸衰竭的诊断主要依靠血气分析。而结合肺功能、胸部影像学和纤维支气管镜等检查对于明确呼吸衰竭的原因至关重要。

1. **动脉血气分析**　对判断呼吸衰竭和酸碱失衡的严重程度及指导治疗均具有重要意义。pH 可反映机体的代偿状况,有助于鉴别急性或慢性呼吸衰竭。当 $PaCO_2$ 升高、pH 正常时,称为代偿性呼吸性酸中毒;若 $PaCO_2$ 升高、pH<7.35,则称为失代偿性呼吸性酸中毒。需要指出,由于血气受年龄、海拔高度、氧疗等多种因素影响,具体分析时一定要结合临床情况。

2. **肺功能检测**　尽管在某些重症病人,肺功能检测受到限制,但能通过肺功能判断通气功能障碍的性质(阻塞性、限制性或混合性)及是否合并换气功能障碍,并对通气和换气功能障碍的严重程度进行判断。呼吸肌功能测试能够提示呼吸肌无力的原因和严重程度。

3. **胸部影像学检查**　包括普通X线胸片、胸部CT和放射性核素肺通气/灌注扫描、肺血管造影及超声检查等。

4. **纤维支气管镜检查**　对明确气道疾病和获取病理学证据具有重要意义。

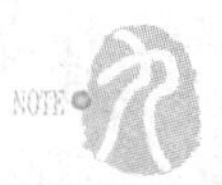

【治疗】

呼吸衰竭的总体治疗原则是：呼吸支持，包括保持呼吸道通畅、纠正缺氧和改善通气等；呼吸衰竭病因和诱因的治疗；一般支持治疗以及对其他重要脏器功能的监测与支持。

（一）保持呼吸道通畅

对任何类型的呼吸衰竭，保持呼吸道通畅是最基本、最重要的治疗措施。气道不畅使呼吸阻力增加，呼吸功耗增多，会加重呼吸肌疲劳；气道阻塞致分泌物排出困难将加重感染，同时也可能发生肺不张，使气体交换面积减少；气道如发生急性完全阻塞，会发生窒息，短时间内致病人死亡。

保持气道通畅的方法主要有：①若病人昏迷，应使其处于仰卧位，头后仰，托起下颌并将口打开；②清除气道内分泌物及异物；③若以上方法不能奏效，必要时应建立人工气道。人工气道的建立一般有三种方法，即简便人工气道、气管插管及气管切开，后两者属气管内导管。简便人工气道主要有口咽通气道、鼻咽通气道和喉罩，是气管内导管的临时替代方式，在病情危重不具备插管条件时应用，待病情允许后再行气管插管或气管切开。气管内导管是重建呼吸通道最可靠的方法。

若病人有支气管痉挛，需积极使用支气管扩张药物，可选用 β_2 肾上腺素受体激动剂、抗胆碱药、糖皮质激素或茶碱类药物等。在急性呼吸衰竭时，主要经静脉给药。

（二）氧疗

即氧气疗法，指通过不同吸氧装置增加肺泡内氧分压以纠正机体低氧血症的治疗方法。

1. **吸氧浓度** 确定吸氧浓度的原则是在保证 PaO_2 迅速提高到 60mmHg 或脉搏容积血氧饱和度（SpO_2）达 90% 以上的前提下，尽量降低吸氧浓度。Ⅰ型呼吸衰竭的主要问题为氧合功能障碍而通气功能基本正常，较高浓度（>35%）给氧可以迅速缓解低氧血症而不会引起 CO_2 潴留。对于伴有高碳酸血症的急性呼吸衰竭，往往需要将给氧浓度设定为达到上述氧合目标的最低值。

2. **吸氧装置**

（1）鼻导管或鼻塞：主要优点为简单、方便，不影响病人咳痰、进食；缺点为氧浓度不恒定，易受病人呼吸的影响。高流量时对局部鼻黏膜有刺激，氧流量不能大于 7L/min。吸入氧浓度与氧流量的关系：吸入氧浓度（%）= 21+4×氧流量（L/min）。

（2）面罩：主要包括简单面罩、带储气囊无重复呼吸面罩和文丘里（Venturi）面罩。主要优点为吸氧浓度相对稳定，可按需调节，且对鼻黏膜刺激小；缺点为在一定程度上影响病人咳痰、进食。

（3）经鼻高流量氧疗（high flow nasal cannula，HFNC）：近年来出现的一种新型的呼吸支持技术。该系统主要由 3 部分组成：高流量产生装置、加温湿化装置和高流量鼻塞。HFNC 可以实现气体流量和氧气浓度单独调节，一般要求输送的最大流量至少达到 60L/min，FiO_2 调节范围 0.21～1.0。该系统的主要生理学效应包括：吸入氧气浓度更加稳定；产生一定水平的气道内正压（2～7cmH_2O），每增加 10L/min 的气体流量，气道内压力在张口呼吸条件下平均增加 0.35cmH_2O，在闭口呼吸情况下平均增加 0.69cmH_2O，因此能增加呼气末肺容积、改善气体交换和降低呼吸功耗；减低生理无效腔，改善通气效率；加强气道湿化，促进纤毛黏液系统的痰液清除能力和改善病人治疗的耐受性；促进气体分布的均一性。

（三）正压机械通气与体外膜式氧合

当机体出现严重的通气和（或）换气功能障碍时，以人工辅助通气装置（有创或无创正压呼吸机）来改善通气和（或）换气功能，即为正压机械通气。机械通气能维持必要的肺泡通气量，降低 $PaCO_2$；改善肺的气体交换效能；使呼吸肌得以休息，有利于恢复呼吸肌功能。正压机械通气可分为经气管插管进行的有创正压通气及经鼻/面罩进行的无创正压通气（non-invasive positive pressure ventilation，NIPPV）。

气管插管的指征因病而异。当通过常规氧疗或 NIPPV 不能维持满意通气及氧合，或呼吸道分泌物增多，咳嗽和吞咽反射明显减弱甚至消失时，应行气管插管使用机械通气。机械通气过程中应根据血气分析和临床资料调整呼吸机参数。机械通气的主要并发症包括：通气过度，造成呼吸性碱中毒；

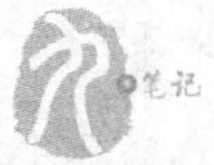

通气不足,加重原有的呼吸性酸中毒和低氧血症;血压下降、心输出量下降、脉搏增快等循环功能障碍;气道压力过高或潮气量过大导致气压伤,如气胸、纵隔气肿或间质性肺气肿;人工气道长期存在可并发呼吸机相关性肺炎(ventilator associated pneumonia,VAP)。

无创正压通气无需建立有创人工气道,简便易行,与机械通气相关的严重并发症发生率低。但病人应具备以下基本条件:①清醒能够合作;②血流动力学稳定;③不需要气管插管保护(即病人无误吸、严重消化道出血、气道分泌物过多且排痰不利等情况);④无影响使用鼻/面罩的面部创伤;⑤能够耐受鼻/面罩。

体外膜式氧合(ECMO)是体外生命支持技术中的一种,通过将病人静脉血引出体外后经氧合器进行充分的气体交换,然后再输入病人体内。按照治疗方式和目的,ECMO 可分为静脉-静脉方式 ECMO(VV-ECMO)和静脉-动脉方式 ECMO(VA-ECMO)两种。VV-ECMO 是指将经过体外氧合后的静脉血重新输回静脉,因此仅用于呼吸功能支持;而 VA-ECMO 是指将经过体外氧合后的静脉血输至动脉,因减少了回心血量,VA-ECMO 可以同时起到呼吸和心脏功能支持的目的。因此,ECMO 是严重呼吸衰竭的终极呼吸支持方式,主要目的是部分或全部替代心肺功能,让其充分休息,减少呼吸机相关性肺损伤的发生,为原发病的治疗争取更多的时间。

(四)病因治疗

如前所述,引起急性呼吸衰竭的原发疾病多种多样,在解决呼吸衰竭本身所致危害的前提下,明确并针对不同病因采取适当的治疗措施十分必要,是治疗呼吸衰竭的根本所在。

(五)一般支持疗法

电解质紊乱和酸碱平衡失调的存在,可以进一步加重呼吸系统乃至其他系统脏器的功能障碍并干扰呼吸衰竭的治疗效果,因此应及时加以纠正。加强液体管理,防止血容量不足和液体负荷过大,保证血细胞比容(Hct)在一定水平,对于维持氧输送能力和防止肺水过多具有重要意义。呼吸衰竭病人由于摄入不足或代谢失衡,往往存在营养不良,需保证充足的营养及热量供给。

呼吸兴奋剂是改善通气的一类传统药物,由于正压通气的广泛应用,呼吸兴奋剂的应用不断减少。常用的药物有尼可刹米和洛贝林,用量过大可引起不良反应。近年来这两种药物几乎已被淘汰,取而代之的有多沙普仑(doxapram),该药对于镇静催眠药过量引起的呼吸抑制和慢阻肺并发急性呼吸衰竭者均有显著的呼吸兴奋效果。使用原则:①必须保持气道通畅,否则会促发呼吸肌疲劳,加重 CO_2 潴留;②脑缺氧、脑水肿未纠正而出现频繁抽搐者慎用;③病人的呼吸肌功能基本正常;④不可突然停药。主要适用于以中枢抑制为主、通气量不足引起的呼吸衰竭,不宜用于以肺换气功能障碍为主所致的呼吸衰竭。

(六)其他重要脏器功能的监测与支持

呼吸衰竭往往会累及其他重要脏器,因此应及时将重症病人转入 ICU,加强对重要脏器功能的监测与支持,预防和治疗肺动脉高压、肺源性心脏病、肺性脑病、肾功能不全、消化道功能障碍和弥散性血管内凝血(DIC)等。

第二节　慢性呼吸衰竭

【病因】

慢性呼吸衰竭多由支气管-肺疾病引起,如慢阻肺、严重肺结核、肺间质纤维化、肺尘埃沉着症等。胸廓和神经肌肉病变,如胸部手术、外伤、广泛胸膜增厚、胸廓畸形、脊髓侧索硬化症等,亦可导致慢性呼吸衰竭。

【临床表现】

慢性呼吸衰竭的临床表现与急性呼吸衰竭大致相似,但以下几方面有所不同。

1. **呼吸困难**　慢阻肺所致的呼吸困难,病情较轻时表现为呼吸费力伴呼气延长,严重时发展成

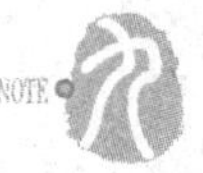

浅快呼吸。若并发 CO_2 潴留，$PaCO_2$ 升高过快或显著升高以致发生 CO_2 麻醉时，病人可由呼吸过速转为浅慢呼吸或潮式呼吸。

2. 神经症状 慢性呼吸衰竭伴 CO_2 潴留时，随 $PaCO_2$ 升高可表现为先兴奋后抑制现象。兴奋症状包括失眠、烦躁、躁动、夜间失眠而白天嗜睡（昼夜颠倒现象）等，但此时切忌应用镇静或催眠药，以免加重 CO_2 潴留，诱发肺性脑病。肺性脑病主要表现为神志淡漠、肌肉震颤或扑翼样震颤、间歇抽搐、昏睡甚至昏迷等，亦可出现腱反射减弱或消失、锥体束征阳性等。此时应与合并脑部病变作鉴别。

3. 循环系统表现 CO_2 潴留使外周体表静脉充盈、皮肤充血、温暖多汗、血压升高、心排血量增多而致脉搏洪大；多数病人心率增快；因脑血管扩张产生搏动性头痛。

【诊断】

慢性呼吸衰竭的血气分析诊断标准参见急性呼吸衰竭，但在临床上Ⅱ型呼吸衰竭病人还常见于另一种情况，即吸氧治疗后，PaO_2>60mmHg，但 $PaCO_2$ 仍高于正常水平。

【治疗】

治疗原发病、保持气道通畅、恰当的氧疗等治疗原则与急性呼吸衰竭基本一致。

1. 氧疗 慢阻肺是导致慢性呼吸衰竭的常见呼吸系统疾病，病人常伴有 CO_2 潴留，氧疗时需注意保持低浓度吸氧，防止血氧含量过高。CO_2 潴留是通气功能不良的结果。慢性高碳酸血症病人呼吸中枢的化学感受器对 CO_2 反应性差，呼吸主要靠低氧血症对颈动脉体、主动脉体化学感受器的刺激来维持。若吸入高浓度氧，使血氧迅速上升，解除了低氧对外周化学感受器的刺激，便会抑制病人呼吸，造成通气状况进一步恶化，导致 CO_2 上升，严重时陷入 CO_2 麻醉状态。

2. 正压机械通气 根据病情选用无创机械通气或有创机械通气。慢阻肺急性加重早期及时应用无创机械通气可以防止呼吸功能不全加重，缓解呼吸肌疲劳，减少后期气管插管率，改善预后。

3. 抗感染 慢性呼吸衰竭急性加重的常见诱因是感染，一些非感染因素诱发的呼吸衰竭也容易继发感染。抗感染治疗抗生素的选择可以参考相关章节。

4. 呼吸兴奋剂 慢性呼吸衰竭病人在病情需要时可服用呼吸兴奋剂阿米三嗪（almitrine）50～100mg，2 次/日。该药通过刺激颈动脉体和主动脉体的化学感受器兴奋呼吸中枢，增加通气量。

5. 纠正酸碱平衡失调 慢性呼吸衰竭常有 CO_2 潴留，导致呼吸性酸中毒。呼吸性酸中毒的发生多为慢性过程，机体常通过增加碱储备来代偿，以维持 pH 于相对正常水平。当以机械通气等方法较为迅速地纠正呼吸性酸中毒时，原已增加的碱储备会使 pH 升高，对机体造成严重危害，故在纠正呼吸性酸中毒时，应注意同时纠正潜在的代谢性碱中毒，通常给予病人盐酸精氨酸和补充氯化钾。

慢性呼吸衰竭的其他治疗方面与急性呼吸衰竭和 ARDS 有类同之处，不再复述。

第三节 呼吸支持技术

呼吸支持技术主要包括氧气疗法、气道维护、正压机械通气和体外生命支持等技术。

（一）氧疗

通过增加吸入氧浓度来纠正病人缺氧状态的治疗方法即为氧气疗法（简称氧疗）。合理的氧疗能使体内可利用氧明显增加，并减少呼吸做功，降低缺氧性肺动脉高压。

1. 适应证 一般而言，只要 PaO_2 低于正常即可氧疗，但临床实践中往往采用更严格的标准。对于成年病人，特别是慢性呼吸衰竭者，PaO_2<60mmHg 是比较公认的氧疗指征。而对于急性呼吸衰竭病人，氧疗指征应适当放宽。

（1）不伴 CO_2 潴留的低氧血症：此时病人的主要问题为氧合功能障碍，而通气功能基本正常。可予较高浓度吸氧（≥35%），使 PaO_2 提高到 60mmHg 以上或 SaO_2 达 90% 以上。

(2) 伴明显 CO_2 潴留的低氧血症：对低氧血症伴有明显 CO_2 潴留者，应予低浓度（<35%）持续吸氧，控制 PaO_2 于 60mmHg 或 SaO_2 于 90% 或略高。

2. 吸氧装置 详见本章第一节。

其他氧疗方式还有机械通气氧疗、高压氧疗等。

3. 注意事项 氧气也是一种药物，应避免长时间高浓度吸氧（FiO_2>0.5），防止氧中毒；注意吸入气体的温化和湿化；吸氧装置需定期消毒；注意防火。

（二）人工气道的建立与管理

在危重症急救治疗工作中，保持呼吸道通畅，保证充分的通气和换气，防止呼吸道并发症及呼吸功能不全，是关系到重要脏器功能保障和救治能否成功的重要环节。

1. 建立人工气道的目的 ①解除气道梗阻；②及时清除呼吸道内分泌物；③防止误吸；④严重低氧血症和高碳酸血症时实行正压通气治疗。

2. 建立人工气道的方法

(1) 气道紧急处理：紧急情况下应首先保证病人有足够的通气及氧供，而不是一味强求气管插管。在某些情况下，一些简单的方法能起到重要作用，甚至能避免紧急气管插管，如迅速清除呼吸道和口咽部的分泌物或异物，头后仰，托起下颌，放置口咽通气道，用简易呼吸器经面罩加压给氧等。

(2) 人工气道建立方式的选择：气道的建立分为喉上途径和喉下途径。喉上途径主要指经口或经鼻气管插管，喉下途径指环甲膜穿刺或气管切开。

(3) 插管前的准备：喉镜、简易呼吸器、气管导管、负压吸引等设备。应先与家属交代清楚可能发生的意外，使其理解插管的必要性和危险性，取得一致认识。

(4) 插管操作方法：有经口腔和鼻腔的插管术，具体操作方法见《麻醉学》。

(5) 插管过程的监测：监测基础生命体征，如呼吸状况、血压、心电图、SpO_2 及呼气末二氧化碳（$ETCO_2$），$ETCO_2$ 对判断气管导管是否插入气管内有重要价值。

3. 气管插管的并发症

(1) 动作粗暴可致牙齿脱落或损伤口鼻腔和咽喉部黏膜，引起出血或造成下颌关节脱位。

(2) 浅麻醉下进行气管插管，可引起剧烈咳嗽或喉、支气管痉挛；有时由于迷走神经过度兴奋而产生心动过缓、心律失常甚至心脏骤停；有时也会引起血压剧升。

(3) 导管过细使呼吸阻力增加，甚至因压迫、扭曲而使导管堵塞；导管过粗则容易引起喉头水肿。

(4) 导管插入过深误入一侧支气管内，可引起另一侧肺不张。

4. 人工气道的管理 固定好插管，防止脱落移位。详细记录插管的日期和时间、插管型号、插管外露的长度、气囊的最佳充气量等。在拔管及气囊放气前必须清除气囊上滞留物，以防止误吸、呛咳及窒息。对长期机械通气病人，需注意观察气囊有无漏气现象。每日定时口腔护理，以预防口腔病原菌所致的呼吸道感染。做好胸部物理治疗，注意环境消毒隔离。

（三）正压机械通气

正压机械通气是在病人自然通气和（或）氧合功能出现障碍时，运用器械（主要是呼吸机）使病人恢复有效通气并改善氧合的技术方法。

1. 适应证 ①通气功能障碍为主的疾病：包括阻塞性通气功能障碍（如慢阻肺急性加重、哮喘急性发作等）和限制性通气功能障碍（如神经肌肉疾病、间质性肺疾病、胸廓畸形等）；②换气功能障碍为主的疾病：如 ARDS、重症肺炎等。

2. 禁忌证 随着机械通气技术的进步，现代机械通气已无绝对禁忌证，相对禁忌证仅为气胸及纵隔气肿未行引流者。

3. 常用通气模式及参数 控制通气适用于无自主呼吸或自主呼吸极微弱的病人，辅助通气模式适用于有一定自主呼吸但尚不能满足需要的病人。常用的通气模式包括控制通气（CMV）、辅助通气

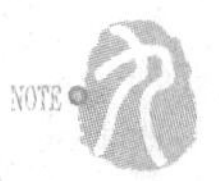

(AMV)、辅助-控制通气(A-CV)、同步间歇指令通气(SIMV)、压力支持通气(PSV)、持续气道正压通气(CPAP)、呼吸末正压(PEEP)、双相气道正压(BIPAP)等。

4. 并发症　机械通气的并发症主要与正压通气和人工气道有关。

(1) 呼吸机相关性肺损伤(ventilator associated lung injury, VALI):包括气压-容积伤、剪切伤和生物伤。

(2) 血流动力学影响:胸腔内压力升高,心输出量减少,血压下降。

(3) 呼吸机相关性肺炎(VAP)。

(4) 气囊压迫导致气管-食管瘘。

5. 撤机　由机械通气状态恢复到完全自主呼吸需要一个过渡阶段,此阶段即为撤机。撤机前应基本去除呼吸衰竭的病因,改善重要脏器的功能,纠正水、电解质、酸碱失衡。可以采用T形管、PSV、有创-无创序贯通气等方式逐渐撤机。

6. 无创机械通气　近年来,无创正压通气已从传统的主要治疗阻塞性睡眠呼吸暂停低通气综合征(OSAHS)扩展为治疗多种急、慢性呼吸衰竭,其在慢阻肺急性加重早期、慢阻肺有创-无创序贯通气、急性心源性肺水肿、免疫力低下病人、术后预防呼吸衰竭以及家庭康复(home care)等方面均有良好的治疗效果。具有双水平气道正压(BiPAP)功能的无创呼吸机性能可靠、操作简单,临床应用较多。

7. 其他通气技术　高频通气(HFV)、体外膜式氧合(ECMO)等技术,亦可应用于急性呼吸衰竭的治疗。

(王　辰)

[附1] 危重症医学概要

危重症医学(critical care medicine)是主要研究危重症病人脏器功能障碍或衰竭的发病机制、诊断、监测和治疗方法的一门临床学科。其临床处理对象为危重但经救治后有可能好转或痊愈的病人,临床基地为重症监护治疗病房(intensive care unit, ICU),核心技术为脏器功能监测与脏器支持技术。ICU内有专门接受过危重症医学训练的医务人员,配备较为完备的医疗设施和仪器,对病人进行比在普通病房更为强化的监测和治疗。

现代意义上的重症监护治疗始于20世纪50年代。1952年丹麦流行脊髓灰质炎,床旁监护和机械通气的使用使病死率显著降低。20世纪50年代,美国建立了较为规范的ICU。此后,危重症医学在欧美国家迅速发展,充分发挥了其在危重症病人救治中的特殊作用。

我国自1970年以后开始在一些大型医疗机构建立ICU,近十余年来发展尤为迅速。

呼吸病学和危重症医学的关系密切,两者互相渗透,互相促进,从业人员亦多有交叉。危重症医学是现代医学不可或缺的组成部分。

一、重症监护治疗病房

重症监护治疗病房(intensive care unit, ICU)是为适应危重症病人的强化医疗需要而集中必要的人员和设备所形成的医疗组织。它包括四个要素,即危重症病人、受过专门训练和富有经验的医护技术人员、完备的临床病理生理监测和抢救治疗设施以及严格科学的管理,其最终目的是尽可能排除人员和设备因素对治疗的限制,最大程度地体现当代医学的治疗水平,使危重症病人的预后得以改善。

ICU可分为综合型ICU(GICU)或专科ICU,如内科ICU(MICU)、外科ICU(SICU)、呼吸ICU(RICU)等,以适应不同医疗机构、不同专科危重症病人的救治需要。冠心病监护病房(coronary care unit, CCU)或心脏监护病房(cardiac care unit)是ICU中的特例,主要用于治疗患有急性冠脉综合征、急性心力衰竭、严重心律失常等心血管系统疾病的病人。当心脏病病人出现多系统和器官功能障碍时,一般转收至其他ICU。

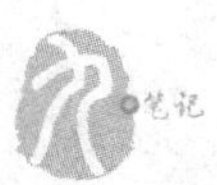

1. ICU的工作目的和收治范围　ICU的工作目的包括医疗、科研和教学三方面,其中医疗是工

作的核心内容，科研是促进专业学术水平发展的基础，教学是培养临床医学人才和不断提高医护人员专业技术素养的保证。

ICU的收治对象主要是病情危重，出现一个或数个脏器急性功能不全或衰竭并呈进行性发展，经强化治疗后有可能好转或痊愈的病人。

常见收治的脏器功能不全和衰竭包括：呼吸衰竭、休克、急性肾损伤、心力衰竭、DIC、昏迷等。

2. ICU的主要监测与治疗手段　对病情的连续监测是ICU工作的重要特点。医务人员借助现代化的方法进行细致的床旁观察。床旁监护系统包括心电、呼吸、无创血压、脉搏容积血氧饱和度、无创/有创血流动力学监测、氧代谢监测、呼吸力学、呼出二氧化碳浓度等监测装置。目前ICU的监测设备多采用组合式监护系统（component monitoring system）。

脏器支持治疗是ICU工作的重点内容。氧疗、人工气道的建立与管理、机械通气等呼吸支持技术是治疗急性呼吸衰竭最主要的手段；血管活性药物、主动脉内球囊反搏术（IABP）、人工心室辅助泵、电转复和起搏器的应用是循环支持的重要方法；ECMO是极危重的呼吸和（或）循环衰竭病人的终极支持手段；床旁血液净化技术是纠正严重内环境紊乱的有效措施，用于急性肾、肝衰竭和其他严重代谢异常；维持水、电解质和酸碱平衡，精确的输液控制，合理的营养支持和血糖控制等也是强化治疗的重要组成部分。

3. ICU的人员建制和组织管理　良好的人员素质和充足的人员配备，是保证ICU工作顺利进行和水平不断提高最重要的因素。医务人员必须接受严格的危重医学培训方可胜任ICU的工作。ICU医生全面负责监护病房的医疗工作。为保证治疗的高效性，主任医师、副主任医师和主治医师应当相对固定，住院医师可以轮转，但轮转周期不宜短于半年。护理工作在ICU中占有极其重要的地位，相对于普通部门，ICU护士的工作质量将更为直接地影响救治成功率。

完善的组织管理是ICU工作协调运转、最大程度提高工作质量和效率的必要保证。务必使ICU进入程序化的工作状态，对新收治病人的处理、各班工作内容、交接班、上级医师查房、仪器管理、科研教学工作等，在组织管理上均应制度化。

4. 危重症医学中的伦理学　ICU除了有其他医疗场所面临的常见医学伦理学问题外，由于其特定的环境和病人，相关的医学伦理学问题更为突出，并有其特别之处，经常直接影响诊疗决策。

当面临伦理学问题时，在处理上应遵循如下原则：①将病人利益置于首位，充分尊重病人意见；②进行治疗决策时听取病人亲属的意见，兼顾他们的利益；③注意医疗资源的合理分配；④保护医务人员的正当权益。

二、休克

休克（shock）是由一种或多种原因诱发的组织灌注不足所导致的临床综合征。灌注不足使组织缺氧和营养物质供应障碍，导致细胞功能受损，诱发炎症因子的产生和释放，引起微循环的功能和结构发生改变，进一步加重灌注障碍，形成恶性循环，最终导致器官衰竭。

休克按照血流动力学改变特点分为：

1. 低血容量性休克（hypovolemic shock）　其基本机制为循环血容量的丢失，如失血性休克。

2. 心源性休克（cardiogenic shock）　其基本机制为心脏泵功能衰竭，如急性大面积心肌梗死所致休克。

3. 分布性休克（distributive shock）　其基本机制为血管收缩、舒张调节功能异常，血容量重新分布导致相对性循环血容量不足，体循环阻力可降低、正常或增高。感染中毒性休克、神经性休克、过敏性休克均属于此类。

4. 梗阻性休克（obstructive shock）　其基本机制为血流受到机械性阻塞，如肺血栓栓塞症所致休克。

三、感染中毒症与多器官功能障碍综合征

感染中毒症（sepsis）是ICU住院病人死亡的最重要原因。既往将感染中毒症定义为感染导致的

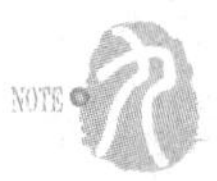

全身炎症反应综合征。全身炎症反应综合征（systemic inflammatory response syndrome，SIRS）是指机体对不同原因的严重损伤所产生的系统性炎症反应，并至少具有以下临床表现中的 2 项：①体温>38℃或<36℃；②心率>90 次/分；③呼吸急促、频率>20 次/分，或过度通气、$PaCO_2$<32mmHg；④血白细胞计数>$12×10^9$/L 或<$4×10^9$/L，或未成熟（杆状核）中性粒细胞比例>10%。诱发 SIRS 的因素有感染性和非感染性，其中常见的是感染性因素。SIRS 仅反映了适当的宿主反应，这种反应经常是适应性的，以 SIRS 标准来定义感染中毒症的特异性太低，与病人的预后相关性不强，而预后和器官衰竭程度有更直接的关系，许多新发的、现有病情不能解释的器官衰竭通常都可能存在隐匿的感染。因此，《美国医学会杂志》2016 年发布了感染中毒症的最新定义：因为机体对感染的反应失调损伤了自身组织而导致的致命性器官功能障碍。器官功能障碍指感染引起的 SOFA（表 2-15-1）总分急性改变≥2 分（对于基础器官功能障碍状态未知的病人，可以假设基线 SOFA 评分为 0）。SOFA 评分≥2 分提示死亡风险约为 10%。感染性休克为感染中毒症较重的情况，指接受了充分的容量复苏治疗，但仍需要升压药物维持平均动脉压（MAP）≥65mmHg 且血清乳酸水平>2mmol/L（18mg/dl）的感染中毒症。感染性休克的住院病死率超过 40%。为了提高感染中毒症的早期诊断率，对于怀疑感染的病人，可在床旁通过 qSOFA（quick SOFA）评分（即意识状态改变，收缩压≤100mmHg，或呼吸频率≥22 次/分）以迅速鉴别哪些病人需要长时间入住 ICU 或住院期间可能死亡。

表 2-15-1 序贯器官功能衰竭评分（SOFA）

SOFA 评分变量	分值			
	1	2	3	4
PaO_2/FiO_2（mmHg）	<400	<300	<200	<100
血小板（10^3/μl）	<150	<100	<50	<20
胆红素（μmol/L）	20～32	33～101	102～204	>204
低血压（mmHg）	MAP<70	DA≤5 或 Dobu（任何剂量）	DA>5 或 EPi≤0.1 或 NE≤0.1	DA>15 或 Epi>0.1 或 NE>0.1
GCS 评分	13～14	10～12	6～9	<6
肌酐（μmol/L） 或尿量（ml/d）	110～170	171～299	300～440 <500	>440 <200

注：MAP：平均动脉压。DA：多巴胺；Dobu：多巴酚丁胺；Epi：肾上腺素；NE：去甲肾上腺素；单位均为 μg/（kg·min）

多器官功能障碍综合征（multiple organ dysfunction syndrome，MODS）是指机体在遭受严重感染、严重创伤、大面积烧伤等突然打击后，同时或先后出现 2 个或 2 个以上器官功能障碍，以致在无干预治疗的情况下不能维持内环境稳定的综合征。MODS 不包含慢性疾病终末期发生的多个器官功能障碍或衰竭。脏器功能严重程度可采用序贯器官功能衰竭评分（sequential organ failure assessment，SOFA）进行评价。

[附 2] 呼吸康复概述

康复医学是与基础医学、临床医学、预防医学并驾齐驱的四大医学支柱。呼吸康复在呼吸疾病的综合治疗中起着非常重要的作用。呼吸康复可以改善因呼吸功能受损引发的一系列临床问题；减轻因呼吸疾病造成的日常活动能力障碍（简称呼吸弱能）；改善由于呼吸功能损害或弱能而导致的病人参与社会活动或达到期望活动能力上的缺失（简称呼吸残障）。我国呼吸康复处于起步阶段，医护人员和病人对呼吸康复的认知水平较低，呼吸康复所涉及的相关学科人才缺乏，适用于我国的呼吸康复体系尚未建立，呼吸康复的多中心临床研究缺乏，呼吸康复在我国还任重道远。

一、呼吸康复的概念和目标

呼吸康复是基于对病人的全面评估，为病人提供个体化的综合干预措施，包括但不限于运动训练、教育和行为改变，旨在改善慢性呼吸疾病病人生理和心理状态，促进健康增益行为的长期坚持。

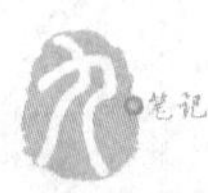

呼吸康复通常由跨学科的团队共同实施完成，包括呼吸专科医师、物理治疗师、呼吸治疗师、护士、营养师、心理医师、社会工作者等。对病人的全面评估包括临床评估和功能学评估，如疾病严重程度、合并症、不良生活习惯、生活质量、心理状态、运动能力、居家环境等。通过全面的评估了解病人目前的功能障碍水平，制订合理的综合康复计划和康复目标，最终目标是使病人回归家庭和社会。呼吸康复应该贯穿病人疾病管理过程的始终，无论是稳定期还是急性加重期，无论是轻中度病人还是重度病人均可从呼吸康复中获益。呼吸康复确切的获益包括减轻呼吸困难症状，提高运动耐力，改善生活质量，增加参与社会活动的能力，促进病人自我管理，达到和维持个体最佳独立生活能力（表2-15-2）。

表2-15-2 呼吸康复的获益

- 减少住院率
- 减少非计划内门诊就诊
- 提高运动能力
- 减少呼吸困难和腿部不适症状
- 提高肢体肌肉力量和耐力
- 提高健康相关生活质量
- 提高功能（如：日常活动能力）
- 改善情绪
- 增强自我管理效能和相关知识
- 加强多团队协作下自我管理
- 增加日常体力活动水平

二、呼吸康复的适应证和禁忌证

大多数慢性呼吸系统疾病均可以从呼吸康复中获益，包括慢性阻塞性肺疾病、间质性肺疾病、支气管扩张、囊性纤维化、哮喘、肺动脉高压、呼吸衰竭等；呼吸康复在围术期管理中也发挥至关重要的作用，积极的呼吸康复可以减少术后并发症，改善预后，帮助病人尽早下床活动。因此，在肺癌、肺减容手术、肺移植术前后均需要常规进行呼吸康复（表2-15-3）。

呼吸康复的禁忌证包括合并不稳定型心绞痛、严重的心律失常、心功能不全、未经控制的高血压等心血管疾病，影响运动的神经肌肉疾病、关节病变、周围血管疾病等，以及严重的认知功能障碍和精神异常。

表2-15-3 呼吸康复的适宜疾病谱

阻塞性疾病
- 慢阻肺（包括：α_1-抗胰蛋白酶缺乏）
- 哮喘
- 支气管扩张
- 囊性纤维化
- 闭塞性细支气管炎

限制性疾病
- 间质性肺疾病
  - a）间质性纤维化
  - b）职业/环境相关性肺病
  - c）结节病
  - d）结缔组织疾病
  - e）过敏性肺炎
- ARDS
- 胸壁疾病
- 脊柱后、侧凸
- 强直性脊柱炎
- 结核后综合征

其他情况
- 肺癌
- 肺动脉高压
- 胸腹部手术前、后
- 肺移植手术前、后
- 肺减容手术前、后
- 呼吸机依赖
- 肥胖相关呼吸疾病

三、呼吸康复的主要内容

呼吸康复的主要内容包括病人评估、运动治疗、自我管理策略、营养支持和心理支持等。

（一）病人全面评估

病人的全面评估包括：临床评估（病史、症状、体格检查等）、体适能评估、呼吸肌功能评估、日常活动能力评估、生活质量评估、心理状态评估、营养状态评估。全面的评估是制订个体化康复方案的基础，也是衡量康复方案是否有效的标准。

1. 临床评估 临床评估的主要目的是了解病人病情和疾病严重程度，为下一步功能评估做铺垫。主要包括现病史、既往史、合并症，日常不良生活习惯如吸烟史、活动习惯、饮食习惯、睡眠情况，相关辅助检查如肺功能、近期的血气分析、胸部影像等。

2. 体适能评估 体适能是指人拥有或者后天获得的一种维持日常活动的能力。主要包括心肺耐力、肌肉力量和耐力、柔韧性和体成分分析。

心肺运动试验是评估心肺耐力的金标准。通过心肺运动试验可以了解病人目前心肺耐力水平，指导个体化运动处方。此外，它还可以评估病人运动的安全性、分析运动不耐受的原因、评估手术风险、评估病人

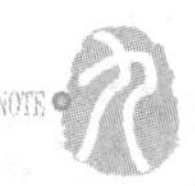

治疗效果和预后。由于心肺运动试验操作复杂,需要严格培训的专业人员,在临床的应用受到一定限制。步行试验是临床上评估心肺耐力的常用测试,主要包括:6分钟步行试验(6MWT)、递增型穿梭步行试验(ISWT)、耐力往返步行试验(ESWT)和循环耐力测试等。6分钟步行试验操作简单、实用性强,在国内外指南共识上广为推荐。

3. 呼吸肌功能评估　呼吸肌功能是维持人正常肺功能的基础。评估呼吸肌功能状态指标主要包括呼吸肌力量和耐力。呼吸肌力量是指最大的呼吸肌收缩能力,评估的金指标是最大跨膈压,但因为其操作复杂,属于有创类检测,在临床上应用受限。临床上常使用最大吸气压(MIP)和最大呼气压(MEP)来间接测量呼吸肌力量。

呼吸肌耐力是指呼吸肌维持一定水平通气的能力。指标主要有最大自主通气和最大维持通气量,膈肌张力-时间指数(需要测跨膈压)。

4. 日常活动能力评估　日常活动能力是指病人照料自己、参与日常家务活动的能力,是评估病人呼吸残疾水平的一个重要指标。用于评估病人一般功能状态和日常活动能力的量表包括:肺功能状态和呼吸困难问卷(PFSDQ)、肺功能状态量表和伦敦胸部日常生活活动量表等。

5. 生活质量评估　生活质量评估是病人康复治疗是否有效的重要指标之一。常用于呼吸康复生活质量评估的问卷有:慢性呼吸疾病问卷(CRQ),圣乔治呼吸问卷(SGRQ)和慢性阻塞性肺疾病评估测试(CAT)等。

6. 焦虑和抑郁评估　慢性呼吸疾病病人常常合并有心理障碍,其中焦虑和抑郁是最常见的心理问题。焦虑和抑郁也是导致病人呼吸康复参与率低,治疗依从性差的重要原因之一。常用的评估量表如:PHQ-9抑郁筛查量表、GAD-7广泛焦虑量表、医院焦虑抑郁量表,汉密顿焦虑抑郁量表、贝克焦虑抑郁量表、SAS焦虑自评量表和SDS抑郁自评量表。

7. 营养状态评估　慢性呼吸疾病病人营养不良是导致疾病恶化、预后不良的主要原因之一。评估病人营养状态,制订个体化营养干预策略是呼吸康复的重要内容。营养评估主要包括:饮食习惯调查,简易膳食调查,微型营养评估表(MNA),身体测量指标、体成分测量以及必要的实验室检查。

(二)运动治疗方法

规律的运动治疗是呼吸康复的核心内容。每个病人的运动治疗计划应根据病人的全面评估结果、康复目标、康复场所以及可提供的仪器设备来决定。

运动处方包括运动方式、频率、持续时间、运动强度和注意事项。运动方式分为有氧训练(耐力训练)、阻抗训练、平衡训练、柔韧性训练。慢性呼吸疾病病人常伴随心肺耐力下降、肌肉力量减弱、平衡柔韧性功能障碍,因此合理运动处方应该包括上述四种运动方式。

1. 有氧训练　又称耐力训练,指机体动用全身大肌群按照一定的负荷、维持长时间运动能力。常见的有氧运动包括快走、慢跑、游泳、打球等。

有氧运动强度是制订运动处方的关键,强度过大,病人不耐受,运动风险增加;强度过小,运动效果欠佳。评估运动强度的方法包括:心率储备法、无氧阈法、自我感知Borg呼吸困难评分法。心率储备法:临床上最常用,目标心率=(最大心率-静止心率)×运动强度%+静止心率。无氧阈法:无氧阈水平的运动是病人最佳的运动强度,需要通过心肺运动试验评估病人无氧阈值出现对应的心率和功率负荷。自我感知劳累程度分级法多采用Borg呼吸困难评分表(0~10分),通常建议病人在3~4分范围内运动。

运动时间:运动治疗一次时间建议20~60分钟,时间长短应结合病人病情和耐受程度。需要注意的是每次有氧训练的时间不低于10分钟。对于无法耐受持续有氧训练的病人,建议采用高强度间歇运动方式,同时给予氧疗以增加运动强度和持续时间。

运动频率:运动治疗建议每周3~5次,至少4~6周。

2. 阻抗训练　又称力量训练,是指通过重复举起一定量的负荷来训练局部肌肉群的一种运动方式。阻抗训练可以增强局部肌肉的功能(肌肉耐力和肌肉量),改善骨骼肌的氧化能力和运动耐力。

阻抗训练方式通常包括器械训练和徒手训练。器械训练主要包括哑铃、弹力带、各种阻抗训练器械。徒手训练常用抗自身重力方式如深蹲、俯卧撑等。

阻抗训练的原则是每次进行3~5组的大肌群训练，每组动作重复8~12次，间隔30秒。

3. 柔韧性锻炼　可以提高病人柔韧性，对于预防运动损伤，扩大关节活动范围有重要作用。柔韧训练建议每次运动结束后进行，主要牵伸全身大的关节。每个动作持续15~30秒，重复2~3遍。

4. 呼吸肌功能锻炼　呼吸肌功能下降是导致病人肺通气功能不足、气促的常见原因之一。呼吸肌耐力训练一般按照最大吸气压（MIP）的30%给予初始负荷，每次10~30分钟。

5. 其他运动锻炼　包括增量穿梭步行试验、北欧式健走锻炼、水上运动锻炼、非线性周期性运动锻炼（NLPE）等。

（三）自我管理策略

呼吸康复应包括病人自我管理，确保病人掌握必要的自我管理策略和技巧，如：有效咳嗽和排痰方法（体位引流、叩打、压迫、振动、哈气等多种气道廓清技术）；缩唇呼吸、腹式呼吸的呼吸策略等。

（四）其他

包括营养支持、心理支持、戒烟指导、合理用药、长期氧疗等。

四、呼吸康复周期和效果维持

呼吸康复可以在医院、门诊、社区等场所开展。根据病人病情严重程度可以选择不同场所。病情严重病人，建议住院或者在专业的康复机构进行康复；而病情平稳、合并症较少的病人建议门诊康复或者社区康复。一般呼吸康复周期为4~6周，时间越长，效果越好。一个周期的康复锻炼其获益最多可维持6~12个月，12个月之后会回复到康复前水平，其中运动能力的下降会更快一些。要想长期保持康复锻炼的效果，需要重复进行周期性康复锻炼，慢性呼吸疾病病人应该终身持续居家康复。

（王　辰）

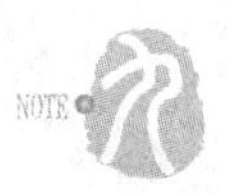

第十六章　烟草病学概要

吸烟是一种常见的行为,是当今世界上最严重的公共卫生与医疗保健问题之一。虽然我国大部分民众对吸烟的危害有所知晓,但通常只是将吸烟当做一种可自愿选择的不良行为习惯,而对吸烟的高度成瘾性、危害的多样性和严重性缺乏深入认识,以至于我国的吸烟率居高不下,对人民健康造成极为严重的危害。基于坚实的科学证据,深刻地认识吸烟之害,掌握科学的戒烟方法,积极地投身于控制吸烟工作,是当代医学生的历史使命与责任。

【烟草病学的概念】

烟草病学(tobacco medicine)是一门研究烟草使用对健康影响的医学学科。吸烟危害健康已是20世纪不争的医学结论。进入21世纪,关于吸烟危害健康的新科学证据仍不断地被揭示出来。控制吸烟,包括防止吸烟和促使吸烟者戒烟,已经成为人群疾病预防和个体保健的重要与可行措施。如同在对感染性疾病和职业性疾病的防治中产生了感染病学与职业病学一样,在对吸烟危害健康的研究与防治实践中,已逐步形成烟草病学这样一个专门的医学体系,其学科框架主要包括烟草及吸烟行为、烟草依赖、吸烟及二手烟暴露的流行状况、吸烟对健康的危害、二手烟暴露对健康的危害、戒烟的健康益处、戒烟及烟草依赖的治疗等内容。

【烟草及吸烟行为】

烟草种植、贸易与吸烟是一种全球性的不良生产、经营与生活行为,对人类的健康和社会发展造成了严重的损害。世界上有多种烟草制品,其中大部分为可燃吸烟草制品,即以点燃后吸入烟草燃烧所产生的烟雾为吸食方式的烟草制品,卷烟是其最常见的形式。

烟草燃烧后产生的气体混合物称为烟草烟雾。吸烟者除了自己吸入烟草烟雾外,还会将烟雾向空气中播散,形成二手烟。吸入或接触二手烟称为二手烟暴露。烟草烟雾的化学成分复杂,已发现含有7000余种化学成分,其中数百种物质可对健康造成危害。有害物质中至少包括69种已知的致癌物(如苯并芘等稠环芳香烃类、N-亚硝基胺类、芳香胺类、甲醛、1,3-丁二烯等),可对呼吸系统造成危害的有害气体(如一氧化碳、一氧化氮、硫化氢及氨等)以及具有很强成瘾性的尼古丁。“烟焦油”是燃吸烟草过程中,有机质在缺氧条件下不完全燃烧的产物,为众多烃类及烃的氧化物、硫化物及氮化物的复杂混合物。烟草公司推出“低焦油卷烟”和“中草药卷烟”以促进消费,但研究证实,这些烟草产品并不能降低吸烟对健康的危害,反而容易诱导吸烟,影响吸烟者戒烟。

【烟草依赖】

吸烟可以成瘾,称为烟草依赖,是造成吸烟者持久吸烟并难以戒烟的重要原因。烟草中导致成瘾的物质是尼古丁,其药理学及行为学过程与其他成瘾性物质(如海洛因和可卡因等)类似,故烟草依赖又称尼古丁依赖。烟草依赖是一种慢性高复发性疾病[国际疾病分类(ICD-10)编码为F17.2]。根据《中国临床戒烟指南(2015年版)》,烟草依赖的诊断标准如下:

在过去1年内体验过或表现出下列6项中的至少3项,可以作出诊断。

(1) 强烈渴求吸烟。

(2) 难以控制吸烟行为。

(3) 当停止吸烟或减少吸烟量后,出现戒断症状。

(4) 出现烟草耐受表现,即需要增加吸烟量才能获得过去吸较少量烟即可获得的吸烟感受。

(5) 为吸烟而放弃或减少其他活动及喜好。

（6）不顾吸烟的危害而坚持吸烟。

烟草依赖的临床表现分为躯体依赖和心理依赖两方面。躯体依赖表现为，吸烟者在停止吸烟或减少吸烟量后，出现一系列难以忍受的戒断症状，包括吸烟渴求、焦虑、抑郁、不安、头痛、唾液腺分泌增加、注意力不集中、睡眠障碍等。一般情况下，戒断症状可在停止吸烟后数小时开始出现，在戒烟最初 14 天内表现最强烈，之后逐渐减轻，直至消失。大多数戒断症状持续时间为 1 个月左右，但部分病人对吸烟的渴求会持续 1 年以上。心理依赖又称精神依赖，俗称“心瘾”，表现为主观上强烈渴求吸烟。烟草依赖者出现戒断症状后若再吸烟，会减轻或消除戒断症状，破坏戒烟进程。

对于患有烟草依赖的病人，可根据法氏烟草依赖评估量表（Fagerstrm test for nicotine dependence，FTND）（表 2-16-1）和吸烟严重度指数（heaviness of smoking index，HSI）（表 2-16-2）评估严重程度。两个量表的累计分值越高，说明吸烟者的烟草依赖程度越严重，该吸烟者从强化戒烟干预，特别是戒烟药物治疗中获益的可能性越大。

表 2-16-1　法氏烟草依赖评估量表（FTND）

评估内容	0 分	1 分	2 分	3 分
您早晨醒来后多长时间吸第一支烟？	>60 分钟	31～60 分钟	6～30 分钟	≤5 分钟
您是否在许多禁烟场所很难控制吸烟？	否	是		
您认为哪一支烟最不愿意放弃？	其他时间	晨起第一支		
您每天吸多少支卷烟？	≤10 支	11～20 支	21～30 支	>30 支
您早晨醒来后第 1 个小时是否比其他时间吸烟多？	否	是		
您患病在床时仍旧吸烟吗？	否	是		

注：0～3 分：轻度烟草依赖；4～6 分：中度烟草依赖；≥7 分：重度烟草依赖

表 2-16-2　吸烟严重度指数（HSI）

评估内容	0 分	1 分	2 分	3 分
您早晨醒来后多长时间吸第一支烟？	>60 分钟	31～60 分钟	6～30 分钟	≤5 分钟
您每天吸多少支卷烟？	≤10 支	11～20 支	21～30 支	>30 支

注：≥4 分为重度烟草依赖

【吸烟及二手烟暴露的流行状况】

世界卫生组织（WHO）的统计数字显示，全世界每年因吸烟死亡的人数高达 700 万，每 6 秒即有 1 人死于吸烟相关疾病，现在吸烟者中将会有一半因吸烟提早死亡；因二手烟暴露所造成的非吸烟者年死亡人数约为 60 万。如果全球吸烟流行趋势得不到有效控制，到 2030 年每年因吸烟死亡人数将达 800 万，其中 80% 发生在发展中国家。由于认识到吸烟的危害，近几十年来，发达国家卷烟产销量增长缓慢，世界上多个国家的吸烟流行状况逐渐得到控制。目前，我国在烟草问题上居三个“世界之最”：最大的烟草生产国，卷烟产销量约占全球的 40%；最大的烟草消费国，吸烟人群逾 3 亿，15 岁以上人群吸烟率为 27.7%，成年男性吸烟率高达 52.1%；最大的烟草受害国，每年因吸烟相关疾病所致的死亡人数超过 100 万，如对吸烟流行状况不加以控制，至 2050 年将突破 300 万。

【吸烟对健康的危害】

烟草烟雾中所含有的数百种有害物质有些是以其原型损害人体，有些则是在体内外与其他物质发生化学反应，衍化出新的有害物质后损伤人体。吸烟与二手烟暴露有时作为主要因素致病（如已知的 69 种致癌物质可以直接导致癌症），有时则与其他因素复合致病或通过增加吸烟者对某些疾病的易感性致病（如吸烟增加呼吸道感染的风险即是通过降低呼吸道的抗病能力，使病原微生物易于侵入和感染而发病），有时则兼以上述多种方式致病。

由于吸烟对人体的危害主要是一个长期、慢性的过程，且常常作为多病因之一复合致病，同时与

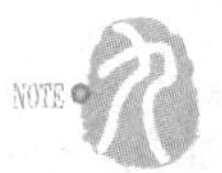

人体的易感性密切相关,因此,研究吸烟与二手烟暴露对人体危害的最科学、最有效、最主要的方法是基于人群的流行病学研究,包括横断面研究、病例对照研究、队列研究和 Meta 分析、系统评价以及人群干预研究等。鉴于人群调查是揭示人类病因的最高等级证据来源,医学上确凿证明吸烟危害健康所采用的科学证据即主要为基于人群调查的研究数据,辅以实验研究证据。

1964 年《美国卫生总监报告》首次对吸烟危害健康进行了明确阐述,此后以系列报告的形式动态发布吸烟危害健康的新科学结论。2012 年卫生部发布的《中国吸烟危害健康报告》是我国第一部针对吸烟及二手烟暴露对健康所造成危害的国家报告。该报告对大量国内外研究文献,特别是注重对华人与亚裔人群研究进行收集、整理,在科学、系统的证据评估与评价基础上撰写完成。以下即主要基于这两部报告内容以及近些年具有代表性的烟草病学研究成果,对吸烟的健康危害进行结论性概要阐述。

1. **吸烟与恶性肿瘤** 烟草烟雾中含有 69 种已知的致癌物,这些致癌物会引发机体内关键基因突变,正常生长控制机制失调,最终导致细胞癌变和恶性肿瘤的发生。有充分证据说明吸烟可以导致肺癌、口腔和鼻咽部恶性肿瘤、喉癌、食管癌、胃癌、肝癌、胰腺癌、肾癌、膀胱癌和宫颈癌,而戒烟可以明显降低这些癌症的发病风险。此外,有证据提示吸烟还可以导致结肠直肠癌、乳腺癌和急性白血病。

2. **吸烟与呼吸系统疾病** 吸烟对呼吸道免疫功能、肺部结构和肺功能均会产生影响,引起多种呼吸系统疾病。有充分证据说明吸烟可以导致慢性阻塞性肺疾病(慢阻肺),且吸烟量越大、吸烟年限越长、开始吸烟年龄越小,慢阻肺发病风险越高;戒烟是唯一能减缓慢阻肺病人肺功能下降的干预措施,同时降低发病风险,改善疾病预后。此外,吸烟亦可以导致青少年哮喘,增加肺结核和其他呼吸道感染的发病风险。

3. **吸烟与心脑血管疾病** 吸烟会损伤血管内皮功能,可以导致动脉粥样硬化的发生,使动脉血管腔变窄,动脉血流受阻,引发多种心脑血管疾病。有充分证据说明吸烟可以导致冠心病、脑卒中和外周动脉疾病,而戒烟可以显著降低这些疾病的发病和死亡风险。

4. **吸烟与生殖和发育异常** 烟草烟雾中含有多种可以影响人体生殖及发育功能的有害物质。吸烟会损伤遗传物质,对内分泌系统、输卵管功能、胎盘功能、免疫功能、孕妇及胎儿心血管系统及胎儿组织器官发育造成不良影响。有充分证据说明女性吸烟可以降低受孕概率,导致前置胎盘、胎盘早剥、胎儿生长受限、新生儿低出生体重以及婴儿猝死综合征。此外,有证据提示吸烟还可以导致勃起功能障碍、异位妊娠和自然流产。

5. **吸烟与糖尿病** 有证据提示吸烟可以导致 2 型糖尿病,并且可以增加糖尿病病人发生大血管和微血管并发症的风险,影响疾病预后。

6. **吸烟与其他健康问题** 有充分证据说明吸烟可以导致髋部骨折、牙周炎、白内障、手术伤口愈合不良及手术后呼吸系统并发症、皮肤老化、缺勤和医疗费用增加,幽门螺杆菌感染者吸烟可以导致消化道溃疡。此外,有证据提示吸烟还可以导致痴呆。

【二手烟暴露对健康的危害】

二手烟中含有大量有害物质及致癌物,不吸烟者暴露于二手烟同样会增加多种吸烟相关疾病的发病风险。有充分的证据说明二手烟暴露可以导致肺癌、烟味反感、鼻部刺激症状和冠心病。此外,有证据提示二手烟暴露还可以导致乳腺癌、鼻窦癌、成人呼吸道症状、肺功能下降、支气管哮喘、慢性阻塞性肺疾病、脑卒中和动脉粥样硬化。二手烟暴露对孕妇及儿童健康造成的危害尤为严重。有充分证据说明孕妇暴露于二手烟可以导致婴儿猝死综合征和胎儿出生体重降低。此外,有证据提示孕妇暴露于二手烟还可以导致早产、新生儿神经管畸形和唇腭裂。有充分的证据说明儿童暴露于二手烟会导致呼吸道感染、支气管哮喘、肺功能下降、急性中耳炎、复发性中耳炎及慢性中耳积液等疾病。此外,有证据提示儿童暴露于二手烟还会导致多种儿童癌症,加重哮喘患儿的病情,影响哮喘的治疗效果,而母亲戒烟可以降低儿童发生呼吸道疾病的风险。

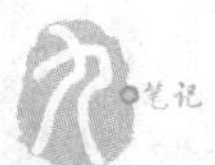

【戒烟的健康益处】

吸烟会对人体健康造成严重危害，控烟是疾病预防最佳策略，戒烟是已被证实减轻吸烟危害的唯一方法。吸烟者戒烟后可获得巨大的健康益处，包括延长寿命、降低吸烟相关疾病的发病及死亡风险、改善多种吸烟相关疾病的预后等，如美国因减少吸烟与早诊早治，已导致过去20年癌症尤其是肺癌的死亡率显著下降。吸烟者减少吸烟量并不能降低其发病和死亡风险。任何年龄戒烟均可获益。早戒比晚戒好，戒比不戒好。与持续吸烟者相比，戒烟者的生存时间更长。

【戒烟及烟草依赖的治疗】

在充分认识到吸烟对健康的危害及戒烟的健康获益后，许多吸烟者都会产生戒烟的意愿。对于没有成瘾或烟草依赖程度较低的吸烟者，可以凭毅力戒烟，但经常需要给予强烈的戒烟建议，激发其戒烟动机；对于烟草依赖程度较高者，往往需要给予更强的戒烟干预才能最终成功戒烟。

研究证明可有效提高长期戒烟率的方法包括：戒烟劝诫、戒烟咨询、戒烟热线（全国专业戒烟热线400 888 5531）以及戒烟药物治疗。目前采用的一线戒烟药物包括尼古丁替代制剂、安非他酮和伐尼克兰。戒烟门诊是对烟草依赖者进行强化治疗的有效方式。医务人员应将戒烟干预整合到日常临床工作中，使每位吸烟者都能够在就诊时获得有效的戒烟帮助。

（王　辰）

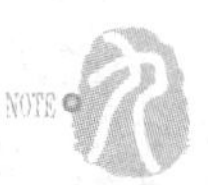

推荐阅读

1. Goldman L, Schafer AI. Cecil Medicine. 25th ed. New York: Elsevier Saunders, 2016.
2. Dennis Kasper, Anthony Fauci, Stephen Hauser, et al. Harrison's Principles of Internal Medicine. 19th ed. New York: McGraw-Hill Education, 2016.
3. http://ginasthma.org/.
4. http://goldcopd.org/.
5. Woodhead M, Blasi F, Ewig S, et al. Guidelines for the management of adult lower respiratory tract infections. Clin Microbiol Infect, 2011, 17(Suppl. 6): E1-E59.
6. World Health Organization. Guidelines for treatment of tuberculosis. 4th ed. Geneva: WHO Press, 2010.
7. Ettinger DS, Wood DE, Aisner DL, et al. Non-Small Cell Lung Cancer, Version 5. 2017, NCCN Clinical Practice Guidelines in Oncology. J Natl Compr Canc Netw, 2017, 15(4): 504-535.
8. Ganesh Raghu, Bram Rochwerg, Yuan Zhang, et al. An Official ATS/ERS/JRS/ALAT Clinical Practice Guideline: Treatment of Idiopathic Pulmonary Fibrosis An Update of the 2011 Clinical Practice Guideline. Am J Respir Crit Care Med, 2015, 192(5): e3-19.
9. 陆慰萱,王辰. 肺栓塞. 北京:人民卫生出版社,2007.
10. Galiè N, Humbert M, Vachiery JL, et al. 2015 ESC/ERS Guidelines for the diagnosis and treatment of pulmonary hypertension. Rev Esp Cardiol, 2016, 69(2): 177.
11. Hooper C, Gary Lee YC, Maskell N. Investigation of a unilateral pleural effusion in adults: British Thoracic Society pleural disease guideline 2010. Thorax, 2010, 65 Supple2(5): ii4-ii17.
12. 中华医学会呼吸病学分会呼吸危重症医学学组. 急性呼吸窘迫综合征病人机械通气指南(试行). 中华医学杂志,2016,96(6):404-424.
13. Singer M, Deutschman CS, Seymour CW, et al. The Third International Consensus Definitions for Sepsis and Septic Shock (Sepsis-3). JAMA, 2016, 315(8): 801-810.
14. Bolton CE, Bevan-Smith EF, Blakey JD, et al. British Thoracic Society guideline on pulmonary rehabilitation in adults. Thorax, 2013, 68(Supple2): ii1-ii30.
15. Rochester CL, Vogiatzis I, Holland AE, et al. An Official American Thoracic Society/European Respiratory Society Policy Statement: Enhancing Implementation, Use, and Delivery of Pulmonary Rehabilitation. Am J Respir Crit Care Med, 2015, 192(11): 1373-1386.
16. 中华人民共和国卫生部. 中国吸烟危害健康报告. 北京:人民卫生出版社,2012.

第三篇

循环系统疾病

第一章 总 论

一、心脏的解剖和生理

【心脏的解剖】

（一）心脏结构

心脏是一个中空器官，分为左、右心房和心室四个腔。全身的静脉血由上、下腔静脉口入右心房，而心脏本身的静脉血由冠状窦口入右心房。右心房的静脉血经三尖瓣口流入右心室，再由右心室前上方肺动脉瓣流入肺动脉，由肺进行气体交换后形成动脉血，再经左、右各两个肺静脉口流入左心房，经二尖瓣流入左心室，最后由左心室上方主动脉瓣口射入主动脉（图 3-1-1 AR）。

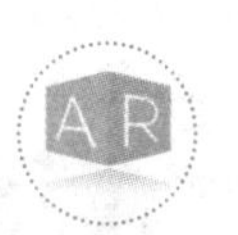

扫描图片
体验 AR

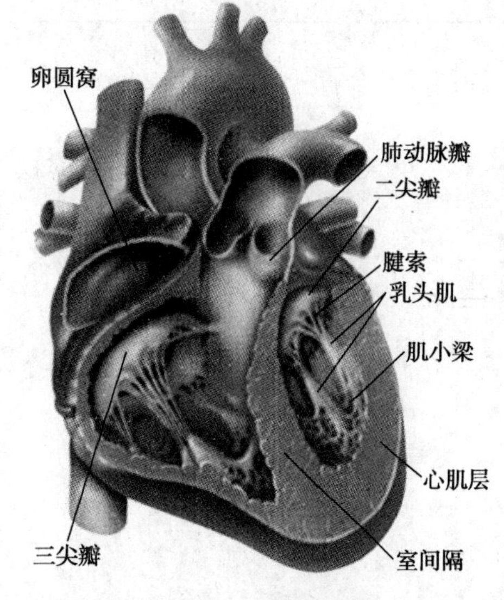

图 3-1-1 心脏结构

（二）心脏传导系统

某些心肌细胞可以自发地发生动作电位，具有自律性和兴奋性。心脏传导系统包括窦房结、房室结、房室束和浦肯野纤维。窦房结是心脏正常的起搏点，自律性最高，位于右心房壁内，窦房结内的兴奋传至心房肌，使心房肌收缩。同时兴奋可经结间束下传至房间隔下部的房室结，由房室结发出房室束进入心室。房室束进入室间隔分成左、右束支，分别沿心室内膜下行，最后以细小分支即浦肯野纤维分布于心室肌，引起心室收缩。

（三）冠状动脉

冠状动脉是供应心脏本身血液的血管，分为左、右冠状动脉（图 3-1-2）。

1. 左冠状动脉

（1）左主干：起源于主动脉根部左冠窦，然后分为左前降支和左回旋支，有时亦发出第三支血管，即中间支。

（2）左前降支：沿前室间沟下行，下行至心尖或绕过心尖。其主要分支包括间隔支动脉和对角支。

（3）左回旋支：绕向后于左心耳下到达左房室沟。其主要分支为钝缘支。

2. 右冠状动脉 大部分起源于主动脉根部右冠窦。下行至右房室沟，绝大多数延续至后室间沟。其分支包括：圆锥支、窦房结动脉、锐缘支，远端分为后降支和左室后支。

【心脏的生理】

（一）心肌细胞生理特性

心肌生理特性包括：自律性、兴奋性、传导性、收缩性。

心肌细胞在没有外来刺激的条件下，自动地产生节律性兴奋的特性，称为自律性。心肌自律性的基础是自律细胞的 4 期自动去极。窦房结的 4 期去极速率最快，自律性最高。所以窦房结为心脏起搏点。

心肌细胞具有对刺激发生反应的能力，称为兴奋性。包括有效不应期、相对不应期、超常期。心肌细胞的有效不应期特别长，保证心肌不发生强直收缩。

心肌细胞具有传导兴奋的能力，称为传导性。

心肌能够在肌膜电位触发下产生收缩反应，称收缩性。

（二）心肌动作电位

心肌动作电位分为：

1. 除极过程（0 期）

2. 复极过程　①1 期（快速复极初期）；②2 期（平台期）；③3 期（快速复极末期）；④4 期（静息期）。

了解动作电位对各类抗心律失常药物及离子通道疾病有重要意义。

（三）压力容积曲线变化

通过对心房、心室、主动脉压力和容积曲线的认识可以很好地理解整个收缩舒张过程（图 3-1-3）。

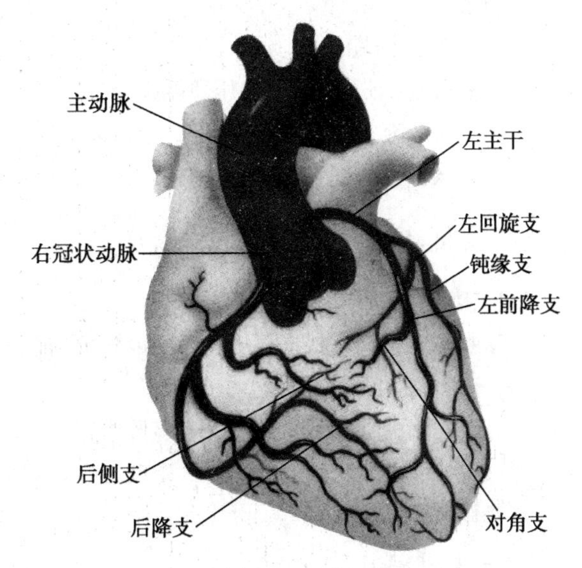

图 3-1-2　冠状动脉

1. 心室收缩期

（1）等容收缩期：室内压大幅度升高，心室容积不变。

（2）快速射血期：由于大量血液进入主动脉，主动脉压相应增高。约占总射血量的 70%，心室容积迅速缩小。

（3）减慢射血期：心室内压和主动脉压都相应由峰值逐步下降。约占总射血量的 30%，心室容积

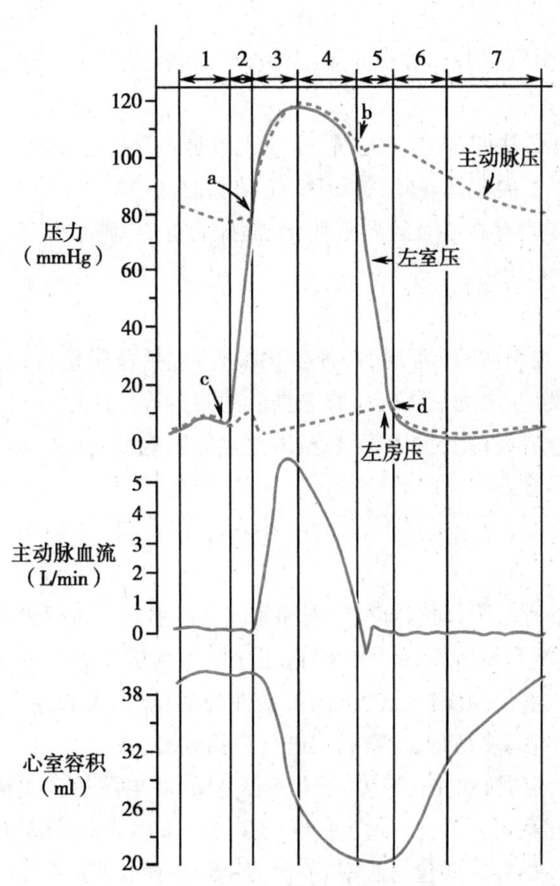

图 3-1-3　心房、心室、主动脉压力和容积变化曲线

a. 主动脉瓣开放；b. 主动脉瓣关闭；c. 二尖瓣关闭；d. 二尖瓣开放

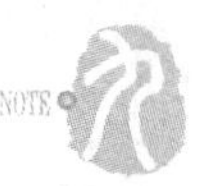

继续缩小。

2. 心室舒张期

(1) 等容舒张期:心室内压急剧下降,心室容积不变。

(2) 快速充盈期:血液由心房快速流入心室,心室容积增大。

(3) 减慢充盈期:血液充盈速度减慢,心室容积进一步增大。

二、心血管疾病的诊断

【症状、体征和实验室检查】

诊断心血管病应根据病史、临床症状和体征、实验室检查和器械检查等资料作出综合分析。

(一) 症状

心血管病的症状常见的有:发绀、呼吸困难、胸闷、胸痛、心悸、水肿、晕厥,其他症状还包括咳嗽、头痛、头晕或眩晕、上腹胀痛、恶心、呕吐、声音嘶哑等。多数症状也见于一些其他系统的疾病,因此分析时要作出仔细的鉴别。

(二) 体征

体征对诊断心血管病多数具特异性,尤其有助于诊断心脏瓣膜病、先天性心脏病、心包炎、心力衰竭和心律失常。病人仰卧位或者坐位。心血管病常见体征有:

1. **望诊**　主要观察一般情况、呼吸状况(是否存在端坐呼吸等)、是否存在发绀、皮肤苍白、颈静脉怒张、水肿等。此外,环形红斑、皮下结节等有助于诊断风湿热,两颧呈紫红色有助于诊断二尖瓣狭窄和肺动脉高压,皮肤黏膜的瘀点、Osler 结节、Janeway 点等有助于诊断感染性心内膜炎,杵状指(趾)有助于诊断右至左分流的先天性心脏病。

2. **触诊**　应用手掌尺侧或者示指、中指并拢的指腹进行触诊。主要观察是否存在心尖搏动异常、震颤、心包摩擦感、毛细血管搏动、静脉充盈或异常搏动、脉搏的异常变化、肝颈反流征、肝脾大、下肢水肿等。

3. **叩诊**　应用间接叩诊法叩出左、右心界,主要观察是否存在心界增大等。

4. **听诊**　依次在心脏二尖瓣区、肺动脉瓣区、主动脉瓣区(第一和第二)和三尖瓣区以及心脏外相应位置听诊,主要观察是否存在心音的异常变化、额外心音、心脏杂音和心包摩擦音、心律失常、肺部啰音、周围动脉的杂音和"枪击声"等。

(三) 实验室检查

实验室检查主要包括血常规、尿常规、各种生化检查,包括血脂检查;心肌损伤标志物血肌钙蛋白、肌红蛋白和心肌酶的测定;心力衰竭标志物脑钠肽的测定等。此外,微生物和免疫学检查,如感染性心脏病时微生物培养、病毒核酸及抗体等检查;风湿性心脏病时有关链球菌抗体和炎症反应(如抗"O"、血沉、C 反应蛋白)的检查。

【辅助检查】

(一) 非侵入性检查

1. **血压测定**　包括诊所血压、动态血压监测和家庭自测血压。诊所血压包括传统的医生测量血压和较新研究中采用的诊所自测血压,诊所自测血压比医生测量要低。24 小时动态血压监测有助于早期高血压的诊断,可协助鉴别原发性、继发性、难治性高血压、白大衣高血压以及隐匿性高血压,指导合理用药。家庭自测血压简便易行,适合病人进行自我监测。

2. **心电图检查**　包括常规心电图、24 小时动态心电图、心电图运动负荷试验、遥测心电图、心室晚电位和心率变异性分析等。

(1) 常规心电图:分析内容主要包括心率、节律、各传导时间、波形振幅、波形形态等,了解是否存在各种心律失常、心肌缺血/梗死、房室肥大或电解质紊乱等。

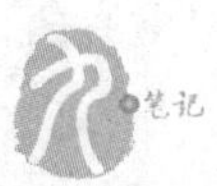

(2) 运动负荷试验:是目前诊断冠心病最常用的一种辅助手段。通过运动增加心脏负荷而诱发

心肌缺血，从而出现缺血性心电图改变的试验方法。常用运动平板试验。

（3）动态心电图：又称 Holter 监测，可连续记录 24～72 小时心电信号，这样可以提高对非持续性心律失常及短暂心肌缺血发作的检出率。最新的设备如植入式循环记录器（implantable loop recorder，ILR）可以连续记录更长时间（最长 3 年）的心电活动，对晕厥风险的评估等有重要的参考价值。

3. 心脏超声检查

（1）M 型超声心动图：它把心脏各层的解剖结构回声以运动曲线的形式予以显示，有助于深入分析心脏的活动。目前主要用于重点检测主动脉根部、二尖瓣和左心室的功能活动。

（2）二维超声心动图：是各种心脏超声检查技术中最重要和最基本的方法，也是临床上应用最广泛的检查。它能实时显示心脏的结构和运动状态。常用的切面包括胸骨旁左室长轴切面、胸骨旁主动脉短轴切面、心尖四腔切面等（图 3-1-4）。

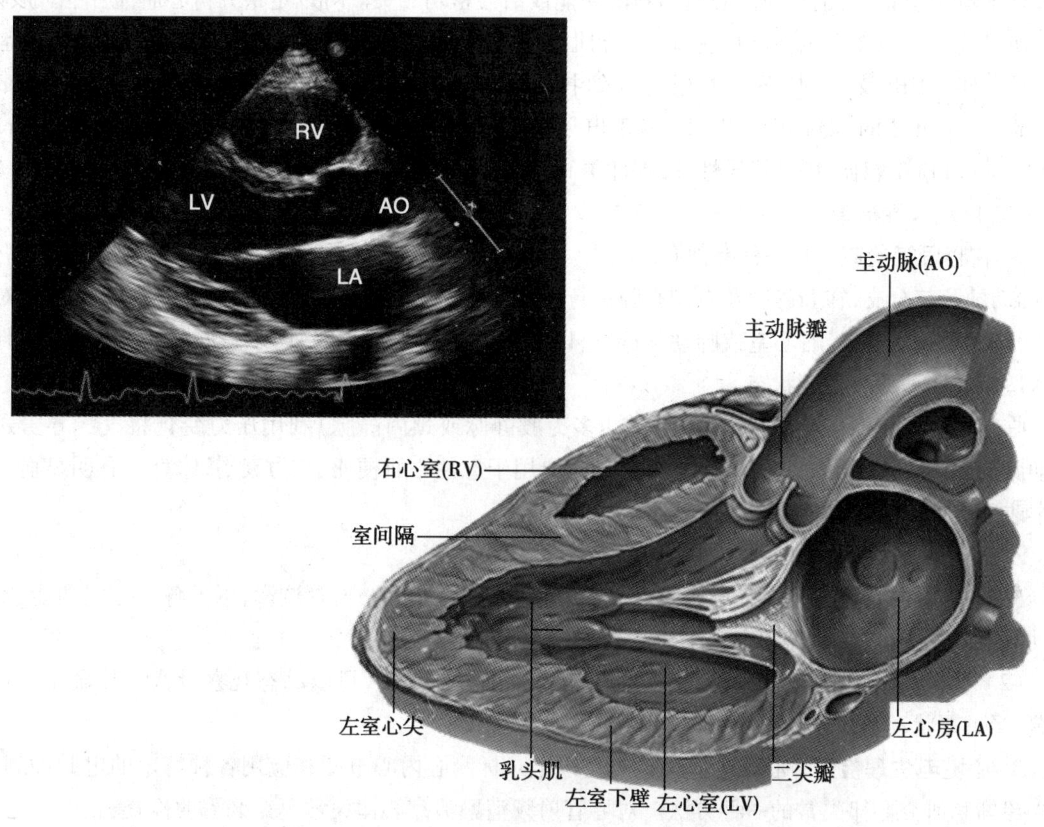

图 3-1-4 常用二维心脏超声切面（胸骨旁左心室长轴切面）

（3）多普勒超声心动图：包括彩色多普勒血流显像（color doppler flow imaging，CDFI）和频谱多普勒，可分析血流发生的时间、方向、流速以及血流性质。在二维超声基础上应用多普勒技术可很好地观察心脏各瓣膜的功能。另外，近年来组织多普勒超声心动图（tissue doppler imaging，TDI）技术快速进步，日益成为评价心脏收缩、舒张功能以及左心室充盈血流动力学的主要定量手段。

（4）经食管超声：由于食管位置接近心脏，因此提高了许多心脏结构，尤其是后方心内结构如房间隔、左侧心瓣膜及左侧心腔病变（如左房血栓等）的可视性和分辨率。

（5）心脏声学造影：声学造影是将含有微小气泡的溶液经血管注入体内，把对比剂微气泡作为载体，对特定的靶器官进行造影，使靶器官显影，从而为临床诊断提供重要依据。右心系统声学造影在发绀型先天性心脏病诊断上仍具有重要价值。而左心系统与冠状动脉声学造影则有助于确定心肌灌注面积、了解冠状动脉血液状态及储备能力、判定存活心肌、了解侧支循环情况以及评价血运重建的效果。

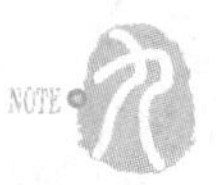

（6）实时三维心脏超声：可以更好地对心脏大小、形状及功能进行定量，尤其是为手术计划中异常病变进行定位，还可指导某些心导管操作包括右心室心肌活检等。

4. X线胸片 能显示出心脏大血管的大小、形态、位置和轮廓，能观察心脏与毗邻器官的关系和肺内血管的变化。

5. 心脏CT 以往心脏CT主要用于观察心脏结构、心肌、心包和大血管改变。而近几年，冠状动脉CT造影（CTA）逐渐成为评估冠状动脉粥样硬化的有效的无创成像方法，是筛查和诊断冠心病的重要手段。

6. 心脏MRI 心脏MRI除了可以观察心脏结构、功能、心肌心包病变外，采用延迟增强技术可定量测定心肌瘢痕大小，识别存活的心肌，也用来鉴别诊断各种心肌疾病。

7. 心脏核医学 正常或有功能的心肌细胞可选择性摄取某些显像药物，摄取量与该部位冠状动脉灌注血流量呈正比，也与局部心肌细胞的功能或活性密切相关。可以定量分析心肌灌注、心肌存活和心脏功能。显像技术包括心血池显像、心肌灌注显像、心肌代谢显像等。临床上常用的显像剂包括^{201}Tl、^{99m}Tc-MIBI及^{18}FDG等。常用的成像技术包括单光子发射计算机断层显像（single photon emission computed tomography，SPECT）和正电子发射计算机断层显像（positron emission tomography，PET）。与SPECT相比，PET特异性、敏感性更高。

（二）侵入性检查

1. 右心导管检查 是一种有创介入技术。将心导管经周围静脉送入上、下腔静脉、右心房、右心室、肺动脉及其分支，在腔静脉及右侧心腔进行血流动力学、血氧和心排血量测定，经导管内注射对比剂进行腔静脉、右心房、右心室或肺动脉造影，以了解血流动力学改变，用于诊断先天性心脏病、判断手术适应证和评估心功能状态。

临床上可应用漂浮导管在床旁经静脉（多为股静脉或颈内静脉）利用压力变化将气囊导管送至肺动脉的远端，可持续床旁血流动力学测定，主要用于急性心肌梗死、心力衰竭、休克等有明显血流动力学改变的危重病人的监测。

2. 左心导管检查

（1）左心导管检查：在主动脉、左心室等处进行压力测定和心血管造影，可了解左心室功能、室壁运动及心腔大小、主动脉瓣和二尖瓣功能。

（2）选择性冠状动脉造影：是目前诊断冠心病的“金标准”。可以动态观察冠状动脉血流及解剖情况，了解冠状动脉病变的性质、部位、范围、程度等。

3. 心脏电生理检查 心脏电生理检查是以记录标测心内心电图和应用各种特定的电脉冲刺激，借以诊断和研究心律失常的一种方法。对导管射频消融治疗心律失常更是必需的检查。

4. 腔内成像技术

（1）心腔内超声：将带超声探头的导管经周围静脉插入右心系统，显示的心脏结构图像清晰，对瓣膜介入及房间隔穿刺等有较大帮助。

（2）血管内超声（intravascular ultrasound，IVUS）：将小型超声换能器安装于心导管顶端，送入血管腔内，可显示冠状动脉的横截面图像，可评价冠状动脉病变的性质，定量测定其最小管径面积、斑块大小、血管狭窄百分比以及病变性质等，对估计冠脉病变严重程度、指导介入治疗等有重要价值。

（3）光学相干断层扫描（optical coherence tomography，OCT）：将利用红外线的成像导丝送入血管内，可显示冠状动脉的横截面图像，其成像分辨率较血管内超声提高约10倍。

5. 血管狭窄功能性判断 血流储备分数（fractional flow reserve，FFR）是指在冠状动脉存在狭窄病变的情况下，该血管所供心肌区域能获得的最大血流与同一区域理论上正常情况下所能获得的最大血流之比。通过置入压力导丝测定病变两端的压力获得。常用于临界病变的评估。

6. 心内膜和心肌活检 利用活检钳夹取心脏组织，以了解心脏组织结构及其病理变化。一般多采用经静脉右心室途径，偶用经动脉左心室途径。对于心肌炎、心肌病、心脏淀粉样变性、心肌纤维化

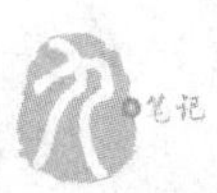

等疾病具有确诊意义。对心脏移植后排斥反应的判断及疗效评价具有重要意义。

7. **心包穿刺** 是借助穿刺针直接刺入心包腔的诊疗技术。其目的是:①引流心包腔内积液,降低心包腔内压,是急性心脏压塞的急救措施;②通过穿刺抽取心包积液,做生化测定,涂片寻找细菌和病理细胞,做细菌培养,以鉴别诊断各种性质的心包疾病;③通过心包穿刺,注射抗生素等药物进行治疗。

三、心血管疾病的治疗

(一) 药物治疗

虽然目前治疗心血管疾病的方法越来越多,但是药物治疗仍然是基础,是最为重要和首选的方法之一。治疗心血管疾病的常用药物常按作用机制进行分类,包括血管紧张素转换酶抑制剂(ACEI)类、血管紧张素受体拮抗剂(ARB)类、β受体拮抗剂、扩血管药、利尿剂、α受体拮抗剂、正性肌力药物、调脂类药物、抗心律失常药、钙通道阻滞剂、抗栓药物等。新型的心血管治疗药物包括新型口服抗凝药、降低低密度胆固醇的胆固醇吸收抑制剂(依折麦布)和PCSK9抑制剂及治疗心衰的血管紧张素受体脑啡肽酶抑制剂(angiotensin receptor neprilysin inhibitor,ARNI)等。药物的药理作用、适应证、禁忌证、毒副作用及应用注意事项对临床实践都非常重要。同时个体化治疗也是药物治疗成功的关键。

(二) 介入治疗

介入治疗已经成为心脏疾病非常重要的治疗手段,其技术不断发展,适应证不断扩大,极大地改善了病人的预后和生活质量。

1. **经皮冠状动脉介入术(percutaneous coronary intervention,PCI)** 治疗冠心病的一种最常用、最成熟的介入技术。它是在血管造影仪的引导下,通过特制的导管、导丝、球囊、支架等,对狭窄或阻塞的冠状动脉进行血运重建的治疗方法。操作器械的改进,尤其是药物支架的出现大大改善了病人的预后和生活质量。目前还有药物球囊、生物可吸收支架等新技术应用于临床。

2. **射频消融术(catheter radiofrequency ablation)** 射频消融术是将电极导管经静脉或动脉送入心腔特定部位,释放射频电流导致局部心内膜及心内膜下心肌凝固性坏死,达到阻断快速性心律失常异常传导束和起源点的介入性技术。这种方法创伤小,并且随着三维标测系统的出现,手术成功率显著提高,已成为治疗各种快速型心律失常,包括心房颤动等的重要治疗策略。

3. **冷冻消融(percutaneous cryoablation)** 为心律失常治疗的新技术。通过液态制冷剂的吸热蒸发,带走组织热量,使目标消融部位温度降低,异常电生理的细胞组织遭到破坏,从而消除心律失常。和传统射频消融相比,冷冻消融更易于医生操作,缩短了手术时间,治疗有效性高,并减少血栓等严重并发症,降低了病人疼痛度。目前主要应用于阵发性房颤的介入治疗。

4. **经皮导管消融肾动脉去交感神经术(catheter-based renal sympathetic denervation,RDN)** 通过阻断肾脏传出神经从而中断交感神经系统、肾素-血管紧张素轴和血压升高的恶性循环。目前主要用于治疗顽固性高血压,其有效性和安全性仍有待于更多临床研究结果的进一步支持。

5. **埋藏式心脏起搏器(pacemaker)植入术**

(1)治疗缓慢型心律失常的埋藏式起搏器:心脏起搏器在临床的应用已有四十余年的历史,已经成为现代心脏病学的重要组成部分。主要用于病态窦房结综合征和高度房室传导阻滞病人。埋藏式起搏器主要分单腔、双腔起搏器。单腔起搏器在右心房或右心室内放置一根电极导线。双腔起搏器是指在右心房和右心室内放置两根导线,它能按照正常的顺序依次起搏心房和心室,故又称为生理性起搏。

(2)心脏再同步化治疗(cardiac resynchronization therapy,CRT):近年来CRT治疗在临床的应用越来越广泛。CRT即三腔起搏器,需要将三根电极分别植入右心室、右心房和左心室(通过冠状窦进入靠近左室侧壁或者后壁的静脉,在心外膜起搏),主要通过双心室起搏纠正室间或心室内不同步,增加心室排血和充盈,减少二尖瓣反流,提高射血分数,从而改善病人心功能。

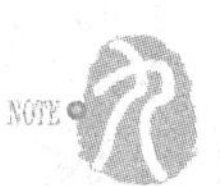

(3)植入型心律转复除颤器(implantable cardioverter defibrillator,ICD):ICD 能明显降低心脏性猝死(sudden cardiac death,SCD)高危病人的病死率,是目前防止 SCD 最有效的方法。近年来,ICD 的研究取得了迅速的发展,适应证不断扩大。ICD 可以联合 CRT 功能,称为 CRT-D。

6. 先天性心脏病经皮封堵术 包括室间隔缺损、房间隔缺损和动脉导管未闭的封堵术。这类手术创伤小、康复快,效果可以和外科修补手术相媲美。我国先天性心脏病的介入治疗水平处于世界领先地位。

7. 心脏瓣膜的介入治疗 从 20 世纪 80 年代开始的瓣膜病球囊扩张成形技术到 21 世纪初的经皮瓣膜植入或修补技术,瓣膜病的介入治疗技术进展迅速。目前发展最迅速的是针对高危主动脉瓣狭窄病人的经皮主动脉瓣置入术(transcatheter aortic valve implantation,TAVI)和二尖瓣关闭不全病人的经皮修补术。TAVI 治疗的有效性和安全性得到肯定,适应证不断扩大。

(三)外科治疗

包括冠状动脉旁路移植手术、心脏各瓣膜修补及置换手术、先天性心脏病矫治手术、心包剥离术、心脏移植等。

(四)其他治疗

筛选致病基因对于遗传性或家族倾向性心脏病的防治具有重要意义。干细胞移植和血管新生治疗在动物实验取得许多进展,具有良好的应用前景。分子心脏病学也终将为临床实践带来更多更新的诊疗方案。

(葛均波)

笔记

第二章 心力衰竭

心力衰竭(heart failure,HF)是各种心脏结构或功能性疾病导致心室充盈和(或)射血功能受损,心排血量不能满足机体组织代谢需要,以肺循环和(或)体循环淤血,器官、组织血液灌注不足为临床表现的一组综合征,主要表现为呼吸困难、体力活动受限和体液潴留。心功能不全(cardiac dysfunction)或心功能障碍理论上是一个更广泛的概念,伴有临床症状的心功能不全称之为心力衰竭(简称心衰)。

第一节 心力衰竭总论

【类型】

(一)左心衰竭、右心衰竭和全心衰竭

左心衰竭由左心室代偿功能不全所致,以肺循环淤血为特征,临床上较为常见。单纯的右心衰竭主要见于肺源性心脏病及某些先天性心脏病,以体循环淤血为主要表现。左心衰竭后肺动脉压力增高,使右心负荷加重,右心衰竭继之出现,即为全心衰竭。心肌炎、心肌病病人左、右心同时受损,左、右心衰可同时出现而表现为全心衰竭。

单纯二尖瓣狭窄引起的是一种特殊类型的心衰,不涉及左心室的收缩功能,而直接因左心房压力升高而导致肺循环高压,有明显的肺淤血和相继出现的右心功能不全。

(二)急性和慢性心力衰竭

根据心衰发生的时间、速度、严重程度可分为慢性心衰和急性心衰。

急性心衰系因急性的严重心肌损害、心律失常或突然加重的心脏负荷,使心功能正常或处于代偿期的心脏在短时间内发生衰竭或慢性心衰急剧恶化。临床上以急性左心衰常见,表现为急性肺水肿或心源性休克。

慢性心衰有一个缓慢的发展过程,一般均有代偿性心脏扩大或肥厚及其他代偿机制的参与。

(三)射血分数降低性心衰(HFrEF)和射血分数保留性心衰(HFpEF)

对于心衰的描述主要基于左室射血分数(left ventricular ejection fraction,LVEF)。LVEF<40%者称为射血分数降低性心衰(HF with reduced EF,HFrEF),即传统概念中的收缩性心衰。LVEF≥50%的心衰称为射血分数保留性心衰(HF with preserved EF,HFpEF),通常存在左室肥厚或左房增大等充盈压升高,舒张功能受损的表现,以前称为舒张性心衰。大多数HFrEF病人同时存在舒张功能不全,而HFpEF病人也可能同时存在非常轻微的收缩功能异常。LVEF在40%~49%之间者称为中间范围射血分数心衰(HF with mid-range EF,HFmrEF),这些病人通常以轻度收缩功能障碍为主,同时伴有舒张功能不全的特点。

【病因】

(一)基本病因

1. 心肌损害

(1)原发性心肌损害:冠状动脉疾病导致缺血性心肌损害如心肌梗死、慢性心肌缺血;炎症和免疫性心肌损害如心肌炎、扩张型心肌病;遗传性心肌病如家族性扩张型心肌病、肥厚型心肌病、右室心肌病、心肌致密化不全、线粒体肌病等。

（2）继发性心肌损害：内分泌代谢性疾病（如糖尿病、甲状腺疾病）、系统性浸润性疾病（如心肌淀粉样变性）、结缔组织病、心脏毒性药物等并发的心肌损害。

2. 心脏负荷过重

（1）压力负荷（后负荷）过重：见于高血压、主动脉瓣狭窄、肺动脉高压、肺动脉瓣狭窄等左、右心室收缩期射血阻力增加的疾病。心肌代偿性肥厚以克服增高的阻力，保证射血量，久之终致心肌结构、功能发生改变而失代偿。

（2）容量负荷（前负荷）过重：见于心脏瓣膜关闭不全及左、右心或动、静脉分流性先天性心血管病。此外，伴有全身循环血量增多的疾病如慢性贫血、甲状腺功能亢进症、围生期心肌病、体循环动静脉瘘等，心脏的容量负荷增加。早期心室腔代偿性扩大，心肌收缩功能尚能代偿，但心脏结构和功能发生改变超过一定限度后即出现失代偿表现。

3. 心室前负荷不足　二尖瓣狭窄、心脏压塞、限制性心肌病、缩窄性心包炎等，引起心室充盈受限，体、肺循环淤血。

（二）诱因

1. 感染　呼吸道感染是最常见、最重要的诱因，感染性心内膜炎也不少见，常因其发病隐匿而易漏诊。

2. 心律失常　心房颤动是器质性心脏病最常见的心律失常之一，也是诱发心力衰竭最重要的因素。其他各种类型的快速型心律失常以及严重缓慢型心律失常均可诱发心力衰竭。

3. 血容量增加　如钠盐摄入过多，静脉液体输入过多、过快等。

4. 过度体力消耗或情绪激动　如妊娠后期及分娩过程、暴怒等。

5. 治疗不当　如不恰当地停用利尿药物或降血压药等。

6. 原有心脏病变加重或并发其他疾病　如冠心病发生心肌梗死，风湿性心瓣膜病出现风湿活动，合并甲状腺功能亢进或贫血等。

【病理生理】

心力衰竭始于心肌损伤，导致病理性重塑，从而出现左心室扩大和（或）肥大。起初，以肾素-血管紧张素-醛固酮系统（renin-angiotensin-aldosterone system，RAAS）、抗利尿激素激活和交感神经兴奋为主的代偿机制尚能通过水钠潴留、外周血管收缩及增强心肌收缩等维持正常的心脏输出；但这些神经体液机制最终将导致直接细胞毒性，引起心肌纤维化，致心律失常以及泵衰竭。

（一）Frank-Starling 机制

增加心脏前负荷，回心血量增多，心室舒张末期容积增加，从而增加心排血量及心脏作功量，但同时也导致心室舒张末压力增高，心房压、静脉压随之升高，达到一定程度时可出现肺循环和（或）体循环静脉淤血，图 3-2-1 示左心室功能曲线。

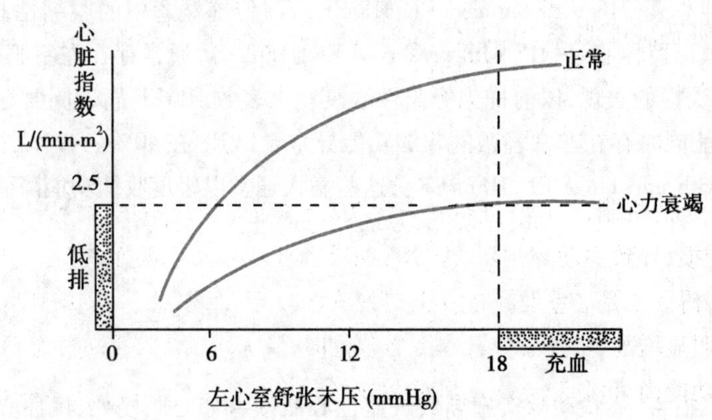

图 3-2-1　左心室功能曲线

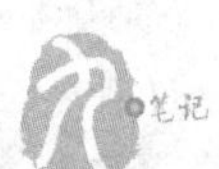

（二）神经体液机制

当心脏排血量不足，心腔压力升高时，机体全面启动神经体液机制进行代偿，包括：

1. 交感神经兴奋性增强 心力衰竭病人血中去甲肾上腺素（NE）水平升高，作用于心肌 β_1 肾上腺素能受体，增强心肌收缩力并提高心率，从而提高心排血量。但同时周围血管收缩，心脏后负荷增加及心率加快，均使心肌耗氧量增加。NE 还对心肌细胞有直接毒性作用，促使心肌细胞凋亡，参与心室重塑的病理过程。此外，交感神经兴奋还可使心肌应激性增强而有促心律失常作用。

2. RAAS 激活 心排血量降低致肾血流量减低，RAAS 激活，心肌收缩力增强，周围血管收缩维持血压，调节血液再分配，保证心、脑等重要脏器的血供，并促进醛固酮分泌，水、钠潴留，增加体液量及心脏前负荷，起到代偿作用。但同时 RAAS 激活促进心脏和血管重塑，加重心肌损伤和心功能恶化。

3. 其他体液因子的改变 心力衰竭时除了上述两个主要神经内分泌系统的代偿机制外，另有众多体液调节因子参与心血管系统调节，并在心肌和血管重塑中起重要作用。

（1）精氨酸加压素（arginine vasopressin，AVP）：由垂体释放，具有抗利尿和促周围血管收缩作用。其释放受心房牵张感受器（atrial stretch receptors）调控，心力衰竭时心房牵张感受器敏感性下降，不能抑制 AVP 释放而使血浆 AVP 水平升高。AVP 通过 V_1 受体引起全身血管收缩，通过 V_2 受体减少游离水清除，致水潴留增加，同时增加心脏前、后负荷。心衰早期，AVP 的效应有一定的代偿作用，而长期的 AVP 增加将使心衰进一步恶化。

（2）利钠肽类：人类有三种利钠肽类：心钠肽（atrial natriuretic peptide，ANP）、脑钠肽（brain natriuretic peptide，BNP）和 C 型利钠肽（C-type natriuretic peptide，CNP）。ANP 主要由心房分泌，心室肌也有少量表达，心房压力增高时释放，其生理作用为扩张血管和利尿排钠，对抗肾上腺素、肾素-血管紧张素和 AVP 系统的水、钠潴留效应。BNP 主要由心室肌细胞分泌，生理作用与 ANP 相似但较弱，BNP 水平随心室壁张力而变化并对心室充盈压具有负反馈调节作用。CNP 主要位于血管系统内，生理作用尚不明确，可能参与或协同 RAAS 的调节作用。心力衰竭时心室壁张力增加，BNP 及 ANP 分泌明显增加，其增高的程度与心衰的严重程度呈正相关，可作为评定心衰进程和判断预后的指标。

另外，内皮素、一氧化氮、缓激肽以及一些细胞因子、炎症介质等均参与慢性心力衰竭的病理生理过程。

（三）心室重塑

在心脏功能受损，心腔扩大、心肌肥厚的代偿过程中，心肌细胞、胞外基质、胶原纤维网等均发生相应变化，即心室重塑（ventricular remodeling），是心力衰竭发生发展的基本病理机制。除了因为代偿能力有限、代偿机制的负面影响外，心肌细胞的能量供应不足及利用障碍导致心肌细胞坏死、纤维化也是失代偿发生的一个重要因素。心肌细胞减少使心肌整体收缩力下降；纤维化的增加又使心室顺应性下降，重塑更趋明显，心肌收缩力不能发挥其应有的射血效应，形成恶性循环，最终导致不可逆转的终末阶段。

[附] 舒张功能不全的机制

心脏舒张功能不全的机制，大体上可分为两大类：一是能量供应不足时钙离子回摄入肌浆网及泵出胞外的耗能过程受损，导致主动舒张功能障碍，如冠心病明显心肌缺血时，在出现收缩功能障碍前即可出现舒张功能障碍。二是心室肌顺应性减退及充盈障碍，主要见于心室肥厚如高血压及肥厚型心肌病，心室充盈压明显增高，当左心室舒张末压过高时，肺循环出现高压和淤血，即舒张性心功能不全，此时心肌的收缩功能尚可保持，心脏射血分数正常，故又称为射血分数保留性心衰（HFpEF）。但当有容量负荷增加，心室扩大时，心室顺应性增加，即使有心室肥厚也不致出现单纯的舒张性心功能不全。舒张与收缩功能不全的心腔压力与容量的变化见图 3-2-2。

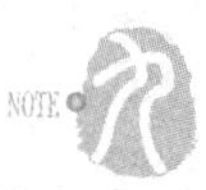

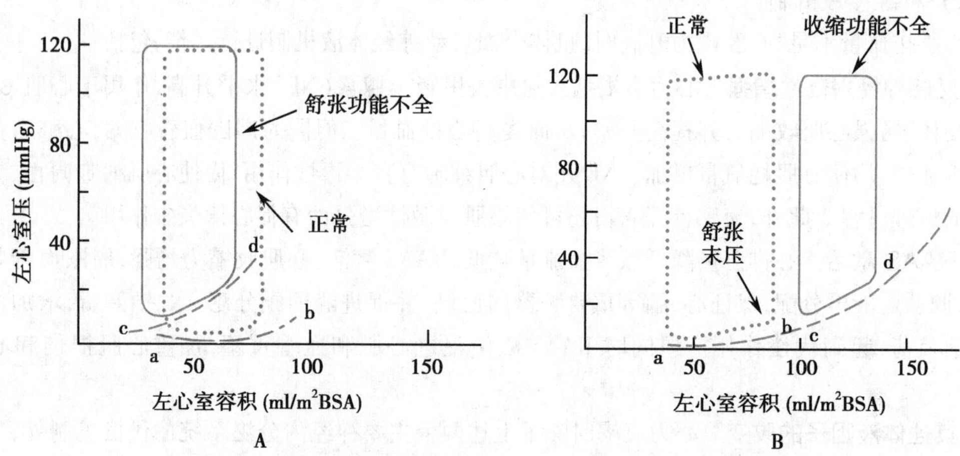

图 3-2-2 舒张与收缩功能不全的心腔压力与容量的变化

图 A 示单纯舒张功能不全时压力-容积较正常左移,舒张末容积略减少而以舒张期压力增高为主;图 B 示收缩功能不全时压力-容积较正常右移,收缩及舒张期容量明显增加的同时舒张末压增高

第二节 慢性心力衰竭

【流行病学】

慢性心力衰竭(chronic heart failure,CHF)是心血管疾病的终末期表现和最主要的死因,是 21 世纪心血管领域的两大挑战之一。据我国 2003 年的抽样调查,成人心衰患病率为 0.9%;发达国家心衰患病率为 1% ~2%,每年发病率为 0.5% ~1%。随着年龄的增长,心衰患病率迅速增加,70 岁以上人群患病率更上升至 10% 以上。心力衰竭病人 4 年死亡率达 50%,严重心衰病人 1 年死亡率高达 50%,而年龄校正的心衰死亡率亦呈上升趋势。尽管心力衰竭治疗有了很大进展,心衰病人死亡数仍在不断增加。

冠心病、高血压已成为慢性心力衰竭的最主要病因,据 2005 年对我国 17 个地区的 CHF 病因调查,冠心病居首位,其次为高血压,风湿性心脏病比例则趋下降,但瓣膜性心脏病仍不可忽视。同时,慢性肺心病和高原性心脏病在我国也具有一定的地域高发性。

【临床表现】

临床上左心衰竭较为常见,尤其是左心衰竭后继发右心衰竭而致的全心衰竭。由于严重广泛的心肌疾病同时波及左、右心而发生全心衰竭者在住院病人中更为多见。

(一) 左心衰竭

以肺循环淤血及心排血量降低为主要表现。

1. 症状

(1) 不同程度的呼吸困难:①劳力性呼吸困难:是左心衰竭最早出现的症状。因运动使回心血量增加,左心房压力升高,加重肺淤血。引起呼吸困难的运动量随心衰程度加重而减少。②端坐呼吸:肺淤血达到一定程度时,病人不能平卧,因平卧时回心血量增多且横膈上抬,呼吸更为困难。高枕卧位、半卧位甚至端坐时方可好转。③夜间阵发性呼吸困难:病人入睡后突然因憋气而惊醒,被迫取坐位,多于端坐休息后缓解。其发生机制除睡眠平卧时血液重新分配使肺血量增加外,夜间迷走神经张力增加、小支气管收缩、横膈抬高、肺活量减少等也是促发因素。④急性肺水肿:是左心衰呼吸困难最严重的形式,重者可有哮鸣音,称为"心源性哮喘"。

(2) 咳嗽、咳痰、咯血:咳嗽、咳痰是肺泡和支气管黏膜淤血所致,开始常于夜间发生,坐位或立位时咳嗽可减轻,白色浆液性泡沫状痰为其特点,偶可见痰中带血丝。急性左心衰发作时可出现粉红色

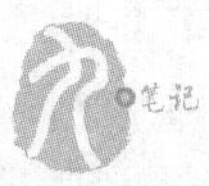

泡沫样痰。长期慢性肺淤血肺静脉压力升高,导致肺循环和支气管血液循环之间在支气管黏膜下形成侧支,此种血管一旦破裂可引起大咯血。

（3）乏力、疲倦、运动耐量减低、头晕、心慌等器官、组织灌注不足及代偿性心率加快所致的症状。

（4）少尿及肾功能损害症状:严重的左心衰竭血液再分配时,肾血流量首先减少,可出现少尿。长期慢性的肾血流量减少可出现血尿素氮、肌酐升高并可有肾功能不全的相应症状。

2. 体征

（1）肺部湿性啰音:由于肺毛细血管压增高,液体渗出到肺泡而出现湿性啰音。随着病情的加重,肺部啰音可从局限于肺底部直至全肺。侧卧位时下垂的一侧啰音较多。

（2）心脏体征:除基础心脏病的固有体征外,一般有心脏扩大及相对性二尖瓣关闭不全的反流性杂音、肺动脉瓣区第二心音亢进及第三心音或第四心音奔马律。

（二）右心衰竭

以体循环淤血为主要表现。

1. 症状

（1）消化道症状:胃肠道及肝淤血引起腹胀、食欲缺乏、恶心、呕吐等是右心衰最常见的症状。

（2）劳力性呼吸困难:继发于左心衰的右心衰呼吸困难业已存在。单纯性右心衰为分流性先天性心脏病或肺部疾病所致,也均有明显的呼吸困难。

2. 体征

（1）水肿:体静脉压力升高使软组织出现水肿,表现为始于身体低垂部位的对称性凹陷性水肿。也可表现为胸腔积液,以双侧多见,常以右侧为甚,单侧者以右侧多见,主要与体静脉和肺静脉压同时升高、胸膜毛细血管通透性增加有关。

（2）颈静脉征:颈静脉搏动增强、充盈、怒张是右心衰时的主要体征,肝颈静脉反流征阳性则更具特征性。

（3）肝大:肝淤血肿大常伴压痛,持续慢性右心衰可致心源性肝硬化。

（4）心脏体征:除基础心脏病的相应体征外,可因右心室显著扩大而出现三尖瓣关闭不全的反流性杂音。

（三）全心衰竭

左心衰竭继发右心衰竭而形成的全心衰竭,因右心衰竭时右心排血量减少,因此以往的阵发性呼吸困难等肺淤血症状反而有所减轻。扩张型心肌病等同时存在左、右心室衰竭者,肺淤血症状往往不严重,主要表现为左心衰竭心排血量减少的相关症状和体征。

【分期与分级】

（一）心力衰竭分期

A 期:前心衰阶段(pre-heart failure):病人存在心衰高危因素,但目前尚无心脏结构或功能异常,也无心衰的症状和(或)体征。包括高血压、冠心病、糖尿病和肥胖、代谢综合征等最终可累及心脏的疾病以及应用心脏毒性药物史、酗酒史、风湿热史或心肌病家族史等。

B 期:前临床心衰阶段(pre-clinical heart failure):病人无心衰的症状和(或)体征,但已出现心脏结构改变,如左心室肥厚、无症状瓣膜性心脏病、既往心肌梗死史等。

C 期:临床心衰阶段(clinical heart failure):病人已有心脏结构改变,既往或目前有心衰的症状和(或)体征。

D 期:难治性终末期心衰阶段(refractory end-stage heart failure):病人虽经严格优化内科治疗,但休息时仍有症状,常伴心源性恶病质,须反复长期住院。

心衰分期全面评价了病情进展阶段,提出对不同阶段进行相应的治疗。通过治疗只能延缓而不可能逆转病情进展。

（二）心力衰竭分级

1. 心力衰竭的严重程度通常采用美国纽约心脏病学会（New York Heart Association，NYHA）的心功能分级方法。

Ⅰ级：心脏病病人日常活动量不受限制，一般活动不引起乏力、呼吸困难等心衰症状。

Ⅱ级：心脏病病人体力活动轻度受限，休息时无自觉症状，一般活动下可出现心衰症状。

Ⅲ级：心脏病病人体力活动明显受限，低于平时一般活动即引起心衰症状。

Ⅳ级：心脏病病人不能从事任何体力活动，休息状态下也存在心衰症状，活动后加重。

这种分级方案的优点是简便易行，但缺点是仅凭病人的主观感受和（或）医生的主观评价，短时间内变化的可能性较大，病人个体间的差异也较大。

2. 6分钟步行试验　简单易行、安全方便，通过评定慢性心衰病人的运动耐力评价心衰严重程度和疗效。要求病人在平直走廊里尽快行走，测定6分钟步行距离，根据US Carvedilol研究设定的标准，<150m、150～450m和>450m分别为重度、中度和轻度心衰。

【辅助检查】

（一）实验室检查

1. 利钠肽　是心衰诊断、病人管理、临床事件风险评估中的重要指标，临床上常用BNP及NT-proBNP。未经治疗者若利钠肽水平正常可基本排除心衰诊断，已接受治疗者利钠肽水平高则提示预后差，但左心室肥厚、心动过速、心肌缺血、肺动脉栓塞、慢性阻塞性肺疾病（COPD）等缺氧状态、肾功能不全、肝硬化、感染、败血症、高龄等均可引起利钠肽升高，因此其特异性不高。

2. 肌钙蛋白　严重心衰或心衰失代偿期、败血症病人的肌钙蛋白可有轻微升高，但心衰病人检测肌钙蛋白更重要的目的是明确是否存在急性冠状动脉综合征。肌钙蛋白升高，特别是同时伴有利钠肽升高，也是心衰预后的强预测因子。

3. 常规检查　包括血常规、尿常规、肝肾功能、血糖、血脂、电解质等，对于老年及长期服用利尿剂、RAAS抑制剂类药物的病人尤为重要，在接受药物治疗的心衰病人的随访中也需要适当监测。甲状腺功能检测不容忽视，因为无论甲状腺功能亢进或减退均可导致心力衰竭。

（二）心电图

心力衰竭并无特异性心电图表现，但能帮助判断心肌缺血、既往心肌梗死、传导阻滞及心律失常等。

（三）影像学检查

1. 超声心动图　更准确地评价各心腔大小变化及瓣膜结构和功能，方便快捷地评估心功能和判断病因，是诊断心力衰竭最主要的仪器检查。

（1）收缩功能：以收缩末及舒张末的容量差计算LVEF作为心力衰竭的诊断指标，虽不够精确，但方便实用。

（2）舒张功能：超声多普勒是临床上最实用的判断舒张功能的方法。可有导致舒张期功能不全的结构基础，如左心房肥大、左心室壁增厚等。心动周期中舒张早期心室充盈速度最大值为E峰，舒张晚期（心房收缩）心室充盈最大值为A峰，E/A比值正常人不应小于1.2，中青年更大。舒张功能不全时，E峰下降，A峰增高，E/A比值降低。对于难以准确评价A峰的心房颤动病人，可利用组织多普勒评估二尖瓣环测得E/E′比值，若>15，则提示存在舒张功能不全。但尚需根据病人临床表现综合评价是否存在舒张功能不全，而不能单纯依据超声结果进行诊断。

2. X线检查　是确诊左心衰竭肺水肿的主要依据，并有助于心衰与肺部疾病的鉴别。心影大小及形态为心脏病的病因诊断提供了重要的参考资料，心脏扩大的程度和动态改变也间接反映了心脏的功能状态，但并非所有心衰病人均存在心影增大。

X线胸片可反映肺淤血。早期肺静脉压增高时，主要表现为肺门血管影增强，上肺血管影增多与下肺纹理密度相仿甚至多于下肺。肺动脉压力增高可见右下肺动脉增宽，进一步出现间质性肺水肿

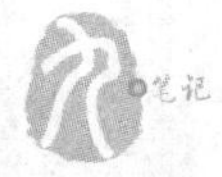
笔记

可使肺野模糊，Kerley B 线是在肺野外侧清晰可见的水平线状影，是肺小叶间隔内积液的表现，是慢性肺淤血的特征性表现。急性肺泡性肺水肿时肺门呈蝴蝶状，肺野可见大片融合的阴影。左心衰竭还可见胸腔积液和叶间胸膜增厚。

3. 心脏磁共振（cardiac magnetic resonance，CMR） 能评价左右心室容积、心功能、节段性室壁运动、心肌厚度、心脏肿瘤、瓣膜、先天性畸形及心包疾病等。因其精确度及可重复性而成为评价心室容积、室壁运动的金标准。增强磁共振能为心肌梗死、心肌炎、心包炎、心肌病、浸润性疾病提供诊断依据。

4. 冠状动脉造影（coronary angiography，CAG） 对于拟诊冠心病或有心肌缺血症状、心电图或负荷试验有心肌缺血表现者，可行冠状动脉造影明确病因诊断。

5. 放射性核素检查 放射性核素心血池显影能相对准确地评价心脏大小和 LVEF，还可通过记录放射活性-时间曲线计算左心室最大充盈速率以反映心脏舒张功能。常同时行心肌灌注显像评价存活/缺血心肌，但在测量心室容积或更精细的心功能指标方面价值有限。

（四）有创性血流动力学检查

急性重症心衰病人必要时采用床旁右心漂浮导管（Swan-Ganz 导管）检查，经静脉将漂浮导管插入至肺小动脉，测定各部位的压力及血液含氧量，计算心脏指数（CI）及肺毛细血管楔压（PCWP），直接反映左心功能，正常时 CI>2.5L/（min·m^2），PCWP<12mmHg。

危重病人也可采用脉搏指示剂连续心排血量监测（pulse indicator continuous cardiac output，PiCCO）动态监测，经外周动、静脉置管，应用指示剂热稀释法估测血容量、外周血管阻力、全心排血量等指标，更好地指导容量管理，通常仅适用于具备条件的 CCU、ICU 等病房。

（五）心-肺运动试验

仅适用于慢性稳定性心衰病人，在评估心功能并判断心脏移植的可行性方面切实有效。运动时肌肉需氧量增高，心排血量相应增加。正常人每增加 100ml/（min·m^2）的耗氧量，心排血量需增加 600ml/（min·m^2）。当病人的心排血量不能满足运动需求时，肌肉组织就从流经它的单位容积血中提取更多的氧，致动-静脉血氧差值增大。在氧供应绝对不足时，即出现无氧代谢，乳酸增加，呼气中 CO_2 含量增加。

1. 最大耗氧量［VO_{2max}，ml/（min·kg）］ 即运动量虽继续增加，耗氧量不再增加时的峰值，表明心排血量已不能按需要继续增加。心功能正常时应>20，轻至中度心功能受损时为 16～20，中至重度受损时为 10～15，极重度受损时<10。

2. 无氧阈值 即呼气中 CO_2 的增长超过了氧耗量的增长，标志着无氧代谢的出现，以开始出现两者增加不成比例时的氧耗量作为代表值，此值愈低说明心功能愈差。

【诊断与鉴别诊断】

（一）诊断

心力衰竭完整的诊断包括病因学诊断、心功能评价及预后评估。

心力衰竭须综合病史、症状、体征及辅助检查作出诊断。主要诊断依据为原有基础心脏病的证据及循环淤血的表现。症状、体征是早期发现心衰的关键，完整的病史采集及详尽的体格检查非常重要。左心衰竭的不同程度呼吸困难、肺部啰音，右心衰竭的颈静脉征、肝大、水肿，以及心衰的心脏奔马律、瓣膜区杂音等是诊断心衰的重要依据。但症状的严重程度与心功能不全程度无明确相关性，需行客观检查并评价心功能。BNP 测定也可作为诊断依据，并能帮助鉴别呼吸困难的病因。

判断原发病非常重要，因为某些引起左心室功能不全的情况如瓣膜病能够治疗或逆转。同时也应明确是否存在可导致症状发生或加重的并发症。

预后评估：生存率是针对人群的描述，对病人而言，个体的预后更值得关注。准确的预后评估可为病人及家属对未来生活的规划提供必要的信息，也能判断心脏移植及机械辅助治疗的可行性。LVEF 降低、NYHA 分级恶化、低钠血症、VO_{2max} 降低、血细胞比容下降、QRS 波增宽、持续性低血压、心

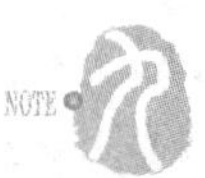

动过速、肾功能不全、传统治疗不能耐受、顽固性高容量负荷、BNP 明显升高等均为心衰高风险及再入院率、死亡率的预测因子。

（二）鉴别诊断

心力衰竭主要应与以下疾病相鉴别：

1. 支气管哮喘 严重左心衰竭病人常出现“心源性哮喘”，应与支气管哮喘相鉴别。前者多见于器质性心脏病病人，发作时必须坐起，重症者肺部有干、湿性啰音，甚至咳粉红色泡沫痰；后者多见于青少年有过敏史，发作时双肺可闻及典型哮鸣音，咳出白色黏痰后呼吸困难常可缓解。测定血浆 BNP 水平对鉴别心源性和支气管性哮喘有较大的参考价值。

2. 心包积液、缩窄性心包炎 由于腔静脉回流受阻同样可以引起颈静脉怒张、肝大、下肢水肿等表现，应根据病史、心脏及周围血管体征进行鉴别，超声心动图、CMR 可确诊。

3. 肝硬化腹腔积液伴下肢水肿 应与慢性右心衰竭鉴别，除基础心脏病体征有助于鉴别外，非心源性肝硬化不会出现颈静脉怒张等上腔静脉回流受阻的体征。

【治疗】

心衰的治疗目标为防止和延缓心力衰竭的发生发展；缓解临床症状，提高生活质量；改善长期预后，降低病死率与住院率。治疗原则：采取综合治疗措施，包括对各种可致心功能受损的疾病如冠心病、高血压、糖尿病的早期管理，调节心力衰竭的代偿机制，减少其负面效应，如拮抗神经体液因子的过度激活，阻止或延缓心室重塑的进展。

（一）一般治疗

1. 生活方式管理

（1）病人教育：心衰病人及家属应得到准确的有关疾病知识和管理的指导，内容包括健康的生活方式、平稳的情绪、适当的诱因规避、规范的药物服用、合理的随访计划等。

（2）体重管理：日常体重监测能简便直观地反映病人体液潴留情况及利尿剂疗效，帮助指导调整治疗方案。体重改变往往出现在临床体液潴留症状和体征之前。部分严重慢性心力衰竭病人存在临床或亚临床营养不良，若病人出现大量体脂丢失或干重减轻称为心源性恶病质，往往预示预后不良。

（3）饮食管理：心衰病人血容量增加，体内水钠潴留，减少钠盐摄入有利于减轻上述情况，但在应用强效排钠利尿剂时过分严格限盐可导致低钠血症。

2. 休息与活动 急性期或病情不稳定者应限制体力活动，卧床休息，以降低心脏负荷，有利于心功能的恢复。但长期卧床易发生深静脉血栓形成甚至肺栓塞，同时也可能出现消化功能减低、肌肉萎缩、坠积性肺炎、压疮等，适宜的活动能提高骨骼肌功能，改善活动耐量。因此，应鼓励病情稳定的心衰病人主动运动，根据病情轻重不同，在不诱发症状的前提下从床边小坐开始逐步增加有氧运动。

3. 病因治疗

（1）病因治疗：对所有可能导致心脏功能受损的常见疾病如高血压、冠心病、糖尿病、代谢综合征等，在尚未造成心脏器质性改变前即应早期进行有效治疗。对于少数病因未明的疾病如原发性扩张型心肌病等亦应早期积极干预，延缓疾病进展。

（2）消除诱因：常见的诱因为感染，特别是呼吸道感染，应积极选用适当的抗感染治疗。快心室率心房颤动应尽快控制心室率，如有可能应及时复律。应注意排查及纠正潜在的甲状腺功能异常、贫血等。

（二）药物治疗

1. 利尿剂 利尿剂是心力衰竭治疗中改善症状的基石，是心衰治疗中唯一能够控制体液潴留的药物，但不能作为单一治疗。原则上在慢性心衰急性发作和明显体液潴留时应用。利尿剂的适量应用至关重要，剂量不足则体液潴留，将减低 RAAS 抑制剂的疗效并增加 β 受体拮抗剂的负性肌力作用；剂量过大则容量不足，将增加 RAAS 抑制剂及血管扩张剂的低血压及肾功能不全风险。

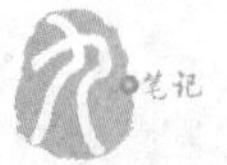

（1）袢利尿剂：以呋塞米（速尿）为代表，作用于髓袢升支粗段，排钠排钾，为强效利尿剂。对轻度

心衰病人一般小剂量(20mg 每日1次口服)起始,逐渐加量,一般控制体重下降0.5~1.0kg/d直至干重;重度慢性心力衰竭者可增至100mg每日2次,静脉注射效果优于口服。但须注意低血钾的副作用,应监测血钾。

(2)噻嗪类利尿剂:以氢氯噻嗪(双氢克尿噻)为代表,作用于肾远曲小管近端和髓袢升支远端,抑制钠的重吸收,并因 Na^+-K^+交换同时降低钾的重吸收。GFR<30ml/min时作用明显受限。轻度心力衰竭可首选此药,12.5~25mg每日1次起始,逐渐加量,可增至每日75~100mg,分2~3次服用,同时注意电解质平衡,常与保钾利尿剂合用。因可抑制尿酸排泄引起高尿酸血症,长期大剂量应用可影响糖、脂代谢。

(3)保钾利尿剂:作用于肾远曲小管远端,通过拮抗醛固酮或直接抑制 Na^+-K^+交换而具有保钾作用,利尿作用弱,多与上述两类利尿剂联用以加强利尿效果并预防低血钾。常用的有:螺内酯(安体舒通)、氨苯蝶啶、阿米洛利。

电解质紊乱是利尿剂长期使用最常见的副作用,特别是低血钾或高血钾均可导致严重后果,应注意监测。对于低钠血症应谨慎区分缺钠性(容量减少性)与稀释性(难治性水肿)。前者尿少而比重高,应给予高渗盐水补充钠盐;后者见于心力衰竭进行性恶化病人,尿少而比重低,应严格限制水的摄入。

(4)AVP受体拮抗剂(托伐普坦 tolvaptan):通过结合 V_2 受体减少水的重吸收,不增加排钠,因此可用于治疗伴有低钠血症的心力衰竭。

2. RAAS抑制剂

(1)血管紧张素转换酶抑制剂(angiotensin converting enzyme inhibitors,ACEI):通过抑制ACE减少血管紧张素Ⅱ(angiotensin Ⅱ,ATⅡ)生成而抑制RAAS;并通过抑制缓激肽降解而增强缓激肽活性及缓激肽介导的前列腺素生成,发挥扩血管作用,改善血流动力学;通过降低心衰病人神经-体液代偿机制的不利影响,改善心室重塑。临床研究证实ACEI早期足量应用除可缓解症状,还能延缓心衰进展,降低不同病因、不同程度心力衰竭病人及伴或不伴冠心病病人的死亡率。

ACEI以小剂量起始,如能耐受则逐渐加量,开始用药后1~2周内监测肾功能与血钾,后定期复查,长期维持终身用药。

ACEI的副作用主要包括低血压、肾功能一过性恶化、高血钾、干咳和血管性水肿等。对于妊娠期妇女、双侧肾动脉狭窄、高钾血症(>6.0mmol/L)和血管神经性水肿等患者应禁用;对于血肌酐水平显著升高(>265μmol/L)、高钾血症(>5.5~6mmol/L)、有症状的低血压(收缩压<90mmHg)和左室流出道梗阻等患者应慎用。非甾体类抗炎药(NSAIDs)会阻断ACEI的疗效并加重其副作用,应避免使用。

(2)血管紧张素受体拮抗剂(angiotensin receptor blockers,ARB):ARB可阻断经ACE和非ACE途径产生的ATⅡ与 AT_1 受体结合,阻断RAS的效应,但无抑制缓激肽降解作用,因此干咳和血管性水肿的副作用较少见。心衰病人治疗首选ACEI,当ACEI引起干咳、血管性水肿时,不能耐受者可改用ARB,但已使用ARB且症状控制良好者无须换为ACEI。研究证实ACEI与ARB联用并不能使心衰病人获益更多,反而增加不良反应,特别是低血压和肾功能损害的发生,因此目前不主张心衰病人ACEI与ARB联合应用。

(3)血管紧张素受体脑啡肽酶抑制剂(ARNI):通过沙库巴曲代谢产物LBQ657抑制脑啡肽酶,同时通过缬沙坦阻断 AT_1 受体,抑制血管收缩,改善心肌重构,显著降低心衰住院和心血管死亡风险,改善心衰症状和生活质量,推荐用于HFrEF病人。

(4)醛固酮受体拮抗剂:螺内酯等抗醛固酮制剂作为保钾利尿剂,能阻断醛固酮效应,抑制心血管重塑,改善心衰的远期预后。但必须注意血钾的监测,近期有肾功能不全、血肌酐升高或高钾血症者不宜使用。依普利酮(eplerenone)是一种选择性醛固酮受体拮抗剂,可显著降低轻度心衰病人心血管事件的发生风险、减少住院率、降低心血管病死亡率,且尤其适用于老龄、糖尿病和肾功能不全病人。

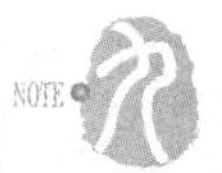

（5）肾素抑制剂：血浆肾素活性是动脉粥样硬化、糖尿病和心力衰竭等病人发生心血管事件和预测死亡率的独立危险因素。阿利吉仑（aliskiren）为直接肾素抑制剂，并阻断噻嗪类利尿剂、ACEI/ARB应用所致的肾素堆积，有效降压且对心率无明显影响。但有待进一步研究以获得更广泛的循证依据，目前不推荐用于ACEI/ARB的替代治疗。

3. β受体拮抗剂 β受体拮抗剂可抑制交感神经激活对心力衰竭代偿的不利作用。心力衰竭病人长期应用β受体拮抗剂能减轻症状、改善预后、降低死亡率和住院率，且在已接受ACEI治疗的病人中仍能观察到β受体拮抗剂的上述益处，说明这两种神经内分泌系统阻滞剂的联合应用具有叠加效应。

目前已经临床验证的β受体拮抗剂包括选择性β_1受体拮抗剂美托洛尔、比索洛尔与非选择性肾上腺素能α_1、β_1和β_2受体拮抗剂卡维地洛（carvedilol）。β受体拮抗剂的禁忌证为支气管痉挛性疾病、严重心动过缓、二度及二度以上房室传导阻滞、严重周围血管疾病（如雷诺病）和重度急性心衰。所有病情稳定并无禁忌证的心功能不全病人一经诊断均应立即以小剂量起始应用β受体拮抗剂，逐渐增加达最大耐受剂量并长期维持。其主要目的在于延缓疾病进展，减少猝死。对于存在体液潴留的病人应与利尿剂同时使用。

突然停用β受体拮抗剂可致临床症状恶化，应予避免。多项临床试验表明，在慢性心力衰竭急性失代偿期或急性心力衰竭时，持续服用原剂量β受体拮抗剂不仅不增加风险，且较减量或中断治疗者临床转归更好。因此，对于慢性心衰急性失代偿的病人，应根据病人的实际临床情况，在血压允许的范围内尽可能地继续β受体拮抗剂治疗，以获得更佳的治疗效果。

4. 正性肌力药

（1）洋地黄类药物：洋地黄类药物作为正性肌力药物的代表用于治疗心衰已有两百余年的历史。研究证实地高辛（digoxin）可显著减轻轻中度心衰病人的临床症状，改善生活质量，提高运动耐量，减少住院率，但对生存率无明显改变。

洋地黄类药物通过抑制Na^+-K^+-ATP酶发挥药理作用：①正性肌力作用：升高细胞内Ca^{2+}浓度而增强心肌收缩力。而细胞内K^+浓度降低，成为洋地黄中毒的重要原因。②电生理作用：一般治疗剂量下，洋地黄可抑制心脏传导系统，对房室交界区的抑制最为明显。当血钾过低时，更易发生各种快速型心律失常。③迷走神经兴奋作用：作用于迷走神经传入纤维增加心脏压力感受器的敏感性，反馈抑制中枢神经系统的兴奋冲动，可对抗心衰时交感神经兴奋的不利影响，但尚不足以取代β受体拮抗剂的作用。④作用于肾小管细胞，减少钠的重吸收并抑制肾素分泌。

洋地黄制剂：地高辛是最常用且唯一经过安慰剂对照研究进行疗效评价的洋地黄制剂，常以每日0.125mg起始并维持，70岁以上、肾功能损害或干重低的病人应予更小剂量（隔日0.125mg）起始。毛花苷丙（lanatoside C，西地兰）、毒毛花苷K（strophanthin K）为快速起效的静脉注射用制剂，适用于急性心力衰竭或慢性心衰加重时。

洋地黄的临床应用：伴有快速心房颤动/心房扑动的收缩性心力衰竭是应用洋地黄的最佳指征，包括扩张型心肌病、二尖瓣或主动脉瓣病变、陈旧性心肌梗死及高血压性心脏病所致慢性心力衰竭。在利尿剂、ACEI/ARB和β受体拮抗剂治疗过程中仍持续有心衰症状的病人可考虑加用地高辛。但对代谢异常引起的高排血量心衰如贫血性心脏病、甲状腺功能亢进以及心肌炎、心肌病等病因所致心衰，洋地黄治疗效果欠佳。肺源性心脏病常伴低氧血症，与心肌梗死、缺血性心肌病均易发生洋地黄中毒，应慎用；应用其他可能抑制窦房结或房室结功能或可能影响地高辛血药浓度的药物（如胺碘酮或β受体阻滞剂）时须慎用或减量；存在流出道梗阻如肥厚型心肌病、主动脉瓣狭窄的病人，增加心肌收缩性可能使原有的血流动力学障碍更为加重，禁用洋地黄；风湿性心脏病单纯二尖瓣狭窄伴窦性心律的肺水肿病人因增加右心室收缩功能可能加重肺水肿程度而禁用；严重窦性心动过缓或房室传导阻滞病人在未植入起搏器前禁用。对于液体潴留或低血压等心衰症状急性加重的病人，应首选静脉制剂，待病情稳定后再应用地高辛作为长期治疗策略之一。

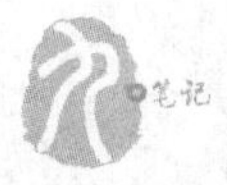

洋地黄制剂应用过程中应警惕洋地黄中毒的发生。心肌缺血、缺氧及低血钾、低血镁、甲状腺功能减退、肾功能不全的情况下更易出现洋地黄中毒，其最重要的表现为各类心律失常，以室性期前收缩常见，多表现为二联律，非阵发性交界区心动过速，房性期前收缩，心房颤动及房室传导阻滞等。快速房性心律失常伴传导阻滞是洋地黄中毒的特征性表现。胃肠道表现如恶心、呕吐，以及神经系统症状如视物模糊、黄视、绿视，定向力障碍、意识障碍等则较少见。发生洋地黄中毒后应立即停药。单发性室性期前收缩、一度房室传导阻滞等停药后常自行消失；对快速型心律失常者，如血钾浓度低则可用静脉补钾，如血钾不低可用利多卡因或苯妥英钠，电复律因易致心室颤动，一般禁用；有传导阻滞及缓慢型心律失常者可予阿托品静脉注射；异丙肾上腺素易诱发室性心律失常，故不宜应用。

（2）非洋地黄类正性肌力药

1）β 受体兴奋剂：多巴胺与多巴酚丁胺是常用的静脉制剂，多巴胺是去甲肾上腺素前体，较小剂量[<2μg/（kg · min）]激动多巴胺受体，可降低外周阻力，扩张肾血管、冠脉和脑血管；中等剂量[2 ~ 5μg/（kg · min）]激动 β_1 和 β_2 受体，表现为心肌收缩力增强，血管扩张，特别是肾小动脉扩张，心率加快不明显，能显著改善心力衰竭的血流动力学异常；大剂量[5 ~ 10μg/（kg · min）]则可兴奋 α 受体，出现缩血管作用，增加左心室后负荷。多巴酚丁胺是多巴胺的衍生物，扩血管作用不如多巴胺明显，加快心率的效应也比多巴胺小。两者均只能短期静脉应用，在慢性心衰加重时起到帮助病人渡过难关的作用，连续用药超过 72 小时可能出现耐药，长期使用将增加死亡率。

2）磷酸二酯酶抑制剂：包括米力农、氨力农等，通过抑制磷酸二酯酶活性促进 Ca^{2+} 通道膜蛋白磷酸化，Ca^{2+} 内流增加，从而增强心肌收缩力。磷酸二酯酶抑制剂短期应用可改善心衰症状，但已有大规模前瞻性研究证明，长期应用米力农治疗重症慢性心力衰竭，死亡率增加，其他的相关研究也得出同样的结论。因此，仅对心脏术后急性收缩性心力衰竭、难治性心力衰竭及心脏移植前的终末期心力衰竭的病人短期应用。

心衰病人的心肌处于血液或能量供应不足的状态，过度或长期应用正性肌力药物将扩大能量的供需矛盾，加重心肌损害，增加死亡率。因此，在心衰治疗中不应以正性肌力药取代其他治疗用药。

5. 伊伐布雷定（ivabradine） 选择性特异性窦房结 I_f 电流抑制剂，减慢窦性心律，延长舒张期，改善左心室功能及生活质量，对心脏内传导、心肌收缩或心室复极化无影响，且无 β 受体拮抗剂的不良反应或反跳现象。

6. 扩血管药物 慢性心力衰竭的治疗并不推荐血管扩张药物的应用，仅在伴有心绞痛或高血压的病人可考虑联合治疗，对存在心脏流出道或瓣膜狭窄的病人应禁用。

（三）非药物治疗

1. 心脏再同步化治疗（CRT） 部分心力衰竭病人存在房室、室间和（或）室内收缩不同步，进一步导致心肌收缩力降低。CRT 通过改善房室、室间和（或）室内收缩同步性增加心排量，可改善心衰症状、运动耐量，提高生活质量，减少住院率并明显降低死亡率。慢性心力衰竭病人 CRT 的 Ⅰ 类适应证包括：已接受最佳药物治疗仍持续存在心力衰竭症状的窦性心律病人、NYHA 分级 Ⅱ ~ Ⅳ 级、LVEF≤35%、QRS 波呈 CLBBB 图形、QRS 间期>130 毫秒。对于有高度房室传导阻滞和心室起搏指征的射血分数减低的心衰病人，无论 NYHA 分级如何，均推荐使用 CRT，包括房颤病人。Ⅱa 类适应证包括：已接受最佳药物治疗仍持续存在心力衰竭症状的窦性心律病人、NYHA 分级 Ⅱ ~ Ⅳ 级、LVEF≤35%、QRS 波呈非 CLBBB 图形、QRS 间期>150 毫秒。但部分病人对 CRT 治疗反应不佳，完全性左束支传导阻滞是 CRT 有反应的最重要预测指标。

2. 植入型心律转复除颤器（ICD） 中至重度心衰病人逾半数死于恶性室性心律失常所致的心脏性猝死，而 ICD 可用于 LVEF≤35%，优化药物治疗 3 个月以上 NYHA 仍为 Ⅱ 级或 Ⅲ 级病人的一级预防，也可用于 HFrEF 心脏停搏幸存者或伴血流动力学不稳定持续性室性心律失常病人的二级预防。

3. 左室辅助装置（left ventricular assistant device，LVAD） 适用于严重心脏事件后或准备

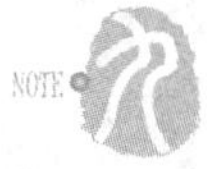

行心脏移植术病人的短期过渡治疗和急性心衰的辅助性治疗。LVAD的小型化、精密化、便携化已可实现，有望用于药物疗效不佳的心衰病人，成为心衰器械治疗的新手段。

4. **心脏移植** 是治疗顽固性心力衰竭的最终治疗方法。但因其供体来源及排斥反应而难以广泛开展。

5. **其他非药物治疗新进展** 对于一部分心衰病人，优化药物治疗仍难以奏效，而上述非药物治疗尚具有局限性。其他一些非药物治疗手段如经导管二尖瓣修复术、经皮左心室室壁瘤减容术、心血管再生及基因治疗等，目前仍处于临床试验阶段，可能将为心衰治疗提供新方法。

（四）HFpEF的治疗

HFpEF治疗的原则与HFrEF有所差别，主要措施如下：

1. **积极寻找并治疗基础病因** 如治疗冠心病或主动脉瓣狭窄、有效控制血压等。

2. **降低肺静脉压** 限制钠盐摄入，应用利尿剂；若肺淤血症状明显，可小剂量应用静脉扩张剂（硝酸盐制剂）减少静脉回流，但应避免过量致左心室充盈量和心排血量明显下降。

3. **β受体阻滞剂** 主要通过减慢心率使舒张期相对延长而改善舒张功能，同时降低高血压，减轻心肌肥厚，改善心肌顺应性。因此其应用不同于收缩性心力衰竭，一般治疗目标为维持基础心率50～60次/分。

4. **钙通道拮抗剂** 降低心肌细胞内钙浓度，改善心肌主动舒张功能；降低血压，改善左心室早期充盈，减轻心肌肥厚，主要用于肥厚型心肌病。维拉帕米和地尔硫䓬尽管有一定的负性肌力作用，但能通过减慢心率而改善舒张功能。

5. **ACEI/ARB** 有效控制高血压，从长远来看改善心肌及小血管重构，有利于改善舒张功能，最适用于高血压性心脏病及冠心病。

6. 尽量维持窦性心律，保持房室顺序传导，保证心室舒张期充分的容量。

7. 在无收缩功能障碍的情况下，禁用正性肌力药物。

第三节 急性心力衰竭

急性心力衰竭（acute heart failure，AHF）是指心力衰竭急性发作和（或）加重的一种临床综合征，可表现为急性新发或慢性心衰急性失代偿。

【类型】

（一）临床分类

1. **急性左心衰竭** 急性发作或加重的心肌收缩力明显降低、心脏负荷加重，造成急性心排血量骤降、肺循环压力突然升高、周围循环阻力增加，出现急性肺淤血、肺水肿并可伴组织器官灌注不足和心源性休克的临床综合征。包括慢性心衰急性失代偿、急性冠脉综合征、高血压急症、急性心瓣膜功能障碍、急性重症心肌炎、围生期心肌病和严重心律失常。

2. **急性右心衰竭** 右心室心肌收缩力急剧下降或右心室的前后负荷突然加重，引起右心排血量急剧减低的临床综合征，常由右心室梗死、急性大面积肺栓塞、右心瓣膜病所致。

（二）严重程度分类

Killip分级适用于评价急性心肌梗死时心力衰竭的严重程度。

Ⅰ级：无心力衰竭的临床症状与体征。

Ⅱ级：有心力衰竭的临床症状与体征。肺部50%以下肺野湿性啰音，心脏第三心音奔马律。

Ⅲ级：严重的心力衰竭临床症状与体征。严重肺水肿，肺部50%以上肺野湿性啰音。

Ⅳ级：心源性休克。

【临床表现】

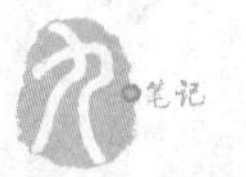

突发严重呼吸困难，呼吸频率常达30～50次/分，强迫坐位、面色灰白、发绀、大汗、烦躁，同时频

繁咳嗽，咳粉红色泡沫状痰。极重者可因脑缺氧而致神志模糊。发病伊始可有一过性血压升高，病情如未缓解，血压可持续下降直至休克。听诊时两肺满布湿性啰音和哮鸣音，心尖部第一心音减弱，率快，同时有舒张早期第三心音奔马律，肺动脉瓣第二心音亢进。

心源性休克主要表现：持续性低血压，收缩压降至 90mmHg 以下持续 30 分钟以上，PCWP≥18mmHg，CI≤2.2L/(min·m^2)，伴组织低灌注状态，如皮肤湿冷、苍白和发绀，尿量显著减少，意识障碍，代谢性酸中毒。

胸部 X 线片显示：早期间质水肿时，上肺静脉充盈、肺门血管影模糊、小叶间隔增厚；肺水肿时表现为蝶形肺门；严重肺水肿时，为弥漫满肺的大片阴影。重症病人采用漂浮导管行床旁血流动力学监测，肺毛细血管楔压随病情加重而增高，心脏指数则相反。

【诊断与鉴别诊断】

根据典型症状与体征，一般不难作出诊断。临床评估时应尽快明确：容量状态、循环灌注状态、急性心衰诱因及合并症情况。疑似病人可行 BNP/NT-proBNP 检测鉴别，阴性者几乎可排除急性心力衰竭的诊断。

【治疗】

急性左心衰竭时的缺氧和严重呼吸困难是致命的威胁，必须尽快缓解。治疗目标：改善症状，稳定血流动力学状态，维护重要脏器功能，避免复发，改善预后。

（一）一般处理

1. **体位** 半卧位或端坐位，双腿下垂，以减少静脉回流。

2. **吸氧** 立即高流量鼻管给氧，严重者采用无创呼吸机持续加压(CPAP)或双水平气道正压(BiPAP)给氧，增加肺泡内压，既可加强气体交换，又可对抗组织液向肺泡内渗透。

3. **救治准备** 静脉通道开放，留置导尿管，心电监护及经皮血氧饱和度监测等。

4. 出入量管理。

（二）药物治疗

1. **镇静** 吗啡 3～5mg 静脉注射不仅可以使病人镇静，减少躁动所带来的额外的心脏负担，同时也具有舒张小血管的功能而减轻心脏负荷。必要时每间隔 15 分钟重复 1 次，共 2～3 次。老年病人可减量或改为肌内注射。

2. **快速利尿** 呋塞米 20～40mg 于 2 分钟内静脉注射，4 小时后可重复 1 次。除利尿作用外，还有静脉扩张作用，有利于肺水肿缓解。

3. **氨茶碱** 解除支气管痉挛，并有一定的增强心肌收缩、扩张外周血管作用。

4. **洋地黄类药物** 毛花苷丙静脉给药最适合用于有快速心室率的心房颤动并心室扩大伴左心室收缩功能不全者，首剂 0.4～0.8mg，2 小时后可酌情续用 0.2～0.4mg。

（三）血管活性药物

1. **血管扩张剂** 须密切监测血压变化，小剂量慢速给药并合用正性肌力药物。

(1) 硝普钠：为动、静脉血管扩张剂，静脉注射后 2～5 分钟起效，起始剂量 0.3μg/(kg·min)静脉滴注，根据血压逐步加量。因含有氰化物，用药时间不宜连续超过 24 小时。

(2) 硝酸酯类：扩张小静脉，降低回心血量，使左室舒张末压及肺血管压降低，病人对本药的耐受量个体差异很大，常用药物包括硝酸甘油、双硝酸异山梨醇酯。后者耐药性和血压、浓度稳定性优于硝酸甘油。

(3) α 受体拮抗剂：选择性结合 α 肾上腺受体，扩张血管，降低外周阻力，减轻心脏后负荷，并降低肺毛细血管压，减轻肺水肿，也有利于改善冠状动脉供血。常用药物乌拉地尔(urapidil)，扩张静脉的作用大于动脉，并能降低肾血管阻力，还可激活中枢 5-羟色胺 1A 受体，降低延髓心血管调节中枢交感神经冲动发放，且对心率无明显影响。

(4) 人重组脑钠肽(rhBNP)：奈西立肽(nesiritide)扩张静脉和动脉，降低前、后负荷，并具有排钠

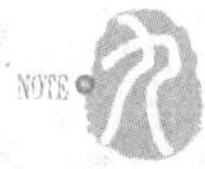

利尿、抑制 RAAS 和交感神经系统、扩张血管等作用,适用于急性失代偿性心衰。

2. 正性肌力药物

(1) β 受体兴奋剂:小到中等剂量多巴胺可通过降低外周阻力,增加肾血流量,增加心肌收缩力和心输出量而均有利于改善症状。但大剂量可增加左心室后负荷和肺动脉压而对病人有害。多巴酚丁胺起始剂量同多巴胺,根据尿量和血流动力学监测结果调整,应注意其致心律失常的副作用。

(2) 磷酸二酯酶抑制剂:米力农兼有正性肌力及降低外周血管阻力的作用,在扩血管利尿的基础上短时间应用米力农可能取得较好的疗效。

(3) 左西孟旦(levosimendan):通过结合于心肌细胞上的肌钙蛋白 C 增强心肌收缩,并通过介导腺苷三磷酸敏感的钾通道,扩张冠状动脉和外周血管,改善顿抑心肌的功能,减轻缺血并纠正血流动力学紊乱,适用于无显著低血压或低血压倾向的急性左心衰病人。

3. 血管收缩剂 去甲肾上腺素、肾上腺素等对外周动脉有显著缩血管作用的药物,多用于正性肌力药无明显改善的心源性休克。收缩外周血管重分配血流但以增加左室后负荷为代价提高血压,保证重要脏器灌注。

(四) 非药物治疗

1. 机械通气 包括无创机械通气和气管插管机械通气,应用于合并严重呼吸衰竭经常规治疗不能改善者及心肺复苏病人。

2. 连续性肾脏替代治疗(continuous renal replacement therapy, CRRT) 在高容量负荷且对利尿剂抵抗、低钠血症且出现相应临床症状、肾功能严重受损且药物不能控制时,可用于代谢废物和液体的滤除,维持体内稳态。

3. 机械辅助循环支持装置 急性心衰经常规药物治疗无明显改善时可应用。

(1) 主动脉内球囊反搏(intra-aortic balloon counterpulsation, IABP):可用于冠心病急性左心衰病人,有效改善心肌灌注,降低心肌耗氧量并增加心输出量。

(2) 体外膜式氧合(extracorporeal membrane oxygenation, ECMO):在心脏不能维持全身灌注或者肺不能进行充分气体交换时提供体外心肺功能支持。急性心衰时可替代心脏功能,使心脏有充分的时间恢复,可作为心脏移植过渡治疗。

(3) 可植入式电动左心室辅助泵 Impella:在急性心衰时通过辅助心室泵血来维持外周灌注并减少心肌耗氧量,从而减轻心脏的损伤。常用于左心室,也有用于右心室的设备。可用于高危冠心病病人和急性心肌梗死病人。

(五) 病因治疗

应根据条件适时对诱因及基本病因进行治疗。

(王建安)

第三章　心律失常

第一节　概　　述

正常情况下，心脏以一定范围的频率发生有规律的搏动，这种搏动的冲动起源于窦房结(sinoatrial node，SAN)，以一定的顺序和速率传导至心房和心室，协调心脏各部位同步收缩、形成一次心搏，周而复始，为正常节律(rhythm)。心律失常(cardiac arrhythmia)是指心脏冲动的频率、节律、起源部位、传导速度或激动次序的异常。其可见于生理情况，更多见于病理性状态，包括心脏本身疾病和非心脏疾病。

【心脏传导系统】

心脏传导系统由负责正常心电冲动形成与传导的特殊心肌组成，包括窦房结、结间束、房室结、希氏束、左、右束支和浦肯野纤维网(图3-3-1)。

窦房结是心脏正常窦性心律的起搏点，位于上腔静脉入口与右心房后壁的交界处，长10～20mm，宽2～3mm，主要由P(起搏)细胞与T(移行)细胞组成。窦房结通常起搏频率为60～100次/分，冲动在P细胞形成后，通过T细胞传导至窦房结以外的心房组织。窦房结动脉起源于右冠状动脉者占60%，起源于左冠状动脉回旋支者占40%。

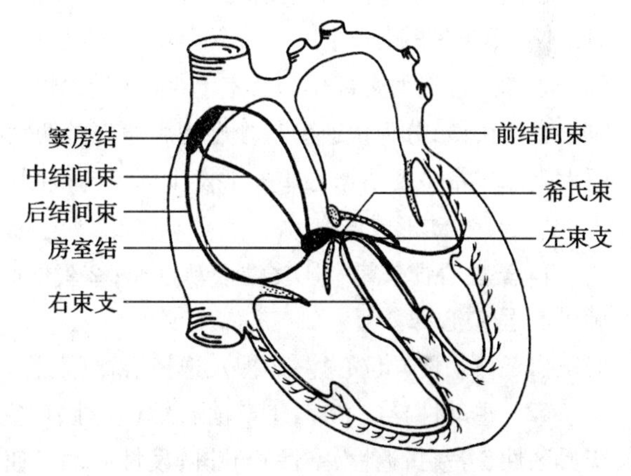

图3-3-1　心脏传导系统示意图

结间束连接窦房结与房室结，分成前、中与后三束。房室结位于房间隔的右后下部、冠状窦开口前、三尖瓣附着部的上方，长7mm，宽4mm。其上部为移行细胞区，与心房肌接续；中部为致密部，肌纤维交织排列；下部纤维呈纵向行走，延续至希氏束。房室结是最重要的次级起搏点，频率一般为40～60次/分。房室结的血供通常来自右冠状动脉。

希氏束为索状结构，长约15mm，起自房室结前下缘，穿越中央纤维体后，走行于室间隔嵴上，然后分成左、右束支。左束支稍后分为左前分支和左后分支，分别进入两组乳头肌。由于左束支最先抵达室间隔左室面，遂使该区域成为心脏最早的激动部位。右束支沿室间隔右侧面行进，至前乳头肌根部分成许多细小分支，其主干细而长，易受损伤而发生传导阻滞。左、右束支的终末部呈树枝状分布，组成浦肯野纤维网，潜行于心内膜下。这些组织的血液供应来自冠状动脉前降支与后降支。

正常心电活动的顺序是冲动在窦房结形成后，由结间束和普通心房肌传递，抵达房室结及左心房；冲动在房室结内传导速度极为缓慢，抵达希氏束后传导再度加速；束支与浦肯野纤维的传导速度极快，使全部心室肌几乎同时被激动。最后，冲动抵达心外膜，完成一次心动周期。

心脏传导系统接受迷走神经与交感神经的双重调节。迷走神经兴奋性增加抑制窦房结的自律性与传导性，延长窦房结与周围组织的不应期，减慢房室结传导并延长其不应期；交感神经的作用与迷走神经相反。

【心律失常的病因】

心律失常的病因可分为遗传性和后天获得性。

遗传性心律失常多为基因突变导致的离子通道病，使得心肌细胞离子流发生异常。目前已经明确的遗传性心律失常包括长QT间期综合征、短QT间期综合征、Brugada综合征、儿茶酚胺敏感性室性心动过速、早期复极综合征等，部分心房颤动和预激综合征病人也具有基因突变位点。此外，进行性心脏传导疾病、肥厚型心肌病、致心律失常型心肌病和左室致密化不全等心肌病，以及特发性室颤、心律失常猝死综合征和婴儿不明原因猝死等也与遗传因素有关。临床上确定或者怀疑遗传性心律失常疾病导致的心脏性猝死病人或幸存者及其直系亲属，应加强离子通道病和心肌病基因检测与风险评估。

后天获得性心律失常中，生理性因素如运动、情绪变化等可引起交感神经兴奋而产生快速型心律失常，或因睡眠等迷走神经兴奋而发生缓慢型心律失常；病理性因素又可分为心脏本身、全身性和其他器官障碍的因素。心脏本身的因素主要为各种器质性心脏病，包括冠心病、高血压性心脏病、风湿性心脏病、瓣膜病、心肌病、心肌炎和先天性心脏病等；全身性因素包括药物毒性作用、各种原因的酸碱平衡及电解质紊乱、神经与体液调节功能失调等。交感与副交感神经系统两者张力平衡时心电稳定，而当平衡失调时容易发生心律失常。心脏以外的其他器官在发生功能性或结构性改变时亦可诱发心律失常，如甲状腺功能亢进、贫血、重度感染、脑卒中等。此外，胸部手术（尤其是心脏手术）、麻醉过程、心导管检查、各种心脏介入性治疗及药物与毒素（如河豚素）等均可诱发心律失常。

【心律失常的分类】

心律失常按发生部位分为室上性（包括窦性、房性、房室交界性）和室性心律失常两大类；按发生时心率的快慢，分为快速型与缓慢型心律失常两大类；按发生机制分为冲动形成异常和冲动传导异常两大类。本章主要依据心律失常发生部位与机制以及心率快慢进行综合分类。

（一）冲动形成异常

1. 窦性心律失常 ①窦性心动过速；②窦性心动过缓；③窦性心律不齐；④窦性停搏。

2. 异位心律

（1）被动性异位心律：逸搏及逸搏心律（房性、房室交界区性、室性）。

（2）主动性异位心律：①期前收缩（房性、房室交界区性、室性）；②阵发性心动过速（房性、房室交界区性、房室折返性、室性）与非阵发性心动过速；③心房扑动、心房颤动；④心室扑动、心室颤动。

（二）冲动传导异常

1. 干扰及干扰性房室分离 常为生理性。

2. 心脏传导阻滞 ①窦房阻滞；②房内阻滞；③房室阻滞（一度、二度和三度房室阻滞）；④室内阻滞（左束支、右束支和分支阻滞）。

3. 折返性心律 阵发性心动过速（常见房室结折返、房室折返和心室内折返）。

4. 房室间传导途径异常 预激综合征。

（三）冲动形成异常与冲动传导异常并存

反复心律和并行心律等。

（四）人工心脏起搏参与的心律

包括DDD（R）和VVI（R）起搏器所具有的时间周期、起搏、感知与自身心律的相互影响等。

【心律失常发生机制】

心律失常的发生机制包括冲动形成异常和（或）冲动传导异常。

（一）冲动形成异常

冲动形成异常包括自律性异常和触发活动。

自律性异常是指具有自律性的心肌细胞如窦房结、结间束、房室结和希氏束-浦肯野纤维系统等因自主神经兴奋性改变或其内在病变，导致不适当的冲动发放；或无自律性的心肌细胞，如心房和心

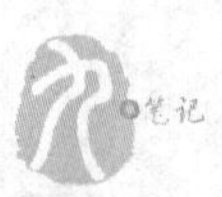
笔记

室肌细胞，在病理状态下出现异常自律性，如心肌缺血、药物、电解质紊乱、儿茶酚胺增多等均可导致自律性异常增高而形成各种快速型心律失常，前者为正常节律点的自律性异常，后者为异常节律点形成。自律性异常可引起两种类型心律失常，一类是由于窦房结频率减慢或冲动被阻滞时，异位冲动夺获心室，称为被动性异位心律（逸搏或逸搏心律）；另一类是异位自律点频率超过窦房结频率而主导心脏节律，称为主动性异位心律（期前收缩或自主性心动过速）。

触发活动（triggered activity）是指心房、心室与希氏束-浦肯野组织在动作电位后产生的除极活动，又称为后除极（after depolarization）。后除极包括早期后除极和延迟后除极，前者发生于动作电位2相或3相，主要与内向钙电流（I_{Ca}）有关，后者发生于动作电位4相，主要与细胞内钙离子浓度增高时的时相性波动有关。若后除极的振幅增高并达到阈值，便可引起一次激动，持续的反复激动即形成快速型心律失常。它可见于局部儿茶酚胺浓度增高、心肌缺血再灌注、低血钾、高血钙和洋地黄中毒时。

（二）冲动传导异常

冲动传导异常包括折返激动、传导阻滞和异常传导等。

折返是快速型心律失常的最常见发生机制。折返形成与维持的三个必备条件是折返环路、单向传导阻滞和缓慢传导。心脏两个或多个部位的传导性与不应期各不相同，包括传导速度快而不应期长的快径（β径）和传导速度慢而不应期短的慢径（α径），快径与慢径相互连接形成一个闭合环；其中一条通道发生单向传导阻滞，另一条通道传导缓慢，使原先发生阻滞的通道有足够时间恢复兴奋性，原先阻滞的通道再次激动，从而完成一次折返激动，冲动在环内反复循环，产生持续而快速的心律失常（图3-3-2）。折返机制形成的心动过速的特征是发作呈突发突止，且常由期前收缩诱发，也易被期前收缩或快速程序刺激终止。

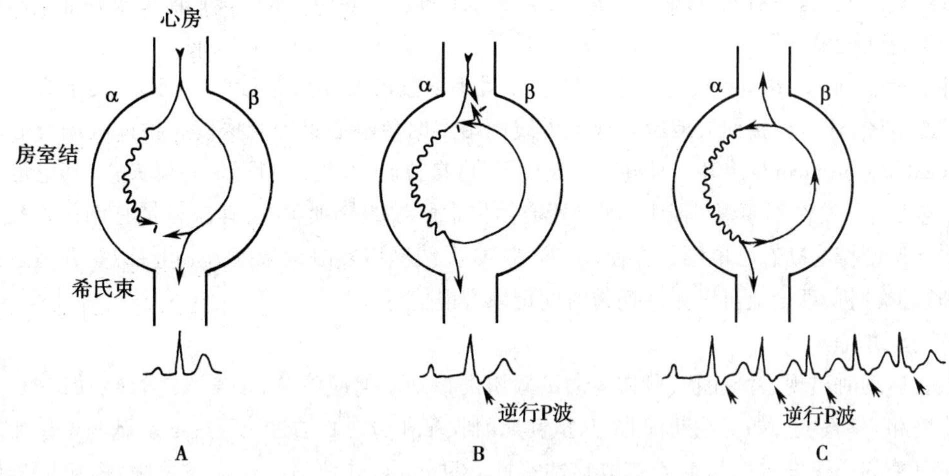

图3-3-2　房室结内折返示意图

图示房室结内α与β路径，α路径传导速度慢，不应期短；β路径传导速度快，不应期长。A. 窦性心律时冲动沿β路径前传至心室，PR间期正常，冲动同时循α路径前传，但遭遇不应期未能抵达希氏束；B. 房性期前收缩受阻于β路径，由α路径缓慢传导至心室，PR间期延长，由于传导缓慢，β路径有足够时间恢复兴奋性，冲动经β路径逆向传导返回心房，完成单次折返，产生一个心房回波；C. 心房回波再循α路径前传，折返持续，引起房室结内折返性心动过速

冲动传导至某处心肌时，如适逢生理性不应期，可形成生理性阻滞或干扰现象。传导障碍由非生理性不应期所致者，称为病理性传导阻滞。异常传导主要是传导途径异常，房室旁道是最常见的异常途径。窦性或房性冲动经房室旁道传导引起心室预激，房室旁道和正常房室传导途径之间折返则形成房室折返性心动过速。

【心律失常的诊断】

（一）病史

心律失常的诊断应从详尽采集病史开始，让病人客观描述发生症状时的感受。病史通常能提供

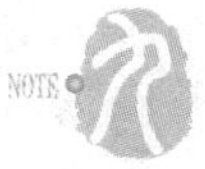

对诊断有用的线索。病史询问包括:①发作诱因和频度,起止方式,发作时症状和体征;②既往是否有类似心律失常发作史,以及家族成员中是否有类似发作史;③是否有已知心脏疾病病史;④是否有引起心脏病变的全身性疾病,如甲亢;⑤是否有服药史,尤其是抗心律失常药物、洋地黄和影响电解质的药物;⑥是否有植入人工心脏起搏器史等。

(二) 体格检查

除检查心率与节律外,某些心脏体征有助于心律失常的诊断。例如,完全性房室阻滞或房室分离时心律规则,因 PR 间期不同,第一心音强度亦随之变化。若心房收缩与房室瓣关闭同时发生,颈静脉可见巨大 α 波(cannon wave)。左束支阻滞可伴随第二心音反常分裂。

(三) 心电图检查

是诊断心律失常最重要的一项无创伤性检查技术。应记录 12 或 18 导联心电图,并记录清楚显示 P 波导联的心电图长条以备分析,通常选择 V_1 或Ⅱ导联。心电图分析原则:①根据 P 波形态特征确定其节律,判断基本心律是窦性心律还是异位心律;②测定 PP 或 RR 间期,计算心房率或心室率有无心动过速或过缓,以及心律不齐;③测定 PR 间期和 QT 间期,判断有无延长或缩短;④比较 PP 间期和 RR 间期,寻找心房律和心室律的关系。

(四) 长时间心电图记录

动态心电图(Holter ECG monitoring)由美国生物物理学博士 Norman J. Holter 于 1957 年始创,1961 年用于临床。其检查使用一种小型便携式记录器,连续记录病人 24～72 小时的心电图,病人日常工作与活动均不受限制。其主要用于心律失常和心肌缺血检查,包括了解心悸与晕厥等症状的发生是否与心律失常有关、明确心律失常或心肌缺血发作与日常活动的关系以及昼夜分布特征、协助评价抗心律失常药物疗效、起搏器或植入型心律转复除颤器(implantable cardioverter defibrillator,ICD)的疗效以及是否出现功能障碍等。

事件记录器(event recorder)适用于间歇发作且不频繁的心律失常诊断,可记录发生心律失常及其前后的心电图,通过直接回放或经有线或无线网络实时传输心电图至医院。植入式循环心电记录仪(implantable loop records,ILRs)埋植于病人皮下,可自行启动、检测和记录心律失常,其电池寿命达 36 个月,主要用于发作不频繁、原因未明且疑心律失常所致的晕厥病人;其缺点是有创伤,费用昂贵。目前一些新型便携的动态心电图仪器使用 3G 或 4G 无线网络实时记录病人心电信息,并通过云端数据存储和数据分析,理论上可以无限期长时间记录心电信息。

(五) 运动试验

病人在运动时出现心悸症状,可作运动试验协助诊断。但应注意,正常人进行运动试验,亦可发生期前收缩和心动过速,如房性期前收缩、室性期前收缩和房性心动过速等。运动试验常用于评估与儿茶酚胺有关的心律失常如儿茶酚胺敏感性室性心动过速,并评估心律失常危险性,协助判断预后等。但运动试验诊断心律失常的敏感性不如动态心电图。

(六) 食管心电生理检查

解剖上左心房后壁毗邻食管,将食管电极经鼻腔送入食管的心房水平,可记录心房和心室电活动(食管心电图),并能进行心房快速起搏或程序电刺激,常用于鉴别室上性心动过速的类型,如是否存在房室结双径路。食管心电图还能清晰地识别心房与心室电活动,确定房室电活动的关系,鉴别室性心动过速与室上性心动过速伴室内差异性传导。经食管快速起搏心房可使预激图形更为清晰,有助于明确不典型预激综合征病人。应用电刺激诱发与终止心动过速还可用于协助评价抗心律失常药物疗效、评估窦房结功能、终止药物无效的某些折返性室上性心动过速。食管电生理检查简单易行、安全性高(图 3-3-3)。

(七) 心腔内电生理检查

心腔内电生理检查是将几根多电极导管经静脉和(或)动脉置于心腔内的不同部位,辅以 8～12 通道以上多导生理仪同步记录各部位电活动,包括右心房、右心室、希氏束、冠状静脉窦(反映左心房、

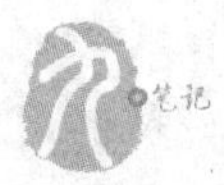

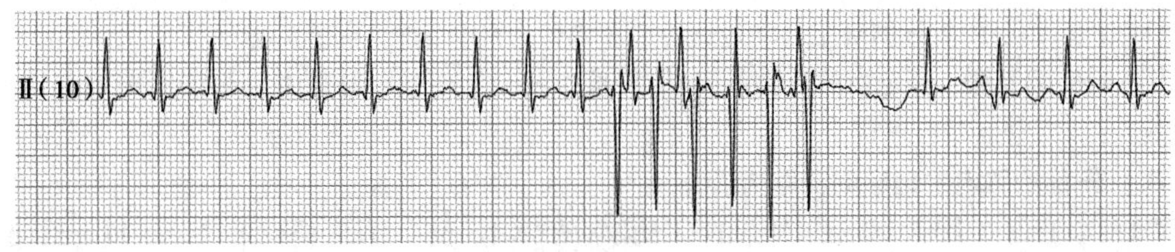

图3-3-3 经食管快速心房起搏终止室上性心动过速

室上性心动过速发作，频率166次/分。经食管电极发放心房起搏信号（频率为220次/分）后，心动过速终止

心室电活动）。同时可应用程序电刺激和快速心房或心室起搏，测定心脏不同组织的电生理功能，诱发临床出现过的心动过速，预测和评价不同的治疗措施（如药物、起搏器、植入型心律转复除颤器、导管消融与手术治疗）的疗效。心腔内电生理检查主要包括三个目的：①诊断性应用：确诊心律失常及其类型，并明确心律失常的起源部位与发生机制；②治疗性应用：以电刺激终止心动过速发作或评价某项治疗措施能否防止电刺激诱发的心动过速；植入性电装置能否正确识别与终止电诱发的心动过速；通过电极导管，以不同种类的能量（射频、冷冻、超声等）消融参与心动过速形成的心肌，以达到治愈心动过速的目的；③判断预后：通过电刺激确定病人是否易于诱发室性心动过速、有无发生心脏性猝死的危险。常见需要进行心电生理检查的适应证包括：

1. **窦房结功能测定** 当病人出现发作性晕厥症状，临床怀疑病态窦房结综合征，但缺乏典型心电图表现，可进行心电生理检查测定窦房结功能。测定指标包括窦房结恢复时间（sinus node recovery time，SNRT）和窦房传导时间（sinoatrial conduction time，SACT）。

2. **房室与室内阻滞** 体表心电图往往不能准确判断房室与室内阻滞的部位，心电生理检查则可明确阻滞的确切部位。检查内容包括：测定房室结维持1∶1传导的最高心房起搏频率（正常不小于130次/分）；以程序心房刺激测定房室结与希氏束-浦肯野纤维的不应期以及各种传导间期，如：PA（反映心房内传导）、AH（反映房室结传导）、HV（反映希氏束-浦肯野纤维传导）（图3-3-4）。室内（希氏束分叉以下）阻滞时HV间期显著延长，当超过80毫秒常提示病人发生完全性房室阻滞的危险性极高。

3. **心动过速** 当出现以下几种情况时应进行心电生理检查：①室上性或室性心动过速反复发作伴有明显症状；②发作不频繁难以明确诊断；③鉴别室上性心动过速伴有室内差异性传导或室性心动

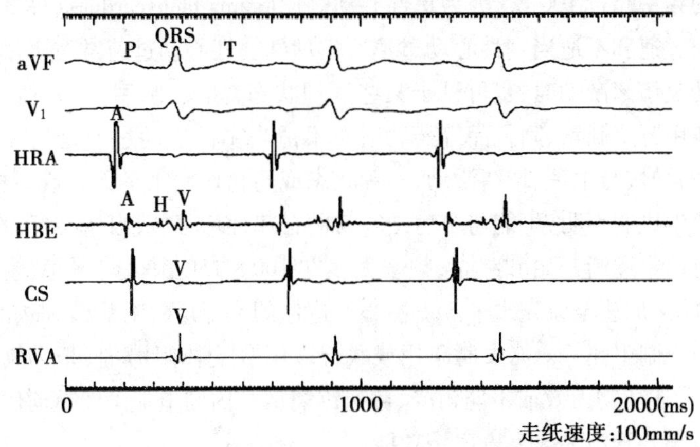

图3-3-4 正常希氏束电图

自上而下分别为体表心电图aVF和V_1导联、高位右心房电图（HRA）、希氏束电图（HBE）、冠状窦电图（CS）和右心室尖电图（RVA）

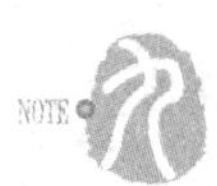

过速有困难者；④进行系列的心电生理-药理学试验以确定抗心律失常药物疗效；评价各种非药物治疗方法的效果；⑤心内膜标测确定心动过速的起源部位，并同时进行导管消融治疗。

4. 不明原因晕厥　经全面的病史询问、体格检查及无创伤性心脏检查仍未能明确晕厥病因者，可考虑行心腔内电生理检查。

（八）三维心脏电生理标测及导航系统

常规的心腔内电生理标测对于复杂的心律失常的空间定位不确切，使得手术时间和 X 线曝光时间长且手术成功率不高。三维心脏电生理标测及导航系统（三维标测系统）是近年来迅速发展并广泛应用的新标测技术，能够减少 X 线曝光时间，加深对心律失常发生机制的认识和理解，提高消融治疗成功率。

临床上常应用的三维标测系统包括：心脏电解剖标测系统（Carto™）、接触标测系统（EnSite NavX）以及非接触标测系统（EnSite Array）。主要功能包括：三维解剖定位、激动顺序标测、电压标测以及碎裂电位标测等，还可以将心脏三维 CT、磁共振影像等与系统构建的三维模型进行整合，建立更为直观、准确的心脏解剖构型。临床中三维标测系统可用于不适当窦性心动过速、室上性心动过速、预激综合征、频发房性期前收缩、局灶性或折返性房性心动过速、心房扑动、心房颤动、室性期前收缩、特发性室性心动过速、器质性室性心律失常等的导管消融治疗。

（九）基因检测

对于无器质性心脏病而反复发生恶性心律失常甚至猝死的病人，可应用基因检测明确是否存在离子通道病。离子通道病种类繁多，常见发生突变的基因有 Na^+通道、K^+通道、Ca^{2+}通道及其辅助亚单位等。基因检测有助于筛查家系中潜在的病人，指导治疗方案，如 ICD 或药物治疗等。基因检测准确率较高，但目前尚有很多离子通道病的致病基因未明确。

第二节　窦性心律失常

正常窦性心律的冲动起源于窦房结，频率为 60～100 次/分。心电图显示窦性心律的 P 波在Ⅰ、Ⅱ、aVF 导联直立，aVR 导联倒置；PR 间期为 0.12～0.20 秒。窦性心律失常是由于窦房结冲动发放频率的异常或窦性冲动向心房的传导受阻所导致的心律失常。根据心电图及临床表现分为窦性心动过速、窦性心动过缓、窦性停搏、窦房传导阻滞以及病态窦房结综合征。

一、窦性心动过速

成人窦性心律的频率超过 100 次/分为窦性心动过速（sinus tachycardia）（图 3-3-5）。目前临床上分为生理性窦性心动过速和不适当窦性心动过速。生理性窦性心动过速常见于健康人、吸烟、饮茶或咖啡、饮酒、体力活动及情绪激动时；也可见于某些病理状态，如发热、甲亢、贫血、休克、心肌缺血、充血性心力衰竭以及应用肾上腺素、阿托品等药物时。不适当窦性心动过速是指在静息状态下心率的持续性增快，或心率的增快与生理、情绪激动、病理状态或药物作用水平无关或不相一致，也称特发性窦性心动过速。其发生机制不明，可能与窦房结本身的自律性增强，或自主神经对窦房结的调节异常有关。窦性心动过速通常逐渐开始和终止，频率大多在 100～150 次/分。刺激迷走神经可使其频率逐渐减慢，停止刺激后又加速至原先水平。窦性心动过速的治疗应针对病因和去除诱发因素，如治疗心力衰竭、纠正贫血、控制甲亢等。必要时单用或联合应用 β 受体阻滞剂、非二氢吡啶类钙通道阻滞剂（如地尔硫䓬）；如上述药物无效或不能耐受，可选用窦房结内向电流 I_f抑制剂伊伐布雷定。药物无效而症状显著者可考虑导管消融改良窦房结功能。

二、窦性心动过缓

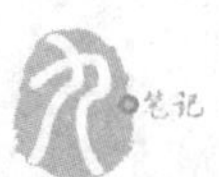

成人窦性心律的频率低于 60 次/分称为窦性心动过缓（sinus bradycardia）（图 3-3-6）。窦性心动

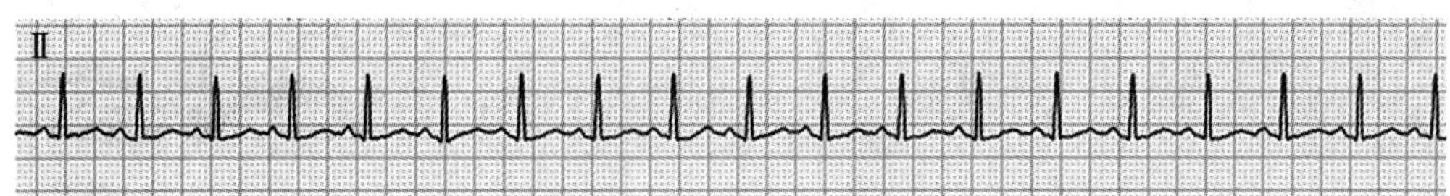

图 3-3-5 窦性心动过速

Ⅱ导联的 P 波正向，PR 间期 0.13 秒，心率 115 次/分

过缓常同时伴有窦性心律不齐（不同 PP 间期的差异>0.12 秒）。窦性心动过缓常见于健康的青年人、运动员及睡眠状态。其他原因包括颅内疾病、严重缺氧、低温、甲状腺功能减退、阻塞性黄疸和血管迷走性晕厥等，以及应用拟胆碱药物、胺碘酮、β 受体阻滞剂、非二氢吡啶类的钙通道阻滞剂或洋地黄等药物。窦房结病变和急性下壁心肌梗死亦常发生窦性心动过缓。无症状的窦性心动过缓通常无需治疗。如因心率过慢，出现心排血量不足症状，可应用阿托品或异丙肾上腺素等药物，但长期应用往往效果不确定，易发生严重副作用，故应考虑心脏起搏治疗。

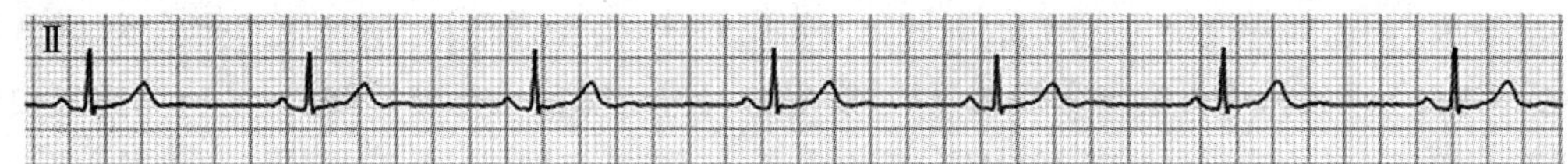

图 3-3-6 窦性心动过缓

Ⅱ导联的 P 波正向，PR 间期 0.18 秒，心率 48 次/分

三、窦性停搏

窦性停搏或窦性静止（sinus pause or sinus arrest）是指窦房结不能产生冲动。心电图表现为在较正常 PP 间期显著长的间期内无 P 波发生，或 P 波与 QRS 波均不出现，长的 PP 间期与基本的窦性 PP 间期无倍数关系（图 3-3-7）。长时间的窦性停搏后，下位的潜在起搏点，如房室交界处或心室，可发出单个逸搏或逸搏性心律控制心室。窦性停搏多见于窦房结变性与纤维化、急性下壁心肌梗死、脑血管意外等病变以及迷走神经张力增高或颈动脉窦过敏；此外，应用洋地黄类药物、乙酰胆碱等药物亦可引起窦性停搏。过长时间的窦性停搏（>3 秒）且无逸搏发生时，病人可出现黑矇、短暂意识障碍或晕厥，严重者可发生 Adams-Stokes 综合征，甚至死亡。治疗可参照病态窦房结综合征。

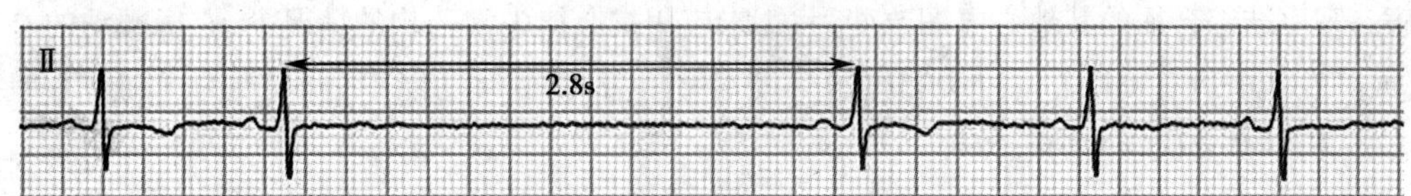

图 3-3-7 窦性停搏

Ⅱ导联中第 2 个与第 3 个 P 波间歇长达 2.8 秒

四、窦房传导阻滞

窦房传导阻滞（sinoatrial block，SAB）简称窦房阻滞，指窦房结冲动传导至心房时发生延缓或阻滞。理论上 SAB 可分为三度。由于体表心电图不能显示窦房结电活动，因而通过体表心电图无法确定一度和三度窦房阻滞的诊断。二度窦房阻滞分为两型：莫氏（Mobitz）Ⅰ型即文氏（Wenckebach）阻滞，表现为 PP 间期进行性缩短，直至出现一次长 PP 间期，该长 PP 间期短于基本 PP 间期的两倍（图 3-3-8）；莫氏Ⅱ型阻滞时，长 PP 间期为基本 PP 间期的整倍数。窦房阻滞后可出现逸搏心律。窦房阻滞的病因及治疗参见病态窦房结综合征。

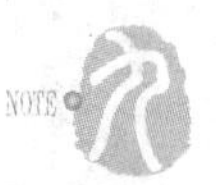

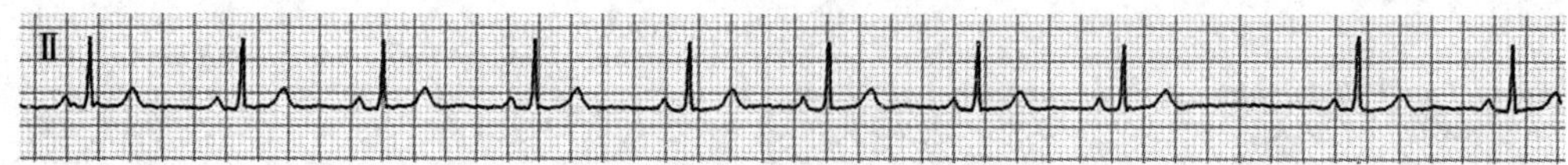

图 3-3-8　二度Ⅰ型窦房阻滞

Ⅱ导联可见窦性 PP 间期逐渐缩短，直至出现一次长 PP 间期，长的 PP 间期（1.47 秒）短于基本 PP 间期（0.95 秒）的两倍

五、病态窦房结综合征

病态窦房结综合征（sick sinus syndrome，SSS）简称病窦综合征，是由窦房结病变导致功能减退，产生多种心律失常的综合表现。病人可在不同时间出现一种以上的心律失常，常同时合并心房自律性异常，部分病人同时有房室传导功能障碍。

【病因】

众多病变过程，如纤维化与脂肪浸润、硬化与退行性变、淀粉样变性、甲状腺功能减退、某些感染（布鲁氏菌病、伤寒）等，均可损害窦房结，导致窦房结起搏与窦房传导功能障碍；窦房结周围神经和心房肌的病变，窦房结动脉供血减少亦是 SSS 的病因。颈动脉窦过敏、脑血管意外、高血钾、迷走神经张力增高，某些抗心律失常药物如洋地黄类药物、乙酰胆碱等抑制窦房结功能亦可导致窦房结功能障碍，应注意鉴别。

【临床表现】

病人出现与心动过缓有关的心、脑等脏器供血不足的症状，如发作性头晕、黑矇、心悸、乏力和运动耐力下降等；严重者可出现心绞痛、心力衰竭、短暂意识障碍或晕厥，甚至猝死。如有心动过速发作，则可出现心悸、心绞痛等症状。

【心电图特征】

心电图的主要表现包括：①非药物引起的持续而显著的窦性心动过缓（50 次/分以下）；②窦性停搏或窦性静止与窦房阻滞；③窦房阻滞与房室阻滞并存；④心动过缓-心动过速综合征（bradycardia-tachycardia syndrome），简称慢-快综合征，是指心动过缓与房性快速型心律失常（心房扑动、心房颤动或房性心动过速）交替发作。

病态窦房结综合征的其他心电图改变为：①未应用抗心律失常药物的情况下，心房颤动的心室率缓慢，或其发作前后有窦性心动过缓和（或）一度房室阻滞；②变时功能不全，表现为运动后心率提高不显著；③房室交界区性逸搏心律等。

根据心电图的典型表现以及临床症状与心电图改变存在明确的相关性，即可确定诊断。为确定症状与心电图改变的关系，可作单次或多次动态心电图或事件记录器检查，如晕厥等症状发作的同时记录到显著的心动过缓或心脏停搏，即可提供有力佐证。

【治疗】

若病人无心动过缓相关的症状，不必治疗，仅定期随诊观察。对于有症状的病态窦房结综合征病人，应接受起搏器治疗（参考本章第八节）。

慢-快综合征病人发作心动过速，单独应用抗心律失常药物治疗时可能加重心动过缓。应用起搏治疗后，病人仍有心动过速发作，可同时应用抗心律失常药物。慢-快综合征在快速型心律失常得到矫正后（如导管消融房颤），其缓慢型心律失常的表现，包括窦性停搏、原有缓慢型心律失常所致的头晕和乏力等症状可减轻甚至消失，部分病人可能无需安装永久起搏器。此外，由于慢-快综合征病人合并心房扑动或心房颤动使血栓栓塞发生率增高，因此应考虑抗栓治疗。

第三节 房性心律失常

一、房性期前收缩

房性期前收缩(premature atrial beats)是指起源于窦房结以外心房的任何部位的心房激动,是临床上常见的心律失常。

【临床表现】

主要表现为心悸,一些病人有胸闷、乏力症状,自觉有停跳感,有些病人可能无任何症状。多为功能性,正常成人进行24小时心电检测,大约60%有房性期前收缩发生。在各种器质性心脏病如冠心病、肺心病、心肌病等病人中,房性期前收缩发生率明显增加,并常可引起其他快速型房性心律失常。

【心电图特征】

心电图表现为:①P波提前发生,与窦性P波形态不同;②PR间期>120毫秒;③QRS波群呈室上性,部分可有室内差异性传导;④多为不完全代偿间歇。如发生在舒张早期,适逢房室结尚未脱离前次搏动的不应期,可产生传导中断,无QRS波发生(被称为阻滞的或未下传的房性期前收缩)或缓慢传导(下传的PR间期延长)现象(图3-3-9)。

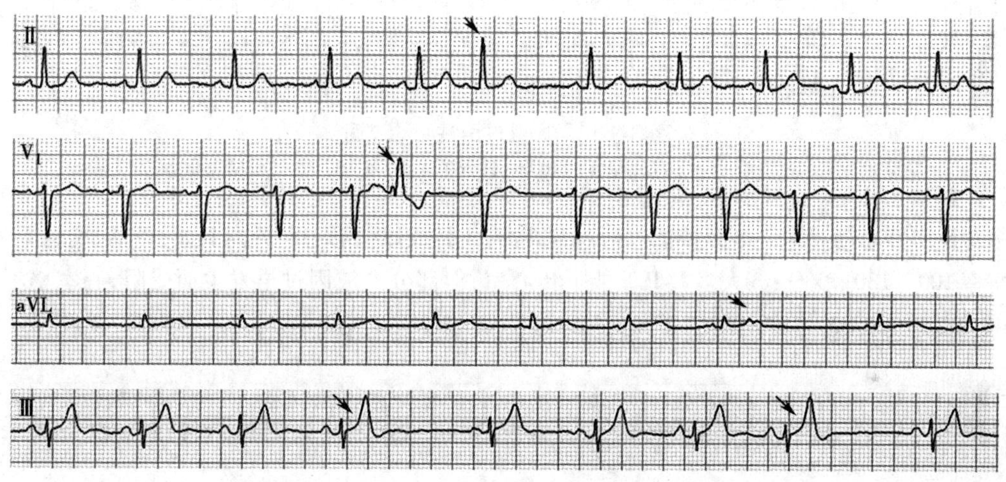

图3-3-9 房性期前收缩

Ⅱ导联箭头处为房性期前收缩;V_1导联箭头处为房性期前收缩伴室内差异性传导;aVL和Ⅲ导联箭头处均为未下传的房性期前收缩,aVL导联提前出现的房性P波与前面的T波部分融合,Ⅲ导联提前出现的房性P波与前面的T波完全融合,导致T波高耸

【治疗】

房性期前收缩通常无需治疗。当有明显症状或因房性期前收缩触发室上性心动过速时,应给予治疗。吸烟、饮酒与咖啡均可诱发房性期前收缩,应劝导病人戒除或减量。治疗药物包括β受体阻滞剂、非二氢吡啶类钙通道阻滞剂、普罗帕酮和胺碘酮等。

二、房性心动过速

房性心动过速(atrial tachycardia)简称房速,指起源于心房且无需房室结参与维持的心动过速。发生机制包括自律性增加、折返与触发活动。根据起源点不同,分为局灶性房性心动过速(focal atrial tachycardia)和多源性房性心动过速(multifocal atrial tachycardia),后者也称为紊乱性房性心动过速(chaotic atrial tachycardia),是严重肺部疾病常见的心律失常,最终可能发展为心房颤动。

【病因】

冠心病、慢性肺部疾病、洋地黄中毒、大量饮酒以及各种代谢障碍均可成为致病原因。心外科手

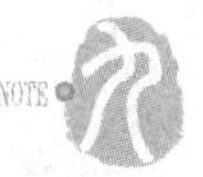

术或导管消融术后所导致的手术瘢痕也可以引起房性心动过速。部分心脏结构正常的病人中也能见到。

【临床表现】

可表现为心悸、头晕、胸痛、憋气、乏力等症状，有些病人可能无任何症状。合并器质性心脏病的病人甚至可表现为晕厥、心肌缺血或肺水肿等。症状发作可呈短暂、间歇或持续发生。当房室传导比例发生变动时，听诊心律不恒定，第一心音强度变化。

【心电图特征】

局灶性房性心动过速心电图特征包括：①心房率通常为 150～200 次/分；②P 波形态与窦性 P 波不同；③当房率加快时可出现二度Ⅰ型或Ⅱ型房室阻滞，呈现 2∶1房室传导者亦属常见，但心动过速不受影响；④P 波之间的等电线仍存在（与心房扑动时等电线消失不同）；⑤刺激迷走神经不能终止心动过速，仅加重房室阻滞；⑥发作开始时心率逐渐加速（图 3-3-10）。

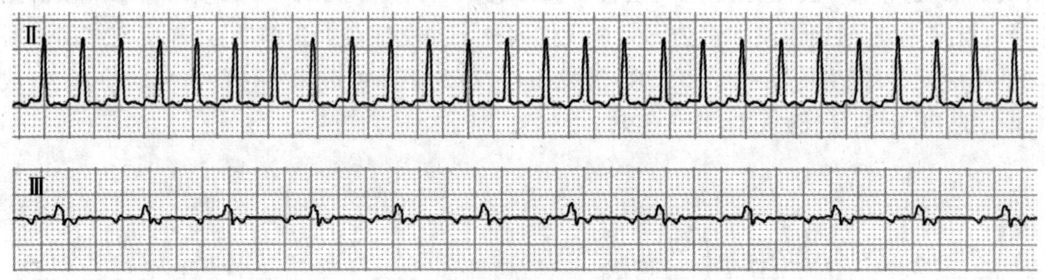

图 3-3-10　局灶性房性心动过速

Ⅱ导联心房率 187 次/分，房室间呈 1∶1传导；Ⅲ导联心房率 167 次/分，房室间呈 2∶1传导

多源性房性心动过速心电图特征包括：①通常有 3 种或以上形态各异的 P 波，PR 间期各不相同；②心房率 100～130 次/分；③大多数 P 波能下传心室，但部分 P 波因过早发生而受阻，心室率不规则（图 3-3-11）。

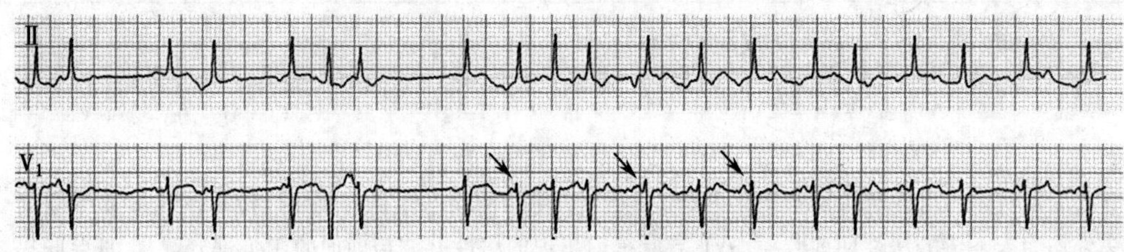

图 3-3-11　多源性房性心动过速

Ⅱ、V_1 导联 P 波呈多种形态，部分房室间呈 2∶1～1∶1传导（图中箭头所示为不同形态的 P 波）

【治疗】

房性心动过速的处理主要取决于心室率的快慢及病人的血流动力学情况。如心室率不太快且无严重的血流动力学障碍，不必紧急处理。如心室率达 140 次/分以上，由洋地黄中毒所致或临床上有严重充血性心力衰竭或休克征象，应进行紧急治疗。其处理方法如下。

1. **病因与诱因治疗**　主要针对基础疾病治疗。肺部疾病病人应纠正低氧血症、控制感染等治疗。如洋地黄引起者，需立即停用洋地黄，并纠正可能伴随的电解质紊乱，特别要警惕低钾血症，必要时选用利多卡因、β 受体阻滞剂和普罗帕酮等。

2. **控制心室率**　可选用 β 受体阻滞剂、非二氢吡啶类钙通道阻滞剂和洋地黄以减慢心室率。

3. **转复窦性心律**　可用ⅠA、ⅠC 或Ⅲ类（胺碘酮、伊布利特等）抗心律失常药转复窦性心律，血流动力学不稳定者宜立即行直流电复律。部分局灶性房性心动过速病人药物治疗效果不佳时，可考虑导管消融治疗。

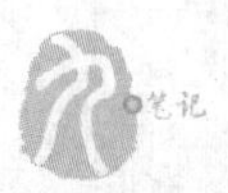
笔记

三、心房扑动

心房扑动(atrial flutter)简称房扑,是介于房速和心房颤动之间的快速型心律失常。健康者很少见,病人多伴有器质性心脏病。

【病因】

多见于器质性心脏病如风湿性心脏病、冠心病、高血压性心脏病、心肌病等。此外,肺栓塞,慢性充血性心力衰竭,二、三尖瓣狭窄与反流导致心房扩大,甲状腺功能亢进,酒精中毒,心包炎等,亦可出现房扑。部分病人也可无明显病因。

【临床表现】

病人的症状主要与房扑的心室率相关,心室率不快时,病人可无症状;房扑伴有极快的心室率,可诱发心绞痛与充血性心力衰竭。房扑往往有不稳定的倾向,可恢复窦性心律或进展为心房颤动,但亦可持续数个月或数年。房扑病人也可产生心房血栓,进而引起体循环栓塞。体格检查可见快速的颈静脉扑动。当房室传导比例发生变化时,第一心音强度亦随之变化。有时能听到心房音。

【心电图特征】

心电图特征包括:①窦性P波消失,代之以振幅、间距相同的有规律的锯齿状扑动波,称为F波,扑动波之间的等电线消失,频率常为250~350次/分;②心室率规则或不规则,取决于房室传导比例是否恒定,房扑波多以2∶1及4∶1交替下传;③QRS波形态正常,当出现室内差异传导、原先有束支阻滞或经房室旁路下传时,QRS波增宽、形态异常(图3-3-12)。

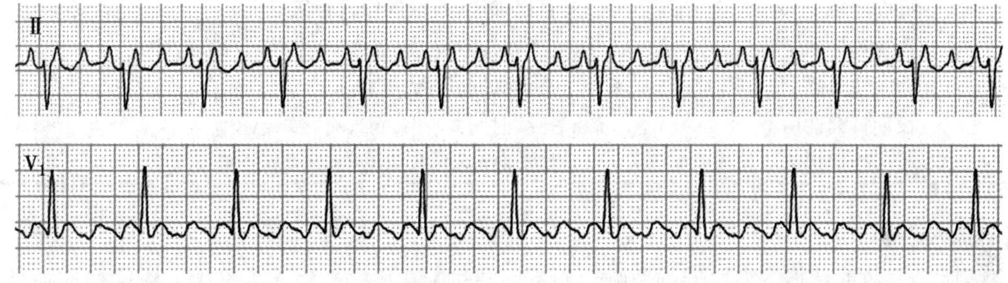

图3-3-12 心房扑动

Ⅱ、V_1导联均可见快速而规则的锯齿状扑动波(F波),频率300次/分,RR间期规则,房室传导比例为3∶1

【治疗】

1. **药物治疗** 减慢心室率的药物包括β受体阻滞剂、钙通道阻滞剂(维拉帕米、地尔硫䓬)或洋地黄制剂(地高辛、毛花苷丙)。转复房扑并预防复发的药物包括ⅠA类、ⅠC和Ⅲ类(伊布利特、多非利特和胺碘酮)抗心律失常药。伊布利特用于新发房扑复律治疗,禁用于严重器质性心脏病、QT间期延长和窦房结功能障碍者;多非利特亦可选用。应用ⅠA和ⅠC类药物复律前应先控制心室率,避免因房扑频率减慢后房室传导加快而导致心室率增加,但合并冠心病、充血性心力衰竭的房扑病人,应用ⅠA与ⅠC类药物容易导致严重室性心律失常,故应选用胺碘酮。长期维持窦性心律可选用胺碘酮、多非利特或索他洛尔等药物。

2. **非药物治疗** 直流电复律是终止房扑最有效的方法。通常应用很低的电能(低于50J),便可迅速将房扑转复为窦性心律。食管调搏也是转复房扑的有效方法,尤其适用于服用大量洋地黄制剂病人。导管消融可根治房扑,因房扑的药物疗效有限,对于症状明显或引起血流动力学不稳定的房扑,应选用导管消融治疗。

3. **抗凝治疗** 持续性心房扑动的病人发生血栓栓塞的风险明显增高,应给予抗凝治疗。具体抗凝策略同心房颤动。

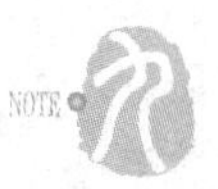

四、心房颤动

心房颤动(atrial fibrillation,AF)简称房颤,是最常见的心律失常之一,是指规则有序的心房电活动丧失,代之以快速无序的颤动波,是严重的心房电活动紊乱。心房无序的颤动即失去了有效的收缩与舒张,心房泵血功能恶化或丧失,加之房室结对快速心房激动的递减传导,引起心室极不规则的反应。因此,心室律(率)紊乱、心功能受损和心房附壁血栓形成是房颤病人的主要病理生理特点。2004年中国部分区域30~85岁人群的流行病学调查显示,我国房颤患病率约为0.77%,≥80岁人群中可高达7.5%。2010年,世界范围内房颤患病率约为3%。

【病因】

房颤常发生于器质性心脏病病人,多见于高血压性心脏病、冠心病、风湿性心脏病二尖瓣狭窄、心肌病以及甲状腺功能亢进,其次缩窄性心包炎、慢性肺源性心脏病、预激综合征和老龄也可引起房颤。部分房颤原因不明,可见于正常人,可在情绪激动、外科手术、运动或大量饮酒时发生;房颤发生在无结构性心脏病的中青年,称为孤立性房颤或特发性房颤。

【分类】

一般将房颤分为首诊房颤(first diagnosed AF)、阵发性房颤(paroxysmal AF)、持续性房颤(persistent AF)、长期持续性房颤(long-standing persistent AF)及永久性房颤(permanent AF)(表3-3-1)。

表3-3-1 房颤的临床分类

名 称	临床特点
首诊房颤	首次确诊(首次发作或首次发现)
阵发性房颤	持续时间≤7天(常≤48小时),能自行终止
持续性房颤	持续时间>7天,非自限性
长期持续性房颤	持续时间≥1年,病人有转复愿望
永久性房颤	持续时间>1年,不能终止或终止后又复发

【临床表现】

房颤症状的轻重受心室率快慢的影响。心室率超过150次/分,病人可发生心绞痛与充血性心力衰竭。心室率不快时,病人可无症状。房颤时心房有效收缩消失,心排血量比窦性心律时减少达25%或更多。

房颤并发血栓栓塞的危险性甚大,尤以脑栓塞危害最大,常可危及生命并严重影响病人的生存质量。栓子来自左心房,多在左心耳部,因心房失去收缩力、血流淤滞所致。非瓣膜性心脏病合并房颤者发生脑卒中的机会较无房颤者高出5~7倍。二尖瓣狭窄或二尖瓣脱垂合并房颤时,脑栓塞的发生率更高。

心脏听诊第一心音强度变化不定,心律极不规则。当心室率快时可发生脉搏短绌,原因是许多心室搏动过弱以致未能开启主动脉瓣,或因动脉血压波太小,未能传导至外周动脉。

一旦房颤病人的心室律变得规则,应考虑以下的可能性:①恢复窦性心律;②转变为房性心动过速;③转变为房扑(固定的房室传导比率);④发生房室交界区性心动过速或室性心动过速。如心室律变为慢而规则(30~60次/分),提示可能出现完全性房室传导阻滞。心电图检查有助于确立诊断。房颤病人并发房室交界区性与室性心动过速或完全性房室传导阻滞,最常见原因为洋地黄中毒。

【心电图特征】

心电图特征包括:①P波消失,代之以小而不规则的基线波动,形态与振幅均变化不定,称为f波;频率为350~600次/分;②心室率极不规则;③QRS波形态通常正常,当心室率过快,发生室内差异性传导,QRS波增宽变形(图3-3-13)。

【治疗】

心房颤动治疗强调长期综合管理,即在治疗原发疾病和诱发因素基础上,积极预防血栓栓塞、转

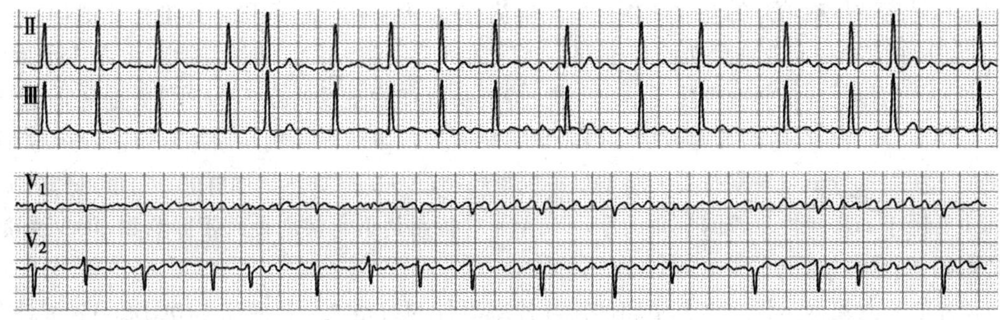

图 3-3-13 心房颤动

心房颤动波（f 波）频率约 375 次/分，平均心室率约 102 次/分

复并维持窦性心律及控制心室率，这是房颤治疗的基本原则。

（一）抗凝治疗

房颤病人的栓塞发生率较高，因此，抗凝治疗是房颤治疗的重要内容。对于合并瓣膜病病人，需应用华法林抗凝。对于非瓣膜病病人，需使用 $CHADS_2$ 或 CHA_2DS_2-VASc 评分系统进行血栓栓塞的危险分层。$CHADS_2$ 评分简单易行，但对脑卒中低危病人的评估不够准确。故临床上多采用 CHA_2DS_2-VASc 评分系统（表 3-3-2）。CHA_2DS_2-VASc 评分≥2 分者，需抗凝治疗；评分 1 分者，根据获益与风险权衡，优选抗凝治疗；评分为 0 分者，无需抗凝治疗。房颤病人抗凝治疗前需同时进行出血风险评估，临床上常用 HAS-BLED 评分系统（表 3-3-3）。HAS-BLED 评分≥3 分为高出血风险。但应当注意，对于高出血风险病人应积极纠正可逆的出血因素，不应将 HAS-BLED 评分增高视为抗凝治疗的禁忌证。

表 3-3-2 非瓣膜病性心房颤动脑卒中危险 $CHADS_2$ 和 CHA_2DS_2-VASc 评分

危险因素	CHA_2DS_2-VASc（分）
充血性心力衰竭/左心室功能障碍（C）	1
高血压（H）	1
年龄≥75 岁（A）	2
糖尿病（D）	1
脑卒中/TIA/血栓栓塞病史（S）	2
血管疾病（V）	1
年龄 65～74 岁（A）	1
性别（女性，Sc）	1

注：TIA＝短暂性脑缺血发作；血管疾病包括：既往心肌梗死、外周动脉疾病、主动脉斑块

表 3-3-3 出血风险评估 HAS-BLED 评分

临床特点	计分（分）
高血压（H）	1
肝、肾功能异常（各 1 分，A）	1 或 2
脑卒中（S）	1
出血（B）	1
INR 值易波动（L）	1
老年（年龄>65 岁，E）	1
药物或嗜酒（各 1 分，D）	1 或 2
最高值	9 分

注：高血压定义为收缩压>160mmHg（1mmHg＝0.133kPa）；肝功能异常定义为慢性肝病（如肝纤维化）或胆红素>2 倍正常值上限，丙氨酸氨基转移酶>3 倍正常值上限；肾功能异常定义为慢性透析或肾移植或血清肌酐≥200μmol/L；出血指既往出血史和（或）出血倾向；国际标准化比值（INR）易波动指 INR 不稳定，在治疗窗内的时间<60%；药物指合并应用抗血小板药物或非甾体类抗炎药

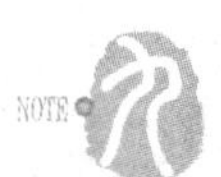

华法林是房颤抗凝治疗的有效药物。口服华法林,使凝血酶原时间国际标准化比值(INR)维持在2.0~3.0,能安全而有效地预防脑卒中发生。房颤持续不超过24小时,复律前无需作抗凝治疗。否则应在复律前接受华法林有效抗凝治疗3周,待成功复律后继续治疗3~4周;或行食管超声心动图除外心房血栓后再行复律,复律成功后仍需华法林有效抗凝治疗4周。紧急复律治疗可选用静注肝素或皮下注射低分子量肝素抗凝。新型口服抗凝药物(NOACs)如达比加群酯、利伐沙班、阿哌沙班等目前主要用于非瓣膜性房颤的抗凝治疗。NOACs的特点是不需常规凝血指标监测,较少受食物或药物的影响,安全性较好。

经皮左心耳封堵术是预防脑卒中和体循环栓塞事件的策略之一。对于CHA_2DS_2-VASc评分≥2的非瓣膜性房颤,且不适合长期抗凝治疗或长期规范抗凝治疗基础上仍发生卒中或栓塞事件、HAS-BLED评分≥3分的病人,可考虑行经皮左心耳封堵术。

(二)转复并维持窦性心律

将房颤转复为窦性心律的方法包括药物复律、电复律及导管消融治疗。ⅠA(奎尼丁、普鲁卡因胺)、ⅠC(普罗帕酮)或Ⅲ类(胺碘酮、伊布利特)抗心律失常药物均可能转复房颤,成功率60%左右。奎尼丁可诱发致命性室性心动过速,增加死亡率,目前已很少应用。ⅠC类亦可致室性心律失常,严重器质性心脏病病人不宜应用。胺碘酮致心律失常发生率最低,是目前常用的维持窦性心律药物,特别适用于合并器质性心脏病的病人。其他维持窦性心律的药物还有多非利特、普罗帕酮、索他洛尔、决奈达隆,但临床疗效均不及胺碘酮。临床上使用中成药制剂稳心颗粒或参松养心胶囊对维持窦性心律亦有一定效果。药物复律无效时,可改用电复律。如病人发作开始时已呈现急性心力衰竭或血压下降明显,宜紧急施行电复律。复律治疗成功与否与房颤持续时间的长短、左心房大小和年龄有关。

对于症状明显、药物治疗无效的阵发性房颤,导管消融可以作为一线治疗;病史较短、药物治疗无效且无明显器质性心脏病的症状性持续性房颤以及存在心衰和(或)LVEF减少的症状性房颤病人,亦可行导管消融治疗。此外,外科迷宫手术也可用于维持窦性心律,且具有较高的成功率。

(三)控制心室率

临床研究表明,持续性房颤病人选择控制心室率加抗凝治疗,预后与经复律后维持窦性心律者并无显著差异,且更简便易行,尤其适用于老年病人。控制心室率的药物包括β受体阻滞剂、钙通道阻滞剂、洋地黄制剂和某些抗心律失常药物(如胺碘酮、决奈达隆),可单用或者联合应用,但应注意这些药物的禁忌证。对于无症状的房颤,且左心室收缩功能正常,控制静息心室率<110次/分。对于症状性明显或出现心动过速心肌病时,应控制静息心室率<80次/分且中等运动时心室率<110次/分。达到严格心室率控制目标后,应行24小时动态心电图监测以评估心动过缓和心脏停搏情况。

对于房颤伴快速心室率、药物治疗无效者,可施行房室结消融或改良术,并同时安置永久起搏器。对于心室率较慢的房颤病人,最长RR间期>5秒或症状显著者,亦应考虑起搏器治疗。

第四节 房室交界区性心律失常

一、房室交界区性期前收缩

房室交界区性期前收缩(premature atrioventricular junctional beats)简称交界性期前收缩,其冲动起源于房室交界区,可前向和逆向传导,分别产生提前发生的QRS波群与逆行P波;逆行P波可位于QRS波群之前(PR间期<0.12秒)、之中或之后(RP间期<0.20秒);QRS波群形态正常,当发生室内差异性传导,QRS波群形态可有变化(图3-3-14)。交界性期前收缩通常无需治疗。

二、房室交界区性逸搏与心律

房室交界区组织在正常情况下不表现自律性,称为潜在起搏点。下列情况时,潜在起搏点可

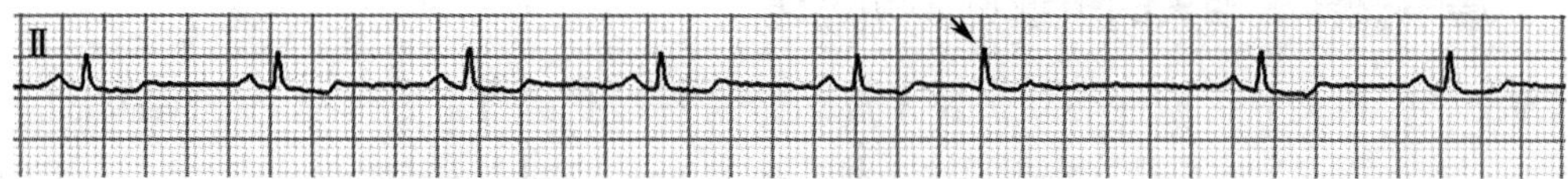

图 3-3-14 房室交界区性期前收缩

Ⅱ导联箭头指示为房室交界区性期前收缩

成为主导起搏点:由于窦房结发放冲动频率减慢,低于上述潜在起搏点的固有频率;由于传导障碍,窦房结冲动不能抵达潜在起搏点部位,潜在起搏点除极产生逸搏。房室交界区性逸搏(AV junctional escape beats)的频率通常为 40～60 次/分。心电图表现为在长于正常 PP 间期的间歇后出现一个正常的 QRS 波群,P 波缺失,或逆行 P 波位于 QRS 波群之前或之后,此外,亦可见到未下传至心室的窦性 P 波。

房室交界区性心律(AV junctional rhythm)指房室交界区性逸搏连续发生形成的节律。心电图显示正常下传的 QRS 波群,频率为 40～60 次/分。可有逆行 P 波,或存在独立的缓慢的心房活动,从而形成房室分离。此时,心室率超过心房率(图 3-3-15)。房室交界区性逸搏或心律的出现,与迷走神经张力增高、显著的窦性心动过缓或房室阻滞有关,同时也是避免发生心室停搏的生理保护机制。

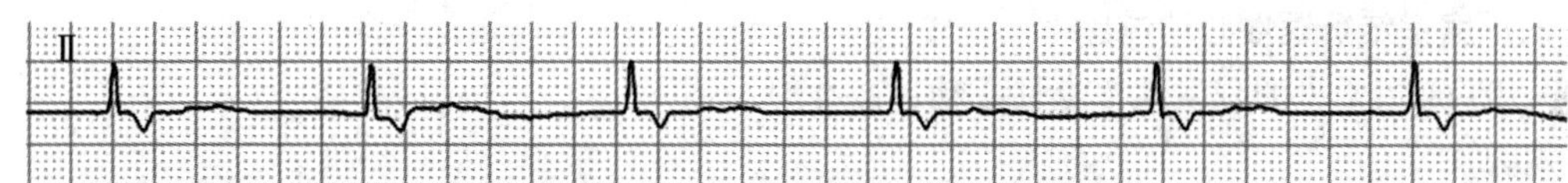

图 3-3-15 房室交界区性心律

RR 间期 1.24 秒,频率为 48 次/分,QRS 波群后出现逆 P 波,RP=0.15 秒

查体时颈静脉搏动可出现大的 α 波,第一心音强度变化不定。一般无需治疗。必要时可起搏治疗。

三、非阵发性房室交界区性心动过速

非阵发性房室交界区性心动过速(nonparoxysmal atrioventricular junctional tachycardia)的发生机制与房室交界区组织自律性增高或触发活动有关。最常见的病因为洋地黄中毒,其他为下壁心肌梗死、心肌炎、急性风湿热或心瓣膜手术后,亦偶见于正常人。

心动过速发作起始与终止时心率逐渐变化,有别于突发突止的阵发性心动过速,故称为"非阵发性"。心率 70～150 次/分或更快,心律通常规则,QRS 波正常(图 3-3-16)。自主神经系统张力变化可影响心率快慢。如心房活动由窦房结或异位心房起搏点控制,可发生房室分离。洋地黄过量引起者,经常合并房室交界区文氏型传导阻滞,使心室律变得不规则。

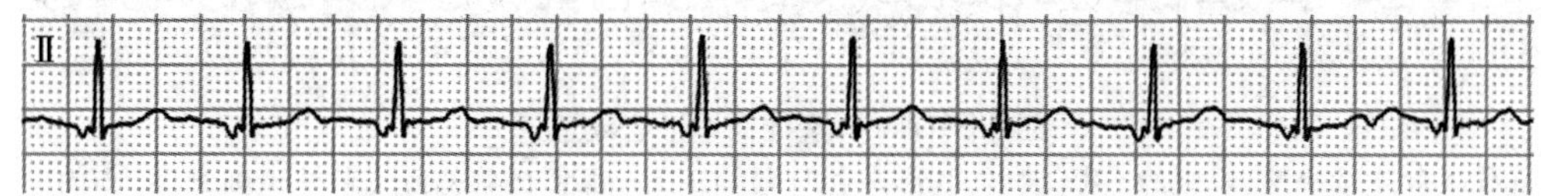

图 3-3-16 非阵发性房室交界区性心动过速

QRS 波群形态、时限正常,QRS 波群前出现逆行 P 波,频率为 94 次/分

治疗主要针对基本病因。本型心律失常通常能自行消失,如病人耐受性良好,仅需密切观察和治疗原发疾病。已用洋地黄或疑洋地黄中毒者应立即停用洋地黄,补充钾盐,可应用洋地黄抗体,不宜施行电复律。如与洋地黄无关,可应用 β 受体阻滞剂、钙通道阻滞剂或洋地黄治疗。其他药物可选用ⅠA、ⅠC 与Ⅲ类(胺碘酮)药物。

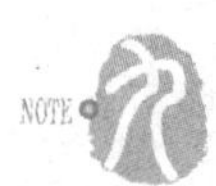

四、房室交界区相关的折返性心动过速

房室交界区相关的折返性心动过速主要包括房室结折返性心动过速(atrioventricular nodal reentrant tachycardia,AVNRT)和房室折返性心动过速(atrioventricular reentrant tachycardia,AVRT)两大类,其共同的发生机制为折返,但前者的折返环路位于房室结内,后者由房室交界区、旁道与心房、心室共同组成折返环路。两者的心电图表现均为室上性QRS波群和规则RR间期,少部分病人为宽QRS波群。

阵发性室上性心动过速(paroxysmal supraventricular tachycardia,PSVT)简称室上速。大多数心电图表现为QRS波群形态正常、RR间期规则的快速心律。传统的室上性心动过速定义是起源于心室希氏束分支以上部位的心动过速。但随着现代电生理学发展,认识到其折返途径不仅涉及心房和房室交界区,也涉及希氏束和心室。因此,广义室上性心动过速包含所有起源和传导途径不局限于心室内的心动过速(但不包括房内大折返所致的心房扑动),包括:①窦性快速型心律失常:生理性窦性心动过速、不恰当窦性心动过速和窦房结折返性心动过速等;②房性心动过速;③房室结折返性心动过速;④房室折返性心动过速;⑤自律性交界性心动过速和非阵发性交界性心动过速。狭义的阵发性室上性心动过速特指房室结折返性心动过速和房室折返性心动过速,其中后者的发生与预激综合征密切相关。

(一)房室结折返性心动过速

AVNRT是最常见的阵发性室上性心动过速类型。

【病因】

病人通常无器质性心脏病表现,不同性别与年龄均可发生。

【临床表现】

心动过速发作突然起始与终止,持续时间长短不一。症状包括心悸、胸闷、焦虑不安、头晕,少见有晕厥、心绞痛、心力衰竭与休克者。症状轻重取决于发作时心室率快速的程度以及持续时间,亦与原发病的严重程度有关。若发作时心室率过快,使心输出量与脑血流量锐减或心动过速猝然终止,窦房结未能及时恢复自律性导致心搏停顿,则可发生晕厥。听诊心尖区第一心音强度恒定,心律绝对规则。

【心电图特征】

心电图表现为:①心率150~250次/分,节律规则;②QRS波形态与时限均正常,但发生室内差异性传导或束支阻滞时,QRS波形态异常;③P波为逆行性(Ⅱ、Ⅲ、aVF导联倒置),常埋藏于QRS波内或位于其终末部分,P波就与QRS波保持固定关系;④起始突然,通常由一个房性期前收缩触发,其下传的PR间期显著延长,随之引起心动过速发作(图3-3-17)。

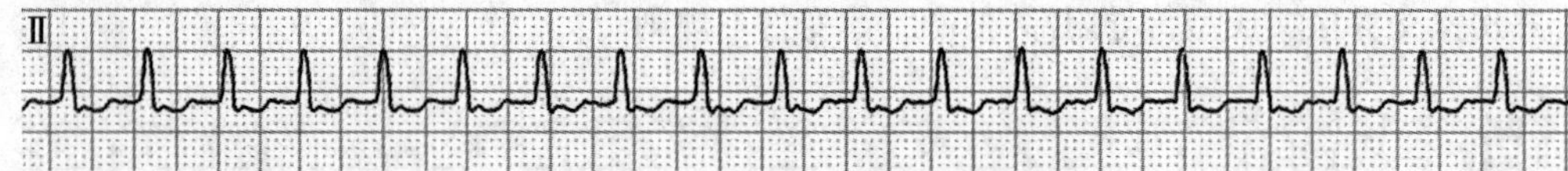

图3-3-17　房室结折返性心动过速

Ⅱ导联示连续快速、规则的QRS波群,其形态和时限均正常,频率154次/分,未见明确P波;心内电生理检查证实为房室结折返性心动过速

【心电生理检查】

在大多数病人能证实存在房室结双径路。房室结双径路是指:①β(快)径路传导速度快而不应期长;②α(慢)径路传导速度缓慢而不应期短。正常时窦性冲动沿快径路下传,PR间期正常。最常见的房室结折返性心动过速是慢快型房室结折返性心动过速(见图3-3-2),即通过慢径路下传,快径路逆传。其发生机制是:当房性期前收缩发生于适当时间,下传时受阻于快径路(因一般快径不应期

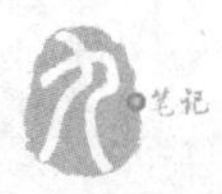
笔记

较慢径长)，遂经慢径路前向传导至心室，由于传导缓慢，使原先处于不应期的快径路获得足够时间恢复兴奋性，冲动经快径路返回心房，产生单次心房回波，若反复折返，便可形成心动过速。快慢型房室结折返性心动过速的折返方向与慢快型正相反。另一类慢慢型房室结折返性心动过速的折返环为两条慢径路，心动过速时一条慢径前传，另一条慢径逆传。

其他心电生理特征包括：①心房期前刺激能诱发与终止心动过速；②心动过速开始几乎一定伴随着房室结传导延缓(PR 或 AH 间期延长)；③心房与心室可不参与形成折返回路；④逆行激动顺序呈现向心性，即位于希氏束邻近的电极部位最早记录到经快径路逆传的心房电激动。

【治疗】

1. 急性发作期 应根据病人基础的心脏状况，既往发作情况以及对心动过速的耐受程度进行适当处理。

如病人心功能与血压正常，可先尝试刺激迷走神经的方法。颈动脉窦按摩(病人取仰卧位，先行右侧，每次 5~10 秒，无效再按摩左侧，切莫双侧同时按摩)、Valsalva 动作(深吸气后屏气、再用力作呼气动作)、咽刺激诱导恶心、将面部浸没于冰水内等方法可使心动过速终止。多次尝试失败，应选择药物治疗或直流电复律。部分病人应用药物后再次实施刺激迷走神经的方法可能会成功。

药物治疗是终止心动过速发作的最常用和有效的方法。首选腺苷，起效迅速，副作用为胸部压迫感、呼吸困难、面部潮红、窦性心动过缓、房室传导阻滞等，但其半衰期短于 6 秒，副作用即使发生亦很快消失。腺苷无效时可改用静注维拉帕米，这两类药物有效率达 90% 以上。如合并心力衰竭、低血压或为宽 QRS 波心动过速，尚未明确室上性心动过速的诊断时，不应选用钙拮抗剂，宜选用腺苷静注。其他可选用的药物包括 β 受体阻滞剂、洋地黄、普罗帕酮和某些升压药物(如去氧肾上腺素、间羟胺或甲氧明)，其中 β 受体阻滞剂以短效制剂为宜，伴心功能不全者可选洋地黄类药物，升压药物通过反射性兴奋迷走神经终止心动过速，适用于合并低血压者，但忌用于老年人、高血压和急性心肌梗死病人。

食管心房调搏术亦能有效中止心动过速发作。但当病人出现严重心绞痛、低血压、充血性心力衰竭表现或者急性发作应用上述药物无效时，应立即直流电复律。但应注意，已应用洋地黄者不应接受电复律治疗。

2. 预防复发 导管消融技术已十分成熟，安全、有效且能根治心动过速，应优先应用。暂时不能行导管消融术者且又发作频繁和症状显著者，可考虑应用长效 β 受体阻滞剂、长效钙通道阻滞剂或洋地黄预防发作；如发作不频繁、可较好耐受、持续时间短、可自行终止或病人自行容易终止者，则不必预防性用药。

(二) 房室折返性心动过速与预激综合征

预激综合征(preexcitation syndrome)是指心房部分激动由正常房室传导系统以外的先天性附加通道(旁道)下传，使心室某一部分心肌预先激动(预激)，导致以异常心电生理和(或)伴发多种快速型心律失常为特征的一种综合征。发生预激的解剖学基础是，在正常的房室传导组织以外，存在一些异常的心肌纤维组成的肌束，即旁道。最常见的是连接心房和心室之间的旁道，称为房室旁道(accessory atrioventricular pathways)，又称 Kent 束。少见的旁道包括心房-希氏束、房室结-心室纤维和分支-室纤维。旁道具有前向(房-室传导)或逆向传导(室-房传导)的电生理特性。仅能逆向传导者称为隐匿性旁道，而能前向传导的旁道，因在心电图上可显示心室预激(表现为 δ 波)则称为显性旁道。一般而言，由 Kent 束引起的心室预激并伴有快速型心律失常者称为典型预激综合征，又称为 Wolf-Parkinson-White 综合征(WPW 综合征)；由上述少见旁道引起者为变异型预激综合征，包括部分短 PR 综合征和 Mahaim 纤维参与的预激综合征。

房室折返性心动过速是预激综合征最常伴发的快速型心律失常。

【病因】

据大规模人群统计，预激综合征的平均发生率为 1.5‰。预激综合征病人大多无其他心脏异常征象。可于任何年龄经体检心电图或发作 PSVT 被发现，男性多发。先天性心血管病如三尖瓣下移

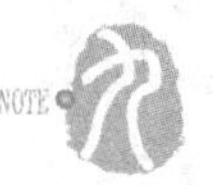

畸形（Ebstein 畸形）、二尖瓣脱垂、各类心肌病、冠心病等可并发预激综合征。40%～65%的预激综合征病人为无症状者。

【临床表现】

心室预激本身不引起症状，具有心室预激表现者，其快速型心律失常的发生率为1.8%，并随年龄增长而增加。这些快速型心律失常主要包括：房室折返性心动过速，最常见，约占80%，其次是心房颤动与心房扑动以及心室颤动与猝死。病人主要表现为阵发性心悸，为发生房室折返性心动过速所致。过高频率的心动过速（特别是持续发作心房颤动），可导致充血性心力衰竭、低血压或恶化为心室颤动和猝死。

【心电图特征】

房室旁路典型预激表现为：①窦性心搏的PR间期短于0.12秒；②某些导联之QRS波群时限超过0.12秒，QRS波群起始部分粗钝（称δ波），终末部分正常；③ST-T波呈继发性改变，与QRS波群主波方向相反。根据胸导联QRS波群的形态，以往将预激综合征分成两型，A型为胸导联QRS波群主波均向上，预激发生在左室或右室后底部（图3-3-18）；B型为QRS波群在V_1导联主波向下，V_5、V_6导联主波向上，预激发生在右室前侧壁（图3-3-19）。

预激综合征并发房室折返性心动过速时，根据折返方向不同，将其分为顺向型房室折返性心动过速（又称正向型房室折返性心动过速）和逆向型房室折返性心动过速。顺向型房室折返性心动过速系冲动经房室结前传激动心室，经房室旁路逆传激动心房，QRS波群形态正常，心室率可达150～250次/分（通常比房室结折返快），此型最常见，占房室折返性心动过速的90%（图3-3-20）。

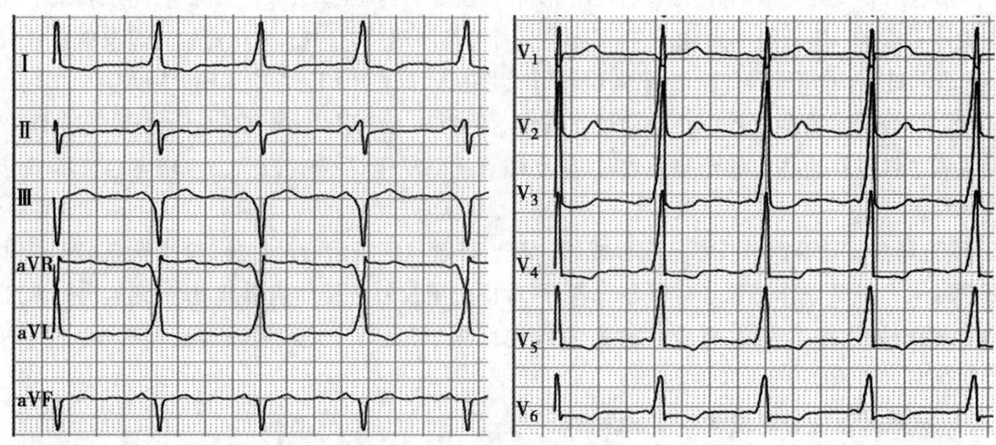

图3-3-18　心室预激（A型）

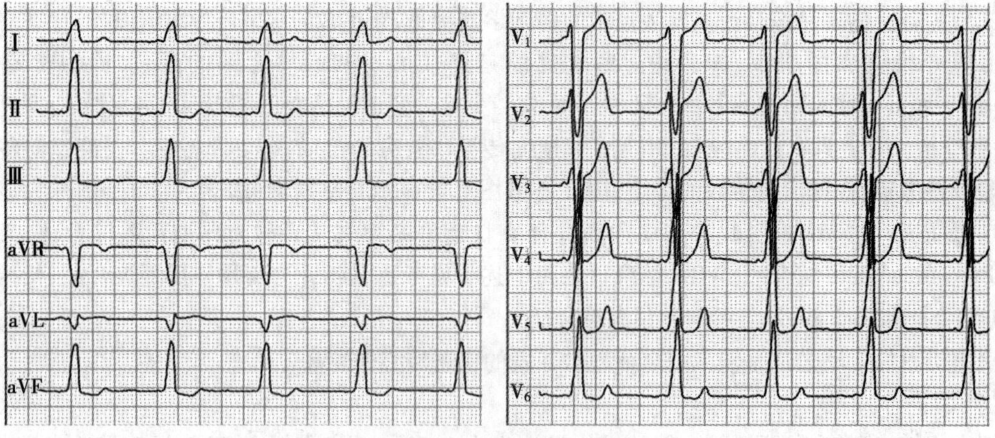

图3-3-19　心室预激（B型）

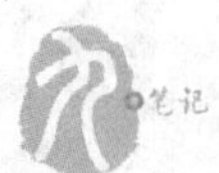

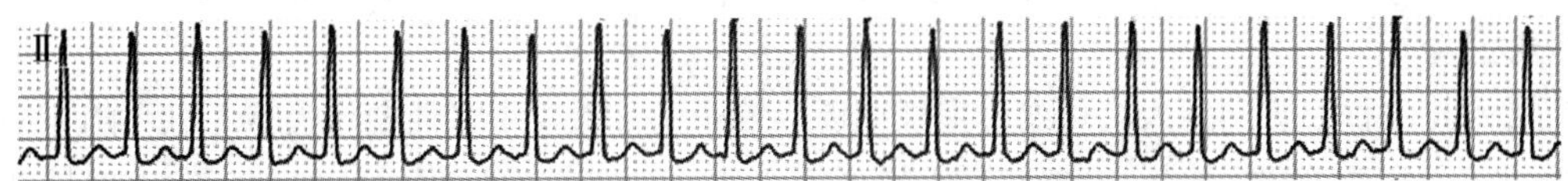

图 3-3-20 顺向型房室折返性心动过速

Ⅱ导联示连续快速、规则的 QRS 波群,其形态和时限均正常,频率 214 次/分,未见明确 P 波;心内电生理检查证实为顺向型房室折返性心动过速

逆向型 AVRT 系冲动经房室旁路前传激动心室,经房室结逆传激动心房,QRS 波群宽大畸形,极易与室性心动过速混淆,应注意鉴别。

预激综合征病人亦可发生心房颤动与心房扑动,若冲动沿旁路下传,由于其不应期短,会产生极快的心室率,甚至演变为心室颤动(图 3-3-21)。

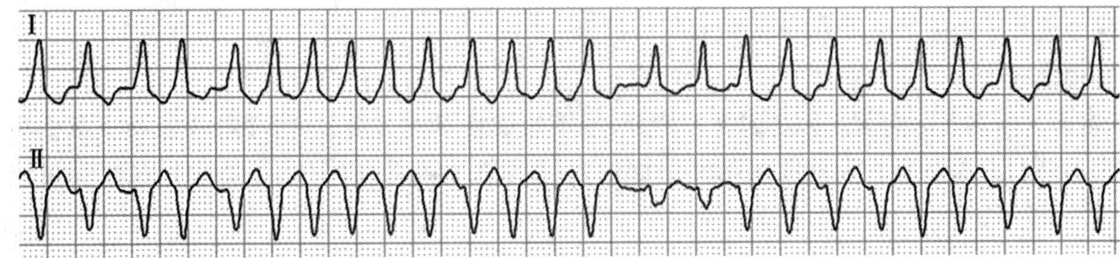

图 3-3-21 心室预激合并心房颤动

RR 间期不规则,QRS 波群宽大畸形且形态多变,其起始部有预激波,心室率 201 次/分

预激综合征病人遇下列情况应接受心电生理检查:①协助确定诊断;②确定旁路位置与数目;③确定旁路在心动过速发作时,直接参与构成折返回路的一部分或仅作为"旁观者";④了解发作心房颤动或扑动时最高的心室率;⑤对药物、导管消融与外科手术等治疗效果作出评价。

【治疗及预防】

未曾心动过速发作或偶有发作但症状轻微的预激综合征病人的治疗,目前仍存在争议。通过危险分层决定是否接受导管消融治疗可能是合适的。危险分层的手段主要包括无创心电学检查、药物激发、运动试验以及有创的经食管或经心腔内电生理检查。

如心动过速发作频繁伴有明显症状,应给予治疗。治疗方法包括药物和导管消融术。

预激综合征病人发作顺向型房室折返性心动过速,可参照房室结内折返性心动过速处理。如迷走神经刺激无效,首选药物为腺苷或维拉帕米静脉注射,也可选普罗帕酮。洋地黄缩短旁路不应期使心室率加快,因此不应单独用于曾经发作心房颤动或扑动的病人。

预激综合征病人发作心房扑动与颤动时伴有晕厥或低血压,应立即电复律。治疗药物宜选择延长房室旁路不应期的药物,如普罗帕酮或胺碘酮。应当注意,预激综合征合并心房颤动病人,应用洋地黄、利多卡因与维拉帕米等因抑制房室结-浦肯野纤维传导而加速心室率,甚至会诱发心室颤动,因此应禁用。

导管消融旁路可根治预激综合征。对于心动过速发作频繁或伴发心房颤动或扑动的预激综合征病人,应尽早行导管消融治疗。当暂时无条件消融者,为有效预防心动过速的复发,可选用 β 受体阻滞剂、维拉帕米、普罗帕酮或胺碘酮。

第五节 室性心律失常

一、室性期前收缩

室性期前收缩(premature ventricular beats)是一种最常见的心律失常,是指希氏束分叉以下部位

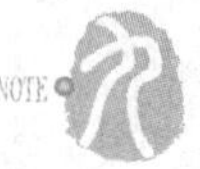

过早发生的，提前使心肌除极的心搏。

【病因】

正常人与各种心脏病病人均可发生室性期前收缩。正常人发生室性期前收缩的机会随年龄的增长而增加。心肌炎、缺血、缺氧、麻醉和手术均可使心肌受到机械、电、化学性刺激而发生室性期前收缩。洋地黄、奎尼丁、三环类抗抑郁药中毒发生严重心律失常之前常先有室性期前收缩出现。电解质紊乱（低钾、低镁等）、精神不安、过量烟、酒、咖啡亦能诱发室性期前收缩。室性期前收缩常见于高血压、冠心病、心肌病、风湿性心脏病与二尖瓣脱垂病人。

【临床表现】

室性期前收缩常无特异性症状，且是否有症状或症状的轻重程度与期前收缩的频发程度无直接相关。病人一般表现为心悸、心跳或“停跳”感，类似电梯快速升降的失重感或代偿间歇后有力的心脏搏动，可伴有头晕、乏力、胸闷等症状。严重器质性心脏疾病者，长时间频发室性期前收缩可产生心绞痛、低血压或心衰等。听诊时，室性期前收缩后出现较长的停歇，且室性期前收缩的第二心音强度减弱，仅能听到第一心音。桡动脉搏动减弱或消失。

【心电图特征】

心电图表现为：①提前发生的 QRS 波群，时限常超过 0.12 秒、宽大畸形；②ST 段与 T 波的方向与 QRS 主波方向相反；③室性期前收缩与其前面的窦性搏动之间期（称为配对间期）恒定，后可出现完全性代偿间歇（图 3-3-22）。

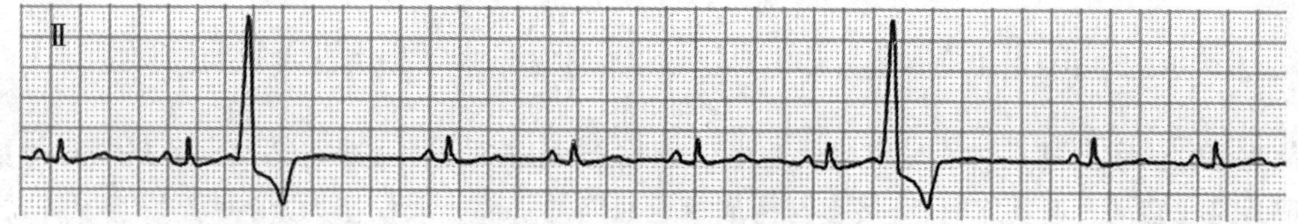

图 3-3-22 室性期前收缩

Ⅱ导联第 3、8 个 QRS 波群提前发生，明显增宽畸形，其前无 P 波，其后有完全性代偿间歇

室性期前收缩的类型：室性期前收缩可孤立或规律出现。当每个窦性搏动后跟随一个室性期前收缩称为二联律；每两个窦性搏动后出现一个室性期前收缩为三联律；如此类推。连续发生两个室性期前收缩称成对室性期前收缩。连续三个或以上室性期前收缩称室性心动过速。如室性期前收缩恰巧插入两个窦性搏动之间，不产生期前收缩后停顿，称为间位性室性期前收缩。同一导联内，室性期前收缩形态相同者，为单形性室性期前收缩；形态不同者称多形性或多源性室性期前收缩（图 3-3-23）。

【治疗】

首先应对病人室性期前收缩的类型、症状及其原有心脏病变作全面的了解；然后根据不同的临床状况决定是否给予治疗，采取何种方法治疗以及确定治疗的终点。

（一）无器质性心脏病

室性期前收缩不会增加此类病人发生心脏性死亡的危险性，因此无明显症状或症状轻微者，不必药物治疗。若病人症状明显，治疗以消除症状为目的。应特别注意对病人作好耐心解释和关心，说明这种情况的良性预后，减轻病人的焦虑与不安，避免诱发因素，如吸烟、咖啡、应激等。药物宜选用 β 受体阻滞剂、非二氢吡啶类钙通道阻滞剂和普罗帕酮等，中成药如参松养心胶囊、稳心颗粒等亦具有减少期前收缩和减轻症状的作用。二尖瓣脱垂病人发生室性期前收缩，仍遵循上述原则，可首先给予 β 受体阻滞剂。

（二）器质性心脏病

器质性心脏病合并心功能不全者，原则上只处理心脏本身疾病，不必应用治疗室性期前收缩的药

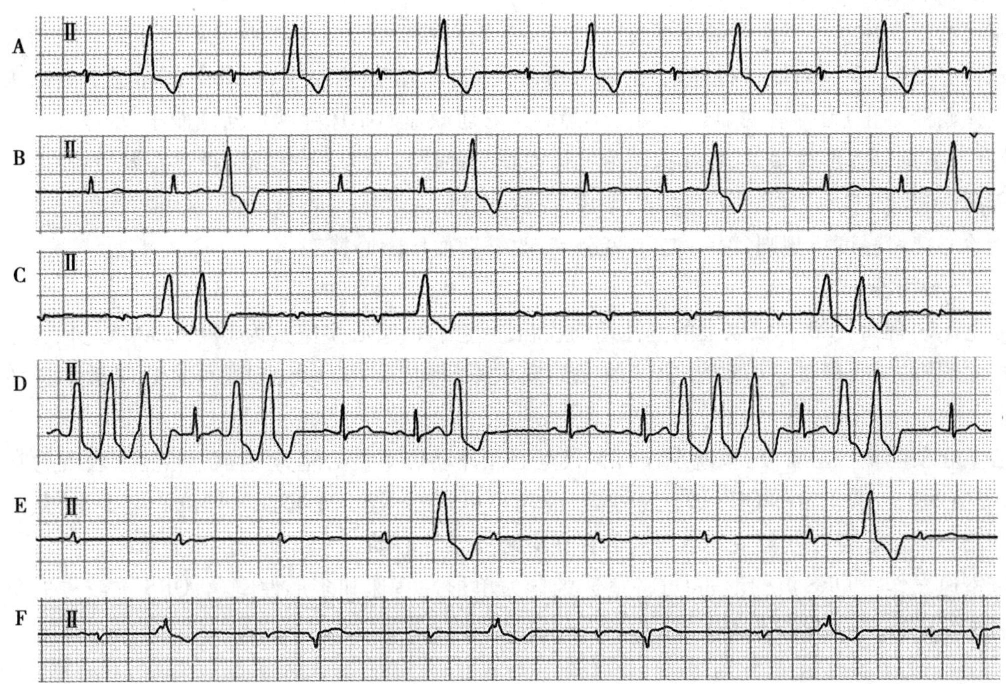

图 3-3-23 室性期前收缩的类型

A. 每个窦性搏动后跟随一个室性期前收缩，为二联律；B. 每两个窦性搏动后跟随一个室性期前收缩，为三联律；C. 第 3、4 个 QRS 波群连续出现，为成对室性期前收缩；D. 第 1、2、3 个 QRS 波群连续出现，为室性心动过速，第 5、6 次心搏为成对室性期前收缩；E. 第 5、10 个 QRS 波群提前发生，其后无代偿间歇，为间位性室性期前收缩；F. 第 2、4 个 QRS 波群形态不一，为多形性室性期前收缩

物。若症状明显，可选用 β 受体阻滞剂、非二氢吡啶类钙通道阻滞剂和胺碘酮等。

急性心肌缺血或梗死合并室性期前收缩病人，首选再灌注治疗，不主张预防性应用抗心律失常药物。如果实施再灌注治疗前已出现频发室性期前收缩、多源性室性期前收缩，可应用 β 受体阻滞剂，并纠正诱因，尤其是电解质紊乱如低钾、低镁血症。避免使用ⅠA 类和ⅠC 类抗心律失常药物，尽管其能有效减少室性期前收缩，但由于药物本身具有致心律失常作用，可能使总死亡率和猝死的风险增加。

（三）导管消融治疗

少部分起源于右心室流出道或左心室后间隔的频发室性期前收缩，若病人症状明显，抗心律失常药物疗效不佳，或不能耐受药物治疗，且无明显器质性心脏病，可考虑经导管射频消融治疗，成功率较高。起源于其他部位的单形性室性期前收缩，亦可射频消融治疗，但成功率较低。

二、室性心动过速

室性心动过速（ventricular tachycardia）简称室速，是起源于希氏束分支以下的特殊传导系统或者心室肌的连续 3 个或 3 个以上的异位心搏。及时正确地判断和治疗室速具有非常重要的临床意义。

【病因】

室速常发生于各种器质性心脏病病人。最常见为冠心病，其次是心肌病、心力衰竭、二尖瓣脱垂、心瓣膜病等，其他病因包括代谢障碍、电解质紊乱、长 QT 间期综合征等。室速偶可发生在无器质性心脏病者，称为特发性室速。其多起源于右心室流出道（右室特发性室速）、左心室间隔部（左室特发性室速）和主动脉窦部。少部分室速与遗传因素有关，又称为离子通道病，如长 QT 间期综合征、Brugada 综合征等。

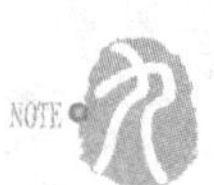

【临床表现】

室速的临床症状视发作时心室率、持续时间、基础心脏病变和心功能状况不同而异。非持续性室速（发作时间短于30秒，能自行终止）的病人通常无症状。持续性室速（发作时间超过30秒，需药物或电复律始能终止）常伴有明显血流动力学障碍与心肌缺血。临床症状包括低血压、少尿、气促、心绞痛、晕厥等。部分多形性室速、尖端扭转型室速发作后很快蜕变为心室颤动，导致心源性晕厥、心脏骤停和猝死。

听诊心律可轻度不规则，第一、二心音分裂，收缩期血压随心搏变化。

【心电图特征】

心电图表现为：①3个或以上的室性期前收缩连续出现；②心室率常为100～250次/分；③节律规则或略不规则；④心房独立活动与QRS波无固定关系，形成室房分离；⑤偶可见心室激动逆传夺获心房。

心室夺获与室性融合波：室速发作时少数室上性冲动可下传心室，产生心室夺获，表现为在P波之后，提前发生一次正常的QRS波。室性融合波的QRS波形态介于窦性与异位心室搏动，其意义为部分夺获心室。心室夺获与室性融合波的存在对确立室性心动过速诊断提供重要依据。

按室速发作时QRS波的形态，可将室速区分为单形性室速和多形性室速，QRS主波方向呈交替变换者称双向性室速（图3-3-24）。

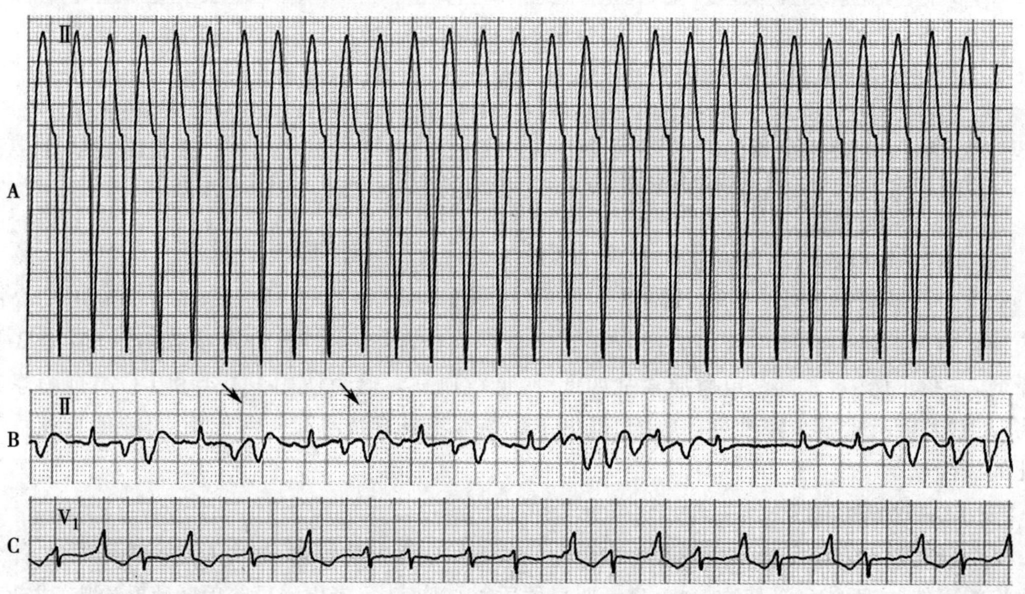

图3-3-24　室性心动过速

A. Ⅱ导联可见一系列快速、增宽畸形的QRS波，QRS波呈一种形态，RR间期略不规则；B. Ⅱ导联QRS波呈不同形态，为多形性室速；C. V_1导联QRS波群主波方向出现上、下交替性变换，为双向性室速

室性心动过速与室上性心动过速伴有室内差异性传导的心电图表现十分相似，两者的临床意义与处理截然不同，因此应注意鉴别（表3-3-4）。

表3-3-4　宽QRS波心动过速的鉴别诊断

支持室上性心动过速（SVT）	支持室速（VT）
刺激迷走神经可减慢或终止发作室性融合波	室性融合波
房性期前收缩促发心室夺获	心室夺获
P波与QRS波群相关，呈1∶1比例房室分离	室房分离
	全导联QRS波群主波方向呈同向性

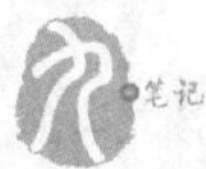
笔记

【心电生理检查】

心电生理检查对确立室速的诊断有重要价值。若能在心动过速发作时记录到希氏束波(H),通过分析希氏束波开始至心室波(V)开始的间期(HV间期),有助于室上速与室速的鉴别。室上速的HV间期应大于或等于窦性心律时的HV间期,室速的HV间期小于窦性HV间期或为负值(因心室冲动通过希氏束-浦肯野系统逆传)。由于导管位置不当或希氏束波(H)被心室波掩盖,则无法测定HV间期。心动过速发作期间,施行心房超速起搏,如果随着刺激频率的增加,QRS波群的频率相应增加,且形态变为正常,说明原有的心动过速为室速。

【治疗】

首先应决定哪些病人应给予治疗。目前除了β受体阻滞剂、胺碘酮以外,尚未能证实其他抗心律失常药物能降低心脏性猝死的发生率。同时抗心律失常药物本身亦会导致或加重原有的心律失常。目前对于室速的治疗,一般遵循的原则是:无器质性心脏病病人发生非持续性室速,如无症状或血流动力学影响,处理原则与室性期前收缩相同;有器质性心脏病或有明确诱因者应首先给予针对性治疗;持续性室速发作,无论有无器质性心脏病,均应给予治疗。

1. 终止室速发作 无显著血流动力学障碍的室速,可选用利多卡因、β受体阻滞剂或胺碘酮静脉推注,但经中心静脉用药会引起低血压,因此用药时要严密监测生命体征。如病人已发生低血压、休克、心绞痛、充血性心力衰竭或脑血流灌注不足等症状,应迅速施行电复律。复律成功后可静脉应用胺碘酮、利多卡因等,以防止室速短时间内复发。洋地黄中毒引起的室速不宜用电复律,应给予药物治疗。

2. 预防复发 应努力寻找和治疗诱发及维持室速的可逆性病变,例如缺血、低血压及低血钾等。治疗充血性心力衰竭有助于减少室速发作。窦性心动过缓或房室阻滞时,心室率过于缓慢,亦有利于室性心律失常的发生,可给予阿托品治疗或应用人工心脏起搏。

急性心肌缺血合并室速的病人,首选冠脉血运重建,也可应用β受体阻滞剂预防室性心律失常。β受体阻滞剂能降低心肌梗死后猝死发生率,其作用可能主要是通过降低交感神经活性与改善心肌缺血实现。如果室速频繁发作,且不能被电复律有效控制,可静脉应用胺碘酮。经完全血运重建和最佳药物治疗后,仍反复发作室速或电风暴者,可植入心律转复除颤器(ICD)。

ICD植入治疗亦可应用于持续性多形性室速及遗传性心律失常综合征病人。药物治疗后仍反复发作单形性室速或ICD植入后反复电击的病人可考虑导管消融治疗。

【特殊类型的室性心动过速】

1. 尖端扭转型室速(torsade de pointes, TDP) 是多形性室速的一种特殊类型,因发作时QRS波群的振幅与波峰呈周期性改变,宛如围绕等电位线连续扭转而得名,频率200~250次/分。当室性期前收缩发生在舒张晚期、落在前面T波的终末部时(R-on-T)可诱发室速。此外,在长-短周期序列之后亦易引发尖端扭转型室速。尖端扭转型室速亦可进展为心室颤动和猝死。本型室速的病因可为先天性、电解质紊乱(如低钾血症、低镁血症)、抗心律失常药物(如ⅠA类或Ⅲ类)、吩噻嗪和三环类抗抑郁药、颅内病变、心动过缓(特别是三度房室阻滞)等。尖端扭转型室速病人,应努力寻找和去除导致QT间期延长的获得性病因,停用明确或可能诱发尖端扭转型室速的药物。治疗上首先给予静脉注射镁盐。ⅠA类或Ⅲ类药物可使QT间期更加延长,故不宜应用。先天性长QT间期综合征治疗应选用β受体阻滞剂。药物治疗无效者,可考虑左颈胸交感神经切断术,或植入ICD治疗(图3-3-25)。

2. 加速性室性自主心律(accelerated idioventricular rhythm) 亦称缓慢型室速,其发生机制与自律性增加有关。心电图通常表现为连续发生3~10个起源于心室的QRS波群,心率常为60~110次/分(图3-3-26)。心动过速的开始与终止呈渐进性,跟随于一个室性期前收缩之后,或当心室起搏点加速至超过窦性频率时发生。由于心室与窦房结两个起搏点轮流控制心室节律,融合波常出现于心律失常的开始与终止时,心室夺获亦很常见。本型室速常发生于心脏病病人,特别是急性心肌

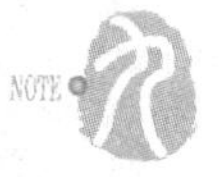

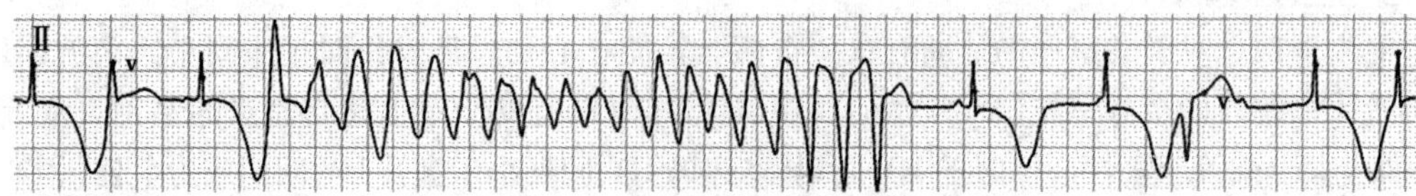

图 3-3-25 R-on-T 现象及尖端扭转性室速

监测导联第 2、4 个 ORS 波群为室性期前收缩，R 波骑跨于前一 T 波之上（R-on-T 现象），QT 间期延长，达 0.64 秒，第 2 个室性期前收缩引发尖端扭转性室速，QRS 波群主波方向围绕等电位线连续扭转

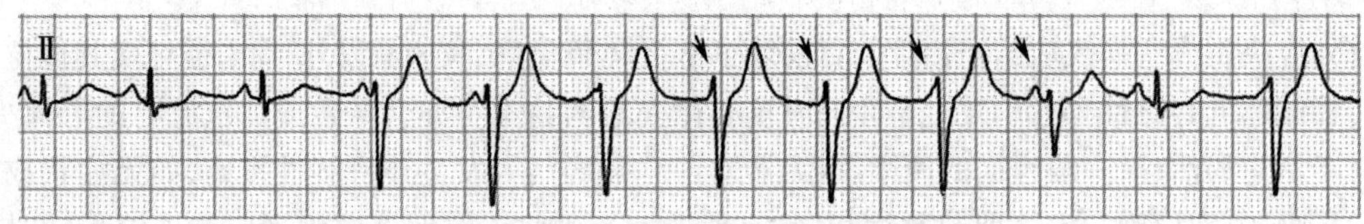

图 3-3-26 加速性室性自主心律

Ⅱ导联可见一系列宽大畸形 QRS 波群，心室率 79～88 次/分，可见窦性 P 波逐渐与 QRS 波群重叠（箭头处，房室分离现象）

梗死再灌注期间、心脏手术、心肌病、风湿热与洋地黄中毒。发作短暂或间歇，病人一般无症状，亦不影响预后。通常无需抗心律失常治疗。

三、心室扑动与心室颤动

心室扑动（ventricular flutter）与心室颤动（ventricular fibrillation），简称室扑和室颤，为致死性心律失常。常见于缺血性心脏病。此外，抗心律失常药物，特别是引起 QT 间期延长与尖端扭转的药物，严重缺氧、缺血、预激综合征合并房颤与极快的心室率、电击伤等亦可引起。

【心电图特征】

心室扑动呈正弦图形，波幅大而规则，QRS 波呈单形性，频率 150～300 次/分（通常在 200 次/分以上），有时难与室速鉴别。心室颤动的波形、振幅与频率均极不规则，无法辨认 QRS 波群、ST 段与 T 波，持续时间较短，如不及时抢救，一般心电活动在数分钟内迅速消失。急性心肌梗死的原发性心室颤动，可由于舒张早期的室性期前收缩落在 T 波上触发室速（R-on-T），然后演变为心室颤动（图 3-3-27）。

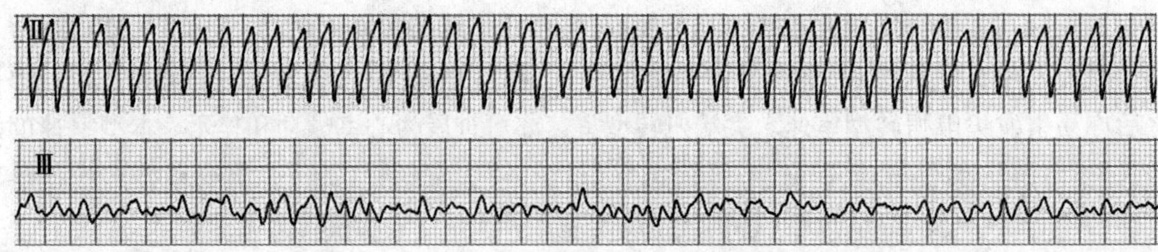

图 3-3-27 心室扑动与心室颤动

Ⅱ导联呈连续的波动，形似正弦波，频率 250 次/分，无法分辨 QRS 波群、ST 段及 T 波，为心室扑动；Ⅲ导联呈形态、振幅各异的不规则波动，频率约 300 次/分，QRS-T 波群消失，为心室颤动

【临床表现】

临床症状包括意识丧失、抽搐、呼吸停顿甚至死亡、听诊心音消失、脉搏触不到、血压亦无法测到。伴随急性心肌梗死发生而不伴有泵衰竭或心源性休克的原发性心室颤动，预后较佳，抢救存活率较高，复发率很低。相反，非伴随急性心肌梗死的心室颤动，一年内复发率高达 20%～30%。

心室扑动与颤动的治疗参阅本篇第十一章“心脏骤停与心脏性猝死”。

[附] 遗传性心律失常综合征

当离子通道或调控通道的蛋白发生基因突变时，其功能出现异常升高或降低，导致心肌细胞除极或复极过程异常，从而延长或缩短动作电位时程而产生心律失常甚至猝死，称之为离子通道病。随着基因检测技术的发展，许多排除了器质性心脏病而反复出现不明原因晕厥甚至心脏性猝死的病人被证明存在基因变异，尤其是具有家族史者。常见的离子通道病有：

1. 长 QT 间期综合征（long Q-T syndrome，LQTS）　大多数是由一个或多个基因突变导致的遗传性离子通道异常。临床表现为尖端扭转型室速引起的反复晕厥和猝死。晕厥与运动、情绪紧张、激动有关，一般持续 1～2 分钟，少部分病人可在睡眠时发生猝死。对于无症状的 QT 间期延长病人建议给予 β 受体阻滞剂治疗；对于因室性心律失常出现晕厥或先兆猝死的病人，须行植入型心律转复除颤器（ICD）治疗。

2. Brugada 综合征（Brugada syndrome，BrS）　目前已确定家族性 Brugada 综合征存在钠离子通道和钙离子通道的基因突变。临床表现为反复晕厥，为中青年非器质性心脏病猝死的主要原因之一。心脏结构正常，心电图可见 V_1～V_3 导联 ST 段呈下斜形或马鞍形抬高。BrS 目前尚无有效的药物治疗手段，唯一有效的预防措施是植入 ICD。

3. 儿茶酚胺敏感性室性心动过速（catecholaminergic polymorphic ventricular tachycardia，CPVT）是一种在儿童和青少年中发生的没有任何明显结构性心脏疾病的罕见遗传性室速。临床表现为运动或情绪激动时发生双向性、多形性室速导致的晕厥。室速常可自行终止，若转为室颤则可导致猝死。心电图常无特异性表现。治疗上可选择 β 受体阻滞剂，当药物治疗仍不能消除室性心律失常发作时，应考虑植入 ICD。

4. 短 QT 间期综合征（short QT syndrome，SQTS）　为单基因突变引起的常染色体显性遗传离子通道病。临床表现为心悸、头晕及反复发作的晕厥和（或）心脏性猝死。心电图上 QT 间期明显缩短，胸前导联 T 波高尖。ICD 是其首选治疗手段，对于拒绝 ICD 或不能耐受者可选择Ⅰ类或Ⅱ、Ⅲ类抗心律失常药物治疗。

5. 早期复极综合征（early repolarization syndrome，ERS）　是心电复极异常的一种，为生理性心电图变异。心电图上 2 个或以上连续下壁和（或）侧壁导联 J 点抬高≥1mm，为早期复极表现；当伴有室速，即早期复极综合征。早期复极表现通常不会引发症状，也不需要干预。然而，对于从心脏骤停中幸存的早期复极综合征病人，可置入 ICD 治疗。

第六节　心脏传导阻滞

心脏传导阻滞是由解剖或机能失常造成的永久性或暂时性冲动传导障碍，可发生于心脏传导系统的任何水平。如发生在窦房结与心房之间，称窦房阻滞。在心房与心室之间，称房室阻滞。位于心房内，称房内阻滞。位于心室内，称为室内阻滞。

按照传导阻滞的严重程度，通常可将其分为三度。一度阻滞的传导时间延长，但全部冲动仍能传导。二度阻滞分为两型：Ⅰ型和Ⅱ型。Ⅰ型阻滞表现为传导时间进行性延长，直至一次冲动不能传导；Ⅱ型阻滞表现为间歇出现的传导阻滞。三度阻滞又称完全性阻滞，此时全部冲动不能被传导。

窦房传导阻滞已在本章第二节内叙述。

一、房室阻滞

房室阻滞（atrioventricular block）是指房室交界区脱离了生理不应期后，心房冲动传导延迟或不能传导至心室。房室阻滞可以发生在房室结、希氏束以及束支等不同的部位。

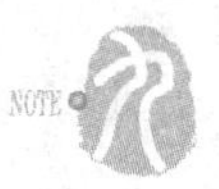

【病因】

部分健康的成年人、儿童及运动员可发生一度或二度Ⅰ型房室阻滞,可能与静息时迷走神经张力增高有关。其他导致房室阻滞的病变有:冠心病急性心肌梗死、冠状动脉痉挛、心肌炎、心内膜炎、多发性肌炎、心肌病、急性风湿热、主动脉瓣狭窄伴钙化、心脏肿瘤(特别是心包间皮瘤)、先天性心血管病、原发性高血压、心脏手术损伤;也可见于电解质紊乱(如高钾血症)、药物中毒(如洋地黄)、黏液性水肿及心脏浸润性病变(如淀粉样变、结节病或硬皮病)等。老年持续性房室阻滞以原因不明的传导系统退行性变多见,如 Lev 病(心脏纤维支架的钙化与硬化)。

【临床表现】

一度房室阻滞病人通常无症状。二度房室阻滞可引起心搏脱漏,可有心悸症状,也可无症状。三度房室阻滞的症状取决于心室率的快慢与伴随病变,症状包括疲倦、乏力、头晕、晕厥、心绞痛、心力衰竭。房室阻滞因心室率过慢导致脑缺血,病人可出现暂时性意识丧失,甚至抽搐,称为 Adams-Stokes 综合征,严重者可致猝死。

一度房室阻滞听诊时,因 PR 间期延长,第一心音强度减弱。二度Ⅰ型房室阻滞第一心音强度逐渐减弱并有心搏脱漏。二度Ⅱ型房室阻滞亦有间歇性心搏脱漏,但第一心音强度恒定。三度房室阻滞因房室分离,第一心音强度经常变化,第二心音可呈正常或反常分裂,间或听到响亮亢进的第一心音(大炮音)。

【心电图特征】

(一)一度房室阻滞

PR 间期超过 0.20 秒(图 3-3-28)。QRS 波群形态与时限多正常。

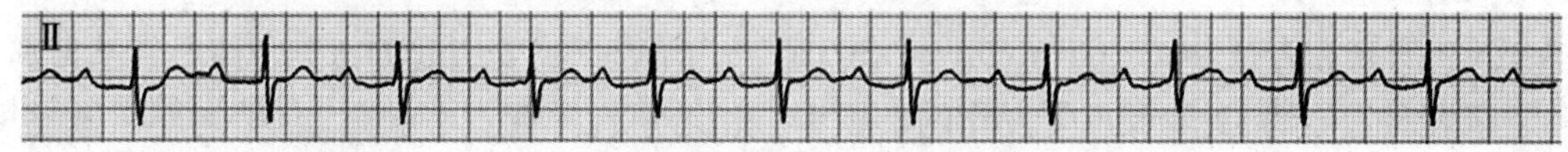

图 3-3-28 一度房室阻滞,PR 间期为 0.37 秒

(二)二度房室阻滞

二度房室阻滞分为Ⅰ型和Ⅱ型。Ⅰ型又称文氏阻滞(Wenckebach block),是最常见的二度房室阻滞类型。

1. 二度Ⅰ型房室阻滞 ①P 波规律出现;②PR 间期逐渐延长,直到 P 波下传受阻,脱漏 1 个 QRS 波群(图 3-3-29)。最常见的房室传导比例为 3∶2和 5∶4。在大多数情况下,阻滞位于房室结,QRS 波群正常,二度Ⅰ型房室阻滞很少发展为三度房室阻滞。

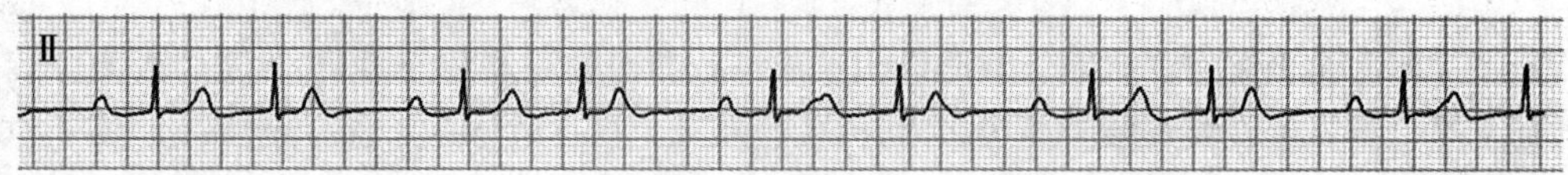

图 3-3-29 二度Ⅰ型房室阻滞,房室间呈 3∶2 传导

2. 二度Ⅱ型房室阻滞 PR 间期恒定,部分 P 波后无 QRS 波群(图 3-3-30)。如 QRS 波群正常,阻滞可能位于房室结内;若 QRS 波群增宽,形态异常时,阻滞位于希氏束-浦肯野系统。

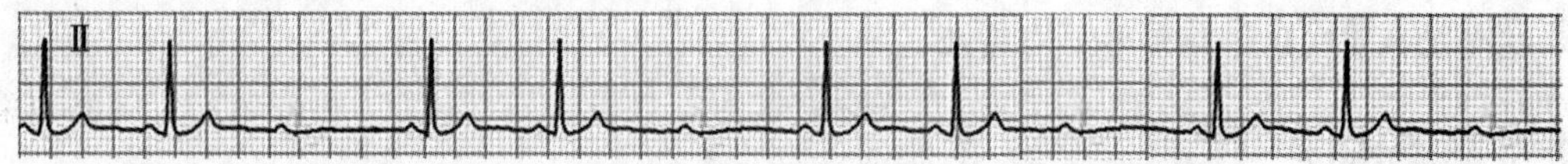

图 3-3-30 二度Ⅱ型房室阻滞,房室间呈 3∶2 传导

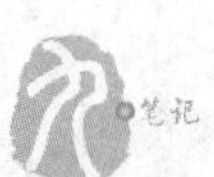

2∶1房室阻滞可能是Ⅰ型和Ⅱ型房室阻滞。QRS波群正常者，可能为Ⅰ型，阻滞部位在房室结，并且观察到2∶1阻滞转变成3∶2阻滞时，第二个心动周期PR间期延长者，便可确诊为Ⅰ型阻滞。当QRS波群呈束支阻滞图形，需作心电生理检查，始能确定阻滞部位。

二度房室阻滞中，连续两个或者两个以上的P波不能下传心室者常称为高度房室阻滞（图3-3-31）。

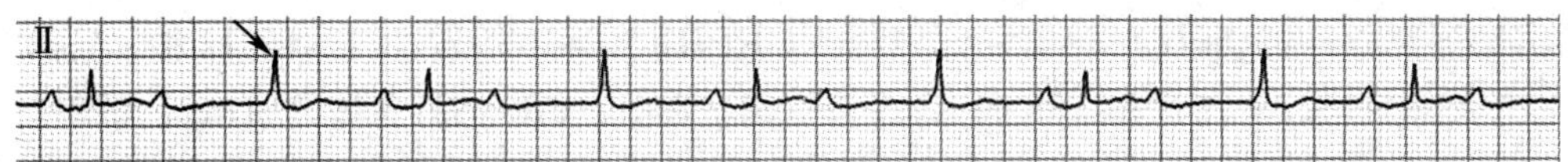

图3-3-31 高度房室阻滞，交界性逸搏

Ⅱ导联P波规律出现，由左起第2、第3个P波（箭头所指，P波与QRS波群重叠）未下传心室，第4个P波下传心室，房室间呈3∶1传导

（三）三度（完全性）房室阻滞

心电图表现为：①P波与QRS波群各自成节律、互不相关；②心房率快于心室率，心房冲动来自窦房结或异位心房节律（房性心动过速、扑动或颤动）；③心室起搏点通常在阻滞部位稍下方。如位于希氏束及其近邻，心室率为40～60次/分，QRS波群正常，心律亦较稳定（图3-3-32A）；如位于室内传导系统的远端，心室率可低至40次/分以下，QRS波群增宽，心室律亦常不稳定（图3-3-32B）。

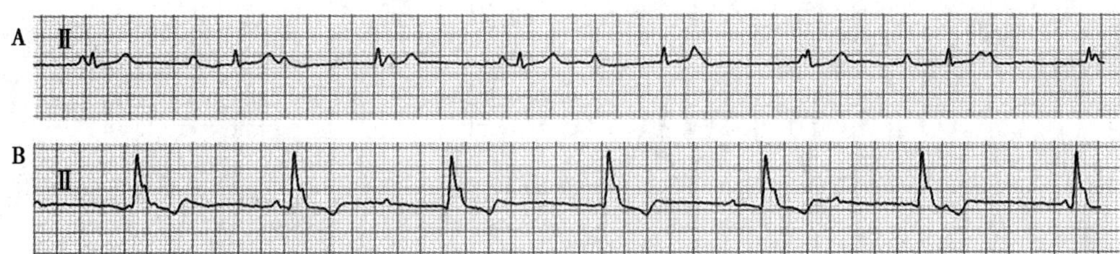

图3-3-32 三度房室阻滞

A. Ⅱ导联P波节律轻度不规则，平均频率75次/分，QRS波群形态及时限正常，节律规则，频率48次/分，提示起搏点在希氏束分叉以上；B. 另一病人Ⅱ导联P波节律规则，频率60次/分，QRS波群增宽，时限0.18秒，提示起搏点在希氏束分叉以下

【治疗】

应针对不同的病因进行治疗。一度房室阻滞与二度Ⅰ型房室阻滞心室率不太慢者，无需特殊治疗。二度Ⅱ型与三度房室阻滞如心室率显著缓慢，伴有明显症状或血流动力学障碍，甚至Adams-Stokes综合征发作者，应给予起搏治疗。

阿托品（0.5～2.0mg，静脉注射）可提高房室阻滞的心率，适用于阻滞位于房室结的病人。异丙肾上腺素（1～4μg/min静脉滴注）适用于任何部位的房室阻滞，但应用于急性心肌梗死时应十分慎重，因可能导致严重室性心律失常。以上药物使用超过数天，往往效果不佳且易发生严重的不良反应，仅适用于无心脏起搏条件的应急情况。因此，对于症状明显、心室率缓慢者，应及早给予临时性或永久性心脏起搏治疗。

二、室内阻滞

室内阻滞（intraventricular block）是指希氏束分叉以下部位的传导阻滞。室内传导系统由右束支、左前分支和左后分支三部分组成。室内传导系统的病变可波及单支、双支或三支。

右束支阻滞较为常见，可发生于风湿性心脏病、先天性心脏病房间隔缺损、高血压、冠心病和肺源性心脏病等。此外，正常人亦可发生右束支阻滞。

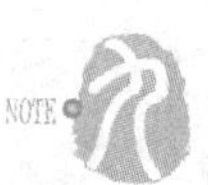

左束支阻滞常发生于充血性心力衰竭、急性心肌梗死、急性感染、奎尼丁与普鲁卡因胺中毒、高血压性心脏病、风湿性心脏病、冠心病与梅毒性心脏病等。左前分支阻滞较为常见，左后分支阻滞则较为少见。

单支、双支阻滞通常无临床症状。偶可听到第一、二心音分裂。完全性三分支阻滞的临床表现与完全性房室阻滞相同。

【心电图特征】

1. 右束支阻滞（right bundle branch block，RBBB）　QRS 波群时限≥0.12 秒。V_1、V_2 导联呈 rsR′，R′波粗钝；V_5、V_6 导联呈 qRS 或 RS，S 波宽阔。T 波与 QRS 波群主波方向相反（图 3-3-33A）。不完全性右束支阻滞的图形与上述相似，但 QRS 波群时限<0.12 秒。

2. 左束支阻滞（left bundle branch block，LBBB）　QRS 波群时限≥0.12 秒。V_5、V_6 导联 R 波宽大，顶部有切迹或粗钝，其前方无 q 波。V_1、V_2 导联呈宽阔的 QS 波或 rS 波形，S 波宽大。V_5～V_6 T 波与 QRS 波群主波方向相反（图 3-3-33B）。不完全性左束支阻滞图形与上述相似，但 QRS 波群时限<0.12 秒。

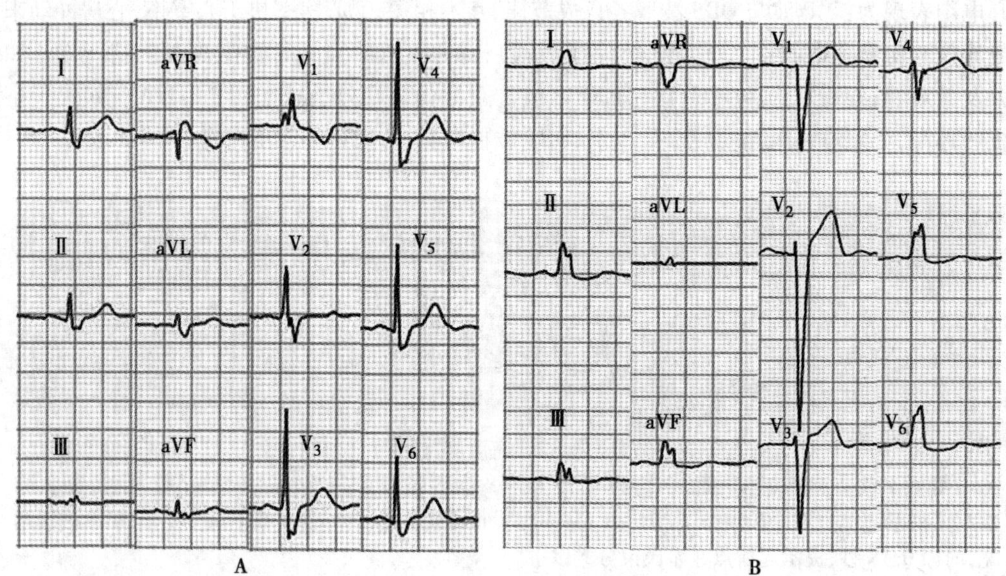

图 3-3-33　左右完全性束支阻滞

A. 完全性右束支阻滞，窦性心律，QRS 波群时限 0.16 秒。V_1 导联呈 rsR′，V_5、V_6 导联呈 RS，S 波宽阔。B. 完全性左束支阻滞，窦性心律，QRS 波群时限 0.14 秒。V_5、V_6 导联呈 R 波宽大，顶部有切迹，V_1 导联呈 QS 形

3. 左前分支阻滞（left anterior fascicular block）　额面平均 QRS 电轴左偏达-45°～-90°。Ⅰ、aVL 导联呈 qR 波，Ⅱ、Ⅲ、aVF 导联呈 rS 图形，QRS 时限<0.12 秒（图 3-3-34）。

4. 左后分支阻滞（left posterior fascicular block）　额面平均 QRS 电轴右偏达+90°～+120°（或+80°～+140°）。Ⅰ导联呈 rS 波，Ⅱ、Ⅲ、aVF 导联呈 qR 波，且 RⅢ>RⅡ，QRS 时限<0.12 秒。

5. 双分支阻滞与三分支阻滞（bifascicular block and trifascicular block）　前者是指室内传

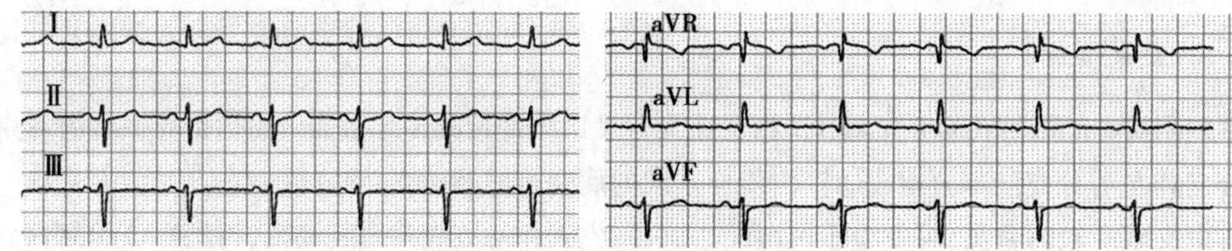

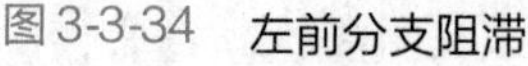
图 3-3-34　左前分支阻滞

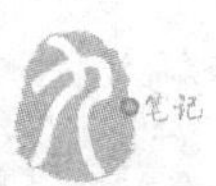

导系统三分支中的任何两分支同时发生阻滞。后者是指三分支同时发生阻滞。如三分支均阻滞，则表现为完全性房室阻滞。由于阻滞分支的数量、程度、是否间歇发生等不同情况组合，可出现不同的心电图表现。最常见为右束支合并左前分支阻滞。右束支合并左后分支阻滞较罕见。当右束支阻滞与左束支阻滞两者交替出现时，双侧束支阻滞的诊断便可成立。

【治疗】

慢性单侧束支阻滞的病人如无症状，无需接受治疗。双分支与不完全性三分支阻滞有可能进展为完全性房室阻滞，但是否一定发生以及何时发生均难以预料，不必常规预防性起搏器治疗。急性前壁心肌梗死发生双分支、三分支阻滞，或慢性双分支、三分支阻滞，伴有晕厥或 Adams-Stroke 综合征发作者，则应及早考虑心脏起搏治疗。

第七节 抗心律失常药物的合理应用

给予心律失常病人长期药物治疗之前，应先了解心律失常发生的原因、基础心脏病变及其严重程度和有无可纠正的诱因，如心肌缺血、电解质紊乱、甲状腺功能异常或抗心律失常药物所致心律失常作用。抗心律失常用药的目的是终止心律失常发作，或减少心动过速复发而减轻症状，或减少心律失常而改善病人预后。

正确合理使用抗心律失常药物的原则包括：①首先注意基础心脏病的治疗以及病因和诱因的纠正。②注意掌握抗心律失常药物的适应证，并非所有的心律失常均需应用抗心律失常药物，只有直接导致明显的症状或血流动力学障碍或具有引起致命危险的恶性心律失常时才需要针对心律失常的治疗，包括选择抗心律失常的药物。众多无明显症状、无明显预后意义的心律失常，如期前收缩，短阵的非持续性心动过速，心室率不快的心房颤动，一度或二度Ⅰ型房室阻滞，一般不需要抗心律失常药物治疗。③注意抗心律失常药物的不良反应，包括对心功能的影响，致心律失常作用和对全身其他脏器与系统的不良作用。

目前临床常用的抗心律失常药物分类是 Vaughan Williams 分类法，该法将药物抗心律失常作用的电生理效应作为分类依据，分为四大类，其中Ⅰ类再分为三个亚类。

Ⅰ类药阻滞快速钠通道。

ⅠA 类药物减慢动作电位 0 相上升速度（V_{max}），延长动作电位时程，奎尼丁、普鲁卡因胺、丙吡胺等属此类。

ⅠB 类药物不减慢 V_{max}，缩短动作电位时程，美西律、苯妥英钠与利多卡因等属此类。

ⅠC 类药减慢 V_{max}，减慢传导与轻微延长动作电位时程，氟卡尼、恩卡尼、普罗帕酮等属此类。

Ⅱ类药阻断 β 肾上腺素能受体，美托洛尔、阿替洛尔、比索洛尔等属此类，是目前已明确的可以改善病人长期预后的抗心律失常药物。

Ⅲ类药阻滞钾通道与延长复极，胺碘酮、决奈达隆、索他洛尔、多非利特等属此类。

Ⅳ类药阻滞慢钙通道，维拉帕米和地尔硫䓬属此类。

其他抗心律失常作用的药物其作用机制各异，不能按 Vaughan Williams 分类，临床上亦有应用，包括腺苷、洋地黄类、阿托品、异丙肾上腺素、硫酸镁、伊伐布雷定和中药参松养心胶囊、稳心颗粒等。

抗心律失常药物治疗导致新的心律失常或使原有心律失常加重，称为致心律失常作用（proarrhythmia）。发生率为 5% ~10%。各种抗心律失常药的发生机制不同，分别与复极延长、早期后除极导致尖端扭转型室速或减慢心室内传导、易化折返等有关。充血性心力衰竭、已应用洋地黄与利尿剂、QT 间期延长者在使用抗心律失常药物时更易发生致心律失常作用。大多数致心律失常现象发生在开始治疗后数天或改变剂量时，较多表现为持续性室速、长 QT 间期与尖端扭转型室速。

临床常见的抗心律失常药物的适应证、不良反应，常用剂量和药代动力学特性分别见表 3-3-5 与表 3-3-6。

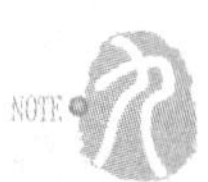

表 3-3-5　常用的抗心律失常药物的适应证、不良反应

药物	适应证	不良反应
奎尼丁(quinidine)	房性与室性期前收缩;心房扑动与颤动,房室结内折返性心动过速,预激综合征;室速;预防上述心律失常复发	恶心、呕吐等消化道症状;视觉、听觉障碍,意识模糊;皮疹、发热、血小板减少、溶血性贫血;心脏方面:窦性停搏、房室传导阻滞、QT 间期延长与尖端扭转性室速、晕厥、低血压
利多卡因(lidocaine)	血流动力学稳定的室性心动过速及心室颤动/无脉室性心动过速(但均不作为首选)	眩晕及不同程度意识障碍;心脏方面:少数引起窦房结抑制、房室传导阻滞
美西律(mexiletine)	急、慢性室性快速型心律失常(特别是 QT 间期延长者);常用于小儿先天性心脏病与室性心律失常	恶心、呕吐、运动失调、震颤、步态障碍、皮疹;心脏方面:低血压(发生在静脉注射时)、心动过缓
普罗帕酮(propafenone)	各种类型室上性心动过速;室性期前收缩,难治性、致命性室速	眩晕、味觉障碍、视物模糊;胃肠道不适;可能加重支气管痉挛;心脏方面:窦房结抑制、房室阻滞、加重心力衰竭
β 受体阻滞剂(β-blockers)	控制需要治疗的窦性心动过速;症状性期前收缩;心房扑动/心房颤动;多形性及反复发作单形性室性心动过速;预防上述心律失常再发;降低冠心病、心力衰竭病人猝死及总死亡率	加剧哮喘与 COPD;间歇性跛行、雷诺现象、精神抑郁;糖尿病病人可能引致低血糖、乏力;心脏方面:低血压、心动过缓、充血性心力衰竭、心绞痛病人突然撤药引起症状加重、心律失常、急性心肌梗死
胺碘酮(amiodarone)	各种室上性(包括心房扑动与颤动)与室性快速型心律失常(不用于 QT 间期延长的多形性室速);心肌梗死后室性心律失常、复苏后预防室性心律失常复发,尤其适用于器质性心脏病、心肌梗死后伴心功能不全的心律失常	转氨酶升高;光过敏,角膜色素沉着;胃肠道反应;甲亢或甲减;心脏方面:心动过缓,致心律失常很少发生,偶尔发生尖端扭转性室速
维拉帕米(verapamil)	各种折返性室上性心动过速,预激综合征利用房室结作为通道的房室折返性心动过速;心房扑动与颤动时减慢心室率;某些特殊类型室速	心脏方面:已应用 β 受体拮抗剂或有血流动力学障碍者易引起低血压、心动过缓、房室阻滞、心搏停顿;禁用于:严重心力衰竭,二、三度房室阻滞,心房颤动经房室旁路作前向传导,严重窦房结病变,室速,心源性休克以及其他低血压状态
腺苷(adenosine)	房室结折返或利用房室结的房室折返性心动过速的首选药物;心衰、严重低血压者及新生儿均适用;鉴别室上速伴有室内差异性传导与室速	潮红,呼吸困难,胸部压迫感,通常持续短于 1 分钟,可有短暂的窦性停搏、室性期前收缩或短阵室速
伊布利特(ibutilide) 多非利特(dofetilide)	近期发作的房扑或房颤转复,房性心动过速,阵发性室上性心动过速	室性心律失常,特别是致 QT 间期延长后的尖端扭转型室性心动过速
决奈达隆(dronedarone)	阵发性和持续性房颤转复后维持窦性心律	心力衰竭加重、肝功能损害、QT 间期延长
毛花苷丙(西地兰,lanatoside C)	控制房扑或房颤心室率,尤其适合心功能不全合并快速型房扑或房颤的控制	心脏方面:房室传导阻滞、室性心律失常;恶心、呕吐等消化道症状;视物模糊,黄视,绿视等视神经系统症状
伊伐布雷定(ivabradine)	用于不能耐受或禁用 β 受体阻滞剂的窦性心动过速病人	心动过缓或者一度房室阻滞,与心动过缓相关的头晕、头痛;闪光现象(光幻觉)和复视等眼部疾病

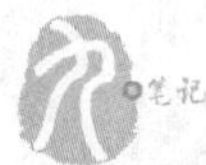
笔记

表 3-3-6 抗心律失常药物剂量与药代动力学特征

药物	常用剂量范围				有效血清浓度（μg/ml）	清除半衰期（h）	生物利用度（%）	排泄途径
	静脉给药		口服					
	负荷量	维持量	负荷量	维持量				
奎尼丁		600～1000mg	200mg q6h	200mg q6～8h	3～6	5～9	60～80	肝
利多卡因	1～3mg/kg（一般用 50～100mg），2～3min 内	1～4mg/min			1～5	1～2		肝
美西律				150～200mg q6～8h	0. 75～2	10～17	90	肝
普罗帕酮	1～1. 5mg/kg（一般用 70mg），持续 10min		600～900mg	150～200mg q8～12h	0. 2～3. 0	5～8	25～75	肝
比索洛尔				2. 5～10. 0mg qd	0. 60～0. 65	10～12	90	肝、肾
艾司洛尔	0. 5mg/kg，1min	50～300μg/（kg · min）			0. 3～0. 4	9	56	肾
胺碘酮	150mg，持续 10min	1mg/min，24h 不超过 2. 2g	600mg/d 8～10d	100～400mg qd	1～2. 5	1200	35～65	肝
决奈达隆				400mg q12h	3～4	13～19	70～90	肝
索他洛尔				40～80mg q12h，按需要逐渐增加至 320mg/d	2. 5	12	90～100	肾
伊布利特	体重>60kg，1mg；体重<60kg，0. 01mg/kg；持续 10min。若首次注射结束后 10min 心律失常仍未消失，再次等剂量注射，持续 10min					2～12	40	肾
伊伐布雷定			5mg（≥75 岁，2. 5mg），q12h	2 周后（根据心率）酌情每次增加 2. 5mg q12h	0. 16～40	11	70	肾
维拉帕米	5mg，2min 以上，必要时 10～15min 后重复 1 次	0. 005mg/（kg · min）		80～120mg q6～8h	0. 10～0. 15	3～8	10～35	肝
腺苷	6～12mg（快速注射）					<10s		
毛花苷丙	0. 4～0. 6mg 缓慢静推；无效者可于 20～30min 后再给予 0. 2～0. 4mg，24h 最大剂量为 1. 2mg				0. 70～0. 75	33	25	肾

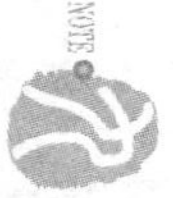

第八节 心律失常的介入治疗和手术治疗

一、心脏电复律

【电除颤与电复律的机制】

电除颤和电复律的机制是将一定强度的电流通过心脏,使全部或大部分心肌在瞬间除极,然后心脏自律性最高的起搏点重新主导心脏节律,通常是窦房结。

心室颤动时已无心动周期可在任何时间放电。电复律不同于电除颤,任何异位快速心律只要有心动周期,心电图上有 R 波,放电时需要和心电图 R 波同步,以避开心室的易损期。如果电复律时在心室的易损期放电可能导致心室颤动。心室易损期位于 T 波顶峰前 20~30 毫秒(约相当于心室的相对不应期)。

【电复律与电除颤的种类】

根据电复律时是否识别 R 波,分为同步电复律与非同步电除颤。

1. **同步电复律** 放电时电流正好与 R 波同步,即电流刺激落在心室肌的绝对不应期,从而避免在心室的易损期放电导致室速或室颤。同步电复律主要用于除心室颤动以外的快速型心律失常。电复律前一定要核查仪器上的"同步"功能处于开启状态。

2. **非同步电除颤** 临床上用于心室颤动。此时已无心动周期,也无 QRS 波,更无从避开心室易损期,应即刻于任何时间放电。

【电复律的适应证和禁忌证】

电复律适应证主要包括两大类:各种严重的甚至危及生命的恶性心律失常,以及各种持续时间较长的快速型心律失常。总的原则是,对于任何快速型的心律失常,如导致血流动力学障碍或心绞痛发作加重,药物治疗无效者,均应考虑电复律或电除颤。

1. **恶性室性心律失常** 病人发生室速后,如果经药物治疗后不能很快纠正,或一开始血流动力学即受到严重影响,如室速伴意识障碍、严重低血压或急性肺水肿,应立即采用同步电复律,不要因反复选用药物延误抢救。如果室速不能成功转复,或转复后反复发作,应注意有无缺氧,水、电解质紊乱或酸碱失衡的因素,有时静脉注射胺碘酮、利多卡因可提高转复成功率和减少转复后的复发。

心室颤动病人抢救成功的关键在于及时发现和果断处理。导致电除颤成功率降低的主要因素包括时间延误、缺氧和酸中毒等。医务人员应在室颤发生 1~3 分钟内有效电除颤,间隔时间越短,除颤成功率越高。对于顽固性心室颤动病人,必要时可静脉推注利多卡因或胺碘酮等药物;若心室颤动波较纤细,可静脉推注肾上腺素,使颤动波变大,易于转复。

2. **心房颤动** 符合下列条件者可考虑电转复:①心房颤动病史<1 年者,既往窦性心率不低于 60 次/分;②心房颤动后心力衰竭或心绞痛恶化和不易控制者;③心房颤动伴心室率较快,且药物控制不佳者;④原发病(如甲状腺功能亢进)已得到控制,心房颤动仍持续存在者;⑤风湿性心脏病瓣膜置换或修复后 3~6 个月或以上,先天性心脏病修补术后 2~3 个月或以上仍有心房颤动者;⑥预激综合征伴发的心室率快的心房颤动应首选电复律。

下列情况不适于或需延期电复律:①病情危急且不稳定,例如严重心功能不全或风湿活动,严重电解质紊乱和酸碱失衡;②心房颤动发生前心室率显著缓慢,疑诊病态窦房结综合征者,或心室率可用药物控制,尤其是老年病人;③洋地黄中毒引起的心房颤动;④不能耐受预防复发的药物,如胺碘酮、普罗帕酮等。

以上所列适应证和禁忌证都是相对的,在临床上需全面评估病人的情况,权衡利弊。

3. **心房扑动** 心房扑动是一种药物难以控制的快速型心律失常。当心房扑动以 1:1比例下传时,心室率快,可导致血流动力学迅速恶化,甚至危及生命,电复律往往会取得成功,因而心房扑动是同步电复律的最佳适应证,成功率几乎 100%,且所需电能较小。

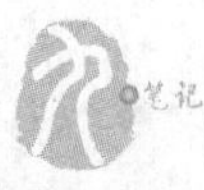

4. **室上性心动过速** 绝大多数室上性心动过速不需要首选电复律。如果其他处理不能纠正室

上性心动过速，且因发作持续时间长使血流动力学受到影响，例如出现低血压时，应立即电复律。

【体外电复律操作技术要点】

病人仰卧于硬木板床上，连接除颤器和心电图监测仪，选择一个R波高耸的导联进行示波观察。病人一旦进入理想的麻醉状态后，则充分暴露其前胸，并将两个涂有导电糊或裹有湿盐水纱布的电极板分别置于一定位置，导电糊涂抹适量，只要能使电极板和皮肤达到紧密接触，没有空隙即可。

电极板的安放：常用的位置是将一电极板置于胸骨右缘第2、3肋间（心底部），另一个电极板置于心尖部。两个电极板之间距离不小于10cm，电极板放置要贴紧皮肤，并有一定压力。准备放电时，操作人员及其他人员不应再接触病人、病床以及同病人相连接的仪器，以免发生触电。

电复律后应立即进行心电监测，并严密观察病人的心率、心律、血压、呼吸和神志，监测应持续24小时。

【电复律与电除颤的能量选择】

电复律和电除颤的能量通常用焦耳（J）来表示，即能量（焦耳）= 功率（瓦）×时间（秒）。电能高低的选择主要根据心律失常的类型和病情（表3-3-7）。

表3-3-7 经胸壁体外电复律常用能量选择（单向波复律）

心律失常	能量（J）	心律失常	能量（J）
心房颤动	100～200	室性心动过速	100～200
心房扑动	50～100	心室颤动	200～360或200（双向波）
室上性心动过速	100～150		

【电复律并发症】

虽然电复律和电除颤对快速型心律失常是一种快速、安全和有效的治疗措施，但仍可伴发许多并发症，主要包括：诱发各种心律失常，出现急性肺水肿、低血压、体循环栓塞和肺动脉栓塞，血清心肌酶增高以及皮肤烧伤等。

二、植入型心律转复除颤器

植入型心律转复除颤器（ICD）是一种终止致命性心律失常的多功能、多程控参数的电子装置，经静脉置于心内膜除颤电极以感知室速及室颤，发放抗心动过速起搏或除颤能量终止快速型心律失常。1980年，世界上首例ICD应用于一位心脏性猝死幸存者。目前ICD体积日趋缩小但功能却更强大，已具备抗心动过缓起搏（antibradicardia pacing）、抗心动过速起搏（antitachycardia pacing，ATP）、低能电转复（cardiovertion）和高能电除颤（defibrillation）多种功能。ICD显著降低心脏性猝死（SCD）高危病人的死亡率，是预防SCD最有效的方法。

ICD的明确适应证包括：①非可逆原因引起的室颤或血流动力学不稳定的持续室速导致的心脏骤停幸存者；②器质性心脏病自发持续性室速，无论血流动力学是否稳定；③原因不明的晕厥，心电生理检查能诱发有显著血流动力学改变的持续室速或室颤；④心肌梗死所致LVEF<35%，NYHA心功能Ⅱ或Ⅲ级，或心肌梗死所致LVEF<30%，NYHA心功能Ⅰ级，且梗死后40天以上；⑤心肌梗死后非持续室速，LVEF<40%，且心电生理检查能诱发出室颤或持续室速；⑥NYHA心功能Ⅱ或Ⅲ级LVEF≤35%的非缺血性心肌病病人；⑦有心脏性猝死危险因素的肥厚型心肌病、扩张型心肌病及右室发育不良型心肌病；⑧有晕厥或室速记录的遗传性心脏病，且β受体阻滞剂无效，如长QT间期综合征、Brugada综合征及儿茶酚胺敏感性室速等。

ICD随访在本章心脏起搏治疗内叙述。

三、心脏起搏治疗

心脏起搏器是通过发放一定形式的电脉冲刺激心脏，使之激动和收缩，即模拟正常心脏的冲动形成和传导，以治疗由于某些心律失常所致的心脏功能障碍。心脏起搏器技术是心律失常介入治疗的

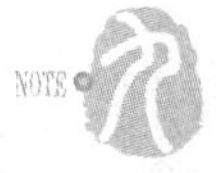

重要方法之一。心脏起搏已从单纯治疗缓慢型心律失常，扩展到治疗快速型心律失常、心力衰竭等领域，对减少病死率，改善病人的生存质量起到了积极的作用。起搏器的储存功能和分析诊断功能的完善，对心律失常的诊断和心脏电生理的研究起到积极作用。

【起搏治疗的目的】

起搏治疗的主要目的就是通过不同的起搏方式纠正心率和心律的异常，或左、右心室的协同收缩，提高病人的生存质量，减少病死率。

【起搏治疗的适应证】

置入永久性心脏起搏器的适应证：①症状性心脏变时功能不全；②病态窦房结综合征或房室阻滞，心室率经常低于50次/分，有明确的临床症状，或清醒状态下间歇发生心室率<40次/分；或有长达3秒的RR间期，虽无症状，也应考虑植入起搏器；③慢性双分支或三分支阻滞伴二度Ⅱ型、高度或间歇性三度房室阻滞；④清醒状态下无症状性房颤病人，有长达5秒的RR间期；⑤心脏手术后发生不可逆的高度或三度房室阻滞；⑥神经肌肉疾病导致的高度或三度房室阻滞，有或无症状；⑦有窦房结功能障碍和（或）房室阻滞的病人，因其他情况必须采用具有减慢心率的药物治疗时，应置入起搏器保证适当的心室率；⑧颈动脉窦刺激或压迫诱导的心室停搏>3秒导致的反复晕厥。

近年来，起搏器治疗扩展到多种疾病的治疗，如预防及治疗长QT间期综合征的恶性心律失常，辅助治疗肥厚型心肌病、扩张型心肌病、顽固性心力衰竭等。有些病人如急性心肌梗死合并房室阻滞、某些室速的转复、心肺复苏的抢救可能需要临时起搏。

与心脏起搏器和ICD相结合的双心室同步起搏，简称心脏再同步化治疗（CRT-D），现在已成为心衰治疗的一种重要方法，可进一步降低心衰病人的死亡率。

植入CRT-D适应证：窦性心律病人，完全性左束支阻滞伴QRS间期≥130毫秒，优化药物治疗后LVEF≤35%的症状性心力衰竭病人（NYHA分级Ⅱ～Ⅳ级）。

【起搏器的代码及类型】

随着起搏器工作方式或类型的不断增加，其各种功能日趋复杂。为便于医生、技术人员或病人间的各种交流，1985年由北美心脏起搏与电生理学会（NASPE）和英国心脏起搏与电生理学组（BPEG）专家委员会共同编制了起搏器代码，即NBG编码，并于2002年进行了修订（表3-3-8）。另外，起搏器制造厂家用S代表单心腔（心房或心室）。

表3-3-8 NBG编码

Ⅰ 起搏心腔	Ⅱ 感知心腔	Ⅲ 感知后的反应	Ⅳ 程控功能/频率应答	Ⅴ 抗快速型心律失常功能
V=心室	V=心室	T=触发	P=程控频率及（或）输出	P=抗心动过速起搏
A=心房	A=心房	I=抑制	M=多项参数程控	S=电击
D=双腔	D=双腔	D=T+I	C=通讯	D=P+S
O=无	O=无	O=无	R=频率应答	O=无
			O=无	

了解和记忆起搏器代码的含义十分重要，例如VVI起搏器代表该起搏器起搏的是心室，感知的是自身心室信号，自身心室信号被感知后抑制起搏器发放一次脉冲。DDD起搏器起搏的是心房及心室，感知的是自身心房及心室信号，自身心房及心室信号被感知后抑制或触发起搏器在不应期内发放一次脉冲。AAIR起搏器起搏的是心房，感知的是自身心房信号，自身心房信号被感知后抑制起搏器发放一次脉冲，并且起搏频率可根据病人的需要进行调整，即频率适应性起搏功能（第四位R表示）。另外还有VDD、DDI等起搏方式。不同起搏模式心电图上的表现见图3-3-35。

临床工作中常根据电极导线植入的部位分为：①单腔起搏器：常见的有VVI起搏器（电极导线放置在右室心尖部或间隔部）和AAI起搏器（电极导线放置在心房右心耳），根据心室率或心房率的需

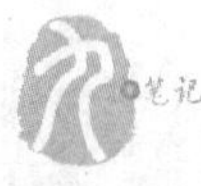

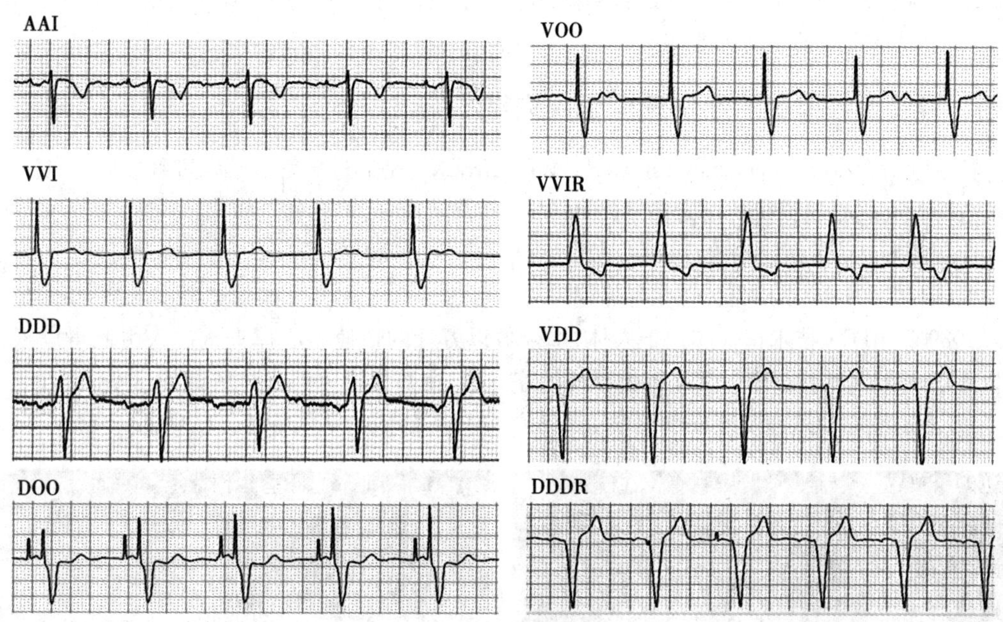

图 3-3-35 不同起搏模式示意图

要进行心室或心房适时的起搏。②双腔起搏器：植入的两支电极导线常分别放置在心房右心耳和右室心尖部或间隔部，进行房室顺序起搏。③三腔起搏器：是近年来开始使用的起搏器，目前主要分为双房+右室三腔起搏器和右房+双室三腔心脏起搏。前者应用于存在房间阻滞合并阵发房颤的病人，以预防和治疗心房颤动，后者主要适用于某些扩张型心肌病、顽固性心力衰竭协调房室及(或)室间的活动，改善心功能。

【起搏方式的选择】

1. VVI 方式 适用于：①一般性的心室率缓慢，无器质性心脏病，心功能良好者；②间歇性发生的心室率缓慢及长 R-R 间隔。

但有下列情况者不适宜应用：①VVI 起搏时血压下降 20mmHg 以上；②心功能代偿不良；③已知有起搏器综合征，因 VVI 起搏干扰了房室顺序收缩及室房逆传导致心排血量下降等出现的相关症状。

2. AAI 方式 保持房室顺序收缩，属生理性起搏，适用于房室传导功能正常的病态窦房结综合征。不适宜应用者：①有房室传导障碍，包括有潜在发生可能者（用心房调搏检验）；②慢性房颤。

3. DDD 方式 是双腔起搏器中对心房和心室的起搏与感知功能最完整者，故称为房室全能型。适用于房室阻滞伴或不伴窦房结功能障碍。不适宜应用者：持续性房颤、房扑。

4. 频率自适应（R）方式 起搏器可通过感知体动、血 pH 判断机体对心排血量的需要而自动调节起搏频率，以提高机体运动耐量，适用于：需要从事中至重度体力活动者。可根据具体情况选用 VVIR、AAIR、DDDR 方式。但心率加快后心悸等症状加重，或诱发心力衰竭、心绞痛症状加重者，不宜应用频率自适应起搏器。

总之，最佳起搏方式选用原则为：①窦房结功能障碍而房室传导功能正常者，以 AAI 方式最佳；②完全性房室阻滞而窦房结功能正常者，以 VDD 方式最佳；③窦房结功能和房室传导功能都有障碍者，DDD 方式最佳；④需要从事中至重度体力活动者，考虑加用频率自适应功能。

【起搏随访】

起搏器随访的主要目的是评估和优化植入型电子器械（CIED）系统性能和安全性，识别和校正 CIED 系统的异常情况，预测电池寿命并确定择期更换时机等；起搏器随访有诊室随访和远程监测两种方式，诊室随访是目前主要随诊方式；所有 CIED 植入后早期 1～3 个月内均需诊室随访，植入后中期起搏器建议每 6～12 个月诊室随访和远程监测，ICD 或 CRT-D 每 3～6 个月诊室随访和远程监测，

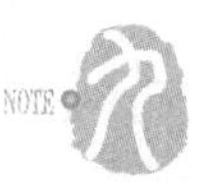

而所有 CIED 植入后每年至少需要 1 次诊室随访直到电池耗竭,后期当 CIED 出现电池耗竭征象时,要求每 1～3 个月诊室随访和远程监测。

四、导管射频消融治疗快速型心律失常

导管射频消融（radiofrequency catheter ablation,RFCA）是通过导管头端电极释放射频电流，在导管头端与局部心肌心内膜间转化为热能，使特定的局部心肌组织变性、坏死，以达到改变该部位心肌自律性和传导性，从而达到治疗心律失常的目的。射频能量（radiofrequency energy）是一种低电压高频(30kHz～1.5MHz）的电能,转化为热能后局部可达到46～90℃。操作过程不需全身麻醉。

自 1989 年 RFCA 技术正式应用于人体,迄今数以万计的快速型心律失常病人由此得以根治;目前,RFCA 已成为快速型心律失常一种重要的治疗方法,在部分快速型心律失常如房室结折返性心动过速、房室折返性心动过速及阵发性房颤等病人中,RFCA 已成为一线治疗方法(图 3-3-36)。

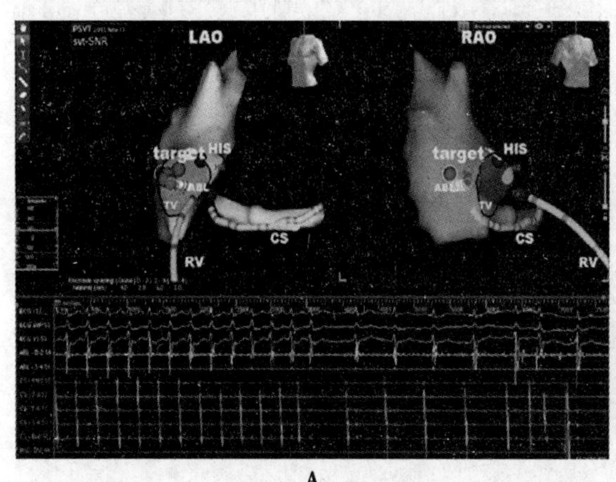

A

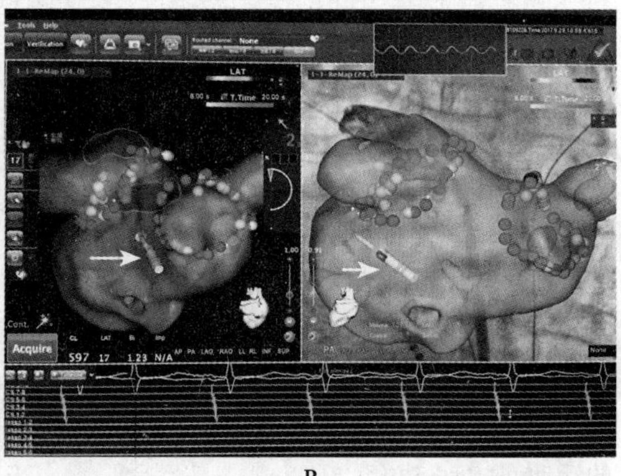

B

图 3-3-36　快速型心律失常的三维标测及导管消融

A. 右侧旁路病人的三维标测及导管消融:希氏束空间定位点(HIS),消融导管所消融过的点(target),冠状窦电极(CS),右室电极(RV),圆圈为三尖瓣环,LAO 为左前斜位,RAO 为右前斜位,图下方为腔内电生理图;B. 房颤病人的三维标测及导管消融:图上圆点组成的圈为环肺静脉消融点,箭头示消融导管,图下方为代表性体表图及腔内图

【适应证】

症状性局灶性房速;发作频繁、心室率不易控制的房扑;发作频繁、症状明显的房颤;预激综合征合并房颤和快速心室率;房室结折返及房室折返性心动过速;症状明显或药物治疗效果不佳或不明原因左室功能障碍的频发室性期前收缩(>10 000 次/24 小时);无器质性心脏病证据的室速(特发性室速)呈反复发作或合并有心动过速心肌病或血流动力学不稳定;发作频繁和(或)症状重、药物预防发作效果差的合并器质性心脏病的室速,多作为 ICD 的补充治疗。

【方法】

1. 心内电生理检查明确心律失常的基础上确定消融靶点。

2. 根据不同的靶点位置,经股静脉或股动脉置入消融导管,并使之到达靶点。

3. 根据消融部位和心律失常类型不同进行放电消融。

4. 检测是否已达到消融成功标准,如旁路逆传功能是否消失,原有心律失常用各种方法不能再诱发等。

【并发症】

导管射频消融可能出现的并发症为误伤希氏束,造成二度或三度房室阻滞;心脏穿孔致心脏压塞等,但发生率极低。

（石　蓓）

第四章 动脉粥样硬化和冠状动脉粥样硬化性心脏病

第一节 动脉粥样硬化

动脉粥样硬化(atherosclerosis)的特点是受累动脉的病变从内膜开始,先后有脂质积聚、纤维组织增生和钙质沉着,并有动脉中层的逐渐退变和钙化,在此基础上继发斑块内出血、斑块破裂及局部血栓形成。现代细胞和分子生物学技术显示动脉粥样硬化病变具有巨噬细胞游移、平滑肌细胞增生;大量胶原纤维、弹力纤维和蛋白多糖等结缔组织基质形成;细胞内、外脂质积聚的特点。由于在动脉内膜积聚的脂质外观呈黄色粥样,因此称为动脉粥样硬化。

【病因和发病情况】

本病病因尚未完全确定。研究表明本病是多因素作用于不同环节所致,这些因素称为危险因素(risk factor)。主要的危险因素如下:

1. **年龄、性别** 本病临床上多见于40岁以上的中老年人,49岁以后进展较快,近年来临床发病年龄有年轻化趋势。女性发病率较低,因为雌激素有抗动脉粥样硬化作用,故女性在绝经期后发病率迅速增加。年龄和性别属于不可改变的危险因素。

2. **血脂异常** 脂质代谢异常是动脉粥样硬化最重要的危险因素。临床资料表明,动脉粥样硬化常见于高胆固醇血症。实验动物给予高胆固醇饲料可以引起动脉粥样硬化。总胆固醇(total cholesterol,TC)、甘油三酯(triglyceride,TG)、低密度脂蛋白胆固醇(low density lipoprotein cholesterol,LDL-C)或极低密度脂蛋白胆固醇(very low density lipoprotein cholesterol,VLDL-C)增高,相应的载脂蛋白B(apoB)增高;高密度脂蛋白胆固醇(high density lipoprotein-cholesterol,HDL-C)减低、载脂蛋白A(apoA)降低都被认为是危险因素,目前最肯定的是LDL-C的致动脉粥样硬化作用。此外,脂蛋白(a)[Lp(a)]增高也可能是独立的危险因素。在临床实践中,LDL-C是治疗的靶目标。

3. **高血压** 临床及尸检资料均表明,高血压病人动脉粥样硬化发病率明显增高。60%~70%的冠状动脉粥样硬化病人有高血压,高血压病人患冠心病概率增高3~4倍。可能由于高血压时内皮细胞损伤,LDL-C易于进入动脉壁,并刺激平滑肌细胞增生,引起动脉粥样硬化。

4. **吸烟** 与不吸烟者比较,吸烟者的发病率和病死率增高2~6倍,且与每日吸烟的支数呈正比。被动吸烟也是危险因素。吸烟者前列环素释放减少,血小板易在动脉壁黏附聚集。吸烟还可使血中HDL-C降低、TC增高以致易患动脉粥样硬化。另外,烟草所含的尼古丁可直接作用于冠状动脉和心肌,引起动脉痉挛和心肌受损。

5. **糖尿病和糖耐量异常** 糖尿病病人发病率较非糖尿病者高出数倍,且病变进展迅速。糖尿病者多伴有高甘油三酯血症或高胆固醇血症,如再伴有高血压,则动脉粥样硬化的发病率明显增高。糖尿病病人还常有凝血第Ⅷ因子增高及血小板功能增强,加速动脉粥样硬化血栓形成和引起动脉管腔的闭塞。近年来的研究认为胰岛素抵抗与动脉粥样硬化的发生有密切关系,2型糖尿病病人常有胰岛素抵抗及高胰岛素血症伴发冠心病。

6. **肥胖** 标准体重(kg)=身高(cm)-105(或110);体重指数(BMI)=体重(kg)/[身高(m)]^2。超过标准体重20%或BMI≥28kg/m^{2}者称肥胖症。肥胖也是动脉粥样硬化的危险因素。肥胖可导致血浆甘油三酯及胆固醇水平的增高，并常伴发高血压或糖尿病。近年研究认为肥胖者常有胰岛素抵抗，导致动脉粥样硬化的发病率明显增高。

7. 家族史 一级亲属男性<55 岁，女性<65 岁发生疾病，考虑存在早发冠心病家族史。常染色体显性遗传所致的家族性血脂异常是这些家族成员易患本病的因素。此外，近年已克隆出与人类动脉粥样硬化危险因素相关的易感或突变基因 200 种以上。

其他的危险因素包括：①A 型性格者：有较高的冠心病患病率，精神过度紧张者也易患病，可能与体内儿茶酚胺类物质浓度长期过高有关；②口服避孕药：长期口服避孕药可使血压升高、血脂异常、糖耐量异常，同时改变凝血机制，增加血栓形成机会；③饮食习惯：高热量、高动物脂肪、高胆固醇、高糖饮食易患冠心病。

【发病机制】

对本病发病机制，曾有多种学说从不同角度来阐述，主要包括脂质浸润学说、内皮损伤-反应学说、血小板聚集和血栓形成假说、平滑肌细胞克隆学说等。

各种主要危险因素作用下，LDL-C 通过受损的内皮进入管壁内膜，并氧化修饰成低密度脂蛋白胆固醇（oxidized LDL-C，ox LDL-C），加重内皮损伤；单核细胞和淋巴细胞表面特性发生变化，黏附因子表达增加，黏附在内皮细胞上的数量增多，并从内皮细胞之间移入内膜下成为巨噬细胞，通过清道夫受体吞噬 ox LDL-C，转变为泡沫细胞形成最早的粥样硬化病变脂质条纹。巨噬细胞能氧化 LDL-C、形成过氧化物和超氧化离子，充满氧化修饰脂蛋白的巨噬细胞合成分泌很多生长因子和促炎介质，包括血小板源生长因子（platelet derived growth factor，PDGF）、成纤维细胞生长因子（fibroblast growth factor，FGF）、肿瘤坏死因子（tumor necrosis factor，TNF）-α 和白介素（interleukin，IL）-1，促进斑块的生长和炎症反应。进入内膜的 T 细胞识别巨噬细胞和树突状细胞提呈的抗原（如修饰的脂蛋白）同时被激活，产生具有强烈致动脉粥样硬化的细胞因子，如干扰素-γ、TNF 和淋巴毒素等。在 PDGF 和 FGF 的作用下，平滑肌细胞从中膜迁移至内膜并增殖，亦可吞噬脂质成为泡沫细胞的另一重要来源。在某些情况下，平滑肌细胞在凝血酶等强力作用下发生显著增殖，并合成和分泌胶原、蛋白多糖和弹性蛋白等，构成斑块基质。在上述各种机制的作用下，脂质条纹演变为纤维脂肪病变及纤维斑块。

【病理解剖和病理生理】

动脉粥样硬化的病理变化主要累及体循环系统的大型肌弹力型动脉（如主动脉）和中型肌弹力型动脉（以冠状动脉和脑动脉最多，肢体各动脉、肾动脉和肠系膜动脉次之，下肢多于上肢），而肺循环动脉极少受累。病变分布多为数个组织器官的动脉同时受累。

正常动脉壁由内膜、中膜和外膜三层构成，如图 3-4-1 所示。动脉粥样硬化时相继出现脂质点和条纹、粥样和纤维粥样斑块、复合病变 3 类变化。美国心脏病学会根据其病变发展过程将其细分为 6 型：

Ⅰ型：脂质点。动脉内膜出现小黄点，为小范围的巨噬细胞含脂滴形成泡沫细胞积聚。

Ⅱ型：脂质条纹。动脉内膜见黄色条纹，为巨噬细胞成层并含脂滴，内膜有平滑肌细胞也含脂滴，有 T 淋巴细胞浸润。

Ⅲ型：斑块前期。细胞外出现较多脂滴，在内膜和中膜平滑肌层之间形成脂核，但尚

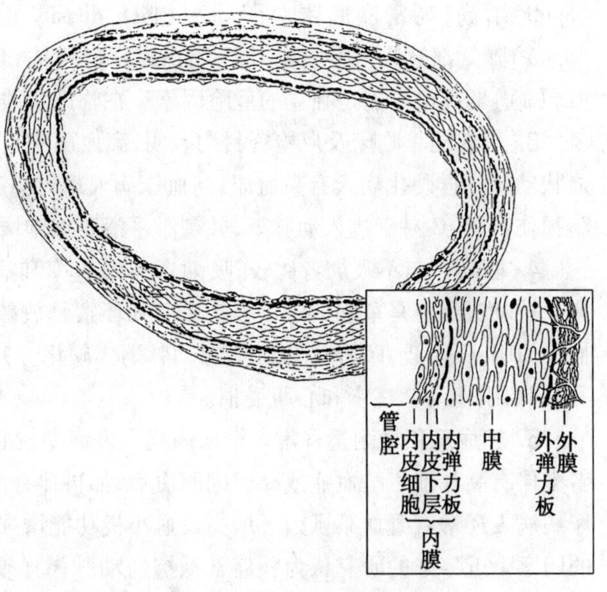

图 3-4-1 动脉壁结构示意

显示动脉壁内膜、中膜和外膜三层结构，右下角是局部再放大示意

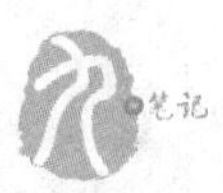

未形成脂质池。

Ⅳ型：粥样斑块。脂质积聚多，形成脂质池，内膜结构破坏，动脉壁变形。

Ⅴ型：纤维粥样斑块。为动脉粥样硬化最具特征性的病变，呈白色斑块突入动脉腔内引起管腔狭窄。斑块表面内膜被破坏而由增生的纤维膜（纤维帽）覆盖于脂质池之上。病变可向中膜扩展，破坏管壁，并同时可有纤维结缔组织增生、变性坏死等继发病变。

Ⅵ型：复合病变。为严重病变，由纤维斑块发生出血、坏死、溃疡、钙化和附壁血栓所形成。粥样斑块可因内膜表面破溃而形成所谓粥样溃疡，破溃后粥样物质进入血流成为栓子。

近年来由于冠状动脉造影的普及和冠状动脉内超声成像技术的进展，对不同冠心病病人的斑块性状有了更直接和更清晰的认识。从临床的角度来看，动脉粥样硬化的斑块基本上可分为两类：一类是稳定型即纤维帽较厚而脂质池较小的斑块；而另一类是不稳定型（又称为易损型）斑块，其纤维帽较薄，脂质池较大易于破裂。正是不稳定型斑块的破裂导致了急性心血管事件的发生。其他导致斑块不稳定的因素包括血流动力学变化、应激、炎症反应等，其中炎症反应在斑块不稳定和斑块破裂中起着重要作用。动脉粥样硬化斑块不稳定反映其纤维帽的机械强度和损伤强度的失平衡。斑块破裂释放组织因子和血小板活化因子，使血小板迅速聚集形成白色血栓；同时，斑块破裂导致大量的炎症因子释放，上调促凝物质的表达，并促进纤溶酶原激活剂抑制物-1（plasminogen activator inhibitor，PAI-1）的合成，从而加重血栓形成，并演变为红色血栓（图 3-4-2、图 3-4-3）。血栓形成使血管急性闭塞而导致严重持续性心肌缺血。

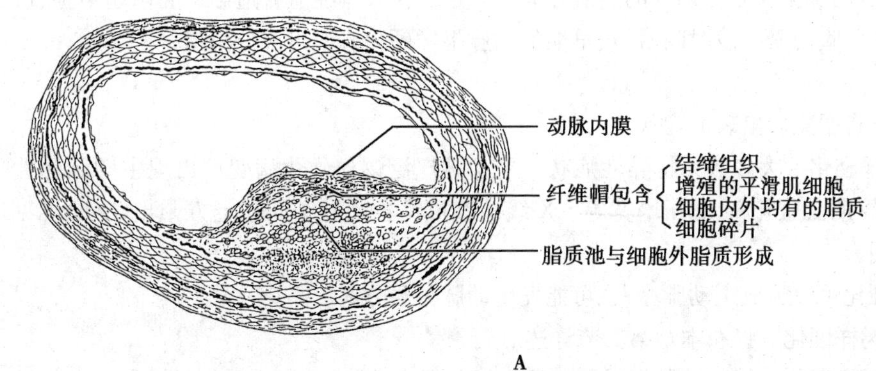

A

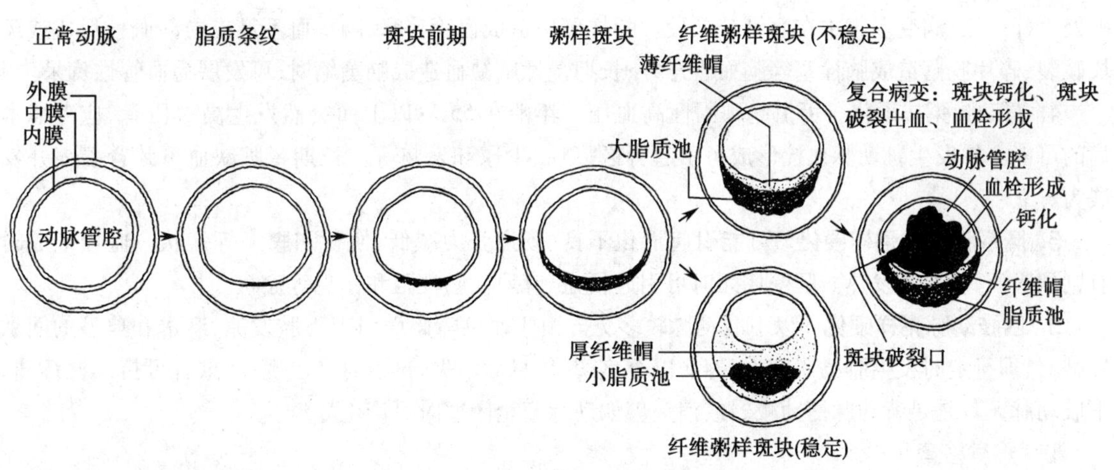

B

图 3-4-2　动脉粥样硬化

A. 动脉粥样硬化斑块结构示意：显示粥样斑块的纤维帽和它所覆盖的脂质池示意图；B. 动脉粥样硬化进展过程血管横切面结构示意：图中深黑色代表血栓、钙化，淡黑色代表脂质条纹、脂质核和脂质池，细黑点代表纤维帽

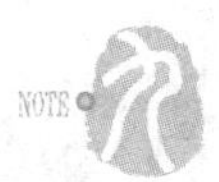

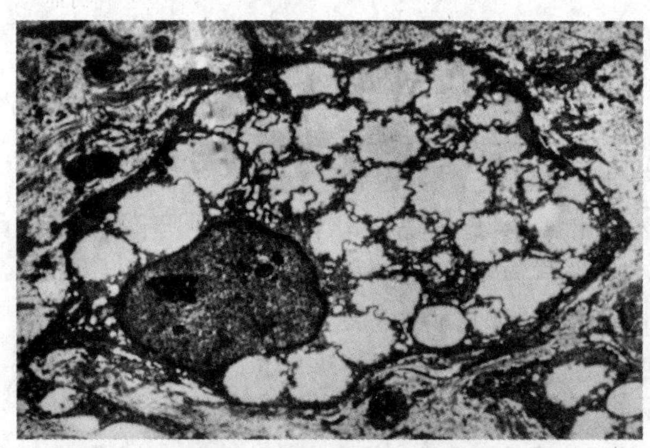

图3-4-3 主动脉粥样硬化斑块透视电镜像（×4800）
图示源于平滑肌的泡沫细胞，胞质内充满脂滴

从动脉粥样硬化的长期影响来看，受累动脉弹性减弱、脆性增加，其管腔逐渐变窄甚至完全闭塞，也可扩张而形成动脉瘤。视受累的动脉和侧支循环建立情况的不同，可引起整个循环系统或个别器官的功能紊乱。

1. 主动脉因粥样硬化而致管壁弹性降低 当心脏收缩时，它暂时膨胀而保留部分心脏排出血液的作用即减弱，使收缩压升高而舒张压降低，脉压增宽。主动脉形成动脉瘤时，管壁为纤维组织所取代，不但失去弹性而且向外膨隆。

2. 内脏或四肢动脉管腔狭窄或闭塞 在侧支循环不能代偿的情况下使器官和组织的血液供应发生障碍，导致缺血、坏死或纤维化。如冠状动脉粥样硬化可引起心绞痛、心肌梗死或心肌纤维化；脑动脉粥样硬化引起脑梗死或脑萎缩；肾动脉粥样硬化引起高血压或肾脏萎缩；下肢动脉粥样硬化引起间歇性跛行或下肢坏疽等。

本病病理变化进展缓慢，除非有不稳定斑块破裂造成急性事件，明显的病变多见于壮年以后。现已有不少资料证明，动脉粥样硬化病变的进展并非不可逆。在人体经血管造影或腔内超声检查证实，积极控制和治疗各危险因素一段时间后，较早期的动脉粥样硬化病变可部分消退。

【临床表现】

主要是相关器官受累后出现的症状。

1. 主动脉粥样硬化 大多数无特异性症状。主动脉广泛粥样硬化病变可出现主动脉弹性降低的相关表现：如收缩期血压升高、脉压增宽等。X线检查可见主动脉结向左上方凸出，有时可见片状或弧状钙质沉着阴影。

主动脉粥样硬化可以形成主动脉瘤，也可能发生动脉夹层分离。

2. 冠状动脉粥样硬化 将在本章第二节详述。

3. 颅脑动脉粥样硬化 颅脑动脉粥样硬化最常侵犯颈内动脉、基底动脉和椎动脉。颈内动脉入脑处为好发区，病变多集中在血管分叉处。粥样斑块造成血管狭窄、脑供血不足或局部血栓形成或斑块破裂、碎片脱落造成脑栓塞等脑血管意外；长期慢性脑缺血造成脑萎缩时，可发展为血管性痴呆。

4. 肾动脉粥样硬化 可引起顽固性高血压。年龄在55岁以上而突然发生高血压者，应考虑本病的可能。如发生肾动脉血栓形成可引起肾区疼痛、少尿和发热等。长期肾脏缺血可致肾萎缩并发展为肾衰竭。

5. 肠系膜动脉粥样硬化 可能引起消化不良、肠道张力减低、便秘和腹痛等症状。血栓形成时有剧烈腹痛、腹胀和发热。肠壁坏死时可引起便血、麻痹性肠梗阻和休克等症状。

6. 四肢动脉粥样硬化 以下肢动脉较多见。由于血供障碍而引起下肢发凉、麻木和典型的间歇性跛行，即行走时发生腓肠肌麻木、疼痛以至痉挛，休息后消失，再走时又出现；严重者可持续性疼痛，下肢动脉尤其是足背动脉搏动减弱或消失。如动脉完全闭塞时可产生坏疽。

【实验室检查】

本病尚缺乏敏感而特异的早期实验室诊断方法。部分病人有脂质代谢异常，主要表现为血TC增高、LDL-C增高、HDL-C降低、TG增高、apoA降低、apoB和Lp(a)增高。X线检查除前述主动脉粥样硬化的表现外，选择性动脉造影可显示管腔狭窄或动脉瘤样病变，以及病变的所在部位、范围和程度，有助于确定介入或外科治疗的适应证和选择手术方式。多普勒超声检查有助于判断动脉的血流情况和血管病变。心电图检查、超声心动图检查、放射性核素心脏检查和负荷试验所示的特征性变化有助

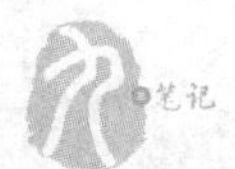
笔记

于诊断冠状动脉粥样硬化性心脏病。CT 血管造影（CTA）和磁共振显像血管造影（MRA）可无创显像动脉粥样硬化病变。冠状动脉造影是诊断冠状动脉粥样硬化最直接的方法。血管内超声显像是辅助血管内介入治疗的腔内检查方法。

【诊断与鉴别诊断】

本病发展到相当程度，尤其是有器官明显病变时诊断并不困难，但早期诊断很不容易。年长病人如检查发现血脂异常，X 线、超声及动脉造影发现血管狭窄性或扩张性病变，应首先考虑诊断本病。

主动脉粥样硬化引起的主动脉变化和主动脉瘤，需与梅毒性主动脉炎和主动脉瘤以及纵隔肿瘤相鉴别；冠状动脉粥样硬化引起的心绞痛和心肌梗死，需与冠状动脉其他病变所引起者相鉴别；脑动脉粥样硬化所引起的脑血管意外，需与其他原因引起的脑血管意外相鉴别；肾动脉粥样硬化所引起的高血压，需与其他原因的高血压相鉴别；肾动脉血栓形成需与肾结石相鉴别；四肢动脉粥样硬化所产生的症状需与其他病因的动脉病变所引起者鉴别。

【预后】

本病预后随病变部位、程度、血管狭窄发展速度、受累器官受损情况和有无并发症而不同。病变涉及心、脑、肾等重要脏器动脉则预后不良。

【防治】

首先应积极预防动脉粥样硬化的发生。如已发生应积极治疗，防止病变发展并争取逆转。已发生并发症者应及时治疗，防止其恶化，延长病人寿命。

（一）一般防治措施

1. 积极控制与本病有关的一些危险因素　包括高血压、糖尿病、血脂异常、肥胖症等。

2. 合理的膳食　控制膳食总热量，以维持正常体重为度，一般以 BMI 20～24kg/m^2 为正常体重；或以腰围为标准，一般以女性≥80cm、男性≥85cm 为超标。超重或肥胖者应减少每日进食的总热量，减少胆固醇摄入，并限制酒及含糖食物的摄入。合并有高血压或心力衰竭者应同时限制食盐。不少学者认为，本病的预防措施应从儿童期开始，即儿童也不宜进食高胆固醇、高动物性脂肪的饮食，亦宜避免摄食过量，防止发胖。

3. 适当的体力劳动和体育活动　参加一定的体力劳动和体育活动，对预防肥胖、锻炼循环系统的功能和调整血脂代谢均有益，是预防本病的一项积极措施。体力活动量应根据身体情况、体力活动习惯和心脏功能状态而定，以不过多增加心脏负担和不引起不适感觉为原则。体育活动要循序渐进，不宜勉强作剧烈活动。

4. 合理安排工作和生活　生活要有规律，保持乐观、愉快的情绪。避免过度劳累和情绪激动。注意劳逸结合，保证充分睡眠。

5. 提倡戒烟限酒

（二）药物治疗

1. 调整血脂药物　血脂异常的病人，应首选降低 TC 和 LDL-C 为主的他汀类调脂药，其他还包括贝特类、依折麦布和 PCSK9 抑制剂等。

2. 抗血小板药物　抗血小板黏附和聚集的药物，可防止血栓形成，有助于防止血管阻塞性病变发展，用于预防动脉血栓形成和栓塞。最常用的口服药为阿司匹林、氯吡格雷、普拉格雷、替格瑞洛、吲哚布芬和西洛他唑；静脉药物包括阿昔单抗、替罗非班、埃替非巴肽等药物。

3. 溶栓药物和抗凝药物　对动脉内形成血栓导致管腔狭窄或阻塞者，可用溶栓药物，包括链激酶、阿替普酶等。抗凝药物包括普通肝素、低分子量肝素、华法林以及新型口服抗凝药。

4. 改善心脏重构和预后的药物　如 ACEI 或 ARB 等。

5. 针对缺血症状的相应治疗　如心绞痛时应用血管扩张剂（硝酸酯类等）及 β 受体拮抗剂等。

（三）介入和外科手术治疗

包括对狭窄或闭塞的血管，特别是冠状动脉、肾动脉和四肢动脉施行血运重建或旁路移植手术，

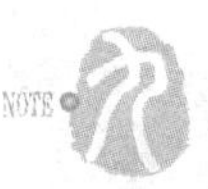

以恢复动脉的供血。包括经皮球囊扩张术、支架植入术、腔内旋磨术等多种介入治疗,对新鲜的血栓也可采用导管进行抽吸。目前应用最多的是经皮腔内球囊扩张术和支架植入术(参见本章第四节)。

第二节 冠状动脉粥样硬化性心脏病概述

冠状动脉粥样硬化性心脏病(coronary atherosclerotic heart disease)指冠状动脉(冠脉)发生粥样硬化引起管腔狭窄或闭塞,导致心肌缺血缺氧或坏死而引起的心脏病,简称冠心病(coronary heart disease,CHD),也称缺血性心脏病(ischemic heart disease)。

冠心病是动脉粥样硬化导致器官病变的最常见类型,严重危害人类健康。本病多发于40岁以上成人,男性发病早于女性,经济发达国家发病率较高;近年来发病呈年轻化趋势,已成为威胁人类健康的主要疾病之一。

【分型】

由于病理解剖和病理生理变化的不同,冠心病有不同的临床表型。1979年世界卫生组织曾将之分为五型:①隐匿型或无症状性冠心病;②心绞痛;③心肌梗死;④缺血性心肌病;⑤猝死。近年趋向于根据发病特点和治疗原则不同分为两大类:①慢性冠脉疾病(chronic coronary artery disease,CAD),也称慢性心肌缺血综合征(chronic ischemic syndrome,CIS);②急性冠状动脉综合征(acute coronary syndrome,ACS)。前者包括稳定型心绞痛、缺血性心肌病和隐匿性冠心病等;后者包括不稳定型心绞痛(unstable angina,UA)、非ST段抬高型心肌梗死(non-ST-segment elevation myocardial infarction,NSTEMI)和ST段抬高型心肌梗死(ST-segment elevation myocardial infarction,STEMI),也有将冠心病猝死包括在内。

【发病机制】

当冠脉的供血与心肌的需血之间发生矛盾,冠脉血流量不能满足心肌代谢的需要,就可引起心肌缺血缺氧。暂时的缺血缺氧引起心绞痛,而持续严重的心肌缺血可引起心肌坏死即为心肌梗死。

心肌能量的产生要求大量的氧供,心肌细胞摄取血液氧含量达到65%~75%,明显高于身体其他组织。因此心肌平时对血液中氧的摄取已接近于最大量,氧需再增加时已难从血液中更多地摄取氧,只能依靠增加冠状动脉的血流量来提供。在正常情况下,冠状动脉循环有很大的储备,通过神经和体液的调节,其血流量可随身体的生理情况而有显著的变化,使冠状动脉的供血和心肌的需血两者保持着动态的平衡;在剧烈体力活动时,冠状动脉适当地扩张,血流量可增加到休息时的6~7倍。

决定心肌耗氧量的主要因素包括心率、心肌收缩力和心室壁张力,临床上常以"心率×收缩压"估计心肌耗氧量。由于冠状动脉血流灌注主要发生在舒张期,心率增加时导致的舒张期缩短及各种原因导致的舒张压降低显著影响冠状动脉灌注。冠状动脉固定狭窄或微血管阻力增加也可导致冠状动脉血流减少,当冠状动脉管腔存在显著的固定狭窄(>50%~75%),安静时尚能代偿,而运动、心动过速、情绪激动造成心肌需氧量增加时,可导致短暂的心肌供氧和需氧间的不平衡,这是引起大多数慢性稳定型心绞痛发作的机制。另一些情况下,由于不稳定型粥样硬化斑块发生破裂、糜烂或出血,继发血小板聚集或血栓形成导致管腔狭窄程度急剧加重,或冠状动脉发生痉挛,均可使心肌氧供应减少,这是引起ACS的主要原因。另外,即使冠状动脉血流灌注正常,严重贫血时心肌氧供也可显著降低。许多情况下,心肌缺血甚至坏死是需氧量增加和供氧量减少两者共同作用的结果。

心肌缺血后,氧化代谢受抑,致使高能磷酸化合物储备降低,细胞功能随之发生改变。产生疼痛感觉的直接因素可能是在缺血缺氧的情况下,心肌内积聚过多的代谢产物,如乳酸、丙酮酸、磷酸等酸性物质或类似激肽的多肽类物质,刺激心脏内自主神经的传入纤维末梢,经1~5胸交感神经节和相应的脊髓段,传至大脑产生疼痛感觉。这种痛觉反映在与自主神经进入水平相同脊髓段的脊神经所分布的区域,即胸骨后及两臂的前内侧与小指,尤其是在左侧。

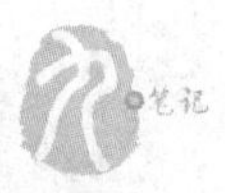

第三节　慢性心肌缺血综合征

一、稳定型心绞痛

稳定型心绞痛（stable angina pectoris）也称劳力性心绞痛。其特点为阵发性的前胸压榨性疼痛或憋闷感觉，主要位于胸骨后部，可放射至心前区和左上肢尺侧，常发生于劳力负荷增加时，持续数分钟，休息或用硝酸酯制剂后疼痛消失。疼痛发作的程度、频度、持续时间、性质及诱发因素等在数个月内无明显变化。

【发病机制】

当冠脉狭窄或部分闭塞时，其血流量减少，对心肌的供血量相对比较固定。在休息时尚能维持供需平衡可无症状。在劳力、情绪激动、饱食、受寒等情况下，心脏负荷突然增加，使心率增快、心肌张力和心肌收缩力增加等而致心肌氧耗量增加，而存在狭窄冠状动脉的供血却不能相应地增加以满足心肌对血液的需求时，即可引起心绞痛。

【病理解剖和病理生理】

稳定型心绞痛病人的冠状动脉造影显示：有 1、2 或 3 支冠脉管腔直径减少>70% 的病变者分别各占 25% 左右，5% ～10% 有左冠脉主干狭窄，其余约 15% 病人无显著狭窄。后者提示病人的心肌血供和氧供不足，可能是冠脉痉挛、冠脉循环的小动脉病变、血红蛋白和氧的离解异常、交感神经过度活动、儿茶酚胺分泌过多或心肌代谢异常等所致。

病人在心绞痛发作之前，常有血压增高、心率增快、肺动脉压和肺毛细血管压增高的变化，反映心脏和肺的顺应性减低。发作时可有左心室收缩力和收缩速度降低、射血速度减慢、左心室收缩压下降、心搏量和心排血量降低、左心室舒张末期压和血容量增加等左心室收缩与舒张功能障碍的病理生理变化。左心室壁可呈收缩不协调或部分心室壁有收缩减弱的现象。

【临床表现】

（一）症状

心绞痛以发作性胸痛为主要临床表现，疼痛的特点为：

1. **诱因**　发作常由体力劳动或情绪激动（如愤怒、焦急、过度兴奋等）所诱发，饱食、寒冷、吸烟、心动过速、休克等亦可诱发。疼痛多发生于劳力或激动的当时，而不是在劳累之后。典型的稳定型心绞痛常在相似的条件下重复发生。

2. **部位**　主要在胸骨体之后，可波及心前区，手掌大小范围，也可横贯前胸，界限不清。常放射至左肩、左臂内侧达无名指和小指，或至颈、咽或下颌部。

3. **性质**　胸痛常为压迫、发闷或紧缩性，也可有烧灼感，但不像针刺或刀扎样锐性痛，偶伴濒死感。有些病人仅觉胸闷不适而非胸痛。发作时病人往往被迫停止正在进行的活动，直至症状缓解。

4. **持续时间**　心绞痛一般持续数分钟至十余分钟，多为 3 ～5 分钟，一般不超过半小时。

5. **缓解方式**　一般在停止原来诱发症状的活动后即可缓解；舌下含用硝酸甘油等硝酸酯类药物也能在几分钟内使之缓解。

（二）体征

平时一般无异常体征。心绞痛发作时常见心率增快、血压升高、表情焦虑、皮肤冷或出汗，有时出现第四或第三心音奔马律。可有暂时性心尖部收缩期杂音，是乳头肌缺血以致功能失调引起二尖瓣关闭不全所致。

【辅助检查】

（一）实验室检查

血糖、血脂检查可了解冠心病危险因素；胸痛明显者需查血清心肌损伤标志物，包括心肌肌钙蛋白 I 或 T、肌酸激酶（CK）及同工酶（CK-MB），以与 ACS 相鉴别；查血常规注意有无贫血；必要时需检

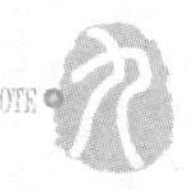

查甲状腺功能。

（二）心电图检查

1. 静息时心电图 约半数病人在正常范围，也可能有陈旧性心肌梗死的改变或非特异性 ST 段和 T 波异常。有时出现房室或束支传导阻滞或室性、房性期前收缩等心律失常。

2. 心绞痛发作时心电图 绝大多数病人可出现暂时性心肌缺血引起的 ST 段移位。因心内膜下心肌更容易缺血，故常见反映心内膜下心肌缺血的 ST 段压低（≥0.1mV），发作缓解后恢复（图 3-4-4）。有时也可以出现 T 波倒置。在平时有 T 波持续倒置的病人，发作时可变为直立（“假性正常化”）。T 波改变虽然对反映心肌缺血的特异性不如 ST 段压低，但如与平时心电图比较有明显差别，也有助于诊断。

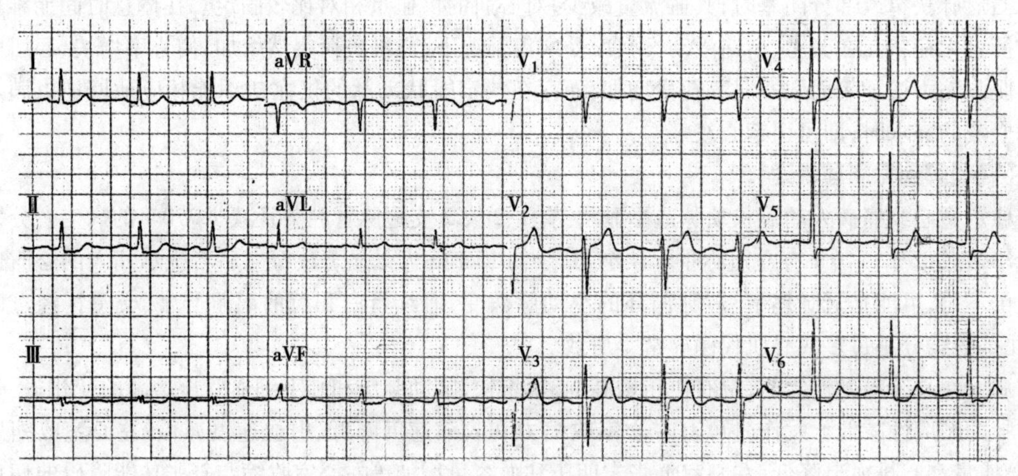

图3-4-4 心绞痛发作时的心电图

Ⅰ、Ⅱ、Ⅲ、aVF、V_4～V_6 导联 ST 段压低

3. 心电图负荷试验 最常用的是运动负荷试验，增加心脏负担以激发心肌缺血。运动方式主要为分级活动平板或踏车，其运动强度可逐步升级。前者较为常用，让受检查者迎着转动的平板就地踏步。以达到按年龄预计可达到的最大心率（HR_{max}）或亚极量心率（85%～90% 的最大心率）为负荷目标，前者称为极量运动试验，后者称为亚极量运动试验。运动中应持续监测心电图改变。运动前、运动中每当运动负荷量增加一次均应记录心电图，运动终止后即刻及此后每 2 分钟均应重复心电图记录，直至心率恢复至运动前水平。心电图记录时应同步测定血压。运动中出现典型心绞痛、心电图改变主要以 ST 段水平型或下斜型压低≥0.1mV（J 点后 60～80 毫秒）持续 2 分钟为运动试验阳性标准（图 3-4-5）。运动中出现心绞痛、步态不稳、出现室性心动过速（接连 3 个以上室性期前收缩）或血压下降时，应立即停止运动。心肌梗死急性期、不稳定型心绞痛、明显心力衰竭、严重心律失常或急性疾病者禁作运动试验。本试验有一定比例的假阳性和假阴性，单纯运动心电图阳性或阴性结果不能作为诊断或排除冠心病的依据。

4. 心电图连续动态监测 Holter 检查可连续记录并自动分析 24 小时（或更长时间）的心电图（双极胸导联或同步 12 导联），可发现心电图 ST 段、T 波改变（ST-T）和各种心律失常。将出现异常心电图表现的时间与病人的活动和症状相对照。胸痛发作时相应时间的缺血性 ST-T 改变有助于确定心绞痛的诊断，也可检出无痛性心肌缺血。

（三）多层螺旋 CT 冠状动脉成像（CTA）

进行冠状动脉二维或三维重建（图 3-4-6），用于判断冠脉管腔狭窄程度和管壁钙化情况，对判断管壁内斑块分布范围和性质也有一定意义。冠状动脉 CTA 有较高阴性预测价值，若未见狭窄病变，一般可不进行有创检查；但其对狭窄程度的判断仍有一定限度，特别当钙化存在时会显著影响判断。

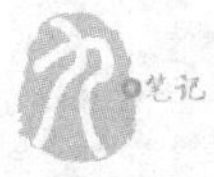

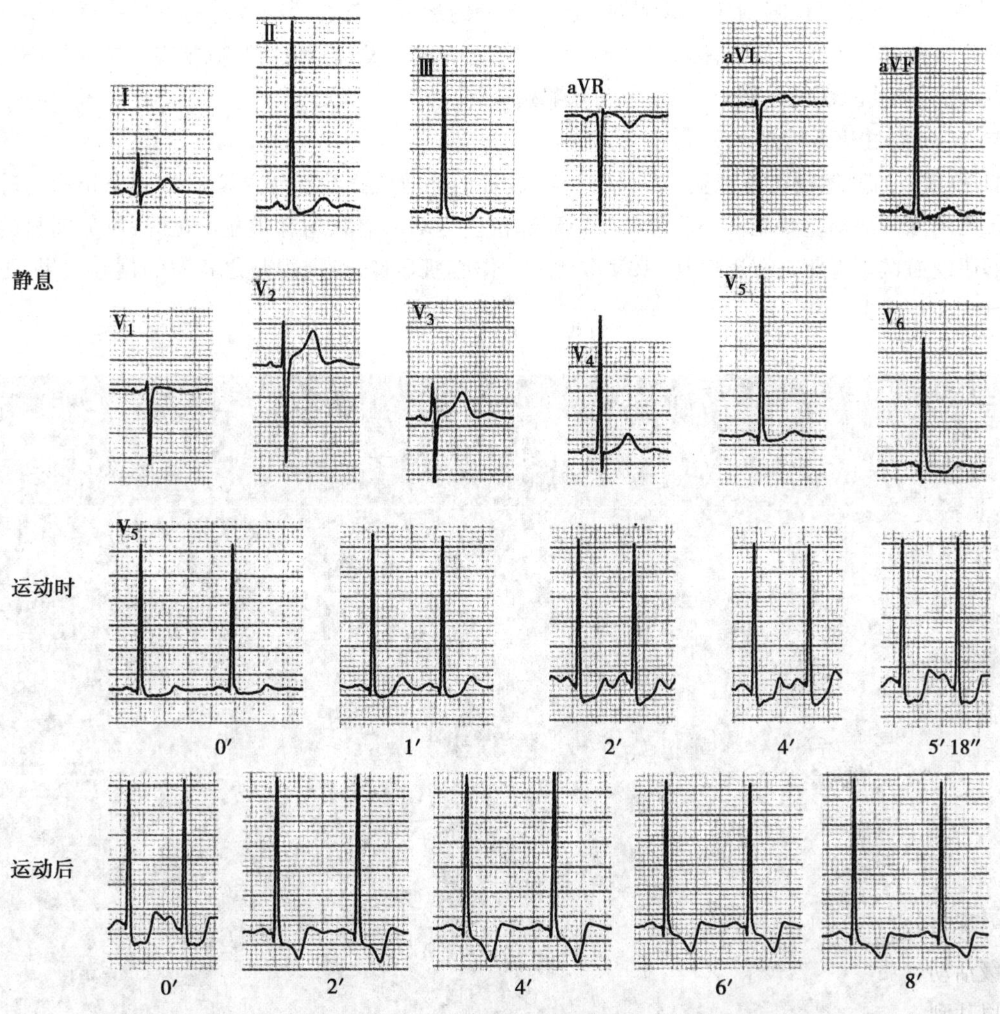

图3-4-5　心电图平板运动试验

静息时心电图示Ⅱ、Ⅲ、aVF 和 V_5、V_6 导联 ST 段压低；运动时 V_5 导联 ST 段 1 分钟开始压低，5 分 18 秒时达到 4mm；运动后Ⅰ、Ⅱ、Ⅲ、aVF、V_3、V_4、V_5、V_6 导联均出现 ST 段压低，T 波倒置，8 分钟后仍未恢复，运动试验阳性

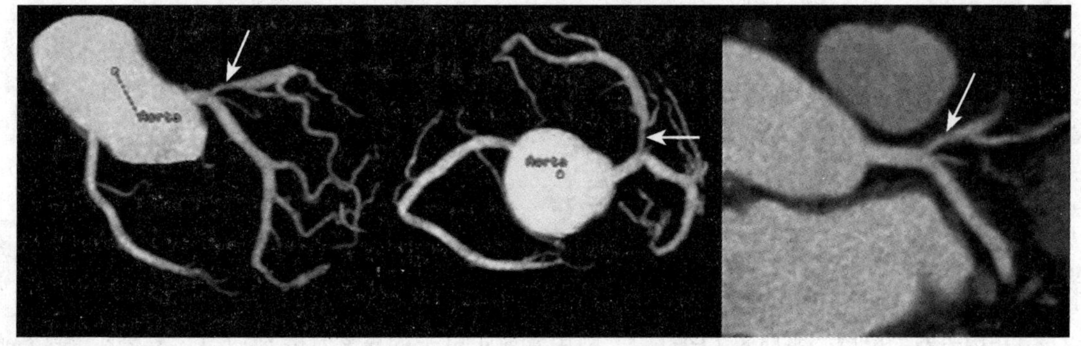

图3-4-6　多层螺旋 CT 冠脉成像

箭头所示为左前降支近段病变，左、中、右图为不同角度所示

（四）超声心动图

多数稳定型心绞痛病人静息时超声心动图检查无异常。有陈旧性心肌梗死者或严重心肌缺血者，二维超声心动图可探测到坏死区或缺血区心室壁的运动异常。运动或药物负荷超声心动图检查可以评价负荷状态下的心肌灌注情况。超声心动图还有助于发现其他需与冠脉狭窄导致的心绞痛相鉴别的疾病，如梗阻性肥厚型心肌病、主动脉瓣狭窄等。

（五）放射性核素检查

1. 核素心肌显像及负荷试验 ^{201}Tl（铊）随冠状动脉血流很快被正常心肌细胞所摄取。静息时铊显像所示灌注缺损主要见于心肌梗死后瘢痕部位。运动后冠状动脉供血不足时，可见明显的灌注缺损心肌缺血区。近年来有用^{99m}Tc-MIBI 取代^{201}Tl 作心肌显像，可取得与之相似的良好效果，更便于临床推广应用（图 3-4-7）。

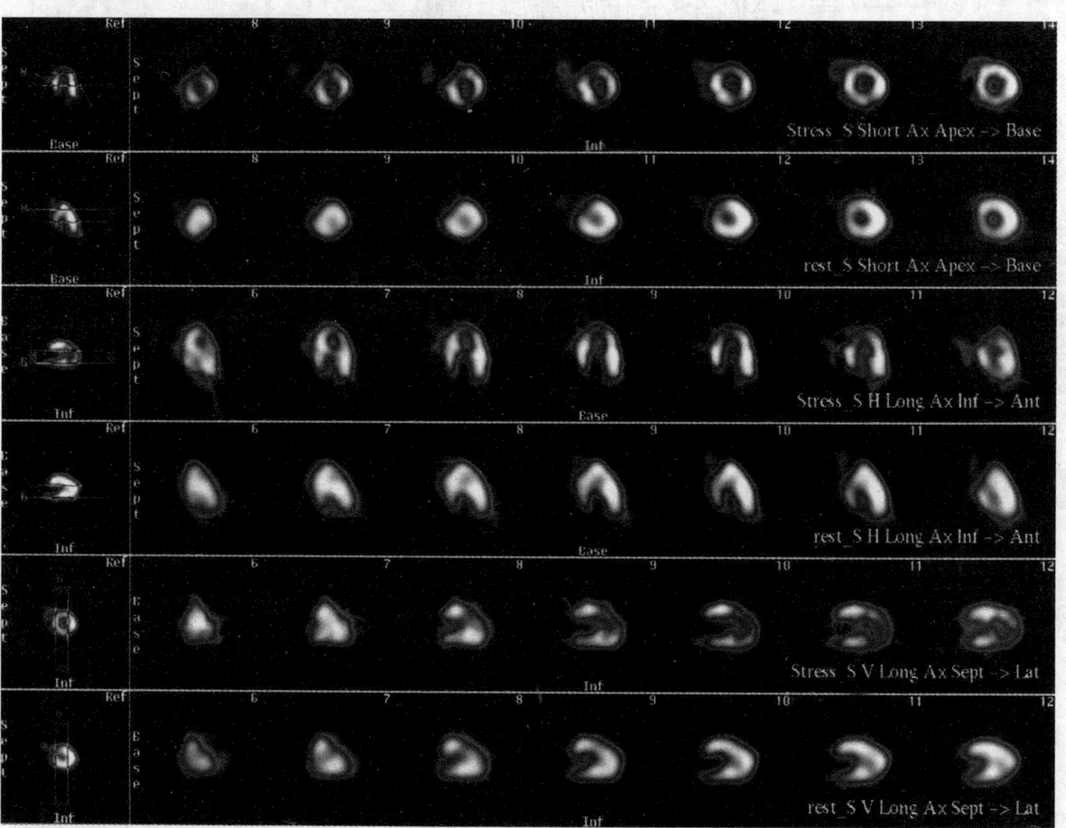

图 3-4-7 心肌核素显像

图中第一和第二行分别为负荷状态和静息状态下左室短轴心尖至心底部（左至右）切面，第三、四行分别为两状态下左室长轴下壁至前壁切面，第五、六行分别为两状态下左室垂直长轴间隔至侧壁切面。图示左室前壁、心尖和下壁近心尖处在负荷状态下有放射性稀疏和缺损，静息状态下再分布可见明显的放射性充填，为心肌缺血表现

2. 放射性核素心腔造影 应用^{99m}Tc 进行体内红细胞标记，可得到心腔内血池显影。通过对心动周期中不同时相的显影图像分析，可测定左心室射血分数及显示心肌缺血区室壁局部运动障碍。

3. 正电子发射断层心肌显像（PET） 利用发射正电子的核素示踪剂如^{18}F、^{11}C、^{13}N 等进行心肌显像。除可判断心肌的血流灌注情况外，尚可了解心肌的代谢情况。通过对心肌血流灌注和代谢显像匹配分析可准确评估心肌的活力。

（六）有创性检查

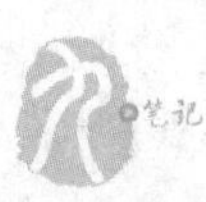

1. 冠脉造影（CAG）为有创性检查手段，目前仍然是诊断冠心病的“金标准”（图 3-4-8）。选择性

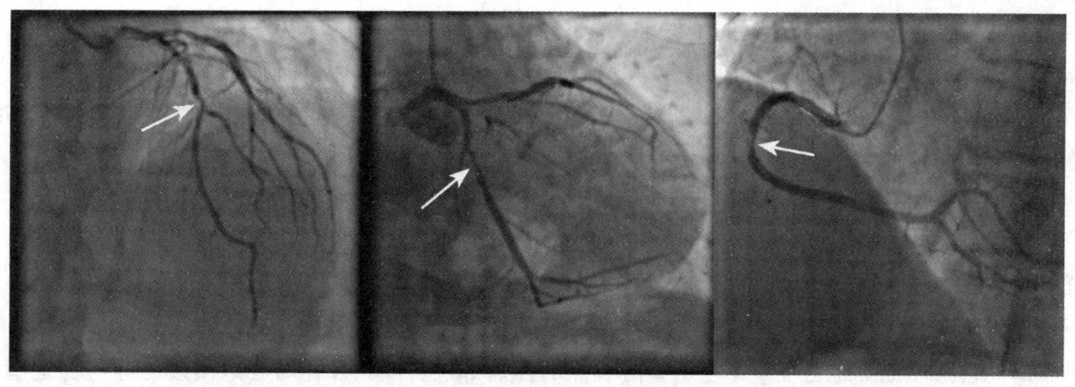

图3-4-8　选择性冠状动脉造影显像

左图为正头位（AP+CRA 30°），箭头所示为左前降支中段的病变部位；中图为右前斜足位（RAO 30°+CAU 30°），箭头所示为左回旋支近中段的病变部位；右图为左前斜位（LAO 45°），箭头所示为右冠状动脉中段病变部位

冠脉造影是用特殊形状的心导管经桡动脉、股动脉或肱动脉送到主动脉根部，分别插入左、右冠状动脉口，注入少量含碘对比剂，在不同的投射方位下摄影可使左、右冠状动脉及其主要分支得到清楚的显影。可发现狭窄性病变的部位并估计其程度。一般认为管腔直径减少70%～75%或以上会严重影响血供。

2. 冠脉内超声显像（IVUS，图3-4-9）、冠脉内光学相干断层显像（OCT）、冠脉血流储备分数测定（FFR）以及最新的定量冠脉血流分数（QFR）等也可用于冠心病的诊断并有助于指导介入治疗。

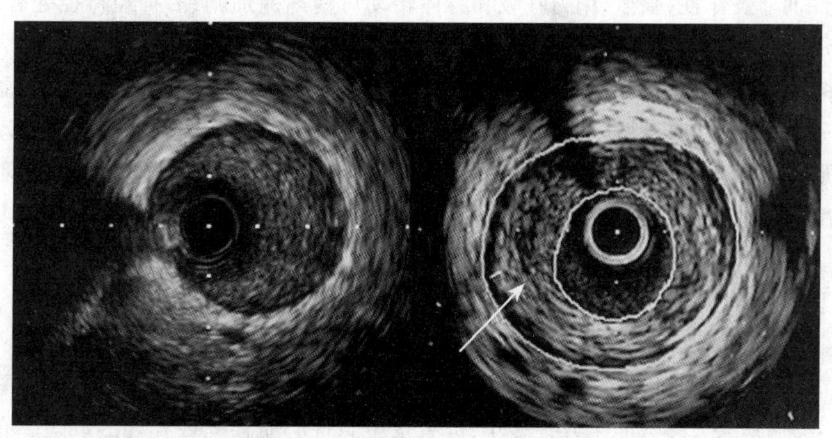

图3-4-9　冠状动脉内超声显像

左图为基本正常节段血管；右图为冠状动脉粥样硬化病变部位，箭头所示为斑块；内圈为管腔横断面，外圈为外弹力膜，两圈之间的环形区域为粥样硬化斑块

（七）其他检查

胸部X线检查对稳定型心绞痛并无特异的诊断意义。一般情况下都是正常的，但有助于了解其他心肺疾病的情况，如有无心脏增大、充血性心力衰竭等。

【诊断与鉴别诊断】

（一）诊断

根据典型心绞痛的发作特点，结合年龄和存在冠心病危险因素，除外其他原因所致的心绞痛，一般即可建立诊断。心绞痛发作时心电图检查可见ST-T改变，症状消失后心电图ST-T改变亦逐渐恢复，支持心绞痛诊断。未捕捉到发作时心电图者可行心电图负荷试验。冠状动脉CTA有助于无创性评价冠脉管腔狭窄程度及管壁病变性质和分布。冠状动脉造影可以明确冠状动脉病变的严重程度，

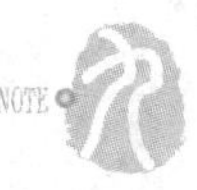

有助于明确诊断和决定进一步治疗。

加拿大心血管病学会(CCS)把心绞痛严重度分为四级。

Ⅰ级:一般体力活动(如步行和登楼)不受限,仅在强、快或持续用力时发生心绞痛。

Ⅱ级:一般体力活动轻度受限。快步、饭后、寒冷或刮风中、精神应激或醒后数小时内发作心绞痛。一般情况下平地步行200m以上或登楼一层以上受限。

Ⅲ级:一般体力活动明显受限,一般情况下平地步行200m内或登楼一层引起心绞痛。

Ⅳ级:轻微活动或休息时即可发生心绞痛。

(二)鉴别诊断

鉴别诊断要考虑下列情况:

1. 急性冠状动脉综合征 不稳定型心绞痛的疼痛部位、性质、发作时心电图改变等与稳定型心绞痛相似,但发作的劳力性诱因不同,常在休息或较轻微活动下即可诱发。1个月内新发的或明显恶化的劳力性心绞痛也属于不稳定型心绞痛;心肌梗死的疼痛程度更剧烈,持续时间多超过30分钟,可长达数小时,可伴有心律失常、心力衰竭或(和)休克,含用硝酸甘油多不能缓解,心电图常有典型的动态演变过程。实验室检查示心肌坏死标志物(肌红蛋白、肌钙蛋白I或T、CK-MB等)增高;可有白细胞计数增高和红细胞沉降率增快。

2. 其他疾病引起的心绞痛 包括严重的主动脉瓣狭窄或关闭不全、风湿性冠脉炎、梅毒性主动脉炎引起冠脉口狭窄或闭塞、肥厚型心肌病、X综合征等,要根据其他临床表现来进行鉴别。其中X综合征多见于女性,心电图负荷试验常呈阳性,但冠脉造影无狭窄病变且无冠脉痉挛证据,预后良好,被认为是冠脉系统微循环功能不良所致。

3. 肋间神经痛和肋软骨炎 前者疼痛常累及1~2个肋间,但并不一定局限在胸前,为刺痛或灼痛,多为持续性而非发作性,咳嗽、用力呼吸和身体转动可使疼痛加剧,沿神经行径处有压痛,手臂上举活动时局部有牵拉疼痛;后者则在肋软骨处有压痛。

4. 心脏神经症 病人常诉胸痛,但为短暂(几秒钟)的刺痛或持久(几小时)的隐痛。病人常喜欢不时地吸一大口气或作叹息性呼吸。胸痛部位多在左胸乳房下心尖部附近或经常变动。症状多于疲劳之后出现,而非疲劳当时。轻度体力活动反觉舒适,有时可耐受较重的体力活动而不发生胸痛或胸闷。含用硝酸甘油无效或在10多分钟后才"见效"。常伴有心悸、疲乏、头晕、失眠及其他神经症的症状。

5. 不典型疼痛 还需与反流性食管炎等食管疾病、膈疝、消化性溃疡、肠道疾病、颈椎病等相鉴别。

【预后】

稳定型心绞痛病人大多数能生存很多年,但有发生急性心肌梗死或猝死的危险。有室性心律失常或传导阻滞者预后较差。合并有糖尿病者预后明显差于无糖尿病者。决定预后的主要因素为冠脉病变累及心肌供血的范围和心功能。左冠脉主干病变最为严重。据国外统计,既往年病死率可高达30%左右,此后依次为3支、2支与单支病变。左前降支病变一般较其他两支冠状动脉病变预后差。左心室造影、超声心动图或核素心室腔显影所示射血分数降低和室壁运动障碍也有预后意义。

【治疗】

治疗主要在于预防新的动脉粥样硬化的发生发展和治疗已存在的动脉粥样硬化病变。稳定型心绞痛的治疗原则是改善冠脉血供和降低心肌耗氧以改善病人症状,提高生活质量,同时治疗冠脉粥样硬化,预防心肌梗死和死亡,延长生存期。

(一)发作时的治疗

1. 休息 发作时立刻休息,一般病人在停止活动后症状即逐渐消失。

2. 药物治疗 较重的发作,可使用作用较快的硝酸酯制剂。舌下含服起效最快,反复发作也可以静脉使用,但要注意耐药可能。硝酸酯类药物除扩张冠脉、降低阻力、增加冠脉循环的血流量外,还

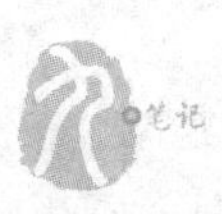

通过对周围血管的扩张作用，减少静脉回流心脏的血量，降低心室容量、心腔内压、心排血量和血压，减低心脏前后负荷和心肌的需氧，从而缓解心绞痛。

（1）硝酸甘油（nitroglycerin）：可用0.5mg，置于舌下含化。1～2分钟即开始起作用，约半小时后作用消失。延迟见效或完全无效时提示病人并非患冠心病或为严重的冠心病。与各种硝酸酯一样，副作用有头痛、面色潮红、心率反射性加快和低血压等。第一次含服硝酸甘油时应注意可能发生直立性低血压。

（2）硝酸异山梨酯（isosorbide dinitrate）：可用5～10mg，舌下含化。2～5分钟见效，作用维持2～3小时。还有供喷雾吸入用的制剂。

（二）缓解期的治疗

1. 生活方式的调整　宜尽量避免各种诱发因素。清淡饮食，一次进食不应过饱；戒烟限酒；调整日常生活与工作量；减轻精神负担；保持适当的体力活动，但以不致发生疼痛症状为度；一般不需卧床休息。

2. 药物治疗

（1）改善缺血、减轻症状的药物

1）β受体拮抗剂：能抑制心脏β肾上腺素能受体，减慢心率、减弱心肌收缩力、降低血压，从而降低心肌耗氧量以减少心绞痛发作和增加运动耐量。用药后静息心率降至55～60次/分，严重心绞痛病人如无心动过缓症状可降至50次/分。推荐使用无内在拟交感活性的选择性β_1受体拮抗剂。β受体拮抗剂的使用剂量应个体化，从较小剂量开始，逐级增加剂量，以能缓解症状、心率不低于50次/分为宜。临床常用的β受体拮抗剂包括美托洛尔普通片（25～100mg，每日2次口服）、美托洛尔缓释片（47.5～190mg，每日1次口服）和比索洛尔（5～10mg，每日1次口服）等。

有严重心动过缓和高度房室传导阻滞、窦房结功能紊乱、有明显的支气管痉挛或支气管哮喘的病人禁用β受体拮抗剂。外周血管疾病及严重抑郁是应用β受体拮抗剂的相对禁忌证。慢性肺心病的病人可小心使用高度选择性的β_1受体拮抗剂。

2）硝酸酯类药：为非内皮依赖性血管扩张剂，能减少心肌需氧和改善心肌灌注，从而减低心绞痛发作的频率和程度。缓解期主要为口服应用，常用的硝酸酯类药物包括二硝酸异山梨酯（普通片5～20mg，每日3～4次口服；缓释片20～40mg，每日1～2次口服）和单硝酸异山梨酯（普通片20mg，每日2次口服；缓释片40～60mg，每日1次口服）等。每天用药时应注意给予足够的无药间期，以减少耐药性的发生。硝酸酯类药物的不良反应包括头痛、面色潮红、心率反射性加快和低血压等。

3）钙通道阻滞剂：本类药物抑制钙离子进入细胞内，也抑制心肌细胞兴奋-收缩偶联中钙离子的作用，从而抑制心肌收缩，减少心肌氧耗；扩张冠脉，解除冠脉痉挛，改善心内膜下心肌的供血；扩张周围血管，降低动脉压，减轻心脏负荷；改善心肌的微循环。常用制剂有：非二氢吡啶类包括维拉帕米（普通片40～80mg，每日3次；缓释片240mg，每日1次）、地尔硫䓬（普通片30～60mg，每日3次；缓释片90mg，每日1次），不建议应用于左室功能不全的病人，与β受体阻滞剂联合使用也需要谨慎；二氢吡啶类包括常用的硝苯地平（控释片30mg，每日1次）、氨氯地平（5～10mg，每日1次）等，同时有高血压的病人更适合使用。

外周水肿、便秘、心悸、面部潮红是所有钙通道阻滞剂常见的副作用。其他不良反应还包括头痛、头晕、虚弱无力等。地尔硫䓬和维拉帕米能减慢窦房结心率和房室传导，不能应用于已有严重心动过缓、高度房室传导阻滞和病态窦房结综合征的病人。

4）其他药物：主要用于β受体阻滞剂或者钙离子拮抗剂有禁忌或者不耐受，或者不能控制症状的情况下：①曲美他嗪（20～60mg，每日3次）通过抑制脂肪酸氧化和增加葡萄糖代谢，提高氧利用率而治疗心肌缺血；②尼可地尔（2mg，每日3次）是一种钾通道开放剂，与硝酸酯类制剂具有相似药理特性，对稳定型心绞痛治疗有效；③盐酸伊伐布雷定（ivabradine hydrochloride）是第一个窦房结I_f电流选择特异性抑制剂，其单纯减慢心率的作用可用于治疗稳定型心绞痛；④雷诺嗪抑制心肌细胞晚期钠

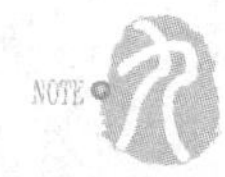

电流，从而防止钙超载负荷和改善心肌代谢活性，也可用于改善心绞痛症状；⑤中医中药治疗目前以“活血化瘀”“芳香温通”和“祛痰通络”法最为常用。

（2）预防心肌梗死，改善预后的药物

1）抗血小板药物

环氧化酶（cyclooxygenase，COX）抑制剂：通过抑制 COX 活性而阻断血栓素 A_2（thromboxane A_2，TXA_2）的合成，达到抗血小板聚集的作用，包括不可逆 COX 抑制剂（阿司匹林）和可逆 COX 抑制剂（吲哚布芬）。阿司匹林是抗血小板治疗的基石，所有病人只要无禁忌都应该使用，最佳剂量范围为75～150mg/d，其主要不良反应为胃肠道出血或对阿司匹林过敏。吲哚布芬可逆性抑制 COX-1，同时减少血小板因子 3 和 4，减少血小板的聚集，且对前列腺素抑制率低，胃肠反应小，出血风险少，可考虑用于有胃肠道出血或消化道溃疡病史等阿司匹林不耐受病人的替代治疗，维持剂量为 100mg，每日两次。

P_2Y_{12}受体拮抗剂：通过阻断血小板的 P_2Y_{12}受体抑制 ADP 诱导的血小板活化。目前，我国临床上常用的 P_2Y_{12}受体拮抗剂有氯吡格雷和替格瑞洛。稳定型冠心病病人主要应用氯吡格雷。氯吡格雷是第二代 P_2Y_{12}受体拮抗剂，为前体药物，需要在肝脏中通过细胞色素 P450（CYP 450）酶代谢成为活性代谢物后，不可逆地抑制 P_2Y_{12}受体，从而抑制血小板的聚集反应。主要用于支架植入以后及阿司匹林有禁忌证的病人，常用维持剂量为每日 75mg。

2）降低 LDL-C 的药物

他汀类药物：为首选降脂药物。他汀类药物能有效降低 TC 和 LDL-C，延缓斑块进展和稳定斑块。所有明确诊断冠心病病人，无论其血脂水平如何，均应给予他汀类药物，并将 LDL-C 降至 1.8mmol/L（70mg/dl）以下水平。临床常用的他汀类药物包括辛伐他汀（20～40mg，每晚 1 次）、阿托伐他汀（10～80mg，每日 1 次）、普伐他汀（20～40mg，每晚 1 次）、氟伐他汀（40～80mg，每晚 1 次）、瑞舒伐他汀（5～20mg，每晚 1 次）等。

他汀类药物的总体安全性很高，但在应用时仍应注意监测转氨酶及肌酸激酶等生化指标，及时发现药物可能引起的肝脏损害和肌病，尤其是在采用大剂量他汀类药物进行强化调脂治疗时，更应注意监测药物的安全性。

其他降低 LDL-C 的药物：包括胆固醇吸收抑制剂依折麦布和前蛋白转化酶枯草溶菌素 9（PCSK9）抑制剂。依折麦布通过选择性抑制小肠胆固醇转运蛋白，有效减少肠道内胆固醇吸收，降低血浆胆固醇水平以及肝脏胆固醇储量。对于单独应用他汀类药物胆固醇水平不能达标或不能耐受较大剂量他汀治疗的病人，可以联合应用依折麦布。PCSK9 抑制剂增加 LDL 受体的再循环，增加 LDL 清除，从而降低 LDL-C 水平。PCSK9 抑制剂的适应证包括杂合子家族性高胆固醇血症或临床动脉粥样硬化性心血管疾病病人，在控制饮食和最大耐受剂量他汀治疗下仍需进一步降低 LDL-C 的病人，其疗效显著，但价格昂贵，且尚未进入中国市场。

3）ACEI 或 ARB：可以使冠心病病人的心血管死亡、非致死性心肌梗死等主要终点事件的相对危险性显著降低。稳定型心绞痛病人合并高血压、糖尿病、心力衰竭或左心室收缩功能不全的高危病人建议使用 ACEI。临床常用的 ACEI 类药物包括卡托普利（12.5～50mg，每日 3 次）、依那普利（5～10mg，每日 2 次）、培哚普利（4～8mg，每日 1 次）、雷米普利（5～10mg，每日 1 次）、贝那普利（10～20mg，每日 1 次）、赖诺普利（10～20mg，每日 1 次）等。不能耐受 ACEI 类药物者可使用 ARB 类药物。

4）β 受体拮抗剂：对于心肌梗死后的稳定型心绞痛病人，β 受体拮抗剂可能可以减少心血管事件的发生。

3. 血管重建治疗 是采用药物保守治疗还是血运重建治疗（包括经皮介入治疗或者旁路移植术），需根据冠脉的病变解剖特征、病人临床特征以及当地医疗中心手术经验等综合判断决定。

（1）经皮冠状动脉介入治疗（PCI）：PCI 是指一组经皮介入技术，包括经皮球囊冠状动脉成形术、冠状动脉支架植入术和斑块旋磨术等。自 1977 年首例 PTCA 应用于临床以来，PCI 术成为冠心病治

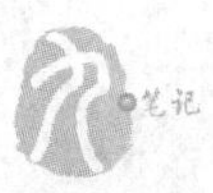

疗的重要手段。以往的临床观察显示，与内科保守疗法相比，PCI术能使病人的生活质量提高（活动耐量增加），但是心肌梗死的发生和死亡率无显著差异。支架内再狭窄和支架内血栓是影响其疗效的主要因素。随着新技术的出现，尤其是新型药物洗脱支架及新型抗血小板药物的应用，冠状动脉介入治疗的效果也不断提高。在没有临床缺血证据的情况下，可应用FFR等技术进行功能评估，FFR<0.75可以考虑介入治疗。

（2）冠状动脉旁路移植术（coronary artery bypass graft，CABG）：CABG通过取病人自身的大隐静脉作为旁路移植材料，一端吻合在主动脉，另一端吻合在病变冠状动脉段的远端；或游离内乳动脉与病变冠状动脉远端吻合，改善病变冠状动脉分布心肌的血流供应。术后心绞痛症状改善者可达80%～90%，且65%～85%的病人生活质量有所提高。这种手术创伤较大，有一定的风险，虽然随手术技能及器械等方面的改进，手术成功率已大大提高。围术期死亡率为1%～4%，与病人术前冠脉病变、心功能状态及有无其他并发症有关。此外，术后移植的血管还可能闭塞。因此应个体化权衡利弊，慎重选择手术适应证。

PCI或CABG术的选择需要根据冠状动脉病变的情况和病人对开胸手术的耐受程度及病人的意愿等综合考虑。对全身情况能耐受开胸手术者，左主干合并2支以上冠脉病变（尤其是病变复杂程度评分，如SYNTAX评分较高者），或多支血管病变合并糖尿病者，CABG应为首选。

【预防】

对稳定型心绞痛除用药物防止心绞痛再次发作外，应从阻止或逆转粥样硬化病情进展，预防心肌梗死等方面综合考虑，以改善预后。

二、隐匿型冠心病

【诊断】

1. 发病特点　没有心绞痛的临床症状，但有心肌缺血的客观证据（心电活动、心肌血流灌注及心肌代谢等异常）的冠心病，称隐匿型冠心病（latent coronary heart disease）或无症状性冠心病。其心肌缺血的ECG表现可见于静息时，也可在负荷状态下才出现，常为动态ECG记录所发现，也可为各种影像学检查所证实。

2. 临床表现　可分为三种类型：①有心肌缺血的客观证据，但无心绞痛症状；②曾有过MI史，现有心肌缺血客观证据，但无症状；③有心肌缺血发作，有时有症状，有时无症状，此类病人居多。应及时发现这类病人，可为其提供及早的治疗，预防危及心肌梗死或死亡发生。

3. 诊断方法　无创性检查是诊断心肌缺血的重要客观依据。需要关注的人群包括有高血压或糖尿病的病人、ASCVD风险中危以上以及早发CAD家族史人群。根据病人危险度采取不同的检查，主要依据静息、动态或负荷试验ECG检查，或进一步颈动脉内-中膜厚度（intima media thickness，IMT）、踝肱比或冠脉CTA评估冠脉钙化分数，另外放射性核素心肌显像、有创性冠状动脉造影或IVUS检查都有重要的诊断价值。目前不主张对中低危病人进行影像学检查，也不主张对所有的无症状人群进行筛查。

【鉴别诊断】

各种器质性心脏病都可引起缺血性ST-T的改变，应加以鉴别。包括心肌炎、心肌病、心包疾病、电解质失调、内分泌疾病、药物作用等。

【防治】

对明确诊断的隐匿型冠心病病人应使用药物治疗和预防心肌梗死或死亡，并治疗相关危险因素，其治疗建议基本同慢性稳定型心绞痛。

有MI既往史者，即使没有症状，也要建议使用阿司匹林和β受体阻滞剂。对于无既往MI史、根据无创性检查或冠状动脉造影确诊CAD者，阿司匹林治疗可能有益。多项研究在运动试验或动态监测显示存在无症状性缺血的病人中调查了β受体阻滞剂的潜在作用，数据总体显示，β受体阻滞剂有

降低并发症率和死亡率的益处，但不是所有研究都得出阳性结果。多项研究显示，确诊 CAD 的无症状者采用降脂治疗可降低不良缺血事件发生率。

因此，在无禁忌证的情况下，无症状的病人应该使用下列药物来预防 MI 和死亡：①有 MI 既往史者应使用阿司匹林；②有 MI 既往史者应使用 β 受体阻滞剂；③确诊 CAD 或 2 型糖尿病者应使用他汀类药物进行降脂治疗；④伴糖尿病和（或）心脏收缩功能障碍的 CAD 病人应使用 ACEI。

对慢性稳定型心绞痛病人血管重建改善预后的建议也适用于隐匿型冠心病，但目前仍缺乏直接证据。

三、缺血性心肌病

缺血性心肌病（ischemic cardiomyopathy，ICM）属于冠心病的一种特殊类型或晚期阶段，是指由冠状动脉粥样硬化引起长期心肌缺血，导致心肌弥漫性纤维化，产生与原发性扩张型心肌病类似的临床表现。其病理生理基础是冠状动脉粥样硬化病变使心肌缺血、缺氧以至心肌细胞减少、坏死、心肌纤维化、心肌瘢痕形成的疾病。

【临床表现】

1. 充血型缺血性心肌病

（1）心绞痛：心绞痛是缺血性心肌病病人常见的临床症状之一。多有明确的冠心病病史，并且绝大多数有 1 次以上心肌梗死的病史。但心绞痛并不是心肌缺血病人必备的症状，有些病人也可以仅表现为无症状性心肌缺血，始终无心绞痛或心肌梗死的表现。可是在这类病人中，无症状性心肌缺血持续存在，对心肌的损害也持续存在，直至出现充血型心力衰竭。出现心绞痛的病人心绞痛症状可能随着病情的进展，充血性心力衰竭的逐渐恶化，心绞痛发作逐渐减轻甚至消失，仅表现为胸闷、乏力、眩晕或呼吸困难等症状。

（2）心力衰竭：心力衰竭往往是缺血性心肌病发展到一定阶段必然出现的表现。有些病人在胸痛发作或心肌梗死早期即有心力衰竭表现，有些则在较晚期才出现。这是由于急性或慢性心肌缺血坏死引起心肌舒张和收缩功能障碍所致。常表现为劳力性呼吸困难，严重时可发展为端坐呼吸和夜间阵发性呼吸困难等左心室功能不全表现，伴有疲乏、虚弱症状。心脏听诊第一心音减弱，可闻及舒张中晚期奔马律。两肺底可闻及散在湿啰音。晚期如果合并有右心室功能衰竭，出现食欲缺乏、周围性水肿和右上腹闷胀感等症状。体检可见颈静脉充盈或怒张，心界扩大、肝大、压痛，肝颈静脉回流征阳性。

（3）心律失常：长期、慢性的心肌缺血导致心肌坏死、心肌顿抑、心肌冬眠以及局灶性或弥漫性纤维化直至瘢痕形成，导致心肌电活动障碍，包括冲动的形成、发放及传导均可产生异常。在充血型缺血性心肌病的病程中可以出现各种类型的心律失常，尤以室性期前收缩、心房颤动和束支传导阻滞多见。

（4）血栓和栓塞：心脏腔室内形成血栓和栓塞的病例多见于：①心脏腔室明显扩大者；②心房颤动而未积极抗凝治疗者；③心输出量明显降低者。

2. 限制型缺血性心肌病 尽管绝大多数缺血性心肌病病人表现类似于扩张型心肌病，少数病人的临床表现却主要以左心室舒张功能异常为主，而心肌收缩功能正常或仅轻度异常，类似于限制性心肌病的症状和体征，故被称为限制型缺血性心肌病或者硬心综合征。病人常有劳力性呼吸困难和（或）心绞痛，活动受限，也可反复发生肺水肿。

【诊断】

考虑诊断为缺血性心肌病需满足以下几点：

1. 有明确的心肌坏死或心肌缺血证据，包括：①既往曾发生过心脏事件，如心肌梗死或急性冠脉综合征；②既往有血管重建病史，包括 PCI 或 CABG 术；③虽然没有已知心肌梗死或急性冠脉综合征病史，但临床有或无心绞痛症状，静息状态或负荷状态下存在心肌缺血的客观证据[如 ECG 存在心肌坏死（如 Q 波形成）或心脏超声存在室壁运动减弱或消失征象]，冠脉 CTA 或冠脉造影证实存在冠脉显著狭窄。

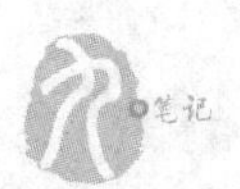
笔记

2. 心脏明显扩大。

3. 心功能不全临床表现和(或)实验室依据。

同时需排除冠心病的某些并发症,如室间隔穿孔、心室壁瘤和乳头肌功能不全所致二尖瓣关闭不全等。除外其他心脏病或其他原因引起的心脏扩大和心衰。

【鉴别诊断】

需鉴别其他引起心脏增大和心力衰竭的病因。包括:心肌病(如特发性扩张型心肌病等)、心肌炎、高血压性心脏病、内分泌病性心脏病。

【防治】

早期预防尤为重要,积极控制冠心病危险因素(如高血压、高脂血症和糖尿病等);改善心肌缺血,预防再次心肌梗死和死亡发生;纠正心律失常(可参考各相关章节)。积极治疗心功能不全(药物和器械治疗原则与慢性心力衰竭的治疗类同,请参阅相关章节)。

对缺血区域有存活心肌者,血运重建术(PCI 或 CABG 术)可显著改善心肌功能。

另外,近年来新的治疗技术如自体骨髓干细胞移植、血管内皮生长因子基因治疗等已试用于临床,为缺血性心肌病治疗带来了新的希望。

第四节　急性冠状动脉综合征

急性冠状动脉综合征(acute coronary syndrome,ACS)是一组由急性心肌缺血引起的临床综合征,主要包括不稳定型心绞痛(unstable angina,UA)、非 ST 段抬高型心肌梗死(non-ST-segment elevation myocardial infarction,NSTEMI)以及 ST 段抬高型心肌梗死(ST-segment elevation myocardial infarction,STEMI)。动脉粥样硬化不稳定斑块破裂或糜烂导致冠状动脉内急性血栓形成,被认为是大多数 ACS 发病的主要病理基础。血小板激活在其发病过程中起着非常重要的作用。

一、不稳定型心绞痛和非 ST 段抬高型心肌梗死

UA/NSTEMI 是由于动脉粥样斑块破裂或糜烂,伴有不同程度的表面血栓形成、血管痉挛及远端血管栓塞所导致的一组临床症状,合称为非 ST 段抬高型急性冠脉综合征(non-ST segment elevation acute coronary syndrome,NSTEACS)。UA/NSTEMI 的病因和临床表现相似但程度不同,主要不同表现在缺血严重程度以及是否导致心肌损害。

UA 没有 STEMI 的特征性心电图动态演变的临床特点,根据临床表现可以分为以下三种(表3-4-1)。

表 3-4-1　三种临床表现的不稳定型心绞痛

分　类	临床表现
静息型心绞痛(rest angina pectoris)	发作于休息时,持续时间通常>20 分钟
初发型心绞痛(new-onset angina pectoris)	通常在首发症状 1～2 个月内、很轻的体力活动可诱发(程度至少达 CCS Ⅲ级)
恶化型心绞痛(accelerated angina pectoris)	在相对稳定的劳力性心绞痛基础上心绞痛逐渐增强(疼痛更剧烈、时间更长或更频繁,按 CCS 分级至少增加一级水平,程度至少 CCS Ⅲ级)

少部分 UA 病人心绞痛发作有明显的诱发因素:①心肌氧耗增加:感染、甲状腺功能亢进或心律失常;②冠状动脉血流减少:低血压;③血液携氧能力下降:贫血和低氧血症。以上情况称为继发性 UA(secondary UA)。变异型心绞痛(variant angina pectoris)特征为静息心绞痛,表现为一过性 ST 段动态改变,是 UA 的一种特殊类型,其发病机制为冠状动脉痉挛。

【病因和发病机制】

UA/NSTEMI 病理机制为不稳定粥样硬化斑块破裂或糜烂基础上血小板聚集、并发血栓形成、冠

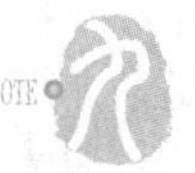

状动脉痉挛收缩、微血管栓塞导致急性或亚急性心肌供氧的减少和缺血加重。虽然也可因劳力负荷诱发，但劳力负荷中止后胸痛并不能缓解。其中，NSTEMI 常因心肌严重的持续性缺血导致心肌坏死，病理上出现灶性或心内膜下心肌坏死。

【临床表现】

1. 症状　UA 病人胸部不适的性质与典型的稳定型心绞痛相似，通常程度更重，持续时间更长，可达数十分钟，胸痛在休息时也可发生。如下临床表现有助于诊断 UA：诱发心绞痛的体力活动阈值突然或持久降低；心绞痛发生频率、严重程度和持续时间增加；出现静息或夜间心绞痛；胸痛放射至新的部位；发作时伴有新的相关症状，如出汗、恶心、呕吐、心悸或呼吸困难。常规休息或舌下含服硝酸甘油只能暂时甚至不能完全缓解症状。但症状不典型者也不少见，尤其是老年女性和糖尿病病人。

2. 体征　体检可发现一过性第三心音或第四心音，以及由于二尖瓣反流引起的一过性收缩期杂音，这些非特异性体征也可出现在稳定型心绞痛病人，但详细的体格检查可发现潜在的加重心肌缺血的因素，并成为判断预后非常重要的依据。

【实验室和辅助检查】

1. 心电图　心电图不仅可帮助诊断，而且根据其异常的范围和严重程度可提示预后。症状发作时的心电图尤其有意义，与之前心电图对比，可提高诊断价值。大多数病人胸痛发作时有一过性 ST 段（抬高或压低）和 T 波（低平或倒置）改变，其中 ST 段的动态改变（≥0.1mV 的抬高或压低）是严重冠状动脉疾病的表现，可能会发生急性心肌梗死或猝死。不常见的心电图表现为 U 波的倒置。

通常上述心电图动态改变可随着心绞痛的缓解而完全或部分消失。若心电图改变持续 12 小时以上，则提示 NSTEMI 的可能。若病人具有稳定型心绞痛的典型病史或冠心病诊断明确（既往有心肌梗死，冠状动脉造影提示狭窄或非侵入性试验阳性），即使没有心电图改变，也可以根据临床表现作出 UA 的诊断。

2. 连续心电监护　一过性急性心肌缺血并不一定表现为胸痛，出现胸痛症状前就可发生心肌缺血。连续的心电监测可发现无症状或心绞痛发作时的 ST 段改变。连续 24 小时心电监测发现 85%～90% 的心肌缺血可不伴有心绞痛症状。

3. 冠状动脉造影和其他侵入性检查　冠状动脉造影能提供详细的血管相关信息，可明确诊断、指导治疗并评价预后。在长期稳定型心绞痛基础上出现的 UA 病人常有多支冠状动脉病变，而新发作的静息心绞痛病人可能只有单支冠状动脉病变。在冠状动脉造影正常或无阻塞性病变的 UA 病人中，胸痛可能为冠脉痉挛、冠脉内血栓自发性溶解、微循环灌注障碍所致，其余可能为误诊。

冠脉内超声显像和光学相干断层显像可以准确提供斑块分布、性质、大小和有否斑块破溃及血栓形成等更准确的腔内影像信息。

4. 心脏标志物检查　心脏肌钙蛋白（cTn）T 及 I 较传统的 CK 和 CK-MB 更为敏感、更可靠，根据最新的欧洲和美国心肌梗死新定义，在症状发生后 24 小时内，cTn 的峰值超过正常对照值的 99 个百分位需考虑 NSTEMI 的诊断。临床上 UA 的诊断主要依靠临床表现以及发作时心电图 ST-T 的动态改变，如 cTn 阳性意味该病人已发生少量心肌损伤，相比 cTn 阴性的病人其预后较差。

5. 其他检查　胸部 X 线、心脏超声和放射性核素检查的结果与稳定型心绞痛病人的结果相似，但阳性发现率会更高。

【诊断与鉴别诊断】

根据典型的心绞痛症状、典型的缺血性心电图改变（新发或一过性 ST 段压低≥0.1mV，或 T 波倒置≥0.2mV）以及心肌损伤标志物（cTnT、cTnI 或 CK-MB）测定，可以作出 UA/NSTEMI 诊断。诊断未明确的不典型病人而病情稳定者，可以在出院前作负荷心电图或负荷超声心动图、核素心肌灌注显像、冠状动脉造影等检查。冠状动脉造影仍是诊断冠心病的重要方法，可以直接显示冠状动脉狭窄程度，对决定治疗策略有重要意义。尽管 UA/NSTEMI 的发病机制类似急性 STEMI，但两者的治疗原则有所不同，因此需要鉴别诊断，见本节“STEMI”部分。与其他疾病的鉴别诊断参见

"稳定型心绞痛"部分。

【危险分层】

UA/NSTEMI 病人临床表现严重程度不一，主要是由于基础的冠状动脉粥样病变的严重程度和病变累及范围不同，同时形成急性血栓（进展至 STEMI）的危险性不同。为选择个体化的治疗方案，必须尽早进行危险分层。GRACE 风险模型纳入了年龄、充血性心力衰竭史、心肌梗死史、静息时心率、收缩压、血清肌酐、心电图 ST 段偏离、心肌损伤标志物升高以及是否行血运重建等参数，可用于 UA/NSTEMI 的风险评估。

Braunwald 根据心绞痛的特点和基础病因，对 UA 提出 Braunwald 分级（表 3-4-2）。详细的危险分层根据病人的年龄、心血管危险因素、心绞痛严重程度和发作时间、心电图、心脏损伤标志物和有无心功能改变等因素作出（表 3-4-3）。

表 3-4-2　不稳定型心绞痛严重程度分级（Braunwald 分级）

	定　义	一年内死亡或心肌梗死发生率（%）
严重程度		
Ⅰ级	严重的初发型心绞痛或恶化型心绞痛，无静息疼痛	7.3%
Ⅱ级	亚急性静息型心绞痛（一个月内发生过，但 48 小时内无发作）	10.3%
Ⅲ级	急性静息型心绞痛（在 48 小时内有发作）	10.8%
临床环境		
A	继发性心绞痛，在冠状动脉狭窄基础上，存在加剧心肌缺血的冠状动脉以外的疾病	14.1%
B	原发性心绞痛，无加剧心肌缺血的冠状动脉以外的疾病	8.5%
C	心肌梗死后心绞痛，心肌梗死后两周内发生的不稳定型心绞痛	18.5%

表 3-4-3　不稳定型心绞痛病人死亡或非致死性心肌梗死的短期危险分层

项　目	高度危险性（至少具备下列一条）	中度危险性（无高度危险特征但具备下列任何一条）	低度危险性（无高度、中度危险特征但具备下列任何一条）
病史	缺血性症状在 48 小时内恶化	既往心肌梗死，或脑血管疾病，或冠状动脉旁路移植术，或使用阿司匹林	
疼痛特点	长时间（>20 分钟）静息性胸痛	长时间（>20 分钟）静息胸痛目前缓解，并有高度或中度冠心病可能。静息胸痛（<20 分钟）或因休息或舌下含服硝酸甘油缓解	过去 2 周内新发 CCS 分级Ⅲ级或Ⅳ级心绞痛，但无长时间（>20 分钟）静息性胸痛，有中度或高度冠心病可能
临床表现	缺血引起的肺水肿，新出现二尖瓣关闭不全杂音或原杂音加重，S_3 或新出现啰音或原啰音加重，低血压、心动过缓、心动过速，年龄>75 岁	年龄>70 岁	
心电图	静息性心绞痛伴一过性 ST 段改变（>0.05mV），新出现束支传导阻滞或新出现的持续性心动过速	T 波倒置>0.2mV，病理性 Q 波	胸痛期间心电图正常或无变化
心脏标志物	明显增高（即 cTnT>0.1μg/L）	轻度增高（即 cTnT>0.01μg/L，但<0.1μg/L）	正常

【治疗】

（一）治疗原则

UA/NSTEMI 是具有潜在危险的严重疾病，其治疗主要有两个目的：即刻缓解缺血和预防严重不良反应后果（即死亡或心肌梗死或再梗死）。其治疗包括抗缺血治疗、抗血栓治疗和根据危险度分层进行有创治疗。

对可疑 UA 者的第一步关键性治疗就是在急诊室作出恰当的检查评估，按轻重缓急送至适当的部门治疗，并立即开始抗栓和抗心肌缺血治疗；心电图和心肌标志物正常的低危病人在急诊经过一段时间治疗观察后可进行运动试验，若运动试验结果阴性，可以考虑出院继续药物治疗，反之大部分 UA 病人应入院治疗。对于进行性缺血且对初始药物治疗反应差的病人，以及血流动力学不稳定的病人，均应入心脏监护室（CCU）加强监测和治疗。

（二）一般治疗

病人应立即卧床休息，消除紧张情绪和顾虑，保持环境安静，可以应用小剂量的镇静剂和抗焦虑药物，约半数病人通过上述处理可减轻或缓解心绞痛。对于有发绀、呼吸困难或其他高危表现病人，给予吸氧，监测血氧饱和度（SaO_2），维持 $SaO_2>90\%$。同时积极处理可能引起心肌耗氧量增加的疾病，如感染、发热、甲状腺功能亢进、贫血、低血压、心力衰竭、低氧血症、肺部感染和快速型心律失常（增加心肌耗氧量）和严重的缓慢型心律失常（减少心肌灌注）。

（三）药物治疗

1. 抗心肌缺血药物　主要目的是减少心肌耗氧量（减慢心率或减弱左心室收缩力）或扩张冠状动脉，缓解心绞痛发作。

（1）硝酸酯类药物：硝酸酯类药物扩张静脉，降低心脏前负荷，并降低左心室舒张末压、降低心肌耗氧量，改善左心室局部和整体功能。此外，硝酸酯类药物可扩张冠状动脉，缓解心肌缺血。心绞痛发作时，可舌下含服硝酸甘油，每次 0.5mg，必要时每间隔 3～5 分钟可以连用 3 次，若仍无效，可静脉应用硝酸甘油或硝酸异山梨酯。静脉应用硝酸甘油以 5～10μg/min 开始，持续滴注，每 5～10 分钟增加 10μg/min，直至症状缓解或出现明显副作用（头痛或低血压，收缩压低于 90mmHg 或相比用药前平均动脉压下降 30mmHg），200μg/min 为一般最大推荐剂量。目前建议静脉应用硝酸甘油，在症状消失 12～24 小时后改用口服制剂。在持续静脉应用硝酸甘油 24～48 小时内可出现药物耐受。常用的口服硝酸酯类药物包括硝酸异山梨酯和 5-单硝酸异山梨酯。

（2）β 受体拮抗剂：主要作用于心肌的 β_1 受体而降低心肌耗氧量，减少心肌缺血反复发作，减少心肌梗死的发生，对改善近、远期预后均有重要作用。应尽早用于所有无禁忌证的 UA/NSTEMI 病人。少数高危病人，可先静脉使用，后改口服；中度或低度危险病人主张直接口服。

建议选择具有心脏 β_1 受体选择性的药物如美托洛尔和比索洛尔。艾司洛尔是一种快速作用的 β 受体拮抗剂，可以静脉使用，安全而有效，甚至可用于左心功能减退的病人，药物作用在停药后 20 分钟内消失。口服 β 受体拮抗剂的剂量应个体化，可调整到病人安静时心率 50～60 次/分。在已服用 β 受体拮抗剂仍发生 UA 的病人，除非存在禁忌证，否则无需停药。

（3）钙通道阻滞剂：可有效减轻心绞痛症状，可作为治疗持续性心肌缺血的次选药物。足量 β 受体拮抗剂与硝酸酯类药物治疗后仍不能控制缺血症状的病人可口服长效钙通道阻滞剂。对于血管痉挛性心绞痛的病人，可作为首选药物。

2. 抗血小板治疗

（1）COX 抑制剂：参见“稳定型心绞痛”部分。阿司匹林是抗血小板治疗的基石，如无禁忌证，无论采用何种治疗策略，所有病人均应口服阿司匹林，负荷量 150～300mg（未服用过阿司匹林的病人），维持剂量为每日 75～100mg，长期服用。对于阿司匹林不耐受病人，可考虑使用吲哚布芬替代。

（2）P_2Y_{12}受体拮抗剂：参见“稳定型心绞痛”部分。除非有极高出血风险等禁忌证，UA/NSTEMI 病人均建议在阿司匹林基础上，联合应用一种 P_2Y_{12}受体抑制剂，并维持至少 12 个月。氯吡格雷负荷

量为 300～600mg，维持剂量每日 75mg，副作用小，作用快，已代替噻氯吡啶或用于不能耐受阿司匹林的病人作为长期使用，以及植入支架术后和阿司匹林联用。替格瑞洛可逆性抑制 P_2Y_{12}受体，起效更快，作用更强，可用于所有 UA/NSTEMI 的治疗，首次 180mg 负荷量，维持剂量 90mg，2 次/日。

（3）血小板糖蛋白Ⅱb/Ⅲa（GPⅡb/Ⅲa）受体拮抗剂（GPI）：激活的血小板通过 GPⅡb/Ⅲa 受体与纤维蛋白原结合，导致血小板血栓的形成，这是血小板聚集的最后、唯一途径。阿昔单抗为直接抑制 GPⅡb/Ⅲa 受体的单克隆抗体，能有效地与血小板表面的 GPⅡb/Ⅲa 受体结合，从而抑制血小板的聚集。合成的该类药物还包括替罗非班和依替非巴肽，而替罗非班为目前国内 GPⅡb/Ⅲa 受体拮抗剂的唯一选择，和阿昔单抗相比，小分子的替罗非班具有更好的安全性。目前各指南均推荐 GPI 可应用于接受 PCI 的 UA/NSTEMI 病人和选用保守治疗策略的中高危 UA/NSTEMI 病人，不建议常规术前使用 GPI。

（4）环核苷酸磷酸二酯酶抑制剂：主要包括西洛他唑和双嘧达莫。西洛他唑除有抗血小板聚集和舒张外周血管作用外，还具有抗平滑肌细胞增生，改善内皮细胞功能等作用，但在预防 PCI 术后急性并发症的研究证据均不充分，所以仅作为阿司匹林不耐受病人的替代药物。双嘧达莫可引起“冠状动脉窃血”，加重心肌缺血，目前不推荐使用。

3. 抗凝治疗　除非有禁忌，所有病人均应在抗血小板治疗基础上常规接受抗凝治疗，根据治疗策略以及缺血、出血事件风险选择不同药物。常用的抗凝药包括普通肝素、低分子量肝素、磺达肝癸钠和比伐卢定。

（1）普通肝素：肝素的推荐用量是静脉注射 80～85U/kg 后，以 15～18U/（kg・h）的速度静脉滴注维持，治疗过程中在开始用药或调整剂量后 6 小时需监测激活部分凝血酶时间（APTT），调整肝素用量，一般使 APTT 控制在 50～70 秒。静脉应用肝素 2～5 天为宜，后可改为皮下注射肝素 5000～7500U，每日 2 次，再治疗 1～2 天。肝素对富含血小板的白色血栓作用较小，并且作用可由于肝素与血浆蛋白结合而受影响。未口服阿司匹林的病人停用肝素后可能发生缺血症状的反跳，这是因为停用肝素后引发继发性凝血酶活性的增高，逐渐停用肝素可能会减少上述现象。由于存在发生肝素诱导的血小板减少症的可能，在肝素使用过程中需监测血小板。

（2）低分子量肝素：与普通肝素相比，低分子量肝素在降低心脏事件发生方面有更优或相等的疗效。低分子量肝素具有强烈的抗Ⅹa 因子及Ⅱa 因子活性的作用，并且可以根据体重和肾功能调节剂量，皮下应用不需要实验室监测，故具有疗效更肯定、使用更方便的优点，并且肝素诱导血小板减少症的发生率更低。常用药物包括依诺肝素、达肝素和那曲肝素等。

（3）磺达肝癸钠：是选择性Ⅹa 因子间接抑制剂。其用于 UA/NSTEMI 的抗凝治疗不仅能有效减少心血管事件，而且大大降低出血风险。皮下注射 2.5mg，每日一次，采用保守策略的病人尤其在出血风险增加时作为抗凝药物的首选。对需行 PCI 的病人，术中需要追加普通肝素抗凝。

（4）比伐卢定：是直接抗凝血酶制剂，其有效成分为水蛭素衍生物片段，通过直接并特异性抑制Ⅱa 因子活性，能使活化凝血时间明显延长而发挥抗凝作用，可预防接触性血栓形成，作用可逆而短暂，出血事件的发生率降低。主要用于 UA/NSTEMI 病人 PCI 术中的抗凝，与普通肝素加血小板 GPⅡb/Ⅲa受体拮抗剂相比，出血发生率明显降低。先静脉推注 0.75mg/kg，再静脉滴注 1.75mg/（kg・h），维持至术后 3～4 小时。

4. 调脂治疗　他汀类药物在急性期应用可促使内皮细胞释放一氧化氮，有类硝酸酯的作用，远期有抗炎症和稳定斑块的作用，能降低冠状动脉疾病的死亡和心肌梗死发生率。无论基线血脂水平，UA/NSTEMI 病人均应尽早（24 小时内）开始使用他汀类药物。LDL-C 的目标值为<70mg/dl。少部分病人会出现肝酶和肌酶（CK、CK-MM）升高等副作用。

5. ACEI 或 ARB　对 UA/NSTEMI 病人，长期应用 ACEI 能降低心血管事件发生率，如果不存在低血压（收缩压<100mmHg 或较基线下降 30mmHg 以上）或其他已知的禁忌证（如肾衰竭、双侧肾动脉狭窄和已知的过敏），应该在 24 小时内给予口服 ACEI，不能耐受 ACEI 者可用 ARB 替代。

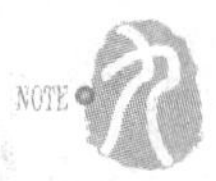

（四）冠状动脉血运重建术

冠状动脉血运重建术包括 PCI 和 CABG。

1. 经皮冠状动脉介入治疗 随着 PCI 技术的迅速发展，PCI 成为 UA/NSTEMI 病人血运重建的主要方式。药物洗脱支架（drug eluting stent，DES）的应用进一步改善 PCI 的远期疗效，拓宽了 PCI 的应用范围。根据 NSTE-ACS 心血管事件危险的紧迫程度以及相关并发症的严重程度，选择不同的侵入治疗策略。对于出现以下任意一条极高危标准的病人推荐紧急侵入治疗策略（<2 小时），包括血流动力学不稳定或心源性休克、药物治疗无效的反复发作或持续性胸痛、致命性心律失常或心脏骤停、心肌梗死合并机械并发症、急性心力衰竭以及反复的 ST-T 波动态改变尤其是伴随间歇性 ST 段抬高等；对于出现以下任意一条高危标准的病人推荐早期侵入治疗策略（<24 小时），包括心肌梗死相关的肌钙蛋白上升或下降、ST 段或 T 波的动态改变（有或无症状）以及 GRACE 评分>140 分；对于出现以下任意一条中危标准的病人推荐侵入治疗策略（<72 小时），包括糖尿病、肾功能不全［eGFR<60ml/（min · 1.73m^2）］、LVEF<40%或充血性心力衰竭、早期心梗后心绞痛、PCI 史、CABG 史、GRACE 评分>109 但是<140 等；对于无上述危险标准和症状无反复发作的病人，建议在决定有创评估之前先行无创检查（首选影像学检查）寻找缺血证据。

2. 冠状动脉旁路移植术 选择何种血运重建策略主要根据临床因素、术者经验和基础冠心病的严重程度。冠状动脉旁路移植术最大的受益者是病变严重、有多支血管病变的症状严重和左心室功能不全的病人。

（五）预后和二级预防

UA/NESTEMI 的急性期一般在 2 个月左右，在此期间发生心肌梗死或死亡的风险最高。尽管住院期间的死亡率低于 STEMI，但其长期的心血管事件发生率与 STEMI 接近，因此出院后要坚持长期药物治疗，控制缺血症状、降低心肌梗死和死亡的发生，包括服用双联抗血小板药物至少 12 个月，其他药物包括他汀类药物、β 受体拮抗剂和 ACEI/ARB，严格控制危险因素，进行有计划及适当的运动锻炼。根据住院期间的各种事件、治疗效果和耐受性，予以个体化治疗。所谓 ABCDE 方案对于指导二级预防有帮助：①抗血小板、抗心绞痛治疗和 ACEI；②β 受体拮抗剂预防心律失常、减轻心脏负荷等，控制血压；③控制血脂和戒烟；④控制饮食和糖尿病治疗；⑤健康教育和运动。

二、急性 ST 段抬高型心肌梗死

STEMI 是指急性心肌缺血性坏死，大多是在冠脉病变的基础上，发生冠脉血供急剧减少或中断，使相应的心肌严重而持久地急性缺血所致。通常原因为在冠脉不稳定斑块破裂、糜烂基础上继发血栓形成导致冠状动脉血管持续、完全闭塞。

本病既往在欧美常见，美国 35～84 岁人群中年发病率男性为 71‰，女性为 22‰，每年约有 150 万人发生急性心肌梗死（acute myocardial infarction，AMI），45 万人发生再次心肌梗死。根据中国心血管病报告的数据，AMI 发病率在不断增高，死亡率整体呈上升趋势。

【病因和发病机制】

STEMI 的基本病因是冠脉粥样硬化基础上一支或多支血管管腔急性闭塞，若持续时间达到 20～30 分钟或以上，即可发生 AMI。大量的研究已证明，绝大多数 STEMI 是由于不稳定的粥样斑块溃破，继而出血和管腔内血栓形成，而使管腔闭塞。

促使斑块破裂出血及血栓形成的诱因有：

1. 晨起 6 时至 12 时交感神经活动增加，机体应激反应性增强，心肌收缩力、心率、血压增高，冠状动脉张力增高。

2. 在饱餐特别是进食多量脂肪后，血脂增高，血黏稠度增高。

3. 重体力活动、情绪过分激动、血压剧升或用力排便时，致左心室负荷明显加重。

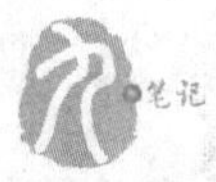

4. 休克、脱水、出血、外科手术或严重心律失常，致心排血量骤降，冠状动脉灌注量锐减。

STEMI 可发生在频发心绞痛的病人,也可发生在原来从无症状者中。STEMI 后发生的严重心律失常、休克或心力衰竭,均可使冠状动脉灌流量进一步降低,心肌坏死范围扩大。

近来研究显示,14% 的 STEMI 病人行冠脉造影未见明显阻塞,被称之为冠状动脉非阻塞性心肌梗死(myocardial infarction with non-obstructive coronary arteries, MINOCA),在最新指南中越来越受到重视,原因包括斑块破裂或斑块侵蚀,冠脉痉挛,冠脉血栓栓塞,自发性冠脉夹层,Takotsubo 心肌病(应激性心肌病)以及其他类型的 2 型急性心肌梗死(包括贫血、心动过速、呼吸衰竭、低血压、休克、伴或不伴左室肥厚的重度高血压、严重主动脉瓣疾病、心衰、心肌病以及药物毒素损伤等),这部分病人治疗策略与阻塞性冠脉疾病不同,应早期发现并根据不同病因给予个体化治疗。

【病理】

(一) 冠状动脉病变

绝大多数 STEMI 病人冠脉内可见在粥样斑块的基础上有血栓形成,使管腔闭塞,但是由冠脉痉挛引起管腔闭塞者中,个别可无严重粥样硬化病变。此外,梗死的发生与原来冠脉受粥样硬化病变累及的血管数及其所造成管腔狭窄程度之间未必呈平行关系。

1. 左前降支闭塞,引起左心室前壁、心尖部、下侧壁、前间隔和二尖瓣前乳头肌梗死。

2. 右冠状动脉闭塞,引起左心室膈面(右冠状动脉占优势时)、后间隔和右心室梗死,并可累及窦房结和房室结。

3. 左回旋支闭塞,引起左心室高侧壁、膈面(左冠状动脉占优势时)和左心房梗死,可能累及房室结。

4. 左主干闭塞,引起左心室广泛梗死。

右心室和左、右心房梗死较少见。

(二) 心肌病变

冠脉闭塞后 20 ~ 30 分钟,受其供血的心肌即有少数坏死,开始了 AMI 的病理过程。1 ~ 2 小时之间绝大部分心肌呈凝固性坏死,心肌间质充血、水肿,伴多量炎症细胞浸润。以后,坏死的心肌纤维逐渐溶解,形成肌溶灶,随后渐有肉芽组织形成。

继发性病理变化有:在心腔内压力的作用下,坏死心壁向外膨出,可产生心脏破裂(心室游离壁破裂、心室间隔穿孔或乳头肌断裂)或逐渐形成心室壁瘤。坏死组织 1 ~ 2 周后开始吸收,并逐渐纤维化,在 6 ~ 8 周形成瘢痕愈合,称为陈旧性心肌梗死。

【病理生理】

主要出现左心室舒张和收缩功能障碍的一些血流动力学变化,其严重度和持续时间取决于梗死的部位、程度和范围。心脏收缩力减弱、顺应性减低、心肌收缩不协调,左心室压力曲线最大上升速度(dp/dt)减低,左心室舒张末期压增高、舒张和收缩末期容量增多。射血分数减低,心搏量和心排血量下降,心率增快或有心律失常,血压下降。病情严重者,动脉血氧含量降低。急性大面积心肌梗死者,可发生泵衰竭——心源性休克或急性肺水肿。右心室梗死在 MI 病人中少见,其主要病理生理改变是急性右心衰竭的血流动力学变化,右心房压力增高,高于左心室舒张末期压,心排血量减低,血压下降。

心室重塑作为 MI 的后续改变,包括左心室体积增大、形状改变及梗死节段心肌变薄和非梗死节段心肌增厚,对心室的收缩效应及电活动均有持续不断的影响,在 MI 急性期后的治疗中要注意对心室重塑的干预。

【临床表现】

与梗死的面积大小、部位、冠状动脉侧支循环情况密切相关。

(一) 先兆

50% ~ 81.2% 的病人在发病前数日有乏力,胸部不适,活动时心悸、气急、烦躁、心绞痛等前驱症状,其中以新发生心绞痛(初发型心绞痛)或原有心绞痛加重(恶化型心绞痛)为最突出。心绞痛发作

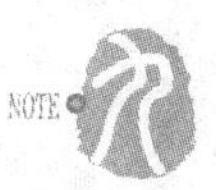

较以往频繁、程度较剧、持续较久、硝酸甘油疗效差、诱发因素不明显。同时心电图示ST段一过性明显抬高(变异型心绞痛)或压低,T波倒置或增高("假性正常化"),即前述UA情况。如及时住院处理,可使部分病人避免发生MI。

（二）症状

1. 疼痛　是最先出现的症状,多发生于清晨,疼痛部位和性质与心绞痛相同,但诱因多不明显,且常发生于安静时,程度较重,持续时间较长,可达数小时或更长,休息和含用硝酸甘油片多不能缓解。病人常烦躁不安、出汗、恐惧,胸闷或有濒死感。少数病人无疼痛,一开始即表现为休克或急性心力衰竭。部分病人疼痛位于上腹部,被误认为胃穿孔、急性胰腺炎等急腹症;部分病人疼痛放射至下颌、颈部、背部上方,被误认为牙痛或骨关节痛。

2. 全身症状　有发热、心动过速、白细胞计数增高和红细胞沉降率增快等,由坏死物质被吸收所引起。一般在疼痛发生后24～48小时出现,程度与梗死范围常呈正相关,体温一般在38℃左右,很少达到39℃,持续约一周。

3. 胃肠道症状　疼痛剧烈时常伴有频繁的恶心、呕吐和上腹胀痛,与迷走神经受坏死心肌刺激和心排血量降低、组织灌注不足等有关。肠胀气亦不少见。重症者可发生呃逆。

4. 心律失常　见于75%～95%的病人,多发生在起病1～2天,而以24小时内最多见,可伴乏力、头晕、晕厥等症状。各种心律失常中以室性心律失常最多,尤其是室性期前收缩,如室性期前收缩频发(每分钟5次以上),成对出现或呈短阵室性心动过速,多源性或落在前一心搏的易损期时(R-on-T),常为心室颤动的先兆。室颤是STEMI早期,特别是入院前主要的死因。房室传导阻滞和束支传导阻滞也较多见,室上性心律失常则较少,多发生在心力衰竭者中。前壁MI如发生房室传导阻滞表明梗死范围广泛,情况严重。

5. 低血压和休克　疼痛期中血压下降常见,未必是休克。如疼痛缓解而收缩压仍低于80mmHg,有烦躁不安、面色苍白、皮肤湿冷、脉细而快、大汗淋漓、尿量减少(<20ml/h)、神志迟钝甚至晕厥者,则为休克表现。休克多在起病后数小时至数日内发生,见于约20%的病人,主要是心源性,为心肌广泛(40%以上)坏死,心排血量急剧下降所致,神经反射引起的周围血管扩张属次要,有些病人尚有血容量不足的因素参与。

6. 心力衰竭　主要是急性左心衰竭,可在起病最初几天内发生,或在疼痛、休克好转阶段出现,为梗死后心脏舒缩力显著减弱或不协调所致,发生率约为32%～48%。出现呼吸困难、咳嗽、发绀、烦躁等症状,严重者可发生肺水肿,随后可有颈静脉怒张、肝大、水肿等右心衰竭表现。右心室MI者可一开始即出现右心衰竭表现,伴血压下降。

根据有无心力衰竭表现及其相应的血流动力学改变严重程度,AMI引起的心力衰竭按Killip分级法可分为:

Ⅰ级:尚无明显心力衰竭;

Ⅱ级:有左心衰竭,肺部啰音<50%肺野;

Ⅲ级:严重的心力衰竭临床症状与体征。严重肺水肿,肺部50%以上肺野湿性啰音;

Ⅳ级:有心源性休克等不同程度或阶段的血流动力学变化。

STEMI时,重度左心室衰竭或肺水肿与心源性休克同样是左心室排血功能障碍所引起,两者可以不同程度合并存在,常统称为心脏泵功能衰竭,或泵衰竭。在血流动力学上,肺水肿是以左心室舒张末期压及左心房与肺毛细血管压力的增高为主,而休克则以心排血量和动脉压的降低更为突出。心源性休克是较左心室衰竭程度更重的泵衰竭,一定水平的左心室充盈后,心排血指数比左心室衰竭时更低,亦即心排血指数与充盈压之间关系的曲线更为平坦而下移。

Forrester等对上述血流动力学分级作了调整,并与临床进行对照,分为如下四类:

Ⅰ类:无肺淤血和周围灌注不足;肺毛细血管楔压(PCWP)和心排血指数(CI)正常。

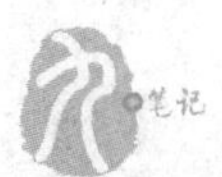

Ⅱ类:单有肺淤血;PCWP增高(>18mmHg),CI正常[>2.2L/(min·m^2)]。

Ⅲ类：单有周围灌注不足；PCWP 正常（<18mmHg），CI 降低[<2.2L/(min·m²)]，主要与血容量不足或心动过缓有关。

Ⅳ类：合并有肺淤血和周围灌注不足；PCWP 增高（>18mmHg），CI 降低[<2.2L/(min·m²)]。

在以上两种分级及分类中，都是第四类最为严重。

（三）体征

1. 心脏体征　心脏浊音界可正常也可轻度至中度增大。心率多增快，少数也可减慢。心尖区第一心音减弱，可出现第四心音（心房性）奔马律，少数有第三心音（心室性）奔马律。10%～20%病人在起病第 2～3 天出现心包摩擦音，为反应性纤维性心包炎所致。心尖区可出现粗糙的收缩期杂音或伴收缩中晚期喀喇音，为二尖瓣乳头肌功能失调或断裂所致，室间隔穿孔时可在胸骨左缘 3～4 肋间新出现粗糙的收缩期杂音伴有震颤。可有各种心律失常。

2. 血压　除极早期血压可增高外，几乎所有病人都有血压降低。起病前有高血压者，血压可降至正常，且可能不再恢复到起病前的水平。

3. 其他　可有与心律失常、休克或心力衰竭相关的其他体征。

【实验室和其他检查】

（一）心电图

心电图常有进行性的改变。对 MI 的诊断、定位、定范围、估计病情演变和预后都有帮助。

1. 特征性改变　STEMI 心电图表现特点为：

（1）ST 段抬高呈弓背向上型，在面向坏死区周围心肌损伤区的导联上出现。

（2）宽而深的 Q 波（病理性 Q 波），在面向透壁心肌坏死区的导联上出现。

（3）T 波倒置，在面向损伤区周围心肌缺血区的导联上出现。

在背向 MI 区的导联则出现相反的改变，即 R 波增高、ST 段压低和 T 波直立并增高。

2. 动态性改变　ST 段抬高性 MI：

（1）起病数小时内，可尚无异常或出现异常高大两肢不对称的 T 波，为超急性期改变。

（2）数小时后，ST 段明显抬高，弓背向上，与直立的 T 波连接，形成单相曲线。数小时～2 日内出现病理性 Q 波，同时 R 波减低，是为急性期改变（图 3-4-10、图 3-4-11）。Q 波在 3～4 天内稳定不变，以后 70%～80%永久存在。

（3）在早期如不进行治疗干预，ST 段抬高持续数日至两周左右，逐渐回到基线水平，T 波则变为平坦或倒置，是为亚急性期改变。

（4）数周至数个月后，T 波呈 V 形倒置，两肢对称，波谷尖锐，是为慢性期改变。T 波倒置可永久存在，也可在数个月至数年内逐渐恢复。

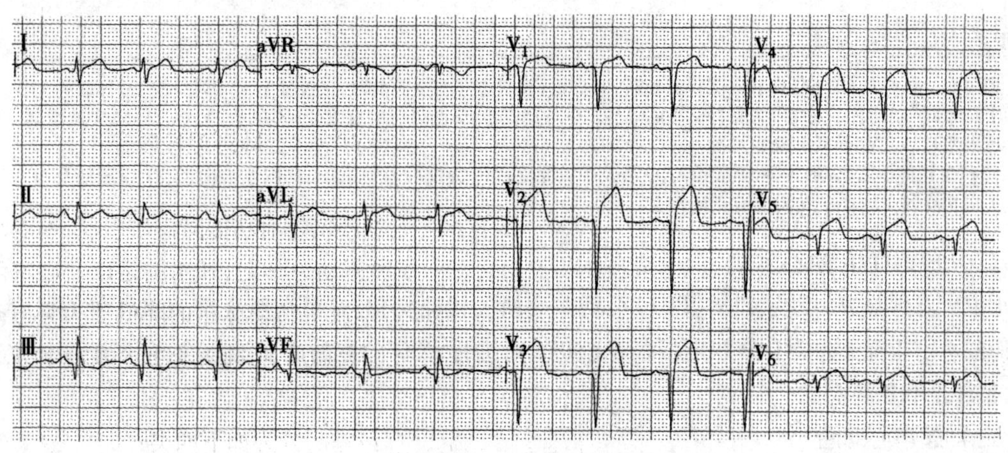

图 3-4-10　**急性前壁心肌梗死的心电图**

图示 V_1～V_5 导联 QRS 波群呈 QS 型，ST 段明显抬高

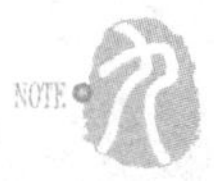

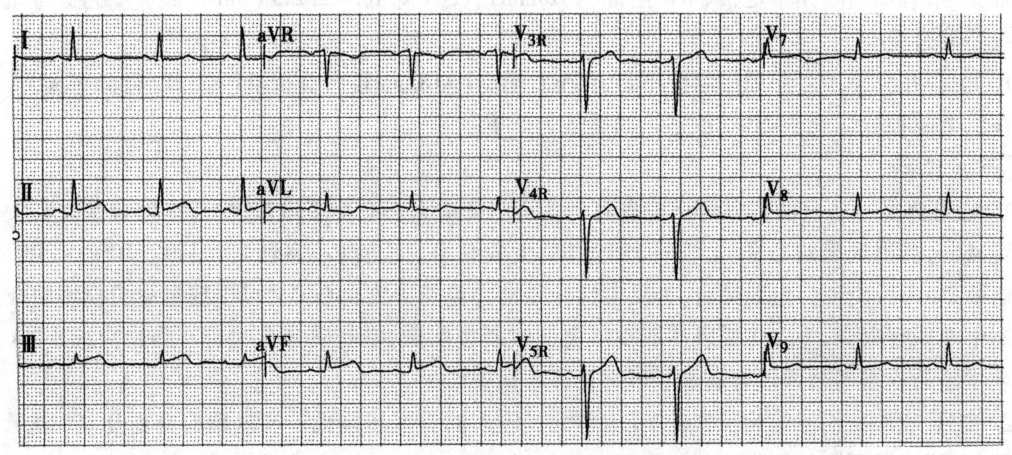

图 3-4-11　急性下壁心肌梗死的心电图
图示Ⅱ、Ⅲ、aVF 导联 ST 段抬高

3. 定位和定范围　STEMI 的定位和定范围可根据出现特征性改变的导联数来判断(表 3-4-4)。

表 3-4-4　ST 段抬高性心肌梗死的心电图定位诊断

导联	前间隔	局限前壁	前侧壁	广泛前壁	下壁①	下间壁	下侧壁	高侧壁②	正后壁③
V_1	+			+		+			
V_2	+			+		+			
V_3	+	+		+		+			
V_4		+		+					
V_5		+	+	+			+		
V_6			+				+		
V_7			+				+		+
V_8									+
aVR									
aVL		±	+	±	−	−	−	+	
aVF					+	+	+	−	
Ⅰ		±	+	±	−	−	−	+	
Ⅱ					+	+	+	−	
Ⅲ					+	+	+	−	

①即膈面。右心室 MI 不易从心电图得到诊断,但 CR_{4R}(负极置于右上肢前臂,正极置于 V_4 部位)或 V_{4R} 导联的 ST 段抬高,可作为下壁 MI 扩展到右心室的参考指标;②在 V_5、V_6、V_7 导联高 1~2 肋处可能有改变;③在 V_1、V_2、V_3 导联 R 波增高。同理,在前侧壁梗死时,V_1、V_2 导联 R 波也增高

注:"+"为正面改变,表示典型 ST 段抬高、Q 波及 T 波变化;"−"为反面改变,表示 QRS 主波向上,ST 段压低及与"+"部位的 T 波方向相反的 T 波;"±"为可能有正面改变

(二)放射性核素检查

正电子发射计算机断层扫描(PET)可观察心肌的代谢变化,是目前唯一能直接评价心肌存活性的影像技术。单光子发射计算机断层显像(SPECT)进行 ECG 门控的心血池显像,可用于评估室壁运动、室壁厚度和整体功能。

(三)超声心动图

二维和 M 型超声心动图也有助于了解心室壁的运动和左心室功能,诊断室壁瘤和乳头肌功能失调,检测心包积液及室间隔穿孔等并发症。

（四）实验室检查

1. 起病 24～48 小时后白细胞可增至(10～20)×10^9/L,中性粒细胞增多,嗜酸性粒细胞减少或消失;红细胞沉降率增快;C 反应蛋白(CRP)增高,均可持续 1～3 周。起病数小时至 2 日内血中游离脂肪酸增高。

2. 血清心肌坏死标志物　心肌损伤标志物增高水平与心肌坏死范围及预后明显相关。①肌红蛋白起病后 2 小时内升高,12 小时内达高峰;24～48 小时内恢复正常。②肌钙蛋白 I(cTnI)或 T(cTnT)起病 3～4 小时后升高,cTnI 于 11～24 小时达高峰,7～10 天降至正常,cTnT 于 24～48 小时达高峰,10～14 天降至正常。这些心肌结构蛋白含量的增高是诊断 MI 的敏感指标。③肌酸激酶同工酶 CK-MB 升高,在起病后 4 小时内增高,16～24 小时达高峰,3～4 天恢复正常,其增高的程度能较准确地反映梗死的范围,其高峰出现时间是否提前有助于判断溶栓治疗是否成功。

对心肌坏死标志物的测定应进行综合评价,如肌红蛋白在 AMI 后出现最早,也十分敏感,但特异性不很强;cTnT 和 cTnI 出现稍延迟,而特异性很高,在症状出现后 6 小时内测定为阴性则 6 小时后应再复查,其缺点是持续时间可长达 10～14 天,对在此期间判断是否有新的梗死不利。CK-MB 虽不如 cTnT、cTnI 敏感,但对早期(<4 小时)AMI 的诊断有较重要价值。

以往沿用多年的 AMI 心肌酶测定,包括肌酸激酶(CK)、天冬氨酸氨基转移酶(AST)以及乳酸脱氢酶(LDH),其特异性及敏感性均远不如上述心肌坏死标志物,已不再用于诊断 AMI。

【诊断与鉴别诊断】

根据典型的临床表现,特征性的心电图改变以及实验室检查发现,诊断本病并不困难。对老年病人,突然发生严重心律失常、休克、心力衰竭而原因未明,或突然发生较重而持久的胸闷或胸痛者,都应考虑本病的可能。宜先按 AMI 来处理,并短期内进行心电图、血清心肌坏死标志物测定等的动态观察以确定诊断。

鉴别诊断要考虑以下一些疾病。

1. 心绞痛　鉴别要点列于表 3-4-5。

表 3-4-5　心绞痛和急性心肌梗死的鉴别诊断要点

鉴别诊断项目	心绞痛	急性心肌梗死
疼痛		
1. 部位	中下段胸骨后	相同,但可在较低位置或上腹部
2. 性质	压榨性或窒息性	相似,但程度更剧烈
3. 诱因	劳力、情绪激动、受寒、饱食等	不常有
4. 时限	短,1～5 分钟或 15 分钟以内	长,数小时或 1～2 天
5. 频率	频繁	发作不频繁
6. 硝酸甘油疗效	显著缓解	作用较差或无效
气喘或肺水肿	极少	可有
血压	升高或无显著改变	可降低,甚至发生休克
心包摩擦音	无	可有
坏死物质吸收的表现		
1. 发热	无	常有
2. 血白细胞增加(嗜酸性粒细胞减少)	无	常有
3. 血沉增快	无	常有
4. 血清心肌坏死标志物升高	无	有
心电图变化	无变化或暂时性 ST 段和 T 波变化	有特征性和动态性变化

2. 主动脉夹层　胸痛一开始即达高峰，常放射到背、肋、腹、腰和下肢，两上肢的血压和脉搏可有明显差别，可有主动脉瓣关闭不全的表现，偶有意识模糊和偏瘫等神经系统受损症状，但无血清心肌坏死标志物升高。二维超声心动图检查、X 线、胸主动脉 CTA 或 MRA 有助于诊断。

3. 急性肺动脉栓塞　可发生胸痛、咯血、呼吸困难和休克。但有右心负荷急剧增加的表现如发绀、肺动脉瓣区第二心音亢进、颈静脉充盈、肝大、下肢水肿等。心电图示Ⅰ导联 S 波加深，Ⅲ导联 Q 波显著，T 波倒置，胸导联过渡区左移，右胸导联 T 波倒置等改变，可资鉴别。常有低氧血症，核素肺通气-灌注扫描异常，肺动脉 CTA 可检出肺动脉大分支血管的栓塞。AMI 和急性肺动脉栓塞时 D-二聚体均可升高，鉴别诊断价值不大。

4. 急腹症　急性胰腺炎、消化性溃疡穿孔、急性胆囊炎、胆石症等，均有上腹部疼痛，可能伴休克。仔细询问病史、体格检查、心电图检查、血清心肌酶和肌钙蛋白测定可协助鉴别。

5. 急性心包炎　尤其是急性非特异性心包炎可有较剧烈而持久的心前区疼痛。但心包炎的疼痛与发热同时出现，呼吸和咳嗽时加重，早期即有心包摩擦音，后者和疼痛在心包腔出现渗液时均消失；全身症状一般不如 MI 严重；心电图除 aVR 外，其余导联均有 ST 段弓背向下的抬高，T 波倒置，无异常 Q 波出现。

【并发症】

1. 乳头肌功能失调或断裂（dysfunction or rupture of papillary muscle）　总发生率可高达 50%。二尖瓣乳头肌因缺血、坏死等使收缩功能发生障碍，造成不同程度的二尖瓣脱垂并关闭不全，心尖区出现收缩中晚期喀喇音和吹风样收缩期杂音，第一心音可不减弱，可引起心力衰竭。轻症者可以恢复，其杂音可消失。乳头肌整体断裂极少见，多发生在二尖瓣后乳头肌，见于下壁 MI，心力衰竭明显，可迅速发生肺水肿在数日内死亡。

2. 心脏破裂（rupture of the heart）　少见，常在起病 1 周内出现，多为心室游离壁破裂，造成心包积血引起急性心脏压塞而猝死。偶为心室间隔破裂造成穿孔，在胸骨左缘第 3～4 肋间出现响亮的收缩期杂音，常伴有震颤，可引起心力衰竭和休克而在数日内死亡。心脏破裂也可为亚急性，病人能存活数个月。

3. 栓塞（embolism）　发生率 1%～6%，见于起病后 1～2 周，可为左心室附壁血栓脱落所致，引起脑、肾、脾或四肢等动脉栓塞。也可因下肢静脉血栓形成部分脱落所致，产生肺动脉栓塞，大块肺栓塞可导致猝死。

4. 心室壁瘤（cardiac aneurysm）　或称室壁瘤，主要见于左心室，发生率 5%～20%。体格检查可见左侧心界扩大，心脏搏动范围较广，可有收缩期杂音。瘤内发生附壁血栓时，心音减弱。心电图 ST 段持续抬高。超声心动图、放射性核素心血池显像以及左心室造影可见局部心缘突出，搏动减弱或有反常搏动（图 3-4-12、图 3-4-13）。室壁瘤可导致心功能不全、栓塞和室性心律失常。

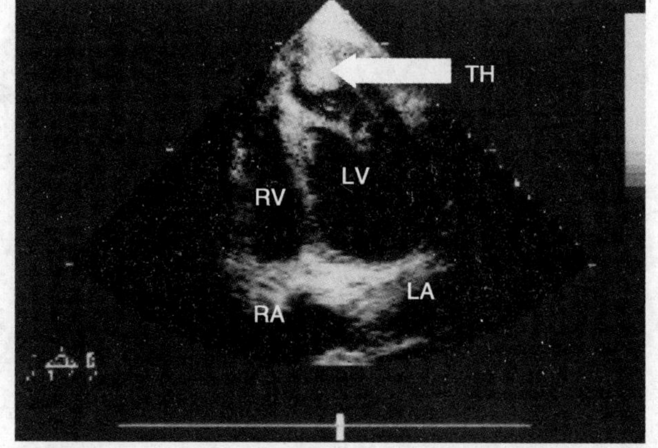

图3-4-12　左心室室壁瘤二维超声心动图心尖四腔心显像

图示左心室前壁心尖部室壁瘤，瘤内有附壁血栓形成（箭头所指）

LA：左心房；LV：左心室；RA：右心房；RV：右心室；TH：血栓

5. 心肌梗死后综合征（post-infarction syndrome，也称 Dressler's syndrome）　发生率约 1%～5%，于 MI 后数周至数个月内出现，可反复发生。表现为心包炎、胸膜炎或肺炎，有发热、胸痛等症状，发病机制可能为自身免疫反应所致。

【治疗】

对 STEMI，强调及早发现，及早住院，并加强住院前的就地处理。治疗原则是尽快

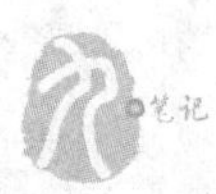

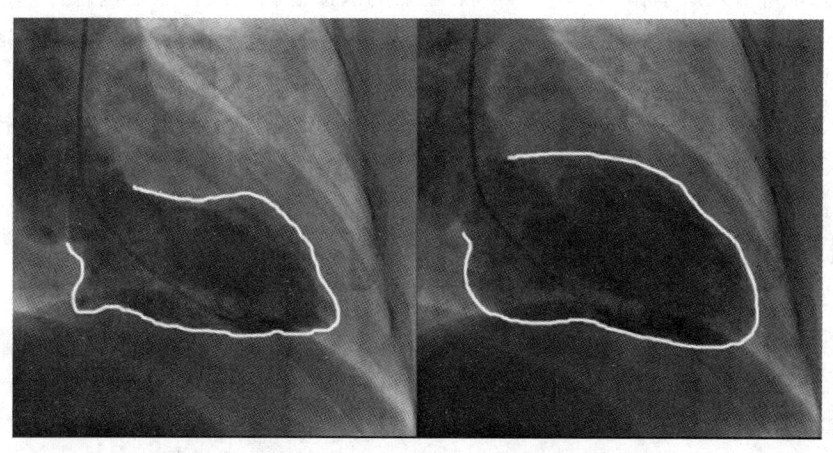

图 3-4-13 左心室室壁瘤的选择性左心室造影
左图为收缩期左心室显影，右图为舒张期左心室显影，心尖部收缩活动减弱，测量左心室射血分数(LVEF)为 40.1%

恢复心肌的血液灌注(到达医院后 30 分钟内开始溶栓或 90 分钟内开始介入治疗)以挽救濒死的心肌、防止梗死扩大或缩小心肌缺血范围，保护和维持心脏功能，及时处理严重心律失常、泵衰竭和各种并发症，防止猝死，使病人不但能度过急性期，且康复后还能保持尽可能多的有功能的心肌。

(一) 监护和一般治疗

1. 休息 急性期卧床休息，保持环境安静。减少探视，防止不良刺激，解除焦虑。

2. 监测 在冠心病监护室进行心电图、血压和呼吸的监测，除颤仪应随时处于备用状态。对于严重泵衰竭者还需监测肺毛细血管压和静脉压。密切观察心律、心率、血压和心功能的变化，为适时采取治疗措施，避免猝死提供客观资料。监测人员必须极端负责，既不放过任何有意义的变化，又保证病人的安静和休息。

3. 吸氧 对有呼吸困难和血氧饱和度降低者，最初几日间断或持续通过鼻管面罩吸氧。

4. 护理 急性期 12 小时卧床休息，若无并发症，24 小时内应鼓励病人在床上行肢体活动，若无低血压，第 3 天就可在病房内走动；梗死后第 4～5 天，逐步增加活动直至每天 3 次步行 100～150m。

5. 建立静脉通道 保持给药途径畅通。

(二) 解除疼痛

心肌再灌注治疗开通梗死相关血管、恢复缺血心肌的供血是解除疼痛最有效的方法，但在再灌注治疗前可选用下列药物尽快解除疼痛。

1. 吗啡或哌替啶 吗啡 2～4mg 静脉注射或哌替啶 50～100mg 肌内注射，必要时 5～10 分钟后重复，可减轻病人交感神经过度兴奋和濒死感。注意低血压和呼吸功能抑制的副作用。

2. 硝酸酯类药物 通过扩张冠状动脉，增加冠状动脉血流量以及增加静脉容量而降低心室前负荷。大多数 AMI 病人有应用硝酸酯类药物指征，而在下壁 MI、可疑右室 MI 或明显低血压的病人(收缩压低于 90mmHg)，不适合使用。

3. β 受体拮抗剂 能减少心肌耗氧量和改善缺血区的氧供需失衡，缩小 MI 面积，减少复发性心肌缺血、再梗死、室颤及其他恶性心律失常，对降低急性期病死率有肯定的疗效。无下列情况者，应在发病 24 小时内尽早常规口服应用：①心力衰竭；②低心输出量状态；③心源性休克危险性增高(年龄>70 岁、收缩压<120mmHg、窦性心动过速>110 次/分或心率<60 次/分，以及距发生 STEMI 的时间增加)；④其他使用 β 受体拮抗剂的禁忌证(PR 间期>0.24 秒、二度或三度房室传导阻滞、哮喘发作期或反应性气道疾病)。一般首选心脏选择性的药物，如阿替洛尔、美托洛尔和比索洛尔。口服从小剂量开始(相当于目标剂量的 1/4)，逐渐递增，使静息心率降至 55～60 次/分。β 受体拮抗剂可用于 AMI

后的二级预防，能降低发病率和死亡率。病人有剧烈的缺血性胸痛或伴血压显著升高且其他处理未能缓解时，也可静脉应用，静脉用药多选择美托洛尔，使用方案如下：①首先排除心力衰竭、低血压（收缩压<90mmHg）、心动过缓（心率<60 次/分）或有房室传导阻滞病人；②静脉推注，每次 5mg；③每次推注后观察 2～5 分钟，如果心率<60 次/分或收缩压<100mmHg，则停止给药，静脉注射美托洛尔总量可达 15mg；④末次静脉注射后 15 分钟，继续口服剂量维持。极短作用的静脉注射制剂艾司洛尔 50～250μg/（kg·min），可治疗有 β 受体拮抗剂相对禁忌证而又希望减慢心率的病人。

（三）抗血小板治疗

各种类型的 ACS 均需要联合应用包括阿司匹林和 P_2Y_{12} 受体拮抗剂在内的口服抗血小板药物，负荷剂量后给予维持剂量。静脉应用 GPⅡb/Ⅲa 受体拮抗剂主要用于接受直接 PCI 的病人，术中使用。STEMI 病人抗血小板药物选择和用法与 NSTEACS 相同，见本节的 UA/NSTEMI 部分。

（四）抗凝治疗

除非有禁忌，所有 STEMI 病人无论是否采用溶栓治疗，均应在抗血小板治疗基础上常规联合抗凝治疗。抗凝治疗可建立和维持梗死相关血管的通畅，并可预防深静脉血栓形成、肺动脉栓塞和心室内血栓形成。对于接受溶栓或不计划行再灌注治疗的病人，磺达肝癸钠有利于降低死亡率和再梗死率，而不增加出血并发症，无严重肾功能不全的病人［血肌酐<265μmol/L（3mg/dl）］，初始静脉注射 2.5mg，随后每天皮下注射 1 次（2.5mg），最长 8 天。STEMI 直接 PCI 时，需联合普通肝素治疗，以减少导管内血栓形成。直接 PCI 尤其出血风险高时推荐应用比伐卢定，无论之前是否使用肝素，先静脉推注 0.75mg/kg，再静脉滴注 1.75mg/（kg·h）至操作结束 3～4 小时。对于 STEMI 合并心室内血栓或合并心房颤动时，需在抗血小板治疗基础上联合华法林治疗，需注意出血风险，严密监测 INR，缩短监测间隔。

（五）再灌注心肌治疗

起病 3～6 小时，最多在 12 小时内，开通闭塞的冠状动脉，使得心肌得到再灌注，挽救濒临坏死的心肌或缩小心肌梗死的范围，减轻梗死后心肌重塑，是 STEMI 最重要的治疗措施之一。

近几年新的循证医学证据均支持及时再灌注治疗的重要性。需要强调建立区域性 STEMI 网络管理系统的必要性，通过高效的院前急救系统进行联系，由区域网络内不同单位之间的协作，制订最优化的再灌注治疗方案。最新指南对首次医疗接触（first medical contact，FMC）进行了清晰的定义：医生、护理人员、护士或急救人员首次接触病人的时间；并更加强调 STEMI 的诊断时间，提出"time 0"的概念，即病人心电图提示 ST 段抬高或其他同等征象的时间；优化 STEMI 病人的救治流程，强调在 FMC 的 10 分钟内应获取病人心电图、并作出 STEMI 的诊断。

1. 经皮冠状动脉介入治疗 若病人在救护车上或无 PCI 能力的医院，但预计 120 分钟内可转运至有 PCI 条件的医院并完成 PCI，则首选直接 PCI 策略，力争在 90 分钟内完成再灌注；或病人在可行 PCI 的医院，则应力争在 60 分钟内完成再灌注。这些医院的基本条件包括：①能在病人住院 60 分钟内施行 PCI；②心导管室每年施行 PCI>100 例并有心外科支持的条件；③施术者每年独立施行 PCI>50 例；④AMI 直接 PTCA 成功率在 90%以上；⑤在所有送到心导管室的病人中，能完成 PCI 者达 85%以上。

（1）直接 PCI：适应证为：①症状发作 12 小时以内并且有持续新发的 ST 段抬高或新发左束支传导阻滞的病人；②12～48 小时内若病人仍有心肌缺血证据（仍然有胸痛和 ECG 变化），亦可尽早接受介入治疗。

（2）补救性 PCI：溶栓治疗后仍有明显胸痛，抬高的 ST 段无明显降低者，应尽快进行冠状动脉造影，如显示 TIMI 0～Ⅱ级血流，说明相关动脉未再通，宜立即施行补救性 PCI。

（3）溶栓治疗再通者的 PCI：溶栓成功后有指征实施急诊血管造影，必要时进行梗死相关动脉血运重建治疗，可缓解重度残余狭窄导致的心肌缺血，降低再梗死的发生；溶栓成功后稳定的病人，实施血管造影的最佳时机是 2～24 小时。

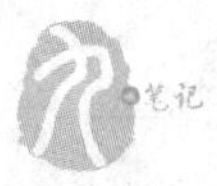

2. 溶栓疗法　如果预计直接 PCI 时间大于 120 分钟，则首选溶栓策略，力争在 10 分钟给予病人溶栓药物。

(1) 适应证：①两个或两个以上相邻导联 ST 段抬高（胸导联≥0.2mV，肢导联≥0.1mV），或病史提示 AMI 伴左束支传导阻滞，起病时间<12 小时，病人年龄<75 岁；②ST 段显著抬高的 MI 病人年龄>75 岁，经慎重权衡利弊仍可考虑；③STEMI，发病时间已达 12～24 小时，但如仍有进行性缺血性胸痛、广泛 ST 段抬高者也可考虑。

(2) 禁忌证：①既往发生过出血性脑卒中，6 个月内发生过缺血性脑卒中或脑血管事件；②中枢神经系统受损、颅内肿瘤或畸形；③近期（2～4 周）有活动性内脏出血；④未排除主动脉夹层；⑤入院时严重且未控制的高血压（>180/110mmHg）或慢性严重高血压病史；⑥目前正在使用治疗剂量的抗凝药或已知有出血倾向；⑦近期（2～4 周）创伤史，包括头部外伤、创伤性心肺复苏或较长时间（>10 分钟）的心肺复苏；⑧近期（<3 周）外科大手术；⑨近期（<2 周）曾有在不能压迫部位的大血管行穿刺术。

(3) 溶栓药物的应用：以纤溶酶原激活剂激活血栓中纤溶酶原，使其转变为纤溶酶而溶解冠状动脉内的血栓。国内常用：①尿激酶（urokinase，UK）30 分钟内静脉滴注 150 万～200 万 U。②链激酶（streptokinase，SK）或重组链激酶（rSK）以 150 万 U 静脉滴注，在 60 分钟内滴完。使用链激酶时，应注意寒战、发热等过敏反应。③重组组织型纤溶酶原激活剂（recombinant tissue-type plasminogen activator，rt-PA）选择性激活血栓部位的纤溶酶原，100mg 在 90 分钟内静脉给予：先静脉注入 15mg，继而 30 分钟内静脉滴注 50mg，其后 60 分钟内再滴注 35mg（国内有报告用上述剂量的一半也能奏效）。用 rt-PA 前先用肝素 5000U 静脉注射，用药后继续以肝素 700～1000U/h 持续静脉滴注共 48 小时，以后改为皮下注射 7500U 每 12 小时一次，连用 3～5 天（也可用低分子量肝素）。

新型的选择性纤溶酶原激活剂（仅作用于血栓部位）包括替奈普酶、阿替普酶和来替普酶。关于溶栓药物的选择，与作用于全身的非选择性纤溶酶原激活剂（尿激酶和链激酶）比较，建议优选选择性纤溶酶原激活剂。

(4) 溶栓再通的判断标准：根据冠状动脉造影观察血管再通情况直接判断（TIMI 分级达到 2、3 级者表明血管再通），或根据：①心电图抬高的 ST 段于 2 小时内回降>50%；②胸痛 2 小时内基本消失；③2 小时内出现再灌注性心律失常（短暂的加速性室性自主节律，房室或束支传导阻滞突然消失，或下后壁心肌梗死的病人出现一过性窦性心动过缓、窦房传导阻滞或低血压状态）；④血清 CK-MB 酶峰值提前出现（14 小时内）等间接判断血栓是否溶解。

3. 紧急冠状动脉旁路移植术　介入治疗失败或溶栓治疗无效有手术指征者，宜争取 6～8 小时内施行紧急 CABG 术，但死亡率明显高于择期 CABG 术。

再灌注损伤：急性缺血心肌再灌注时，可出现再灌注损伤，常表现为再灌注性心律失常。各种快速、缓慢型心律失常均可出现，应作好相应的抢救准备。但出现严重心律失常的情况少见，最常见的为一过性非阵发性室性心动过速，对此不必行特殊处理。

（六）血管紧张素转换酶抑制剂或血管紧张素受体拮抗剂

ACEI 有助于改善恢复期心肌的重构，减少 AMI 的病死率和充血性心力衰竭的发生。除非有禁忌证，应全部选用。一般从小剂量口服开始，防止首次应用时发生低血压，在 24～48 小时逐渐增加到目标剂量。如病人不能耐受 ACEI，可考虑给予 ARB，不推荐常规联合应用 ACEI 和 ARB；对能耐受 ACEI 的病人，不推荐常规用 ARB 替代 ACEI。

（七）调脂治疗

他汀类调脂药物的使用同 UA/NSTEMI 病人，见本节 UA/NSTEMI 部分。

（八）抗心律失常和传导障碍治疗

心律失常必须及时消除，以免演变为严重心律失常甚至猝死（见本篇第三章）。

1. 发生室颤或持续多形性室速时，尽快采用非同步直流电除颤或同步直流电复律。单形性室速

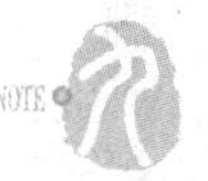

药物疗效不满意时也应及早用同步直流电复律。

2. 一旦发现室性期前收缩或室速，立即用利多卡因 50～100mg 静脉注射，每 5～10 分钟重复 1 次，至期前收缩消失或总量已达 300mg，继以 1～3mg/min 的速度静脉滴注维持（100mg 加入 5% 葡萄糖液 100ml，滴注 1～3ml/min）。如室性心律失常反复可用胺碘酮治疗。

3. 对缓慢型心律失常可用阿托品 0.5～1mg 肌内或静脉注射。

4. 房室传导阻滞发展到二度或三度，伴有血流动力学障碍者，宜用人工心脏起搏器作临时的经静脉心内膜右心室起搏治疗，待传导阻滞消失后撤除。

5. 室上性快速心律失常选用维拉帕米、地尔硫䓬、美托洛尔、洋地黄制剂或胺碘酮等药物治疗不能控制时，可考虑用同步直流电复律治疗。

（九）抗休克治疗

根据休克纯属心源性，抑或尚有周围血管舒缩障碍或血容量不足等因素存在，而分别处理。

1. 补充血容量 估计有血容量不足，或中心静脉压和肺动脉楔压低者，用右旋糖酐 40 或 5%～10% 葡萄糖液静脉滴注，输液后如中心静脉压上升>18cmH_2O，PCWP>15～18mmHg，则应停止。右心室梗死时，中心静脉压的升高则未必是补充血容量的禁忌。

2. 应用升压药 补充血容量后血压仍不升，而 PCWP 和 CI 正常时，提示周围血管张力不足，可用多巴胺［起始剂量 3～5μg/（kg·min）］，或去甲肾上腺素 2～8μg/min，亦可选用多巴酚丁胺［起始剂量 3～10μg/（kg·min）］静脉滴注。

3. 应用血管扩张剂 经上述处理血压仍不升，而 PCWP 增高，CI 低或周围血管显著收缩以致四肢厥冷并有发绀时，硝普钠 15μg/min 开始静脉滴注，每 5 分钟逐渐增量至 PCWP 降至 15～18mmHg；硝酸甘油 10～20μg/min 开始静脉滴注，每 5～10 分钟增加 5～10μg/min 直至左心室充盈压下降。

4. 其他 治疗休克的其他措施包括纠正酸中毒、避免脑缺血、保护肾功能，必要时应用洋地黄制剂等。为了降低心源性休克的病死率，有条件的医院考虑用主动脉内球囊反搏术或左心室辅助装置进行辅助循环，然后做选择性冠状动脉造影，随即施行介入治疗或主动脉-冠状动脉旁路移植手术，可挽救一些病人的生命。

（十）抗心力衰竭治疗

主要是治疗急性左心衰竭，以应用吗啡（或哌替啶）和利尿剂为主，亦可选用血管扩张剂减轻左心室的负荷，或用多巴酚丁胺 10μg/（kg·min）静脉滴注或用短效 ACEI 从小剂量开始等治疗（参见本篇第二章）。洋地黄制剂可能引起室性心律失常，宜慎用。由于最早期出现的心力衰竭主要是坏死心肌间质充血、水肿引起顺应性下降所致，而左心室舒张末期容量尚不增大，因此在梗死发生后 24 小时内宜尽量避免使用洋地黄制剂。有右心室梗死的病人应慎用利尿剂。

（十一）右心室心肌梗死的处理

治疗措施与左心室梗死略有不同。右心室心肌梗死引起右心衰竭伴低血压，而无左心衰竭的表现时，宜扩张血容量。在血流动力学监测下静脉滴注输液，直到低血压得到纠正或 PCWP 达 15mmHg。如输液 1～2L 低血压仍未能纠正者可用正性肌力药，以多巴酚丁胺为优。不宜用利尿药。伴有房室传导阻滞者可予以临时起搏。

（十二）其他治疗

下列疗法可能有助于挽救濒死心肌，有防止梗死扩大，缩小缺血范围，加快愈合的作用，有些尚未完全成熟或疗效尚有争论的治疗，可根据病人具体情况考虑选用。

1. 钙通道阻滞剂 在起病的早期，如无禁忌证可尽早使用美托洛尔、阿替洛尔或卡维地洛等 β 受体拮抗剂，尤其是前壁 MI 伴有交感神经功能亢进者，可能防止梗死范围的扩大，改善急、慢性期的预后，但应注意其对心脏收缩功能的抑制。钙通道阻滞剂中的地尔硫䓬可能有类似效果，如有 β 受体拮抗剂禁忌者可考虑应用。不推荐 AMI 病人常规使用钙通道阻滞剂。

2. 极化液疗法 氯化钾 1.5g、胰岛素 10U 加入 10% 葡萄糖液 500ml 中，静脉滴注，1～2 次/日，

7～14 天为一疗程。可促进心肌摄取和代谢葡萄糖,使钾离子进入细胞内,恢复细胞膜的极化状态,以利心脏的正常收缩、减少心律失常。

（十三）康复和出院后治疗

提倡 AMI 恢复后进行康复治疗,逐步作适当的体育锻炼,有利于体力和工作能力的增进。经 2～4 个月的体力活动锻炼后,酌情恢复部分或轻工作,以后部分病人可恢复全天工作,但应避免过重体力劳动或精神过度紧张。

【预后】

预后与梗死范围的大小、侧支循环产生的情况以及治疗是否及时有关。急性期住院病死率过去一般为 30% 左右,采用监护治疗后降至 15% 左右,采用溶栓疗法后再降至 8% 左右,住院 90 分钟内施行介入治疗后进一步降至 4% 左右。死亡多发生在第一周内,尤其在数小时内,发生严重心律失常、休克或心力衰竭者,病死率尤高。

【预防】

在正常人群中预防动脉粥样硬化和冠心病属一级预防,已有冠心病和 MI 病史者还应预防再次梗死和其他心血管事件称之为二级预防,二级预防可参考本节第一部分 UA/NSTEMI 的 ABCDE 方案。

第五节　冠状动脉疾病的其他表现形式

一、冠状动脉痉挛

冠状动脉痉挛是一种特殊类型的冠状动脉疾病。造影正常血管或粥样硬化病变部位均可发生痉挛。其临床表现和治疗方案与冠状动脉粥样硬化性心脏病有明显的差别。

病人常较年轻,除吸烟外,大多数病人缺乏动脉粥样硬化的经典危险因素。吸烟、酒精和毒品是冠状动脉痉挛的重要诱发因素。

本病表现为静息性心绞痛,无体力劳动或情绪激动等诱因。发病时间集中在午夜至上午 8 点之间。病人常因恶性心律失常伴发晕厥。少数病人冠状动脉持续严重痉挛,可导致急性心肌梗死甚至猝死。

若冠状动脉痉挛导致血管闭塞,则临床表现为静息性心绞痛伴心电图一过性 ST 段抬高。该类病人临床特点鲜明,因静息性发作与稳定型心绞痛不同,因 ST 段抬高与稳定型心绞痛、UA 和 NSTEMI 不同,因 ST 段抬高呈一过性与 STEMI 不同,因此可直接确立诊断(早先称为变异型心绞痛或 Prinzmetal 心绞痛)。但非闭塞性痉挛表现为 ST 段压低或 T 波改变,此时难以和一般的心绞痛相鉴别。另外,冠状动脉痉挛一般具有自行缓解的特性,心电图和常规冠状动脉造影难以捕捉,因此确诊常需行乙酰胆碱或麦角新碱激发试验。

在戒烟、戒酒基础上,钙通道阻滞剂和硝酸酯类药物是治疗冠状动脉痉挛的主要手段。β 受体拮抗剂可能会加重或诱发痉挛,但伴有固定性狭窄的病人并非禁忌。冠状动脉痉挛一般预后良好,5 年生存率可高达 89%～97%。多支血管或左主干痉挛病人预后不良。

二、心肌桥

冠状动脉通常走行于心外膜下的结缔组织中,如果一段冠状动脉走行于心肌内,这束心肌纤维被称为心肌桥,走行于心肌桥下的冠状动脉被称为壁冠状动脉。冠状动脉造影显示该节段血管管腔收缩期受挤压,舒张期恢复正常,被称为“挤奶现象”(milking effect)。冠状动脉造影时心肌桥检出率为 0.51%～16%,尸体解剖时检出率高达 15%～85%,说明大部分心肌桥并没有临床意义。

由于壁冠状动脉在每一个心动周期的收缩期被挤压,如挤压严重可产生远端心肌缺血,临床上可表现为类似心绞痛的症状、心律失常甚至 MI 或猝死。另外,由于心肌桥存在,导致其近端的收缩期前向血流逆转,而损伤该处的血管内膜,所以该处容易形成动脉粥样硬化斑块。

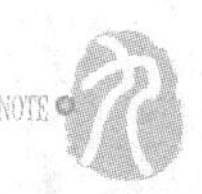

β受体拮抗剂及钙通道阻滞剂等降低心肌收缩力的药物可有效缓解症状。曾有人尝试植入支架治疗壁冠状动脉受压,但大多数支架发生内膜增生和再狭窄,因此并不提倡。手术分离壁冠状动脉曾被认为是根治此病的方法,但也有再复发的病例。一旦诊断此病,除非绝对需要,应避免使用硝酸酯类药物及多巴胺等正性肌力药物。

三、X综合征

X综合征通常指病人具有心绞痛或类似于心绞痛的症状,运动平板试验出现ST段下移而冠状动脉造影无异常表现。此类病人占因胸痛而行冠状动脉造影检查病人总数的10%~30%。本病病因尚不清楚,可能与内皮功能异常和微血管功能障碍有关。

本病以绝经期前女性多见。心电图可正常,也可有非特异性ST-T改变,近20%的病人可有平板运动试验阳性。运动负荷试验或心房调搏术时可检测到冠状静脉窦乳酸含量增加。血管内超声及多普勒血流测定显示可有冠状动脉内膜增厚、早期动脉粥样硬化斑块形成及冠状动脉血流储备降低。

本病的预后通常良好,但由于临床症状的存在,常使得病人反复就医,导致各种检查措施的过度应用、药品的消耗以及生活质量的下降,日常工作受影响。

本病尚无有效治疗手段,常规抗心肌缺血药物(β受体拮抗剂、硝酸酯类以及钙通道阻滞剂)和曲美他嗪尽管可以改善少部分病人症状,但总体效果不佳。ACEI和他汀类具有改善内皮功能的作用,可疗效尚不肯定。

(葛均波)

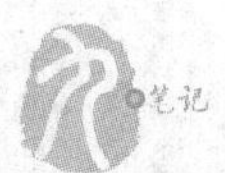

第五章 高 血 压

第一节 原发性高血压

高血压是以体循环动脉压升高为主要临床表现的心血管综合征，可分为原发性高血压(essential hypertension)和继发性高血压(secondary hypertension)。原发性高血压，又称高血压病，是心脑血管疾病最重要的危险因素，常与其他心血管危险因素共存，可损伤重要脏器，如心、脑、肾的结构和功能，最终导致这些器官的功能衰竭。

【血压分类和定义】

人群中血压呈连续性正态分布，正常血压和高血压的划分无明确界线，高血压的标准是根据临床及流行病学资料界定的。目前，我国采用的血压分类和标准见表3-5-1。高血压定义为未使用降压药物的情况下诊室收缩压≥140mmHg和(或)舒张压≥90mmHg。根据血压升高水平，进一步将高血压分为1～3级。

表3-5-1 血压水平分类和定义(单位:mmHg)

分 类	收缩压		舒张压
正常血压	<120	和	<80
正常高值血压	120～139	和(或)	80～89
高血压	≥140	和(或)	≥90
1级高血压(轻度)	140～159	和(或)	90～99
2级高血压(中度)	160～179	和(或)	100～109
3级高血压(重度)	≥180	和(或)	≥110
单纯收缩期高血压	≥140	和	<90

注:当收缩压和舒张压分属于不同分级时，以较高的级别作为标准。以上标准适用于任何年龄的成年男性和女性

2017年，美国心脏病学会等11个学会提出了新的高血压诊断(≥130/80mmHg)和治疗目标值(<130/80mmHg)，这对高血压的早防早治具有积极意义。我国应积累与分析更多的证据和研究，进一步确定我国高血压诊断标准和治疗目标值。

【流行病学】

高血压患病率和发病率在不同国家、地区或种族之间有差别，工业化国家较发展中国家高，美国黑种人约为白种人的2倍。高血压患病率、发病率及血压水平随年龄增长而升高。高血压在老年人较为常见，尤以单纯收缩期高血压为多。

我国自20世纪50年代以来进行了4次(1959年、1979年、1991年、2002年)较大规模的成人血压普查，高血压患病率分别为5.11%、7.73%、13.58%和18.80%，总体呈明显上升趋势。然而依据2002年的调查，我国人群高血压知晓率、治疗率和控制率分别为30.2%、24.7%和6.1%，依然很低。

我国高血压患病率和流行存在地区、城乡和民族差别，随年龄增长而升高。北方高于南方，华北和东北属于高发区；沿海高于内地；城市高于农村；高原少数民族地区患病率较高。男、女性高血压总体患病率差别不大，青年期男性略高于女性，中年后女性稍高于男性。

【病因和发病机制】

原发性高血压的病因为多因素，尤其是遗传和环境因素交互作用的结果。但是遗传与环境因素具体通过何种途径升高血压尚不明确。基础和临床研究表明，高血压不是一种同质性疾病，不同个体间病因和发病机制不尽相同；其次，高血压病程较长，进展一般较缓慢，不同阶段始动、维持和加速机制不同，各种发病机制间也存在交互作用。因此，高血压是多因素、多环节、多阶段和个体差异性较大的疾病。

（一）与高血压发病有关的因素

1. 遗传因素 高血压具有明显的家族聚集性。父母均有高血压，子女发病概率高达46%。约60%高血压病人有高血压家族史。高血压的遗传可能存在主要基因显性遗传和多基因关联遗传两种方式。在遗传表型上，不仅高血压发生率体现遗传性，而且在血压水平、并发症发生以及其他有关因素如肥胖等也有遗传性。近年来有关高血压的基因研究报道很多，但尚无突破性进展。关于高血压的基因定位，在全世界进行的二十多个高血压全基因组扫描研究中，共有三十多个可能有关的染色体区段。

2. 环境因素

（1）饮食：不同地区人群血压水平和高血压患病率与钠盐平均摄入量显著正相关，但同一地区人群中个体间血压水平与摄盐量并不相关，摄盐过多导致血压升高主要见于对盐敏感人群。钾摄入量与血压呈负相关。高蛋白质摄入属于升压因素。饮食中饱和脂肪酸或饱和脂肪酸/多不饱和脂肪酸比值较高也属于升压因素。饮酒量与血压水平线性相关，尤其与收缩压相关性更强。

（2）精神应激：城市脑力劳动者高血压患病率超过体力劳动者，从事精神紧张度高的职业者发生高血压的可能性较大，长期生活在噪声环境中听力敏感性减退者患高血压也较多。此类高血压病人经休息后症状和血压可获得一定改善。

（3）吸烟：吸烟可使交感神经末梢释放去甲肾上腺素增加而使血压增高，同时可以通过氧化应激损害一氧化氮（NO）介导的血管舒张，引起血压增高。

3. 其他因素

（1）体重：体重增加是血压升高的重要危险因素。肥胖的类型与高血压发生关系密切，腹型肥胖者容易发生高血压。

（2）药物：服避孕药妇女血压升高发生率及程度与服药时间长短有关。口服避孕药引起的高血压一般为轻度，并且可逆转，在终止服药后3～6个月血压常恢复正常。其他如麻黄碱、肾上腺皮质激素、非甾体类抗炎药（NSAIDs）、甘草等也可使血压增高。

（3）睡眠呼吸暂停低通气综合征（sleep apnea hypopnea syndrome，SAHS）：SAHS是指睡眠期间反复发作性呼吸暂停。有中枢性和阻塞性之分。SAHS病人50%有高血压，血压升高程度与SAHS病程和严重程度有关。

（二）高血压的发病机制

1. 神经机制 各种原因使大脑皮质下神经中枢功能发生变化，各种神经递质浓度与活性异常，包括去甲肾上腺素、肾上腺素、多巴胺、神经肽Y、5-羟色胺、血管加压素、脑啡肽、脑钠肽和中枢肾素-血管紧张素系统，最终使交感神经系统活性亢进，血浆儿茶酚胺浓度升高，阻力小动脉收缩增强而导致血压增高。

2. 肾脏机制 各种原因引起肾性水、钠潴留，增加心排血量，通过全身血流自身调节使外周血管阻力和血压升高，启动压力-利尿钠（pressure-natriuresis）机制再将潴留的水、钠排泄出去。也可能通过排钠激素分泌释放增加，例如内源性类洋地黄物质，在排泄水、钠的同时使外周血管阻力增高而使血压增高。这个学说的理论意义在于将血压升高作为维持体内水、钠平衡的一种代偿方式。现代高盐饮食的生活方式加上遗传性或获得性肾脏排钠能力的下降是许多高血压病人的基本病理生理异常。

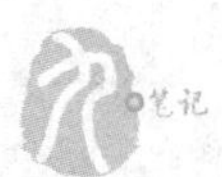

笔记

有较多因素可引起肾性水、钠潴留，例如亢进的交感活性使肾血管阻力增加；肾小球有微小结构病变；

肾脏排钠激素（前列腺素、激肽酶、肾髓质素）分泌减少，肾外排钠激素（内源性类洋地黄物质、心房肽）分泌异常，或者潴钠激素（18-羟去氧皮质酮、醛固酮）释放增多。低出生体重儿也可以通过肾脏机制导致高血压。

3. 激素机制　肾素-血管紧张素-醛固酮系统（RAAS）激活。经典的RAAS包括：肾小球入球动脉的球旁细胞分泌肾素，激活从肝脏产生的血管紧张素原（AGT），生成血管紧张素Ⅰ（ATⅠ），然后经肺循环的转换酶（ACE）生成血管紧张素Ⅱ（AT Ⅱ）。ATⅡ是RAAS的主要效应物质，作用于血管紧张素Ⅱ受体1（AT_1），使小动脉平滑肌收缩，刺激肾上腺皮质球状带分泌醛固酮，通过交感神经末梢突触前膜的正反馈使去甲肾上腺素分泌增加，这些作用均可使血压升高。近年来发现很多组织，例如血管壁、心脏、中枢神经、肾脏及肾上腺，也有RAAS各种组成成分。组织RAAS对心脏、血管的功能和结构所起的作用，可能在高血压发生和维持中有更大影响。另有研究表明ATⅠ和ATⅡ可以通过多条途径产生血管紧张素1～7（A1～7），A1～7通过与G蛋白偶联的MAS受体发挥扩血管以及抑制血管平滑肌细胞增殖作用，使人们更全面理解RAAS的心血管作用。

4. 血管机制　大动脉和小动脉结构与功能的变化，也就是血管重构在高血压发病中发挥着重要作用。覆盖在血管壁内表面的内皮细胞能生成、激活和释放各种血管活性物质，例如一氧化氮（NO）、前列环素（PGI_2）、内皮素（ET-1）、内皮依赖性血管收缩因子（EDCF）等，调节心血管功能。年龄增长以及各种心血管危险因素，例如血脂异常、血糖升高、吸烟、高同型半胱氨酸血症等，导致血管内皮细胞功能异常，使氧自由基产生增加，NO灭活增强，血管炎症、氧化应激（oxidative stress）反应等影响动脉的弹性功能和结构。由于大动脉弹性减退，脉搏波传导速度增快，反射波抵达中心大动脉的时相从舒张期提前到收缩期，出现收缩期延迟压力波峰，可以导致收缩压升高，舒张压降低，脉压增大。阻力小动脉结构（血管数目稀少或壁/腔比值增加）和功能（弹性减退和阻力增大）改变，影响外周压力反射点的位置或反射波强度，也对脉压增大起重要作用。

5. 胰岛素抵抗　胰岛素抵抗（insulin resistance，IR）是指必须以高于正常的血胰岛素释放水平来维持正常的糖耐量，表示机体组织对胰岛素处理葡萄糖的能力减退。约50%原发性高血压病人存在不同程度的IR，在肥胖、血甘油三酯升高、高血压及糖耐量减退同时并存的四联症病人中最为明显。近年来认为IR是2型糖尿病和高血压发生的共同病理生理基础，但IR是如何导致血压升高，尚未获得肯定解释。多数认为是IR造成继发性高胰岛素血症引起的，继发性高胰岛素血症使肾脏水钠重吸收增强，交感神经系统活性亢进，动脉弹性减退，从而使血压升高。在一定意义上，胰岛素抵抗所致交感活性亢进使机体产热增加，是对肥胖的一种负反馈调节，这种调节以血压升高和血脂代谢障碍为代价。

（三）我国人群高血压的特点

高钠、低钾膳食是我国大多数高血压病人发病的主要危险因素之一。我国大部分地区人均每天盐摄入量12～15g或以上。在盐与血压的国际协作研究（INTERMAP）中，反映膳食钠/钾量的24小时尿钠/钾比值，我国人群在6以上，而西方人群仅为2～3。超重和肥胖将成为我国高血压患病率增长的又一重要危险因素。在高血压与心血管风险方面，我国人群监测数据显示，心脑血管死亡占总死亡人数的40%以上，其中高血压是首位危险因素，且高血压的致病风险高于欧美国家人群，尤其是同样程度的血压升高也更易导致脑卒中的发生。更多研究表明我国人群叶酸普遍缺乏，导致血浆同型半胱氨酸水平增高，与高血压发病呈正相关，尤其增加高血压引起脑卒中的风险。这既反映出中国心脑血管疾病的发病特点，也证明中国高血压病人补充叶酸减少脑卒中以及其他动脉粥样硬化性疾病具有重要价值，对于制订更有效的减少我国人群心血管风险的防治策略有重要意义。

【病理生理和病理】

从血流动力学角度，血压主要决定于心输出量和体循环周围血管阻力，平均动脉血压（MBP）=心输出量（CO）×总外周血管阻力（PR）。随年龄增长常可呈现不同血流动力学特征：

1. 对于年轻高血压病人而言，血流动力学主要改变为心输出量增加和主动脉硬化，体现了交感

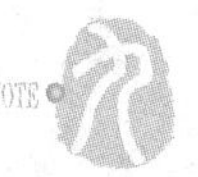

神经系统的过度激活，一般发生于男性。

2. 对于中年（30～50岁）高血压病人而言，主要表现为舒张压增高，伴或不伴收缩压增高。单纯舒张期高血压常见于中年男性，伴随体重增加。血流动力学的主要特点为周围血管阻力增加而心输出量正常。

3. 对于老年高血压病人而言，单纯收缩期高血压是最常见的类型。流行病学显示人群收缩压随年龄增长而增高，而舒张压增长至55岁后逐渐下降。脉压的增加提示中心动脉的硬化以及周围动脉回波速度的增快导致收缩压增加。单纯收缩期高血压常见于老年人和妇女，也是舒张性心力衰竭的主要危险因素之一。

心脏和血管是高血压损害的主要靶器官，早期可无明显病理改变。长期高血压引起的心脏改变主要是左心室肥厚和扩大。而全身小动脉病变则主要是壁/腔比值增加和管腔内径缩小，导致重要靶器官如心、脑、肾组织缺血。长期高血压及伴随的危险因素可促进动脉粥样硬化的形成及发展。目前认为血管内皮功能障碍是高血压最早期和最重要的血管损害。

（一）心脏

长期压力负荷增高，儿茶酚胺与ATⅡ等都可刺激心肌细胞肥大和间质纤维化引起左心室肥厚和扩张，称为高血压性心脏病。左心室肥厚可以使冠状动脉血流储备下降，特别是在耗氧量增加时，导致心内膜下心肌缺血。高血压性心脏病常可合并冠状动脉粥样硬化和微血管病变。

（二）脑

长期高血压使脑血管发生缺血与变性，形成微动脉瘤，一旦破裂可发生脑出血。高血压促使脑动脉粥样硬化，粥样斑块破裂可并发脑血栓形成。脑小动脉闭塞性病变，引起针尖样小范围梗死病灶，称为腔隙性脑梗死。高血压的脑血管病变部位，特别容易发生在大脑中动脉的豆纹动脉、基底动脉的旁正中动脉和小脑齿状核动脉。这些血管直接来自压力较高的大动脉，血管细长而且垂直穿透，容易形成微动脉瘤或闭塞性病变。因此脑卒中通常累及壳核、丘脑、尾状核、内囊等部位。

（三）肾脏

长期持续高血压使肾小球内囊压力升高，肾小球纤维化、萎缩，肾动脉硬化，导致肾实质缺血和肾单位不断减少。慢性肾衰竭是长期高血压的严重后果之一，尤其在合并糖尿病时。恶性高血压时，入球小动脉及小叶间动脉发生增殖性内膜炎及纤维素样坏死，可在短期内出现肾衰竭。

（四）视网膜

视网膜小动脉早期发生痉挛，随着病程进展出现硬化。血压急骤升高可引起视网膜渗出和出血。眼底检查有助于对高血压严重程度的了解，目前采用Keith-Wagener眼底分级法：Ⅰ级：视网膜动脉变细、反光增强；Ⅱ级：视网膜动脉狭窄、动静脉交叉压迫；Ⅲ级：在上述病变基础上有眼底出血及棉絮状渗出；Ⅳ级：上述基础上又出现视盘水肿。

【临床表现及并发症】

（一）症状

大多数起病缓慢，缺乏特殊临床表现，导致诊断延迟，仅在测量血压时或发生心、脑、肾等并发症时才被发现。常见症状有头晕、头痛、颈项板紧、疲劳、心悸等，也可出现视物模糊、鼻出血等较重症状，典型的高血压头痛在血压下降后即可消失。高血压病人可以同时合并其他原因的头痛，往往与血压水平无关，例如精神焦虑性头痛、偏头痛、青光眼等。如果突然发生严重头晕与眩晕，要注意可能是脑血管病或者降压过度、直立性低血压。高血压病人还可以出现受累器官的症状，如胸闷、气短、心绞痛、多尿等。另外，有些症状可能是降压药的不良反应所致。

（二）体征

高血压体征一般较少。周围血管搏动、血管杂音、心脏杂音等是重点检查的项目。应重视的是颈部、背部两侧肋脊角、上腹部脐两侧、腰部肋脊处的血管杂音，较常见。心脏听诊可有主动脉瓣区第二心音亢进、收缩期杂音或收缩早期喀喇音。

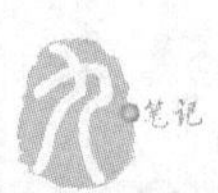
笔记

有些体征常提示继发性高血压可能，例如腰部肿块提示多囊肾或嗜铬细胞瘤；股动脉搏动延迟出现或缺如，下肢血压明显低于上肢，提示主动脉缩窄；向心性肥胖、紫纹与多毛，提示皮质醇增多症。

【并发症】

1. **脑血管病** 包括脑出血、脑血栓形成、腔隙性脑梗死、短暂性脑缺血发作。参阅神经科教材。

2. **心力衰竭和冠心病** 参阅本篇第二章和第四章。

3. **慢性肾衰竭** 参阅第五篇第十章。

4. **主动脉夹层** 参阅第三篇第十二章。

【实验室检查】

1. **基本项目** 血液生化（钠、钾、空腹血糖、总胆固醇、甘油三酯、高密度脂蛋白胆固醇、低密度脂蛋白胆固醇和尿酸、肌酐）；全血细胞计数、血红蛋白和血细胞比容；尿液分析（蛋白、糖和尿沉渣镜检）；心电图。

2. **推荐项目** 24 小时动态血压监测、超声心动图、颈动脉超声、餐后 2 小时血糖、血同型半胱氨酸、尿白蛋白定量、尿蛋白定量、眼底、胸部 X 线检查、脉搏波传导速度以及踝臂血压指数等。

动态血压监测（ambulatory blood pressure monitoring，ABPM）是由仪器自动定时测量血压，每隔 15～30 分钟自动测压，连续 24 小时或更长时间。正常人血压呈明显的昼夜节律，表现为双峰一谷，在上午 6～10 时及下午 4～8 时各有一高峰，而夜间血压明显降低。目前认为动态血压的正常参考范围为：24 小时平均血压<130/80mmHg，白天血压均值<135/85mmHg，夜间血压均值<120/70mmHg。动态血压监测可诊断白大衣高血压，发现隐蔽性高血压，检查是否存在顽固性高血压，评估血压升高程度、短时变异和昼夜节律以及治疗效果等。

3. **选择项目** 对怀疑为继发性高血压病人，根据需要可以分别选择以下检查项目：血浆肾素活性、血和尿醛固酮、血和尿皮质醇、血肾上腺素及去甲肾上腺素、血和尿儿茶酚胺、动脉造影、肾和肾上腺超声、CT 或 MRI、睡眠呼吸监测等。对有并发症的高血压病人，进行相应的心、脑和肾检查。

【诊断与鉴别诊断】

高血压诊断主要根据诊室测量的血压值，采用经核准的汞柱式或电子血压计，测量安静休息坐位时上臂肱动脉部位血压，一般需非同日测量三次血压值收缩压均≥140mmHg 和（或）舒张压均≥90mmHg 可诊断高血压。病人既往有高血压史，正在使用降压药物，血压虽然正常，也诊断为高血压。也可参考家庭自测血压收缩压≥135mmHg 和（或）舒张压≥85mmHg 和 24 小时动态血压收缩压平均值≥130mmHg 和（或）舒张压≥80mmHg，白天收缩压平均值≥135mmHg 和（或）舒张压平均值≥85mmHg，夜间收缩压平均值≥120mmHg 和（或）舒张压平均值≥70mmHg 进一步评估血压。一般来说，左、右上臂的血压相差<1.33～2.66kPa（10～20mmHg）。如果左、右上臂血压相差较大，要考虑一侧锁骨下动脉及远端有阻塞性病变。如疑似直立性低血压的病人还应测量平卧位和站立位血压。是否血压升高，不能仅凭 1 次或 2 次诊室血压测量值，需要经过一段时间的随访，进一步观察血压变化和总体水平。对于高血压病人准确诊断和长期管理，除诊室血压外，更要充分利用家庭自测血压和动态血压的方法，全面评估血压状态，从而能更有效地控制高血压。

根据 WHO 减少汞污染的倡议，于 2020 年全面废除汞柱式血压计的使用，电子血压计将是未来主要的血压测量工具。随着科学技术的发展，血压测量的准确性和便捷性将进一步改进，现在血压的远程监测和无创每搏血压的测量已初步应用于临床。

【危险评估和预后】

高血压病人的预后不仅与血压水平有关，而且与是否合并其他心血管危险因素以及靶器官损害程度有关。因此从指导治疗和判断预后的角度，应对高血压病人进行心血管危险分层，将高血压病人分为低危、中危、高危和很高危。具体危险分层标准根据血压升高水平（1、2、3 级）、其他心血管危险因素、糖尿病、靶器官损害以及并发症情况，见表 3-5-2。用于分层的其他心血管危险因素、靶器官损害和并发症见表 3-5-3。

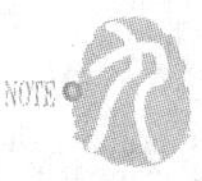

表 3-5-2 高血压病人心血管危险分层标准

其他危险因素和病史	高血压		
	1 级	2 级	3 级
无	低危	中危	高危
1～2 个其他危险因素	中危	中危	很高危
≥3 个其他危险因素或靶器官损害	高危	高危	很高危
临床合并症或合并糖尿病	很高危	很高危	很高危

表 3-5-3 影响高血压病人心血管预后的重要因素

心血管危险因素	靶器官损害	伴随临床疾病
• 高血压(1～3 级) • 年龄>55 岁(男性);>65 岁(女性) • 吸烟 • 糖耐量受损和(或)空腹血糖受损 • 血脂异常 TC≥5.7mmol/L(220mg/dl)或 LDL-C>3.3mmol/L(130mg/dl)或 HDL-C<1.0mmol/L(40mg/dl) • 早发心血管病家族史(一级亲属发病年龄男性<55 岁,女性<65 岁) • 腹型肥胖(腰围男性≥90cm,女性≥85cm)或肥胖(BMI≥28kg/m^2) • 血同型半胱氨酸升高(≥10μmol/L)	• 左心室肥厚 心电图:Sokolow(SV_1+RV_5)>38mm 或 Cornell($RaVL+SV_3$)>2440mm·ms; 超声心动 LVMI 男性≥125g/m^2,女性≥120g/m^2 • 颈动脉超声 IMT≥0.9mm 或动脉粥样硬化斑块 • 颈股动脉 PWV≥12m/s • ABI<0.9 • eGFR<60ml/(min·1.73m^2)或血肌酐轻度升高 115～133μmol/L(1.3～1.5mg/dl,男性),107～124μmol/L(1.2～1.4mg/dl,女性) • 尿微量白蛋白 30～300mg/24h 或白蛋白/肌酐≥30mg/g	• 脑血管病 脑出血,缺血性脑卒中,短暂性脑缺血发作 • 心脏疾病 心肌梗死,心绞痛,冠状动脉血运重建,慢性心力衰竭 • 肾脏疾病 糖尿病肾病,肾功能受损 肌酐≥133μmol/L(1.5mg/dl,男性),≥124μmol/L(1.4mg/dl,女性) 尿蛋白≥300mg/24h • 周围血管病 • 视网膜病变 出血或渗出,视盘水肿 • 糖尿病

注:TC:总胆固醇;LDL-C:低密度脂蛋白胆固醇;HDL-C:高密度脂蛋白胆固醇;BMI:体重指数;LVMI:左心室质量指数;IMT:内膜中层厚度;ABI:踝臂指数;PWV:脉搏波传导速度;eGFR:估测的肾小球滤过率

【治疗】

(一)目的与原则

原发性高血压目前尚无根治方法。临床证据表明收缩压下降 10～20mmHg 或舒张压下降 5～6mmHg,3～5 年内脑卒中、冠心病与心脑血管病死亡率事件分别减少 38%、16% 与 20%,心力衰竭减少 50% 以上,高危病人获益更为明显。降压治疗的最终目的是减少高血压病人心、脑血管病的发生率和死亡率。高血压治疗原则如下:

1. 治疗性生活方式干预 适用于所有高血压病人。①减轻体重:将 BMI 尽可能控制在<24kg/m^2;体重降低对改善胰岛素抵抗、糖尿病、血脂异常和左心室肥厚均有益;②减少钠盐摄入:膳食中约 80% 钠盐来自烹调用盐和各种腌制品,所以应减少烹调用盐,每人每日食盐量以不超过 6g 为宜;③补充钾盐:每日吃新鲜蔬菜和水果;④减少脂肪摄入:减少食用油摄入,少吃或不吃肥肉和动物内脏;⑤戒烟限酒;⑥增加运动:运动有利于减轻体重和改善胰岛素抵抗,提高心血管调节适应能力,稳定血压水平;⑦减轻精神压力,保持心态平衡;⑧必要时补充叶酸制剂。

2. 降压药物治疗对象 ①高血压 2 级或以上病人;②高血压合并糖尿病,或者已经有心、脑、肾靶器官损害或并发症病人;③凡血压持续升高,改善生活方式后血压仍未获得有效控制者。高危和很高危病人必须使用降压药物强化治疗。

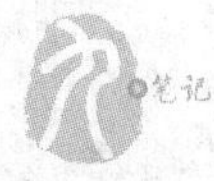

3. 血压控制目标值 目前一般主张血压控制目标值应<140/90mmHg。糖尿病、慢性肾脏病、心

力衰竭或病情稳定的冠心病合并高血压病人，血压控制目标值<130/80mmHg。对于老年收缩期高血压病人，收缩压控制于150mmHg以下，如果能够耐受可降至140mmHg以下。应尽早将血压降低到上述目标血压水平，但并非越快越好。大多数高血压病人，应根据病情在数周至数个月内将血压逐渐降至目标水平。年轻、病程较短的高血压病人，可较快达标。但老年人、病程较长或已有靶器官损害或并发症的病人，降压速度宜适度缓慢。

4. 多重心血管危险因素协同控制 各种心血管危险因素之间存在关联，大部分高血压病人合并其他心血管危险因素。降压治疗后尽管血压控制在正常范围，其他危险因素依然对预后产生重要影响，因此降压治疗应同时兼顾其他心血管危险因素控制。降压治疗方案除了必须有效控制血压，还应兼顾对血糖、血脂、尿酸和同型半胱氨酸等多重危险因素的控制。

（二）降压药物治疗

1. 降压药物应用基本原则 使用降压药物应遵循以下4项原则，即小剂量开始，优先选择长效制剂，联合用药及个体化。

（1）小剂量：初始治疗时通常应采用较小的有效治疗剂量，根据需要逐步增加剂量。

（2）优先选择长效制剂：尽可能使用每天给药1次而有持续24小时降压作用的长效药物，从而有效控制夜间血压与晨峰血压，更有效预防心脑血管并发症。如使用中、短效制剂，则需给药每天2～3次，以达到平稳控制血压的目的。

（3）联合用药：可增加降压效果又不增加不良反应，在低剂量单药治疗效果不满意时，可以采用两种或两种以上降压药物联合治疗。事实上，2级以上高血压为达到目标血压常需联合治疗。对血压≥160/100mmHg或高于目标血压20/10mmHg或高危及以上病人，起始即可采用小剂量两种药物联合治疗或用固定复方制剂。单片固定复方制剂普遍使用有利于提高血压达标率。简单、有效而且性价比高的药物使用方案，有利于基层高血压的管理。

（4）个体化：根据病人具体情况、药物有效性和耐受性，兼顾病人经济条件及个人意愿，选择适合病人的降压药物。

2. 降压药物种类 目前常用降压药物可归纳为五大类，即利尿剂、β受体拮抗剂、钙通道阻滞剂（CCB）、血管紧张素转换酶抑制剂（ACEI）和血管紧张素Ⅱ受体拮抗剂（ARB），详见表3-5-4。

3. 各类降压药物作用特点

（1）利尿剂：有噻嗪类、袢利尿剂和保钾利尿剂三类。噻嗪类使用最多，常用的有氢氯噻嗪。降压作用主要通过排钠，减少细胞外容量，降低外周血管阻力。降压起效较平稳、缓慢，持续时间相对较长，作用持久。适用于轻、中度高血压，对单纯收缩期高血压、盐敏感性高血压、合并肥胖或糖尿病、更年期女性、合并心力衰竭和老年人高血压有较强降压效应。利尿剂可增强其他降压药的疗效。主要不良反应是低钾血症和影响血脂、血糖、血尿酸代谢，往往发生在大剂量时，因此推荐使用小剂量。其他还包括乏力、尿量增多等，痛风病人禁用。保钾利尿剂可引起高血钾，不宜与ACEI、ARB合用，肾功能不全者慎用。袢利尿剂主要用于合并肾功能不全的高血压病人。

（2）β受体拮抗剂：有选择性（β_1）、非选择性（β_1与β_2）和兼有α受体拮抗三类。该类药物可通过抑制中枢和周围RAAS，抑制心肌收缩力和减慢心率而发挥降压作用。降压起效较强而且迅速，不同β受体拮抗剂降压作用持续时间不同。适用于不同程度高血压病人，尤其是心率较快的中、青年病人或合并心绞痛和慢性心力衰竭者，对老年高血压疗效相对较差。各种β受体拮抗剂的药理学和药代动力学情况相差较大，临床上治疗高血压宜使用选择性β_1受体拮抗剂或者兼有α受体拮抗作用的β受体拮抗剂，达到能有效减慢心率的较高剂量。β受体拮抗剂不仅降低静息血压，而且能抑制体力应激和运动状态下血压急剧升高。使用的主要障碍是心动过缓和一些影响生活质量的不良反应，较高剂量治疗时突然停药可导致撤药综合征。虽然糖尿病不是使用β受体拮抗剂的禁忌证，但它增加胰岛素抵抗，还可能掩盖和延长低血糖反应，使用时应注意。不良反应主要有心动过缓、乏力、四肢发冷。β受体拮抗剂对心肌收缩力、窦房结及房室结功能均有抑制作用，并可增加气道阻力。急性心力

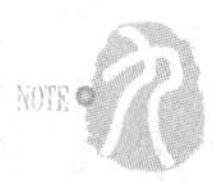

表 3-5-4　常用降压药物名称、剂量及用法

药物分类	药物名称	单次剂量	用法(每日)
利尿剂	氢氯噻嗪(hydrochlorothiazide)	12.5mg	1~2 次
	氨苯蝶啶(triamterene)	50mg	1~2 次
	阿米洛利(amiloride)	5~10mg	1 次
	呋塞米(furosemide)	20~40mg	1~2 次
	吲达帕胺(indapamide)	1.25~2.5mg	1 次
β受体拮抗剂	普萘洛尔(propranolol)	10~20mg	2~3 次
	美托洛尔(metoprolol)	25~50mg	2 次
	阿替洛尔(atenolol)	50~100mg	1 次
	倍他洛尔(betaxolol)	10~20mg	1 次
	比索洛尔(bisoprolol)	5~10mg	1 次
	卡维地洛(carvedilol)	12.5~25mg	1~2 次
	拉贝洛尔(labetalol)	100mg	2~3 次
钙通道阻滞剂	硝苯地平(nifedipine)	5~10mg	3 次
	硝苯地平控释剂(nifedipine GITS)	30~60mg	1 次
	尼卡地平(nicardipine)	40mg	2 次
	尼群地平(nitredipine)	10mg	2 次
	非洛地平缓释剂(felodipine SR)	5~10mg	1 次
	氨氯地平(amlodipine)	5~10mg	1 次
	左旋氨氯地平(levamlodipine)	1.25~5mg	1 次
	拉西地平(lacidipine)	4~6mg	1 次
	乐卡地平(lercanidipine)	10~20mg	1 次
	维拉帕米缓释剂(verapamil SR)	240mg	1 次
	地尔硫䓬缓释剂(diltiazem SR)	90~180mg	1 次
血管紧张素转换酶抑制剂	卡托普利(captopril)	12.5~50mg	2~3 次
	依那普利(enalapril)	10~20mg	2 次
	贝那普利(benazepril)	10~20mg	1 次
	赖诺普利(lisinopril)	10~20mg	1 次
	雷米普利(ramipril)	2.5~10mg	1 次
	福辛普利(fosinopril)	10~20mg	1 次
	西拉普利(cilazapril)	2.5~5mg	1 次
	培哚普利(perindopril)	4~8mg	1 次
血管紧张素Ⅱ受体拮抗剂	氯沙坦(losartan)	50~100mg	1 次
	缬沙坦(valsartan)	80~160mg	1 次
	厄贝沙坦(irbesartan)	150~300mg	1 次
	替米沙坦(telmisartan)	40~80mg	1 次
	奥美沙坦(olmesartan)	20~40mg	1 次
	坎地沙坦(candesartan)	8~16mg	1 次

注:具体使用剂量及注意事项请参照药物使用说明书

衰竭、病态窦房结综合征、房室传导阻滞病人禁用。

(3)钙通道阻滞剂:根据药物核心分子结构和作用于L型钙通道不同的亚单位,钙通道阻滞剂分为二氢吡啶类和非二氢吡啶类,前者以硝苯地平为代表,后者有维拉帕米和地尔硫䓬。根据药物作用持续时间,钙通道阻滞剂又可分为短效和长效。长效包括长半衰期药物,例如氨氯地平、左旋氨氯地平;脂溶性膜控型药物,例如拉西地平和乐卡地平;缓释或控释制剂,例如非洛地平缓释片、硝苯地平

控释片。降压作用主要通过阻滞电压依赖 L 型钙通道减少细胞外钙离子进入血管平滑肌细胞内，减弱兴奋-收缩偶联，降低阻力血管的收缩反应。钙通道阻滞剂还能减轻 ATⅡ和 α_1 肾上腺素能受体的缩血管效应，减少肾小管钠重吸收。钙通道阻滞剂降压起效迅速，降压疗效和幅度相对较强，疗效的个体差异性较小，与其他类型降压药物联合治疗能明显增强降压作用。钙通道阻滞剂对血脂、血糖等无明显影响，服药依从性较好。相对于其他降压药物，钙通道阻滞剂还具有以下优势：对老年病人有较好降压疗效；高钠摄入和非甾体类抗炎药物不影响降压疗效；对嗜酒病人也有显著降压作用；可用于合并糖尿病、冠心病或外周血管病病人；长期治疗还具有抗动脉粥样硬化作用。主要缺点是开始治疗时有反射性交感活性增强，引起心率增快、面部潮红、头痛、下肢水肿等，尤其使用短效制剂时。非二氢吡啶类抑制心肌收缩和传导功能，不宜在心力衰竭、窦房结功能低下或心脏传导阻滞病人中应用。

（4）血管紧张素转换酶抑制剂：降压作用主要通过抑制循环和组织 ACE，使 ATⅡ生成减少，同时抑制激肽酶使缓激肽降解减少。降压起效缓慢，3～4 周时达最大作用，限制钠盐摄入或联合使用利尿剂可使起效迅速和作用增强。ACEI 具有改善胰岛素抵抗和减少尿蛋白作用，对肥胖、糖尿病和心脏、肾脏靶器官受损的高血压病人具有较好的疗效，特别适用于伴有心力衰竭、心肌梗死、房颤、蛋白尿、糖耐量减退或糖尿病肾病的高血压病人。不良反应主要是刺激性干咳和血管性水肿。干咳发生率为10%～20%，可能与体内缓激肽增多有关，停用后可消失。对于妊娠期妇女、双侧肾动脉狭窄、高钾血症（>6.0mmol/L）和血管神经性水肿等患者应禁用；对于血肌酐水平显著升高（>265μmol/L）、高钾血症（>5.5～6mmol/L）、有症状的低血压（收缩压<90mmHg）和左室流出道梗阻等患者应慎用。

（5）血管紧张素Ⅱ受体拮抗剂：降压作用主要通过阻滞组织 ATⅡ受体亚型 AT_1，更充分有效地阻断 ATⅡ的血管收缩、水钠潴留与重构作用。近年来的研究表明，阻滞 AT_1 负反馈引起 ATⅡ增加，可激活另一受体亚型 AT_2，能进一步拮抗 AT_1 的生物学效应。降压作用起效缓慢，但持久而平稳。低盐饮食或与利尿剂联合使用能明显增强疗效。多数 ARB 随剂量增大降压作用增强，治疗剂量窗较宽。最大的特点是直接与药物有关的不良反应较少，一般不引起刺激性干咳，持续治疗依从性高。治疗对象和禁忌证与 ACEI 相同。

除上述五大类主要的降压药物外，在降压药发展历史中还有一些药物，包括交感神经抑制剂，例如利血平（reserpine）、可乐定（clonidine）；直接血管扩张剂，例如肼屈嗪（hydrazine）；α_1 受体拮抗剂，例如哌唑嗪（prazosin）、特拉唑嗪（terazosin）、多沙唑嗪（doxazosin），曾多年用于临床并有一定的降压疗效，但因副作用较多，目前不主张单独使用，但可用于复方制剂或联合治疗。

4. 降压治疗方案 大多数无并发症的病人可单独或联合使用噻嗪类利尿剂、β 受体拮抗剂、CCB、ACEI 和 ARB，治疗应从小剂量开始。临床实际使用时，病人合并心血管危险因素状况、靶器官损害、并发症、降压疗效、不良反应以及药物费用等，都可能影响降压药的具体选择。目前认为，2 级高血压病人在开始时就可以采用两种降压药物联合治疗，联合治疗有利于血压较快达到目标值，也利于减少不良反应。

联合治疗应采用不同降压机制的药物，我国临床主要推荐应用优化联合治疗方案是：ACEI/ARB+二氢吡啶类 CCB；ARB/ACEI+噻嗪类利尿剂；二氢吡啶类 CCB+噻嗪类利尿剂；二氢吡啶类 CCB+β 受体拮抗剂。次要推荐使用的联合治疗方案是：利尿剂+β 受体拮抗剂；α 受体拮抗剂+β 受体拮抗剂；二氢吡啶类 CCB+保钾利尿剂；噻嗪类利尿剂+保钾利尿剂。三种降压药联合治疗一般必须包含利尿剂。采用合理的治疗方案和良好的治疗依从性，一般可使病人在治疗 3～6 个月内达到血压控制目标值。对于有并发症的病人，降压药和治疗方案选择应该个体化。

降压治疗的益处主要是通过长期控制血压达到的，所以高血压病人需要长期降压治疗，尤其是高危和很高危病人。在每个病人确立有效治疗方案血压控制后，仍应继续治疗，不应随意停止治疗或频繁改变治疗方案，停用降压药后多数病人在半年内又回复到原来的血压水平。由于降压治疗的长期性，因此病人的治疗依从性十分重要。采取以下措施可以提高病人治疗依从性：医师与病人之间保持经常性的良好沟通；让病人和家属参与制订治疗计划；鼓励病人家中自测血压。

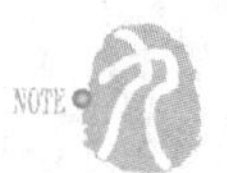

高血压病人生活方式干预和药物治疗是根本治疗手段。近年来，经皮肾动脉交感神经消融治疗显示出初步疗效和前景，其他非药物治疗的方法尚缺乏有效性证据。

【特殊类型高血压】

（一）老年高血压

我国流行病学调查显示，60岁以上人群高血压患病率为49%。老年人容易合并多种临床疾病，并发症较多，其高血压的特点是收缩压增高、舒张压下降，脉压增大；血压波动性大，容易出现体位性低血压及餐后低血压；血压昼夜节律异常、白大衣高血压和假性高血压相对常见。老年高血压病人的血压应降至150/90mmHg以下，如能耐受可降至140/90mmHg以下。对于80岁以上高龄老年人降压的目标值为<150/90mmHg。老年高血压降压治疗应强调收缩压达标，同时应避免过度降低血压；在能耐受降压治疗的前提下逐步降压达标，应避免过快降压。CCB、ACEI、ARB、利尿剂或β受体拮抗剂都可以考虑选用。

（二）儿童青少年高血压

儿童青少年高血压以原发性高血压为主，表现为轻、中度血压升高，通常没有明显的临床症状，与肥胖密切相关，近一半儿童高血压病人可发展为成人高血压，左心室肥厚是最常见的靶器官受累。儿童青少年血压明显升高者多为继发性高血压，肾性高血压是首位病因。目前国际上统一采用不同年龄性别血压的90、95和99百分位数作为诊断"正常高值血压""高血压"和"严重高血压"的标准。未合并靶器官损害的儿童与青少年高血压应将血压降至95百分位数以下；合并肾脏疾病、糖尿病或出现高血压靶器官损害时，应将血压降至90百分位数以下。绝大多数儿童与青少年高血压病人通过非药物治疗即可达到血压控制目标。但如果生活方式治疗无效，出现高血压临床症状、靶器官损害，合并糖尿病、继发性高血压等情况应考虑药物治疗。ACEI或ARB和CCB在标准剂量下较少发生不良反应，通常作为首选的儿科抗高血压药物；利尿剂通常作为二线抗高血压药物或与其他类型药物联合使用；其他种类药物如α受体拮抗剂和β受体拮抗剂，因为不良反应的限制，多用于儿童青少年严重高血压病人的联合用药。

（三）妊娠高血压

参见妇产科教材。

（四）顽固性高血压

顽固性高血压或难治性高血压是指尽管使用了三种以上合适剂量降压药联合治疗（一般应该包括利尿剂），血压仍未能达到目标水平。使用四种或四种以上降压药物血压达标也应考虑为顽固性高血压。对于顽固性高血压，部分病人存在遗传学和药物遗传学方面的因素，多数病人还应该寻找原因，针对具体原因进行治疗，常见原因如下：

1. **假性难治性高血压** 由于血压测量错误、"白大衣现象"或治疗依从性差等导致。血压测量错误包括袖带大小不合适，如上臂围粗大者使用了普通袖带、袖带置于有弹性阻力的衣服（毛线衣）外面、放气速度过快、听诊器置于袖带内、在听诊器上向下压力较大。假性难治性高血压可发生在广泛动脉粥样硬化和钙化的老年人，测量肱动脉血压时需要比硬化的动脉腔内压更高的袖带压力方能阻断血流。以下情况应怀疑假性高血压：血压明显升高而无靶器官损害；降压治疗后在无血压过度下降时产生明显的头晕、乏力等低血压症状；肱动脉处有钙化证据；肱动脉血压高于下肢动脉血压；重度单纯收缩期高血压。

2. **生活方式未获得有效改善** 比如体重、食盐摄入未得到有效控制，过量饮酒、未戒烟等导致血压难以控制。

3. **降压治疗方案不合理** 采用不合理的联合治疗方案；采用了对某些病人有明显不良反应的降压药，导致无法增加剂量提高疗效和依从性；在多种药物联合方案中未包括利尿剂（包括醛固酮拮抗剂）。

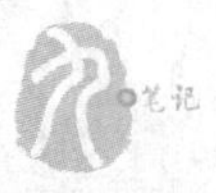

4. **其他药物干扰降压作用** 同时服用干扰降压作用的药物是血压难以控制的一个较隐蔽的原

因。NSAIDs 引起水、钠潴留，增强对升压激素的血管收缩反应，可抵消除钙通道阻滞剂以外各种降压药的作用。拟交感胺类药物具有激动 α 肾上腺素能活性作用，例如某些滴鼻液、抑制食欲的减肥药，长期使用可升高血压或干扰降压药物作用。三环类抗抑郁药阻止交感神经末梢摄取利血平、可乐定等降压药。环孢素（cyclosporine）刺激内皮素释放，增加肾血管阻力，减少水钠排泄。重组人促红细胞生成素可直接作用于血管，升高周围血管阻力。口服避孕药和糖皮质激素也可拮抗降压药的作用。

5. 容量超负荷 饮食钠摄入过多抵消降压药作用。肥胖、糖尿病、肾脏损害和慢性肾功能不全时通常有容量超负荷。在一些联合治疗依然未能控制血压的病人中，常发现未使用利尿剂，或者利尿剂的选择和剂量不合理。可以采用短期强化利尿治疗试验来判断，联合服用长作用的噻嗪类利尿剂和短作用的袢利尿剂观察治疗效应。

6. 胰岛素抵抗 胰岛素抵抗是肥胖和糖尿病病人发生顽固性高血压的主要原因。在降压药治疗基础上联合使用胰岛素增敏剂，可以明显改善血压控制。肥胖者减轻体重 5kg 就可显著降低血压或减少降压药数量。

7. 继发性高血压 见本章第二节，其中 SAHS、肾动脉狭窄和原发性醛固酮增多症是最常见的原因。

顽固性高血压的处理应该建立在对上述可能原因评估的基础上，进行有效生活方式干预，合理制订降压方案，除外继发性高血压，增加病人依从性，大多数病人血压可以得到控制。

（五）高血压急症和亚急症

高血压急症是指原发性或继发性高血压病人，在某些诱因作用下，血压突然和明显升高（一般超过 180/120mmHg），伴有进行性心、脑、肾等重要靶器官功能不全的表现。高血压急症包括高血压脑病、颅内出血（脑出血和蛛网膜下腔出血）、脑梗死、急性心力衰竭、急性冠状动脉综合征、主动脉夹层、子痫、急性肾小球肾炎、胶原血管病所致肾危象、嗜铬细胞瘤危象及围术期严重高血压等。少数病人病情急骤发展，舒张压持续≥130mmHg，并有头痛，视物模糊，眼底出血、渗出和视盘水肿，肾脏损害突出，持续蛋白尿、血尿与管型尿，称为恶性高血压。应注意血压水平的高低与急性靶器官损害的程度并非呈正比，通常需要使用静脉降压药物。高血压亚急症是指血压明显升高但不伴严重临床症状及进行性靶器官损害。病人可以有血压明显升高造成的症状，如头痛、胸闷、鼻出血和烦躁不安等。血压升高的程度不是区别高血压急症与亚急症的标准，区别两者的唯一标准是有无新近发生的急性进行性靶器官损害。

及时、正确地处理高血压急症十分重要，可在短时间内使病情缓解，预防进行性或不可逆性靶器官损害，降低死亡率。高血压急症和亚急症降压治疗的紧迫程度不同，前者需要迅速降低血压，采用静脉途径给药；后者需要在 24～48 小时内降低血压，可使用快速起效的口服降压药。

1. 治疗原则

（1）及时降低血压：对于高血压急症选择适宜有效的降压药物，静脉滴注给药，同时监测血压。如果情况允许，及早开始口服降压药治疗。

（2）控制性降压：高血压急症时短时间内血压急骤下降，有可能使重要器官的血流灌注明显减少，应采取逐步控制性降压。一般情况下，初始阶段（数分钟到 1 小时内）血压控制的目标为平均动脉压的降低幅度不超过治疗前水平的 25%；在随后的 2～6 小时内将血压降至较安全水平，一般为 160/100mmHg 左右；如果可耐受，临床情况稳定，在随后 24～48 小时逐步降至正常水平。如果降压后发现有重要器官缺血表现，血压降低幅度应更小。在随后的 1～2 周内，再将血压逐步降到正常水平。

（3）合理选择降压药：处理高血压急症的药物，要求起效迅速，短时间内达到最大作用；作用持续时间短，停药后作用消失较快；不良反应较小。另外，最好在降压过程中不明显影响心率、心输出量和脑血流量。

（4）避免使用的药物：应注意有些降压药不适宜用于高血压急症，甚至有害。利血平肌内注射的降压作用起效较慢，如果短时间内反复注射可导致难以预测的蓄积效应，发生严重低血压，引起明显

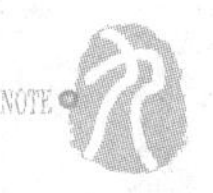

嗜睡反应,干扰对神志的判断。治疗开始时也不宜使用强力的利尿药,除非有心力衰竭或明显的体液容量负荷过重,因为多数高血压急症时交感神经系统和 RAAS 过度激活,外周血管阻力明显升高,体内循环血容量减少,强力利尿存在风险。

2. 降压药选择与应用

(1) 硝普钠(sodium nitroprusside):同时直接扩张静脉和动脉,降低前、后负荷。开始以 10μg/min 静脉滴注,逐渐增加剂量以达到降压作用,一般临床常用最大剂量为 200μg/min。使用硝普钠必须密切监测血压,根据血压水平仔细调节滴注速率。停止滴注后,作用仅维持 3~5 分钟。硝普钠可用于各种高血压急症。在通常剂量下不良反应轻微,有恶心、呕吐、肌肉颤动。硝普钠在体内红细胞中代谢产生氰化物,长期或大剂量使用应注意可能发生硫氰酸中毒,尤其在肾功能损害者更容易发生。

(2) 硝酸甘油(nitroglycerin):扩张静脉和选择性扩张冠状动脉与大动脉,降低动脉压作用不及硝普钠。开始时以 5~10μg/min 速率静脉滴注。降压起效迅速,停药后数分钟作用消失,可用至 100~200μg/min。硝酸甘油主要用于高血压急症伴急性心力衰竭或急性冠状动脉综合征。不良反应有心动过速、面部潮红,头痛和呕吐等。

(3) 尼卡地平(nicardipine):二氢吡啶类钙通道阻滞剂,作用迅速,持续时间较短,降压同时改善脑血流量。开始时从 0.5μg/(kg·min)静脉滴注,可逐步增加剂量到 10μg/(kg·min)。主要用于高血压急症合并急性脑血管病或其他高血压急症。不良反应有心动过速、面部潮红等。

(4) 拉贝洛尔(labetalol):兼有 α 受体拮抗作用的 β 受体拮抗剂,起效较迅速(5~10 分钟),持续时间较长(3~6 小时)。开始时缓慢静脉注射 20~100mg,以 0.5~2mg/min 的速率静脉滴注,总剂量不超过 300mg。拉贝洛尔主要用于高血压急症合并妊娠或肾功能不全病人。不良反应有头晕、直立性低血压、心脏传导阻滞等。

(六) 高血压合并其他临床情况

高血压可以合并脑血管病、冠心病、心力衰竭、慢性肾功能不全和糖尿病等。急性脑卒中的血压处理尚未完全达成共识。对于稳定期病人,降压治疗的目的是减少脑卒中再发。对老年病人、双侧或颅内动脉严重狭窄者及严重直立性低血压病人应该慎重进行降压治疗,降压过程应该缓慢、平稳,最好不减少脑血流量。对于心肌梗死和心力衰竭病人合并高血压,首先考虑选择 ACEI 或 ARB 和 β 受体拮抗剂,降压目标值为<130/80mmHg。慢性肾功能不全合并高血压者,降压治疗的目的主要是延缓肾功能恶化,预防心、脑血管病发生。ACEI 或 ARB 在早、中期能延缓肾功能恶化,但要注意在低血容量或病情晚期(肌酐清除率<30ml/min 或血肌酐超过 265μmol/L,即 3.0mg/dl)有可能反而使肾功能恶化。1 型糖尿病在出现蛋白尿或肾功能减退前通常血压正常,高血压是肾病的一种表现;2 型糖尿病往往较早就与高血压并存。多数糖尿病合并高血压病人往往同时有肥胖、血脂代谢紊乱和较严重的靶器官损害,属于心血管疾病高危群体。因此应该积极降压治疗,为达到目标水平,通常在改善生活方式的基础上需要 2 种以上降压药物联合治疗。ACEI 或 ARB 能有效减轻和延缓糖尿病肾病的进展,降压目标值为<130/80mmHg。

第二节 继发性高血压

继发性高血压是指由某些确定的疾病或病因引起的血压升高,约占所有高血压的 5%。继发性高血压尽管所占比例并不高,但绝对人数仍相当多,而且某些继发性高血压,如原发性醛固酮增多症、嗜铬细胞瘤、肾血管性高血压、肾素分泌瘤等,可通过手术得到根治或改善。因此,及早明确诊断能明显提高治愈率及阻止病情进展。

临床上凡遇到以下情况时,要进行全面详尽的筛选检查:①中、重度血压升高的年轻病人;②症状、体征或实验室检查有怀疑线索,例如肢体脉搏搏动不对称性减弱或缺失,腹部听到粗糙的血管杂音等;③药物联合治疗效果差,或者治疗过程中血压曾经控制良好但近期内又明显升高;④恶性高血

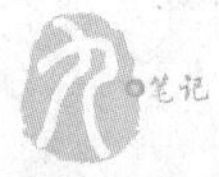

压病人。继发性高血压的主要疾病和病因见表 3-5-5。

表 3-5-5 继发性高血压的主要疾病和病因

1. 肾脏疾病	3. 心血管病变
肾小球肾炎	主动脉瓣关闭不全
慢性肾盂肾炎	完全性房室传导阻滞
先天性肾脏病变(多囊肾)	主动脉缩窄
继发性肾脏病变(结缔组织病,糖尿病肾病,肾淀粉样变等)	多发性大动脉炎
肾动脉狭窄	4. 颅脑病变
肾肿瘤	脑肿瘤
2. 内分泌疾病	脑外伤
Cushing 综合征(皮质醇增多症)	脑干感染
嗜铬细胞瘤	5. 睡眠呼吸暂停综合征
原发性醛固酮增多症	6. 其他
肾上腺性变态综合征	妊娠高血压综合征
甲状腺功能亢进	红细胞增多症
甲状腺功能减退	药物(糖皮质激素,拟交感神经药,甘草)
甲状旁腺功能亢进	
腺垂体功能亢进	
绝经期综合征	

(一) 肾实质性高血压

包括急、慢性肾小球肾炎,糖尿病肾病,慢性肾盂肾炎,多囊肾和肾移植后等多种肾脏病变引起的高血压,是最常见的继发性高血压,终末期肾病80% ~90% 合并高血压。肾实质性高血压的发生主要是由于肾单位大量丢失,导致水、钠潴留和细胞外容量增加,以及肾脏 RAAS 激活与排钠减少。高血压又进一步升高肾小球内囊压力,形成恶性循环,加重肾脏病变。

临床上有时难以将肾实质性高血压与原发性高血压伴肾脏损害完全区别开来。一般而言,除恶性高血压,原发性高血压很少出现明显蛋白尿,血尿不明显,肾功能减退首先从肾小管浓缩功能开始,肾小球滤过功能仍可长期保持正常或增强,直到最后阶段才有肾小球滤过降低,血肌酐上升;肾实质性高血压往往在发现血压升高时已有蛋白尿、血尿和贫血、肾小球滤过功能减退、肌酐清除率下降。如果条件允许,肾穿刺组织学检查有助于确立诊断。

肾实质性高血压必须严格限制钠盐摄入,每天<3g;通常需要联合使用降压药物治疗,将血压控制在 130/80mmHg 以下;如果不存在使用禁忌证,联合治疗方案中一般应包括 ACEI 或 ARB,有利于减少尿蛋白,延缓肾功能恶化。

(二) 肾血管性高血压

肾血管性高血压是单侧或双侧肾动脉主干或分支狭窄引起的高血压。常见病因有多发性大动脉炎、肾动脉纤维肌性发育不良和动脉粥样硬化,前两者主要见于青少年,后者主要见于老年人。肾血管性高血压的发生是由于肾血管狭窄,导致肾脏缺血,激活 RAAS。早期解除狭窄,可使血压恢复正常;长期或高血压基础上的肾动脉狭窄,解除狭窄后血压一般也不能完全恢复正常,持久严重的肾动脉狭窄会导致患侧甚至整体肾功能的损害。

凡进展迅速或突然加重的高血压,均应怀疑本症。体检时在上腹部或背部肋脊角处可闻及血管杂音。肾动脉彩超、放射性核素肾图、肾动脉 CT 及 MRI 检查有助于诊断,肾动脉造影可明确诊断和狭窄部位。

治疗方法可根据病情和条件选择介入手术、外科手术或药物治疗。治疗的目的不仅是降低血压,还在于保护肾功能。经皮肾动脉成形术及支架植入术较简便,对单侧非开口处局限性狭窄效果较好。手术治疗包括血运重建术,肾移植术和肾切除术,适用于不宜经皮肾动脉成形术病人。不适宜上述治

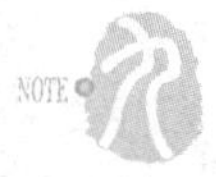

疗的病人,可采用降压药物联合治疗。需要注意,双侧肾动脉狭窄、肾功能已受损或非狭窄侧肾功能较差病人禁忌使用 ACEI 或 ARB,因为这类药物解除了缺血肾脏出球小动脉的收缩作用,使肾小球内囊压力下降,肾功能恶化。

(三)原发性醛固酮增多症

本症是肾上腺皮质增生或肿瘤分泌过多醛固酮所致。临床上以长期高血压伴低血钾为特征,亦有部分病人血钾正常,临床上常因此忽视了对本症的进一步检查。由于电解质代谢障碍,本症可有肌无力、周期性瘫痪、烦渴、多尿等症状。血压大多为轻、中度升高,约 1/3 表现为顽固性高血压。实验室检查有低血钾、高血钠、代谢性碱中毒、血浆肾素活性降低、血浆和尿醛固酮增多。血浆醛固酮/血浆肾素活性比值增大有较高的诊断敏感性和特异性。超声、放射性核素、CT、MRI 可确立病变性质和部位。选择性双侧肾上腺静脉血激素测定,对诊断确有困难者有较高的诊断价值。

如果本症是肾上腺皮质腺瘤或癌肿所致,手术切除是最好的治疗方法。如果是肾上腺皮质增生,也可作肾上腺大部切除术,但效果相对较差,一般仍需使用降压药物治疗,选择醛固酮拮抗剂螺内酯和长效钙通道阻滞剂。

(四)嗜铬细胞瘤

嗜铬细胞瘤起源于肾上腺髓质、交感神经节和体内其他部位嗜铬组织,肿瘤间歇或持续释放过多肾上腺素、去甲肾上腺素与多巴胺。临床表现变化多端,典型的发作表现为阵发性血压升高伴心动过速、头痛、出汗、面色苍白。在发作期间可测定血或尿儿茶酚胺或其代谢产物 3-甲氧基-4-羟基苦杏仁酸(VMA),如有显著增高,提示嗜铬细胞瘤。超声、放射性核素、CT 或 MRI 可作定位诊断。

嗜铬细胞瘤大多为良性,约 10% 嗜铬细胞瘤为恶性,手术切除效果好。手术前或恶性病变已有多处转移无法手术者,选择 α 和 β 受体拮抗剂联合降压治疗。

(五)皮质醇增多症

皮质醇增多症主要是由于促肾上腺皮质激素(ACTH)分泌过多导致肾上腺皮质增生或者肾上腺皮质腺瘤,引起糖皮质激素过多所致。80% 病人有高血压,同时有向心性肥胖、满月脸、水牛背、皮肤紫纹、毛发增多、血糖增高等表现。24 小时尿中 17-羟和 17-酮类固醇增多、地塞米松抑制试验和肾上腺皮质激素兴奋试验有助于诊断。颅内蝶鞍 X 线检查、肾上腺 CT 和放射性核素肾上腺扫描可确定病变部位。治疗主要采用手术、放射和药物方法根治病变本身,降压治疗可采用利尿剂或与其他降压药物联合应用。

(六)主动脉缩窄

主动脉缩窄多数为先天性,少数是多发性大动脉炎所致。临床表现为上臂血压增高,而下肢血压不高或降低。在肩胛间区、胸骨旁、腋部有侧支循环的动脉搏动和杂音,胸部听诊有血管杂音。胸部 X 线检查可见肋骨受侧支动脉侵蚀引起的切迹。主动脉造影可确定诊断。治疗主要采用介入扩张支架植入或外科手术方法。

(霍 勇)

第六章　心 肌 疾 病

【定义与分类】

心肌病是一组异质性心肌疾病，由不同病因（遗传性病因较多见）引起的心肌病变导致心肌机械和（或）心电功能障碍，常表现为心室肥厚或扩张。该病可局限于心脏本身，亦可为系统性疾病的部分表现，最终可导致心脏性死亡或进行性心力衰竭。由其他心血管疾病继发的心肌病理性改变不属于心肌病范畴，如心脏瓣膜病、高血压性心脏病、先天性心脏病、冠心病等所致的心肌病变。目前心肌病的分类具体如下。

遗传性心肌病：肥厚型心肌病、右心室发育不良心肌病、左心室致密化不全、糖原贮积症、先天性传导阻滞、线粒体肌病、离子通道病（包括长 QT 间期综合征、Brugada 综合征、短 QT 间期综合征、儿茶酚胺敏感室速等）。

混合性心肌病：扩张型心肌病、限制型心肌病。

获得性心肌病：感染性心肌病、心动过速心肌病、心脏气球样变、围生期心肌病。

本章未将离子通道病纳入叙述，3 种常见的心肌病比较见表 3-6-1。

表 3-6-1　3 种常见心肌病比较表

	DCM	RCM	HCM
超声心动图			
EF 值	症状明显时，<30%	25%～50%	>60%
LVEDd	≥60mm	<60mm	缩小
心室壁厚度	变薄	正常或增加	明显增厚
LA	增大	增大，甚至巨大	增大
瓣膜反流	先二尖瓣，后三尖瓣	有，一般不严重	二尖瓣反流
常见首发症状	耐力下降	耐力下降，水肿	耐力下降，可有胸痛
心衰症状	左心衰先于右心衰	右心衰显著	晚期出现左心衰
常见心律失常	VT，传导阻滞和 AF	传导阻滞和 AF	VT 和 AF

注：DCM：扩张型心肌病；RCM：限制型心肌病；HCM：肥厚型心肌病；EF：射血分数；LVEDd：左心室舒张末期内径；LA：左心房；VT：室性心动过速；AF：心房纤颤

第一节　扩张型心肌病

扩张型心肌病（dilated cardiomyopathy，DCM）是一类以左心室或双心室扩大伴收缩功能障碍为特征的心肌病。该病较为常见，我国发病率为（13～84）/10 万。病因多样，约半数病因不详。临床表现为心脏扩大、心力衰竭、心律失常、血栓栓塞及猝死。本病预后差，确诊后 5 年生存率约 50%，10 年生存率约 25%。

【病因和发病机制】

多数 DCM 病例的原因不清，部分病人有家族遗传性。可能的病因包括感染、非感染的炎症、中毒（包括酒精等）、内分泌和代谢紊乱、遗传、精神创伤。

1. 感染　病原体直接侵袭和由此引发的慢性炎症和免疫反应是造成心肌损害的机制。以病毒最常见，通过心内膜活检技术，在心内膜探及的常见病毒基因，包括柯萨奇病毒 B、ECHO 病毒、细小病毒 B-19，人疱疹病毒 6 型，脊髓灰质炎病毒、流感病毒、腺病毒等，其他较为少见的病毒还包括巨细胞病毒、单纯疱疹病毒、EB 病毒、人类免疫缺陷病毒等。

部分细菌、真菌、立克次体和寄生虫等也可引起心肌炎并发展为 DCM，如 Chagas 病（南美锥虫病），病原为克氏锥虫，通常经猎蝽虫叮咬传播。

2. 炎症 肉芽肿性心肌炎（granulomatous myocarditis）：见于结节病和巨细胞性心肌炎，也可见于过敏性心肌炎。心肌活检有淋巴细胞、单核细胞和大量嗜酸性粒细胞浸润。此外，多发性肌炎和皮肌炎亦可以伴发心肌炎；其他多种结缔组织病如系统性血管炎、系统性红斑狼疮等均可直接或间接地累及心肌，引起获得性扩张型心肌病。

3. 中毒、内分泌和代谢异常 嗜酒是我国 DCM 的常见病因。化疗药物和某些心肌毒性药物和化学品，如多柔比星等蒽环类抗癌药物、锂制剂、依米丁。某些维生素和微量元素如硒的缺乏（克山病，为我国特有的地方性疾病）也能导致 DCM。嗜铬细胞瘤、甲状腺疾病等内分泌疾病也是 DCM 的常见病因。

4. 遗传 25%～50% 的 DCM 病例有基因突变或家族遗传背景，遗传方式主要为常染色体显性遗传，X 染色体连锁隐性遗传及线粒体遗传较为少见。目前已发现超过 60 个基因的相关突变与家族遗传性或散发的 DCM 有关。有的为常染色体显性遗传，有的为 X 连锁遗传，这些致病基因编码多种蛋白，包括心肌细胞肌节蛋白、肌纤维膜蛋白、细胞骨架蛋白，闰盘蛋白、核蛋白、线粒体蛋白及多种离子通道。

5. 其他 围生期心肌病是较常见的临床心肌病。神经肌肉疾病如 Duchenne 型肌营养不良、Backer 型肌营养不良等也可以伴发 DCM。有些 DCM 和限制型心肌病存在重叠，如轻微扩张型心肌病、血色病、心肌淀粉样变、肥厚型心肌病（终末期）。

【病理解剖和病理生理】

以心腔扩大为主，肉眼可见心室扩张，室壁多变薄，纤维瘢痕形成，且常伴有附壁血栓。瓣膜、冠状动脉多无改变。组织学为非特异性心肌细胞肥大、变性，特别是程度不同的纤维化等病变混合存在，如有炎症过程参与可见多种炎症细胞浸润。

病变的心肌收缩力减弱将触发神经-体液机制，产生水钠潴留、加快心率、收缩血管以维持有效循环。但是这一代偿机制将使病变的心肌雪上加霜，造成更多心肌损害，最终进入失代偿阶段。

【临床表现】

1. 症状 本病起病隐匿，早期可无症状。临床主要表现为活动时呼吸困难和活动耐量下降。随着病情加重可以出现夜间阵发性呼吸困难和端坐呼吸等左心功能不全症状，并逐渐出现食欲下降、腹胀及下肢水肿等右心功能不全症状。合并心律失常时可表现心悸、头晕、黑矇甚至猝死。持续顽固低血压往往是 DCM 终末期的表现。发生栓塞时常表现为相应脏器受累表现。

2. 体征 主要体征为心界扩大，听诊心音减弱，常可闻及第三或第四心音，心率快时呈奔马律，有时可于心尖部闻及收缩期杂音。肺部听诊可闻及湿啰音，可以仅局限于两肺底，随着心力衰竭加重和出现急性左心衰时湿啰音可以遍布两肺或伴哮鸣音。颈静脉怒张、肝大及外周水肿等右心衰竭导致的液体潴留体征也较为常见。长期肝淤血可以导致肝硬化、胆汁淤积和黄疸。心力衰竭控制不好的病人还常常出现皮肤湿冷。

【辅助检查】

1. 胸部 X 线检查 心影通常增大，心胸比>50%。可出现肺淤血、肺水肿及肺动脉压力增高的 X 线表现。有时可见胸腔积液。

2. 心电图 缺乏诊断特异性。可为 R 波递增不良、室内传导阻滞及左束支传导阻滞。QRS 波增宽常提示预后不良。严重的左心室纤维化还可出现病理性 Q 波，需除外心肌梗死。常见 ST 段压低和 T 波倒置。可见各类期前收缩、非持续性室速、房颤、传导阻滞等多种心律失常同时存在。

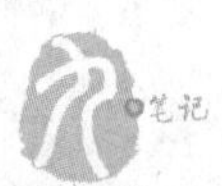

3. 超声心动图 超声心动图是诊断及评估DCM最常用的重要检查手段。疾病早期可仅表现为左心室轻度扩大，后期各心腔均扩大，以左心室扩大为著（图3-6-1）。室壁运动普遍减弱，心肌收缩功能下降，左心室射血分数显著降低。二尖瓣、三尖瓣本身虽无病变，但由于心腔明显扩大，导致瓣膜在收缩期不能退至瓣环水平而关闭不全。

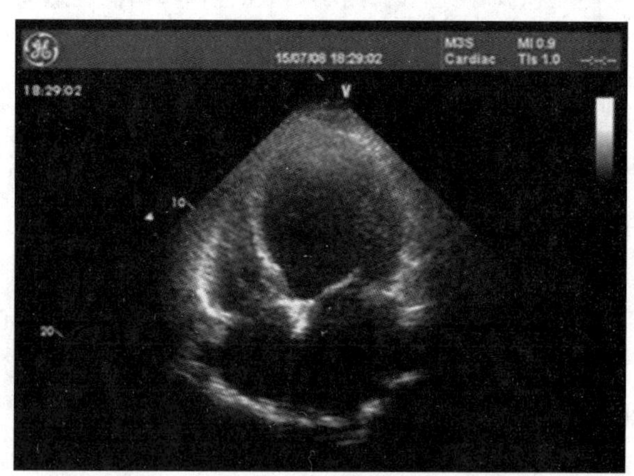

图3-6-1 扩张型心肌病超声心动图表现

4. 心脏磁共振（CMR） CMR对于心肌病诊断、鉴别诊断及预后评估均有很高价值。有助于鉴别浸润性心肌病、致心律失常型右心室心肌病、心肌致密化不全、心肌炎、结节病等疾病。CMR钆延迟增强显像与DCM的全因死亡率、心衰住院率和心脏性猝死增高相关。

5. 心肌核素显像 运动或药物负荷心肌显像可用于除外冠状动脉疾病引起的缺血性心肌病。核素血池扫描可见舒张末期和收缩末期左心室容积增大，左心室射血分数降低，但一般不用于心功能评价。

6. 冠状动脉CT检查（CTA） CTA可以发现明显的冠状动脉狭窄等病变，有助于除外因冠状动脉狭窄造成心肌缺血、坏死的缺血性心肌病。

7. 血液和血清学检查 DCM可出现脑钠肽（BNP）或N末端脑钠肽前体（NT-proBNP）升高，此有助于鉴别呼吸困难的原因。部分病人也可出现心肌肌钙蛋白I轻度升高，但缺乏诊断特异性。

血常规、电解质、肝肾功能等常规检查有助于明确有无贫血、电解质失衡、肝硬化及肾功能不全等疾病，这些检查虽然对扩张型心肌病的诊断无特异性，但有助于对病人总体情况的评价和判断预后。临床尚需要根据病人的合并情况，选择性进行如内分泌功能、炎症及免疫指标、病原学等相关检查。

8. 冠状动脉造影和心导管检查 冠状动脉造影无明显狭窄有助于除外冠状动脉性心脏病。心导管检查不是DCM诊断的常用和关键检查。在疾病早期大致正常，在出现心力衰竭时可见左、右心室舒张末期压，左心房压和肺毛细血管楔压增高，心搏量及心脏指数减低。

9. 心内膜心肌活检（endomyocardial biopsy，EMB） 主要适应证包括：近期出现的原因不明的突发严重心力衰竭、可伴有严重心律失常，对药物治疗反应差。尤其对怀疑暴发性淋巴细胞心肌炎的病例，这些病人通过血流动力学支持后预后很好，通过EMB尽快明确诊断对治疗有指导作用。心内膜心肌活检还可以确诊巨噬细胞心肌炎，有助于及时启动免疫抑制治疗。此检查也有助于决定病人应该尽早心脏移植还是先用心室辅助泵。

【诊断与鉴别诊断】

对于有慢性心力衰竭临床表现，超声心动图检查有心腔扩大与心脏收缩功能减低，即应考虑DCM。

鉴别诊断主要应该除外引起心脏扩大、收缩功能减低的其他继发原因，包括心脏瓣膜病、高血压性心脏病、冠心病、先天性心脏病等。可通过病史、查体及超声心动图、心肌核素显像、CMR、CTA、冠脉造影等检查进行鉴别，必要时做EMB。

诊断家族性DCM首先应除外各种继发性及获得性心肌病。家族性发病是依据在一个家系中包括先证者在内有两个或两个以上DCM病人，或在病人的一级亲属中有不明原因的35岁以下猝死者。仔细询问家族史对于诊断极为重要。家庭成员基因筛查有助于确诊。

【治疗】

治疗旨在阻止基础病因介导的心肌损害，阻断造成心力衰竭加重的神经体液机制，去除心力衰竭加重的诱因，控制心律失常和预防猝死，预防各种并发症的发生如血栓栓塞，提高临床心功能、生活质

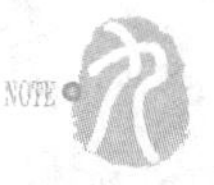

量和延长生存。

（一）病因及加重诱因的治疗

应积极寻找病因，给予相应的治疗，如控制感染、严格限酒或戒酒、治疗相应的内分泌疾病或自身免疫病，纠正液体负荷过重及电解质紊乱，改善营养失衡等。

（二）针对心力衰竭的药物治疗

在疾病早期，虽然已出现心脏扩大、收缩功能损害，但尚无心力衰竭的临床表现。此阶段应积极地进行早期药物干预治疗，包括β受体拮抗剂、ACEI或ARB，可减缓心室重构及心肌进一步损伤，延缓病变发展。随病程进展，心室收缩功能进一步减低，并出现心力衰竭的临床表现。此阶段应按慢性心力衰竭治疗指南进行治疗：

1. **ACEI或ARB的应用**　所有LVEF<40%的心力衰竭病人若无禁忌证均应使用ACEI，从小剂量开始，逐渐递增，直至达到目标剂量，滴定剂量和过程需个体化。对于部分ACEI不能耐受（如咳嗽）的病人可以考虑使用ARB。

2. **β受体拮抗剂**　所有LVEF<40%的病人若无禁忌都应使用β受体拮抗剂，包括卡维地洛、琥珀酸美托洛尔和比索洛尔。应在ACEI和利尿剂的基础上加用，需从小剂量开始，逐步加量，以达到目标剂量或最大耐受剂量。

3. **盐皮质激素受体拮抗剂（mineralocorticoid receptor antagonist，MRA）**　包括依普利酮和螺内酯，为保钾利尿剂。对于在ACEI和β受体拮抗剂基础上仍有症状且无肾功能严重受损的病人应该使用，但应密切监测电解质水平，后者可引起少数男性病人乳房发育。

4. **肼屈嗪和二硝酸异山梨酯**　此两种药物合用作为ACEI和ARB不能耐受病人的替代。对于非洲裔病人，这种药物组合可用于那些使用ACEI、β受体拮抗剂和MRA后临床心功能仍为Ⅲ～Ⅳ级的病人，以降低死亡率和心衰再住院率。

5. **伊伐布雷定**　窦房结I_f通道阻滞剂，它能减慢心率同时不影响心肌收缩力，但对房颤时的心室率控制无作用。经过目标剂量或最大耐受量的β受体拮抗剂、ACEI或ARB和醛固酮拮抗剂后仍有症状，射血分数≤35%且窦性心率仍≥70次/分的病人，应考虑使用伊伐布雷定以降低心衰住院与心血管死亡风险。对于LVEF≤35%的症状性慢性心衰病人，如不能耐受β受体拮抗剂或有使用禁忌，且静息窦性心率≥70次/分，应该使用伊伐布雷定。

6. **血管紧张素受体脑啡肽酶抑制剂（ARNI）**　是脑啡肽酶（neprilysin）抑制剂sacubitril和血管紧张素Ⅱ受体拮抗剂缬沙坦组成的一种复方制剂。若射血分数减低的心衰病人经过ACEI、β受体拮抗剂和醛固酮拮抗剂充分治疗后病人仍有症状，应使用ARNI替代ACEI，以进一步降低心衰住院与死亡风险。

7. **利尿剂的应用**　能有效改善胸闷、气短和水肿等症状。通常从小剂量开始，如呋塞米每日20mg或氢氯噻嗪每日25mg，根据尿量及体重变化调整剂量。

8. **洋地黄**　主要用于ACEI（ARB）、β受体拮抗剂、MRA治疗后仍有症状，或者不能耐受β受体拮抗剂的病人，能有效改善症状，尤其用于减慢心力衰竭伴房颤病人的心室率。

上述药物中ACEI、β受体拮抗剂和MRA对改善预后有明确的疗效，近年问世的新药伊伐布雷定和ARNI改善收缩性心衰的预后作用也逐渐被临床试验所证实。而其他药物对远期生存的影响尚缺乏充分证据，但能有效改善症状。值得指出的是，临床上一般不宜将ACEI、ARB、MRA三者合用。噻唑烷二酮（thiazolidinediones）如格列酮类（glitazones）可能加重心力衰竭，应该避免使用；NSAIDs或COX-2抑制剂可能造成水、钠潴留，也应该避免使用。地尔硫䓬及维拉帕米有负性肌力作用，应避免使用。

（三）心力衰竭的心脏再同步化治疗（CRT）

CRT是通过植入带有左心室电极的起搏器，同步起搏左、右心室而使心室的收缩同步化。这一治疗对部分心力衰竭病人有显著疗效。病人需要在药物治疗的基础上选用。CRT适应证详见本篇第二

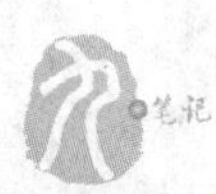

章“心力衰竭”。

（四）心力衰竭其他治疗

严重心力衰竭内科治疗无效的病例可考虑心脏移植。在等待期如有条件可行左心机械辅助循环，以改善循环。也有试行左心室成形术者，通过切除部分扩大的左心室同时置换二尖瓣，以减轻反流、改善心功能，但疗效尚不确定。

（五）抗凝治疗

血栓栓塞是常见的并发症，对于有房颤或已经有附壁血栓形成或有血栓栓塞病史的病人，须长期服用华法林或新型口服抗凝药物等抗凝治疗。

（六）心律失常和心脏性猝死的防治

对于房颤的治疗可参考心律失常相关章节。植入型心律转复除颤器（ICD）预防心脏猝死的适应证包括：①有持续性室速史；②有室速、室颤导致的心跳骤停史；③LVEF≤35%，NYHA 心功能分级为Ⅱ～Ⅲ级，预期生存时间>1 年，且有一定生活质量。

【特殊类型心肌病】

DCM 中部分病因比较明确，具有很独特的临床特点。我国北方曾经流行的、与食物中缺硒有关的克山病几乎绝迹，故不赘述。

1. 酒精性心肌病（alcoholic cardiomyopathy） 长期大量饮酒可能导致酒精性心肌病。其诊断依据包括：有符合扩张型心肌病的临床表现；有长期过量饮酒史（WHO 标准：女性>40g/d，男性>80g/d，饮酒 5 年以上）；既往无其他心脏病病史或通过辅助检查能排除其他引起扩张型心肌病的病因如结缔组织病、内分泌性疾病等。若能早期戒酒，多数病人心脏情况能逐渐改善或恢复。

2. 围生期心肌病（peripartum cardiomyopathy） 既往无心脏病的女性于妊娠最后 1 个月至产后 5 个月内发生心力衰竭，临床表现符合扩张型心肌病特点，可以诊断本病。其发生率约为 1/(1300～4000)次分娩。发病具有明显的种族特点，以非洲黑种人发病率最高。高龄和营养不良、近期出现妊娠期高血压疾病、双胎妊娠及宫缩抑制剂治疗与本病发生有一定关系。通常预后良好，但再次妊娠常引起疾病复发。

3. 心动过速性心肌病（tachycardia induced cardiomyopathy） 多见于房颤或室上性心动过速。临床表现符合扩张型心肌病特点。有效控制心室率是关键，同时需要采用阻断神经-体液激活的药物包括 ACEI、β 受体拮抗剂和 MRA 等。

4. 致心律失常性右心室心肌病（arrhythmogenic right ventricular cardiomyopathy，ARVC） 又称为致心律失常性右心室发育不良（arrhythmogenic right ventricular dysplasia，ARVD），是一种遗传性心肌病，以右心室心肌逐渐被脂肪及纤维组织替代为特征，左心室亦可受累。青少年发病，临床以室性心动过速、右心室扩大和右心衰竭等为特点。心电图 V_1 导联可见特殊的 epsilon 波。病人易猝死。

5. 心肌致密化不全（ventricular non-compaction） 属于遗传性心肌病。病人胚胎发育过程中心外膜到心内膜致密化过程提前终止。临床表现为左心衰和心脏扩大。超声心动图检查左心室疏松层与致密层比例>2，但是其特异性与敏感性欠佳。CMR 是另一有效诊断工具。临床处理主要是心力衰竭对症治疗。有左束支阻滞的病人置入 CRT 可望获得良好效果。

6. 心脏气球样变（Takotsubo cardiomyopathy） 本病少见。发生与情绪急剧激动或精神刺激等因素有关，如亲人过世、地震或某种侵入性手术操作后等，故又称“伤心综合征”。临床表现为突发胸骨后疼痛伴心电图 ST 段抬高或压低，伴或不伴 T 波倒置。冠状动脉造影除外狭窄。左心室功能受损，心室造影或超声心动图显示心室中部和心尖部膨出。临床过程呈一过性。支持和安慰是主要的治疗手段。β 受体拮抗剂治疗可望减少心脏破裂的发生。

7. 缺血性心肌病（ischemic cardiomyopathy） 冠状动脉粥样硬化多支病变造成的弥漫性心脏扩大和心力衰竭称为缺血性心肌病，此有别于其他原因不明的扩张型心肌病。虽然欧美指南中都把冠状动脉疾病排除在心肌病的病因之外，但是文献中通常接受这一定义。

第二节 肥厚型心肌病

肥厚型心肌病(hypertrophic cardiomyopathy,HCM)是一种遗传性心肌病,以心室非对称性肥厚为解剖特点,是青少年运动猝死的最主要原因之一。根据左心室流出道有无梗阻,又可分为梗阻性和非梗阻性 HCM。国外报道人群患病率为200/10 万。我国有调查显示患病率为180/10 万。

本病预后差异很大,是青少年和运动猝死的一个最主要原因,少数进展为终末期心衰,另有少部分出现心衰、房颤和栓塞。不少病人症状轻微,预期寿命可以接近常人。

【病因与分子遗传学】

HCM 为常染色体显性遗传,具有遗传异质性。目前已发现至少 18 个疾病基因和 500 种以上变异,约占 HCM 病例的一半,其中最常见的基因突变为 β-肌球蛋白重链及肌球蛋白结合蛋白 C 的编码基因。HCM 的表型呈多样性,与致病的突变基因、基因修饰及不同的环境因子有关。

【病理生理】

在梗阻性 HCM 病人,左心室收缩时快速血流通过狭窄的流出道产生负压,引起二尖瓣前叶前向运动,加重梗阻。此作用在收缩中、后期较明显。有些病人静息时左室流出道梗阻不明显,运动后变为明显。静息或运动负荷超声显示左心室流出道压力阶差≥30mmHg 者,属梗阻性 HCM,约占 70%。

HCM 病人胸闷、气短等症状的出现与左心室流出道梗阻、左心室舒张功能下降、小血管病变造成心肌缺血等因素有关。

【病理改变】

大体解剖主要为心室肥厚,尤其是室间隔肥厚,部分病人的肥厚部位不典型,可以是左心室靠近心尖部位。组织学改变有 3 大特点:心肌细胞排列紊乱、小血管病变、瘢痕形成。

【临床表现】

1. 症状 最常见的症状是劳力性呼吸困难和乏力,其中前者可达 90% 以上,夜间阵发性呼吸困难较少见。1/3 的病人可有劳力性胸痛。最常见的持续性心律失常是房颤。部分病人有晕厥,常于运动时出现,与室性快速型心律失常有关。该病是青少年和运动员猝死的主要原因。

2. 体征 体格检查可见心脏轻度增大,可闻及第四心音。流出道梗阻的病人可于胸骨左缘第 3 ~4 肋间闻及较粗糙的喷射性收缩期杂音。心尖部也常可听到收缩期杂音,这是因为二尖瓣前叶移向室间隔导致二尖瓣关闭不全。增加心肌收缩力、减轻心脏前负荷的药物和动作,如应用正性肌力药、作 Valsalva 动作、取站立位、含服硝酸甘油等均可使杂音增强;相反凡减弱心肌收缩力或增加心脏前负荷的因素,如使用 β 受体拮抗剂、取蹲位等均可使杂音减弱。

【辅助检查】

1. 胸部 X 线检查 普通胸部 X 线检查示心影可以正常大小或左心室增大。

2. 心电图 变化多端。主要表现为 QRS 波左心室高电压、倒置 T 波和异常 q 波。左心室高电压多在左胸导联。ST 压低和 T 波倒置多见于Ⅰ、aVL、V_4 ~ V_6 导联。少数病人可有深而不宽的病理性 Q 波(图 3-6-2、图 3-6-3),见于导联Ⅰ、aVL 或Ⅱ、Ⅲ、aVF 和某些胸导联。此外,病人同时可伴有室内传导阻滞和其他各类心律失常。

3. 超声心动图 是临床最主要的诊断手段。心室不对称肥厚而无心室腔增大为其特征。舒张期室间隔厚度达 15mm(图 3-6-4)。伴有流出道梗阻的病例可见室间隔流出道部分向左心室内突出、二尖瓣前叶在收缩期前移(systolic anterior motion,SAM)、左心室顺应性降低致舒张功能障碍等。值得强调的是,室间隔厚度未达标不能完全除外本病诊断。静息状态下无流出道梗阻需要评估激发状态下的情况。

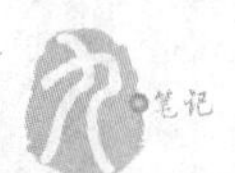

部分病人心肌肥厚限于心尖部,尤以前侧壁心尖部为明显,如不仔细检查,容易漏诊。

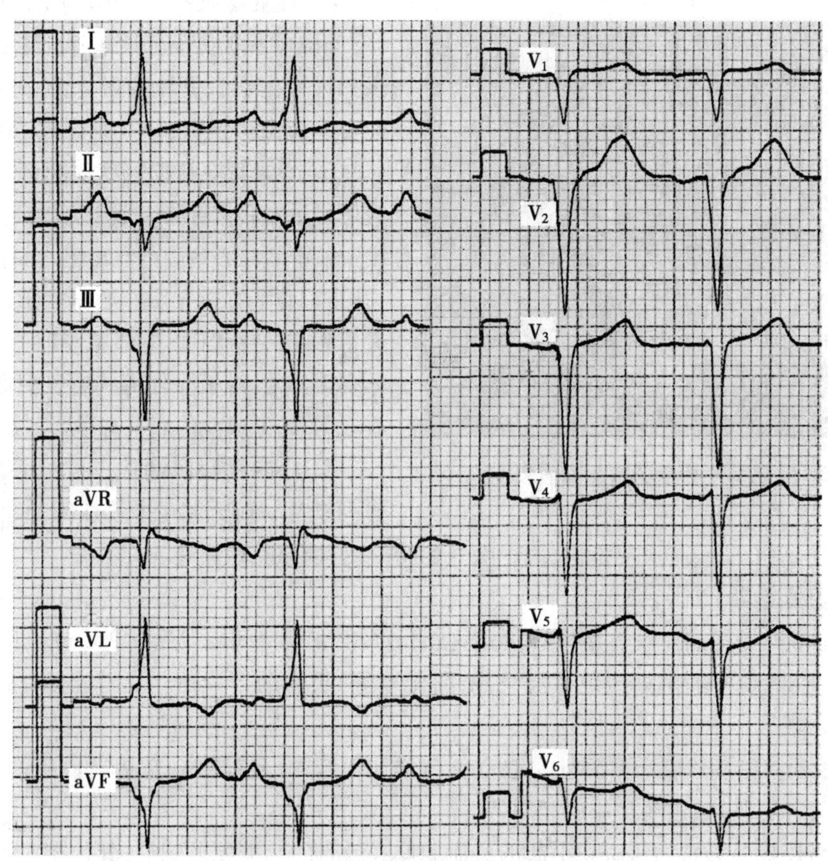

图 3-6-2 肥厚型心肌病的心电图表现

病人，男，35 岁，因间断心悸 3 年入院，心脏超声显示室间隔厚度达 31～36mm，ECG 显示Ⅱ、Ⅲ、aVF 导联，胸导联 V_1V_3 呈 QS 型，胸导联明显高电压（记录定准电压为 1/4）

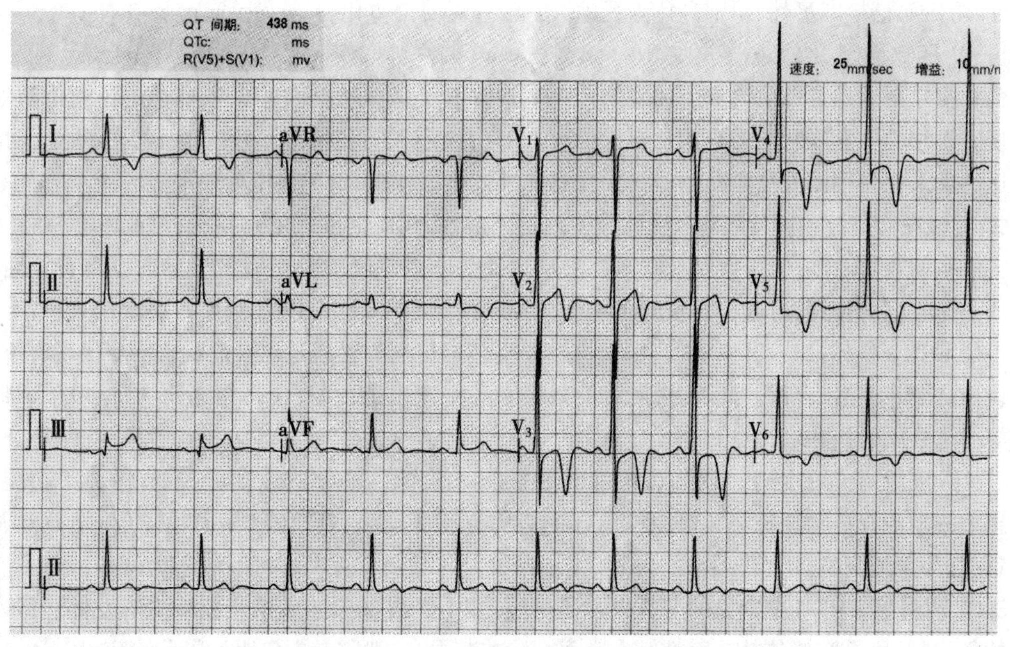

图 3-6-3 心尖肥厚型心肌病的心电图表现

左心室肥大伴冠状动脉缺血样 T 波明显深倒置

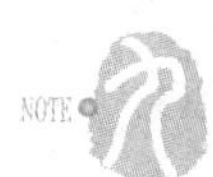

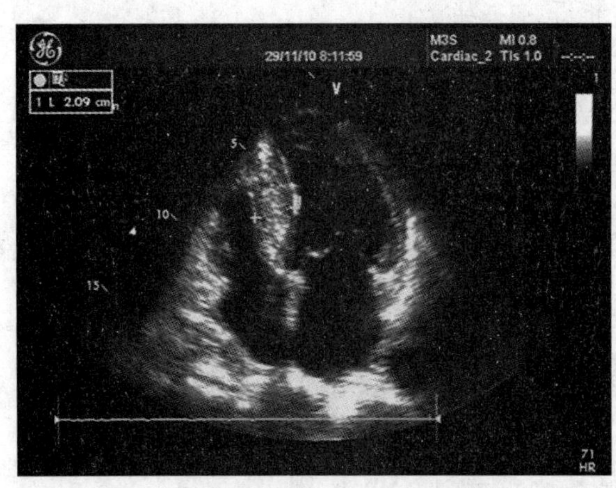

图3-6-4　肥厚型心肌病心脏超声图表现

4. **心脏磁共振**　CMR 显示心室壁局限性(室间隔多见)或普遍性增厚,同位素钆延迟增强扫描可见心肌呈片状强化,梗阻性 HCM 可见左心室流出道狭窄、SAM 征、二尖瓣关闭不全。

5. **心导管检查和冠状动脉造影**　心导管检查可显示左心室舒张末期压力增高。有左心室流出道狭窄者在心室腔与流出道之间存在收缩期压力阶差,心室造影显示左心室变形,可呈香蕉状、犬舌状或纺锤状(心尖部肥厚时)。冠状动脉造影多无异常,对于除外那些有疑似心绞痛症状和心电图 ST-T 改变的病人有重要鉴别价值。

6. **心内膜心肌活检**　可见心肌细胞肥大、排列紊乱、局限性或弥散性间质纤维化。心肌活检对除外浸润性心肌病有重要价值,用于除外淀粉样变、糖原贮积症等。

【诊断与鉴别诊断】

1. **诊断标准**　根据病史及体格检查,超声心动图示舒张期室间隔厚度达 15mm。近年来 CMR 越来越多地用于诊断。如有阳性家族史(猝死、心肌肥厚等)更有助于诊断。基因检查有助于明确遗传学异常。

2. **鉴别诊断**　鉴别诊断需要除外左心室负荷增加引起的心室肥厚,包括高血压性心脏病、主动脉瓣狭窄、先天性心脏病、运动员心脏肥厚等。

此外,还需要除外异常物质沉积引起的心肌肥厚:淀粉样变、糖原贮积症;其他相对少见的全身疾病如嗜铬细胞瘤、Fabry 病、血色病、心面综合征、线粒体肌病、Danon 病、遗传性共济失调及某些遗传代谢性疾病也可引起心肌肥厚,但常有其他系统受累表现有助于鉴别。

【治疗】

HCM 的治疗旨在改善症状、减少合并症和预防猝死。其方法是通过减轻流出道梗阻、改善心室顺应性、防治血栓栓塞事件、识别高危猝死病人。治疗需要个体化。

(一)药物治疗

药物治疗是基础。针对流出道梗阻的药物主要有 β 受体拮抗剂和非二氢吡啶类钙通道阻滞剂。当出现充血性心力衰竭时需要采用针对性处理。对房颤病人需要抗凝治疗。值得指出的是,对于胸闷不适的病人在使用硝酸酯类药物时需要注意除外流出道梗阻,以免使用后加重。

1. **减轻左心室流出道梗阻**　β 受体拮抗剂是梗阻性 HCM 的一线治疗用药,可改善心室松弛,增加心室舒张期充盈时间,减少室性及室上性心动过速。非二氢吡啶类钙通道阻滞剂也具有负性变时和减弱心肌收缩力作用,可改善心室舒张功能,对减轻左心室流出道梗阻也有一定治疗效果,可用于那些不能耐受 β 受体拮抗剂的病人。由于担心 β 受体拮抗剂与钙通道阻滞剂联合治疗出现心率过缓和低血压,一般不建议合用。此外,丙吡胺能减轻左心室流出道梗阻,也是候选药物,但口干、眼干和便秘等心脏外副作用相对多见。

2. **针对心力衰竭的治疗**　疾病后期可出现左心室扩大,左心室收缩功能减低,慢性心功能不全的临床表现。治疗药物选择与其他原因引起的心力衰竭相同,包括 ACEI、ARB、β 受体拮抗剂、利尿剂、螺内酯甚至地高辛。

3. **针对房颤**　HCM 最常见的心律失常是房颤,发生率达 20%。胺碘酮能减少阵发性房颤发作。对持续性房颤,可予 β 受体拮抗剂控制心室率。除非禁忌,一般需考虑口服抗凝药治疗。

(二)非药物治疗

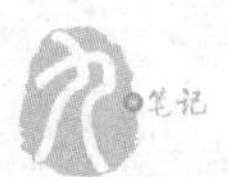
笔记

1. **手术治疗**　对于药物治疗无效、心功能不全(NYHA Ⅲ ~ Ⅳ级)病人,若存在严重流出道梗阻

（静息或运动时流出道压力阶差大于50mmHg），需要考虑行室间隔切除术。目前美国和欧洲共识将手术列入合适病人的首选治疗。

2. 酒精室间隔消融术　经冠状动脉间隔支注入无水酒精造成该供血区域心室间隔坏死，此法可望减轻部分病人左心室流出道梗阻及二尖瓣反流，改善心力衰竭症状。其适应证大致同室间隔切除术。由于消融范围的不确定性，部分病人需要重复消融，长期预后尚不清楚，目前主要针对那些年龄过大、手术耐受差、合并症多、缺乏精良手术医师的情况。

3. 起搏治疗　对于其他病因有双腔起搏置入适应证的病人，选择最佳的房室起搏间期并放置右心室心尖起搏可望减轻左心室流出道梗阻。对于药物治疗效果差而又不太适合手术或消融的病人可以选择双腔起搏。

（三）猝死的风险评估和ICD预防

HCM是青年和运动员心脏性猝死最常见的病因。ICD能有效预防猝死的发生。预测高危风险的因素包括：曾经发生过心跳骤停、一级亲属中有1个或多个HCM猝死发生、左心室严重肥厚（≥30mm）、左室流出道高压力阶差、Holter检查发现反复非持续室性心动过速、运动时出现低血压、不明原因晕厥（尤其是发生在运动时）。

第三节　限制型心肌病

限制型心肌病（restrictive cardiomyopathy，RCM）是以心室壁僵硬度增加、舒张功能降低、充盈受限而产生临床右心衰症状为特征的一类心肌病。病人心房明显扩张，但早期左心室不扩张，收缩功能多正常，室壁不增厚或仅轻度增厚。随着病情进展左心室收缩功能受损加重，心腔可以扩张。除外某些有特殊治疗方法的病例，确诊后5年生存期仅约30%。

【病因与分类】

RCM属于混合性心肌病，约一半为特发性，另一半为病因清楚的特殊类型，后者中最多的为淀粉样变。

本病通常分为以下3类：①浸润性：细胞内或细胞间有异常物质或代谢产物堆积，常见的疾病包括淀粉样变性、结节病、血色病、糖原贮积症、戈谢病、Fabry病；②非浸润性：包括特发性RCM，部分可能属于和其他类型心肌病重叠的情况如轻微扩张型心肌病、肥厚型/假性HCM，病理改变以纤维化为特征的硬皮病以及糖尿病心肌病等；③心内膜病变性：病变累及心内膜为主，如病理改变与纤维化有关的心内膜弹力纤维增生症、高嗜酸性粒细胞综合征、放射性、蒽环类抗生素等药物，以及类癌样心脏病和转移性癌等。

【病理改变与病理生理】

主要的病理改变为心肌纤维化、炎症细胞浸润和心内膜面瘢痕形成。这些病理改变使心室壁僵硬、充盈受限，心室舒张功能减低，心房后负荷增加使心房逐渐增大，静脉回流受阻，静脉压升高。

【临床表现】

主要表现为活动耐量下降、乏力、呼吸困难。随病程进展，逐渐出现肝大、腹腔积液、全身水肿。右心衰较重为本病临床特点。

体格检查可见颈静脉怒张，心脏听诊常可闻及奔马律，血压低常预示预后不良。可有肝大、移动性浊音阳性、下肢可凹性水肿。

【辅助检查】

1. 实验室检查　继发性病人可能伴随相应原发病的实验室异常，如淀粉样变性病人可能有尿本周蛋白。BNP在限制型心肌病病人明显增高，而在缩窄性心包炎病人一般不会很高。

2. 心电图　心肌淀粉样变病人常常为低电压。QRS波异常和ST-T改变在RCM较缩窄性心包炎明显。

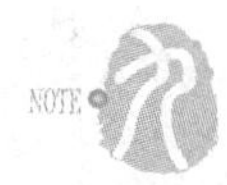

3. 超声心动图 双心房扩大和心室肥厚见于限制型心肌病。心肌呈磨玻璃样改变常常是心肌淀粉样变的特点。心包增厚和室间隔抖动征见于缩窄性心包炎。

4. X线片、CTA、CMR 胸片中见心包钙化,CT和CMR见心包增厚提示缩窄性心包炎为可能的病因。CTA见严重冠状动脉狭窄提示缺血性心肌病是心肌损害的可能原因。CMR检查对某些心肌病有重要价值,如心肌内呈颗粒样的钆延迟显像见于心肌淀粉样变性。

5. 心导管检查 与缩窄性心包炎病例相比,RCM的特点包括:①肺动脉(收缩期)压明显增高(常>50mmHg);②舒张压的变化较大;③右心室舒张压相对较低(缩窄性心包炎达1/3收缩压峰值以上)等。

6. 心内膜心肌活检 相对正常的病理结果支持心包炎诊断。对于心肌淀粉样变性和高嗜酸性粒细胞综合征等具有确诊的价值。

【诊断与鉴别诊断】

根据运动耐力下降、水肿病史及右心衰等临床症状,如果病人心电图肢导联低电压、超声心动图见双房大、室壁不厚或增厚、左心室不扩大而充盈受限,应考虑RCM。

心肌淀粉样变的心脏超声显示心室壁呈磨玻璃样改变。其他引起RCM的全身疾病包括血色病、结节病、高嗜酸性粒细胞综合征、系统性硬化症等。病史中需要询问放射、放疗史、药物使用史等。

鉴别诊断应除外缩窄性心包炎,两者的临床表现及血流动力学改变十分相似。缩窄性心包炎病人以往可有活动性心包炎或心包积液病史。查体可有奇脉、心包叩击音。胸部X线有时可见心包钙化。超声心动图有时可见心包增厚、室间隔抖动征。而RCM常有双心房明显增大、室壁可增厚。CMR可见部分室壁延迟强化。

心导管压力测定有助于和缩窄性心包炎的鉴别。心内膜心肌活检有助于发现RCM的继发病因。

【治疗】

原发性RCM无特异性治疗手段,主要为避免劳累、呼吸道感染等加重心力衰竭的诱因。该病引起的心力衰竭对常规治疗反应不佳,往往成为难治性心力衰竭。对于继发性RCM,部分疾病有针对病因的特异性治疗。

第四节 心 肌 炎

心肌炎(myocarditis)是心肌的炎症性疾病。最常见病因为病毒感染。细菌、真菌、螺旋体、立克次体、原虫、蠕虫等感染也可引起心肌炎,但相对少见。非感染性心肌炎的病因包括药物、毒物、放射、结缔组织病、血管炎、巨细胞心肌炎、结节病等。起病急缓不定,少数呈暴发性导致急性泵衰竭或猝死。病程多有自限性,但也可进展为扩张型心肌病。本节重点叙述病毒性心肌炎。

【病因】

多种病毒都可能引起心肌炎。柯萨奇B组病毒,细小病毒B-19,人疱疹病毒6型,孤儿(Echo)病毒,脊髓灰质炎病毒等为常见病毒。柯萨奇B组病毒是最为常见的致病原因,约占30%~50%。此外,人类腺病毒、流感、风疹、单纯疱疹、脑炎、肝炎(A、B、C型)病毒以及EB病毒、巨细胞病毒和人类免疫缺陷病毒(HIV)等都能引起心肌炎。

病毒性心肌炎的发病机制包括:①病毒直接作用;②病毒与机体的免疫反应共同作用。直接作用造成心肌直接损害。而病毒介导的免疫损伤主要是由T淋巴细胞介导。此外还有多种细胞因子和NO等介导的心肌损害和微血管损伤。这些变化均可损害心肌组织结构和功能。

【临床表现】

1. 症状 病毒性心肌炎病人临床表现取决于病变的广泛程度与部位,轻者可完全没有症状,重者甚至出现心源性休克及猝死。多数病人发病前1~3周有病毒感染前驱症状,如发热、全身倦怠感和肌肉酸痛,或恶心、呕吐等消化道症状。随后可以有心悸、胸痛、呼吸困难、水肿,甚至晕厥、猝死。

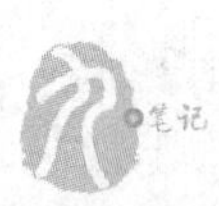

临床诊断的病毒性心肌炎绝大部分是以心律失常为主诉或首见症状,其中少数可因此发生晕厥或阿-斯综合征。

2. 体征 查体常有心律失常,以房性与室性期前收缩及房室传导阻滞最为多见。心率可增快且与体温不相称。听诊可闻及第三、第四心音或奔马律,部分病人可于心尖部闻及收缩期吹风样杂音。心衰病人可有颈静脉怒张、肺部湿啰音、肝大等体征。重症可出现血压降低、四肢湿冷等心源性休克体征。

【辅助检查】

1. 胸部X线检查 可见心影扩大,有心包积液时可呈烧瓶样改变。

2. 心电图 常见ST-T改变,包括ST段轻度移位和T波倒置。合并急性心包炎的病人可有aVR导联以外ST段广泛抬高,少数可出现病理性Q波。可出现各型心律失常,特别是室性心律失常和房室传导阻滞等。

3. 超声心动图检查 可正常,也可显示左心室增大,室壁运动减低,左心室收缩功能减低,附壁血栓等。合并心包炎者可有心包积液。

4. 心脏磁共振 对心肌炎诊断有较大价值。典型表现为T1和T2信号强度增加提示水肿,心肌早期钆增强提示心肌充血,钆延迟增强扫描可见心外膜下或心肌中层片状强化。

5. 非特异性炎症指标检测 红细胞沉降率加快,C反应蛋白等非特异性炎症指标常升高。

6. 病毒血清学检测 仅对病因有提示作用,不能作为诊断依据。确诊有赖于检出心内膜、心肌或心包组织内病毒、病毒抗原、病毒基因片段或病毒蛋白。

7. 心内膜心肌活检(EMB) 除用于确诊本病外,还有助于病情及预后的判断。因其有创,本检查主要用于病情急重、治疗反应差、原因不明的病人。对于轻症病人,一般不常规检查。

【诊断与鉴别诊断】

1. 诊断标准 病毒性心肌炎的诊断主要为临床诊断。根据典型的前驱感染史、相应的临床表现及体征、心电图、心肌酶学检查或超声心动图、CMR显示的心肌损伤证据,应考虑此诊断。确诊有赖于EMB。

2. 鉴别诊断 应注意排除甲状腺功能亢进、二尖瓣脱垂综合征以及影响心功能的其他疾病如结缔组织病、血管炎、药物及毒物等引起的心肌炎。可采用EMB来明确诊断。

【治疗】

病毒性心肌炎尚无特异性治疗,应该以针对左心功能不全的支持治疗为主。病人应避免劳累,适当休息。出现心力衰竭时酌情使用利尿剂、血管扩张剂、ACEI等。出现快速型心律失常者,可采用抗心律失常药物。高度房室传导阻滞或窦房结功能损害而出现晕厥或明显低血压时,可考虑使用临时心脏起搏器。

经EMB明确诊断的病毒性心肌炎,心肌心内膜持续有病毒相关基因、抗原检出,无论组织学是否提示炎症活动(大量炎症细胞浸润),均建议给予特异性抗病毒治疗。丙种球蛋白的疗效目前尚不肯定。

此外,临床上还可应用促进心肌代谢的药物如腺苷三磷酸、辅酶A、环腺苷酸等。

暴发性心肌炎和重症心肌炎进展快、死亡率高,在药物治疗基础上保证心肺支持系统十分重要。

(方 全)

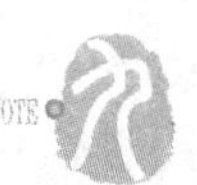

第七章　先天性心血管病

第一节　成人常见先天性心血管病

先天性心血管病(congenital cardiovascular diseases)是指心脏及大血管在胎儿期发育异常引起的、在出生时病变即已存在的疾病,简称先心病。在我国,先心病的发病率为0.7%～0.8%。成人常见先天性心血管病见表3-7-1。

表3-7-1　成人常见先天性心血管病

部位	畸形	血流动力学
心房	房间隔缺损	左向右分流
	卵圆孔未闭	房水平分流较小
心室	室间隔缺损	左向右分流
瓣膜	二叶主动脉瓣	无分流
	肺动脉瓣狭窄	无分流
	三尖瓣下移	无分流
血管	动脉导管未闭	左向右分流
	主动脉缩窄	无分流
	主动脉窦瘤	窦瘤破裂多发生左向右分流
	冠状动脉瘘	多发生左向右分流
复杂	法洛四联症	右向左分流

一、房间隔缺损

房间隔缺损(atrial septal defect,ASD)是最常见的成人先天性心脏病,占成人先天性心脏病的20%～30%,男女发病率之比为1∶(1.5～3),且有家族遗传倾向。

【病理解剖】

房间隔缺损一般分为原发孔缺损(primum atrial septal defect)和继发孔缺损(secundum atrial septal defect)。后者又分为中央型缺损、下腔型缺损、上腔型缺损和混合型缺损,以中央型缺损最多见,也可有多个缺损同时存在。

【病理生理】

房间隔缺损对血流动力学的影响主要取决于分流量的多少。分流量的多少除取决于缺损口大小,还与左、右心室的顺应性和体、肺循环的相对阻力有关。持续的肺血流量增加导致肺淤血,使右心容量负荷增加,肺血管顺应性下降,从功能性肺动脉高压发展为器质性肺动脉高压,右心系统压力随之持续增高直至超过左心系统的压力,使原来的左向右分流(left-to-right shunt,LRS)逆转为右向左分流(right-to-left shunt,RLS)而出现青紫。

【临床表现】

一般无症状,随病情发展可出现劳力性呼吸困难、心律失常、右心衰竭等,晚期约有15%病人因重度肺动脉高压出现右向左分流而有青紫,形成艾森门格综合征(Eisenmenger syndrome)。

体格检查最典型的体征为肺动脉瓣区第二心音亢进呈固定性分裂，并可闻及Ⅱ～Ⅲ级收缩期喷射性杂音。

【辅助检查】

1. **心电图**　可有电轴右偏、右室肥大、右束支传导阻滞等表现。

2. **X线检查**　可见右房、右室增大，肺动脉段突出及肺血管影增加。

3. **超声心动图**　具有确诊价值。

4. **心导管检查**　可以测量心房水平的分流量以及肺循环阻力。

【诊断与鉴别诊断】

典型的心脏听诊、心电图、X线表现可提示房间隔缺损存在，超声心动图可以确诊。应与肺静脉畸形引流、肺动脉瓣狭窄及小型室间隔缺损等鉴别。

【治疗】

对于成人房间隔缺损病人，只要超声检查有右室容量负荷增加的证据，就应尽早关闭缺损。房间隔缺损的治疗方法包括介入治疗和外科开胸手术两种。

1. **介入治疗**　参见本章第二节。

2. **手术治疗**　在未开展介入手术治疗以前，对所有单纯房间隔缺损已引起血流动力学改变者均应手术治疗。

【预后】

死亡原因常为心力衰竭，其次为肺部感染、肺动脉血栓形成或栓塞。

二、室间隔缺损

室间隔缺损（ventricular septal defect，VSD），也是一种常见的先天性心脏畸形，约占成人先天性心血管疾病的10%～20%。可单独存在，亦可与其他畸形合并发生。

【病理解剖】

室间隔由膜部、漏斗部和肌部三部分组成。根据缺损的部位，室间隔缺损可分为膜部缺损，最常见；漏斗部缺损，又可分为干下型和嵴内型；肌部缺损。

【病理生理】

室间隔缺损必然导致心室水平的左向右分流，其血流动力学效应为：①肺循环血量增多；②左室容量负荷增大；③体循环血量下降；④晚期可形成Eisenmenger综合征。

【临床表现】

一般根据血流动力学受影响的程度，症状轻重等，临床上分为大、中、小型室间隔缺损。

1. **小型室间隔缺损**　此类病人通常无症状，沿胸骨左缘第3～4肋间可闻及Ⅳ～Ⅵ级全收缩期杂音伴震颤，P_2心音可有轻度分裂，无明显亢进。

2. **中型室间隔缺损**　部分病人有劳力性呼吸困难。听诊除在胸骨左缘可闻及全收缩期杂音伴震颤外，并可在心尖区闻及舒张中期反流性杂音，P_2心音可轻度亢进。

3. **大型室间隔缺损**　因血流动力学影响严重，存活至成人期者较少见，且常因出现右向左分流而呈现青紫；并有呼吸困难及负荷能力下降。胸骨左缘收缩期杂音常减弱至Ⅲ级左右，P_2心音亢进；有时可闻及因继发性肺动脉瓣关闭不全而致的舒张期杂音。

【辅助检查】

1. **心电图**　室间隔小缺损时心电图可正常或电轴左偏，较大室间隔缺损时可有左室或双室肥大。

2. **X线检查**　小型室间隔缺损可无异常征象；中型室间隔缺损可见肺血增加，心影略向左增大；大型室间隔缺损主要表现为肺动脉及其主要分支明显扩张，但在肺野外1/3血管影突然减少，心影大小不一。

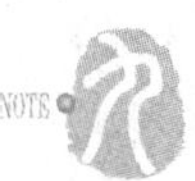

3. **超声心动图** 是确诊本病的主要无创方法。

4. **心导管检查** 可以测量心室水平的分流量以及肺循环阻力。

【诊断与鉴别诊断】

典型室间隔缺损根据临床表现及超声心动图即可确诊。需与肺动脉瓣狭窄、肥厚型心肌病鉴别，合并肺动脉高压者应与原发性肺动脉高压及法洛四联症鉴别。

【治疗】

1. **介入治疗** 参见本章第二节。

2. **手术治疗** 室间隔缺损修补术。伴明显肺动脉压增高，肺血管阻力>7Wood 单位者不宜手术。

【预后】

缺损面积较小者预后良好，较大缺损伴有严重肺动脉高压者预后极差。

三、动脉导管未闭

动脉导管未闭（patent ductus arteriosus，PDA）是常见的先天性心脏病之一，占先天性心脏病总数的12% ~15%，女性约两倍于男性。约10%的病例并存其他心血管畸形。

【病理解剖】

动脉导管连接肺动脉总干与降主动脉，是胎儿期血液循环的主要渠道。出生后一般在数个月内因失用而闭塞，如1岁后仍未闭塞，即为动脉导管未闭。

【病理生理】

由于存在左向右分流，肺循环血流量增多，致使左心负荷加重，左心随之增大。

【临床表现】

分流量小者可无症状，中等分流量者常有乏力、劳累后心悸、气喘胸闷等症状，突出的体征为胸骨左缘第2肋间及左锁骨下方可闻及连续性机械样杂音，常伴有震颤，传导范围广泛。大量分流者，常伴有继发性严重肺动脉高压导致右向左分流，多有青紫，且临床症状严重。

【辅助检查】

1. **心电图** 常见的有左室大、左房大的改变，肺动脉高压时，可出现右房大，右室肥大。

2. **X线检查** 透视下所见肺门舞蹈征是本病的特征性变化。

3. **超声心动图** 可显示未闭动脉导管。

4. **心导管检查** 可了解肺血管阻力、分流情况及除外其他复杂畸形。

【诊断与鉴别诊断】

根据典型杂音、X线及超声心动图表现，大部分可以作出正确诊断。需与主动脉瓣关闭不全合并室间隔缺损、主动脉窦瘤（Valsalva 窦瘤）破裂等可引起双期或连续性杂音的病变鉴别。

【治疗】

大多数专家认为动脉导管未闭一经诊断就必须进行治疗，而且大多数能够通过介入方法治愈。

1. **介入治疗** 参见本章第二节。

2. **手术治疗** 外科手术采用结扎术或切断缝合术。

【预后】

除少数病例已发展至晚期失去手术介入治疗机会外，总体预后良好。本病容易合并感染性心内膜炎。

四、卵圆孔未闭

卵圆孔是心脏房间隔在胚胎时期的一个生理性通道，正常情况下在出生后5~7个月左右融合，若未能融合则形成卵圆孔未闭（patent foramen ovale，PFO）。PFO与不明原因脑卒中之间存在着密切的联系。

【病理解剖】

在胚胎发育至第6、7周时，心房间隔先后发出2个隔，先出现的隔为原发隔，后出现的隔为继发隔。卵圆窝处原发隔与继发隔未能粘连融合留下一小裂隙称卵圆孔未闭。

【病理生理】

PFO对心脏的血流动力学影响小，但PFO与不明原因脑卒中之间存在着密切的联系。因PFO的存在造成"反常栓塞"，可引起相应的临床症状。

【临床表现】

卵圆孔未闭在无分流或分流量小时多无症状，难以听到杂音。当发生明显分流时可能出现不明原因脑卒中(cryptogenic stroke，CS)或偏头痛。同时也可伴随晕厥、暂时性失语、睡眠性呼吸暂停、平卧性呼吸困难、斜卧呼吸-直立性低氧血症(platypnea-orthodeoxia syndrome，POS)等潜在症状。

【辅助检查】

1. **心电图、X线检查**　一般无明显异常。
2. **超声心动图**　可发现左向右分流或右向左分流的卵圆孔未闭。
3. **心导管检查**　可直接证实卵圆孔未闭的存在。

【诊断与鉴别诊断】

卵圆孔未闭的诊断主要靠心脏超声检查来明确诊断。卵圆孔未闭应与小房间隔缺损相鉴别。

【治疗】

PFO合并不明原因脑卒中、一过性脑缺血发作(transient cerebral ischemic attack，TIA)或偏头痛等，应给予治疗，包括药物治疗(抗凝剂或抗血小板制剂)、经导管封堵PFO、外科手术关闭PFO。

1. **介入治疗**　参见本章第二节。
2. **手术治疗**　多数情况下，外科修补PFO已被介入治疗所替代。

【预后】

本病一旦发现反常栓塞的证据应及时进行治疗，预后较好。

五、肺动脉瓣狭窄

先天性肺动脉瓣狭窄(congenital pulmonary valve stenosis)发病率较高，在成人先天性心脏病中可达25%。

【病理解剖】

本病主要病理变化可分为三型：瓣膜型，瓣下型，瓣上型。

【病理生理】

主要的病理生理为右心室的排血受阻，右室压力增高，右室代偿性肥厚，最终右室扩大以致衰竭。

【临床表现】

轻症肺动脉瓣狭窄可无症状，中度狭窄者在活动时可有呼吸困难及疲倦，严重狭窄者可因剧烈活动而导致晕厥甚至猝死。

典型的体征为胸骨左缘第2肋间有一响亮的收缩期喷射性杂音，传导广泛可传及颈部，整个心前区甚至背部常伴有震颤；肺动脉瓣区第二心音减弱。

【辅助检查】

1. **心电图**　可出现电轴右偏、右室肥大、右房增大。也可见不完全右束支传导阻滞。
2. **X线检查**　可见肺动脉段突出，肺血管影细小，肺野异常清晰；心尖左移上翘，心影明显增大。
3. **超声心动图**　可见肺动脉瓣增厚，可定量测定瓣口面积，可计算出跨瓣或狭窄上下压力阶差。
4. **右心导管检查和右心室造影**　可确定狭窄的部位及类型，测定右心室和肺动脉的压力。

【诊断与鉴别诊断】

典型的杂音、X线表现及超声心动图检查可以确诊。鉴别诊断应考虑原发性肺动脉扩张，房、室

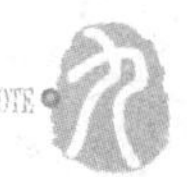

间隔缺损，法洛四联症及 Ebstein 畸形等。

【治疗】

1. 介入治疗 首选方法。参见本章第二节。

2. 手术治疗 球囊扩张不成功或不宜行球囊扩张者，如狭窄上下压力阶差>40mmHg 应采取手术治疗。

【预后】

介入或手术治疗效果均良好。重症狭窄如不予处理，可致右心衰而死亡。

六、二叶主动脉瓣

先天性二叶主动脉瓣(congenital bicuspid aortic valve)是成人先天性心脏病中较常见的类型之一，在人群中的发病率约为 1%。

【病理解剖】

主动脉瓣及其上、下邻近结构的先天性发育异常有较多类型，但在成年人中以二叶主动脉瓣最为常见。随着年龄增长，二叶瓣可导致主动脉瓣狭窄，及主动脉瓣关闭不全。

【病理生理】

当二叶瓣功能正常时无血流动力学异常，一旦出现瓣膜狭窄或关闭不全则可出现相应的血流动力学变化。

【临床表现】

瓣膜功能正常时可无任何症状体征。瓣膜功能障碍出现狭窄或关闭不全时表现相应的症状体征，请参阅瓣膜病的相关章节。

【辅助检查】

1. 超声心动图是诊断二叶主动脉瓣最直接、最可靠的检查方法。

2. 伴发主动脉瓣狭窄后继发左心室肥厚，或伴发主动脉瓣关闭不全继发左心室扩大，心电图及 X 线可有相应的表现。

3. 心导管检查仅用于拟行介入或手术治疗的病人。

【诊断与鉴别诊断】

根据超声心动图所见诊断并不困难。主要应与风湿性瓣膜病及梗阻性肥厚型心肌病相鉴别。

【治疗】

1. 介入治疗 参见本章第二节。

2. 手术治疗 对于有瓣膜狭窄且有相应症状，跨瓣压力阶差≥50mmHg 时，宜行瓣膜成形或换瓣手术；对于瓣膜关闭不全，心脏进行性增大者，应考虑换瓣手术治疗。

【预后】

单纯二叶主动脉瓣畸形的预后取决于并发的功能障碍的程度。此外，本病易患感染性心内膜炎，病情可因此急剧恶化。

七、三尖瓣下移畸形

先天性三尖瓣下移畸形多称之为埃勃斯坦畸形(Ebstein anomaly)，在先天性心脏病中属少见。

【病理解剖】

本病的主要病变为三尖瓣瓣叶及其附着部位的异常，右心室被下移的三尖瓣分隔为较小的功能性右室(肌部及流出道)及房化的右室，与原有的右房共同构成一大心腔。

【病理生理】

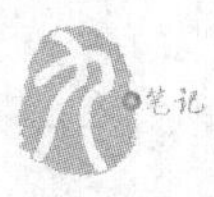

主要为三尖瓣关闭不全的病理生理变化，右房压增高。如同时有房间隔缺损，可能导致右向左分

流而有青紫。

【临床表现】

病人自觉症状轻重不一，可有心悸、气喘、乏力、头晕和右心衰竭等。约80%病人有青紫，有20%病人有阵发性房室折返性心动过速病史。

最突出的体征是心界明显增大，心前区搏动微弱。心脏听诊可闻及四音心律。胸骨左缘下端可闻及三尖瓣关闭不全的全收缩期杂音，颈动脉扩张性搏动及肝大伴扩张性搏动均可出现。

【辅助检查】

1. **心电图**　常有一度房室传导阻滞、P波高尖、右束支传导阻滞。约25%有预激综合征（右侧房室旁路）图形。

2. **X线检查**　球形巨大心影为其特征。

3. **超声心动图**　具有重大诊断价值，可见到下移的瓣膜、巨大右房、房化右室及相对甚小的功能性右室、缺损的房间隔亦可显现。

4. **右心导管检查**　拟行手术治疗者宜行右心导管检查。

【诊断与鉴别诊断】

临床表现及超声检查可确诊。有青紫者应与其他青紫型先天性心脏病及三尖瓣闭锁鉴别；无青紫者应与扩张型心肌病和心包积液鉴别。

【治疗】

症状轻微者可暂不手术，随访观察，心脏明显增大，症状较重者应行手术治疗。

八、先天性主动脉缩窄

先天性主动脉缩窄（congenital coarctation of the aorta）是指局限性主动脉管腔狭窄，为先天性心脏大血管畸形，在各类先天性心脏病中占5%～8%，男女之比为（3～5）∶1。

【病理解剖】

根据缩窄部位与动脉导管部位的关系，可分为导管前型及导管后型。

【病理生理】

本病主要病理生理为体循环近端缩窄以上供血范围高血压，包括上肢血压升高而以下肢为代表的缩窄以下的血压降低。

【临床表现】

成人主动脉缩窄常无症状，部分病人可出现劳力性呼吸困难、头痛、头晕、鼻出血、下肢无力、麻木、发凉甚至有间歇性跛行。

最明显的体征表现为上肢血压有不同程度的增高，下肢血压下降。心尖搏动增强，心界常向左下扩大，沿胸骨左缘到中上腹可闻及收缩中后期喷射性杂音，有时可在左侧背部闻及。约有20%的病人存在动脉导管未闭。

【辅助检查】

1. **心电图**　常有左室肥大及（或）心肌劳损表现。

2. **X线检查**　可见左室增大、升主动脉增宽，缩窄上下血管扩张而使主动脉弓呈3字征。

3. **超声心动图**　可测定缩窄上下压力阶差。

4. **磁共振检查**　可显示整个主动脉的解剖构形及侧支循环情况。

5. **心导管检查和主动脉造影术**　可进行压力测定，显示缩窄的部位、长度以及侧支循环的情况，是否存在动脉导管未闭等。

【诊断与鉴别诊断】

典型的上下肢血压的显著差别及胸部杂音可提示本病的诊断，超声心动图检查可确诊。鉴别诊断应考虑主动脉瓣狭窄，动脉导管未闭及多发性大动脉炎等。

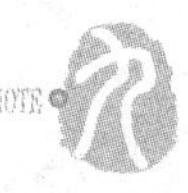

【治疗】

1. **介入治疗** 参见本章第二节。

2. **手术治疗** 一般采用缩窄部位切除端端吻合或补片吻合，术后有时可有动脉瘤形成。较早手术者，预后相对较好。

【预后】

成年后手术死亡率高于儿童期手术，如不手术大多死于50岁以内，其中半数以上死于30岁以内。

九、主动脉窦瘤

先天性主动脉窦瘤（congenital aortic sinus aneurysm）是一种少见的先天性心脏病变。此病变大多在成年时被发现，男性多于女性。

【病理解剖】

本病主要在主动脉窦部，随着年龄增长瘤体常逐渐增大并突入心腔中，当瘤体增大至一定程度，瘤壁变薄而导致破裂。窦瘤可破入右心房、右心室、肺动脉、左心室或心包腔。部分病人合并有室间隔缺损。

【病理生理】

根据窦瘤的部位及破入不同的腔室而有不同的病理生理变化，如破入心包则可因急骤发生的心脏压塞而迅速死亡。临床上以右冠状动脉窦瘤破入右心室更为常见，并具有典型的类似心室水平急性左向右分流的病理生理特征。

【临床表现】

在瘤体未破裂前一般无临床症状或体征。当窦瘤破裂后病人会出现心悸、胸痛、呼吸困难、咳嗽等急性心功能不全症状，随后逐渐出现右心衰竭的表现。体征以胸骨左缘第3、4肋间闻及连续性响亮的机器样杂音，伴有震颤为特征。

【辅助检查】

1. **心电图** 可正常，窦瘤破裂后可出现左室增大或左、右室增大表现。

2. **X线检查** 窦瘤破裂后，可见肺淤血，左、右心室增大。

3. **超声心动图** 窦瘤未破裂前即可见到相应的窦体增大有囊状物膨出。瘤体破裂后可见裂口；超声多普勒可显示经裂口的血液分流。

4. **磁共振显像** 可更清晰地显示窦瘤部位大小及与周围心血管腔室的关系。

5. **心导管检查** 可准确判断破入的部位及分流量。

【诊断与鉴别诊断】

由于影像检查技术的发展及普及，临床上发现未破裂主动脉窦瘤的概率增加。事先未发现主动脉瘤者，出现急性症状体征时应与急性心肌梗死、动脉导管未闭、室间隔缺损伴有主动脉瓣关闭不全等相鉴别。

【治疗】

窦瘤未破裂者不予处理，随访观察。一旦破裂应该尽早治疗。

1. **介入治疗** 参见本章第二节。

2. **手术治疗** 开胸外科修补。

【预后】

窦瘤一旦破裂预后不佳，如不能手术治疗，多在数周或数个月内死于心力衰竭。

十、冠状动脉瘘

冠状动脉瘘（coronary artery fistulae，CAF）是指冠状动脉与心腔、冠状静脉、肺动脉等的异常连接，是一种少见的先天性心脏病，发病率为1.3%。

【病理解剖】

冠状动脉瘘可进入心脏和大血管的任何部位，右冠状动脉瘘多见（约50%～60%），故引入右心系统最为常见（90%），依次为右室（40%）、右房（25%）、肺动脉（17%）、冠状静脉窦（7%），较少引入左房、左室。

【病理生理】

冠状动脉瘘与右心系统交通时，增加右心负荷，并使肺血流量增多，导致肺动脉高压，随着年龄的增长可并发充血性心力衰竭。冠状动脉瘘与左心系统交通时不产生左向右分流，但使左心负荷增加。因心肌血管床阻力高于瘘管，故冠脉血流易经瘘管直接回流入心腔，这种冠状动脉"窃血"现象可减少心肌灌注，使在部分病人产生局部心肌供血不足。

【临床表现】

大多数CAF无临床症状或体征，通常在体检时发现心脏杂音或行导管介入时发现，产生大量左向右分流的CAF则可导致"窃血综合征"，出现心绞痛等症状。CAF最常见的并发症为心力衰竭，约有75%的CAF病人在40～50岁出现心力衰竭症状。

体征以连续性杂音伴局部震颤为特征，类似动脉导管未闭，右心室瘘者，以胸骨左缘4、5肋间舒张期杂音最响，而瘘入右房者，则胸骨右缘第2肋间收缩期杂音最响。肺动脉或左房瘘的杂音则沿胸骨左缘第2肋间最响。

【辅助检查】

1. **心电图** 可见左室高电压、左室肥厚及双室肥厚，右心室肥大。部分病人有心房颤动。

2. **X线检查** 分流量较大者可见肺血及心影轻度增大。

3. **超声心动图** 能够清楚地显示扩张的冠状动脉，并追踪冠状动脉的走向，同时用彩色多普勒观察、发现瘘口的所在部位。

4. **磁共振显像** 能够显示瘘的起源、走行、终点等形态学特点外，还能提供瘘管内血流量、心功能以及心肌厚度等。

5. **心导管检查** 冠状动脉造影目前仍是CAF诊断的金标准，可显示CAF的起源、走行、分布、瘘口位置及大小、瘤样扩张及"窃血"现象等。

【诊断与鉴别诊断】

综合症状、心前区杂音、X线、心电图及超声心动图检查，本病诊断并不困难，但需与动脉导管未闭、主动脉窦瘤、主-肺间隔缺损及室间隔缺损合并主动脉瓣关闭不全相鉴别。

【治疗】

1. **介入治疗** 参见本章第二节。

2. **手术治疗** 传统外科手术治疗方法为瘘管结扎，其他治疗方法包括经冠状动脉修补和经心腔修补瘘口。

【预后】

大部分成功栓塞的CAF病人预后较好。

十一、法洛四联症

先天性法洛四联症（congenital tetralogy of Fallot）是联合的先天性心血管畸形，包括肺动脉狭窄、室间隔缺损、主动脉右位（主动脉骑跨于缺损的室间隔上）、右室肥大四种异常，是最常见的发绀型先天性心脏病，在成人先天性心脏病中所占比例接近10%。

【病理解剖】

本症主要畸形为室间隔缺损，均为大缺损，多为膜周部，左、右心室压力相等；肺动脉狭窄可为瓣膜、瓣上、瓣下型，以右心室流出道漏斗部狭窄为最多；主动脉骑跨右心室所占比例可自15%～95%不等；右心室肥厚为血流动力学影响的继发改变，本症常可伴发其他畸形，如同时有房间隔缺损则称之

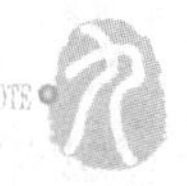

为法洛五联症。

【病理生理】

由于室间隔大缺损,左、右心室压力相等,相当于一个心室向体循环及肺循环排血,右心室压力增高,但由于肺动脉狭窄,肺动脉压力不高甚至降低,大量右心室血流经骑跨的主动脉进入体循环,使动脉血氧饱和度明显降低,出现青紫并继发红细胞增多症。

【临床表现】

主要是自幼出现的进行性青紫和呼吸困难,易疲乏,劳累后常取蹲踞位休息。严重缺氧时可引起晕厥,长期右心压力增高及缺氧可发生心功能不全。病人除明显青紫外,常伴有杵状指(趾),心脏听诊肺动脉瓣第二心音减弱以至消失,胸骨左缘常可闻及收缩期喷射性杂音。脑血管意外(如脑梗死)、感染性心内膜炎、肺部感染为本病常见并发症。

【辅助检查】

1. **血常规检查** 可显示红细胞、血红蛋白及血细胞比容均显著增高。

2. **心电图** 可见电轴右偏、右心室肥厚。

3. **X线检查** 主要为右心室肥厚表现,肺动脉段凹陷,形成木靴状外形,肺血管纹理减少。

4. **超声心动图** 可显示右心室肥厚、室间隔缺损及主动脉骑跨。右心室流出道狭窄及肺动脉瓣的情况也可以显示。

5. **磁共振检查** 对于各种解剖结构异常可进一步清晰显示。

6. **心导管检查** 对拟行手术治疗的病人应行心导管检查,根据血流动力学改变,血氧饱和度变化及分流情况进一步确定畸形的性质和程度,以及有无其他合并畸形,为制订手术方案提供依据。

【诊断与鉴别诊断】

根据临床表现、X线及心电图检查可提示本症,超声心动图检查基本上可确定诊断。鉴别诊断应考虑与大动脉错位合并肺动脉瓣狭窄、右心室双出口及Eisenmenger综合征相鉴别。

【治疗】

未经手术而存活至成年的本症病人,唯一可选择的治疗方法为手术纠正畸形,手术危险性较儿童期手术为大,但仍应争取手术治疗。近年来,随着先心病介入治疗技术的迅速发展,目前介入治疗已成为先心病治疗的重要手段,导管介入与外科手术相结合镶嵌治疗法洛四联症,大大提高了病人救治的机会。

【预后】

儿童期未经手术治疗者预后不佳,多于20岁以前死于心功能不全或脑血管意外、感染性心内膜炎等并发症。

十二、艾森门格综合征

艾森门格综合征(Eisenmenger syndrome)严格的意义上并不能称为先天性心脏病,而是一组先天性心脏病发展的后果。如先天性室间隔缺损持续存在,肺动脉高压进行性发展,原来的左向右分流变成右向左分流,从无青紫发展至有青紫时,即称之为Eisenmenger综合征。其他如房间隔缺损、动脉导管未闭等也可有类似的情况。因此,本征也可称之为肺动脉高压性右向左分流综合征。在先天性心脏病手术尚未普及时临床上本征较多见,近年来已逐渐减少。

【病理解剖】

除原发的室间隔缺损、房间隔缺损或动脉导管未闭等原有畸形外,可见右心房、右心室均明显增大;肺动脉总干和主要分支扩大,而肺小动脉壁增厚,内腔狭小甚至闭塞。

【病理生理】

本征原有的左向右分流流量一般均较大,导致肺动脉压增高,开始为功能性肺血管收缩,持续存在的血流动力学变化,使右心室和右心房压力增高;肺动脉也逐渐发生器质性狭窄或闭塞病变,使原

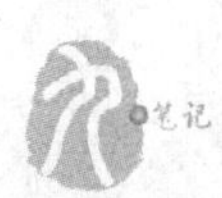

来的左向右分流逆转为右向左分流而出现青紫，均有继发性相对性肺动脉瓣及三尖瓣关闭不全，此种情况多见于室间隔缺损者，发生时间多在20岁以后。

【临床表现】

轻至中度青紫，于劳累后加重，逐渐出现杵状指（趾），常伴有气急、乏力、头晕等症状，以后可出现右心衰竭的相关症状。

体征示心浊音界明显增大，心前区胸骨左缘3～4肋间有明显搏动，原有的左向右分流的杂音减弱或消失（动脉导管未闭的连续性杂音中，舒张期部分可消失），肺动脉瓣第二心音亢进、分裂，以后可出现舒张期杂音，胸骨下段偏左部位可闻及收缩期反流性杂音。

【辅助检查】

1. **心电图**　右心室肥大劳损、右心房肥大。

2. **X线检查**　右心室、右心房增大，肺动脉干及左、右肺动脉均扩大，肺野轻度淤血或不淤血，血管纹理变细，左心情况视原发性畸形而定。

3. **超声心动图**　除原有畸形表现外，肺动脉扩张及相对性肺动脉瓣及三尖瓣关闭不全支持本征诊断。

4. **心导管检查**　除可见原有畸形外，可确定双向分流或右向左分流，肺动脉压力、肺血管阻力。通过血管扩张试验评价肺血管反应性。

【诊断与鉴别诊断】

根据病史及临床上晚发青紫，结合X线及超声心动图检查，诊断一般无困难。鉴别诊断主要与先天性青紫型心脏畸形鉴别，一般亦无困难。

【治疗】

唯一有效的治疗方法是进行心肺联合移植或肺移植的同时修补心脏缺损。

【预后】

为先天性心脏病后期已失去手术治疗机会，预后不良。

第二节　成人先天性心脏病的介入治疗

随着影像学、各种导管技术以及使用的介入器材的不断改进与发展，先心病介入治疗在一定范围内已经取代了外科手术治疗。目前，我国每年约有超过2.5万先心病病人接受介入治疗。成人先天性心脏病的介入治疗，见表3-7-2。

表3-7-2　成人先天性心脏病的介入治疗

治疗方式	应用球囊扩张或支架解除瓣膜或血管的狭窄	应用封堵装置堵闭缺损或异常通道
常见疾病	肺动脉瓣狭窄 主动脉瓣狭窄 主动脉缩窄 肺动脉主干或分支狭窄	房间隔缺损 室间隔缺损 动脉导管未闭 卵圆孔未闭 冠状动脉瘘 主动脉窦瘤破裂

一、球囊瓣膜成形术

（一）经皮球囊肺动脉瓣成形术

经皮球囊肺动脉瓣成形术（percutaneous balloon pulmonary valvuloplasty，PBPV）是较早应用的非手术介入性先天性心脏病的治疗措施，首例成功报告为1982年。国内也于20世纪80年代后期起步，目前已累积了较为成熟的经验，成为单纯肺动脉瓣狭窄的首选治疗方法。

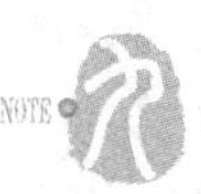

1. 适应证　①单纯肺动脉瓣狭窄，跨肺动脉压差≥40mmHg；②青少年及成人病人，跨肺动脉瓣压差≥30mmHg，同时合并劳力性呼吸困难、心绞痛、晕厥或先兆晕厥等症状。

2. 禁忌证　①肺动脉瓣下漏斗部狭窄、肺动脉瓣狭窄伴先天性瓣下狭窄、肺动脉瓣狭窄伴瓣上狭窄；②重度发育不良型肺动脉瓣狭窄；③肺动脉瓣狭窄伴需外科处理的三尖瓣重度反流。

3. 并发症　穿刺部位血管并发症，术中心律失常，三尖瓣受损及继发性肺动脉瓣关闭不全。

4. 疗效及预后　PBPV 并发症及死亡率明显低于手术治疗，总死亡率<0.5%。

（二）经皮球囊主动脉瓣成形术

经皮球囊主动脉瓣成形术（percutaneous balloon aortic valvuloplasty，PBAV）用于治疗儿童与青少年主动脉瓣狭窄始于 1983 年，但远期疗效也不十分理想，再狭窄的发生率也较高。

1. 适应证　典型主动脉瓣狭窄不伴主动脉严重钙化，心输出量正常时经导管检查跨主动脉瓣压差≥60mmHg，无或仅轻度主动脉瓣反流；对于青少年及成人病人，若跨主动脉瓣压差≥50mmHg，同时合并有劳力性呼吸困难、心绞痛、晕厥或先兆晕厥等症状，或者体表心电图（安静或运动状态下）左胸导联出现 T 波或 ST 段变化，亦推荐球囊扩张术。

2. 禁忌证　①先天性主动脉瓣狭窄伴有主动脉及瓣膜发育不良者；②合并中度或重度主动脉瓣反流者。

3. 并发症　①术中引起血流动力学障碍及（或）心律失常；②血管损伤；③主动脉瓣关闭不全或残余狭窄。

4. 疗效及预后　PBAV 后即刻压力阶差可明显下降，但术后发生关闭不全者比例约有 45%，有 14% 的病人在两年内需行瓣膜置换术。

二、经导管封堵术

（一）动脉导管未闭封堵术

1966 年 Porstmann 首先应用经导管塑料栓子闭合 PDA 获得成功，开创了先心病介入治疗的先河。1983 年，我国学者钱晋卿在此基础上加以研制改进，率先在国内开展了 PDA 的介入治疗。随着介入技术的不断提高以及封堵器的不断改进，动脉导管未闭封堵术已成为 PDA 的主要治疗方法。蘑菇伞型封堵器是目前应用最为广泛的封堵器。其他还有弹簧圈、成角型蘑菇伞封堵器、肌部和膜部室间隔缺损封堵器、Amplatzer Plug 等。

1. 适应证　绝大多数的 PDA 均可经介入封堵，可根据不同年龄，不同未闭导管的类型选择不同的封堵器械。

2. 禁忌证　感染性心内膜炎、心脏瓣膜或导管内有赘生物；严重肺动脉高压出现右向左分流、肺总阻力>14woods；合并需要外科手术矫治的心内畸形；依赖 PDA 存活的病人；合并其他不宜手术和介入治疗疾病的病人。

3. 并发症　①封堵器的脱落：发生率约 0.3%；②溶血：发生率<0.8%；③残余分流和封堵器移位；④血管并发症及术后心律失常等。

4. 疗效及预后　PDA 封堵术的成功率高达 98%，仅有极少数病例失败。

（二）房间隔缺损封堵术

1976 年有学者报道应用双伞状堵塞器封闭 ASD 成功。此后，随着介入器材的研发及影像学的发展，此技术已日臻成熟。

1. 适应证　①继发孔型 ASD 直径≥5mm，伴右心容量负荷增加，≤36mm 的左向右分流 ASD；②缺损边缘至冠状静脉窦，上、下腔静脉及肺静脉的距离≥5mm，至房室瓣≥7mm；③房间隔的直径>所选用封堵伞左房侧的直径；④不合并必须外科手术的其他心脏畸形。

2. 禁忌证　①原发孔型 ASD 及静脉窦型 ASD；②已有右向左分流者；③近期有感染性疾病，出血性疾病以及左心房和左心耳有血栓。

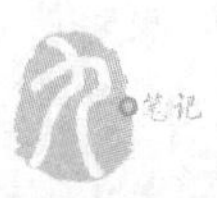

3. 并发症　①残余分流：即刻残余分流发生率为6%～40%，术后72小时为4%～12%，而3个月之后残余分流发生率仅为0.1%～5%；②血栓或气体栓塞；③血管并发症及感染；④心律失常等。

4. 疗效及预后　对于条件和大小合适的ASD，介入封堵治疗成功率可达100%。

（三）室间隔缺损封堵术

1988年Lock等首次应用双面伞经导管成功封堵VSD，此后有多种装置应用于经导管VSD的介入治疗。随着治疗病例的增加和对VSD解剖学认识的提高，不断对封堵器进行改进，VSD介入治疗适应证范围进一步扩大，成功率大大提高。

1. 适应证　①有血流动力学异常的单纯性VSD，直径>3mm且<14mm；②VSD上缘距主动脉右冠瓣≥2mm，无主动脉右冠瓣脱入VSD及主动脉瓣反流；③超声在大血管短轴五腔心切面9～12点位置；④肌部VSD>3mm；⑤外科手术后残余分流。

2. 禁忌证　①巨大VSD、缺损解剖位置不良，封堵器放置后可能影响主动脉瓣或房室瓣功能；②重度肺动脉高压伴双向分流；③合并出血性疾病、感染性疾病或存在心、肝、肾功能异常以及栓塞风险等。

3. 并发症　与ASD介入封闭术相似。

4. 疗效及预后　介入封堵膜周部VSD的总体成功率在95%以上。严重并发症发生率为2.61%，死亡率为0.05%。

（四）卵圆孔未闭封堵术

早在1877年德国病理学家Cohnheim就提出PFO与脑卒中相关联。1992年Bridges等首先开始应用介入方法封堵PFO预防再发脑卒中，并进行了长期的随访，其中97%的病人未再发生栓塞。2017年多项权威的研究均证明，对于合并PFO的不明原因脑栓塞病人，进行卵圆孔封堵术治疗优于内科药物保守治疗。

1. 适应证　①年龄>16岁；②不明原因脑栓塞（CS）/短暂性脑缺血发作（TIA）合并PFO，且有中-大量右向左分流（RLS）；③PFO相关脑梗死/TIA，使用抗血小板或抗凝治疗无效或仍有复发；或PFO合并明确深静脉血栓或肺栓塞，不适宜抗凝治疗者；④顽固性或慢性偏头痛合并PFO。

2. 禁忌证　①可以找到任何原因的脑栓塞；②脑卒中急性期；③心腔内血栓形成，下腔静脉或盆腔静脉血栓形成导致完全闭塞；④合并肺动脉高压或PFO为特殊通道；⑤合并出血性疾病或出血倾向；⑥合并全身或局部感染。

3. 并发症　封堵PFO安全性较高，并发症少见。心包积液或填塞的发生率为0.3%，封堵器栓塞或移位发生率0.4%，主动脉侵蚀及封堵器过敏很罕见。

4. 疗效及预后　与药物治疗相比，PFO封堵术对脑卒中二级预防，减少脑卒中复发的疗效已经得到证实，并且可减少先兆型偏头痛的天数。

（五）冠状动脉瘘封堵术

1983年Reidy等首次报道了经导管冠状动脉瘘封堵术（transcatheter closure of coronary arterial fistula，TCC）。目前可供临床使用的封堵器械主要包括弹簧圈、PDA封堵器或VSD封堵器。

1. 适应证　①有明显外科手术适应证的先天性CAF，不合并其他需要手术矫正的心脏畸形；②易于安全到达、能够清晰显影的瘘管；③非多发的CAF开口；④冠状动脉瘘口狭窄、瘘道瘤样扩张。

2. 禁忌证　①拟封堵的冠状动脉分支远端有侧支发出；②受累及的冠状动脉血管极度迂曲；③右心导管检查提示右向左分流，重度肺动脉高压；④术前1个月内患有严重感染。

3. 并发症　除穿刺血管的相关并发症外，主要并发症有：封堵器脱落造成栓塞；急性心肌梗死；CAF夹层形成；一过性心律失常。

4. 疗效及预后　介入治疗可作为CAF的首选治疗方法。但由于术后存在瘘管再通、冠状动脉的持续扩张、血栓形成、钙化及心肌缺血等可能，应进行长期随访。

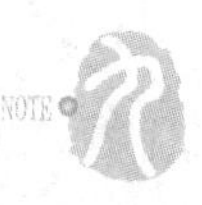

（六）主动脉窦瘤破裂封堵术

自1994年Cullen等首次成功介入封堵主动脉窦瘤破裂（ruptured sinus of valsalva aneurysm，RSVA）至今，介入封堵术已成为有明确适应证病人的一种治疗新选择。但目前尚无专用封堵器材，多采用PDA或VSD封堵器。

1. 适应证 ①年龄>3岁，体重>15kg；②主动脉窦瘤破口直径在2～12mm，窦瘤破口边缘至主动脉瓣环距离≥7mm，距右冠状动脉开口距离≥5mm；③瘘口破入右心室或右心房水平的左向右分流；④心功能可耐受手术，不伴有需外科纠正的畸形。

2. 禁忌证 ①窦瘤破入左心房或左心室；②严重肺动脉高压并已导致右向左分流者；③严重主动脉瓣关闭不全；④心腔内有赘生物或血栓；⑤合并感染性心内膜炎，以及存在其他感染或出血性疾病；⑥肝肾功能严重异常、一般状况差不能耐受手术者；⑦合并其他复杂先天性心脏畸形需外科手术处理者。

3. 并发症 常见并发症有残余分流，主动脉瓣关闭不全或主动脉瓣关闭不全加重，急性左心衰，影响冠状动脉开口，封堵器释放不成功、封堵器移位或脱落，感染性心内膜炎，束支或房室传导阻滞等心律失常，心包积液，血栓事件等。

4. 疗效与预后 主动脉窦瘤破裂病人多伴有心功能不全，若适应证选择恰当，介入封堵效果确切。

三、先天性心脏病的其他介入治疗术

对于某些先天性心脏病不能手术纠正或暂时不宜手术者，有些介入手段可作为缓症处理，争取今后手术时机或姑息治疗以减轻症状。

1. 经皮球囊动脉扩张及支架/瓣膜植入术 可用于：①先天性主动脉缩窄；②肺动脉瓣远端单纯肺动脉主干或分支狭窄；③法洛四联症，外科手术无法纠治的肺动脉分支狭窄或肺动脉瓣关闭不全。

2. 人工房间隔造口术 可用于：①新生儿或婴儿严重青紫性心脏病，室间隔完整者；②先天性二尖瓣严重狭窄或闭锁；③完全性肺静脉异位引流。

3. 异常血管弹簧圈堵闭术 可用于：①先天性肺动静脉瘘；②先天性心脏病姑息手术后的血管间异常通道。

（于 波）

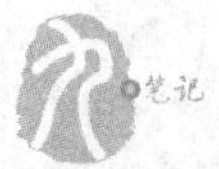
笔记

第八章　心脏瓣膜病

第一节　概　　述

心脏瓣膜病(valvular heart disease)是由多种原因引起的心脏瓣膜狭窄或(和)关闭不全所致的心脏疾病。正常情况下,心脏瓣膜开放使血液向前流动,心脏瓣膜关闭则可防止血液反流,从而保证心脏内血流的单向流动。当瓣膜狭窄时,心腔压力负荷增加;瓣膜关闭不全时,心腔容量负荷增加。这些血流动力学改变可导致心房或心室结构改变及功能失常,最终出现心力衰竭、心律失常等临床表现。

【常见病因】

心脏瓣膜病的常见病因包括炎症、黏液样变性、先天性畸形、缺血性坏死、创伤性等原因,其中风湿炎症导致的瓣膜损害称为风湿性心脏病(rheumatic heart disease,RHD),简称风心病。近年来,随着生活及医疗条件的改善,风湿性心脏病的人群患病率正在降低,尽管黏液样变性及老年瓣膜钙化退行性改变所致的心脏瓣膜病日益增多,但在我国瓣膜性心脏病仍以风湿性心脏病最为常见。风湿性心脏病病人中二尖瓣受累者约占70%,二尖瓣合并主动脉瓣病变者占20%~30%,单纯主动脉瓣病变为2%~5%,三尖瓣和肺动脉瓣病变者少见。随着生活方式的改变和人口老龄化进程的加速,老年退行性瓣膜病在我国逐年增加,而老年退行性瓣膜病以主动脉瓣膜病变最为常见,其次是二尖瓣病变。病变可累及一个瓣膜,也可累及两个以上瓣膜,累及两个以上瓣膜的称为联合瓣膜病。

【风湿热】

风湿热(rheumatic fever,RF)是心脏瓣膜病的主要病因,是由于A组β溶血性链球菌感染所致(多为咽峡炎),其致病机制与继发于链球菌感染后异常免疫反应有关。该细菌荚膜与人体关节、滑膜之间有共同抗原,即细胞壁外层中M蛋白及M相关蛋白、中层多糖中N-乙酰葡糖胺等与人体心肌和心瓣膜有共同抗原,细菌细胞膜的脂蛋白与人体心肌肌膜和丘脑下核、尾状核之间有共同抗原。链球菌感染后体内产生的抗链球菌抗体与这些共同抗原形成循环免疫复合物,沉积于人体关节滑膜、心肌、心瓣膜及丘脑下核、尾状核,激活补体成分产生炎性病变,从而产生相应的临床表现。

急性风湿热发生前2~6周常有咽峡炎或扁桃体炎等上呼吸道链球菌感染的表现,多急性起病,亦可为隐匿性进程,多为中等程度不规则发热,伴食欲减退、多汗、疲倦、面色苍白等毒血症表现。关节炎具有主要累及大关节(膝、踝、腕及肘关节)、游走性、多发性、不遗留关节畸形等特点,一般在数周内消失。心脏炎为小儿风湿热的主要表现,年龄越小心脏受累的机会越多。以心肌炎、心内膜炎最多见,亦可发生心包炎,轻者无症状,严重者可导致心衰。心肌炎可导致心脏增大、心尖搏动弥散、与体温不呈正比的心动过速及心音低钝,有的可闻及奔马律及心尖区收缩期杂音,75%的患儿主动脉瓣区闻及舒张中期叹气样杂音,心电图提示PR间期延长、ST-T改变或心律失常。心内膜炎主要侵犯二尖瓣,其次为主动脉瓣,导致瓣膜的关闭不全,从而导致相应的症状及体征,如心尖区向腋下传导的全收缩期吹风样杂音,主动脉瓣第二听诊区(胸骨左缘第3肋间)可闻及舒张期叹气样杂音。急性期瓣膜损害多为充血水肿,恢复期即消失,但多次复发可造成瓣膜永久性瘢痕形成,导致风湿性心脏病。心包炎多与心肌炎、心内膜炎同时存在,即全心炎。早期积液量少时可有心前区疼痛,有时可闻及心包摩擦音,心电图ST段广泛弓背向下抬高;积液量多时有心前区搏动消失、心音遥远、颈静脉怒张、肝大等心脏压塞表现,胸片示心脏烧瓶样增大,心电图示低电压,超声心动图可确诊心包积液。可伴有舞蹈病、皮下结节及环形红斑,舞蹈病病人预后良好,4~6周后可自然痊愈,少数遗留神经精神症状。

目前风湿热的诊断采用1992年美国心脏病学会根据Jones标准修订的风湿热诊断标准。在确定链球菌感染的前提下,有两个主要表现或一个主要表现、两个次要表现,即可诊断急性风湿热。有前驱的链球菌感染的证据包括咽喉拭子或快速链球菌抗原试验阳性、链球菌抗体效价升高;主要表现包括:①心脏炎;②多发性关节炎;③舞蹈病;④环形红斑;次要表现包括:①关节痛;②发热;③急性反应物增高,如血沉(ESR)及C反应蛋白(CRP);④PR间期延长。有下列3种情况可不必严格执行该诊断标准,即:①舞蹈病者;②隐匿发病或缓慢发展的心脏炎;③有风湿病史或现患风湿性心脏病,当再感染A组乙型溶血性链球菌时,有风湿热复发的高度危险者。

急性期应当卧床休息,有心脏炎者待体温正常、心动过速控制、心电图改善后继续卧床3~4周后恢复活动,有关节炎者待血沉及体温恢复正常,即可开始活动。控制链球菌感染的方案包括:青霉素40万~60万U肌内注射,每天2次,或苄星青霉素60万U(体重27kg以下者)或120万U(体重27kg以上者),肌内注射,每天一次,疗程2~3周。如青霉素过敏,可使用红霉素、罗红霉素、林可霉素或喹诺酮类。对于单纯累及关节者,首选非甾体类抗炎药物,常用阿司匹林,小儿80~100mg/(kg·d),成人3~4g/d,分3~4次口服;2周后开始减量,疗程4~8周。心脏炎病人宜早期使用肾上腺皮质激素,泼尼松成人开始剂量3~4mg/d,小儿1.5~2mg/d,分3~4次口服,2~4周后开始减量,疗程8~12周。停用激素之前2周加用阿司匹林,以防止激素停止后的反跳现象。有舞蹈症病人,可加用镇静剂如地西泮、苯巴比妥等;有心功能不全者,可应用小剂量洋地黄类药物、利尿剂和血管扩张剂等治疗心衰的药物,及时纠正电解质紊乱。

对于曾经发作过风湿热的病人,要预防风湿热的复发,包括:每3~4周肌内注射苄星青霉素120万U,至少5年,最好持续至25岁,有风湿性心脏病病人,预防期最少10年或至40岁,甚至终身预防。对青霉素过敏者可改用红霉素口服,每个月6~7天,持续时间同前。

第二节 二尖瓣狭窄

【病因】

二尖瓣狭窄(mitral stenosis,MS)的主要病因是风湿热,多见于急性风湿热后,部分病人无急性风湿热病史,但多有反复链球菌感染所致的上呼吸道感染史。急性风湿热后形成二尖瓣狭窄估计至少需要2年,通常需5年以上的时间,多次反复发作的急性风湿热比仅有一次发作出现瓣口狭窄的病理改变要早。多数病人的无症状期为10年以上,故风湿性二尖瓣狭窄一般在40~50岁发病,以女性病人居多,约占2/3。二尖瓣狭窄的少见病因包括先天性发育异常、瓣环钙化,导致瓣环钙化的原因包括老年性退行性改变及结缔组织病(如类风湿关节炎、系统性红斑狼疮、硬皮病等)。有人认为病毒(特别是Coxsackie病毒)也可引起包括二尖瓣狭窄在内的慢性心瓣膜病。

【病理】

二尖瓣由左右房室瓣瓣膜(或称为瓣叶)、乳头肌、腱索及瓣环构成,房室瓣附着部分则被称为瓣环,瓣膜由腱索支持,而腱索本身则插入在乳头肌中,或直接附着于心室肌内。其中任何一个部位出现问题都会导致瓣膜的功能障碍,即狭窄或关闭不全,或二者同时存在。风湿性二尖瓣狭窄的基本病理变化为瓣叶和腱索的纤维化和挛缩,瓣叶交界面相互粘连。这些病变使瓣膜位置下移,严重者如漏斗状,漏斗底部朝向左心房,尖部朝向左心室。二尖瓣开放受限,瓣口面积缩小,血流受阻,从而引起一系列病理生理变化。风湿性心脏病病人中约25%为单纯二尖瓣狭窄,40%为二尖瓣狭窄伴二尖瓣关闭不全,主动脉瓣常同时受累。

【病理生理】

正常二尖瓣口面积约4~6cm^2,瓣口面积减小至1.5~2.0cm^2属轻度狭窄,1.0~1.5cm^2属中度狭窄,<1.0cm^2属重度狭窄。正常在心室舒张期,左心房、左心室之间出现压力阶差,即跨瓣压差,早

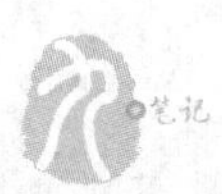

期充盈后，左心房、左心室内压力趋于相等。二尖瓣狭窄时，左心室充盈受阻，压差持续整个心室舒张期，因而通过测量跨瓣压差可判断二尖瓣狭窄程度（表3-8-1）。

表3-8-1　MS对左房室跨瓣压差和左房压的影响

	瓣口面积（cm^2）	跨瓣压差（mmHg）	左房压（mmHg）
正常	4~6	无	正常
轻度MS	>1.5	有	正常
中度MS	1.0~1.5	有	升高
重度MS	<1.0	20	升高

二尖瓣狭窄使左心房压升高，严重狭窄时左心房压高达20~25mmHg，才能使血流通过狭窄的瓣口，使左心室充盈并维持正常的心排出量。

左心房压力升高导致肺静脉和肺毛细血管压力升高，继而导致肺毛细血管扩张和淤血，产生肺间质水肿。心率增快时（如房颤、妊娠、感染或贫血时），心脏舒张期缩短，左心房压更高，进一步增加肺毛细血管压力。当超过4.0kPa（30mmHg）时致肺泡水肿，出现呼吸困难、咳嗽、发绀等临床表现。肺静脉的压力增高导致肺动脉的压力被动升高，而长期肺动脉高压引起肺小动脉痉挛，最终导致肺小动脉硬化，更加重肺动脉高压。肺动脉高压增加右心室后负荷，引起右心室肥厚扩张，终致右心衰竭。此时肺动脉压力有所降低，肺循环血液有所减少，肺淤血一定程度缓解。

【临床表现】

（一）症状

一般二尖瓣中度狭窄（瓣口面积<1.5cm^2）始有临床症状。

1. 呼吸困难　呼吸困难为最常见也是最早期的症状，在运动、情绪激动、妊娠、感染或快速性房颤时最易被诱发。随病程进展，可出现静息时呼吸困难、夜间阵发性呼吸困难甚至端坐呼吸。

2. 咳嗽　常见，多在夜间睡眠或劳动后出现，为干咳无痰或泡沫痰，并发感染时咳黏液样或脓痰。咳嗽可能与病人支气管黏膜淤血水肿易患支气管炎或扩大的左心房压迫左主支气管有关。

3. 咯血　有以下几种情况：①大咯血：是由于严重二尖瓣狭窄，左心房压力突然增高，肺静脉压增高，支气管静脉破裂出血所致，可为二尖瓣狭窄首发症状，多见于二尖瓣狭窄早期。后期因静脉壁增厚，以及随着病情进展致肺血管阻力增加及右心功能不全，大咯血发生率降低。②痰中带血或血痰：与支气管炎、肺部感染、肺充血或肺毛细血管破裂有关，常伴夜间阵发性呼吸困难。③肺梗死时咳胶冻状暗红色痰，为二尖瓣狭窄合并心力衰竭的晚期并发症。④粉红色泡沫痰：为急性肺水肿的特征，由毛细血管破裂所致。

4. 血栓栓塞　为二尖瓣狭窄的严重并发症，约20%的病人在病程中发生血栓栓塞，其中约15%~20%由此导致死亡。发生栓塞者约80%有心房颤动，故合并房颤的病人需予以预防性抗凝治疗。

5. 其他症状　左心房显著扩大、左肺动脉扩张压迫左喉返神经引起声音嘶哑；压迫食管可引起吞咽困难；右心室衰竭时可出现食欲减退、腹胀、恶心等消化道淤血症状；部分病人有胸痛表现。

（二）体征

1. 严重二尖瓣狭窄体征　可呈“二尖瓣面容”，双颧绀红。右心室扩大时剑突下可触及收缩期抬举样搏动。右心衰竭时可出现颈静脉怒张、肝颈回流征阳性、肝大、双下肢水肿等。

2. 心音　①二尖瓣狭窄时，如瓣叶柔顺有弹性，在心尖区多可闻及亢进的第一心音，呈拍击样，并可闻及开瓣音；如瓣叶钙化僵硬，则该体征消失。②当出现肺动脉高压时，P_2亢进和分裂。

3. 心脏杂音　①二尖瓣狭窄特征性的杂音为心尖区舒张中晚期低调的隆隆样杂音，呈递增型，局限，左侧卧位明显，运动或用力呼气可使其增强，常伴舒张期震颤，房颤时杂音可不典型。当胸壁增厚、肺气肿、低心排血量状态、右室明显扩大、二尖瓣重度狭窄时此杂音可被掩盖，称之为“安静型二尖

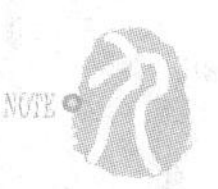

瓣狭窄”。②严重肺动脉高压时,由于肺动脉及其瓣环的扩张,导致相对性肺动脉瓣关闭不全,因而在胸骨左缘第2肋间可闻及递减型高调叹气样舒张早期杂音(即 Graham-Steel 杂音)。③右心室扩大时,因相对性三尖瓣关闭不全,可于胸骨左缘第4、5肋间闻及全收缩期吹风样杂音。

【实验室和其他检查】

1. X线检查 后前位及侧位的胸片显示肺静脉压增高导致肺淤血的迹象,肺门增大,边缘模糊,血流均匀地分布在上叶,表现为上肺纹理增多;肺静脉压的增高(>10mmHg),导致间质组织的液体渗漏,小叶间的液体聚集在基部产生线性条纹,位于双侧肋膈角区,延伸至胸膜,即小叶间隔线,称为 Kerley B 线;肺静脉压进一步增高(>30mmHg),间质液进入肺泡腔,可出现肺泡水肿,中下肺野内中带有片状模糊影,典型表现为蝶翼状。

心影显示左心房增大,后前位胸片上右心房边缘的后方有一密度增高影(双心房影),左心缘变直。左前斜位可见左心房使左主支气管上抬,右前斜位吞钡可见增大的左心房压迫食管下段。其他还有:主动脉弓缩小、肺动脉主干突出、右心室增大、心脏呈梨形。

2. 心电图 窦性心律者可见“二尖瓣型P波”(P波宽度>0.12秒,伴切迹),提示左心房扩大,QRS波群示电轴右偏和右心室肥厚表现。病程晚期常合并房颤。

3. 超声心动图 是确诊该病最敏感、可靠的方法。M型超声心动图示二尖瓣前叶呈“城墙样”改变(EF斜率降低,A峰消失),后叶与前叶同向运动,瓣叶回声增强。通过二维超声可以观察瓣叶的活动度、瓣叶的厚度、瓣叶是否有钙化以及是否合并其他瓣膜的病变等,从而有利于干预方式的选择。典型者为舒张期前叶呈圆拱状,后叶活动度减少,交界处粘连融合,瓣叶增厚和瓣口面积缩小。

超声心动图还可对房室大小、室壁厚度和运动、心室功能、肺动脉压、其他瓣膜异常和先天性畸形等方面提供信息。经食管超声有利于左心耳及左心房附壁血栓的检出。彩色多普勒血流显像可实时观察二尖瓣狭窄的射流,有助于连续多普勒的正确定向。连续波或脉冲波多普勒能较准确地测定舒张期跨二尖瓣的压差和二尖瓣口面积,其结果与心导管法测定结果具有良好相关性,可较准确地判断狭窄严重程度,见表3-8-2。

表3-8-2 二尖瓣狭窄程度判定

狭窄程度	瓣口面积(cm^2)	平均压力阶差(mmHg)	肺动脉压(mmHg)
轻度	>1.5	<5	<30
中度	1.0~1.5	5~10	30~50
重度	<1.0	>10	>50

【诊断与鉴别诊断】

(一) 诊断

心尖区隆隆样舒张期杂音伴X线或心电图示左心房增大,提示二尖瓣狭窄,超声心动图检查可明确诊断。

(二) 鉴别诊断

心尖部舒张期隆隆样杂音尚见于如下情况,应注意鉴别。

1. 主动脉瓣关闭不全 严重的主动脉瓣关闭不全常于心尖部闻及舒张中晚期柔和、低调隆隆样杂音(Austin-Flint 杂音),系相对性二尖瓣狭窄所致。

2. 左心房黏液瘤 瘤体阻塞二尖瓣口,产生随体位改变的舒张期杂音,其前可闻及肿瘤扑落音,超声心动图下可见左心房团块状回声反射。

3. 经二尖瓣口血流增加 严重二尖瓣反流、大量左向右分流的先天性心脏病(如室间隔缺损、动脉导管未闭)和高动力循环(如甲状腺功能亢进症、贫血)时,心尖区可有舒张中期短促的隆隆样杂音。

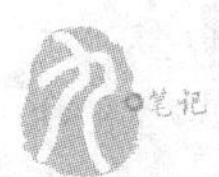

【并发症】

1. **心房颤动**　房颤为二尖瓣狭窄最常见的心律失常，也是相对早期的常见并发症，可能为病人就诊的首发症状。左心房压力增高致左心房扩大及房壁纤维化是房颤持续存在的病理基础。房颤时因舒张期变短、心房收缩功能丧失、左心室充盈减少，使心排血量减少20%～25%，常致心衰加重，突然出现严重的呼吸困难，甚至急性肺水肿。房颤发生率随左心房增大和年龄增长而增加。

2. **急性肺水肿**　急性肺水肿为重度二尖瓣狭窄的严重并发症。表现为突然出现的重度呼吸困难和发绀，不能平卧，咳粉红色泡沫痰，双肺布满干、湿啰音，常因剧烈体力活动或情绪激动、感染、心律失常等诱发，如不及时救治，可能致死。

3. **血栓栓塞**　20%的病人可发生体循环栓塞，其中80%伴房颤。血栓栓塞以脑栓塞最常见，约占2/3，亦可发生于四肢、脾、肾和肠系膜等动脉栓塞，栓子多来自扩大的左心房伴房颤者。来源于右心房的栓子可造成肺栓塞。

4. **右心衰竭**　右心衰竭为晚期常见并发症。右心衰竭时，右心排出量减少致肺循环血量减少，肺淤血减轻，呼吸困难可有所减轻，发生急性肺水肿和大咯血的危险减少，但心排量减少。临床表现为右心衰竭的症状和体征。

5. **感染性心内膜炎**　感染性心内膜炎较少见，在瓣叶明显钙化或合并房颤时更少发生。

6. **肺部感染**　本病常有肺静脉压力增高及肺淤血，易合并肺部感染，感染后常诱发或加重心力衰竭。

【治疗】

（一）一般治疗

风湿热是其主要病因，因而推荐预防性抗风湿热治疗，长期甚至终身使用苄星青霉素（benzathine penicillin）120万U，每月肌注一次。轻度二尖瓣狭窄无症状者，无需特殊治疗，但应避免剧烈的体力活动。对于窦性心律病人，如其呼吸困难发生在心率加快时，可使用负性心率药物，如β受体拮抗剂或非二氢吡啶类钙通道阻滞剂。窦性心律的二尖瓣狭窄病人，不宜使用地高辛。

如病人存在肺淤血导致的呼吸困难，应减少体力活动，限制钠盐摄入，间断使用利尿药。另外，二尖瓣狭窄也可能并发感染性心内膜炎，因而要注意预防感染性心内膜炎的发生。需要注意的是，尽管二尖瓣狭窄病人无症状期及有轻度症状的时期持续较长，但急性肺水肿可能突然发生，特别是在出现快速性房颤时。因而，当病人突然出现呼吸困难急剧加重时，应当及时就诊，否则可能危及生命。

（二）并发症的处理

1. **大量咯血**　应取坐位，同时使用镇静剂及静脉使用利尿剂，以降低肺静脉压和肺动脉压。

2. **急性肺水肿**　处理原则与急性左心衰竭所致的肺水肿相似。需注意以下两点：①避免使用以扩张小动脉为主、减轻心脏后负荷的血管扩张药物，应选用扩张静脉系统、减轻心脏前负荷为主的硝酸酯类药物；②正性肌力药物对二尖瓣狭窄的肺水肿无益，仅在房颤伴快速心室率时可静脉注射毛花苷丙，以减慢心室率。

3. **房颤**　急性快速性房颤因心室率快，使舒张期充盈时间缩短，导致左房压力急剧增加，同时心排血量减低，因而应立即控制心室率。可先静脉注射洋地黄类药物如毛花苷丙注射液（西地兰）；如效果不满意，可静脉注射地尔硫䓬（diltiazem）或艾司洛尔（esmolol）；当血流动力学不稳定时，如出现肺水肿、休克、心绞痛或晕厥者，应立即电复律。

慢性房颤病人应争取介入或者手术解决狭窄，在此基础上对于房颤病史<1年，左房内径<60mm，且无窦房结或房室结功能障碍者，可考虑电复律或药物复律。成功复律后需长期口服抗心律失常药物，以预防复发。复律之前3周和复律之后4周需口服抗凝药物（华法林）预防栓塞。如不宜复律、复律失败或复律后复发，则可口服β受体拮抗剂、地高辛或非二氢吡啶类钙通道阻滞剂控制心室率。

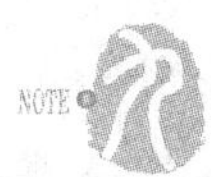

4. 预防栓塞　二尖瓣狭窄合并房颤时，极易发生血栓栓塞。若无禁忌，无论是阵发性还是持续性房颤，均应长期口服华法林（warfarin）抗凝，达到2.5～3.0的国际标准化比值（INR），以预防血栓形成及栓塞事件发生，尤其是脑卒中的发生。

（三）手术治疗

对于中重度二尖瓣狭窄、呼吸困难进行性加重或有肺动脉高压发生者，需通过机械性干预解除二尖瓣狭窄，降低跨瓣压力阶差，缓解症状。年轻病人术后需进行预防风湿热的治疗，直至成年。无论是狭窄或关闭不全，瓣膜的病变程度是手术考虑的主要问题，见表3-8-3。除此之外，还要根据心脏功能决定手术时机，见表3-8-4。

表3-8-3　瓣膜病变程度及手术指征

瓣膜病变程度	影响或症状	手术指征
轻度	对病理生理影响较小	不需要手术
中度	可长期无症状	不需要手术，如出现症状则需考虑手术
重度	症状多较明显	无法避免手术，应手术

表3-8-4　心脏功能与手术时机

心脏功能	随访	手术
Ⅰ级	需定期随访	不需要手术
Ⅱ级	随访	可以手术，但需等待
Ⅲ级	应择期手术，以免增加手术风险	需要手术，为最佳手术时期
Ⅳ级	药物治疗，改善心功能后再手术	限期手术

常用的介入及手术方法有：

1. 经皮球囊二尖瓣成形术（percutaneous balloon mitral valvuloplasty，PBMV）　仅适于单纯的二尖瓣狭窄病人。有症状或有肺动脉高压（静息时>50mmHg，运动时>60mmHg）的中重度二尖瓣狭窄病人，如其二尖瓣无钙化且活动度较好，且无左心房内血栓形成，则可用该法进行干预。将球囊导管从股静脉经房间隔穿刺跨越二尖瓣，用生理盐水和造影剂各半的混合液体充盈球囊，分离瓣膜交界处的粘连融合而扩大瓣口。术后症状和血流动力学立即改善，严重并发症少见。其禁忌证包括近期（3个月内）有血栓栓塞史，伴中重度二尖瓣关闭不全、右心房明显扩大及脊柱畸形等。

2. 二尖瓣分离术　有闭式和直视式两种。闭式的适应证同经皮球囊二尖瓣分离术，开胸后将扩张器由左心室心尖部插入二尖瓣口分离瓣膜交界处的粘连融合，适应证和效果与经皮球囊二尖瓣成形术相似，目前临床已很少使用。直视式适于瓣叶严重钙化、病变累及腱索和乳头肌、左心房内有血栓者。直视式分离术较闭式分离术解除瓣口狭窄的程度大，因而血流动力学改善更好，手术死亡率<2%。

3. 人工瓣膜置换术　适应证为：①严重瓣叶和瓣下结构钙化、畸形，不宜做经皮球囊二尖瓣成形术或分离术者；②二尖瓣狭窄合并明显二尖瓣关闭不全者。手术应在有症状而无严重肺动脉高压时考虑。严重肺动脉高压增加手术风险，但非手术禁忌，术后多有肺动脉高压减轻。人工瓣膜置换术手术死亡率（3%～8%）和术后并发症均高于分离术。术后存活者，心功能恢复较好。

【预后】

未开展手术治疗的年代，本病被确诊而无症状的病人10年存活率为84%，症状轻者为42%，重者为15%。当严重肺动脉高压发生后，其平均生存时间为3年。死亡原因为心力衰竭（62%）、血栓栓塞（22%）和感染性心内膜炎（8%）。抗凝治疗后，栓塞发生减少，手术治疗也提高了病人的生活质量和存活率。

第三节　二尖瓣关闭不全

【病因】

二尖瓣结构包括瓣叶、瓣环、腱索、乳头肌等四部分，正常的二尖瓣功能有赖于此四部分及左心室的结构和功能完整性，其中任何一个或多个部分发生结构异常或功能失调均可导致二尖瓣关闭不全（mitral incompetence or mitral regurgitation，MI 或 MR），当左心室收缩时，血液反向流入左心房。

以前认为二尖瓣关闭不全的原因主要为风湿热，随着心脏瓣膜病手术治疗的开展及尸检资料的累积，发现风湿性单纯性二尖瓣关闭不全占全部二尖瓣关闭不全的百分数逐渐在减少。非风湿性单纯性二尖瓣关闭不全的病因，以腱索断裂最常见，其次是感染性心内膜炎、二尖瓣黏液样变性、缺血性心脏病等。缺血性心脏病造成二尖瓣关闭不全的机制可能与左心室整体收缩功能异常、左心室节段性室壁运动异常以及心肌梗死后左心室重构有关。二尖瓣关闭不全的病因分类见表 3-8-5。

表 3-8-5　二尖瓣关闭不全的病因分类

病变部位	慢性	急性或亚急性
瓣叶-瓣环	风湿性 黏液样变性 瓣环钙化 结缔组织疾病 先天性（如二尖瓣裂）	感染性心内膜炎 外伤 人工瓣瓣周漏
腱索-乳头肌	瓣膜脱垂（腱索或乳头肌过长） 乳头肌功能不全	原发性腱索断裂 继发性腱索断裂 感染性心内膜炎或慢性瓣膜病变所致 心肌梗死并发乳头肌功能不全或断裂 创伤所致腱索或乳头肌断裂
心肌	扩张型心肌病 梗阻性肥厚型心肌病 冠心病	

（一）瓣叶

1. 风湿性损害最为常见，占二尖瓣关闭不全的 1/3，女性为多。慢性炎症及纤维化使瓣膜僵硬、缩短、变形以及腱索粘连、融合缩短。风湿性二尖瓣关闭不全的病人约半数合并二尖瓣狭窄。

2. 二尖瓣脱垂多为二尖瓣原发性黏液性变，使瓣叶宽松膨大或伴腱索过长，心脏收缩时瓣叶突入左心房而影响二尖瓣关闭。部分二尖瓣脱垂为其他遗传性结缔组织病（如 Marfan 综合征）的临床表现之一。

3. 感染性心内膜炎、穿通性或非穿通性创伤均可损毁二尖瓣叶。

4. 肥厚型心肌病收缩期二尖瓣前叶向前运动导致二尖瓣关闭不全。

5. 先天性心脏病如心内膜垫缺损常合并二尖瓣前叶裂，导致关闭不全。

（二）瓣环扩大

1. 任何病因引起左心室增大均可造成二尖瓣环扩大而导致二尖瓣关闭不全。

2. 二尖瓣环退行性变和瓣环钙化，多见于老年女性。尸检发现 70 岁以上女性二尖瓣环钙化的发生率为 12%。严重二尖瓣环钙化者，50% 合并主动脉瓣环钙化，大约 50% 的二尖瓣环钙化累及传导系统，引起不同程度的房室或室内传导阻滞。

（三）腱索

这是引起二尖瓣关闭不全的重要原因，先天性异常、自发性断裂或继发于感染性心内膜炎、风湿

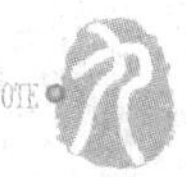

热的腱索断裂均可导致二尖瓣关闭不全。

（四）乳头肌

乳头肌的血供来自冠状动脉终末分支，对缺血很敏感，冠状动脉灌注不足可引起乳头肌缺血、损伤、坏死和纤维化伴功能障碍。如乳头肌缺血短暂，可出现短暂的二尖瓣关闭不全；如急性心肌梗死发生乳头肌坏死，则产生永久性二尖瓣关闭不全，乳头肌坏死是心肌梗死的常见并发症，而乳头肌断裂在心肌梗死的发生率低于1%，乳头肌完全断裂可发生严重致命的急性二尖瓣关闭不全。其他少见的疾病为先天性乳头肌畸形，如一侧乳头肌缺如，称降落伞二尖瓣综合征；罕见的乳头肌脓肿、肉芽肿、淀粉样变和结节病等。

瓣叶穿孔（如发生在感染性心内膜炎时）、乳头肌断裂（如发生在急性心肌梗死时）、创伤损伤二尖瓣结构或人工瓣损坏等可发生急性二尖瓣关闭不全。

【病理生理】

二尖瓣关闭不全的主要病理生理变化是左心室每搏喷出的血流一部分反流入左心房，使前向血流减少，同时使左心房负荷和左心室舒张期负荷增加，从而引起一系列血流动力学变化。

1. 急性 急性二尖瓣关闭不全，收缩期左心室射出的部分血流经关闭不全的二尖瓣口反流至左心房，左心房容量负荷骤增，致使左心房压和肺毛细血管楔压急剧升高，导致肺淤血及急性肺水肿的发生，且左心室总的心搏量来不及代偿，前向心搏量及心排血量明显减少。反流入左心房的血液与肺静脉至左心房的血流汇总，在舒张期充盈左心室，致左心房和左心室容量负荷骤增，左心室来不及代偿，其急性扩张能力有限，左心室舒张末压急剧上升。

2. 慢性 慢性二尖瓣关闭不全时左心室舒张期容量负荷增加，但通过Frank-Starling机制可使左心室每搏量增加，心搏量明显增加，射血分数维持在正常范围。因此，代偿早期左心室舒张末容量和压力可不增加，此时可无临床症状（即无症状期）。若不合并二尖瓣狭窄，舒张期左心房血液可迅速充盈左心室，左心房压力随之下降，心力衰竭、左心扩大发生较晚，无症状期持续时间较长；如果同时合并二尖瓣狭窄，则心力衰竭、左心扩大发生较早，无症状期持续时间较短。随着病程的延长，左心房接受左心室反流血液，持续严重的过度容量负荷终致左心房压和左心室舒张末压明显上升，内径扩大。当失代偿时，每搏量和射血分数下降，肺静脉和肺毛细血管楔压增高，继而发生肺淤血、左心衰竭。晚期出现肺动脉高压，导致右心室肥厚、右心衰竭，终致全心衰竭。

【临床表现】

（一）症状

1. 急性 轻者可仅有轻微劳力性呼吸困难，重者可很快发生急性左心衰竭，甚至急性肺水肿、心源性休克。

2. 慢性 慢性二尖瓣关闭不全病人的临床症状轻重取决于二尖瓣反流的严重程度及关闭不全的进展速度、左心房和肺静脉压的高低、肺动脉压力水平及是否合并有其他瓣膜损害和冠状动脉疾病。如轻度二尖瓣关闭不全者可以持续终身没有症状；对于较重的二尖瓣关闭不全，通常情况下，从罹患风湿热至出现二尖瓣关闭不全的症状一般超过20年，但一旦发生心力衰竭，则进展常较迅速。

程度较重的二尖瓣关闭不全病人，由于心排出量减少，可表现为疲乏无力，活动耐力下降；同时，肺静脉淤血导致程度不等的呼吸困难，包括劳力性呼吸困难、静息性呼吸困难、夜间阵发性呼吸困难及端坐呼吸等。发展至晚期则出现右心衰竭的表现，包括腹胀、食欲缺乏、肝脏淤血肿大、水肿及胸、腹腔积液等。在右心衰竭出现后，左心衰竭的症状反而有所减轻。另外，合并冠状动脉疾病的病人因心排血量减少，可出现心绞痛的临床症状。

（二）体征

1. 急性二尖瓣关闭不全 心尖搏动呈高动力型，为抬举样搏动。肺动脉瓣区第二心音分裂，左心房强有力收缩可致心尖区第四心音出现。心尖区收缩期杂音是二尖瓣关闭不全的主要体征，可在心尖区闻及>3/6级的收缩期粗糙的吹风样杂音，累及腱索、乳头肌时可出现乐音性杂音。由于左心

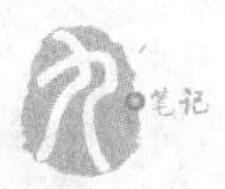

房与左心室之间压力差减小，心尖区反流性杂音持续时间变短，于第二心音前终止。出现急性肺水肿时双肺可闻及干、湿啰音。

2. 慢性二尖瓣关闭不全

(1) 心界：向左下扩大，心尖搏动向下向左移位，收缩期可触及高动力性心尖搏动；右心衰竭时可见颈静脉怒张、肝颈回流征阳性、肝大及双下肢水肿等。

(2) 心音：二尖瓣关闭不全时，心室舒张期过度充盈，使二尖瓣漂浮，第一心音减弱；由于左心室射血期缩短，主动脉瓣关闭提前，导致第二心音分裂；严重反流可出现低调第三心音，但它未必提示心衰，而可能是收缩期左心房存留的大量血液迅速充盈左心室所致。

(3) 心脏杂音：二尖瓣关闭不全的典型杂音为心尖区全收缩期吹风样杂音，杂音强度≥3/6 级，可伴有收缩期震颤。前叶损害为主者杂音向左腋下或左肩胛下传导，后叶损害为主者杂音向心底部传导。二尖瓣脱垂时收缩期杂音出现在喀喇音之后，腱索断裂时杂音可似海鸥鸣或乐音性。严重反流时，由于舒张期大量血液通过二尖瓣口，导致相对性二尖瓣狭窄，故心尖区可闻及短促的舒张中期隆隆样杂音。相对性二尖瓣关闭不全杂音与心功能状况呈正相关，心功能改善和左心室缩小时杂音减轻，而器质性二尖瓣关闭不全产生的收缩期杂音，心功能不全时杂音减轻，心功能改善时杂音增强，可伴二尖瓣狭窄产生的舒张期隆隆样杂音。

【实验室和其他检查】

1. X线检查　轻度二尖瓣关闭不全者，可无明显异常发现。严重者左心房、左心室明显增大，明显增大的左心房可推移和压迫食管，左心衰竭者可见肺淤血及肺间质水肿。晚期可见右心室增大，二尖瓣环钙化者可见钙化阴影。急性者心影正常或左心房轻度增大，伴肺淤血甚至肺水肿征。

2. 心电图　轻度二尖瓣关闭不全者心电图可正常。严重者可有左心室肥厚和劳损。慢性二尖瓣关闭不全伴左心房增大者多伴房颤，如为窦性心律则可见 P 波增宽且呈双峰状（二尖瓣 P 波），提示左心房增大。急性者心电图常正常，有时可见窦性心动过速。

3. 超声心动图　M 型超声心动图及二维超声心动图不能确定二尖瓣关闭不全。M 型超声心动图主要用于测量左心室超容量负荷改变，如左心房、左心室增大。二维超声心动图可显示二尖瓣装置的形态特征，如瓣叶或瓣叶下结构的增厚、缩短、钙化，瓣叶冗长脱垂、连枷样瓣叶，瓣环扩大或钙化，赘生物、左心室扩大和室壁矛盾运动等，有助于明确病因。脉冲多普勒超声可于收缩期在左心房内探及高速射流，从而确诊二尖瓣反流。彩色多普勒血流显像诊断二尖瓣关闭不全的敏感性可达 100%，并可对二尖瓣反流进行半定量及定量诊断。半定量诊断标准为：若反流局限于二尖瓣环附近为轻度，达到左心房中部为中度，直达心房顶部为重度。定量诊断标准见表 3-8-6。

表 3-8-6　二尖瓣关闭不全的定量诊断标准

关闭不全程度	射流面积(cm^2)	每搏反流量(ml)	反流分数(%)
轻度	<4	<30	<30
中度	4~8	30~59	30~49
重度	>8	>60	>50

【诊断与鉴别诊断】

（一）诊断

如出现以下情况，要考虑急性二尖瓣关闭不全：病人突然发生呼吸困难，心尖区出现典型收缩期杂音，X 线提示心影不大而肺淤血明显，同时具有明确病因（如二尖瓣脱垂、感染性心内膜炎、急性心肌梗死、创伤和人工瓣膜置换术后）。慢性者，主要诊断线索为心尖区典型的收缩期吹风样杂音伴左心房和左心室扩大。超声心动图可明确诊断急性及慢性二尖瓣关闭不全。

（二）鉴别诊断

二尖瓣关闭不全心尖区收缩期杂音应与下列情况的收缩期杂音相鉴别，以下情况均有赖于超声

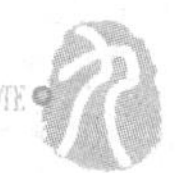

心动图进行确诊及鉴别：

1. **三尖瓣关闭不全** 胸骨左缘第4、5肋间全收缩期杂音，几乎不传导，少有震颤，杂音在吸气时增强，伴颈静脉收缩期搏动和肝脏收缩期搏动。

2. **室间隔缺损** 为胸骨左缘第3、4肋间全收缩期杂音，粗糙而响亮，不向腋下传导，可伴胸骨旁收缩期震颤。

3. **主动脉瓣狭窄** 心底部射流性收缩期杂音，偶伴收缩期震颤，呈递增递减型，杂音向颈部传导。

4. **其他** 梗阻性肥厚型心肌病的杂音位于胸骨左缘第3、4肋间；肺动脉瓣狭窄的杂音位于胸骨左缘第2肋间。

【并发症】

心力衰竭急性者早期出现，慢性者出现较晚；心房颤动见于3/4的慢性重度二尖瓣关闭不全病人；感染性心内膜炎较二尖瓣狭窄病人多见；栓塞较二尖瓣狭窄少见。

【治疗】

慢性二尖瓣关闭不全病人在相当长时间内无症状，但一旦出现症状，则预后差。

（一）内科治疗

1. **急性** 急性二尖瓣重度反流时，病人常有心衰症状，甚至发生休克。内科治疗的目的是减少反流量，降低肺静脉压，增加心排出量。动脉扩张剂可减低体循环血流阻力，故能提高主动脉输出流量，同时减少二尖瓣反流量和左心房压力。如已发生低血压则不宜使用，而可行主动脉内球囊反搏（intra-aortic balloon pumping，IABP），在提高体循环舒张压的同时，减低心室后负荷，从而提高前向性心排出量。

2. **慢性** 二尖瓣关闭不全在相当时期内可无症状，此时无需治疗，但应定期随访，重点是预防风湿热及感染性心内膜炎的发生。无症状且为窦性心律的二尖瓣关闭不全病人，如无左心房和左心室的扩张及肺动脉高压证据，其运动没有限制。如左心室明显增大（左心室舒张末内径≥60mm）、静息时存在左心室收缩功能不全或存在肺动脉高压，则应避免竞技性运动。已有症状的二尖瓣反流，血管紧张素转换酶抑制剂（ACEI）已证明能减低左心室容积，缓解症状。血管扩张剂对于慢性二尖瓣关闭不全作用不大；如合并房颤，亦应长期抗凝治疗，INR目标值同二尖瓣狭窄。

（二）手术治疗

手术治疗是治疗二尖瓣关闭不全的根本性措施，应在左心室功能发生不可逆损害之前进行。

1. **急性** 急性二尖瓣关闭不全应在药物控制症状的基础上，采取紧急或择期手术治疗。

2. **慢性** 慢性二尖瓣关闭不全的手术适应证：①重度二尖瓣关闭不全伴NYHA心功能分级Ⅲ或Ⅳ级；②NYHA心功能分级Ⅱ级伴心脏大，左心室收缩末期容量指数（LVESVI）>30ml/m^2；③重度二尖瓣关闭不全，LVEF减低，左心室收缩及舒张末期内径增大，LVESVI高达60ml/m^2，虽无症状也应考虑手术治疗。

常用的手术方法有二尖瓣修补术和二尖瓣置换术。前者适用于瓣膜损坏较轻，瓣叶无钙化，瓣环有扩大，但瓣下腱索无严重增厚者，手术死亡率低，术后射血分数的改善较好，不需终生抗凝治疗，占所有适合手术病人的70%。后者适用于瓣膜损坏严重者，其手术死亡率约为5%。

【预后】

急性严重反流伴血流动力学不稳定者，如不及时手术干预，死亡率极高。对于慢性二尖瓣关闭不全病人，可在相当长一段时间内无症状，然而一旦出现症状则预后差。单纯二尖瓣脱垂无明显反流及无收缩期杂音者大多预后良好；年龄>50岁、有明显收缩期杂音和二尖瓣反流、瓣叶冗长增厚、左心房和左心室增大者预后较差。多数病人术后症状和生活质量改善，较内科治疗存活率明显提高。

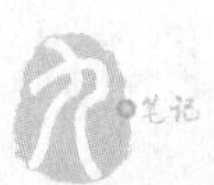

第四节　主动脉瓣狭窄

【病因】

主动脉瓣狭窄（aortic stenosis）的病因有三种，即先天性病变、退行性变和炎症性病变。单纯性主动脉瓣狭窄多为先天性或退行性变，极少数为炎症性，且男性多见。

【病理】

（一）先天性畸形

1. **单叶瓣畸形**　可引起严重的先天性主动脉瓣狭窄，是导致婴儿死亡的重要原因之一，多数在儿童时期出现症状，青春期前即需矫治。

2. **二叶瓣畸形**　群体中约1%的个体出生时呈二叶瓣畸形，男性多见。其本身不引起狭窄，随着年龄的增长，结构异常的瓣膜导致紊流的发生，损伤瓣叶，进而纤维化及钙化，瓣膜活动度逐渐减低，最后造成瓣口狭窄。约1/3瓣膜发生狭窄，另1/3发生关闭不全，其余可能只会造成轻微的血流动力学异常。这一过程需数十年，故通常在40岁后发病。先天性二叶瓣畸形为成人孤立性主动脉瓣狭窄的常见原因，易并发感染性心内膜炎。

3. **三叶瓣畸形**　表现为三个半月瓣大小不等，部分瓣叶交界融合。多数人主动脉瓣功能可能终生保持正常，少数病人可出现主动脉瓣狭窄。

（二）老年性主动脉瓣钙化

目前，与年龄相关的退行性主动脉瓣狭窄已成为成人最常见的主动脉瓣狭窄的原因。据估计，约有2%的65岁以上老年人患有此病，超过85岁者则达4%。退行性病变过程包括增生性炎症、脂类聚集、血管紧张素转换酶激活、巨噬细胞和T淋巴细胞浸润，最后钙化。由于钙质沉积于瓣膜基底而使瓣尖活动受限，瓣叶活动受限，引起主动脉瓣口狭窄。主动脉瓣钙化与冠心病相似，并与冠状动脉钙化相关性极高，高血压、血脂异常、糖尿病及吸烟是其发生的危险因素，他汀类药物可延缓退行性钙化主动脉瓣狭窄的进展。

（三）风湿性心脏病

炎症性病变导致主动脉瓣狭窄的病因主要为风湿热（其他少见病因为结缔组织疾病）。风湿性炎症导致瓣叶交界处融合，瓣叶纤维化、钙化、僵硬和挛缩畸形，引起主动脉瓣狭窄。风湿性主动脉瓣狭窄常伴关闭不全和二尖瓣病变。

【病理生理】

正常成人主动脉瓣口面积3～4cm²。主动脉瓣口面积减少至正常1/3前，血流动力学改变不明显。当主动脉瓣口面积≤1.0cm²时，左心室和主动脉之间收缩期的压力阶差明显，致使左心室壁向心性肥厚，左心室游离壁和室间隔厚度增加，其顺应性下降，左心室壁松弛速度减慢，使左心室舒张末压进行性升高；该压力通过二尖瓣传导至左心房，使左心房后负荷增加；长期左心房负荷增加，将导致肺静脉压、肺毛细血管楔压和肺动脉压等相继增加，临床上出现左心衰竭的症状。

另外，主动脉瓣口狭窄导致的左心室收缩压增高，引起左心室肥厚、左心室射血时间延长，使心肌耗氧量增加；主动脉瓣狭窄时常因主动脉根部舒张压降低、左心室舒张末压增高压迫心内膜下血管，使冠状动脉灌注减少及脑供血不足。上述机制导致心肌缺血缺氧和心绞痛发作，进一步损害左心功能，并可导致头晕、黑矇及晕厥等脑缺血症状。

【临床表现】

（一）症状

主动脉瓣狭窄病人，无症状期长，直至瓣口面积≤1.0cm²时才出现临床症状，呼吸困难、心绞痛和晕厥是典型主动脉瓣狭窄的常见三联征。

1. **呼吸困难**　劳力性呼吸困难为晚期病人常见的首发症状，见于95%有症状的病人。随病情发

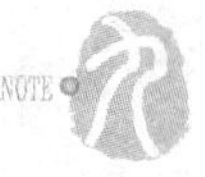

展，可出现阵发性夜间呼吸困难、端坐呼吸乃至急性肺水肿。

2. 心绞痛　对于重度主动脉瓣狭窄病人来说，心绞痛是最早出现也是最常见的症状。常由运动诱发，休息及含服硝酸甘油可缓解，反映了心肌需氧和供氧之间的不平衡。产生心绞痛的原因有四点：①左心室壁增厚、心室收缩压升高和射血时间延长，增加心肌耗氧量；②左心室肥厚，导致心肌毛细血管密度相对减少；③舒张期心腔内压力增高，压迫心内膜下冠状动脉，导致心肌灌注不足；④左心室舒张末压升高致舒张期主动脉-左心室压差降低，减少冠状动脉灌注压。

3. 晕厥　见于15%～30%有症状的病人，部分仅表现为黑矇，可为首发症状。晕厥多与劳累有关，发生于劳力当时，少数在休息时发生。机制可能为：①劳力时，外周血管扩张而心排出量不能相应增加，同时心肌缺血加重，心肌收缩力减弱引起心排出量的进一步减少；②劳力停止后回心血量减少，左心室充盈量及心排出量下降；③休息时晕厥多由于心律失常（如房颤、房室传导阻滞或室颤等）导致心排出量骤减所致。

（二）体征

1. 心界　正常或轻度向左扩大，心尖区可触及收缩期抬举样搏动。收缩压降低、脉压减小、脉搏细弱。在严重的主动脉瓣狭窄病人，同时触诊心尖部和颈动脉可发现颈动脉搏动明显延迟。

2. 心音　第一心音正常。如主动脉瓣严重狭窄或钙化，左心室射血时间明显延长，则主动脉瓣第二心音成分减弱或消失。由于左心室射血时间延长，第二心音中主动脉瓣成分延迟，严重狭窄者可呈逆分裂。肥厚的左心房强有力收缩产生明显的第四心音。如瓣叶活动度正常，可在胸骨右、左缘和心尖区听到主动脉瓣射流音，如瓣叶钙化僵硬则射流音消失。

3. 心脏杂音　典型杂音为：粗糙而响亮的射流性杂音，3/6级以上，呈递增-递减型，向颈部传导，在胸骨右缘1～2肋间听诊最清楚。一般来说，杂音愈响，持续时间愈长，高峰出现愈晚，提示狭窄程度愈重。左心室衰竭或心排出量减少时，杂音消失或减弱。长舒张期之后，如期前收缩后的长代偿间期之后或房颤的长心动周期时，心搏量增加，杂音增强。

【实验室和其他检查】

1. X线检查　心影一般不大，形状可略有变化，即左心缘下1/3处稍向外膨出；左心房可轻度增大，75%～85%的病人可呈现升主动脉扩张。在侧位透视下有时可见主动脉瓣膜钙化。

2. 心电图　轻者心电图正常，中度狭窄者可出现QRS波群电压增高伴轻度ST-T改变，严重者可出现左心室肥厚伴劳损和左心房增大的表现。

3. 超声心动图　二维超声心动图可见主动脉瓣瓣叶增厚、回声增强提示瓣膜钙化，瓣叶收缩期开放幅度减小（常<15mm），开放速度减慢。左心室后壁及室间隔对称性肥厚，左心房可增大，主动脉根部狭窄后扩张等，可发现二叶、三叶主动脉瓣畸形。彩色多普勒超声心动图上可见血流于瓣口下方加速形成五彩镶嵌的射流，连续多普勒可测定心脏及血管内的血流速度。通过测定主动脉瓣口的最大血流速度，可计算最大跨瓣压力阶差（左心室-主动脉收缩期峰压差）及瓣口面积，从而评估其狭窄程度，见表3-8-7。

表3-8-7　主动脉瓣狭窄程度评估

狭窄程度	射流速度（m/s）	平均压力阶差（mmHg）	瓣口面积（cm^2）
轻度	<3	<25	>1.5
中度	3～4	25～40	1.0～1.5
重度	>4	>40	<1.0

【诊断与鉴别诊断】

（一）诊断

典型主动脉瓣区射流样收缩期杂音，较易诊断主动脉瓣狭窄，确诊有赖于超声心动图。合并关闭不全和二尖瓣病变者多为风湿性心脏瓣膜病；65岁以下、单纯主动脉瓣病变者多为先天畸形；超过65

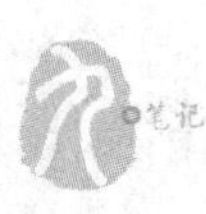

岁者以退行性老年钙化性病变多见。

（二）鉴别诊断

临床上主动脉瓣狭窄应与下列情况的主动脉瓣区收缩期杂音相鉴别，上述情况超声心动图可予以鉴别。

1. 梗阻性肥厚型心肌病 收缩期二尖瓣前叶前移，致左心室流出道梗阻，可在胸骨左缘第4肋间闻及中或晚期射流性收缩期杂音，不向颈部和锁骨下区传，有快速上升的重搏脉。超声心动图显示左心室壁不对称肥厚，室间隔明显增厚，与左室后壁之比≥1.3。

2. 其他 先天性主动脉瓣上狭窄、先天性主动脉瓣下狭窄等均可闻及收缩期杂音，如杂音传导至胸骨左下缘或心尖区时，应与二尖瓣关闭不全、三尖瓣关闭不全或室间隔缺损的全收缩期杂音区别。

【并发症】

1. 心律失常 10%病人可发生房颤，可导致左心房压升高和心排出量明显减少，临床症状迅速恶化，可致严重低血压、晕厥或肺水肿。主动脉瓣钙化累及传导系统可致房室传导阻滞，左心室肥厚、心内膜下心肌缺血或冠状动脉栓塞可致室性心律失常。

2. 心脏性猝死 无症状者发生猝死少见，多发生于先前有症状者。

3. 充血性心力衰竭 发生左心衰竭后自然病程缩短，若不行手术治疗，50%的病人于2年内死亡。

4. 感染性心内膜炎 不常见。

5. 体循环栓塞 少见，多见于钙化性主动脉瓣狭窄者。

6. 胃肠道出血 部分病人有胃肠道血管发育不良，可合并胃肠道出血。多见于老年的瓣膜钙化病人，出血多为隐匿和慢性。人工瓣膜置换术后出血可停止。

【治疗】

（一）内科治疗

主动脉瓣狭窄时内科主要的治疗是预防感染性心内膜炎。无症状者无需治疗，应定期随访。轻度狭窄者每2年复查一次，体力活动不受限制；中度及重度狭窄者应避免剧烈体力活动，每6～12个月复查一次。一旦出现症状，即需手术治疗。心力衰竭病人等待手术过程中，可慎用利尿剂以缓解肺充血。出现房颤，应尽早电转复，否则可能导致急性左心衰竭。ACEI及β受体拮抗剂不适用于主动脉瓣狭窄病人。

（二）手术治疗

凡出现临床症状者，均应考虑手术治疗。若不做主动脉瓣置换，3年死亡率可达75%。主动脉瓣置换后，存活率接近正常。

1. 人工瓣膜置换术 为治疗成人主动脉瓣狭窄的主要方法，手术主要指征为重度狭窄伴心绞痛、晕厥或心力衰竭症状的病人。无症状病人，若伴有进行性心脏增大和(或)左心室功能进行性减退，活动时血压下降，也应考虑手术。手术死亡率≤5%，远期预后优于二尖瓣疾病和主动脉瓣关闭不全的换瓣病人。

2. 直视下主动脉瓣分离术 适用于儿童和青少年的非钙化性先天性主动脉瓣严重狭窄者，甚至包括无症状者。

3. 经皮主动脉瓣球囊成形术 经股动脉逆行将球囊导管推送至主动脉瓣，用生理盐水与造影剂各半的混合液体充盈球囊，裂解钙化结节，伸展主动脉瓣环和瓣叶，解除瓣叶和分离融合交界处，减轻狭窄和症状。其优点是无需开胸，创伤小、耗资低，近期疗效与直视下主动脉瓣分离术相仿，但不能降低远期死亡率，且操作死亡率3%，1年死亡率45%。

与经皮球囊二尖瓣成形术不同，经皮球囊主动脉瓣成形术的临床应用范围局限，它主要的治疗对象为高龄、有心力衰竭等手术高危病人，用于改善左心室功能和症状。其适应证包括：①由于严重主

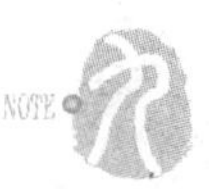

动脉瓣狭窄的心源性休克者;②严重主动脉瓣狭窄需急诊非心脏手术治疗,因有心力衰竭而具极高手术危险者,作为以后人工瓣膜置换的过渡;③严重主动脉瓣狭窄的妊娠妇女;④严重主动脉瓣狭窄,拒绝手术治疗的病人。

4. 经皮主动脉瓣置换术(TAVI) 自2002年首例病人接受经皮主动脉瓣置换术以来,目前全球已有超过1万个病人获益。此手术可以通过两种途径进行:一是经股动脉穿刺途径把人工瓣膜输送到原来瓣膜位置后,扩张以后取代原来的瓣膜行使正常功能;二是经胸部切开一个小的切口,通过心尖直接把人工心脏瓣膜植入,该法手术风险较高且成功率低。目前,经皮主动脉瓣置换术还不是治疗主动脉瓣狭窄的首选方法,在一些不适合外科手术的高危病人中(如极高龄、慢性肺部疾病、肾衰竭、贫血、肿瘤),它的出现无疑是这类病人的福音。

【预后】

无症状者的存活率与正常群体相似,3%～5%的病人可发生猝死。三联征出现提示预后不良,若不行手术治疗,有心绞痛者约50%病人5年内死亡;出现晕厥的病人,约50%病人3年内死亡;出现充血性心力衰竭病人约半数2年内死亡。成功的经皮主动脉瓣置换术能使1年死亡率从50%降到30%。

第五节 主动脉瓣关闭不全

【病因】

主动脉瓣关闭不全(aortic incompetence,AI)主要由主动脉瓣膜本身病变、主动脉根部疾病所致。根据发病情况又分为急性和慢性两种。

(一) 急性主动脉瓣关闭不全

病因主要包括:①感染性心内膜炎;②胸部创伤致升主动脉根部、瓣叶支持结构和瓣叶破损或瓣叶脱垂;③主动脉夹层血肿使主动脉瓣环扩大,瓣叶或瓣环被夹层血肿撕裂;④人工瓣膜撕裂等。

(二) 慢性主动脉瓣关闭不全

1. 主动脉瓣本身病变 包括:①风湿性心脏病:约2/3主动脉瓣关闭不全由风湿性心脏病所致,多合并主动脉瓣狭窄和二尖瓣病变;②先天性畸形:二叶式主动脉瓣、主动脉瓣穿孔、室间隔缺损伴主动脉瓣脱垂等;③感染性心内膜炎:为单纯主动脉瓣关闭不全的常见病因,是由于瓣膜赘生物致瓣叶破损或穿孔,瓣叶因支持结构受损而脱垂或赘生物介于瓣叶间妨碍其闭合而引起关闭不全,即使感染已控制,瓣叶纤维化和挛缩可继续;④退行性主动脉瓣病变:老年退行性钙化性主动脉瓣狭窄中75%合并关闭不全;⑤主动脉瓣黏液样变性:可致瓣叶舒张期脱垂入左心室。

2. 主动脉根部扩张 引起瓣环扩大,瓣叶舒张期不能对合,为相对关闭不全。包括:①Marfan综合征:遗传性结缔组织病,通常累及骨、关节、眼、心脏和血管,典型者四肢细长,韧带和关节过伸,晶状体脱位和升主动脉呈梭形瘤样扩张;②梅毒性主动脉炎:炎症破坏主动脉中层,致主动脉根部扩张,30%发生主动脉瓣关闭不全;③其他病因:高血压性主动脉环扩张、特发性升主动脉扩张、主动脉夹层形成、强直性脊柱炎、银屑病性关节炎等。

【病理生理】

1. 急性 舒张期主动脉血流反流入左心室,使左心室舒张末压迅速升高。收缩期,左心室难以将左心房回血及主动脉反流血充分排空,前向搏出量下降;舒张期,因舒张压迅速上升,致使二尖瓣提前关闭,有助于防止左心室压过度升高,但左心房排空受限,左心房压力增高,引起肺淤血、肺水肿。心率加快虽可代偿左心室前向排出量减少,使左心室收缩压及主动脉收缩压不致发生明显变化,但在急性主动脉瓣关闭不全的病人,血压常明显下降,甚至发生心源性休克。

2. 慢性 舒张期主动脉内血流大量反流入左心室,使左心室舒张末容量增加。左心室对慢性容量负荷增加代偿反应为左心室扩张,舒张末压可维持正常,扩张在Frank-Starling曲线上升段,可以增

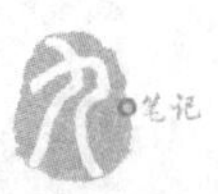

强心肌收缩力。另外，由于血液反流，主动脉内压力下降，更有利于维持左心室泵血功能。由于左心室舒张末压不增加，左心房和肺静脉压也保持正常，故可多年不发生肺循环障碍。随病情进展，反流量增多，左心室进一步扩张，左心室舒张末容积和压力显著增加，最终导致心肌收缩力减弱，心搏出量减少，左心室功能降低，最后可发展至左心功能不全。左心室心肌肥厚使心肌耗氧量增加，同时主动脉反流致舒张压降低而使冠状动脉灌流减少，引起心肌缺血，也加速心功能恶化。

【临床表现】

（一）症状

慢性主动脉瓣关闭不全可在较长时间无症状，轻症者一般可维持 20 年以上。随反流量增大，出现与心搏量增大有关的症状，如心悸、心前区不适、头颈部强烈动脉搏动感等。心力衰竭的症状早期为劳力性呼吸困难，随着病情进展，可出现夜间阵发性呼吸困难和端坐呼吸。可出现胸痛，可能是由于左心室射血时引起升主动脉过分牵张或心脏明显增大所致。心绞痛发作较主动脉瓣狭窄时少见，晕厥罕见，改变体位时可出现头晕或眩晕。

急性主动脉瓣关闭不全轻者可无任何症状，重者可出现突发呼吸困难，不能平卧，全身大汗，频繁咳嗽，咳白色或粉红色泡沫痰，更重者可出现烦躁不安，神志模糊，甚至昏迷。

（二）体征

1. 慢性

（1）面色苍白，头随心搏摆动。心尖搏动向左下移位，范围较广，心界向左下扩大。心底部、胸骨柄切迹、颈动脉可触及收缩期震颤。颈动脉搏动明显增强。

（2）心音：第一心音减弱，为舒张期左心室充盈过度、二尖瓣位置高所致；主动脉瓣区第二心音减弱或消失；心尖区常可闻及第三心音，与舒张早期左心室快速充盈增加有关。

（3）心脏杂音：主动脉瓣区舒张期杂音，为一高调递减型叹气样杂音，舒张早期出现，坐位前倾位呼气末明显，向心尖区传导。轻度反流者，杂音柔和、高调，仅出现于舒张早期，只有病人取坐位前倾、呼气末才能听到；中重度反流者，杂音为全舒张期，性质较粗糙。当出现乐音性杂音时，常提示瓣叶脱垂、撕裂或穿孔。严重主动脉瓣关闭不全，在主动脉瓣区常有收缩中期杂音，向颈部及胸骨上窝传导，为极大量心搏量通过畸形的主动脉瓣膜所致，并非由器质性主动脉瓣狭窄所致。反流明显者，常在心尖区闻及柔和低调的隆隆样舒张期杂音（Austin-Flint 杂音），其产生机制是：①由于主动脉瓣反流，左心室血容量增多及舒张期压力增高，将二尖瓣前侧叶推起处于较高位置引起相对二尖瓣狭窄所致。②主动脉瓣反流血液与由左心房流入的血液发生冲击、混合，产生涡流，引起杂音。

（4）周围血管征：动脉收缩压增高，舒张压降低，脉压增宽，可出现周围血管征，如点头征（De Musset 征）、水冲脉（water-hammer）、股动脉枪击音（Traube 征）和毛细血管搏动征，听诊器压迫股动脉可闻及双期杂音（Duroziez 双重音）。

2. 急性　重者可出现面色灰暗，唇甲发绀，脉搏细数，血压下降等休克表现。二尖瓣提前关闭致使第一心音减弱或消失；肺动脉高压时可闻及肺动脉瓣区第二心音亢进，常可闻及病理性第三心音和第四心音。由于左心室舒张压急剧增高，主动脉和左心室压力阶差急剧下降，因而舒张期杂音柔和、短促、低音调。周围血管征不明显，心尖搏动多正常。听诊肺部可闻及哮鸣音，或在肺底闻及细小水泡音，严重者满肺均有水泡音。

【实验室和其他检查】

1. X 线检查　慢性主动脉瓣关闭不全者左心室明显增大，向左下增大，心腰加深，升主动脉结扩张，呈“主动脉型”心脏，即靴形心。急性者心脏大小多正常或左心房稍增大，常有肺淤血和肺水肿表现。

2. 心电图　慢性者常见左心室肥厚劳损伴电轴左偏。如有心肌损害，可出现心室内传导阻滞，房性和室性心律失常。急性者常见窦性心动过速和非特异性 ST-T 改变。

3. 超声心动图　M 型超声显示舒张期二尖瓣前叶快速高频的振动，二维超声可显示主动脉瓣关

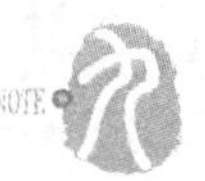

闭时不能合拢。多普勒超声显示主动脉瓣下方(左心室流出道)探及全舒张期反流,为诊断主动脉瓣反流高度敏感及准确的方法,与心血管造影术有高度相关性,可定量判断其严重程度(表3-8-8)。

表3-8-8 主动脉反流严重程度的判定

反流程度	射流宽度	每搏反流量(ml)	反流分数(%)
轻度	<左心室流出道的25%	<30	<30
中度	左心室流出道的25%~65%	30~59	30~49
重度	>左心室流出道的65%	>60	>50

【诊断与鉴别诊断】

1. 诊断 有典型主动脉瓣关闭不全的舒张期杂音伴周围血管征,可诊断为主动脉瓣关闭不全,超声心动图可明确诊断。慢性者合并主动脉瓣狭窄或二尖瓣病变,支持风湿性心脏病诊断。

2. 鉴别诊断 主动脉瓣关闭不全杂音于胸骨左缘明显时,应与Graham-Steel杂音鉴别。Austin-Flint杂音应与二尖瓣狭窄的心尖区舒张中晚期杂音鉴别。前者常紧随第三心音后,第一心音减弱;后者紧随开瓣音后,第一心音常亢进。

【并发症】

感染性心内膜炎较常见,常加速心力衰竭发生;充血性心力衰竭,慢性者常于晚期出现,急性者出现较早;室性心律失常常见,但心脏性猝死少见。

【治疗】

(一)慢性

1. 内科治疗 无症状且左心室功能正常者不需要内科治疗,但需随访;轻中度主动脉瓣关闭不全,每1~2年随访一次;重度者,每半年随访一次。随访内容包括临床症状,超声检查左心室大小和左心室射血分数。预防感染性心内膜炎,预防风湿活动,左心室功能有减低的病人应限制重体力活动,左心室扩大但收缩功能正常者,可应用血管扩张剂(如肼屈嗪、尼群地平、ACEI等),可延迟或减少主动脉瓣手术的需要。

2. 手术治疗 慢性主动脉瓣关闭不全病人若无症状,且左心室功能正常,可不需手术,但要定期随访。中度以上的主动脉瓣反流,易导致左心室扩大,心律失常,即使心功能正常,也应该尽早手术。手术应在不可逆的左心室功能不全发生之前进行,若出现下列情况的严重主动脉瓣关闭不全应手术治疗:①有症状和左心室功能不全者;②无症状伴左心室功能不全者,经系列无创检查显示持续或进行性左心室收缩末容量增加或静息射血分数降低者应手术;③若症状明显,即使左心室功能正常者。手术的禁忌证为LVEF≤15%~20%,LVEDD≥80mm或LVEDVI≥300ml/m^2。原发性主动脉瓣关闭不全,主要采用主动脉瓣置换术;继发性主动脉瓣关闭不全,可采用主动脉瓣成形术;部分病例(如创伤、感染性心内膜炎所致瓣叶穿孔)可行瓣膜修复术。

(二)急性

急性主动脉瓣关闭不全的危险性比慢性主动脉瓣关闭不全高得多,因此应及早考虑外科治疗。内科治疗一般为术前准备过渡措施,包括吸氧、镇静、静脉应用多巴胺或多巴酚丁胺,或硝普钠、呋塞米等。治疗应尽量在Swan-Ganz导管床旁血流动力学监测下进行,主要目的是降低肺静脉压、增加心排出量、稳定血流动力学。人工瓣膜置换术或主动脉瓣修复术为治疗急性主动脉瓣关闭不全的根本措施。

【预后】

急性重度主动脉瓣关闭不全如不及时手术治疗,常死于左心室衰竭。慢性者无症状期长,一旦症状出现,病情便迅速恶化,心绞痛者5年内死亡50%,严重左心衰竭者2年内死亡50%。重度者经确诊后内科治疗5年存活率为75%,10年存活率50%。术后存活者大部分有明显临床改善,心脏大小和左心室重量减少,左心室功能有所恢复,但恢复程度和术后远期存活率低于主动脉瓣狭窄者。

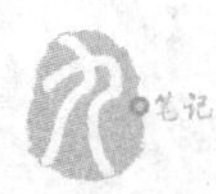

第六节　多瓣膜病

多瓣膜病(multivalvular heart disease)又称联合瓣膜病，是指两个或两个以上瓣膜病变同时存在。

【病因】

引起多瓣膜病的病因，多数为单一病因，少数为多种病因引起。

1. 一种疾病同时损害几个瓣膜　最常见为风湿性心脏病，近一半病人有多瓣膜损害。其次为老年退行性改变、黏液样变性，可同时累及二尖瓣和三尖瓣，两者可同时发生脱垂。感染性心内膜炎也可累及多瓣膜。

2. 一个瓣膜病变致血流动力学异常引起邻近瓣膜相对性狭窄或关闭不全　如主动脉瓣膜关闭不全使左心室容量负荷过度而扩大，产生相对性二尖瓣关闭不全。

3. 不同疾病分别导致不同瓣膜损害　如先天性肺动脉瓣狭窄伴风湿性二尖瓣病变。

【病理生理和临床表现】

取决于受损瓣膜的组合形式和各瓣膜受损的相对严重程度。虽然某一瓣膜的损害可能减轻或抵消另一瓣膜病变的血流动力学变化，从而减轻临床症状，但总的来说，多瓣膜病变在病理生理上往往可使病情加重，对心功能造成综合性不良影响。常见的多瓣膜病有以下几种：

1. 二尖瓣狭窄伴主动脉瓣关闭不全　常见于风湿性心脏病，二尖瓣狭窄可使左心室扩张延缓，周围血管征不明显，听诊二尖瓣舒张期杂音可减弱，甚至消失。

2. 二尖瓣狭窄伴主动脉瓣狭窄　若二尖瓣狭窄重于主动脉瓣狭窄，后者的一些表现常被掩盖，左心室充盈受限和左心室收缩压降低，延缓左心室肥厚和减少心肌耗氧，故心绞痛不明显；由于心排血量明显减少，跨主动脉瓣压差降低，可能导致低估主动脉瓣狭窄的严重程度。

3. 主动脉瓣狭窄伴二尖瓣关闭不全　为危险的多瓣膜病，相对较少见。前者加重二尖瓣反流，后者减少了主动脉瓣狭窄维持左心室每搏容量必需的前负荷，致使肺淤血早期发生，短期内产生左心衰竭。

4. 二尖瓣关闭不全伴主动脉瓣关闭不全　左心室承受双重容量过度负荷，使左心室舒张期压力明显上升，可进一步加重二尖瓣反流，较早发生左心室衰竭。

5. 二尖瓣狭窄伴三尖瓣和（或）肺动脉瓣关闭不全　常见于晚期风湿性心脏病二尖瓣狭窄病人。

【诊断及治疗】

诊断多瓣膜病必须仔细，超声心动图对诊断及评价心功能具有重要价值。多瓣膜病内科治疗同单瓣膜损害者，手术治疗为主要措施。多瓣膜人工瓣膜置换术死亡危险性高，预后不良。双瓣膜置换手术风险较单瓣膜置换术风险高70%左右，应仔细分析各瓣膜病治疗的利弊，并行超声心动图检查以确定诊断及治疗方法。若通过上述方法检查仍有疑问，则应注意术中仔细探查，如进行二尖瓣手术者，应检查有无主动脉瓣狭窄，若漏治后者，则大大增加围术期死亡率；同理，在二尖瓣手术同时，也应同时探查三尖瓣。

（王建安）

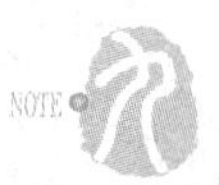

第九章　心包疾病

心包为双层囊袋结构。脏层心包为浆膜，与纤维壁层之间形成的心包腔内有15～50ml浆膜液起润滑作用。心包对心脏起到固定及屏障保护作用，能减缓心脏收缩对周围血管的冲击，防止由于运动和血容量增加而导致的心腔迅速扩张，也能阻止肺部和胸腔感染的扩散。但心包先天缺如或手术切除通常并不会产生临床严重后果。

心包疾病是由感染、肿瘤、代谢性疾病、尿毒症、自身免疫病、外伤等引起的心包病理性改变。临床上可按病程分为急性、亚急性及慢性，按病因分为感染性、非感染性（表3-9-1）。

表3-9-1　心包炎的分类

病程分类	急性	病程<6周，包括：①纤维素性；②渗出性（浆液性或血性）
	亚急性	6周～3个月，包括：①渗出性-缩窄性；②缩窄性
	慢性	>3个月，包括：①缩窄性；②渗出性；③粘连性（非缩窄性）
病因分类	感染性	病毒性、细菌性、结核性、真菌性、其他
	非感染性	急性心肌梗死、尿毒症、肿瘤、黏液腺瘤、胆固醇、乳糜性、外伤、主动脉夹层、放射性、急性特发性、结节病、风湿性、血管炎性、药物、创伤性（包括手术）

第一节　急性心包炎

急性心包炎（acute pericarditis）为心包脏层和壁层的急性炎症性疾病。以胸痛、心包摩擦音、心电图改变及心包渗出后心包积液为特征。可以单独存在，也可以是某种全身疾病累及心包的表现。

【病因】

最常见病因为病毒感染。其他包括细菌感染、自身免疫病、肿瘤、尿毒症、急性心肌梗死后心包炎、主动脉夹层、胸壁外伤及心脏手术后。有些病人经检查仍无法明确病因，称为特发性急性心包炎或急性非特异性心包炎。约1/4病人可复发，少数甚至反复发作。

【临床表现】

病毒感染者多于感染症状出现10～12天后有胸痛等症状，部分病人可伴有肺炎和胸膜炎临床表现。

1. 症状　胸骨后、心前区疼痛为急性心包炎的特征，常见于炎症变化的纤维蛋白渗出期。疼痛可放射到颈部、左肩、左臂，也可达上腹部，疼痛性质尖锐，与呼吸运动相关，常因咳嗽、深呼吸、变换体位或吞咽而加重。随着病程发展，症状可由纤维素期的胸痛为主转变为渗出期的呼吸困难为主，部分病人可因中、大量心包积液造成心脏压塞，从而出现呼吸困难、水肿等一系列相关症状。感染性心包炎可伴发热、乏力等。

2. 体征　急性心包炎最具诊断价值的体征为心包摩擦音，呈抓刮样粗糙的高频音。多位于心前区，以胸骨左缘第3～4肋间、胸骨下端、剑突区较为明显。典型的摩擦音可听到与心房收缩、心室收缩和心室舒张相一致的三个成分，称为三相摩擦音。身体前倾坐位、深吸气或将听诊器胸件加压后可能听到摩擦音增强。心包摩擦音可持续数小时、数天甚至数周。当积液增多将两层心包分开时，心尖搏动减弱，心脏叩诊浊音界扩大，摩擦音消失，心音低弱而遥远。

【辅助检查】

1. 血清学检查 取决于原发病,如感染性心包炎常有白细胞计数及中性粒细胞增加、C反应蛋白增高、红细胞沉降率增快等,自身免疫病可有免疫指标阳性,尿毒症病人可见肌酐明显升高等。

2. 心电图 90%以上的病人心电图都有异常,主要表现为:①除aVR和V_1导联以外的所有常规导联可能出现ST段呈弓背向下型抬高,aVR及V_1导联ST段压低,这些改变可于数小时至数日后恢复。②一至数日后,随着ST段回到基线,逐渐出现T波低平及倒置,此改变可于数周至数个月后恢复正常,也可长期存在。③常有窦性心动过速。积液量较大的情况可以出现QRS电交替。

3. 胸部X线检查 可无异常发现,如心包积液较多,则可见心影增大,通常成人液体量少于250ml、儿童少于150ml时,X线难以检出其积液。

4. 超声心动图 超声心动图可确诊有无心包积液,判断积液量,协助判断临床血流动力学改变是否由心脏压塞所致。超声引导下行心包穿刺引流可以增加操作的成功率和安全性。

5. 心脏磁共振成像(MRI) MRI能清晰显示心包积液容量和分布情况,帮助分辨积液的性质,可测量心包厚度。延迟增强扫描可见心包强化,对诊断心包炎较敏感。对于急性心肌炎、心包炎,还有助于判断心肌受累情况。

6. 心包穿刺 心包穿刺的主要指征是心脏压塞,对积液性质和病因诊断也有帮助,可以对心包积液进行常规、生化、病原学(细菌、真菌等)、细胞学相关检查。在大量心包积液导致心脏压塞时,行心包治疗性穿刺抽液减压缓解症状,或针对病因向心包腔内注入药物进行治疗。

【诊断与鉴别诊断】

1. 诊断标准 诊断根据急性起病、典型胸痛、心包摩擦音、特征性的心电图表现。超声心动图检查可以确诊并判断积液量。结合相关病史、全身表现及相应的辅助检查有助于对病因作出诊断。

2. 鉴别诊断 诊断急性心包炎应注意与其他可引起急性胸痛的某些疾病相鉴别。胸痛伴心电图ST段抬高者需要与急性心肌梗死鉴别,后者常有相邻导联ST段弓背向上抬高,ST-T改变的演进在数小时内发生,范围通常不如心包炎时广泛。有高血压史的胸痛病人需要除外主动脉夹层动脉瘤破裂,后者疼痛为撕裂样,程度较剧烈,多位于胸骨后或背部,可向下肢放射,破口入心包腔可出现急性心包炎的心电图改变,超声心动图有助于诊断,增强CT有助于揭示破口所在位置。肺栓塞可以出现胸痛、胸闷甚至晕厥等表现,氧分压减低,D-二聚体通常升高。心电图典型表现为$S_ⅠQ_ⅢT_Ⅲ$,也可见ST-T改变,心脏超声示右心压力或容积增加等肺栓塞的间接征象,确诊需肺动脉CTA或肺动脉造影。

急性心包炎诊断后,尚需进一步明确其病因的鉴别诊断(表3-9-2),为治疗提供方向。

表3-9-2 常见心包炎的鉴别及治疗

	特发性	结核性	化脓性	肿瘤性	心脏损伤后综合征
病史	上呼吸道感染史,起病急,常反复发作	伴原发结核表现	伴原发感染病灶,或败血症表现	转移性肿瘤多见	有手术、心肌梗死等心脏损伤史,可反复发作
发热	持续发热	常无	高热	常无	常有
胸痛	常剧烈	常无	常有	常无	常有
心包摩擦音	明显,出现早	有	常有	少有	少有
白细胞计数	正常或增高	正常或轻度增高	明显增高	正常或轻度增高	正常或轻度增高
血培养	阴性	阴性	阳性	阴性	阴性
心包积液量	较少	常大量	较多	大量	一般中量
性质	草黄色或血性	多为血性	脓性	多为血性	常为浆液性
细胞分类	淋巴细胞较多	淋巴细胞较多	中性粒细胞较多	淋巴细胞较多	淋巴细胞较多

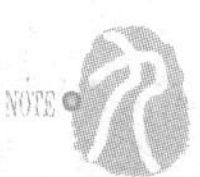

续表

	特发性	结核性	化脓性	肿瘤性	心脏损伤后综合征
细菌	无	有时找到结核分枝杆菌	化脓性细菌	无	无
治疗	非甾体抗炎药	抗结核药	抗生素及心包切开	原发病治疗及心包穿刺	糖皮质激素

【治疗】

包括病因治疗、解除心脏压塞及对症支持治疗。

病人宜卧床休息，直至胸痛消失和发热消退。疼痛时给予非甾体类抗炎药如阿司匹林（2～4g/d），效果不佳可给予布洛芬（400～600mg，一日3次），或吲哚美辛（25～50mg，一日3次），或秋水仙碱（0.6mg，一日2次）。必要时可使用吗啡类药物。

对其他药物治疗积液吸收效果不佳的病人，可给予糖皮质激素治疗（泼尼松40～80mg/d）。心包渗液多引起急性心脏压塞时需立即行心包穿刺引流。顽固性复发性心包炎病程超过2年、心包积液反复穿刺引流无法缓解、激素无法控制，或伴严重胸痛的病人可考虑外科心包切除术治疗。

第二节 心包积液及心脏压塞

心包疾病或其他病因累及心包可造成心包渗出和心包积液（pericardial effusion），当积液迅速或积液量达到一定程度时，可造成心输出量和回心血量明显下降而产生临床症状，即心脏压塞（cardiac tamponade）。

【病因】

各种病因的心包炎均可能伴有心包积液。常见的原因是肿瘤、特发性心包炎和感染性，近年来结核性心包炎造成的心包积液也有回升趋势。严重的体循环淤血也可产生漏出性心包积液；穿刺伤、心室破裂、心胸外科手术及介入操作造成的冠状动脉穿孔等可造成血性心包积液。迅速或大量心包积液可引起心脏压塞。

【病理生理】

正常时心包腔平均压力接近于零或低于大气压，吸气时呈轻度负压，呼气时近于正压。心包内少量积液一般不影响血流动力学。但如果液体迅速增多，即使仅达200ml，也因为心包无法迅速伸展而使心包内压力急剧上升，即可引起心脏受压，导致心室舒张期充盈受阻，周围静脉压升高，最终使心排血量显著降低，血压下降，产生急性心脏压塞的临床表现。而慢性心包积液则由于心包逐渐伸展适应，积液量可达2000ml。部分老年人可出现右心室压塞综合征，即少量或中量心包积液就可出现严重心包压塞表现，常与体位变化有关。

【临床表现】

心脏压塞的临床特征为Beck三联征：低血压、心音低弱、颈静脉怒张。

1. **症状** 呼吸困难是心包积液时最突出的症状，可能与支气管、肺、大血管受压引起肺淤血有关。呼吸困难严重时，病人可呈端坐呼吸，身体前倾、呼吸浅速、面色苍白，可有发绀。也可因压迫气管、食管而产生干咳、声音嘶哑及吞咽困难。还可出现上腹部疼痛、肝大、全身水肿、胸腔积液或腹腔积液，重症病人可出现休克。

2. **体征** 心尖搏动减弱，位于心浊音界左缘的内侧或不能扪及；心脏叩诊浊音界向两侧增大，均为绝对浊音区；心音低而遥远。积液量大时可于左肩胛骨下出现叩浊音，听诊闻及支气管呼吸音，称心包积液征（Ewart征），此乃肺组织受压所致。少数病例可于胸骨左缘第3、4肋间闻及心包叩击音（见缩窄性心包炎）。大量心包积液可使收缩压降低，而舒张压变化不大，故脉压变小。依心脏压塞程度，脉搏可减弱或出现奇脉。大量心包积液影响静脉回流，出现体循环淤血表现，如颈静脉怒张、肝

大、肝颈静脉回流征、腹腔积液及下肢水肿等。

3. **心脏压塞**　短期内出现大量心包积液可引起急性心脏压塞，表现为窦性心动过速、血压下降、脉压变小和静脉压明显升高。如果心排血量显著下降，可造成急性循环衰竭和休克。如果液体积聚较慢，则出现亚急性或慢性心脏压塞，产生体循环静脉淤血征象，表现为颈静脉怒张，Kussmaul 征，即吸气时颈静脉充盈更明显。还可出现奇脉，表现为桡动脉搏动呈吸气性显著减弱或消失、呼气时恢复。奇脉也可通过血压测量来诊断，即吸气时动脉收缩压较吸气前下降 10mmHg 或更多。

【辅助检查】

1. **X 线检查**　可见心影向两侧增大呈烧瓶状，心脏搏动减弱或消失。特别是肺野清晰而心影显著增大常是心包积液的有力证据，有助于鉴别心力衰竭。

2. **心电图**　心包积液时可见肢体导联 QRS 低电压，大量渗液时可见 P 波、QRS 波、T 波电交替，常伴窦性心动过速。

3. **超声心动图**　对诊断心包积液简单易行，迅速可靠（图 3-9-1）。心脏压塞时的特征为：整个心动周期可见脏层心包与壁层心包之间存在积液，大量时呈“游泳心”，舒张末期右心房塌陷及舒张早期右心室游离壁塌陷。此外，还可观察到吸气时右心室内径增大，左心室内径减少，室间隔左移等。超声心动图可用于心包积液定量、定位，并引导心包穿刺引流。

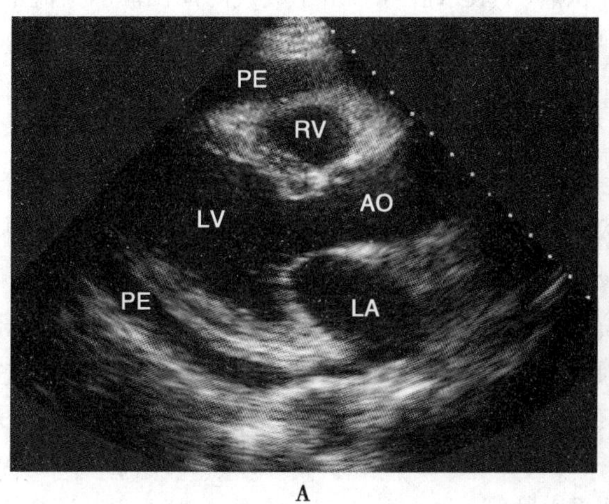

A

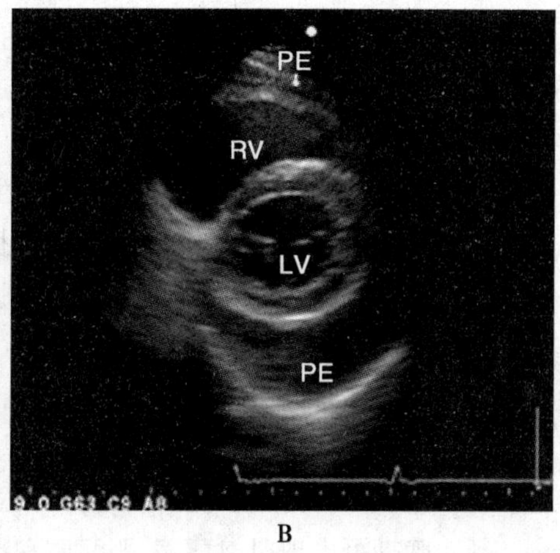

B

图 3-9-1　心包积液

A. 左心长轴切面见心包腔无回声区环绕心脏；B. 左室短轴观察心包积液，主要在左室后壁处心包腔。PE，心包积液

4. **心脏磁共振成像**　心脏磁共振成像（MRI）能清晰显示心包积液的位置、范围和容量，并可根据心包积液的信号强度推测积液的性质。同时能显示其他病理表现，如心包膜的增厚和心包腔内肿瘤。

5. **心包穿刺**　心包穿刺术对穿刺液行常规、生化、细菌培养和查找抗酸杆菌及细胞学检查，有助于了解心包积液的性质，明确病因。

【诊断与鉴别诊断】

1. **诊断标准**　对于呼吸困难的病人，如查体发现颈静脉怒张、奇脉、心浊音界扩大、心音遥远等典型体征，应考虑此诊断，超声心动图见心包积液可确诊。心包积液病因诊断可根据临床表现、实验室检查、心包穿刺液检查以及是否存在其他疾病进一步明确。

2. **鉴别诊断**　主要鉴别引起呼吸困难的临床情况，尤其是与心力衰竭鉴别。根据心脏原有的基础疾病如冠心病、高血压、瓣膜病、先天性心脏病或心肌病等病史，查体闻及肺部湿啰音，并根据心音、心脏杂音和有无心包摩擦音进行判断，心脏超声有助于明确诊断。

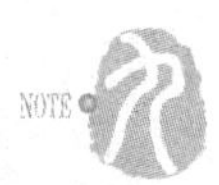

【治疗】

心包穿刺引流是解除心脏压塞最简单、有效的手段，对所有血流动力学不稳定的急性心脏压塞，均应紧急行心包穿刺或外科心包开窗引流，解除心脏压塞。对伴休克病人，需紧急扩容、升压治疗。对于血流动力学稳定的心包积液病人，应设法明确病因，针对原发病进行治疗同时应注意血流动力学情况，必要时心包减压并将引流液送实验室检查。

第三节 缩窄性心包炎

缩窄性心包炎(constrictive pericarditis)是指心脏被致密增厚的纤维化或钙化心包所包围，使心室舒张期充盈受限而产生一系列循环障碍的疾病，多为慢性。

【病因】

大多数心包疾病都可引起缩窄性心包炎。我国缩窄性心包炎的病因以结核性为最常见，其次为非特异性心包炎、化脓性或由创伤性心包炎演变而来。近年来放射性心包炎和心脏直视手术后引起者逐渐增多。其他少见的病因包括自身免疫性疾病、恶性肿瘤、尿毒症、药物等。

【病理生理】

心包缩窄使心室舒张期扩张受限、充盈减少，每搏输出量下降，心率代偿性增快以维持心输出量。体循环回流受阻，可出现颈静脉怒张、肝大、腹腔积液、下肢水肿等。由于吸气时周围静脉回流增多，而已缩窄的心包使心室无法适应性扩张，致使吸气时静脉压进一步升高，颈静脉怒张也更明显，称Kussmaul征。

【临床表现】

1. 症状 病人常有心包炎、心包积液、恶性肿瘤、胸部放射性治疗和胸心外科手术等病史。部分病人起病隐匿，早期无明显临床症状。主要症状与心输出量下降和体循环淤血有关，表现为心悸、劳力性呼吸困难、活动耐量下降、疲乏以及肝大、腹腔积液、胸腔积液、下肢水肿等。

2. 体征 颈静脉压升高常见，脉压常变小，奇脉不常见。心尖搏动减弱或消失，多数病人收缩期心尖呈负性搏动，心浊音界正常或稍增大，心音轻而远，通常无杂音，部分病人在胸骨左缘第3~4肋间可闻及心包叩击音，即发生在第二心音后，呈拍击样，因舒张期血流突然涌入舒张受限的心室引起心室壁振动产生的额外心音。心率常较快，心律可为窦性，也可为房性、室性或有期前收缩。可有Kussmaul征。晚期可出现肌肉萎缩、恶病质和严重水肿等。

【辅助检查】

1. X线检查 多数心影轻度增大呈三角形或球形，左右心缘变直，主动脉弓小或难以辨认，上腔静脉常扩张。部分病人心影大小正常，可有心包钙化。

2. 心电图 常见心动过速、QRS低电压、T波低平或倒置。部分病人可见P波增宽有切迹。在病程长和高龄病人中有时可见心房颤动。

3. 超声心动图 M型、二维超声心动图及多普勒超声心动图是临床最常用的无创检测手段。典型的表现为心包增厚、粘连(图3-9-2)，心脏变形，室壁活动减弱，室间隔舒张期矛盾运动，即室间隔抖动征(图3-9-3)，下腔静脉增宽且不随呼吸变化。

4. 心脏CT和磁共振成像(MRI) 心脏CT和MRI对慢性缩窄性心包炎的诊断价值优于超声心动图。二者均可用于评价心包受累的范围和程度、心包厚度和心包钙化等；CT检测心包钙化的敏感性更高，MRI可识别少量心包渗出、粘连及心包炎症。

5. 右心导管检查 当非侵入性检查手段不能明确诊断时或拟行心包切除术前可行右心导管检查。特征性表现为肺毛细血管压力、肺动脉舒张压力、右心室舒张末期压力、右心房压力和腔静脉压均显著升高且趋于同一水平；右心房压力曲线呈M或W波形，右心室收缩压轻度升高，呈舒张早期下陷及高原形曲线。呼吸时左、右心室压力曲线变化呈矛盾性。

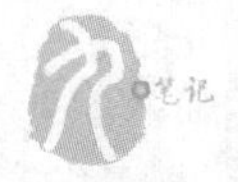

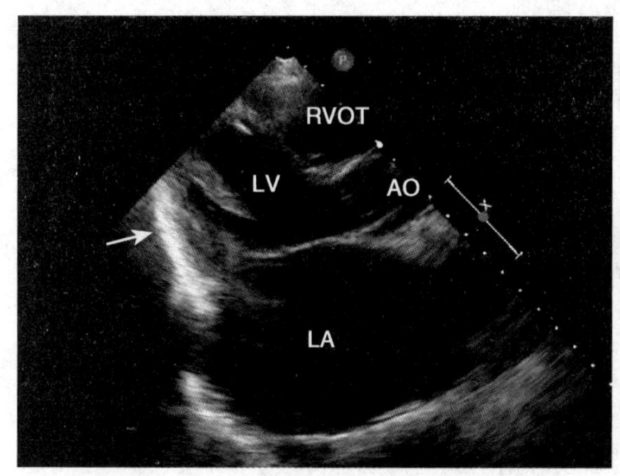

图 3-9-2　**缩窄性心包炎心包明显增厚**

二维超声心动图(左心室长轴切面)示缩窄性心包炎心包明显增厚(厚度约 5mm,箭头所示)。LV,左心室;LA,左心房;AO,主动脉;RVOT,右室流出道

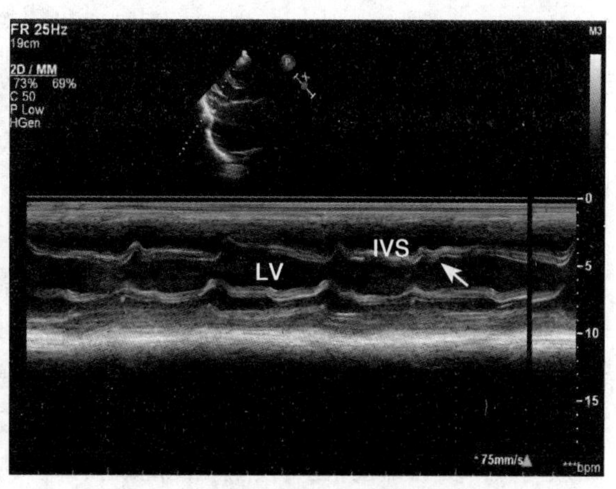

图 3-9-3　**缩窄性心包炎室间隔运动异常**

M 型超声(左心室长轴切面)显示缩窄性心包炎室间隔运动异常(箭头)。LV,左心室;IVS,室间隔

6. **活组织检查**　心包腔纤维内镜探查和活组织检查有助于了解病因。

【诊断与鉴别诊断】

典型缩窄性心包炎多可根据典型的临床表现及辅助检查诊断。主要应与限制型心肌病相鉴别,具体见本篇第六章第三节"限制型心肌病"。此外,还应与其他原因引起的心力衰竭相鉴别,心力衰竭常有心界明显扩大、双下肺湿啰音等体征,血清 BNP 水平升高,胸部 X 线可见心影增大、肺淤血,超声心动图与心脏 CT、MRI 等影像学检查可帮助明确诊断。当本病以腹腔积液为主要表现时,应注意与肝硬化、结核性腹膜炎等相鉴别。

【治疗】

多数病人会发展为慢性缩窄性心包炎,此时唯一有效的治疗方法即心包切除术,但围术期风险很高。少部分病人心包缩窄是短期的或可逆的,故对于近期诊断且病情稳定的病人,除非出现心源性恶病质、心源性肝硬化、心肌萎缩等并发症,可尝试抗炎治疗 2~3 个月。对于结核性心包炎推荐抗结核治疗延缓心包缩窄进展,术后应继续抗结核治疗 1 年。

(周玉杰)

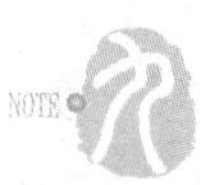

第十章　感染性心内膜炎

感染性心内膜炎(infective endocarditis,IE)为心脏内膜表面的微生物感染,一般因细菌、真菌或其他微生物(如病毒、立克次体等)循血行途径直接感染心脏瓣膜、心室壁内膜或邻近大动脉内膜,伴赘生物形成。赘生物为大小不等、形状不一的血小板和纤维素团块,内含大量微生物和少量炎症细胞。瓣膜为最常受累部位,也可发生在间隔缺损部位、腱索或心壁内膜。而动静脉瘘、动脉瘘(如动脉导管未闭)或主动脉缩窄处的感染虽属动脉内膜炎,但临床与病理均类似于感染性心内膜炎。无结构性心脏病者发生感染性心内膜炎近几年呈上升趋势,可能与静脉药物滥用及经血管的有创操作,如永久起搏器或植入型心律转复除颤器(ICD)电极植入增加有关。

根据病程,IE 可分为急性和亚急性。急性 IE 特征:①中毒症状明显;②病程进展迅速,数天至数周引起瓣膜破坏;③感染迁移多见;④病原体主要为金黄色葡萄球菌。亚急性 IE 特征:①中毒症状轻;②病程数周至数个月;③感染迁移少见;④病原体以草绿色链球菌多见,其次为肠球菌。根据获得途径,可分为卫生保健相关性、社区获得性、文身、静脉药物滥用等。根据瓣膜材质又可分为自体瓣膜心内膜炎(native valve endocarditis)和人工瓣膜心内膜炎(prosthetic valve endocarditis)。

第一节　自体瓣膜心内膜炎

【病因】

链球菌和葡萄球菌是引起 IE 的主要病原微生物。急性者主要由金黄色葡萄球菌引起,少数由肺炎球菌、淋球菌、A 族链球菌和流感嗜血杆菌等所致。亚急性者,草绿色链球菌最常见,其次为 D 族链球菌(牛链球菌和肠球菌)、表皮葡萄球菌,其他细菌较少见。真菌、立克次体和衣原体为自体瓣膜心内膜炎的少见致病微生物。

【发病机制】

(一)亚急性

至少占据 2/3 的病例,发病与以下因素有关。

1. 血流动力学因素　亚急性者多发生于器质性心脏病,首先为心脏瓣膜病,尤其是二尖瓣和主动脉瓣;其次为先天性心血管病,如室间隔缺损、动脉导管未闭、法洛四联症和主动脉缩窄。赘生物常位于血流从高压腔经病变瓣口或先天缺损至低压腔产生高速射流和湍流的下游,如二尖瓣的瓣叶心房面、主动脉瓣的瓣叶心室面和室间隔缺损的右心室侧,可能与处于湍流下方部位的内膜灌注压力下降,利于微生物沉积和生长有关。另外,高速射流冲击心脏或大血管内膜处可致局部损伤,并易于感染,如二尖瓣反流面对的左心房壁、主动脉反流面对的二尖瓣前叶有关腱索和乳头肌,未闭动脉导管射流面对的肺动脉壁。本病在压差小的部位,如房间隔缺损和大室间隔缺损或血流缓慢时,如房颤和心力衰竭时少见,瓣膜狭窄较关闭不全少见。

2. 非细菌性血栓性心内膜炎　研究证实 IE 常源于非细菌性血栓性心内膜炎(non-bacterial thrombotic endocarditis),当内皮受损时,血小板可聚集形成血小板微血栓和纤维蛋白沉着,成为结节样无菌性赘生物,成为细菌定居瓣膜表面的重要因素。无菌性赘生物最常见于湍流区、瘢痕处(如感染性心内膜炎后)和心外因素所致的内膜受损区,偶见于正常瓣膜。

3. 短暂性菌血症　各种感染或细菌寄居的皮肤黏膜的创伤(如手术、器械操作等)常导致暂时性菌血症：口腔组织创伤常致草绿色链球菌菌血症；消化道和泌尿生殖道创伤与感染常引起肠球菌和革兰阴性杆菌菌血症；葡萄球菌菌血症见于皮肤和远离心脏部位的感染。循环中的细菌如定居在无菌性赘生物上，感染性心内膜炎即可发生。

4. 细菌感染无菌性赘生物　取决于发生菌血症之频度、循环中细菌的数量和细菌黏附于无菌性赘生物的能力。草绿色链球菌从口腔进入血流的机会频繁，黏附性强，因而成为亚急性感染性心内膜炎的最常见致病菌；而大肠埃希杆菌的黏附性差，虽然其菌血症常见，但极少致心内膜炎。

细菌定居后迅速繁殖，促使血小板进一步聚集和纤维蛋白沉积，感染性赘生物增大。厚的纤维蛋白层覆盖在赘生物外，阻止吞噬细胞进入，为其内细菌生存繁殖提供良好的庇护。

（二）急性

发病机制尚不清楚，主要累及正常心瓣膜。病原菌来自皮肤、肌肉、骨骼或肺等部位的活动性感染灶，循环中细菌量大，细菌毒力强，具有高度侵袭性和黏附于内膜的能力。主动脉瓣常受累。

【病理】

（一）心内感染和局部扩散

1. 赘生物呈小疣状结节或菜花状、息肉样，小可不足1mm，大可阻塞瓣口。赘生物导致瓣叶破损、穿孔或腱索断裂，引起瓣膜关闭不全。

2. 感染的局部扩散产生瓣环或心肌脓肿、传导组织破坏、乳头肌断裂或室间隔穿孔和化脓性心包炎。

（二）赘生物碎片脱落致栓塞

1. 动脉栓塞导致组织器官梗死，偶可形成脓肿。

2. 脓毒性栓子栓塞动脉血管壁的滋养血管引起动脉管壁坏死，或栓塞动脉管腔，细菌直接破坏动脉壁。

上述两种情况均可形成细菌性动脉瘤。

（三）血源性播散

菌血症持续存在，在心外的机体其他部位播种化脓性病灶，形成迁移性脓肿。

（四）免疫系统激活

持续性菌血症刺激细胞和体液介导的免疫系统，引起：①脾大；②肾小球肾炎（循环中免疫复合物沉积于肾小球基底膜）；③关节炎、心包炎和微血管炎（可引起皮肤、黏膜体征和心肌炎）。

【临床表现】

从短暂性菌血症的发生至症状出现之间的时间间隔长短不一，多在2周以内，但不少病人无明确的细菌进入途径可寻。

（一）发热

发热是感染性心内膜炎最常见的症状，除有些老年或心、肾衰竭重症病人外，几乎均有发热。亚急性者起病隐匿，可有全身不适、乏力、食欲缺乏和体重减轻等非特异性症状。可有弛张热，一般<39℃，午后和晚上高，部分病人热型不典型。常见头痛、背痛和肌肉关节痛。急性者呈暴发性败血症过程，有高热寒战。突发心力衰竭者较为常见。

（二）心脏杂音

高达85%的病人可闻及心脏杂音，可由基础心脏病和（或）心内膜炎导致瓣膜损害所致。急性者要比亚急性者更易出现杂音强度和性质的变化，或出现新的杂音。瓣膜损害所致的新的或增强的杂音主要为关闭不全的杂音，尤以主动脉瓣关闭不全多见。

（三）周围体征

多为非特异性，近年已不多见，包括：①瘀点，可出现于任何部位，以锁骨以上皮肤、口腔黏膜和睑结膜常见，病程长者较多见；②指和趾甲下线状出血；③Roth斑，为视网膜的卵圆形出血斑，其中心呈白色，多见于亚急性感染；④Osler结节，为指和趾垫出现的豌豆大的红或紫色痛性结节，较常见于亚

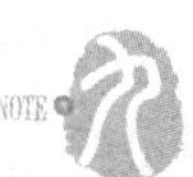

急性者；⑤Janeway 损害，为手掌和足底处直径 1～4mm 的无痛性出血红斑，主要见于急性病人。引起这些周围体征的原因可能是微血管炎或微栓塞。

（四）动脉栓塞

赘生物引起动脉栓塞占 20%～40%，尸检检出的亚临床型栓塞更多。栓塞可发生在机体的任何部位，脑、心脏、脾、肾、肠系膜和四肢为临床所见的体循环动脉栓塞部位。脑栓塞的发生率为 15%～20%。在有左向右分流的先天性心血管病或右心内膜炎时，肺循环栓塞常见。如三尖瓣赘生物脱落引起肺栓塞，可突然出现咳嗽、呼吸困难、咯血或胸痛。肺梗死可发展为肺坏死、空洞，甚至脓气胸。

（五）感染的非特异性症状

1. 脾大　占 10%～40%，病程>6 周病人多见，急性者少见。

2. 贫血　较为常见，尤其多见于亚急性者，有苍白无力和多汗。多为轻、中度贫血，晚期病人有重度贫血。

【并发症】

（一）心脏

1. 心力衰竭　为最常见的并发症，主要由瓣膜关闭不全所致，主动脉瓣受损者最常发生（75%），其次为二尖瓣（50%）和三尖瓣（19%）；瓣膜穿孔或腱索断裂导致急性瓣膜关闭不全时可诱发急性左心衰竭。

2. 心肌脓肿　常见于急性病人，可发生于心脏任何部位，以瓣周组织特别是在主动脉瓣环多见，可致房室和室内传导阻滞，心肌脓肿偶可穿破导致化脓性心包炎。

3. 急性心肌梗死　大多由冠状动脉细菌栓塞引起，以主动脉瓣感染时多见，少见原因为冠状动脉细菌性动脉瘤。有时细菌栓塞造成的心肌梗死植入冠状动脉支架也可导致支架术后的感染。

4. 化脓性心包炎　不多见，主要发生于急性病人。

5. 心肌炎

（二）细菌性动脉瘤

占 3%～5%，多见于亚急性者。受累动脉依次为近端主动脉（包括主动脉窦）、脑、内脏和四肢动脉，一般见于病程晚期，多无症状。发生于周围血管时易诊断，可扪及搏动性肿块；如发生在脑、肠系膜动脉或其他深部组织的动脉时，往往直至动脉瘤破裂出血时方可确诊。

（三）迁移性脓肿

多见于急性病人，亚急性者少见，多发生于肝、脾、骨髓和神经系统。

（四）神经系统

无症状的神经系统事件更常见。15%～30% 病人有神经系统受累的表现：①脑栓塞占其中的 1/2，大脑中动脉及其分支最常受累；②脑细菌性动脉瘤，除非破裂出血，多无症状；③脑出血，由脑栓塞或细菌性动脉瘤破裂所致；④中毒性脑病，可有脑膜刺激征；⑤脑脓肿；⑥化脓性脑膜炎，不常见。后三种情况主要见于急性病人，尤其是金黄色葡萄球菌性心内膜炎。

（五）肾脏

大多数病人有肾损害，包括：①肾动脉栓塞和肾梗死，多见于急性病人；②免疫复合物所致局灶性和弥漫性肾小球肾炎（后者可致肾衰竭），常见于亚急性病人；③肾脓肿不多见。

【实验室和其他检查】

（一）常规检验

1. 尿液　常有镜下血尿和轻度蛋白尿。肉眼血尿提示肾梗死。红细胞管型和大量蛋白尿提示弥漫性肾小球性肾炎。

2. 血液　亚急性者正色素性正细胞性贫血常见，白细胞计数正常或轻度升高，分类计数轻度核左移。急性者常有血白细胞计数增高和明显核左移。红细胞沉降率几乎均升高。

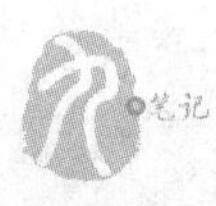
笔记

（二）免疫学检查

25% 的病人有高丙种球蛋白血症。80% 的病人出现循环免疫复合物。病程 6 周以上的亚急性病人中 50% 类风湿因子阳性。血清补体降低见于弥漫性肾小球肾炎。上述异常在感染治愈后消失。

（三）血培养

是诊断菌血症和感染性心内膜炎的最重要方法。近期未接受过抗生素治疗的病人血培养阳性率可高达 95% 以上，其中 90% 以上病人的阳性结果获自入院后第一日采取的标本。对于未经治疗的亚急性病人，应在第一日间隔 1 小时采血 1 次，共 3 次。如次日未见细菌生长，重复采血 3 次后开始抗生素治疗。已用过抗生素者，停药 2 ~ 7 天后采血。急性病人应在入院后 3 小时内，每隔 1 小时 1 次共取 3 个血标本后开始治疗。本病的菌血症为持续性，无需在体温升高时采血。每次取静脉血 10 ~ 20ml 作需氧和厌氧培养，至少应培养 3 周，并周期性作革兰染色涂片和次代培养。必要时培养基需补充特殊营养或采用特殊培养技术。血培养阴性率为 2.5% ~ 64%。念珠菌（约 1/2 病例）、曲霉菌、组织胞质菌、Q 热病原体、鹦鹉热衣原体等致病时，血培养阴性。2 周内用过抗生素或采血、培养技术不当，常降低血培养的阳性率。

（四）超声心动图

如超声心动图发现赘生物、瓣周并发症等支持心内膜炎的证据，可帮助明确 IE 诊断。经胸超声心动图（transthoracic echocardiography，TTE）可检出 50% ~ 75% 的赘生物（图 3-10-1、图 3-10-2）；经食管超声心动图（transesophageal echocardiography，TEE）可检出<5mm 的赘生物，敏感性高达 95% 以上。大部分情况下只需行 TTE 检查，必要时可行 TEE 检查。超声心动图未发现赘生物时并不能除外 IE，必须密切结合临床。感染治愈后，赘生物可持续存在。除非发现原有赘生物增大或新赘生物出现，否则难以诊断复发或再感染。超声心动图和多普勒超声还可明确基础心脏病（如瓣膜病、先天性心脏病）和 IE 的心脏并发症（如瓣膜关闭不全，瓣膜穿孔、腱索断裂、瓣周脓肿、心包积液等）。

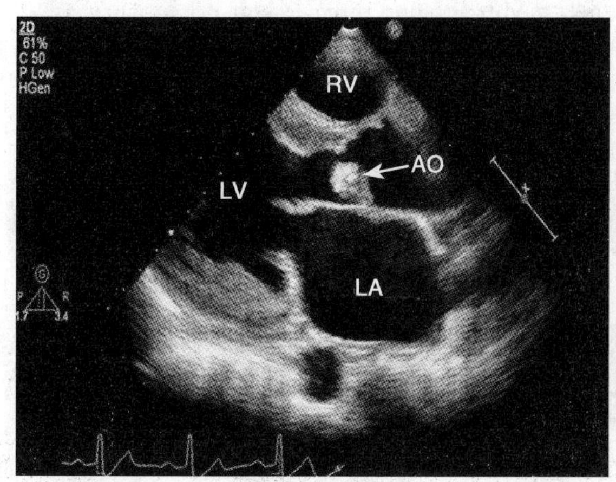

图 3-10-1 感染性心内膜炎经胸超声心动图 左室长轴切面，主动脉瓣可见赘生物附着（箭头所指）
AO：主动脉；LA：左心房；LV：左心室；RV：右心室

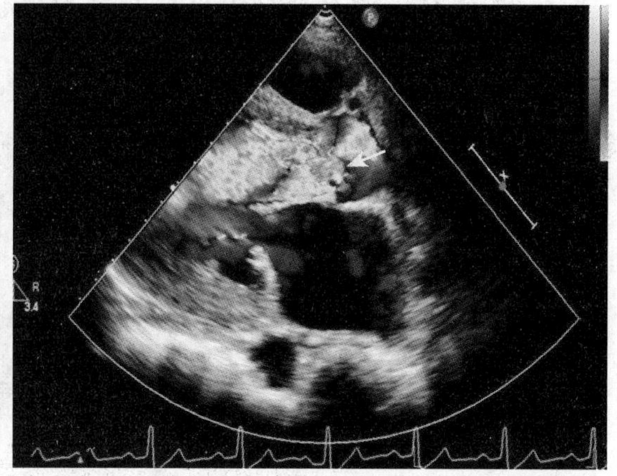

图 3-10-2 感染性心内膜炎经胸多普勒超声心动图 左心长轴切面，显示主动脉瓣大量反流信号，箭头所指处为主动脉瓣赘生物

（五）心电图

偶可见急性心肌梗死或房室、室内传导阻滞，后者提示主动脉瓣环或室间隔脓肿。

（六）X 线检查

肺部多处小片状浸润阴影提示脓毒性肺栓塞所致肺炎。左心衰竭时有肺淤血或肺水肿征。主动脉细菌性动脉瘤可致主动脉增宽。细菌性动脉瘤有时需经血管造影诊断。CT 扫描有助于脑梗死、脓肿和出血的诊断。

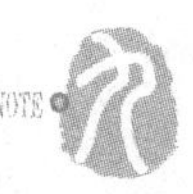

（七）其他

如多层螺旋 CT（multislice computed tomography，MSCT）、磁共振成像（magnetic resonance imaging，MRI）、^{18}F-脱氧葡萄糖（fluorodeoxyglucose，^{18}F-FDG）、正电子发射计算机断层显像（positron emission tomography，PET）成像方法也可用于 IE 病人的评估。

【诊断与鉴别诊断】

IE 的临床表现缺乏特异性，超声心动图和血培养是诊断 IE 的两大基石。具体 IE 的诊断见表 3-10-1。在血培养阴性、感染累及人工瓣膜或起搏器导线、右心 IE 等情况下，Duke 诊断标准（2015 修订版）敏感性下降，此时主要依靠临床判断。

表 3-10-1 感染性心内膜炎 Duke 诊断标准（2015 修订版）

◆ 主要标准
（一）血培养阳性（符合以下至少一项标准）
Ⅰ 两次不同时间的血培养检出同一典型 IE 致病微生物（如草绿色链球菌，链球菌，金黄色葡萄球菌，社区获得性肠球菌）
Ⅱ 多次血培养检出同一 IE 致病微生物
1）2 次至少间隔 12 小时以上的血培养阳性；
2）所有 3 次血培养均阳性，或≥4 次的多数血培养阳性（第一次与最后一次抽血时间间隔≥1 小时）
Ⅲ Q 热病原体 1 次血培养阳性或其 IgG 抗体滴度>1∶800
（二）影像学阳性证据（符合以下至少一项标准）
Ⅰ 超声心动图异常
1）赘生物
2）脓肿、假性动脉瘤、心脏内瘘
3）瓣膜穿孔或动脉瘤
4）新发生的人工瓣膜部分破裂
Ⅱ 通过 ^{18}F-FDG PET/CT（仅在假体植入>3 个月时）或放射标记的白细胞 SPECT/CT 检测出人工瓣膜植入部位周围组织异常活性
Ⅲ 由心脏 CT 确定的瓣周病灶
◆ 次要标准
1. 易患因素：心脏本身存在易患因素，或静脉药物成瘾者
2. 发热：体温>38℃
3. 血管征象（包括仅通过影像学发现的）：主要动脉栓塞，感染性肺梗死，细菌性动脉瘤，颅内出血，结膜出血，以及 Janeway 损害
4. 免疫性征象：肾小球肾炎，Osler 结节，Roth 斑以及类风湿因子阳性
5. 致病微生物感染证据：不符合主要标准的血培养阳性，或与 IE 一致的活动性致病微生物感染的血清学证据

确诊：满足 2 项主要标准，或 1 项主要标准+3 项次要标准，或 5 项次要标准
疑诊：满足 1 项主要标准+1 项次要标准，或 3 项次要标准

亚急性感染性心内膜炎常发生在原有心瓣膜病变或其他心脏病的基础之上，如在这些病人发现周围体征（瘀点、线状出血、Roth 斑、Osler 结节和杵状指）提示本病存在，超声心动图检出赘生物对明确诊断有重要价值。

本病的临床表现涉及全身多脏器，既多样化，又缺乏特异性，需与之鉴别的疾病较多。亚急性者应与急性风湿热、系统性红斑狼疮、左房黏液瘤、淋巴瘤腹腔内感染、结核病等鉴别。急性者应与金黄色葡萄球菌、淋球菌、肺炎球菌和革兰阴性杆菌败血症鉴别。

【治疗】

（一）抗微生物药物治疗

为最重要的治疗措施。用药原则为：①早期应用，在连续送 3～5 次血培养后即可开始治疗；②足量用药，成功的治疗有赖于杀菌而非抑菌，大剂量和长疗程，旨在完全消灭藏于赘生物内的致病菌，抗生素的联合应用能起到快速的杀菌作用；③静脉用药为主，保持高而稳定的血药浓度；④病原微生物

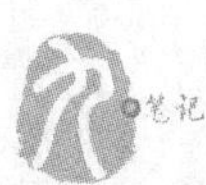

不明时，急性者选用针对金黄色葡萄球菌、链球菌和革兰阴性杆菌均有效的广谱抗生素，亚急性者选用针对大多数链球菌（包括肠球菌）的抗生素；⑤已分离出病原微生物时，应根据致病微生物对药物的敏感程度选择抗微生物药物。有条件者应测定最小抑菌浓度（minimum inhibitory concentration，MIC）以判定致病菌对某种抗微生物药物的敏感程度。

1. 经验治疗 抗生素选用的基本原则：①杀菌剂；②联合应用，包括至少 2 种具协同作用的抗菌药物；③大剂量；④静脉给药；⑤长疗程，一般为 4～6 周，人工瓣膜心内膜炎需 6～8 周或更长，以降低复发率。由于血培养结果往往滞后，对于疑似 IE、病情较重且不稳定的病人积极启动经验治疗策略：自体瓣膜 IE 轻症病人可选用青霉素、阿莫西林或氨苄西林联合庆大霉素。青霉素过敏者可使用头孢曲松。人工瓣膜 IE 未确诊且病情稳定者，建议停止所有抗生素，复查血培养。病原体可能为葡萄球菌属者，宜选用万古霉素+庆大霉素+利福平。万古霉素无效、不耐受或耐药株感染者，可用达托霉素代替。

2. 已知致病微生物时的治疗

（1）葡萄球菌心内膜炎：根据是否为甲氧西林耐药株而确定治疗方案。获知药敏结果前宜首选耐酶青霉素类，如苯唑西林或氯唑西林等联合氨基糖苷类。病原菌药敏结果显示属甲氧西林敏感葡萄球菌（MSS）者，首选苯唑西林，初始治疗不需常规联合庆大霉素。青霉素类抗生素过敏者可选用头孢唑林。β-内酰胺类过敏者，可选万古霉素联合利福平。耐甲氧西林葡萄球菌（MRS）所致心内膜炎宜选用万古霉素联合利福平。万古霉素治疗无效、不能耐受或耐药葡萄球菌感染者，选用达托霉素。耐甲氧西林金黄色葡萄球菌所致心内膜炎的抗菌治疗方案为万古霉素或达托霉素静脉滴注。

（2）链球菌心内膜炎：敏感株所致者首选青霉素，1200 万～1600 万 U/d。相对耐药菌株所致 IE，须增加青霉素剂量至2400 万 U/d，或头孢曲松联合庆大霉素。耐药株所致 IE 按肠球菌心内膜炎方案治疗，给予万古霉素或替考拉宁联合庆大霉素。

（3）肠球菌心内膜炎：青霉素联合或阿莫西林或氨苄西林，均为 24 小时内持续或分 6 次静脉滴注，并联合氨基糖苷类抗生素。青霉素类过敏或高度耐药者，可选用万古霉素或替考拉宁联合氨基糖苷类。耐青霉素和万古霉素的肠球菌可选用达托霉素或利奈唑烷。

（4）需氧革兰阴性杆菌心内膜炎：应选用哌拉西林联合庆大霉素或妥布霉素，或头孢他啶联合氨基糖苷类。

上述抗生素治疗方案参考欧洲心脏病学会（ESC）、美国心脏协会（AHA）IE 指南，然而在我国庆大霉素发生耐药率高，而且庆大霉素肾毒性大，也可试选其他氨基糖苷类药物。

（二）外科治疗

尽管有与日俱进的抗生素治疗，其死亡率与病人的年龄增长、基础心脏病有关，此外心脏和神经系统并发症也可能影响预后。有些威胁生命的心脏并发症对抗生素无反应，而手术治疗可改善病人的预后。因此，对存在心力衰竭并发症、感染难以控制及预防栓塞事件的病人应及时考虑手术治疗。

自体瓣膜心内膜炎手术适应证如下。

紧急手术（<24 小时）适应证：主动脉瓣或二尖瓣伴有急性重度反流、阻塞或瓣周瘘导致难治性肺水肿、心源性休克。

外科手术（<7 天）适应证：①主动脉瓣或二尖瓣伴有急性重度反流、阻塞引起伴有症状的心衰或超声心动提示血流动力学异常；②未能控制的局灶性感染灶（脓肿、假性动脉瘤、瘘、不断增大的赘生物）；③真菌或多重耐药菌造成的感染；④规范抗感染、控制脓毒血症转移灶治疗措施情况下仍存在血培养阳性；⑤二尖瓣或主动脉瓣的 IE 在正确抗感染治疗下出现过≥1 次栓塞事件，且赘生物>10mm；⑥二尖瓣或主动脉瓣的赘生物>10mm，严重瓣膜狭窄或反流；⑦二尖瓣或主动脉瓣的 IE 伴有单个巨大赘生物（>30mm）；⑧二尖瓣或主动脉瓣的 IE 伴有单个巨大赘生物（>15mm），可考虑外科手术。

右心系统 IE 占全部 IE 病人的 5%～10%，如存在难治性病原体感染（如真菌）或菌血症（药物治

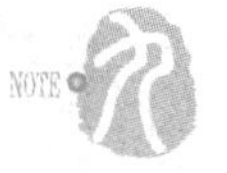

疗下仍持续>7天)、复发的肺动脉栓塞后三尖瓣赘生物>20mm、继发性右心衰竭,需要手术治疗。

【预后】

IE病人院内死亡率为15%～30%,其中病人本身特征、是否存在心源性/非心源性并发症、感染的病原体以及心脏超声表现为影响预后的主要因素。死亡原因为心力衰竭、肾衰竭、栓塞、细菌性动脉瘤破裂或严重感染。除耐药的革兰阴性杆菌和真菌所致的心内膜炎者外,大多数病人可获细菌学治愈。2%～6%的病人治疗后可能复发,需警惕再次出现发热、寒战或其他感染征象。

【预防】

目前认为预防IE的最有效措施是良好的口腔卫生习惯和定期的牙科检查,在任何静脉导管插入或其他有创性操作过程中都必须严格无菌操作。预防性使用抗生素预防IE应较以往减少,对已存在心脏疾病的高危IE病人,可在操作时预防性给予抗生素。

对于接受高危牙科操作时需要使用抗生素预防IE的最高危病人,主要的靶目标是口腔链球菌,推荐在操作开始前30～60分钟内使用1剂以下抗生素:阿莫西林(amoxicillin)或氨苄西林2g,口服或静脉给药。对青霉素或氨苄西林过敏的病人可用克林霉素(clindamycin)600mg,口服或静脉滴注。

第二节 人工瓣膜和静脉药瘾者心内膜炎

(一)人工瓣膜心内膜炎

人工瓣膜心内膜炎(prosthetic valve endocarditis,PVE)是一种累及人工心脏瓣膜(机械瓣或生物瓣,外科植入或经导管植入)及其周围组织的病原微生物感染性疾病,是IE最严重的形式,发生于1%～6%的人工瓣膜病人,人工瓣膜病人罹患IE的风险是普通人群的50倍。PVE的发生率为每年0.3%～1.2%,其中近几年备受关注的经导管主动脉瓣置换术(transcatheter aortic valve replacement,TAVR)相关IE的发生率第1年为1.0%,此后每年为1.2%,机械瓣膜和生物瓣膜受侵犯的概率相等。我国资料显示,PVE在确诊IE病人中占2%～4%,近年来达到13.9%,与欧美国家相近。近年来,经导管人工瓣膜置换术迅速发展,瓣中瓣(valve-in-valve)技术也为再次瓣膜置换提供了一条新的途径,但也带来了PVE相关的新问题。

发生于瓣膜置换术后1年内的IE定义为早期PVE,而1年后发生者则定义为晚期PVE,引起早期与晚期PVE发生的病原微生物不同。葡萄球菌、革兰阴性杆菌和真菌是早期PVE的主要致病菌;而晚期PVE最常见的致病菌是葡萄球菌、链球菌和肠球菌。PVE病人葡萄球菌和真菌感染较自体瓣膜心内膜炎(NVE)常见,而链球菌感染较NVE少见。葡萄球菌和肠球菌是经导管人工瓣膜心内膜炎最常见的病原菌,其中肠球菌占比最高,葡萄球菌次之。除赘生物形成外,常致人工瓣膜部分破裂、瓣周漏,瓣环周围组织和心肌脓肿。最常累及主动脉瓣。

PVE诊断较为困难,临床表现通常不典型,尤其是术后早期阶段,其中不伴发热的情况也较常见。但对持续发热的病人应该怀疑PVE的可能。同样也可以应用Duke诊断标准(2015修订版)来评估怀疑IE的人工瓣膜病人。感染的临床征象和经胸超声心动图(TTE)所见人工瓣膜结构和功能异常是确诊PVE的重要依据。疑似PVE时,推荐进行经食管超声心动图(TEE)检查,能够明显提高检出PVE的敏感性。PVE住院死亡率较高,可达20%～40%。多种因素与PVE的不良预后相关,包括高龄、糖尿病、医疗相关感染、葡萄球菌或真菌感染、早期PVE、心力衰竭、卒中和心内脓肿等。其中,有合并症的PVE和葡萄球菌感染是不良预后的最强预测因素。

PVE的抗生素治疗与NVE相似,但应在NVE用药基础上将疗程延长为6～8周或更长。任一用药方案均应加庆大霉素和利福平,即庆大霉素1mg/kg,每12小时1次,静脉滴注;利福平300～600mg,每12小时1次,口服。根据有无血培养结果以及药敏试验来选择联合万古霉素、氟氯西林或达托霉素。经验性治疗或甲氧西林耐药、万古霉素敏感(MIC≤2mg/L)时,联合应用万古霉素1g,每12小时1次,静脉滴注;甲氧西林、利福平敏感时,联合应用氟氯西林2g,每4～6小时1次,静脉滴注;

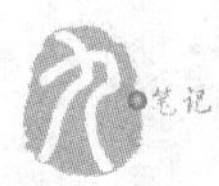

甲氧西林耐药、万古霉素耐药（MIC>2mg/L）时，联合应用达托霉素6mg/kg，每24～48小时1次，静脉滴注。万古霉素、达托霉素、庆大霉素和利福平均需要根据肾功能调整剂量。

PVE的手术应遵循NVE的一般原则，需要去除所有的感染异物，包括最初植入的人工瓣膜以及既往手术残留的钙化组织。有瓣膜再置换术适应证的病人，应尽早手术。明确适应证为：①因瓣周漏、瓣膜关闭不全致中至重度心力衰竭；②真菌感染；③充分抗生素治疗后持续有菌血症；④急性瓣膜阻塞；⑤X线透视发现人工瓣膜不稳定；⑥新发生的心脏传导阻滞。

（二）静脉药瘾者心内膜炎

静脉药瘾者心内膜炎（endocarditis in intravenous drug abusers）是指发生在静脉注射毒品病人，尤其是同时伴有人类免疫缺陷病毒（HIV）抗体阳性或免疫功能不全病人中的一种主要累及右心系统的IE。致病菌最常来源于皮肤，药物本身所致者较少见。主要的致病菌为金黄色葡萄球菌（占60%～90%），其中甲氧西林耐药菌株变得越来越普遍，其次为链球菌、革兰阴性杆菌和真菌。大多累及正常心脏瓣膜，三尖瓣最常受累，其次为肺动脉瓣，左心瓣膜较少累及。急性发病者多见，常伴有迁移性感染灶，X线可见肺部多处小片状浸润阴影，为三尖瓣或肺动脉瓣赘生物所致的脓毒性肺栓塞，而亚急性发病者多见于曾有感染性心内膜炎病史者。主要临床表现是持续发热、菌血症和多发性感染性肺栓塞。单纯右心衰竭少见，可由肺动脉高压或严重的右心瓣膜反流或梗阻导致。一般三尖瓣受累时无心脏杂音。TTE较易发现三尖瓣病变，TEE则对肺动脉瓣病变敏感。

年轻伴右心金黄色葡萄球菌感染者病死率在5%以下。预后不良的因素包括左心瓣膜（尤其是主动脉瓣）受累、赘生物>20mm、革兰阴性杆菌或真菌感染，以及HIV感染病人CD4细胞计数<200/μl。

抗生素的选择取决于感染的微生物种类、成瘾者使用的药物和溶剂类型以及心内感染的部位。对于多数单纯三尖瓣IE病人，如满足下列所有条件，可使用苯唑西林（或氯唑西林）治疗2周，而不联合庆大霉素：感染甲氧西林敏感的金黄色葡萄球菌、无转移性感染灶或脓肿、无心内和心外并发症、无人工瓣膜或左心瓣膜感染、赘生物<20mm、无严重免疫功能低下（CD4>200/μl）。如出现下列情况之一则必须使用4～6周的标准治疗方案（参照自体瓣膜心内膜炎的治疗）：①抗生素治疗后临床反应缓慢（>96小时）；②右心系统IE合并右心衰竭、急性呼吸衰竭、赘生物>20mm、肺外迁移感染或心外并发症；③静脉注射吸毒者合并严重免疫功能低下（CD4<200/μl）；④出现左心系统IE。

静脉药瘾者心内膜炎病人通常应避免外科手术，但当出现下列情况时可考虑外科手术治疗：①严重的三尖瓣反流导致的右心衰竭，对利尿剂反应不佳；②难以根除的病原菌（如真菌）感染，或尽管充分的抗生素治疗至少7天后菌血症仍持续存在；③三尖瓣赘生物>20mm致反复的肺动脉栓塞，无论是否合并右心衰竭。

（周玉杰）

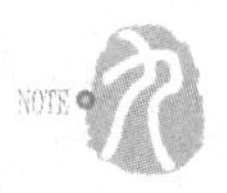

第十一章　心脏骤停与心脏性猝死

心脏骤停(cardiac arrest,CA)是指心脏射血功能突然终止,造成全身血液循环中断、呼吸停止和意识丧失。导致心脏骤停的病理生理机制最常见的为快速型室性心律失常(室颤和室速),其次为缓慢型心律失常或心脏停搏,较少见的为无脉性电活动(pulseless electrical activity,PEA)。心脏骤停发生后,由于脑血流突然中断,10 秒左右病人即可出现意识丧失,如在 4 ~6 分钟黄金时段及时救治存活概率较高,否则将发生生物学死亡,罕见自发逆转者。心脏骤停常是心脏性猝死的直接原因。

心脏性猝死(sudden cardiac death,SCD)是指急性症状发作后 1 小时内发生的以意识突然丧失为特征的、由心脏原因引起的自然死亡。无论是否有心脏病,死亡的时间和形式未能预料。美国每年有32 万多人在医院外发生心脏性猝死,发病率为 103. 2/10 万,平均年龄 66 岁,抢救成功率为 5. 6%。国家“十五”科技攻关项目资料显示,我国心脏性猝死发生率为 41. 84/10 万。若以 13 亿人口推算,我国每年心脏性猝死的总人数约为 54. 4 万人,心脏性猝死发生率男性高于女性。减少心脏性猝死发生率对降低心血管病死亡率有重要意义。

【病因】

绝大多数心脏性猝死发生在有器质性心脏病的病人。西方国家心脏性猝死中约 80% 由冠心病及其并发症引起,这些冠心病病人中约 75% 有心肌梗死病史。心肌梗死后 LVEF 降低是心脏性猝死的主要预测因素;频发性与复杂性室性期前收缩的存在,亦可预示心肌梗死存活者发生猝死的危险。各种心肌病引起的心脏性猝死占 5% ~15%,是冠心病易患年龄前(<35 岁)心脏性猝死的主要原因,如梗阻性肥厚型心肌病、致心律失常型右心室心肌病。此外还有离子通道病,如长 QT 间期综合征、Brugada 综合征等。另外,极度情绪变化、精神刺激即可通过兴奋交感神经、抑制迷走神经导致原发性心脏骤停,也可通过影响呼吸中枢调节,引发呼吸性碱中毒导致呼吸、心跳骤停,还可诱发原有心血管病发作,诱发心脏骤停,如儿茶酚胺敏感性多形室性心动过速、应激性心肌病等。

【病理】

冠状动脉粥样硬化是最常见的病理表现。病理研究显示在心脏性猝死病人急性冠脉内血栓形成的发生率为 15% ~64%,但有急性心肌梗死表现者仅为 20% 左右。

陈旧性心肌梗死亦是常见的病理表现,心脏性猝死病人也可见左心室肥厚,左心室肥厚可与急性或慢性心肌缺血同时存在。

【病理生理】

心脏性猝死主要为致命性快速型心律失常所致,它的发生是冠状动脉血管事件、心肌损伤、心肌代谢异常和(或)自主神经张力改变等因素相互作用引起的一系列病理生理异常的结果。但这些因素相互作用产生致死性心律失常的最终机制尚无定论。

严重缓慢型心律失常和心脏停搏是心脏性猝死的另一重要原因。其电生理机制是当窦房结和(或)房室结功能异常时,次级自律细胞不能承担起心脏的起搏功能,常见于病变弥漫累及心内膜下浦肯野纤维的严重心脏疾病。

无脉性电活动,过去称电-机械分离(electromechanical dissociation,EMD),是引起心脏性猝死的相对少见的原因,可见于急性心肌梗死时心室破裂、大面积肺梗死时。

非心律失常性心脏性猝死所占比例较少,常由心脏破裂、心脏流入和流出道的急性阻塞、急性心脏压塞等导致。

【临床表现】

心脏性猝死的临床经过可分为4个时期，即前驱期、终末事件期、心脏骤停与生物学死亡。不同病人各期表现有明显差异。

1. 前驱期　在猝死前数天至数个月，有些病人可出现胸痛、气促、疲乏、心悸等非特异性症状。但亦可无前驱表现，瞬间发生心脏骤停。

2. 终末事件期　是指心血管状态出现急剧变化到心脏骤停发生前的一段时间，自瞬间至持续1小时不等。心脏性猝死所定义的1小时，实质上是指终末事件期的时间在1小时内。由于猝死原因不同，终末事件期的临床表现也各异。典型的表现包括：严重胸痛，急性呼吸困难，突发心悸或眩晕等。若心脏骤停瞬间发生，事先无预兆，则绝大部分是心脏性。在猝死前数小时或数分钟内常有心电活动的改变，其中以心率加快及室性异位搏动增加最为常见。因室颤猝死的病人，常先有室性心动过速。另有少部分病人以循环衰竭发病。

3. 心脏骤停　心脏骤停后脑血流量急剧减少，可导致意识突然丧失，伴有局部或全身性抽搐。心脏骤停刚发生时脑中尚存少量含氧的血液，可短暂刺激呼吸中枢，出现呼吸断续，呈叹息样或短促痉挛性呼吸，随后呼吸停止。皮肤苍白或发绀，瞳孔散大，大小便失禁。

4. 生物学死亡　从心脏骤停至发生生物学死亡时间的长短取决于原发病的性质以及心脏骤停至复苏开始的时间。心脏骤停发生后，大部分病人将在4～6分钟内开始发生不可逆脑损害，随后经数分钟过渡到生物学死亡。心脏骤停发生后立即实施心肺复苏和尽早除颤，是避免发生生物学死亡的关键。心脏复苏成功后死亡的最常见原因是中枢神经系统的损伤，其他常见原因有继发感染、低心排血量及心律失常复发等。

【心脏骤停的处理】

心脏骤停的生存率很低，抢救成功的关键是尽早进行心肺复苏（cardiopulmonary resuscitation，CPR）和尽早进行复律治疗。心肺复苏又分初级心肺复苏和高级心肺复苏，可按照以下顺序进行。

（一）识别心脏骤停

首先需要判断病人的反应，快速检查是否没有呼吸或不能正常呼吸（停止、过缓或喘息）并同时判断有无脉搏(5～10秒内完成)。确立心脏骤停诊断后，应立即开始初级心肺复苏。

（二）呼救

在不延缓实施心肺复苏的同时，应设法（打电话或呼叫他人打电话）通知并启动急救医疗系统，有条件时寻找并使用自动体外除颤仪（automated external defibrillator，AED）。

（三）初级心肺复苏

即基础生命活动的支持（basic life support，BLS），一旦确立心脏骤停的诊断，应立即进行。首先应使病人仰卧在坚固的平面上，在病人的一侧进行复苏。主要复苏措施包括人工胸外按压（circulation）、开通气道（airway）和人工呼吸（breathing）。其中人工胸外按压最为重要，心肺复苏程序为CAB。

1. 胸外按压和早期除颤　胸外按压是建立人工循环的主要方法，胸外按压时，血流产生的原理比较复杂，主要是基于胸泵机制和心泵机制。通过胸外按压可以使胸膜腔内压升高和直接按压心脏而维持一定的血液流动，配合人工呼吸可为心脏和脑等重要器官提供一定含氧的血流。

人工胸外按压时，病人应仰卧平躺于硬质平面，救助者跪在其旁。若胸外按压在床上进行，应在病人背部垫以硬板。胸外按压的部位是胸骨下半部，双乳头连线中点。用一只手掌根部放在胸部正中双乳头之间的胸骨上，另一手平行重叠压在手背上，保证手掌根部横轴与胸骨长轴方向一致，以手掌根部为着力点，保证手掌用力在胸骨上，不要按压剑突。施救者身体稍微前倾，使肩、肘、腕位于同一轴线，与病人身体平面垂直，按压时肘关节伸直，依靠上身重力垂直向下按压，每次按压后让胸廓完全回弹，放松时双手不要离开胸壁，按压和放松的时间大致相等（图3-11-1）。高质量的胸外按压强调快速、有力，对按压的速率和幅度都有要求，按压频率区间为100～120次/分；成人按压胸骨的幅度至

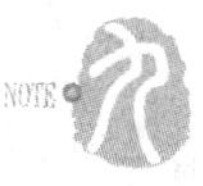

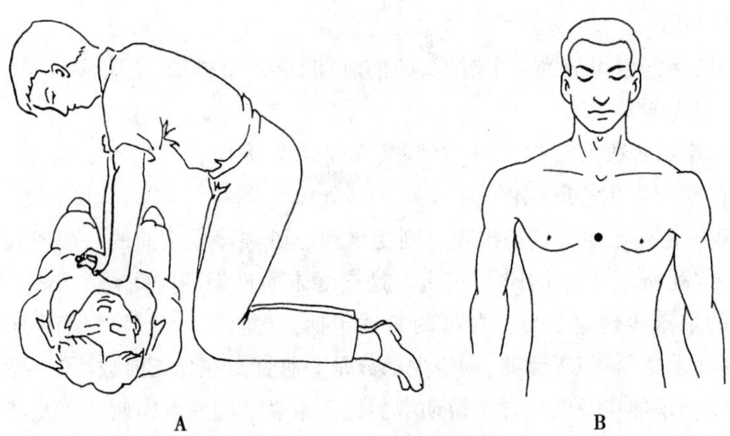

图 3-11-1 胸部按压

A. 操作者肩部正对病人胸骨上方，肘部保持不动；B. 先确定按压部位，然后正确摆放手的位置

少为5cm，但不超过6cm。儿童和婴儿的按压幅度至少为胸部前后径的1/3（儿童约5cm，婴儿约4cm）。施救者应尽可能减少中断胸外按压的次数和时间，若因急救需求不得不中断，则应把中断时间控制在10秒以内。

胸外按压的并发症主要包括：肋骨骨折、心包积血或心脏压塞、气胸、血胸、肺挫伤、肝脾撕裂伤和脂肪栓塞。应遵循正确的操作方法，尽量避免并发症发生。

心脏体外电除颤是利用除颤仪在瞬间释放高压电流经胸壁到心脏，使心肌细胞瞬间同时除极，终止导致心律失常的异常折返或异位兴奋灶，从而恢复窦性心律。由于室颤是非创伤心脏骤停病人最常见的心律失常，CPR的关键起始措施是胸外按压和早期除颤。如果具备AED，应该联合应用CPR和AED。由于AED便于携带、容易操作，能自动识别心电图并提示进行除颤，非专业人员也可以操作。施救者应尽早进行CPR直至AED准备就绪，并尽快使用AED除颤。尽可能缩短电击前后的胸外按压中断，每次电击后要立即进行胸外按压。

2. 开通气道 若病人无呼吸或出现异常呼吸，先使病人仰卧位，行30次心脏按压后，再开通气道。保持呼吸道通畅是成功复苏的重要一步，若无颈部创伤，可采用仰头抬颏法开放气道。方法是：术者将一手置于病人前额用力加压，使头后仰，另一手的示、中两指抬起下颏，使下颌尖、耳垂的连线与地面呈垂直状态，以通畅气道。应清除病人口中的异物和呕吐物，若有义齿松动应取下。

3. 人工呼吸 开放气道后，首先进行2次人工呼吸，每次持续吹气时间1秒以上，保证足够的潮气量使胸廓起伏。无论是否有胸廓起伏，两次人工通气后应该立即胸外按压。

气管内插管是建立人工通气的最好方法。当时间或条件不允许时，可以采用口对口、口对鼻或口对通气防护装置呼吸。首先要确保气道通畅。术者用置于病人前额的手拇指与示指捏住病人鼻孔，吸一口气，用口唇把病人的口全罩住，然后缓慢吹气，每次吹气应持续1秒以上，确保呼吸时有胸廓起伏（图3-11-2）。施救者实施人工呼吸前，正常吸气即可，无需深吸气。无论是单人还是双人进行心肺复苏时，按压和通气的比例为30∶2，交替进行。上述通气方式只是临时性抢救措施，应争取马上气管内插管，以人工气囊挤压或人工呼吸机进行辅助呼吸与输氧，纠正低氧血症，但同时应避免过度通气。与成人心脏骤停不同，儿童和婴儿心脏骤停多由各种意外（特别是窒息）导致，因此施救更重视人工通气的重要性，对于儿童与婴儿CPR时，若有2名以上施救者在场，按压和通气比例应为15∶2。

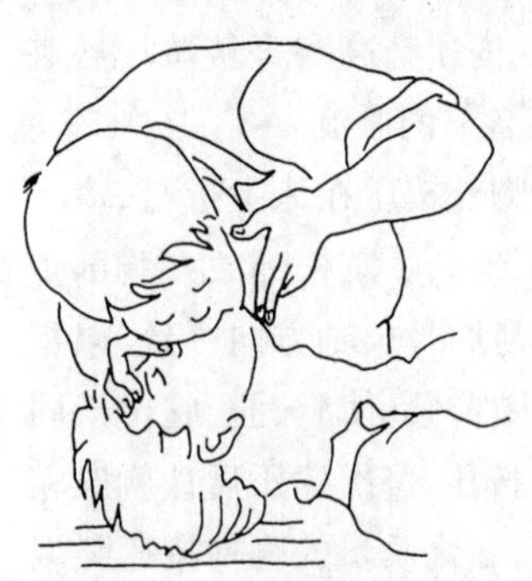

图 3-11-2 口对口人工呼吸

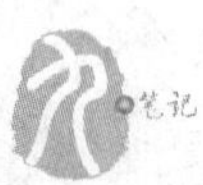

（四）高级心肺复苏

即高级生命支持(advanced life support,ALS)，是在基础生命支持的基础上，应用辅助设备、特殊技术等建立更为有效的通气和血运循环。主要措施包括气管插管建立通气、除颤转复心律成为血流动力学稳定的心律、建立静脉通路并应用必要的药物维持已恢复的循环。心电图、血压、脉搏血氧饱和度、呼气末二氧化碳分压测定等必须持续监测，必要时还需要进行有创血流动力学监测。

1. 通气与氧供　如果病人自主呼吸没有恢复，应尽早行气管插管，充分通气的目的是纠正低氧血症。院外病人通常用面罩、简易球囊维持通气，医院内病人在呼吸机可用之前，使用球囊-面罩通气，挤压1L容量成人球囊1/2～2/3或2L容量成人球囊1/3量即可，气管插管后，通气频率统一为每6秒一次(每分钟10次)。呼吸机可用后，需要根据血气分析结果进行呼吸机参数调整。

2. 电除颤、复律与起搏治疗　心脏骤停时最常见的心律失常是室颤。及时的胸外按压和人工呼吸虽可部分维持心脑功能，但极少能将室颤转为正常心律，而迅速恢复有效的心律是复苏成功至关重要的一步。终止室颤最有效的方法是电除颤，时间是治疗室颤的关键，每延迟除颤1分钟，复苏成功率下降7%～10%，故尽早除颤可显著提高复苏成功率。

心脏停搏与无脉电活动时电除颤均无益。

除颤电极的位置：最常用的电极片位置是指胸骨电极片置于病人右锁骨下方，心尖电极片放在与左乳头齐平的左胸下外侧部。其他位置还有左、右外侧旁线处的下胸壁，或者心尖电极放在标准位置，其他电极片放在左、右背部上方。若植入了置入性装置(如起搏器)，应避免将电极片直接放在置入装置上。

如采用双相波电除颤，首次能量选择可根据除颤仪的品牌或型号推荐，一般为120J或150J，如使用单相波电除颤，首次能量应选择360J。第二次及后续的除颤能量应相当，而且可考虑提高能量。一次除颤后立即实施胸外按压和人工通气，5个周期的CPR后(约2分钟)，再评估病人自主循环是否恢复或有无明显循环恢复征象(如咳嗽、讲话、肢体明显的自主运动等)，必要时再次除颤(图3-11-3)。

电除颤虽然列为高级复苏的手段，但如有条件应越早进行越好，并不拘泥于复苏的阶段。

起搏治疗：对心搏停止病人不推荐使用起搏治疗，而对有症状的心动过缓病人则考虑起搏治疗。如果病人出现严重症状，尤其是当高度房室传导阻滞发生在希氏束以下时，则应该立即施行起搏治疗。

3. 药物治疗　心脏骤停病人在进行心肺复苏时应尽早开通静脉通道。周围静脉通常选用肘前静脉或颈外静脉，中心静脉可选用颈内静脉、锁骨下静脉和股静脉。如果静脉穿刺无法完成，某些复苏药物可经气管给予。

肾上腺素是CPR的首选药物。可用于电击无效的室颤及无脉室速、心脏停搏或无脉性电生理活动。其常规用法是1mg静脉推注，每3～5分钟重复1次，每次经周围静脉给药后应使用20ml生理盐水冲管，以保证其能够到达心脏发挥作用。血管升压素也可以作为一线药物，但不推荐与肾上腺素联合使用。严重低血压可以给予去甲肾上腺素、多巴胺、多巴酚丁胺。

复苏过程中产生的代谢性酸中毒通过改善通气常可得到改善，不应过分积极补充碳酸氢盐纠正。早已存在代谢性酸中毒、高钾血症、三环类或苯巴比妥类药物过量病人可适当补充碳酸氢钠。对于CA时间较长病人，在胸外心脏按压、除颤、气管插管、机械通气和血管收缩药物治疗无效时，可考虑使用碳酸氢钠。其用法是起始量1mmol/kg，在持续CPR过程中每15分钟给予1/2量，并根据血气分析结果调整剂量，避免发生碱中毒。

给予2次除颤加CPR及肾上腺素之后仍然是室颤/无脉室速，应考虑给予抗心律失常药(图3-11-3)。常用药物胺碘酮，也可考虑用利多卡因。硫酸镁仅适用于尖端扭转型室速。

对于一些难治性多形性室速、尖端扭转型室速、快速单形性室速或室扑(频率>260次/分)及难治性室颤，可试用静脉β受体拮抗剂。异丙肾上腺素或心室起搏可能有效终止心动过缓和药物诱导的尖端扭转型室速(TDP)。

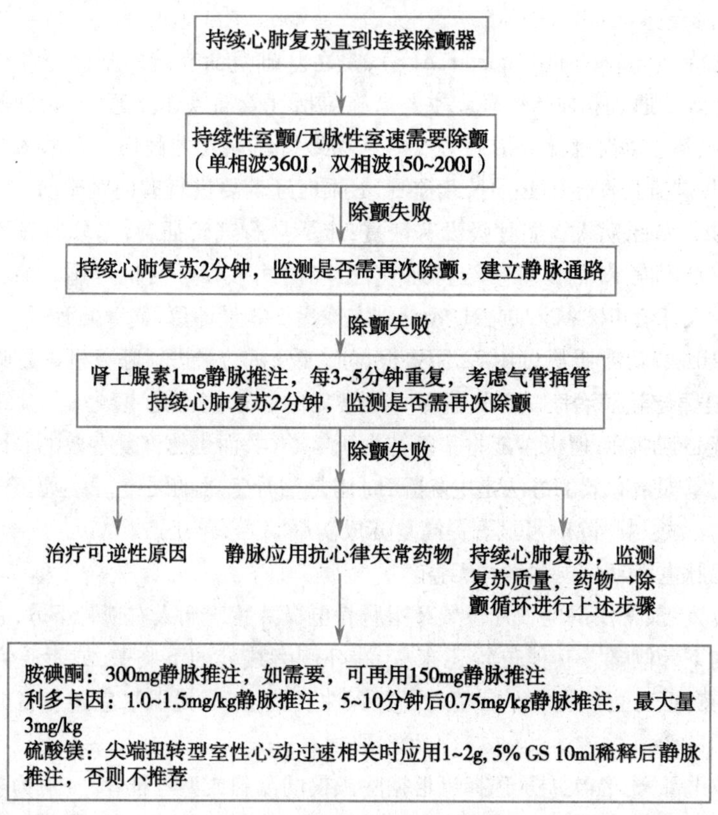

图3-11-3　室颤处理步骤

缓慢型心律失常、心脏停搏的处理不同于室颤（图3-11-4）。给予基础生命支持后，应尽力设法稳定自主心律，或设法起搏心脏。上述治疗的同时应积极寻找可能存在的可逆性病因，如低血容量、低氧血症、心脏压塞、高钾血症等，并给予相应治疗。

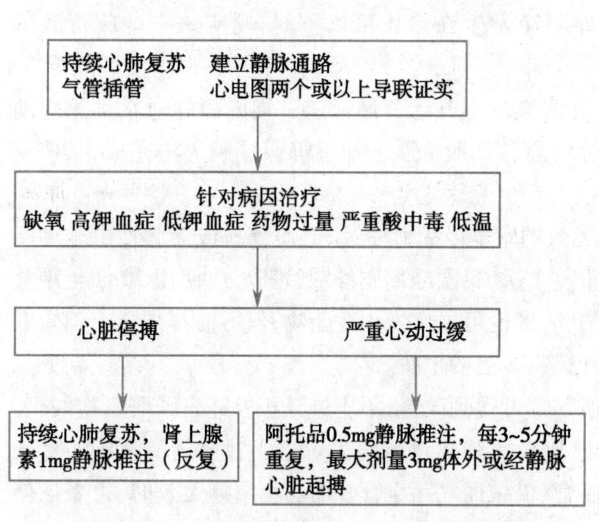

图3-11-4　心脏停搏和严重心动过缓处理步骤

经过心肺复苏使心脏节律恢复后，应着重维持稳定的心电与血流动力学状态。

【复苏后处理】

心脏骤停复苏后自主循环的恢复仅是猝死幸存者复苏后治疗过程的开始。因为病人在经历全身性缺血性损伤后，将进入更加复杂的缺血再灌注损伤阶段。后者是复苏后院内死亡的主要原因，称为“心脏骤停后综合征”（post-cardiac arrest syndrome）。研究表明，早期干预这一独特的、复杂的病理生理状态可有效降低病人死亡率，进而改善病人预后。

心肺复苏后的处理原则和措施包括维持有效的循环和呼吸功能，特别是脑灌注，预防再次心脏骤停，维持水、电解质和酸碱平衡，防治脑水肿、急性肾衰竭和继发感染等，其中重点是脑复苏。

1. 原发致心脏骤停疾病的治疗　应进行全面的心血管系统及相关因素的评价，仔细寻找引起心脏骤停的原因，鉴别是否存在诱发心脏骤停的5H和5T可逆病因，其中5H是指低血容量（hypovolemia）、缺氧（hypoxia）、酸中毒（hydrogenion）、低钾血症（hypokalemia）、高钾血症（hyperkalemia）；5T是

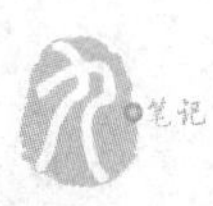

指张力性气胸(tension pneumothorax)、心脏压塞(cardiac tamponade)、中毒(toxins)、肺栓塞(pulmonary thrombosis)和冠脉血栓形成(coronary thrombosis),并对心脏骤停的病因和诱因进行积极的治疗。急性冠脉综合征是成人心脏骤停的常见病因之一,早期急诊冠脉造影和开通梗死血管可显著降低病死率及改善预后。病人自主循环恢复后应尽快完成12或18导联心电图检查,以明确ST段是否抬高。无论病人昏迷或清醒,对于怀疑有心脏性病因或心电图有ST段抬高的院外心脏骤停病人,都应尽快行急诊冠脉造影。对怀疑有心脏性病因但ST段未见抬高的院外心脏骤停病人,若存在血流动力学不稳定或心电不稳定,也可考虑行急诊冠脉造影。

2. 维持有效循环　心脏骤停后常出现血流动力学不稳定,导致低血压、低心排出量。其原因可能是容量不足、血管调节功能异常和心功能不全。对危重病人常需放置肺动脉漂浮导管进行有创血流动力学监测。病人收缩压需维持不低于90mmHg,平均动脉压不低于65mmHg。对于血压低于目标值的病人,应在监测心功能的同时积极进行容量复苏,并根据动脉血气分析结果纠正酸中毒。容量复苏效果不佳时,应考虑使用血管活性药物,维持目标血压。同时监测心率和心律,积极处理影响血流动力学稳定的心律失常。完善床旁心脏超声,以帮助判断是否有心脏压塞出现。

3. 维持呼吸　自主循环恢复后,病人可有不同程度的呼吸系统功能障碍,一些病人可能仍然需要机械通气和吸氧治疗。呼气末正压通气(PEEP)对呼吸功能不全合并左心衰竭的病人可能很有帮助,但需注意此时血流动力学是否稳定。临床上可以依据动脉血气结果和(或)无创监测来调节吸氧浓度、PEEP和每分钟通气量。

4. 防治脑缺氧和脑水肿　亦称脑复苏。脑复苏是心肺复苏最后成功的关键,应重视对复苏后神经功能的连续监测和评价,积极保护神经功能。在缺氧状态下,脑血流的自主调节功能丧失,脑血流的维持主要依赖脑灌注压,任何导致颅内压升高或体循环平均动脉压降低的因素均可减低脑灌注压,从而进一步减少脑血流。对昏迷病人应维持正常的或轻微增高的平均动脉压,降低增高的颅内压,以保证良好的脑灌注。

主要措施包括:①降温:低温治疗是保护神经系统和心脏功能的最重要治疗策略,复苏后昏迷病人应将体温降低至32～36℃,并至少维持24小时;②脱水:应用渗透性利尿剂配合降温处理,以减轻脑组织水肿和降低颅内压,有助于大脑功能恢复;③防治抽搐:通过应用冬眠药物控制缺氧性脑损害引起的四肢抽搐以及降温过程的寒战反应;④高压氧治疗:通过增加血氧含量及弥散,提高脑组织氧分压,改善脑缺氧,降低颅内压;⑤促进早期脑血流灌注:抗凝以疏通微循环,用钙通道阻滞剂解除脑血管痉挛。

5. 防治急性肾衰竭　如果心脏骤停时间较长或复苏后持续低血压,则易发生急性肾衰竭。原有肾脏病变的老年病人尤为多见。心肺复苏早期出现的肾衰竭多为急性肾缺血所致,其恢复时间较肾毒性者长。由于通常已使用大剂量脱水剂和利尿剂,临床可表现为尿量正常甚至增多,但血肌酐升高(非少尿型急性肾衰竭)。

防治急性肾衰竭时应注意维持有效的心脏和循环功能,避免使用对肾脏有损害的药物。若注射呋塞米后仍然无尿或少尿,则提示急性肾衰竭。此时应按急性肾衰竭处理。

6. 其他　及时发现和纠正水电解质紊乱与酸碱失衡,防治继发感染。对于肠鸣音消失和机械通气伴有意识障碍病人,应该留置胃管,并尽早地应用胃肠道营养。

【心脏骤停的预后】

心脏骤停复苏成功的病人,及时地评估左心室的功能非常重要。和左心室功能正常的病人相比,左心室功能减退的病人心脏骤停复发的可能性较大,对抗心律失常药物的反应较差,死亡率较高。

急性心肌梗死早期的原发性室颤为非血流动力学异常引起者,经及时除颤易获复律成功。急性下壁心肌梗死并发的缓慢型心律失常或心脏停搏所致的心脏骤停,预后良好。相反,急性广泛前壁心肌梗死合并房室或室内阻滞引起的心脏骤停,预后往往不良。

继发于急性大面积心肌梗死及血流动力学异常的心脏骤停,即时死亡率高达59%～89%,心脏

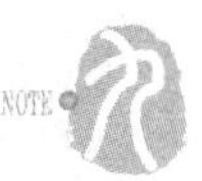

复苏往往不易成功。即使复苏成功,亦难以维持稳定的血流动力学状态。

【心脏性猝死的预防】

心脏性猝死的预防,关键是识别出高危人群。除了年龄、性别、心率、高血压、糖尿病等一般危险因素外,病史、体格检查、心电图、24 小时动态心电图、心率变异性等方法可提供一定的信息,用于评估病人发生心脏骤停的危险性。

β 受体拮抗剂能明显减少急性心肌梗死、心梗后及充血性心力衰竭病人心脏性猝死的发生。对扩张型心肌病、长 QT 间期综合征、儿茶酚胺依赖性多形性室速及心肌桥病人,β 受体拮抗剂亦有预防心脏性猝死的作用。ACEI 对减少充血性心力衰竭猝死的发生有作用。胺碘酮没有明显的负性肌力作用,对心肌梗死后合并左心室功能不全或心律失常病人能显著减少心律失常导致的死亡,但对总死亡率无明显影响。胺碘酮在心脏性猝死的二级预防中优于传统的 I 类抗心律失常药物。

抗心律失常的外科手术治疗通常包括电生理标测下的室壁瘤切除术、心室心内膜切除术及冷冻消融技术,在预防心脏性猝死方面的作用有限。长 QT 间期综合征病人,经 β 受体拮抗剂足量治疗后仍有晕厥发作或不能依从药物治疗的病人,可行左侧颈胸交感神经切断术,对预防心脏性猝死的发生有一定作用。

鉴于大多数心脏性猝死发生在冠心病病人,减轻心肌缺血、预防心肌梗死或缩小梗死范围等措施应能减少心脏性猝死的发生率。但即使全面采用最佳的药物治疗和完全血运重建,仍有很多冠心病病人在病程的不同阶段出现左心室射血分数降低、心力衰竭和室性心律失常。心脏性猝死是这类病人的主要死亡方式。植入型心律转复除颤器(ICD)作为预防心脏性猝死的重要措施,正越来越多地在临床上得到应用,ICD 能在十几秒内自动识别室颤、室速并电除颤,成功率极高,是目前防治心脏性猝死的最有效方法。对有器质性心脏病的心脏性猝死高危病人或心脏骤停存活者,导管射频消融术预防心脏性猝死的作用有待进一步研究。

(刘 斌)

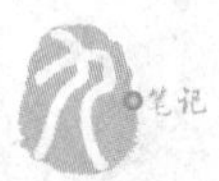
笔记

第十二章 主动脉疾病和周围血管病

主动脉疾病包括先天性和获得性主动脉疾病：前者主要有主动脉弓中断、主动脉缩窄、先天性血管环、血管悬带、主动脉瓣上狭窄等；后者主要有主动脉夹层、主动脉瘤，以及多发性大动脉炎等其他获得性主动脉疾病。周围血管病包括周围动脉闭塞病、血管炎、血管痉挛、静脉血栓、静脉功能不全和淋巴系统疾病。本章重点叙述主动脉夹层、闭塞性周围动脉粥样硬化和静脉血栓症。

第一节 主动脉夹层

主动脉夹层（aortic dissection）又称主动脉夹层动脉瘤，是指主动脉内膜撕裂后，腔内的血液通过内膜破口进入动脉壁中层形成夹层血肿，并沿血管长轴方向扩展，形成动脉真、假腔病理改变的严重主动脉疾病。主动脉夹层与主动脉壁内血肿（intramural hematoma，IMH）以及透壁性动脉粥样硬化溃疡（penetrating atherosclerotic ulcer，PAU）均以动脉中层破坏为特征，统称为急性主动脉综合征（acute aortic syndrome，AAS）。其中，主动脉夹层最为常见，其年发病率为（2.6～3.5）例/（10 万人），50～70 岁为高发年龄，男性较女性高发。主动脉夹层的临床特点为急性起病，突发剧烈疼痛、高血压、心脏表现以及其他脏器或肢体缺血症状等，如不及时诊治，48 小时内死亡率高达 50%，其主要致死原因为主动脉夹层动脉瘤破裂至胸、腹腔或者心包腔，进行性纵隔、腹膜后出血，以及急性心力衰竭或者肾衰竭等。

【病因、病理与发病机制】

本病的基础病理变化是遗传或代谢性异常导致的主动脉中层囊样退行性变，部分病人为伴有结缔组织异常的遗传性先天性心血管病。研究资料认为囊性中层退行性变是结缔组织的遗传性缺损，致中层弹力纤维断裂、平滑肌局灶性丧失和中层空泡变性并充满黏液样物质。

主动脉夹层动脉瘤绝大多数是由于主动脉内膜撕裂后血流进入中层，部分病人是由于中层滋养动脉破裂产生血肿后压力过高撕裂内膜所致。内膜裂口多发生于主动脉应力最强的部位。组织学可见主动脉中膜退行性改变，弹力纤维减少、断裂和平滑肌细胞减少等变化，慢性期可见纤维样改变。

高血压是发生主动脉夹层最重要的危险因素，65%～75% 的主动脉夹层病人合并高血压，且多数病人的血压控制欠佳；除血压绝对值增高外，血压变化率（dp/dt_{max}）增大也是引发主动脉夹层的重要因素。此外，动脉粥样硬化和增龄也是主动脉夹层的重要危险因素。先天性因素包括 Marfan 综合征、Ehlers-Danlos 综合征、家族性胸主动脉瘤、主动脉瓣二瓣畸形及先天性主动脉缩窄等。医源性损伤如主动脉内球囊反搏泵置入、主动脉内造影剂注射误伤内膜、心脏瓣膜及大动脉手术等也可导致本病的发生。

【分型】

根据夹层起源和主动脉受累部位，可将主动脉夹层按 De Bakey 系统分为三型（图 3-12-1）：

Ⅰ型：夹层起源于升主动脉，扩展超过主动脉弓到降主动脉，甚至腹主动脉，此型最多见。

Ⅱ型：夹层起源并局限于升主动脉。

Ⅲ型：病变起源于降主动脉左锁骨下动脉开口远端，并向远端扩展，可直至腹主动脉（Ⅲa，仅累及

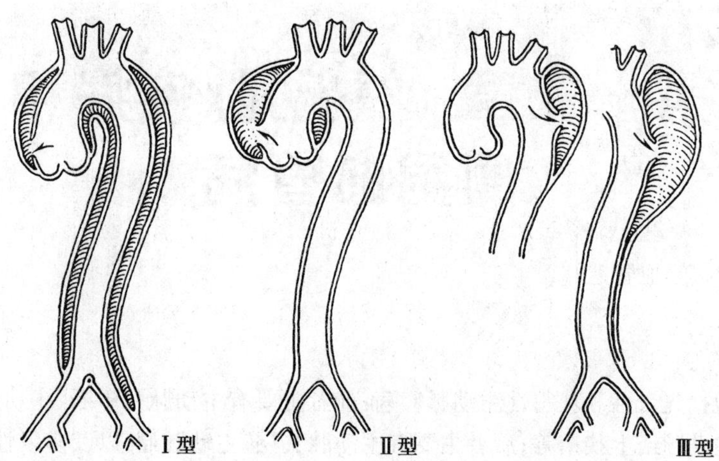

图3-12-1 主动脉夹层 De Bakey 分型示意图

胸降主动脉；Ⅲb，累及胸、腹主动脉）。

Stanford 分型将主动脉夹层动脉瘤分为 A、B 两型。无论夹层起源于哪一部位，只要累及升主动脉者称为 A 型，相当于 De Bakey Ⅰ型和Ⅱ型，夹层起源于胸降主动脉且未累及升主动脉者称为 B 型，相当于 De Bakey Ⅲ型。

【临床表现】

起病 2 周内为急性期，2 周至 2 个月为亚急性期，超过 2 个月者则为慢性期。本病临床表现取决于主动脉夹层动脉瘤的部位、范围和程度、主动脉分支受累情况、有无主动脉瓣关闭不全以及向外破溃等并发症。

（一）疼痛

疼痛是本病最主要和常见的表现。超过 80% 的病人有突发前胸或胸背部持续性、撕裂样或刀割样剧痛，疼痛剧烈难以忍受，部位往往与夹层病变的起源位置密切相关，起病后即达高峰，可放射到肩背部，亦可沿肩胛间区向胸、腹部以及下肢等处放射。部分病人虽然发生夹层动脉瘤而无明显疼痛，例如 Marfan 综合征、激素治疗以及起病缓慢者。

（二）血压变化

大多数病人合并高血压，且两上肢或上下肢血压相差较大。如果出现心脏压塞、血胸或冠状动脉供血受阻而引起心肌梗死，则可能出现低血压。夹层破裂出血表现为严重的休克。

（三）心血管系统

1. 主动脉瓣关闭不全和心力衰竭 约半数Ⅰ型及Ⅱ型主动脉夹层病人出现主动脉瓣关闭不全。心前区可闻及典型叹气样舒张期杂音且可发生充血性心衰，但在心衰严重或心动过速时杂音可不明显。

2. 心肌梗死 当少数近端夹层的内膜破裂下垂物遮盖冠状窦口可致急性心肌梗死；多数影响右冠状动脉窦，因此多见下壁心肌梗死。

3. 心脏压塞 见本篇第九章第二节。

（四）脏器或者肢体缺血

1. 神经系统缺血症状 为夹层累及颈动脉、无名动脉造成动脉缺血所致。病人可有头晕、一过性晕厥、精神失常，严重者发生缺血性脑卒中。夹层压迫颈交感神经节常出现 Horner 综合征，压迫左侧喉返神经出现声音嘶哑。向下延伸至第 2 腰椎水平，可累及脊髓前动脉，出现截瘫、大小便失禁等。

2. 四肢缺血症状 累及腹主动脉或髂动脉可表现为急性下肢缺血。体检常发现脉搏减弱、消失，肢体发凉和发绀等表现。

3. 内脏缺血 肾动脉供血受累时，可出现腰痛、血尿、少尿/无尿以及其他肾功能损害症状。肠

系膜上动脉受累可引起肠坏死。黄疸及血清氨基转移酶升高则是肝动脉闭塞缺血的表现。

（五）夹层动脉瘤破裂

主动脉夹层动脉瘤可破入左侧胸膜腔引起胸腔积液；也可破入食管、气管内或腹腔，出现休克以及呕血、咯血等症状及相应体征。

【辅助检查】

确诊主动脉夹层的主要辅助检查手段是计算机断层扫描血管造影（CTA）、磁共振血管造影（MRA），以及数字减影血管造影（DSA）。

1. X线胸部平片与心电图　无特异性诊断价值。胸片可有主动脉增宽；除在心包积血或累及冠状动脉时，一般无特异性ST-T改变，故急性胸痛病人的心电图常作为与急性心肌梗死的鉴别手段。

2. 超声心动图　包括经胸主动脉彩超（TTE）和经食管主动脉彩超（TEE），可显示主动脉夹层真、假腔的状态及血流情况，查获主动脉的内膜裂口下垂物，并排查是否合并主动脉瓣关闭不全和心脏压塞等并发症；其优点是可在床旁检查，无创，且无需造影剂，敏感性为59%～85%，特异性为63%～96%。经TEE的敏感性和特异性更高，但对局限于升主动脉远端和主动脉弓部的病变因受主气道内空气的影响，超声探测可能漏诊。TEE的缺点是可能引起干呕、心动过速、高血压等，有时需要在麻醉条件下进行。

3. 主动脉CTA及MRA　均有很高的诊断价值，其敏感性与特异性可达98%左右。主动脉CTA可观察到夹层隔膜将主动脉分割为真、假两腔，重建图像可提供主动脉全程的二维和三维图像，其主要缺点是造影剂产生的副作用和主动脉搏动产生的伪影干扰。主动脉MRA可准确评估主动脉夹层真、假腔和累及范围，其缺点是扫描时间较长，不适用于血流动力学不稳定的病人。

4. 主动脉DSA　尽管仍然是诊断主动脉夹层的"金标准"，但基本上已为主动脉CTA和MRA所取代，目前多只在腔内修复术中应用，而不作为术前常规诊断手段。

【诊断与鉴别诊断】

根据急起胸背部撕裂样剧痛、伴有虚脱表现但血压下降不明显甚至增高、脉搏速弱甚至消失或两侧肢体动脉血压明显不等、突然出现主动脉瓣关闭不全或心脏压塞体征等临床表现，即应考虑主动脉夹层的诊断。

由于本病的急性胸痛为首要症状，鉴别诊断主要考虑急性心肌梗死和急性肺栓塞。此外，因可产生多系统血管的压迫，导致组织缺血或夹层破入某些器官，需与相应疾病鉴别。

【治疗】

本病系危重急诊，如不及时处理一周内死亡率高达60%～70%，Ⅲ型较Ⅰ、Ⅱ型预后好。

（一）即刻处理

严密监测血流动力学指标，包括血压、心率、心律及出入液量平衡；凡有心衰或低血压者还应监测中心静脉压、肺毛细血管楔压和心排血量。绝对卧床休息，强效镇静与镇痛，必要时静脉注射较大剂量吗啡或冬眠治疗。

（二）随后的治疗决策应按以下原则

1. 急性期病人无论是否采取介入或手术治疗，均应首先给予强化的内科药物治疗。

2. 升主动脉夹层特别是波及主动脉瓣或心包内有渗液者宜急诊外科手术。

3. 降主动脉夹层急性期病情进展迅速，病变局部血管直径≥5cm或有血管并发症者应争取介入治疗植入支架（动脉腔内隔绝术）。

（三）药物治疗

1. 降压　首选静脉应用硝普钠，迅速将收缩压降至100～120mmHg或更低，预防夹层血肿的延伸。必要时使用其他降压药，如α受体阻断剂、血管紧张素转换酶抑制剂、利尿剂等药物。血压应降至能保持重要脏器灌注的最低水平，避免出现少尿、心肌缺血及精神症状等重要脏器灌注不良的症状。

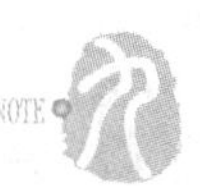

2. β 受体拮抗剂或钙通道拮抗剂　在降压的同时进一步降低左心室张力和心肌收缩力，减慢心率至 60～80 次/分，以防止夹层进一步扩展。对于 β 受体拮抗剂不能耐受的病人，可使用非二氢吡啶类钙通道拮抗剂（地尔硫䓬、维拉帕米等）代替。

（四）介入治疗

腔内隔绝术作为治疗主动脉夹层的一种新术式，通过微创技术进行血管内治疗，在主动脉内植入带膜支架，压闭撕裂口、扩大真腔，不仅疗效明显优于传统的内科保守治疗和外科手术治疗，且避免了外科手术的风险，术后并发症大大减少，总体死亡率也显著降低。近年来，开窗主动脉覆膜支架和基于 3D 打印技术的定制支架等新型植入器械已应用于临床，可有效处理累及重要主动脉分支血管的病例。

（五）外科手术治疗

开胸外科手术是升主动脉夹层治疗的基石，术中修补撕裂口、排空假腔并重建主动脉。病变累及冠状动脉或主动脉瓣膜时，应相应行 CABG 术及主动脉瓣膜修补术或置换术。手术死亡率及术后并发症发生率均较高。

第二节　闭塞性周围动脉粥样硬化

周围动脉病（peripheral arterial disease，PAD）包括主动脉和肢体供血动脉的狭窄和阻塞性病变，一般是指由于动脉粥样硬化致下肢或上肢动脉血供受阻，从而产生肢体缺血症状与体征。多数在 60 岁后发病，男性明显多于女性。

【病因和发病机制】

本病是冠心病的等危征，引起冠状动脉粥样硬化的危险因素通常也会引发本病。发病机制参见本篇第四章动脉粥样硬化。吸烟使发病率增加 2～5 倍，糖尿病使发病率增加 2～4 倍。血脂异常、高血压和高半胱氨酸血症也可致发病率增加且病变广泛。肌纤维发育不良累及下肢动脉也可引起本病。

【病理生理】

产生肢体缺血症状的主要病理生理机制是肢体的血供调节功能减退，包括动脉管腔斑块增厚及狭窄的进展速度与程度、出血或血栓形成和侧支循环建立不足、代偿性血管扩张不良、NO 产生减少、对血管扩张剂反应减弱和循环中血栓烷、ATⅡ、内皮素等血管收缩因子增多以及一些血液流变学异常，由此导致血供调节失常和微血栓形成。

【临床表现】

本病下肢受累远多于上肢，病变累及主-髂动脉者占 30%，累及股-腘动脉者占 80%～90%，而累及胫-腓动脉者占 40%～50%。

（一）症状

主要和典型的症状是间歇性跛行（intermittent claudication）和静息痛；肢体运动后引发局部疼痛、紧束、麻木或无力，停止运动后即缓解为其特点。疼痛部位常与病变血管相关；臀部、髋部及大腿部疼痛导致的间歇跛行常提示主动脉和髂动脉部分阻塞。临床最多见的小腿疼痛性间歇性跛行，常为股、腘动脉狭窄病变。踝、趾间歇性跛行则多为胫、腓动脉病变。病变进一步加重以致血管闭塞时，可出现静息痛。

（二）体征

1. 狭窄远端的动脉搏动减弱或消失、狭窄部位可闻及收缩期杂音，若远端侧支循环形成不良致舒张压很低则可为连续性杂音。

2. 患肢温度较低及营养不良，皮肤薄、亮、苍白，毛发稀疏，趾甲增厚，严重时有水肿、坏疽与溃疡。

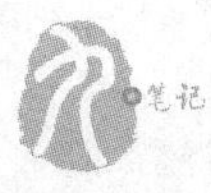
笔记

3. 肢体位置改变测试　肢体自高位下垂到肤色转红时间>10 秒和表浅静脉充盈时间>15 秒，提示动脉有狭窄及侧支形成不良。

【辅助检查】

1. 踝肱指数（ankle-brachial index，ABI）测定　踝肱指数也称踝臂指数，是临床上最简单和常用的检查方法，为踝动脉收缩压与肱动脉收缩压的比值，正常值≥1.0，<0.9 为异常，敏感性达 95%；ABI<0.5 为严重狭窄。但严重狭窄伴侧支循环形成良好时可呈假阴性。

2. 节段性血压测量　在下肢不同动脉供血节段用多普勒装置测压，如发现节段间有压力阶差则提示其间有动脉狭窄存在。

3. 运动平板负荷试验　以缺血症状出现的运动负荷量和时间客观评价肢体的血供状态，有利于定量评价病情及治疗干预的效果。

4. 多普勒血流速度曲线分析及多普勒超声显像　随动脉狭窄程度的加重，血流速度曲线会趋于平坦，结合超声显像则结果更可靠。

5. 磁共振血管造影和 CT 血管造影　具有确诊价值。

6. 动脉造影　可直观显示血管病变及侧支循环状态，可对手术或经皮介入的治疗决策提供直接依据。

【诊断与鉴别诊断】

当病人有典型间歇性跛行或静息痛的症状与肢体动脉搏动不对称、减弱或消失，再结合诸多危险因素的存在及上述某些辅助检查的结果，诊断并不困难。然而，有资料提示在确诊病人中有典型间歇性跛行症状者不足 20%，应引起高度重视。

按目前公认的 Fontaine 分期可提示早期识别本病：Ⅰ期为无症状期：患肢怕冷、皮温稍低、易疲乏或轻度麻木，ABI 为正常；Ⅱa 期：轻度间歇性跛行，较多发生小腿肌痛；Ⅱb 期：中、重度间歇性跛行，ABI 0.7～0.9；Ⅲ期：静息痛，ABI 0.4～0.7；Ⅳ期：溃疡坏死，皮温低，色泽暗紫，ABI<0.4。

本病主要应与多发性大动脉炎累及腹主动脉-髂动脉者及血栓栓塞性脉管炎（Buerger 病）相鉴别。前者多见于年轻女性，活动期有全身症状，发热、血沉增高及免疫指标异常，病变部位多发，也常累及肾动脉而有肾性高血压。后者好发于青年男性重度吸烟者，累及全身中、小动脉，上肢也经常累及，常有反复发作浅静脉炎及雷诺现象。缺血性溃疡伴有剧痛应与神经病变、下肢静脉曲张所致溃疡鉴别。此外，应鉴别假性跛行如椎管狭窄、关节炎、骨筋膜间隔综合征等。

【治疗】

（一）内科治疗

积极干预发病相关的危险因素，戒烟、控制高血压、糖尿病及血脂异常等；清洁、保湿、防外伤，对有静息痛者可抬高床头，以增加下肢血流，减少疼痛。

1. 步行锻炼　鼓励病人坚持步行 20～30 分/次，每天尽量多次，可促进侧支循环的建立。

2. 抗血小板治疗　阿司匹林或氯吡格雷可抑制血小板聚集，对动脉粥样硬化病变的进展有效，有报道可降低与本病并存的心血管病死亡率 25%。

3. 血管扩张剂的应用　无明确疗效，甚至可导致窃血现象加剧症状。对严重肢体缺血者静脉滴注前列腺素，对减轻疼痛和促使溃疡愈合可能有效。

4. 其他　抗凝药无效，溶栓剂仅用在急性血栓时。

（二）血运重建

经积极内科治疗后仍有静息痛、组织坏疽或严重生活质量降低致残者可作血运重建术治疗，包括导管介入治疗和外科手术治疗；前者有经皮球囊扩张、支架植入与激光血管成形术；外科手术有人造血管与自体血管旁路移植术。

【预后】

由于本病是全身性疾病的一部分，其预后与同时并存的冠心病、脑血管疾病密切相关。经血管造影证实，约 50% 有肢体缺血症状的病人同时有冠心病。寿命表分析（life table analysis）表明，间歇性

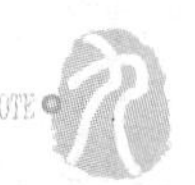

跛行病人5年生存率为70%,10年生存率为50%,大多死于冠心病和脑血管事件,直接死于周围血管闭塞的比例甚小。伴有糖尿病及吸烟病人预后更差,约5%病人需行截肢术。

第三节 静脉血栓症

肢体静脉可分为浅静脉与深静脉。下肢浅静脉包括大隐静脉、小隐静脉及其分支;下肢深静脉与大动脉伴行。下肢静脉系统疾病以静脉血栓最具临床意义。

【深静脉血栓形成】

深静脉血栓形成(deep venous thrombosis,DVT)是血液在深静脉内不正常凝结引起的病症,多发生于下肢,血栓脱落可引起肺栓塞(pulmonary embolism,PE),合称为静脉血栓栓塞症(venous thromboembolism,VTE)。

(一)流行病学、病因及发病机制

目前国内还缺乏关于DVT发病率的准确统计学资料;美国静脉血栓每年新发病例超过100万例。经典的血管内凝血发病机制认为本病主要由静脉壁损伤、静脉血流淤滞和血液高凝状态引起。原发性因素包括抗凝血酶缺乏、先天性异常纤维蛋白原血症、高同型半胱氨酸血症、S蛋白缺乏、C蛋白基因突变、Ⅴ因子Leiden突变、Ⅻ因子缺乏、凝血酶原基因突变、溶酶原缺乏等。继发性因素包括肥胖、吸烟、创伤、骨折、手术、制动、口服避孕药、妊娠、产后、肾病综合征、糖尿病、心力衰竭、恶性肿瘤化疗、中心静脉置管、脑卒中、脊髓损伤、长途航空旅行等。

(二)病理

深静脉血栓大部分由红细胞伴少量纤维蛋白和血小板组成,其形成主要是由于血液淤滞及高凝状态所引起,所以血栓与血管壁仅有轻度粘连,容易脱落成为栓子而形成肺栓塞。同时深静脉血栓形成使血液回流受到明显的影响,导致远端组织水肿及缺氧,形成慢性静脉功能不全综合征。

(三)临床表现

病人主要症状为患肢肿胀、疼痛,活动后加重,抬高患肢可好转。血栓远端肢体或全肢体肿胀是主要特点,皮肤多正常或轻度淤血,重症可呈青紫色,系静脉内淤积的还原血红蛋白所致,称之为蓝色炎性疼痛症。有时髂、股深静脉血栓形成后腿部明显水肿,使组织内压超过微血管灌注压而导致局部皮肤发白,称之为白色炎性疼痛症,并可伴有全身症状,又称中央型深静脉血栓形成。血栓发生在小腿肌肉静脉丛时,可出现血栓部位压痛,Homans征和Neuhof征阳性,偶有腓肠肌局部疼痛及压痛、发热、肿胀等,又称周围型深静脉血栓形成。

当发病后期血栓机化后,可出现静脉功能不全、浅静脉曲张、色素沉着、溃疡、肿胀等,称为血栓栓塞后综合征(post-thrombosis syndrome,PTS)。

临床上有些病人可以没有局部症状,而以肺栓塞为首发症状(参见第二篇第十章肺血栓栓塞症)。

(四)诊断

结合临床表现诊断一般不困难,可应用以下的诊断方法。

1. **静脉压测定** 患肢静脉压升高,提示测压处近心端静脉有阻塞。

2. **超声** 敏感性及准确性较高,临床应用广泛,是DVT诊断的首选方法。对近端深静脉血栓形成的诊断阳性率可达95%;而对远端者诊断敏感性仅为50%~70%,但特异性可达95%。

3. **放射性核素检查** ^{125}I纤维蛋白原扫描偶用于本病的诊断。与超声检查相反,本检查对腓肠肌内的深静脉血栓形成的检出率可高达90%,而对近端深静脉血栓诊断的特异性较差。本检查的主要缺点是注入放射性核素后需要滞后48~72小时方能显示结果。

4. **阻抗容积描记法(impedance plethysmography,IPG)和静脉血流描记法(phleborheography,PRG)** 前者应用皮肤电极,后者采用充气袖带测量在生理变化条件下静脉容积的改变。

当静脉阻塞时，随呼吸或袖带充、放气而起伏的容积波幅度小。这种试验对近端深静脉血栓形成诊断的阳性率可达90%，对远端者诊断敏感性明显降低。

5. CT静脉造影（computed tomo-venography，CTV） 可同时检查腹部、盆腔和下肢深静脉血栓情况。

6. 深静脉造影 从足部浅静脉内注入造影剂，在近心端使用压脉带，很容易使造影剂直接进入深静脉系统，如果出现静脉充盈缺损，即可作出定性及定位诊断，目前仍是DVT诊断的"金标准"。缺点是有创、需使用造影剂，临床上已逐步用超声检查来部分代替静脉造影。

7. 血浆D-二聚体测定 DVT时，血液中D-二聚体的浓度升高。但临床的其他一些情况如手术后、孕妇、炎症、感染及肿瘤时，D-二聚体也会升高，因此，其敏感性较高而特异性差。可用于急性VTE的筛查、特殊情况下DVT的诊断、疗效评估和VTE复发危险程度评估等。

（五）治疗

治疗深静脉血栓形成的主要目的是预防肺栓塞，特别是病程早期，血栓松软与血管壁粘连不紧，极易脱落，应采取积极的治疗措施。

1. 卧床 抬高患肢超过心脏水平，直至水肿及压痛消失。

2. 抗凝 防止血栓增大，并可启动内源性溶栓过程。肝素5000～10 000U一次静脉注射，以后以1000～1500U/h持续静脉滴注，其滴速以激活的部分凝血活酶时间（APTT）2倍于对照值为调整指标。随后肝素间断静注或低分子量肝素皮下注射均可。用药时间一般不超过10天。

华法林在用肝素后1周内开始或与肝素同时开始使用，与肝素重叠用药4～5天。调整华法林剂量的指标为凝血酶原时间国际标准化比值（INR）维持在2.0～3.0。

急性近端深静脉血栓形成抗凝治疗至少持续6～12个月以防复发。对复发性病例或恶性肿瘤等高凝状态不能消除的病例，抗凝治疗的持续时间可无限制。长期抗凝治疗的病人，应定期进行监测INR。

孤立的腓肠肌部位的深静脉血栓形成发生肺栓塞的机会甚少，可暂不用抗凝治疗，密切观察。如有向上发展趋势再考虑用药。

新型口服抗凝药，如直接凝血酶原抑制剂达比加群酯和Ⅹa因子抑制剂利伐沙班等，具有抗凝效果稳定、药效不受食物影响、药物之间相互作用小、半衰期较短、用药剂量固定、服药期间无需定期监测凝血功能等特点，也被推荐用于治疗成人DVT以及预防复发性DVT，可以作为华法林的替代药物治疗。

3. 溶栓治疗 溶栓药物治疗早期DVT是否能减少PTS的发生目前尚有争议，但对血栓形成早期也有一定的效果，应限于某些较严重的髂-股静脉血栓病人。

4. 如因出血倾向而不宜用抗凝治疗者，或深静脉血栓进展迅速已达膝关节以上者，预防肺栓塞可用经皮穿刺作下腔静脉滤器放置术。

（六）预防

为避免肺栓塞的严重威胁，对所有易发生深静脉血栓形成的高危病人均应提前进行预防。股骨头骨折、较大的骨科或盆腔手术、中老年人如有血黏度增高等危险因素者，在接受超过1小时的手术前大多采用小剂量肝素预防。术前2小时皮下注射肝素5000U，以后每8～12小时1次直至病人起床活动。急性心肌梗死用肝素治疗也同时对预防静脉血栓形成有利。华法林和其他同类药物也可选用。

阿司匹林等抗血小板药物无预防作用。对于有明显抗凝禁忌者，可采用保守预防方法，包括早期起床活动、穿弹力长袜等。定时充气压迫腓肠肌有较好的预防效果，但病人多难以接受。

【浅静脉血栓形成】

由于本症不致造成肺栓塞和慢性静脉功能不全，因此在临床上远不如深静脉血栓形成重要。本症是血栓性浅静脉炎的主要临床表现，在曲张的静脉中也常可发生。本症多伴发于持久、反复静脉输

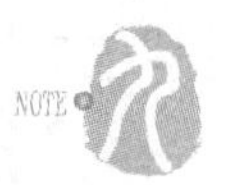

液，尤其是输入刺激性较大的药物时。由于静脉壁有不同程度的炎性病变，腔内血栓常与管壁粘连，不易脱落。有文献报道本病约有11%血栓可蔓延，导致深静脉血栓。

游走性浅静脉血栓往往是恶性肿瘤的征象，也可见于脉管炎如闭塞性血栓性脉管炎。

本症诊断较容易：沿静脉走向部位疼痛、发红，局部有条索样或结节状压痛区。

治疗多采取保守支持疗法：①去除促发病因，如停止输注刺激性液体、去除局部静脉置管的感染因素；②休息、患肢抬高、热敷；③止痛：可用非甾体抗炎药；④由于本病易复发，宜穿循序减压弹力袜；⑤对大隐静脉血栓病人应严密观察，应用多普勒超声监测；若血栓发展至股-隐静脉连接处时，应使用低分子量肝素抗凝、做大隐静脉剥脱术或隐股静脉结合点结扎术，以防深静脉血栓形成。

（张瑞岩）

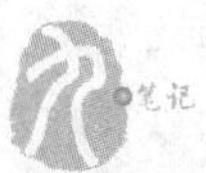

第十三章 心血管神经症

传统意义上心血管神经症（cardiovascular neurosis）是指以心血管疾病的有关症状为主要表现的临床综合征。大多发生于中、青年；女性多于男性，尤多见于更年期妇女。临床上无器质性心脏病的证据。事实上近年来认识到心血管疾病可以和精神心理问题共存，两种疾病互为因果并且相互影响。这类病人由于临床症状多变，临床表现不典型，尽管进行了大量的客观检查，甚至进行了过度的干预，由于合并精神心理问题，病人难以实现真正意义上的康复，反复就诊，严重影响病人正常的生活和工作，甚至增加心血管事件的风险，应该引起临床工作者的重视。

【病因和发病机制】

心血管神经症病因尚不清楚，可能与神经类型、环境因素、遗传因素和性格有关。病人神经类型常为抑郁、焦虑、忧愁型。当精神上受到外界环境刺激，或工作紧张、压力较大，难以适应时可能导致发病。病人的家庭成员中可有神经官能症，也提示本症与同一家族的神经类型和数量相同的外部环境影响有关。部分病人缺乏对心脏病的认识，对疑似症状产生过度忧虑而诱发本症。发病过程中常有神经系统和内分泌系统功能失调，交感神经功能亢进，交感与副交感神经功能失平衡。病人心率在静脉滴注异丙肾上腺素时常比一般人增快明显；有时可伴有高动力循环的表现，如动脉搏动增强、左心室射血速度增快等；也可出现对运动、心理学测试或疼痛刺激的异常反应。

精神心理问题可以通过导致血管内皮功能异常、促进炎症反应及血小板聚集、诱发凝血功能异常、促发心律失常、加速动脉粥样硬化发展、不良行为增加（包括吸烟、缺乏体育锻炼、治疗依从性差等）等，导致心血管疾病发生风险增加。

【临床表现】

心血管神经症病人主诉较多，而且多变，症状之间缺乏内在联系，可有如下表现。

1. **心悸** 自觉心脏搏动增强，常在紧张或疲劳时加重。

2. **呼吸困难** 胸闷，呼吸不畅，常感觉空气不够要打开窗户或要求吸氧。不少病人经常做深呼吸或叹息样呼吸动作来缓解症状，容易导致过度换气，引起呼吸性碱中毒，使症状加重。

3. **心前区痛** 与典型心绞痛不同，疼痛部位不固定，多局限于心尖区及左乳房下区很小范围，亦可在胸骨下或右胸前或胸背等；疼痛发作与劳力活动无关，多数发生在静息状态时；疼痛性质常描述为针刺样、牵扯样或刀割样；持续时间长短不等，一般较长，有时在工作紧张或情绪激动后可持续数天或更长；含服硝酸甘油不能缓解疼痛。

4. **自主神经功能紊乱症状** 失眠、多梦、焦虑、食欲缺乏、头晕、耳鸣多汗、手足发冷、双手震颤、尿频、大便次数增多或便秘等。

与较多的症状不相适应，体格检查缺乏有重要病理意义的阳性体征。可发现心率增快，心音增强，可有短促收缩期杂音或期前收缩，血压轻度升高，腱反射较活跃。心脏相关辅助检查未见明确异常。心电图可示窦性心动过速、房性或室性期前收缩和非特异性 ST-T 改变。

心血管疾病合并精神心理问题者有明确的心血管疾病如心绞痛、心力衰竭的临床表现，同时存在抑郁、不安、压抑、焦躁不安、易怒、易疲劳等心血管疾病难以解释的躯体症状。亦可有急性发作，如惊恐障碍，表现为胸痛、心悸、呼吸困难、头晕、头痛、出汗发抖等，通常在 10～20 分钟达高峰，而无明确心脏、呼吸、神经系统可以支持上述临床表现的器质性病变证据。

【诊断与鉴别诊断】

根据心血管神经症的临床表现，有上述症状而体征较少，且无特异性，以及不能找到器质性心脏病的证据，一般不难作出诊断。必须注意排除器质性心脏病，与心绞痛、甲状腺功能亢进、心肌炎、二尖瓣脱垂综合征及嗜铬细胞瘤等进行鉴别。

器质性心血管疾病病人可能合并精神心理问题，临床医生需要注意识别，精神心理问题可以混淆对器质性心脏病严重程度的评估。

【治疗】

心血管神经症以心理治疗为主，药物治疗为辅。首先应耐心倾听病史，了解可能的发病原因和有关因素，进行仔细的体格检查和必要的实验室检查，解除病人疑虑。然后通俗易懂地讲解疾病性质，可以用一些暗示性语言帮助病人解除顾虑。鼓励病人调整心态，安排好作息时间，适量进行文娱、旅游和体育活动。过度换气病人可辅导其采用腹式呼吸松弛疗法。对于心血管神经症病人合并高血压、高血脂等心血管危险因素而无明确器质性病变者，应该积极进行危险因素干预。

无论心血管神经症还是器质性心血管疾病合并精神心理问题者，提倡双心医学的治疗模式。在积极合理治疗合并的心血管器质性疾病同时，焦虑症状明显的病人可选用抗焦虑药物，如苯二氮䓬类抗焦虑药氯硝西泮、劳拉西泮等。伴有抑郁的病人可选用三环类抗抑郁药阿米替林、多塞平或选用选择性5-羟色胺再摄取抑制剂如氟西汀、舍曲林等。目前认为选择性5-羟色胺再摄取抑制剂对心血管系统副作用较小，安全性高于三环类抗抑郁药物。但该类药物起效较慢，一般2周开始有效，可以考虑作为伴有抑郁病人的首选。同时应该考虑进行精神心理行为治疗，如心理疏导、行为矫正、生物反馈治疗等。

（张瑞岩）

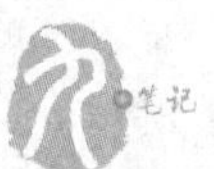
笔记

第十四章　肿瘤心脏病学

心血管疾病和肿瘤是目前我国居民死亡的主要原因。近年来，随着肿瘤治疗的不断进步，恶性肿瘤病人的生存时间明显延长，但肿瘤治疗相关疾病的发生率及病死率亦不断增加。其中心血管疾病是最常见的肿瘤治疗相关疾病之一，严重威胁病人生命。一方面，肿瘤治疗潜在的心脏毒性损伤心脏的结构与功能；另一方面，肿瘤与心血管疾病之间存在许多共同的危险因素，包括肥胖、吸烟、糖尿病及代谢综合征等，这些危险因素加速了心血管疾病的进展。在此大环境下，肿瘤心脏病学作为一门预防、诊断和治疗与肿瘤治疗相关的心血管并发症的新兴交叉学科，越来越受到国内外医学专家的重视，其内容包括：肿瘤治疗相关的心功能不全、冠状动脉疾病、心律失常、周围血管疾病和血栓、心脏瓣膜病、高血压及心包疾病等。

第一节　肿瘤治疗相关的心功能不全

心功能不全是肿瘤治疗最常见和最严重的并发症。在积极治疗肿瘤的同时，通过多方面努力来预防和控制其所带来的心脏毒性是治疗的关键。

【发病机制】

肿瘤治疗的心脏毒性包括化学药物治疗和放射治疗相关的心脏毒性。心脏毒性出现的时间与肿瘤疗法相关，可在接触化疗药物后早期出现，也可能出现较晚，甚至数年后才逐渐体现。另外，一些化疗药物例如蒽环类药物可对心肌细胞造成不可逆的损伤，诱导心肌重塑，并导致心肌病；而其他化疗药物对心肌的损伤是短暂、可逆的，不会造成长期的不良后果。对于已经存在心血管疾病风险的老年病人，接受化疗后短期进展成心力衰竭的风险也会增加。易导致心功能不全的化疗药物包括蒽环类及其衍生物、抗代谢药、紫杉醇类、烷化剂、铂类及生物碱等传统细胞毒药物，以及靶向药物等。

【临床表现】

可表现为急性、慢性或迟发性心功能不全，症状和体征参见本篇第二章。

【辅助检查】

1. 超声心动图　超声心动图是最常用的评价心功能的检查手段。若左室射血分数（LVEF）降幅超过10%，且低于正常值下限，或左室整体纵向应变与基线相比下降幅度超过15%，提示心脏毒性。

2. 心脏磁共振（CMR）　心脏磁共振是评估心肌纤维化、心肌活性和炎症性疾病的金标准，其准确性和可重复性好，可以发现LVEF的微小变化，有助于在超声心动图发现LVEF显著下降（>10%）之前，提早发现心脏毒性。

3. 心肌生物标志物检查　包括cTn、BNP及NT-proBNP。在出现明显的LVEF变化前，cTnT/TnI即可检测到蒽环类药物导致的早期心脏毒性。同时研究显示接受蒽环类药物治疗期间BNP的升高与左室功能损害相关。

4. 心内膜心肌活检　心内膜心肌活检对于评估蒽环类药物的心脏毒性敏感且有效，其具有特征性表现，光学显微镜下病理学改变为心肌水肿、心肌细胞消失、间质纤维化和肌浆网扩张等；电子显微镜下表现为心肌纤维溶解、纤维束消失、Z线变形、断裂，线粒体裂解及心肌细胞内空泡形成。

【诊断】

在接受抗肿瘤治疗后，新出现充血性心力衰竭相关的症状和体征，LVEF下降幅度超过10%，且低于 50%,或原有心力衰竭症状加重,LVEF 进一步降低,可作出肿瘤治疗相关性心功能不全(cancer therapeutics-related cardiac dysfunction,CTRCD)的诊断。

【早期监测方案】

在病人接受心脏毒性化疗药和(或)胸部放疗之前,应进行心血管疾病风险基线评估,早期识别高危病人。致心脏毒性的基线危险因素包括:心血管疾病史(心功能不全、冠心病、心脏瓣膜病、心律失常、心肌病、心脏结节病等)、心血管疾病高危因素(高龄、早发心血管疾病家族史、高血压、糖尿病、高胆固醇血症、吸烟、酗酒、肥胖等)、致心脏毒性治疗既往史(既往蒽环类药物治疗、既往纵隔放疗等)、其他危险因素(年龄<18 岁、曲妥珠单抗治疗年龄>50 岁、蒽环类药物治疗年龄>65 岁等)。对于低风险病人(基线超声心动图正常,无基线危险因素),抗 HER2 治疗每 4 个周期或多柔比星剂量达到 $200mg/m^2$ 时需行超声心动图检查评价左心室功能。基线超声心动图异常者和高危病人,应提高随访频率。已经完成大剂量蒽环类药物化疗(多柔比星或类似物 $\geq 300mg/m^2$)或已经出现心脏毒性的病人,应在抗肿瘤治疗结束后第一年和第五年随访超声心动图。

【治疗】

肿瘤治疗相关性心功能不全的主要治疗目标是保证 LVEF 正常,延缓心肌重构。在抗肿瘤治疗前及治疗期间应定期监测 LVEF。如果治疗期间病人 LVEF 明显下降,若下降幅度超过 10%,但 LVEF 仍大于 50%,应在治疗过程中监测 LVEF;若 LVEF 下降幅度超过 10%,且 LVEF 小于 50%,无禁忌时推荐使用 β 受体拮抗剂联合 ACEI 或 ARB,来避免进一步的心功能下降。

第二节 肿瘤治疗相关的冠状动脉疾病

冠状动脉疾病与肿瘤具有共同的危险因素,如吸烟、肥胖、高血压及糖尿病等。

【发病机制】

化疗药物可通过损伤血管内皮、诱导冠脉痉挛及血栓形成,导致心肌缺血甚至心肌梗死,严重威胁病人生命。

放射治疗引起冠脉粥样硬化或非粥样硬化性疾病,造成斑块破裂、血栓形成和血管痉挛,其中冠脉开口病变比较常见。多数病人具有长时间的无症状慢性过程,少数病人可以出现急性冠脉综合征甚至猝死。

【临床表现】

1. 症状 化疗药物和放射治疗导致的神经毒性可能影响病人对心绞痛的感知,症状往往不典型。

2. 体征 参见本篇第四章。

【辅助检查】

参见本篇第四章。

【诊断】

结合病人的临床表现及检查结果,诊断并不困难。接受化学药物治疗或放射治疗的病人,若突然出现胸闷、胸痛、严重心律失常、休克及心力衰竭,均应考虑本病的可能。在接受抗肿瘤治疗前已有冠脉疾病的病人,出现上述症状时更应高度怀疑本病。

【预防与治疗】

首先在抗肿瘤治疗开始前,应根据病人病史、年龄和性别等因素综合评估其冠状动脉疾病风险,识别已有的冠状动脉疾病至关重要,必要时可行心肌缺血相关检查以识别潜在的冠心病病人。使用氟尿嘧啶类药物治疗的病人,应多次行心电图检查,密切监测心肌缺血情况。放化疗病人长期接受心血管疾病的随访有助于预防远期并发症。

笔记

肿瘤治疗中出现心肌缺血症状,应停用化疗药物,立即开始规范的抗心肌缺血治疗。对于肿瘤治疗相关的血管痉挛,可选择硝酸酯类药物和(或)钙通道阻滞剂。对于稳定型心绞痛病人,应首先给予最积极的药物治疗,同时纠正肿瘤相关的其他可导致心肌缺血的并发症,如贫血、低氧血症、感染等,尽量避免 PCI 治疗。当心绞痛症状严重且药物治疗难以缓解,或病人出现急性冠脉综合征时,应考虑行血运重建治疗,此时需综合考虑病人冠心病的严重程度、肿瘤的严重程度和发展阶段、化疗药物的长期毒性、是否存在血小板减少症及出血风险、PCI 手术风险及肾功能损害、短期内肿瘤治疗的外科手术需要、病人的预期寿命和个人意愿,作出个体化的最优选择。

第三节　肿瘤治疗相关的心律失常

肿瘤病人治疗过程中可出现多种类型的心律失常,包括快速型/缓慢型心律失常、室性/室上性心律失常和传导阻滞等。这些抗肿瘤相关的心律失常可能与化学治疗和放射治疗造成的直接心肌细胞损伤、冠状动脉病变和心包病变等原因有关。另外在抗肿瘤治疗中其他辅助用药包括抗生素、止吐药和精神类药物也可引起心律失常。

(一)室上性心律失常

室上性心律失常可以出现在放化疗的过程中,也可出现在放化疗结束后,可持续存在也可间断发生。其中最常见的类型是心房颤动。常用的化疗药物如顺铂、蒽环类药物和环磷酰胺等均可引起房颤,另外肿瘤病人发生的心包炎和急性肺动脉栓塞也可引起房颤,原发性肺癌肺切除术后的病人,房颤的发病率也较高。

肿瘤病人的房颤治疗需要注意控制心室率、转复正常心律以及抗凝预防血栓栓塞并发症,强调以病人为中心、个体化的治疗方案。控制心室率的药物可选择 β 受体拮抗剂或非二氢吡啶类钙通道阻滞剂,如果病人无法耐受上述二类药物,或合并心力衰竭时也可选择洋地黄类药物控制心室率。转复正常心律可选择药物转复、电转复和导管射频消融。血栓性疾病是该类病人死亡的重要原因,由于肿瘤病人处于高凝状态,同时出血风险也高,如何选择抗凝策略需要基于对病人状态的充分评估(包括超声心动图、是否合并其他出血性疾病等),并需要肿瘤科、血液科及心血管内科医生的密切配合。

(二)QT 间期延长

QT 间期延长可诱发尖端扭转型室速,是肿瘤病人易出现的危害最大的心律失常。多种抗肿瘤药物与 QT 间期延长相关,包括三氧化二砷、氟尿嘧啶、酪氨酸激酶抑制剂和多柔比星等。其中三氧化二砷 QT 间期延长的发生率最高,约为 26% ~93%。其他引起肿瘤病人 QT 间期延长的原因还包括:电解质紊乱、心力衰竭、肝肾功能不全和一些治疗肿瘤合并症的药物如止吐药、精神类药物等。

接受抗肿瘤治疗的病人,在治疗开始前应常规行 12 导联心电图检查以记录基线数据,并抽血检查电解质情况。开始治疗和每次改变药物剂量后 7 ~15 天应重复 12 导联心电图和电解质检查,在治疗初期前三个月至少每个月监测一次 12 导联心电图和电解质。接受三氧化二砷治疗的病人,应至少每周检查一次心电图。既往有过 QT 间期延长病史、患有 QT 间期延长相关性心脏疾病、甲状腺功能异常、心动过缓、电解质紊乱和正在服用致 QT 间期延长药物的病人,应多次行 12 导联心电图检查。抗肿瘤治疗期间,若 Q-Tc 超过 500 毫秒或 Q-Tc 值较基线值延长超过 60 毫秒,应给予特别重视,考虑中止当前治疗方案,选择其他化疗方案,同时纠正可能的电解质紊乱和相应的心血管疾病。尽量避免多种致 QT 间期延长的药物合用。

(三)其他类型心律失常

1. 室性心律失常　抗肿瘤治疗中放射治疗与化学药物治疗对心肌的损伤增加了室性心律失常发生率,同时室性心律失常的发生也与 QT 间期延长相关。

2. 窦房结功能障碍和传导系统异常　易导致窦房结功能障碍和传导系统异常的药物包括三氧化二砷、环磷酰胺、蒽环类药物等,放射治疗导致的窦房结功能障碍和传导系统异常往往不可逆转。病人可出现头晕、疲劳甚至晕厥等症状。对于这类病人的治疗应遵循个体化原则,尽量去除诱因,决

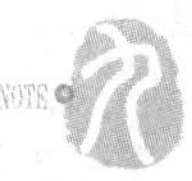

定安置永久起搏器时应综合考虑病人预期寿命、生存质量及手术并发症风险。

第四节　肿瘤治疗相关的血栓性疾病和周围血管疾病

一、静脉血栓性疾病

住院治疗的肿瘤病人,其静脉血栓的发生率可高达20%,是肿瘤病人严重并发症之一,同时也是肿瘤病人外科手术后最常见的死因之一。其发生与化疗药物及其给药途径、肿瘤类型和病人本身的血栓风险如高龄、卧床、肥胖、合并感染等相关。静脉血栓发生率较高的肿瘤包括:脑、胰腺、胃、肺、肾、淋巴及骨髓部位的肿瘤。

肿瘤细胞一方面使宿主处于高凝状态,表现为血小板计数增多及功能亢进,纤溶蛋白溶解功能低下,另一方面释放促炎因子及其他促凝血物质,增加血细胞与血管之间的黏附能力。VEGF 抑制剂可导致血小板反应性增强,血管内皮细胞损伤及修复能力下降,从而诱导静脉血栓形成。

深静脉血栓和肺血栓栓塞的预防需综合考虑肿瘤病人的出血风险和预期寿命,做周期性的评估。在无出血和其他禁忌证的情况下,活动性肿瘤合并内科急症或制动的住院病人,应给予抗凝治疗;活动性肿瘤不合并其他血栓危险因素的病人,根据个体情况,可给予抗凝治疗。

二、动脉血栓性疾病

肿瘤病人的动脉血栓事件发生率较低,约为1%,目前观察到转移性胰腺、肺、乳腺、结直肠癌的动脉血栓发生率相对较高,并与蒽环类、顺铂及紫杉烷类药物治疗相关。血栓事件可能由上述药物的血管毒性引起,也可能继发于肿瘤病人的心房颤动。VEGF 抑制剂也与动脉血栓的形成相关,一旦病人在接受 VEGF 抑制剂治疗过程中出现动脉血栓事件,应停止该药物的继续使用,并规范抗动脉血栓治疗。肿瘤病人动脉血栓的预后往往较差。

三、外周血管疾病

严重外周动脉疾病的发生与帕纳替尼、尼洛替尼等化疗药物相关,在无心血管疾病危险因素的情况下,发生率仍高达30%。外周动脉疾病可能在治疗的第一个月出现,也可能在治疗结束的几年后出现。对病人外周血管疾病的风险评估很重要,评估内容包括危险因素、临床检查及踝肱指数测量。踝肱指数测量是指踝动脉收缩压与肱动脉收缩压的比值,可以判断缺血严重程度。接受过淋巴瘤或头颈部肿瘤放疗的病人,应在放疗结束后第5年行脑血管超声检查,若检查结果异常,则至少每5年复查一次。

无症状或仅存在间歇性跛行的病人,需严格控制危险因素并定期血流动力学随访。对于症状性外周血管疾病,可使用抗血小板药物。严重的外周动脉疾病,应综合肿瘤学、心脏病学、血液病学及血管外科学多学科专家意见,可根据病人个体化情况,考虑血运重建术。严重的颈动脉狭窄,可考虑置入支架或外科手术治疗。

第五节　肿瘤治疗相关的其他心血管疾病

一、肿瘤治疗相关的心脏瓣膜病

肿瘤治疗相关的心脏瓣膜病主要由放射治疗引起,发生率约为10%。主要累及左心瓣膜,包括主动脉瓣根部、主动脉瓣瓣尖、二尖瓣瓣环、基底部和瓣叶。主要病理改变为瓣尖和瓣叶增厚,瓣膜钙化回缩,引起瓣膜狭窄或关闭不全。超声心动图是最佳的评估肿瘤治疗相关心脏瓣膜病的检查方法。

接受纵隔放疗的病人,在放疗前和放疗后应反复行超声心动图检查,并长期随访瓣膜情况。在治疗上,外科手术常困难重重,因为该瓣膜病常合并纵隔纤维化(影响伤口愈合)、冠脉疾病、心肌疾病

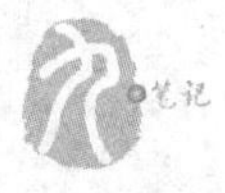

和心包疾病。经导管瓣膜置入可能是比较合理的治疗方案。

二、肿瘤治疗相关的高血压

高血压是肿瘤重要的合并症,部分高血压是治疗肿瘤的直接结果。其严重程度主要受病人年龄、高血压病史、心血管疾病史、肿瘤类型、化疗药物类型和剂量、化疗方案和其他相关的抗肿瘤措施影响。

常见的和高血压相关的化疗药物包括:VEGF 抑制剂、烷化剂、免疫抑制剂以及一些对症治疗的药物如止吐药、重组促红细胞生成素等。其中 VEGF 抑制剂与高血压的关系最为密切,其引起继发性高血压和使原有高血压病情加重的概率高达 11% ~45%。其引起高血压的原因目前尚不完全明确,最有可能的机制是内皮细胞分泌 NO 能力下降,导致血管收缩和高血压的产生,其他可能原因还包括外周微血管数量减少、血管弹性降低及内皮功能紊乱等。

在开始肿瘤治疗前和治疗过程中应监测病人血压,特别是接受 VEGF 抑制剂治疗的病人,应更加密切地监测血压变化情况。治疗目标是把血压控制在 140/90mmHg 以下,为避免血压升高带来更严重的心血管并发症,建议早期发现,积极使用药物治疗高血压。ACEI/ARB 类和非二氢吡啶类钙离子通道阻滞剂是治疗此类高血压的一线药物,由于二氢吡啶类钙通道阻滞剂与抗肿瘤药之间有相互作用,应尽量避免使用二氢吡啶类钙通道阻滞剂。对于合并冠心病、心力衰竭和心梗病史的病人,应考虑使用 β 受体拮抗剂。如果降压药物治疗效果不佳,应考虑减少或暂停应用 VEGF 抑制剂,一旦血压控制达标,可重新使用 VEGF 抑制剂,并根据血压情况调整其剂量。

三、肿瘤治疗相关的心包疾病

抗肿瘤治疗可导致心包炎,化疗药物主要是蒽环类、环磷酰胺及阿糖胞苷等药物与急性心包炎有关,放射治疗也可引起急性心包炎,尤其是对霍奇金淋巴瘤、乳腺癌、肺癌的放射治疗。随着放射剂量的下降和放射技术的提高,放射治疗相关心包炎的发生率有所下降,但仍可诱发严重的心包疾病。在接受过放射治疗病人 2 年随访过程中,心包炎的发生率高达 20%,晚期心包炎可出现在放疗结束后的 15 ~20 年。

(刘 斌)

推荐阅读

1. Mann DL, Zipes DP, Libby P, et al. Braunwald's Heart Disease: A Textbook of Cardiovascular Medicine. 10th ed. Philadelphia: Elsevier Saunders, 2014.
2. 陈灏珠,林果为. 实用内科学. 14 版. 北京:人民卫生出版社,2013.
3. 葛均波,方唯一. 现代心脏病学进展 2017. 北京:科学出版社,2017.
4. 陈灏珠. 实用心脏病学. 5 版. 上海:上海科学技术出版社,2016.
5. Ponikowski P, Voors AA, Anker SD, et al. 2016 ESC Guidelines for the diagnosis and treatment of acute and chronic heart failure. Eur Heart J, 2016, 37(27): 2129-2200.
6. Kirchhof P, Benussi S, Kotecha D, et al. 2016 ESC Guidelines for the management of atrial fibrillation developed in collaboration with EACTS. Eur Heart J, 2016, 37(38): 2893-2962.
7. Catapano AL, Graham I, De Backer G, et al. 2016 ESC/EAS Guidelines for the Management of Dyslipidaemias. Eur Heart J, 2016, 37(39): 2999-3058.
8. Task Force Members, Montalescot G, Sechtem U, et al. 2013 ESC guidelines on the management of stable coronary artery disease. Eur Heart J, 2013, 34(38): 2949-3003.
9. Ibanez B, James S, Agewall S, et al. 2017 ESC Guidelines for the management of acute myocardial infarction in patients presenting with ST-segment elevation. Eur Heart J, 2018, 39(2): 119-177.
10. Thygesen K, Alpert JS, Jaffe AS, et al. Third universal definition of myocardial infarction. J Am Coll Cardiol, 2012, 60(16): 1581-1598.
11. Windecker S, Kolh P, Alfonso F, et al. 2014 ESC/EACTS Guidelines on myocardial revascularization. Eur Heart J, 2014, 35(37): 2541-2619.
12. Whelton PK, Carey RM, Aronow WS, et al. 2017 ACC/AHA/AAPA/ABC/ACPM/AGS/APhA/ASH/ASPC/NMA/PCNA Guideline for the Prevention, Detection, Evaluation, and Management of High Blood Pressure in Adults. J Am Coll Cardiol, 2017, pii: S0735-1097(17)41519-1.
13. Baumgartner H, Falk V, Bax JJ, et al. 2017 ESC/EACTS Guidelines for the management of valvular heart disease. Eur Heart J, 2017, 38(36): 2739-2791.
14. Habib G, Lancellotti P, Antunes MJ, et al. 2015 ESC Guidelines for the management of infective endocarditis. Eur Heart J, 2015, 36(44): 3075-3128.
15. Priori SG, Blomström-Lundqvist C, Mazzanti A, et al. 2015 ESC Guidelines for the management of patients with ventricular arrhythmias and the prevention of sudden cardiac death. Eur Heart J, 2015, 36(41): 2793-2867.
16. Zamorano JL, Lancellotti P, Rodriguez Muñoz D, et al. 2016 ESC Position Paper on cancer treatments and cardiovascular toxicity developed under the auspices of the ESC Committee for Practice Guidelines. Eur Heart J, 2016, 37(36): 2768-2801.

第四篇

消化系统疾病

第一章 总 论

由口腔、食管、胃、十二指肠、空肠、回肠、结直肠、肛门、肝、胆囊、胆道及胰腺构成了体内拥有最多脏器的消化系统，这些脏器的疾病常见且相互关联，有些临床表现纷繁复杂，在就诊初期定位及定性不甚明确，在由表入里、由此及彼、去粗取精、去伪存真的诊治过程中，医生需要具备坚实的、不断更新的消化生理、生化、病理生理、药理、内镜和血管介入知识，需要更强的逻辑思维，需要丰富的社会、人文知识及为病人服务的技能。消化系统疾病危急重症多，在化险为夷的紧急关头，医生高度的责任感、健康的体魄、良好的心理素质及娴熟的医疗技术都甚为重要。

第一节 常见疾病相关的消化生理、生化功能

【生理性食管抗反流防御机制】

生理状况下，吞咽时，食管下括约肌（lower esophageal sphincter, LES）松弛，食物得以进入胃内；非吞咽情况下，也可发生一过性 LES 松弛，出现少量、短暂的胃食管反流，由于下述抗反流机制的存在，避免了胃食管反流的发生。

1. **食管-胃抗反流屏障** 是食管和胃交接的解剖结构，包括 LES、膈肌脚、膈食管韧带、食管与胃底间的锐角等。LES 是食管末端约 3～4cm 长的环形肌束，其收缩产生的食管胃连接处的高压带，可防止胃内容物反流入食管。

2. **食管清除作用** 正常情况下，一旦发生胃食管反流，大部分反流物通过 1～2 次食管自发和继发的蠕动性收缩将反流物排入胃内，即食管廓清。剩余反流物则由唾液冲洗及中和。

3. **食管黏膜屏障** 反流物进入食管后，食管黏膜屏障凭借唾液、复层鳞状上皮以及黏膜下丰富的血液供应，抵抗反流物对食管黏膜的损伤。

【胃黏膜屏障】

胃黏膜上皮向内凹陷，形成胃腺。幽门腺（pyloric gland）分布于胃窦及幽门部，呈分支较多而弯曲的管状黏液腺，内有较多内分泌细胞，是分泌黏液及促胃液素的主要腺体。胃底腺（oxyntic gland）分布于胃底和胃体部，分支少，由主细胞、壁细胞、颈黏液细胞及内分泌细胞组成，是分泌胃酸、胃蛋白酶及内因子的主要腺体，也称泌酸腺。贲门腺分布于胃贲门附近，单管腺，主要分泌黏液。

胃液 pH 约为 0.9～1.5，正常人分泌量为 1.5～2.5L/d，在酸性环境下胃蛋白酶原被激活。此外，胃黏膜经常与各种病原微生物及有刺激的、损伤性的物质接触，但胃黏膜却能保持本身完整无损，使胃腔与胃黏膜内的 H^+ 浓度维持在 1000 倍之差的高梯度状态，这与胃黏膜屏障所涉及的三个层面有关。

1. **上皮前** 由覆盖于胃黏膜上皮细胞表面的一层约 0.5mm 厚的黏液凝胶层及碳酸氢盐层构成，能防止胃内高浓度的盐酸、胃蛋白酶、病原微生物及其他有刺激的甚至是损伤性的物质对胃上皮细胞的伤害，保持酸性胃液与中性黏膜间高 pH 梯度。

2. **上皮细胞** 上皮细胞顶面膜及细胞间的紧密连接对酸反弥散及胃腔内的有害因素具有屏障作用。它们再生速度很快，大约每隔 2～3 天更换 1 次，在其受到损伤后可很快修复。上皮细胞可以产生炎症介质，其间有上皮间淋巴细胞，是黏膜免疫的重要组成部分。

3. **上皮后** 胃黏膜细胞内的糖原储备量较少，在缺氧状态下产生能量的能力也较低。因此要保

持胃黏膜的完整无损,必须供给它足够的氧和营养物质。胃黏膜丰富的毛细血管网为上皮细胞旺盛的分泌功能及自身不断更新提供足够的营养,也将局部代谢产物及反渗回黏膜的盐酸及时运走,胃黏膜的健康血液循环对保持黏膜完整甚为重要。此外,间质中的炎症细胞在损伤愈合中亦具有积极意义。

前列腺素、一氧化氮、表皮生长因子、降钙素基因相关肽、蛋白酶活化受体、过氧化物酶增殖活化受体及辣椒素通路等分子群参与了复杂的胃黏膜屏障功能调节。前列腺素 E 对胃黏膜细胞具有保护作用,能促进黏膜的血液循环及黏液、碳酸氢盐的分泌,是目前认识较为充分的一类黏膜保护性分子。

【胃酸的分泌与调节】

胃窦从食物感受到的信息促使幽门腺的 G 细胞分泌促胃液素,大部分促胃液素经循环以内分泌的方式作用于胃体的肠嗜铬细胞,刺激其分泌组胺,组胺及少量促胃液素通过组胺 H_2 或缩胆囊素-B 受体共同促进胃体壁细胞合成及分泌盐酸。胃窦 D 细胞分泌的生长抑素对上述过程中涉及的三种细胞均有负性调控作用。

胃壁细胞分泌盐酸的过程大致可分为 3 个主要步骤:①组胺、乙酰胆碱和促胃液素刺激壁细胞上的各自受体;②壁细胞内,在 cAMP 或钙离子介导下生成氢离子;③位于壁细胞分泌小管和囊泡内的 H^+-K^+-ATP 酶,又称质子泵,将 H^+ 从壁细胞逆浓度梯度泵入胃腔。此外,来自肠神经系统的乙酰胆碱通过神经内分泌的方式影响壁细胞、G 细胞和 D 细胞的功能状态,其对胃酸分泌的综合调节作用变化甚大。

【肠黏膜屏障】

肠道在接触大量的食物和肠腔内微生物共生的过程中,其屏障防御体系起了重大的作用,可有效地阻挡肠道内 500 多种、浓度高达约 10^{11} 个/ml 的肠道内寄生菌及其毒素向肠腔外组织、器官移位,防止机体受内源性微生物及其毒素的侵害。肠黏膜屏障是将肠腔内物质与机体内环境相隔离,维持机体内环境稳定的结构与功能的统一体,由机械屏障、化学屏障、免疫屏障、生物屏障与肠蠕动共同构成。

1. **机械屏障** 是指肠黏膜上皮细胞、细胞间紧密连接与菌膜三者构成的完整屏障,在执行肠屏障功能中最为重要。

2. **化学屏障** 胃酸和胆盐可灭活经口进入肠道的大量细菌。由肠黏膜上皮分泌的黏液、消化液及肠腔内正常寄生菌产生的抑菌物质构成。

3. **免疫屏障** 肠道是人体重要的外周免疫器官,由肠相关淋巴组织(上皮间淋巴细胞、固有层淋巴细胞及 Peyer 结)、肠系膜淋巴结、肝脏库普弗(Kupffer)细胞和浆细胞产生的分泌型抗体(sIgA)及免疫细胞分泌的防御素等构成。在天然免疫及获得性免疫中发挥重要作用。

肠黏膜的天然免疫是机体先天所具备的,其作用迅速,防御机制多样,但缺乏免疫记忆性,对同一病原的多次刺激反应雷同。参与的效应细胞包括:肠黏膜上皮细胞、巨噬细胞、树突状细胞、B 细胞、嗜酸细胞、肥大细胞、自然杀伤细胞等,这些细胞上的结构识别受体识别病原后,迅速启动天然免疫应答,核因子-κB 是重要的炎症反应的枢纽分子。肠道的获得性免疫由特异性淋巴细胞识别外源性抗原后开始启动,经淋巴细胞增生和分化成效应细胞后发挥功能。虽然起效慢,但具有免疫记忆性、特异性等特点,因而它具有扩大天然免疫和增强其功能的作用。防御素是富含半胱氨酸的阳离子短肽,通过其电子吸引力穿透微生物细胞膜,使胞浆外溢,因而具有很强的抗细菌、真菌和病毒的作用。

4. **生物屏障** 详见肠道微生态。

5. **肠蠕动** 肠蠕动如同肠道的清道夫,在肠梗阻、肠麻痹等情况下,常伴有小肠细菌过生长。

【肠道微生态】

肠道微生态由细菌、真菌、病毒等共同构成,其数目和基因数远远高于人体自身细胞数目和基因数目,称为人体第二基因组。肠道菌群可大致分为:①益生菌:主要是各种双歧杆菌、乳酸杆菌等厌氧菌,常紧贴黏液层,是人体健康不可缺少的要素,可以合成各种维生素,参与食物的消化,促进肠道蠕

动，阻止致病菌与肠上皮细胞的接触，分解有害、有毒物质等；②条件致病菌：如大肠杆菌、肠球菌等具有双重作用的细菌，在正常情况下对健康有益，一旦增殖失控，或从肠道转移到身体其他部位，就可能引发疾病；③有害菌：如痢疾杆菌、沙门菌等，一旦大量生长，就会引发多种疾病，或者影响免疫系统的功能。

微生物与人类共同进化，形成了相互依赖、相互依存的共生关系。肠黏膜屏障与肠道微生态之间具有相互影响、双向调节的作用。肠道微生态影响机体的营养、代谢、免疫、发育及衰老等，与代谢性疾病、神经精神疾病、免疫相关病、肿瘤等许多慢性疾病有关。肠道微生物具备如下功能：

1. 代谢功能 可分泌复杂的蛋白酶，具有氧化还原作用，可促进分解食物中的成分，并对内源性及外源性其他物质进行分解、代谢或转化。

2. 营养功能 合成多种维生素、氨基酸、多肽、短链脂肪酸，微生物的代谢产物促进矿物质、营养物质的吸收，从而影响宿主的营养代谢。

3. 宿主免疫功能 调节宿主免疫器官的发育成熟，并作为广谱抗原刺激宿主产生免疫应答，包括体液免疫和细胞免疫。

4. 肠道防御功能 是肠黏膜屏障的重要组成部分，能阻止潜在致病菌的入侵或定植，维护肠黏膜屏障功能和结构完整性。

【胃肠多肽】

散布在胃肠道的内分泌细胞可以产生50余种胃肠多肽，如缩胆囊素、生长抑素、肠血管活性多肽、P物质等，消化道因此是体内最大的内分泌器官，这些胃肠多肽对胃肠道的分泌、动力、物质转运、免疫及肠上皮细胞的修复具有重要而复杂的调节作用，也对体内其他器官功能产生影响。

【主要营养物质的消化、吸收及肝脏的代谢作用】

1. 糖 食物淀粉经过胰淀粉酶水解成双糖后，在小肠上皮细胞刷状缘的双糖酶的作用下被消化为单糖，被小肠吸收入血，一部分为机体供能，另一部分则以糖原的方式贮存于肌肉及肝脏。肌糖原主要供肌肉收缩之急需；肝糖原则是稳定血糖的一个重要方式，这对大脑及红细胞尤为重要。当血糖浓度下降时，肝糖原分解成葡萄糖，释放入血中，以补充血糖。当禁食>10小时，储备的肝糖原大部分被消耗，肝脏可将体内的部分蛋白质和脂肪合成为肝糖原和葡萄糖，此即糖异生作用。小肠对营养物质吸收障碍会引起营养不良，反之对糖吸收过度则会导致肥胖。当肝脏受损后，肝糖原的合成、分解以及糖异生功能受损，则血糖正常浓度难以维持，故慢性肝病容易合并糖尿病。

2. 脂肪 脂类在小肠经胆汁酸盐乳化后，被胰脂肪酶消化为甘油一酯、脂肪酸及胆固醇后，在空肠上段吸收入门静脉。在小肠上皮细胞的光面内质网内，长链脂肪酸及2-甘油一酯可被合成为甘油三酯，后者与载脂蛋白、磷脂及胆固醇结合成乳糜微粒，经淋巴管进入血液循环。真性乳糜腹腔积液是小肠淋巴管破裂后所致。除小肠外，肝及脂肪组织也是合成甘油三酯的场所，其中肝脏尤为重要。进入肝脏的甘油一酯、脂肪酸及胆固醇可通过氧化分解，产生热量以供能，也可通过糖异生作用，将多余的脂肪转化为糖原和葡萄糖。各种原因所致的脂类吸收异常、肝细胞甘油三酯合成增加及甘油三酯运出肝细胞减少是导致脂肪肝发生的重要病理生理环节。

3. 蛋白质 蛋白质在胃液和胰液蛋白酶的水解下，1/3成为氨基酸，2/3为寡肽，小肠上皮细胞刷状缘的寡肽酶可将寡肽最后水解为氨基酸，通过小肠上皮细胞的氨基酸载体蛋白的主动转运将其随Na^+转运入细胞，γ-谷氨酰基循环促进了氨基酸进入小肠细胞的转运过程。经消化被吸收的氨基酸（外源性）与体内组织蛋白质降解产生的氨基酸（内源性）混于一起，分布于体内各处，称为氨基酸代谢库，其主要功能是合成蛋白质与多肽。肝脏除了合成本身所需要的蛋白质外，还合成清蛋白、部分球蛋白、纤维蛋白原、凝血酶原及凝血因子等。氨基酸分解代谢主要通过：①脱氨基作用，可在体内大多数组织中进行，肝脏具有丰富的转氨酶，丙氨酸氨基转移酶具有肝特异性；②α-酮酸代谢，使脱氨基后的α-酮酸生成非必需氨基酸，转变为糖及脂类或氧化供能；③多数氨在肝中被合成尿素而解毒。未被充分消化的某些蛋白质具有抗原性，是导致过敏反应或加重肠黏膜免疫疾病的原因之一。肠道

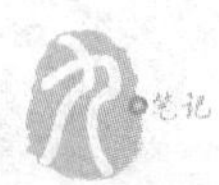

细菌对未被消化的蛋白质产生腐败作用,其多数产物对人体有害。当肝脏受到严重损害时,清蛋白的合成明显降低,是形成水肿或腹腔积液的重要机制;肝细胞受到破坏时,血丙氨酸氨基转移酶将明显升高;清除氨的能力下降,血中的氨含量过高,是肝性脑病发生的重要机制。

【肝脏的代谢与解毒功能】

肝脏是体内以代谢与解毒功能为主的一个重要器官,主要涉及 4 种形式的生物化学反应:①氧化,如乙醇在肝内氧化为乙醛、乙酸、二氧化碳和水,又称氧化解毒;②还原,如三氯乙醛通过还原作用,转化为三氯乙醇,失去催眠作用;③水解,水解酶将多种药物或毒物水解;④结合,是肝脏生物转化的最重要方式,使药物或毒物与葡萄糖醛酸、乙酰辅酶 A、甘氨酸、3′-磷酸腺苷-5′-磷酸硫酸、谷胱甘肽等结合,便于从胆汁和尿中排出。由于肝内的一切生物化学反应,都需要肝细胞内各种酶系统参加。因此,在严重肝病或有门静脉高压、门-体静脉分流时,应特别注意药物选择,掌握剂量,避免增加肝脏负担及药物的不良反应。

【胆道的协调运动】

肝细胞生成胆汁,分泌始于胆小管(bile canaliculus)。胆小管是胆管树状结构最细的分级,由相邻肝细胞的顶侧膜形成、通过细胞间的紧密连接封闭而成。胆小管的胆汁分泌受肝细胞顶侧膜上的胆盐依赖性/非依赖性传输系统的调控。胆小管的直径约 1μm,以与门静脉血流相逆的方向运送胆汁至肝闰管(canal of Hering),依次流经小叶间胆管、左右肝管、肝总管,肝总管与胆囊管汇合后形成胆总管,进入十二指肠。胆管上皮细胞可分泌大量的水、碳酸氢盐汇入胆汁。上述管道与胆囊共同构成了胆汁的收集、贮存和输送系统。Oddi 括约肌位于胆、胰管末端和十二指肠乳头之间,具有调节胆囊充盈,控制胆汁、胰液流入十二指肠,阻止十二指肠液反流及维持胆胰系统正常压力等功能。

肝脏连续不断地分泌胆汁,但是只有在消化食物时,胆汁才直接排入十二指肠。在消化间期(空腹状态),Oddi 括约肌收缩,胆总管末端闭合,管腔内压力升高,胆囊壁舒张,胆汁被动流入并充盈胆囊,胆汁中的大部分水分和电解质被胆囊吸收,胆汁浓缩,容积减少,一般胆囊可容纳 20～50ml 胆汁。进食后,小肠分泌的缩胆囊素在促进胆囊收缩的同时,又使 Oddi 括约肌松弛,胆汁便被排入十二指肠。胆石随胆汁在胆道中流动时,可出现变化多端的临床表现。因此,在临床处理胆道疾病时,需要灵活的思维才能遵循疾病的规律。由于胆总管的不可替代性,胆总管的疾病应尽可能采用微创的治疗方式。

【胰酶合成、活化及胰腺防止自身消化的生理机制】

生理情况下,多种无活性的胰酶原(胰蛋白酶原、淀粉酶原、脂肪酶原、弹性蛋白酶原、磷脂酶原、糜蛋白酶原、激肽释放酶原、羟肽酶原等)及溶酶体水解酶均在腺泡细胞粗面内质网合成,转运至高尔基器。溶酶体水解酶经糖基化及磷酸化后,通过与甘露糖-6 磷酸化受体特异性结合,被转运到溶酶体内;胰蛋白酶原则不与甘露糖-6 磷酸化受体结合。正是通过这两种不同的途径,同在粗面内质网合成的消化酶原和溶酶体水解酶被最终“分选”到不同的分泌泡内,分别形成了消化酶原颗粒和溶酶体。

腺泡细胞在各种生理刺激下,通过提升胞内钙离子浓度,促使酶原颗粒释放,经胰管、十二指肠乳头进入十二指肠,在肠激酶的作用下被激活,发挥其消化食物功能。由于胰蛋白酶可激活多种其他胰酶,因此,胰蛋白酶原活化为胰蛋白酶在多种胰酶级联激活中最为关键。生理状态下,从腺泡细胞分泌出的胰蛋白酶原在胰腺内可有微量激活,但胰腺间质细胞所产生的酶特异性抑制物(α_1-抗胰蛋白酶、α_2-巨球蛋白等)可使在胰腺内提前活化的胰蛋白酶迅速失活,避免发生自身消化。

第二节 消化系统重要诊疗技术

【内镜诊断】

1. 胃镜(gastroscopy)与肠镜(colonoscopy) 胃镜是食管、胃、十二指肠疾病最常用和最准确的检查方法，结肠镜则主要用于观察从肛门到回盲瓣的所有结直肠病变（图 4-1-1）。内镜检查不仅能直视黏膜病变，还能取活检。随着内镜设备的不断改进，对病变的观察逐渐增加了色素对照、放大观察、窄带光成像及共聚焦内镜等技术，有效提高了早期肿瘤的检出率。

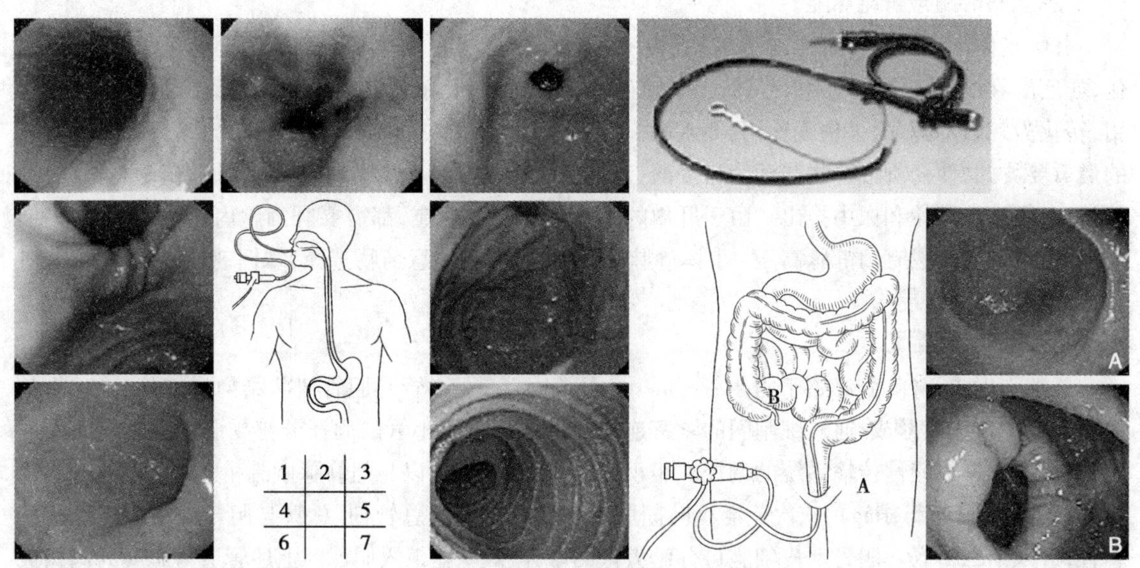

图 4-1-1　胃、肠镜

1. 食管；2. 贲门齿状线；3. 胃窦及幽门；4. 胃角；5. 胃底；6. 十二指肠球部；7. 十二指肠降段

A. 直肠；B. 回盲部

胃肠镜检查时，可在严密的监护下，经静脉给予适量的速效镇静剂和麻醉剂，使病人在检查过程中没有恶心、呕吐、躁动等不配合现象；口腔分泌物少，比较清洁；胃肠蠕动减少，便于观察及活检病变。胃肠镜检查结束、病人苏醒后，通常没有不适感。

在胃肠内镜的直视下，可对各种出血病变进行止血治疗；取出胃内异物；对较小的或有蒂的息肉等良性肿瘤可采用圈套、电凝等将其完整切除；对较大的良性肿瘤及早期癌，可根据情况行内镜下黏膜切除或剥离术。内镜治疗减少了很多原本需要进行的开腹手术，使治疗更为精准和微创，有利于减少并发症、医疗费用及住院日。

2. 胶囊内镜（capsule endoscopy）　由胶囊、信号接收系统及工作站构成。检查时，病人吞下一个含有微型照相装置的胶囊，随胃肠道蠕动，以 2 帧/秒的速度不间断拍摄，所获取的消化道腔内图像信息被同时传给信号接收系统，然后在工作站上读片。胶囊内镜能动态、清晰地显示小肠腔内病变，突破了原有的小肠检查盲区，且具有无痛苦、安全等优点，成为疑诊小肠疾病的一线检查方法。

3. 小肠镜（enteroscopy）　与胶囊内镜不同的是，小肠镜因具有吸引及注气的功能，对病变的观察可以更清晰，发现病变后可以取活检及内镜下治疗；但小肠镜难以观察整个小肠，小肠病变的阳性检出率低于胶囊内镜；且由于检查耗时长，病人较痛苦。因此，多在胶囊内镜初筛发现小肠病变后，需要活检或内镜治疗时才采用小肠镜。

4. 经内镜逆行胆胰管造影术（endoscopic retrograde cholangiopancreatography，ERCP）是在十二指肠镜直视下，经十二指肠乳头向胆总管或胰管内插入造影导管，逆行注入造影剂后，在 X 线下显示胆系和胰管形态的诊断方法（图 4-1-2）。除诊断外，目前 ERCP 技术已更多地用于治疗胆胰管疾病，治疗性 ERCP 包括内镜下乳头肌切开，胆总管取石、狭窄扩张、置入支架、鼻胆管引流术等，其微创、有效及可重复的优势减少了对传统外科手术的需求。

5. 超声内镜（endoscopic ultrasonography，EUS）　将微型高频超声探头安置在内镜顶端或通过内镜孔道插入微型探头，在内镜下直接观察腔内病变同时进行实时超声扫描，了解病变来自管道壁的某个层次及周围邻近脏器的情况。与体表超声相比较，它消灭或缩短了超声源与成像器官之

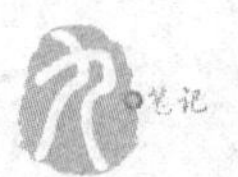

间的距离，缩短了声路，降低了声衰减，并排除了骨骼、脂肪、含气部位的妨碍，可以获得最清晰之回声成像。在 EUS 的引导下，可对病灶穿刺活检、肿瘤介入治疗、囊肿引流及施行腹腔神经丛阻断术。

【实验室检测】

（一）乙型肝炎病毒感染的诊断

乙型肝炎病毒（hepatitis B virus，HBV）感染的诊断包括 HBV 的 5 项血清免疫标志（HBsAg、HBsAb、HBeAg、HBeAb、HBcAb）检测、血清病毒检测（HBV-DNA 定量检测、HBV 基因分型、HBV 耐药突变株检测）和组织病毒学检测（肝组织 HBsAg、HBcAg、HBV-DNA）。

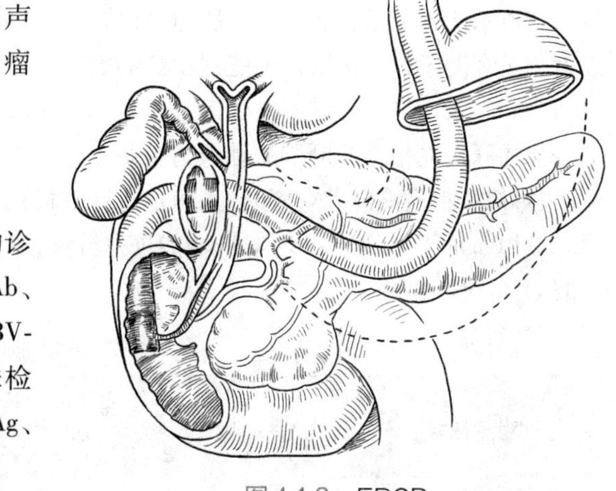

图 4-1-2 ERCP

常用 HBV 的 5 项血清免疫标志可以了解病人是否感染了 HBV，HBV-DNA 定量检测反映病毒复制水平，这两项检测常用于决定是否抗病毒治疗及疗效评价。

（二）幽门螺杆菌检测

幽门螺杆菌（*Helicobacter pylori*，Hp）检测对于胃癌前疾病及病变、消化性溃疡、胃肠黏膜相关淋巴瘤等疾病的诊疗具有重要作用。

1. 非侵入性方法 常用 ^{13}C-或 ^{14}C-尿素呼气试验（Hp-urea breath test，Hp-UBT），该检查不依赖内镜，病人依从性好，准确性较高，为 Hp 检测的重要方法之一，目前被广泛用于各医院。但 Hp-UBT 仍然存在一定的缺陷，其结果的判定受到抗生素、铋剂、抑酸药物的干扰。采用单克隆抗体酶联免疫分析（ELISA）检测大便中的 Hp 抗原，方法简单、方便，敏感性和准确性堪比 Hp-UBT。

2. 侵入性方法 主要包括快速尿素酶试验、胃黏膜组织切片染色镜检（如银染、Warthin-Starry 染色等）及细菌培养等。采集胃黏膜进行细菌培养，一般不用于临床常规诊断，多用于科研。

（三）肝功能评估

1. 肝脏合成功能

（1）血清清蛋白：清蛋白仅由肝细胞合成，肝脏合成功能降低时，血清清蛋白明显降低。在病情稳定时，部分病人血清清蛋白测值尚在正常范围内，经历出血、感染、手术等事件后，血清清蛋白将显著降低，甚至难以恢复正常。

（2）血浆凝血因子：绝大部分凝血因子都在肝脏合成，其半衰期比清蛋白短得多，尤其是维生素 K 依赖因子（Ⅱ、Ⅶ、Ⅸ、Ⅹ）。因此在肝功能受损的早期，清蛋白尚在正常水平，维生素 K 依赖的凝血因子即有显著降低。凝血酶原时间测定（prothrombin time，PT）、部分活化凝血酶原时间测定及凝血酶时间测定是最常用的指标。

（3）胆固醇：约 70% 的内源性胆固醇在肝脏合成，肝合成功能受损时，血胆固醇水平将降低。

2. 肝细胞损伤 丙氨酸氨基转移酶（alanine aminotransferase，ALT）和天冬氨酸氨基转移酶（aspartate aminotransferase，AST）存在于肝细胞胞浆中，当肝细胞膜破裂时，ALT 及 AST 将明显升高，因此，是反映肝细胞损伤的重要指标。由于 AST 也存在于骨骼肌、肾脏、心肌等组织中。因此血中以 AST 升高为主，则不一定是肝细胞受损。AST 在肝细胞内主要位于线粒体上，在 ALT 升高的同时，伴有明显的 AST 升高，提示肝细胞严重受损。严重肝炎时，转氨酶下降而胆红素升高，此“酶胆分离”现象是肝细胞严重坏死的表现，病死率高达约 90%。慢性肝病时，ALT 和 AST 常呈轻、中度升高；肝硬化时，肝脏病理以肝纤维化、肝细胞萎缩为主，很多病人 ALT 及 AST 值正常。

3. 胆红素代谢 胆红素是血液循环中衰老的红细胞在肝、脾及骨髓的单核-吞噬细胞系统中分解和破坏的产物。总胆红素（total bilirubin，TB）包括间接胆红素（indirect bilirubin，IB）和直接胆红素

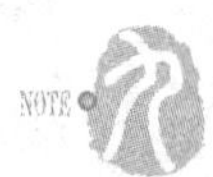

(direct bilirubin,DB)两种形式。非结合胆红素是血红蛋白的代谢产物,肝细胞摄取后,经与葡萄糖醛酸结合成水溶性的结合胆红素从胆道排出。上述的任何一个环节出现障碍,均可出现黄疸。血清胆红素测定有助于检出肉眼尚不能观察到的黄疸,常反映肝细胞损伤或胆汁淤积。尿胆红素阳性,提示血结合胆红素增高。肝脏不能处理来自肠道重吸收的尿胆原时,经尿液排出的尿胆原增加。

上述肝功能指标与肝脏的健康与否并不完全平行,因此对肝功能的评估,应该结合病人的症状、体征、影像资料及病理综合判断,当确定有肝脏损伤及肝功能减退时,应注意寻找各种致病原因,并采用 Child-Pugh 评分(表 4-1-1)对肝功能进行分级评估,便于临床诊治决策。由于肝功能分级可随病情而波动,应灵活运用。

表 4-1-1 肝功能 Child-Pugh 评分

观测指标	分数		
	1	2	3
肝性脑病(期)	无	Ⅰ~Ⅱ	Ⅲ~Ⅳ
腹腔积液	无	少	多
胆红素(μmol/L)	<34	34~51	>51
清蛋白(g/L)	>35	28~35	<28
PT(>对照秒)	<4	4~6	>6

分级	评分	1~2 年存活率(%)
A	5~6	85~100
B	7~9	60~80
C	10~15	35~45

【影像诊断】

1. 超声(ultrasonography,US) US 可探查消化系统实质性脏器、胆道及腹腔内的病变,其无创、无射线、经济、方便、快速、可检测血流动力学参数等优点使其在临床上广泛使用。但 US 对被气体或骨骼遮盖的组织或器官探查受限,受操作者的技能或经验影响较大。

2. 计算机断层扫描(computed tomography,CT) CT 增强扫描对于消化系统脏器小病灶、等密度病灶、需定位定性的病变以及血管性病变的诊断是必不可少的一种重要检查方法,不断提高的 CT 扫描速度、分辨率及更强大的后处理软件、高效的阅片方式以及费用的逐步降低,使其在腹部疾病的诊断中具有重要作用。但该检查方法在肝、肾功能不全时应慎用或禁用。

3. 磁共振成像(magnetic resonance imaging,MRI) 适用于微小病变的观察以及病变定性诊断,特别是对鉴别肝内肝门部病变组织学来源和诊断胆道、胰腺病变具有很大价值。磁共振胆胰管成像(magnetic resonance cholangiopancreatography,MRCP)是一种利用水成像原理的无创性检查技术,在不需注射对比剂的情况下可清楚显示含有液体的胆管和胰管管腔全貌,是胆胰疾病的重要检查方法。

(唐承薇)

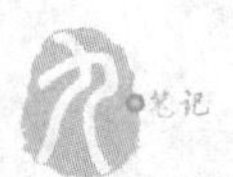

第二章　胃食管反流病

胃食管反流病(gastroesophageal reflux disease,GERD)是一种由胃十二指肠内容物反流入食管引起不适症状和(或)并发症的疾病。反流和烧心是最常见的症状。根据是否导致食管黏膜糜烂、溃疡,分为反流性食管炎(reflux esophagitis,RE)和非糜烂性反流病(nonerosive reflux disease,NERD)。GERD 也可引起咽喉、气道等食管邻近组织的损害,出现食管外症状。

GERD 是一种常见病,患病率随年龄增长而增加,男女患病率无明显差异。欧美国家的患病率约为 10% ~20%,而亚洲地区患病率约 5%,以 NERD 较多见。

【病因和发病机制】

GERD 是以 LES 功能障碍为主的胃食管动力障碍性疾病,直接损伤因素为胃酸、胃蛋白酶、非结合胆盐、胰酶等反流物。

1. 抗反流屏障结构与功能异常　贲门失弛缓症术后、食管裂孔疝、腹内压增高(如妊娠、肥胖、腹腔积液、便秘、呕吐、负重劳动等)及长期胃内压增高(如胃排空延迟、胃扩张等),均可使 LES 结构受损;上述部分原因、某些激素(如缩胆囊素、胰高血糖素、血管活性肠肽等)、食物(如高脂肪、巧克力等)、药物(如钙通道阻滞剂、地西泮)等均可引起 LES 功能障碍或一过性松弛延长。在上述情况下,当食管黏膜受到反流物损伤时,可导致 GERD。

2. 食管清除作用降低　常见于导致食管蠕动异常和唾液分泌减少的疾病,如干燥综合征等。食管裂孔疝时,部分胃经膈食管裂孔进入胸腔不仅改变 LES 结构,还降低食管对反流物的清除作用,从而导致 GERD。

3. 食管黏膜屏障功能降低　长期饮酒、吸烟、刺激性食物或药物可使食管黏膜抵御反流物损害的屏障功能降低。

【病理】

RE 的大体病理详见本章胃镜诊断部分,其组织病理学改变为食管黏膜上皮坏死、炎症细胞浸润、黏膜糜烂及溃疡形成。NERD 组织病理学改变为:①基底细胞增生;②固有层乳头延长,血管增殖;③炎症细胞浸润;④鳞状上皮细胞间隙增大。当食管远端黏膜的鳞状上皮被化生的柱状上皮替代时,称之为 Barrett 食管。

【临床表现】

(一) 食管症状

1. 典型症状　反流和烧心是本病最常见和典型的症状。反流是指胃十二指肠内容物在无恶心和不用力的情况下涌入咽部或口腔的感觉,含酸味时称反酸。烧心是指胸骨后或剑突下烧灼感,常由胸骨下段向上延伸。反流和烧心常发生于餐后 1 小时,卧位、弯腰或腹内压增高时可加重,部分病人也可发生于夜间睡眠时。

2. 非典型症状　胸痛由反流物刺激食管引起,发生在胸骨后,严重时表现为剧烈刺痛,可放射至心前区、后背、肩部、颈部、耳后,有时酷似心绞痛,伴或不伴反流和烧心。GERD 是非心源性胸痛的常见病因之一,对于不伴典型反流和烧心的胸痛病人,应先排除心脏疾病后再进行 GERD 的评估。吞咽困难或胸骨后异物感可能是由于食管痉挛或功能紊乱所致,呈间歇性,进食固体或液体食物均可发生,少数病人吞咽困难是由食管狭窄引起,呈持续或进行性加重。

（二）食管外症状

由反流物刺激或损伤食管以外的组织或器官引起，如咽喉炎、慢性咳嗽、哮喘和牙蚀症。对于病因不明、反复发作的上述疾病病人，特别是伴有反流和烧心症状，应考虑是否存在GERD。少部分病人以咽喉炎、慢性咳嗽或哮喘为首发或主要表现。严重者可发生吸入性肺炎，甚至出现肺间质纤维化。部分病人诉咽部不适，有异物感或堵塞感，但无吞咽困难，称为癔球症，目前也认为与GERD有关。

（三）并发症

1. **上消化道出血** 食管黏膜糜烂及溃疡可导致呕血和（或）黑便。

2. **食管狭窄** 食管炎反复发作引起纤维组织增生，最终导致瘢痕狭窄。

3. **Barrett食管** 亚太地区患病率为0.06%～0.62%，有恶变为腺癌的倾向。

【辅助检查】

1. **胃镜** 是诊断RE最准确的方法，并能判断RE的严重程度和有无并发症，结合活检可与其他原因引起的食管炎和其他食管病变（如食管癌等）相鉴别。胃镜下RE分级（洛杉矶分级法，LA）如下：正常：食管黏膜无破损；A级：一个及以上食管黏膜破损，长径<5mm；B级：一个及以上食管黏膜破损，长径>5mm，但没有融合性病变；C级：食管黏膜破损有融合，但小于75%的食管周径；D级：食管黏膜破损融合，至少累及75%的食管周径。

正常食管黏膜为复层鳞状上皮，胃镜下呈均匀粉红色，当其被化生的柱状上皮替代后呈橘红色，多位于胃食管连接处的齿状线近端，当环形、舌形或岛状病变≥1cm时，应考虑为Barrett食管。

2. **24小时食管pH监测** 应用便携式pH记录仪监测病人24小时食管pH，明确食管是否存在过度酸、碱反流。

3. **食管钡剂造影** 该检查对诊断GERD的敏感性不高，对于不愿意或不能耐受胃镜检查者，该检查有助于排除食管癌等其他食管疾病。

4. **食管测压** 可了解食管动力状态，用于抗反流手术术前评估。

【诊断与鉴别诊断】

对于有典型反流和烧心症状的病人，可拟诊为GERD，用质子泵抑制剂（proton pump inhibitor，PPI）试验性治疗（如奥美拉唑每次20mg，每天2次，连用7～14天），症状明显缓解，初步诊断为GERD。

由于GERD分为RE和NERD，诊断方法有所不同。RE诊断：①有反流和（或）烧心症状；②胃镜下发现RE。NERD诊断：①有反流和（或）烧心症状；②胃镜检查阴性；③24小时食管pH监测表明食管存在过度酸、碱反流；④PPI治疗有效。

GERD需与其他食管病变（如感染性食管炎、嗜酸性粒细胞性食管炎、药物性食管炎、贲门失弛缓症和食管癌等）、消化性溃疡、胆道疾病等相鉴别。GERD引起的胸痛应与心源性胸痛及其他原因引起的非心源性胸痛进行鉴别。GERD还应注意与功能性疾病如功能性烧心、功能性消化不良等作鉴别。

【治疗】

目的在于控制症状、治愈食管炎、减少复发和防治并发症。

（一）药物治疗

1. **抑酸药** 由于本病常见直接损伤因素为胃酸及胃蛋白酶，抑制胃酸成为基础治疗药物。

（1）PPI：抑酸作用强，疗效确切，是治疗GERD的首选药物，通常疗程4～8周。对于重度食管炎（LA-C和LA-D级）以及合并食管裂孔疝的GERD病人，可适当延长疗程或增加PPI剂量。

（2）组胺H_2受体拮抗剂（histamine 2 receptor antagonist，H_2RA）：抑酸能力较PPI弱，适用于轻至中症病人。可按治疗消化性溃疡常规用量，分次服用，疗程8～12周。增加剂量可提高疗效，但同时也会增加不良反应。

2. 促胃肠动力药　如多潘立酮、莫沙必利、依托必利等，可通过增加 LES 压力、改善食管蠕动功能、促进胃排空，从而减少胃十二指肠内容物反流并缩短其在食管的暴露时间。这类药物适用于轻症病人，或作为与抑酸药联用的辅助用药。

3. 抗酸药　仅用于症状轻、间歇发作的病人临时缓解症状。

4. 难治性 GERD　是指采用标准剂量 PPI 治疗 8 周后，反流和(或)烧心等症状无明显改善。多种原因可引起难治性 GERD，其中与反流相关的原因有：抑酸不足、弱酸或碱反流、食管高敏感性、肥胖及食管裂孔疝等；与非反流相关的原因有：食管运动障碍、其他食管炎、功能性烧心等。应根据病人具体原因调整治疗方案。

5. 维持治疗　可分为按需治疗和长期治疗。NERD 和轻度食管炎可采用按需治疗，即有症状时用药，症状消失时停药。对于停药后症状很快复发且持续、重度食管炎、食管狭窄、Barrett 食管病人，需长期治疗。PPI 和 H_2RA 均可用于维持治疗，PPI 为首选药物。维持治疗的剂量因人而异，以调整至病人无症状的最低剂量为宜。

（二）病人教育

1. LES 结构受损或功能异常的病人，进食后不宜立即卧床；为减少卧位及夜间反流，睡前 2 小时内不宜进食，睡时可将床头抬高 15～20cm。

2. 注意减少引起腹内压增高的因素，如便秘、肥胖、紧束腰带等；应避免食用降低 LES 压力的食物，如高脂肪、巧克力、咖啡、浓茶等；慎用降低 LES 压力的药物及引起胃排空延迟的药物，如硝酸甘油、钙通道阻滞剂、抗胆碱能药物等。

3. 禁酒及戒烟。

（三）抗反流手术治疗

腹腔镜胃底折叠术是目前最常用的抗反流手术，目的是阻止胃十二指肠内容物反流入食管。抗反流手术疗效与 PPI 相当，但术后可能会出现并发症。因此，对于 PPI 治疗有效但需长期维持治疗的病人，可根据病人的意愿来决定是否进行抗反流手术。对于持续存在与反流相关的慢性咳嗽、咽喉炎及哮喘，且 PPI 疗效欠佳的病人，可考虑行抗反流手术。

（四）并发症治疗

1. 上消化道出血　详见本篇第二十五章。

2. 食管狭窄　除极少数严重瘢痕狭窄需行手术治疗外，绝大部分狭窄可行内镜下食管扩张术。为防止扩张术后狭窄复发，应予以 PPI 长期维持治疗，部分年轻病人也可考虑行抗反流手术。

3. Barrett 食管　可用 PPI 维持治疗。定期随访有助于早期发现异型增生和癌变。对于不伴异型增生的病人，其胃镜随访间期为 3～5 年。如发现重度异型增生或早期食管癌，应及时行内镜或手术治疗。

（董卫国）

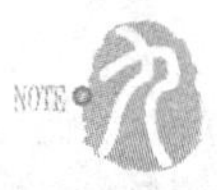

第三章 食 管 癌

食管癌(carcinoma of esophagus)是原发于食管黏膜上皮的恶性肿瘤,主要为鳞癌和腺癌。临床上以进行性吞咽困难为进展期典型症状。食管癌是世界范围内常见的恶性肿瘤,在我国恶性肿瘤中发病率居第三位,死亡率居第四位。其流行病学有以下特点:①地区性分布,亚洲国家发病率高于欧美国家,我国主要以太行山、闽粤交界及川北等地区发病率高;②男性发病率高于女性,男女比例为(1.3~3):1;③中老年易患,发病年龄多在50岁以上。

【病因】

食管癌的发生主要与以下因素相关:

(一)亚硝胺类化合物和真菌毒素

1. 亚硝胺 在食管癌高发区,粮食和饮水中的亚硝胺含量显著高于其他地区,且与当地食管癌和食管上皮重度增生的患病率呈正相关。

2. 真菌毒素 霉变食物中的黄曲霉菌、镰刀菌等真菌不仅能将硝酸盐还原为亚硝酸盐,而且能促进亚硝胺等致癌物质的合成,并常与亚硝胺协同致癌。

(二)慢性理化刺激及炎症

长期吸烟和饮酒、喜食粗糙和过烫食物等对食管黏膜的慢性理化刺激,胃食管反流病、腐蚀性食管灼伤和狭窄、贲门失弛缓症、食管憩室等慢性食管疾病引起的炎症,均可导致食管癌发生率增高。

(三)营养因素

维生素(A、B_2、C、E、叶酸等)、锌、硒、钼等微量营养素缺乏是食管癌的危险因素。

(四)遗传因素

食管癌的发病常表现家族倾向。高发区有阳性家族史者达25%~50%,其中父系最高,母系次之,旁系最低。此外,在遗传与环境双重因素作用下,*Rb*、*p53*、*p16*等抑癌基因失活,*H-ras*、*c-myc*、*hsl-1*等原癌基因激活及cyclin D1等细胞周期调节基因表达变化,均与食管癌的发生有关。

【病理】

食管癌的病变部位以中段居多,下段次之,上段最少。胃贲门癌延伸至食管下段时,在临床上与食管下段癌不易区分,又称食管贲门癌。

(一)大体病理

1. 早期食管癌 病灶局限于黏膜层和黏膜下浅层,不伴淋巴结转移。胃镜下呈充血、斑块、糜烂和乳头状。充血型多为原位癌,是食管癌的早期表现;斑块型最多见,癌细胞分化较好;糜烂型次之,癌细胞分化较差;乳头型主要为早期浸润癌,癌细胞分化一般较好。

2. 中晚期食管癌 癌组织逐渐累及食管全周、突入腔内或穿透管壁侵犯邻近器官。根据形态特点可分为髓质型、蕈伞型、溃疡型和缩窄型。

(二)组织病理

我国90%的食管癌为鳞状细胞癌,少数为腺癌,后者多与Barrett食管恶变有关。

(三)食管癌的扩散和转移方式

1. 直接蔓延 癌组织首先向黏膜下层和肌层浸润,穿透食管壁后向周围组织及器官蔓延。

2. 淋巴转移 是食管癌的主要转移方式。

3. 血行转移 晚期常转移至肝、肺、骨等处。

【临床表现】

（一）早期症状

早期食管癌的症状多不典型，主要表现为胸骨后不适、烧灼感及针刺或牵拉样痛，可有食物通过缓慢、滞留或轻度哽噎感。早期症状时轻时重，持续时间长短不一，甚至可无症状。

（二）中晚期症状

1. 进行性吞咽困难 是中晚期食管癌的典型症状，也是大多数病人就诊的主要原因，常由固体食物咽下困难发展至液体食物也不能咽下。

2. 食物反流 因食管梗阻的近段有扩张与潴留，可发生食物反流，反流物含黏液、宿食，可呈血性或见溃烂组织。

3. 咽下疼痛 由食管糜烂、溃疡或近段食管炎所致，以进热食或酸性食物后明显，可涉及颈、肩胛、前胸及后背等部位。

4. 其他症状 肿瘤压迫喉返神经可出现声嘶、呛咳；侵犯膈神经可导致呃逆；出现肝转移可引起黄疸；发生骨转移可引起疼痛；侵入气管、支气管可引起食管-支气管瘘、纵隔脓肿、肺炎、肺脓肿等；侵犯主动脉可造成致死性大出血。晚期病人呈恶病质状态。

（三）体征

早期体征可缺如，晚期可出现消瘦、贫血、营养不良、脱水或恶病质等。出现转移后，常可触及肿大而质硬的浅表淋巴结或肿大而有结节的肝脏，少数病人可出现腹腔或胸腔积液。

【辅助检查】

1. 胃镜 是食管癌诊断的首选方法，可直接观察病灶形态，并取活检以确诊。色素内镜、电子染色内镜、放大内镜及共聚焦激光显微内镜等可提高早期食管癌的检出率。

2. 食管钡剂造影 当病人不宜行胃镜检查时，可选用此方法。钡剂造影主要表现为：①黏膜皱襞破坏，代之以杂乱不规则影像；②管腔局限性狭窄，病变处食管僵硬，近段食管扩张；③不规则充盈缺损或龛影。

3. CT 可清晰显示食管与邻近纵隔器官的解剖关系、肿瘤外侵程度及转移病灶，有助于制订外科手术方式及放疗计划，但难以发现早期食管癌。

4. EUS 有助于判断食管癌的壁内浸润深度、肿瘤对周围器官的侵犯情况以及异常肿大的淋巴结，对肿瘤分期、治疗方案选择及预后判断有重要意义。

5. 其他检查 PET-CT可发现病灶，并有助于判断远处转移。此外，目前尚无诊断食管癌的特异性肿瘤标志物。

【诊断与鉴别诊断】

对于有食物通过缓慢、轻度哽噎感或咽下困难者，应及时做相关检查确诊。食管癌需与下列疾病相鉴别：

1. 贲门失弛缓症 因食管神经肌间神经丛病变引起LES松弛障碍所致。临床表现为间歇性咽下困难、食物反流和胸骨后不适或疼痛，病程较长，一般无进行性消瘦。食管钡剂造影可见贲门梗阻呈漏斗或鸟嘴状，边缘光滑，食管下段扩张明显。

2. 胃食管反流病 胃十二指肠内容物反流入食管，引起烧心、胸痛或吞咽困难，胃镜检查可见黏膜炎症、糜烂或溃疡，黏膜活检未见肿瘤细胞。

3. 食管良性狭窄 有腐蚀性或反流性食管炎、长期留置胃管或食管相关手术病史。食管钡剂造影见食管狭窄、黏膜消失、管壁僵硬，无钡影残缺征。胃镜检查可确诊。

4. 癔球症 女性多见，主要症状为咽部异物感，进食时消失，常由精神因素诱发，多无器质性食管病变。

5. 其他 需与食管平滑肌瘤、食管裂孔疝、食管静脉曲张、纵隔肿瘤、食管周围淋巴结肿大、左心房增大、主动脉瘤等引起吞咽困难的疾病相鉴别。

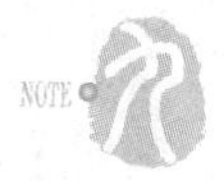

【治疗】

早期食管癌在内镜下切除常可达到根治效果。中晚期食管癌可采取手术、放疗、化疗及内镜治疗或多种方式联合应用。

（一）内镜治疗

1. 早期食管癌 内镜治疗是有效的治疗方式，包括：①内镜黏膜切除术（endoscopic mucosal resection，EMR），在内镜下将病灶整块或分块切除；②多环套扎黏膜切除术（multi-band mucosectomy，MBM），使用改良食管曲张静脉套扎器进行多块黏膜切除；③内镜黏膜下剥离术（endoscopic submucosal dissection，ESD），在进行黏膜下注射后分离黏膜下层与固有肌层，将病变黏膜及黏膜下层完整剥离；④内镜下非切除治疗，如射频消融术、光动力疗法、氩离子凝固术及激光疗法等也有一定疗效。

2. 中晚期食管癌 有梗阻症状者，可通过内镜解除梗阻。①单纯扩张：缓解症状持续时间短且需反复扩张，不适用于病变范围广泛者；②食管内支架置放术：内镜下放置支架，可较长时间缓解梗阻，以提高病人生活质量；③内镜下癌肿消融术：可用于中晚期食管癌的姑息治疗。

（二）手术

食管癌手术切除率为58%～92%，早期切除常可达到根治效果。但大部分病人诊断时已处于中晚期，即使提高手术切除率，远期疗效仍不理想。

（三）放疗

主要适用于上段食管癌及有手术禁忌者，也可用于术前或术后放疗。

（四）化疗

常用于不能手术或放疗的晚期病人，也可用于术前或术后化疗。多采用联合化疗方案。

【预后】

早期食管癌及时根治预后良好，内镜或手术切除5年生存率大于90%。已出现症状且未经治疗的食管癌病人一般在1年内死亡。病灶位于食管上段、病变长度超过5cm、已侵犯食管肌层、癌细胞分化差或伴有转移者，预后不良。

【预防】

我国在不少地区特别是食管癌高发区已建立了防治基地，进行食管癌的一级预防，包括改良水质、防霉去毒和改变不良生活习惯等。二级预防是在食管癌高发地区进行普查，对高危人群进行早发现、早诊断、早治疗。三级预防是对食管癌病人采取积极有效的治疗措施，延长生存期，提高生活质量。

（董卫国）

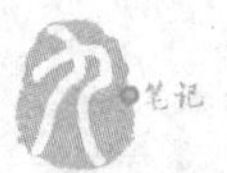

第四章　胃　　炎

胃炎(gastritis)是胃黏膜对胃内各种刺激因素的炎症反应,显微镜下表现为组织学炎症。胃炎大致包括常见的急性胃炎与慢性胃炎和少见的特殊类型胃炎。但有些胃炎仅伴很轻甚至不伴有炎症细胞浸润,而以上皮和微血管的异常改变为主,称之为胃病(gastropathy)。

第一节　急性胃炎

急性胃炎一般指各种病因引起的胃黏膜急性炎症,组织学上通常可见中性粒细胞浸润。包括急性糜烂出血性胃炎(acute erosive-hemorrhagic gastritis)、急性幽门螺杆菌(*Helicobacter pylori*,*H. pylori* 或 Hp)胃炎和除 *H. pylori* 以外的其他急性感染性胃炎。本节主要阐述急性糜烂出血性胃炎。

【常见病因及病理生理机制】

1. 应激　如严重创伤、手术、多器官功能衰竭、败血症、精神紧张等,可致胃黏膜微循环障碍、缺氧,黏液分泌减少,局部前列腺素合成不足,屏障功能损坏;也可增加胃酸分泌,大量氢离子反渗,损伤血管和黏膜,引起糜烂、出血甚至溃疡。

2. 药物　常见于非甾体抗炎药(non-steroid anti-inflammatory drugs,NSAIDs)特别是阿司匹林(最经典的 NSAIDs 之一)等非特异性环氧合酶(cyclooxygenase,COX)抑制剂。COX 是花生四烯酸代谢的关键限速酶,有两种异构体:结构型 COX-1 和诱生型(或称诱导型)COX-2。COX-1 在组织细胞中微量恒定表达,有助于上皮细胞的修复。COX-2 主要受炎症诱导表达,促进炎症介质的产生。非特异性 COX 抑制剂旨在抑制 COX-2,从而减轻炎症反应,但因特异性差,同时也抑制了 COX-1,导致维持黏膜正常再生的前列腺素 E 不足,黏膜修复障碍,出现糜烂和出血,以胃窦多见。肠溶剂型的 NSAIDs 虽可减轻对胃黏膜的局部损伤作用,但因经小肠吸收通过血液循环后抑制黏膜细胞的 COX-1,仍可导致急性胃炎。

抗肿瘤化疗药物在抑制肿瘤生长时常对胃肠道黏膜产生细胞毒作用,导致严重的黏膜损伤,且合并细菌和病毒感染的概率增加。此外,口服铁剂、氯化钾也可致胃黏膜糜烂。

3. 酒精　乙醇具有的亲脂性和溶脂性能,可导致胃黏膜糜烂及黏膜出血,炎症细胞浸润多不明显。

4. 创伤和物理因素　大剂量放射线照射等均可导致胃黏膜糜烂甚至溃疡。

【临床表现】

常有上腹痛、胀满、恶心、呕吐和食欲不振等;重症可有呕血、黑粪、脱水、酸中毒或休克;NSAIDs/阿司匹林所致者多数无症状或仅在胃镜检查时发现,少数有症状者主要表现为轻微上腹不适或隐痛。

【诊断】

具有上述临床症状或兼具相关病因与诱因者应疑诊,而确诊则依靠胃镜发现糜烂及出血病灶,必要时行病理组织学检查。由于胃黏膜修复很快,当临床提示本病时,应尽早行胃镜检查确诊。

【治疗】

去除病因,积极治疗原发疾病和创伤,纠正其引起的病理生理紊乱。常用抑制胃酸分泌药物,如 PPI 或 H_2RA,胃黏膜保护剂促进胃黏膜修复和止血,详见本篇第一章、第五章及第二十章。

【预后】

多数胃黏膜糜烂和出血可自行愈合及止血；少数病人黏膜糜烂可发展为溃疡，并发症增加，但通常对药物治疗反应良好。

【预防】

停用不必要的 NSAIDs。严重创伤、烧伤、大手术和重要器官衰竭及需要长期服用阿司匹林或氯吡格雷等病人，可预防性给予 PPI 或 H_2RA。对有骨关节疾病病人，可用选择性 COX-2 抑制剂如塞来昔布等进行抗炎治疗，减少对 COX-1 的抑制。倡导文明的饮食习惯，避免酗酒。对门静脉高压性胃病可予 PPI，严重者应考虑处理门静脉高压（详见本篇第十五章）。

第二节　慢性胃炎

慢性胃炎（chronic gastritis）是指由多种病因引起的慢性胃黏膜炎症病变，临床常见。其患病率一般随年龄增长而增加，特别是中年以上更为常见。Hp 感染是最常见的病因。目前，胃镜及活检组织病理学检查是诊断和鉴别诊断慢性胃炎的主要手段。

【病因和发病机制】

1. Hp 感染　Hp 经口进入胃内，部分可被胃酸杀灭，部分则附着于胃窦部黏液层，依靠其鞭毛穿过黏液层，定居于黏液层与胃窦黏膜上皮细胞表面，一般不侵入胃腺和固有层内。一方面避免了胃酸的杀菌作用，另一方面难以被机体的免疫机能清除。Hp 产生的尿素酶可分解尿素，产生的氨可中和反渗入黏液内的胃酸，形成有利于 Hp 定居和繁殖的局部微环境，使感染慢性化。

Hp 凭借其产生的氨及空泡毒素导致细胞损伤；促进上皮细胞释放炎症介质；菌体细胞壁 Lewis X、Lewis Y 抗原引起自身免疫反应；多种机制使炎症反应迁延或加重。其对胃黏膜炎症发展的转归取决于 Hp 毒株及毒力、宿主个体差异和胃内微生态环境等多因素的综合结果。

2. 十二指肠-胃反流　与各种原因引起的胃肠道动力异常、肝胆道疾病及远端消化道梗阻有关。长期反流，可导致胃黏膜慢性炎症。

3. 药物和毒物　服用 NSAIDs/阿司匹林是反应性胃病的常见病因。许多毒素也可能损伤胃，其中酒精最为常见。迅速摄入酒精后，内镜下常表现为黏膜下出血，活检不伴明显黏膜炎症。酒精和 NSAIDs 两者联合作用将对胃黏膜产生更强的损伤。

4. 自身免疫　胃体腺壁细胞除分泌盐酸外，还分泌一种黏蛋白，称为内因子。它能与食物中的维生素 B_{12}（外因子）结合形成复合物，使之不被酶消化；到达回肠后，维生素 B_{12} 得以吸收。

当体内出现针对壁细胞或内因子的自身抗体时，自身免疫性的炎症反应导致壁细胞总数减少、泌酸腺萎缩、胃酸分泌降低；内因子减少可导致维生素 B_{12} 吸收不良，出现巨幼细胞贫血，称之为恶性贫血。本病在北欧发病率较高。

5. 年龄因素和其他　老年人胃黏膜可出现退行性改变，加之 Hp 感染率较高，使胃黏膜修复再生功能降低，炎症慢性化，上皮增殖异常及胃腺体萎缩。

【胃镜及组织学病理】

胃镜下，慢性非萎缩性胃炎的黏膜可充血水肿或黏膜皱襞肿胀增粗；萎缩性胃炎的黏膜色泽变淡，皱襞变细而平坦，黏液减少，黏膜变薄，有时可透见黏膜血管纹。新悉尼胃炎分类和近年慢性胃炎 OLGA（operative link for gastritis assessment）分级诊断均要求胃镜检查至少应取 5 块活检，部位如图 4-4-1 所示。

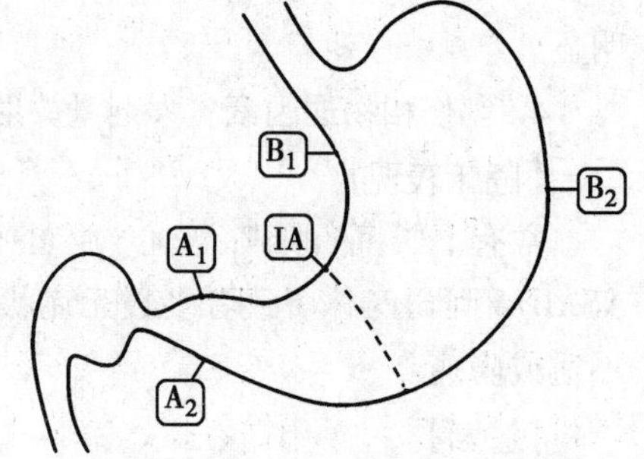

图 4-4-1　**慢性胃炎诊断活检部位**
A_1 ~ A_2：胃窦小弯及大弯，黏液分泌腺；IA：胃角小弯，早期萎缩及肠上皮化生好发部位；B_1 ~ B_2：胃体前后壁，泌酸腺

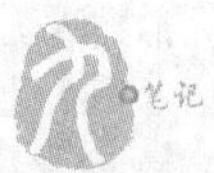

不同病因所致胃黏膜损伤和修复过程中产生的慢性胃炎组织学变化主要有：

1. 炎症　以淋巴细胞、浆细胞为主的慢性炎症细胞浸润，基于炎症细胞浸润的深度分为轻、中、重度。由于 Hp 感染常呈簇状分布，胃窦黏膜炎症也有多病灶分布的特点，也常有淋巴滤泡出现。

炎症的活动性是指中性粒细胞出现，它存在于固有膜、小凹上皮和腺管上皮之间，严重者可形成小凹脓肿。

2. 萎缩（atrophy）　病变扩展至腺体深部，腺体破坏、数量减少，固有层纤维化。根据是否伴有化生而分为非化生性萎缩及化生性萎缩。以胃角为中心，波及胃窦及胃体的多灶萎缩发展为胃癌的风险增加。

3. 化生（metaplasia）　长期慢性炎症使胃黏膜表层上皮和腺体为杯状细胞和幽门腺细胞所取代。其分布范围越广，发生胃癌的危险性越高。胃腺化生分为 2 种：①肠上皮化生（intestinal metaplasia）：以杯状细胞为特征的肠腺替代了胃固有腺体；②假幽门腺化生（pseudopyloric metaplasia）：泌酸腺的颈黏液细胞增生，形成幽门腺样腺体，它与幽门腺在组织学上一般难以区别，需根据活检部位作出判断。

判断肠上皮化生的危害大小，要分析其范围、程度，必要时参考肠上皮化生分型。

4. 异型增生（dysplasia）　又称不典型增生，是细胞在再生过程中过度增生和分化缺失，增生的上皮细胞拥挤、有分层现象，核增大失去极性，有丝分裂象增多，腺体结构紊乱。世界卫生组织（WHO）国际癌症研究协会推荐使用的术语是上皮内瘤变（intraepithelial neoplasia）；低级别上皮内瘤变包括轻度和中度异型增生，而高级别上皮内瘤变包括重度异型增生和原位癌。异型增生是胃癌的癌前病变，轻度者常可逆转为正常；重度者有时与高分化腺癌不易区别，应密切观察。

在慢性炎症向胃癌发展的进程中，胃癌前情况（premalignant conditions）包括萎缩、肠上皮化生和异型增生等。我国临床医生通常将其分为胃癌前状态（即胃癌前疾病，伴有或不伴有肠上皮化生的慢性萎缩性胃炎、胃息肉、胃溃疡和残胃及 Ménétrier 病等）和癌前病变（即异型增生）两部分。

【临床表现】

大多数病人无明显症状。即便有症状也多为非特异性。可表现为中上腹不适、饱胀、钝痛、烧灼痛等，也可呈食欲缺乏、嗳气、泛酸、恶心等消化不良症状。症状的轻重与胃镜和病理组织学所见不成比例。体征多不明显，有时上腹轻压痛。恶性贫血者常有全身衰弱、疲软、可出现明显的厌食、体重减轻、贫血，一般消化道症状较少。NSAIDs/阿司匹林所致者多数病人症状不明显，或仅有轻微上腹不适或隐痛。危重病应激者症状被原发疾病所掩盖，可致上消化道出血，病人可以突然呕血和（或）黑便为首发症状。

【诊断】

胃镜及组织学检查是慢性胃炎诊断的关键，仅依靠临床表现不能确诊。病因诊断除通过了解病史外，可进行下列实验室检测：

1. Hp 检测　详见本篇第一章。

2. 血清抗壁细胞抗体、内因子抗体及维生素 B_{12} 水平测定　有助于诊断自身免疫性胃炎，正常人空腹血清维生素 B_{12} 的浓度为 300～900ng/L。

慢性胃炎的分类方法众多，如基于病因可将慢性胃炎分成 Hp 胃炎和非 Hp 胃炎两大类；基于内镜和病理诊断可将慢性胃炎分萎缩性和非萎缩性两大类；基于胃炎分布可将慢性胃炎分为胃窦为主胃炎、胃体为主胃炎和全胃炎三大类。

【治疗】

大多数成人胃黏膜均有轻度非萎缩性胃炎（浅表性胃炎），如 Hp 阴性且无糜烂及无症状，可不予药物治疗。如慢性胃炎波及黏膜全层或呈活动性，出现癌前情况如肠上皮化生、假幽门腺化生、萎缩及异型增生，可予短期或长期间歇治疗。

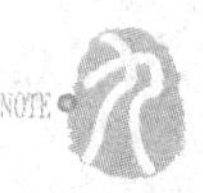

（一）对因治疗

1. **Hp相关胃炎** 单独应用表4-4-1所列药物，均不能有效根除Hp。这些抗生素在酸性环境下不能正常发挥其抗菌作用，需要联合PPI抑制胃酸后，才能使其发挥作用。目前倡导的联合方案为含有铋剂的四联方案，即1种PPI+2种抗生素和1种铋剂，疗程10～14天。由于各地抗生素耐药情况不同，抗生素及疗程的选择应视当地耐药情况而定。

表4-4-1 具有杀灭和抑制Hp作用的药物

抗生素	克拉霉素、阿莫西林、甲硝唑、替硝唑、喹诺酮类抗生素、呋喃唑酮、四环素等
PPI	埃索美拉唑、奥美拉唑、兰索拉唑、泮托拉唑、雷贝拉唑、艾普拉唑等
铋剂	枸橼酸铋钾、果胶铋等

2. **十二指肠-胃反流** 可用保护胃黏膜、改善胃肠动力等药物。

3. **胃黏膜营养因子缺乏** 补充复合维生素，恶性贫血者需终生注射维生素B_{12}。

（二）对症治疗

可用药物适度抑制或中和胃酸、促动力剂或酶制剂缓解动力不足或消化酶不足引起的腹胀等症状、黏膜保护剂有助于缓解腹痛与反酸等症状。

（三）癌前情况处理

在根除Hp的前提下，适量补充复合维生素和含硒药物及某些中药等。对药物不能逆转的局灶高级别上皮内瘤变（含重度异型增生和原位癌），可在胃镜下行黏膜下剥离术，并应视病情定期随访。

（四）病人教育

Hp主要在家庭内传播，避免导致母-婴传播的不良喂食习惯，并提倡分餐制减少感染Hp的机会。同时食物应多样化，避免偏食，注意补充多种营养物质；不吃霉变食物；少吃熏制、腌制、富含硝酸盐和亚硝酸盐的食物，多吃新鲜食品；避免过于粗糙、浓烈、辛辣食物及大量长期饮酒、吸烟；保持良好心理状态及充足睡眠。

【预后】

慢性非萎缩性胃炎预后良好；肠上皮化生通常难以逆转；部分病人萎缩可以改善或逆转；轻度异型增生可逆转，但重度者易转变为癌。对有胃癌家族史、食物营养单一、常食熏制或腌制食品的病人，需警惕肠上皮化生、萎缩及异型增生向胃癌的进展。

第三节 特殊类型的胃炎或胃病

【腐蚀性胃炎】

吞服强酸、强碱、砷、磷、氯化汞等所致。强酸常在口唇、咽部黏膜留下不同颜色的烧灼痂；强碱所致的严重组织坏死多呈黏膜透明肿胀。严重者可发生消化道出血、上消化道穿孔、腹膜炎。幸存者常遗留食管和（或）胃流出道狭窄。

对腐蚀性胃炎，应暂时禁食，给予肠外营养，密切监护。内镜检查有助于指导治疗，但须小心谨慎。可放置鼻胃管，清洗或稀释腐蚀剂，引流胃液，防止食管完全狭窄及梗阻。若不清楚腐蚀剂，可饮用牛奶或蛋清进行稀释。对有喉头水肿、呼吸困难者，可考虑气管切开。对胃穿孔、急性腹膜炎应进行手术修补。对后期出现瘢痕狭窄、吞咽梗阻，则需手术或胃镜下扩张或安置支架治疗。对装强酸、强碱等腐蚀剂的容器应有醒目的标记，加强管理。

【感染性胃炎】

大多数非Hp感染的感染性胃炎病人机体存在免疫缺陷，如获得性免疫缺陷病毒感染、大剂量应用糖皮质激素和免疫抑制剂、化疗期间或之后及垂危状态。

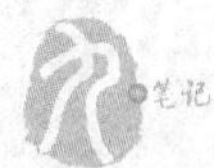

1. **细菌感染** 化脓性炎症多由葡萄球菌、α-溶血链球菌或大肠埃希菌引起，胃手术及化疗常为

其诱因。临床表现为突发上腹痛、恶心呕吐、呕吐物呈脓样、含有坏死黏膜、胃扩张、有明显压痛和局部肌紧张、发热。胃黏膜大片坏死脱落或扩展至胃壁，常伴有败血症。严重坏死、穿孔可导致化脓性腹膜炎，由于基础疾病多致全身性衰竭、营养不良，死亡率高。其他可有结核及梅毒等细菌感染。

2. 病毒感染 巨细胞病毒可发生于胃或十二指肠，胃镜下可见局部或弥漫性胃黏膜皱襞粗大。组织切片中可见受染细胞体积增大3～4倍，胞核内可见嗜酸性包涵体，酷似猫头鹰眼，颇具特征性。

【克罗恩病】

克罗恩病可累及整个消化道，但主要见于小肠-回盲部-结肠，也可发生于胃。胃克罗恩病多见于胃窦，常与近端十二指肠克罗恩病共存。其组织病理特点详见本篇第八章第二节。

【嗜酸性粒细胞性胃炎】

是一种病因未明的罕见疾病，胃壁炎症以嗜酸性粒细胞浸润和外周血嗜酸性粒细胞增多为特征，不伴有肉芽肿或血管炎症性病变，虽然胃壁各层均可受累，多数病变以其中一层为主。胃黏膜活检在诊断中至关重要，表现为明显嗜酸性粒细胞浸润，嗜酸性小凹脓肿、坏死伴中性粒细胞浸润和上皮再生。但当病变仅累及肌层或浆膜下层时，靠胃黏膜活检难以作出诊断。病变范围可累及胃和小肠或仅局限于胃。本病可能因变应原与胃肠组织接触后在胃肠壁内发生抗原-抗体反应，释放出组胺类血管活性物质。

临床表现有上腹疼痛、恶心、呕吐，抑酸剂难以缓解腹痛，常伴有腹泻，外周血嗜酸性粒细胞增高。本病常为自限性，但有些病例可持续存在或复发。治疗可用糖皮质激素。

【淋巴细胞性胃炎】

其特征为胃黏膜表面及小凹内淋巴细胞密集浸润。其与内镜下疣状胃炎相关，后者以结节、皱襞增厚和糜烂为特征。根除Hp可显著改善胃上皮内淋巴细胞浸润、胃体炎症和消化不良症状。故淋巴细胞性胃炎可能为伴发Hp感染的胃MALT淋巴瘤的癌前疾病。

内镜下，淋巴细胞性胃炎表现为胃黏膜皱襞粗大，结节样和口疮样糜烂（疣状胃炎）。活检显示固有层扩大，伴浆细胞、淋巴细胞浸润，偶见中性粒细胞浸润。

【Ménétrier病】

属增生性胃病，即慢性肥厚性胃炎。由于表层和腺体的分泌黏液的细胞过度增生，使胃小凹延长扭曲，在深处有囊样扩张并伴有壁细胞和主细胞的减少。胃镜下见胃体皱襞粗大、肥厚、扭曲呈脑回状，胃窦黏膜多正常。因胃黏液分泌增多，较多蛋白质从胃液中丢失，常引起低蛋白血症。此症多见于男性，病因不明。诊断本病时，应注意除外胃黏膜的癌性浸润和淋巴瘤。本病无特效治疗且具有一定的癌变率。

（房静远）

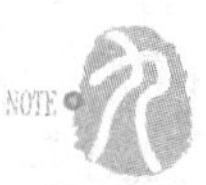

第五章　消化性溃疡

消化性溃疡(peptic ulcer,PU)指胃肠黏膜发生的炎性缺损,通常与胃液的胃酸和消化作用有关,病变穿透黏膜肌层或达更深层次。消化性溃疡常发生于胃、十二指肠,可发生于食管-胃吻合口、胃-空肠吻合口或附近,含有胃黏膜的Meckel憩室等。

【流行病学】

PU是一种全球性常见病,男性多于女性,可发生于任何年龄段,估计约有10%的人其一生中患过本病。十二指肠溃疡(duodenal ulcer,DU)多于胃溃疡(gastric ulcer,GU),两者之比约为3∶1。DU多见于青壮年,GU多见于中老年人。过去30年随着H_2受体拮抗剂、质子泵抑制剂等药物治疗的进展,PU及其并发症发生率明显下降。近年来阿司匹林等NSAIDs药物应用增多,老年消化性溃疡发病率有所增高。

【病因和发病机制】

PU病因和发病机制是多因素的,损伤与防御修复不足是发病机制的两方面。

1. 胃酸与胃蛋白酶　正常人胃黏膜约有10亿壁细胞,每小时泌酸约22mmol。DU病人壁细胞总数平均为19亿,每小时泌酸约42mmol,比正常人高1倍左右。但是,个体之间壁细胞数量存在很大差异,DU病人和正常人之间的壁细胞数量也存在一定的重叠。

胃蛋白酶是PU发病的另一个重要因素,其活性依赖于胃液的pH,pH为2~3时,胃蛋白酶原易被激活;pH>4时,胃蛋白酶失活。因此,抑制胃酸可同时抑制胃蛋白酶的活性。

PU发生的机制是致病因素引起胃酸、胃蛋白酶对胃黏膜的侵袭作用与黏膜屏障的防御能力间失去平衡。侵袭作用增强或(和)防御能力减弱均可导致PU的产生。GU和DU同属于PU,但GU在发病机制上以黏膜屏障防御功能降低为主要机制,DU则以高胃酸分泌起主导作用。

2. 幽门螺杆菌(*Helicobacter pylori*, *H. pylori* 或 Hp)　是PU的重要致病因素。DU病人的Hp感染率可高达90%以上,但有的DU人群Hp阳性率约为50%,GU的Hp阳性率为60%~90%。另一方面,Hp阳性率高的人群,PU的患病率也较高。根除Hp有助于PU的愈合及显著降低溃疡复发。

3. 药物　长期服用非甾体抗炎药(non-steroid anti-inflammatory drugs,NSAIDs)、糖皮质激素、氯吡格雷、双膦酸盐、西罗莫司等药物的病人易于发生PU。其中NSAIDs是导致PU的最常用药物,包括布洛芬、吲哚美辛、阿司匹林等,有5%~30%的病人可发生内镜下溃疡,其致病机制详见胃炎章节。

4. 黏膜防御与修复异常　胃黏膜的防御和修复功能对维持黏膜的完整性、促进溃疡愈合非常重要。胃黏膜活检是常见的临床操作,造成的医源性局灶溃疡不经药物治疗,可迅速修复自愈,反映了胃黏膜强大的自我防御与修复能力。胃黏膜屏障及修复功能详见本篇第一章。防御功能受损,修复能力下降,都对溃疡的发生和转归产生影响。

5. 遗传易感性　部分PU病人有明显的家族史,存在遗传易感性。

6. 其他　大量饮酒、长期吸烟、应激等是PU的常见诱因。胃石症病人因胃石的长期机械摩擦刺激而产生GU;放疗可引起胃或十二指肠溃疡。与其他疾病合并发生,如促胃液素瘤、克罗恩病、肝硬化、慢性阻塞性肺疾病、休克、全身严重感染、急性心肌梗死、脑卒中等。少见的感染性疾病,单纯疱疹病毒、结核、巨细胞病毒等感染累及胃或十二指肠可产生溃疡。

【病理】

不同病因的 PU,好发病部位存在差异。典型的 GU 多见于胃角附近及胃窦小弯侧,活动期 PU 一般为单个,也可多个,呈圆形或卵圆形。多数活动性溃疡直径<10mm,边缘较规整,周围黏膜常有充血水肿,表面覆以渗出物形成的白苔或黄苔,底部由肉芽组织构成。溃疡深者可累及胃、十二指肠壁肌层或浆膜层,累及血管时可引起大出血,侵及浆膜层时易引起穿孔;溃疡愈合后产生瘢痕。DU 的形态与 GU 相似,多发生在球部,以紧邻幽门的前壁或后壁多见,DU 可因反复发生溃疡而变形,瘢痕收缩而形成狭窄或假性憩室等。

【临床表现】

（一）症状

典型症状为上腹痛,性质可有钝痛、灼痛、胀痛、剧痛、饥饿样不适。特点:①慢性过程,可达数年或 10 余年;②反复或周期性发作,发作期可为数周或数个月,发作有季节性,典型者多在季节变化时发生,如秋冬和冬春之交发病;③部分病人有与进餐相关的节律性上腹痛,餐后痛多见于 GU,饥饿痛或夜间痛、进餐缓解多见于 DU;④腹痛可被抑酸或抗酸剂缓解。

部分病例仅表现上腹胀、上腹部不适、厌食、嗳气、反酸等消化不良症状。还有一类无症状性溃疡,这些病人无腹痛或消化不良症状,而以消化道出血、穿孔等并发症为首发症状,可见于任何年龄,以长期服用 NSAIDs 病人及老年人多见。

（二）体征

发作时剑突下、上腹部或右上腹部可有局限性压痛,缓解后可无明显体征。

（三）特殊溃疡

1. **复合溃疡** 指胃和十二指肠均有活动性溃疡,多见于男性,幽门狭窄、梗阻发生率较高。

2. **幽门管溃疡** 餐后很快发生疼痛,易出现幽门梗阻、出血和穿孔等并发症。胃镜检查时应注意活检排除癌变。

3. **球后溃疡** 指发生在十二指肠降段、水平段的溃疡。多位于十二指肠降段的初始部及乳头附近,溃疡多在后内侧壁。疼痛可向右上腹及背部放射。严重的炎症反应可导致胆总管引流障碍,出现梗阻性黄疸等。

4. **巨大溃疡** 指直径>2cm 的溃疡,常见于有 NSAIDs 服用史及老年病人。巨大十二指肠球部溃疡常在后壁,易发展为穿透性,周围有大的炎性团块,疼痛可剧烈而顽固、放射至背部,老年人也可没有症状。巨大 GU 并不一定都是恶性。

5. **老年人溃疡及儿童期溃疡** 老年人溃疡临床表现多不典型,常无症状或症状不明显,疼痛多无规律,较易出现体重减轻和贫血。GU 多位于胃体上部,溃疡常较大,易被误认为胃癌。由于 NSAIDs 在老年人使用广泛,老年人溃疡有增加的趋势。

儿童期溃疡主要发生于学龄儿童,发生率低于成人。患儿腹痛可在脐周,时常出现恶心或呕吐,可能与幽门、十二指肠水肿和痉挛有关。随着年龄的增长,溃疡的表现与成年人相近。

6. **难治性溃疡** 经正规抗溃疡治疗而溃疡仍未愈合。可能的因素有:①病因尚未去除,如仍有 Hp 感染,继续服用 NSAIDs 等致溃疡药物等;②穿透性溃疡;③特殊病因,如克罗恩病、促胃液素瘤、放疗术后等;④某些疾病或药物影响抗溃疡药物吸收或效价降低;⑤误诊,如胃或十二指肠恶性肿瘤;⑥不良诱因存在,包括吸烟、酗酒及精神应激等。

【并发症】

（一）出血

PU 是上消化道出血中最常见的病因。在我国,约占非静脉曲张破裂出血病因的 50%～70%,DU 较 GU 多见。当 PU 侵蚀周围或深处的血管,可产生不同程度的出血。轻者表现为大便隐血阳性、黑便,重者出现大出血、表现为呕血或暗红色血便。PU 病人的慢性腹痛在出血后常减轻。

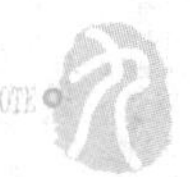

（二）穿孔

当溃疡穿透胃、十二指肠壁时，发生穿孔。1/3～1/2 的穿孔与服用 NSAIDs 有关，多数是老年病人，穿孔前可以没有症状。穿透、穿孔临床常有三种后果：

1. 溃破入腹腔引起弥漫性腹膜炎 呈突发剧烈腹痛，持续而加剧，先出现于上腹，继之延及全腹。体征有腹壁板样僵直，压痛、反跳痛，肝浊音界消失，部分病人出现休克。

2. 穿透于周围实质性脏器，如肝、胰、脾等（穿透性溃疡） 慢性病史，腹痛规律改变，变为顽固或持续。如穿透至胰腺，腹痛放射至背部，血淀粉酶可升高。

3. 穿破入空腔器官形成瘘管 DU 可以穿破胆总管、形成胆瘘，GU 可穿破入十二指肠或横结肠、形成肠瘘，可通过内镜、钡剂或 CT 等检查发现。

（三）幽门梗阻

临床症状有上腹胀痛，餐后加重，呕吐后腹痛可稍缓解，呕吐物可为宿食；严重呕吐可致失水，低氯、低钾性碱中毒；体重下降、营养不良。体检可见胃蠕动波及闻及振水声等。多由 DU 或幽门管溃疡反复发作所致，炎性水肿和幽门平滑肌痉挛所致暂时梗阻可因药物治疗、溃疡愈合而缓解；严重瘢痕或与周围组织粘连、恶变引起胃流出道狭窄或变形，表现为持续性梗阻。

（四）癌变

反复发作、病程持续时间长的 GU 癌变风险高。DU 一般不发生癌变。胃镜结合活检有助于明确良恶性溃疡及是否发生癌变。

【辅助检查】

（一）胃镜检查及活检

胃镜检查是 PU 诊断的首选方法和金标准，可以：①确定有无病变、部位及分期；②鉴别良恶性溃疡；③治疗效果的评价；④对合并出血者给予止血治疗；⑤对合并狭窄梗阻病人给予扩张或支架治疗；⑥超声内镜检查，评估胃或十二指肠壁、溃疡深度、病变与周围器官的关系、淋巴结数目和大小等。对于 GU，应常规在溃疡边缘取活检，关于活检块数尚无定论，一般溃疡周边 4 个部位的活检多能达到诊断需要。部分 GU 在胃镜下难以区别良恶性，有时需多次活检和病理检查，甚至超声内镜评估或穿刺活检。对 GU 迁延不愈，需要排除恶性病变的，应多点活检，正规治疗 8 周后应复查胃镜，必要时再次活检和病理检查，直到溃疡完全愈合。

（二）X 线钡剂造影

随着内镜技术的普及和发展，上消化道钡剂造影应用得越来越少，但钡剂（包括造影剂）造影有其特殊意义，适宜于：①了解胃的运动情况；②胃镜禁忌者；③不愿接受胃镜检查者和没有胃镜检查条件时。气钡双重造影能较好地显示胃肠黏膜形态，但总体效果仍逊于内镜检查，且无法通过活检进行病理诊断。溃疡的钡剂直接征象为龛影、黏膜聚集，间接征象为局部压痛、胃大弯侧痉挛性切迹、狭窄、十二指肠球部激惹及球部畸形等。

（三）CT 检查

对于穿透性溃疡或穿孔，CT 很有价值，可以发现穿孔周围组织炎症、包块、积液，对于游离气体的显示甚至优于立位胸片。另外，对幽门梗阻也有鉴别诊断的意义。口服造影剂，CT 可能显示出胃壁中断、穿孔周围组织渗出、增厚等。

（四）实验室检查

1. Hp 检测 有 PU 病史者，无论溃疡处于活动还是瘢痕期，均应考虑 Hp 检测，详见本篇第一章。

2. 其他检查 血常规、粪便隐血有助于了解溃疡有无活动出血。

【诊断】

慢性病程，周期性发作，节律性上腹痛，NSAIDs 服药史等是疑诊 PU 的重要病史。胃镜检查可以确诊。不能接受胃镜检查者，上消化道钡剂发现龛影，可以诊断溃疡，但难以区分其良恶性。

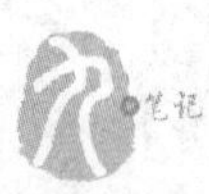

【鉴别诊断】

1. 其他引起慢性上腹痛的疾病 PU 诊断确立,但部分病人在 PU 愈合后仍有症状或症状不缓解,应注意诱因是否解除,是否有慢性肝胆胰疾病、功能性消化不良等与 PU 并存。

2. 胃癌 胃镜发现胃溃疡时,应注意与恶性溃疡相鉴别,典型胃癌溃疡形态多不规则,常>2cm,边缘呈结节状,底部凹凸不平、覆污秽状苔。

3. 促胃液素瘤(Zollinger-Ellison syndrome,卓-艾综合征) 促胃液素瘤系一种胃肠胰神经内分泌肿瘤。促胃液素由胃、上段小肠黏膜的 G 细胞分泌,具有促进胃酸分泌、细胞增殖、胃肠运动等作用。促胃液素瘤以多发溃疡、不典型部位、易出现溃疡并发症、对正规抗溃疡药物疗效差,可出现腹泻,高胃酸分泌,血促胃液素水平升高等为特征。促胃液素瘤通常较小,约 80% 位于"促胃液素瘤"三角区内,即胆囊与胆总管汇合点、十二指肠第二部分与第三部分交界处、胰腺颈部与体部交界处组成的三角区内,其他少见的部位包括胃、肝脏、骨骼、心脏、卵巢、淋巴结等;50% 以上的促胃液素瘤为恶性,部分病人发现时已有转移。临床疑诊时,应检测血促胃液素水平;增强 CT 或磁共振扫描有助于发现肿瘤部位。PPI 可减少胃酸分泌、控制症状,应尽可能手术切除肿瘤。

【治疗】

PU 治疗目标为:去除病因,控制症状,促进溃疡愈合、预防复发和避免并发症。

(一)药物治疗

自 20 世纪 70 年代以后,PU 药物治疗经历了 H_2 受体拮抗剂、PPI 和根除 Hp 三次里程碑式的进展,使溃疡愈合率显著提高、并发症发生率显著降低,相应的外科手术明显减少。

1. 抑制胃酸分泌

(1)H_2 受体拮抗剂:是治疗 PU 的主要药物之一,疗效好,用药方便,价格适中,长期使用不良反应少。常用药物有法莫替丁、尼扎替丁、雷尼替丁(表 4-5-1),治疗 GU 和 DU 的 6 周愈合率分别为 80% ~95% 和 90% ~95%。

表 4-5-1 常用 H_2 受体拮抗剂

通用药名		规格(mg)	治疗剂量(mg)	维持剂量(mg)
Famotidine	法莫替丁	20	20,每日 2 次	20,每晚 1 次
Nizatidine	尼扎替丁	150	150,每日 2 次	150,每晚 1 次
Ranitidine	雷尼替丁	150	150,每日 2 次	150,每晚 1 次

(2)PPI:是治疗消化性溃疡的首选药物(表 4-5-2)。PPI 入血,进入到胃黏膜壁细胞酸分泌小管中,酸性环境下转化为活性结构,与质子泵即 H^+-K^+-ATP 酶结合,抑制该酶的活性、从而抑制胃酸的分泌。PPI 可在 2 ~3 天内控制溃疡症状,对一些难治性溃疡的疗效优于 H_2 受体拮抗剂,治疗典型的胃和十二指肠溃疡 4 周的愈合率分别为 80% ~96% 和 90% ~100%。值得注意的是治疗 GU 时,应首先排除溃疡型胃癌的可能,因 PPI 治疗可减轻其症状,掩盖病情。

表 4-5-2 常用各种 PPI

通用药名	规格(mg/片)	治疗剂量(mg)	维持剂量(mg)
Omeprazole,奥美拉唑	10,20	20,qd	20,qd
Lansoprazole,兰索拉唑	30	30,qd	30,qd
Pantoprazole,泮托拉唑	20	40,qd	20,qd
Rabeprazole,雷贝拉唑	10	20,qd	10,qd
Esomeprazole,埃索美拉唑	20,40	40,qd	20,qd
Ilaprazole,艾普拉唑	10	10,qd	10,qd

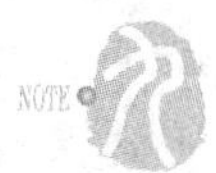

PPI 是酸依赖性的，酸性胃液中不稳定，口服时不宜破坏药物外裹的保护膜。PPI 的肠衣保护膜在小肠 pH≥6 的情况下被溶解释放，吸收入血。

2. 根除 Hp PU 不论活动与否，Hp 阳性病人均应根除 Hp，药物选用及疗程见本篇第四章第二节。根除 Hp 可显著降低溃疡的复发率。由于耐药菌株的出现、抗菌药物不良反应、病人依从性差等因素，部分病人胃内的 Hp 难以根除，此时应因人而异制订多种根除 Hp 方案。对有并发症和经常复发的 PU 病人，应追踪抗 Hp 的疗效，一般应在治疗结束至少 4 周后复检 Hp，避免在应用 PPI 或抗生素期间复检 Hp 出现假阴性结果。

3. 保护胃黏膜

（1）铋剂：这类药物分子量较大，在酸性溶液中呈胶体状，与溃疡基底面的蛋白形成蛋白-铋复合物，覆于溃疡表面，阻隔胃酸、胃蛋白酶对黏膜的侵袭损害。由于 PPI 的性价比高和广泛使用，铋剂已不作为 PU 的单独治疗药物。但是，铋剂可通过包裹 Hp 菌体，干扰 Hp 代谢，发挥杀菌作用，被推荐为根除 Hp 的四联药物治疗方案的主要组成之一。服药后常见舌苔和粪便变黑。短期应用本药后血铋浓度（5～14μg/L）在安全阈值之内（50μg/L）。由于肾脏为铋的主要排泄器官，故肾功能不良者应忌用铋剂。

（2）弱碱性抗酸剂：常用铝碳酸镁、磷酸铝、硫糖铝、氢氧化铝凝胶等。这些药物可中和胃酸，起效较快，可短暂缓解疼痛，但很难治愈溃疡，已不作为治疗 PU 的主要或单独药物。这类药物能促进前列腺素合成，增加黏膜血流量、刺激胃黏膜分泌 HCO_3^- 和黏液，碱性抗酸剂目前更多被视为黏膜保护剂。

4. PU 的治疗方案及疗程 为了达到溃疡愈合，抑酸药物的疗程通常为 4～6 周，一般推荐 DU 的 PPI 疗程为 4 周，GU 疗程为 6～8 周。根除 Hp 所需的 1～2 周疗程可重叠在 4～8 周的抑酸药物疗程内，也可在抑酸疗程结束后进行。

5. 维持治疗 GU 愈合后，大多数病人可以停药。但对溃疡多次复发，在去除常见诱因的同时，要进一步查找是否存在其他病因，并给予维持治疗，即较长时间服用维持剂量的 H_2 受体拮抗剂或 PPI（见表 4-5-1、表 4-5-2）；疗程因人而异，短者 3～6 个月，长者 1～2 年，或视具体病情延长用药时间。

（二）病人教育

适当休息，减轻精神压力；改善进食规律、戒烟、戒酒及少饮浓茶、浓咖啡等。停服不必要的 NSAIDs、其他对胃有刺激或引起恶心、不适的药物，如确有必要服用 NSAIDs 和其他药物，建议和食物一起或餐后服用，或遵医嘱加用保护胃黏膜的药物。

（三）内镜治疗及外科手术

1. 内镜治疗 根据溃疡出血病灶的内镜下特点选择治疗策略（表 4-5-3）。PU 出血的内镜下治疗，包括溃疡表面喷洒蛋白胶、出血部位注射 1∶10 000 肾上腺素、出血点钳夹和热凝固术等，有时采取 2 种以上内镜治疗方法联合应用。结合 PPI 持续静脉滴注对 PU 活动性出血止血成功率达 95% 以上。

表 4-5-3 PU 出血的内镜特点与治疗策略

内镜特点	再出血率（%）	治疗策略
活动性动脉出血	90	PPI+胃镜下治疗，必要时血管介入治疗或手术
裸露血管	50	PPI+胃镜下治疗
血凝块	25～30	PPI，必要时胃镜下治疗
溃疡不伴血迹	<5	PPI

PU 合并幽门变形或狭窄引起梗阻，可首先选择内镜下治疗，常用方法是内镜下可变气囊扩张术，有的需要反复多次扩张，解除梗阻。

2. 外科治疗 PPI 的广泛应用及内镜治疗技术的不断发展，大多数 PU 及其并发症的治疗已不需要外科手术治疗。但在下列情况时，要考虑手术治疗：①并发消化道大出血经药物、胃镜及血管介入

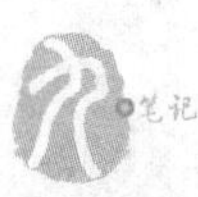

治疗无效时；②急性穿孔、慢性穿透溃疡；③瘢痕性幽门梗阻，内镜治疗无效；④GU 疑有癌变。外科手术不只是单纯切除溃疡病灶，而是通过手术永久地减少胃酸和胃蛋白酶分泌的能力。胃大部切除术和迷走神经切断术曾经是治疗 PU 最常用的两种手术方式，但目前已很少应用。

手术治疗并发症可有：术后胃出血、十二指肠残端破裂、胃肠吻合口破裂或瘘、术后梗阻、倾倒综合征、胆汁反流性胃炎、吻合口溃疡、缺铁性贫血等。

【预后】

有效的药物治疗可使消化性溃疡愈合率达到 95% 以上，青壮年病人 PU 死亡率接近于零，老年病人主要死于严重的并发症，尤其是大出血和急性穿孔，病死率<1%。

（杨云生）

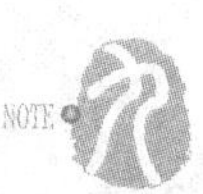

第六章 胃 癌

胃癌(gastric cancer)是指源于胃黏膜上皮细胞的恶性肿瘤,绝大多数是腺癌。胃癌占胃部恶性肿瘤的95%以上。2014年世界卫生组织(WHO)癌症报告显示60%的胃癌病例分布在发展中国家;就地理位置而言,日本、中国等东亚国家为高发区。近年来我国胃癌发病率有所下降,但死亡率下降并不明显,男性和女性胃癌发病率仍居全部恶性肿瘤的第2位和第5位;病死率分别居第3位和第2位;55~70岁为高发年龄段。

【病因和发病机制】

胃癌的高风险因素包括幽门螺杆菌(Hp)感染、慢性萎缩性胃炎、肠上皮化生、异型增生、腺瘤、残胃、吸烟、遗传[一级亲属中患胃癌、家族性腺瘤性息肉病(FAP)、林奇综合征、P-J综合征、Juvenile息肉病等]。高盐饮食、吸食鼻烟、肥胖(贲门腺癌)、胃溃疡、恶性贫血甚至酗酒、Ménétrier病也可能与胃癌发生相关。而增生性息肉或胃底腺息肉等尚不确定是否与胃癌发生相关。

在Hp感染、不良环境与不健康饮食等多种因素作用下,可由慢性炎症-萎缩性胃炎-萎缩性胃炎伴肠上皮化生-异型增生而逐渐向胃癌演变。在此过程中,胃黏膜细胞增殖和凋亡之间的正常动态平衡被打破。与胃癌发生相关的分子事件包括微卫星不稳定、抑癌基因缺失失活或因高甲基化而失活、某些癌基因(*Cox-2*、*VEGF*、*c-met*、*EGFR*、*Beta-Caterin*)扩增等。

(一) 感染因素

Hp感染与胃癌有共同的流行病学特点,胃癌高发区人群Hp感染率高;Hp抗体阳性人群发生胃癌的危险性高于阴性人群。1994年WHO的国际癌肿研究机构将Hp感染定为人类Ⅰ类(即肯定的)致癌原。此外,EB病毒和其他感染因素也可能参与胃癌的发生。

(二) 环境和饮食因素

第一代到美国的日本移民胃癌发病率下降约25%,第二代下降约50%,至第三代发生胃癌的危险性与当地美国居民相当。故环境因素在胃癌发生中起重要作用。此外,火山岩地带、高泥炭土壤、水土含硝酸盐过多、微量元素比例失调或化学污染等可直接或间接经饮食途径参与胃癌的发生。

流行病学研究提示,多吃新鲜水果和蔬菜可降低胃癌的发生。经常食用霉变食品、咸菜、腌制烟熏食品,以及过多摄入食盐,可增加危险性。长期食用含硝酸盐较高的食物后,硝酸盐在胃内被细菌还原成亚硝酸盐,再与胺结合生成致癌物亚硝胺。此外,慢性胃炎及胃部分切除者胃酸分泌减少有利于胃内细菌繁殖。老年人因泌酸腺体萎缩,常有胃酸分泌不足,有利于细菌生长。胃内增加的细菌可促进亚硝酸盐类致癌物质产生,长期作用于胃黏膜将导致癌变。

(三) 遗传因素

10%的胃癌病人有家族史,具有胃癌家族史者,其发病率高于人群2~3倍。少数胃癌属"遗传性胃癌综合征"或"遗传性弥漫性胃癌"。浸润型胃癌的家族发病倾向更显著,提示该型胃癌与遗传因素关系更密切。

(四) 癌前变化

或称胃癌前情况(premalignant conditions),分为癌前疾病(即癌前状态,precancerous disease)和癌前病变(precancerous lesion)。前者是指与胃癌相关的胃良性疾病,有发生胃癌的危险性;后者是指较易转变为癌的病理学变化,主要指异型增生。

1. **肠上皮化生、萎缩性胃炎及异型增生** 见本篇第四章第二节慢性胃炎。

2. **胃息肉** 占人群的0.8%～2.4%。50%为胃底腺息肉、40%为增生性息肉,而腺瘤仅占10%。大于1cm的胃底腺息肉癌变率小于1%,罕见癌变的增生性息肉多发生于肠上皮化生和异型增生区域,可形成经典的高分化肠型胃癌。腺瘤则具有较高的癌变率,4年中可有11%病人经过异型增生发展为胃癌。

3. **残胃炎** 癌变常发生于良性病变术后20年;与Billroth-Ⅰ式相比,Billroth-Ⅱ式胃切除术后癌变率高4倍。

4. **胃溃疡** 可因溃疡边缘的炎症、糜烂、再生及异型增生所致。

5. **Ménétrier病** 病例报道显示该病15%与胃癌发生相关。

【病理】

胃癌的好发部位依次为胃窦、贲门、胃体。早期胃癌是指病灶局限且深度不超过黏膜下层的胃癌,不论有无局部淋巴结转移;病理呈高级别上皮内瘤变或腺癌。进展期胃癌深度超过黏膜下层,已侵入肌层者称中期;侵及浆膜或浆膜外者称晚期胃癌。

1. **胃癌的组织病理学** WHO近年将胃癌分为:腺癌(乳头状腺癌、管状腺癌、黏液腺癌、混合型腺癌、肝样腺癌)、腺鳞癌、髓样癌、印戒细胞癌、鳞状细胞癌和未分化癌等。根据癌细胞分化程度可分为高、中、低分化三大类。

2. **侵袭与转移** 胃癌有四种扩散方式:①直接蔓延:侵袭至相邻器官,胃底贲门癌常侵犯食管、肝及大网膜,胃体癌则多侵犯大网膜、肝及胰腺。②淋巴结转移:一般先转移到局部淋巴结,再到远处淋巴结;转移到左锁骨上淋巴结时,称为Virchow淋巴结。③血行播散:晚期病人可占60%以上。最常转移到肝脏,其次是肺、腹膜、肾上腺,也可转移到肾、脑、骨髓等。④种植转移:癌细胞侵及浆膜层脱落入腹腔,种植于肠壁和盆腔,如种植于卵巢,称为Krukenberg瘤;也可在直肠周围形成结节状肿块。

【临床表现】

1. **症状** 80%的早期胃癌无症状,部分病人可有消化不良症状。进展期胃癌最常见的症状是体重减轻(约60%)和上腹痛(50%),另有贫血、食欲缺乏、厌食、乏力。

胃癌发生并发症或转移时可出现一些特殊症状,贲门癌累及食管下段时可出现吞咽困难。并发幽门梗阻时可有恶心呕吐,溃疡型胃癌出血时可引起呕血或黑便,继之出现贫血。胃癌转移至肝脏可引起右上腹痛、黄疸和(或)发热;腹膜播散者常见腹腔积液;极少数转移至肺可引起咳嗽、呃逆、咯血,累及胸膜可产生胸腔积液而发生呼吸困难;侵及胰腺时,可出现背部放射性疼痛。

2. **体征** 早期胃癌无明显体征,进展期在上腹部可扪及肿块,有压痛。肿块多位于上腹偏右相当于胃窦处。如肿瘤转移至肝脏可致肝大及黄疸,甚至出现腹腔积液。腹膜有转移时也可发生腹腔积液,移动性浊音阳性。侵犯门静脉或脾静脉时有脾脏增大。有远处淋巴结转移时或可扪及Virchow淋巴结,质硬不活动。肛门指检可在直肠膀胱陷凹扪及肿块。

【诊断】

(一)胃镜

胃镜检查结合黏膜活检是目前最可靠的诊断手段。

1. **早期胃癌** 可表现为小的息肉样隆起或凹陷;也可呈平坦样,但黏膜粗糙、触之易出血,斑片状充血及糜烂。胃镜下疑诊者,可用亚甲蓝染色,癌性病变处着色,有助于指导活检部位。放大胃镜、窄带光成像和激光共聚焦胃镜能更仔细地观察细微病变,提高早期胃癌的诊断率。由于早期胃癌在胃镜下缺乏特征性,病灶小,易被忽略,需要内镜医生细致地观察,对可疑病变多点活检。早期胃癌的胃镜下分型见图4-6-1。

2. **进展期胃癌** 胃镜下多可作出拟诊,肿瘤表面常凹凸不平,糜烂,有污秽苔,活检时易出血。也可呈深大溃疡,底部覆有污秽灰白苔,溃疡边缘呈结节状隆起,无聚合皱襞,病变处无蠕动。当癌组

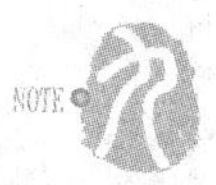

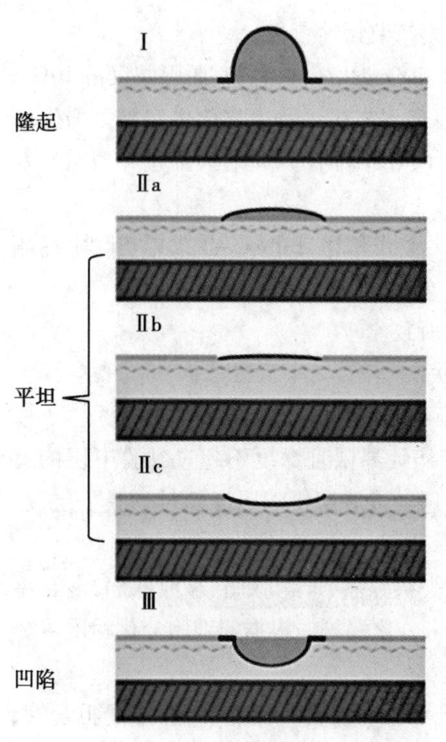

图4-6-1 早期胃癌的胃镜下分型

织发生于黏膜之下，可在胃壁内向四周弥漫浸润扩散，同时伴有纤维组织增生，当病变累及胃窦，可造成胃流出道狭窄；当其累及全胃，可使整个胃壁增厚、变硬，称为皮革胃。但这种黏膜下弥漫浸润型胃癌相对较少，胃镜下可无明显黏膜病变，甚至普通活检也常呈阴性。对于溃疡性病变，可在其边缘和基底部多点活检，甚至可行大块黏膜切除，提高诊断的阳性率。

胃癌病灶处的超声内镜（EUS）检查可较准确地判断肿瘤侵犯深度，有助于区分早期和进展期胃癌，并了解有无局部淋巴结转移，可作为CT检查的重要补充。

（二）实验室检查

缺铁性贫血较常见，若伴有粪便隐血阳性，提示肿瘤有长期小量出血。血胃蛋白酶原（PG）Ⅰ/Ⅱ显著降低，可能有助于胃癌风险的分层管理；血清肿瘤标志物如CEA和CA19-9及CA724等，可能有助于胃癌早期预警和术后再发的预警，但特异性和灵敏度并不理想。

（三）X线（包括CT）检查

当病人有胃镜检查禁忌证时，X线钡剂检查可能发现胃内的溃疡及隆起型病灶，分别呈龛影或充盈缺损，但难以鉴别其良恶性；如有黏膜皱襞破坏、消失或中断，邻近胃黏膜僵直，蠕动消失，则胃癌可能性大。CT技术的进步提高了胃癌临床分期的精确度，其与PET-CT检查均有助于肿瘤转移的判断。

【并发症】

详见本篇第五章。

【治疗】

早期胃癌无淋巴转移时，可采取内镜治疗；进展期胃癌在无全身转移时，可行手术治疗；肿瘤切除后，应尽可能清除残胃的Hp感染。

1. 内镜治疗 早期胃癌可行内镜下黏膜切除术（endoscopic mucosal resection，EMR）或内镜黏膜下剥离术（endoscopic submucosal dissection，ESD）。一般认为EMR适应证为：①超声内镜证实的无淋巴结转移的黏膜内胃癌；②不伴有溃疡且<2cm的Ⅱa病灶、<1cm的Ⅱb或Ⅱc病灶等。而ESD适应证则包括：①无溃疡的任何大小的黏膜内肠型胃癌；②<3cm的伴有溃疡的黏膜内肠型胃癌；③直径<3cm的黏膜下层肠型胃癌，而浸润深度<500μm。切除的癌变组织应进行病理检查，如切缘发现癌变或表浅型癌肿侵袭到黏膜下层，需追加手术治疗。

2. 手术治疗 早期胃癌，可行胃部分切除术。进展期胃癌如无远处转移，尽可能根治性切除；伴有远处转移者或伴有梗阻者，则可行姑息性手术，保持消化道通畅。外科手术切除加区域淋巴结清扫是目前治疗进展期胃癌的主要手段。胃切除范围可分为近端胃切除、远端胃切除及全胃切除，切除后分别用Billroth-Ⅰ、Billroth-Ⅱ及Roux-en-Y式重建以维持消化道连续性。对那些无法通过手术治愈的病人，特别是有梗阻的病人，部分切除肿瘤后，约50%病人的症状可获得缓解。

3. 化学治疗 早期胃癌且不伴有任何转移灶者，术后一般不需要化疗。术前化疗即新辅助化疗可使肿瘤缩小，增加手术根治及治愈机会；术后辅助化疗方式主要包括静脉化疗、腹腔内化疗、持续性腹腔温热灌注和淋巴靶向化疗等。单一药物化疗只适于早期需要化疗的病人或不能承受联合化疗者。常用药物有氟尿嘧啶（5-FU）、替加氟（FT-207）、丝裂霉素（MMC）、多柔比星（ADM）、顺铂（DDP）或卡铂、亚硝脲类（CCNU，MeCCNU）、依托泊苷（VP-16）等。联合化疗多采用2～3种联合，以免增加药物毒副作用。化疗失败与癌细胞对化疗药物产生耐药性或多药耐药性有关。

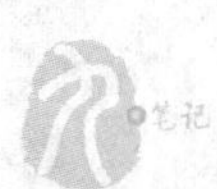

【预后】

胃癌的预后直接与诊断时的分期有关。迄今为止，由于大部分胃癌在确诊时已处于中晚期，5 年生存率约 7% ~34%。

【预防】

1. 具有胃癌高风险因素病人，根除 Hp 有助于预防胃癌发生。

2. 应用内镜、PG Ⅰ/Ⅱ等随访高危人群。

3. 阿司匹林、COX-2 抑制剂、他汀类药物、抗氧化剂（包括多种维生素和微量元素硒）和绿茶可能具有一定预防作用。

4. 建立良好的生活习惯，积极治疗癌前疾病（见本篇第四章第二节）。

（房静远）

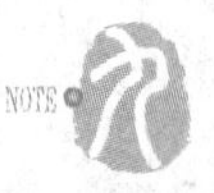

第七章　肠结核和结核性腹膜炎

第一节　肠　结　核

肠结核(intestinal tuberculosis)是结核分枝杆菌引起的肠道慢性特异性感染,常继发于肺结核。近年因人类免疫缺陷病毒感染率增高、免疫抑制剂的广泛使用等原因,部分人群免疫力低下,导致本病的发病有所增加。

【病因和发病机制】

90%以上的肠结核主要由人型结核分枝杆菌引起,多因患开放性肺结核或喉结核而吞下含菌痰液,或常与开放性肺结核病人共餐而忽视餐具消毒等而被感染。该菌为抗酸菌,很少受胃酸影响,可顺利进入肠道,多在回盲部引起病变。这是因为:①含结核分枝杆菌的肠内容物在回盲部停留较久,增加了局部黏膜的感染机会;②该菌易侵犯淋巴组织,而回盲部富有淋巴组织。

少数因饮用未经消毒的带菌牛奶或乳制品而发生牛型结核分枝杆菌肠结核。此外,本病也可由血行播散引起,见于粟粒型肺结核;或由腹(盆)腔内结核病灶直接蔓延引起。

【病理】

肠结核主要位于回盲部,也可累及结直肠。人体对不同数量和毒力结核菌的免疫力和过敏反应程度可导致不同的病理特点。

1. **溃疡型肠结核**　肠壁的集合淋巴组织和孤立淋巴滤泡首先受累,充血、水肿,进一步发展为干酪样坏死,并形成边缘不规则、深浅不一的溃疡。病灶可累及周围腹膜或邻近肠系膜淋巴结,引起局限性结核性腹膜炎或淋巴结结核。因病变肠段常与周围组织发生粘连,故多不发生急性穿孔,因慢性穿孔而形成腹腔脓肿或肠瘘亦远较克罗恩病少见。在病变修复过程中,纤维组织增生和瘢痕形成可导致肠管狭窄。因溃疡基底多有闭塞性动脉内膜炎,故较少发生大出血。

2. **增生型肠结核**　病变多局限在回盲部,黏膜下层及浆膜层可有大量结核肉芽肿和纤维组织增生,使局部肠壁增厚、僵硬;亦可见瘤样肿块突入肠腔。上述病变均可使肠腔狭窄,引起梗阻。

3. **混合型肠结核**　兼有上述两种病变。

【临床表现】

本病一般见于中青年,女性稍多于男性,约为1.85:1。

1. **腹痛**　多位于右下腹或脐周,间歇发作,餐后加重,常伴腹鸣,排便或肛门排气后缓解。其发生可能与进餐引起胃肠反射或肠内容物通过炎性狭窄肠段,引起局部肠痉挛或加重肠梗阻有关。腹部可有压痛,多位于右下腹。

2. **大便习惯改变**　溃疡型肠结核常伴腹泻,大便呈糊样,多无脓血,不伴里急后重。有时腹泻与便秘交替。增生型肠结核以便秘为主。

3. **腹部肿块**　多位于右下腹,质中、较固定、轻至中度压痛。多见于增生型肠结核;而溃疡型者亦可因病变肠段可和周围肠段、肠系膜淋巴结粘连形成腹块。

4. **全身症状和肠外结核表现**　结核毒血症状多见于溃疡型肠结核,为长期不规则低热、盗汗、消瘦、贫血和乏力,如同时有活动性肠外结核也可呈弛张热或稽留热。增生型者全身情况一般较好,无明显结核毒血症状。

并发症以肠梗阻及合并结核性腹膜炎多见,瘘管、腹腔脓肿、肠出血少见。

【实验室和其他检查】

1. 实验室检查　血沉多明显增快,可作为估计结核病活动程度的指标之一。大便中可见少量脓细胞与红细胞。结核菌素试验呈强阳性,或γ-干扰素释放试验阳性均有助于本病的诊断。

2. CT 肠道显像(CT enterography,CTE)　肠结核病变部位通常在回盲部附近,很少累及空肠,节段性改变不如克罗恩病明显,可见腹腔淋巴结中央坏死或钙化等改变。

3. X 线钡剂灌肠　溃疡型肠结核,钡剂于病变肠段呈现激惹征象,排空很快,充盈不佳,而在病变的上、下肠段则钡剂充盈良好,称为 X 线钡剂激惹征。增生型者肠黏膜呈结节状改变,肠腔变窄、肠段缩短变形、回肠盲肠正常角度消失。

4. 结肠镜　内镜下见回盲部等处黏膜充血、水肿,溃疡形成,大小及形态各异的炎症息肉,肠腔变窄等。病灶处活检,发现肉芽肿、干酪坏死或抗酸杆菌时,可以确诊。

【诊断与鉴别诊断】

以下情况应考虑本病:①中青年病人有肠外结核,主要是肺结核;②有腹痛、腹泻、便秘等消化道症状;右下腹压痛、腹块或原因不明的肠梗阻,伴有发热、盗汗等结核毒血症状;③X 线钡剂检查发现跳跃征、溃疡、肠管变形和肠腔狭窄等征象;④结肠镜检查发现主要位于回盲部的炎症、溃疡、炎性息肉或肠腔狭窄;⑤结核菌素试验强阳性或γ-干扰素释放试验阳性。如肠黏膜病理活检发现干酪性肉芽肿,具确诊意义;活检组织中找到抗酸杆菌有助于诊断。对高度怀疑肠结核的病例,如抗结核治疗数周内(2~6 周)症状明显改善,2~3 个月后结肠镜检查病变明显改善或好转,可作出肠结核的临床诊断。

鉴别诊断需考虑下列有关疾病:

1. 克罗恩病　鉴别要点列于表 4-7-1,鉴别困难者,可先行诊断性抗结核治疗。偶有病人两种疾病可以共存。有手术指征者可行手术探查和病理组织学检查。

表 4-7-1　肠结核与克罗恩病的鉴别

	肠结核	克罗恩病
肠外结核	多见	一般无
病程	复发不多	病程长,缓解与复发交替
瘘管、腹腔脓肿、肛周病变	少见	可见
病变节段性分布	常无	多节段
溃疡形状	环行、不规则	纵行、裂沟状
结核菌素试验	强阳性	阴性或阳性
抗结核治疗	症状改善,肠道病变好转	无明显改善,肠道病变无好转
抗酸杆菌染色	可阳性	阴性
干酪性肉芽肿	可有	无

2. 右侧结肠癌　本病比肠结核发病年龄大,一般无结核毒血症表现。结肠镜检查及活检较易确诊。

3. 阿米巴病或血吸虫病性肉芽肿　既往有相应感染史,脓血便常见,粪便常规或孵化检查可发现有关病原体。结肠镜检查多有助于鉴别诊断,相应特效治疗有效。

4. 其他　应注意与肠恶性淋巴瘤、伤寒、肠放线菌病等鉴别。

【治疗】

治疗目的是消除症状、改善全身情况、促使病灶愈合及防治并发症。强调早期治疗,因为肠结核早期病变是可逆的。

1. 抗结核化学药物治疗　是本病治疗的关键。药物的选择、用法、疗程详见第二篇第七章。

2. 对症治疗　腹痛可用抗胆碱能药物;摄入不足或腹泻严重者应注意纠正水、电解质与酸碱平

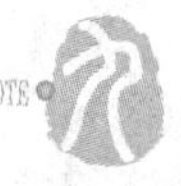

衡紊乱；对不完全性肠梗阻病人，需进行胃肠减压。

3. **手术治疗** 适应证：①完全性肠梗阻或不完全性肠梗阻内科治疗无效者；②急性肠穿孔，或慢性肠穿孔瘘管形成经内科治疗而未能闭合者；③肠道大量出血经积极抢救不能有效止血者；④诊断困难需开腹探查者。

4. **病人教育** 应多休息，避免合并其他感染。加强营养，给予易消化、营养丰富的食物；肠道不全梗阻时，应进食流质或半流质食物；肠梗阻明显时应暂禁食，及时就医。按时服药，坚持全疗程治疗；定期随访，评价疗效，监测药物不良反应。

【预后】

本病的预后取决于早期诊断与及时治疗。当病变尚在渗出性阶段，经治疗后可痊愈，预后良好。

第二节 结核性腹膜炎

结核性腹膜炎（tuberculous peritonitis）是由结核分枝杆菌引起的慢性弥漫性腹膜感染。本病可见于任何年龄，以中青年多见，男女之比约为1∶2。

【病因和发病机制】

本病多继发于肺结核或体内其他部位结核病，主要感染途径以腹腔内的结核病灶直接蔓延为主，少数可由淋巴血行播散引起粟粒型结核性腹膜炎。

【病理】

病理特点可分为渗出、粘连、干酪三种类型，以前两型为多见，且可混合存在。

1. **渗出型** 腹膜充血、水肿，表面覆有纤维蛋白渗出物，可伴黄（灰）白色细小及融合之结节。腹腔积液量中等以下，草黄色或淡血性，偶为乳糜性。

2. **粘连型** 大量纤维组织增生和蛋白沉积使腹膜、肠系膜明显增厚。肠袢相互粘连可发生肠梗阻。

3. **干酪型** 多由渗出型或粘连型演变而来，可兼具上述两型病理特点，并发症常见。以干酪坏死病变为主，坏死的肠系膜淋巴结参与其中，形成结核性脓肿。病灶可向肠管、腹腔或阴道穿破而形成窦道或瘘管。

【临床表现】

因原发病灶与感染途径不同、机体反应性及病理类型的不同而异。多起病缓慢，早期症状轻，以致不易被发现；少数起病急骤，以急性腹痛或骤起高热为主。

1. **全身症状** 结核毒血症常见，主要是低热与中等热，呈弛张热或稽留热，可有盗汗。高热伴有明显毒血症者，主要见于渗出型、干酪型，或见于伴有粟粒型肺结核、干酪样肺炎等严重结核病的病人。后期有营养不良，出现消瘦、水肿、贫血、舌炎、口角炎、维生素A缺乏症等。

2. **腹痛** 位于脐周、下腹或全腹，持续或阵发性隐痛。偶可表现为急腹症，系因肠系膜淋巴结结核或腹腔内其他结核的干酪性坏死病灶溃破引起，也可由肠结核急性穿孔引起。

3. **腹部触诊** 常有揉面感，系腹膜受刺激或因慢性炎症而增厚、腹壁肌张力增高、腹壁与腹内脏器粘连引起的触诊感觉，并非特征性体征。腹部压痛多较轻，如压痛明显且有反跳痛时，提示干酪型结核性腹膜炎。

4. **腹胀、腹腔积液** 常有腹胀，伴有腹部膨隆，系结核毒血症或腹膜炎伴有肠功能紊乱所致，不一定有腹腔积液。如有腹腔积液，少量至中量多见。

5. **腹部肿块** 多见于粘连型或干酪型，以脐周为主。肿块多由增厚的大网膜、肿大的肠系膜淋巴结、粘连成团的肠曲或干酪样坏死脓性物积聚而成，其大小不一，边缘不整，表面不平，可呈结节感，活动度小，可伴压痛。

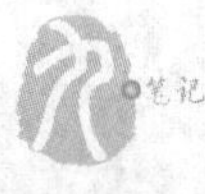

6. **其他** 腹泻常见，一般3～4次/日，大便多呈糊样。多由腹膜炎所致的肠功能紊乱引起，偶可

由溃疡型肠结核或干酪样坏死病变引起的肠管内瘘等引起。有时腹泻与便秘交替出现。可并发肠梗阻、肠瘘及腹腔脓肿等。

【实验室和其他检查】

1. 血液检查 可有轻度至中度贫血。有腹腔结核病灶急性扩散或干酪型病人，白细胞计数可增高。病变活动时血沉增快。

2. 结核菌素试验及γ-干扰素释放试验 结核菌素试验强阳性及γ-干扰素释放试验阳性有助于本病诊断。

3. 腹腔积液检查 腹腔积液多为草黄色渗出液，静置后可自然凝固，少数为浑浊或淡血性，偶见乳糜性，比重一般超过1.018，蛋白质定性试验阳性，定量在30g/L以上，白细胞计数超过500×10^6/L，以淋巴细胞或单核细胞为主。但有时因低清蛋白血症，腹腔积液蛋白含量减少，检测血清腹腔积液清蛋白梯度有助于诊断。结核性腹膜炎的腹腔积液腺苷脱氨酶（ADA）活性常增高，但需排除恶性肿瘤，如测定ADA同工酶ADA2升高则对本病诊断有一定特异性。腹腔积液普通细菌培养结果应为阴性，结核分枝杆菌培养的阳性率很低，取大量腹腔积液浓缩后行结核分枝杆菌培养或动物接种可明显增高阳性率。

4. 腹部影像学检查 超声、CT、磁共振可见增厚的腹膜、腹腔积液、腹腔内包块及瘘管。腹部X线平片可见肠系膜淋巴结钙化影。X线钡剂造影发现肠粘连、肠结核、肠瘘、肠腔外肿块等征象。

5. 腹腔镜检查 适用于腹腔积液较多、诊断有困难者。镜下可见腹膜、网膜、内脏表面有散在或集聚的灰白色结节，浆膜失去正常光泽，腹腔内条索状或幕状粘连；组织病理检查有确诊价值。腹腔镜检查禁用于有广泛腹膜粘连者。

【诊断与鉴别诊断】

（一）诊断

有以下情况应考虑本病：①中青年病人，有结核史，伴有其他器官结核病证据；②长期发热原因不明，伴有腹痛、腹胀、腹腔积液、腹壁柔韧感或腹部包块；③腹腔积液为渗出液，以淋巴细胞为主，普通细菌培养阴性，ADA（尤其是ADA2）明显增高；④X线胃肠钡剂检查发现肠粘连等征象及腹部平片有肠梗阻或散在钙化点；⑤结核菌素试验或γ-干扰素释放试验呈强阳性。

典型病例可作出临床诊断，予抗结核治疗有效，可确诊。不典型病例，在排除禁忌证后，可行腹腔镜检查并取活检。

（二）鉴别诊断

1. 以腹腔积液为主要表现者

（1）腹腔恶性肿瘤：包括腹膜转移癌、恶性淋巴瘤、腹膜间皮瘤等。如腹腔积液找到癌细胞，腹膜转移癌可确诊。原发性肝癌或肝转移癌、恶性淋巴瘤在未有腹膜转移时，腹腔积液细胞学检查为阴性，此时主要依靠腹部超声、CT等检查寻找原发灶。

（2）肝硬化腹腔积液：多为漏出液，且伴失代偿期肝硬化典型表现。合并感染（原发性细菌性腹膜炎）时腹腔积液可为渗出液性质，但腹腔积液细胞以多形核为主，腹腔积液普通细菌培养阳性。如腹腔积液白细胞计数升高但以淋巴细胞为主，普通细菌培养阴性，而有结核病史、接触史或伴有其他器官结核病灶，应注意肝硬化合并结核性腹膜炎的可能。

（3）其他疾病引起的腹腔积液：如慢性胰源性腹腔积液、结缔组织病、Meigs综合征、Budd-Chiari综合征、缩窄性心包炎等。

2. 以腹块为主要表现者 可由腹块的部位、性状与腹部肿瘤（肝癌、结肠癌、卵巢癌等）及克罗恩病等鉴别。必要时可开腹探查。

3. 以发热为主要表现者 需与引起长期发热的其他疾病鉴别。

4. 以急性腹痛为主要表现者 结核性腹膜炎可因干酪样坏死灶溃破而引起急性腹膜炎，或因肠梗阻而发生急性腹痛，需与其他可引起急腹症的病因鉴别。

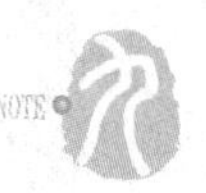

【治疗】

及早给予合理、足够疗程的抗结核化学药物治疗，以达到早日康复、避免复发和防止并发症。

1. **抗结核化学药物治疗** 药物的选择、用法、疗程详见第二篇第七章。对粘连或干酪型病例，由于大量纤维增生，药物不易进入病灶，应联合用药，适当延长疗程。

2. 如有大量腹腔积液，可适当放腹腔积液以减轻症状。

3. **手术治疗** 适应证包括：①并发完全性或不全性肠梗阻，内科治疗无好转者；②急性肠穿孔，或腹腔脓肿经抗生素治疗未见好转者；③肠瘘经抗结核化疗与加强营养而未能闭合者；④本病诊断有困难，不能排除恶性肿瘤时可开腹探查。

4. **病人教育** 同本章第一节。

【预防】

对肺、肠、肠系膜淋巴结、输卵管等结核病的早期诊断与积极治疗，有助于预防本病。

（陈旻湖）

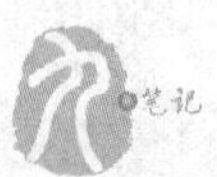

第八章　炎症性肠病

炎症性肠病(inflammatory bowel disease,IBD)是一组病因尚未阐明的慢性非特异性肠道炎症性疾病。包括溃疡性结肠炎(ulcerative colitis,UC)和克罗恩病(Crohn disease,CD)。

【病因和发病机制】

病因未明,与环境、遗传及肠道微生态等多因素相互作用导致肠道异常免疫失衡有关。

1. 环境因素　近几十年来,全球 IBD 的发病率持续增高,这一现象首先出现在经济社会高度发达的北美及欧洲。以往该病在我国少见,近十多年明显增多,已成为消化系统常见病,这一疾病谱的变化,提示环境因素发挥了重要作用。至于哪些环境因素发挥了关键作用,目前尚未明了。

2. 遗传因素　IBD 发病具有遗传倾向。IBD 病人一级亲属发病率显著高于普通人群,CD 发病率单卵双胞显著高于双卵双胞。虽然在白种人中发现某些基因(如 *NOD2/CARD15*)突变与 IBD 发病相关,目前尚未发现与我国 IBD 发病相关的基因,反映了不同种族、人群遗传背景不同。

3. 肠道微生态　IBD 病人的肠道微生态与正常人不同,用转基因或敲除基因方法造成免疫缺陷的 IBD 动物模型必须在肠道微生物存在的前提下才发生炎症反应,抗生素治疗对某些 IBD 病人有效等,说明肠道微生物在 IBD 的发生发展中起重要作用。

4. 免疫失衡　各种因素引起 Th1、Th2 及 Th17 炎症通路激活,炎症因子(如 IL-1、IL-6、IL-8、TNF-α、IL-2、IL-4、IFN-γ 等)分泌增多,炎症因子/抗炎因子失衡,导致肠道黏膜持续炎症,屏障功能损伤。

IBD 的发病机制可概括为:环境因素作用于遗传易感者,在肠道微生物参与下引起肠道免疫失衡,损伤肠黏膜屏障,导致肠黏膜持续炎症损伤。

第一节　溃疡性结肠炎

本病可发生在任何年龄,多见于 20～40 岁,亦可见于儿童或老年人。男女发病率无明显差别。近年来我国 UC 患病率明显增加,以轻中度病人占多数,但重症也不少见。

【病理】

病变主要限于大肠黏膜与黏膜下层,呈连续性弥漫性分布。病变多自直肠开始,逆行向近段发展,可累及全结肠甚至末段回肠。活动期时结肠黏膜固有层内弥漫性中性粒细胞、淋巴细胞、浆细胞、嗜酸性粒细胞浸润,可见黏膜糜烂、溃疡及隐窝炎、隐窝脓肿。慢性期时隐窝结构紊乱,腺体萎缩变形、排列紊乱及数目减少,杯状细胞减少,出现潘氏细胞化生及炎性息肉。

由于结肠病变一般限于黏膜与黏膜下层,很少深入肌层,并发结肠穿孔、瘘管或腹腔脓肿少见。少数重症病人病变累及结肠壁全层,可发生中毒性巨结肠。表现为肠壁重度充血、肠腔膨大、肠壁变薄,溃疡累及肌层至浆膜层,可致急性穿孔。病程超过 20 年的病人发生结肠癌的风险较正常人增高 10～15 倍。

【临床表现】

反复发作的腹泻、黏液脓血便及腹痛是 UC 的主要症状。起病多为亚急性,少数急性起病。病程呈慢性经过,发作与缓解交替,少数症状持续并逐渐加重。病情轻重与病变范围、临床分型及病期等有关。

（一）消化系统表现

1. **腹泻和黏液脓血便**　是本病活动期最重要的临床表现。大便次数及便血的程度与病情轻重有关,轻者排便 2～3 次/日,便血轻或无;重者>10 次/日,脓血显见,甚至大量便血。

2. **腹痛**　多有轻至中度腹痛,为左下腹或下腹隐痛,亦可累及全腹。常有里急后重,便后腹痛缓解。轻者可无腹痛或仅有腹部不适。重者如并发中毒性巨结肠或炎症波及腹膜,可有持续剧烈腹痛。

3. **其他症状**　可有腹胀、食欲不振、恶心、呕吐等。

4. **体征**　轻、中度病人仅有左下腹轻压痛,有时可触及痉挛的降结肠或乙状结肠。重型病人可有明显压痛。若出现腹肌紧张、反跳痛、肠鸣音减弱等体征,应注意中毒性巨结肠、肠穿孔等并发症。

（二）全身反应

1. **发热**　一般出现在中、重度病人的活动期,呈低至中度,高热多提示病情进展、严重感染或并发症存在。

2. **营养不良**　衰弱、消瘦、贫血、低蛋白血症、水与电解质平衡紊乱等多出现在重症或病情持续活动者。

（三）肠外表现

包括外周关节炎、结节性红斑、坏疽性脓皮病、巩膜外层炎、前葡萄膜炎、口腔复发性溃疡等。骶髂关节炎、强直性脊柱炎、原发性硬化性胆管炎及少见的淀粉样变性等,可与 UC 共存,但与 UC 本身的病情变化无关。

（四）临床分型

按其病程、程度、范围及病期进行综合分型:

1. **临床类型**　①初发型,指无既往史的首次发作;②慢性复发型,临床上最多见,指缓解后再次出现症状,常表现为发作期与缓解期交替。

2. **疾病分期**　分为活动期与缓解期。活动期按严重程度分为轻、中、重度。轻度指排便<4 次/日,便血轻或无,脉搏正常,无发热及贫血,血沉<20mm/h。重度指腹泻≥6 次/日,明显血便,体温>37.8℃、脉搏>90 次/分,血红蛋白<75%正常值,血沉>30mm/h。介于轻度与重度之间为中度。

3. **病变范围**　分为直肠炎、左半结肠炎(病变范围在结肠脾曲以远)及广泛结肠炎(病变累及结肠脾曲以近或全结肠)。

【并发症】

1. **中毒性巨结肠(toxic megacolon)**　约 5%的重症 UC 病人可出现中毒性巨结肠。此时结肠病变广泛而严重,肠壁张力减退,结肠蠕动消失,肠内容物与气体大量积聚,致急性结肠扩张,一般以横结肠最为严重。常因低钾、钡剂灌肠、使用抗胆碱能药物或阿片类制剂而诱发。临床表现为病情急剧恶化,毒血症明显,有脱水与电解质平衡紊乱,出现肠型、腹部压痛,肠鸣音消失。血白细胞计数显著升高。X 线腹部平片可见结肠扩大,结肠袋形消失。易引起急性肠穿孔,预后差。

2. **癌变**　多见于广泛性结肠炎、病程漫长者。病程>20 年的病人发生结肠癌风险较正常人增高 10～15 倍。

3. **其他并发症**　结肠大出血发生率约 3%;肠穿孔多与中毒性巨结肠有关;肠梗阻少见,发生率远低于 CD。

【实验室和其他检查】

1. **血液**　贫血、白细胞数增加、血沉加快及 C 反应蛋白增高均提示 UC 处于活动期。怀疑合并巨细胞病毒(cytomegalovirus,CMV)感染时,可行血清 CMV IgM 及 DNA 检测。

2. **粪便**　肉眼观常有黏液脓血,显微镜检见红细胞和脓细胞,急性发作期可见巨噬细胞。粪钙卫蛋白增高提示肠黏膜炎症处于活动期。应注意通过粪便病原学检查,排除感染性结肠炎。怀疑合并艰难梭状杆菌(*Clostridium difficile*)感染时可通过培养、毒素检测及核苷酸 PCR 等方法证实。

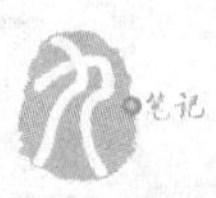

3. **结肠镜**　是本病诊断与鉴别诊断的最重要手段之一。检查时,应尽可能观察全结肠及末段回

肠,确定病变范围,必要时取活检。UC 病变呈连续性、弥漫性分布,从直肠开始逆行向近端扩展,内镜下所见黏膜改变有:①黏膜血管纹理模糊、紊乱或消失、充血、水肿、易脆、出血及脓性分泌物附着;②病变明显处见弥漫性糜烂和多发性浅溃疡;③慢性病变常见黏膜粗糙,呈细颗粒状、炎性息肉及桥状黏膜,在反复溃疡愈合、瘢痕形成过程中结肠变形缩短、结肠袋变浅、变钝或消失。

4. X 线钡剂灌肠　不作为首选检查手段,可作为结肠镜检查有禁忌证或不能完成全结肠检查时的补充。主要 X 线征有:①黏膜粗乱和(或)颗粒样改变;②多发性浅溃疡,表现为管壁边缘毛糙呈毛刺状或锯齿状以及见小龛影,亦可有炎症性息肉而表现为多个小的圆形或卵圆形充盈缺损;③肠管缩短,结肠袋消失,肠壁变硬,可呈铅管状。重度病人不宜做钡剂灌肠检查,以免加重病情或诱发中毒性巨结肠。

【诊断与鉴别诊断】

具有持续或反复发作腹泻和黏液脓血便、腹痛、里急后重,伴有(或不伴)不同程度全身症状者,在排除慢性细菌性痢疾、阿米巴痢疾、慢性血吸虫病、肠结核等感染性结肠炎及结肠 CD、缺血性肠炎、放射性肠炎等基础上,具有上述结肠镜检查重要改变中至少 1 项及黏膜活检组织学所见可以诊断本病。一个完整的诊断应包括其临床类型、临床严重程度、病变范围、病情分期及并发症。

初发病例及临床表现、结肠镜改变不典型者,暂不作出诊断,须随访 3～6 个月,根据病情变化再作出诊断。

本病组织病理改变无特异性,各种病因均可引起类似的肠道炎症改变,故只有在认真排除各种可能有关的病因后才能作出本病诊断。UC 需与下列疾病鉴别:

1. 感染性肠炎　各种细菌感染如志贺菌、沙门菌等,可引起腹泻、黏液脓血便、里急后重等症状,易与 UC 混淆。粪便致病菌培养可分离出致病菌,抗生素可治愈。

2. 阿米巴肠炎　病变主要侵犯右侧结肠,也可累及左侧结肠,结肠溃疡较深,边缘潜行,溃疡间的黏膜多正常。粪便或结肠镜取溃疡渗出物检查可找到溶组织阿米巴滋养体或包囊。血清抗阿米巴抗体阳性。抗阿米巴治疗有效。

3. 血吸虫病　有疫水接触史,常有肝脾大,粪便检查可发现血吸虫卵,孵化毛蚴阳性。结肠镜检查在急性期可见黏膜黄褐色颗粒,活检黏膜压片或组织病理检查发现血吸虫卵。血清血吸虫抗体检测亦有助于鉴别。

4. CD　与 CD 的鉴别要点列于表 4-8-1。少数情况下,临床上会遇到两病一时难以鉴别者,此时可诊断为结肠炎分型待定。如手术切除全结肠后组织学检查仍不能鉴别者,则诊断为未定型结肠炎。

表 4-8-1　UC 与结肠 CD 的鉴别

	UC	结肠 CD
症状	脓血便多见	脓血便较少见
病变分布	连续性	节段性
直肠受累	绝大多数	少见
肠腔狭窄	少见,中心性	多见、偏心性
溃疡及黏膜	溃疡浅,黏膜弥漫性充血水肿、颗粒状,脆性增加	纵行溃疡、黏膜呈卵石样,病变间的黏膜正常
组织病理	固有膜全层弥漫性炎症、隐窝脓肿、隐窝结构明显异常、杯状细胞减少	裂隙状溃疡、非干酪性肉芽肿、黏膜下层淋巴细胞聚集

5. 大肠癌　多见于中年以后,直肠癌病人经直肠指检常可触到肿块,结肠镜及活检可确诊。须注意 UC 也可发生结肠癌变。

6. 肠易激综合征　粪便可有黏液但无脓血,显微镜检查正常,隐血试验阴性,粪钙卫蛋白浓度正常。结肠镜检查无器质性病变证据。

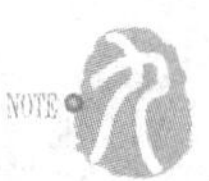

7. 其他 需与其他感染性肠炎（如抗生素相关性肠炎、肠结核、真菌性肠炎等）、缺血性结肠炎、放射性肠炎、过敏性紫癜、胶原性结肠炎、结肠息肉病、结肠憩室炎以及HIV感染合并的结肠炎等鉴别。

【治疗】

目标是诱导并维持症状缓解以及黏膜愈合，防治并发症，改善病人生存质量。根据病情严重程度、病变部位选择合适的治疗药物。

（一）控制炎症反应

1. 氨基水杨酸制剂 包括5-氨基水杨酸（5-ASA）制剂和柳氮磺吡啶（SASP），用于轻、中度UC的诱导缓解及维持治疗。诱导治疗期5-ASA 3～4g/d口服，症状缓解后相同剂量或减量维持治疗。5-ASA灌肠剂适用于病变局限在直肠及乙状结肠者，栓剂适用于病变局限在直肠者。SASP疗效与5-ASA相似，但不良反应远较5-ASA多见。

2. 糖皮质激素 用于对5-ASA疗效不佳的中度及重度病人的首选治疗。口服泼尼松0.75～1mg/（kg·d），重度病人也可根据具体情况先予静脉滴注，如氢化可的松200～300mg/d和甲泼尼龙40～60mg/d。症状好转后再改为甲泼尼龙口服。糖皮质激素只用于活动期的诱导缓解，症状控制后应予逐渐减量至停药，不宜长期使用。减量期间加用免疫抑制剂或5-ASA维持治疗。

激素无效指相当于泼尼松0.75mg/（kg·d）治疗超过4周，疾病仍处于活动期。激素依赖指：①虽能维持缓解，但激素治疗3个月后，泼尼松仍不能减量至10mg/d；②在停用激素3个月内复发。

重度UC静脉使用糖皮质激素治疗无效时，可应用环孢素2～4mg/（kg·d）静脉滴注作为补救治疗，大部分病人可取得暂时缓解而避免急症手术。近年来，生物制剂如抗肿瘤坏死因子-α（TNF-α）英夫利昔单抗在重度UC的诱导缓解及补救治疗方面取得进展。

3. 免疫抑制剂 用于5-ASA维持治疗疗效不佳、症状反复发作及激素依赖者的维持治疗。由于起效慢，不单独作为活动期诱导治疗。常用制剂有硫唑嘌呤及巯嘌呤，常见不良反应是胃肠道症状及骨髓抑制，使用期间应定期监测血白细胞计数。不耐受者可选用甲氨蝶呤。维持治疗的疗程根据具体病情决定，通常不少于4年。

（二）对症治疗

及时纠正水、电解质平衡紊乱；严重贫血者可输血，低蛋白血症者应补充清蛋白。病情严重应禁食，并予完全胃肠外营养治疗。

对腹痛、腹泻的对症治疗，慎重使用抗胆碱能药物或止泻药如地芬诺酯（苯乙哌啶）或洛哌丁胺。在重症病人应禁用，因有诱发中毒性巨结肠的危险。

抗生素治疗对一般病例并无指征。对重症有继发感染者，应积极抗菌治疗，静脉给予广谱抗生素。艰难梭状杆菌及巨细胞病毒感染常发生于长期使用激素或免疫抑制剂的病人，导致症状复发或加重，应及时予以监测及治疗。

（三）病人教育

1. 活动期病人应有充分休息，调节好情绪，避免心理压力过大。

2. 急性活动期可给予流质或半流质饮食，病情好转后改为富营养、易消化的少渣饮食，不宜过于辛辣。注重饮食卫生，避免肠道感染性疾病。

3. 按医嘱服药及定期医疗随访，不要擅自停药。反复病情活动者，应有长期服药的心理准备。

（四）手术治疗

紧急手术指征为：并发大出血、肠穿孔及中毒性巨结肠经积极内科治疗无效者。择期手术指征：①并发结肠癌变；②内科治疗效果不理想、药物副反应大不能耐受者、严重影响病人生存质量者。一般采用全结肠切除加回肠肛门小袋吻合术。

【预后】

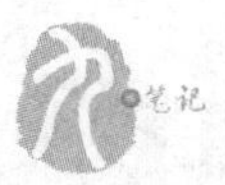

本病呈慢性过程，大部分病人反复发作，轻度及长期缓解者预后较好。有并发症如感染、中毒性

巨结肠、老年病人预后不良，但近年由于治疗水平提高，病死率已明显下降。慢性持续活动或反复发作频繁，预后较差，但如能合理选择手术治疗，亦可望恢复。病程漫长者癌变危险性增加，应注意随访。病程 8～10 年及以上的广泛结肠炎和病程 15 年以上的左半结肠炎病人，应行监测性结肠镜检查，每 2 年一次。

第二节　克罗恩病

克罗恩病是一种慢性炎性肉芽肿性疾病，多见于末段回肠和邻近结肠，但从口腔至肛门各段消化道均可受累，呈节段性分布。以腹痛、腹泻、体重下降为主要临床表现，常有发热、疲乏等全身表现，肛周脓肿或瘘管等局部表现，以及关节、皮肤、眼、口腔黏膜等肠外损害。

青少年多见，发病高峰年龄为 18～35 岁，男女患病率相近。

【病理】

CD 大体形态特点为：①病变呈节段性；②病变黏膜呈纵行溃疡及鹅卵石样外观，早期可呈鹅口疮溃疡；③病变累及肠壁全层，肠壁增厚变硬，肠腔狭窄。溃疡穿孔引起局部脓肿，或穿透至其他肠段、器官、腹壁，形成内瘘或外瘘。肠壁浆膜纤维素渗出、慢性穿孔均可引起肠粘连。

CD 的组织学特点为：①非干酪性肉芽肿，由类上皮细胞和多核巨细胞构成，可发生在肠壁各层和局部淋巴结；②裂隙溃疡，呈缝隙状，可深达黏膜下层、肌层甚至浆膜层；③肠壁各层炎症，伴固有膜底部和黏膜下层淋巴细胞聚集、黏膜下层增宽、淋巴管扩张及神经节炎等。

【临床表现】

起病大多隐匿、缓慢，从发病早期症状至确诊有时需数个月至数年。病程呈慢性、长短不等的活动期与缓解期交替，迁延不愈。少数急性起病，可表现为急腹症，部分病人可误诊为急性阑尾炎。腹痛、腹泻和体重下降是本病的主要临床表现。但本病的临床表现复杂多变，与临床类型、病变部位、病期及并发症有关。

（一）消化系统表现

1. 腹痛　为最常见症状。多位于右下腹或脐周，间歇性发作。体检常有腹部压痛，部位多在右下腹。出现持续性腹痛和明显压痛，提示炎症波及腹膜或腹腔内脓肿形成。

2. 腹泻　粪便多为糊状，可有血便，但次数增多及黏液脓血便通常没有 UC 明显。病变累及下段结肠或肛门直肠者，可有黏液血便及里急后重。

3. 腹部包块　见于 10%～20% 病人，由于肠粘连、肠壁增厚、肠系膜淋巴结肿大、内瘘或局部脓肿形成所致。多位于右下腹与脐周。

4. 瘘管形成　是 CD 较为常见且较为特异的临床表现，因透壁性炎性病变穿透肠壁全层至肠外组织或器官而成。分内瘘和外瘘，前者可通向其他肠段、肠系膜、膀胱、输尿管、阴道、腹膜后等处，后者通向腹壁或肛周皮肤。肠段之间内瘘形成可致腹泻加重及营养不良。肠瘘通向的组织与器官因粪便污染可致继发性感染。外瘘或通向膀胱、阴道的内瘘均可见粪便与气体排出。

5. 肛门周围病变　包括肛门周围瘘管、脓肿及肛裂等病变。有时肛周病变可为本病的首发症状。

（二）全身表现

本病全身表现较多且较明显，主要有：

1. 发热　与肠道炎症活动及继发感染有关。间歇性低热或中度热常见，少数病人以发热为主要症状，甚至较长时间不明原因发热之后才出现消化道症状。出现高热时应注意合并感染或脓肿形成。

2. 营养障碍　由慢性腹泻、食欲减退及慢性消耗等因素所致。主要表现为体重下降，可有贫血、低蛋白血症和维生素缺乏等表现。青春期前发病者常有生长发育迟滞。

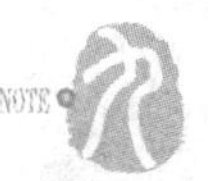

（三）肠外表现

本病肠外表现与UC的肠外表现相似，但发生率较高，以口腔黏膜溃疡、皮肤结节性红斑、关节炎及眼病为常见。

（四）临床分型

有助于全面估计病情和预后，制订治疗方案。

1. 临床类型 依疾病行为（B）可分为非狭窄非穿透型（B_1）、狭窄型（B_2）和穿透型（B_3）以及伴有肛周病变（P）。各型可有交叉或互相转化。

2. 病变部位（L） 可分为回肠末段（L_1）、结肠（L_2）、回结肠（L_3）和上消化道（L_4）。

3. 严重程度 根据主要临床表现的程度及并发症计算CD活动指数（CDAI），用于区分疾病活动期与缓解期、估计病情严重程度（轻、中、重）和评定疗效。

【并发症】

肠梗阻最常见，其次是腹腔脓肿，偶可并发急性穿孔或大量便血。炎症迁延不愈者癌变风险增加。

【实验室和其他检查】

1. 实验室检查 详见本章第一节。

2. 内镜检查 结肠镜应作为CD的常规首选检查，镜检应达末端回肠。镜下一般表现为节段性、非对称性的各种黏膜炎症，其中具有特征性的表现为非连续性病变、纵行溃疡和卵石样外观。胶囊内镜适用于怀疑小肠CD者，检查前应先排除肠腔狭窄，以免增加胶囊滞留的风险。小肠镜适用于病变局限于小肠，其他检查手段无法诊断、特别是需要取组织学活检者。

3. 影像学检查 CT或磁共振肠道显像（CT/MR enterography，CTE/MRE）可反映肠壁的炎症改变、病变分布的部位和范围、狭窄的存在、肠腔外并发症如瘘管形成、腹腔脓肿或蜂窝织炎等，可作为小肠CD的常规检查。活动期CD典型的CTE表现为肠壁明显增厚、肠黏膜明显强化伴有肠壁分层改变，黏膜内环和浆膜外环明显强化，呈“靶征”或“双晕征”；肠系膜血管增多、扩张、扭曲，呈“木梳征”；相应系膜脂肪密度增高、模糊；肠系膜淋巴结肿大等。盆腔磁共振有助于确定肛周病变的位置和范围、了解瘘管类型及其与周围组织的解剖关系。

胃肠钡剂造影及钡剂灌肠检查阳性率比较低，已被内镜及CTE/MRE所代替。对于条件有限的单位仍可作为CD的检查手段。可见肠黏膜皱襞粗乱、纵行性溃疡或裂沟、鹅卵石征、假息肉、多发性狭窄或肠壁僵硬、瘘管形成、肠管假憩室样扩张等征象，病变呈节段性分布特性。

腹部超声检查对发现瘘管、脓肿和炎性包块具有一定价值，可用于指导腹腔脓肿的穿刺引流。

【诊断与鉴别诊断】

对慢性起病，反复腹痛、腹泻、体重下降，特别是伴有肠梗阻、腹部压痛、腹块、肠瘘、肛周病变、发热等表现者，临床上应考虑本病。世界卫生组织提出的CD诊断要点列于表4-8-2。对初诊的不典型病例，应通过随访观察，逐渐明确诊断。

表4-8-2 CD诊断要点

	临床	影像	内镜	活检	切除标本
1. 非连续性或节段性病变		+	+		+
2. 卵石样黏膜或纵行溃疡		+	+		+
3. 全壁性炎症反应改变	+（腹块）	+（狭窄）	+（狭窄）		+
4. 非干酪性肉芽肿				+	+
5. 裂沟、瘘管	+	+			+
6. 肛门部病变	+			+	+

注：具有上述1、2、3者为疑诊；再加上4、5、6三者之一可确诊；具备第4项者，只要再加上1、2、3三者之二亦可确诊

CD需与各种肠道感染性或非感染性炎症疾病及肠道肿瘤鉴别；急性发作时须除外阑尾炎；慢性过程中常需与肠结核、肠淋巴瘤进行鉴别；病变仅累及结肠者应与UC进行鉴别。

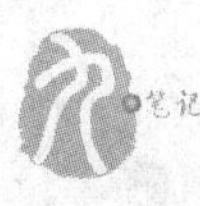

1. 肠结核 鉴别要点见本篇第七章表 4-7-1。

2. 肠淋巴瘤 临床表现为非特异性的胃肠道症状,如腹痛、腹部包块、体重下降、肠梗阻、消化道出血等较为多见,发热少见,与 CD 鉴别有一定困难。如 X 线检查见一肠段内广泛侵蚀、呈较大的指压痕或充盈缺损,超声或 CT 检查肠壁明显增厚、腹腔淋巴结肿大,有利于淋巴瘤的诊断。淋巴瘤一般进展较快。小肠镜下活检或必要时手术探查可获病理确诊。

3. UC 鉴别要点见表 4-8-1。

4. 急性阑尾炎 腹泻少见,常有转移性右下腹痛,压痛限于麦氏点,血常规检查白细胞计数增高更为显著,可资鉴别,但有时需开腹探查才能明确诊断。

5. 其他 如血吸虫病、阿米巴肠炎、其他感染性肠炎(耶尔森菌、空肠弯曲菌、艰难梭菌等感染)、贝赫切特病、药物性肠病(如 NSAIDs 所致)、嗜酸性粒细胞性肠炎、缺血性肠炎、放射性肠炎、胶原性结肠炎、各种肠道恶性肿瘤以及各种原因引起的肠梗阻,在鉴别诊断中均需考虑。

【治疗】

CD 治疗目标为诱导和维持缓解,预防并发症,改善生存质量。治疗的关键环节是黏膜愈合。通常需要药物维持治疗以预防复发。

(一) 控制炎症反应

1. 活动期

(1) 氨基水杨酸类:对 CD 疗效有限,仅适用于病变局限在回肠末段或结肠的轻症病人。如症状不能控制、疾病进展,应及时改用其他治疗方法。

(2) 糖皮质激素:对控制疾病活动有较好疗效,适用于各型中至重度病人以及对 5-ASA 无效的轻度病人。部分病人表现为激素无效或依赖(减量或停药短期内复发),对这些病人应考虑加用免疫抑制剂。病变局限在回肠末端、回盲部或升结肠的轻至中度病人可考虑使用局部作用的激素布地奈德,口服剂量每次 3mg,3 次/日。

(3) 免疫抑制剂:硫唑嘌呤或巯嘌呤适用于激素治疗无效或对激素依赖的病人,标准剂量为硫唑嘌呤 1.5~2.5mg/(kg·d)或巯嘌呤 0.75~1.5mg/(kg·d),该类药显效时间约需 3~6 个月。不良反应主要是白细胞减少等骨髓抑制表现,应用时应严密监测。对硫唑嘌呤或巯嘌呤不耐受者可试换用甲氨蝶呤。

(4) 抗菌药物:主要用于并发感染的治疗,如合并腹腔脓肿或肛周脓肿的治疗,在充分引流的前提下使用抗生素。常用有硝基咪唑类及喹诺酮类药物,也可根据药敏选用抗生素。

(5) 生物制剂:近年针对 IBD 炎症通路的各种生物制剂在治疗 IBD 取得良好疗效。抗 TNF-α 的单克隆抗体如英夫利昔单抗(infliximab)及阿达木单抗(adalimumab)对传统治疗无效的活动性 CD 有效,可用于 CD 的诱导缓解与维持治疗。其他生物制剂如阻断淋巴细胞迁移的维多珠单抗(vedolizumab)及拮抗 IL-12/IL-23 与受体结合的尤特克单抗(ustekinumab)也被证实有良好疗效。

(6) 全肠内营养:对于常规药物治疗效果欠佳或不能耐受者,特别是青少年病人,全肠内要素饮食对控制症状,降低炎症反应有帮助。

2. 缓解期 5-ASA 仅用于症状轻且病变局限的 CD 的维持治疗。硫唑嘌呤或巯嘌呤是常用的维持治疗药物,剂量与活动期相同。使用英夫利昔单抗取得缓解者,推荐继续使用以维持缓解,也可在病情缓解后改用免疫抑制剂维持治疗。维持缓解治疗用药时间可至 4 年以上。

(二) 对症治疗

纠正水、电解质平衡紊乱;贫血者可输血,低蛋白血症者输注人血白蛋白。重症病人酌用要素饮食及营养支持治疗。全肠内要素饮食除营养支持外,还有助于诱导缓解。

腹痛、腹泻必要时可酌情使用抗胆碱能药物或止泻药,合并感染者静脉途径给予广谱抗生素。

(三) 手术治疗

因手术后复发率高,故手术适应证主要是针对并发症,包括肠梗阻、腹腔脓肿、急性穿孔、不能控

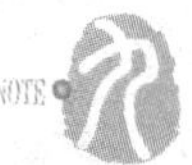

制的大量出血及癌变。瘘管的治疗比较复杂,需内外科医生密切配合,根据具体情况决定个体化治疗方法,包括内科治疗与手术治疗。对于病变局限且已经切除者,术后可定期随访。大多数病人需使用药物预防复发,常用药物为硫唑嘌呤或巯嘌呤。对易于复发的高危病人可考虑使用英夫利昔单抗。预防用药推荐在术后 2 周开始,持续时间不少于 4 年。

(四) 病人教育

必须戒烟,余同本章第一节。

【预后】

本病经治疗可好转,部分病人也可自行缓解。但多数病人反复发作,迁延不愈,其中部分病人在其病程中因出现并发症而需手术治疗。

(陈旻湖)

第九章　结直肠癌

结直肠癌（colorectal cancer）即大肠癌，包括结肠癌和直肠癌，通常指结直肠腺癌（colorectal adenocarcinoma），约占全部结直肠恶性肿瘤的95%。结直肠癌是全球常见的恶性肿瘤之一，如在美国近年其新发病例和病死人数在所有恶性肿瘤中位居第3。而在我国，其发病率和病死率均居全部恶性肿瘤的第3～5位，2015年新发生36.7万例；东南沿海地区发病率高于西北部，城市高于农村，男性高于女性。

【病因和发病机制】

（一）环境因素

过多摄入高脂肪或红肉、膳食纤维不足等是重要因素。近年发现肠道微生态（肠菌等微生物及其代谢产物）紊乱（包括具核梭杆菌等致病菌的肠黏膜聚集）参与结直肠癌的发生发展。

（二）遗传因素

从遗传学观点，可将结直肠癌分为遗传性（家族性）和非遗传性（散发性）。前者包括家族性腺瘤性息肉病（familial adenomatous polyposis，FAP）和遗传性非息肉病结直肠癌（hereditary nonpolyposis colorectal cancer，HNPCC），现国际上称为林奇综合征（Lynch syndrome）。后者主要是由环境因素引起基因突变，但即使是散发性结直肠癌，遗传因素在其发生中亦起重要作用。

（三）高危因素

1. 结直肠腺瘤　是结直肠癌最主要的癌前疾病。具备以下三项条件之一者即为高危腺瘤：①腺瘤直径≥10mm；②绒毛状腺瘤或混合性腺瘤而绒毛状结构超过25%；③伴有高级别上皮内瘤变。

2. 炎症性肠病　特别是溃疡性结肠炎可发生癌变，多见于幼年起病、病变范围广而病程长或伴有原发性硬化性胆管炎者。

3. 其他高危人群或高危因素　除前述情况外，还包括：①大便隐血阳性；②有结直肠癌家族史；③本人有癌症史；④长期吸烟、过度摄入酒精、肥胖、少活动、年龄>50岁；⑤符合下列6项之任2项者：慢性腹泻、慢性便秘、黏液血便、慢性阑尾炎或阑尾切除史、慢性胆囊炎或胆囊切除史、长期精神压抑；⑥有盆腔放疗史者。

结直肠癌发生的途径有3条：腺瘤—腺癌途径（含锯齿状途径）、从无到有（*De Novo*）途径和炎症—癌症途径，其中最主要的是腺瘤—腺癌途径。

【病理】

据我国有关资料分析，国人结直肠癌中直肠癌的比例较欧美为高；但近年国内右半结肠癌发病率有增高趋势，而直肠癌发病率下降。

1. 病理形态　早期结直肠癌是指癌瘤局限于结直肠黏膜及黏膜下层，进展期结直肠癌则为肿瘤已侵入固有肌层。进展期结直肠癌病理大体分为肿块型、浸润型和溃疡型3型。

2. 组织学分类　常见的组织学类型有腺癌、腺鳞癌、梭形细胞癌、鳞状细胞癌和未分化癌等；腺癌最多见，其又包括筛状粉刺型腺癌、髓样癌、微乳头癌、黏液腺癌、锯齿状腺癌和印戒细胞癌等6个变型。

3. 临床病理分期　采用美国癌症联合委员会（AJCC）/国际抗癌联盟（UICC）提出的结直肠癌TNM分期系统，对结直肠癌进行病理学分期。改良的Dukes分期法将结直肠癌分为A、B、C、D四期。

4. 转移途径　本病的转移途径包括：①直接蔓延；②淋巴转移；③血行播散。

【临床表现】

本病男性发病率高于女性。我国结直肠肿瘤(包括结直肠癌和腺瘤)发病率从50岁开始明显上升,75～80岁达到高峰,然后缓慢下降。但30岁以下的青年结直肠癌并非罕见。

结直肠癌起病隐匿,早期常仅见粪便隐血阳性,随后可出现下列临床表现。

1. 排便习惯与粪便性状改变 常为本病最早出现的症状。多表现为血便或粪便隐血阳性,出血量多少与肿瘤大小、溃疡深度等因素相关。有时表现为顽固性便秘,大便形状变细。也可表现为腹泻,或腹泻与便秘交替,粪质无明显黏液脓血,多见于右侧结直肠癌。

2. 腹痛 多见于右侧结直肠癌。表现为右腹钝痛,或同时涉及右上腹、中上腹。因病变可使胃结肠反射加强,可出现餐后腹痛。结直肠癌并发肠梗阻时腹痛加重或为阵发性绞痛。

3. 直肠及腹部肿块 多数直肠癌病人经指检可发现直肠肿块,质地坚硬,表面呈结节状,局部肠腔狭窄,指检后的指套上可有血性黏液。腹部肿块提示已届中晚期,其位置则取决于癌的部位。

4. 全身情况 可有贫血、低热,多见于右侧结直肠癌。晚期病人有进行性消瘦、恶病质、腹腔积液等。右侧结直肠癌以全身症状、贫血和腹部包块为主要表现;左侧结直肠癌则以便血、腹泻、便秘和肠梗阻等症状为主。并发症见于晚期,主要有肠梗阻、肠出血及癌肿腹腔转移引起的相关并发症。

【实验室和其他检查】

1. 粪便隐血 粪便隐血试验对本病的诊断虽无特异性,亦非确诊手段,但方法简便易行,可作为普查筛检或早期诊断的线索。

2. 结肠镜 对结直肠癌具确诊价值。通过结肠镜能直接观察全结直肠肠壁、肠腔改变,并确定肿瘤的部位、大小,初步判断浸润范围,取活检可获确诊。早期结直肠癌的内镜下形态分为隆起型和平坦型。

结肠镜下黏膜染色可显著提高微小病变尤其是平坦型病变的发现率。采用染色放大结肠镜技术结合腺管开口分型有助于判断病变性质和浸润深度。超声内镜技术有助于判断结直肠癌的浸润深度,对结直肠癌的T分期准确性较高,有助于判定是否适合内镜下治疗。

3. X线钡剂灌肠 可作为结直肠肿瘤的辅助检查,但其诊断价值不如结肠镜检查。目前仅用于不愿肠镜检查、肠镜检查有禁忌或肠腔狭窄肠镜难以通过但需窥视狭窄近段结肠者。钡剂灌肠可发现结肠充盈缺损、肠腔狭窄、黏膜皱襞破坏等征象,显示癌肿部位和范围。

4. CT结肠成像 主要用于了解结直肠癌肠壁和肠外浸润及转移情况,有助于进行临床分期,以制订治疗方案,对术后随访亦有价值。但对早期诊断价值有限,且不能对病变活检,对细小或扁平病变存在假阴性、因粪便可出现假阳性等。

【诊断与鉴别诊断】

有高危因素的个体出现排便习惯与粪便性状改变、腹痛、贫血等症状时,应及早进行结肠镜检查。诊断主要依赖结肠镜检查和黏膜活检病理检查。早期结直肠癌病灶局限且深度不超过黏膜下层,不论有无局部淋巴结转移;病理呈高级别上皮内瘤变或腺癌。

右侧结直肠癌应注意和肠阿米巴病、肠结核、血吸虫病、阑尾病变、克罗恩病等鉴别。左侧结直肠癌则需与痔、功能性便秘、慢性细菌性痢疾、血吸虫病、溃疡性结肠炎、克罗恩病、直肠结肠息肉、憩室炎等鉴别。对年龄较大者近期出现下消化道症状或症状发生改变,切勿未经肠镜检查就轻易作出功能性疾病的诊断,以免漏诊结直肠癌。

【治疗】

治疗关键在于早期发现与早期诊断,以利于根治。

1. 外科治疗 本病唯一根治方法是癌肿早期切除。对已有广泛癌转移者,如病变肠段已不能切除,可进行姑息手术缓解肠梗阻。对原发性肿瘤已行根治性切除、无肝外病变证据的肝转移病人,也可行肝叶切除术。

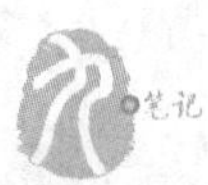
笔记

鉴于部分结直肠癌病人术前未能完成全结肠检查,存在第二处原发结直肠癌(异时癌)的风险,对这些病人推荐术后 3～6 个月即行首次结肠镜检查。

2. 结肠镜治疗 结直肠腺瘤癌变和黏膜内的早期癌可经结肠镜用高频电凝切除、黏膜切除术（EMR）或内镜黏膜下剥离术（ESD），回收切除后的病变组织做病理检查，如癌未累及基底部则可认为治疗完成；如累及根部，则需追加手术，彻底切除有癌组织的部分。

对左半结肠癌形成肠梗阻者，可在内镜下安置支架，解除梗阻，一方面缓解症状，更重要的是有利于减少术中污染，增加Ⅰ期吻合的概率。

3. 化疗 结直肠癌对化疗一般不敏感，早期癌根治后一般不需化疗。中晚期癌术后常用化疗作为辅助治疗。新辅助化疗可降低肿瘤临床分期，有助于手术切除肿瘤。氟尿嘧啶（5-FU）、亚叶酸（LV）、奥沙利铂（三药组成 mFOLFOX6 方案）是常用的化疗药物。

4. 放射治疗 主要用于直肠癌，术前放疗可提高手术切除率和降低术后复发率；术后放疗仅用于手术未能根治或术后局部复发者。术前与术后放疗相结合的“三明治疗法”，可降低Ⅱ期或Ⅲ期直肠癌和直肠乙状结肠癌病人局部复发风险，提高肿瘤过大、肿瘤已固定于盆腔器官病人的肿瘤切除率。

5. 免疫靶向治疗 抑制人类血管内皮生长因子（VEGF）的单克隆抗体（如贝伐单抗）、抑制表皮生长因子受体（EGFR）的单克隆抗体（如西妥昔单抗）可调控肿瘤生长的关键环节。该两种药物均已被批准用于晚期结直肠癌的治疗。

【预后】

预后取决于临床分期、病理组织学情况、早期诊断和手术能否根治等因素。外生性肿瘤和息肉样肿瘤病人的预后比溃疡性肿瘤和浸润性肿瘤要好；手术病理分期穿透肠壁的肿瘤侵袭的深度以及周围淋巴结扩散的程度是影响病人预后的重要因素；分化程度低的肿瘤比分化良好的肿瘤预后要差。

【预防】

结直肠癌具有明确的癌前疾病，且其发展到中晚期癌有相对较长时间，这为有效预防提供了机会。

首先，针对高危人群进行筛查以及早发现病变。通过问卷调查和粪便隐血试验等筛出高危者再行进一步检查，包括肛门指诊、乙状结肠镜和全结肠镜检查等。

其次，针对腺瘤一级预防和腺瘤内镜下摘除后的二级预防，可采取下列措施：①生活方式调整：加强体育锻炼，改善饮食结构，增加膳食纤维摄入，戒烟。②化学预防：高危人群（>50 岁，特别是男性、有结直肠肿瘤或其他癌家族史、吸烟、超重，或有胆囊手术史、血吸虫病史等），可考虑用阿司匹林或 COX-2 抑制剂（如塞来昔布）进行预防，但长期使用需注意药物不良反应。对于低血浆叶酸者，补充叶酸可预防腺瘤初次发生（而非腺瘤摘除后再发）；钙剂和维生素 D 则可预防腺瘤摘除后再发。③定期结肠镜检查：结肠镜下摘除结直肠腺瘤可预防结直肠癌发生，内镜术后仍需视病人情况定期复查肠镜，以及时切除再发腺瘤。④积极治疗炎症性肠病：控制病变范围和程度，促进黏膜愈合，有利于减少癌变。

（房静远）

第十章　功能性胃肠病

功能性胃肠病(functional gastrointestinal disorders,FGIDs)是一组慢性、反复发作的胃肠道症状、而无器质性改变的胃肠道功能性疾病,临床表现主要是胃肠道(包括咽、食管、胃、胆道、小肠、大肠、肛门)的相关症状,因症状特征而有不同命名。FGIDs 与消化道动力紊乱、内脏高敏感性、黏膜和免疫功能改变、肠道菌群变化以及中枢神经系统处理功能异常有关,近年更重视肠-脑互动异常的机制。临床上,以功能性消化不良和肠易激综合征多见。

第一节　功能性消化不良

功能性消化不良(functional dyspepsia,FD)是指由胃和十二指肠功能紊乱引起的餐后饱胀感、早饱、中上腹痛及中上腹烧灼感等症状,而无器质性疾病的一组临床综合征。FD 是临床上最常见的一种功能性胃肠病。欧美国家的流行病学调查表明,普通人群中有消化不良症状者占 19% ~41%,而我国的调查资料显示,FD 占胃肠病专科门诊病人的 50% 左右。

【病因和发病机制】

病因和发病机制可能与下列多种因素有关。①胃肠动力障碍:包括胃排空延迟、胃十二指肠运动协调失常。②内脏感觉过敏:FD 病人胃的感觉容量明显低于正常人。内脏感觉过敏可能与外周感受器、传入神经、中枢神经系统的调制异常有关,即脑-肠轴的功能异常。③胃对食物的容受性舒张功能下降:胃容受性由进餐诱发的迷走-迷走反射调控,并由胃壁的氮能神经的活动介导。胃容受性受损主要表现在胃内食物分布异常、近端胃储存能力下降、胃窦部存留食糜。这一改变常见于有早饱症状的病人。④胃酸分泌增加和胃、十二指肠对扩张、酸、其他腔内刺激的高敏感性:部分 FD 病人的临床症状酷似消化道溃疡,而且抑酸药物可取得较好的疗效。⑤幽门螺杆菌感染:尚无法确定幽门螺杆菌是否在 FD 的发病中发挥作用。⑥精神和社会因素:调查表明,FD 病人存在个性异常,焦虑、抑郁积分显著高于正常人和十二指肠溃疡组。在 FD 病人生活中,特别是童年期应激事件的发生频率高于正常人和十二指肠溃疡病人,但精神因素的确切致病机制尚未阐明。

【临床表现】

主要症状包括餐后饱胀、早饱感、中上腹胀痛、中上腹灼热感、嗳气、食欲缺乏、恶心等。常以某一个或某一组症状为主,在病程中症状也可发生变化。起病多缓慢,呈持续性或反复发作,许多病人有饮食、精神等诱发因素。

中上腹痛为常见症状,常与进食有关,表现为餐后痛,亦可无规律性,部分病人表现为中上腹灼热感。

餐后饱胀和早饱常与进食密切相关。餐后饱胀是指正常餐量即出现饱胀感;早饱是指有饥饿感但进食后不久即有饱感。

不少病人同时伴有失眠、焦虑、抑郁、头痛、注意力不集中等精神症状。

【诊断与鉴别诊断】

(一）诊断程序

在全面病史采集和体格检查的基础上,应先判断病人有无下列提示器质性疾病的“报警症状和体征”:45 岁以上,近期出现消化不良症状;有消瘦、贫血、呕血、黑粪、吞咽困难、腹部肿块、黄疸等;消化不良症状进行性加重。对有"报警症状和体征"者,必须进行全面检查直至找到病因。对年龄在45岁以下且无"报警症状和体征"者,可选择基本的实验室检查和胃镜检查。亦可先予经验性治疗2～4周观察疗效,对诊断可疑或治疗无效者有针对性地选择进一步检查。

需要鉴别的疾病包括:食管、胃和十二指肠的各种器质性疾病如消化性溃疡、胃癌等;各种肝、胆、胰疾病;由全身性或其他系统疾病引起的上消化道症状,如糖尿病、肾脏病、风湿免疫性疾病和精神神经性疾病等;药物引起的上消化道症状,如服用非甾体类抗炎药;其他功能性胃肠病和动力障碍性疾病,如胃食管反流病、肠易激综合征等。应注意,不少FD病人常同时有胃食管反流病、肠易激综合征及其他功能性胃肠病并存,临床上称之为症状重叠。

（二）诊断标准

根据罗马Ⅳ标准,符合以下标准可诊断为FD。①存在以下1项或多项:餐后饱胀不适、早饱、中上腹痛、中上腹烧灼感症状;②呈持续或反复发作的慢性过程(症状出现至少6个月,近3个月症状符合以上诊断标准);③排除可解释症状的器质性疾病(包括胃镜检查)。

【治疗】

旨在缓解症状、提高病人的生活质量。

（一）一般治疗

帮助病人认识和理解病情,建立良好的生活和饮食习惯,避免烟、酒及服用非甾体抗炎药。避免食用可能诱发症状的食物。注意根据病人不同特点进行心理治疗。生活要规律,保证充足的睡眠,保持良好的心态,适当参加运动和力所能及的体力活动。

（二）药物治疗

目前尚无特效药物,主要是经验性治疗。

1. 适度抑制胃酸　适用于以上腹痛、灼热感为主要症状的病人,可选择H_2受体拮抗剂或质子泵抑制剂。这类药物起效快,对酸相关的症状如反酸、恶心、易饥饿等有一定缓解作用。可根据病人症状按需治疗,不宜长期使用消化性溃疡治疗的标准剂量。

2. 促胃肠动力药　促胃肠动力药物疗效显著优于安慰剂,一般适用于以餐后饱胀、早饱为主要症状的病人,且不良反应低。多潘立酮(每次10mg,3次/日)、莫沙必利(每次5mg,3次/日)或依托必利(每次50mg,3次/日)均可选用。对疗效不佳者,可联合使用抑酸药和促胃肠动力药。

3. 助消化药　消化酶制剂可作为治疗消化不良的辅助用药,改善与进餐相关的上腹胀、食欲差等症状。

4. 抗抑郁药　上述治疗疗效欠佳而伴随精神症状明显者可试用。常用的有三环类抗抑郁药如阿米替林、选择性抑制5-羟色胺再摄取的抗抑郁药如帕罗西汀等,宜从小剂量开始,注意药物的不良反应。此类药物起效慢,应向病人耐心解释,提高病人依从性,以免病人对药物产生怀疑而影响效果。

【预后】

FD的症状可以反复、间断性发作,一般认为社会心理负担越重、疑病者,症状越不容易消失。

第二节　肠易激综合征

肠易激综合征(irritable bowel syndrome,IBS)是一种以腹痛伴排便习惯改变为特征而无器质性病变的常见功能性肠病。在欧美国家成人患病率为10%～20%,我国为10%左右。病人以中青年居多,男女比例约1∶2,有家族聚集倾向。

【病因和发病机制】

是多因素共同作用的结果,病理生理机制涉及:①胃肠动力学异常:结肠电生理研究显示IBS以便秘、腹痛为主者3次/分的慢波频率明显增加。腹泻型IBS高幅收缩波明显增加。对各种生理性和非生理性刺激(如进食、肠腔扩张、肠内容物以及某些胃肠激素)的动力学反应过强,并呈反复发作过

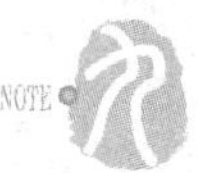

程。②内脏高敏感性:直肠气囊充气试验表明,IBS病人充气疼痛阈值明显低于对照组。大量研究发现,IBS病人对胃肠道充盈扩张、肠平滑肌收缩等生理现象敏感性增强,易产生腹胀腹痛。胃肠动力学异常和内脏高敏感性可能是IBS的核心发病机制。③中枢神经系统对肠道刺激的感知异常和脑-肠轴调节异常:IBS病人存在中枢神经系统的感觉异常和调节异常,IBS可以被认为是对脑-肠系统的超敏反应,包括对肠神经系统和中枢神经系统。其中,5-HT、胆囊收缩素、生长抑素、胃动素等胃肠激素可能在胃肠道动力和感觉调节中发挥作用。④肠道感染:越来越多的临床研究表明,IBS可能是急慢性感染性胃肠道炎症后的结果之一,其发病与感染的严重性及应用抗生素时间均有一定相关性。⑤肠道微生态失衡:IBS-D病人乳酸菌、脱硫弧菌和双歧杆菌数量明显减少,而IBS-C病人韦荣球菌数目增加。但是肠道微生态参与IBS发病的具体机制仍待进一步研究。⑥精神心理障碍:大量调查表明,IBS病人焦虑、抑郁积分显著高于正常人,应激事件发生频率亦高于正常人,对应激反应更敏感和强烈。

【临床表现】

起病隐匿,症状反复发作或慢性迁延,病程可长达数年至数十年,但全身健康状况却不受影响。精神、饮食等因素常诱使症状复发或加重。最主要的临床表现是腹痛、排便习惯和粪便性状的改变。

几乎所有IBS病人都有不同程度的腹痛,部位不定,以下腹和左下腹多见,排便或排气后缓解。极少有睡眠中痛醒者。

腹泻型IBS常排便较急,粪便呈糊状或稀水样,一般每日3~5次左右,少数严重发作期可达10余次,可带有黏液,但无脓血。部分病人腹泻与便秘交替发生。便秘型IBS常有排便困难,粪便干结、量少,呈羊粪状或细杆状,表面可附黏液。常伴腹胀、排便不尽感,部分病人同时有消化不良症状和失眠、焦虑、抑郁、头晕、头痛等精神症状。

一般无明显体征,可在相应部位有轻压痛,部分病人可触及腊肠样肠管,直肠指检可感到肛门痉挛、张力较高,可有触痛。

【诊断与鉴别诊断】

（一）诊断

在缺乏可解释症状的形态学改变和生化异常基础上,反复发作的腹痛,近3个月内发作至少每周1次,伴下面2项或者2项以上症状:①与排便相关;②症状发生伴随排便次数改变;③症状发生伴随粪便性状(外观)改变。诊断前症状出现至少6个月,近3个月符合以上诊断。

以下症状不是诊断所必备,但属常见症状,这些症状越多越支持IBS的诊断:①排便频率异常(每天排便>3次或每周<3次);②粪便性状异常(块状/硬便或稀水样便);③粪便排出过程异常(费力、急迫感、排便不尽感);④黏液便;⑤胃肠胀气或腹部膨胀感。西方国家便秘型多见,我国则以腹泻型为主。

（二）鉴别诊断

在详细询问病史基础上,应分别与引起腹痛和腹泻/便秘的疾病进行鉴别,要注意与乳糖不耐受症及药物不良反应引起的便秘鉴别。对于存在警报症状的病人不宜轻易诊断IBS,这些警报症状包括体重下降、持续性腹泻、夜间腹泻、粪便中带血、顽固性腹胀、贫血、低热等,特别是50岁以上出现新发症状者要高度警惕器质性疾病。

【治疗】

旨在改善病人症状,提高生活质量、消除顾虑。

（一）一般治疗

了解促发因素,并设法予以去除;指导病人建立良好的生活习惯及饮食结构,避免诱发症状的食物。告知病人IBS的性质,解除病人顾虑。对伴有失眠、焦虑者可适当给予镇静药。

（二）对症治疗

1. 腹痛

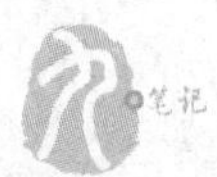

(1)解痉药:匹维溴铵为选择性作用于胃肠道平滑肌的钙拮抗药,能够缓解平滑肌痉挛,还可以

降低内脏高敏感性，对腹痛亦有一定疗效，且不良反应少，用法为每次50mg，3次/日。阿托品、莨菪碱类、颠茄合剂等抗胆碱药物可作为缓解腹痛的短期对症治疗，不适于长期用药。

（2）调节内脏感觉的药物：5-HT_3 选择性拮抗剂阿洛司琼、雷莫司琼可以改善病人腹痛症状，减少大便次数。5-HT_4 受体激动剂普卡必利可减轻病人腹痛、腹胀症状，使排便通畅。

2. 腹泻　腹泻病人可根据病情适当选用止泻药。洛哌丁胺或地芬诺酯止泻效果好，适用于腹泻症状较重者，但不宜长期使用。轻症者宜使用吸附止泻药如蒙脱石散、药用炭等。

3. 便秘

（1）泻药：对以便秘为主的病人，宜使用作用温和的轻泻剂，常用的渗透性轻泻剂如聚乙二醇、乳果糖或山梨醇，容积性泻药如甲基纤维素等也可选用。

（2）促动力药：此类药物如莫沙必利、依托比利等，能够促进小肠和结肠蠕动。马来酸曲美布汀是消化道双向调节剂，对各种类型的IBS症状都有较好的效果。

4. 抗抑郁药　详见本章第一节。

5. 肠道微生态制剂　如双歧杆菌、乳酸杆菌、酪酸菌等制剂，可纠正肠道菌群失调，对腹泻、腹胀有一定疗效。

（三）心理和行为疗法

症状严重而顽固，经一般治疗和药物治疗无效者应考虑予以心理行为治疗，包括心理治疗、认知疗法、催眠疗法和生物反馈疗法等。

【预后】

IBS呈良性过程，症状可反复或间歇发作，影响生活质量，但一般不会严重影响全身情况。

（王　敏）

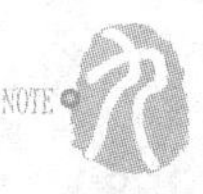

第十一章　病毒性肝炎

病毒性肝炎是指由嗜肝病毒所引起的肝脏感染性疾病，病理学上以急性肝细胞坏死、变性和炎症反应为特点。临床表现差异很大，包括无症状和亚临床型（隐性感染）、自限性的急性无黄疸型和黄疸型肝炎，慢性肝炎以及少数发展为重症肝炎、肝衰竭。其他非嗜肝病毒，如EB病毒、巨细胞病毒（CMV）等感染后，也可以造成肝功能损伤，不纳入本节。

【病因和发病机制】

病毒性肝炎的病因至少有五种：

1. 甲型肝炎病毒（HAV）　为RNA病毒，通过粪-口途径由不洁食物、饮水等传播，潜伏期2～6周，以儿童和青年多见。

2. 乙型肝炎病毒（HBV）　为分子量较小的DNA病毒，主要经血（如不安全注射等）、母婴及性接触等途径传播，潜伏期1～6个月，各组人群均可见，全球逾2亿人为慢性HBV感染者，目前我国感染携带率约7%。HBV是我国感染携带率最高的肝炎病毒；根据基因差异，HBV可分为8个基因型（A～H型），我国以B型和C型多见。

3. 丙型肝炎病毒（HCV）　为RNA病毒，主要经血液传播，性接触和母婴途径有较高的感染风险，潜伏期1～6个月，易变异，是慢性化最高的肝炎病毒；根据核苷酸序列同源程度，可将HCV分为6个（1～6）基因型，各型又由若干亚型（a、b、c）组成，如1a、1b、2a、2b、3a、3b等，基因型分布具有明显地域性。我国以1b型和2a型为主。

4. 丁型肝炎病毒（HDV）　为RNA病毒，分子量较小、有缺陷，不能单独感染致病，必须在HBV-DNA病毒的辅助下才能复制增殖，即HDV的感染需同时或先有HBV-DNA病毒感染的基础，主要通过血源传播，潜伏期1～6个月，各组人群均可见。

5. 戊型肝炎病毒（HEV）　也为RNA病毒，主要经粪-口途径由不洁食物、饮水等传播，潜伏期2～8周，儿童和成人易感。

嗜肝病毒引起肝细胞的损伤，主要包括感染者的免疫应答因素和病毒因素。肝炎病毒进入肝脏后，激活机体的免疫反应，细胞毒性T淋巴细胞（CTL）可直接作用于肝细胞，也可分泌多种细胞因子如肿瘤坏死因子α（TNF-α）、干扰素γ（IFN-γ）等，引起肝细胞死亡；病毒感染后，肝组织局部的炎症细胞（中性粒细胞、巨噬细胞等）浸润可导致组织损害。HAV、HBV所致的肝脏损伤主要就是由免疫应答所致。其他嗜肝病毒除了免疫应答的因素外，还有病毒本身也对肝细胞造成损害。

HBV、HCV感染慢性化的机制主要由于宿主的免疫应答减弱、免疫耐受形成，也与病毒分子变异和分泌相关分子，使其逃避机体的免疫反应有关。

【临床表现和分型】

甲型肝炎和戊型肝炎起病急，前期常有发热、畏寒、腹痛、恶心等症状，继而出现明显厌食、乏力、尿色加深如浓茶、皮肤巩膜黄染，黄疸出现3～5天后，上述症状逐渐缓解。孕妇和老人罹患戊型肝炎，易发展为重症肝炎、肝衰竭，表现为极度乏力、食欲缺乏，黄疸进行性加深（总胆红素常>171μmol/L），凝血酶原时间显著延长，并发肝性脑病、肾衰竭和消化道出血等。

HBV、HCV感染人体后可造成急性肝炎、慢性肝炎和无症状携带者，少数可发生重症肝炎、肝衰竭。急性期的症状为乏力、厌食、尿色加深、肝区疼痛；慢性肝炎大多为非特异性症状，如乏力、腹胀、右上腹隐痛、学习或工作精力减退等。慢性肝炎如持续进展，可发展至肝硬化（本篇第十五章），出现肝脏储备功能下降和门静脉高压的相关症状。部分 HBV 或 HCV 携带者，虽有病毒感染的标志，但无明显临床症状和生化指标的异常，称为无症状携带者。

HDV 是与 HBV 重叠或协同感染的，可使病人的肝炎病情复发或加重。

临床分型：

1. **急性期**　①急性黄疸型；②急性无黄疸型。

2. **重症肝炎**　①急性肝衰竭，起病 2 周内发生肝衰竭；②亚急性肝衰竭，发病 15 天至 26 周内出现肝衰竭症状；③慢加急性肝衰竭（acute-on-chronic liver failure，ACLF），是在慢性肝病基础上出现的急性肝衰竭；④慢性肝衰竭，在肝硬化基础上逐渐发生肝衰竭。

3. **慢性期**　主要见于部分 HBV 和 HCV 感染者，①慢性肝炎；②合并肝硬化。

【实验室和辅助检查】

1. **病原血清学检查**　HAV、HEV 感染时，如 IgM 抗体（抗-HAV IgM 和抗-HEV IgM）阳性，提示现症感染（如初次阴性，可间隔 1～2 周复查），如 IgG 抗体阳性，则提示既往感染，或本次感染的恢复期。

HBV 感染相关的血清学标志物包括 HBsAg、抗-HBs、HBeAg、抗-HBe、抗-HBc 和抗-HBc-IgM。HBsAg 阳性表示 HBV 感染；抗-HBs 为保护性抗体，其阳性表示对 HBV 有免疫力，见于乙肝康复及接种乙肝疫苗者；抗-HBc IgM 阳性多见于急性乙肝及慢性乙肝急性发作；血清中很难检测到 HBcAg，但可检出抗-HBc，只要感染过 HBV，无论病毒是否被清除，此抗体多为阳性。

血清中抗-HCV 阳性者，提示已有 HCV 的感染；应进一步检测 HCV-RNA，以确定是否为现症感染。血清抗-HCV 滴度越高，HCV-RNA 检出的可能性越大。

HDV 感染后，血清可检测出 HDAg 或 HDV-RNA，或抗-HD、抗-HD IgM。

HBV、HCV 和 HDV 感染时，可从血中检测到病毒分子（HBV-DNA、HCV-RNA 和 HDV-RNA）的复制滴度。

2. **肝功能生化指标**　常见 ALT、AST 明显升高，也可见总胆红素、直接胆红素增高；胆汁淤积型病人可见总胆汁酸和碱性磷酸酶增高；重症肝炎、肝衰竭时，有凝血酶原时间延长、凝血酶原活动度下降和清蛋白浓度降低。

3. **影像学检查**　超声、CT 或 MRI 在炎症期可见肝脏均匀性肿胀、脾脏轻度肿大；在肝纤维化、肝硬化阶段，常见肝脏表面不均匀呈波浪状甚至结节状，脾脏中重度肿大，可见食管和（或）胃底静脉曲张，失代偿期肝硬化可见腹腔积液。

4. **病理学检查**　各种病毒性肝炎的基本病理变化是相同的，其特点包括：①肝细胞变性、坏死；②炎症和渗出反应；③肝细胞再生；④慢性化时不同程度的肝纤维化。

轻症感染可见肝细胞气球样变性、点状坏死，或灶性坏死、融合性坏死，Kupffer 细胞增生，汇管区炎症细胞浸润，或伴有淤胆；病变严重时，可在汇管区（1 区）和中央静脉（3 区）及两者之间（2 区）形成带状坏死，即桥接坏死（bridging necrosis）。慢性肝炎时，可见肝小叶周围碎屑样坏死、淋巴细胞和单核细胞聚集、浸润，常见毛玻璃样肝细胞，胆管上皮细胞肿胀、排列不规则。不同程度的肝纤维化、肝硬化，则是慢性肝病的共同病理改变，如慢性乙型肝炎和慢性丙型肝炎。

【诊断与鉴别诊断】

诊断需根据流行病学、症状、体征、肝生化检查、病原学和血清学检查，结合病人的具体情况和动态变化进行综合分析，必要时可行肝活检组织检查。病毒性肝炎的诊断要求：①病因诊断；②临床类型诊断。如：病毒性肝炎，甲型，急性黄疸型；病毒性肝炎，乙型，慢加急性肝衰竭。

急性病毒性肝炎需要与药物性或中毒性肝损伤区别，主要根据流行病学史、服药或接触毒物史和血清学标志进行鉴别；慢性肝炎需要与自身免疫性肝病、Wilson 病、脂肪性肝病、药物或职业中毒性肝病以及肝癌相鉴别。

【治疗】

病毒性肝炎病因不同，临床表现多样，变化较多，治疗要根据不同类型、不同病期区别对待。

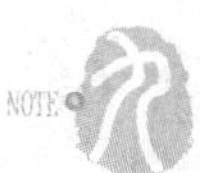

1. 一般治疗 ①休息:急性肝炎早期,应住院或留家隔离治疗休息;慢性肝炎应适当休息,病情好转后应注意动静结合,恢复期逐渐增加活动,但仍需避免过劳。②饮食与营养:急性肝炎者食欲缺乏,应进易消化、富含维生素的清淡饮食;若食欲明显减退且有恶心呕吐者,可短期静脉滴注 10% ~ 20% 的葡萄糖液、维生素和电解质等。肝炎病人禁止饮酒。

2. 保肝治疗 肝功能异常者,可适当选用还原型谷胱甘肽、甘草酸制剂、双环醇、维生素 E 等抗炎、减轻过氧化损伤等药物。伴有肝内胆汁淤积的病人,可选用熊去氧胆酸、腺苷蛋氨酸等。

3. 抗病毒治疗 甲型肝炎和戊型肝炎,不需要抗病毒治疗;HDV 与 HBV 协同感染所致急性肝炎时,无需抗病毒处理,与 HBV 叠加感染造成慢性肝炎加重时,可试用干扰素(IFNα)。

HBV 感染所致的急性乙肝,一般不需要抗病毒治疗,但出现以下情况之一可使用抗病毒治疗,以降低慢性化发生:①HBV-DNA>2000U/ml(相当于 10^4 拷贝/ml);②感染时间>4 周,而 HBV-DNA 及 HBsAg 仍未阴转者;③若能行基因分型,C 基因型及 D 基因型者需抗病毒治疗。

HBV 感染所致的慢性乙肝,常需要抗病毒治疗,其指征为:① HBeAg 阳性病人,HBV-DNA≥ 20 000U/ml(相当于 10^5 拷贝/ml);HBeAg 阴性病人,HBV-DNA≥2000U/ml(相当于 10^4 拷贝/ml);②ALT水平一般要求 ALT 持续升高≥2×ULN;③肝硬化,无论有无病毒复制。

乙肝抗病毒药物主要有核苷类似物(如替诺福韦、恩替卡韦、替比夫定、拉米夫定等)和干扰素[如普通干扰素 α(IFNα)和聚乙二醇干扰素(Peg IFNα)]。对于初治乙肝病人,优先推荐选用恩替卡韦、替诺福韦或长效干扰素(Peg IFNα)。

针对 HCV 的感染,无论急慢性丙肝,所有 HCV-RNA 阳性病人均应抗病毒治疗。丙肝抗病毒药物和方案主要包括:①直接抗病毒药物(direct-acting antiviral agents,DAA),如索非布韦、达卡他韦、维帕他韦等;②PR 方案,即聚乙二醇干扰素(Peg IFNα)联合利巴韦林(ribavirin);③DAA 联合 PR 方案。以口服 DAA 方案首选。

无论是乙肝还是丙肝,一旦进入肝硬化阶段,则禁用干扰素抗病毒治疗。

4. 人工肝或者肝移植 对各型重症肝炎病人,可以运用人工肝或者肝移植进行治疗。

【预后和预防】

甲型肝炎和戊型肝炎均为自限性疾病,不发展为慢性,预后大都良好;但孕妇和老人的戊型肝炎易发展为重症肝炎,病死率可达 20%。

乙型肝炎慢性化率约为 10%,全球逾 2 亿人为慢性 HBV 感染者。病人肝硬化的年发生率为 2% ~10%,失代偿期肝硬化 5 年生存率为 14% ~35%。肝硬化病人 HCC 年发生率为 3% ~6%。HDV 的感染可加重乙肝的病情。

丙型肝炎慢性化率为 55% ~85%。感染 HCV 时年龄在 40 岁以上、男性、嗜酒(50g/d 以上)、合并感染 HIV 并导致免疫功能低下者,可促进疾病进展。一旦发展成为肝硬化,丙肝相关的肝癌年发生率为 2% ~4%。自从 DAA 治疗方案应用后,慢性丙肝的临床预后显著改善。

针对 HAV、HBV 和 HEV 的感染,已有相关的疫苗注射可以预防;但目前尚无针对 HCV 和 HDV 感染的预防疫苗。避免与感染者的过度接触、避免医源性传播(不规范使用注射器、血制品等)、避免性乱交,都是预防肝炎的有效措施。

(杨长青)

第十二章　脂肪性肝病

脂肪性肝病(fatty liver disease,FLD)是以肝细胞脂肪过度贮积和脂肪变性为特征的临床病理综合征。肥胖、饮酒、糖尿病、营养不良、部分药物、妊娠以及感染等是FLD发生的危险因素。根据组织学特征,将FLD分为脂肪肝和脂肪性肝炎;根据有无长期过量饮酒的病因,又分为非酒精性脂肪性肝病和酒精性脂肪性肝病。

第一节　非酒精性脂肪性肝病

非酒精性脂肪性肝病(non-alcoholic fatty liver disease,NAFLD)是指除外酒精和其他明确的肝损害因素所致的,以肝脏脂肪变性为主要特征的临床病理综合征,包括非酒精性脂肪肝(non-alcoholic fatty liver,NAFL)也称单纯性脂肪肝,以及由其演变的脂肪性肝炎(non-alcoholic steatohepatitis,NASH)、脂肪性肝纤维化、肝硬化甚至肝癌。NAFLD现已成为西方国家和我国最常见的肝脏疾病。

【病因和发病机制】

NAFLD的病因较多,高能量饮食、含糖饮料、久坐少动等生活方式,肥胖、2型糖尿病、高脂血症、代谢综合征等单独或共同成为NAFLD的易感因素。

"多重打击"学说可以解释部分NAFLD的发病机制。第一次打击主要是肥胖、2型糖尿病、高脂血症等伴随的胰岛素抵抗,引起肝细胞内脂质过量沉积;第二次打击是脂质过量沉积的肝细胞发生氧化应激和脂质过氧化,导致线粒体功能障碍、炎症因子的产生,肝星状细胞的激活,从而产生肝细胞的炎症、坏死;内质网应激、肝纤维化也加重疾病的进展;肠道菌群紊乱也与NAFLD的发生相关,如高脂饮食会减少菌群多样性,减低普氏菌属数量,增加厚壁菌门与拟杆菌门的比率,升高了肠道能量的吸收效率;此外,遗传背景、慢性心理应激、免疫功能紊乱,在NAFLD的发生发展中也有一定的作用。

【病理】

NAFLD的病理改变以大泡性或大泡性为主的肝细胞脂肪变性为特征。根据肝内脂肪变、炎症和纤维化的程度,将NAFLD分为单纯性脂肪性肝病、脂肪性肝炎,后者可进展为病变程度更为严重的脂肪性肝纤维化、肝硬化甚至肝癌。

单纯性脂肪性肝病:肝小叶内>30%的肝细胞发生脂肪变,以大泡性脂肪变性为主,根据脂肪变性在肝脏累及的范围,可将脂肪性肝病分为轻、中、重三型。不伴有肝细胞的炎症、坏死及纤维化。

脂肪性肝炎(NASH):腺泡3区出现气球样肝细胞,腺泡点灶状坏死,门管区炎症伴(或)门管区周围炎症。腺泡3区出现窦周/细胞周纤维化,可扩展到门管区及其周围,出现局灶性或广泛的桥接纤维化。

【临床表现】

NAFLD起病隐匿,发病缓慢,常无症状。少数病人可有乏力、右上腹轻度不适、肝区隐痛或上腹胀痛等非特异症状。严重NASH可出现黄疸、食欲缺乏、恶心、呕吐等症状,部分病人可有肝大。NAFLD发展至肝硬化失代偿期,临床表现与其他原因所致肝硬化相似。

【实验室和其他检查】

1. 实验室检查　单纯性脂肪性肝病时,肝功能基本正常,或有γ-谷氨酰转肽酶(γ-GT)轻度升高；NASH 时，多见血清转氨酶和 γ-GT 水平升高，通常以 ALT 升高为主。部分病人血脂、尿酸、转铁蛋白和空腹血糖升高或糖耐量异常。

2. **影像学检查**　超声诊断脂肪性肝病的准确率高达 70% ~80% 左右；利用超声在脂肪组织中传播出现显著衰减的特征，也可定量肝脂肪变程度。CT 平扫肝脏密度普遍降低，肝/脾 CT 平扫密度比值≤1 可明确脂肪性肝病的诊断，根据肝/脾 CT 密度比值还可判断脂肪性肝病的程度。质子磁共振波谱是无创定量肝脏脂肪的最优方法。

3. **病理学检查**　肝穿刺活组织检查是确诊 NAFLD 的主要方法，对鉴别局灶性脂肪性肝病与肝肿瘤、某些少见疾病如血色病、胆固醇酯贮积病和糖原贮积病等有重要意义，也是判断预后的最敏感和特异的方法。

【诊断与鉴别诊断】

临床诊断标准为：凡具备下列第 1 ~5 项和第 6 或第 7 项中任何一项者即可诊断为 NAFLD。①有易患因素：肥胖、2 型糖尿病、高脂血症等。②无饮酒史或饮酒折合乙醇量男性每周<140g，女性每周<70g。③除外病毒性肝炎、药物性肝病、全胃肠外营养、肝豆状核变性和自身免疫性肝病等可导致脂肪肝的特定疾病。④除原发疾病的临床表现外，可有乏力、肝区隐痛、肝脾大等症状及体征。⑤血清转氨酶或 γ-GT、转铁蛋白升高。⑥符合脂肪性肝病的影像学诊断标准。⑦肝组织学改变符合脂肪性肝病的病理学诊断标准。

【治疗】

（一）病因治疗

针对病因的治疗，如治疗糖尿病、高脂血症，对多数单纯性脂肪性肝病和 NASH 有效。生活方式的改变，如健康饮食、体育运动，在 NAFLD 的治疗中至关重要。对于肥胖的 NAFLD 病人，减重 3% ~5% 可改善肝脂肪变，减重 7% ~10% 能够改善肝脏酶学和组织学的异常。

（二）药物治疗

单纯性脂肪性肝病一般无需药物治疗，通过改变生活方式即可。对于 NASH 特别是合并进展性肝纤维化病人，使用维生素 E、甘草酸制剂、多烯磷脂酰胆碱等，可减轻脂质过氧化。胰岛素受体增敏剂如二甲双胍、吡格列酮可用于合并 2 型糖尿病的 NAFLD 病人；伴有血脂高的 NAFLD 可在综合治疗的基础上应用降血脂药物，但需要检测肝功能，必要时联合用保肝药；肠道益生菌，可减少内毒素的产生和能量的过度吸收。

（三）其他治疗

对改变生活方式和药物治疗无反应者，可通过减重手术进行治疗。对 NASH 伴有严重代谢综合征病人，也可行粪菌移植。

（四）病人教育

1. 控制饮食、增加运动，是治疗肥胖相关 NAFLD 的最佳措施。减肥过程中应使体重平稳下降，注意监测体重及肝功能。

2. 注意纠正营养失衡，禁酒，不宜乱服药，在服降血脂药物期间应遵医嘱定期复查肝功能。

【预后】

单纯性脂肪性肝病如积极治疗，可完全恢复。脂肪性肝炎如能及早发现、积极治疗，多数能逆转。部分脂肪性肝炎可发展为肝硬化甚至肝癌，其预后与病毒性肝炎后肝硬化、酒精性肝硬化相似。

第二节　酒精性肝病

酒精性肝病（alcoholic liver disease，ALD）是由于大量饮酒所致的肝脏疾病。其疾病谱包括酒精性肝炎、酒精性脂肪肝、酒精性肝纤维化和肝硬化，可发展至肝癌。本病在欧美国家多见，近年我国的发病率也有上升，我国部分地区成人的酒精性肝病患病率为 4% ~6%。

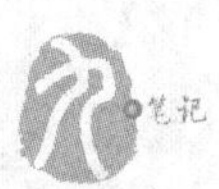

【病因和发病机制】

乙醇损害肝脏可能涉及下列多种机制：①乙醇的中间代谢物乙醛是高度反应活性分子，能与蛋白质结合形成乙醛-蛋白加合物，后者不仅对肝细胞有直接损伤作用，而且可以作为新抗原诱导细胞及体液免疫反应，导致肝细胞受免疫反应的攻击；②乙醇代谢的耗氧过程导致小叶中央区缺氧；③乙醇在肝细胞微粒体的乙醇氧化途径中产生活性氧，导致肝损伤；④大量饮酒可致肠道菌群失调、肠道屏障功能受损，引起肠源性内毒素血症，加重肝脏损伤；⑤长期大量饮酒病人血液中酒精浓度过高，肝内血管收缩、血流和氧供减少，且酒精代谢时氧耗增加，导致肝脏微循环障碍和低氧血症，肝功能进一步恶化。

增加酒精性肝病发生的危险因素有：①饮酒量及时间：一般认为，短期反复大量饮酒可发生酒精性肝炎；平均每日乙醇摄入40g，>5年可发展为慢性酒精性肝病；②遗传易感因素：被认为与酒精性肝病的发生密切相关，但具体的遗传标记尚未确定；③性别：同样的酒摄入量女性比男性易患酒精性肝病，与女性体内乙醇脱氢酶（ADH）含量较低有关；④其他肝病：如HBV或HCV感染可增加酒精性肝病发生的危险性，并可使酒精性肝损害加重；⑤肥胖：是酒精性肝病的独立危险因素；⑥营养不良。

【病理】

酒精性肝病病理学改变主要为大泡性或大泡性为主伴小泡性的混合性肝细胞脂肪变性。依据病变肝组织是否伴有炎症反应和纤维化，可分为酒精性脂肪肝、酒精性肝炎、酒精性肝纤维化和酒精性肝硬化。

酒精性脂肪肝：乙醇所致肝损害首先表现为肝细胞脂肪变性，轻者散在单个肝细胞或小片状肝细胞受累，主要分布在小叶中央区，进一步发展呈弥漫分布。根据脂肪变性范围可分为轻、中和重度。肝细胞无炎症、坏死，小叶结构完整。

酒精性肝炎、肝纤维化：肝细胞坏死、中性粒细胞浸润、小叶中央区肝细胞内出现酒精性透明小体（Mallory小体）为酒精性肝炎的特征，严重的出现融合性坏死和（或）桥接坏死。窦周/细胞周纤维化和中央静脉周围纤维化，可扩展到门管区，中央静脉周围硬化性玻璃样坏死，局灶性或广泛的门管区星芒状纤维化，严重的出现局灶性或广泛的桥接纤维化。

酒精性肝硬化：肝小叶结构完全毁损，代之以假小叶形成和广泛纤维化，大体形态为小结节性肝硬化。根据纤维间隔是否有界面性肝炎，分为活动性和静止性。

【临床表现】

临床表现一般与饮酒的量和嗜酒的时间长短有关，病人可在长时间内没有任何肝脏的症状和体征。

酒精性肝炎临床表现与组织学损害程度相关。常发生在近期（数小时至数周）大量饮酒后，出现全身不适、食欲缺乏、恶心呕吐、乏力、肝区疼痛等症状。可有低热，黄疸，肝大并有触痛。严重者可发生急性肝衰竭。

酒精性脂肪肝常无症状或症状轻微，可有乏力、食欲缺乏、右上腹隐痛或不适，肝脏有不同程度的肿大。

酒精性肝硬化临床表现与其他原因引起的肝硬化相似，可伴有慢性酒精中毒的表现，如精神神经症状、慢性胰腺炎等。

部分嗜酒者停止饮酒后可出现戒断症状，表现为四肢发抖、出汗、失眠、兴奋、躁动、乱语；戒断症状严重者如果不及时抢救，也可能会导致死亡。

【实验室和其他检查】

1. 实验室检查　酒精性脂肪肝可有血清AST、ALT轻度升高。酒精性肝炎AST升高比ALT升高明显，AST/ALT常大于2，但AST和ALT值很少大于500U/L，否则，应考虑是否合并有其他原因引起的肝损害。γ-GT常升高，TB、PT和平均红细胞容积（MCV）等指标也可有不同程度的改变，联合检测有助于诊断酒精性肝病。

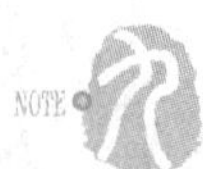

2. **影像学检查** 同本章第一节。

3. **病理学检查** 肝活组织检查是确定酒精性肝病及分期分级的可靠方法，是判断其严重程度和预后的重要依据。但很难与其他病因引起的肝损害鉴别。

【诊断与鉴别诊断】

饮酒史是诊断酒精性肝病的必备依据，应详细询问病人饮酒的种类、每日摄入量、持续饮酒时间和饮酒方式等。目前酒精摄入的安全阈值尚有争议。我国现有的酒精性肝病诊断标准为：长期饮酒史（>5 年），折合酒精量男性≥40g/d，女性≥20g/d；或 2 周内有大量饮酒史，折合酒精量>80g/d。酒精量换算公式为：酒精量（g）= 饮酒量（ml）×酒精含量（%）×0.8。

酒精性肝病的诊断思路为：①是否存在肝病；②肝病是否与饮酒有关；③是否合并其他肝病；④如确定为酒精性肝病，则其临床病理属哪一阶段；可根据饮酒史、临床表现及有关实验室及其他检查进行分析，必要时可肝穿刺活检组织学检查。

本病应与非酒精性脂肪性肝病、病毒性肝炎、药物性肝损害、自身免疫性肝病等其他肝病及其他原因引起的肝硬化进行鉴别。酒精性肝病和慢性病毒性肝炎关系密切，慢性乙型、丙型肝炎病人对酒敏感度增高，容易发生酒精性肝病；反之，酒精性肝病病人对病毒性肝炎易感性也增加。

【治疗】

1. **病人教育** 戒酒是治疗酒精性肝病病人最重要的措施。戒酒能显著改善各个阶段病人的组织学改变和生存率，并可减轻门静脉压力及减缓向肝硬化发展的进程。因此，对酒精性肝病病人，应劝其及早戒酒。

2. **营养支持** 长期嗜酒者，酒精取代了食物所提供的热量，故蛋白质和维生素摄入不足而引起营养不良。所以酒精性肝病病人需要良好的营养支持，在戒酒的基础上应给予高热量、高蛋白、低脂饮食，并补充多种维生素（如维生素 B、C、K 及叶酸）。

3. **药物治疗** 多烯磷脂酰胆碱可稳定肝窦内皮细胞膜和肝细胞膜，降低脂质过氧化，减轻肝细胞脂肪变性及其伴随的炎症和纤维化。美他多辛可加快乙醇代谢。N-乙酰半胱氨酸能补充细胞内谷胱甘肽，具有抗氧化作用。糖皮质激素用于治疗酒精性肝病尚有争论，但对重症酒精性肝炎可缓解症状，改善生化指标。其他药物，如 S-腺苷蛋氨酸、甘草酸制剂也有一定疗效。酒精戒断症状严重者，除对症处理外，可考虑应用纳洛酮、苯二氮䓬类镇静剂，医护人员和家人要给予鼓励和关心，帮助病人戒酒。

4. **肝移植** 严重酒精性肝硬化病人可考虑肝移植，但要求病人肝移植前戒酒 3～6 个月，并且无严重的其他脏器的酒精性损害。

【预后】

酒精性脂肪肝一般预后良好，戒酒后可部分恢复。酒精性肝炎如能及时治疗和戒酒，大多可恢复。若不戒酒，酒精性脂肪肝可直接或经酒精性肝炎阶段发展为酒精性肝硬化。主要死亡原因为肝衰竭及肝硬化相关并发症。

（杨长青）

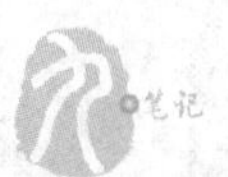

第十三章　自身免疫性肝病

自身免疫性肝病主要包括自身免疫性肝炎（autoimmune hepatitis，AIH）、原发性胆汁性胆管炎（primary biliary cholangitis，PBC）、原发性硬化性胆管炎（primary sclerosing cholangitis，PSC）及这三种疾病中任何两者兼有的重叠综合征；近年来 IgG4 相关性肝胆疾病也被归为此类。其共同特点是，在肝脏出现病理性炎症损伤的同时，血清中可发现与肝脏有关的自身抗体。

遗传易感性是自身免疫性肝病的主要因素，在此基础上病毒感染、药物和环境因素可能是促发因素，调节型 T 细胞（T regulation cell，Treg）数量及功能的失衡是病人免疫紊乱的主要机制之一。

第一节　自身免疫性肝炎

自身免疫性肝炎由机体对肝细胞产生自身抗体及 T 细胞介导的自身免疫应答所致。

【病因和发病机制】

在 AIH 发病机制中主要的自身抗原为去唾液酸糖蛋白受体（ASGP-R）和微粒体细胞色素 P450 Ⅱ D6。自身反应性 T 细胞及其抗原提呈细胞是 AIH 发病的另一必要条件。补体系统和趋化因子也参与了 AIH 的体液免疫损伤机制。

【临床表现】

女性多发，男女比例为 1∶4，好发于 30～50 岁。大部分 AIH 病人起病缓慢，轻者甚至无症状，病变活动时有乏力、腹胀、食欲缺乏、瘙痒、黄疸等症状。早期肝大伴压痛，常有脾大、蜘蛛痣等。约 25% 病人可有急性发作过程。

活动期 AIH 常有肝外表现，如持续发热、急性游走性大关节炎及多形性红斑等。该病可重叠其他自身免疫性疾病，如原发性胆汁性胆管炎、原发性硬化性胆管炎、桥本甲状腺炎、溃疡性结肠炎、类风湿关节炎、干燥综合征等。

【实验室检查】

1. 肝功能检查　ALT 及 AST 常呈轻到中度升高。

2. 免疫学检查　以高 γ-球蛋白血症和循环中存在自身抗体为特征。自身抗体包括抗核抗体（ANA）、抗平滑肌抗体（SMA）、抗中性粒细胞胞浆抗体（pANCA）、抗可溶性肝抗原抗体（抗-SLA）/抗肝胰抗体（抗-LP）、抗-肌动蛋白抗体（抗-actin）、抗肝肾微粒体抗体（抗-LKM1）、抗 1 型肝细胞溶质抗原抗体（抗-LC1）等。这些血清免疫学改变缺乏特异性，亦见于其他急、慢性肝炎等。

3. 病理学检查　界面型肝炎、汇管区和小叶淋巴浆细胞浸润、肝细胞玫瑰样花环以及淋巴细胞对肝细胞的穿透现象，被认为是典型的 AIH 组织学改变。严重时可有桥接坏死、多小叶坏死或融合性坏死。汇管区炎症一般不侵犯胆管系统，无脂肪变性及肉芽肿。

【诊断及临床分型】

表 4-13-1 列出的 AIH 诊断积分系统，有助于诊断。少数自身免疫性肝炎病人自身抗体阴性，可能存在目前尚不能检出的自身抗体。与慢性隐源性肝病的区别是后者对糖皮质激素治疗无效。自身免疫性肝炎可与其他自身免疫性肝病如 PBC、PSC 等并存，称为重叠综合征。

表 4-13-1 简化 AIH 诊断积分系统

变量	标注	分值	备注
ANA 或 SMA	≥1:40	1 分	
ANA 或 SMA 或 LKM-1 或 SLA,或 LC1	≥1:80 ≥1:40 阳性	2 分	多项同时出现,最多 2 分
IgG	>正常上限 >1.10 倍正常上限	1 分 2 分	
肝组织学	符合 AIH 典型 AIH 表现	1 分 2 分	典型 AIH 表现:界面型肝炎、汇管区和小叶淋巴浆细胞浸润、肝细胞玫瑰样花环
排除病毒性肝炎	是	2 分	

注:≥6 分:AIH 可能;≥7 分:确诊 AIH

ANA:血清核抗体;SMA:抗平滑肌抗体;LKM-1:抗肝肾微粒体抗体-1;SLA:抗可溶性肝抗原;LC1:抗 1 型肝细胞溶质抗原抗体;AIH:自身免疫性肝炎;IgG:血清免疫球蛋白

【治疗】

多数 AIH 对免疫抑制治疗有应答,治疗指征:①转氨酶水平≥3 倍正常值上限(upper limit of normal value,ULN)、IgG≥1.5 倍 ULN;②组织学见桥接样坏死、多小叶坏死或中央静脉周围炎;③初发 AIH、ALT 和(或)AST≥10 倍 ULN;④除肝损伤外,伴出凝血异常:国际标准化比值(INR)≥1.5。不符合上述条件者治疗视临床情况而定。

成人治疗方案为:①优先推荐泼尼松联合硫唑嘌呤治疗:泼尼松起始 30~40mg/d,4 周内逐渐减至 10~15mg/d;硫唑嘌呤 50mg/d 或 1~1.5mg/(kg·d)。联合疗法特别适用于下述自身免疫性肝炎病人:绝经后妇女、骨质疏松、脆性糖尿病、肥胖、痤疮、情绪不稳及高血压病人。②大剂量泼尼松单独疗法:起始 40~60mg/d,4 周内逐渐减至 15~20mg/d。单独疗法适用于合并血细胞减少、巯基嘌呤甲基转移酶缺乏、妊娠、恶性肿瘤的 AIH 病人。非肝硬化的 AIH 病人也可以选用布地奈德替代泼尼松(起始剂量 3mg,每天 3 次,后减为每天 2 次维持)。治疗应强调个体化处理。疗程一般应维持 3 年以上,或获得生化指标缓解后至少 2 年以上。2 次以上复发者,以最小剂量长期维持治疗。合并胆汁淤积,或 AIH-PBC 重叠综合征、AIH-PSC 重叠综合征者,可加用熊去氧胆酸。对免疫抑制剂无效者,可试用环孢素、他克莫司等治疗。

对于无疾病活动或自动缓解期的 AIH、非活动性肝硬化,可暂不考虑行免疫抑制治疗,但应长期密切随访(如每隔 3~6 个月随访 1 次)。对于轻微炎症活动(血清氨基转移酶水平<3×ULN、IgG<1.5×ULN)或病理轻度界面炎的 AIH 病人,需平衡免疫抑制治疗的益处和风险,可暂不启动免疫抑制治疗,而使用甘草制剂等保肝抗炎,并严密观察,如病人出现明显的临床症状,或出现明显炎症活动,再进行免疫抑制治疗。

【预后】

自身免疫性肝炎预后差异较大,在获得生化指标缓解后一般预后较好,10 年总体生存率约为 80%~93%。初诊时是否有肝硬化、治疗有无应答及治疗后是否反复发作,是影响长期预后的主要因素。

第二节 原发性胆汁性胆管炎

原发性胆汁性胆管炎(primary biliary cholangitis,PBC)又名原发性胆汁性肝硬化(primary biliary cirrhosis,PBC),是肝内小胆管慢性进行性非化脓性炎症而导致的慢性胆汁淤积性疾病。

【病因和发病机制】

自身免疫性胆管上皮细胞损伤机制涉及:①体液免疫:线粒体抗体(AMA)在体液免疫中起关键作用,其阳性率达到 90%~95%。AMA 识别的抗原主要分布于线粒体内膜上,主要的自身抗原分子

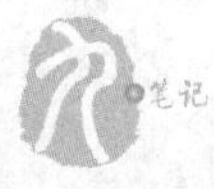
笔记

是多酶复合物中的丙酮酸脱氢酶复合物。②细胞免疫：胆管上皮细胞异常表达 HLA-DR 及 DQ 抗原分子，引起自身抗原特异性 T 淋巴细胞介导的细胞毒性作用，持续损伤胆小管。

【临床表现】

多见于中年女性，男女比例约为1∶9。85%～90%病人起病于40～60岁，美国和欧洲患病率明显高于亚洲。该病起病隐匿、缓慢，自然病程大致可分为4期。①临床前期：AMA 阳性、无症状、肝功能正常，可长达十几年，多在筛查时发现。②肝功能异常无症状期：无症状者约占首次诊断的20%～60%，因血清碱性磷酸酶（ALP）水平升高而检测 AMA 确定诊断。多于2～4年内出现症状。③肝功能异常症状期。④肝硬化期。

后两期的临床表现如下：早期症状较轻，乏力和皮肤瘙痒为最常见首发症状，约78%病人有乏力，瘙痒比乏力更具特异性，发生率为20%～70%。瘙痒常在黄疸前数个月至2年左右出现，常于夜间加剧。

因长期肝内胆汁淤积导致分泌和排泄至肠腔的胆汁减少，影响脂肪的消化吸收，可有脂肪泻和脂溶性维生素吸收障碍，出现皮肤粗糙、色素沉着和夜盲症（维生素 A 缺乏）、骨软化和骨质疏松（维生素 D 缺乏）、出血倾向（维生素 K 缺乏）等。由于胆小管阻塞，血中脂类总量和胆固醇持续增高，可形成眼睑黄色瘤，为组织细胞吞噬多量胆固醇所致。多数病例肝大，并随黄疸加深而逐渐增大，压痛不明显，逐渐发展至肝硬化。

本病常合并其他自身免疫性疾病，如干燥综合征、甲状腺炎、类风湿关节炎等。

【实验室和辅助检查】

1. 尿、粪检查　尿胆红素阳性，尿胆原正常或减少，粪色变浅。

2. 肝功能试验　血清胆红素多中度增高，以直接胆红素增高为主，反映了胆管缺失和碎屑样坏死的严重程度。血清胆固醇常增高，肝衰竭时降低。ALP 与 γ-谷氨酰转肽酶（γ-GT）在黄疸及其他症状出现前多已增高，ALP 升高是 PBC 最突出的生化异常。

3. 免疫学检查　95%以上病人 AMA 阳性，滴度>1∶40 有诊断意义，是 PBC 特异性指标，尤其是 M2 亚型阳性率可达90%～95%，很多病人临床症状出现前6～10年血清 AMA 已呈阳性。除 AMA 外，对 PBC 较特异性的抗体还包括抗肝脂蛋白抗体（SP100）、抗核骨架蛋白抗体（GP210）等；约50%的 PBC 病人 ANA 和 SMA 阳性，在 AMA 阴性时可作为重要标志。血清免疫球蛋白增加，特别是 IgM。

4. 影像学检查　超声、CT、MRI、MRCP 或 ERCP 常用于排除肝胆系统的肿瘤和结石等胆道疾病，当 PBC 进展到肝硬化时，可有门静脉高压表现。

5. 组织学检查　组织学表现及分期：①Ⅰ期：胆管炎期，损伤的胆管周围可见密集的淋巴细胞浸润，如形成非干酪型肉芽肿者称为旺炽性胆管病变，是 PBC 的特征性病变，多见于Ⅰ期和Ⅱ期。②Ⅱ期：汇管区周围炎期，损伤更广泛，汇管区内小叶间胆管数量减少。③Ⅲ期：进行性肝纤维化期，汇管区及其周围炎症、纤维化，汇管区扩大增宽，可形成汇管区至汇管区的桥接样纤维索。④Ⅳ期：肝硬化期，有明显的肝硬化和再生结节，结节周围肝细胞胆汁淤积，可见毛细胆管胆栓。

【诊断与鉴别诊断】

无症状病人，AMA、ALP 和 IgM 检测有助于发现早期病例。中年女性，临床表现为皮肤瘙痒、乏力、黄疸、肝大，伴有胆汁淤积性黄疸的生化改变而无肝外胆管阻塞证据时要考虑本病。

具备以下三项诊断标准中的两项即可诊断 PBC：①存在胆汁淤积的生化证据，以 ALP、γ-GT 明显升高为主；②AMA、AMA-M_2、GP210、SP100 之一出现阳性；③肝组织学检查符合 PBC 改变。

鉴别诊断应注意排除肝内外胆管阻塞引起的继发性胆汁性肝硬化。还应与自身免疫性肝炎、药物性肝内胆汁淤积等鉴别。

【治疗】

1. 熊去氧胆酸（UDCA）　是目前推荐用于 PBC 治疗的首选药物，剂量为13～15mg/(kg·d)。

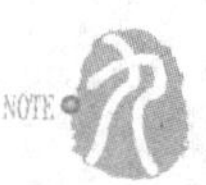

该药可增加胆汁酸的分泌,拮抗疏水性胆汁酸的细胞毒作用,保护胆管细胞和肝细胞。对 UDCA 治疗有反应者,90% 的病人在 6 ~9 个月内得到改善。

2. 其他治疗 UDCA 无效病例可视病情试用布地奈德(6mg/d)、贝特类降脂药(非诺贝特 200mg/d)和奥贝胆酸(obeticholic acid, OCA, 5mg/d)。脂肪泻可补充中链甘油三酯辅以低脂饮食。脂溶性维生素缺乏时补充维生素 A、D_3、K,并注意补钙。瘙痒严重者可使用离子交换树脂考来烯胺。

【预后】

PBC 预后差异很大,有症状者平均生存期为 10 ~15 年。出现食管胃底静脉曲张者,3 年生存率仅为 60%。预后不佳的因素包括:对 UDCA 无应答、老年、血清总胆红素进行性升高、肝脏合成功能下降、组织学改变持续进展。

第三节 原发性硬化性胆管炎

原发性硬化性胆管炎(primary sclerosing cholangitis, PSC)以特发性肝内外胆管炎症和纤维化为特征,导致多灶性胆管狭窄,临床以慢性胆汁淤积病变为主要表现。多以中年男性为主,男女之比为 2:1。约 50% ~70% 的 PSC 病人伴发溃疡性结肠炎。

【病因和发病机制】

特殊类型的 HLA 遗传背景在 PSC 发病中起着重要作用。自身免疫性因素、感染、毒素或其他不明的病因入侵并攻击胆管上皮细胞,引起胆管损伤。

【临床表现】

PSC 起病隐匿,15% ~55% 的病人诊断时无症状,仅在体检时因发现 ALP 升高或因炎症性肠病时得以诊断。典型症状为黄疸和瘙痒,其他可有乏力、体重减轻和肝脾大等。黄疸呈波动性、反复发作;并发胆管炎、胆管结石甚至胆管癌时可伴有右上腹痛,中低热或高热及寒战。明显的胆管狭窄、梗阻,导致急性肝损伤甚至发展至肝衰竭。出现慢性胆汁淤积者大多已有胆道狭窄或肝硬化,除门静脉高压症状外,常有脂溶性维生素缺乏、代谢性骨病等。

【实验室检查】

(一) 血清生化检查

通常伴有 ALP、γ-GT 升高,而 ALT、AST 正常;若 ALT、AST 显著升高,需考虑存在急性胆道梗阻或重叠有 AIH。

(二) 免疫学检查

PSC 特异性自身抗体目前尚未发现。33% ~85% 的 PSC 病人血清核周型抗中性粒细胞胞浆抗体(pANCA)阳性;50% 病人血 IgM 轻至中度升高、免疫复合物增加、补体 C3 减少;循环 CD8 T 细胞绝对数减少,CD4/CD8 比值增高。

(三) 影像学检查

是诊断 PSC 的主要方法。

1. 经内镜逆行性胰胆管造影(ERCP) 是诊断 PSC 的"金标准",肝内外胆管多灶性、短节段性、环状狭窄,胆管壁僵硬缺乏弹性、似铅管样,狭窄上端的胆管可扩张呈串珠样;严重者可呈长段狭窄和胆管囊状或憩室样扩张,当肝内胆管广泛受累时,可有枯树枝样改变。

2. 磁共振胰胆管造影(MRCP) 因其非侵入性特点,成为疑诊 PSC 的首选影像学检查。影像表现近似 ERCP,呈肝内胆管多处不连续或呈"虚线"状,肝外胆管粗细不均,边缘毛糙欠光滑。

3. 腹部超声 显示肝内散在片状强回声及胆总管管壁增厚、胆管局部不规则狭窄及扩张等,胆囊壁增厚,胆汁淤积。

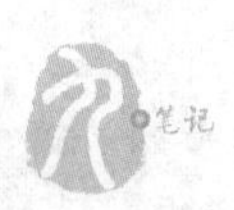

（四）病理学检查

PSC 的诊断主要依赖影像学，肝活检是非必需的。组织病理呈肝内胆管广泛纤维化，典型改变为同心圆性洋葱皮样纤维化。

【诊断与鉴别诊断】

PSC 的诊断主要基于 ALP、γ-GT 异常，胆道影像学示肝内外胆管多灶性狭窄。

需要与继发性硬化性胆管炎相鉴别。继发性硬化性胆管炎是一组临床特征与 PSC 相似，但病因明确的疾病。常见病因包括胆总管结石、胆道手术创伤、反复发作的化脓性胆管炎、胆道肿瘤性疾病（胆总管癌、肝细胞癌侵及胆管、壶腹部癌、胆总管旁淋巴结转移压迫）、IgG4 相关硬化性胆管炎等。有些不典型的 PSC，还需与 PBC、AIH、药物性肝损伤、慢性活动性肝炎、酒精性肝病等相鉴别。

【治疗】

（一）药物

中等剂量的 UDCA［17～23 mg/（kg·d）］可以改善病人肝脏生化指标、肝纤维化程度及胆道影像学表现。合并急性细菌性胆管炎的病人应给予有效的广谱抗生素。PSC 晚期常发生脂肪泻、维生素吸收不良综合征和骨质疏松症，可适量补充维生素 D 等脂溶性维生素。

（二）内镜

PSC 所致的胆道梗阻累及多级胆管树，对于肝外胆管及肝内大胆管的显性狭窄，可应用 ERCP 球囊扩张术或支架置入术，改善皮肤瘙痒和胆管炎等并发症。

（三）介入或手术

1. **经皮肝穿刺胆道引流（percutaneous transhepatic cholangial drainage，PTCD）**　当无法行 ERCP 时可行 PTCD 置管引流，也可利用 PTCD 术经皮置入导丝至壶腹部，再行 ERCP 术置入支架。

2. **姑息性手术**　适于非肝硬化的 PSC 病人以及肝门或肝外胆管显著狭窄、有明显胆汁淤积或复发性胆管炎、不能经微创术改善黄疸和胆管炎者。

3. **肝移植**　适于终末期 PSC 病人。肝移植后 PSC 病人 5 年生存率为 80%～85%，约 20%～25% 的 PSC 在术后 10 年内复发。

【预后】

在 PSC 缺少有效治疗措施的情况下，疾病从诊断发展至死亡或进行肝移植的中位时间约为 12～18 年。有症状的 PSC 病人随访 6 年后合并肝衰竭、胆管癌等可高达 41%。

第四节　IgG4 相关肝胆疾病

IgG4 相关肝胆疾病是累及多器官或组织的 IgG4 相关性疾病在肝胆器官的表现，这类慢性进行性炎症性疾病以淋巴浆细胞性炎症为主，伴血清和组织中 IgG4 升高。

【病因和发病机制】

IgG4 主要是由调节型 T（Treg）细胞介导调节、由浆细胞产生的一种抗体。它因结构的特殊性，与免疫球蛋白的主要成分 IgG1 不同，不能激活补体途径，也不能交联抗原，失去与抗原形成免疫复合物的能力。它可以通过轻链与轻链的结合、轻链与重链的结合，形成自身免疫复合物。遗传研究已证实 HLA-DRB1*0405、HLA-DQDQβ1-57 与本病相关，在特定遗传背景下，无论是自身免疫还是感染因素，均可导致 Th2 细胞激活和自我增殖，引起 Treg 细胞的聚集，刺激浆细胞产生大量的 IgG4。

【临床表现】

男性多见，男女病人比例大约（2～4）：1。

1. **IgG4 相关硬化性胆管炎（IgG4-SC）**　常表现为直接胆红素升高，皮肤瘙痒、腹痛、食欲减退、体重下降等，常合并慢性胰腺炎（见本篇第二十章）。

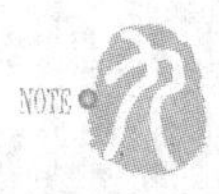

2. IgG4 相关自身免疫性肝炎（IgG4-AIH） 起病缓慢，轻者甚至无症状，病变活动时表现有乏力、腹胀、食欲缺乏、黄疸等，可发展为肝硬化。

【实验室和辅助检查】

1. 血清生化检查 IgG4-SC 病人早期表现为以 ALP 和 γ-GT 明显升高为主的肝功能异常，病情进展可见直接胆红素、总胆汁酸浓度明显升高；IgG4-AIH 病人则以 ALT、AST 反复升高为主，伴有 ALP 也升高的肝功能损害。

2. 免疫学检查 血清中 IgG4 水平的明显升高是 IgG4 相关肝胆疾病的共同特点，部分病人还伴有 IgE 水平的升高，总 IgG 也升高，而 IgA 和 IgM 则降低。IgG4-AIH 病人还可有自身抗体 ANA 和(或)SMA 的阳性。

3. 病理学检查 组织学可见显著的淋巴细胞及浆细胞浸润，免疫组化可见病灶中出现大量 IgG4 阳性的浆细胞，病灶组织的席纹状纤维化和闭塞性静脉炎是该病的共同病理特点。

4. 影像学检查 IgG4-SC 病人常见胆总管下端显著狭窄，或合并肝门区胆管节段性狭窄，病变处胆管壁明显增厚；IgG4-AIH 病人可见肝脾大。

【诊断与鉴别诊断】

1. IgG4-SC 血清 IgG4 水平>1350mg/L；肝功能改变以 ALP 和 γ-GT 明显升高为主；影像学可见胆总管下端或肝门区胆管狭窄，狭窄处胆管壁环形增厚；病理可见显著的淋巴细胞和浆细胞浸润，IgG4 阳性浆细胞>10 个细胞/高倍视野，胆管壁可见席纹状纤维化和闭塞性静脉炎。IgG4-SC 需要与自身免疫性肝病中的 PSC、PBC 相鉴别。

2. IgG4-AIH 符合 AIH 明确诊断的积分要求；血清 IgG4 阳性(>1350mg/L)；病理可见 IgG4 阳性浆细胞浸润(>10 个细胞/高倍视野)，以门静脉区尤为明显。临床需要与单纯 AIH 相鉴别。

【治疗】

对于所有活动的、初治的 IgG4 相关肝胆疾病，首选糖皮质激素进行诱导缓解，除非病人存在糖皮质激素治疗的禁忌证。起始泼尼松剂量为 30～40mg/d[或 0.6mg/(kg·d)]，维持 2～4 周后开始减量，之后每 1～2 周，根据病人症状、血清学指标及影像学表现递减剂量 5mg。为预防复发，推荐泼尼松 2.5～5.0mg/d 维持。对于维持治疗方案目前尚存在争议，亚洲研究者多主张用泼尼松龙 2.5～5.0mg/d 维持治疗至少 3 年，部分欧美研究者则建议在激素治疗 3～6 个月内停药。

对单一激素治疗不能控制疾病，且长期激素治疗带来明显毒副作用者，可选用激素和免疫抑制剂(如硫唑嘌呤、他克莫司等)联合治疗。对于复发或不能耐受激素治疗的病人可以考虑应用 B 细胞消耗性生物制剂(如利妥昔单抗，rituximab)。对 IgG4-SC 病人，可辅以 UDCA 或贝特类降脂药；对 IgG4-AIH 病人，可辅以抗氧化剂等保肝药物。

【预后】

IgG4 相关肝胆疾病应用糖皮质激素治疗的短期效果非常明显，大部分病人预后良好，然而长期预后尚不明确。IgG4 水平越高，发生多器官受累的可能性越大。部分病人在疾病进展过程中发展为恶性肿瘤。

（杨长青）

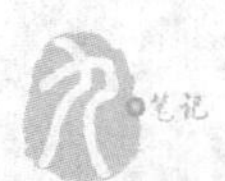

第十四章　药物性肝病

药物性肝病(drug induced liver injury,DILI)指由各类处方或非处方的化学药物、生物制剂、传统中药、天然药、保健品、膳食补充剂及其代谢产物乃至辅料等所诱发的肝损伤。随着新的药物种类增多,药物性肝病的发病率呈逐年上升趋势,年发病率约(1～10)/10 万人。临床可表现为急性或慢性肝损伤,可进展为肝硬化,严重者可致急性肝衰竭甚至死亡。

【发病机制】

药物性肝病的发病机制通常分为两大类,即药物的直接肝毒性和特异质性肝毒性作用,前者指摄入体内的药物和(或)其代谢产物对肝脏产生的直接损伤;后者的机制涉及代谢异常、线粒体损伤和氧化应激、免疫损伤、炎症应答及遗传因素。目前发现 CYP450 酶及 HLA 抗原的遗传多态性与药物性肝病的发生密切相关。

【临床分型】

(一)固有型和特异质型

是基于发病机制的分型。①固有型:由药物的直接肝毒性引起,往往呈剂量依赖,通常可预测,潜伏期短,个体差异不显著,此型相对少见,因收益明显大于风险的药物才能批准上市。②特异质型:发病机制复杂,难以预测,与药物剂量常无相关性,较为常见,动物实验难以复制,个体差异大,临床表现多样化。

(二)急性和慢性

是基于病程的分型。慢性 DILI 定义为:DILI 发生 6 个月后,血清 ALT、AST、ALP 及 TBil 仍持续异常,或存在门静脉高压或慢性肝损伤的影像学和组织学证据。在临床上,急性 DILI 占绝大多数,其中 6%～20% 可发展为慢性。胆汁淤积型 DILI 相对易于进展为慢性。

(三)肝细胞损伤型、胆汁淤积型、混合型和肝血管损伤型

是基于受损靶细胞类型的分类。

1. 肝细胞损伤型　临床表现类似病毒性肝炎,血清 ALT 水平显著升高,其诊断标准为 ALT≥3 正常上限(ULN),且 R 值≥5。R=(ALT 实测值/ALT ULN)/(ALP 实测值/ALP ULN);常于停药后1～2 个月恢复正常;组织学特征为肝细胞坏死伴汇管区嗜酸性粒细胞、淋巴细胞浸润。

2. 胆汁淤积型　主要表现为黄疸和瘙痒,ALP≥2ULN 且 R 值≤2;组织学特征为毛细胆管型胆汁淤积。

3. 混合型　临床和病理兼有肝细胞损伤和淤胆的表现,ALT≥3ULN 和 ALP≥2,且 R 值介于 2～5。

4. 肝血管损伤型　相对少见,发病机制尚不清楚。临床类型包括肝窦阻塞综合征/肝小静脉闭塞病、紫癜性肝病、布加综合征、肝汇管区硬化和门静脉栓塞等。

【实验室和辅助检查】

1. 实验室检查　血清 ALT 水平是评价肝细胞损伤的敏感指标,80% 的 AST 存在于线粒体,其升高反映肝细胞受损更为严重;药物致肝细胞或胆管受损可引起胆红素、ALP 及 γ-谷氨酰转肽酶升高。

2. 影像学检查　超声检查对肝硬化、肝占位性病变、脂肪肝和肝血管病变具有一定诊断价值。CT 对于肝硬化、肝占位性病变的诊断价值优于超声检查。

3. 肝组织活检　在药物性肝病的诊断中,肝组织活检主要用于排除其他肝胆疾病所造成的肝损伤；若肝组织中出现嗜酸性粒细胞浸润、小泡型脂滴或重金属沉着，有助于 DILI 的诊断。

【诊断与鉴别诊断】

1. 诊断 主要根据用药史、停用药物后的恢复情况、再用药时的反应、实验室有肝细胞损伤及胆汁淤积的证据确定诊断。当临床诊断有困难时，可采用国际上常用的 RUCAM 评分系统（表 4-14-1）协助诊断。

表 4-14-1 2015 年版 RUCAM 量表-1（肝细胞损伤型 DILI/HILI 专用）

肝细胞损伤型评估项目	分值	结果
1. 从服用药物/草药至肝损伤发病的时间		
• 5～90 天（再用药：1～15 天）	+2	☐
• <5 天或>90 天（再用药时间>15 天）	+1	☐
或：从停用药物/草药至肝损伤发病的时间		
• ≤15 天（慢代谢化学药物除外：>15 天）	+1	☐
2. 停用药物/草药后的 ALT 变化过程（ALT 峰值和 ULN 的百分数差）		
• 8 天内下降 ≥50%	+3	☐
• 30 天内下降 ≥50%	+2	☐
• 无信息或继续用药	0	☐
• 30 天后下降 ≥50%	0	☐
• 30 天内下降 <50% 或再次升高	−2	☐
3. 危险因素		
• 饮酒（当前饮酒量：女性>20g/d，男性>30g/d）	+1	☐
• 饮酒（当前饮酒量：女性≤20g/d，男性≤30g/d）	0	☐
• 年龄 ≥55 岁	+1	☐
• 年龄 <55 岁	0	☐
4. 同时应用的药物/草药		
• 无同时应用的药物/草药，或无信息	0	☐
• 同时应用的药物/草药与肝损伤发病时间不相容	0	☐
• 同时应用的药物/草药与肝损伤发病时间相容或提示	−1	☐
• 已知同时应用的药物/草药具有肝毒性，且与肝损伤发病时间相容或提示	−2	☐
• 有证据显示同时应用的药物/草药在本例起作用（再用药反应或确证试验阳性）	−3	☐
5. 其他肝损伤病因的检查	阴性：√	未做：√
组Ⅰ（7 类病因）		
• HAV 感染：抗-HAV IgM	☐	☐
• HBV 感染：HBsAg，抗-HBc IgM，HBV DNA	☐	☐
• HCV 感染：抗-HCV，HCV RNA	☐	☐
• HEV 感染：抗-HEV IgM，抗-HEV IgG，HEV RNA	☐	☐
• 肝胆超声波成像/肝血管彩色多普勒成像/腔内超声检查/CT/MRC	☐	☐
• 酒精中毒（AST/ALT≥2）	☐	☐
• 近期有急性低血压病史（尤其是在有潜在心脏疾病时）	☐	☐
组Ⅱ（5 类病因）		
• 合并脓毒症、转移性恶性肿瘤、自身免疫性肝炎、慢性乙型或丙型肝炎、原发性胆汁性胆管炎（旧称原发性胆汁性肝硬化）、遗传性肝病等	☐	☐
• CMV 感染：抗-CMV IgM，抗-CMV IgG，CMV-PCR	☐	☐

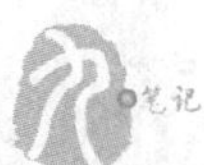

续表

肝细胞损伤型评估项目	分值	结果
• EBV 感染:抗-EBV IgM,抗-EBV IgG,EBV-PCR	□	□
• HSV 感染:抗-HSV IgM,抗-HSV IgG,HSV-PCR	□	□
• VZV 感染:抗-VZV IgM,抗-VZV IgG,VZV-PCR	□	□
组Ⅰ和组Ⅱ计分		
• 所有组Ⅰ和组Ⅱ的病因均能合理地排除	+2	□
• 组Ⅰ的7种病因可排除	+1	□
• 组Ⅰ的6或5种病因可排除	0	□
• 组Ⅰ可排除的病因不足5种	−2	□
• 备择病因高度可能	−3	□
6. 药物/草药的既往肝毒性		
• 产品说明书上有肝毒性标注	+2	□
• 肝毒性有报道,但说明书上未标注	+1	□
• 未知	0	□
7. 非故意的再暴露反应		
• 再用药前 ALT 低于 5ULN,再次单用药物/草药后 ALT 加倍升高	+3	□
• 再次给予首次反应时应用的药物/草药,ALT 加倍升高	+1	□
• 在与首次用药相同的条件下,ALT 升高但低于 ULN	−2	□
• 其他情况	0	□
该病例的总评分		

注:总评分与因果关系分级:≤0,可排除(excluded);1~2,不可能(unlikely);3~5,有可能(possible);6~8,很可能(probable);≥9,极可能(highly probable)。

ALT:丙氨酸氨基转移酶;AST:天冬氨酸氨基转移酶;CMV:巨细胞病毒;CT:计算机断层扫描;DILI:药物诱导性肝损伤;EBV:EB 病毒;HAV:甲型肝炎病毒;HBc:乙型肝炎病毒核心;HBsAg:乙型肝炎表面抗原;HBV:乙型肝炎病毒;HCV:丙型肝炎病毒;HEV:戊型肝炎病毒;HILI:草药诱导性肝损伤;HSV:单纯疱疹病毒;MRC:磁共振胆管造影;ULN:正常值上限;VZV:水痘-带状疱疹病毒

2. 鉴别诊断 本病需与各型病毒性肝炎、非酒精性脂肪性肝病、酒精性肝病、自身免疫性肝病、代谢性/遗传性疾病(Wilson 病、血色病及 α_1-抗胰蛋白酶缺乏症等)等相鉴别。

【治疗】

首先须停用和防止再使用导致肝损伤的相关药物,早期清除和排泄体内药物,并尽可能避免使用药理作用或化学结构相同或相似的药物;其次是对已存在肝损伤或肝衰竭病人进行对症支持治疗。

还原型谷胱甘肽(GSH)为体内主要的抗氧化剂,具有清除自由基、抑制胞膜脂质过氧化作用,可减轻肝损伤。甘草类药物除具有抗脂质过氧化作用外,还能降低血清转氨酶水平。多烯磷脂酰胆碱可与膜结合,起到修复、稳定、保护生物膜的作用。S-腺苷蛋氨酸通过转硫基作用,促进谷胱甘肽和半胱氨酸的生成,从而对抗自由基所造成的肝损伤;其在体内合成的牛磺酸与胆酸结合后可增加胆酸的可溶性,对肝内胆汁淤积有一定的防治作用。重型病人可选用 N-乙酰半胱氨酸(NAC)。NAC 可清除多种自由基,临床越早应用效果越好。成人一般用法:50~150mg/(kg·d),总疗程不低于3天。治疗过程中应严格控制给药速度,以防不良反应。熊去氧胆酸(UDCA)为内源性亲水性胆汁酸,可改善肝细胞和胆管细胞的分泌,并有免疫调节作用。糖皮质激素对 DILI 的疗效尚缺乏随机对照研究,应严格掌握治疗适应证,宜用于超敏或自身免疫征象明显、且停用肝损伤药物后生化指标改善不明显或继续恶化的病人,并应充分权衡治疗收益和可能的不良反应。

对肝衰竭的重症病人治疗包括:对症支持治疗、清除毒性药物(人工肝治疗)、防治并发症及必要

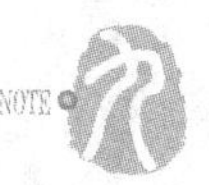

时进行肝移植。

【预后】

多数病人及时停药后预后良好，肝损伤严重者预后较差。据报道，不同类型药物性肝病的病死率有差异，肝细胞型约12.7%、胆汁淤积型约7.8%、混合型约2.4%。

【预防】

①有药物过敏史或过敏体质者、肝肾功能障碍者、新生儿及营养障碍者应注意药物的选择和剂量；②尽量避免使用具有潜在肝毒性的药物；③加强对新药治疗时不良反应的监测。

（王 敏）

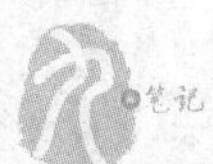

第十五章 肝硬化

肝硬化(liver cirrhosis)是各种慢性肝病进展至以肝脏慢性炎症、弥漫性纤维化、假小叶、再生结节和肝内外血管增殖为特征的病理阶段,代偿期无明显症状,失代偿期以门静脉高压和肝功能减退为临床特征,病人常因并发食管胃底静脉曲张出血、肝性脑病、感染、肝肾综合征、门静脉血栓等多器官功能慢性衰竭而死亡。

【病因】

导致肝硬化的病因有10余种,我国目前仍以乙型肝炎病毒(hepatitis B virus,HBV)为主;在欧美国家,酒精及丙型肝炎病毒(hepatitis C virus,HCV)为多见病因。

肝炎病毒、脂肪性肝病、免疫疾病及药物或化学毒物作为肝硬化常见病因,已分别在本篇第十一章至第十四章中详细述及,其他病因包括:

(一)胆汁淤积

任何原因引起肝内、外胆道梗阻,持续胆汁淤积,皆可发展为胆汁性肝硬化。根据胆汁淤积的原因,可分为原发性和继发性胆汁性肝硬化。

(二)循环障碍

肝静脉和(或)下腔静脉阻塞(Budd-Chiari syndrome)、慢性心功能不全及缩窄性心包炎(心源性)可致肝脏长期淤血、肝细胞变性及纤维化,终致肝硬化。

(三)寄生虫感染

血吸虫感染在我国南方依然存在,成熟虫卵被肝内巨噬细胞吞噬后演变为成纤维细胞,形成纤维性结节。由于虫卵在肝内主要沉积在门静脉分支附近,纤维化常使门静脉灌注障碍,所导致的肝硬化常以门静脉高压为突出特征。华支睾吸虫寄生于人肝内外胆管内,所引起的胆道梗阻及炎症可逐渐进展为肝硬化。

(四)遗传和代谢性疾病

由于遗传或先天性酶缺陷,某些代谢产物沉积于肝脏,引起肝细胞坏死和结缔组织增生。主要有:

1. **铜代谢紊乱** 也称肝豆状核变性、Wilson病,是一种常染色体隐性遗传的铜代谢障碍疾病,其致病基因定位于13q14,该基因编码产物为转运铜离子的P型-ATP酶。由于该酶的功能障碍,致使铜在体内沉积,损害肝、脑等器官而致病。

2. **血色病** 因第6对染色体上基因异常,导致小肠黏膜对食物内铁吸收增加,过多的铁沉积在肝脏,引起纤维组织增生及脏器功能障碍。

3. **α_1-抗胰蛋白酶缺乏症** α_1-抗胰蛋白(α_1-antitrypsin,α_1-AT)是肝脏合成的一种低分子糖蛋白,由于遗传缺陷,正常α_1-AT显著减少,异常的α_1-AT分子量小而溶解度低,以致肝脏不能排至血中,并大量积聚肝细胞内,使肝组织受损,引起肝硬化。

其他如半乳糖血症、血友病、酪氨酸代谢紊乱症、遗传性出血性毛细血管扩张症等亦可导致肝硬化。

(五)原因不明

部分病人难以用目前认识的疾病解释肝硬化的发生,称隐源性肝硬化。在尚未充分甄别上述各种病因前,原因不明肝硬化的结论应谨慎,以免影响肝硬化的对因治疗。

【发病机制及病理】

在各种致病因素作用下,肝脏经历慢性炎症、脂肪样变性、肝细胞减少、弥漫性纤维化及肝内外血管增殖,逐渐发展为肝硬化。

肝细胞可以下列三种方式消亡:①变性、坏死;②变性、凋亡;③逐渐丧失其上皮特征,转化为间质细胞,即上皮-间质转化。正常成年人肝细胞平均生命周期为200~300天,缓慢更新,但肝叶部分切除后,肝脏呈现强大的再生能力。在慢性炎症和药物损伤等条件下,成年人受损肝细胞难以再生。

炎症等致病因素激活肝星形细胞,使其增殖和移行,胶原合成增加、降解减少,沉积于Disse间隙,间隙增宽。汇管区和肝包膜的纤维束向肝小叶中央静脉延伸扩展,这些纤维间隔包绕再生结节或将残留肝小叶重新分割,改建成为假小叶,形成典型的肝硬化组织病理特点。

肝纤维化发展的同时,伴有显著的肝内外血管异常增殖。肝内血管增殖使肝窦内皮细胞窗孔变小,数量减少,肝窦内皮细胞间的缝隙消失,基底膜形成,称为肝窦毛细血管化,致使:①肝窦狭窄、血流受阻,肝窦内物质穿过肝窦壁到肝细胞的转运受阻,肝细胞缺氧、养料供给障碍,肝细胞表面绒毛消失,肝细胞功能减退、变性、转化为间质细胞、凋亡增加甚或死亡;②肝内血管阻力增加,门静脉压力升高,在血管内皮生长因子(VEGF)及血小板衍化生长因子B(PDGF-B)的正反馈作用下,进一步促进肝内外血管增殖,门静脉高压持续进展。肝内门静脉、肝静脉和肝动脉三个血管系之间失去正常关系,出现交通吻合支等。肝外血管增殖,门静脉属支血容量增加,加重门静脉高压,导致食管胃底静脉曲张(esophageal-gastro varices,EGV)、脾大、门静脉高压性胃肠病等并发症。

【临床表现】

肝硬化通常起病隐匿,病程发展缓慢,临床上将肝硬化大致分为肝功能代偿期和失代偿期。

(一)代偿期

大部分病人无症状或症状较轻,可有腹部不适、乏力、食欲减退、消化不良和腹泻等症状,多呈间歇性,常于劳累、精神紧张或伴随其他疾病而出现,休息及助消化的药物可缓解。病人营养状态尚可,肝脏是否肿大取决于不同类型的肝硬化,脾脏因门静脉高压常有轻、中度肿大。肝功能试验检查正常或轻度异常。

(二)失代偿期

症状较明显,主要有肝功能减退和门静脉高压两类临床表现。

1. 肝功能减退

(1)消化吸收不良:食欲减退、恶心、厌食,腹胀,餐后加重,荤食后易腹泻,多与门静脉高压时胃肠道淤血水肿、消化吸收障碍和肠道菌群失调等有关。

(2)营养不良:一般情况较差,消瘦、乏力,精神不振,甚至因衰弱而卧床不起,病人皮肤干枯或水肿。

(3)黄疸:皮肤、巩膜黄染、尿色深,肝细胞进行性或广泛坏死及肝衰竭时,黄疸持续加重,多系肝细胞性黄疸。

(4)出血和贫血:常有鼻腔、牙龈出血及皮肤黏膜瘀点、瘀斑和消化道出血等,与肝合成凝血因子减少、脾功能亢进和毛细血管脆性增加有关。

(5)内分泌失调:肝脏是多种激素转化、降解的重要器官,但激素并不是简单被动地在肝内被代谢降解,其本身或代谢产物均参与肝脏疾病的发生、发展过程。

1)性激素代谢:常见雌激素增多,雄激素减少。前者与肝脏对其灭活减少有关,后者与升高的雌激素反馈抑制垂体促性腺激素释放,从而引起睾丸间质细胞分泌雄激素减少有关。男性病人常有性欲减退、睾丸萎缩、毛发脱落及乳房发育等;女性有月经失调、闭经、不孕等症状。蜘蛛痣及肝掌的出现,均与雌激素增多有关。

2)肾上腺皮质功能:肝硬化时,合成肾上腺皮质激素重要原料的胆固醇脂减少,肾上腺皮质激素合成不足;促皮质素释放因子受抑,肾上腺皮质功能减退,促黑素细胞激素增加。病人面部和其他暴

笔记

露部位的皮肤色素沉着、面色黑黄，晦暗无光，称肝病面容。

3）抗利尿激素：促进腹腔积液形成。

4）甲状腺激素：肝硬化病人血清总 T_3、游离 T_3 降低，游离 T_4 正常或偏高，严重者 T_4 也降低，这些改变与肝病严重程度之间具有相关性。

（6）不规则低热：肝脏对致热因子等灭活降低，还可因继发性感染所致。

（7）低清蛋白血症：病人常有下肢水肿及腹腔积液。

2. 门静脉高压（portal hypertension） 多属肝内型，常导致食管胃底静脉曲张出血、腹腔积液、脾大，脾功能亢进、肝肾综合征、肝肺综合征等，是继病因之后推动肝功能减退的重要病理生理环节，是肝硬化的主要死因之一。

（1）门腔侧支循环形成：持续门静脉高压，促进肝内外血管增殖。肝内分流是纤维隔中的门静脉与肝静脉之间形成的交通支，使门静脉血流绕过肝小叶，通过交通支进入肝静脉；肝外分流形成的常见侧支循环（图 4-15-1）有：

1）食管胃底静脉曲张（EGV）：门静脉系统的胃冠状静脉在食管下段和胃底处，与腔静脉系统的食管静脉、奇静脉相吻合，形成食管胃底静脉曲张。其破裂出血是肝硬化门静脉高压最常见的并发症，因曲张静脉管壁薄弱、缺乏弹性收缩，难以止血，死亡率高。

2）腹壁静脉曲张：出生后闭合的脐静脉与脐旁静脉在门静脉高压时重新开放及增殖，分别进入上、下腔静脉；脐周腹壁浅静脉血流方向多呈放射状流向脐上及脐下。

3）痔静脉曲张：直肠上静脉经肠系膜下静脉汇入门静脉，其在直肠下段与腔静脉系统髂内静脉的直肠中、下静脉相吻合，形成痔静脉曲张。部分病人因痔疮出血而发现肝硬化。

4）腹膜后吻合支曲张：腹膜后门静脉与下腔静脉之间有许多细小分支，称之 Retzius 静脉。门静脉高压时，Retzius 静脉增多和曲张，以缓解门静脉高压。

5）脾肾分流：门静脉的属支脾静脉、胃静脉等可与左肾静脉沟通，形成脾肾分流。

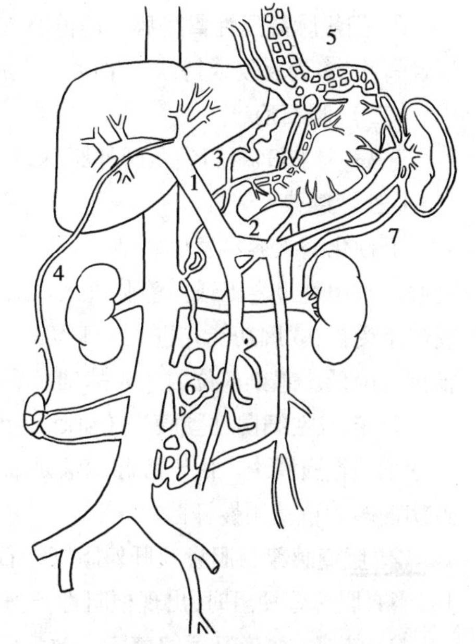

图 4-15-1 门静脉高压侧支循环开放

1. 门静脉；2. 脾静脉；3. 胃冠状静脉；4. 脐静脉；5. EGV；6. Retzius；7. 脾肾分流

上述侧支循环除了导致食管胃底静脉曲张出血（esophageal-gastro varices bleeding，EGVB）等致命性事件，大量异常分流还使肝细胞对各种物质的摄取、代谢及 Kupffer 细胞的吞噬、降解作用不能得以发挥，从肠道进入门静脉血流的毒素等直接进入体循环，引发一系列病理生理改变，如肝性脑病、肝肾综合征、自发性腹膜炎及药物半衰期延长等。此外，这些异常分流导致的门静脉血流缓慢，也是门静脉血栓形成的原因之一。

（2）脾功能亢进及脾大：脾大是肝硬化门静脉高压较早出现的体征。脾静脉回流阻力增加及门静脉压力逆传到脾，使脾脏被动淤血性肿大，脾组织和脾内纤维组织增生。此外，肠道抗原物质经门体侧支循环进入体循环，被脾脏摄取，抗原刺激脾脏单核-巨噬细胞增生，脾功能亢进，外周血呈不同程度血小板及白细胞减少，增生性贫血，易并发感染及出血。血吸虫性肝硬化脾大常较突出。

（3）腹腔积液（ascites）：系肝功能减退和门静脉高压的共同结果，是肝硬化失代偿期最突出的临床表现之一。病人常诉腹胀，大量腹腔积液使腹部膨隆、状如蛙腹，甚至导致脐疝；横膈因此上移，运动受限，致呼吸困难和心悸。腹腔积液形成的机制涉及：①门静脉高压，腹腔内脏血管床静水压增高，组织液回吸收减少而漏入腹腔，是腹腔积液形成的决定性因素；②低清蛋白血症，清蛋白低于 30g/L

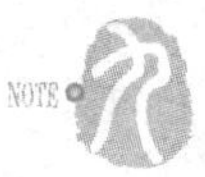

时，血浆胶体渗透压降低，毛细血管内液体漏入腹腔或组织间隙；③有效循环血容量不足，肾血流减少，肾素-血管紧张素系统激活，肾小球滤过率降低，排钠和排尿量减少；④肝脏对醛固酮和抗利尿激素灭能作用减弱，导致继发性醛固酮增多和抗利尿激素增多，前者作用于远端肾小管，使钠重吸收增加，后者作用于集合管，水的吸收增加，水钠潴留，尿量减少；⑤肝淋巴量超过了淋巴循环引流的能力，肝窦内压升高，肝淋巴液生成增多，自肝包膜表面漏入腹腔，参与腹腔积液形成。

【并发症】

（一）消化道出血

1. 食管胃底静脉曲张出血（EGVB）　门静脉高压是导致 EGVB 的主要原因，临床表现为突发大量呕血或柏油样便，严重者致出血性休克。

2. 消化性溃疡　门静脉高压使胃黏膜静脉回流缓慢，屏障功能受损，易发生胃十二指肠溃疡甚至出血。

3. 门静脉高压性胃肠病　门静脉属支血管增殖，毛细血管扩张，管壁缺陷，广泛渗血。门静脉高压性胃病，多为反复或持续少量呕血及黑便；门静脉高压性肠病，常呈反复黑便或便血。

（二）胆石症

患病率约 30%，胆囊及肝外胆管结石较常见（见本篇第十八章）。

（三）感染

肝硬化病人容易发生感染，与下列因素有关：①门静脉高压使肠黏膜屏障功能降低，通透性增加，肠腔内细菌经过淋巴或门静脉进入血液循环；②肝脏是机体的重要免疫器官，肝硬化使机体的细胞免疫严重受损；③脾功能亢进或全脾切除后，免疫功能降低；④肝硬化常伴有糖代谢异常，糖尿病使机体抵抗力降低。感染部位因病人基础疾病状况而异，常见如下：

1. 自发性细菌性腹膜炎（spontaneous bacterial peritonitis, SBP）　非腹内脏器感染引发的急性细菌性腹膜炎。由于腹腔积液是细菌的良好培养基，肝硬化病人出现腹腔积液后容易导致该病，致病菌多为革兰阴性杆菌。

2. 胆道感染　胆囊及肝外胆管结石所致的胆道梗阻或不全梗阻常伴发感染，病人常有腹痛及发热；当有胆总管梗阻时，出现梗阻性黄疸，当感染进一步损伤肝功能时，可出现肝细胞性黄疸。

3. 肺部、肠道及尿路感染　致病菌以革兰阴性杆菌常见，同时由于大量使用广谱抗菌药物及其免疫功能减退，厌氧菌及真菌感染日益增多。

（四）肝性脑病

肝性脑病（hepatic encephalopathy，HE）指在肝硬化基础上因肝功能不全和（或）门-体分流引起的、以代谢紊乱为基础、中枢神经系统功能失调的综合征。约 50% 肝硬化病人有脑水肿，病程长者大脑皮质变薄，神经元及神经纤维减少。其发病机制涉及：

1. 氨中毒　是肝性脑病、特别是门体分流性肝性脑病的重要发病机制。消化道是氨产生的主要部位，以非离子型氨（NH_3）和离子型氨（NH_4^+）两种形式存在，当结肠内 pH>6 时，NH_4^+转为 NH_3，极易经肠黏膜弥散入血；pH<6 时，NH_3 从血液转至肠腔，随粪排泄。肝衰竭时，肝脏对门静脉输入 NH_3 的代谢能力明显减退，体循环血 NH_3 水平升高；当有门体分流存在时，肠道的 NH_3 不经肝脏代谢而直接进入体循环，血 NH_3 增高。体循环 NH_3 能透过血脑屏障，通过多方面干扰脑功能：①干扰脑细胞三羧酸循环，脑细胞能量供应不足；②增加脑对酪氨酸、苯丙氨酸、色氨酸等的摄取，它们对脑功能具有抑制作用；③脑内 NH_3 升高，增加谷氨酰胺合成，神经元细胞肿胀，导致脑水肿；④NH_3 直接干扰脑神经电活动；⑤弥散入大脑的 NH_3 可上调脑星形胶质细胞苯二氮䓬受体表达，促使氯离子内流，神经传导被抑制。

2. 假性神经递质　肝对肠源性酪胺和苯乙胺清除发生障碍，此两种胺进入脑组织，分别形成 β-羟酪胺和苯乙醇胺，由于其化学结构与正常神经递质去甲肾上腺素相似，但不能传递神经冲动或作用很弱，被称为假性神经递质。假性神经递质使脑细胞神经传导发生障碍。

3. 色氨酸 血液循环中色氨酸与清蛋白结合不易通过血脑屏障，肝病时清蛋白合成降低，血中游离色氨酸增多，通过血脑屏障后在大脑中代谢为抑制性神经递质5-羟色胺(5-HT)及5-羟吲哚乙酸，导致HE，尤其与早期睡眠方式及日夜节律改变有关。

4. 锰离子 由肝脏分泌入胆道的锰具有神经毒性，正常时经肠道排出。肝病时锰不能经胆道排出，经血液循环进入脑部，导致HE。

常见诱因有消化道出血、大量排钾利尿、放腹腔积液、高蛋白饮食、催眠镇静药、麻醉药、便秘、尿毒症、外科手术及感染等。

HE与其他代谢性脑病相比，并无特征性。临床表现为高级神经中枢的功能紊乱、运动和反射异常，其临床过程分为5期(表4-15-1)。

表4-15-1 肝性脑病临床分期

分期	临床表现及检测
0期 潜伏期	无行为、性格的异常，无神经系统病理征，脑电图正常，只在心理测试或智力测试时有轻微异常
1期 前驱期	轻度性格改变和精神异常，如焦虑、欣快激动、淡漠、睡眠倒错、健忘等，可有扑翼样震颤。脑电图多数正常。此期临床表现不明显，易被忽略
2期 昏迷前期	嗜睡、行为异常(如衣冠不整或随地大小便)、言语不清、书写障碍及定向力障碍。有腱反射亢进、肌张力增高、踝阵挛及Babinski征阳性等神经体征，有扑翼样震颤，脑电图有特征性异常
3期 昏睡期	昏睡，但可唤醒，醒时尚能应答，常有神志不清或幻觉，各种神经体征持续或加重，有扑翼样震颤，肌张力高，腱反射亢进，锥体束征常阳性。脑电图有异常波形
4期 昏迷期	昏迷，不能唤醒。病人不能合作而无法引出扑翼样震颤。浅昏迷时，腱反射和肌张力仍亢进；深昏迷时，各种反射消失，肌张力降低。脑电图明显异常

(五) 门静脉血栓或海绵样变

因门静脉血流淤滞，门静脉主干、肠系膜上静脉、肠系膜下静脉或脾静脉血栓形成。肝脏供血减少，加速肝衰竭；原本肝内型门静脉高压延伸为肝前性门静脉高压，当血栓扩展到肠系膜上静脉，肠管显著淤血，小肠功能逐渐衰退。该并发症较常见，尤其是脾切除术后，门静脉、脾静脉栓塞率可高达25%。门静脉血栓(portal vein thrombosis)的临床表现变化较大，当血栓缓慢形成，局限于门静脉左右支或肝外门静脉，侧支循环丰富，多无明显症状，常被忽视，往往首先由影像学检查发现。门静脉血栓严重阻断入肝血流时，导致难治EGVB、中重度腹胀痛、顽固性腹腔积液、肠坏死及肝性脑病等，腹穿可抽出血性腹腔积液。

门静脉海绵样变(cavernous transformation of the portal vein，CTPV)是指肝门部或肝内门静脉分支部分或完全慢性阻塞后，门静脉主干狭窄、萎缩甚至消失，在门静脉周围形成细小迂曲的网状血管，其形成与脾切除、EVL、门静脉炎、门静脉血栓形成、红细胞增多、肿瘤侵犯等有关。

(六) 电解质和酸碱平衡紊乱

长期钠摄入不足及利尿、大量放腹腔积液、腹泻和继发性醛固酮增多均是导致电解质紊乱的常见原因。低钾低氯血症与代谢性碱中毒容易诱发HE。持续重度低钠血症(<125mmol/L)易引起肝肾综合征，预后差。

(七) 肝肾综合征

肝肾综合征(hepatorenal syndrome，Heyd syndrome)病人肾脏无实质性病变，由于严重门静脉高压，内脏高动力循环使体循环血流量明显减少；多种扩血管物质如前列腺素、一氧化氮、胰高血糖素、心房利钠肽、内毒素和降钙素基因相关肽等不能被肝脏灭活，引起体循环血管床扩张；大量腹腔积液引起腹腔内压明显升高，均可减少肾脏血流尤其是肾皮质灌注不足，出现肾衰竭。临床主要表现为少尿、无尿及氮质血症。80%的急进型病人约于2周内死亡。缓进型临床较多见，常呈难治性腹腔积液，肾

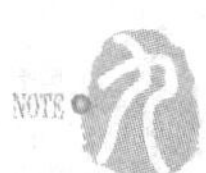

衰竭病程缓慢，可在数个月内保持稳定状态，常在各种诱因作用下转为急进型而死亡。

（八）肝肺综合征

肝肺综合征（hepatopulmonary syndrome）是在肝硬化基础上，排除原发心肺疾病后，出现呼吸困难及缺氧体征如发绀和杵状指（趾），这与肺内血管扩张和动脉血氧合功能障碍有关，预后较差。

（九）原发性肝癌

见本篇第十六章。

【诊断】

诊断内容包括确定有无肝硬化、寻找肝硬化原因、肝功能评估及并发症诊断。

（一）确定有无肝硬化

临床诊断肝硬化通常依据肝功能减退和门静脉高压两大同时存在的证据群。影像学所见肝硬化的征象有助于诊断。当肝功能减退和门静脉高压证据不充分、肝硬化的影像学征象不明确时，肝活检若查见假小叶形成，可建立诊断。

1. 肝功能减退 包括前述临床表现及反映肝细胞受损、胆红素代谢障碍、肝脏合成功能降低等方面的实验室检查（见本篇第一章）。

2. 门静脉高压 门腔侧支循环形成、脾大及腹腔积液是确定门静脉高压的要点。

（1）体检发现腹壁静脉曲张及胃镜观察到食管胃底静脉曲张均部分反映门腔侧支循环形成。门静脉高压时，腹部超声可探及门静脉主干内径>13mm，脾静脉内径>8mm，还可检测门静脉的血流速度及方向。腹部增强CT及门静脉成像可清晰、灵敏、准确、全面显示多种门静脉属支形态改变、门静脉血栓、海绵样变及动静脉瘘等征象，有利于对门静脉高压状况进行较全面的评估。

（2）脾大、少量腹腔积液、肝脏形态变化均可采用超声、CT及MRI证实，显然较体检更敏感而准确。血小板计数降低是较早出现的门静脉高压的信号，随着脾大、脾功能亢进的加重，红细胞及白细胞计数也降低。

（3）没有感染的肝硬化腹腔积液，通常为漏出液；合并自发性腹膜炎，腹腔积液可呈典型渗出液或介于渗、漏出液之间。血清腹腔积液清蛋白梯度（serum ascites albumin gradient，SAAG）≥11g时，提示门静脉高压所致腹腔积液的可能性大；而SAAG<11g时，提示结核、肿瘤等非门静脉高压所致腹腔积液的可能性大。

（二）寻找肝硬化原因

诊断肝硬化时，应尽可能搜寻其病因，以利于对因治疗。

（三）肝功能评估

见本篇第一章。

（四）并发症诊断

1. EGVB及门静脉高压性胃肠病 消化内镜、腹部增强CT及门静脉成像是重要的检查方法。

2. 胆石症 可采用腹部超声及MRCP。

3. 自发性细菌性腹膜炎 起病缓慢者多有低热、腹胀或腹腔积液持续不减；病情进展快者，腹痛明显、腹腔积液增长迅速，严重者诱发肝性脑病、出现中毒性休克等。体检发现轻重不等的全腹压痛和腹膜刺激征。腹腔积液外观浑浊，生化及镜检提示为渗出性，腹腔积液可培养出致病菌。

4. 肝性脑病（HE） 主要诊断依据为：①有严重肝病和（或）广泛门体侧支循环形成的基础及肝性脑病的诱因；②出现前述临床表现；③肝功能生化指标明显异常和（或）血氨增高；④头部CT或MRI排除脑血管意外及颅内肿瘤等疾病。少部分肝性脑病病人肝病病史不明确，以精神症状为突出表现，易被误诊。故对有精神症状病人，了解其肝病史及检测肝功能等应作为排除肝性脑病的常规。

5. 门静脉血栓或海绵样变 临床疑诊时，可通过腹部增强CT及门静脉成像证实。

6. 肝肾综合征 肝肾综合征的诊断需符合下列条件：①肝硬化合并腹腔积液；②急进型（Ⅰ型）血清肌酐浓度在2周内升至2倍基线值，或>226μmol/L（25mg/L），缓进型（Ⅱ型）血清肌酐>

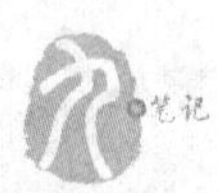

133μmol/L(15mg/L);③停利尿剂>2 天、并经清蛋白扩容[1g/(kg·d),最大量 100g/d]后,血清肌酐值没有改善(>133μmol/L);④排除休克;⑤近期没有应用肾毒性药物或扩血管药物治疗;⑥排除肾实质性疾病,如尿蛋白>500mg/d,显微镜下红细胞>50 个或超声探及肾实质性病变。

7. 肝肺综合征 肝硬化病人有杵状指、发绀及严重低氧血症(PaO_2<70mmHg),^{99m}Tc-MAA 扫描及造影剂增强的二维超声心动图可显示肺内毛细血管扩张。

【鉴别诊断】

1. 引起腹腔积液和腹部膨隆的疾病 需与结核性腹膜炎、腹腔内肿瘤、肾病综合征、缩窄性心包炎和巨大卵巢囊肿等鉴别。

2. 肝大及肝脏结节性病变 应除外慢性肝炎、血液病、原发性肝癌和血吸虫病等。

3. 肝硬化并发症 ①上消化道出血应与消化性溃疡、糜烂出血性胃炎、胃癌等鉴别;②肝性脑病应与低血糖、糖尿病酮症酸中毒、尿毒症、脑血管意外、脑部感染和镇静药过量等鉴别;③肝肾综合征应与慢性肾小球肾炎、急性肾小管坏死等鉴别;④肝肺综合征注意与肺部感染、哮喘等鉴别。

【治疗】

对于代偿期病人,治疗旨在延缓肝功能失代偿、预防肝细胞肝癌,争取逆转病变;对于失代偿期病人,则以改善肝功能、治疗并发症、延缓或减少对肝移植需求为目标。

(一)保护或改善肝功能

1. 去除或减轻病因 抗肝炎病毒治疗及针对其他病因治疗。

2. 慎用损伤肝脏的药物 避免不必要、疗效不明确的药物,减轻肝脏代谢负担。

3. 维护肠内营养 肝硬化时若碳水化合物供能不足,机体将消耗蛋白质供能,加重肝脏代谢负担。肠内营养是机体获得能量的最好方式,对于肝功能的维护、防止肠源性感染十分重要。只要肠道尚可用,应鼓励肠内营养,减少肠外营养。肝硬化常有消化不良,应进食易消化的食物,以碳水化合物为主,蛋白质摄入量以病人可耐受为宜,辅以多种维生素,可给予胰酶助消化。对食欲减退、食物不耐受者,可予预消化的、蛋白质已水解为小肽段的肠内营养剂。肝衰竭或有肝性脑病先兆时,应减少蛋白质的摄入。

4. 保护肝细胞 胆汁淤积时,微创手术解除胆道梗阻,可避免对肝功能的进一步损伤;由于胆汁中鹅去氧胆酸的双亲性,当与细胞膜持续接触,可溶解细胞膜。可口服熊去氧胆酸降低肝内鹅去氧胆酸的比例,减少其对肝细胞膜的破坏;也可使用腺苷蛋氨酸等。其他保护肝细胞的药物如多烯磷脂酰胆碱、水飞蓟宾、还原型谷胱甘肽及甘草酸二铵等,虽有一定药理学基础,但普遍缺乏循证医学证据,一般同时选用<2 个为宜。

(二)门静脉高压症状及其并发症治疗

1. 腹腔积液

(1)限制钠、水摄入:氯化钠摄入宜<2.0g/d,入水量<1000ml/d,如有低钠血症,则应限制在500ml 以内。

(2)利尿:常联合使用保钾及排钾利尿剂,即螺内酯联合呋塞米,剂量比例约为 100mg:40mg。一般开始用螺内酯 60mg/d+呋塞米 20mg/d,逐渐增加至螺内酯 100mg/d+呋塞米 40mg/d。利尿效果不满意时,应酌情配合静脉输注清蛋白。利尿速度不宜过快,以免诱发肝性脑病、肝肾综合征等。当在限钠饮食和大剂量利尿剂时,腹腔积液仍不能缓解,治疗性腹腔穿刺术后迅速再发,即为顽固性腹腔积液。

(3)经颈静脉肝内门腔分流术(transjugular intrahepatic portosystemic shunt,TIPS):是在肝内门静脉属支与肝静脉间置入特殊覆膜的金属支架,建立肝内门体分流,降低门静脉压力,减少或消除由于门静脉高压所致的腹腔积液和 EGVB(图 4-15-2)。与其他治疗门静脉高压的方法比较,TIPS 可有效缓解门静脉高压,增加肾脏血液灌注,显著减少甚至消除腹腔积液。如果能对因治疗,使肝功能稳定或有所改善,可较长期维持疗效,多数 TIPS 术后病人可不需限盐、限水及长期使用利尿剂,减少对肝移植的需求。

(4)排放腹腔积液加输注清蛋白:用于不具备 TIPS 技术、对 TIPS 禁忌及失去 TIPS 机会时顽固性

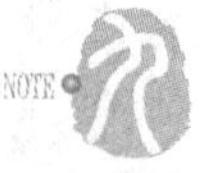

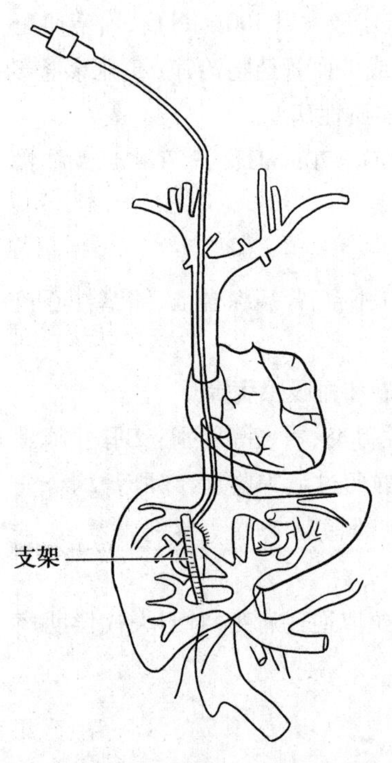

图 4-15-2 经颈静脉肝内门腔分流术（TIPS）

腹腔积液的姑息治疗，一般每放腹腔积液 1000ml，输注清蛋白 8g。该方法缓解症状时间短，易于诱发肝肾综合征、肝性脑病等并发症。

（5）自发性细菌性腹膜炎：选用肝毒性小、主要针对革兰阴性杆菌并兼顾革兰阳性球菌的抗生素，如头孢哌酮或喹诺酮类等，疗效不满意时，根据治疗反应和药敏结果进行调整。由于自发性腹膜炎容易复发，用药时间不得少于 2 周。自发性腹膜炎多系肠源性感染，除抗生素治疗外，应注意保持大便通畅、维护肠道菌群。腹腔积液是细菌繁殖的良好培养基，控制腹腔积液也是治疗该并发症的一个重要环节。

2. EGVB 的治疗及预防

（1）一般急救措施和积极补充血容量详见本篇第二十五章。血容量不宜补足，达到基本满足组织灌注、循环稳定即可。急诊外科手术并发症多，死亡率高，目前多不采用。

（2）止血措施

1）药物：尽早给予收缩内脏血管药物如生长抑素、奥曲肽、特利加压素或垂体加压素，减少门静脉血流量，降低门静脉压，从而止血。生长抑素及奥曲肽因对全身血流动力学影响较小，不良反应少，是治疗 EGVB 最常用的药物。生长抑素用法为首剂 250μg 静脉缓注，继以 250μg/h 持续静脉泵入。本品半衰期极短，滴注过程中不能中断，若中断超过 5 分钟，应重新注射首剂。生长抑素类似物奥曲肽半衰期较长，首剂 100μg 静脉缓注，继以 25～50μg/h 持续静脉滴注。特利加压素起始剂量为 2mg/4h，出血停止后可改为每次 1mg，每日 2 次，维持 5 天。垂体加压素剂量为 0.2U/min 静脉持续滴注，可逐渐增加剂量至 0.4U/min。该药可致腹痛、血压升高、心律失常、心绞痛等副作用，严重者甚至可发生心肌梗死。故对老年病人应同时使用硝酸甘油，以减少该药的不良反应。对于中晚期肝硬化，可予以第三代头孢类抗生素，既有利于止血，也减少止血后的各种可能感染。

2）内镜治疗：当出血量为中等以下，应紧急采用内镜结扎治疗（endoscopic variceal ligation，EVL），这是一种局部断流术，即经内镜用橡皮圈结扎曲张的食管静脉，局部缺血坏死、肉芽组织增生后形成瘢痕，封闭曲张静脉。不能降低门静脉高压，适用于单纯食管静脉曲张不伴胃底静脉曲张者。

3）TIPS：对急性大出血的止血率达到 95%，新近的国际共识意见认为，对于大出血和估计内镜治疗成功率低的病人应在 72 小时内行 TIPS。通常择期 TIPS 对病人肝功能要求<Child-Pugh 评分 B，急性大量 EGVB 时，TIPS 对肝功能的要求可放宽至 Child-Pugh 评分 C14，这与血管介入微创治疗具有创伤小、恢复快、并发症少和疗效确切等特点有关。

4）气囊压迫止血：在药物治疗无效、且不具备内镜和 TIPS 操作的大出血时暂时使用，为后续有效止血措施起“桥梁”作用。三腔二囊管经鼻腔插入，注气入胃囊（囊内压 50～70mmHg），向外加压牵引，用于压迫胃底；若未能止血，再注气入食管囊（囊内压为 35～45mmHg），压迫食管曲张静脉。为防止黏膜糜烂，一般持续压迫时间不应超过 24 小时，放气解除压迫一段时间后，必要时可重复应用。气囊压迫短暂止血效果肯定，但病人痛苦大、并发症较多，不宜长期使用，停用后早期再出血率高。

5）一级预防：主要针对已有食管胃底静脉曲张，但尚未出血者，包括：①对因治疗。②非选择性β受体阻滞剂通过收缩内脏血管，减少内脏高动力循环。常用普萘洛尔或卡地洛尔，治疗剂量应使心率不低于 55 次/分，当病人有乏力、气短等不良反应时，应停药。对于顽固性腹腔积液病人，该类药不宜应用。③EVL 可用于中度食管静脉曲张。

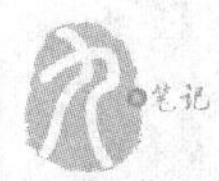

（3）二级预防：指对已发生过 EGVB 病人，预防其再出血。首次出血后的再出血率可达 60%，死

亡率33%。因此应重视EGVB的二级预防,开始的时间应早至出血后的第6天。

1）病人在急性出血期间已行TIPS,止血后可不给予预防静脉曲张出血的药物,但应采用多普勒超声每3～6个月了解分流道是否通畅。

2）病人在急性出血期间未行TIPS,预防再出血的方法有:①以TIPS为代表的部分门体分流术;②包括EVL、经内镜或血管介入途径向食管胃底静脉注射液态栓塞胶或其他栓塞材料的断流术;③以部分脾动脉栓塞为代表的限流术;④与一级预防相同的药物。如何应用这些方法,理论上应根据门静脉高压的病理生理提出治疗策略,具体治疗措施应在腹部增强CT门静脉成像术的基础上,了解病人门腔侧支循环开放状态、食管胃底静脉曲张程度、有无门静脉血栓、门静脉海绵样变或动静脉瘘等征象,视其肝功能分级、有无禁忌证及病人的意愿选择某项治疗方法。

(三）肝性脑病（HE）

去除引发HE的诱因、维护肝脏功能、促进氨代谢清除及调节神经递质。

1. 及早识别及去除HE发作的诱因

（1）纠正电解质和酸碱平衡紊乱:低钾性碱中毒是肝硬化病人在进食量减少、利尿过度及大量排放腹腔积液后,常出现的内环境紊乱。因此,应重视病人的营养支持,利尿药的剂量不宜过大。

（2）预防和控制感染。

（3）改善肠内微生态,减少肠内氮源性毒物的生成与吸收。

1）止血和清除肠道积血:上消化道出血是HE的重要诱因之一。止血后清除肠道积血可用:乳果糖口服导泻;生理盐水或弱酸液(如稀醋酸溶液)清洁灌肠。

2）防治便秘:可给予乳果糖,以保证每日排软便1～2次。乳果糖是一种合成的双糖,口服后在小肠不被分解,到达结肠后可被乳酸杆菌、粪肠球菌等细菌分解为乳酸、乙酸而降低肠道的pH。肠道酸化后对产尿素酶的细菌生长不利,但有利于不产尿素酶的乳酸杆菌生长,使肠道细菌产氨减少;此外,酸性的肠道环境可减少氨的吸收,并促进血液中的氨渗入肠道排出体外。乳果糖可用于各期HE及轻微HE的治疗。亦可用乳果糖稀释至33.3%保留灌肠。

3）口服抗生素:可抑制肠道产尿素酶的细菌,减少氨的生成。常用的抗生素有利福昔明、甲硝唑、新霉素等。利福昔明具有广谱、强效的抑制肠道细菌生长作用,口服不吸收,只在胃肠道局部起作用,剂量为0.8～1.2g/d,分2～3次口服。

（4）慎用镇静药及损伤肝功能的药物:镇静、催眠、镇痛药及麻醉剂可诱发HE,在肝硬化特别是有严重肝功能减退时应尽量避免使用。当病人出现烦躁、抽搐时禁用阿片类、巴比妥类、苯二氮䓬类镇静剂,可试用异丙嗪、氯苯那敏(扑尔敏)等抗组胺药。

2. 营养支持治疗 尽可能保证热能供应,避免低血糖;补充各种维生素;酌情输注血浆或清蛋白。急性起病数日内禁食蛋白质(1～2期肝性脑病可限制在20g/d以内),神志清楚后,从蛋白质20g/d开始逐渐增加至1g/(kg·d)。门体分流对蛋白不能耐受者应避免大量蛋白质饮食,但仍应保持小量蛋白的持续补充。

3. 促进体内氨的代谢 常用L-鸟氨酸-L-天冬氨酸。鸟氨酸能增加氨基甲酰磷酸合成酶和鸟氨酸氨基甲酰转移酶的活性,其本身也可通过鸟氨酸循环合成尿素而降低血氨;天冬氨酸可促进谷氨酰胺合成酶活性,促进脑、肾利用和消耗氨以合成谷氨酸和谷氨酰胺而降低血氨,减轻脑水肿。谷氨酸钠或钾、精氨酸等药物理论上有降血氨作用,临床应用广泛,但尚无证据肯定其疗效。

4. 调节神经递质

（1）氟马西尼:拮抗内源性苯二氮䓬所致的神经抑制,对部分3～4期病人具有促醒作用。静脉注射氟马西尼0.5～1mg,可在数分钟内起效,但维持时间短,通常在4小时之内。

（2）减少或拮抗假性神经递质:支链氨基酸制剂是一种以亮氨酸、异亮氨酸、缬氨酸等为主的复合氨基酸。其机制为竞争性抑制芳香族氨基酸进入大脑,减少假性神经递质的形成。其疗效尚有争议,但对于不能耐受蛋白质的营养不良者,补充支链氨基酸有助于改善其氮平衡。

5. 阻断门-体分流 TIPS术后引起的肝性脑病多是暂时的,随着术后肝功能改善、尿量增加及肠道淤血减轻,肝性脑病多呈自限性,很少需要行减小分流道直径的介入术。对于肝硬化门静脉高压所

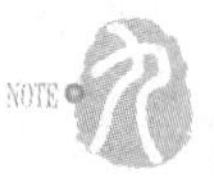

致严重的侧支循环开放，可通过TIPS术联合曲张静脉的介入断流术，阻断异常的门-体分流。

（四）其他并发症治疗

1. 胆石症 应以内科保守治疗为主，由于肝硬化并发胆石症的手术死亡率约10%，尤其是肝功能Child-Pugh C级者，应尽量避免手术。

2. 感染 对肝硬化并发的感染，一旦疑诊，应立即经验性抗感染治疗。自发性细菌性腹膜炎、胆道及肠道感染的抗生素选择，应遵循广谱、足量、肝肾毒性小的原则，首选第三代头孢类抗生素，如头孢哌酮+舒巴坦。其他如氟喹诺酮类、哌拉西林钠+他唑巴坦及碳青霉烯类抗生素，均可根据病人情况使用。一旦培养出致病菌，则应根据药敏试验选择窄谱抗生素。

3. 门静脉血栓 对新近发生的血栓应做早期静脉肝素抗凝治疗，可使80%以上病人出现完全或广泛性再通，口服抗凝药物治疗至少维持半年。对早期的门静脉血栓也可采用经皮、经股动脉插管至肠系膜上动脉后置管，用微量泵持续泵入尿激酶进行早期溶栓，使门静脉再通。TIPS适用于血栓形成时间较长、出现机化的病人。

4. 肝硬化低钠血症 轻症者，通过限水可以改善；中至重度者，可选用血管加压素V_2受体拮抗剂（托伐普坦），增强肾脏处理水的能力，使水重吸收减少，提高血钠浓度。

5. 肝肾综合征 TIPS有助于减少缓进型转为急进型。肝移植可以同时缓解这两型肝肾综合征，是该并发症有效的治疗方法。在等待肝移植术的过程中，可以采取如下措施保护肾功能：静脉补充清蛋白、使用血管加压素、TIPS、血液透析以及人工肝支持等。

6. 肝肺综合征 吸氧及高压氧舱适用于轻型、早期病人，可以增加肺泡内氧浓度和压力，有助于氧弥散。肝移植可逆转肺血管扩张，使氧分压、氧饱和度及肺血管阻力均明显改善。

7. 脾功能亢进 以部分脾动脉栓塞和TIPS治疗为主；传统的全脾切除术因术后发生门静脉血栓、严重感染的风险较高，已不提倡。

（五）手术

治疗门静脉高压的各种分流、断流及限流术随着内镜及介入微创技术的应用，已较少应用。由于TIPS综合技术具有微创、精准、可重复和有效等优点，在细致的药物治疗配合下，已从以往肝移植前的过渡性治疗方式逐渐成为有效延长生存期的治疗方法。肝移植是对终末期肝硬化治疗的最佳选择，掌握手术时机及尽可能充分做好术前准备可提高手术存活率。

（六）病人教育

1. 休息 不宜进行重体力活动及高强度体育锻炼，代偿期病人可从事轻体力劳动，失代偿期病人应多卧床休息。保持情绪稳定，减轻心理压力。

2. 酒精及药物 严格禁酒。避免不必要且疗效不明确的药物、各种解热镇痛的复方感冒药、不正规的中药偏方及保健品，以减轻肝脏代谢负担，避免肝毒性损伤。失眠病人应在医生指导下慎重使用镇静、催眠药物。

3. 对已有食管胃底静脉曲张者，进食不宜过快、过多，食物不宜过于辛辣和粗糙，在进食带骨的肉类时，应注意避免吞下刺或骨。

4. 食物应以易消化、产气少的粮食为主，持续少量蛋白及脂肪食物，常吃蔬菜水果，调味不宜过于辛辣，保持大便通畅，不宜用力排便。EGVB的诱因多见于粗糙食物、胃酸侵蚀、腹内压增高及剧烈咳嗽等。未行TIPS的肝硬化病人，以低盐饮食为宜；TIPS术后病人可不必限盐和水。

5. 避免感染 居室应通风，养成良好的个人卫生习惯，避免着凉及不洁饮食。

6. 了解肝硬化的病因，坚持使用针对病因的药物，如口服抗乙肝病毒的药物等，病情稳定者，每3～6个月应进行医疗随访，进行相关的实验室检测和超声、CT及MRI检查。

7. 有轻微肝性脑病病人的反应力较低，不宜驾车及高空作业。

8. 乙肝及丙肝病人可以与家人、朋友共餐。应避免血液途径的传染，如不宜共用剃须刀等可能有创的生活用品；接触病人开放伤口时，应戴手套。性生活应适当，如没有生育计划，建议使用避孕套。

（唐承薇）

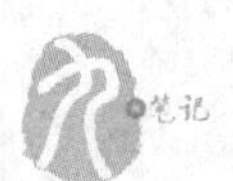

第十六章　原发性肝癌

原发性肝癌(primary carcinoma of the liver)指起源于肝细胞或肝内胆管上皮细胞的恶性肿瘤，包括肝细胞癌(hepatocellular carcinoma，HCC)、肝内胆管癌(intrahepatic cholangiocarcinoma，ICC)和HCC-ICC混合型三种不同的病理类型，其中HCC约占90%，日常所称的"肝癌"指HCC。肝癌是我国常见恶性肿瘤之一，每年新发病例约占全球的42%～50%。

【病因和发病机制】

病因和发病机制可能与下列因素有关。

1. 病毒性肝炎 HBV感染是我国肝癌病人的主要病因，西方国家以HCV感染常见。HBV的DNA序列和宿主细胞的基因序列同时遭到破坏或发生重新整合，使癌基因激活和抑癌基因失活，从而发生细胞癌变。丙型肝炎致癌机制与HCV序列变异相关，HCV通过序列变异逃避免疫识别而持续感染肝细胞，引起肝脏长期炎症，肝细胞坏死和再生反复发生，从而积累基因突变，破坏细胞增殖的动态平衡，导致细胞癌变。

2. 黄曲霉毒素 流行病学研究发现，粮食受到黄曲霉毒素污染严重的地区，人群肝癌发病率高，而黄曲霉毒素的代谢产物之一黄曲霉毒素B_1能通过影响*ras*、*P53*等基因的表达而引起肝癌的发生。

3. 肝纤维化 病毒性肝炎、酒精性肝病及非酒精性脂肪肝后肝纤维化、肝硬化是肝癌发生的重要危险因素。

4. 其他肝癌的高危因素 ①长期接触氯乙烯、亚硝胺类、偶氮芥类、苯酚、有机氯农药等化学物质；②血吸虫及华支睾吸虫感染；③长期饮用污染水、藻类异常繁殖的河沟水；④香烟中多环芳烃、亚硝胺和尼古丁。

上述各种病因使肝细胞在损伤后的再生修复过程中，其生物学特征逐渐变化，基因突变，增殖与凋亡失衡；各种致癌因素也可促使癌基因(如*ras*)表达及抑癌基因(如*P21*、*P53*)受抑；慢性炎症及纤维化过程中的活跃血管增殖，为肝癌的发生发展创造了重要条件。

【病理】

(一)大体病理分型

1. 块状型 占肝癌的70%以上，呈单个、多个或融合成块，直径5～10cm，>10cm者称巨块型。质硬，膨胀性生长，可见包膜。此型肿瘤中心易坏死、液化及出血；位于肝包膜附近者，肿瘤易破裂，导致腹腔内出血及直接播散。

2. 结节型 呈大小和数目不等的癌结节，<5cm，与周围肝组织的分界不如块状型清楚，常伴有肝硬化。单个癌结节<3cm或相邻两个癌结节直径之和小于3cm者称为小肝癌。

3. 弥漫型 少见，呈米粒至黄豆大的癌结节弥漫地分布于整个肝脏，不易与肝硬化区分，病人常因肝衰竭而死亡。

(二)组织病理分型

分为肝细胞肝癌(HCC)、肝内胆管细胞癌(ICC)和混合型肝癌。

1. HCC 最为多见，癌细胞来自肝细胞，异型性明显，胞质丰富，呈多边形，排列成巢状或索状，血窦丰富。正常肝组织的肝动脉供血约占30%，但HCC的肝动脉供血超过90%，这是目前肝癌影像诊断及介入治疗的重要循环基础。

2. ICC 较少见，癌细胞来自胆管上皮细胞，呈立方或柱状，排列成腺样，纤维组织较多、血窦较少。

3. 混合型 最少见,具有肝细胞癌和胆管细胞癌两种结构,或呈过渡形态,既不完全像肝细胞癌,又不完全像胆管细胞癌。

(三)转移途径

1. 肝内转移 易侵犯门静脉及分支并形成癌栓,脱落后在肝内引起多发性转移灶。

2. 肝外转移 ①血行转移:常转移至肺,其他部位有脑、肾上腺、肾及骨骼等,甚至可见肝静脉中癌栓延至下腔静脉及右心房。②淋巴转移:常见肝门淋巴结转移,也可转移至胰、脾、主动脉旁及锁骨上淋巴结。③种植转移:少见,从肝表面脱落的癌细胞可种植在腹膜、横膈、盆腔等处,引起血性腹腔积液、胸腔积液。女性可有卵巢转移。

【临床表现】

本病多见于中年男性,男女之比约为3∶1。起病隐匿,早期缺乏典型症状。临床症状明显者,病情大多已进入中晚期。本病常在肝硬化的基础上发生,或者以转移病灶症状为首发表现,此时临床容易漏诊或误诊,应予注意。中晚期临床表现如下:

1. 肝区疼痛 是肝癌最常见的症状,多呈右上腹持续性胀痛或钝痛,与癌肿生长、肝包膜受牵拉有关。如病变侵犯膈,疼痛可牵涉右肩或右背部。当肝表面的癌结节破裂,可突然引起剧烈腹痛,从肝区开始迅速延至全腹,产生急腹症的表现,如出血量大时可导致休克。

2. 肝大 肝脏进行性增大,质地坚硬,表面凹凸不平,常有大小不等的结节,边缘钝而不整齐,常有不同程度的压痛。肝癌突出于右肋弓下或剑突下时,上腹可呈现局部隆起或饱满;如癌肿位于膈面,则主要表现为膈肌抬高而肝下缘不下移。

3. 黄疸 一般出现在肝癌晚期,多为阻塞性黄疸,少数为肝细胞性黄疸。前者常因癌肿压迫或侵犯胆管或肝门转移性淋巴结肿大而压迫胆管造成阻塞所致;后者可由于癌组织肝内广泛浸润或合并肝硬化、慢性肝炎引起。

4. 肝硬化征象 在失代偿期肝硬化基础上发病者,可表现为腹腔积液迅速增加且难治,腹腔积液多为漏出液;血性腹腔积液系肝癌侵犯肝包膜或向腹腔内破溃引起。门静脉高压导致食管胃底静脉曲张出血(EGVB)。

5. 全身性表现 进行性消瘦、发热、食欲缺乏、乏力、营养不良和恶病质等。如转移至肺、骨、脑、淋巴结、胸腔等处,可产生相应的症状。部分病人以转移灶症状首发而就诊。

6. 伴癌综合征 癌肿本身代谢异常或肝癌病人机体内分泌/代谢异常而出现的一组综合征,表现为自发性低血糖症、红细胞增多症;其他罕见的有高钙血症、高脂血症、类癌综合征等。

【并发症】

1. 肝性脑病 是肝癌终末期最严重的并发症,详见本篇第十五章,出现肝性脑病,预后不良。

2. 上消化道出血 上消化道出血约占肝癌死亡原因的15%,出血与以下因素有关:①EGVB;②门静脉高压性胃病合并凝血功能障碍而有广泛出血,大量出血常诱发肝性脑病。

3. 肝癌结节破裂出血 约10%肝癌病人发生肝癌结节破裂出血。癌结节破裂可局限于肝包膜下,产生局部疼痛;如包膜下出血快速增多则形成压痛性血肿;也可破入腹腔引起急性腹痛、腹膜刺激征和血性腹腔积液,大量出血可致休克、死亡。

4. 继发感染 病人因长期消耗或化疗、放射治疗等,抵抗力减弱,容易并发肺炎、自发性腹膜炎、肠道感染和真菌感染等。

【实验室和其他辅助检查】

(一)肝癌标志物检查

1. 甲胎蛋白(alpha fetoprotein, AFP) 是诊断肝细胞癌特异性的标志物,广泛用于肝癌的普查、诊断、判断治疗效果及预测复发。在排除妊娠和生殖腺胚胎瘤的基础上,AFP>400ng/ml为诊断肝癌的条件之一。对AFP逐渐升高不降或>200ng/ml持续8周,应结合影像学及肝功能变化作综合

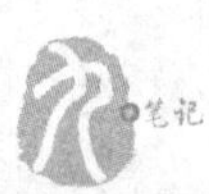

分析或动态观察。约30%的肝癌病人AFP水平正常，检测AFP异质体有助于提高诊断率。

2. 其他肝癌标志物　血清岩藻糖苷酶（AFu）、γ-谷氨酰转肽酶同工酶Ⅱ（γ-GT_2）、异常凝血酶原（DCP）、磷脂酰肌醇蛋白多糖-3（GPC3）、高尔基体蛋白73（GP73）等有助于AFP阴性的肝癌的诊断和鉴别诊断。

（二）影像学检查

1. 超声（US）　是目前肝癌筛查的首选方法，具有方便易行、价格低廉及无创等优点，能检出肝内直径>1cm的占位性病变，利用多普勒效应或超声造影剂，了解病灶的血供状态，判断占位性病变的良恶性，并有助于引导肝穿刺活检。

2. 增强CT/MRI　可以更客观及更敏感地显示肝癌，1cm左右肝癌的检出率可>80%，是诊断及确定治疗策略的重要手段。MRI为非放射性检查，可以在短期重复进行。CT平扫多为低密度占位，部分有晕圈征，大肝癌常有中央坏死；增强时动脉期病灶的密度高于周围肝组织，但随即快速下降，低于周围正常肝组织，并持续数分钟，呈"快进快出"表现。

3. 数字减影血管造影（digital subtraction angiography，DSA）　当增强CT/MRI对疑为肝癌的小病灶难以确诊时，经选择性肝动脉行DSA检查是肝癌诊断的重要补充手段。对直径1～2cm的小肝癌，肝动脉造影可以更精确地作出诊断，正确率>90%。

4. 正电子发射计算机断层成像(PET-CT)、发射单光子计算机断层扫描(SPECT-CT)　可提高诊断和评判疾病进展的准确性。

（三）肝穿刺活体组织检查

US或CT引导下细针穿刺行组织学检查是确诊肝癌的可靠方法，但属创伤性检查，且偶有出血或针道转移的风险。当上述非侵入性检查未能确诊时，可考虑应用。

【诊断】

满足下列三项中的任一项，即可诊断肝癌，这是国际上广泛使用的肝癌诊断标准。

1. 具有两种典型的肝癌影像学（US、增强CT、MRI或选择性肝动脉造影）表现，病灶>2cm。
2. 一项典型的肝癌影像学表现，病灶>2cm，AFP>400ng/ml。
3. 肝脏活检阳性。

对高危人群（各种原因所致的慢性肝炎、肝硬化以及>35岁的HBV或HCV感染者）每6～12个月检测AFP和US筛查，有助于肝癌早期诊断。

根据肝癌的数目、大小、有无侵犯转移以及病人肝功能储备的情况，肝癌诊断分期多采用巴塞罗那（BCLC）分期（图4-16-1）。

【鉴别诊断】

肝癌常需与继发性肝癌、肝硬化、肝脓肿等疾病进行鉴别。

1. 继发性肝癌　原发于呼吸道、胃肠道、泌尿生殖道、乳房等处的癌灶常转移至肝，尤以结直肠癌最为常见，呈多发性结节，临床以原发癌表现为主，血清AFP检测一般为阴性。

2. 肝硬化结节　增强CT/MRI见病灶动脉期强化，呈快进快出，诊断肝癌；若无强化，则考虑为肝硬化结节。AFP>400ng/ml，有助于肝癌诊断。

3. 活动性病毒性肝炎　病毒性肝炎活动时血清AFP往往呈短期低浓度升高，应定期多次随访测定血清AFP和ALT，或联合检测其他肝癌标志物并进行分析，如：①AFP和ALT动态曲线平行或同步升高，或ALT持续增高至正常的数倍，则肝炎的可能性大；②二者曲线分离，AFP持续升高，往往超过400ng/ml，而ALT不升高，呈曲线分离现象，则多考虑肝癌。

4. 肝脓肿　临床表现为发热、肝区疼痛、压痛明显，白细胞计数和中性粒细胞升高。US检查可发现脓肿的液性暗区。必要时在超声引导下做诊断性穿刺或药物试验性治疗以明确诊断。

5. 肝包虫病　病人常有牧区生活和接触病犬等生活史。

6. 其他肝脏肿瘤或病变　当影像学与肝脏其他良性肿瘤如血管瘤、肝腺瘤、肝局灶性结节性增

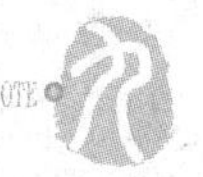

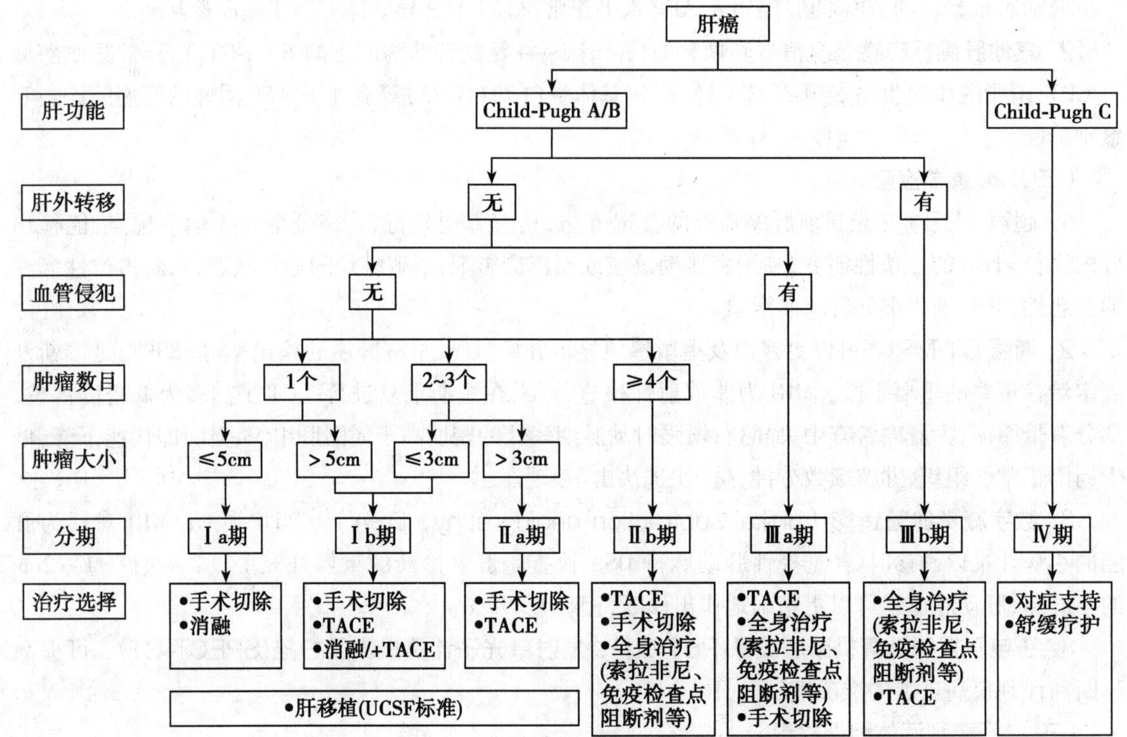

图 4-16-1　肝癌 BCLC 分期与临床治疗策略

TACE(transcatheter arterial chemoembolization):经导管动脉化疗栓塞术

生等鉴别有困难时,可检测 AFP 等肿瘤标志物,并随访 US、增强 CT/MRI,必要时在 US 引导下行肝活检。

【治疗】

肝癌对化疗和放疗不敏感,常用治疗方法有手术切除、肝移植、血管介入、射频消融术等。肝癌的治疗性切除术是目前治疗肝癌最有效的方法之一,虽然目前的手术技术可以切除一些大肝癌,但术后残留肝的功能储备是否可维持病人的生命需求,则是决定手术成败的关键。图 4-16-1 所示临床路径,有助于正确选择上述方法,既可使病人最大程度切除肿瘤或控制肿瘤生长,又可避免治疗过度、缩短生存时间、降低生活质量以及不必要的医疗资源浪费。

（一）手术治疗

术前应采用 Child-Pugh 评分、吲哚菁绿 15 分钟滞留率(indocyanine green retention-15,ICGR-15)评价肝功能储备情况;如预期保留肝组织体积较小,则采用 CT 和(或)MRI 测定剩余肝脏体积。一般认为 Child-Pugh A~B 级、ICGR-15<20%~30%是实施手术切除的必要条件;剩余肝脏体积须占标准肝脏体积的 40%以上(肝硬化病人),或 30%以上(无肝硬化病人)也是实现手术切除的必要条件。Ⅰa 期、Ⅰb 期和Ⅱa 期肝癌是手术切除的首选适应证。由于手术切除仍有很高的肝癌复发率,因此,术后宜加强综合治疗与随访。

（二）局部治疗

1. 射频消融术(radiofrequency ablation,RF)　在 US 或开腹条件下,将电极插入肝癌组织内,应用电流热效应等多种物理方法毁损病变组织。RF 是肝癌微创治疗最具代表性的消融方式,适用于直径≤3cm 肝癌病人。

2. 微波消融　适应证同 RF,其特点是消融效率高,但需要温度监控系统调控有效热场范围。

3. 经皮穿刺瘤内注射无水乙醇(percutaneous ethanol injection,PEI)　在 US 或 CT 引导下,将无水乙醇直接注入肝癌组织内,使癌细胞脱水、变性、凝固性坏死。PEI 也适用于肿瘤≤3cm 者,

但 PEI 对直径≤2cm 的肝癌效果确切。

4. **肝动脉栓塞（transcatheter arterial embolization，TAE）** 是经肿瘤的供血动脉注入栓塞剂，阻断肿瘤的供血，使其发生坏死。由于 TAE 具有靶向性好、创伤小、可重复、病人容易接受的特点，是目前非手术治疗中晚期肝癌的常用方法。

（三）肝移植

对于肝癌合并肝硬化病人，肝移植可将整个病肝切除，是治疗肝癌和肝硬化的有效手段。但若肝癌已有血管侵犯及远处转移（常见肺、骨），则不宜行肝移植术。

HBV 感染病人在手术、局部治疗或肝移植后，均需坚持口服抗病毒药物。肝移植病人需要终生使用免疫抑制剂。

（四）药物治疗

分子靶向药物多激酶抑制剂索拉非尼（sorafenib）是目前唯一获得批准治疗晚期肝癌的分子靶向药物。肿瘤细胞表面的跨膜蛋白 PD-1 与其配体 PD-L1 结合可介导肿瘤的免疫逃逸。针对 PD-1 和（或）PD-L1 的抗体已经应用于包括肝癌在内的进展期肿瘤的临床治疗，取得了较好的疗效。

（五）病人教育

详见本篇第十五章。

【预后】

下述情况预后较好：①肝癌小于 5cm，能早期手术；②癌肿包膜完整，分化程度高，尚无癌栓形成；③机体免疫状态良好。如合并肝硬化或有肝外转移者、发生肝癌破裂、消化道出血、ALT 显著升高的病人预后差。

（杨长青）

第十七章　急性肝衰竭

急性肝衰竭(acute liver failure,ALF)多是由药物、肝毒性物质、病毒、酒精等因素诱发的一组临床综合征,病人肝功能急剧恶化,表现为意识障碍和凝血功能紊乱等,多见于中青年人,发病迅速,病死率高。

【病因和发病机制】

在我国,引起肝衰竭的首要因素是乙型肝炎病毒,其引起的慢加急性(亚急性)肝衰竭最为常见。其他常见病因包括药物性肝损伤、病毒性肝炎、自身免疫性肝病及休克或低血压引起的缺血性肝损伤。然而仍有约15%的病人病因不明。

发病机制涉及内毒素及细胞因子介导的免疫炎症损伤,肝微循环障碍,细胞凋亡,肝细胞再生受抑,肝脏能量代谢及解毒功能丧失,所导致的多器官功能衰竭进而加速肝衰竭病人死亡。

【组织病理】

肝细胞坏死体积≥肝实质的2/3,或亚大块坏死(约占肝实质的1/2～2/3),或桥接坏死(较广泛的融合性坏死并破坏肝实质结构),存活肝细胞严重变性,肝窦网状支架塌陷或部分塌陷。

【体格检查及实验室检查】

1. 体格检查　检查病人精神状态,评估是否存在肝性脑病并确定程度分级。注意是否存在慢性肝病的体征。

2. 实验室检查　①一般检查包括:血常规、动脉血气分析、动脉血乳酸;②凝血功能:凝血酶原时间、INR;③血生化:肝肾功能、血糖、血电解质;④病毒性肝炎血清学;⑤自身免疫性标志物。

【诊断与鉴别诊断】

(一) 临床诊断

急性起病,2周内出现2度及以上肝性脑病,并有以下表现者:①极度乏力,有明显厌食、腹胀、恶心、呕吐等严重消化道症状;②短期内黄疸进行性加深,TB常≥171μmol/L,出现酶胆分离现象;③出血倾向明显,血浆凝血酶原活动度(PTA)≤40%(或INR≥1.5),且排除其他原因;④肝脏进行性缩小。

(二) 鉴别诊断

1. 胆道梗阻及严重的胆道感染　一般黄疸深,而肝功能损害轻,ALT上升幅度小,并常有发热、腹痛、肝大等特点。

2. 淤胆型肝炎　黄疸较深时易误诊为肝衰竭,但此病消化道症状轻,血清ALT升高及PT延长不明显,病人有明显皮肤瘙痒及粪便颜色变浅,极少出现肝性脑病、出血及腹腔积液。

3. 肝性脑病　应与其他原因引起的昏迷相鉴别。

【治疗】

(一) 对因治疗

对有明确病因的ALF需立刻进行对因治疗。对乙酰氨基酚(APAP)过量引起的ALF可用N-乙酰半胱氨酸(NAC)治疗;毒蕈中毒的ALF病人可用青霉素和NAC治疗;药物性肝损伤者(DILI)应及时停药;病毒性肝炎病人需抗病毒治疗;自身免疫性肝炎病人可考虑糖皮质激素治疗;急性妊娠期脂肪肝病人需及时终止妊娠。

（二）常规治疗

1. **内科监护**　大多数 ALF 病人都会出现不同程度循环功能障碍，脑水肿和颅内高压，显著增加了 ALF 病人死亡率。因此，对 ALF 病人对因治疗的同时需给予持续重症监护支持治疗。

2. **支持治疗**　对于 ALF 预后改善具有重要意义，具体措施如下：①绝对卧床休息，减少体力消耗，减轻肝脏负荷。②给予高糖、低脂、低蛋白营养，补充足量维生素和微量元素，给予支链氨基酸支持。③补充新鲜血浆、清蛋白，改善微循环，防止或减轻脑水肿及腹腔积液；冷沉淀可改善凝血功能障碍。④纠正电解质、酸碱平衡。⑤预防院内感染。

3. **脑水肿及肝性脑病治疗**　脑水肿和颅内高压是 ALF 最严重的并发症，可因脑疝而致命。治疗中应避免补液过多，对已出现颅内高压病人，应给予甘露醇、高渗盐水、巴比妥类药物及低温治疗等。糖皮质激素不宜应用于控制 ALF 病人的颅内高压。肝性脑病的治疗详见本篇第十五章。

4. **抗感染**　及时发现潜在的细菌或真菌感染，根据病原学结果尽早采取抗感染治疗。

5. **防治出血**　短期使用质子泵抑制剂预防应激性溃疡出血。ALF 病人只有在出血或侵入性操作前，可适当补充血小板。

6. **纠正代谢紊乱**　监测整体营养状况及电解质水平，及时纠正代谢紊乱；适时给予足够的肠外或肠内营养。

7. **人工肝支持**　人工肝脏是借助体外机械、化学或生物性装置，暂时或部分替代肝脏功能，从而协助治疗肝脏功能不全或相关疾病。尽管非生物型人工肝支持系统可以改善肝性脑病和一些全身血流动力学参数，但对于 ALF 病人预后无明显改善，可作为肝移植前临时肝脏替代治疗。

8. **肝移植**　是治疗肝衰竭的有效手段，应掌握恰当时机实施。

【预后】

病因是 ALF 重要的预后预测指标之一。对乙酰氨基酚、甲型肝炎、休克肝、怀孕有关的疾病所致的 ALF，移植后生存率>50%，而其他病因所致的 ALF 移植后生存率<25%。性别、年龄、入院时肝脏、临床及生化状态以及恶化高峰期肝性脑病的程度、凝血酶原时间、INR、肾功能、胆红素水平、血钠、动脉血 pH、磷血症等均影响病人预后。

（王　敏）

第十八章　肝外胆系结石及炎症

第一节　胆囊结石及胆囊炎

胆囊结石(cholecystolithiasis)指发生在胆囊的结石,是常见疾病;胆囊炎(cholecystitis)常是胆囊结石的并发症,也可在无胆囊结石时发生。

【危险因素及成石机制】

胆囊结石的危险因素包括:>40 岁、女性、妊娠、口服避孕药和雌激素替代治疗、肥胖、减肥期间的极低热量膳食和体重快速减轻、糖尿病、肝硬化、胆囊动力下降、克罗恩病和溶血等。他汀类药物、维生素 C、咖啡、植物蛋白和坚果、多不饱和脂肪和单不饱和脂肪可能对预防胆囊结石有益。

胆汁中的胆固醇、卵磷脂和胆盐共同维系着胆汁的稳定,当胆固醇呈过饱和状态时,易于析出结晶而形成结石。在胆囊结石形成过程中,黏液糖蛋白、黏多糖、一些大分子蛋白、免疫球蛋白、二价金属阳离子如钙和镁离子、氧自由基起了重要成石作用。此外,胆囊收缩减低,胆囊内胆汁淤滞也有利于结石形成。

【病理】

急性胆囊炎胆囊壁出现水肿和急性炎症;严重者可有胆囊壁坏死和坏疽,胆囊液呈脓性、血性或黑褐色胆汁。胆囊管长时间结石嵌顿,胆囊扩张,其内充满白色的黏液样胆汁。

非结石性胆囊炎的病理表现为胆囊缺血、扩张、内皮损伤及胆囊坏死。

【临床表现】

胆囊结石主要见于成年人,可分为三类:①无症状;②有症状;③出现并发症。其自然病程一般按上述顺序发展。

(一)无症状胆囊结石

无临床症状,仅在体格检查、手术或尸体解剖时偶然发现。

(二)有症状胆囊结石

出现与否和结石的大小、部位、是否合并感染、梗阻及胆囊的功能有关。小胆石更容易出现症状,表现为:

1. **消化不良等胃肠道症状**　大多数仅在进食后,尤其是进油腻食物后出现上腹部或右上腹部隐痛、饱胀,伴嗳气、呃逆等,常被误诊为“胃病”。

2. **胆绞痛**　是胆囊结石的典型表现,疼痛位于上腹部或右上腹部,呈阵发性,或者持续疼痛阵发性加剧,可向肩胛部和背部放射,多伴恶心、呕吐。常发生在饱餐、进食油腻食物后。此时胆囊收缩,结石移位并嵌顿于胆囊壶腹部或颈部,胆囊排空胆汁受阻,胆囊内压力升高,胆囊平滑肌强力收缩而发生绞痛。

(三)胆囊结石的并发症

1. **急性胆囊炎**　急性胆囊炎发作最初 24 小时以内多以化学性炎症为主,24 小时后,细菌感染逐渐增加,感染致病菌多从胆道逆行进入胆囊,或循血液循环/淋巴途径进入胆囊,在胆汁流出不畅时造成感染,严重者可发展为化脓性胆囊炎。致病菌主要是革兰阴性杆菌,以大肠杆菌、肺炎克雷伯杆菌常见。如胆囊管梗阻未解除,胆囊内压继续升高,胆囊壁血管受压导致血供障碍、继而缺血坏疽,则为坏疽性胆囊炎。坏疽性胆囊炎常并发胆囊穿孔,多发生在底部和颈部。

临床表现为持续性右上腹疼痛,可向右肩或背部放射。发热常见,体温多<38.5℃。上腹或右上腹肌紧张,墨菲征阳性或右上腹包块。未经治疗的急性胆囊炎症状可在1周左右缓解;但如发生胆囊坏疽、胆囊穿孔、胆囊肠瘘、胆石性肠梗阻和气肿性胆囊炎等严重并发症,可危及生命。

2. 胆囊积液　胆囊结石长期嵌顿或阻塞胆囊管但未合并感染时,胆囊黏膜吸收胆汁中的胆色素,并分泌黏液性物质,积液为无色透明。

3. 继发性胆总管结石及胆源性胰腺炎　详见本章第二节及本篇第二十章第一节。

4. Mirizzi 综合征　持续嵌顿于胆囊颈部或胆囊管的较大的结石压迫肝总管或反复发作的炎症致肝总管狭窄或胆囊胆管瘘,结石部分或全部堵塞肝总管引起反复发作的胆囊炎、胆管炎及梗阻性黄疸;其形成的解剖学基础是胆囊管与肝总管伴行过长或者胆囊管与肝总管汇合位置过低。

5. 胆囊十二指肠/结肠瘘、胆石性肠梗阻　结石压迫引起胆囊炎症、慢性穿孔,可造成胆囊十二指肠瘘或胆囊结肠瘘;大的结石通过瘘管进入肠道,阻塞于回肠末段引起肠梗阻。

6. 慢性胆囊炎(chronic cholecystitis)　90%以上的病人有胆囊结石,炎症反复发作,可使胆囊与周围组织粘连、囊壁增厚并逐渐瘢痕化,胆囊萎缩,失去功能。慢性胆囊炎急性发作时,一般触及不到胆囊。

7. 胆囊癌　结石及炎症的长期刺激可诱发胆囊癌,尤其对于老年病人,>10年胆囊结石病史,结石直径>3cm者,发生癌变的风险增加。

(四)急性非结石性胆囊炎

是一种胆囊急性炎性、坏死性疾病,约占急性胆囊炎病例的10%,常见于住院和危重病人,并发症和病死率较高。临床表现比较隐匿,可有不明原因发热、血白细胞增多或不明确的腹部不适,也可能出现黄疸或右上腹包块。诊断明确时,多已有胆囊坏死、坏疽和穿孔,并可出现脓毒血症、休克和腹膜炎等并发症。

【实验室和其他检查】

腹部超声是胆囊结石首选的检查方法,胆石呈强回声,后方可见声影,并随体位移动。CT、MRI和磁共振胆胰管成像(MRCP)也可显示胆囊结石。

急性胆囊炎病人常有血白细胞增多伴中性粒细胞比例增高,腹部超声可发现胆囊结石、胆囊壁增厚或水肿。慢性胆囊炎超声检查可发现胆囊萎缩、壁增厚。

【诊断与鉴别诊断】

1. 无并发症的胆囊结石　腹部超声等影像学确定有胆囊结石。有症状者需与消化性溃疡、胃炎、胃肿瘤、功能性消化不良、胰腺疾病、功能性胆囊疾病、奥迪括约肌功能障碍、右侧输尿管结石、急性冠状动脉综合征等鉴别。

2. 急性胆囊炎　右上腹或上腹部疼痛、发热及血白细胞增多,墨菲征阳性或扪及右上腹包块,应疑诊;确诊可通过腹部超声等影像学检查,发现胆囊肿大、胆囊壁水肿或合并胆囊结石引起的梗阻等证据。

急性胆囊炎需与急性胰腺炎、阑尾炎、消化性溃疡、功能性消化不良、肠易激综合征、功能性胆囊疾病、奥迪括约肌功能障碍、急性小肠或结肠疾病、右肾及输尿管疾病、右肺及胸膜炎和急性冠状动脉综合征等鉴别。

【治疗】

迄今尚无证据表明使用药物或其他非手术疗法能完全溶解或排尽结石,胆囊结石的治疗主要是手术切除胆囊,取石、保留胆囊的微创手术尚在探索中。

1. 无并发症的胆囊结石　多采取观察的策略,待病人出现症状时,采取相应的治疗措施。但有下列情况时,即使无症状也应治疗:①胆囊壁增厚、钙化或瓷性胆囊;②胆囊萎缩、胆囊息肉进行性增大;③ 结石直径>3cm;④胆囊结石>10年;⑤有糖尿病、心肺疾病老年人;⑥上腹部其他择期手术时;⑦儿童胆囊结石;⑧医疗条件较差地区的居民。

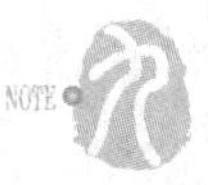

2. **急性胆囊炎** 一般治疗包括禁食,呕吐、腹胀的病人可放置鼻胃管胃肠减压;静脉补液、纠正电解质紊乱和止痛;早期病原体难以确定时,可予经验性抗生素治疗,选用头孢菌素或碳青霉烯类抗生素。对反复发作、伴有胆囊结石的急性胆囊炎,应考虑胆囊切除术。

对于非结石性急性胆囊炎病人,推荐有血培养和药敏试验结果后,予以抗生素治疗,视病情转归,切除胆囊或胆囊造瘘。

胆囊切除术适用于择期手术或急性发作炎症较轻的病人。腹腔镜胆囊切除术(laparoscopic cholecystectomy,LC)是首选术式,具有创伤小、痛苦少、术后恢复快、住院时间短、遗留瘢痕小等优点。没有腹腔镜条件时也可行开腹胆囊切除术。经皮经肝胆囊穿刺引流术可减低胆囊内压,急性期过后再择期手术。适用于病情危重又不宜手术的化脓性胆囊炎病人。

第二节 肝外胆管结石及胆管炎

肝外胆管结石(calculus of extrahepatic duct)可分为原发性和继发性两种。

【病因和发病机制】

原发性胆总管结石多数为棕色胆色素结石或混合性结石,通常发生于有复发性或持续性胆道感染的病人。十二指肠乳头旁憩室、胆汁淤积、胆道蛔虫病史,增加原发性胆管结石的风险。继发性肝外胆管结石指胆囊结石或肝内胆管结石排至肝外胆管内而发生的结石,在肝外胆管结石中约占85%。

【临床表现】

症状的有无取决于结石是否造成胆道梗阻和感染。当结石未引起胆道梗阻,病人可无任何症状。但当结石阻塞胆管并继发感染时,则可出现以下并发症:

(一)急性梗阻性化脓性胆管炎

急性梗阻性化脓性胆管炎(acute obstructive cholangitis)典型表现为腹痛、寒战高热和黄疸,称为查科三联症(Charcot triad)。

1. **腹痛** 发生于剑突下及右上腹部,多为绞痛,呈阵发性发作或持续性疼痛伴阵发性加剧,可向右肩背部放射伴恶心、呕吐。常在进食油腻食物后诱发。

2. **寒战、发热** 胆管梗阻后胆管内压升高,常常继发感染,细菌和毒素可经毛细胆管经肝窦逆流入血,发生胆源性肝脓肿、脓毒血症、感染性休克、DIC等,一般主要表现为弛张热,体温可高达39~40℃。

3. **黄疸** 结石阻塞胆管后,病人可出现尿色深黄及皮肤、巩膜黄染,部分病人可伴皮肤瘙痒。

大部分阻塞以上胆管扩张,胆结石可漂浮上移而缓解梗阻。小结石也可通过壶腹部排入十二指肠,症状可自行缓解。因此,肝外胆管结石的黄疸常呈现间歇性和波动性。如结石嵌顿没有解除,炎症进一步加重,病人可出现谵妄、淡漠或昏迷以及血压下降等。在查科三联征基础上出现神志障碍、休克则称为雷诺五联症(Reynolds pentad),是一种非常危险的情况,需急诊胆道减压引流治疗,否则病人可在短期内死亡。

(二)急性和慢性胆管炎

结石引起胆道阻塞,胆汁淤滞,感染造成胆管壁黏膜充血、水肿,加重胆管梗阻;反复的胆管炎使管壁纤维化并增厚、狭窄,近端胆管扩张等。病人可有上腹痛、黄疸等症状。

(三)肝损伤和胆源性胰腺炎

可致肝细胞坏死及胆源性肝脓肿,反复感染和肝损害可进展为胆汁性肝硬化(见本篇第十五章);结石嵌顿于壶腹部时可引起胰腺的急性和(或)慢性炎症(见本篇第二十章)。

【实验室和其他检查】

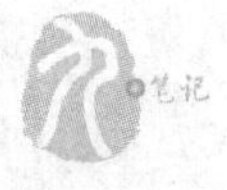

1. **实验室检查** 血清总胆红素及结合胆红素增高,血清转氨酶和碱性磷酸酶升高,尿中胆红素

升高，尿胆原降低或消失，粪中尿胆原减少。当合并胆管炎时，白细胞总数及中性粒细胞升高。

2. 影像学检查　首选腹部超声，诊断性价比最高。磁共振胰胆管成像（MRCP）也是常用的检查方法。这些检查可发现结石并明确大小和部位，但胆总管远端结石仍受诸多因素影响，诊断的准确率欠佳。经内镜逆行胆胰管造影（ERCP）诊断肝外胆管结石的阳性率最高（见图 4-1-2），并可行内镜下 Oddi 括约肌切开（endoscopic sphincterotomy，EST）和取石术，同时达到诊断和治疗该病的目的。

【诊断与鉴别诊断】

根据典型的腹痛，寒战、高热和黄疸，结合血清总胆红素和直接胆红素增高、影像学检查发现胆管内有结石等证据，可以确定诊断。肝外胆管结石需要与右肾绞痛、肠绞痛、胆道系统恶性肿瘤所致黄疸鉴别。

【治疗】

1. 一般治疗　短期禁食，静脉给予水、电解质、营养等支持治疗，维持酸碱平衡，重症病人吸氧，监护生命体征。

2. 抗感染　抗生素对多数（70%～80%）急性胆管炎治疗有效，初始抗生素治疗，在没有血培养和药敏试验结果时，可经验首选三代头孢菌素加甲硝唑，或者选用喹诺酮类抗生素加甲硝唑，或者单用碳青霉烯类抗生素。感染难以控制时，可根据血培养及药敏试验结果指导抗生素的应用。

3. 内镜治疗　胆总管结石及感染首选经内镜 EST 取石、引流，内镜治疗具有创伤小、痛苦小、住院时间短及可以反复取石等优点，对老年病人尤其适宜。对于巨大结石、胆管下段狭窄等取石困难或高危病人，可先置入胆管支架引流解除胆管梗阻，择期内镜下取石碎石或外科手术治疗。

（杨云生）

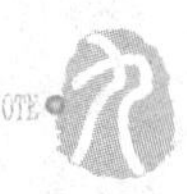

第十九章 胆道系统肿瘤

第一节 胆道系统良性肿瘤

胆道系统良性肿瘤主要包括胆囊和胆管的良性病变,胆管良性肿瘤少见。

【病理】

胆囊良性肿瘤以胆囊腺瘤和乳头状瘤多见,当瘤体直径>10mm 时具有恶变倾向。其他病变包括胆囊腺肌瘤、胆固醇性息肉、炎性息肉、增生性息肉等。

【临床表现】

胆囊良性肿瘤多无症状,常在超声检查时发现。部分病人可表现为上腹不适、食欲减退,查体可有右上腹压痛。胆管良性肿瘤多见于中老年,男女发病率相似,可出现胆道梗阻及继发感染症状,亦有发生胆道出血者。

【诊断】

主要依靠超声,但难以明确病变性质。其他辅助诊断方法有:①常规超声加彩色多普勒超声或声学血管造影检查;②超声内镜(EUS);③CT 增强扫描;④超声导引下经皮细针穿刺活检。ERCP 对胆道梗阻部位有定位诊断价值,也可以明确病变性质。

【治疗】

对于胆囊息肉样病变,其病变>10mm 者,恶变风险增加,应手术切除胆囊。对于<10mm 且无明显症状的病人,需评估恶性肿瘤风险,包括:年龄>50 岁;无蒂息肉;印第安裔。如存在以上危险因素,建议手术切除胆囊;反之,宜定期超声随访。

胆管良性肿瘤的常用手术方法是胆管局部切除和胆管断端对端吻合术加 T 管置入术,也可根据实际情况行胆管空肠 Ronx-Y 吻合术。

第二节 胆 囊 癌

胆囊癌(gallbladder cancer)是胆道常见的恶性肿瘤,位列消化道肿瘤发病第 6 位。

【病因】

1. 慢性胆囊炎、胆石症 约 85% 的胆囊癌病人合并胆囊结石。胆囊结石病人患胆囊癌的风险是无结石人群的 13.7 倍;单个结石>3cm 者发生胆囊癌的风险是<1cm 结石病人的 10 倍。胆囊慢性炎症伴有囊壁不均匀钙化被认为是癌前病变;胆囊壁因钙化而形成质硬、易碎的瓷性胆囊,与胆囊癌高度相关。

2. 胆囊息肉 约 60% 为假性息肉,无癌变可能。少数>10mm 或存在危险因素时,癌变风险增加。

3. 胰胆管汇合异常 系一种先天性畸形,即胰管在十二指肠壁外汇合入胆总管,丧失 Oddi 括约肌控制功能,胰液逆流入胆囊,引起恶变,在组织学上多表现为乳头状癌。约 10% 的胆囊癌病人合并胰胆管汇合异常。

【病理和临床分期】

胆囊癌可位于胆囊底部、体部、颈部及胆囊管,约 80% 为腺癌,沿淋巴引流方向转移较多见,肝转移常见。胆囊癌 TNM 分期有助于治疗和预后的判断，Ⅰ期：黏膜内原位癌；Ⅱ期：侵犯黏膜和肌层；Ⅲ期：侵犯胆囊壁全层；Ⅳ期：侵犯胆囊壁全层及周围淋巴结；Ⅴ期：侵犯或转移至肝及其他脏器。

【临床表现】

好发于中老年人，女性发病率为男性的 2～6 倍。胆囊癌起病隐匿，早期多无特异性症状；进展期出现上腹痛、右上腹包块、黄疸。腹痛无特异性，出现腹部包块和进行性黄疸提示已进入晚期，常伴有腹胀、食欲缺乏、体重减轻、贫血、肝大，甚至全身衰竭。少数肿瘤穿透浆膜，发生胆囊急性穿孔、腹膜炎，或慢性穿透至其他脏器形成内瘘；还可引起胆道出血、肝弥漫性转移等。

【实验室和其他检查】

1. **实验室检查**　肿瘤标志物 CEA、CA19-9、CA125 等均可升高，其中以 CA19-9 较为敏感，但无特异性。细针穿刺胆囊取胆汁，行肿瘤标志物检查更有诊断意义。

2. **影像学检查**　首选腹部超声，CT、MRI、EUS 检查可进一步判断肿瘤浸润程度和肝脏、血管受累情况以及是否有淋巴结转移及远处转移。

【诊断】

影像学阳性发现及肿瘤标志物显著升高，临床可作出初步诊断。手术及术后病理可作出明确诊断。

【治疗】

首选手术切除，肿瘤局限于胆囊时可获根治。手术切除的范围依据胆囊癌分期确定，术后长期生存率低。

【预防】

出现下列危险因素时应考虑行胆囊切除术，且胆囊标本应广泛取材进行病理学检查：①直径>3cm 的胆囊结石；②合并有胆囊壁不均匀钙化、点状钙化或多个细小钙化的胆囊炎以及瓷性胆囊；③胆囊息肉直径≥10mm；胆囊息肉直径<10mm 合并胆囊结石、胆囊炎；单发或无蒂的息肉迅速长大者(6 个月增长速度>3mm；④合并胆囊结石、胆囊炎的胆囊腺肌症；⑤胰胆管汇合异常合并胆囊占位性病变；⑥胆囊结石合并糖尿病。

第三节　胆　管　癌

胆管癌(cholangiocarcinoma)是起源于肝内外胆管的恶性肿瘤，分为肝内胆管癌及肝外胆管癌。肝外胆管癌又分为肝门部胆管癌和远端胆管癌。

【病因】

可能与下列因素有关：①胆道结石：②原发性硬化性胆管炎；③先天性胆管囊性扩张症，胆管-空肠吻合术后；④慢肝吸虫感染、慢性伤寒带菌者及溃疡性结肠炎等。

【临床表现】

肝内胆管癌病人早期常无特殊临床症状，随着病情的进展，可出现腹部不适、腹痛、乏力、恶心、上腹肿块、黄疸、发热等，黄疸较少见。肝门部或肝外胆管癌病人常有黄疸，且随病程延长而逐渐加深，大便色浅、灰白，尿色深黄及皮肤瘙痒，常伴有倦怠、乏力、体重减轻等全身表现。右上腹痛、畏寒和发热提示伴有胆管炎。

【实验室和其他检查】

1. **实验室检查**　胆道梗阻时，血清总胆红素、直接胆红素、ALP 和 γ-GT 均显著升高。胆道梗阻致维生素 K 吸收障碍，肝合成凝血因子受阻，凝血酶原时间延长。随着疾病进展，清蛋白、血红蛋白和乳酸脱氢酶水平可随之下降。胆管癌无特异性肿瘤标志物，仅 CA19-9、CA125、CEA 有一定价值。

2. **影像学检查**　是诊断胆管癌的主要方法。①超声是首选方法，有助于鉴别肿块与结石，初步确定梗阻的部位，门静脉受侵程度；②CT 可显示肝内外胆管周围组织受累情况，为判断病变分期及手

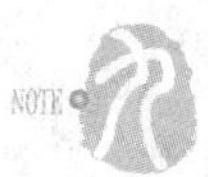

术可能性提供依据;③MRCP 可较好地显示胆道分支,反映胆管的受累范围,超声初步确定梗阻部位后,应选用 MRCP 对胆管受累范围进行全面评估;④十二指肠镜可直视壶腹部的远端胆管癌,且可取活检。

【诊断】

根据典型的胆管癌影像特点,可作出临床诊断,内镜下壶腹部活检有助于明确诊断。

【治疗】

手术切除是治疗胆管癌的首选方法。对不能切除者,新辅助化疗方案有可能使肿瘤降期,增加根治性手术切除的机会。手术效果主要取决于肿瘤的部位和肿瘤浸润胆管的程度、手术无瘤切缘及是否有淋巴结转移。手术治疗病人长期存活率不理想的主要原因包括:约 5% 的胆管癌是多病灶,50% 的病人伴有淋巴结转移,10% ~20% 的病人有腹膜和远处转移。

对有胆道梗阻而肿瘤不能切除的病人,置入胆道支架可引流胆汁,缓解症状,提高存活率。复杂肝门部肿瘤可使用 ERCP 下鼻导管引流或经皮胆道引流。

(高 翔)

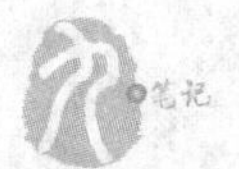

第二十章 胰 腺 炎

第一节 急性胰腺炎

急性胰腺炎(acute pancreatitis,AP)是多种病因导致胰腺组织自身消化所致的胰腺水肿、出血及坏死等炎症性损伤。临床以急性上腹痛及血淀粉酶或脂肪酶升高为特点。多数病人病情轻,预后好;少数病人可伴发多器官功能障碍及胰腺局部并发症,死亡率高。

【病因】

1. 胆道疾病 胆石症及胆道感染等是AP的主要病因。由于胰管与胆总管汇合成共同通道开口于十二指肠壶腹部,一旦结石、蛔虫嵌顿在壶腹部、胆管内炎症或胆石移行时损伤Oddi括约肌等,将使胰管流出道不畅,胰管内高压。微小胆石容易导致AP,因其在胆道系统内的流动性,增加了临床诊断的困难。

2. 酒精 酒精可促进胰液分泌,当胰管流出道不能充分引流大量胰液时,胰管内压升高,引发腺泡细胞损伤。酒精在胰腺内氧化代谢时产生大量活性氧,也有助于激活炎症反应。此外,酒精常与胆道疾病共同导致AP。

3. 胰管阻塞 胰管结石、蛔虫、狭窄、肿瘤(壶腹周围癌、胰腺癌)可引起胰管阻塞和胰管内压升高。胰腺分裂是一种胰腺导管的先天发育异常,即主、副胰管在发育过程中未能融合,大部分胰液经狭小的副乳头引流,容易发生引流不畅导致胰管内高压。

4. 十二指肠降段疾病 球后穿透溃疡、邻近十二指肠乳头的肠憩室炎等炎症可直接波及胰腺。

5. 手术与创伤 腹腔手术、腹部钝挫伤等损伤胰腺组织,导致胰腺严重血液循环障碍,均可引起AP。经内镜逆行胆胰管造影术(ERCP)插管时导致的十二指肠乳头水肿或注射造影剂压力过高等也可引发本病。

6. 代谢障碍 高甘油三酯血症可能因脂球微栓影响胰腺微循环及胰酶分解甘油三酯致毒性脂肪酸损伤细胞而引发或加重AP。当血甘油三酯≥11.3mmol/L,实验研究提示极易发生AP。Ⅰ型高脂蛋白血症多见于小儿或非肥胖、非糖尿病青年,因严重高甘油三酯血症而反复发生AP,此为原发性高甘油三酯血症AP。肥胖病人发生AP后,因严重应激、炎症反应,血甘油三酯水平迅速升高,外周血样本可呈明显脂血状态,常作为继发的病因加重、加速AP发展。

甲状旁腺肿瘤、维生素D过多等所致的高钙血症可致胰管钙化、促进胰酶提前活化而促发本病。

7. 药物 噻嗪类利尿剂、硫唑嘌呤、糖皮质激素、磺胺类等药物可促发AP,多发生在服药最初2个月,与剂量无明确相关。

8. 感染及全身炎症反应 可继发于急性流行性腮腺炎、甲型流感、肺炎衣原体感染、传染性单核细胞增多症、柯萨奇病毒等,常随感染痊愈而自行缓解。在全身炎症反应时,作为受损的靶器官之一,胰腺也可有急性炎症损伤。

9. 过度进食 进食量是否过度因人而异,难以量化。进食后分泌的胰液不能经胰管流出道顺利排至十二指肠,胰管内压升高,即可引发AP。进食尤其是荤食,也因此常成为AP的诱因,应仔细寻找潜在的病因。一般单纯过度进食作为病因的AP相对较少。

10. 其他 各种自身免疫性的血管炎、胰腺主要血管栓塞等血管病变可影响胰腺血供，这一病因在临床相对少见。少数病因不明者，称为特发性 AP。

【发病机制】

各种致病因素导致胰管内高压，腺泡细胞内 Ca^{2+} 水平显著上升，溶酶体在腺泡细胞内提前激活酶原，大量活化的胰酶消化胰腺自身，①损伤腺泡细胞，激活炎症反应的枢纽分子核因子-κB，它的下游系列炎症介质如肿瘤坏死因子-α、白介素-1、花生四烯酸代谢产物（前列腺素、血小板活化因子）、活性氧等均可增加血管通透性、导致大量炎性渗出。②胰腺微循环障碍使胰腺出血、坏死。炎症过程中参与的众多因素可以正反馈方式相互作用，使炎症逐级放大，当超过机体的抗炎能力时，炎症向全身扩展，出现多器官炎症性损伤及功能障碍。

【病理】

（一）胰腺急性炎症性病变

可分为急性水肿及急性出血坏死型胰腺炎。急性水肿型可发展为急性出血坏死型，其进展速度可在数小时至数天。

1. 急性水肿型 较多见，病变累及部分或整个胰腺。胰腺肿大、充血、水肿和炎症细胞浸润，可有轻微的局部坏死。

2. 急性出血坏死型 相对较少，胰腺内有灰白色或黄色斑块的脂肪组织坏死，出血严重者，则胰腺呈棕黑色并伴有新鲜出血，坏死灶外周有炎症细胞浸润，常见静脉炎和血栓。

（二）胰腺局部并发症

1. 急性胰周液体积聚 AP 早期，胰腺内、胰周较多渗出液积聚，没有纤维隔，可呈单灶或多灶状，约半数病人在病程中自行吸收。

2. 胰瘘（pancreatic fistula） 胰腺炎症致胰管破裂，胰液从胰管漏出，即为胰瘘。胰内瘘是难以吸收的胰腺假性囊肿及胰性胸、腹腔积液的原因。胰液经腹腔引流管或切口流出体表，为胰外瘘。

3. 胰腺假性囊肿（pancreatic pseudocyst）及胰性胸、腹腔积液 含有胰内瘘的渗出液积聚，常难以吸收，病程 1 个月左右，纤维组织增生形成囊壁，包裹而成胰腺假性囊肿，形态多样、大小不一。与真性囊肿的区别在于，由肉芽或纤维组织构成的囊壁缺乏上皮，囊内无菌生长，含有胰酶。大量胰腺炎性渗出伴胰内瘘可导致胰性胸、腹腔积液。

4. 胰腺坏死 单纯胰腺实质坏死、胰周脂肪坏死及胰腺实质伴胰周脂肪坏死发生的概率分别约为 5%、20% 及 75%。早期急性坏死物集聚（acute necrotic collection，ANC）含有实性及液体成分，通常边界不清。1 个月左右，随着病变周围网膜包裹、纤维组织增生，这些实性及液性坏死物被包裹、局限，称为包裹之坏死物（walled-off necrosis，WON）。

5. 胰腺脓肿（pancreatic abscess） 胰周积液、胰腺假性囊肿或胰腺坏死感染，发展为脓肿。

6. 左侧门静脉高压（left-side portal hypertension，LSPH） 胰腺坏死严重、大量渗出、假性囊肿压迫和迁延不愈之炎症，导致脾静脉血栓形成，继而脾大、胃底静脉曲张。

（三）AP 导致的多器官炎性损伤病理

全身炎症反应可波及全身其他脏器如小肠、肺、肝、肾等，各脏器呈急性炎症病理改变。

【临床表现】

根据病情程度，AP 临床表现多样。

（一）急性腹痛

是绝大多数病人的首发症状，常较剧烈，多位于中左上腹甚至全腹，部分病人腹痛向背部放射。病人病初可伴有恶心、呕吐，轻度发热。常见体征：中上腹压痛，肠鸣音减少，轻度脱水貌。

（二）急性多器官功能障碍及衰竭

在上述症状基础上，腹痛持续不缓、腹胀逐渐加重，可陆续出现循环、呼吸、肠、肾及肝衰竭，表 4-20-1 列出了多器官功能障碍的部分症状及体征。

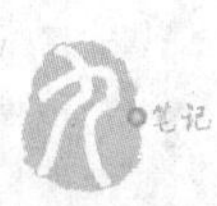
笔记

表 4-20-1 AP 多器官功能障碍的症状、体征及相应的病理生理改变

症状及体征	病理生理改变
低血压、休克	大量炎性渗出、严重炎症反应及感染
呼吸困难	肺间质水肿，成人呼吸窘迫综合征，胸腔积液；严重肠麻痹及腹膜炎
腹痛、腹胀、呕吐、全腹膨隆、张力较高，广泛压痛及反跳痛，移动性浊音阳性，肠鸣音少而弱，甚至消失	肠麻痹、腹膜炎、腹腔间隔室综合征
少尿、无尿	休克、肾功能不全
黄疸加深	胆总管下端梗阻；肝损伤或肝衰竭
Grey-Turner 征，Cullen 征	胰腺出血坏死
体温持续升高或不降	严重炎症反应及感染
意识障碍，精神失常	胰性脑病
上消化道出血	应激性溃疡，左侧门静脉高压
猝死	严重心律失常

（三）胰腺局部并发症

急性液体积聚、胰腺坏死、胰性腹腔积液时，病人腹痛、腹胀明显，病情进展迅速时，可伴有休克及腹腔间隔室综合征。大量胰性胸腔积液时，病人呼吸困难。病程早期出现胸腔积液，提示易发展为重症急性胰腺炎。胰腺坏死出血量大且持续时，除休克难以纠正，血性腹腔积液可在胰酶的协助下渗至皮下，常可在两侧腹部或脐周出现 Grey-Turner 征或 Cullen 征。

假性囊肿<5cm 时，6 周内约 50% 可自行吸收；囊肿大时，可有明显腹胀及上、中消化道梗阻等症状。从 ANC 到 WON，可以是无菌的，也可能是感染性的。胰腺实质坏死>30% 时，感染概率明显增加。胰腺感染通常发生在 AP 发作 2 周后，少部分胰腺坏死的病人可在起病后 1 周，即发生感染，表现为：①体温>38.5℃，白细胞计数>16×10^9/L；②腹膜刺激征范围超过腹部两个象限；若腹膜后间隙有感染，可表现为腰部明显压痛，甚至可出现腰部丰满、皮肤发红或凹陷性水肿；③CT 发现 ANC 或 WON 内有气泡征；④胰腺脓肿病人因病程长，除发热、腹痛外，常有消瘦及营养不良症状及体征。胰腺坏死病人痊愈后，根据坏死范围而出现程度不同的胰腺外分泌功能不足表现，如进食不耐受，餐后腹胀、腹痛，进食少，持续轻泻甚至脂肪泻，营养不良等。

左侧门静脉高压可在 SAP 早期发生，随胰腺、胰周炎症消退而呈一过性。当胰腺、胰周炎症迁延，伴有假性囊肿、脓肿等并发症时，LSPH 将难以逆转。病人因胃底静脉曲张，而有黑便、呕血甚至致命性大出血。

【辅助检查】

（一）诊断 AP 的重要血清标志物

1. 淀粉酶 AP 时，血清淀粉酶于起病后 2～12 小时开始升高，48 小时开始下降，持续 3～5 天。由于唾液腺也可产生淀粉酶，当病人无急腹症而有血淀粉酶升高时，应考虑其来源于唾液腺。循环中淀粉酶可通过肾脏排泄，AP 时尿淀粉酶因此升高；但轻度的肾功能改变将影响尿淀粉酶检测的准确性和特异性，故对临床诊断价值不大。当病人尿淀粉酶升高而血淀粉酶不高时，应考虑其来源于唾液腺。

2. 脂肪酶 血清脂肪酶于起病后 24～72 小时开始升高，持续 7～10 天，其敏感性和特异性均略优于血淀粉酶。

血清淀粉酶、脂肪酶的高低与病情程度无确切关联，部分病人两个胰酶可不升高。胰源性胸、腹腔积液、胰腺假性囊肿囊液的上述两个胰酶水平常明显升高。

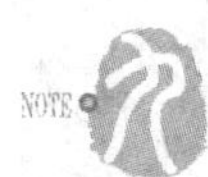

（二）反映 AP 病理生理变化的实验室检测指标（表 4-20-2）

表 4-20-2　反映 AP 病理生理变化的实验室检测指标

检测指标	病理生理变化
白细胞↑	炎症或感染
C 反应蛋白>150mg/L	炎症反应
血糖升高	胰岛素释放减少、胰高血糖素释放增加、胰腺坏死；急性应激反应
TB、AST、ALT↑	胆道梗阻，肝损伤
清蛋白↓	大量炎性渗出、肝损伤
尿素氮、肌酐↑	休克、肾功能不全
血氧分压↓	成人呼吸窘迫综合征
血钙 <2mmol/L	Ca^{2+}内流入腺泡细胞，胰腺坏死
血甘油三酯↑	既可能是 AP 的病因，也可能系急性应激反应所致
血钠、钾、pH 异常	肾功能受损、内环境紊乱

（三）胰腺等脏器影像变化

1. 腹部超声　是 AP 的常规初筛影像检查，因常受胃肠道积气的干扰，对胰腺形态观察多不满意，但可了解胆囊及胆管情况，是胰腺炎胆源性病因的初筛方法。当胰腺发生假性囊肿时，常用腹部超声诊断、随访及协助穿刺定位。

2. 腹部 CT　平扫有助于确定有无胰腺炎、胰周炎性改变及胸、腹腔积液；增强 CT 有助于确定胰腺坏死程度，一般宜在起病 1 周左右进行（表 4-20-3）。

表 4-20-3　急性胰腺炎 CT 评分

积分	胰腺炎症反应	胰腺坏死	胰腺外并发症
0	胰腺形态正常	无坏死	
2	胰腺 + 胰周炎性改变	坏死<30%	胸、腹腔积液，脾、门静脉血栓，胃流出道梗阻等
4	单发或多个积液区或胰周脂肪坏死	坏死>30%	

评分≥4 分为 MSAP 或 SAP

【诊断】

作为常见急腹症之一，诊断内容包括如下：

1. 确定是否为 AP　应具备下列 3 条中任意 2 条：①急性、持续中上腹痛；②血淀粉酶或脂肪酶>正常值上限 3 倍；③AP 的典型影像学改变。此诊断一般应在病人就诊后 48 小时内明确。

2. 确定 AP 程度　根据器官衰竭（organ failure，OF）、胰腺坏死及胰腺感染情况（表 4-20-4），将 AP 程度分为下列 4 种程度：①轻症急性胰腺炎（mild acute pancreatitis，MAP）；②中度重症急性胰腺炎（moderately severe acute pancreatitis，MSAP）；③重症急性胰腺炎（severe acute pancreatitis，SAP）；④危重急性胰腺炎（critical acute pancreatitis，CAP）。

表 4-20-4　AP 程度诊断

	MAP	MSAP	SAP	CAP
器官衰竭	无 和	<48 小时内恢复 和（或）	>48 小时 或	>48 小时 和
胰腺坏死	无	无菌性	感染性	感染性

关于器官衰竭，主要依据呼吸、循环及肾功能的量化指标进行评价（表 4-20-5）。上述器官评分≥2 分，则存在器官功能衰竭。肠功能衰竭表现为腹腔间隔室综合征。急性肝衰竭表现为病程中出现 2 期及以上肝性脑病，并伴有：①极度乏力，明显厌食、腹胀、恶心、呕吐等严重消化道症状；②短期

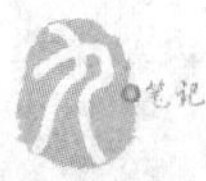

内黄疸进行性加深;③出血倾向明显,血浆凝血酶原活动度≤40%(或 INR≥1.5),且排除其他原因;④肝脏进行性缩小。

表 4-20-5 器官功能衰竭的改良 Marshall 评分

	0	1	2	3	4
呼吸(PaO_2/FiO_2)	>400	301~400	201~300	101~200	<101
循环(收缩压,mmHg)	>90	<90 补液后可纠正	<90 补液不能纠正	<90 pH<7.3	<90 pH<7.2
肾脏(肌酐,μmol/L)	<134	134~169	170~310	311~439	>439

注:PaO_2 为动脉血氧分压,正常值 95~100mmHg;FiO_2 为吸入氧浓度,空气(21%),纯氧 2L/min(25%),纯氧 4L/min(30%),纯氧 6~8L/min(40%),纯氧 9~10L/min(50%)

胰腺感染通常根据前述临床表现及实验室检测可建立诊断,高度怀疑胰腺感染而临床证据不足时,可在 CT、超声引导下行胰腺或胰周穿刺,抽取物涂片查细菌或培养。

3. 寻找病因 住院期间应努力使 80% 以上病人的病因得以明确,尽早解除病因有助于缩短病程、预防 SAP 及避免日后复发。胆道疾病仍是 AP 的首要病因,应注意多个病因共同作用的可能。CT 主要用于 AP 病情程度的评估,在胆胰管病因搜寻方面建议采用 MRCP。

【鉴别诊断】

急性胰腺炎常需与胆石症、消化性溃疡、心肌梗死及急性肠梗阻等鉴别。这些急腹症时,血淀粉酶及脂肪酶水平也可升高,但通常低于正常值的 2 倍。所需鉴别疾病的临床特征详见本系列教材相应章节。

【治疗】

AP 治疗的两大任务:①寻找并去除病因;②控制炎症。

AP,即使是 SAP,应尽可能采用内科及微创治疗。临床实践表明,SAP 时手术创伤将加重全身炎症反应,增加死亡率。如诊断为胆源性 AP,应尽可能在本次住院期间完成内镜治疗或在康复后择期行胆囊切除术,避免今后复发。胰腺局部并发症如有明显临床症状的胰腺假性囊肿、胰腺脓肿及左侧门静脉高压,可通过内镜或外科手术治疗。

(一)监护

从炎症反应到器官功能障碍至器官衰竭,可经历时间不等的发展过程,病情变化较多,应予细致的监护,根据症状、体征(见表 4-20-1)、实验室检测(见表 4-20-2)、影像学变化(见表 4-20-3)及时了解病情发展。高龄、肥胖($BMI\geq28kg/m^2$)、妊娠等病人是 SAP 的高危人群,采用急性生理慢性健康-Ⅱ评分(acute physiological and chronic health evaluation Ⅱ,APACHE Ⅱ评分)有助于动态评估病情程度。该评分系统包括急性生理评分、年龄评分及慢性健康评分三部分,急性疾病的严重度通过量化多项生理学参数而予以评估。评估方法:下载 APACHE Ⅱ软件,输入可在多数医院获得的 APACHE Ⅱ评分所列参数即可。病人 APACHE Ⅱ≥8,发生 SAP 的概率约为 70%,也是 SAP 的高危人群。

(二)器官支持

1. 液体复苏 旨在迅速纠正组织缺氧,也是维持血容量及水、电解质平衡的重要措施。起病后若有循环功能障碍,24 小时内是液体复苏的黄金时期。MSAP 病人在没有大量失血情况下,补液量宜控制在 3500~4000ml/d。在用晶体进行液体复苏时,应注意补充乳酸林格平衡液,避免大量生理盐水扩容,导致氯离子堆积。缺氧致组织中乳酸堆积,代谢性酸中毒较常见,应积极补充碳酸氢钠。重症病人胰腺大量渗液,蛋白丢失,应注意补充清蛋白,才能有效维持脏器功能。补液量及速度虽可根据中心静脉压进行调节,但 AP 时常有明显腹胀、麻痹性肠梗阻,中心静脉压可因此受影响,参考价值有限。进入 SAP,补液量应根据每日出量考虑,不宜大量补液。液体复苏临床观察指标有:心率、呼吸、血压、尿量、血气分析及 pH、血尿素氮、肌酐等。

2. 呼吸功能 轻症病人可予鼻导管、面罩给氧,力争使动脉氧饱和度>95%。当出现急性肺损

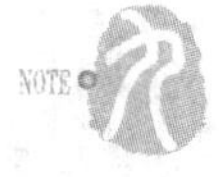

伤、呼吸窘迫时，应给予正压机械通气，并根据尿量、血压、动脉血 pH 等参数调整补液量，总液量宜 <2000ml，可适当使用利尿剂。

3. 肠功能维护 导泻及口服抗生素有助于减轻肠腔内细菌、毒素在肠屏障功能受损时的细菌移位及减轻肠道炎症反应。导泻可减少肠腔内细菌过生长，促进肠蠕动，有助于维护肠黏膜屏障。可予以芒硝（硫酸钠）40g+开水 600ml 分次饮入。大便排出后，可给予乳果糖，保持大便每 1～2 日 1 次。口服抗生素可用左氧氟沙星 0.5g，每日 1 次，联合甲硝唑每次 0.2g，每日 3 次，疗程 4 天。胃肠减压有助于减轻腹胀，必要时可以使用。

4. 连续性血液净化 当病人出现难以纠正的急性肾功能不全时，连续性血液净化通过具有选择或非选择性吸附剂的作用，清除部分体内有害的代谢产物或外源性毒物，达到净化血液的目的。SAP 早期使用，有助于清除部分炎症介质，有利于病人肺、肾、脑等重要器官功能改善和恢复，避免疾病进一步恶化。

（三）减少胰液分泌

1. 禁食 食物是胰液分泌的天然刺激物，起病后短期禁食，降低胰液分泌，减少胰酶对胰腺的自身消化。让胰腺休息一直是治疗 AP 的理论基础，但 AP 时，腺泡细胞处于广泛凋亡甚至是坏死状态，胰腺外分泌功能严重受损，通过禁食抑制胰液分泌对胰腺炎的治疗效果有限。病初 48 小时内禁食，有助于缓解腹胀和腹痛。

2. 生长抑素及其类似物 胃肠黏膜 D 细胞合成的生长抑素可抑制胰泌素和缩胆囊素刺激的胰液基础分泌。

（四）控制炎症

1. 液体复苏 成功的液体复苏是早期控制 AP 引发全身炎症反应的关键措施之一。

2. 生长抑素 是机体重要的抗炎多肽，AP 时，循环及肠黏膜生长抑素水平显著降低，胰腺及全身炎症反应可因此加重。外源性补充生长抑素或生长抑素类似物奥曲肽不仅可抑制胰液的分泌，更重要的是有助于控制胰腺及全身炎症反应。对于轻症病人，可在起病初期予以生长抑素 250μg/h 或奥曲肽 25μg/h，持续静脉滴注共 3 天。对于 SAP 高危病人或 MSAP 病人，宜在起病后 48 小时内予以生长抑素 500μg/h 或奥曲肽 50μg/h，3～4 天后分别减量为 250μg/h 或 25μg/h，疗程 4～5 天，这不仅有助于预防 SAP 的发生，也可部分缓解 SAP。

3. 早期肠内营养 肠道是全身炎症反应的策源地，早期肠内营养有助于控制全身炎症反应。

（五）镇痛

多数病人在静脉滴注生长抑素或奥曲肽后，腹痛可得到明显缓解。对严重腹痛者，可肌内注射哌替啶止痛，每次 50～100mg。由于吗啡可增加 Oddi 括约肌压力、胆碱能受体拮抗剂如阿托品可诱发或加重肠麻痹，故均不宜使用。

（六）急诊内镜治疗去除病因

对胆总管结石性梗阻、急性化脓性胆管炎、胆源性败血症等胆源性急性胰腺炎应尽早行内镜下 Oddi 括约肌切开术、取石术、放置鼻胆管引流等，既有助于降低胰管内高压，又可迅速控制胰腺炎症及感染。这种微创对因治疗，疗效肯定，创伤小，可迅速缓解症状、改善预后、缩短病程、节省治疗费用，避免 AP 复发。

（七）预防和抗感染

AP 本是化学性炎症，但在病程中极易感染，是病情向重症发展甚至死亡的重要原因之一。其感染源多来自肠道。预防胰腺感染可采取：①导泻及口服抗生素（前已详述）；②尽早恢复肠内营养，有助于受损的肠黏膜修复，减少细菌移位；③当胰腺坏死>30%时，胰腺感染风险增加，可预防性静脉给予亚胺培南或美罗培南 7～10 天，有助于减少坏死胰腺继发感染。

疑诊或确定胰腺感染时，应选择针对革兰阴性菌和厌氧菌的、能透过血胰屏障的抗生素，如碳青霉烯类、第三代头孢菌素+抗厌氧菌类、喹诺酮+抗厌氧菌类，疗程 7～14 天，抗生素选择推荐采用降阶

梯策略。随着 AP 进展，胰腺感染细菌谱也相应变化，菌群多从单一菌和革兰阴性菌（大肠杆菌为主）为主向多重菌和革兰阳性菌转变。此外，如疑有真菌感染，可经验性应用抗真菌药。

（八）早期肠内营养

旨在改善胃肠黏膜屏障，减轻炎症反应，防治细菌移位及胰腺感染。一般 AP 起病后获得及时、有效治疗，MAP 及 MSAP 病人可在病后 48～72 小时开始经口肠内营养。如病人腹胀症状明显，难以实施肠内营养时，可在呕吐缓解、肠道通畅时再恢复经口肠内营养。恢复饮食宜从易消化的少量碳水化合物食物开始，辅以消化酶，逐渐增加食量和少量蛋白质，直至恢复正常饮食。对于病程长，因较大的胰腺假性囊肿或 WON 致上消化道不全梗阻病人，可在内镜下行胃造瘘，安置空肠营养管，进行肠内营养。

（九）择期内镜、腹腔镜或手术去除病因

胆总管结石、胰腺分裂、胰管先天性狭窄、胆囊结石、慢性胰腺炎、壶腹周围癌、胰腺癌等多在 AP 恢复后择期手术，尽可能选用微创方式。

（十）胰腺局部并发症

1. 胰腺假性囊肿　<4cm 的囊肿几乎均可自行吸收。>6cm 者或多发囊肿则自行吸收的机会较小，在观察 6～8 周后，若无缩小和吸收的趋势，则需要引流。其方式包括：经皮穿刺引流、内镜引流、外科引流。

2. 胰腺脓肿的处理　在充分抗生素治疗后，脓肿不能吸收，可行腹腔引流或灌洗，如仍不能控制感染，应施行坏死组织清除和引流手术。

（十一）病人教育

①在急性胰腺炎早期，应告知患方病人存在的 SAP 高危因素及可能的不良预后；②积极寻找 AP 病因，在病史采集、诊疗等方面取得患方配合；③治疗性 ERCP 在 AP 诊疗中的重要作用；④呼吸机或连续性血液净化的必要性；⑤肠内营养的重要性及实施要点；⑥对有局部并发症者，请病人出院后定期随访。

【预后】

轻症病人常在 1 周左右康复，不留后遗症。重症病人死亡率约 15%，经积极抢救器官衰竭、幸免于死亡的病人多有胰腺假性囊肿、WON、胰腺脓肿和脾静脉栓塞等并发症，遗留不同程度胰腺功能不全。未去除病因的部分病人可经常复发 AP，反复炎症及纤维化可演变为慢性胰腺炎。

【预防】

积极治疗胆胰疾病，适度饮酒及进食，部分病人需严格戒酒。

第二节　慢性胰腺炎

慢性胰腺炎（chronic pancreatitis，CP）是由于各种原因导致的胰腺局部或弥漫性的慢性进展性炎症，伴随胰腺内外分泌功能的不可逆损害。临床上表现为反复发作性或持续性腹痛、腹泻或脂肪泻、消瘦、黄疸、腹部包块和糖尿病。

【病因和发病机制】

CP 病因复杂，涉及多种因素，其发病通常需要一个急性胰腺炎的前哨事件来启动炎症过程。此后，多种病因或危险因素维持炎症反应，导致进行性的纤维化。一些遗传变异、自身免疫可不需要急性胰腺炎的启动，促进特发性 CP 隐匿起病。

1. 各种胆胰管疾病　感染、炎症或结石引起胆总管下段或胰管和胆管交界处狭窄或梗阻，胰液流出受阻，引起急性复发性胰腺炎（recurrent acute pancreatitis，RAP），在此基础上逐渐发展为 CP。我国胆道系统疾病常见，是我国 CP 常见原因之一。

2. 酒精　饮酒一直都被认为是 CP 的首要病因。然而根据 CP 的病理及影像学特征，只有不到

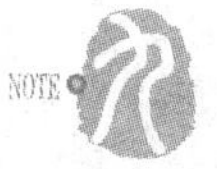

10%的酗酒者最终发展为CP。临床实践观察到，多数长期大量饮酒者并无CP的客观证据，仅表现为消化不良。实验研究表明，酒精并非直接导致CP，但在胰管梗阻等因素的协同下，可致酒精性RAP，逐渐进展为CP。酒精及其代谢产物的细胞毒性也可在其他因素的作用下，使部分病人胰腺慢性进行性损伤和纤维化。

3. B组柯萨奇病毒 此病毒可引起急性胰腺炎，且病毒滴度越高，引起急性胰腺炎的可能性越大，若此时缺乏组织修复，则可能进展为CP。在B组柯萨奇病毒感染期间，饮用酒精可加重病毒诱导的胰腺炎，阻碍胰腺受损后的再生，饮酒剂量越大，持续时间越长，胰腺的再生就越困难。因此，酒精可能通过增强组织内病毒感染或复制，影响组织愈合和使胰腺炎症慢性化。

4. 特发性胰腺炎（idiopathic pancreatitis） 可能与两种基因突变有关：①囊性纤维化跨膜转导调节因子基因；②胰腺内的丝氨酸蛋白酶抑制剂基因。这些病人无家族病史，临床以RAP为特点，发病年龄较晚，并发症和需外科手术的机会较少。

5. 遗传性胰腺炎（hereditary pancreatitis） 是一种罕见的、外显率较高的常染色体显性遗传性胰腺疾病，病人家系主要集中在欧美地区。病人多有家族史，临床以RAP为特点，多在幼年发病，常进展为CP并伴有高胰腺癌发病率。

6. 自身免疫性胰腺炎（autoimmune pancreatitis，AIP） AIP病人血清中有多种免疫抗体产生，如IgG4（见本篇第十三章）、抗碳酸酐酶抗体Ⅱ和Ⅳ、抗乳铁蛋白抗体、抗核抗体、抗胰蛋白酶抗体及抗分泌型胰蛋白酶抑制物抗体等，体液免疫、细胞免疫、补体系统、淋巴毒素参与致病。

7. 高钙血症 血液、胰腺实质中钙浓度升高易激活胰酶，持续高钙血症者，RAP风险增加。高钙血症可降低胰管和组织间隙间的屏障作用，钙离子更多地进入胰液中，高浓度钙离子在碱性胰液中易形成沉积，促进胰管结石形成。

8. 营养因素 食物中饱和脂肪酸及低蛋白饮食可促进CP或胰腺退行性病变的发生。部分热带胰腺炎与此有关。

【病理】

CP病变程度轻重不一。炎症可局限于胰腺小叶，也可累及整个胰腺。胰腺腺泡萎缩，弥漫性纤维化或钙化；胰管有多发性狭窄和囊状扩张，管内有结石、钙化和蛋白栓子。胰管阻塞区可见局灶性水肿、炎症和坏死，也可合并假性囊肿。上述改变具有进行性和不可逆性的特点。后期胰腺变硬，表面苍白呈不规则结节状，胰腺萎缩和体积缩小。纤维化病变也常累及脾静脉和门静脉，造成狭窄、梗阻或血栓形成，从而导致左侧门静脉高压。

AIP组织学表现为非钙化性胰腺腺管的破坏和腺泡组织的萎缩，Ⅰ型-AIP（IgG4-AIP）组织病理学特点为胰管周围广泛的淋巴细胞及浆细胞浸润、胰腺实质斑片状或席纹状纤维化、免疫组化见胰腺内大量IgG4阳性细胞浸润，上述病理改变也可出现在胆管、胆囊、肾、肺、腮腺等器官。Ⅱ型-AIP组织学特征为导管中心性胰腺炎，大量中性粒细胞浸润致胰腺导管内微脓肿形成，导管上皮细胞破坏、管腔狭窄。

【临床表现】

（一）症状

1. 腹痛 反复发作的上腹痛，初为间歇性，以后转为持续性上腹痛，平卧位时加重，前倾坐位、弯腰、侧卧蜷曲时疼痛可减轻。有时腹痛部位不固定，累及全腹，亦可放射至背部或前胸。腹痛程度轻重不一，严重者需用麻醉剂才能缓解疼痛。腹痛常因饮酒、饱食或高脂食物诱发，急性发作时常伴有血淀粉酶及脂肪酶升高。腹痛的发病机制可能主要与胰管梗阻与狭窄等原因所致的胰管高压有关，其次是胰管本身的炎症、胰腺缺血、假性囊肿以及合并的神经炎等。

2. 胰腺外分泌功能不全的表现 慢性胰腺炎后期，由于胰腺外分泌功能障碍可引起食欲减退、食后上腹饱胀，消瘦，营养不良，水肿，及维生素A、D、E、K缺乏等症状。部分病人由于胰腺外分泌功能明显不足而出现腹泻，大便每日3～4次，色淡、量多、有气泡、恶臭，大便内脂肪量增多并有不消化

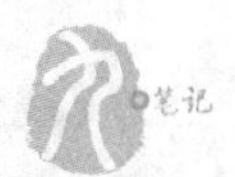

的肌肉纤维。

3. 胰腺内分泌功能不全的表现 由于慢性胰腺炎引起胰腺 β 细胞破坏,半数病人可发生糖尿病。

（二）体征

多数病人仅有腹部轻压痛。当并发胰腺假性囊肿时,腹部可扪及包块。当胰头肿大、胰管结石及胰腺囊肿压迫胆总管时,可出现黄疸。AIP 常呈进行性加重的无痛性黄疸,易被误诊为胰腺癌或胆管癌。

【辅助检查】

（一）影像学

1. X 线腹部平片 部分病人可见胰腺区域的钙化灶、结石影。

2. 腹部超声和超声内镜（endoscopic ultrasonography，EUS） 胰实质回声增强、主胰管狭窄或不规则扩张及分支胰管扩张、胰管结石、假性囊肿等。EUS 由于探头更接近胰腺组织,对 CP 和胰腺癌均可提供更为准确的信息。

3. 腹部 CT 及 MRI 胰腺增大或缩小、轮廓不规则、胰腺钙化、胰管不规则扩张或胰腺假性囊肿等改变。IgG4-AIP 胰腺呈“腊肠样”肿胀或胰头局部结节样占位,主胰管局部狭窄。

4. ERCP 及 MRCP ERCP 是 CP 形态学诊断和分期的重要依据。胰管侧支扩张是该疾病最早期的特征。其他表现有主胰管和侧支胰管的多灶性扩张、狭窄和形态不规则、结石造成的充盈缺损及黏液栓等。MRCP 可显示胰管扩张的程度和结石位置,并能明确部分 CP 的病因。近年来已逐渐取代诊断性 ERCP 在 CP 中的作用。

（二）胰腺内、外分泌功能测定

血糖测定、糖耐量试验及血胰岛素水平可反映胰腺内分泌功能。准确的、临床实用的胰腺外分泌功能检测方法有待建立。

（三）免疫学检测

IgG4-AIP 病人血清 IgG4 水平>1350mg/L,其他 AIP 抗核抗体及类风湿因子可呈阳性。

【诊断与鉴别诊断】

诊断思路在于首先确定有无 CP,然后寻找其病因。当临床表现提示 CP 时,可通过影像技术获得胰腺有无钙化、纤维化、结石、胰管扩张及胰腺萎缩等形态学资料,收集 CP 的证据,并进一步了解胰腺内外分泌功能,排除胰腺肿瘤。

需要鉴别的常见疾病包括:胆道疾病、小肠性吸收功能不良、慢性肝病等。胰腺炎性包块与胰腺癌鉴别尤为重要,且有一定难度,需要 EUS 引导下行细针穿刺活组织检查,甚至开腹手术探查。

【治疗】

CP 治疗目标是:消除病因,控制症状,改善胰腺功能、治疗并发症和提高生活质量等。

（一）腹痛

1. 药物 口服胰酶制剂、皮下注射奥曲肽及非阿片类止痛药可缓解部分腹痛。顽固性、非梗阻性疼痛可行 CT、EUS 引导下腹腔神经阻滞术。

2. 内镜 解除胰管梗阻,缓解胰管内高压引发的临床症状。ERCP 下行胰管括约肌切开、胰管取石术及胰管支架置入术使许多病人避免或延缓了手术干预,成为一线治疗。对于内镜不能取出的胰管结石病人,可以考虑体外冲击波碎石和液电碎石治疗。

3. 手术 当内镜治疗失败或疼痛复发时可考虑手术治疗。

（二）胰腺外分泌功能不全

采用高活性、肠溶胰酶替代治疗并辅助饮食疗法,胰酶应于餐中服用,同时应用 PPI 或 H_2 受体拮抗剂抑制胃酸分泌,可减少胃酸对胰酶的破坏,提高药物疗效。胰酶剂量可根据病人腹泻、腹胀的程度进行调节。

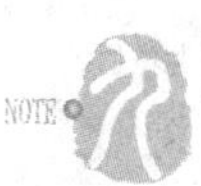

（三）糖尿病

给予糖尿病饮食，尽量口服降糖药替代胰岛素，由于 CP 常同时存在胰高血糖素缺乏，小剂量的胰岛素也可诱发低血糖的发生，胰岛素治疗的剂量需个体化调节。

（四）AIP

常用泼尼松口服，初始剂量为 30～40mg/d，症状缓解后逐渐减量至 5～10mg/d。大多数病人病情因此得以控制，但不能完全逆转胰腺的形态学改变。

（五）外科治疗

CP 的手术指征：①内科或内镜处理不能缓解的疼痛；②胰管结石、胰管狭窄伴胰管梗阻；③发生胆道梗阻、十二指肠梗阻、门静脉高压和胰性腹腔积液或囊肿等并发症。

（六）病人教育

CP 病人须禁酒、戒烟，避免过量高脂、高蛋白饮食。长期脂肪泻病人，应注意补充脂溶性维生素及维生素 B_{12}、叶酸，适当补充各种微量元素。

【预后】

积极治疗可缓解症状，但不易根治。晚期病人多死于并发症。

（唐承薇）

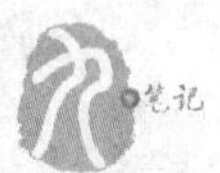
笔记

第二十一章 胰 腺 癌

胰腺癌(pancreatic cancer)主要起源于胰腺导管上皮及腺泡细胞，早期诊断困难，进展期胰腺癌生存时间短，是预后最差的恶性肿瘤之一。

【病因和发病机制】

高危因素及人群包括：①长期大量吸烟为确定及可逆的危险因素，戒烟20年后其风险可降至同正常人群；②BMI>35kg/m^2的肥胖人群，患病风险增加50%；③慢性胰腺炎，特别是家族性胰腺炎病人；④>10年的糖尿病病史，风险增加50%；⑤男性及绝经期后的女性；⑥家族中有多位直系亲属50岁以前患病者；⑦某些遗传综合征病人：Peutz-Jeghers综合征、家族性非典型多痣及黑素瘤综合征；常染色体隐性共济失调毛细血管扩张症及BRCA2基因及PALB2基因的常染色体显性遗传突变；Lynch综合征；家族性腺瘤息肉病。

【病理】

大多数(90%)胰腺癌为导管细胞癌，常位于胰头，压迫胆道，侵犯十二指肠及堵塞主胰管。肿瘤质地坚实，切面常呈灰黄色，少有出血及坏死。少数胰腺癌为腺泡细胞癌，分布于胰腺头、体、尾部概率相同。肿瘤常呈分叶状，棕色或黄色，质地软，可有局灶坏死。其他少见的病理类型还有胰腺棘皮癌、囊腺癌等。

胰腺癌发展较快，且胰腺血管、淋巴管丰富，腺泡又无包膜，易发生早期转移；转移的方式有直接蔓延、淋巴转移、血行转移和沿神经鞘转移四种，因此确诊时大多已有转移。胰体尾癌较胰头癌转移更广泛。癌可直接蔓延至胆总管末端、胃、十二指肠、左肾、脾及邻近大血管；经淋巴管转移至邻近器官、肠系膜及主动脉周围等处的淋巴结；经血液循环转移至肝、肺、骨、脑和肾上腺等器官；也常沿神经鞘浸润或压迫腹腔神经丛，引起顽固、剧烈的腹痛和腰背痛。

【临床表现】

发病年龄以40～65岁多见，男女之比为(1.5～2.1)∶1。起病隐匿，早期无特殊症状，出现明显症状时，多已进入晚期。病程短、病情迅速恶化、死亡。

1. **腹痛** 腹痛常为首发症状，常为持续、进行性加剧的中上腹痛或持续腰背部剧痛，夜间明显；仰卧与脊柱伸展时加剧，俯卧、蹲位、弯腰坐位或蜷膝侧卧位可使腹痛减轻。

2. **消化不良** 胆总管下端和胰腺导管被肿瘤阻塞，胆汁和胰液不能进入十二指肠，加之胰腺外分泌功能不全，大多数病人有食欲缺乏、消化不良、粪便恶臭、脂肪泻。

3. **黄疸** 约90%病人病程中出现黄疸。

4. **焦虑及抑郁** 腹痛、消化不良、失眠导致病人个性改变、焦虑及抑郁。

5. **消瘦** 消化吸收不良、焦虑导致体重减轻，晚期常呈恶病质状态。

6. **症状性糖尿病** 50%胰腺癌病人在诊断时伴有糖尿病，新发糖尿病常是本病的早期征象。

7. **其他症状** 肿瘤对邻近器官的压迫，如影响胃排空导致腹胀、呕吐；少数胰腺癌病人可因病变侵及胃、十二指肠壁而发生上消化道出血；持续或间歇性低热；游走性血栓性静脉炎或动脉血栓形成。

【实验室和其他检查】

（一）实验室检查

血清胆红素升高，以结合胆红素为主，重度黄疸时尿胆红素阳性，尿胆原阴性，粪便可呈灰白色，粪胆原减少或消失。并发胰腺炎时，血清淀粉酶和脂肪酶可升高。葡萄糖耐量异常或有高血糖和糖尿。吸收不良时粪中可见脂肪滴。胰腺癌病人 CA19-9 常升高。

（二）影像学检查

1. CT 可显示>2cm 的胰腺癌，增强扫描时多呈低密度肿块；胰腺弥漫或局限性肿大、胰周脂肪消失、胰管扩张或狭窄；可见大血管受压、淋巴结或肝转移等征象。

2. 腹部超声 发现的胰腺癌多已晚期。

3. 超声内镜 图像显示较体表超声清晰，可以探测到直径约 5mm 的小肿瘤，呈局限性低回声区，回声不均，肿块边缘凹凸不规整，结合细针穿刺活检，提高检出率。

4. ERCP 能直接观察十二指肠壁和壶腹部有无癌肿浸润，诊断正确率可达 90%。直接收集胰液做细胞学检查及壶腹部活检做病理检查，可提高诊断率。必要时可同时放置胆道内支架，引流以减轻黄疸，为手术做准备。

5. MRCP 无创、无需造影剂即可显示胰胆管系统，效果基本与 ERCP 相同。

6. 选择性动脉造影 经腹腔动脉做肠系膜上动脉、肝动脉、脾动脉选择性动脉造影，显示胰腺肿块和血管推压移位征象，有助于判断病变范围和手术切除的可能性。

（三）组织病理学和细胞学检查

在超声内镜、经腹壁超声或 CT 定位和引导下，或在剖腹探查中用细针穿刺，做多处细胞学或活体组织检查，确诊率高。

【诊断与鉴别诊断】

早期诊断困难；当出现明显消瘦、食欲减退、上腹痛、黄疸、上腹部包块，影像学发现胰腺癌征象时，疾病已属晚期，绝大多数已丧失手术时机。因此，对 40 岁以上，近期出现下列临床表现者应进行前述检查及随访：①持续性上腹不适，进餐后加重伴食欲下降；②不能解释的进行性消瘦；③新发糖尿病或糖尿病突然加重；④多发性深静脉血栓或游走性静脉炎；⑤有胰腺癌家族史、大量吸烟、慢性胰腺炎者。

胰腺癌应与慢性胰腺炎、壶腹癌、胆总管癌等相鉴别。

【治疗】

对病灶较小的胰腺癌应争取手术切除，对失去手术机会者，常作姑息性短路手术、化疗和放疗。

1. 外科治疗 胰十二指肠切除术（Whipple 手术）是治疗胰腺癌最常用的根治手术。术后 5 年存活率<10%。

2. 内科治疗 晚期或手术前后病例均可进行化疗、放疗和各种对症支持治疗。

胰腺癌对化疗药物不敏感，全身治疗主要用于新辅助或辅助治疗，主要处理局部不可切除或转移病人。单药治疗有：吉西他滨、氟尿嘧啶、丝裂霉素、表柔比星、链脲霉素、紫杉醇、多西他赛及卡培他滨等。吉西他滨被已发生转移的胰腺癌病人视为一线治疗药物，联合化疗优于单药化疗。靶向药物治疗，如贝伐单抗、西妥昔单抗和厄罗替尼可与化疗药物合并使用或是单用。

对有顽固性腹痛者可给予镇痛及麻醉药，必要时可用 50% 乙醇或神经麻醉剂行腹腔神经丛注射或交感神经节阻滞疗法、腹腔神经切除术，也可硬膜外应用麻醉药缓解腹痛。

此外，各种支持疗法对晚期胰腺癌及术后病人均十分必要，如胰酶制剂改善消化吸收功能，肠外营养改善营养状况，治疗糖尿病或精神症状等。

【预后】

胰腺癌预后极差。未接受治疗的胰腺癌病人生存期约为 4 个月。

（高　翔）

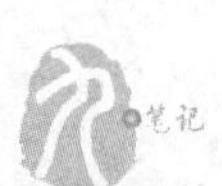

第二十二章 腹 痛

腹痛(abdominal pain)是临床常见症状,多由腹部疾病所致,也可因腹部以外疾病或全身性疾病引起。临床上可按起病缓急分为急性腹痛和慢性腹痛。急性腹痛起病急、病情重、变化快,轻者可呈自限过程,重者可危及生命。慢性腹痛起病慢、可反复发作,病因不明者,病程可迁延。在同一或多个病因作用下,急性与慢性腹痛可交替发生。

【病因】

表 4-22-1 列出了腹痛相关的常见疾病。

表 4-22-1 腹痛相关的常见疾病

腹部疾病	
急性炎症	急性胃肠炎、急性胆囊炎、急性阑尾炎、急性胰腺炎、急性肾盂肾炎、急性腹膜炎、炎症性肠病、急性梗阻性化脓性胆管炎、急性出血坏死性肠炎、缺血性肠病、急性肠系膜淋巴结炎、急性肠憩室炎
慢性炎症	慢性胃炎、慢性胆囊炎及胆道感染、慢性胰腺炎、慢性膀胱炎、慢性阑尾炎、慢性病毒性肝炎、结核性腹膜炎、炎症性肠病等
溃疡	消化性溃疡,小肠、大肠溃疡
穿孔	胃、肠、胆囊穿孔
脏器阻塞或扭转	胆道结石、泌尿系统结石、肠梗阻、幽门梗阻、肠套叠、胆道蛔虫症、卵巢囊肿蒂扭转、急性胃扭转、急性胆囊扭转、大网膜扭转、妊娠子宫扭转、肠粘连、十二指肠壅滞症、慢性假性肠梗阻
肝脾大	肝淤血、肝炎、肝脓肿、肝癌、脾脓肿、脾肿瘤
脏器破裂出血	肝、脾、异位妊娠、卵巢破裂
肿瘤	贲门癌、胃癌、原发性十二指肠癌、肝癌、结肠癌、肾肿瘤、膀胱癌等
功能性腹痛	功能性消化不良、肠易激综合征
腹壁疾病	腹壁外伤、脓肿及带状疱疹等
其他疾病	痛经、急性胃扩张等
腹部以外疾病或全身性疾病	
胸部疾病	急性心肌梗死、急性心包炎、急性右心衰竭、肋间神经痛、膈胸膜炎、反流性食管炎、大叶性肺炎、肺梗死、食管裂孔疝、胸椎结核或肿瘤等
盆腔疾病	急性和慢性盆腔炎等
代谢障碍性疾病	糖尿病酮症酸中毒、尿毒症、低血糖症、血卟啉病、慢性肾上腺皮质功能减退症
风湿免疫性疾病	腹型过敏性紫癜、腹型风湿热
血液系统疾病	急性溶血
中毒	铅中毒
神经源性疾病	腹型癫痫、脊髓危象

【临床表现】

(一) 腹痛部位

腹痛部位多为病变脏器所在位置。弥漫性或部位不定的腹痛多见于急性弥漫性腹膜炎、机械性肠梗阻、急性出血坏死性肠炎、血卟啉病、铅中毒、腹型过敏性紫癜等。

（二）腹痛程度和性质

腹痛的程度在一定意义上可反映病变的轻重。中上腹持续性隐痛多为慢性胃炎或胃、十二指肠溃疡；胆石症或泌尿系统结石常为阵发性绞痛，疼痛剧烈；上腹部持续性钝痛或刀割样疼痛呈阵发性加剧多为急性胰腺炎；突发的中上腹剧烈刀割样痛或烧灼样痛，多为胃、十二指肠溃疡穿孔；持续性、广泛性剧烈腹痛伴腹肌紧张或板样强直，提示急性弥漫性腹膜炎；绞痛多由空腔脏器痉挛、扩张或梗阻引起，临床常见有肠绞痛、胆绞痛和肾绞痛；阵发性剑突下钻顶样疼痛是胆道蛔虫症的典型表现。

（三）诱发与缓解因素

急性胃肠炎常有不洁饮食史；胆囊炎或胆石症常有进食油腻食物史；急性胰腺炎常有酗酒或暴饮暴食史；部分机械性肠梗阻与腹部手术有关；腹部受暴力作用引起的剧痛并有休克者，多由肝、脾破裂所致；进食或服用抑酸药可缓解的上腹痛，多与高胃酸分泌有关；解痉药物可缓解的腹痛多由平滑肌痉挛所致；呕吐后可缓解的上腹痛多由胃十二指肠病变引起。

（四）发作时间

周期性、节律性上腹痛见于胃、十二指肠溃疡；餐后痛可能由消化不良、胆胰疾病或胃部肿瘤所致；子宫内膜异位症所致腹痛多与月经周期相关；卵泡破裂所致腹痛常发生在月经间期。

（五）与体位的关系

胃食管反流病病人烧灼痛在卧位或前倾位时明显，而直立时减轻；胰腺疾病病人仰卧位时疼痛明显，而前倾位或俯卧位时减轻；胃黏膜脱垂病人左侧卧位时疼痛可减轻；十二指肠壅滞症病人膝胸位或俯卧位时可使腹痛及呕吐等症状缓解。

（六）伴随症状

1. **腹痛伴发热、寒战**　提示有炎症存在，见于急性胆囊炎、急性梗阻性化脓性胆管炎、肝脓肿和腹腔脓肿，也可见于腹腔外感染性疾病。

2. **腹痛伴黄疸**　多与肝胆胰疾病有关。急性溶血性贫血也可出现腹痛和黄疸。

3. **腹痛伴休克**　伴贫血者可能是由腹腔脏器破裂（如肝、脾或异位妊娠破裂）所致；不伴贫血者可见于胃肠穿孔、绞窄性肠梗阻、肠扭转、急性出血坏死性胰腺炎等。心肌梗死或肺炎等腹腔外疾病也可出现腹痛伴休克。

4. **腹痛伴呕吐**　提示食管、胃肠疾病，呕吐量大时提示胃肠道梗阻。

5. **腹痛伴反酸、嗳气**　提示消化性溃疡、胃炎或消化不良。

6. **腹痛伴腹泻**　提示肠道炎症、溃疡或肿瘤等。

7. **腹痛伴血便**　可能为肠套叠、缺血性肠病、溃疡性结肠炎、细菌性痢疾或肠道肿瘤等。

8. **腹痛伴血尿**　可能为泌尿系统疾病（如结石）所致。

（七）腹痛常见体征（表 4-22-2）

表 4-22-2　腹痛病人常见体征

名称	体　征	疾　病
Murphy 征	吸气时右上腹胆囊点压痛	急性胆囊炎
McBurney 征	脐与右侧髂前上棘中、外 1/3 交界处压痛及反跳痛	急性阑尾炎
Cullen 征	脐周围或下腹壁皮肤紫蓝色瘀斑为腹腔内大出血的征象	腹膜后出血 急性出血坏死性胰腺炎 腹主动脉瘤破裂
Grey Turner 征	胁腹部皮肤紫蓝色瘀斑，为血液自腹膜后间隙渗到侧腹壁的皮下	腹膜后出血 急性出血坏死性胰腺炎 腹主动脉瘤破裂

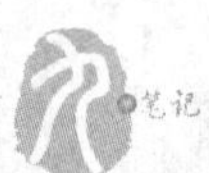

续表

名称	体　征	疾　病
Kehr 征	腹腔内血液刺激左侧膈肌，引起左肩部疼痛	脾破裂 异位妊娠破裂
Psoas 征	病人左侧卧位，右大腿后伸，引起右下腹疼痛	阑尾炎（阑尾位于盲肠后位或者腹膜后位）
Obturator 征	病人仰卧位，右髋和右大腿屈曲，然后被动向内旋转，引起右下腹疼痛	阑尾炎（阑尾靠近闭孔内肌）
Rovsing 征	病人仰卧位，右手压迫左下腹，左手挤压近侧结肠，引起右下腹疼痛	阑尾炎

【辅助检查】

（一）实验室检查

1. 血常规 血白细胞总数及中性粒细胞比例升高提示存在炎症；嗜酸性粒细胞升高应考虑腹型过敏性紫癜、寄生虫感染或嗜酸性粒细胞性胃肠炎。

2. 尿常规和其他尿液检查 菌尿和脓尿提示泌尿系统感染；血尿提示泌尿系统结石、肿瘤或外伤；血红蛋白尿提示急性溶血；尿糖和尿酮体阳性提示糖尿病酮症；胆红素尿提示梗阻性黄疸；怀疑血卟啉病应查尿卟啉；怀疑铅中毒应查尿铅；怀疑异位妊娠应作妊娠试验。

3. 大便常规和隐血试验 大便肉眼观察、隐血试验、镜下常规细胞检查、病菌培养、脂滴检查有助于临床诊断。

4. 血生化 血清淀粉酶和脂肪酶高于正常上限 3 倍提示胰腺炎。肝肾功能、血糖、电解质等检查结果异常也有助于明确病因。

5. 肿瘤标志物 血清甲胎蛋白（α-feto-protein，AFP）和癌胚抗原（carcinoembryonic antigen，CEA）等肿瘤标志物升高应怀疑肿瘤可能。

6. 诊断性穿刺 腹痛诊断不明确且伴有腹腔积液时，应行腹腔穿刺检查。肉眼观察腹腔积液即可初步判断是否有腹腔出血或感染，常规及生化检查可明确腹腔积液性质，必要时可作涂片、病理细胞学检查、细菌培养等。阴道后穹隆穿刺发现不凝血应怀疑异位妊娠破裂、黄体破裂出血可能。

（二）影像学检查

1. X 线 发现膈下游离气体有助于诊断胃肠穿孔；肠腔积气、扩张和多个液平面有助于诊断肠梗阻；X 线钡剂造影或钡剂灌肠检查可以发现消化性溃疡和消化道肿瘤等。

2. 超声 有助于发现胆道结石、胆管扩张、肝胆胰脾大、腹腔肿瘤、腹腔囊肿、腹腔积液等；宫外孕时，可见宫腔外孕囊或盆腔积液。

3. CT 和 MRI 对腹腔内实质脏器的外伤、炎症、脓肿、血管性疾病、肿瘤等均有较高的诊断价值。

4. 内镜 应用胃肠镜可以直接观察消化道病变；内镜逆行胰胆管造影（ERCP）和超声内镜（EUS）检查有助于胆道和胰腺疾病的诊断；膀胱镜可用于诊断膀胱炎症、结石或肿瘤；腹腔镜检查对腹腔炎症、肿瘤或粘连有较高的诊断价值。

（三）其他检查

心电图检查有助于鉴别心绞痛、心肌梗死引起的腹痛；脑电图检查可用于诊断腹型癫痫；血管造影可用于诊断肠系膜上静脉血栓形成等内脏血管病变。

（四）手术探查

在急性腹痛病因不明、保守治疗无效、病情转危的紧急情况下，为挽救生命应考虑手术探查。

【诊断与鉴别诊断】

腹痛病因的诊断应结合病史、临床表现、辅助检查综合分析。急性腹痛病人就诊时，疾病往往处

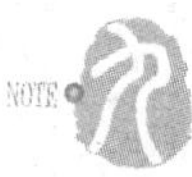

在快速发展、变化过程中,临床表现可能随时迅速发生改变,原本不明显的症状和体征可能逐渐显露或有新变化。因此,应增加观察症状及体征的频率,前后比较、细致分析,从病理生理的角度解释临床现象,不断调整诊断思路,不宜过早作出结论。多次反复的评估和多学科会诊有助于及时正确诊断。

【治疗】

腹痛的治疗应针对病因给予相应治疗措施。但病因不明时,对于伴随症状较重者,应积极给予对症处理。

1. 气道维护、呼吸和循环维护 吸氧、静脉输液补充有效血容量,纠正水、电解质和酸碱平衡紊乱等。

2. 胃肠减压 适宜于胃肠梗阻者。

3. 止痛剂 以往认为,急腹症病人在诊断未明确前不宜给予止痛剂,以免掩盖病情、改变体征,延误诊断和治疗,但没有证据表明使用止痛剂会掩盖腹部体征或引起病死率、致残率升高。随着影像学的快速发展,为急腹症诊断提供了极有价值的客观证据。小剂量的吗啡(5mg 或 0.1mg/kg)能缓解病人腹痛,减少其烦躁,放松腹肌,有助于发现腹部阳性体征,不会延误临床诊断或影响手术决定,是安全和人道的。

4. 灌肠和泻药 未能排除肠坏死、肠穿孔等情况下,不宜使用。

5. 抗生素 有明确感染病灶时,应予以抗生素。

6. 手术探查 经密切观察和积极治疗后,腹痛不缓解,腹部体征不减轻,全身情况无好转反而加重时,对诊断不明、有危及生命的腹腔内出血、穿孔、肠梗阻、严重腹膜炎等情况时,可考虑开腹探查,挽救生命。

(董卫国)

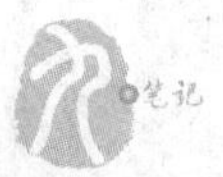

第二十三章 慢性腹泻

腹泻是指排便次数增多(>3次/日),或粪便量增加(>200g/d),或粪质稀薄(含水量>85%)。临床上根据病程可分为急性和慢性腹泻两大类,病程短于4周者为急性腹泻,超过4周或长期反复发作者为慢性腹泻(chronic diarrhea)。除了病程长短,病史、大便特点、病理生理改变、内镜、活检等都是腹泻分类、诊断和鉴别诊断的重要依据。

【腹泻类型】

根据病理生理机制,腹泻可分为以下4种。但在临床上,不少腹泻往往并非由单一机制引起,而是多种机制并存,共同作用下发生。

1. 渗透性腹泻(osmotic diarrhea) 渗透性腹泻是由于肠腔内存在大量的高渗食物或药物,导致肠腔内渗透压升高,体液水分大量进入肠腔所致。临床特点是禁食后腹泻减轻或停止,常见于服入难以吸收的食物、食物不耐受及黏膜转运机制障碍导致的高渗性腹泻。

2. 分泌性腹泻(secretory diarrhea) 是由于肠黏膜受到刺激而致水、电解质分泌过多或吸收受抑,导致分泌、吸收失衡而引起的腹泻。当肠黏膜分泌功能增强、吸收减弱或二者并存时,肠腔中水和电解质的净分泌增加,引起分泌性腹泻。分泌性腹泻具有如下特点:①每日大便量>1L(可多达10L);②大便为水样,无脓血;③粪便的pH多为中性或碱性;④禁食48小时后腹泻仍持续存在,大便量仍大于500ml/d。

3. 渗出性腹泻(exudative diarrhea) 肠黏膜发生炎症、溃疡等病变时,完整性受到破坏,大量体液渗出到肠腔,导致腹泻,亦称炎症性腹泻。炎症引起的肠道吸收不良、动力紊乱、肠腔内微生态改变等病理生理异常在炎性腹泻中亦起有重要作用。通常可分为感染性和非感染性两类,前者多见于细菌、病毒、寄生虫、真菌等的病原体感染引起;后者多见于自身免疫性疾病、炎症性肠病、肿瘤、放疗、营养不良等导致肠黏膜坏死、渗出。

渗出性腹泻的特点是粪便含有渗出液或血液成分,甚至血液。肉眼脓血便常见于左半结肠或全结肠病变。小肠病变引起的渗出及出血,常与粪质均匀地混在一起,除非有大量渗出或蠕动过快,一般无肉眼脓血,需显微镜检查发现。

4. 动力异常性腹泻(motility-related diarrhea) 肠道蠕动过快,肠内容物快速通过肠腔,与肠黏膜接触时间过短,影响消化与吸收,水电解质吸收减少,发生腹泻。动力异常性腹泻的特点是便急、粪便不成型或水样便,粪便不带渗出物和血液,往往伴有肠鸣音亢进或腹痛。

引起肠道蠕动过快的原因有:①物理刺激:如腹部或肠道受到寒冷刺激;②药物:如莫沙必利、新斯的明等;③神经内分泌因子:如甲状腺素、5-羟色胺、P物质、血管活性肠肽异常增多等;④肠神经病变:如糖尿病;⑤胃肠道手术:食物过多进入远端肠道。

【诊断与鉴别诊断】

慢性腹泻的诊断旨在明确病因。由于胃肠、肝胆胰及全身诸多疾病都可导致腹泻,可从年龄、性别、起病方式、病程、腹泻次数及粪便特点、腹泻与腹痛的关系、伴随症状和体征、缓解与加重因素等方面收集临床资料,初步判断腹泻病因在小肠抑或结肠(表4-23-1),结合其他症状、体征、实验室及影像学资料建立诊断。

表 4-23-1 小肠性腹泻与结肠性腹泻的鉴别要点

	小肠性腹泻	结肠性腹泻
腹痛	脐周	下腹部或左下腹
粪便	常常量多，多为稀便，可含脂肪，黏液少见，味臭	量少，肉眼可见脓、血，有黏液
大便次数	2～10 次/天	次数可以更多
里急后重	无	可有
体重减轻	常见	可见

慢性腹泻应与大便失禁区别，后者为不自主排便，一般由支配肛门直肠的神经肌肉性疾病或盆底疾病所致。以下辅助检查有助于诊断与鉴别诊断。

（一）实验室检查

1. 粪便检查 包括大便隐血试验，涂片查白细胞、红细胞、未消化的食物、寄生虫及虫卵，苏丹Ⅲ染色检测大便脂肪，涂片查粪便细菌、真菌，大便细菌培养等。

2. 血液检查 血常规、血电解质、肝肾功能、血气分析等检测有助于慢性腹泻的诊断与鉴别诊断。血胃肠激素或多肽测定对于诊断和鉴别胃肠胰神经内分泌肿瘤引起的分泌性腹泻有重要诊断价值。

3. 小肠吸收功能试验 右旋木糖吸收试验、维生素 B_{12} 吸收试验等有助于了解小肠的吸收功能。

（二）影像及内镜检查

1. 超声 可了解有无肝胆胰疾病。

2. X线 包括腹部平片、钡餐、钡剂灌肠、CT 以及选择性血管造影，有助于观察胃肠道肠壁、肠腔形态，发现胃肠道肿瘤、评估胃肠运动等。螺旋 CT 仿真内镜有助于提高肠道病变的检出率和准确性。肠道磁共振成像有助于观察肠壁、肠腔形态。胰胆管磁共振成像（MRCP）对诊断胰胆管、胆囊病变有很高的诊断价值。

3. 内镜 胃肠镜对上消化道、结肠肿瘤和炎症等病变引起的慢性腹泻具有重要诊断价值。逆行胰胆管造影（ERCP）及治疗 ERCP，对胆、胰疾病相关的慢性腹泻有重要诊断及治疗意义。胶囊内镜是诊断小肠病变最重要的检查，在此基础上，可用小肠镜取活检及吸取空肠液进行检验和培养，有助于麦胶性肠病（又名乳糜泻）、热带口炎性腹泻、小肠吸收不良综合征、某些寄生虫感染、克罗恩病、小肠淋巴瘤、非特异性溃疡等疾病的诊断。

【治疗】

针对病因治疗，但相当部分的腹泻需根据其病理生理特点给予对症和支持治疗。

（一）病因治疗

感染性腹泻需针对病原体进行治疗。抗生素相关性腹泻须停止抗生素或调整原来使用的抗生素，可加用益生菌。粪菌移植是治疗肠道难辨梭状杆菌感染的有效手段。

乳糖不耐受和麦胶性肠病需分别剔除食物中的乳糖或麦胶成分。过敏或药物相关性腹泻应避免接触过敏原和停用有关药物。高渗性腹泻应停止服用高渗的药物或饮食。胆盐重吸收障碍引起的腹泻可用考来烯胺吸附胆汁酸而止泻。慢性胰腺炎可补充胰酶等消化酶。炎症性肠病可选用氨基水杨酸制剂、糖皮质激素及免疫抑制剂等治疗。消化道肿瘤应手术切除或化疗，生长抑素及其类似物可用于类癌综合征及胃肠胰神经内分泌肿瘤的辅助治疗。

（二）对症治疗

1. 纠正腹泻所引起的水、电解质紊乱和酸碱平衡失调。

2. 对严重营养不良者，应给予肠内或肠外营养支持治疗。谷氨酰胺是体内氨基酸池中含量最多的氨基酸，它虽为非必需氨基酸，但它是生长迅速的肠黏膜细胞所特需的氨基酸，与肠黏膜免疫功能、蛋白质合成有关。因此，对弥漫性肠黏膜受损或肠黏膜萎缩者，谷氨酰胺是黏膜修复的重要营养物

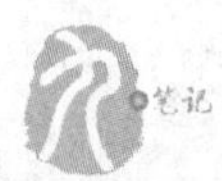

质，可补充谷胺酰胺辅助治疗。

3. 在针对病因治疗的同时，可根据病人腹泻的病理生理特点，酌情选用表4-23-2列出的止泻药。对于感染性腹泻，在感染未得到有效控制时，不宜选用止泻药。

表4-23-2 常用止泻药

主要作用机制	药物
收敛、吸附、保护黏膜	双八面体蒙脱石散、碱式碳酸铋、药用炭
减少肠蠕动	地芬诺酯、洛哌丁胺
抑制肠道过度分泌	消旋卡多曲、生长抑素
中医药	小檗碱

（杨云生）

第二十四章 便 秘

便秘(constipation)是指排便次数减少、粪便干硬和排便困难。排便次数减少指每周排便少于3次。排便困难包括排便费力、排出困难、排便不尽感、排便费时,需手法辅助排便。我国老年人有便秘症状者高达15%～20%,女性多于男性,随着年龄的增长,患病率明显增加。

【病因和发病机制】

便秘持续>12周为慢性便秘,病因列于表4-24-1,分为器质性和功能性便秘。

表4-24-1 便秘的常见原因

1. 功能性疾病
2. 动力性疾病 肠道神经/肌肉病变、先天性巨结肠
3. 炎症性疾病 克罗恩病、肠结核、溃疡性结肠炎
4. 肠道肿瘤 结直肠癌
5. 肠外疾病 前列腺癌、子宫肌瘤
6. 系统性疾病 甲状腺功能减退、糖尿病;风湿免疫性疾病、淀粉样变性;脊髓损伤、帕金森病
7. 药物因素 吗啡类、精神类、钙通道拮抗剂、抗胆碱能药等

1. 结肠肛门疾病 ①先天性疾病,如先天性巨结肠;②肠腔狭窄,如炎症性肠病、外伤后期及肠吻合术后的狭窄、肿瘤及其转移所致肠狭窄;③出口性梗阻,如盆底失弛缓症、直肠内折叠、会阴下降、直肠前突等;④肛管及肛周疾病,如肛裂、痔等;⑤其他:如肠易激综合征。

2. 肠外疾病 ①神经与精神疾病,如脑梗死、脑萎缩、截瘫、抑郁症、厌食症等;②内分泌与代谢病,如甲状腺功能减退、糖尿病、铅中毒、维生素 B_1 缺乏;③盆腔疾病,如子宫内膜异位症、前列腺癌等;④药源性疾病,如刺激性泻药(酚酞、大黄、番泻叶)长期大量服用可引起继发性便秘,麻醉药(吗啡类)、抗胆碱药、钙通道阻滞剂、抗抑郁药等可引起肠应激下降;⑤肌病,如皮肌炎、硬皮病等。

3. 不良生活习惯 ①食量过少、食物精细、食物热量过高、蔬菜水果少、饮水少,对肠道刺激不足;②运动少、久坐、卧床,使肠动力减弱;③由不良的排便习惯引起。

4. 社会与心理因素 ①人际关系紧张、家庭不和睦、心情长期处于压抑状态,都可使自主神经紊乱,引起肠蠕动抑制或亢进;②生活规律改变,如外出旅游、住院、突发事件影响,都可导致排便规律改变。

慢性便秘按照病理生理机制分为:慢传输型、排便障碍型(排便不协调)、混合型。

【临床表现】

每周排便少于3次,排便困难,每次排便时间长,排出粪便干结如羊粪且数量少,排便后仍有粪便未排尽的感觉,可有下腹胀痛,食欲减退,疲乏无力,头晕、烦躁、焦虑、失眠等症状。部分病人可因用力排坚硬粪块而伴肛门疼痛、肛裂、痔疮和肛乳头炎。常可在左下腹乙状结肠部位触及条索状物。病人可能存在腹痛和(或)腹胀症状。

【诊断与鉴别诊断】

便秘诊断旨在寻找病因,在排除器质性便秘的基础上诊断功能性便秘。对于伴有便血、粪便隐血试验阳性、发热、贫血和乏力、消瘦、腹痛、腹部包块、血CEA升高者、有结直肠腺瘤史及结直肠肿瘤家族史的病人,应进行充分检查,除外器质性便秘。

1. 内镜 结肠镜可直接观察结、直肠黏膜是否存在病变,对于体重下降、直肠出血或贫血的便秘病人应做结肠镜检查。

2. 胃肠道X线　胃肠钡剂造影检查对了解胃肠运动功能有参考价值。正常情况下，钡剂在12～18小时内可达结肠脾区，24～72小时内应全部从结肠排出，便秘时可有排空延迟。钡剂灌肠造影检查能发现结肠扩张、乙状结肠冗长和肠腔狭窄等病变，有助于便秘的病因诊断。

3. 结肠传输试验　利用不透X线的标志物，口服后定时拍摄腹平片，追踪观察标志物在结肠内运行的时间、部位，判断结肠内容物运行的速度及受阻部位的一种诊断方法，有助于评估便秘是慢传输型还是出口梗阻型。此外，还可采用核素法测定结肠通过时间，即采用一种含有放射性核素小丸的缓释胶囊进行结肠闪烁扫描，此方法能使受检者所受射线照射较少，但所需设备较为昂贵。

4. 排粪造影　在模拟排便过程中，通过钡剂灌肠，了解肛门、直肠、盆底在排便时动静态变化，用于出口性梗阻便秘的诊断，如直肠前突、盆底失弛缓症等。

5. 肛管直肠压力测定　利用压力测定装置置入直肠内，令肛门收缩和放松，检查肛门内外括约肌、盆底、直肠功能及协调情况，对分辨出口梗阻型便秘的类型提供帮助。

6. 肛门肌电图检查　利用电生理技术检查盆底肌中耻骨直肠肌、外括约肌的功能，能帮助明确便秘是否为肌源性。可用于盆底痉挛综合征、耻骨直肠肌综合征、直肠脱垂和会阴下降综合征等的诊断和治疗，是盆底异常的一种常规检查技术。

【治疗】

根据不同类型的便秘选择不同的治疗方法。

（一）器质性便秘

针对病因治疗，可临时选用泻药，缓解便秘症状。

（二）功能性便秘

1. 病人教育　增加膳食纤维和多饮水，养成定时排便习惯，增加体能运动，避免滥用泻药等。膳食纤维的补充是功能性便秘首选的治疗方法。因膳食纤维本身不被吸收，纤维素具有亲水性，能吸收肠腔水分，增加粪便容量，刺激结肠蠕动，增强排便能力，富含膳食纤维的食物有麦麸、蔬菜、水果等。其次，可以适当予以心理干预，在仔细排除引起便秘的病理性因素后，对病人作出充分解释，消除病人疑虑，使其树立治疗信心，增强病人治疗依从性。对于在应激或情绪障碍情况下加重便秘的病人，可行心理治疗。

2. 药物治疗　经上述处理无效者，可酌情选用促胃肠动力药、泻药及盐水灌肠治疗。

（1）泻药：通过刺激肠道分泌和减少吸收、增加肠腔内渗透压和流体静力压而发挥导泻作用。一般分为刺激性泻剂（如大黄、番泻叶、酚酞、蓖麻油），盐性泻剂（如硫酸镁），渗透性泻剂（如甘露醇、乳果糖），膨胀性泻剂（如麸皮、甲基纤维素、聚乙二醇、琼脂等），润滑性泻剂（如液体石蜡、甘油）。急性便秘可选择盐类泻剂、刺激性泻剂及润滑性泻剂，但用药时间不超过1周。慢性便秘以膨胀性泻剂为宜，不宜长期服用刺激性泻剂。对粪便嵌塞者，可予以盐水或肥皂水灌肠。

（2）促动力药：常用药物有莫沙必利和伊托必利，通过刺激肠肌间神经元，促进胃肠平滑肌蠕动，促进小肠和大肠的运转，对慢传输型便秘有效，可长期间歇使用。

（3）调节肠道菌群：部分便秘病人，其结肠菌群会消化更多的纤维，使粪便量减少。微生态制剂可防止有害菌的定植和入侵，补充有效菌群发酵糖产生大量有机酸，使肠腔内的pH下降，调节肠道正常蠕动，改变肠道微生态，对缓解便秘和腹胀有一定作用。常用的微生态制剂有双歧三联活菌、乳酸菌素片、酪酸菌片等。

3. 生物反馈疗法　生物反馈疗法是通过测压和肌电设备使病人直观地感知其排便的盆底肌的功能状态，"意会"在排便时如何放松盆底肌，同时增加腹内压实现排便的疗法。对部分有直肠、肛门盆底肌功能紊乱的便秘有效。

4. 清洁灌肠　对于粪便嵌塞可采用栓剂（甘油栓）或清洁灌肠。

（王　敏）

第二十五章　消化道出血

消化道出血(gastrointestinal bleeding)是指从食管到肛门之间的消化道出血,按照出血部位可分为上、中、下消化道出血,其中,60%~70%的消化道出血源于上消化道。临床表现为呕血、黑粪或血便等,轻者可无症状,重者伴有贫血及血容量减少,甚至休克,危及生命。

【部位与病因】

1. 上消化道出血(upper gastrointestinal bleeding, UGIB) 是内科常见急症,指屈氏韧带以近的消化道,包括食管、胃、十二指肠、胆管和胰管等病变引起的出血。常见病因为消化性溃疡、食管胃底静脉曲张破裂、急性糜烂出血性胃炎和上消化道肿瘤。其他病因有:①食管疾病,如食管贲门黏膜撕裂伤(Mallory-Weiss tear)、食管损伤(器械检查、异物或放射性损伤;强酸、强碱等化学剂所致)、食管憩室炎、主动脉瘤破入食管等;②胃十二指肠疾病,如息肉、恒径动脉破裂(Dieulafoy病变)、胃间质瘤、血管瘤、异物或放射性损伤、吻合口溃疡、十二指肠憩室、促胃液素瘤等;③胆道出血,如胆管或胆囊结石,胆道蛔虫病,胆囊或胆管癌,胆道术后损伤,肝癌、肝脓肿或肝血管瘤破入胆道;④胰腺疾病累及十二指肠,如胰腺癌或急性胰腺炎并发脓肿溃破;⑤全身性疾病,病变可弥散于全消化道,如过敏性紫癜、血友病、原发性血小板减少性紫癜、白血病、弥散性血管内凝血及其他凝血机制障碍等。

2. 中消化道出血(mid-gastrointestinal bleeding, MGIB) 指屈氏韧带至回盲部之间的小肠出血。病因包括:小肠血管畸形、小肠憩室、钩虫感染、克罗恩病、NSAIDs药物损伤、各种良恶性肿瘤(小肠间质瘤、淋巴瘤、腺癌、神经内分泌肿瘤)、缺血性肠病、肠系膜动脉栓塞、肠套叠及放射性肠炎等。

3. 下消化道出血(lower gastrointestinal bleeding, LGIB) 为回盲部以远的结直肠出血,约占消化道出血的20%。痔、肛裂是最常见的原因,其他常见的病因有肠息肉、结肠癌、静脉曲张、神经内分泌肿瘤、炎症性病变(溃疡性结肠炎、缺血性肠炎、感染性肠炎等)、肠道憩室、血管病变、肠套叠及放射性肠炎等。

4. 全身性疾病 不具特异性地累及部分消化道,也可弥散于全消化道。①血管性疾病:如过敏性紫癜,动脉粥样硬化、结节性多动脉炎、系统性红斑性狼疮、遗传性出血性毛细血管扩张,弹性假黄瘤及Degos病等。②血液病:如血友病、原发性血小板减少性紫癜、白血病、弥散性血管内凝血及其他凝血机制障碍。③其他:如尿毒症,流行性出血热或钩端螺旋体病等。

【临床表现】

消化道出血的临床表现取决于出血量、出血速度、出血部位及性质,与病人的年龄及循环功能的代偿能力有关。

1. 呕血 是UGIB的特征性表现。出血部位在幽门以近,出血量大者常有呕血,出血量少则可无呕血。出血速度慢,呕血多呈棕褐色或咖啡色;短期出血量大,血液未经胃酸充分混合即呕出,则为鲜红或有血块。

2. 黑便 呈柏油样,黏稠而发亮。多见于UGIB,高位小肠出血乃至右半结肠出血,如血在肠腔停留较久亦可呈柏油样。

3. 便血 多为MGIB或LGIB的临床表现,UGIB出血量>1000ml,可有便血,大便呈暗红色血便,甚至鲜血。

4. 失血性周围循环衰竭 急性大量失血由于循环血容量迅速减少而导致周围循环衰竭。表现为头晕、心慌、乏力，突然起立发生晕厥、肢体冷感、心率加快、血压偏低等。严重者呈休克状态。

5. 贫血和血象变化 急性大量出血后均有失血性贫血，但在出血的早期，血红蛋白浓度、红细胞计数与血细胞比容可无明显变化。在出血后，组织液渗入血管内，使血液稀释，一般须经3～4小时及以上才出现贫血，出血后24～72小时血液稀释到最大限度。贫血程度除取决于失血量外，还和出血前有无贫血基础、出血后液体平衡状况等因素有关。出血24小时内网织红细胞计数即见增高，出血停止后逐渐降至正常。

急性出血病人为正细胞正色素性贫血，在出血后骨髓有明显代偿性增生，可暂时出现大细胞性贫血；慢性失血则呈小细胞低色素性贫血。

6. 发热与氮质血症 消化道大量出血后，部分病人在24小时内出现低热，持续3～5天后降至正常。发热的机制可能与循环衰竭影响体温调节中枢功能有关。

由于大量血液蛋白质的消化产物在肠道被吸收，血中尿素氮浓度可暂时增高，称为肠源性氮质血症。一般出血后数小时血尿素氮开始上升，约24～48小时达高峰，大多不超出14.3mmol/L(40mg/dl)，3～4日后降至正常。氮质血症多因循环血容量降低，肾前性功能不全所致。

【诊断】

（一）确定消化道出血

根据呕血、黑粪、血便和失血性周围循环衰竭的临床表现，呕吐物或黑粪隐血试验呈强阳性，血红蛋白浓度、红细胞计数及血细胞比容下降的实验室证据，可诊断消化道出血，但须除外消化道以外的出血因素，如：①需鉴别咯血与呕血；②口、鼻、咽喉部出血，需仔细询问病史和局部检查；③食物及药物引起的黑粪，如动物血、炭粉、铁剂或铋剂等药物，详细询问病史可鉴别。

（二）出血程度的评估和周围循环状态的判断

病情严重度与失血量呈正相关，每日消化道出血>5ml，粪便潜血试验阳性；每日出血量超过50ml，可出现黑便；胃内积血量>250ml可引起呕血。一次出血量<400ml时，因轻度血容量减少可由组织液及脾脏贮血所补充，多不引起全身症状。出血量>400ml，可出现头晕、心悸、乏力等症状。短时间内出血量>1000ml，可有休克表现。

当病人消化道出血未及时排除，可通过观察其循环状态判断出血程度。早期循环血容量不足，可有直立性低血压，即由平卧位改为坐位时，血压下降幅度>15～20mmHg、心率增快>10次/分。当收缩压<90mmHg、心率>120次/分，面色苍白、四肢湿冷、烦躁不安或神志不清，则表明有严重大出血及休克。

（三）判断出血是否停止

由于肠道内积血需经约3日才能排尽，故黑便不提示继续出血。下列情况应考虑有消化道活动出血：①反复呕血，或黑粪(血便)次数增多，肠鸣音活跃；②周围循环状态经充分补液及输血后未见明显改善，或虽暂时好转而又恶化；③血红蛋白浓度、红细胞计数与血细胞比容继续下降；④补液与尿量足够的情况下，血尿素氮持续或再次升高。

（四）判断出血部位及病因

1. 病史与体检 在面临纷繁复杂的病因和捉摸不定的出血部位时，病史与体检对于建立良好的临床思维至关重要。基于此，选择恰当的检查方法获得客观证据，才能高效地完成诊断。

2. 胃镜和结肠镜 是诊断UGIB和LGIB病因、部位和出血情况的首选方法，它不仅能直视病变、取活检，对于出血病灶可进行及时、准确的止血治疗。内镜检查多主张在出血后24～48小时内进行检查，称急诊胃镜和结肠镜检查。这是因为急性糜烂出血性胃炎可在短短几天内愈合而不留痕迹，血管异常多在活动性出血或近期出血期间才易于发现。急诊胃镜和结肠镜检查前，需先纠正休克、补充血容量、改善贫血及使用止血药物。如有大量活动性上消化道出血，可先置入胃管，抽吸胃内积血，并用生理盐水灌洗，以免积血影响观察。在体循环相对稳定时，及时进行内镜检查，根据病变特点行内镜下止血治疗，有利于及时逆转病情，减少输血量及住院时间。

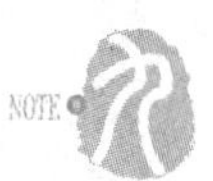

3. **胶囊内镜及小肠镜** 胶囊内镜是诊断 MGIB 的一线检查方法。十二指肠降段以远小肠病变所致的消化道出血因胃肠镜难以到达，以往曾是内镜诊断的"盲区"，曾被称之为不明原因消化道出血。该检查在出血活动期或静止期均可进行，对小肠病变诊断阳性率在 60%～70%左右。在此基础上发现的病变，可用推进式小肠镜从口侧或肛侧进入小肠，进行活检或内镜治疗。

4. **影像学** X 线钡剂造影有助于发现肠道憩室及较大的隆起或凹陷样肿瘤，但在急性消化道出血期间不宜选择该项检查，除其敏感性低，更重要的是可能影响之后的内镜、血管造影检查及手术治疗。腹部 CT 对于有腹部包块、肠梗阻征象的病人有一定的诊断价值。当内镜未能发现病灶、估计有消化道动脉性出血时，可行选择性血管造影，若见造影剂外溢，则是消化道出血最可靠的征象，可立即予以经导管栓塞止血。也可选择红细胞标记核素扫描，其优势在于在核素的半衰期内，可以对间歇性出血的病人进行连续扫描。超声、CT 及 MRI 有助于了解肝胆胰病变，是诊断胆道出血的常用方法。

5. **手术探查** 各种检查不能明确出血灶，持续大出血危及病人生命，必须手术探查。有些微小病变特别是血管病变手术探查亦不易发现，此时可借助术中内镜检查帮助寻找出血灶。

（五）预后估计

早期识别再出血及死亡危险性高的病人，并予加强监护和积极治疗，此为急性消化道大量出血处理的重点。对于溃疡出血，可根据本篇第五章表 4-5-3 溃疡的内镜特点判断再出血风险。下列情况死亡率较高：①高龄病人，>65 岁；②合并严重疾病，如心、肺、肝、肾功能不全、脑血管意外等；③本次出血量大或短期内反复出血；④食管胃底静脉曲张出血伴肝衰竭；⑤消化性溃疡基底血管裸露。

【治疗】

消化道大量出血病情急、变化快，抗休克、迅速补充血容量治疗应放在一切医疗措施的首位。

（一）一般急救措施

卧位，保持呼吸道通畅，避免呕血时吸入引起窒息，必要时吸氧，活动性出血期间禁食。

严密监测病人生命体征，如心率、血压、呼吸、尿量及神志变化；观察呕血与黑粪、血便情况；定期复查血红蛋白浓度、红细胞计数、血细胞比容与血尿素氮；必要时行中心静脉压测定；对老年病人根据情况进行心电监护。

（二）积极补充血容量

尽快建立有效的静脉输液通道和补充血容量，必要时留置中心静脉导管。立即查血型和配血，在配血过程中，可先输平衡液或葡萄糖盐水甚至胶体扩容剂。输液量以维持组织灌注为目标，尿量是有价值的参考指标。应注意避免因输液过快、过多而引起肺水肿，原有心脏病或老年病人必要时可根据中心静脉压调节输入量。以下征象对血容量补充有指导作用：意识恢复；四肢末端由湿冷、青紫转为温暖、红润，肛温与皮肤温度减少（<1℃）；脉搏及血压正常；尿量>0.5ml/(kg·h)；中心静脉压改善。下列情况为输浓缩红细胞的指征：①收缩压<90mmHg，或较基础收缩压降低幅度>30mmHg；②心率增快（>120 次/分）；③血红蛋白<70g/L 或血细胞比容<25%。输血量以使血红蛋白达到 70g/L 左右为宜。

（三）止血措施

在治疗原发疾病基础上，根据消化道不同部位病变进行止血。

1. **UGIB** 分为非静脉曲张性出血和静脉曲张性出血，本章介绍非静脉曲张性出血的止血，静脉曲张性出血的止血详见本篇第十五章。

(1) 抑制胃酸分泌：血小板聚集及血浆凝血功能所诱导的止血作用需在 pH>6.0 时才能有效发挥，而且新形成的凝血块在 pH<5.0 的胃液中会迅速被消化。因此，抑制胃酸分泌，提高胃内 pH 具有止血作用。常用 PPI 或 H_2 受体拮抗剂，大出血时应选用前者，并应早期静脉给药。内镜检查前静脉给予 PPI 可改善出血灶的内镜下表现；内镜检查后维持 PPI 治疗，可降低高危病人的再出血率。出血停止后，改口服标准剂量 PPI 至溃疡愈合。

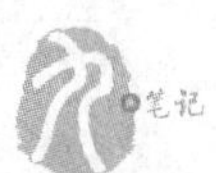

(2) 内镜治疗：约 80% 消化性溃疡出血不经特殊处理可自行止血，部分病人则可能持续出血或再

出血。再出血风险低的病人可在门诊治疗，而高风险的病人需给予积极的内镜下治疗及住院治疗。本篇第五章表4-5-3所列溃疡的内镜特点有助于判断病人是否为高危再出血或持续出血者，也是内镜治疗的重要依据。内镜止血方法包括注射药物、热凝止血及机械止血。药物注射可选用1∶10 000肾上腺素盐水、高渗钠-肾上腺素溶液等，其优点为简便易行；热凝止血包括高频电凝、氩离子凝固术、热探头、微波等方法，止血效果可靠，但需要一定的设备与技术经验；机械止血主要采用各种止血夹，尤其适用于活动性出血，但对某些部位的病灶难以操作。临床证据表明，在药物局部注射治疗的基础上，联合1种热凝或机械止血方法，可以提高局部病灶的止血效果。

（3）介入治疗：内镜治疗不成功时，可通过血管介入栓塞胃十二指肠动脉，上消化道各供血动脉之间侧支循环丰富，栓塞后组织坏死风险较低。

（4）手术治疗：药物、内镜及介入治疗仍不能止血、持续出血将危及病人生命时，必须不失时机地进行手术。

2. MGIB　NSAIDs导致的小肠溃疡及糜烂，应避免和停止该类药物的使用。小肠、黏膜下静脉和黏膜毛细血管发育不良出血常可自行停止，但再出血率高，可达50%。

（1）缩血管药物：常用生长抑素或奥曲肽，通过其收缩内脏血管的作用而止血。剂量及用法详见本篇第十五章。少量慢性出血，可皮下注射奥曲肽0.1mg，1～3次/日。

（2）糖皮质激素及5-氨基水杨酸类：用于克罗恩病引起的小肠溃疡出血。

（3）内镜治疗：内镜如能发现出血病灶，可在内镜下止血，高频电凝、氩离子凝固器烧灼治疗或血管夹可使黏膜下层小血管残端凝固或闭塞，适用于病灶较局限的病人；小肠息肉可在内镜下切除。

（4）血管介入：各种病因的动脉性出血，药物及内镜不能止血时，可行肠系膜上、下动脉栓塞治疗。由于中消化道栓塞容易导致肠坏死，需用微导管超选至出血灶，选用明胶海绵颗粒或弹簧圈栓塞。对于弥漫出血、血管造影检查无明显异常征象者或无法超选择性插管的消化道出血病人，可经导管动脉内注入止血药物，使小动脉收缩，血流量减少，达到止血目的。

（5）手术：指征：①Meckel憩室；②肿瘤；③经内科、内镜及介入治疗仍出血不止，危及生命，无论出血病变是否确诊，均是紧急手术的指征。

3. LGIB

（1）痔疮：可予以直肠栓剂抗炎治疗、注射硬化剂及结扎疗法。

（2）息肉：内镜下切除。

（3）重型溃疡性结肠炎：详见本篇第八章，凝血酶保留灌肠有助于直乙结肠止血。

（4）血管病变：内镜下止血，同前；止血效果差时，可行血管介入栓塞治疗。

（5）过敏性紫癜：可用糖皮质激素，如甲泼尼龙40～60mg/d静脉滴注。病情缓解后改口服泼尼松20～60mg/d。

（6）各种肿瘤：手术切除。

（7）经药物、内镜及介入治疗仍出血不止，危及生命，无论出血病变是否确诊，均有手术指征。

（高　翔）

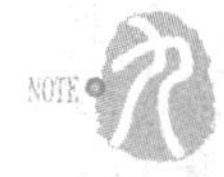

推荐阅读

1. Feldman M, Friedman LS, Brandt LJ. Sleisenger and Fordtran's Gastrointestinal and Liver Disease. 10th ed. Philadelphia: Saunders Elsevier, 2016.
2. Leonard R. Johnson, Fayez K Ghishan, Jonathan D Kaunitz, et al. Physiology of The Gastrointestinal Tract. 5th ed. Philadelphia: Saunders Elsevier, 2012.
3. Eugene R. Schiff, Willis C. Maddrey, K. Rajender Reddy. Schiff's Diseases of the Liver. 12th ed. New Jersey: Wiley-Blackwell, 2017.
4. Lee Goldman, Andrew I. Schafer. Goldman-Cecil Medicine. 25th ed. Philadelphia: Saunders Elsevier, 2015.
5. Wanqing Chen, Rongshou Zheng, Peter D. Baade, et al. Cancer Statistics in China, 2015. CA Cancer J Clin, 2016, 66(2): 115-132.
6. Lankisch PG, Apte M, Banks PA. Acute pancreatitis. Lancet, 2015, 386(9988): 85-96.
7. Danan G, Teschke R. RUCAM in Drug and Herb Induced Liver Injury: The Update. Int J Mol Sci, 2015, 17(1): 14.
8. Fukui H, Hidetsugu Saito, Yoshiyuki Ueno, et al. Evidence-based clinical practice guidelines for liver cirrhosis 2015. J Gastroenterol, 2016, 51(7): 629-650.
9. Laine L. Clinical Practice. Upper Gastrointestinal Bleeding Due to a Peptic Ulcer. N Engl J Med, 2016, 374(24): 2367-2376.
10. 林果为, 王吉耀, 葛均波. 实用内科学. 第15版. 北京: 人民卫生出版社, 2017.

第五篇

泌尿系统疾病

第一章　总　论

泌尿系统由肾脏、输尿管、膀胱、尿道及相关的血管、神经等组成。其主要功能包括滤过功能（生成和排泄尿液，排除人体多余的水和代谢废物）；重吸收和排泌功能（调节机体内环境稳态、保持水电解质及酸碱平衡）；内分泌功能（调节血压、红细胞生成和骨骼生长等）。本篇主要讨论内科范畴的常见肾脏疾病。

【肾脏的解剖结构】

人体有两个肾脏，左、右各一个，形似蚕豆，位于腹膜后脊柱两旁，约为第12胸椎至第3腰椎的位置。右肾较左肾位置低半个至1个椎体。中国成人肾脏的长、宽和厚度分别为10.5～11.5cm、5～7.2cm和2～3cm。男性一个肾脏重量为100～140g，女性略轻。

肾脏的外缘隆起，内缘中间凹陷，凹陷中央称肾门，是肾血管、淋巴管、输尿管及神经出入肾脏的部位。在肾脏的额状切面上，肾实质分为表层的肾皮质及内侧的肾髓质，肾髓质形成底端朝向肾皮质，尖端伸向肾乳头的肾锥体。

肾单位是肾脏最基本的结构和功能单位。每个肾脏约有100万个肾单位。肾单位包括肾小体和肾小管两部分；肾小体由肾小球毛细血管丛和周围包绕的肾小囊（包曼囊）两部分组成；进出毛细血管丛的分别是入球小动脉和出球小动脉（图5-1-1A，B）。

肾小球（glomerulus）是肾单位的重要组成部分，包括肾小球毛细血管丛和包曼囊（图5-1-1B，C）。肾小球毛细血管丛由3种主要细胞（内皮细胞、脏层上皮细胞、系膜细胞）、基底膜和系膜组成。内皮细胞呈扁平状覆盖于毛细血管壁内侧，胞体布满小孔（窗孔），是肾小球滤过屏障的首层。内皮细胞带有负电荷，与肾小球基底膜（glomerular basement membrane，GBM）、脏层上皮细胞的足突构成肾小球的滤过屏障。肾小球基底膜厚度为270～350nm，是一完整的半透膜；电镜下可见由内疏松层、致密层和外疏松层组成。脏层上皮细胞有较多足状突起，又称足细胞。足细胞是终末分化细胞，足突间形成了指状镶嵌的交叉突起，附着于基底膜上，足突间的裂隙为裂孔。足细胞对于维持肾小球滤过屏障的完整性至关重要。足细胞相关蛋白，包括Nephrin、podocin等，构成了肾小球滤过屏障的分子筛，是保障滤过功能的重要分子屏障。这些足细胞相关蛋白的异常会损害滤过屏障的结构完整和稳定，导致蛋白尿。肾小球毛细血管间有系膜组织，包括系膜细胞和基质，起支撑肾小球毛细血管丛、调节肾小球滤过率等多种作用。

肾小管包括近曲小管、髓袢降支及升支、远曲小管及集合管；集合管汇集尿液流经肾乳头至肾盏并最终至输尿管（图5-1-1A）。肾小管不同的节段由高度分化、形态和功能截然不同的各种上皮细胞构成，具有明显的极性。肾小管在其管腔侧和基底膜侧分布着不同的转运蛋白，是水和溶质定向转运的结构和物质基础。

肾小球旁器位于肾小球的血管极，由致密斑、球旁细胞、极周细胞、球外系膜细胞构成。球旁细胞由出入球小动脉平滑肌细胞在血管极处衍化为上皮样细胞。致密斑细胞呈高柱状，由远端小管接近血管极时，紧靠肾小球一侧的上皮细胞分化而来。致密斑位于入球小动脉与出球小动脉形成的交角里，感受流经肾小管液中的钠离子浓度，并通过调节球旁颗粒细胞释放肾素，从而调节入球小动脉的血管张力，以此来调节肾小球滤过率，此过程称为管-球反馈。

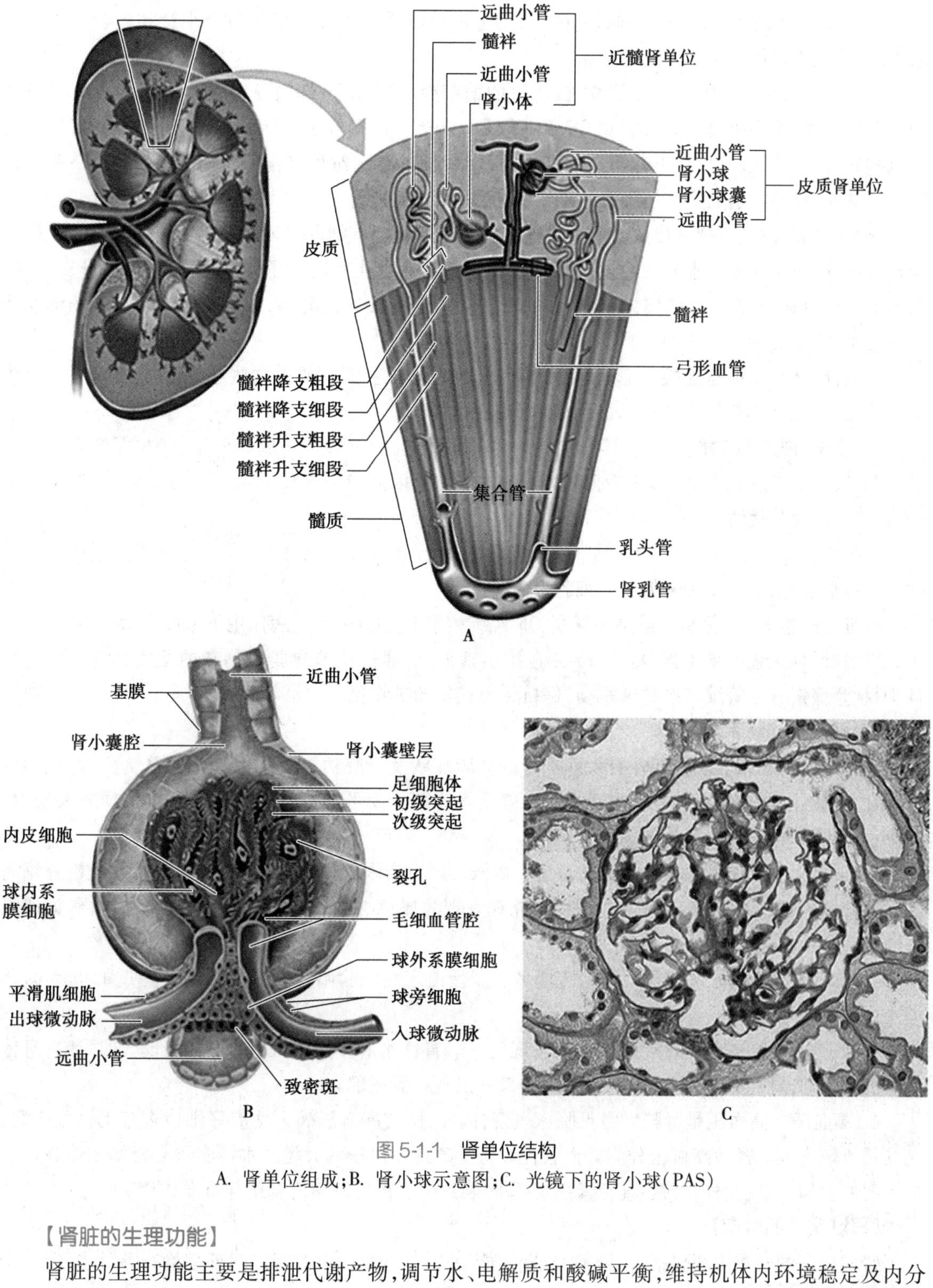

图 5-1-1 肾单位结构

A. 肾单位组成;B. 肾小球示意图;C. 光镜下的肾小球(PAS)

【肾脏的生理功能】

肾脏的生理功能主要是排泄代谢产物,调节水、电解质和酸碱平衡,维持机体内环境稳定及内分泌功能。

1. 肾小球滤过功能 肾脏接收的血流灌注约占全心输出量的 25%。滤过功能是肾脏最重要的生理功能,也是临床最常用的评估肾功能的参数。肾小球滤过率(glomerular filtration rate,GFR)成人静息状态下男性约为 120ml/(min · 1.73m^2),女性约低 10%。GFR 与年龄有关,25～30 岁时达到高峰,此后随年龄增长而逐渐降低。GFR 主要取决于肾小球血流量、有效滤过压、滤过膜面积和毛细血管通透性等因素。

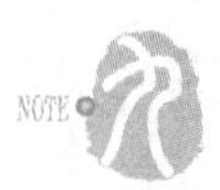

2. 肾小管重吸收和分泌功能　肾小球每日滤过生成180L的原尿，其中电解质成分与血浆相同。原尿中99%的水、全部的葡萄糖和氨基酸、大部分的电解质及碳酸氢根等被肾小管和集合管重吸收回血液，形成终尿约1.5L。

近端肾小管是重吸收的主要部位，被滤过的葡萄糖、氨基酸全部被重吸收；Na^+通过Na^+-K^+-ATP酶主动重吸收，主要阴离子HCO_3^-和Cl^-随Na^+一起转运。近端肾小管除具有重吸收功能外，还参与有机酸的排泌。尿酸可从肾小球滤过，但多数在肾小管重吸收，继而又再分泌到肾小管腔中。除有机酸和尿酸外，药物特别是一些抗生素和造影剂，也以此方式排出。

髓袢在髓质渗透压梯度形成中起重要作用。水在髓袢降支细段可以自由穿透，而Na^+和Cl^-却不能自由穿透，使管腔内的水分在经过内髓的高渗区时被迅速重吸收；而降支细段一旦折为升支细段，则水不能自由穿透，而Na^+和Cl^-却能自由穿透，从而维持髓质区的高渗，故髓袢细段对尿液的浓缩功能至关重要。

远端肾小管，特别是连接小管是调节尿液最终成分的主要场所。这些小管上皮细胞可重吸收Na^+，排出K^+以及分泌H^+和NH_4^+，醛固酮可加强上述作用。

3. 肾脏的内分泌功能　肾脏具有重要的内分泌功能，能够参与合成和分泌肾素、促红细胞生成素（EPO）、1，25-二羟维生素D_3、前列腺素和激肽类物质，因此参与人体的血流动力学调节、红细胞生成、钙磷代谢及骨代谢等。

肾脏产生EPO受肾脏皮质和外髓局部组织氧含量调节，EPO从肾脏分泌，经血液循环作用于骨髓的红系祖细胞，主要作用是促进红细胞增生。

肾脏是产生1α-羟化酶的最重要场所，25-羟维生素D_3在1α-羟化酶作用下形成1，25-二羟维生素D_3，是生物活性最强的维生素D。1，25-二羟维生素D_3能通过调节胃肠道钙磷的吸收、尿排泄、骨转运、甲状旁腺素分泌等维持血钙磷平衡，保持骨骼正常的矿物化。

【肾脏疾病的临床表现】

肾脏疾病的临床表现包括肾脏疾病本身的临床症状及肾脏功能受损引起的各系统症状，包括尿色异常、尿量异常、排尿异常、水肿、乏力等。继发性肾脏病尚可见原发病及其他器官受损的表现，如皮疹、关节痛、口腔溃疡、脱发等。

1. 血尿　血尿分为肉眼血尿和显微镜下血尿。尿色肉眼观察无异常，新鲜尿离心沉渣检查每高倍视野红细胞超过3个，称为镜下血尿。尿外观表现为尿色加深、尿色发红或呈洗肉水样，称为肉眼血尿。

2. 蛋白尿　蛋白尿常表现为尿泡沫增多。尿蛋白定性试验阳性或尿蛋白定量超过150mg/d，称为蛋白尿。

3. 水肿　水肿是肾脏病常见的临床表现之一。肾性水肿多出现在组织疏松部位，如眼睑；身体下垂部位，如脚踝和胫前部位；长期卧床时则最易出现在骶尾部。

4. 高血压　高血压是肾脏病常见临床表现，因此，所有高血压病人均应仔细检查有无肾脏疾病，尤其是年轻病人。肾性高血压分为肾血管性和肾实质性高血压两大类。水钠潴留是肾实质性高血压最主要的发病机制；此外，肾素-血管紧张素-醛固酮系统也在其发病机制中起重要作用。

【肾脏疾病的检查】

肾脏疾病的检查主要包括：尿液检查、肾功能检查、影像学检查和肾脏病理学检查等。

（一）尿液检查

1. 尿常规检查　包括尿液外观、理化检查、尿沉渣检查、生化检查。尿常规检查是早期发现和诊断肾脏病的重要线索，但尿常规检查多为定性结果，常需要其他更敏感和精确的检查方可确诊。尿常规检查需要留取清洁新鲜尿液，避免污染和放置时间过长。

2. 尿相差显微镜检查　用于判别尿中红细胞的来源，如红细胞形态发生改变，棘形红细胞>5%或尿中红细胞以变异型红细胞为主，可判断为肾小球源性血尿。如尿中出现红细胞管型，可帮助判断

为肾小球源性血尿。

3. **尿蛋白检测**

（1）尿蛋白定量：主要有两种方法，①24 小时尿蛋白定量>150mg 可诊断为蛋白尿，>3.5g 为大量蛋白尿；②随机尿白蛋白/肌酐比值：正常<30mg/g，30～300mg/g 为微量白蛋白尿，>300mg/g 为临床蛋白尿。如果尿白蛋白/肌酐比值明显增高（500～1000mg/g），也可以选择测定尿总蛋白/肌酐比值。留取 24 小时尿液费时烦琐，尿液不易留全，且需要尿液防腐；而随机尿的检测则容易受体位和运动等影响，故在选择检测方法和判断结果时需综合考虑。

（2）尿白蛋白检测：在糖尿病等疾病导致肾脏损伤时，尿白蛋白排泄率升高远早于尿总蛋白排泄率的升高。其检测方法包括 24 小时尿白蛋白定量和随机尿白蛋白/肌酐比值两种。

4. **其他尿液成分检测**　如尿钠检测有助于了解钠盐摄入情况，指导病人控制钠盐摄入量。尿钾检测有助于肾小管酸中毒和低钾血症的诊断。尿尿素检测有助于计算病人蛋白质摄入量，判断病人营养状态。

（二）肾功能检查

1. **血清肌酐检测**　血清肌酐浓度检测是临床评估肾小球滤过功能的常用方法，检测快速简便，但敏感性较低，不能反映早期肾损害，常于肾小球滤过功能损害 50% 时才开始升高。同时，血清肌酐浓度还受性别、年龄、肌肉量、蛋白质摄入量、某些药物（如西咪替丁等）的影响。

2. **估算的肾小球滤过率 eGFR（estimated GFR）**　用于估算 GFR 的公式有多个，包括 MDRD 公式、Cockcroft-Gault 公式和慢性肾脏病流行病学研究（CKD-EPI）公式。

（1）MDRD 公式

1）经典 MDRD 公式：eGFR = 170 × Scr−0.999 × Age−0.176 × BUN−0.170 × Salb0.318 × 0.762（女性）×1.180（非洲裔）

2）简化 MDRD 公式：eGFR = 175 × Scr−1.154 × Age−0.203 × 0.742（女性）

注：eGFR 为估算的肾小球滤过率；Scr 为血清肌酐（mg/dl）；Age 为年龄（岁）；BUN 为血清尿素氮（mg/dl）；Salb 为血清白蛋白（g/dl）。

（2）CKD-EPI 公式：是目前临床上推荐的评估 GFR 计算公式（表 5-1-1）。

3. **内生肌酐清除率**　根据血肌酐浓度和 24 小时尿肌酐排泄量计算。由于尿肌酐尚有部分来自肾小管排泌，故内生肌酐清除率高于 GFR，但在血液透析和腹膜透析等接受肾脏替代治疗的病人，残余肾功能的检测仍然需要测定内生肌酐（或尿素）清除率。

4. **菊糖清除率和同位素测定**　菊糖清除率既往被作为肾小球滤过率测定的金标准，但是因为操作烦琐等原因而无法在临床常规应用，主要用于实验室研究。目前临床上可用同位素方法测定肾小球滤过率，其准确性接近菊糖清除率，可用的同位素标记物质有 ^{99m}Tc 等。

以上测定肾小球滤过率的方法按准确性由高到低依次为菊糖清除率、同位素方法测定、肌酐清除率、eGFR 和血肌酐。临床上可以根据需要选择适当的方法，对于肾脏病的高危人群和肾脏病病人，可采用准确性高的方法，以免漏诊。

（三）影像学检查

包括超声显像、静脉尿路造影、CT、MRI、肾血管造影、放射性核素检查等。

（四）肾脏病理学检查

肾脏疾病所需的病理学检查标本多来自经皮肾穿刺活检术。这是一种有创检查，但是对多种肾脏疾病的诊断、病情评估、判断预后和指导治疗非常有价值，尤其是各种原发性和继发性肾小球疾病、间质性肾炎、急性肾损伤和肾移植后排斥反应等。肾穿刺活检组织病理检查一般包括光镜、免疫荧光、电镜 3 项检查，特殊检查需要通过特殊染色，如刚果红等。通过对肾小球、肾小管、间质及血管病变的分析，并结合临床对疾病作出最终诊断。

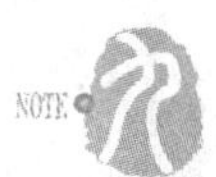

表 5-1-1 CKD-EPI 公式

性别	Scr mg/dl	Scys mg/L	GFR 计算公式
			CKD-EPI 肌酐方程
女性	≤0.7		$144 \times (Scr/0.7)^{-0.329} \times 0.993^{Age} \times 1.159$(黑人)
	>0.7		$144 \times (Scr/0.7)^{-1.209} \times 0.993^{Age} \times 1.159$(黑人)
男性	≤0.9		$141 \times (Scr/0.9)^{-0.411} \times 0.993^{Age} \times 1.159$(黑人)
	>0.9		$141 \times (Scr/0.9)^{-1.209} \times 0.993^{Age} \times 1.159$(黑人)
			CKD-EPI CystatinC 方程
		≤0.8	$133 \times (Scys/0.8)^{-0.499} \times 0.996^{Age} \times 0.932$(女性)
		>0.8	$133 \times (Scys/0.8)^{-1.328} \times 0.996^{Age} \times 0.932$(女性)
			CKD-EPI 肌酐和 CystatinC 方程
女性	≤0.7	≤0.8	$130 \times (Scr/0.7)^{-0.248} \times (Scys/0.8)^{-0.375} \times 0.995^{Age} \times 1.08$(黑人)
		>0.8	$130 \times (Scr/0.7)^{-0.248} \times (Scys/0.8)^{-0.711} \times 0.995^{Age} \times 1.08$(黑人)
女性	>0.7	≤0.8	$130 \times (Scr/0.7)^{-0.601} \times (Scys/0.8)^{-0.375} \times 0.995^{Age} \times 1.08$(黑人)
		>0.8	$130 \times (Scr/0.7)^{-0.601} \times (Scys/0.8)^{-0.711} \times 0.995^{Age} \times 1.08$(黑人)
男性	≤0.9	≤0.8	$135 \times (Scr/0.9)^{-0.207} \times (Scys/0.8)^{-0.375} \times 0.995^{Age} \times 1.08$(黑人)
		>0.8	$135 \times (Scr/0.9)^{-0.207} \times (Scys/0.8)^{-0.711} \times 0.995^{Age} \times 1.08$(黑人)
男性	>0.9	≤0.8	$135 \times (Scr/0.9)^{-0.601} \times (Scys/0.8)^{-0.375} \times 0.995^{Age} \times 1.08$(黑人)
		>0.8	$135 \times (Scr/0.9)^{-0.601} \times (Scys/0.8)^{-0.711} \times 0.995^{Age} \times 1.08$(黑人)

注:GFR 为肾小球滤过率;Scr 为血清肌酐(mg/dl);Scys 为血清 CystatinC(mg/L);Age 为年龄(岁)

【肾脏疾病常见综合征】

肾脏疾病常以某种临床综合征的形式出现,但相互之间可能有重叠。同一种临床综合征可表现为不同病理类型的肾脏疾病,而同一种病理类型肾脏疾病也可表现为不同的临床综合征。

1. 肾病综合征(nephrotic syndrome) 表现为大量蛋白尿(>3.5g/d),低白蛋白血症(<30g/L),常伴有水肿和(或)高脂血症。肾病综合征病因可为原发性肾小球疾病(如微小病变肾病、膜性肾病、局灶节段性肾小球硬化等)和继发性肾小球疾病(如糖尿病肾病、狼疮肾炎等)。

2. 肾炎综合征(nephritis syndrome) 以肾小球源性血尿为主要特征,常伴有蛋白尿。可有水肿、高血压和(或)肾功能损害。按起病急缓和转归,可分为以下 3 种类型:①急性肾炎综合征:急性起病,多见于儿童。常有前驱感染,如急性扁桃体炎或皮肤感染。临床上最典型的为链球菌感染后急性肾小球肾炎。②急进性肾炎综合征:主要特征是数周至数个月内出现进行性加重的肾功能损害。可见于抗肾小球基底膜病、抗中性粒细胞胞浆抗体相关性血管炎、重症狼疮肾炎、IgA 肾病等。③慢性肾炎综合征:缓慢起病,早期病人常无明显症状,或仅有水肿、乏力等,血尿和蛋白尿迁延不愈或逐渐加重,随着病情进展可逐渐出现高血压和(或)肾功能损害。

3. 无症状性血尿和(或)蛋白尿(asymptomatic hematuria and/or proteinuria) 包括无症状性蛋白尿和(或)血尿,是指轻、中度蛋白尿和(或)血尿,不伴有水肿、高血压等明显症状。常见于多种原发性肾小球疾病(如肾小球轻微病变、IgA 肾病等)和肾小管-间质病变。

4. 急性肾损伤(acute kidney injury,AKI) 各种原因引起的血肌酐在 48 小时内绝对值升高 ≥26.5μmol/L 或已知或推测在 7 天内较基础值升高 ≥50% 或尿量<0.5ml/(kg·h),持续超过 6 小时,称为急性肾损伤。临床主要表现为少尿、无尿、含氮代谢产物在血中潴留、水电解质及酸碱平衡紊乱等。

5. 慢性肾脏病(chronic kidney disease,CKD) 慢性肾脏病是指肾脏损伤或肾小球滤过率<60ml/(min·1.73m^2),时间>3 个月。慢性肾衰竭是慢性肾脏病的严重阶段,临床主要表现为消化系统症状、心血管并发症、贫血及肾性骨病等。

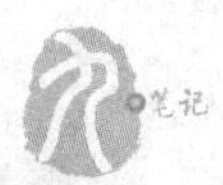

【肾脏疾病的诊断】

肾脏疾病的诊断应尽可能作出病因诊断、病理诊断、功能诊断和并发症诊断，以确切反映疾病的性质和程度，为选择治疗方案和判定预后提供依据。

1. **病因诊断**　首先区别是原发性还是继发性肾脏疾病。原发性肾脏病包括免疫反应介导的肾炎、泌尿系统感染性疾病、肾血管疾病、肾结石、肾肿瘤及先天性肾病等；继发性肾脏病可继发于肿瘤、代谢系统疾病、自身免疫性疾病等，也可见于各种药物、毒物等对肾脏造成的损害。

2. **病理诊断**　对肾炎、肾病综合征、急性肾损伤及原因不明的蛋白尿和（或）血尿，可通过肾穿刺活检明确病理类型、探讨发病机制、明确病因、指导治疗和评估预后。

3. **功能诊断**　临床上对于诊断急性肾损伤和慢性肾脏病的病人，还要进行肾功能的分期诊断。根据血肌酐和尿量的变化，AKI 分为 1～3 期，详见本篇第九章。根据肾小球滤过率下降程度，CKD 分为 1～5 期，详见本篇第十章。

4. **并发症诊断**　肾脏病特别是急、慢性肾衰竭可引起全身各个系统并发症，包括中枢神经系统、呼吸系统及循环系统等。

【肾脏疾病防治原则】

肾脏疾病依据其病因、发病机制、病变部位、病理诊断和功能诊断的不同，选择相应的治疗方案。其治疗原则包括去除诱因，一般治疗，针对病因和发病机制的治疗，合并症及并发症的治疗和肾脏替代治疗。

（一）一般治疗

一般治疗包括避免过度劳累，去除感染等诱因，避免接触肾毒性药物或毒物，采取健康的生活方式（如戒烟、限制饮酒、休息与锻炼相结合、控制情绪等）以及合理的饮食。

（二）针对病因和发病机制的治疗

1. **免疫抑制治疗**　肾脏疾病尤其是免疫介导的原发性和继发性肾小球疾病，如狼疮肾炎和系统性血管炎等，其发病机制主要是异常的免疫反应，所以治疗常包括糖皮质激素及免疫抑制剂治疗。某些血液净化治疗（如免疫吸附、血浆置换等）能有效清除体内自身抗体和抗原-抗体复合物，可用于治疗危重的免疫相关性肾病，尤其是重症狼疮肾炎和血管炎相关性肾损害等。

2. **针对非免疫发病机制的治疗**　高血压、高血脂、高血糖、高尿酸血症、蛋白尿等非免疫因素在肾脏病的发生和发展过程中起重要作用，针对这些因素的干预治疗是保护肾脏功能的重要措施。尤其是血管紧张素转换酶抑制剂（ACEI）或血管紧张素Ⅱ受体阻滞剂（ARB）既可以抑制肾内过度激活的肾素-血管紧张素系统，降低系统血压，又能够降低肾小球内压力，从而减少尿蛋白的排泄。因此，是肾功能保护的重要治疗措施。此外，控制血糖、尿酸、调节血脂水平也是肾脏治疗的综合措施。

3. **并发症的防治**　在肾脏疾病的进展过程中可有多种并发症，如高血压、心脑血管疾病、肾性贫血、骨矿物质代谢异常等，尤其是心脑血管疾病，是 CKD 的重要死亡原因。因此，CKD 病人从一开始就面临着尿毒症及心脑血管疾病的双重风险。这些并发症不仅影响肾脏病病人的生活质量和寿命，还可能进一步加重肾脏病的进展，形成恶性循环，严重影响病人预后。因此，必须重视 CKD 并发症的早期防治。

4. **肾脏替代治疗**　尽管积极治疗，仍然有部分 CKD 病人进展至终末期肾衰竭。当病人发生严重的 AKI 或发展至终末期肾病阶段，则必须依靠肾脏替代治疗来维持内环境的稳定。肾脏替代治疗包括血液透析、腹膜透析和肾移植。血液透析是以人工半透膜为透析膜，血液和透析液在膜两侧反向流动，通过弥散、对流、吸附等原理排出血液中的代谢废物，补充钙、碳酸氢根等机体必需的物质；同时，清除多余的水分，从而部分替代肾脏功能。腹膜透析的原理与血液透析相似，只是以病人的腹膜替代人工半透膜作为透析膜。成功的肾移植无疑是肾脏替代治疗的首选，不仅可以恢复肾脏的排泄功能，还可以恢复其内分泌功能。但是肾移植术后，病人需长期使用糖皮质激素及免疫抑制剂以预防和抗排斥反应。

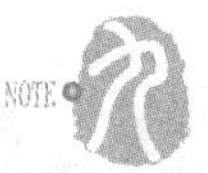

【进展和展望】

中国慢性肾脏病(CKD)的患病率为10% ~13%,已成为继肿瘤、心脑血管病、糖尿病之后威胁人类健康的重要疾病,是全球性重要公共卫生问题之一。目前全世界有超过5亿人患有不同程度的CKD。中国人口众多,CKD病人的基数庞大,如不能有效防治将成为我国沉重的社会和经济负担。

1. 慢性肾脏病流行病学研究 我国成年人CKD的患病率为10.8%,据此估算我国现有成年CKD病人约1.2亿,中国南方地区略高,为12.1%;高原地区藏族成年人群高达19.1%;这些流行病学的横断面研究揭示了中国慢性肾脏病的现状,发现了全国不同地区CKD患病率及危险因素,其结果对指导慢性肾脏病的早期综合防治有重要意义。

应在现有横断面研究的基础上,建立稳定的CKD队列和单病种肾病人群队列,通过规律随访和完整的临床信息收集,揭示我国CKD病人进行性发展的规律和特点,并根据危险因素制订合理的CKD防治策略,减少CKD发生,延缓CKD的进展。

2. 肾脏疾病循证医学研究 循证医学的发展对临床工作的指导越来越重要。在各学科登记注册的临床试验中,肾脏病学相关的随机对照研究(RCT)所占比例较少,指导临床实践的RCT结果比较缺乏。目前肾脏病领域的很多治疗手段仍然停留在经验性治疗阶段。开展精心设计、严谨实施、前瞻性多中心随机对照研究是我们面临的重要任务。

尽管面临一些困难和挑战,与国外先进水平相比还有一定的差距,包括如何进行科学的研究设计、严谨的组织实施和充足的资金保障。但只要中国的肾科医生共同努力,积极参与,通力合作,就能不断缩短与国际肾脏病临床研究先进水平之间的差距,探索符合中国病人特点的临床治疗方案。

3. 肾脏疾病的转化研究 中国是一个人口大国,病人数量众多,且病种和病情复杂,例如临床表型、病理改变、治疗反应、临床结局等个体差异较大。如何充分利用中国人群优势的宝贵资源,并结合现有的新的科技手段,科学、合理地利用中国的优势资源,使之能更好地为中国肾脏病病人造福。

随着国际学术交流和合作的不断深入,中国与国际同行在技术层面的差距逐步缩小,一大批经过良好培训的肾科医生活跃在医、教、研的第一线。因此,应重视发现和凝练临床科学问题,特别是中国肾脏病临床实践中的关键问题和突出问题。注重收集合格的病人样本,记录完整的病人信息,大力加强肾脏病的基础研究,特别是利用现有的各种组学技术平台,深入开展转化研究,探索和发现早期预警、早期诊断的生物标志物,指导临床医生进行个体化治疗。同时,深入研究肾脏疾病发生发展的机制,发现疾病特异性新靶点,并据此开发肾脏疾病特异性的新靶点药物,实现肾脏疾病的精准治疗,提高治疗效果和减少副作用。

综上所述,我国肾脏病领域的研究工作近年来已经有了长足进步,代表性研究已跻身世界领先行列。但是我们同时也应认识到,我国临床资源丰富,但和高水平学术研究之间仍存在巨大差距。差距与不足是挑战,更是机遇,我们应勇于担负使命、扬长避短,开展更多高质量的临床研究和转化研究,早日将中国的肾脏病事业推向世界先进行列。

(余学清)

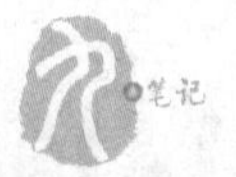
笔记

第二章　原发性肾小球疾病

第一节　肾小球疾病概述

肾小球疾病是一组以血尿、蛋白尿、水肿、高血压、肾功能损害等为主要临床表现，病变通常累及双侧肾小球的常见疾病。其病因、发病机制、病理改变、病程和预后不尽相同。根据病因可分为原发性、继发性和遗传性三大类。原发性肾小球疾病系指病因不明者；继发性肾小球疾病系指继发于全身性疾病的肾小球损害，如狼疮肾炎、糖尿病肾病等；遗传性肾小球疾病为遗传基因突变所致的肾小球疾病，如 Alport 综合征等。

本章主要介绍原发性肾小球疾病，目前仍是我国终末期肾病最主要的病因。

【原发性肾小球疾病的分类】

原发性肾小球疾病可按临床和病理分型。

（一）临床分型

原发性肾小球疾病的临床分型是根据临床表现分为相应的临床综合征，一种综合征常包括多种不同类型的疾病或病理改变。

1. 急性肾小球肾炎（acute glomerulonephritis）。
2. 急进性肾小球肾炎（rapidly progressive glomerulonephritis）。
3. 慢性肾小球肾炎（chronic glomerulonephritis）。
4. 无症状性血尿和（或）蛋白尿（asymptomatic hematuria and/or proteinuria）。
5. 肾病综合征（nephrotic syndrome）。

（二）病理分型

肾小球疾病病理分型的基本原则是依据病变的性质和病变累及的范围。根据病变累及的范围可分为局灶性（累及肾小球数<50%）和弥漫性病变（累及肾小球数≥50%）；根据病变累及的面积分为节段性（累及血管袢面积<50%）和球性病变（累及血管袢的面积≥50%）。

1. 肾小球轻微病变（minor glomerular abnormalities）　包括微小病变型肾病（minimal change disease，MCD）。

2. 局灶节段性肾小球病变（focal segmental lesions）　包括局灶节段性肾小球硬化（focal segmental glomerulosclerosis，FSGS）和局灶性肾小球肾炎（focal glomerulonephritis）。

3. 弥漫性肾小球肾炎（diffuse glomerulonephritis）

（1）膜性肾病（membranous nephropathy，MN）。

（2）增生性肾炎（proliferative glomerulonephritis）：①系膜增生性肾小球肾炎（mesangial proliferative glomerulonephritis）；②毛细血管内增生性肾小球肾炎（endocapillary proliferative glomerulonephritis）；③系膜毛细血管性肾小球肾炎（mesangiocapillary glomerulonephritis），包括膜增生性肾小球肾炎（membranoproliferative glomerulonephritis，MPGN）Ⅰ型和Ⅲ型；④致密物沉积性肾小球肾炎（dense deposit glomerulonephritis），又称为膜增生性肾小球肾炎Ⅱ型；⑤新月体性肾小球肾炎（crescentic glomerulonephritis）。

（3）硬化性肾小球肾炎（sclerosing glomerulonephritis）。

4. 未分类的肾小球肾炎（unclassified glomerulonephritis）　肾小球疾病的临床和病理类型之间存在一定联系，但两者之间没有必然的对应关系，即相同的临床表现可来源于不同的病理类型，而同一病理类型又可呈现不同的临床表现。因此,肾活检是确定肾小球疾病病理类型和病变程度的必需手段,而正确的病理诊断又必须与临床密切结合。

【发病机制】

原发性肾小球疾病的发病机制尚未完全明确。多数肾小球疾病是免疫介导性炎症疾病。一般认为,免疫反应是肾小球疾病的始动机制,在此基础上炎症介质(如补体、细胞因子、活性氧等)参与,最后导致肾小球损伤并产生临床症状。在肾小球疾病的慢性进展过程中也有非免疫、非炎症机制参与。此外,遗传因素在肾小球疾病的易感性、疾病的严重性和治疗反应方面起重要作用。

(一)免疫反应

包括体液免疫和细胞免疫。体液免疫如循环免疫复合物(circulating immune complex,CIC)、原位免疫复合物(in situ immune complex)以及自身抗体在肾小球疾病发病机制中的作用已得到公认;细胞免疫在某些类型肾小球疾病中的作用也得到了重视。

1. 体液免疫

(1)循环免疫复合物沉积:某些外源性抗原(如致肾炎链球菌的某些成分)或内源性抗原(如DNA的降解产物)可刺激机体产生相应抗体,在血液循环中形成CIC,并在某些情况下沉积于肾小球或为肾小球所捕捉,激活相关的炎症介质而致肾小球损伤。多个抗原抗体分子形成网络样结构、单核-巨噬细胞系统吞噬功能和(或)肾小球系膜清除功能降低、补体成分或功能缺陷等原因使CIC易沉积于肾小球而致病。CIC在肾小球内的沉积主要位于系膜区和(或)内皮下。典型的肾小球疾病有急性肾小球肾炎、系膜毛细血管性肾小球肾炎等。

(2)原位免疫复合物形成:系指血液循环中游离抗体(或抗原)与肾小球固有抗原[如肾小球基底膜(GBM)抗原或足细胞的抗原]或种植于肾小球的外源性抗原(或抗体)相结合,在肾脏局部形成免疫复合物,并导致肾脏损伤。原位免疫复合物的沉积主要位于GBM上皮细胞侧。除经典的抗GBM肾炎外,特发性膜性肾病(idiopathic membranous nephropathy,IMN)也是一种主要由原位免疫复合物介导的疾病。肾小球足细胞上的M型磷脂酶A_2受体是IMN的主要抗原,循环中抗磷脂酶A_2受体特异性抗体与其相结合形成原位免疫复合物,激活补体导致足细胞损伤,导致蛋白尿。

(3)自身抗体:自身抗体如抗中性粒细胞胞浆抗体(ANCA)可以通过与中性粒细胞、血管内皮细胞以及补体活化的相互作用引起肾小球的免疫炎症反应,导致典型的寡免疫复合物沉积性肾小球肾炎。

2. 细胞免疫　细胞免疫在肾小球肾炎发病机制中的作用已为许多学者所重视。肾炎动物模型及部分人类肾小球肾炎均提供了细胞免疫的证据。急进性肾小球肾炎早期肾小球内常可发现较多的单核-巨噬细胞浸润;在微小病变型肾病,肾小球内没有体液免疫参与的证据,而主要表现为T细胞功能异常,且体外培养发现本病病人淋巴细胞可释放血管通透性因子,导致肾小球足细胞足突融合。至于细胞免疫是否直接导致肾小球肾炎还缺乏足够证据。

(二)炎症反应

免疫反应需引起炎症反应才能导致肾小球损伤及其临床症状。炎症介导系统可分成炎症细胞和炎症介质两大类,炎症细胞可产生炎症介质,炎症介质又可趋化、激活炎症细胞,各种炎症介质间又相互促进或制约,形成一个十分复杂的网络关系。

1. 炎症细胞　主要包括中性粒细胞、单核-巨噬细胞、致敏T淋巴细胞、嗜酸性粒细胞及血小板等。炎症细胞可产生多种炎症介质,造成肾小球炎症病变。近年发现肾小球固有细胞(如系膜细胞、内皮细胞和足细胞)具有多种免疫球蛋白和炎症介质的受体,也能分泌多种炎症介质和细胞外基质(ECM),它们在免疫介导性肾小球炎症中并非单纯的无辜受害者,而有时是主动参与者,肾小球细胞的自分泌、旁分泌在肾小球疾病发生、发展中具有重要意义。

2. 炎症介质　近年发现,一系列具有致炎作用的炎症介质在肾小球疾病发病机制中发挥了重要作用。炎症介质可通过收缩或舒张血管影响肾脏局部的血流动力学,可分别作用于肾小球及间质小管等不同细胞,通过影响细胞的增殖、自分泌和旁分泌,影响ECM的聚集和降解,从而介导炎症损伤

及其硬化病变。

（三）非免疫因素

免疫介导性炎症在肾小球病致病中起主要作用和(或)起始作用,在慢性进展过程中存在着非免疫机制参与,主要包括肾小球毛细血管内高压力、蛋白尿、高脂血症等,这些因素有时成为病变持续、恶化的重要原因。肾实质损害后,剩余的健存肾单位可产生血流动力学变化,导致肾小球毛细血管内压力增高,促进肾小球硬化。此外,大量蛋白尿是肾小球病变进展的独立致病因素,高脂血症也是加重肾小球损伤的重要因素之一。

【临床表现】

1. 蛋白尿 正常的肾小球滤过膜允许分子量小于2万~4万道尔顿的蛋白质顺利通过,因此,肾小球滤过的原尿中主要为小分子蛋白质(如溶菌酶、$β_2$-微球蛋白、轻链蛋白等),白蛋白(分子量6.9万道尔顿)及分子量更大的免疫球蛋白含量较少。经肾小球滤过的原尿中95%以上的蛋白质被近曲小管重吸收,故正常人终尿中蛋白质含量极低(<150mg/d),其中约一半蛋白成分来自远曲小管和髓袢升支分泌的Tamm-Horsfall蛋白及尿道其他组织蛋白;另一半蛋白成分为白蛋白、免疫球蛋白、轻链、$β_2$-微球蛋白和多种酶等血浆蛋白。正常人尿中因蛋白质含量低,临床上尿常规蛋白定性试验不能测出。当尿蛋白超过150mg/d,尿蛋白定性阳性,称为蛋白尿。若尿蛋白量>3.5g/d,则称为大量蛋白尿。

肾小球滤过膜由肾小球毛细血管内皮细胞、基底膜和脏层上皮细胞(足细胞)所构成,滤过膜屏障作用包括:①分子屏障:肾小球滤过膜仅允许较小的蛋白质分子通过;②电荷屏障:内皮及足细胞膜含涎蛋白,而基底膜含硫酸类肝素,使肾小球滤过膜带负电荷,通过同性电荷相斥原理,阻止带负电荷的血浆蛋白(如白蛋白)滤过。上述任一屏障的损伤均可引起蛋白尿,肾小球性蛋白尿常以白蛋白为主。光镜下肾小球结构正常的微小病变型肾病病人大量蛋白尿主要为电荷屏障损伤所致;当分子屏障被破坏时,尿中还可出现除白蛋白以外更大分子的血浆蛋白,如免疫球蛋白、C3等,提示肾小球滤过膜有较严重的结构损伤。

2. 血尿 离心后尿沉渣镜检每高倍视野红细胞超过3个为显微镜下血尿,1L尿中含1ml血即呈现肉眼血尿。肾小球疾病特别是肾小球肾炎,其血尿常为无痛性、全程性血尿,可呈镜下或肉眼血尿,持续性或间发性。血尿可分为单纯性血尿,也可伴蛋白尿、管型尿,如血尿病人伴较大量蛋白尿和(或)管型尿(特别是红细胞管型),多提示为肾小球源性血尿。

以下两项检查帮助区分血尿来源:①新鲜尿沉渣相差显微镜检查:变形红细胞尿为肾小球源性,均一形态正常红细胞尿为非肾小球源性。但是当肾小球病变严重时(如新月体形成)也可出现均一形态正常的红细胞尿。②尿红细胞容积分布曲线:肾小球源性血尿常呈非对称曲线,其峰值红细胞容积小于静脉峰值红细胞容积;非肾小球源性血尿常呈对称性曲线,其峰值红细胞容积大于静脉峰值红细胞容积。

肾小球源性血尿产生的主要原因为GBM断裂,红细胞通过该裂缝时受血管内压力挤压受损,受损的红细胞之后通过肾小管各段又受不同渗透压和pH作用,呈现变形红细胞血尿,红细胞容积变小,甚至破裂。

3. 水肿 肾性水肿的基本病理生理改变为水、钠潴留。肾小球疾病时水肿可分为两大类:①肾病性水肿:主要由于长期、大量蛋白尿造成血浆蛋白过低,血浆胶体渗透压降低,液体从血管内渗入组织间隙,产生水肿;同时,由于有效血容量减少,刺激肾素-血管紧张素-醛固酮系统激活、抗利尿激素分泌增加,肾小管重吸收水、钠增多,进一步加重水肿。此外,近年的研究提示,某些原发于远端肾单位的水、钠潴留因素可能在肾病性水肿上起一定作用,这种作用独立于肾素-血管紧张素-醛固酮系统。②肾炎性水肿:主要是由于肾小球滤过率下降,而肾小管重吸收功能基本正常造成"球-管失衡"和肾小球滤过分数(肾小球滤过率/肾血浆流量)下降,导致水、钠潴留。肾炎性水肿时,血容量常增加,伴肾素-血管紧张素-醛固酮系统活性抑制、抗利尿激素分泌减少,因高血压、毛细血管通透性增加等因素而使水肿持续和加重。肾病性水肿组织间隙蛋白含量低,水肿多从下肢部位开始;而肾炎性水

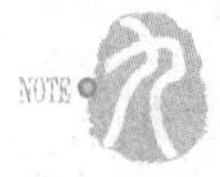

肿组织间隙蛋白含量高,水肿多从眼睑、颜面部开始。

4. 高血压 肾小球疾病常伴高血压,慢性肾衰竭病人90%出现高血压。持续存在的高血压会加速肾功能恶化。肾小球疾病高血压的发生机制:①水、钠潴留:血容量增加引起容量依赖性高血压;②肾素分泌增多:肾实质缺血刺激肾素-血管紧张素分泌增加,小动脉收缩,外周阻力增加,引起肾素依赖性高血压;③肾内降压物质分泌减少:肾实质损害时,肾内前列腺素系统、激肽释放酶-激肽系统等降压物质生成减少,也是肾性高血压的原因之一。此外,一些其他因素如心房利钠肽、交感神经系统和其他内分泌激素等均直接或间接地参与肾性高血压的发生。肾小球疾病所致的高血压多数为容量依赖型,少数为肾素依赖型。但两型高血压常混合存在,有时很难截然分开。

5. 肾功能异常 部分急性肾小球肾炎可有一过性的氮质血症或急性肾损伤,急进性肾小球肾炎常出现肾功能急剧恶化;慢性肾小球肾炎病人随着病程进展,常出现不同程度的肾功能损害,部分病人最终进展至终末期肾病。

(余学清)

第二节 急性肾小球肾炎

急性肾小球肾炎(acute glomerulonephritis)简称急性肾炎(AGN),是以急性肾炎综合征为主要临床表现的一组疾病。临床特点为急性起病,表现为血尿、蛋白尿、水肿和高血压,可伴有一过性肾功能不全。多见于链球菌感染后,其他细菌、病毒及寄生虫感染亦可引起。本节主要介绍链球菌感染后急性肾小球肾炎。

【病因和发病机制】

本病主要为β-溶血性链球菌"致肾炎菌株"感染所致,如扁桃体炎、猩红热和脓疱疮等。本病系感染诱发的免疫反应所致。针对链球菌致病抗原如蛋白酶外毒素B等的抗体可能与肾小球内成分发生交叉反应、循环或原位免疫复合物沉积诱发补体异常活化等均可能参与致病,导致肾小球内炎症细胞浸润。

【病理表现】

肾脏体积可增大。光镜下见弥漫性肾小球毛细血管内皮细胞及系膜细胞增生,急性期可伴有中性粒细胞和单核细胞浸润(彩图5-2-1)。病变严重时,毛细血管袢管腔狭窄或闭塞。肾间质水肿及灶状炎症细胞浸润。免疫病理IgG及C3呈粗颗粒状沿肾小球毛细血管壁和(或)系膜区沉积。电镜见肾小球上皮细胞下有驼峰状电子致密物沉积。

【临床表现和实验室检查】

多见于儿童,男性略多。常于感染后2周起病,相当于抗原免疫后产生抗体的时间。本病起病急,轻者呈亚临床型(仅尿常规及血清C3异常);典型者呈急性肾炎综合征表现,重症者可发生急性肾损伤。临床均有肾小球源性血尿,约30%为肉眼血尿。可伴有轻、中度蛋白尿,少数可呈肾病综合征范围的蛋白尿。80%的病人可有晨起眼睑及下肢水肿,可有一过性高血压。少数重症病人可发生充血性心力衰竭,常与水、钠潴留有关。

起病初期血清C3及总补体下降,8周内逐渐恢复正常,对本病具有诊断意义。病人血清抗链球菌溶血素"O"滴度升高,提示近期内曾有过链球菌感染。

【诊断与鉴别诊断】

链球菌感染后1~3周发生急性肾炎综合征,伴血清C3一过性下降,可临床诊断急性肾炎。若血肌酐持续升高或2个月病情尚未见好转应及时肾穿刺活检,以明确诊断。

本病需要与其他表现为急性肾炎综合征的肾小球疾病鉴别。①其他病原体感染后的急性肾炎:应寻找其他病原菌感染的证据,病毒感染后常不伴血清补体降低,少有水肿和高血压,肾功能一般正常,临床过程自限。②膜增生性肾小球肾炎(MPGN):临床上常伴肾病综合征,50%~70%病人有持续性低补体血症,8周内不恢复。③IgA肾病:部分病人有前驱感染,通常在感染后数小时至数日内出

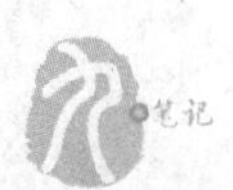

现肉眼血尿，部分病人血清 IgA 升高，血清 C3 一般正常，病情无自愈倾向。

当临床诊断困难时，急性肾炎综合征病人需考虑进行肾活检以明确诊断、指导治疗。肾活检的指征为：①少尿 1 周以上或进行性尿量减少伴肾功能恶化者；②病程超过 2 个月而无好转趋势者；③急性肾炎综合征伴肾病综合征者。

【治疗】

支持及对症治疗为主。急性期卧床休息，静待肉眼血尿消失、水肿消退及血压恢复正常。同时限盐、利尿消肿以降血压和预防心脑血管并发症的发生。

本病急性肾炎发作时感染灶多数已经得到控制，如无现症感染证据，不需要使用抗生素。反复发作慢性扁桃体炎，病情稳定后可考虑扁桃体切除。

【预后】

本病为自限性疾病，多数病人预后良好。6% ~18% 病例遗留尿异常和（或）高血压而转为"慢性"，或于"临床痊愈"多年后又出现肾小球肾炎表现。一般认为老年、持续高血压、大量蛋白尿或肾功能不全者预后较差；散发者较流行者预后差。

（赵明辉）

第三节　急进性肾小球肾炎

急进性肾小球肾炎（rapidly progressive glomerulonephritis，RPGN）即急进性肾炎，是在急性肾炎综合征基础上，肾功能快速进展，病理类型为新月体肾炎的一组疾病。

【病因和发病机制】

根据免疫病理 RPGN 可分为 3 型，每型病因和发病机制各异：①Ⅰ型，又称抗肾小球基底膜（GBM）型，因抗 GBM 抗体与 GBM 抗原结合诱发补体活化而致病。②Ⅱ型，又称免疫复合物型，因循环免疫复合物在肾小球沉积或原位免疫复合物形成而致病。③Ⅲ型，为少免疫沉积型，肾小球内无或仅微量免疫球蛋白沉积。多与 ANCA 相关小血管炎相关。

约半数 RPGN 病人有前驱上呼吸道感染病史。接触某些有机化学溶剂、碳氢化合物如汽油，可能与 RPGN Ⅰ型密切相关。丙硫氧嘧啶（PTU）和肼屈嗪等可引起 RPGN Ⅲ型。

【病理】

肾脏体积常增大。病理类型为新月体肾炎。光镜下多数（50% 以上）肾小球大新月体形成（占肾小球囊腔 50% 以上），病变早期为细胞新月体（彩图 5-2-2），后期为纤维新月体。另外，Ⅱ型常伴有肾小球毛细血管内皮细胞和系膜细胞增生，Ⅰ型和Ⅲ型可见肾小球节段性纤维素样坏死。免疫病理学检查是分型的主要依据，Ⅰ型 IgG 及 C3 呈线条状沿肾小球毛细血管壁分布（彩图 5-2-3）；Ⅱ型 IgG 及 C3 呈颗粒状或团块状沉积于系膜区及毛细血管壁；Ⅲ型肾小球内无或仅有微量免疫沉积物。电镜下Ⅱ型可见电子致密物在系膜区和内皮下沉积，Ⅰ型和Ⅲ型无电子致密物。

【临床表现和实验室检查】

我国以Ⅱ型略为多见。Ⅰ型好发于中青年，Ⅲ型常见于中老年病人，男性略多。

多数病人起病急，病情可急骤进展。在急性肾炎综合征基础上，早期出现少尿或无尿，肾功能快速进展乃至尿毒症。病人可伴有不同程度贫血，Ⅱ型约半数伴肾病综合征，Ⅲ型常有发热、乏力、体重下降等系统性血管炎的表现。

免疫学检查主要有抗 GBM 抗体阳性（Ⅰ型）和 ANCA 阳性（Ⅲ型）。此外，Ⅱ型病人的血液循环免疫复合物及冷球蛋白可呈阳性，并可伴血清 C3 降低。

【诊断与鉴别诊断】

急性肾炎综合征伴肾功能急剧恶化均应怀疑本病，并及时肾活检以明确诊断。

急进性肾炎应与下列疾病鉴别。

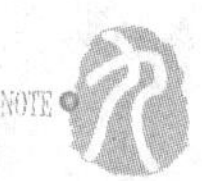

（一）引起急性肾损伤的非肾小球疾病

1. 急性肾小管坏死　常有明确的肾缺血（如休克、脱水）和中毒（如肾毒性抗生素）等诱因，实验室检查以肾小管损害为主（尿钠增加、低比重尿及低渗透压尿）。

2. 急性过敏性间质性肾炎　常有用药史，部分病人有药物过敏反应（低热、皮疹等、血和尿嗜酸性粒细胞增加），必要时肾活检确诊。

3. 梗阻性肾病　常突发无尿，影像学检查可协助确诊。

（二）引起急进性肾炎综合征的其他肾小球疾病

1. 继发性急进性肾炎　肺出血肾炎综合征（Goodpasture syndrome）、系统性红斑狼疮（SLE）、过敏性紫癜肾炎均可引起新月体肾炎，依据系统受累的临床表现和特异性实验室检查可资鉴别。

2. 原发性肾小球疾病　重症急性肾炎或重症膜增生性肾炎也可发生急性肾损伤，但肾脏病理不一定为新月体肾炎，肾活检可明确诊断。

【治疗】

应及时明确病因诊断和免疫病理分型，尽早开始强化免疫抑制治疗。

（一）强化疗法

1. 血浆置换疗法　每日或隔日1次，每次置换血浆2～4L，直到血清自身抗体（如抗GBM抗体、ANCA）转阴，一般需7次以上。适用于Ⅰ型和Ⅲ型。此外，对于肺出血的病人，首选血浆置换。

2. 甲泼尼龙冲击　甲泼尼龙0.5～1.0g静脉滴注，每日或隔日1次，3次为一疗程。一般1～3个疗程。该疗法主要适用Ⅱ、Ⅲ型。

上述强化疗法需配合糖皮质激素[口服泼尼松1mg/(kg·d)，6～8周后渐减]及细胞毒药物[环磷酰胺口服2～3mg/(kg·d)，或静脉滴注每个月0.6～0.8g，累积量一般不超过8g]。

（二）支持对症治疗

凡是达到透析指征者，应及时透析。对强化治疗无效的晚期病例或肾功能已无法逆转者，则有赖于长期维持透析。肾移植应在病情静止半年，特别是Ⅰ型病人血中抗GBM抗体需转阴后半年进行。

【预后】

及时明确的诊断和早期强化治疗，可改善预后。影响预后的主要因素：①免疫病理类型：Ⅲ型较好，Ⅰ型差，Ⅱ型居中；②早期强化治疗：少尿、血肌酐>600μmol/L，病理显示广泛慢性病变时预后差；③老年病人预后相对较差。

（赵明辉）

第四节　IgA肾病

IgA肾病（IgA nephropathy）是指肾小球系膜区以IgA或IgA沉积为主的肾小球疾病，是目前世界范围内最常见的原发性肾小球疾病。IgA肾病的发病有明显的地域差别，在欧洲和亚洲占原发性肾小球疾病的15%～40%，是我国最常见的肾小球疾病，也是终末期肾病（ESRD）的重要病因。IgA肾病可发生于任何年龄，但以20～30岁男性为多见。

【病因和发病机制】

IgA肾病的发病机制目前尚不完全清楚。由于IgA肾病免疫荧光检查以IgA和C3在系膜区的沉积为主，提示本病可能是由于循环中的免疫复合物在肾脏内沉积，激活补体而致肾损害。大多数IgA肾病病人及其直系亲属循环中存在着铰链区半乳糖缺陷的IgA分子，而且主要是多聚IgA_1。目前研究认为，感染等二次“打击”刺激自身抗体的产生，免疫复合物形成并沉积于肾小球产生炎症反应，继而刺激系膜细胞增殖和系膜外基质集聚等，最终导致肾小球硬化和间质纤维化。

【病理】

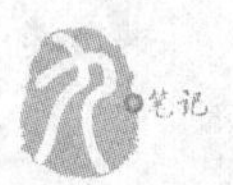
笔记

IgA肾病的主要病理特点是肾小球系膜细胞增生和基质增多（彩图5-2-4）。病理变化多种多样，病变程度轻重不一，可涉及肾小球肾炎几乎所有的病理类型，如系膜增生性肾小球肾炎、轻微病变型、局灶增生性肾小球肾炎、毛细血管内增生性肾小球肾炎、新月体肾小球肾炎、局灶节段性肾小球硬化和增生硬化性肾小球肾炎等。IgA 肾病目前广泛采用牛津分型，具体包括：系膜细胞增生（M0/1）、内皮细胞增生（E0/1）、节段性硬化或粘连（S0/1）及肾小管萎缩或肾间质纤维化（T0/1/2）、细胞或细胞纤维性新月体（C0/1/2）等 5 项主要病理指标。免疫荧光可见系膜区 IgA 为主的颗粒样或团块样沉积，伴或不伴毛细血管袢分布，常伴 C3 的沉积，但 C1q 少见。也可有 IgG、IgM 沉积，与 IgA 的分布相似，但强度较弱。电镜下可见系膜区电子致密物呈团块状沉积。

【临床表现】

IgA 肾病起病隐匿，常表现为无症状性血尿，伴或不伴蛋白尿，往往体检时发现。有些病人起病前数小时或数日内有上呼吸道或消化道感染等前驱症状，主要表现为发作性的肉眼血尿，可持续数小时或数日，肉眼血尿常为无痛性，可伴蛋白尿，多见于儿童和年轻人。全身症状轻重不一，可表现为全身不适、乏力和肌肉疼痛等。

20%～50%病人有高血压，少数病人可发生恶性高血压。部分病人表现为肾病综合征及不同程度的肾功能损害。

【实验室检查】

尿液检查可表现为镜下血尿或肉眼血尿，以畸形红细胞为主；约 60%的病人伴有不同程度蛋白尿，有些病人可表现为肾病综合征（>3.5g/d）。

30%～50%病人伴有血 IgA 增高，但与疾病的严重程度及病程不相关。血清补体水平多数正常。

【诊断与鉴别诊断】

年轻病人出现镜下血尿和（或）蛋白尿，尤其是与上呼吸道感染有关的血尿，临床上应考虑 IgA 肾病的可能。本病的确诊有赖于肾活检免疫病理检查。IgA 肾病主要应与下列疾病相鉴别：

1. **急性链球菌感染后肾炎**　此病潜伏期较长（7～21 天），有自愈倾向。IgA 肾病潜伏期短，呈反复发作，结合实验室检查（如 IgA 肾病可有血 IgA 水平增高，而急性链球菌感染后肾炎常有血 C3 水平的动态变化、ASO 阳性等），尤其是肾活检可资鉴别。

2. **非 IgA 系膜增生性肾炎**　与 IgA 肾病极为相似，确诊有赖于肾活检。

3. **其他继发性系膜 IgA 沉积**　如紫癜性肾炎、慢性肝病肾损害等，相应的病史及实验室检查可资鉴别。

4. **薄基底膜肾病**　临床表现为持续性镜下血尿，多有阳性家族史，肾活检免疫荧光检查 IgA 阴性，电镜可见肾小球基底膜弥漫变薄。

5. **泌尿系统感染**　易与尿中红细胞、白细胞增多的 IgA 肾病病人混淆，但泌尿系统感染常有尿频、尿急、尿痛、发热、腰痛等症状，尿培养阳性，而 IgA 肾病病人反复中段尿细菌培养阴性，抗生素治疗无效。

【治疗】

本病的临床表现、病理改变和预后差异较大，治疗需根据不同的临床表现、病理类型等综合制订合理的治疗方案。

1. **单纯镜下血尿**　此类病人一般预后较好，大多数病人肾功能可长期维持在正常范围，一般无特殊治疗，但需要定期监测尿蛋白和肾功能。但需注意避免过度劳累、预防感染和避免使用肾毒性药物。

2. **反复发作性肉眼血尿**　对于感染后反复出现肉眼血尿或尿检异常加重的病人，应积极控制感染，选用无肾毒性的抗生素，如青霉素 80 万单位，肌内注射，2 次/天；或口服红霉素、头孢菌素等；慢性扁桃体炎反复发作的病人，建议行扁桃体切除。

3. **伴蛋白尿**　建议选用 ACEI 或 ARB 治疗并逐渐增加至可耐受的剂量，尽量将尿蛋白控制在<0.5g/d，延缓肾功能进展。经过 3～6 个月优化支持治疗（包括服 ACEI/ARB 和控制血压）后，如

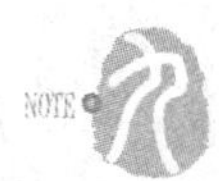

尿蛋白仍持续>1g/d 且 GFR>50ml/(min·1.73m^2)的病人,可给予糖皮质激素治疗,每日泼尼松0.6~1.0mg/kg,4~8 周后逐渐减量,总疗程 6~12 个月。对于免疫抑制剂(如环磷酰胺、硫唑嘌呤、吗替麦考酚酯等)的获益仍存在争议。大量蛋白尿长期得不到控制者,预后较差,常进展至终末期肾衰竭。

4. 肾病综合征 病理改变较轻者,如表现为微小病变型,可选用激素或联合应用细胞毒药物(详细治疗见本章第五节"肾病综合征"),常可获较好疗效;如病理改变较重,疗效常较差,尤其是合并大量蛋白尿且难以控制的病人,肾脏损害呈持续性进展,预后差。

5. 急性肾衰竭 IgA 肾病表现为急性肾衰竭,主要为新月体肾炎或伴毛细血管袢坏死以及红细胞管型阻塞肾小管所致。若肾活检提示为细胞性新月体肾炎,临床上常呈肾功能急剧恶化,应及时给予大剂量激素和细胞毒药物强化治疗(详见本章第三节"急进性肾小球肾炎"的治疗)。若病人已达到透析指征,应给予透析治疗。

6. 高血压 控制血压可保护肾功能,延缓慢性肾脏疾病的进展。临床研究表明,ACEI 或 ARB 可良好地控制 IgA 肾病病人的血压,减少蛋白尿。

7. 慢性肾衰竭 参见本篇第十章慢性肾衰竭章节。

8. 其他 若 IgA 肾病病人的诱因同某些食品引起的黏膜免疫反应有关,则应避免这些食物的摄入。有学者认为富含 ω-3 多聚不饱和脂肪酸的鱼油对 IgA 肾病有益,但其确切疗效还有待进一步的大规模多中心临床研究证实。病情较轻的 IgA 肾病病人一般可耐受妊娠,但若合并持续的重度高血压、肾小球滤过率<60ml/min 或肾组织病理检查严重的肾血管或间质病变者,则不宜妊娠。

【预后】

IgA 肾病 10 年肾脏存活率为 80%~85%,20 年约为 65%,但是个体差异很大,有些病人长期预后良好,但有些病人快速进展至肾衰竭。疾病预后不良的指标包括持续难以控制的高血压和蛋白尿(尤其是蛋白尿持续>1g/d);肾功能损害;肾活检病理表现为肾小球硬化、间质纤维化和肾小管萎缩,或伴大量新月体形成。

(余学清)

第五节 肾病综合征

肾病综合征(nephrotic syndrome,NS)的诊断标准是:①大量蛋白尿(>3.5g/d);②低白蛋白血症(血清白蛋白<30g/L);③水肿;④高脂血症。其中前两项为诊断的必备条件。

【病因】

NS 按病因可分为原发性和继发性两大类。原发性 NS 表现为不同类型的病理改变,常见的有:①微小病变型肾病;②系膜增生性肾小球肾炎;③局灶节段性肾小球硬化;④膜性肾病;⑤系膜毛细血管性肾小球肾炎。肾病综合征的分类和常见病因见表 5-2-1。

表 5-2-1 肾病综合征的分类和常见病因

分类	儿童	青少年	中老年
原发性	微小病变型肾病	系膜增生性肾小球肾炎 微小病变型肾病 局灶节段性肾小球硬化 系膜毛细血管性肾小球肾炎	膜性肾病
继发性	过敏性紫癜肾炎 乙型肝炎病毒相关性肾炎 狼疮肾炎	狼疮肾炎 过敏性紫癜肾炎 乙型肝炎病毒相关性肾炎	糖尿病肾病 肾淀粉样变性 骨髓瘤性肾病 淋巴瘤或实体肿瘤性肾病

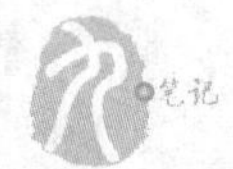

【病理生理】

1. 大量蛋白尿 在正常生理情况下，肾小球滤过膜具有分子屏障及电荷屏障作用，这些屏障作用受损致使原尿中蛋白含量增多，当其增多明显超过近端肾小管回吸收量时，形成大量蛋白尿。在此基础上，凡是增加肾小球内压力及导致高灌注、高滤过的因素（如高血压、高蛋白饮食或大量输注血浆蛋白）均可加重尿蛋白的排出。尿液中主要含白蛋白和与白蛋白近似分子量的蛋白。大分子蛋白如纤维蛋白原、α_1-和 α_2-巨球蛋白等，因其无法通过肾小球滤过膜，从而在血浆中的浓度保持不变。

2. 低白蛋白血症 肾病综合征时大量白蛋白从尿中丢失，促进肝脏代偿性合成白蛋白增加，同时由于近端肾小管摄取滤过蛋白增多，也使肾小管分解蛋白增加。当肝脏白蛋白合成增加不足以克服丢失和分解时，则出现低白蛋白血症。此外，肾病综合征病人因胃肠道黏膜水肿导致食欲减退、蛋白质摄入不足、吸收不良或丢失，进一步加重低白蛋白血症。长期大量的蛋白丢失会导致病人营养不良和生长发育迟缓。

除血浆白蛋白减少外，血浆的某些免疫球蛋白（如 IgG）和补体成分、抗凝及纤溶因子、金属结合蛋白及内分泌激素结合蛋白也可减少，尤其是肾小球病理改变严重，大量蛋白尿和非选择性蛋白尿时更为显著。少数病人在临床上表现为甲状腺功能减退，但会随着肾病综合征的缓解而恢复。病人易发生感染、高凝状态、微量元素缺乏、内分泌紊乱和免疫功能低下等并发症。

3. 水肿 低白蛋白血症引起血浆胶体渗透压下降，使水分从血管腔内进入组织间隙，是造成肾病综合征水肿的主要原因。此外，部分病人有效循环血容量不足，激活肾素-血管紧张素-醛固酮系统，促进水钠潴留。而在静水压正常、渗透压减低的末梢毛细血管，发生跨毛细血管性液体渗漏和水肿。也有研究发现，部分 NS 病人的血容量并不减少甚或增加，血浆肾素水平正常或下降，提示 NS 病人的水钠潴留并不依赖于肾素-血管紧张素-醛固酮系统的激活，而是肾脏原发水钠潴留的结果。

4. 高脂血症 病人表现为高胆固醇血症和（或）高甘油三酯血症，并可伴有低密度脂蛋白（LDL）、极低密度脂蛋白（VLDL）及脂蛋白 a[Lp(a)]的升高，高密度脂蛋白（HDL）正常或降低。高脂血症发生的主要原因是肝脏脂蛋白合成的增加和外周组织利用及分解减少。高胆固醇血症的发生与肝脏合成过多富含胆固醇和载脂蛋白 B 的 LDL 及 LDL 受体缺陷致 LDL 清除减少有关。高甘油三酯血症在 NS 中也很常见，其产生的原因更多是由于分解减少而非合成增多。

【病理类型及其临床特征】

1. 微小病变型肾病 光镜下肾小球无明显病变，近端肾小管上皮细胞可见脂肪变性。免疫病理检查阴性。电镜下的特征性改变是广泛的肾小球脏层上皮细胞足突融合（图 5-2-5，彩图 5-2-6）。

微小病变型肾病占儿童原发性肾病综合征的 80%～90%，占成人原发性肾病综合征的 5%～10%。部分药物性肾损害（如非甾体类抗炎药、锂制剂等）和肿瘤（如霍奇金淋巴瘤等）也可有类似改变。本病男性多于女性，儿童发病率高，成人发病率相对降低，但 60 岁后发病率又呈现一小高峰，60 岁以上的病人，高血压和肾功能损害较为多见。典型的临床表现为肾病综合征，约 15% 的病人有镜下血尿。

30%～40% 病人可在发病后数个月内自发缓解。90% 病例对糖皮质激素治疗敏感，治疗两周左右开始利尿，尿蛋白可在数周内迅速减少至阴性，血清白蛋白逐渐恢复正常水平，最终可达临床完全缓解，但本病复发率高达 60%。若反复发作或长期大量蛋白尿未得到控制，可发生病理类型的转变，预后欠佳。一般认为，成人的治疗缓解率和缓解后复发率均较儿童低。

2. 系膜增生性肾小球肾炎 光镜下可见肾小球系膜细胞和系膜基质弥漫增生，依其增生程度可分为轻、中、重度。免疫病理检查可将本组疾病分为 IgA 肾病及非 IgA 系膜增生性肾小球肾炎。前者以 IgA 沉积为主，后者以 IgG 或 IgM 沉积为主，常伴有 C3 于肾小球系膜区或系膜区及毛细血管壁呈颗粒状沉积。电镜下显示系膜增生，在系膜区可见到电子致密物（图 5-2-7）。

本病在我国发病率高，约占原发性肾病综合征的 30%，显著高于西方国家。本病男性多于女性，好发于青少年。约 50% 病人有前驱感染，可于上呼吸道感染后急性起病，甚至表现为急性肾炎综合

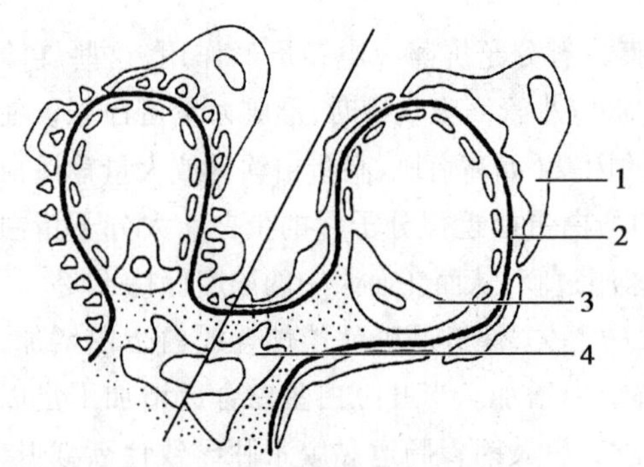

图 5-2-5　微小病变型肾病示意图

左：正常肾小球　右：病变肾小球

1. 上皮细胞足突消失；2. 基底膜；3. 内皮细胞；4. 系膜细胞

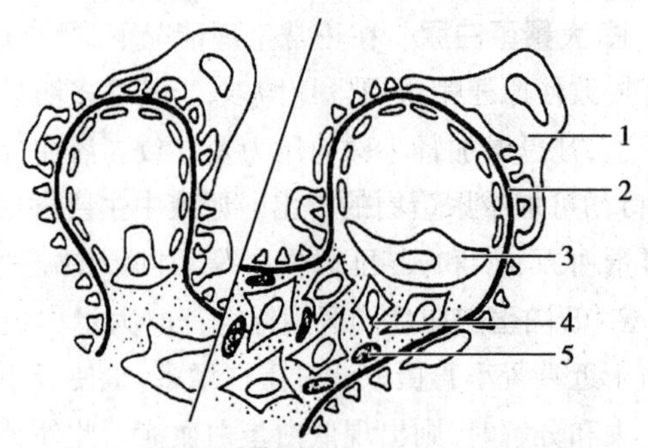

图 5-2-7　系膜增生性肾小球肾炎示意图

左：正常肾小球　右：病变肾小球

1. 上皮细胞；2. 基底膜；3. 内皮细胞；4. 系膜细胞；5. 免疫复合物

征。部分病人为隐匿起病。本组疾病中，非 IgA 系膜增生性肾小球肾炎病人约 50% 表现为肾病综合征，70% 伴有血尿；IgA 肾病病人几乎均有血尿，约 15% 表现为肾病综合征。

多数病人对激素和细胞毒药物有良好的反应，50% 以上的病人经激素治疗后可获完全缓解。其治疗效果与病理改变的轻重程度有关，病理改变轻者疗效较好，病理改变重者则疗效较差。

3. 局灶节段性肾小球硬化（FSGS）　光镜下可见病变呈局灶、节段分布，表现为受累节段的硬化（系膜基质增多、毛细血管闭塞、球囊粘连等），相应的肾小管萎缩、肾间质纤维化。免疫荧光显示 IgM 和 C3 在肾小球受累节段呈团块状沉积。电镜下可见肾小球上皮细胞足突广泛融合、基底膜塌陷，系膜基质增多，电子致密物沉积。

根据硬化部位及细胞增殖的特点，局灶节段性肾小球硬化可分为以下 5 种亚型：①经典型：硬化部位主要位于血管极周围的毛细血管袢；②塌陷型：外周毛细血管袢皱缩、塌陷，呈节段或球性分布，显著的足细胞增生肥大和空泡变性；③顶端型：硬化部位主要位于尿极；④细胞型：局灶性系膜细胞和内皮细胞增生同时可有足细胞增生、肥大和空泡变性；⑤非特异型：无法归属上述亚型，硬化可发生于任何部位，常有系膜细胞及基质增生。其中非特异型最为常见，占半数以上。

该类型占原发性肾病综合征的 20% ~25%。以青少年多见，男性多于女性，多为隐匿起病，部分病例可由微小病变型肾病转变而来。大量蛋白尿及肾病综合征为其主要临床特点（发生率可达 50% ~75%），约 3/4 病人伴有血尿，部分可见肉眼血尿。本病确诊时约半数病人有高血压，约 30% 有肾功能损害。

多数顶端型 FSGS 糖皮质激素治疗有效，预后良好。塌陷型治疗反应差，进展快，多于 2 年内进入终末期肾病。其余各型的预后介于两者之间。过去认为 FSGS 对糖皮质激素治疗效果很差，近年研究表明 50% 病人治疗有效，只是起效较慢，平均缓解期为 4 个月。肾病综合征能否缓解与预后密切相关，缓解者预后好，不缓解者 6 ~10 年超过半数进入终末期肾病。

4. 膜性肾病（MN）　光镜下可见肾小球弥漫性病变，早期仅于肾小球基底膜上皮侧见少量散在分布的嗜复红小颗粒（Masson 染色）；进而有钉突形成（嗜银染色），基底膜逐渐增厚。免疫荧光检查可见 IgG 和 C3 细颗粒状沿肾小球毛细血管壁沉积。电镜下早期可见 GBM 上皮侧有排列整齐的电子致密物，常伴有广泛足突融合（图 5-2-8，彩图 5-2-9）。

本病好发于中老年，男性多见，发病高峰年龄为50 ~60 岁。通常起病隐匿，70% ~80% 的病人表现为肾病综合征，约 30% 伴有镜下血尿，一般无肉眼血尿。常在发病 5 ~10 年后逐渐出现肾功能损害。本病易发生血栓栓塞并发症，肾静脉血栓发生率可高达 40% ~50%。因此，膜性肾病病人如有突发性腰痛或肋腹痛，伴血尿、蛋白尿加重，肾功能损害，应注意肾静脉血栓形成。如有突发性胸痛，呼吸困难，应注意肺栓塞。

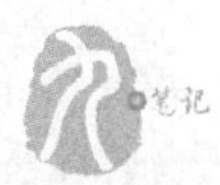
笔记

膜性肾病约占我国原发性肾病综合征的 20%。有 20% ~35% 病人的临床表现可自发缓解。60% ~70% 的早期膜性肾病病人(尚未出现钉突)经糖皮质激素和细胞毒药物治疗后可达临床缓解。但随疾病逐渐进展,病理变化加重,疗效则较差。本病多呈缓慢进展,中国、日本的研究显示,10 年肾脏存活率为 80% ~90%,明显较西方国家预后好。

5. 系膜毛细血管性肾小球肾炎　光镜下较常见的病理改变为系膜细胞和系膜基质弥漫重度增生,并可插入到肾小球基底膜(GBM)和内皮细胞之间,使毛细血管袢呈"双轨征"。免疫病理检查常见 IgG 和 C3 呈颗粒状系膜区及毛细血管壁沉积。电镜下系膜区和内皮下可见电子致密物沉积(图 5-2-10,彩图 5-2-11)。

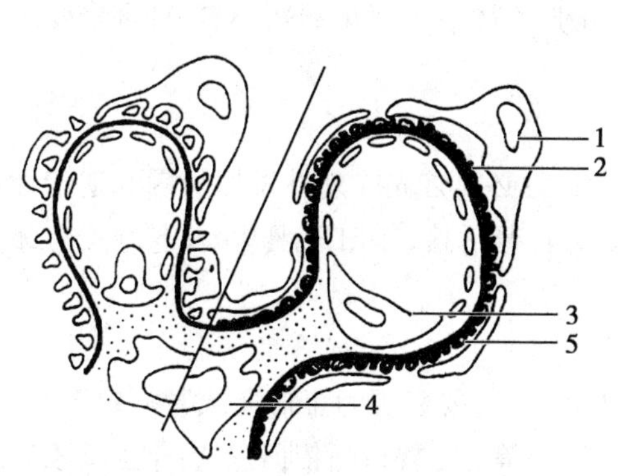

图 5-2-8　膜性肾病示意图

左:正常肾小球　右:病变肾小球

1. 上皮细胞;2. 基底膜;3. 内皮细胞;4. 系膜细胞;5. 免疫复合物

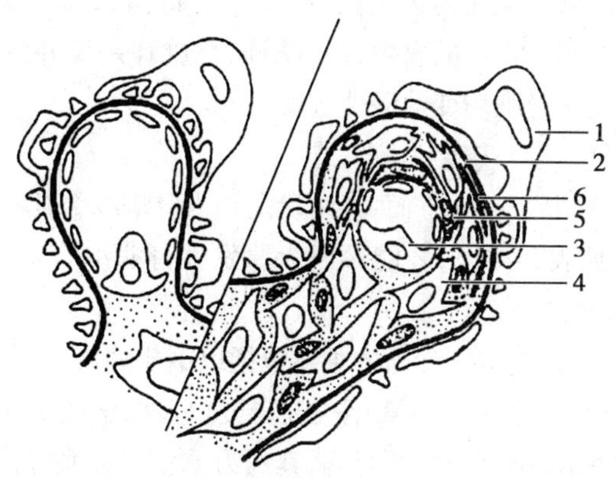

图 5-2-10　系膜毛细血管性肾小球肾炎示意图

左:正常肾小球　右:病变肾小球

1. 上皮细胞;2. 基底膜;3. 内皮细胞;4. 系膜细胞;5. 免疫复合物;6. 基底膜样物质

该病理类型占我国原发性肾病综合征的 10% ~20%。本病好发于青少年,男女比例大致相等。1/4 ~1/3 病人常在上呼吸道感染后表现为急性肾炎综合征;50% ~60% 病人表现为肾病综合征,几乎所有病人均伴有血尿,其中少数为发作性肉眼血尿;其余少数病人表现为无症状性血尿和蛋白尿。肾功能损害、高血压及贫血出现早,病情多持续进展。50% ~70% 病例的血清 C3 持续降低,对提示本病有重要意义。

本病目前尚无有效的治疗方法,激素和细胞毒药物仅在部分儿童病例有效,在成年人治疗效果不理想。有学者认为使用抗凝药,如双嘧达莫、阿司匹林、吲哚布芬等对肾功能有一定的保护作用。本病预后较差,病情持续进行性发展,约 50% 的病人在 10 年内发展至终末期肾衰竭。肾移植术后常复发。

【并发症】

1. 感染　感染是肾病综合征病人常见并发症,与蛋白质营养不良、免疫功能紊乱及应用糖皮质激素治疗有关。常见感染部位为呼吸道、泌尿道及皮肤等。感染是肾病综合征的常见并发症,由于使用糖皮质激素,其感染的临床症状常不明显;感染是导致肾病综合征复发和疗效不佳的主要原因,应予以高度重视。

2. 血栓和栓塞　由于血液浓缩(有效血容量减少)及高脂血症造成血液黏稠度增加。此外,因某些蛋白质从尿中丢失,肝代偿性合成蛋白增加,引起机体凝血、抗凝和纤溶系统失衡;加之肾病综合征时血小板过度激活、应用利尿剂和糖皮质激素等进一步加重高凝状态。因此,肾病综合征容易发生血栓、栓塞并发症,其中以肾静脉血栓最为常见,发生率 10% ~50%,其中 3/4 病例因慢性形成,临床并无症状;此外,肺血管、下肢静脉、下腔静脉、冠状血管和脑血管血栓或栓塞并不少见,是直接影响肾病综合征治疗效果和预后的重要原因,应予以高度重视。

3. 急性肾损伤　因有效血容量不足而致肾血流量下降,可诱发肾前性氮质血症。经扩容、利尿

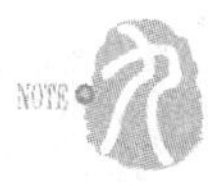

后可得到恢复。少数病例可出现急性肾损伤，尤以微小病变型肾病者居多，发生多无明显诱因，表现为少尿甚或无尿，扩容利尿无效。肾活检病理检查显示肾小球病变轻微，肾间质弥漫重度水肿，肾小管可为正常或部分细胞变性、坏死，肾小管腔内有大量蛋白管型。该急性肾损伤的机制不明，推测与肾间质高度水肿压迫肾小管和大量管型堵塞肾小管有关，即上述变化形成肾小管腔内高压，引起肾小球滤过率骤然减少，又可诱发肾小管上皮细胞损伤、坏死，从而导致急性肾损伤。

4. 蛋白质及脂肪代谢紊乱 长期低蛋白血症可导致营养不良、小儿生长发育迟缓；免疫球蛋白减少造成机体免疫力低下，易致感染；金属结合蛋白丢失可使微量元素（铁、铜、锌等）缺乏；内分泌激素结合蛋白不足可诱发内分泌紊乱（如低 T_3 综合征等）；药物结合蛋白减少可能影响某些药物的药代动力学（使血浆游离药物浓度增加、排泄加速），影响药物疗效。高脂血症增加血液黏稠度，促进血栓、栓塞并发症的发生，还将增加心血管系统并发症，并可促进肾小球硬化和肾小管-间质病变的发生，促进肾脏病变的慢性进展。

【诊断与鉴别诊断】

诊断包括3方面：①明确是否为肾病综合征；②确认病因：必须首先除外继发性病因和遗传性疾病（见表5-4-1），才能诊断为原发性肾病综合征；最好能进行肾活检，作出病理诊断；③判定有无并发症。

需进行鉴别诊断的主要包括以下疾病。

1. 乙型肝炎病毒相关性肾炎 多见于儿童及青少年，临床主要表现为蛋白尿或肾病综合征，常见的病理类型为膜性肾病，其次为系膜毛细血管性肾小球肾炎等。主要诊断依据包括：①血清乙型肝炎病毒抗原阳性；②有肾小球肾炎临床表现，并除外其他继发性肾小球肾炎；③肾活检组织中找到乙型肝炎病毒抗原。我国为乙型肝炎高发区，对有乙型肝炎病人，儿童及青少年蛋白尿或肾病综合征病人，尤其是膜性肾病，应认真鉴别和排除。

2. 狼疮肾炎 以育龄期女性多见，常有发热、皮疹、关节痛等多系统受损表现，血清抗核抗体、抗dsDNA抗体、抗SM抗体阳性，补体C3下降，肾活检免疫病理呈"满堂亮"。

3. 过敏性紫癜肾炎 好发于青少年，有典型的皮肤紫癜，常伴关节痛、腹痛及黑便，多在皮疹出现后1～4周出现血尿和（或）蛋白尿，典型皮疹有助于鉴别诊断。

4. 糖尿病肾病 好发于中老年，肾病综合征常见于病程10年以上的糖尿病病人。早期可发现尿微量白蛋白排出增加，以后逐渐发展成大量蛋白尿、甚至肾病综合征的表现。糖尿病病史及特征性眼底改变有助于鉴别诊断。

5. 肾淀粉样变性 好发于中老年，肾淀粉样变性是全身多器官受累的一部分。原发性淀粉样变性主要累及心、肾、消化道（包括舌）、皮肤和神经；继发性淀粉样变性常继发于慢性化脓性感染、结核、恶性肿瘤等疾病，主要累及肾、肝和脾等器官。肾受累时体积增大，常呈肾病综合征。常需肾活检确诊，肾活检组织刚果红染色淀粉样物质呈砖红色，偏光显微镜下呈绿色双折射光特征。

6. 骨髓瘤性肾病 好发于中老年人，男性多见，病人可有多发性骨髓瘤的特征性临床表现，如骨痛、血清单株球蛋白增高、蛋白电泳M带及尿本周蛋白阳性，骨髓象显示浆细胞异常增生（占有核细胞的15%以上），并伴有质的改变。多发性骨髓瘤累及肾小球时可出现肾病综合征。上述骨髓瘤特征性表现有利于鉴别诊断。

【治疗】

（一）一般治疗

应适当注意休息，避免到公共场所和预防感染。病情稳定者应适当活动，以防止静脉血栓形成。

给予正常量0.8～1.0g/(kg·d)的优质蛋白（富含必需氨基酸的动物蛋白）饮食。热量要保证充分，每日不应少于126～147kJ/kg(30～35kcal/kg)。尽管病人丢失大量尿蛋白，但由于高蛋白饮食增加肾小球高滤过，加重蛋白尿并促进肾脏病变进展，故不主张病人摄入高蛋白饮食。

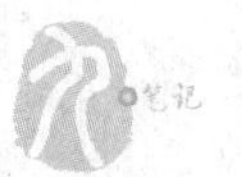

水肿时应低盐（<3g/d）饮食。为减轻高脂血症，应少进富含饱和脂肪酸（动物油脂）的饮食，而多

吃富含多聚不饱和脂肪酸(如植物油、鱼油)及富含可溶性纤维(如燕麦、米糠及豆类)的饮食。

(二)对症治疗

1. 利尿消肿　对肾病综合征病人利尿治疗的原则是不宜过快过猛,以免造成血容量不足、加重血液高黏滞倾向,诱发血栓、栓塞并发症。

(1)噻嗪类利尿剂:主要作用于髓袢升支厚壁段和远曲小管前段,通过抑制钠和氯的重吸收,增加钾的排泄而利尿。常用氢氯噻嗪25mg,每日3次口服。长期服用应防止低钾、低钠血症。

(2)袢利尿剂:主要作用于髓袢升支,对钠、氯和钾的重吸收具有强力的抑制作用。常用呋塞米(速尿)20～120mg/d,分次口服或静脉注射。在渗透性利尿剂应用后随即给药效果更好。应用袢利尿剂时需谨防低钠血症及低钾低氯性碱中毒。

(3)潴钾利尿剂:主要作用于远曲小管后段,排钠、排氯,但潴钾,适用于低钾血症的病人。单独使用时利尿作用不显著,可与噻嗪类利尿剂合用。常用醛固酮拮抗剂螺内酯20mg,每日3次。长期服用需防止高钾血症,对肾功能不全病人应慎用。

(4)渗透性利尿剂:通过提高血浆胶体渗透压,使组织中水分重吸收入血,同时在肾小管腔内形成高渗状态,减少水、钠的重吸收而达到利尿目的。可选择低分子右旋糖酐等。但在尿量<400ml/d的病人应慎用,因为此类药物易与Tamm-Horsefall糖蛋白和尿中的白蛋白在肾小管管腔内形成管型而堵塞肾小管,并由于其高渗作用导致肾小管上皮细胞变性、坏死,导致急性肾损伤。

(5)提高血浆胶体渗透压:血浆或白蛋白等静脉输注可提高血浆胶体渗透压,促进组织中水分回吸收并利尿,如继而用呋塞米60～120mg加于葡萄糖溶液中缓慢静脉滴注,通常能获得良好的利尿效果。多用于低血容量或利尿剂抵抗、严重低蛋白血症的病人。由于输入的白蛋白可引起肾小球高滤过及肾小管高代谢造成肾小球脏层及肾小管上皮细胞损伤,现多数学者认为,非必要时不宜多使用。

2. 减少尿蛋白　持续性大量蛋白尿本身可导致肾小球高滤过、加重肾小管-间质损伤、促进肾小球硬化,是影响肾小球疾病预后的重要因素。已证实减少尿蛋白可以有效延缓肾功能的恶化。

血管紧张素转换酶抑制剂(ACEI)或血管紧张素Ⅱ受体阻滞剂(ARB),除有效控制高血压外,均可通过降低肾小球内压和直接影响肾小球基底膜对大分子的通透性,有不依赖于降低全身血压的减少尿蛋白作用。用ACEI或ARB降低尿蛋白时,所用剂量一般比常规降压剂量大,才能获得良好疗效。

(三)免疫抑制治疗

糖皮质激素和细胞毒药物仍然是治疗肾病综合征的主要药物,原则上应根据肾活检病理结果选择治疗药物及确定疗程。

1. 糖皮质激素(以下简称激素)　通过抑制免疫炎症反应,抑制醛固酮和抗利尿激素分泌,影响肾小球基底膜通透性等综合作用而发挥其利尿、消除尿蛋白的疗效。使用原则为:①起始足量:常用药物为泼尼松1mg/(kg·d),口服8周,必要时可延长至12周;②缓慢减药;足量治疗后每2～3周减原用量的10%,当减至20mg/d时病情易复发,应更加缓慢减量;③长期维持:最后以最小有效剂量(10mg/d)再维持半年左右。激素可采取全日量顿服,维持用药期间两日量隔日一次顿服,以减轻激素的副作用。水肿严重、有肝功能损害或泼尼松疗效不佳时,应更换为甲泼尼龙(等剂量)口服或静脉滴注。因地塞米松半衰期长,副作用大,现已少用。

根据病人对糖皮质激素的治疗反应,可将其分为“激素敏感型”(用药8～12周内肾病综合征缓解)、“激素依赖型”(激素减药到一定程度即复发)和“激素抵抗型”(常规激素治疗无效)3类。

长期应用激素的病人可出现感染、药物性糖尿病、骨质疏松等副作用,少数病例还可能发生股骨头无菌性缺血性坏死,需加强监测,及时处理。

2. 细胞毒药物　这类药物可用于“激素依赖型”或“激素抵抗型”的病人,协同激素治疗。若无激素禁忌,一般不作为首选或单独治疗用药。

(1)环磷酰胺:是国内外最常用的细胞毒药物,在体内被肝细胞微粒体羟化,代谢产物具有较强

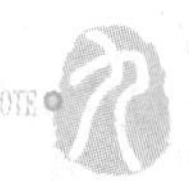

的免疫抑制作用。应用剂量为2mg/(kg·d),分1~2次口服;或200mg,隔日静脉注射。累积量达6~8g后停药。主要副作用为骨髓抑制及肝损害,并可出现性腺抑制(尤其是男性)、脱发、胃肠道反应及出血性膀胱炎。

(2)苯丁酸氮芥:苯丁酸氮芥2mg,每日3次口服,共服用3个月,由于毒副作用及疗效欠佳,目前已少使用。

3. 钙调神经蛋白抑制剂 环孢素(cyclosporin A,CsA)属钙调神经蛋白抑制剂,能选择性抑制T辅助细胞及T细胞毒效应细胞,已作为二线药物用于治疗激素及细胞毒药物无效的难治性肾病综合征。常用量为3~5mg/(kg·d),分2次空腹口服,服药期间需监测并维持其血浓度谷值为100~200ng/ml。服药2~3个月后缓慢减量,疗程至少1年。副作用有肝肾毒性、高血压、高尿酸血症、多毛及牙龈增生等。停药后易复发,使其广泛应用受到限制。他克莫司(tacrolimus,FK506)也属钙调神经蛋白抑制剂,但肾毒性副作用小于环孢素。成人起始治疗剂量为0.05mg/(kg·d),血药浓度保持在5~8ng/ml,疗程为6~12个月。

4. 吗替麦考酚酯 吗替麦考酚酯(mycophenolatemofetil,MMF)在体内代谢为霉酚酸,后者为次黄嘌呤单核苷酸脱氢酶抑制剂,抑制鸟嘌呤核苷酸的经典合成途径,故而选择性抑制T、B淋巴细胞增殖及抗体形成达到治疗目的。常用量为1.5~2g/d,分2次口服,疗程3~6个月,减量维持半年。已广泛用于肾移植后排斥反应,副作用相对较小。近年一些报道表明,该药对部分难治性肾病综合征有效,尽管尚缺乏大宗病例的前瞻对照研究结果,但已受到重视。

应用激素及细胞毒药物治疗肾病综合征可有多种方案,原则上应以增强疗效的同时最大限度地减少副作用为宜。对于是否应用激素治疗、疗程长短以及是否应该使用细胞毒药物等,应结合病人肾小球病理类型、年龄、肾功能和有否相对禁忌证等情况不同而区别对待,制订个体化治疗方案。

(四)并发症防治

肾病综合征的并发症是影响病人长期预后的重要因素,应积极防治。

1. 感染 通常在激素治疗时无需应用抗生素预防感染,否则不仅达不到预防目的,反而可能诱发真菌二重感染。免疫增强剂(如胸腺素、转移因子及左旋咪唑等)能否预防感染尚不完全肯定。一旦发现感染,应及时选用对致病菌敏感、强效且无肾毒性的抗生素积极治疗,有明确感染灶者应尽快去除。严重感染难控制时应考虑减少或停用激素,但需视病人具体情况决定。

2. 血栓及栓塞并发症 一般认为,当血浆白蛋白低于20g/L时,提示存在高凝状态,即应开始预防性抗凝治疗。可给予肝素钠1875~3750U皮下注射,每6小时1次;或选用低分子量肝素4000~5000U皮下注射,每日1~2次,维持试管法凝血时间于正常1倍;也可服用华法林,维持凝血酶原时间国际标准化比值(INR)于1.5~2.5。抗凝同时可辅以抗血小板药,如双嘧达莫300~400mg/d,分3~4次口服,或阿司匹林75~100mg/d,口服。对已发生血栓、栓塞者应尽早(6小时内效果最佳,但3天内仍可望有效)给予尿激酶或链激酶全身或局部溶栓,同时配合抗凝治疗,抗凝药一般应持续应用半年以上。抗凝及溶栓治疗时均应避免药物过量导致出血。

3. 急性肾损伤 肾病综合征并发急性肾损伤如处理不当可危及病人生命,若及时给予正确处理,大多数病人可望恢复。可采取以下措施:①袢利尿剂:对袢利尿剂仍有效者应予以较大剂量,以冲刷阻塞的肾小管管型;②血液透析:利尿无效并已达到透析指征者,应给血液透析以维持生命,并在补充血浆制品后适当脱水,以减轻肾间质水肿;③原发病治疗:因其病理类型多为微小病变型肾病,应予以积极治疗;④碱化尿液:可口服碳酸氢钠碱化尿液,以减少管型形成。

4. 蛋白质及脂肪代谢紊乱 在肾病综合征缓解前常难以完全纠正代谢紊乱,但应调整饮食中蛋白和脂肪的量与结构(如前所述),力争将代谢紊乱的影响减少到最低限度。目前,不少药物可用于治疗蛋白质及脂肪代谢紊乱,如ACEI及血管紧张素Ⅱ受体拮抗剂均可减少尿蛋白;中药黄芪(30~60g/d,煎服)可促进肝脏白蛋白合成,并可能兼有减轻高脂血症的作用。降脂药物可选择降胆固醇为主的羟甲基戊二酰辅酶A还原酶抑制剂(HMG-CoA),如洛伐他汀等他汀类药物;或降甘油三酯为主

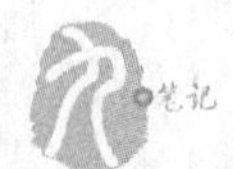

的氯贝丁酯类,如非诺贝特等。肾病综合征缓解后高脂血症可自然缓解,则无需再继续药物治疗。

【预后】

影响肾病综合征预后的因素主要有:①病理类型:微小病变型肾病和轻度系膜增生性肾小球肾炎预后较好,系膜毛细血管性肾炎、FSGS及重度系膜增生性肾小球肾炎预后较差。早期膜性肾病也有一定的缓解率,晚期则难以缓解。②临床表现:大量蛋白尿、严重高血压及肾功能损害者预后较差。③激素治疗效果:激素敏感者预后相对较好,激素抵抗者预后差。④并发症:反复感染导致肾病综合征经常复发者预后差。

(余学清)

第六节 无症状性血尿和(或)蛋白尿

无症状性血尿和(或)蛋白尿(asymptomatic hematuria and/or proteinuria)既往国内称为隐匿型肾小球肾炎(latent glomerulonephritis),系指仅表现为肾小球源性血尿和(或)轻至中度蛋白尿,不伴水肿、高血压及肾功能损害的一组肾小球疾病,通常通过实验室检查发现并诊断。

【病理】

本组疾病可由多种病理类型的原发性肾小球疾病所致,但病理改变多较轻。如可见于轻微病变性肾小球肾炎(肾小球中仅有节段性系膜细胞及基质增生)、轻度系膜增生性肾小球肾炎及局灶节段性肾小球肾炎(局灶性肾小球病,病变肾小球内节段性内皮及系膜细胞增生)等病理类型。

【临床表现】

临床多无症状,常因发作性肉眼血尿或体检提示镜下血尿或蛋白尿而发现,无水肿、高血压和肾功能损害;部分病人可于高热或剧烈运动后出现一过性血尿,短时间内消失。反复发作的单纯性血尿,尤其是和上呼吸道感染密切相关者应注意IgA肾病的可能。

【实验室检查】

尿液分析可有镜下血尿和(或)蛋白尿(尿蛋白>0.5g/24h,但通常<2.0g/24h,以白蛋白为主);相差显微镜尿红细胞形态检查和(或)尿红细胞容积分布曲线测定可判定血尿性质为肾小球源性血尿。免疫学检查抗核抗体、抗双链DNA抗体、免疫球蛋白、补体等均正常。部分IgA肾病病人可有血IgA水平的升高;肾功能及影像学检查如B超、静脉肾盂造影、CT或MRI等常无异常发现。

单纯血尿者,有5%~15%的病人肾活检后仍不能确诊,对于此类病人不一定行肾活检。血尿伴蛋白尿病人的病情及预后一般较单纯性血尿病人稍重,且临床上无法鉴别为IgA肾病或其他肾病,建议行肾穿刺活检评估病情和协助治疗。如病人随访中出现血尿、蛋白尿加重和(或)肾功能恶化,应尽快做肾活检明确诊断。

【诊断与鉴别诊断】

无症状性血尿和(或)蛋白尿临床上无特殊症状,易被忽略,故应加强临床随访。此外,尚需排除其他原因所致的可能。

对单纯性血尿病人(仅有血尿而无蛋白尿),需做相差显微镜尿红细胞形态检查和(或)尿红细胞容积分布曲线测定,来鉴别血尿来源。首先应除外由于尿路疾病(如尿路结石、肿瘤或炎症)所致的血尿,通常尿红细胞位相和泌尿系统超声可协助鉴别。如确定为肾小球源性血尿,又无水肿、高血压及肾功能减退时,即应考虑诊断此病。以反复发作的单纯性血尿为表现者多为IgA肾病,尤其上呼吸道感染后肉眼血尿者。需注意的是,诊断本病前必须小心除外其他肾小球疾病的可能,如全身性疾病(ANCA相关性血管炎、狼疮肾炎、过敏性紫癜肾炎等)、Alport综合征、薄基底膜肾病及非典型的急性肾炎恢复期等。依据临床表现、家族史和实验室检查予以鉴别,必要时需依赖肾活检方能确诊。

同时伴有肾小球源性血尿和蛋白尿者,多属本病,排除继发性因素后可诊断。

对无症状单纯蛋白尿者,需做尿蛋白定量和尿蛋白成分分析、尿蛋白电泳以区分蛋白尿性质,必

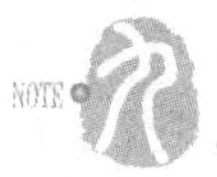

要时应做尿本周蛋白检查及血清蛋白免疫电泳。尤其是病人尿常规中蛋白定性试验时提示蛋白量不多,但24小时尿蛋白定量出现大量蛋白尿时,需高度注意单克隆免疫球蛋白增多症的可能。在作出诊断前还必须排除假性蛋白尿(如肿瘤引起大量血尿时)、溢出性蛋白尿、功能性蛋白尿(仅发生于剧烈运动、发热或寒冷时)、体位性蛋白尿(见于青少年,直立时脊柱前凸所致,卧床后蛋白尿消失)等性质蛋白尿,需注意排除左肾静脉压迫综合征,以及其他继发性肾小球疾病(如糖尿病肾病、肾淀粉样变、多发性骨髓瘤等)。必要时行肾活检确诊。

【治疗】

尿蛋白定量<1.0g/d,以白蛋白为主而无血尿者,称为单纯性蛋白尿,一般预后良好,很少发生肾功能损害。但近年的研究显示,有小部分尿蛋白在0.5~1.0g/d的病人,肾活检病理改变并不轻,应引起重视。

在未明确病因之前无需给予特异的治疗,但应注意避免加重肾损害的因素。由于病人蛋白尿较轻,不必使用激素和细胞毒药物,也不必使用过多的中草药,以免用药不慎反致肾功能损害。治疗原则包括:①对病人进行定期检查和追踪(每3~6个月1次),监测尿常规、肾功能和血压的变化,女性病人在妊娠前及怀孕期间更需加强监测;②保护肾功能、避免肾损伤的因素(参见本章第一节);③对伴血尿的蛋白尿病人,或单纯尿蛋白明显增多(尤其>1.0g/d)者,建议考虑使用ACEI/ARB类药物治疗,治疗时需监测血压;④对合并慢性扁桃体炎反复发作,尤其是与血尿、蛋白尿发生密切相关的病人,可待急性期过后行扁桃体切除术;⑤随访中如出现高血压或肾功能损害,按慢性肾小球肾炎治疗;⑥可适当用中医药辨证施治,但需避免肾毒性中药。

【预后】

无症状性血尿和(或)蛋白尿可长期迁延,预后较好,也可时轻时重;大多数病人的肾功能可长期维持稳定,少数病人自动痊愈,有部分病人尿蛋白增多,出现高血压和肾功能损害。

(余学清)

第七节 慢性肾小球肾炎

慢性肾小球肾炎(chronic glomerulonephritis)简称慢性肾炎,以蛋白尿、血尿、高血压和水肿为基本临床表现,起病方式各有不同,病情迁延并呈缓慢进展,可有不同程度的肾功能损害,部分病人最终将发展至终末期肾衰竭。

【病因和发病机制】

绝大多数慢性肾炎由不同病因的原发性肾小球疾病发展而来,仅有少数慢性肾炎是由急性肾炎发展所致(直接迁延或临床痊愈若干年后再现)。慢性肾炎的病因、发病机制和病理类型不尽相同,但起始因素多为免疫介导炎症。此外,高血压、大量蛋白尿、高血脂等非免疫非炎症因素也起到重要作用(参见本章第一节)。

【病理】

慢性肾炎可见于多种肾脏病理类型,主要为系膜增生性肾小球肾炎(包括IgA和非IgA系膜增生性肾小球肾炎)、系膜毛细血管性肾小球肾炎、膜性肾病及局灶节段性肾小球硬化等。病变进展至晚期,肾脏体积缩小、肾皮质变薄,所有病理类型均可进展为程度不等的肾小球硬化,相应肾单位的肾小管萎缩、肾间质纤维化。

【临床表现和实验室检查】

慢性肾炎可发生于任何年龄,但以中青年为主,男性多见。多数起病缓慢、隐匿。早期病人可无特殊症状,病人可有乏力、疲倦、腰部疼痛和食欲缺乏;水肿可有可无,一般不严重。

实验室检查多为轻度尿异常,尿蛋白常在1~3g/d,尿沉渣镜检红细胞可增多,可见管型。尿相差显微镜尿红细胞形态检查和(或)尿红细胞容积分布曲线测定可判定血尿性质为肾小球源性血尿。

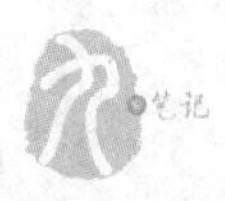

血压可正常或轻度升高。肾功能正常或轻度受损(肌酐清除率下降),这种情况可持续数年,甚至数十年,肾功能逐渐恶化并出现相应的临床表现(如贫血、血压增高等),最后进入终末期肾衰竭。

有的病人除上述慢性肾炎的一般表现外,血压(特别是舒张压)持续性中等以上程度升高,甚至出现恶性高血压,严重者可有眼底出血、渗出,甚至视盘水肿。如血压控制不好,肾功能恶化较快,预后较差。另外,部分病人可因感染、劳累呈急性发作,或用肾毒性药物后病情急骤恶化,经及时去除诱因和适当治疗后病情可一定程度缓解,但也可能由此而进入不可逆的慢性肾衰竭。多数慢性肾炎病人肾功能呈慢性渐进性损害,肾脏病理类型是决定肾功能进展快慢的重要因素(如系膜毛细血管性肾小球肾炎进展较快,膜性肾病进展较慢),但也与治疗是否合理等相关。

慢性肾炎临床表现呈多样性,个体间差异较大,故要特别注意因某一表现突出而易造成误诊。如慢性肾炎高血压突出而易误诊为原发性高血压,增生性肾炎(如系膜毛细血管性肾小球肾炎、IgA 肾病等)感染后急性发作时易误诊为急性肾炎,应予以注意。

B 型超声波检查早期肾脏大小正常,晚期可出现双肾对称性缩小、皮质变薄。肾脏活体组织检查可表现为原发病的病理改变,对于指导治疗和估计预后具有重要价值。

【诊断与鉴别诊断】

病人尿检异常(蛋白尿、血尿)、伴或不伴水肿及高血压病史达 3 个月以上,无论有无肾功能损害均应考虑此病,在除外继发性肾小球肾炎及遗传性肾小球肾炎后,临床上可诊断为慢性肾炎。

慢性肾炎主要应与下列疾病鉴别。

1. **继发性肾小球疾病** 如狼疮肾炎、过敏性紫癜肾炎、糖尿病肾病等,依据相应的病史、临床表现及特异性实验室检查,一般不难鉴别。

2. **Alport 综合征** 常起病于青少年,常有家族史(多为 X 连锁显性遗传),病人可有眼(球形晶状体等)、耳(神经性耳聋)、肾(血尿,轻至中度蛋白尿及进行性肾功能损害)异常。

3. **其他原发性肾小球疾病** ①无症状性血尿和(或)蛋白尿:临床上轻型慢性肾炎应与无症状性血尿和(或)蛋白尿相鉴别,后者主要表现为无症状性血尿和(或)蛋白尿,无水肿、高血压和肾功能减退;②感染后急性肾炎:有前驱感染并以急性发作起病的慢性肾炎需与此病相鉴别。两者的潜伏期不同,血清 C3 的动态变化有助鉴别;此外,疾病的转归不同,慢性肾炎无自愈倾向,呈慢性进展,可资鉴别。

4. **原发性高血压肾损害** 呈血压明显增高的慢性肾炎需与原发性高血压引起的继发性肾损害(即良性小动脉性肾硬化症)鉴别,后者先有较长期高血压病史,其后再出现肾损害,临床上远曲小管功能损伤(如尿浓缩功能减退、夜尿增多)多较肾小球功能损伤早,尿改变轻微(微量至轻度蛋白尿<2.0g/24h,以中、小分子蛋白为主,可有轻度镜下血尿),常有高血压的其他靶器官(心、脑)并发症和眼底改变。

5. **慢性肾盂肾炎和梗阻性肾病** 慢性肾盂肾炎多有反复发作的泌尿系统感染史,并有影像学及肾功能异常(详见本篇第五章),尿沉渣中常有白细胞,尿细菌学检查阳性可资鉴别。梗阻性肾病多有泌尿系统梗阻的病史,慢性者影像学常有多发性肾结石、肾盂扩张并积水、肾脏萎缩等征象。

【治疗】

慢性肾炎的治疗应以防止或延缓肾功能进行性恶化、改善或缓解临床症状及防治心脑血管并发症为主要目的。

1. **积极控制高血压和减少尿蛋白** 高血压和蛋白尿是加速肾小球硬化、促进肾功能恶化的重要因素,积极控制高血压和减少蛋白尿是两个重要的环节。高血压的治疗目标:力争把血压控制在理想水平(<130/80mmHg)。尿蛋白的治疗目标:争取减少至<1g/d。

慢性肾炎常有水、钠潴留引起的容量依赖性高血压,故高血压病人应限盐(<6g/d);可选用噻嗪类利尿剂,如氢氯噻嗪 12.5~25mg/d。Ccr<30ml/min 时,噻嗪类无效应改用袢利尿剂,一般不宜过多和长久使用。

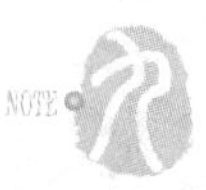

其他降压药如 ACEI 或 ARB 类药物、β 受体阻断剂、α 受体阻断剂及血管扩张药等亦可应用。如无禁忌证，应尽量首选具有肾脏保护作用的降压药如 ACEI 和 ARB 类药物。血压控制欠佳时，可联合使用多种抗高血压药物将血压控制到靶目标值。多数学者认为肾病病人的血压应较一般病人控制更严格，蛋白尿≥1.0g/24h，血压应控制在 125/75mmHg；如果蛋白尿≤1.0g/24h，血压应控制在 130/80mmHg。

多年研究证实，ACEI 或 ARB 除具有降低血压作用外，还有减少蛋白尿和延缓肾功能恶化的肾脏保护作用。后两种作用除通过对肾小球血流动力学的特殊调节作用（扩张入球和出球小动脉，但对出球小动脉扩张作用大于入球小动脉），降低肾小球内高压、高灌注和高滤过，并能通过非血流动力学作用（如抑制细胞因子、减少细胞外基质的蓄积）起到减缓肾小球硬化的发展和肾脏保护作用，为治疗慢性肾炎高血压和（或）蛋白尿的首选药物。通常要达到减少蛋白尿的目的，应用剂量需高于常规的降压剂量。肾功能损害的病人应用 ACEI 或 ARB 要防止高血钾，血肌酐>264μmol/L（3mg/dl）时务必在严密观察下谨慎使用，少数病人应用 ACEI 有持续性干咳的副作用。掌握好适应证和应用方法，监测血肌酐、血钾，防止严重副作用尤为重要。

2. 限制食物中蛋白及磷的入量 肾功能不全病人应限制蛋白及磷的入量，根据肾功能的状况给予优质低蛋白饮食［0.6～1.0g/（kg·d）］，同时控制饮食中磷的摄入。在进食低蛋白饮食时，应适当增加碳水化合物的摄入以满足机体生理代谢所需要的热量，防止负氮平衡。在低蛋白饮食 2 周后可使用必需氨基酸或 α-酮酸［0.1～0.2g/（kg·d）］。

3. 糖皮质激素和细胞毒药物 一般不主张积极应用，但是如果病人肾功能正常或仅轻度受损，病理类型较轻（如轻度系膜增生性肾炎、早期膜性肾病等），而且尿蛋白较多，无禁忌证者可试用，但无效者则应及时逐步撤去。

4. 避免加重肾脏损害的因素 感染、劳累、妊娠及肾毒性药物（如氨基苷类抗生素、含马兜铃酸的中药如关木通、广防己等）均可能损伤肾脏，导致肾功能恶化，应予以避免。

【预后】

慢性肾炎病情迁延，病变均为缓慢进展，最终进展至慢性肾衰竭。病变进展速度个体差异很大，主要取决于肾脏病理类型和严重程度、是否采取有效的延缓肾功能进展的措施、治疗是否恰当及是否避免各种危险因素等。

（余学清）

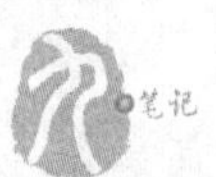
笔记

第三章 继发性肾病

继发性肾病指肾外疾病，特别是系统性疾病导致的肾损害。近年来由于生活方式改变、人口老龄化及环境因素等，继发性肾病患病率有增加趋势。本章介绍狼疮肾炎、糖尿病肾病、血管炎肾损害和高尿酸肾损害。

第一节 狼 疮 肾 炎

狼疮肾炎（lupus nephritis）是系统性红斑狼疮（SLE）的肾脏损害。约50%以上SLE病人有肾损害的临床表现，肾活检则显示肾脏受累几乎为100%。狼疮肾炎是我国终末期肾衰竭的重要原因之一。

【发病机制】

免疫复合物形成与沉积是引起狼疮肾炎的主要机制。循环中抗dsDNA等自身抗体与相应抗原结合形成免疫复合物后，沉积于肾小球；或循环中抗dsDNA抗体直接与沉积于肾脏的抗原相结合；或循环中自身抗体与肾小球内在抗原结合形成原位免疫复合物。沉积的免疫复合物激活补体，引起炎症细胞浸润、凝血因子活化及炎症介质释放，导致肾脏损伤。

【病理】

狼疮肾炎病理表现多样，2003年国际肾脏病协会（ISN）及肾脏病理学会工作组（RPS）进行了狼疮肾炎的病理分型，见表5-3-1。

表5-3-1 狼疮肾炎病理分型

病理分型	病 理 表 现
Ⅰ型	系膜轻微病变性狼疮肾炎，光镜下正常，免疫荧光可见系膜区免疫复合物沉积
Ⅱ型	系膜增生性狼疮肾炎，系膜细胞增生伴系膜区免疫复合物沉积
Ⅲ型	局灶性狼疮肾炎（累及<50%肾小球）。（A）：活动性病变；（A/C）：活动性伴慢性病变；（C）：慢性病变
Ⅳ型	弥漫性狼疮肾炎（累及≥50%肾小球）。S：节段性病变（累及<50%肾小球毛细血管袢）；G：球性病变（累及≥50%肾小球毛细血管袢）
Ⅴ型	膜性狼疮肾炎，可以合并发生Ⅲ型或Ⅳ型，也可伴有终末期硬化性狼疮肾炎
Ⅵ型	终末期硬化性狼疮肾炎，≥90%肾小球呈球性硬化

除肾小球外，肾小管-间质和血管也常受累。有间质或血管病变的病人肾脏受损往往较重，预后较差。典型的免疫病理表现为肾小球IgG、IgA、IgM、C3、C4、C1q均阳性，称为"满堂亮（full house）"（彩图5-3-1）。病变进展或治疗后可发生病理类型的转换。

【临床表现】

肾外表现详见第八篇第五章。狼疮肾炎的肾脏表现差异大，可为无症状性蛋白尿和（或）血尿，或表现为高血压、肾病综合征、急性肾炎综合征等。病情可逐渐进展为慢性肾脏病，晚期发生尿毒症。

蛋白尿最为常见，轻重不一，大量蛋白尿乃至肾病综合征可见于弥漫增生性和（或）膜性狼疮肾炎。多数病人有镜下血尿，肉眼血尿主要见于袢坏死和新月体形成的病人。病人可出现高血压，存在肾血管病变时更常见，甚至发生恶性高血压。

急性肾损伤可见于弥漫增生性狼疮肾炎，包括严重的毛细血管内增生性病变和（或）局灶坏死性新月体肾炎；也可见于血管炎和血栓性微血管病。血清抗磷脂抗体阳性病人易并发血栓，加剧肾功能恶化。

【实验室和其他检查】

尿蛋白和尿红细胞的变化、补体水平、某些自身抗体滴度与狼疮肾炎的活动和缓解密切相关。肾活检病理改变及狼疮活跃程度对狼疮肾炎的诊断、治疗和判断预后有较大价值。

【诊断与鉴别诊断】

在 SLE 基础上，有肾脏损害表现，如持续性蛋白尿（>0.5g/d，或>+++）、血尿或管型尿（可为红细胞或颗粒管型等），则可诊断为狼疮肾炎。狼疮肾炎易误诊为原发性肾小球疾病，通过检查有无多系统、多器官受累表现，血清 ANA、抗 dsDNA 抗体、抗 Sm 抗体阳性等可资鉴别。

【治疗】

狼疮肾炎的治疗方案以控制病情活动、阻止肾脏病变进展为主要目的。应根据临床表现、病理特征及疾病活动程度制订个体化治疗方案。

病理表现为Ⅰ型或Ⅱ型者：尿蛋白<3g/d，根据肾外表现决定糖皮质激素和免疫抑制剂治疗；尿蛋白>3g/d，糖皮质激素或钙调磷酸酶抑制剂治疗，同微小病变肾病。

增生性狼疮肾炎：无临床和严重组织学病变活动的Ⅲ型病人，可给予对症治疗或小剂量糖皮质激素和（或）环磷酰胺。弥漫增殖性（Ⅳ型）和严重局灶增殖性（Ⅲ型）狼疮肾炎则应给予积极的免疫抑制治疗。病情活动者应先给予诱导疗法，待病情稳定后转入维持治疗。诱导治疗一般为泼尼松 1mg/(kg · d)，疗程 4 ~6 周，以控制炎症反应，此后逐渐减量，直至 5 ~ 10mg/d 维持；同时合用免疫抑制治疗，如环磷酰胺静脉疗法（每个月 0.5 ~1g/m^2，共 6 次；或者每 2 周 0.4g，共 6 次），或者吗替麦考酚酯（1.5 ~2.0g/d，分 2 次口服）。维持治疗多采用硫唑嘌呤 1 ~ 2mg/(kg · d) 或吗替麦考酚酯（0.5 ~1.0g/d）。肾活检有大量细胞性新月体或纤维素样坏死病变，以及肾外病情活动严重者也可使用甲泼尼龙 15mg/(kg · d) 静脉冲击疗法，1 次/日，3 次为一疗程。

膜性狼疮肾炎（Ⅴ型）：表现为非肾病水平蛋白尿的单纯膜性狼疮肾炎病人仅需要降蛋白及降压治疗，根据肾外表现决定糖皮质激素和免疫抑制剂疗法。表现为肾病水平蛋白尿者，糖皮质激素联合免疫抑制剂治疗，如泼尼松 1mg/(kg · d) 联合环磷酰胺或吗替麦考酚酯、环孢素或他克莫司。

膜性狼疮肾炎病人合并增生性狼疮肾炎则按照后者治疗。

【预后】

狼疮肾炎治疗后可长期缓解，但药物减量或停药后易复发，且病情逐渐加重。近年来由于对狼疮肾炎诊断水平的提高，轻型病例的早期发现以及免疫抑制药物的合理应用，预后明显改善，10 年存活率已提高到 80% ~90%。

第二节　糖尿病肾病

糖尿病肾病（diabetic nephropathy，DN）是糖尿病最常见的微血管并发症之一。无论是 1 型还是 2 型糖尿病，30% ~40% 的病人可出现肾脏损害，而 2 型糖尿病中约 5% 的病人在确诊糖尿病时就已存在糖尿病肾病。

【发病机制】

1. 糖代谢异常　在糖尿病状态下，全身脏器出现糖代谢障碍，其中肾脏、神经、眼等组织/器官糖代谢明显增强，此时约 50% 的葡萄糖在肾脏代谢，一方面降低了机体发生酮症酸中毒、高渗性昏迷的风险；另一方面也加重了肾脏的糖负荷。肾脏葡萄糖代谢增加的原因包括：①肾细胞葡萄糖转运体 1（Glut 1）活性增强以及肾组织细胞胰岛素受体的数目、亲和力增加；②细胞内高糖引起各种损伤介质如 IGF-1、TGF-β_1、AngⅡ等产生过多，又促进 Glut 1 的活性增强，使更多葡萄糖进入细胞内；③高血糖导致活性氧产生增加；④多元醇途径的活化，二酰甘油-蛋白激酶 C（PKC）途径激活，氨基己糖途径改

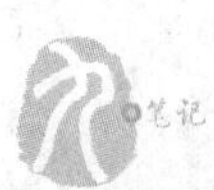

变;⑤蛋白质非酶糖基化(蛋白质糖基化终末产物)增加。

2. 肾脏血流动力学改变　肾小球高灌注、高跨膜压和高滤过在糖尿病肾病的发生中起关键作用。肾小球体积增大、毛细血管表面积增加,导致肾小球血流量及毛细血管压力升高、蛋白尿生成。

3. 氧化应激　糖尿病状态下,葡萄糖自身氧化造成线粒体超负荷,导致活性氧(ROS)产生过多;另一方面机体抗氧化能力下降,细胞内抗氧化的 NADPH 量不足。ROS 可诱导多种损伤介质,促进肾小球细胞外基质合成增多、降解减少,导致小球纤维化;ROS 也可以造成上皮细胞黏附性消失,小管基底膜破坏和间质细胞浸润增加,导致小管间质纤维化。

4. 免疫炎症因素　天然免疫中补体系统和模式识别受体之间存在复杂的交互作用网络,可能在糖尿病肾病的发病机制中发挥了重要作用。此外,单核-巨噬细胞和肥大细胞,各种转录因子、趋化分子、黏附分子、炎症因子以及糖基化代谢终产物等均可能参与了致病机制。巨噬细胞和肿瘤坏死因子α有可能成为重要的干预靶点。

5. 遗传因素　目前认为糖尿病肾病是一种多基因病,遗传因素在决定糖尿病肾病易感性方面起着重要作用。

【病理】

光镜下早期可见肾小球肥大,肾小球基底膜轻度增厚,系膜区轻度增宽。随着病情进展,肾小球基底膜弥漫增厚,基质增生,形成典型的 K-W 结节(彩图 5-3-2),称为结节性肾小球硬化症。部分病人无明显结节,称为弥漫性肾小球硬化症。并常可见内皮下纤维蛋白帽、球囊滴、小动脉透明样变,伴随肾小管萎缩、近端肾小管上皮细胞空泡变性、肾乳头坏死及间质炎症细胞浸润等。

免疫荧光检查可见 IgG 沿肾小球毛细血管袢和肾小管基底膜弥漫线状沉积,还可伴有 IgM、补体 C3 等沉积。

电镜下,早期肾小球基底膜不规则增厚,系膜区扩大,基质增多,晚期则形成结节状,这与光镜下所见的 K-W 结节吻合。渗出性病灶可显示为微细颗粒状电子致密物,还可见足突融合等。

【临床表现与分期】

主要表现为不同程度蛋白尿及肾功能的进行性减退。由于 1 型糖尿病发病起始较明确,与 2 型糖尿病相比,高血压、动脉粥样硬化等的并发症较少,目前根据 1 型糖尿病的临床过程予以分期。

Ⅰ期:临床无肾病表现,仅有血流动力学改变,此时肾小球滤过率(GFR)升高,肾脏体积增大,小球和小管肥大。在运动、应急、血糖控制不良时可有一过性微量蛋白尿。

Ⅱ期:持续性微量白蛋白尿,GFR 正常或升高,临床无症状。肾脏病理肾小球/肾小管基底膜增厚、系膜区增宽等。

Ⅲ期:蛋白尿/白蛋白尿明显增加(尿白蛋白排泄率>200mg/24h,蛋白尿>0.5g/24h),可有轻度高血压,GFR 下降,但血肌酐正常。肾脏病理出现局灶/弥漫性硬化,K-W 结节,入/出球小动脉透明样变等。

Ⅳ期:大量蛋白尿,可达肾病综合征程度。

Ⅴ期:肾功能持续减退直至终末期肾脏病。

2 型糖尿病肾损害的过程与 1 型糖尿病基本相似,只是高血压出现早、发生率更高,其他并发症更多。

糖尿病肾病的其他临床表现尚可有:Ⅳ型肾小管酸中毒,特别是在 RAS 抑制的情况下更要谨慎;易发生尿路感染;单侧/双侧肾动脉狭窄;梗阻性肾病(神经源性膀胱);肾乳头坏死等。

【诊断与鉴别诊断】

1 型糖尿病发病后 5 年和 2 型糖尿病确诊时,出现持续微量白蛋白尿,就应怀疑糖尿病肾病。如病程更长,临床逐渐出现蛋白尿,甚至出现大量蛋白尿或肾病综合征,同时合并有糖尿病的其他并发症,如糖尿病眼底病变,就应考虑糖尿病肾病。

如果出现下列情况:①无糖尿病视网膜病变;②急性肾损伤;③短期内蛋白尿明显增加;④无高血压;⑤肾小球源性血尿,应考虑糖尿病合并其他慢性肾脏病,建议肾活检确诊。

【治疗】

包括早期干预各种危险因素和终末期肾脏病的肾脏替代治疗。

1. 饮食治疗　早期应限制蛋白质摄入量。对于肾功能正常病人，给予蛋白质0.8g/(kg·d)。对已有肾功能不全病人给予蛋白质0.6g/(kg·d)，以优质蛋白为主。透析病人、儿童及孕妇不宜过度限制蛋白质摄入。为防止营养不良的发生，应保证给予足够的热量。

2. 控制血糖　糖尿病肾病病人糖化血红蛋白应控制在7%左右。临床常用的口服降糖药物包括六大类：①磺酰脲类；②双胍类；③噻唑烷二酮类；④α-葡萄糖苷酶抑制剂；⑤格列奈类；⑥二肽基肽酶-4抑制剂。对于肾功能正常的病人，降糖药的使用主要根据病人胰岛的功能、血糖增高的特点以及是否存在肥胖来选择。肾功能异常时，谨慎乃至避免使用磺酰脲类和双胍类药物，应选用较少经肾排泄的药物，如阿卡波糖、吡格列酮等，但磺酰脲类中的格列喹酮仍可使用。中晚期病人建议停用所有口服降糖药，使用胰岛素。

3. 控制血压　应将血压控制在≤130/80mmHg。以血管紧张素转换酶抑制剂(ACEI)/血管紧张素Ⅱ受体阻滞剂(ARB)作为首选药物。血压控制不佳的病人，可加用钙通道阻滞剂、利尿剂、β受体拮抗剂等。应用ACEI/ARB要观察病人肾功能，血清钾及血容量的变化，伴肾动脉狭窄者慎用。

4. 调脂治疗　目标为：总胆固醇<4.5mmol/L，LDL<2.5mmol/L，TG<1.5mmol/L，高密度脂蛋白胆固醇>1.1mmol/L。

血清总胆固醇增高为主者，首选他汀类降脂药物。甘油三酯增高为主者选用纤维酸衍生物类药物治疗。同时配合饮食治疗，少食动物脂肪，多食富含多聚不饱和脂肪酸的食物。

5. 并发症治疗　对并发高血压、动脉粥样硬化、心脑血管病、其他微血管病等的病人应给予相应处理，保护肾功能。尽量避免使用肾毒性药物。

6. 透析和移植　当GFR<15ml/min，或伴有不易控制的心力衰竭、严重胃肠道症状、高血压等，应根据条件选用透析、肾移植或胰肾联合移植。

【预后】

糖尿病肾病预后不佳。影响预后的因素主要包括糖尿病类型、蛋白尿程度、肾功能和肾外心脑血管合并症等病变的严重性。

第三节　血管炎肾损害

血管炎是指以血管壁的炎症和纤维素样坏死为病理特征的一组疾病。本节主要介绍抗中性粒细胞胞浆抗体(ANCA)阳性的系统性小血管炎，包括肉芽肿性多血管炎(granulomatosis with polyangiitis，GPA)、显微镜下多血管炎(microscopic polyangiitis，MPA)和嗜酸性肉芽肿性多血管炎(eosinophilic granulomatosis with polyangiitis，EGPA)。ANCA的主要靶抗原为蛋白酶3(PR3)和髓过氧化物酶(MPO)。我国以MPO-ANCA阳性的MPA为主。

【发病机制】

目前认为该类疾病的发生是多因素的，涉及ANCA、中性粒细胞和补体等。

1. ANCA与中性粒细胞　动物模型发现MPO-ANCA可引起新月体肾炎和肺泡小血管炎，清除中性粒细胞则不发病。体外研究发现，ANCA可介导中性粒细胞与内皮细胞黏附，ANCA活化的中性粒细胞发生呼吸爆发和脱颗粒，释放的活性氧自由基和各种蛋白酶等可引起血管炎。

2. 补体　动物模型及来自病人的研究均证实，补体旁路途径活化参与了该病的发病机制。其中补体活化产物C5a可通过C5a受体发挥致炎症效应而参与血管炎发病。

【病理】

免疫荧光和电镜检查一般无免疫复合物或电子致密物，或仅呈微量沉着。光镜检查多表现为局灶节段性肾小球毛细血管袢坏死和新月体形成，且病变新旧不等(彩图5-3-3)。

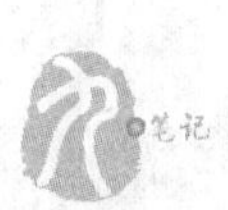

【临床表现】

该病可见于各年龄组，但我国以老年人多见。常有发热、疲乏、关节肌肉疼痛和体重下降等非特异性全身症状。化验 ANCA 阳性，CRP 升高，ESR 快。

肾脏受累时，活动期有血尿，多为镜下血尿，可见红细胞管型，多伴蛋白尿；肾功能受累常见，约半数表现为 RPGN。

本病多系统受累，常见肾外表现包括肺、头颈部和内脏损伤。其中肺受累主要表现为咳嗽、痰中带血甚至咯血，严重者因肺泡广泛出血发生呼吸衰竭而危及生命。胸片可表现为阴影、空洞和肺间质纤维化。

【诊断与鉴别诊断】

国际上尚无统一、公认的临床诊断标准。目前应用最为广泛的是 2012 年修订的 Chapel Hill 系统性血管炎命名国际会议所制定的分类诊断标准。

中老年病人表现为发热、乏力和体重下降等炎症表现，加之血清 ANCA 阳性可考虑该病诊断。本病需要与过敏性紫癜肾损害和狼疮肾炎鉴别，血清 IgA 水平、特异性血清学指标如 ANA、抗 dsDNA 抗体等可资鉴别。肾活检可协助确诊和分型。

【治疗】

ANCA 相关小血管炎的治疗分为诱导治疗和维持治疗。

1. 诱导治疗　糖皮质激素联合环磷酰胺是最常用的治疗方案。泼尼松 1mg/(kg · d)，4～6 周，病情控制后逐步减量。同时联合环磷酰胺，口服剂量 2mg/(kg · d)，持续 3～6 个月；或静脉冲击 0.75g/m^2，每个月 1 次，连续 6 个月。对老年和肾功能不全者，环磷酰胺酌情减量。

重症病人，如小动脉纤维素样坏死、大量细胞新月体和肺出血，可加用甲泼尼龙（MP）冲击治疗，每日 1 次或隔日一次，3 次为一个疗程。血浆置换的主要适应证为合并抗 GBM 抗体、严重肺出血和起病时血肌酐>500μmol/L 者。

糖皮质激素联合利妥昔单抗可用于非重症病人或应用环磷酰胺有禁忌的病人。

2. 维持治疗　小剂量糖皮质激素的基础上，常用免疫抑制剂包括硫唑嘌呤 2mg/(kg · d) 和吗替麦考酚酯(1.0g～1.5g/d，分为 2 次)。此外，甲氨蝶呤可用于 Scr<177μmol/L 者。

【预后】

应用糖皮质激素和环磷酰胺治疗的 5 年生存率达 80%。影响病人预后的独立危险因素包括高龄、继发感染以及肾功能不全。肺脏存在基础病变特别是肺间质纤维化是继发肺部感染的独立危险因素。超过 15% 的病人在诱导治疗成功后的 2 年内复发，是造成器官损害和进展到终末期肾衰竭的独立危险因素。

第四节　高尿酸肾损害

随着生活方式的变化，高尿酸血症的发生率逐渐增加，尤其是慢性肾脏病中合并无症状高尿酸血症的发生率更高。尿酸是嘌呤代谢的产物，高尿酸血症是指在正常嘌呤饮食状态下，非同日两次空腹血尿酸水平男性高于 420μmol/L，女性高于 360μmol/L，即称为高尿酸血症。

高尿酸肾损害分为急性和慢性高尿酸血症性肾病及尿酸性肾结石。急性高尿酸血症性肾病多表现为少尿型急性肾损伤；慢性高尿酸血症性肾病多表现为间质性肾损害；尿酸性肾结石主要表现为肾梗阻。

【发病机制】

1. 急性高尿酸血症性肾病　多见于恶性肿瘤放、化疗病人，属溶瘤综合征范畴。高浓度的尿酸超过近端肾小管的重吸收能力，滞留在肾小管腔形成结晶，导致肾内梗阻而出现急性肾损伤。

2. 慢性高尿酸血症性肾病　表现为肾间质纤维化。既往认为尿酸盐结晶沉积于肾间质，周围包绕巨噬细胞，从而导致炎症反应和肾间质纤维化。近些年的研究提示有其他的机制参与。

3. 高尿酸尿症　高尿酸尿症者易发生尿酸肾结石，占肾结石的 5%～10%。在酸性尿的情况下，

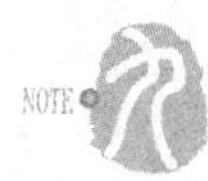

尿酸容易析出，沉积并形成结石。

【病理】

1. 急性高尿酸血症性肾病一般不需要肾活检。光镜下管腔内尿酸结晶沉积，可阻塞肾小管造成近端肾小管扩张，肾小球结构正常。

2. 慢性高尿酸血症性肾病的典型病理表现是在光镜下见到尿酸盐结晶在肾实质沉积。结晶体周围有白细胞、巨噬细胞浸润及纤维物质包裹。经典的痛风石一般沉积在皮髓交界处及髓质，肾活检不易见到。

【临床表现】

1. 急性高尿酸血症性肾病通常发生在放、化疗后1～2天，常伴溶瘤综合征的特点和低钙血症。尿酸盐结晶导致的肾内梗阻，可引起腰痛、腹痛、少尿甚至无尿。

2. 慢性高尿酸血症性肾病病人通常存在长期的高尿酸血症，常反复发作痛风。肾损害早期表现隐匿，多为尿浓缩功能下降，尿沉渣无有形成分，尿蛋白阴性或微量，病人逐渐出现慢性肾脏病。早期肾小球滤过功能尚正常时，尿酸的排泄分数增加，与其他原因引起肾脏病继发高尿酸血症不同。

3. 尿酸肾结石常见的症状是肾绞痛和血尿，部分病人为体检时发现结石。

【诊断与鉴别诊断】

1. 急性高尿酸血症性肾病　典型病人在肿瘤放、化疗后，出现少尿型急性肾损伤，伴严重的高尿酸血症，可高于893μmol/L，其他急性肾损伤所致的高尿酸血症一般不高于714μmol/L。尿液呈酸性，尿沉渣无有形成分，尿蛋白阴性。

2. 慢性高尿酸血症性肾病　典型的痛风病史及逐渐发生肾功能损害、尿常规变化不明显者，可疑诊慢性高尿酸血症性肾病。对于大多数高尿酸血症合并慢性肾脏病的病人，诊断时要仔细分析，排除慢性肾脏病继发的高尿酸血症。随着研究的深入和诊断技术的进步，一些既往被认为是慢性高尿酸血症性肾病的疾病，发现了其他的致病原因，而高尿酸血症是继发于肾脏病损伤。例如部分病人系由于编码Tamm-Horsfall蛋白等与尿酸代谢相关的基因突变导致的慢性肾小管间质病，尿酸从肾脏排出减少。

鉴别诊断需仔细排除其他原因，如铅中毒。其次要分析是否肾脏损伤在先，仔细询问病史及既往的体检情况将有所帮助；尿酸排泄分数可有助于鉴别，慢性肾脏病引起血尿酸升高，其尿酸排泄分数常下降。

3. 尿酸肾结石　诊断需首先确认存在肾结石，其次确定是否为尿酸结石。尿酸结石X线片上不显影，称阴性结石。

【治疗原则】

1. 急性高尿酸血症性肾病以预防为主，肿瘤放、化疗之前3～5天即可应用别嘌醇。发生高尿酸血症时，仍可使用别嘌醇或尿酸氧化酶以降低血尿酸，严重者可采用血液透析以尽快清除尿酸。此外，可通过水化和适时碱化尿液（尿液pH 7.0）减少尿酸沉积。

2. 慢性高尿酸血症性肾病病人如同时发生痛风，则参照痛风的治疗原则；无症状高尿酸血症，是否需要降尿酸治疗目前仍有争议。综合治疗包括：①控制饮食嘌呤摄入；②抑制尿酸生成的药物主要是黄嘌呤氧化酶抑制剂，包括别嘌醇和非布索坦。别嘌醇主要由肾脏排出体外，常用剂量300mg/d，肾功能下降时参照GFR减量，重症药疹是别嘌醇的严重不良反应，*HLA-B*5801*为其高风险基因，而非布索坦通过肝、肾双通道代谢，常用剂量40～80mg/d；③促尿酸排泄药物可选用苯溴马隆，应注意该药主要用于尿酸排泄分数明显下降者；④促进尿酸分解的药物，如尿酸氧化酶。

3. 尿酸肾结石的治疗目的是减小已形成结石的体积，防止新结石形成。因此治疗的方向是降低血尿酸水平和提高尿酸在尿中的溶解度。

【预后】

急性高尿酸血症性肾病以预防为主，发生急性高尿酸血症性肾病后及时治疗，预后较好。慢性高尿酸血症性肾损害与高血压、心脑血管病密切相关，如不及时防治可进展至终末期肾脏病。

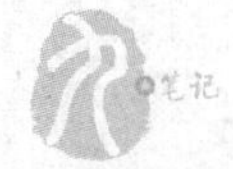

（赵明辉）

第四章　间质性肾炎

间质性肾炎，又称肾小管间质性肾炎（tubulointerstitial nephritis，TIN）。“肾小管间质”一词实际是指肾间质，但特别强调了肾小管在间质性肾炎中经常会受累。TIN 可以是原发于肾小管间质的（原发性 TIN），也可以继发于原发性肾小球或肾血管疾病（继发性 TIN）。约 15% 的急性肾衰竭的原因为原发性 TIN；25% 终末期肾脏病（end stage renal disease，ESRD）是由慢性 TIN 造成的。间质性肾炎是几乎各种进展性肾脏疾病的共同通路，是最常见的肾脏损伤形式。本章节主要讨论原发性 TIN。

第一节　急性间质性肾炎

急性间质性肾炎（acute interstitial nephritis，AIN），又称急性肾小管间质性肾炎（acute tubulointerstitial nephritis，ATIN）。由多种病因引起；急骤起病；以肾间质水肿和炎症细胞浸润为主要病理表现，肾小球及肾血管多无受累或病变较轻；以肾小管功能障碍，可伴或不伴肾小球滤过功能下降为主要临床特点的一组临床病理综合征。

【病因和发病机制】

AIN 病因多种多样，其中药物和感染是最常见原因。

（一）药物

1. 抗生素　包括：青霉素类及头孢菌素类；大环内酯类如阿奇霉素、红霉素；抗结核药物如利福平、乙胺丁醇、异烟肼；其他种类抗生素如林可霉素、氯霉素、多黏菌素 B、四环素、万古霉素和磺胺类等。

2. 非甾体抗炎药（包括水杨酸类）及解热镇痛药　NSAIDs 如阿司匹林、布洛芬、萘普生、柳氮磺胺吡啶、吲哚美辛，双氯芬酸，美洛昔康等。其他解热镇痛药如氨基比林、安乃近、安曲非宁等。

3. 治疗消化性溃疡病药物　H_2 受体阻断剂如西咪替丁、法莫替丁、雷尼替丁，质子泵抑制剂如奥美拉唑、兰索拉唑、泮托拉唑等，铋剂等。

4. 利尿剂　呋塞米、氢氯噻嗪、吲达帕胺、氨苯蝶啶。

5. 其他药物　别嘌醇、硫唑嘌呤、青霉胺、丙硫氧嘧啶、环孢素、卡托普利、金制剂、甲基多巴、苯茚二酮、去甲基麻黄素、丙磺舒、磺吡酮、华法林等。

（二）全身性感染

包括布鲁氏菌病、白喉、军团菌感染、链球菌感染、支原体肺炎、传染性单核细胞增多症、巨细胞病毒病、钩端螺旋体病、梅毒和弓形体虫病等。

（三）原发肾脏感染

包括肾盂肾炎、肾结核和肾真菌感染等。

（四）免疫性

包括继发结缔组织病（如系统性红斑狼疮、原发性干燥综合征、坏死性血管炎和 IgG4 相关疾病）和移植肾急性排异病等。

（五）特发性

免疫机制在启动和维持小管间质病的损害起到重要作用，细胞免疫和体液免疫均参与其中。诱发免疫介导的损伤的抗原可以是内源性的（Tamm-Horsfall 蛋白、Megalin 和肾小管基底膜成分）或外源性的（如药物和化学品），其可为半抗原与肾小管抗原结合，或模拟正常的肾小管或间质抗原，继而诱发内源或外源性的抗体，经抗原提呈淋巴细胞诱导T细胞活化、分化和增殖，导致延迟性超敏反应和细胞毒性T淋巴细胞损伤。在免疫荧光检查中可见部分病例间质和肾小管基底膜上有免疫球蛋白和补体沉积，在电镜下则为电子致密物，提示系免疫复合物。提示抗肾小管基底膜抗体也参与了本病的发病机制。上述间质组织中的炎症浸润诱导多种致纤维化细胞因子和趋化因子，如转化生长因子-β（TGF-β）、血小板源生长因子-BB（PDGF-BB），上皮生长因子（EGF）和成纤维细胞生长因子-2（FGF-2）。浸润到间质的成纤维细胞是上皮细胞到间质细胞转变的产物。最终，这一炎症过程导致细胞外间质的增加、间质纤维化和肾小管减少。

【病理表现】

急性间质性肾炎病理主要表现为：肾间质中灶状或弥漫分布的单个核细胞（淋巴及单核细胞）浸润，尤其是皮质部，还可见嗜酸性粒细胞（尤其在药物引起者中）和少量中性粒细胞存在；有时可见肾间质的上皮细胞性肉芽肿。炎症细胞还可侵入小管壁引起小管炎，重症者可有局灶性肾小管坏死，其范围常与肾功能损害程度相关。间质常有水肿，急性期并无纤维化；除少数可有系膜增多外，肾小球及血管常正常。免疫荧光检查多为阴性。

NSAIDs导致的AIN病人肾小球在光镜下无明显改变，电镜下可见肾小球上皮细胞足突融合，与肾小球微小病变病理相似。

军团菌感染、血吸虫、疟原虫及汉坦病毒感染者光镜下可见系膜增生改变，免疫荧光可见IgG、IgM或C3在肾小球系膜区团块样沉积。

【临床表现】

AIN临床表现轻重不一，无特异性。药物相关性AIN，可在用药后2～3周发病。常有发热、皮疹、关节酸痛和腰背痛，但血压多正常、无水肿。20%～50%病人可出现少尿或无尿，伴程度不等的氮质血症，约1/3病人出现严重尿毒症症状、发展为急性肾衰竭，少尿或非少尿型均可见。

辅助检查方面：药物相关者80%病人有外周血嗜酸性粒细胞增高，但历时短暂。95%病人有血尿，少数可为肉眼血尿；部分病人可有无菌性脓尿，少数病人可见嗜酸性粒细胞尿。蛋白尿量常为轻至中等量，一般小于2g，少数NSAIDs或干扰素导致的AIN可伴大量蛋白尿，与肾小球微小病变有关。

肾小管功能损害突出，常见肾性糖尿、小分子蛋白尿，尿β_2-MG、NAG等排出增多，尿比重及渗透压降低。可见Ⅰ型肾小管酸中毒、偶见Fanconi综合征，电解质紊乱。

影像学：双肾大小正常或轻度增大。

系统性疾病导致以间质性肾炎为主要表现时，还可见相应的基础疾病的临床和实验室证据。如系统性红斑狼疮继发AIN，伴随ANA及dsDNA阳性，原发性干燥综合征时抗SSA、SSB抗体阳性，IgG4相关疾病者血清IgG4亚型升高。

【诊断与鉴别诊断】

典型的病例根据用药史，感染史或全身疾病史，结合实验室检查结果诊断。确定诊断则依靠肾活检。

鉴别诊断：造成AKI的AIN主要需与其他可导致急性肾衰竭的病因鉴别，包括急性肾小管坏死（ATN），急进性肾小球肾炎（RPGN）。此外，符合AIN的临床表现者，还需鉴别AIN是否原发于肾间质，或继发于肾小球疾病（表5-4-1）。

【治疗】

1. 去除病因 停用可疑药物；合理应用抗生素治疗感染性AIN。

2. 支持疗法 对症治疗。若为急性肾衰竭，合并高钾血症、肺水肿等肾脏替代治疗指征时，应行血液净化支持。

3. 肾上腺皮质激素 对于非感染性AIN，泼尼松30～40mg/d，肾功能多在用药后1～2周内改善，建议使用4～6周后再缓慢减量。用药6周无效，提示病变已慢性化，继续治疗无进一步收益，可停用类固醇激素。

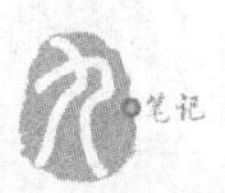
笔记

表 5-4-1 原发性与继发性 AIN

	原发性 AIN	继发性 AIN
尿液检查	尿蛋白<2g/d,RBC 少见	尿蛋白>2g/d,RBC 突出
临床表现	肾小管功能受损突出,伴贫血或电解质紊乱	肾炎或肾病综合征 肾脏外表现,特殊抗体
肾脏病理	无明显肾小球和肾血管病变	肾间质病变与肾小球和肾血管病变存在结构上的关联
常见病因	药物、感染、免疫、代谢、理化、遗传	原发性肾小球肾炎:FSGS,IgA 肾病,MPGN 继发性肾小球肾炎:狼疮肾炎,糖尿病肾病,高血压肾损害,骨髓瘤肾病

第二节 慢性间质性肾炎

慢性间质性肾炎(chronic interstitial nephritis,CIN)又称慢性肾小管间质性肾炎(chronic tubulointerstital nephritis,CTIN),与 AIN 类似,也是由多种病因引起,以肾小管功能障碍为主要表现的一组疾病或临床综合征。与 AIN 不同之处为,其病程长,起病隐匿,常缓慢进展至慢性肾衰竭,病理也以慢性病变为主要表现,肾小管萎缩、肾间质纤维化突出。

【慢性间质性肾炎病因】

常见病因有:

1. 持续性或进行性急性间质性肾炎发展而成。
2. 尿路梗阻包括梗阻性肾病和反流性肾病。
3. 肾毒性物

(1) 药物,如 NSAIDs 及镇痛药、亚硝脲类烷化剂等。

(2) 内源性代谢物质:高尿酸和尿酸盐、高钙血症、低钾血症、草酸盐等。

(3) 重金属如铂、铜、铅、锂和汞等。

(4) 放射性肾炎。

(5) 中草药,如含马兜铃酸的中药。

4. 慢性肾盂肾炎、肾结核等。
5. 自身免疫性疾病,如系统性红斑狼疮,干燥综合征和 IgG4 相关疾病等。
6. 移植肾慢性排异。
7. 合并肿瘤或副蛋白血症如白血病、淋巴瘤、淀粉样变性、华氏巨球蛋白血症、冷球蛋白血症和多发性骨髓瘤等。
8. 囊性肾病如髓质囊肿病和多囊肾等。
9. 特发性。

【病理表现】

主要表现为肾间质纤维化、可有斑片状的慢性炎症细胞为主的间质浸润,肾小管萎缩。肾小球早期可正常或改变不明显,晚期则为纤维组织包绕,进而发生肾小球硬化。

不同病因的慢性间质性肾炎病理表现也不尽相同。如有尿路梗阻的慢性肾盂肾炎时,双肾大小不一,表面高低不平,部分与包膜粘连,肾盂和肾盏可有不同程度的扩张。止痛剂肾病时典型改变为肾髓质损伤,肾小管细胞内可见黄褐色脂褐素样色素,穿过萎缩皮质部的髓放线呈颗粒状肥大,髓质间质细胞减少、细胞外基质聚集。肾乳头坏死早期表现为肾小管周微血管硬化及片状肾小管坏死,晚期可见坏死灶并形成钙化灶。钙调蛋白抑制相关肾病表现为血管增生硬化性病变如小动脉壁玻璃样变性、增厚、甚至管腔闭塞,出现伴随肾小管萎缩、间质纤维化的条带分布的肾小球缺血硬化。慢性尿酸性肾病常可伴肾小动脉硬化及肾小球硬化,在冷冻或酒精固定标本在偏振光显微镜下可见到肾小

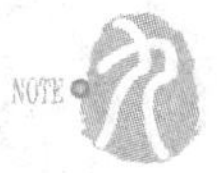

管或肾间质内的尿酸结晶,尤以髓质部为常见。低钾性肾病肾髓质部可见广泛的肾小管严重空泡变性。高钙性肾病可见肾小管钙化及肾间质多发钙化灶。干燥综合征间质损害多呈灶状分布。

【临床表现】

表现为以肾小管功能不全的症状和体征,临床上缓慢隐袭进展。近端肾小管重吸收功能障碍导致肾性糖尿病。远端肾小管浓缩功能受损导致的低比重尿、尿渗透压下降及夜尿增多突出。此后逐渐出现蛋白尿,为肾小管性蛋白尿,蛋白尿很少超过2g/d。常可见无菌性脓尿。合并肾小管酸中毒常见。晚期出现进行性肾小球功能减退,最终出现尿毒症症状。60% ~90%病人存在不同程度的贫血,且与肾小球功能受损程度不平行。不同病因的慢性间质性肾炎的临床表现不尽相同,止痛剂肾病可出现肾乳头坏死,临床表现为肾绞痛及肉眼血尿。IgG4 相关肾病可同时合并腹膜后纤维化导致的梗阻性肾病。

【诊断】

CIN 诊断要点包括:①滥用镇痛药史或其他特殊药物、重金属等接触史或慢性肾盂肾炎史,或相应的免疫系统疾病基础;②起病隐袭,多尿、夜尿突出,酸中毒及贫血程度与肾功能不平行;③尿检提示低比重尿,尿比重多低于1.015;尿蛋白定量≤1.5g/24h,低分子蛋白尿;④尿溶菌酶及尿 β_2-微球蛋白增多。但其最终确诊主要依靠病理检查,临床疑诊时应尽早进行肾穿刺。

鉴别诊断:高血压及动脉粥样硬化所致的肾损害、不完全梗阻性肾病也以肾小管间质损害为主要特征,主要应从病史、服药史等进行鉴别。

【治疗】

应积极去除致病因素,如停用相关药物,清除感染因素,但由于 CIN 起病隐匿,发现时多已呈现肾脏纤维化为主的慢性化且不可逆损伤,去除致病因素常已经不能奏效。此时,治疗多以对症支持治疗为主:纠正电解质紊乱和酸碱平衡失调;补充 EPO 纠正肾性贫血,控制高血压。

(李雪梅)

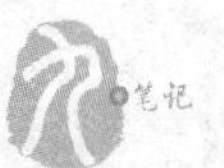
笔记

第五章 尿路感染

尿路感染(urinary tract infection,UTI)简称尿感,是指病原体在尿路中生长、繁殖而引起的感染性疾病。病原体可包括细菌、真菌、支原体、衣原体、病毒等。本章主要叙述由细菌(不包括结核)引起的尿路感染。

尿路感染(简称尿感)的分类:根据感染发生部位可分为上尿路感染和下尿路感染,前者主要为肾盂肾炎,后者主要为膀胱炎;根据病人的基础疾病,可分为复杂性和非复杂性(单纯性)尿路感染。复杂性尿感指病人同时伴有尿路功能性或结构性异常或免疫低下(表5-5-1)。非复杂性尿感主要发生在无泌尿生殖系统异常的女性,多数为膀胱炎,偶然可为急性肾盂肾炎。男性很少发生非复杂性尿感,如发生尿感,应检查是否为复杂性尿感;根据发作频次,分为初发或孤立发作尿感和反复发作性尿感。反复发作性尿感指一年发作至少3次以上或6个月发作2次以上。反复发作可为复发或再感染。复发指病原体一致,多发生于停药2周内。再感染指病原体不同,多发生在停药2周以后;如仅尿病原体检查阳性,但无临床症状称为无症状性菌尿。对于尿感病人,了解感染部位,是否反复发作,是否有复杂感染的危险因素,有无尿感的症状,对治疗及预后判断有重要意义。

表5-5-1 复杂性尿路感染的危险因素

结构性尿路梗阻	结石 先天异常 尿路狭窄 前列腺增大 肿瘤 外源梗阻
功能性梗阻	神经源性膀胱(糖尿病,截瘫等) 膀胱输尿管反流 怀孕
泌尿道介入	放置导尿管 输尿管支架 膀胱镜
先天性疾病	多囊肾 髓质海绵肾 肾钙化
免疫抑制	肾移植等

【病因和发病机制】

(一)病原微生物

革兰阴性杆菌为尿路感染最常见致病菌,其中以大肠埃希菌最为常见,占非复杂尿路感染的75%~90%,其次为克雷伯杆菌、变形杆菌、柠檬酸杆菌属等。5%~15%的尿路感染由革兰阳性细菌引起,主要是肠球菌和凝固酶阴性的葡萄球菌。大肠埃希菌最常见于无症状性细菌尿、非复杂性尿路感染或首次发生的尿路感染。医院内感染、复杂性或复发性尿感、尿路器械检查后发生的尿感,则多为肠球菌、变形杆菌、克雷伯杆菌和铜绿假单胞菌所致。其中变形杆菌常见于伴有尿路结石者,铜绿假单胞菌多见于尿路器械检查后,金黄色葡萄球菌则常见于血源性尿感。腺病毒可以在儿童和一些年轻人中引起急性出血性膀胱炎,甚至引起流行。此外,结核分枝杆菌、衣原体、真菌等也可导致尿路感染。近年来,由于抗生素和免疫抑制剂的广泛应用,革兰阳性菌和真菌性尿感增多,耐药甚至耐多药现象呈增加趋势。

(二)发病机制

1. 感染途径

(1)上行感染:病原菌经由尿道上行至膀胱,甚至输尿管、肾盂引起的感染称为上行感染,约占尿路感染的95%。正常情况下阴道前庭和尿道口周围定居着少量肠道菌群,但并不致病。某些因素如性生活、尿路梗阻、医源性操作、生殖器感染等可导致上行感染的发生。

(2)血行感染:指病原菌通过血运到达肾脏和尿路其他部位引起的感染。此种感染途径少见,不足 2%。多发生于患有慢性疾病或接受免疫抑制剂治疗的病人。常见的病原菌有金黄色葡萄球菌、沙门菌属、假单胞菌属和白念珠菌属等。

(3) 直接感染:泌尿系统周围器官、组织发生感染时,病原菌偶可直接侵入到泌尿系统导致感染。

(4) 淋巴道感染:盆腔和下腹部的器官感染时,病原菌可从淋巴道感染泌尿系统,但罕见。

2. 机体防御功能 正常情况下,进入膀胱的细菌很快被清除,是否发生尿路感染除与细菌的数量、毒力有关外,还取决于机体的防御功能。机体的防御机制包括:①排尿的冲刷作用;②尿道和膀胱黏膜的抗菌能力;③尿液中高浓度尿素、高渗透压和低 pH 等;④前列腺分泌物中含有的抗菌成分;⑤感染出现后,白细胞很快进入膀胱上皮组织和尿液中,起清除细菌的作用;⑥输尿管膀胱连接处的活瓣具有防止尿液、细菌进入输尿管的功能;⑦女性阴道的乳酸杆菌菌群对限制致病病原体的繁殖有重要作用。

3. 易感因素

(1) 尿路梗阻:任何妨碍尿液自由流出的因素,如结石、前列腺增生、狭窄、肿瘤等均可导致尿液积聚,细菌不易被冲洗清除,而在局部大量繁殖引起感染。尿路梗阻合并感染可使肾组织结构快速破坏,因此及时解除梗阻非常重要。

(2) 膀胱输尿管反流:输尿管壁内段及膀胱开口处的黏膜形成阻止尿液从膀胱输尿管口反流至输尿管的屏障,当其功能或结构异常时可使尿液从膀胱逆流到输尿管,甚至肾盂,导致细菌在局部定植,发生感染。

(3) 机体免疫力低下:如长期使用免疫抑制剂、糖尿病、长期卧床、严重的慢性病和艾滋病等。女性糖尿病病人尿路感染、无症状性细菌尿的发病率较无糖尿病者增加 2~3 倍。

(4) 神经源性膀胱:支配膀胱的神经功能障碍,如脊髓损伤、糖尿病、多发性硬化等疾病,因长时间的尿液潴留和(或)应用导尿管引流尿液导致感染。

(5) 妊娠:2%~8% 妊娠妇女可发生尿路感染,与孕期输尿管蠕动功能减弱、暂时性膀胱-输尿管活瓣关闭不全及妊娠后期子宫增大致尿液引流不畅有关。

(6) 性别和性活动:女性尿道较短(约 4cm)而宽,距离肛门较近,开口于阴唇下方是女性容易发生尿路感染的重要因素。性生活时可将尿道口周围的细菌挤压入膀胱引起尿路感染。避孕药的主要成分壬苯聚醇可破坏阴道正常微生物环境而增加细菌尿的发生。前列腺增生导致的尿路梗阻是中老年男性尿路感染的一个重要原因。包茎、包皮过长是男性尿路感染的诱发因素。

(7) 医源性因素:导尿或留置导尿管、膀胱镜和输尿管镜检查、逆行性尿路造影等可致尿路黏膜损伤,如将细菌带入泌尿道,易引发尿路感染。据文献报道,即使严格消毒,单次导尿后,尿感发生率为 1%~2%,留置导尿管 1 天感染率约 50%,超过 3 天者,感染发生率可达 90% 以上。

(8) 泌尿系统结构异常:如肾发育不良、肾盂及输尿管畸形、移植肾、多囊肾等,也是尿路感染的易感因素。

(9) 遗传因素:越来越多的证据表明,宿主的基因影响尿路感染的易感性。反复发作尿感的妇女中,有尿感家族史的显著多于对照组,这类病人由于阴道和尿道黏膜细胞具有特异的、更多数目的受体,结合大肠埃希菌的数量是非反复发作尿感妇女的 3 倍。另外,编码 Toll 样受体、IL-8 受体等宿主应答基因的突变也与尿路感染反复发作有关。

4. 细菌的致病力 细菌的致病力是决定能否引起尿感、是导致症状性尿感还是无症状性尿感、膀胱炎还是肾盂肾炎的重要因素。并不是所有大肠埃希菌菌株都可引起症状性尿感。能引起侵入性、有症状尿路感染的大肠埃希菌通常表达高水平的表面培基,后者与尿道上皮细胞上的相应受体结合。病原体附着于膀胱或肾脏后激活机体固有免疫反应,释放细胞因子,如白介素-6 和白介素-8,并募集白细胞,导致脓尿以及局部或全身症状。致病性大肠埃希菌还可产生溶血素、铁载体等对人体杀菌作用具有抵抗能力的物质。

【流行病学】

尿路感染是最常见的细菌感染性疾病之一。1~50 岁人群中,女性尿路感染发病率明显高于男性。一半以上的女性一生中至少有过一次症状性尿路感染,每年 2%~10% 的女性患至少一次尿路感染,其中 20%~30% 病人尿路感染反复发作。成年男性,除非伴有泌尿生殖系统异常等易感因素,

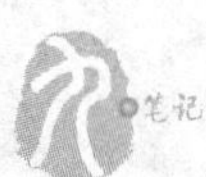

极少发生尿路感染,但65岁以上男性尿路感染发病率明显增加,几乎与女性相近,主要与前列腺肥大或前列腺炎有关。婴儿中,因男性先天性尿路异常发生率高于女性,故尿路感染的发病率高。伴有泌尿生殖系统异常或免疫低下等危险因素的病人,尿路感染的发病率明显增加。如同时有膀胱功能异常、尿流受阻等因素时,尿路感染的危险进一步增加。

【病理解剖】

急性膀胱炎的病理变化主要表现为膀胱黏膜血管扩张、充血、上皮细胞肿胀、黏膜下组织充血、水肿及炎症细胞浸润,重者可有点状或片状出血,甚至黏膜溃疡。

急性肾盂肾炎可单侧或双侧肾脏受累,表现为局限或广泛的肾盂、肾盏黏膜充血、水肿,表面有脓性分泌物,黏膜下可有细小脓肿,于一个或几个肾乳头可见大小不一、尖端指向肾乳头、基底伸向肾皮质的楔形炎症病灶。病灶内可见不同程度的肾小管上皮细胞肿胀、坏死、脱落,肾小管腔中有脓性分泌物。肾间质水肿,内有白细胞浸润和小脓肿形成。炎症剧烈时可有广泛性出血,较大的炎症病灶愈合后局部形成瘢痕。肾小球一般无形态学改变。合并有尿路梗阻者,炎症范围常广泛。

慢性肾盂肾炎双侧肾脏病变常不一致,肾脏体积缩小,表面不光滑,有肾盂、肾盏粘连,变形,肾乳头瘢痕形成,肾小管萎缩及肾间质淋巴-单核细胞浸润等慢性炎症表现。

【临床表现】

（一）膀胱炎

占尿路感染的60%以上,分为急性单纯性膀胱炎和反复发作性膀胱炎。主要表现为尿频、尿急、尿痛(尿路刺激征)。可有耻骨上方疼痛或压痛,部分病人出现排尿困难。尿液常浑浊,约30%可出现血尿。一般无全身感染症状。致病菌多为大肠埃希菌,占75%以上。

（二）肾盂肾炎

1. 急性肾盂肾炎 可发生于各年龄段,育龄女性最多见。临床表现与感染程度有关,通常起病较急。

(1) 全身症状:发热、寒战、头痛、全身酸痛、恶心、呕吐等,体温多在38.0℃以上,多为弛张热,也可呈稽留热或间歇热。部分病人出现革兰阴性杆菌菌血症。

(2) 泌尿系统症状:尿频、尿急、尿痛、排尿困难等。部分病人泌尿系统症状不典型或缺如。

(3) 腰痛:腰痛程度不一,多为钝痛或酸痛。体检时可发现肋脊角或输尿管点压痛和(或)肾区叩击痛。

2. 慢性肾盂肾炎 临床表现较为复杂,全身及泌尿系统局部表现可不典型,有时仅表现为无症状性菌尿。半数以上病人可有急性肾盂肾炎病史,后出现程度不同的低热、间歇性尿频、排尿不适、腰部酸痛及肾小管功能受损表现,如夜尿增多、低比重尿等。病情持续可发展为慢性肾衰竭。急性发作时病人症状明显,类似急性肾盂肾炎。

（三）无症状细菌尿

无症状细菌尿是指病人有真性菌尿,而无尿路感染的症状,可由症状性尿感演变而来或无急性尿路感染病史。20～40岁女性无症状性细菌尿的发病率低于5%,而老年女性及男性发病率为40%～50%。致病菌多为大肠埃希菌,病人可长期无症状,尿常规可无明显异常或白细胞增加,但尿培养有真性菌尿。

（四）复杂性尿路感染

在伴有泌尿系统结构/功能异常(包括异物),或免疫低下的病人发生的尿路感染。复杂性尿路感染显著增加治疗失败的风险,增加疾病的严重性。病人的临床表现可为多样,从轻度的泌尿系统症状,到膀胱炎、肾盂肾炎,严重者可导致菌血症、败血症。

导管相关性尿路感染:导管相关性尿路感染是指留置导尿管或先前48小时内留置导尿管者发生的感染。导管相关性尿路感染极为常见。导管上生物被膜的形成为细菌定植和繁殖提供了条件,是其重要的发病机制。全身应用抗生素、膀胱冲洗、局部应用消毒剂等均不能将其清除,最有效的减少导管相关性尿路感染的方式是避免不必要的导尿管留置,并尽早拔出导尿管。

【并发症】

尿路感染如能及时治疗,并发症很少,但伴有糖尿病和(或)存在复杂因素的肾盂肾炎未及时治疗或治疗不当可出现下列并发症。

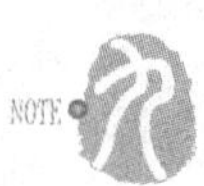

1. 肾乳头坏死 指肾乳头及其邻近肾髓质缺血性坏死，常发生于伴有糖尿病或尿路梗阻的肾盂肾炎，为其严重并发症。主要表现为寒战、高热、剧烈腰痛或腹痛和血尿等，可同时伴发革兰阴性杆菌败血症和(或)急性肾衰竭。当有坏死组织脱落从尿中排出，阻塞输尿管时可发生肾绞痛。静脉肾盂造影(intravenous pyelography，IVP)可见肾乳头区有特征性"环形征"。宜积极治疗原发病，加强抗生素应用等。

2. 肾周围脓肿 为严重肾盂肾炎直接扩展而致，多有糖尿病、尿路结石等易感因素。致病菌常为革兰阴性杆菌，尤其是大肠埃希菌。除原有症状加剧外，常出现明显的单侧腰痛，且在向健侧弯腰时疼痛加剧。超声波、X线腹部平片、CT、MRI等检查有助于诊断。治疗主要是加强抗感染治疗和(或)局部切开引流。

【实验室和其他检查】

(一) 尿液检查

1. 常规检查 尿液有白细胞尿、血尿、蛋白尿。尿沉渣镜检白细胞>5/HP称为白细胞尿，几乎所有尿路感染都有白细胞尿，对尿路感染诊断意义较大；部分尿感病人有镜下血尿，少数急性膀胱炎病人可出现肉眼血尿；蛋白尿多为阴性至微量。尿中发现白细胞管型提示肾盂肾炎。

2. 白细胞排泄率 准确留取3小时尿液，立即进行尿白细胞计数，所得白细胞数按每小时折算，正常人白细胞计数$<2\times10^5$/h，白细胞计数$>3\times10^5$/h为阳性，介于$(2\sim3)\times10^5$/h为可疑。

3. 细菌学检查

(1) 涂片细菌检查：未离心新鲜中段尿沉渣涂片，若平均每个高倍视野下可见1个以上细菌，提示尿路感染。本法设备简单、操作方便，检出率达80%～90%，可初步确定是杆菌或球菌、是革兰阴性还是革兰阳性细菌，对及时选择抗生素有重要参考价值。

(2) 细菌培养：尿细菌培养对诊断尿路感染有重要价值。可采用清洁中段尿、导尿及膀胱穿刺尿做细菌培养。细菌培养菌落数$\geq10^5$ CFU/ml(菌落形成单位/ml)，为有意义菌尿。如临床上无尿感症状，则要求做两次中段尿培养，细菌菌落数均$\geq10^5$/ml，且为同一菌种，可诊断为尿路感染；在有典型膀胱炎症状的妇女，中段尿培养大肠埃希菌、腐生葡萄球菌$\geq10^2$ CFU/ml，也支持尿路感染。耻骨上膀胱穿刺尿细菌定性培养有细菌生长，即为真性菌尿。

尿细菌定量培养可出现假阳性或假阴性结果。假阳性主要见于：①中段尿收集不规范，标本被污染；②尿标本在室温下存放超过1小时才进行接种；③检验技术错误等。假阴性主要原因为：①近7天内使用过抗生素；②尿液在膀胱内停留时间不足；③收集中段尿时，消毒药混入尿标本内；④饮水过多，尿液被稀释；⑤感染灶排菌呈间歇性等。

4. 硝酸盐还原试验 大肠埃希菌等革兰阴性细菌含硝酸盐还原酶，可使尿中的硝酸盐还原为亚硝酸盐，此法对诊断尿路感染有很高的特异性，但敏感性较差。该试验需要尿中有一定量硝酸盐存在，同时需要尿液在膀胱内有足够的停留时间，否则易出现假阴性。革兰阳性菌不含硝酸还原酶，所以为阴性。该方法可作为尿感的过筛试验。

5. 白细胞酯酶试验 中性粒细胞可产生白细胞酯酶，该试验检测尿中是否存在中性粒细胞，包括已经被破坏的中性粒细胞。

(二) 血液检查

1. 血常规 急性肾盂肾炎时血白细胞计数常升高，中性粒细胞增多，核左移。血沉可增快。

2. 肾功能 慢性肾盂肾炎肾功能受损时可出现肾小球滤过率下降，血肌酐升高等。

(三) 影像学检查

影像学检查如B超、X线腹平片、CT、IVP、排尿期膀胱输尿管反流造影、逆行性肾盂造影等，目的是了解尿路情况，及时发现有无尿路结石、梗阻、反流、畸形等导致尿路感染反复发作的因素。尿路感染急性期不宜做静脉肾盂造影，可做B超检查。对于反复发作的尿路感染或急性尿路感染治疗7～10天无效的女性，应行影像学检查。男性病人无论首发还是复发，在排除前列腺炎和前列腺肥大之后，均应行尿路影像学检查以排除尿路解剖和功能上的异常。

【诊断】

有尿路感染的症状和体征，如尿路刺激征(尿频、尿痛、尿急)，耻骨上方疼痛和压痛，发热，腰部

疼痛或叩击痛等，尿细菌培养菌落数均≥10^5/ml，即可诊断尿路感染。如尿培养的菌落数不能达到上述指标，但可满足下列指标一项时，也可帮助诊断：①硝酸盐还原试验和（或）白细胞酯酶阳性；②白细胞尿（脓尿）；③未离心新鲜尿液革兰染色发现病原体，且一次尿培养菌落数均≥10^3/ml。

对于留置导尿管的病人出现典型的尿路感染症状、体征，且无其他原因可以解释，尿标本细菌培养菌落计数>10^3/ml 时，应考虑导管相关性尿路感染的诊断。

1. 尿路感染的定位诊断

（1）根据临床表现定位：下尿路感染（膀胱炎），常以尿路刺激征为突出表现，一般少有发热、腰痛等。上尿路感染（肾盂肾炎）常有发热、寒战、甚至出现毒血症症状，伴明显腰痛，输尿管点和（或）肋脊点压痛、肾区叩击痛等，伴或不伴尿路刺激征。

（2）根据实验室检查定位：出现下列情况提示上尿路感染：膀胱冲洗后尿培养阳性；尿沉渣镜检有白细胞管型，并排除间质性肾炎、狼疮肾炎等疾病；肾小管功能不全的表现。

2. 复杂性尿路感染 伴有泌尿道结构/功能异常（包括异物）或免疫功能低下的病人发生尿路感染。对治疗反应差或反复发作的尿感，应检查是否为复杂性尿路感染。

3. 无症状性细菌尿 病人无尿路感染的症状，两次尿细菌培养菌落数均≥10^5/ml，均为同一菌种。

4. 慢性肾盂肾炎的诊断 除反复发作尿路感染病史之外，尚需结合影像学及肾脏功能检查。

（1）肾外形凹凸不平，且双肾大小不等。

（2）静脉肾盂造影可见肾盂、肾盏变形，缩窄。

（3）持续性肾小管功能损害。

具备上述第（1）、（2）条的任何一项再加第（3）条可诊断慢性肾盂肾炎。

【鉴别诊断】

不典型尿路感染要与下列疾病鉴别。

1. 尿道综合征 常见于女性，病人有尿频、尿急、尿痛及排尿不适等尿路刺激症状，但多次检查均无真性细菌尿。部分可能由于逼尿肌与膀胱括约肌功能不协调、妇科或肛周疾病、神经焦虑等引起，也可能是衣原体等非细菌感染造成。

2. 肾结核 本病膀胱刺激症状更为明显，一般抗生素治疗无效，尿沉渣可找到抗酸杆菌，尿培养结核分枝杆菌阳性，而普通细菌培养为阴性。尿结核分枝杆菌 DNA 的 PCR 检测、尿结核菌素 IgG 测定等快速诊断方法已逐渐用于临床，但尚需改进和完善。IVP 可发现肾实质虫蚀样缺损等表现。部分病人伴有肾外结核，抗结核治疗有效，可资鉴别。但要注意肾结核常可能与尿路感染并存，尿路感染经抗生素治疗后，仍残留有尿路感染症状或尿沉渣异常者，应高度注意肾结核的可能性。

3. 慢性肾小球肾炎 慢性肾盂肾炎当出现肾功能减退、高血压时，应与慢性肾小球肾炎相鉴别。后者多为双侧肾脏受累，且肾小球功能受损较肾小管功能受损突出，并常有较明确的蛋白尿、血尿和水肿病史；而前者常有尿路刺激征，细菌学检查阳性，影像学检查可表现为双肾不对称性缩小。

【治疗】

（一）一般治疗

急性期注意休息，多饮水，勤排尿。尿路感染反复发作者应积极寻找病因，及时去除诱发因素。

（二）抗感染治疗

用药原则：①根据尿路感染的位置，是否存在复杂尿感的因素选择抗生素的种类、剂量及疗程。②选用致病菌敏感的抗生素。无病原学结果前，一般首选对革兰阴性杆菌有效的抗生素，尤其是首发尿路感染。治疗 3 天症状无改善，应按药敏结果调整用药。③选择在尿和肾内浓度高的抗生素。④选用肾毒性小，副作用少的抗生素。⑤单一药物治疗失败、严重感染、混合感染、耐药菌株出现时应联合用药。

1. 急性膀胱炎 对女性非复杂性膀胱炎，SMZ-TMP（800mg/160mg，每日 2 次，疗程 3 天），呋喃妥因（50mg，每 8 小时 1 次，疗程 5～7 天），磷霉素（3g 单剂）被推荐为一线药物。这些药物效果较好，对正常菌群的影响相对小。由于细菌耐药的情况不断出现，且各地区可能有差别，应根据当地细菌的耐药情况选择药物。其他药物，如阿莫西林、头孢菌素类、喹诺酮类也可以选用，疗程一般 3～7 天。

不推荐喹诺酮类中的莫西沙星,因为该药不能在尿中达到有效浓度。

停服抗生素7天后,需进行尿细菌定量培养。如结果阴性表示急性细菌性膀胱炎已治愈;如仍有真性细菌尿,应继续给予2周抗生素治疗。

2. 肾盂肾炎 首次发生的急性肾盂肾炎的致病菌80%为大肠埃希菌,在留取尿细菌检查标本后应立即开始治疗,首选对革兰阴性杆菌有效的药物。72小时显效者无需换药,否则应按药敏结果更改抗生素。

(1)病情较轻者:可在门诊口服药物治疗,疗程10~14天。常用药物有喹诺酮类(如氧氟沙星0.2g,2次/日;环丙沙星0.25g,2次/日或左氧氟沙星)、半合成青霉素类(如阿莫西林0.5g,3次/日)、头孢菌素类(如头孢呋辛0.25g,2次/日)等。治疗14天后,通常90%可治愈。如尿菌仍阳性,应参考药敏试验选用有效抗生素继续治疗4~6周。

(2)严重感染全身中毒症状明显者:需住院治疗,应静脉给药。常用药物,如氨苄西林1.0~2.0g,每4小时一次;头孢噻肟钠2.0g,每8小时一次;头孢曲松钠1.0~2.0g,每12小时一次;左氧氟沙星0.2g,每12小时一次。必要时联合用药。氨基苷类抗生素肾毒性大,应慎用。经过上述治疗若好转,可于热退后继续用药3天再改为口服抗生素,完成2周疗程。治疗72小时无好转,应按药敏试验结果更换抗生素,疗程不少于2周。经此治疗仍有持续发热者,应注意肾盂肾炎并发症,如肾盂积脓、肾周脓肿、感染中毒症等。

慢性肾盂肾炎治疗的关键是积极寻找并去除易感因素。急性发作时治疗同急性肾盂肾炎。

3. 反复发作尿路感染 包括再感染和复发。

(1)再感染:多数病例有尿路感染症状,治疗方法与首次发作相同。对半年内发生2次以上者,可用长程低剂量抑菌治疗,即每晚临睡前排尿后服用小剂量抗生素1次,如复方磺胺甲噁唑1~2片或呋喃妥因50~100mg或氧氟沙星200mg,每7~10天更换药物一次,连用半年。

(2)复发:复发且为肾盂肾炎者,特别是复杂性肾盂肾炎,在去除诱发因素(如结石、梗阻、尿路异常等)的基础上,应按药敏试验结果选择强有力的杀菌性抗生素,疗程不少于6周。反复发作者,给予长程低剂量抑菌疗法。

4. 复杂性尿路感染 因基础疾病不同,感染的部位、细菌种类和疾病的严重程度不一样,因此需要个体化对待,同时尽量根据尿培养结果选择用药。如采用经验治疗,48~72小时后应对疗效进行评估,根据尿培养结果调整用药。同时积极治疗基础疾病。

5. 无症状性菌尿 是否治疗目前有争议,一般认为不需治疗,但有下述情况者应予治疗:①妊娠期无症状性菌尿;②学龄前儿童;③出现有症状感染者;④肾移植、尿路梗阻及其他尿路有复杂情况者。根据药敏结果选择有效抗生素,主张短疗程用药。

6. 妊娠期尿路感染 宜选用毒性小的抗菌药物,如阿莫西林、呋喃妥因或头孢菌素类等。孕妇的急性膀胱炎治疗时间一般为3~7天。孕妇急性肾盂肾炎应静脉滴注抗生素治疗,可用半合成广谱青霉素或第三代头孢菌素,疗程为两周。反复发生尿感者,可用呋喃妥因行长程低剂量抑菌治疗。

(三)疗效评定

1. 治愈 症状消失,尿菌阴性,疗程结束后2周、6周复查尿菌仍阴性。

2. 治疗失败 治疗后尿菌仍阳性,或治疗后尿菌阴性,但2周或6周复查尿菌转为阳性,且为同一种菌株。

【预防】

1. 多饮水、勤排尿,是最有效的预防方法。
2. 注意会阴部清洁。
3. 尽量避免尿路器械的使用,必须应用时严格无菌操作。
4. 如必须留置导尿管,前3天给予抗生素可延迟尿感的发生。
5. 与性生活有关的尿感,应于性交后立即排尿,并口服一次常用量抗生素。

(郝传明)

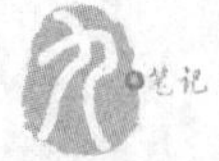

第六章　肾小管疾病

肾小管疾病是由多种病因引起的以肾脏间质-小管病变为主要表现的临床综合征。受累小管在结构、功能上常有明显改变，通常统称为肾小管间质性肾病。肾小管疾病可分为原发性和继发性。前者多与遗传缺陷有关，后者多继发于系统性疾病，自身免疫性疾病和代谢性疾病，也可由药物、毒物、重金属等对肾脏的损害引起。病变主要侵犯肾小管和肾间质，临床无水肿、高血压，部分病人有口渴、多饮、多尿、夜尿增多，部分病人有不同程度的肾小球滤过率下降、血浆尿素氮和肌酐升高、贫血，无或少量蛋白尿。由于肾小管在调节水电解质平衡中发挥重要作用，肾小管疾病常常表现为酸碱平衡失调和电解质紊乱，其中又以低钾性肾小管疾病为多见。

第一节　肾小管酸中毒

肾小管酸中毒（renal tubular acidosis，RTA）是由于各种病因导致肾脏酸化功能障碍引起的以阴离子间隙（AG）正常的高氯性代谢性酸中毒为特点的临床综合征，可因远端肾小管泌 H^+ 障碍所致，也可因近端肾小管对 HCO_3^- 重吸收障碍所致，或者两者均有。其临床特征为高氯性代谢性酸中毒，水、电解质紊乱，可有低钾血症或高钾血症、低钠血症、低钙血症及多尿、多饮、肾性佝偻病或骨软化症、肾结石等。

1935 年 Lightwood 首先描述了 1 例儿童 RTA 病例。1945 年 Bain 报道了首例成人病例。在 1946 年 Albright 定义其为“肾小管疾病”，并于 1951 年将这一综合征命名为肾小管酸中毒（RTA），1958 年上海瑞金医院董德长等在国内首次报道 RTA，1967 年 Soriano 等提出远端及近端肾小管酸中毒两型，1984 年瑞金医院陈庆荣等在国内首次报道了Ⅳ型 RTA。

临床上按部位和机制分为 4 型：远端肾小管酸中毒（Ⅰ型，即 distal renal tubular acidosis，dRTA），近端肾小管酸中毒（Ⅱ型，即 proximal renal tubular acidosis，pRTA），混合型肾小管酸中毒（Ⅲ型 RTA），高血钾型肾小管酸中毒（Ⅳ型 RTA）。

一、远端肾小管酸中毒

【病因和发病机制】

此型主要由远端肾小管酸化功能障碍引起。dRTA 根据病因分为原发性和继发性：原发性为远端肾小管先天性功能缺陷，常与遗传有关；继发性可见于多种疾病，其中以干燥综合征、系统性红斑狼疮等自身免疫性疾病、肝炎病毒感染和肾盂肾炎较为多见，此外马兜铃酸为代表的肾毒性药物也是引起继发性 RTA 的重要原因。

远端肾小管的泌氢功能主要是由 A 型闰细胞完成的。CO_2 在碳酸酐酶Ⅱ的作用下与 H_2O 结合，生成 H_2CO_3，再解离生成 H^+ 和 HCO_3^-。H^+ 由 H^+-ATP 酶转运至小管腔，HCO_3^- 由 Cl^-/HCO_3^- 转运体 AE_1（anion exchanger 1）转运回血液。H^+ 与磷酸盐和 NH_3 结合；与磷酸氢根（HPO_4^{2-}）结合为磷酸二氢根（$H_2PO_4^-$）；与 NH_3 结合后的 NH_4^+ 被主动重吸收后解离成为 H^+ 和 NH_3，H^+ 可以作为 H^+-ATP 酶的底物，而 NH_3 可弥散进入管腔。远端肾单位 H^+ 分泌异常可同时导致尿液酸化程度降低，NH_4^+ 分泌减少。在管腔液与管周液间不能产生与维持一个大的氢离子梯度，在酸中毒时尿液不能酸化，尿 pH>5.5，净酸排量下降（图 5-6-1）。

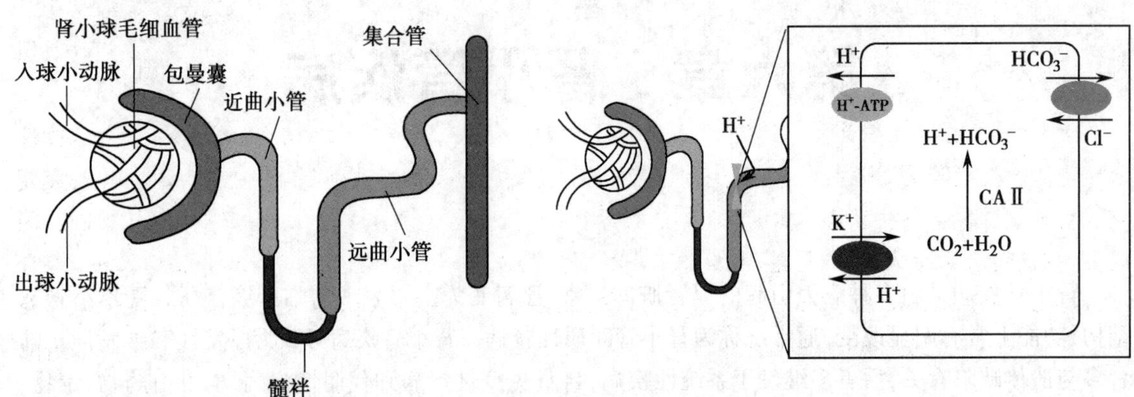

图 5-6-1 Ⅰ型 RTA 发病机制

遗传性肾小管酸中毒与相关的基因突变有关。多数表现为常染色体显性遗传，少数亦表现为常染色体隐性遗传，有的基因突变可引起遗传性球形红细胞增多症和感音神经性耳聋。

【临床表现】

1. 一般表现 代谢性酸中毒和血钾降低可以使 dRTA 病人出现多种临床表现。最常见的临床表现包括乏力，夜尿增多，软瘫和多饮多尿。低血钾可致乏力、软瘫，心律失常，严重者可致呼吸困难和呼吸肌麻痹。

2. 肾脏受累表现 dRTA 长期低血钾可导致低钾性肾病，以尿浓缩功能障碍为主要特征，表现为夜尿增多，个别病人可出现肾性尿崩症。dRTA 时肾小管对钙离子重吸收减少，从而出现高尿钙，容易形成肾结石和肾钙化。

3. 骨骼系统表现 酸中毒时肾小管对钙离子重吸收减少，病人出现高尿钙，低血钙，继发甲状旁腺功能亢进，导致高尿磷、低血磷。故 dRTA 病人长期的慢性代谢性酸中毒及钙磷代谢紊乱可以累及骨骼系统。儿童可表现为生长发育迟缓，佝偻病；成人可以表现为骨痛，骨骼畸形，骨软化或骨质疏松。

【实验室检查】

尿常规、血尿同步测电解质、尿酸化功能试验、影像学检查、阴离子间隙计算、氯化铵负荷试验、碳酸氢盐重吸收试验、病因方面的检查。

【诊断】

根据病人病史、临床表现、相关肾小管功能及尿酸化功能检查即可诊断 dRTA，排除其他引起低钾血症的疾病及继发性因素。①AG 正常的高氯性代谢性酸中毒；②可伴有低钾血症（血 $K^+<3.5$mmol/L）及高尿钾（当血 $K^+<3.5$mmol/L 时，尿 $K^+>25$mmol/L）；③即使在严重酸中毒时，尿 pH 也不会低于 5.5（尿 pH>5.5）；④尿总酸（TA）和 NH_4^+ 显著降低（尿 TA<10mmol/L，$NH_4^+<25$mmol/L）；⑤动脉血 pH 正常，怀疑有不完全性 dRTA 作氯化铵负荷试验（有肝病时改为氯化钙负荷试验），如血 pH 和二氧化碳结合力明显下降，而尿 pH>5.5 为阳性，有助于 dRTA 的诊断。

【治疗】

继发性 dRTA 应首先治疗原发疾病。针对 dRTA 采用以下治疗。

1. 低血钾的治疗 dRTA 多以低血钾为首要表现，因 dRTA 病人多伴有高血氯，口服补钾应使用枸橼酸钾，严重低钾者可静脉补钾。

2. 酸中毒的治疗 推荐使用枸橼酸合剂（含枸橼酸、枸橼酸钾、枸橼酸钠）纠正酸中毒。也可使用口服碳酸氢钠片剂纠正代谢性酸中毒，严重时可静脉滴注碳酸氢钠。

3. 肾结石及骨病的治疗 口服枸橼酸合剂可以增加钙在尿液中的溶解度，从而预防肾结石及肾钙化。使用中性磷酸盐合剂纠正低血磷。对于已发生骨病的病人可以谨慎使用钙剂（如尿钙高应使用柠檬酸钙）及骨化三醇治疗。

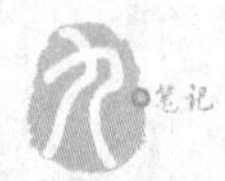

二、近端肾小管酸中毒

【病因和发病机制】

pRTA 由近端肾小管重吸收 HCO_3^- 功能障碍导致。可分为原发性和继发性。原发性者为遗传性近端肾小管功能障碍,多为常染色体隐性遗传,与基底侧的 Na^+-HCO_3^- 协同转运蛋白(NBCe1)的突变相关。继发性见于各种获得性肾小管间质病变,最常见的病因为药物性,如乙酰唑胺、异环磷酰胺、丙戊酸、抗逆转录病毒药物(如阿德福韦、替诺福韦)等,其他病因有:①系统性遗传性疾病如 Lowe 综合征,糖原累积症,Wilson 病,Dent 病等;②获得性疾病如重金属中毒,维生素 D 缺乏,多发性骨髓瘤及淀粉样变等。但继发性 pRTA 多合并 Fanconi 综合征,单纯表现为继发性 pRTA 的少见,常为碳酸酐酶抑制剂所致。

【临床表现】

pRTA 主要表现为高血氯性代谢性酸中毒,与 dRTA 不同,由于远端小管酸化功能正常,pRTA 病人的尿 pH 可以维持正常,甚至在严重代谢性酸中毒的情况下,尿 pH 可降至 5.5 以下。继发性 pRTA 的病人多数还可合并 Fanconi 综合征的表现,如肾性糖尿、肾性氨基酸尿等。由于 pRTA 病人无高尿钙,因此肾结石或者肾钙化的发生率低。

【诊断】

根据病人的临床表现,AG 正常的高血氯性代谢性酸中毒,可伴有低血钾,高尿钾,尿中 HCO_3^- 的升高即可诊断 pRTA。不完全性 pRTA 确诊需行碳酸氢盐重吸收试验。病人口服或者静滴碳酸氢钠后尿 HCO_3^- 排泄分数>15% 即可诊断。

【治疗】

1. 纠正酸中毒与电解质紊乱 口服碳酸氢钠治疗,必要时可静脉使用碳酸氢钠。可加用小剂量噻嗪类利尿剂增强近端小管 HCO_3^- 的重吸收,但碳酸氢钠与噻嗪类利尿剂合用可能会加重低血钾,因此必须严密监测血钾。

2. 继发性 pRTA 病人 应首先进行病因治疗。

三、混合性肾小管酸中毒

混合性肾小管酸中毒的特点是同时存在Ⅰ型和Ⅱ型 RTA。因此其高血氯性代谢性酸中毒明显,尿中同时存在 HCO_3^- 的大量丢失和 NH_4^+ 排出减少。症状较严重。可以由碳酸酐酶Ⅱ突变导致,为常染色体隐性遗传,除Ⅲ型 RTA 外还表现为脑钙化,智力发育障碍和骨质疏松。治疗主要为对症治疗,参照Ⅰ型和Ⅱ型 RTA。

四、高血钾型肾小管酸中毒

【病因和发病机制】

Ⅳ型 RTA 是由于醛固酮分泌绝对不足或相对减少,导致集合管排出 H^+ 及 K^+ 同时减少从而发生高血钾和高氯性 AG 正常的代谢性酸中毒。

根据发病机制可分为:①醛固酮绝对不足;②低醛固酮低肾素;③低醛固酮血症;④醛固酮分泌相对不足。

Ⅳ型 RTA 根据病因可分为先天性和继发性。

【临床表现】

Ⅳ型 RTA 主要表现为高血钾高血氯性 AG 正常的代谢性酸中毒。先天性较少见。继发性者多伴有轻至中度肾功能不全,但酸中毒与高血钾的程度与肾功能损伤程度不成比例。尿 NH_4^+ 减少。

【诊断】

高血钾高血氯性 AG 正常的代谢性酸中毒,尿 NH_4^+ 减少可诊断为Ⅳ型 RTA。血清醛固酮水平可

以降低或者正常。

【治疗】

首先停用可能影响醛固酮合成或活性的药物。纠正高血钾和酸中毒。①纠正高血钾:口服阳离子交换树脂,使用袢利尿剂促进排钾;必要时可进行透析治疗。②纠正酸中毒:口服或静脉使用碳酸氢钠纠正酸中毒,但静脉使用时需注意监测病人的血容量状况,可与袢利尿剂合用减轻容量负荷。③对于体内醛固酮缺乏,无高血压及容量负荷过重的病人,可给予皮质激素如氟氢可的松(0.1mg/d)治疗。

第二节 Fanconi综合征

Fanconi综合征是遗传性或获得性近端肾小管多功能缺陷的疾病,存在近端肾小管多项转运功能缺陷,包括氨基酸、葡萄糖、钠、钾、钙、磷、碳酸氢钠、尿酸和蛋白质等。

【病因】

可分为原发性与继发性。原发者多为常染色体隐性遗传,可单独或与其他先天性遗传性疾病共存。继发性可继发于慢性间质性肾炎、肾髓质囊性病、异常蛋白血症、多发性骨髓瘤、重金属及其他毒物引起的中毒性肾损害等。

【临床表现】

Fanconi综合征临床表现多种多样,与其原发病及严重程度有关。儿童病人通常为先天性疾病,如胱氨酸病和高酪氨酸血症,肝豆状核变性等代谢性疾病。除了原发性疾病的表现外,还可表现为多饮、多尿、脱水、佝偻病、生长发育迟缓等。老年病人常为获得性疾病,如药物及毒素接触史、异常蛋白血症、多发性骨髓瘤等,临床表现比较隐匿,但尿液和血液检查会有一系列异常。

尿液异常:由于Fanconi综合征疾病的特点,使在近端肾小管重吸收的物质随着尿液大量丢失。肾性氨基酸尿是全氨基酸尿,无选择性。高磷酸盐尿是导致佝偻病和骨软化症的主要原因。碳酸氢盐尿可以导致Ⅱ型肾小管酸中毒。此外还可有尿葡萄糖、尿钾、尿钠、尿尿酸等的升高。可合并少量蛋白尿,为小分子蛋白尿,晚期可导致肾衰竭。

由于大量的溶质和电解质从尿中丢失,血液学检查可发现有代谢性酸中毒、低钾血症、低钠血症、低尿酸血症、低磷血症、低碳酸血症等,并出现相应的症状。

【实验室检查】

尿常规、血、尿同步测电解质、尿糖、尿氨基酸、影像学检查和病因方面的检查。

【诊断】

具备上述典型表现即可诊断,其中肾性糖尿、全氨基酸尿、磷酸盐尿为基本诊断条件。

【治疗】

首先应对原发性疾病进行治疗,如为药物或毒物引起的,需尽快停用药物,停止毒物接触。其次是对症治疗。近端肾小管酸中毒应给予对症治疗(见有关章节)。严重低磷血症需补充中性磷酸盐及骨化三醇。低尿酸血症、氨基酸尿、糖尿等一般需要特殊治疗。

(陈 楠)

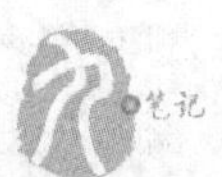

第七章　肾血管疾病

肾血管疾病是指肾动脉或肾静脉病变而引起的疾病。肾动脉病变包括肾动脉狭窄、栓塞、血栓形成及肾小动脉性硬化症；肾静脉病变主要见于肾静脉血栓形成。

第一节　肾动脉狭窄

【病因及病理生理】

肾动脉狭窄(renal artery stenosis)常由动脉粥样硬化、纤维肌性发育不良、大动脉炎引起。动脉粥样硬化是最常见的病因，约占肾动脉狭窄病例的80%，主要见于老年人，而后两种病因则主要见于青年人，女性居多。动脉粥样硬化可以双侧发生，通常一侧较重，但也可以双侧均严重，狭窄常位于肾动脉开口处或近端1/3处。纤维肌性发育不良狭窄常位于肾动脉中段或其分支处，偶可累及颈动脉、肠系膜动脉等。大动脉炎常累及双侧肾动脉，肾动脉各处均可波及但开口处更重，常伴有全身多处动脉受累。

肾动脉狭窄常引起肾血管性高血压(renal vascular hypertension)，这是由于肾缺血刺激肾素分泌，体内肾素-血管紧张素-醛固酮系统(RAAS)活化，外周血管收缩，水、钠潴留而形成。动脉粥样硬化及大动脉炎所致肾动脉狭窄还能引起缺血性肾病(ischemic nephropathy)，患侧肾脏缺血导致肾小球硬化、肾小管萎缩及肾间质纤维化。

【临床表现】

肾动脉狭窄由动脉粥样硬化或大动脉炎引起者，常有肾外系统表现，前者可出现脑卒中、冠心病及外周动脉硬化，后者可出现无脉病。

1. **肾血管性高血压**　常呈如下特点：血压正常者(特别是年轻女性)出现高血压后即迅速进展；原有高血压的中、老年病人血压近期迅速恶化，舒张压明显升高。重症病人可出现恶性高血压(舒张压超过130mmHg，眼底呈高血压3或4期改变)，常需要多种降压药物控制。部分病人出现反复发作急性肺水肿(flash pulmonary edema)，此肺水肿能瞬间发生并且迅速消退。如病人应用ACEI或ARB类药物后出现血肌酐升高(超过用药前30%)，甚至发生急性肾衰竭，常提示双侧肾动脉狭窄或功能性孤立肾的肾动脉狭窄。这与药物阻断血管紧张素Ⅱ作用，使得出球小动脉扩张、肾小球滤过压迅速下降相关，如及时停用ACEI或ARB类药物可使升高的肌酐恢复至基线水平。此外，约15%的病人因血浆醛固酮增多，可出现低钾血症。单侧肾动脉狭窄所致肾血管性高血压，若长时间不能予以良好控制，还能引起对侧肾损害(高血压肾硬化症)。

2. **缺血性肾脏病**　可伴或不伴肾血管性高血压。肾脏病变主要表现为肾功能缓慢进行性减退，由于肾小管对缺血敏感，故其功能减退常在先(出现夜尿增多，尿比重及渗透压降低等远端肾小管浓缩功能障碍表现)，而后肾小球功能才受损(肾小球滤过率下降，进而血清肌酐增高)。尿常规改变轻微(轻度蛋白尿，可出现少量红细胞及管型)。后期肾脏体积缩小，两肾大小常不对称(反映两侧肾动脉狭窄程度不等)。

另外，部分肾动脉狭窄病人腹部或腰部可闻及血管杂音(高调、粗糙收缩期或双期杂音)。

【诊断】

诊断肾动脉狭窄主要依靠彩色多普勒超声、螺旋CT血管成像、磁共振血管成像和肾动脉血管造影诊断，尤其肾动脉造影被认为是诊断“金标准”。

1. **超声检查** B型超声能准确测定双肾大小和肾皮质厚度,彩色多普勒超声可观察肾动脉主干及肾内血流变化,从而提供肾动脉狭窄间接信息,对纤维肌性发育不良所致肾动脉狭窄尤其敏感。但是超声检查受医师经验,病人体型、肠胀气等因素影响较大;为有效观察肾动脉分支,需要检查多个体位,耗费时间较长。新型微气泡超声造影剂可增加诊断的准确性,主要通过肝脏代谢,无诱发造影剂肾病的风险。

2. **螺旋CT血管成像** 螺旋CT血管成像(CTA)耗时少,能清楚显示肾动脉及肾实质影像,有较高的空间分辨率,并可三维成像,对诊断肾动脉狭窄敏感性及特异性均高,然而CTA显示的肾动脉狭窄程度可能重于实际情况。由于螺旋CT血管造影的碘造影剂对肾脏有一定损害,对存在年龄大、伴有慢性肾脏病等造影剂肾病危险因素病人,应结合临床风险和获益综合考虑。

3. **磁共振血管成像** 磁共振血管成像(MRA)从20世纪90年代开始应用于诊断肾动脉狭窄。据报道,造影剂增强MRA对肾动脉主干狭窄的特异性和敏感性均较高,但由于存在运动伪影和低空间分辨率,它对分支狭窄敏感性较低,不适合纤维肌性发育不良的诊断。

4. **肾动脉血管造影** 当无创性检查手段无法明确诊断时,需经皮插管做主动脉-肾动脉造影(以免遗漏肾动脉开口处粥样硬化病变)及选择性肾动脉造影,能准确显示肾动脉狭窄部位、范围、程度及侧支循环形成情况,是诊断肾动脉狭窄的"金标准"。这项检查可能出现的并发症包括:穿刺点血肿、感染、造影剂反应、造影剂肾病等。通过在造影前后水化扩容,输注乙酰半胱氨酸或碳酸氢钠,使用低渗性造影剂等措施,可有效降低造影剂肾病的风险。尤其是肾功能不全的病人慎用碘造影剂,可考虑使用二氧化碳或钆造影,但是要警惕含钆磁共振造影剂引起的肾源性系统纤维化。

5. **放射性核素检查** 仅做肾核素显像意义不大,阳性率极低。需做卡托普利肾显像试验(服用卡托普利25~50mg,比较服药前后肾显像结果)。肾动脉狭窄侧肾脏GFR的维持主要依靠血管紧张素Ⅱ依赖性的出球小动脉收缩,应用卡托普利后肾动脉狭窄侧肾脏对核素摄入减少,排泄延缓,而提供诊断间接信息。但是由于对双侧肾动脉狭窄或伴有肾功能不全病人的敏感性和特异性差,临床应用有限。

6. **血浆肾素活性检查** 表现为肾血管性高血压病人,还应检测外周血浆肾素活性(peripheral plasma renin activity,PRA),并做卡托普利试验(服卡托普利25~50mg,测定服药前及服药1小时后外周血PRA,服药后PRA明显增高为阳性),有条件时还应做双肾肾静脉血PRA检测(分别插管至两侧肾静脉取血化验,两侧PRA差别大反映单侧狭窄)。准确检测PRA不仅能帮助诊断,而且还能在一定程度上帮助预测疗效(PRA增高的单侧肾动脉狭窄病人,血管成形术后降血压疗效较好)。但是,PRA受很多因素影响,检测前需停用可能影响肾素水平的降压药,一定程度上限制了其应用。

【治疗】

针对肾动脉狭窄所致肾血管性高血压及缺血性肾病,治疗方法有以下4种:

1. **经皮球囊扩张血管成形术** 经皮肾血管成形术(PTRA,用球囊扩张肾动脉)尤适用于纤维肌性发育不良病人。对于无临床症状但血流动力学改变明显的双侧或孤立肾动脉狭窄的病人,或单侧狭窄而肾功能进展性下降的病人,也可考虑行PTRA。但PTRA对于粥样硬化性肾动脉狭窄收效较差。

2. **经皮经腔肾动脉支架植入术** 由于动脉粥样硬化及大动脉炎病人在单纯的扩张术后易发生再狭窄使治疗失败,故这些病人扩张术后应放置血管支架,同时需要积极控制基础疾病。

3. **外科手术治疗** 外科手术可解除肾动脉的解剖异常,适合伴有血管闭塞或动脉瘤的病人,手术方式包括动脉内膜切除术、旁路搭桥术及自身肾移植术,以使病肾重新获得血供。若病肾已无功能,可考虑肾切除以控制顽固性高血压。

4. **内科药物治疗** 药物治疗不能阻止肾动脉狭窄进展,但能帮助控制高血压,改善症状。单侧肾动脉狭窄呈高肾素者,常首选ACEI或ARB,亦可选择钙通道阻滞剂,但必须从小剂量开始,逐渐加量,以免血压下降过快过低。双侧肾动脉狭窄者应慎用ACEI或ARB,可采用β受体拮抗剂。为有效控制血压,常需多种降压药物配伍应用。同时应当辅以戒烟、控制体重、适度运动、控制血脂等治疗。

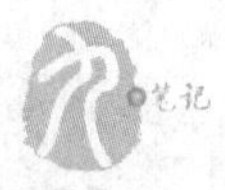

现代强效降压药甚多,药物治疗往往能有效控制肾血管性高血压,而且在病人远期存活率上药物治疗也与 PTRA 无差异,所以目前不少学者认为肾血管性高血压应首选药物治疗。如果高血压难以控制,或已导致缺血性肾病的肾动脉狭窄,为防止肾功能损害进展和并发症,适时进行 PTRA 并放置血管支架仍为首选,若 PTRA 禁忌、PTRA 及放置支架失败或有必须纠正的解剖异常,则可考虑外科手术治疗。目前认为当肾脏长轴<8cm 或血肌酐>265μmol/L 或彩色多普勒超声检查显示肾内血流阻力指数≥8.0 时,肾脏实质病变多已不可逆,血管重建对控制血压和改善肾功能无益。

第二节 肾动脉栓塞和血栓形成

本病较少见,可引起肾缺血及梗死。

【病因】

肾动脉栓塞(renal artery embolism)的栓子主要来源于心脏(如心房颤动或心肌梗死后附壁血栓、换瓣术后血栓、心房黏液瘤等),但也可来源于心脏外(如脂肪栓子、肿瘤栓子等)。

肾动脉血栓(renal artery thrombosis)可在肾动脉病变(如动脉粥样硬化、大动脉炎症、动脉瘤、纤维肌性发育不良等)或血液凝固性增高基础上发生,也常见于动脉壁创伤(如钝性外伤、减速性损伤)以及肾动脉造影、经皮肾动脉球囊扩张术等临床操作引起。

【临床表现】

临床上是否出现症状及症状轻重,主要取决于肾动脉阻塞程度及范围,肾动脉小分支阻塞造成肾缺血可无症状,而主干或大分支阻塞却常诱发肾梗死,引起患侧剧烈腰痛、脊肋角叩痛、蛋白尿及血尿。约 60% 的病人因肾缺血引起肾素释放增多而导致高血压。双侧急性肾动脉广泛阻塞时,常致无尿及急性肾损伤。慢性单侧栓塞,由于侧支循环的建立及对侧肾脏的代偿,肾功能可正常;慢性双侧栓塞,则导致肾梗死和肾功能进行性下降。

【诊断】

常用无创伤检查手段,包括放射性核素肾显影、静脉肾盂造影、肾脏超声、CT 血管造影、磁共振血管造影等。放射性核素肾显影检查,若存在节段性肾灌注缺损(分支阻塞)、肾灌注完全缺如(肾动脉主干完全阻塞),则提示本病。最直接、可靠的诊断手段仍为选择性肾动脉造影,造影剂的缺损或折断,可明确血栓和梗死部位,并能同期进行介入治疗。利用数字减影血管成像技术(DSA)可以减少造影剂使用量,提高安全性。如考虑肾动脉栓塞,应应用超声检查心脏内是否存在血栓形成。

【治疗】

肾动脉栓塞或血栓形成应尽早治疗,包括经皮肾动脉插管局部溶栓,全身抗凝,抗血小板聚集(如双嘧达莫、吲哚布芬等)及外科手术取栓等。控制血压、充分补液以及及时肾脏替代治疗等对症治疗亦能改善全身一般症状,为病因治疗创造有利条件。

第三节 小动脉性肾硬化症

此病常见,又称高血压肾硬化症(hypertensive nephrosclerosis),为导致终末期肾病的第 2 位病因(约占 25%)。本病可分为良性小动脉性肾硬化症(benign arteriolar nephrosclerosis)及恶性小动脉性肾硬化症(malignant arteriolar nephrosclerosis)两种。

一、良性小动脉性肾硬化症

【病因】

由长期未控制好的良性高血压引起,高血压持续 5~10 年即可出现良性小动脉性肾硬化症的病理改变,而后出现临床表现。肾脏仅是高血压的受累器官,而非血压升高的原因。

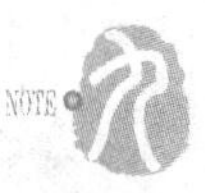

【病理】

本病主要侵犯肾小球前小动脉，导致入球小动脉玻璃样变，小叶间动脉及弓状动脉肌内膜增厚。如此即造成动脉管腔狭窄，供血减少，继发缺血性肾实质损害，致肾小球硬化、肾小管萎缩及肾间质纤维化。

【临床表现】

肾小管对缺血敏感，故临床首先出现肾小管浓缩功能障碍表现（夜尿多、低比重及低渗透压尿），当肾小球缺血病变发生后，尿常规检查出现轻度异常（轻度蛋白尿，少量红细胞及管型），肾小球功能渐进受损（肌酐清除率下降，血清肌酐增高），并逐渐进展至终末期肾病。与肾损害同时，常伴随高血压眼底病变及心、脑并发症。

【防治】

本病应重在预防，积极治疗高血压是关键。血压一定要控制达标（需降至140/90mmHg以下）才可能预防高血压肾损害发生。良性小动脉性肾硬化症发生后，控制高血压仍然是延缓肾损害进展的关键。如果肾功能已减退，则按慢性肾衰竭处理。

二、恶性小动脉性肾硬化症

【病因】

恶性小动脉性肾硬化症是恶性高血压引起的肾损害。有文献报道63%～90%的恶性高血压病人发生恶性小动脉性肾硬化症。肾脏既是高血压的受累器官，同时肾脏过度分泌肾素也是促进血压进一步增高的原因。

【病理】

本病主要侵犯肾小球前小动脉，但是病变性质及程度与良性小动脉性肾硬化症不同。可见入球小动脉、小叶间动脉及弓状动脉纤维素样坏死，小叶间动脉和弓状动脉内膜增厚（增生的细胞及基质成同心圆排列，使血管切面呈“洋葱皮”样外观），故动脉管腔高度狭窄，乃至闭塞。

本病肾小球有两种病变：一为缺血性病变，与良性小动脉性肾硬化症相似；另一为节段坏死增生性病变（节段性纤维素样坏死、微血栓形成、系膜细胞增生、乃至出现新月体），而此病变不出现在良性小动脉性肾硬化症。恶性高血压的肾实质病变进展十分迅速，很快导致肾小球硬化、肾小管萎缩及肾间质纤维化。

【临床表现】

病人尿检明显异常，出现肉眼或镜下血尿、大量蛋白尿、管型尿及无菌性白细胞尿，肾功能进行性恶化，常于发病数周至数个月后出现少尿，进入终末期肾病。眼底检查可出现视盘水肿。同时伴有中枢神经系统受损表现（如头痛、惊厥发作甚至昏迷等）和心脏病变（如充血性心力衰竭）。甚至出现微血管病性溶血性贫血。

【防治】

恶性高血压是内科急症，及时控制严重高血压，防止威胁生命的心、脑、肾并发症发生是救治关键。为有效降低血压，治疗初期常需静脉使用降压药，而后再口服降压药巩固疗效。但是，血压也不宜下降过快、过低，以免影响肾灌注，加重肾缺血。推荐方案是在治疗开始2～3小时，将舒张压降到100～110mmHg，然后继续在12～36小时内将舒张压进一步降至90mmHg。如果恶性小动脉性肾硬化症已发生并已出现肾衰竭，应及时进行透析治疗。部分病人在血压控制后肾血管损害可以得到一定程度的恢复，从而避免维持性透析治疗。

第四节 肾静脉血栓形成

【病因和发病机制】

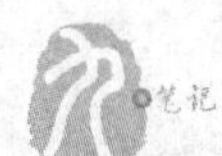

肾静脉血栓（renal vein thrombosis，RVT）常在下列情况下发生：①血液高凝状态，如肾病综合征、

妊娠、激素治疗、血液浓缩等；②肾静脉受压，血流淤滞，如肿瘤、血肿、主动脉瘤压迫以及腹膜后纤维化等；③肾静脉血管壁受损，如肿瘤侵袭等。临床上以肾病综合征并发 RVT 最常见，据统计 20% ~ 50% 的肾病综合征病人，尤其是膜性肾病病人容易并发 RVT。

【临床表现】

RVT 的临床表现取决于被阻塞静脉大小、血栓形成快慢、血流阻断程度及有无侧支循环形成等，约 3/4 的肾病综合征病人并发的 RVT（尤其在较小分支时）并无临床症状。急性 RVT 的典型临床表现如下：①患侧腰肋痛或腹痛，伴恶心呕吐；②尿检异常，出现镜下或肉眼血尿及蛋白尿（原有蛋白尿增多）；③肾功能异常，双侧肾静脉主干大血栓可致急性肾损伤；④病肾增大（影像学检查证实）。慢性 RVT 则起病相对隐匿，可引起肾小管功能异常，呈现肾性糖尿、氨基酸尿、尿液酸化功能障碍等，肾病综合征病人出现尿蛋白水平明显上升。另外，肾静脉血栓常可脱落引起肺栓塞。

【诊断】

确诊 RVT 必须依靠选择性肾静脉造影检查，若发现静脉腔内充盈缺损或静脉分支不显影即可确诊。非创伤性影像检查（如磁共振、CT 及多普勒超声）对发现 RVT 欠敏感，仅对肾静脉主干大血栓诊断有一定帮助。静脉肾盂造影可能发现肾实质水肿、肾盂牵张、输尿管压迹等征象，但诊断特异性不高。

【治疗】

RVT 确诊后应尽早开始抗凝治疗，通常采取静脉肝素抗凝 5 ~ 7 天，然后口服华法林或吲哚布芬维持 1 年，高危者应维持更长。急性 RVT 伴有急性肾损伤的病人，应立即纤溶治疗。肾静脉主干大血栓溶栓无效且反复导致肺栓塞时，可考虑手术取栓。此外，应积极治疗原发病，解除高凝状态，对因容量丢失而导致 RVT 的病人要注意维持水电解质平衡。

（徐　钢）

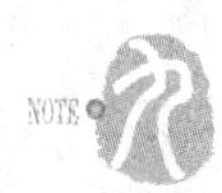

第八章 遗传性肾病

第一节 常染色体显性遗传性多囊肾病

常染色体显性遗传性多囊肾病（autosomal dominant polycystic kidney disease，ADPKD）是最常见的遗传性肾脏病，全世界发病率为1/1000～1/400，我国约有1500万病人。其主要病理特征为双肾广泛形成囊肿并进行性生长，最终破坏肾脏的结构和功能，导致终末期肾病（ESRD）。ADPKD为一系统性疾病，除累及肾脏外，还可伴肝脏、胰腺囊肿，颅内动脉瘤、结肠憩室及心脏瓣膜缺陷等肾外表现。

【病因和发病机制】

ADPKD为常染色体显性遗传性疾病，病因主要是由*PKD1*（85%）和*PKD2*突变引起，这两个基因分别编码多囊蛋白-1（polycystin-1，PC-1）和多囊蛋白-2（polycystin-2，PC-2）。生理状态下，PC-1和PC-2相互作用，形成多囊蛋白复合体并共同表达在肾小管细胞纤毛上，发挥正常功能，参与调节细胞周期、分裂及凋亡等生物学过程。

ADPKD的发病机制尚未完全阐明。目前认为胚胎期从亲代遗传的*PKD1*和*PKD2*基因杂合子突变（生殖突变）不足以发病，在感染、中毒等后天环境因素的"二次打击"下，杂合子正常等位基因也发生突变（体细胞突变）时才引起囊肿发生。此时，多囊蛋白复合体功能障碍将改变肾小管上皮细胞纤毛介导的信号传导，促进囊肿形成，同时肾间质炎症纤维化，血管硬化，最终引起ESRD。

【临床表现】

ADPKD病程长，进展慢，多数病人在30岁以后出现临床症状。该病临床表现多样，主要包括肾脏表现和肾外症状。

1. 肾脏表现 包括结构和功能异常。

肾脏主要结构异常是囊肿形成。初期仅少数小囊肿，随年龄增长，囊肿体积和数目逐渐增加，肾脏体积也逐渐增大。部分病人可在腹部触及肿块（增大的肾脏），质地硬，表面呈结节状，随呼吸移动。

背部或肋腹部疼痛是最常见的早期症状之一。急性疼痛或疼痛突然加剧提示囊肿破裂出血、结石或血块引起的尿路梗阻或合并感染（常伴发热）。慢性疼痛多由增大的肾脏或囊肿牵拉肾包膜、压迫邻近器官所致。

其他肾脏表现还包括高血压、蛋白尿、血尿和感染。高血压较常见，是促进肾功能恶化的主要危险因素。蛋白尿一般<1g/24h，中、大量蛋白尿病人肾功能进展快，需排除合并原发性肾小球病的可能。血尿多为自发性，也见于剧烈运动或创伤后，其发生频率随囊肿的增大而增加，且与肾功能恶化速度呈正相关。泌尿道和囊肿感染是ADPKD病人发热的首要病因，主要表现为膀胱炎、肾盂肾炎、囊肿感染和肾周脓肿，逆行性感染为主要途径。ADPKD进展最终导致肾功能进行性下降至ESRD，并出现贫血等并发症。

2. 肾外表现 可分为囊性和非囊性两种。

囊肿可累及肝脏、胰腺、脾脏、卵巢及蛛网膜等器官。其中肝囊肿最常见，大多数病人无症状，少数可表现为疼痛、囊肿感染和出血。非囊性病变包括心脏瓣膜异常、结肠憩室和颅内动脉瘤等。其中颅内动脉瘤危害最大，发生率随年龄增长而增加，一旦破裂导致蛛网膜下腔出血或颅内出血时可出现剧烈头痛、癫痫发作等，是病人早期死亡的主要原因。

【诊断】

家族史、临床表现、影像学检查及分子遗传学检测是诊断的主要依据。

（一）家族遗传史

约60% ADPKD病人有明确家族史，呈现典型的常染色体显性遗传特征，即男女发病率相等，父母一方患病，子代发病概率为50%。

（二）临床诊断标准

分为主要标准和次要标准

1. 主要标准 ①肾皮、髓质弥漫散布多个液性囊肿；②明确的ADPKD家族史。

2. 次要标准 ①多囊肝；②肾功能不全；③腹壁疝；④心脏瓣膜异常；⑤胰腺囊肿；⑥脑动脉瘤；⑦精囊囊肿。

符合两项主要标准及一项次要标准，临床即可确诊。如仅有主要标准的第一项，无多囊肾病家族史，则需要符合三项以上的次要标准，才能确诊。

（三）影像学检查

超声检查敏感性高，无放射性、无创伤，经济、简便，是首选的诊断方法。肾脏体积明显增大，肾内多个大小不等的囊肿与肾实质回声增强是ADPKD三个主要表现。CT和MRI分辨率高，特别在囊肿出血或感染时，可提供有价值的信息。MRI还可通过计算囊肿与正常肾组织截面积比值，敏感地反映疾病进展。

（四）分子诊断

目前广泛用于症状前和产前诊断，以及无明确家族遗传史而与其他囊肿性疾病鉴别困难者。基因测序技术的飞速发展显著提高了ADPKD病人基因突变的检出率和诊断效率，推动了产前诊断的临床应用。特别是植入前诊断（PGD）的成功可获得健康胎儿胚胎，对提高出生人口质量意义重大。

【鉴别诊断】

与其他肾脏囊肿性疾病相鉴别。

1. 常染色体隐性多囊肾病（ARPKD） 起病早，多于婴幼儿期发病，合并先天性肝纤维化，导致门静脉高压、胆道发育不全等。可行肝脏超声、肝活检鉴别，突变基因检测可确定诊断。

2. 多囊性肾发育不良 婴儿最常见，双侧病变难以存活。鉴别较易，发育不良的一侧肾脏布满囊肿，无泌尿功能，健侧肾脏可无囊肿。

3. 单纯性肾囊肿 老年人多见，无家族史，肾脏体积正常，典型肾囊肿为单腔，位于皮质，无肝、肾外表现。一般无症状，良性病程。

4. 获得性肾囊肿 见于长期血液透析病人，无家族史，常无临床症状，需警惕囊肿并发恶性肿瘤。

【治疗】

治疗原则为对症处理、预防和治疗并发症、延缓囊肿生长和肾功能进行性恶化速度。进入ESRD时，则进行肾脏替代治疗。

（一）一般治疗

限制咖啡因摄入，高血压时低盐饮食，病程晚期推荐低蛋白饮食，根据口渴程度饮水，避免应用肾毒性药物。早期无需改变生活方式或限制体力活动。当囊肿较大时，应避免剧烈的体力活动和腹部受创，以免囊肿破裂出血。

（二）对症治疗

1. 疼痛 急性疼痛针对病因进行治疗。慢性疼痛，程度轻者或一过性疼痛卧床休息并观察，如疼痛持续或较重按止痛阶梯序贯药物治疗，仍不能缓解可考虑囊肿穿刺硬化、囊肿去顶减压术及多囊肾切除术。

2. 出血 多为囊肿出血所致，呈自限性，轻者绝对卧床休息、止痛、多饮水。出血量大、保守疗法效果差可行选择性血管栓塞或出血侧肾脏切除。

3. 高血压 首选 RAAS 阻断剂。血压控制目标值为 130/80mmHg，应根据合并症等情况个体化治疗。顽固性高血压常需联合应用多种降压药，甚至考虑肾囊肿去顶减压术或肾脏切除术。

4. 感染 泌尿道感染选用敏感抗生素治疗，疗程 1～2 周。囊肿感染时应静脉联合应用水溶性和脂溶性抗生素，必要时囊腔引流，一般需要 2 周以上的疗程。

5. 多囊肝 多数不需治疗。肝脏明显增大可引起腹胀、呼吸困难、胃食管反流、门静脉高压等。可根据病情选择肝囊肿穿刺硬化、去顶减压术、肝部分切除术或肝移植术。

6. 颅内动脉瘤 对于有动脉瘤和蛛网膜下腔出血家族史的病人，推荐 MRI 血管造影检查确诊。直径>10mm 的动脉瘤应采取介入或手术治疗。

（三）肾脏替代治疗

包括血液透析、腹膜透析和肾移植。目前认为 ADPKD 病人腹膜透析与血液透析的并发症和长期存活率无明显差异。移植后肾存活率、并发症与其他肾移植人群相似。

（四）新型“特异性”药物治疗

近来多项研究显示托伐普坦（精氨酸加压素 V_2 受体拮抗剂）可延缓 ADPKD 病人肾脏体积增大和肾功能恶化，已被多个国家批准临床使用。可根据病人年龄、肾功能及病情进展情况选用，并注意肝功能损伤、脱水、电解质紊乱的并发症。

第二节 Alport 综合征

Alport 综合征（Alport syndrome，AS），又称遗传性肾炎、眼-耳-肾综合征，由编码基底膜Ⅳ型胶原 $\alpha_{3\text{-}6}$ 链基因突变所致，临床主要表现血尿、进行性肾衰竭，伴或不伴感音神经性耳聋、眼病变。

【遗传方式及发病机制】

AS 遗传方式有 3 种：X 伴性遗传 AS（XLAS）、常染色体显性遗传 AS（ADAS）和常染色体隐性遗传 AS（ARAS）。XLAS 最为常见，约占 80%，其致病基因为编码Ⅳ型胶原 α_5 链和 α_6 链基因 *COL4A5* 和 *COL4A6*，而常染色体遗传 AS 则与编码Ⅳ型胶原 α_3 链和 α_4 链基因 *COL4A3*、*COL4A4* 相关。

【临床表现】

AS 临床表现多样，XLAS 男性、ARAS 病人发病多较早、病情较重，而 XLAS 女性和 ADAS 病人则较晚和较轻。

1. 肾脏表现 血尿是最常见的临床表现，几乎所有 XLAS 男性和 ARAS 病人可见镜下血尿，且多呈持续性，90% 以上的 XLAS 女性和 50%～80% ARAS 病人的杂合子家属可见镜下血尿，30%～70% 病人可伴反复肉眼血尿，往往与感染或劳累有关。蛋白尿在发病初可无或少量，随病程进展可加重，肾病综合征少见。几乎所有 XLAS 男性和 ARAS 病人不可避免进入终末期肾衰竭（ESRD），仅部分 XLAS 女性和 ADAS 病人可出现肾功能受累。

2. 听力改变 主要表现为感音神经性耳聋，常累及 2～8kHz，病变以双侧为主。XLAS 男性、ARAS 病人及少数病情严重的 XLAS 女性可累及其他频率范围，表现为听力进行性下降。XLAS 男性、ARAS 病人伴发耳聋者较 XLAS 女性、ADAS 病人多、出现亦早。

3. 眼病变 前锥形晶状体被认为是具诊断意义的眼病变，见于 60%～70% XLAS 男性、10% XLAS 女性及约 70% 的 ARAS 病人，其他晶状体改变有球形晶状体、后锥形晶状体等。黄斑周围视网膜色素改变是最常见的眼病变，这一改变出现较前锥形晶状体早，因此报道的发生率高于或接近前锥形晶状体。其他改变有角膜内皮大疱、反复角膜溃疡等。

4. 其他 包括平滑肌瘤、肌发育不良、甲状腺疾病、AMME 综合征（AS 伴精神发育迟缓、面中部发育不良及椭圆形红细胞增多症等）等。

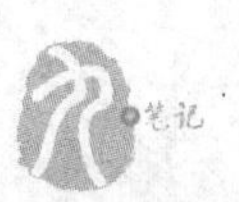

【实验室检查】

（一）肾组织常规病理检查

1. 光镜　无特异性。疾病早期或5岁之前，肾小球和肾血管基本正常，5岁以上病人可出现系膜和毛细血管襻改变，光镜下表现为轻微病变、局灶节段肾小球透明变性和（或）硬化，弥漫系膜增生等。约40%肾组织标本可有间质泡沫细胞，此改变不具诊断意义，但若发现间质泡沫细胞，应注意有无AS可能，尤其临床无肾病综合征表现者。

2. 免疫荧光（IF）　多为阴性，少数标本系膜区、毛细血管壁可有IgA、IgG、IgM、C3、C4等局灶节段或弥漫沉积。

3. 电镜　电镜改变多种多样，典型呈弥漫肾小球基底膜（GBM）厚薄不均、分层、网篮样改变，极少数可见GBM断裂，多数XLAS男性、ARAS病人及少数XLAS女性、ADAS病人表现典型改变，部分儿童、XLAS女性和ADAS病人表现为弥漫GBM变薄。

（二）皮肤及肾组织Ⅳ型胶原不同α链间接免疫荧光检测

正常情况下，Ⅳ型胶原α_3链、α_4链在GBM、远端肾小管基底膜（dTBM）沉积，而Ⅳ型胶原α_5链在GBM、包曼囊（BC）、dTBM、表皮基底膜（EBM）沉积，采用针对α_3、α_4和α_5链的特异性抗体进行免疫荧光检测，在肾组织及皮肤组织相应部位可见连续线样沉积。在XLAS、ARAS病人肾组织和皮肤，Ⅳ型胶原$\alpha_{3\text{-}5}$链沉积出现异常（表5-8-1），见于约75%的XLAS男性和50%的XLAS女性及部分ARAS病人。Ⅳ型胶原不同α链间接免疫荧光检测具有重要诊断意义，且有助于AS遗传方式的确定。

表5-8-1　AS病人Ⅳ型胶原不同α链免疫荧光检测结果

	GBM	BC	dTBM	EBM
正常人				
α_3(Ⅳ)链	阳性，连续	/	阳性	/
α_4(Ⅳ)链	阳性，连续	/	阳性	/
α_5(Ⅳ)链	阳性，连续	阳性	阳性	阳性，连续
XLAS男性				
α_3(Ⅳ)链	阴性	/	阴性	/
α_4(Ⅳ)链	阴性	/	阴性	/
α_5(Ⅳ)链	阴性	阴性	阴性	阴性
XLAS女性				
α_3(Ⅳ)链	阳性，不连续	/	阳性	/
α_4(Ⅳ)链	阳性，不连续	/	阳性	/
α_5(Ⅳ)链	阳性，不连续	阳性	阳性	阳性，不连续
ARAS				
α_3(Ⅳ)链	阴性	/	阴性	/
α_4(Ⅳ)链	阴性	/	阴性	/
α_5(Ⅳ)链	阴性	阳性	阳性	阳性，连续

【诊断与鉴别诊断】

AS诊断必须结合临床表现、电镜、家系调查、Ⅳ型胶原检测结果等综合判断（图5-8-1）。

AS需与薄基底膜肾病、家族性IgA肾病、家族性局灶节段性肾小球硬化等鉴别，GBM超微结构改变和皮肤、肾组织Ⅳ型胶原不同α链检测以及基因筛查有助于鉴别。

【治疗】

目前为止仍无特效的治疗，激素和免疫抑制剂对AS进程有弊无利。对尚未进入ESRD者，以综合对症治疗为主：①减少蛋白摄入；②控制高血压；③纠正贫血、水电解质酸碱紊乱；④积极查找和去

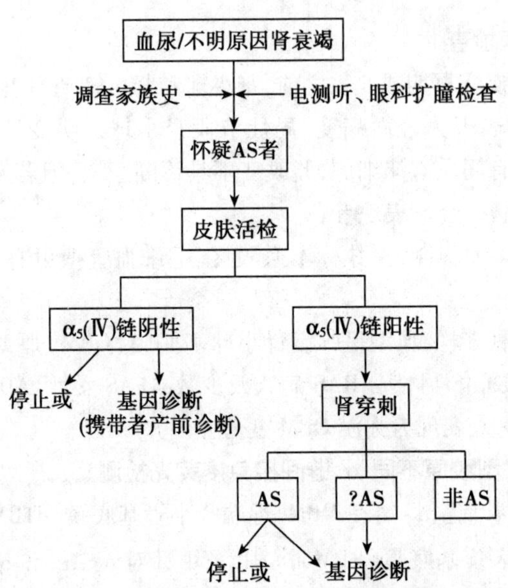

图 5-8-1　疑为 Alport 综合征病人诊断思路

除感染灶；⑤避免肾毒性药物。ESRD 者，依靠透析或移植。移植效果较好，有报道 3% ~4% 病人可并发移植后抗 GBM 抗体性肾炎，此类病人再移植效果差。血管紧张素转换酶抑制剂（ACEI）、血管紧张素Ⅱ受体阻滞剂（ARB）、醛固酮抑制剂（螺内酯）可减少蛋白尿、延缓进入肾脏替代治疗。

（陈　楠）

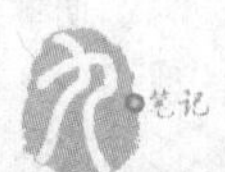

第九章　急性肾损伤

急性肾损伤(acute kidney injury,AKI)是由各种病因引起短时间内肾功能快速减退而导致的临床综合征,表现为肾小球滤过率(GFR)下降,伴有氮质产物如肌酐、尿素氮等潴留,水、电解质和酸碱平衡紊乱,重者出现多系统并发症。AKI 是常见危重病症,涉及临床各科,发病率在综合性医院为 3% ~10%,重症监护病房为 30% ~60%,危重 AKI 病人死亡率高达 30% ~80%,存活病人约 50% 遗留永久性肾功能减退,部分需终身透析,防治形势十分严峻。

AKI 以往称为急性肾衰竭,近年来临床研究证实轻度肾功能急性减退即可导致病人病死率明显增加,故目前趋向将急性肾衰竭改称为急性肾损伤(AKI),期望尽量在病程早期识别,并进行有效干预。

【病因和分类】

AKI 病因众多,根据病因发生的解剖部位可分为肾前性、肾性和肾后性三大类。肾前性 AKI 指各种原因引起肾实质血流灌注减少,导致肾小球滤过减少和 GFR 降低,约占 AKI 的 55%。肾性 AKI 指出现肾实质损伤,以肾缺血和肾毒性药物或毒素导致的急性肾小管坏死(acute tubular necrosis,ATN)最为常见,其他还包括急性间质性肾炎(AIN)、肾小球疾病和肾血管疾病等,约占 AKI 的 40%。肾后性 AKI 系急性尿路梗阻所致,梗阻可发生在从肾盂到尿道的尿路中任何部位,约占 AKI 的 5%。

【发病机制和病理生理】

(一)肾前性 AKI

肾前性 AKI 由肾脏血流灌注不足所致,见于细胞外液容量减少,或虽细胞外液容量正常,但有效循环容量下降的某些疾病,或某些药物引起的肾小球毛细血管灌注压降低(包括肾前小动脉收缩或肾后小动脉扩张)。常见病因包括:①有效血容量不足,包括大量出血、胃肠道液体丢失、肾脏液体丢失、皮肤黏膜体液丢失和向细胞外液转移等;②心排血量降低,见于心脏疾病、肺动脉高压、肺栓塞、正压机械通气等;③全身血管扩张,多由药物、脓毒血症、肝硬化失代偿期、变态反应等引起;④肾动脉收缩,常由药物、高钙血症、脓毒血症等所致;⑤肾血流自主调节反应受损,多由血管紧张素转换酶抑制剂、血管紧张素Ⅱ受体阻滞剂、非甾体类抗炎药、环孢素和他克莫司等引起。

在肾前性 AKI 早期,肾血流自我调节机制通过调节肾小球出球和入球小动脉血管张力,维持 GFR 和肾血流量,使肾功能维持正常。如果不早期干预,肾实质缺血加重,引起肾小管细胞损伤,进而发展为肾性 AKI。从肾前性氮质血症进展至缺血性肾损伤是一个连续过程,预后主要取决于起始病因严重程度和持续时间,以及随后是否反复出现肾损伤打击。

(二)肾性 AKI

引起肾性 AKI 的病因众多,可累及肾单位和间质任何部位。以肾缺血和肾毒性物质导致肾小管上皮细胞损伤最为常见,通常称为 ATN,其他还包括急性间质性肾炎、肾小球疾病(包括肾脏微血管疾病)、血管疾病和肾移植排斥反应等五大类。

ATN 常由缺血所致,也可由肾毒性药物引起,常发生在多因素综合作用基础上,如老年、合并糖尿病等。不同病因、不同病理损害类型 ATN 可有不同始动机制和持续发展机制,但均涉及 GFR 下降及肾小管上皮细胞损伤两方面。从肾前性 AKI 进展至缺血性 ATN 一般经历 4 个阶段:起始期、进展期、持续期和恢复期(图 5-9-1)。

1. 起始期(持续数小时至数周)　由于肾血流量下降引起肾小球滤过压下降,上皮细胞坏死脱

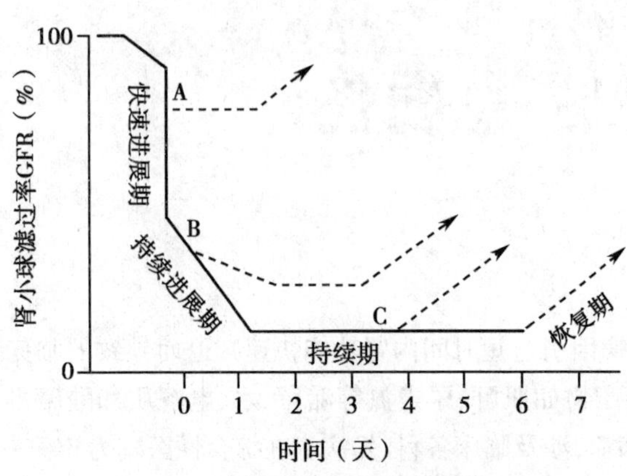

图 5-9-1　急性肾损伤病程演变示意图

落形成管型，导致肾小管液受阻，肾小球滤出液回漏进入间质等原因，导致 GFR 下降。缺血性损伤在近端肾小管的 S_3 段和髓袢升支粗段髓质部分最为明显。如肾血流量不能及时恢复，细胞损伤进一步加重可引起细胞凋亡和坏死。

2. 进展期（持续数天至数周）　肾内微血管充血明显，伴持续组织缺氧和炎症反应，病变以皮髓交界处最为明显。GFR 进行性下降。

3. 持续期（常持续 1~2 周）　GFR 仍保持在低水平（常为 5~10ml/min），尿量常减少，出现尿毒症并发症。但肾小管细胞不断修复、迁移、增殖，以重建细胞和肾小管的完整性。此期全身血流动力学改善但 GFR 持续低下。

4. 恢复期（持续数天至数个月）　肾小管上皮细胞逐渐修复、再生，细胞及器官功能逐步恢复，GFR 开始改善。此期如果肾小管上皮细胞功能延迟恢复，溶质和水的重吸收功能相对肾小球滤过功能也延迟恢复，可伴随明显多尿和低钾血症等。

肾毒性 ATN 由各种肾毒性物质引起，包括外源性及内源性毒素，发生机制主要与直接肾小管损伤、肾内血管收缩、肾小管梗阻等有关。外源性肾毒素以药物最为常见，包括某些新型抗生素和抗肿瘤药物，其次为重金属、化学毒物、生物毒素（某些蕈类、鱼胆等）及微生物感染等。内源性肾毒性物质包括肌红蛋白、血红蛋白、骨髓瘤轻链蛋白、尿酸盐、钙、草酸盐等。

AIN 是肾性 AKI 的重要病因，主要分为 4 类。①药物所致：通常由非甾体类抗炎药、青霉素类、头孢菌素类等抗生素和磺胺类药物等引起，发病机制主要为Ⅳ型变态反应；②感染所致：主要见于细菌或病毒感染等；③系统性疾病：见于系统性红斑狼疮、干燥综合征、冷球蛋白血症及原发性胆汁性肝硬化等；④特发性：原因不明。

血管性疾病导致肾性 AKI 包括肾脏微血管和大血管病变。血栓性血小板减少性紫癜、溶血-尿毒综合征、HELLP 综合征（溶血、肝酶升高、血小板减少）等肾脏微血管疾病均可引起肾小球毛细血管血栓形成和微血管闭塞，最终导致 AKI。肾脏大血管病变如动脉粥样硬化斑块破裂和脱落，导致肾脏微栓塞和胆固醇栓塞，继而引起 AKI。

肾小球肾炎主要见于原发性和继发性新月体肾炎，以及系统性红斑狼疮、IgA 肾病等急性加重。

（三）肾后性 AKI

双侧尿路梗阻或孤立肾病人单侧尿路梗阻时可发生肾后性 AKI。尿路功能性梗阻主要是指神经源性膀胱等。此外，双侧肾结石、肾乳头坏死、血凝块、膀胱癌等可引起尿路腔内梗阻，而腹膜后纤维化、结肠癌、淋巴瘤等可引起尿路腔外梗阻。尿酸盐、草酸盐、阿昔洛韦、磺胺类、甲氨蝶呤及骨髓瘤轻链蛋白等可在肾小管内形成结晶，导致肾小管梗阻。

【病理】

由于病因和病变程度不同，病理改变可有显著差异。肉眼见肾脏增大、质软，剖面可见髓质呈暗红色，皮质肿胀，因缺血而苍白。典型缺血性 ATN 光镜检查见肾小管上皮细胞片状和灶性坏死，从基膜上脱落，造成肾小管腔管型堵塞。近端小管 S_3 段坏死最为严重，其次为髓袢升支粗段髓质部分。如基底膜完整性存在，则肾小管上皮细胞可迅速再生，否则肾小管上皮不能完全再生。肾毒性 AKI 形态学变化最明显的部位在近端肾小管曲部和直部，肾小管细胞坏死不如缺血性 ATN 明显。AIN 病理特征是间质炎症细胞浸润，嗜酸性粒细胞浸润是药物所致 AIN 的重要病理学特征。

【临床表现】

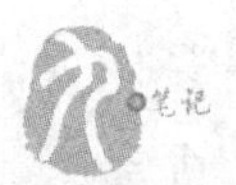

AKI 临床表现差异大，与病因和所处临床分期不同有关。明显的症状常出现于肾功能严重减退

时，常见症状包括乏力、食欲缺乏、恶心、呕吐、尿量减少和尿色加深，容量过多时可出现急性左心衰竭。AKI 首次诊断常基于实验室检查异常，特别是血清肌酐（serum creatinine，Scr）绝对或相对升高，而不是基于临床症状与体征。

以下以 ATN 为例，介绍肾性 AKI 的临床病程。

1. **起始期**　此期病人常遭受一些已知或未知 ATN 病因的打击，如低血压、缺血、脓毒症和肾毒素等，但尚未发生明显肾实质损伤。在此阶段如能及时采取有效措施，AKI 常可逆转。但随着肾小管上皮损伤加重，GFR 逐渐下降，进入进展期。

2. **进展期和维持期**　一般持续 7～14 天，但也可短至数天或长至 4～6 周。GFR 进行性下降并维持在低水平。部分病人可出现少尿（<400ml/d）和无尿（<100ml/d），但也有些病人尿量在 400～500ml/d 或以上，后者称为非少尿型 AKI，一般认为是病情较轻的表现。但不论尿量是否减少，随着肾功能减退，临床上出现一系列尿毒症表现，主要是尿毒症毒素潴留和水、电解质及酸碱平衡紊乱所致。AKI 全身表现包括消化系统症状，如食欲减退、恶心、呕吐、腹胀、腹泻等，严重者可发生消化道出血；呼吸系统表现主要是容量过多导致的急性肺水肿和感染；循环系统多因尿少和水钠潴留，出现高血压和心力衰竭、肺水肿表现，因毒素滞留、电解质紊乱、贫血和酸中毒引起心律失常及心肌病变；神经系统受累可出现意识障碍、躁动、谵妄、抽搐、昏迷等尿毒症脑病症状；血液系统受累可有出血倾向和贫血。感染是急性肾损伤常见而严重的并发症。在 AKI 同时或疾病发展过程中还可并发多脏器功能障碍综合征，死亡率极高。此外，水、电解质和酸碱平衡紊乱多表现为水过多、代谢性酸中毒、高钾血症、低钠血症、低钙和高磷血症等。

3. **恢复期**　GFR 逐渐升高，并恢复正常或接近正常。少尿型病人开始出现尿量增多，继而出现多尿，再逐渐恢复正常。与 GFR 相比，肾小管上皮细胞功能恢复相对延迟，常需数个月后才能恢复。部分病人最终遗留不同程度的肾脏结构和功能损伤。

【实验室和辅助检查】

1. **血液检查**　可有贫血，早期程度常较轻，如肾功能长时间不恢复，则贫血程度可以较重。另外，某些引起 AKI 的基础疾病本身也可引起贫血，如大出血和严重感染等。Scr 和尿素氮进行性上升，高分解代谢病人上升速度较快，横纹肌溶解引起肌酐上升更快。血清钾浓度升高，血 pH 和碳酸氢根离子浓度降低，血钙降低，血磷升高。

2. **尿液检查**　不同病因所致 AKI 的尿检异常相差甚大。肾前性 AKI 时无蛋白尿和血尿，可见少量透明管型。ATN 时可有少量蛋白尿，以小分子蛋白为主；尿沉渣检查可见肾小管上皮细胞、上皮细胞管型和颗粒管型及少许红、白细胞等；因肾小管重吸收功能减退，尿比重降低且较固定，多在 1.015 以下，尿渗透浓度<350mOsm/kg H_2O，尿与血渗透浓度之比<1.1，尿钠含量增高，滤过钠排泄分数（FE_{Na}）>1%。FE_{Na}计算公式为：FE_{Na}=（尿钠/血钠）/（尿肌酐/血清肌酐）×100%。注意尿液检查须在输液、使用利尿剂前进行，否则会影响结果。肾小球疾病引起者可出现大量蛋白尿或血尿，且以畸形红细胞为主，FE_{Na}<1%。AIN 时可有少量蛋白尿，且以小分子蛋白为主；血尿较少，为非畸形红细胞；可有轻度白细胞尿，药物所致者可见少量嗜酸细胞，当尿液嗜酸细胞占总白细胞比例>5% 时，称为嗜酸细胞尿；可有明显肾小管功能障碍表现，FE_{Na}>1%。肾后性 AKI 尿检异常多不明显，可有轻度蛋白尿、血尿，合并感染时可出现白细胞尿，FE_{Na}<1%。

3. **影像学检查**　尿路超声显像检查有助于鉴别尿路梗阻及慢性肾脏病（chronic kidneydisease，CKD）。如高度怀疑存在梗阻，且与急性肾功能减退有关，可作逆行性肾盂造影。CT 血管造影、MRI 或放射性核素检查对了解血管病变有帮助，明确诊断仍需行肾血管造影，但造影剂可加重肾损伤。

4. **肾活检**　肾活检是 AKI 鉴别诊断的重要手段。在排除了肾前性及肾后性病因后，拟诊肾性 AKI 但不能明确病因时，均有肾活检指征。

【诊断】

根据原发病因，肾小球滤过功能急性进行性减退，结合相应临床表现，实验室与影像学检查，一般

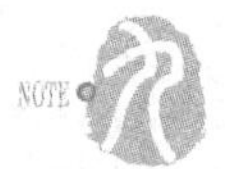

不难作出诊断。

按照最新国际AKI临床实践指南，符合以下情况之一者即可临床诊断AKI：①48小时内Scr升高≥0.3mg/dl(≥26.5μmol/L)；②确认或推测7天内Scr较基础值升高≥50%；③尿量减少[<0.5ml/(kg·h)，持续≥6小时]。见表5-9-1。

表5-9-1 急性肾损伤的分期标准

分期	血清肌酐标准	尿量标准
1期	绝对值升高≥0.3mg/dl(≥26.5μmol/L) 或较基础值相对升高≥50%，但<1倍	<0.5ml/(kg·h)(≥6h，但<12h)
2期	相对升高≥1倍，但<2倍	<0.5ml/(kg·h)(≥12h，但<24h)
3期	升高至≥4.0mg/dl(≥353.6μmol/L) 或相对升高≥2倍 或开始时肾脏替代治疗 或<18岁病人估算肾小球滤过率下降至<35ml/(min·1.73m^2)	<0.3ml/(kg·h)(≥24h) 或无尿≥12h

需要注意的是，单独用尿量改变作为诊断与分期标准时，必须考虑其他影响尿量的因素，如尿路梗阻、血容量状态、使用利尿剂等。此外，由于Scr影响因素众多且敏感性较差，故并非肾损伤最佳标志物。某些反映肾小管上皮细胞损伤的新型生物标志物如中性粒细胞明胶酶相关脂质运载蛋白(NGAL)、金属蛋白酶组织抑制因子-2(TIMP-2)和胰岛素样生长因子结合蛋白7(IGFBP7)等，可能有助于早期诊断及预测AKI病人预后，值得深入研究。

【鉴别诊断】

详细询问病史和体格检查有助于寻找AKI可能的病因。AKI诊断和鉴别诊断的步骤包括：①判断病人是否存在肾损伤及其严重程度；②是否存在需要紧急处理的严重并发症；③评估肾损伤发生时间，是否为急性发生及有无基础CKD；④明确AKI病因，应仔细甄别每一种可能的AKI病因。先筛查肾前性和肾后性因素，再评估可能的肾性AKI病因，确定为肾性AKI后，尚应鉴别是肾小管-间质病变抑或肾小球、肾血管病变。系统筛查AKI肾前性、肾性、肾后性病因有助于尽早准确诊断，及时采取针对性治疗。注意识别慢性肾功能减退基础上的AKI。

1. 是否存在肾功能减退 对AKI高危病人应主动监测尿量及Scr，并估算GFR。既往无CKD史及基础Scr检测值缺如者，可利用MDRD公式获得基础Scr估算值。

2. 是否存在需要紧急处理的严重并发症 肾功能减退常继发内环境紊乱，严重者可猝死，需及时识别。部分病人临床表现隐匿，故对于近期未行生化检查的少尿或无尿病人，初诊需常规进行心脏听诊、心电图及血电解质生化检查，快速评估是否存在需要紧急处理的并发症，如严重高钾血症和代谢性酸中毒等。

3. 是否为AKI 肾功能减退应明确是急性或慢性肾功能减退，CKD各阶段均可因各种病因出现急性加重，通过详细病史询问、体格检查、相关实验室及影像学检查可资鉴别。提示AKI的临床线索包括引起AKI的病因，如导致有效血容量不足的各种疾病和血容量不足表现(体位性低血压、低血压等)、肾毒性药物或毒物接触史、泌尿系统梗阻等；肾功能快速减退表现，如短时间内出现进行性加重的尿量减少、胃肠道症状甚至Scr进行性升高等；由血容量不足所致者可见皮肤干燥、弹性差，脉搏加快，低血压或脉压缩小；由药物所致者可见皮疹；严重肾后性梗阻可见腹部肿块；因尿量减少出现水钠潴留时，可见水肿，甚至肺部湿啰音等；影像学检查提示肾脏大小正常或增大，实验室检查提示无明显贫血、无明显肾性骨病等。

4. 与肾前性少尿鉴别 肾前性氮质血症是AKI最常见的原因，应详细询问病程中有无引起容量绝对不足或相对不足的原因。此外，还要注意询问近期有无非甾体类抗炎药、血管紧张素转换酶抑制剂和血管紧张素Ⅱ受体阻滞剂等药物使用史。体检时应注意有无容量不足的常见体征，包括心动过

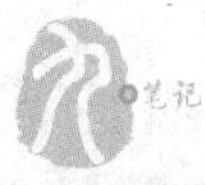

速、全身性或体位性低血压、黏膜干燥、皮肤弹性差等。肾前性 AKI 时，实验室检查可见血尿素氮/血清肌酐比值常>20∶1（需排除胃肠道出血所致尿素产生增多、消瘦所致肌酐生成减少等），尿沉渣常无异常改变，尿液浓缩伴尿钠下降，肾衰竭指数常<1，尿钠排泄分数（FE_{Na}）常<1%。见表 5-9-2。肾衰竭指数计算公式为：肾衰竭指数＝尿钠/（尿肌酐/血清肌酐）。肾前性 AKI 病人 FE_{Na} 常<1%，但服用呋塞米等利尿剂者，受利尿剂利钠作用影响，FE_{Na} 可>1%。此时可改用尿尿素排泄分数（FE_{urea}），计算方法与尿钠排泄分数类似，FE_{urea}＝（尿尿素/血尿素氮）/（尿肌酐/血清肌酐）×100%，FE_{urea}<35% 提示肾前性 AKI。

表 5-9-2 急性肾损伤时尿液诊断指标

尿液检查	肾前性氮质血症	缺血性急性肾损伤
尿比重	>1.018	<1.012
尿渗透压[mOsm/(kg·H_2O)]	>500	<250
尿钠(mmol/L)	<10	>20
尿肌酐/血清肌酐	>40	<20
血尿素氮(mg/dl)/血清肌酐(mg/dl)	>20	<10～15
钠排泄分数	<1%	>1%
肾衰指数	<1	>1
尿沉渣	透明管型	棕色颗粒管型

临床上怀疑肾前性少尿时，可进行被动抬腿试验（passive leg raising，PLR）或补液试验，即输液（5% 葡萄糖 200～250ml）并静脉注射利尿剂（呋塞米 40～100mg），如果补足血容量后血压恢复正常，尿量增加，则支持肾前性少尿诊断。低血压时间过长，特别是老年人伴心功能不全时，补液后尿量不增多应怀疑肾前性氮质血症已发展为 ATN。PLR 模拟内源性快速补液，改良半卧位 PLR 病人基础体位为 45°半卧位，上身放平后，双下肢被动抬高 45°持续 1 分钟（利用自动床调整体位），病人回心血量增加 250～450ml，PLR 后每搏心输出量增加>10% 定义为对容量有反应性。

5. 与肾后性 AKI 鉴别 既往有泌尿系统结石、盆腔脏器肿瘤或手术史病人，突然完全性无尿、间歇性无尿或伴肾绞痛，应警惕肾后性 AKI。膀胱导尿兼有诊断和治疗意义。超声显像等影像学检查可资鉴别。

6. 与肾小球或肾脏微血管疾病鉴别 病人有肾炎综合征或肾病综合征表现，部分病人可有相应肾外表现（光过敏、咯血、免疫学指标异常等），蛋白尿常较严重，血尿及管型尿显著，肾功能减退相对缓慢，常需数周，很少完全无尿。应尽早肾活检病理检查，以明确诊断。

7. 与 AIN 鉴别 主要依据 AIN 病因及临床表现，如药物过敏或感染史、明显肾区疼痛等。药物引起者尚有发热、皮疹、关节疼痛、血嗜酸性粒细胞增多等。本病与 ATN 鉴别有时困难，应尽早肾活检病理检查，以明确诊断。

8. 与双侧急性肾静脉血栓形成和双侧肾动脉栓塞鉴别 急性肾动脉闭塞常见于动脉栓塞、血栓、主动脉夹层分离，偶由血管炎所致。多见于动脉粥样硬化病人接受血管介入治疗或抗凝治疗后，心脏附壁血栓脱落也是引起血栓栓塞常见原因，可导致急性肾梗死。急性肾静脉血栓罕见，常发生于成人肾病综合征、肾细胞癌、肾区外伤或严重脱水的肾病患儿，多伴有下腔静脉血栓形成，常出现下腔静脉阻塞综合征、严重腰痛和血尿。肾血管影像学检查有助于确诊。

【治疗】

AKI 并非单一疾病，不同病因、不同类型 AKI，其治疗方法有所不同。总体治疗原则是：尽早识别并纠正可逆病因，及时采取干预措施避免肾脏受到进一步损伤，维持水、电解质和酸碱平衡，适当营养支持，积极防治并发症，适时进行肾脏替代治疗。

1. 早期病因干预治疗 在 AKI 起始期及时干预可最大限度地减轻肾脏损伤，促进肾功能恢复。

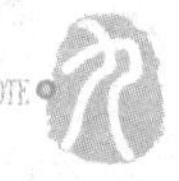

强调尽快纠正可逆性病因和肾前性因素，包括扩容、维持血流动力学稳定、改善低蛋白血症、降低后负荷以改善心输出量、停用影响肾灌注药物、调节外周血管阻力至正常范围等。

继发于肾小球肾炎、小血管炎的 AKI 常需应用糖皮质激素和(或)免疫抑制剂治疗。临床上怀疑 AIN 时，需尽快明确并停用可疑药物，确诊为药物所致者，及时给予糖皮质激素治疗，起始剂量为 1mg/(kg·d)，总疗程 1～4 个月。

肾后性 AKI 应尽早解除尿路梗阻，如前列腺肥大应通过膀胱留置导尿，肿瘤压迫输尿管可放置输尿管支架或行经皮肾盂造瘘术。

2. 营养支持治疗 可优先通过胃肠道提供营养，酌情限制水分、钠盐和钾盐摄入，不能口服者需静脉营养，营养支持总量与成分应根据临床情况增减。AKI 任何阶段总能量摄入为 20～30kcal/(kg·d)，能量供给包括糖类 3～5g(最高 7g)/(kg·d)、脂肪 0.8～1.0g/(kg·d)，蛋白质或氨基酸摄入量 0.8～1.0g/(kg·d)，高分解代谢、接受肾脏替代疗法(renal replacement therapy，RRT)、连续性肾脏替代治疗(continuous renal replacement therapy，CRRT)者蛋白质或氨基酸摄入量酌情增加。静脉补充脂肪乳剂以中、长链混合液为宜，氨基酸补充则包括必需和非必需氨基酸。危重病病人血糖靶目标应低于 8.3mmol/L(150mg/dl)。

观察每日出入液量和体重变化，每日补液量应为显性失液量加上非显性失液量减去内生水量，每日大致进液量可按前一日尿量加 500ml 计算，肾脏替代治疗时补液量可适当放宽。

3. 并发症治疗 密切随访 Scr、尿素氮和血电解质变化。高钾血症是 AKI 的主要死因之一，当血钾>6mmol/L 或心电图有高钾表现或有神经、肌肉症状时需紧急处理。措施包括：①停用一切含钾药物和(或)食物；②对抗钾离子心肌毒性：10% 葡萄糖酸钙稀释后静推；③转移钾至细胞内：葡萄糖与胰岛素合用促进糖原合成，使钾离子向细胞内转移[50% 葡萄糖 50～100ml 或 10% 葡萄糖 250～500ml，加胰岛素 6～12U 静脉输注，葡萄糖与胰岛素比值约为(4～6)：1]；伴代谢性酸中毒者补充碱剂，既可纠正酸中毒又可促进钾离子向细胞内流(5% $NaHCO_3$ 250ml 静滴)；④清除钾：离子交换树脂(口服 1～2 小时起效，灌肠 4～6 小时起效，每 50g 降钾树脂使血钾下降 0.5～10mmol/L)，利尿剂(多使用袢利尿剂，以增加尿量促进钾离子排泄)，急症透析[对内科治疗不能纠正的严重高钾血症(血钾>6.5mmol/L)，应及时给予血液透析治疗]。

及时纠正代谢性酸中毒，可选用5% 碳酸氢钠 125～250ml 静滴。对于严重酸中毒病人，如静脉血 HCO_3^-<12mmol/L 或动脉血 pH<7.15～7.20 时，纠酸的同时紧急透析治疗。

AKI 心力衰竭病人对利尿剂反应较差，对洋地黄制剂疗效也差，且易发生洋地黄中毒。药物治疗多以扩血管为主，减轻心脏前负荷。通过透析超滤脱水，纠正容量过负荷缓解心衰症状最为有效。

感染是 AKI 常见并发症，也是死亡主要原因之一。应尽早使用抗生素。根据细菌培养和药物敏感试验选用对肾脏无毒或低毒药物，并按肌酐清除率调整用药剂量。

4. 肾脏替代治疗 RRT 是 AKI 治疗的重要组成部分，包括腹膜透析、间歇性血液透析和 CRRT 等。目前腹膜透析较少用于重危 AKI 治疗。

AKI 时 RRT 目的包括“肾脏替代”和“肾脏支持”。前者是干预因肾功能严重减退而出现可能危及生命的严重内环境紊乱，主要是纠正严重水、电解质、酸碱失衡和氮质血症。其中紧急透析指征包括：预计内科保守治疗无效的严重代谢性酸中毒(动脉血 pH<7.2)、高钾血症(K^+>6.5mmol/L 或出现严重心律失常等)、积极利尿治疗无效的严重肺水肿以及严重尿毒症症状如脑病、心包炎、癫痫发作等；“肾脏支持”是支持肾脏维持机体内环境稳定，清除炎症介质、尿毒症毒素等各种致病性物质，防治可引起肾脏进一步损害的因素，减轻肾脏负荷，促进肾功能恢复，并在一定程度上支持其他脏器功能，为原发病和并发症治疗创造条件，如充血性心力衰竭时清除过多体液、肿瘤化疗时清除肿瘤细胞坏死产生的大量代谢产物等。

重症 AKI 倾向于早期开始肾脏替代治疗，RRT 治疗模式的选择以安全、有效、简便、经济为原则。血流动力学严重不稳定或合并急性脑损伤者，CRRT 更具优势。提倡目标导向的肾脏替代治疗，即针

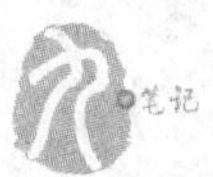

对临床具体情况，首先明确病人治疗需求，确定 RRT 具体治疗目标，根据治疗目标决定 RRT 时机、剂量及模式，并在治疗期间依据疗效进行动态调整，从而实行目标导向的精准肾脏替代治疗。

5. 恢复期治疗　AKI 恢复期早期，威胁生命的并发症依然存在，治疗重点仍为维持水、电解质和酸碱平衡，控制氮质血症，治疗原发病和防止各种并发症。部分 ATN 病人多尿期持续较长，补液量应逐渐减少，以缩短多尿期。AKI 存活病人需按照 CKD 诊治相关要求长期随访治疗。

【预后】

AKI 结局与原有疾病严重性及合并症严重程度有关。肾前性 AKI 如能早期诊断和治疗，肾功能常可恢复至基础水平，死亡率小于 10%；肾后性 AKI 及时（尤其是 2 周内）解除梗阻，肾功能也大多恢复良好。根据肾损伤严重程度不同，肾性 AKI 死亡率在 30% ~80%，部分病人 AKI 后肾功能无法恢复，特别是 CKD 基础上发生 AKI，肾功能常无法恢复至基础水平，且加快进入终末期肾病阶段。原发病为肾小球肾炎或血管炎者，受原发病本身病情发展影响，肾功能也不一定完全恢复至基础水平。

【预防】

AKI 发病率及死亡率居高不下，预防极为重要。积极治疗原发病，及时去除 AKI 发病诱因，纠正发病危险因素，是 AKI 预防的关键。AKI 防治应遵循分期处理原则：高危病人即将或已受到 AKI 发病病因打击时，应酌情采取针对性预防措施，包括及时纠正肾前性因素，维持血流动力学稳定等。出血性休克扩容首选补充等张晶体溶液，血管源性休克在扩容同时适当使用缩血管药物，腹腔室隔综合征病人及时纠正腹腔内高压。全面评估高危病人暴露于肾毒性药物或诊断、治疗性操作的必要性，尽量避免使用肾毒性药物。必须使用时，应注意调整剂型、剂量、用法等以降低药物肾毒性，并密切监测肾功能。

（丁小强）

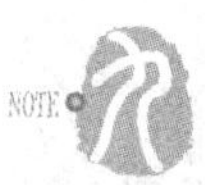

第十章　慢性肾衰竭

慢性肾衰竭(chronic renal failure,CRF)是各种慢性肾脏病(chronic kidney disease,CKD)持续进展至后期的共同结局。它是以代谢产物潴留,水、电解质及酸碱平衡失调和全身各系统症状为表现的一种临床综合征。

【定义、病因和发病机制】

(一) 定义和分期

1. 慢性肾脏病 各种原因引起的肾脏结构或功能异常≥3个月,包括出现肾脏损伤标志(白蛋白尿、尿沉渣异常、肾小管相关病变、组织学检查异常及影像学检查异常)或有肾移植病史,伴或不伴肾小球滤过率(glomerular filtration rate,GFR)下降;或不明原因的GFR下降(<60ml/min)≥3个月。

目前国际公认的慢性肾脏病分期依据肾脏病预后质量倡议(K/DOQI)制定的指南分为1~5期,见表5-10-1。该分期方法根据GFR将CKD分为5期。应当指出,单纯GFR轻度下降(60~89ml/min)而无肾损害表现者,不能认为存在CKD;只有当GFR<60ml/min时,才可按CKD 3期对待。另外,改善全球肾脏病预后组织(KDIGO)建议对eGFRcre处于45~59ml/(min·1.73m²)、无肾损伤标志物的人群进一步以胱抑素C为基础估算的eGFR(eGFRcys)来判断是否为CKD。

表5-10-1　K/DOQI对慢性肾脏病的分期及建议

分期	特征	GFR[ml/(min·1.73m²)]	防治目标-措施
1	GFR正常或升高	≥90	CKD病因诊治,缓解症状; 保护肾功能,延缓CKD进展
2	GFR轻度降低	60~89	评估、延缓CKD进展; 降低CVD(心血管病)风险
3a	GFR轻到中度降低	45~59	延缓CKD进展
3b	GFR中到重度降低	30~44	评估、治疗并发症
4	GFR重度降低	15~29	综合治疗;肾脏替代治疗准备
5	终末期肾脏病(ESRD)	<15或透析	适时肾脏替代治疗

2. 慢性肾衰竭(chronic renal failure,CRF) 是指慢性肾脏病引起的GFR下降及与此相关的代谢紊乱和临床症状组成的综合征。CKD囊括了疾病的整个过程,即CKD 1期至CKD 5期,部分CKD在疾病进展过程中GFR可逐渐下降,进展至CRF。CRF则代表CKD中GFR下降至失代偿期的那一部分群体,主要为CKD 4~5期。

(二) 患病率与病因

慢性肾脏病的防治已成为世界各国所面临的重要公共卫生问题,近年来慢性肾脏病的患病率有明显上升趋势。流行病学调查数据显示,2011年美国成人慢性肾脏病患病率已高达15.1%,ESRD患病率为1738/百万人口。据2012年的数据表明,我国目前慢性肾脏病患病率为10.8%。

慢性肾脏病的病因主要包括:糖尿病肾病、高血压肾小动脉硬化、原发性与继发性肾小球肾炎、肾小管间质疾病(慢性间质性肾炎、慢性肾盂肾炎、尿酸性肾病、梗阻性肾病等)、肾血管疾病、遗传性肾病(多囊肾病、遗传性肾炎)等。在发达国家,糖尿病肾病、高血压肾小动脉硬化是慢性肾衰竭的主要病因;在中国等发展中国家,慢性肾衰竭的最常见病因仍是原发性肾小球肾炎,近年来糖尿病肾病导致的慢性肾衰竭明显增加，有可能将成为导致我国慢性肾衰竭的首要病因。

（三）慢性肾衰竭进展的危险因素

慢性肾衰竭通常进展缓慢，呈渐进性发展，但在某些诱因下短期内可急剧加重、恶化。因此，临床上一方面需要积极控制渐进性发展的危险因素，延缓病情进展；另一方面需注意短期内是否存在急性加重、恶化的诱因，以消除可逆性诱因，争取肾功能有一定程度的好转。

1. 慢性肾衰竭渐进性发展的危险因素 包括高血糖、高血压、蛋白尿（包括微量白蛋白尿）、低蛋白血症、吸烟等。此外，贫血、高脂血症、高同型半胱氨酸血症、老年、营养不良、尿毒症毒素（如甲基胍、甲状旁腺激素、酚类）蓄积等，在慢性肾衰竭病程进展中也起一定作用。

2. 慢性肾衰竭急性加重、恶化的危险因素 主要有：①累及肾脏的疾病（原发性或继发性肾小球肾炎、高血压、糖尿病、缺血性肾病等）复发或加重；②有效血容量不足（低血压、脱水、大出血或休克等）；③肾脏局部血供急剧减少（如肾动脉狭窄病人应用 ACEI、ARB 等药物）；④严重高血压未能控制；⑤肾毒性药物；⑥泌尿道梗阻；⑦其他：严重感染、高钙血症、肝衰竭、心力衰竭等。在上述因素中，因有效血容量不足或肾脏局部血供急剧减少致残余肾单位低灌注、低滤过状态，是导致肾功能急剧恶化的主要原因之一；肾毒性药物特别是非甾体抗炎药、氨基苷类抗生素、造影剂、含有马兜铃酸的中草药等的不当使用，也是导致肾功能恶化的常见原因。在慢性肾衰竭病程中出现的肾功能急剧恶化，如处理及时得当，可使病情有一定程度的逆转；但如诊治延误，或这种急剧恶化极为严重，则病情呈不可逆性进展。

（四）慢性肾衰竭的发病机制

慢性肾衰竭进展的机制尚未完全阐明，目前认为进展的机制可能与以下因素有关。

1. 肾单位高灌注、高滤过 研究认为慢性肾衰竭时残余肾单位肾小球出现高灌注和高滤过状态是导致肾小球硬化和残余肾单位功能进一步下降的重要原因。高灌注和高滤过刺激肾小球系膜细胞增殖和基质增加；损伤内皮细胞和增加血小板聚集；导致微动脉瘤形成；引起炎症细胞浸润、系膜细胞凋亡增加等，因而肾小球硬化不断发展，肾单位进行性丧失。

2. 肾单位高代谢 慢性肾衰竭时残余肾单位肾小管高代谢状况，是肾小管萎缩、间质纤维化和肾单位进行性损害的重要原因之一。高代谢引起肾小管氧消耗增加和氧自由基增多，小管内液 Fe^{2+} 的生成和代谢性酸中毒引起补体旁路途径激活和膜攻击复合物（C5b-9）的形成，均可造成肾小管-间质损伤。

3. 肾组织上皮细胞表型转化的作用 在某些生长因子（如 TGF-β_1）或炎症因子的诱导下，肾小管上皮细胞、肾小球上皮细胞（如包曼囊上皮细胞或足细胞）、肾间质成纤维细胞等均可转分化为肌成纤维细胞（myofibroblast，MyoF），在肾间质纤维化、局灶节段性或球性肾小球硬化过程中起重要作用。

4. 细胞因子和生长因子促纤维化的作用 慢性肾衰竭肾组织内一些细胞因子和生长因子（如 TGF-β_1、白细胞介素-1、单个核细胞趋化蛋白-1、血管紧张素Ⅱ、内皮素-1 等）参与了肾小球和肾小管间质的损伤过程，并对细胞外基质（ECM）的产生起重要促进作用。某些降解细胞外基质的蛋白酶如基质金属蛋白酶（MMP）表达下调，金属蛋白酶组织抑制物（TIMP）、纤溶酶原激活抑制物（PAI-I）等表达上调，在肾小球硬化和肾间质纤维化过程中也起重要作用。

5. 其他 在多种慢性肾病动物模型中，均发现肾脏固有细胞凋亡增多与肾小球硬化、小管萎缩、间质纤维化有密切关系，提示细胞凋亡可能在慢性肾衰竭进展中起某种作用。此外，醛固酮增多也参与肾小球硬化和间质纤维化的过程。

（五）尿毒症症状的发生机制

尿毒症症状及体内各器官系统损害的原因主要有：

1. 肾脏排泄和代谢功能下降，导致水、电解质和酸碱平衡失调，如水、钠潴留，高血压，代谢性酸中毒等。

2. 尿毒症毒素（uremic toxins）的毒性作用 尿毒症毒素是由于功能肾单位减少，不能充分排

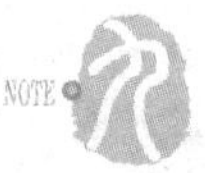

泄体内代谢废物或降解某些激素、肽类等而在体内蓄积并引起各种症状和体征的物质。尿毒症毒素可分为小分子物质、中分子物质和大分子物质3类。①小分子物质(分子量<500Da),包括钾、磷、H^+、氨基酸及氮代谢产物等,以尿素氮最多,其他如胍类(如甲基胍、琥珀胍酸等)、各种胺类、酚类等均可在体内蓄积,引起临床症状。②中分子物质(分子量500~5000Da),包括多肽类、蛋白质类物质等,它们的蓄积与慢性肾衰竭远期并发症相关,如尿毒症脑病、内分泌紊乱、细胞免疫功能低下等。甲状旁腺激素(PTH)是最常见的中分子物质,可引起肾性骨营养不良、软组织钙化等。③大分子物质(分子量>5000Da),如核糖核酸酶、β_2-微球蛋白、维生素A等也具有某些毒性。此外,晚期糖基化终产物、终末氧化蛋白产物和氨甲酰化蛋白质、氨甲酰化氨基酸等,也是潜在的尿毒症毒素。

3. 肾脏的内分泌功能障碍,如促红细胞生成素(EPO)分泌减少可引起肾性贫血、骨化三醇[1,25-$(OH)_2D_3$]产生不足可致肾性骨病。另外,持续炎症状态、营养素(如必需氨基酸、水溶性维生素、微量元素等)的缺乏也可引起或加重尿毒症的症状。

【临床表现与诊断】

(一)临床表现

在慢性肾脏病和慢性肾衰竭的不同阶段,其临床表现各异。CKD 1~3期病人可以无任何症状,或仅有乏力、腰酸、夜尿增多、食欲减退等轻度不适。进入CKD 3b期以后,上述症状更趋明显。到CKD 5期时,可出现急性左心衰竭、严重高钾血症、消化道出血、中枢神经系统障碍等,甚至有生命危险。

1. 水、电解质代谢紊乱 慢性肾衰竭时常出现各种电解质代谢紊乱和酸碱平衡失调,其中以代谢性酸中毒和水、钠平衡紊乱最为常见。

(1) 代谢性酸中毒:在部分轻至中度慢性肾衰竭(GFR>25ml/min,或Scr<350μmol/L)病人,由于肾小管分泌氢离子障碍或肾小管HCO_3^-的重吸收能力下降,可引起阴离子间隙正常的高氯血症性代谢性酸中毒,即肾小管酸中毒。当GFR降低<25ml/min(或Scr>350μmol/L)时,代谢产物如磷酸、硫酸等酸性物质因肾排泄障碍而潴留,可发生高氯血症性(或正氯血症性)高阴离子间隙性代谢性酸中毒,即"尿毒症性酸中毒"。

多数病人能耐受轻度慢性酸中毒,但如动脉血HCO_3^-<15mmol/L,则有较明显症状,如食欲缺乏、呕吐、虚弱无力、呼吸深长等,与酸中毒时体内多种酶活性受抑制有关。

(2) 水、钠代谢紊乱:水、钠潴留,导致稀释性低钠血症,可表现为不同程度的皮下水肿和(或)体腔积液,常伴有血压升高,严重时导致左心衰竭和脑水肿。少数病人由于长期低钠饮食、进食差、呕吐等,可出现低钠血症、低血容量状态,临床上需注意鉴别。

(3) 钾代谢紊乱:当GFR降至20~25ml/min或更低时,肾脏排钾能力下降,易出现高钾血症;尤其当钾摄入过多、酸中毒、感染、创伤、溶血、出血、输血等情况发生时,更易出现高钾血症。需要注意的是,某些药物容易引起高钾血症,如ACEI/ARB、保钾利尿剂等,在肾功能不全的病人中应用此类药物时应特别注意。有时由于钾摄入不足、胃肠道丢失过多、应用排钾利尿剂等因素,也可出现低钾血症。

(4) 钙磷代谢紊乱:在慢性肾衰竭早期,血钙、血磷仍能维持在正常范围,通常不引起临床症状,随病情进展,肾脏排磷减少,出现高磷血症、低钙血症。低钙血症主要与钙摄入不足、活性维生素D缺乏、高磷血症、代谢性酸中毒等因素有关。血磷浓度由肠道对磷的吸收及肾的排泄来调节。当肾小球滤过率下降、尿磷排出减少时,血磷浓度逐渐升高。高血磷与血钙结合成磷酸钙沉积于软组织,导致软组织异位钙化,并使血钙降低,抑制近曲小管产生1,25-$(OH)_2D_3$(骨化三醇),刺激甲状旁腺分泌甲状旁腺素(PTH)。低钙血症、高磷血症、活性维生素D缺乏等可引起继发性甲状旁腺功能亢进和肾性骨营养不良。

(5) 镁代谢紊乱:当GFR<20ml/min时,由于肾脏排镁减少,常有轻度高镁血症。病人可无任何症状,但不宜使用含镁的药物,如含镁的抗酸药、泻药等。低镁血症也偶可出现,与镁摄入不足或过多应用利尿剂有关。

2. 蛋白质、糖类、脂类和维生素代谢紊乱

(1) 蛋白质代谢紊乱:一般表现为蛋白质代谢产物蓄积(氮质血症),也可有白蛋白、必需氨基酸水平下

降等。上述代谢紊乱主要与蛋白质分解增多和(或)合成减少、负氮平衡、肾脏排出障碍等因素有关。

(2)糖代谢异常:主要表现为糖耐量减低和低血糖症两种情况,前者多见。糖耐量减低主要与胰高血糖素水平升高、胰岛素受体障碍等因素有关,可表现为空腹血糖水平或餐后血糖水平升高,但一般较少出现自觉症状。

(3)脂代谢紊乱:主要表现为高脂血症,多数表现为轻到中度高甘油三酯血症,少数病人表现为轻度高胆固醇血症,或两者兼有;有些病人血浆极低密度脂蛋白(VLDL)、脂蛋白 a[Lp(a)]水平升高,高密度脂蛋白(HDL)水平降低。

(4)维生素代谢紊乱:在慢性肾衰竭中也很常见,如血清维生素 A 水平增高、维生素 B_6 及叶酸缺乏等,常与饮食摄入不足、某些酶活性下降有关。

3. 心血管系统表现 心血管病变是慢性肾脏病病人的常见并发症和最主要死因。尤其进入终末期肾病阶段,心血管事件及动脉粥样硬化性心血管病的发生比普通人群升高 15~20 倍,死亡率进一步增高(占尿毒症死因的 45%~60%)。

(1)高血压和左心室肥厚:大部分病人存在不同程度的高血压,多由于水、钠潴留、肾素-血管紧张素增高和(或)某些舒张血管的因子产生不足所致。高血压可引起动脉硬化、左心室肥厚和心力衰竭。贫血以及血液透析动静脉内瘘的使用,会引起心高搏出量状态,加重左心室负荷和左心室肥厚。

(2)心力衰竭:随着肾功能的不断恶化,心力衰竭患病率明显增加,至尿毒症期可达 65%~70%。其原因多与水、钠潴留,高血压及尿毒症心肌病变有关。发生急性左心衰竭时可出现呼吸困难、不能平卧、肺水肿等症状,但一般无明显发绀。

(3)尿毒症性心肌病:可能与代谢废物的潴留及贫血等因素有关,部分病人可伴有冠状动脉粥样硬化性心脏病。各种心律失常的出现,与心肌损伤、缺氧、电解质紊乱、尿毒症毒素蓄积等有关。

(4)心包病变:心包积液在慢性肾衰竭病人中常见,其原因多与尿毒症毒素蓄积、低蛋白血症、心力衰竭等有关,少数情况下也可能与感染、出血等因素有关。轻者可无症状,重者可有心音低钝、遥远,少数情况下还可有心脏压塞。心包炎可分为尿毒症性和透析相关性;前者已较少见,后者的临床表现与一般心包炎相似,心包积液多为血性。

(5)血管钙化和动脉粥样硬化:由于高磷血症、钙分布异常和“血管保护性蛋白”(如胎球蛋白A)缺乏而引起的血管钙化,在慢性肾衰竭心血管病变中起着重要作用。动脉粥样硬化往往进展迅速,血液透析病人的病变程度较非透析病人为重。除冠状动脉外,脑动脉和全身周围动脉亦可发生动脉粥样硬化和钙化。

4. 呼吸系统症状 体液过多或酸中毒时均可出现气短、气促,严重酸中毒可致呼吸深长(Kussmaul 呼吸)。体液过多、心功能不全可引起肺水肿或胸腔积液。由尿毒症毒素诱发的肺泡毛细血管渗透性增加、肺充血,可引起“尿毒症肺水肿”,此时肺部 X 线检查可出现“蝴蝶翼”征。

5. 胃肠道症状 消化系统症状通常是 CKD 最早的表现。主要表现有食欲缺乏、恶心、呕吐、口腔有尿味。消化道出血也较常见,发生率比正常人明显增高,多是由于胃黏膜糜烂或消化性溃疡所致。

6. 血液系统表现 主要为肾性贫血、出血倾向和血栓形成倾向。多数病人均有轻至中度贫血,主要由于肾组织分泌促红细胞生成素(EPO)减少所致,故称为肾性贫血;同时与缺铁、营养不良、红细胞寿命缩短、胃肠道慢性失血、炎症等因素有关。晚期慢性肾衰竭病人有出血倾向,多与血小板功能降低有关,部分病人也可有凝血因子活性降低。有轻度出血倾向者可出现皮下或黏膜出血点、瘀斑,重者则可发生胃肠道出血、脑出血等。血栓形成倾向指透析病人动静脉瘘容易阻塞,可能与抗凝血酶Ⅲ活性下降、纤维溶解不足有关。

7. 神经肌肉系统症状 早期可有疲乏、失眠、注意力不集中,其后会出现性格改变、抑郁、记忆力减退、判断力降低。尿毒症严重时常有反应淡漠、谵妄、惊厥、幻觉、昏迷、精神异常等表现,既“尿毒症脑病”。周围神经病变也很常见,以感觉神经障碍为著,最常见的是肢端袜套样分布的感觉丧失,也可有肢体麻木、烧灼感或疼痛感、深反射迟钝或消失,并可有神经肌肉兴奋性增加(如肌肉震颤、痉挛、不

宁腿综合征），以及肌萎缩、肌无力等。初次透析病人可发生透析失衡综合征，表现为恶心、呕吐、头痛，重者可出现惊厥。

8. 内分泌功能紊乱 主要表现有：①肾脏本身内分泌功能紊乱：如 1,25-$(OH)_2D_3$ 不足、EPO 缺乏和肾内肾素-血管紧张素Ⅱ过多；②糖耐量异常和胰岛素抵抗：与骨骼肌及外周器官摄取糖能力下降、酸中毒、肾脏降解小分子物质能力下降有关；③下丘脑-垂体内分泌功能紊乱：催乳素、促黑色素激素、促黄体生成激素、促卵泡激素、促肾上腺皮质激素等水平增高；④外周内分泌腺功能紊乱：大多数病人均有继发性甲旁亢（血 PTH 升高），部分病人（约 1/4）有轻度甲状腺素水平降低；其他如性腺功能减退等，也相当常见。

9. 骨骼病变 慢性肾脏病病人存在钙、磷等矿物质代谢及内分泌功能紊乱［如 PTH 升高、1,25-$(OH)_2D_3$ 不足等］，导致矿物质异常、骨病、血管钙化等临床综合征，称之为慢性肾脏病-矿物质和骨异常（CKD-mineral and bone disorder，CKD-MBD）。慢性肾衰竭出现的骨矿化和代谢异常称为肾性骨营养不良，包括高转化性骨病、低转化性骨病和混合性骨病，以高转化性骨病最多见。在非透析病人中骨骼 X 线发现异常者约 35%，而出现骨痛、行走不便和自发性骨折相当少见（$<10\%$）。但骨活检约 90% 可发现异常，故早期诊断要靠骨活检。

（1）高转化性骨病：主要由于 PTH 过高引起，破骨细胞过度活跃引起骨盐溶解、骨质重吸收增加，骨胶原基质破坏，而代以纤维组织，形成纤维囊性骨炎，易发生肋骨骨折。X 线检查可见骨骼囊样缺损（如指骨、肋骨）及骨质疏松（如脊柱、骨盆、股骨等处）的表现。

（2）低转化性骨病：主要包括骨软化症和骨再生不良。骨软化症主要由于骨化三醇不足或铝中毒引起骨组织钙化障碍，导致未钙化骨组织过分堆积，成人以脊柱和骨盆表现最早且突出，可有骨骼变形。骨再生不良主要与血 PTH 浓度相对偏低、某些成骨因子不足而不能维持骨的再生有关；透析病人如长期过量应用活性维生素 D、钙剂或透析液钙含量偏高，则可能使血 PTH 浓度相对偏低。

（3）混合型骨病：是指以上两种因素均存在，兼有纤维性骨炎和骨软化的组织学特点。

（4）透析相关性淀粉样变骨病（DRA）：只发生于透析多年以后，可能是由于 β_2-微球蛋白淀粉样变沉积于骨所致，X 线片在腕骨和股骨头有囊肿性变，可发生自发性股骨颈骨折。

（二）诊断

慢性肾衰竭诊断并不困难，主要依据病史、肾功能检查及相关临床表现。但其临床表现复杂，各系统表现均可成为首发症状，因此临床医师应当十分熟悉慢性肾衰竭的病史特点，仔细询问病史和查体，并重视肾功能的检查，以尽早明确诊断，防止误诊。对既往病史不明，或存在近期急性加重诱因的病人，需与急性肾损伤鉴别，是否存在贫血、低钙血症、高磷血症、血 PTH 升高、肾脏缩小等有助于本病与急性肾损伤鉴别。如有条件，可尽早行肾活检以尽量明确导致慢性肾衰竭的基础肾脏病，积极寻找引起肾功能恶化的可逆因素，延缓慢性肾脏病进展至慢性肾衰竭。

（三）鉴别诊断

慢性肾衰竭与肾前性氮质血症的鉴别并不困难，在有效血容量补足 48～72 小时后，肾前性氮质血症病人肾功能即可恢复，而慢性肾衰竭肾功能则难以恢复。

慢性肾衰竭与急性肾损伤的鉴别，多数情况下并不困难，往往根据病人病史即可作出鉴别。在病人病史欠详细时，可借助影像学检查（如 B 超，CT 等）或肾图检查结果进行分析，如双肾明显缩小（糖尿病肾病、肾脏淀粉样变性、多囊肾、双肾多发囊肿等疾病肾脏往往不缩小），或肾图提示慢性病变，则支持慢性肾衰竭的诊断。

但需注意，慢性肾脏病有时可发生急性加重或伴发急性肾损伤。如慢性肾衰竭本身已相对较重，或其病程加重过程未能反映急性肾损伤的演变特点，则称之为"慢性肾衰竭急性加重"（acute progression of CRF）。如果慢性肾衰竭较轻，而急性肾损伤相对突出，且其病程发展符合急性肾损伤演变过程，则可称为"慢性肾衰竭基础上急性肾损伤"（acute on chronic renal failure），其处理原则基本与急性肾损伤相同。

【预防与治疗】

（一）早期防治对策和措施

早期诊断，积极有效治疗原发疾病，避免和纠正造成肾功能进展、恶化的危险因素，是慢性肾衰竭防治的基础，也是保护肾功能和延缓慢性肾脏病进展的关键。

CKD 的防治是系统性、综合性的，同时也需要个体化对策。对慢性肾脏病病人开展长期随访和管理，有针对性地对病人进行治疗、延缓 CKD 进展。首先要提高对慢性肾脏病的警觉，重视询问病史、查体和肾功能的检查，即使对正常人群，也需每年筛查一次，努力做到早期诊断。同时，对已有的肾脏疾患或可能引起肾损害的疾患（如糖尿病、高血压等）进行及时、有效的治疗，并需每年定期检查尿常规、肾功能等至少 2 次或以上，以早期发现慢性肾脏病。

对诊断为慢性肾脏病的病人，要采取各种措施延缓慢性肾衰竭发生，防止进展至终末期肾病。其基本对策是：①坚持病因治疗：如对高血压、糖尿病肾病、肾小球肾炎等，坚持长期合理治疗。②避免和消除肾功能急剧恶化的危险因素。③阻断或抑制肾单位损害渐进性发展的各种途径，保护健存肾单位。对病人血压、血糖、尿蛋白定量、血肌酐上升幅度、GFR 下降幅度等指标，都应当控制在"理想范围"（表 5-10-2）。

表 5-10-2　CKD-CRF 病人血压、蛋白尿、血糖、HbA1c、GFR 或 Scr 变化的治疗目标

项　目	目　标
血压	
CKD 1～5 期（尿白蛋白/肌酐≥30mg/g）	<130/80mmHg
CKD 1～5 期（尿白蛋白/肌酐<30mg/g）	<140/90mmHg
血糖（糖尿病病人）	空腹 5.0～7.2mmol/L，睡前 6.1～8.3mmol/L
HbA1c（糖尿病病人）	<7%
蛋白尿	<0.5g/24h
GFR 下降速度	<4ml/（min・year）
Scr 升高速度	<50μmol/（L・year）

1. 及时、有效地控制高血压　24 小时持续、有效地控制高血压，对保护靶器官具有重要作用。目前认为 CKD 病人血压控制目标需在 130/80mmHg 以下。但需注意降压治疗的个体化，避免因过度降压带来的副作用。

2. ACEI 和 ARB 的应用　ACEI 和 ARB 类药物具有良好降压作用，还有其独特的减少肾小球高滤过、减轻蛋白尿的作用，主要通过扩张出球小动脉实现，同时也有抗氧化、减轻肾小球基底膜损害、减少系膜基质沉积等作用。此外，ACEI 和 ARB 类药物还能减少心肌重塑，降低心血管事件的发生率。但应注意双侧肾动脉狭窄、血肌酐>256μmol/L、明显血容量不足的情况下应慎用此类药物。

3. 严格控制血糖　严格控制血糖，使糖尿病病人空腹血糖控制在 5.0～7.2 mmol/L（睡前 6.1～8.3mmol/L），糖化血红蛋白（HbA1c）<7%，可延缓慢性肾脏病进展。

4. 控制蛋白尿　尽可能将蛋白尿控制在<0.5g/24h，或明显减轻微量白蛋白尿，均可改善疾病长期预后，包括延缓病程进展和提高生存率。

5. 其他　积极纠正贫血、应用他汀类药物、戒烟等，可能对肾功能有一定保护作用。

（二）营养治疗

限制蛋白饮食是治疗的重要环节，能够减少含氮代谢产物生成，减轻症状及相关并发症，甚至可能延缓病情进展。CKD 1～2 期病人，无论是否有糖尿病，推荐蛋白摄入量 0.8～1g/（kg・d）。从 CKD 3 期起至没有进行透析治疗的病人，推荐蛋白摄入量0.6～0.8g/（kg・d）。血液透析及腹膜透析病人蛋白质摄入量为 1.0～1.2g/（kg・d）。在低蛋白饮食中，约 50% 的蛋白质应为高生物价蛋白，如蛋、瘦肉、鱼、牛奶等。如有条件，在低蛋白饮食 0.6g/（kg・d）的基础上，可同时补充适量 0.075～0.12g/（kg・d）α-酮酸制剂。

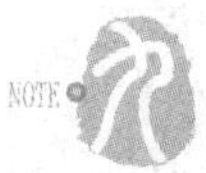

无论应用何种饮食治疗方案，都必须摄入足量热量，一般为125.6～146.5kJ/(kg·d)[30～35kcal/(kg·d)]，此外还需注意补充维生素及叶酸等营养素以及控制钾、磷等的摄入。磷摄入量一般应<800mg/d。

（三）慢性肾衰竭及其并发症的药物治疗

1. 纠正酸中毒和水、电解质紊乱

（1）纠正代谢性中毒：主要为口服碳酸氢钠，轻者1.5～3.0g/d即可；中、重度病人3～15g/d，必要时可静脉输入。可将纠正酸中毒所需碳酸氢钠总量分3～6次给予，在48～72小时或更长时间后基本纠正酸中毒。对有明显心力衰竭的病人，要防止碳酸氢钠输入量过多，输入速度宜慢，以免心脏负荷加重。

（2）水、钠紊乱的防治：为防止出现水、钠潴留需适当限制钠摄入量，指南推荐钠摄入量不应超过6～8g/d。有明显水肿、高血压者，钠摄入量限制在2～3g/d（氯化钠摄入量5～7g/d），个别严重病例可限制为1～2g/d（氯化钠2.5～5g/d）。也可根据需要应用袢利尿剂（呋塞米、布美他尼等，呋塞米每次20～200mg，2～3次/天）；噻嗪类利尿剂及潴钾利尿剂对中、重度CRF病人避免应用，因此时疗效甚差，并可致血钾、尿酸升高及药物蓄积。对严重肺水肿、急性左心衰竭者，常需及时给予血液透析或连续性肾脏替代治疗（CRRT），以免延误治疗时机。

对轻、中度低钠血症，一般不必积极处理，而应分析其不同原因，只对真性缺钠者谨慎补充钠盐。对严重缺钠的低钠血症者，也应有步骤地逐渐纠正低钠状态。对“失钠性肾炎”病人，因其肾脏失钠较多，故需要积极补钠，但这种情况比较少见。

（3）高钾血症的防治：首先应积极预防高钾血症的发生。CKD3期以上的病人应适当限制钾摄入。当GFR<10ml/min或血清钾水平>5.5mmol/L时，则应更严格地限制钾摄入。确诊高钾血症的病人处理见本篇第九章。

2. 高血压的治疗 对高血压进行及时、合理的治疗，不仅是为了控制高血压的症状，也是为了保护心、肾、脑等靶器官。一般非透析病人应控制血压130/80mmHg以下，维持透析病人血压不超过140/90mmHg。ACEI、ARB、钙通道阻滞剂（CCB）、袢利尿剂、β受体拮抗剂、血管扩张剂等均可应用，以ACEI、ARB、CCB应用较为广泛。有研究分析显示ACEI及ARB均可显著降低病人肾衰竭的发生率，ACEI还可以降低病人全因死亡率。ACEI及ARB有使血钾升高及一过性血肌酐升高的可能，在使用过程中，应注意观察血钾和血肌酐水平的变化，在肾功能重度受损的人群中尤其应慎用。鉴于上述潜在风险，国际指南目前尚不推荐将ACEI和ARB联合使用。

3. 贫血的治疗 如排除失血、造血原料缺乏等因素，透析病人若血红蛋白（Hb）<100g/L可考虑开始应用重组人促红细胞生成素（rHuEPO）治疗，避免Hb下降至90g/L以下；非透析病人若Hb<100g/L，建议基于Hb下降率、评估相关风险后，个体化决定是否开始使用rHuEPO治疗。一般开始用量为每周80～120U/kg，分2～3次（或每次2000～3000U，每周2～3次），皮下或静脉注射，并根据病人Hb水平、Hb升高速率等调整剂量；以皮下注射更为理想，既可达到较好疗效，又可节约用量的1/4～1/3。对非透析病人，目前趋向于小剂量rHuEPO疗法（2000～3000U，每周1～2次），疗效佳，副作用小。Hb上升至110～120g/L即达标，不建议维持Hb>130g/L。在维持达标的前提下，每个月调整用量1次，适当减少rHuEPO用量。个别透析病人对rHuEPO低反应，应当首先分析影响rHuEPO疗效的原因，有针对性地调整治疗方案。新型缺氧诱导因子脯氨酰羟化酶抑制剂roxadustat是一种口服纠正贫血的药物，为肾性贫血病人提供了新的剂型选择。

缺铁是影响rHuEPO疗效的重要原因。根据铁贮备、利用等指标评估，可分为绝对缺铁与功能性缺铁两大类。在应用rHuEPO时，应同时监测血清铁蛋白（SF）、转铁蛋白饱和度（TSAT），重视补充铁剂。口服铁剂有琥珀酸亚铁、硫酸亚铁等，但部分透析病人口服铁剂吸收较差，常需经静脉途径补充铁，常用为蔗糖铁。最新研究也指出，CKD3-5期的非透析病人也可能需要静脉途径补充铁剂。

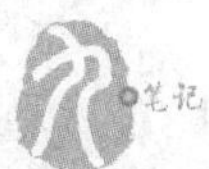

除非存在需要快速纠正贫血的并发症（如急性出血、急性冠脉综合征等），慢性肾衰竭贫血病人

通常不建议输注红细胞治疗。因其不仅存在输血相关风险，而且可导致致敏状态而影响肾移植疗效。

4. 低钙血症、高磷血症和肾性骨营养不良的治疗 对明显低钙血症病人，可口服1,25-(OH)$_2$D$_3$（骨化三醇），0.25μg/d，连服2～4周；如血钙和症状无改善，可将用量增加至0.5μg/d；血钙纠正后，非透析病人不推荐常规使用骨化三醇。凡口服骨化三醇的病人，治疗中均需要监测血钙、磷、PTH浓度，使维持性透析病人血iPTH保持在150～300pg/ml。对于iPTH明显升高（>500pg/ml）时，如无高磷高钙，可考虑行骨化三醇冲击治疗；新型拟钙剂西那卡塞对于继发性甲状旁腺功能亢进有较好的治疗作用，可用于合并高磷高钙的病人；iPTH极度升高（>1000pg/ml）时需警惕甲状旁腺腺瘤的发生，需借助超声、SPECT甲状旁腺造影等检查协助诊断，必要时行外科手术切除。

GFR<30ml/min时，除限制磷摄入外，可应用磷结合剂口服，如碳酸钙（含钙40%）、醋酸钙（含钙25%）、司维拉姆、碳酸镧等，应在餐中服用效果最好。应尽可能限制含钙磷结合剂的使用，防止转移性钙化的发生。司维拉姆、碳酸镧为新型不含钙的磷结合剂，可有效降低血磷水平而不增加血钙水平。

5. 防治感染 感染是导致慢性肾衰竭病人死亡的第二主要病因。平时应注意预防各种病原体感染。抗生素的选择和应用原则与一般感染相同，但剂量需要根据GFR水平调整。在疗效相近的情况下，应选用肾毒性最小的药物。

6. 高脂血症的治疗 非透析病人与一般高血脂病人治疗原则相同，应积极治疗，但应警惕降脂药物所致肌病。对于50岁以上的非透析慢性肾脏病病人，即使血脂正常，仍可考虑服用他汀类药物预防心血管疾病。对维持透析病人，高脂血症的标准宜放宽，血胆固醇水平保持在6.5～7.8mmol/L（250～300mg/dl），血甘油三酯水平保持在1.7～2.3mmol/L（150～200mg/dl）为宜。而对于透析病人，一般不建议预防性服用他汀类药物。

7. 口服吸附疗法和导泻疗法 口服氧化淀粉、活性炭制剂或大黄制剂等，均是应用胃肠道途径增加尿毒症毒素的排出。这些疗法主要应用于非透析病人，对减轻氮质血症起到一定辅助作用，但不能依赖这些疗法作为治疗的主要手段，同时需注意并发营养不良，加重电解质紊乱、酸碱平衡紊乱的可能。

8. 其他 ①糖尿病肾衰竭病人随着GFR下降，因胰岛素灭活减少，需相应调整胰岛素用量，一般应逐渐减少。②高尿酸血症，如有痛风，参考相关章节。有研究显示别嘌醇治疗高尿酸血症有助于延缓肾功能恶化，并减少心血管疾病风险，但需大规模循证医学证据证实。③皮肤瘙痒：口服抗组胺药物，控制高磷血症及强化透析，对部分病人有效。

（四）肾脏替代治疗

对于CKD 4期以上或预计6个月内需要接受透析治疗的病人，建议进行肾脏替代治疗准备。肾脏替代治疗时机目前尚不确定。通常对于非糖尿病肾病病人，当GFR<10ml/min并有明显尿毒症症状和体征，则应进行肾脏替代治疗。对糖尿病肾病病人，可适当提前至GFR<15ml/min时安排肾脏替代治疗。肾脏替代治疗包括血液透析、腹膜透析和肾脏移植。血液透析和腹膜透析疗效相近，各有优缺点，临床上可互为补充。但透析疗法仅可部分替代肾脏的排泄功能（对小分子溶质的清除，仅相当于正常肾脏的10%～15%），也不能代替肾脏内分泌和代谢功能，开始透析病人仍需积极纠正肾性高血压、肾性贫血等。肾移植是目前最佳的肾脏替代疗法，成功的肾移植可恢复正常的肾功能（包括内分泌和代谢功能）。

（付 平）

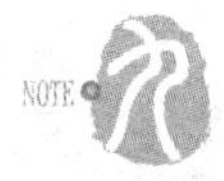

第十一章 肾脏替代治疗

肾脏替代治疗包括血液透析、腹膜透析和肾移植。血液透析和腹膜透析可替代肾脏部分排泄功能,成功的肾移植可完全恢复肾脏的功能,临床上需根据病人病情选择合适的肾脏替代治疗方式。

【血液透析】

(一) 原理与装置

血液透析(hemodialysis,HD)简称血透,主要替代肾脏对溶质(主要是小分子溶质)和液体的清除功能。其利用半透膜原理,通过溶质交换清除血液内的代谢废物、维持电解质和酸碱平衡,同时清除过多的液体。溶质清除主要依靠弥散,即溶质依半透膜两侧溶液浓度梯度差从浓度高的一侧向浓度低的一侧移动。溶质清除的另一种方式是对流,即依膜两侧压力梯度,水分和小于膜截留分子量的溶质从压力高侧向压力低侧移动。在普通血液透析中弥散起主要作用,血液滤过时对流起重要作用。

血液透析时,血液经血管通路进入体外循环,在蠕动泵(血泵)的推动下进入透析器(内含透析膜)与透析液发生溶质交换后再经血管通路回到体内(图 5-11-1)。临床常用中空纤维透析器,由透析膜构成的平行中空纤维束组成,血液流经纤维束内腔,而透析液在纤维束外流动。目前临床采用的透析膜材料以改良纤维素膜和合成膜为主。成年病人所需透析膜的表面积通常在 1.5~2.0m^2以保证交换面积。

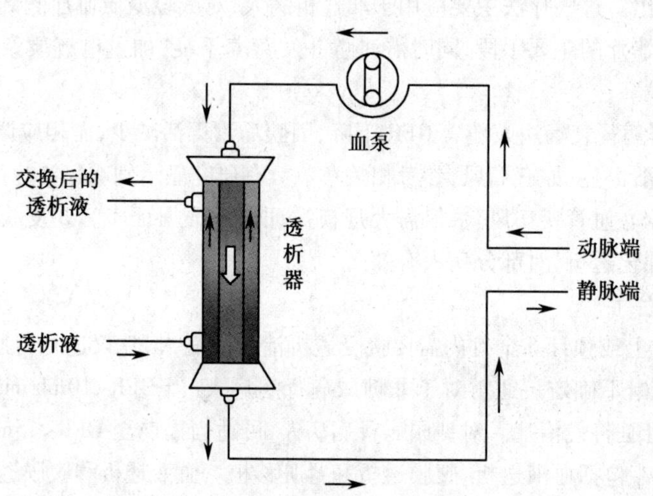

图 5-11-1 血液透析体外循环示意图

透析液多用碳酸氢盐缓冲液,并含有钠、钾、钙、镁、氯、葡萄糖等物质。钠离子通常保持在生理浓度,其余物质根据病人情况调整。糖尿病病人应使用生理糖浓度透析液。透析用水纯度对保证透析质量至关重要,借由水处理系统来控制。

(二) 血管通路

动静脉内瘘是目前最理想的永久性血管通路,包括自体血管和人造血管内瘘。常用自体动静脉内瘘选择桡动脉或肱动脉与头静脉或贵要静脉吻合,使前臂浅静脉"动脉化",血液流速可达 400ml/min,且便于穿刺。一般需在预计开始血液透析前至少 1~3 个月行内瘘成形术,以便于瘘管成熟、内瘘功能评价或修复,以确保有功能的内瘘用于血液透析。对于无法建立自体动静脉内瘘者可行人造血管内瘘,但血栓和感染发生率相对较高。

建立血管通路的另一途径是放置经皮双腔深静脉导管，按其类型、用途可分为临时导管和长期导管，分别应用于短期紧急使用及无法行内瘘手术或手术失败的长期血液透析病人。深静脉置管可选择颈内静脉、股静脉或锁骨下静脉。深静脉导管主要并发症为感染、血栓形成和静脉狭窄。

（三）适应证与治疗

1. 适应证　急性肾损伤和慢性肾衰竭应适时开始血液透析治疗（参见本篇第九章和第十章）。血液透析还可用于急性药物或毒物中毒，药物或毒素分子量低于透析器膜截留分子量、水溶性高、表观容积小、蛋白结合率低、游离浓度高者（如乙醇、水杨酸类药物等）尤其适合血液透析治疗。此外，血液透析还可应用于难治性充血性心力衰竭和急性肺水肿的急救，严重水、电解质、酸碱平衡紊乱等。

2. 抗凝治疗　血液透析时需合理使用抗凝治疗以防止透析器和血液管路中凝血。最常用的抗凝剂是肝素，一般首剂量0.3～0.5mg/kg，每小时追加5～10mg，需根据病人凝血状态进行个体化调整。存在活动性出血或明显出血倾向时，可选择小剂量肝素化、局部枸橼酸抗凝或无抗凝剂方式。

3. 透析剂量和充分性　血液透析一般每周3次，每次4～6小时，需调整透析剂量以达到透析充分。透析不充分是引发各种并发症和导致长期透析病人死亡的常见原因。目前临床所用的透析充分性概念以蛋白质代谢为核心，尿素清除指数（Kt/V）是最常用的量化指标，其中K代表透析器尿素清除率，t代表单次透析时间，V为尿素分布容积[约等于干体重（透析后体内过多液体全部或大部分被清除后的病人体重）的0.57]。Kt乘积即尿素清除容积，除以V则表示在该次透析中透析器清除尿素容积占体内尿素分布容积的比例，因此Kt/V可看作是透析剂量的一个指标，以1.2～1.4较为理想。

（四）并发症

1. 透析失衡综合征　血液透析中血尿素氮等溶质清除过快，细胞内、外液间渗透压失衡，引起颅内压增加和脑水肿所致，多见于首次透析、透析前血肌酐和尿素水平很高、透析效率过高等情况，多发生于透析中或透析后早期。表现为恶心、呕吐、烦躁、头痛，严重者出现惊厥、意识障碍、昏迷、甚至死亡。对首次透析病人宜采用低效透析（如减慢血液流速、缩短透析时间、采用面积较小的透析器等）以预防。

2. 低血压　原因包括超滤过多过快、有效血容量不足、自主神经病变、服用降压药、透析中进食、心律失常、心包积液、败血症、心肌缺血、透析膜反应等。应积极寻找病因，控制透析间期体重增长、调整降压药、补充容量等。

3. 血栓　对于人工血管或深静脉导管透析，需长期抗凝，可选择低分子量肝素或吲哚布芬。

血液透析常见并发症还有空气栓塞、痛性肌痉挛、透析器首次使用综合征、发热、心律失常、低血糖、出血和急性溶血等。

（五）连续性肾脏替代治疗

连续性肾脏替代治疗（CRRT）是持续、缓慢清除溶质和水分的血液净化治疗技术的总称。传统上需24小时维持治疗，可根据病人病情适当调整治疗时间。

CRRT相对普通血液透析具有如下特点：①对血流动力学影响小，血液渗透压变化小；②可持续清除溶质和水分，维持内环境稳定，并为肠内、外营养创造条件；③以对流清除为主，中、小分子物质同时清除；④可实现床旁治疗与急救。因此CRRT不仅限于肾脏功能替代，更成为各种危重症救治的重要器官支持措施。适应证包括：重症急性肾损伤和慢性肾衰竭（如合并急性肺水肿、脑水肿、血流动力学不稳定、高分解代谢等）、多器官衰竭、脓毒症、心肺体外循环、急性呼吸窘迫综合征、充血性心力衰竭、急性重症胰腺炎、药物或毒物中毒、挤压综合征等。

【腹膜透析】

（一）原理与装置

腹膜透析（peritoneal dialysis，PD）简称腹透，利用病人自身腹膜为半透膜，通过向腹腔内灌注透析液，实现血液与透析液之间溶质交换以清除血液内的代谢废物、维持电解质和酸碱平衡，同时清除过多的液体。腹膜对溶质的转运主要通过弥散，对水分的清除主要通过超滤。溶质清除效率与毛细血管和腹腔之间的浓度梯度、透析液交换量、腹膜透析液停留时间、腹膜面积、腹膜特性、溶质分子量等

相关。水分清除效率主要与腹膜对水的通透性、腹膜面积、跨膜压渗透梯度等有关。

腹膜透析装置主要由腹膜透析管、连接系统、腹膜透析液组成。腹膜透析管是腹膜透析液进出腹腔的通路，需手术置入，导管末端最佳位置是膀胱（子宫）直肠窝，因此处为腹腔最低位，且大网膜较少，不易被包绕。腹膜透析管外段通过连接系统连接腹膜透析液。腹膜透析液有渗透剂、缓冲液、电解质3种组分。葡萄糖是目前临床最常用的渗透剂，浓度有1.5%、2.5%、4.25%三种，浓度越高则超滤作用越大，相同时间内清除水分越多，临床上需根据病人液体潴留程度选择相应浓度腹膜透析液。新型腹膜透析液利用葡聚糖、氨基酸等作为渗透剂。

（二）适应证与治疗

1. 适应证　急性肾损伤和慢性肾衰竭应适时开始腹膜透析治疗（参见本篇第九章和第十章）。因腹膜透析无需特殊设备、对血流动力学影响小、对残肾功能影响较小、无需抗凝等优势，对某些慢性肾衰竭病人可优先考虑腹膜透析，如婴幼儿、儿童，心血管状态不稳定，明显出血或出血倾向，血管条件不佳或反复动静脉造瘘失败，残余肾功能较好，血液透析就诊不便等。对于某些中毒性疾病、充血性心衰等，如无血液透析条件，也可考虑腹膜透析。但存在腹膜广泛粘连、腹壁病变影响置管、严重腹膜缺损者，不宜选择腹膜透析。

2. 腹膜透析疗法　多采用持续非卧床腹膜透析（continuous ambulatory peritoneal dialysis，CAPD），剂量为每天6～10L，白天交换3～4次，每次留腹4～6小时；夜间交换1次，留腹10～12小时。需个体化调整处方，以实现最佳的溶质清除和液体平衡，并尽可能保护残余肾功能。

3. 腹膜转运功能评估　采用腹膜平衡试验（PET）评估。腹膜转运功能分为高转运、高平均转运、低平均转运、低转运4种类型。高转运者往往溶质清除较好，但超滤困难，容易出现容量负荷过多，低转运者反之。对高转运者，可缩短留腹时间以保证超滤；对低转运者可适当增加透析剂量以增加溶质清除。

4. 透析充分性评估　CAPD每周尿素清除指数（Kt/V）≥1.7，每周肌酐清除率（Ccr）≥50L/1.73m^2，且病人无毒素蓄积或容量潴留症状，营养状况良好为透析充分。

（三）并发症

1. 腹膜透析管功能不良　常见腹膜透析管移位、腹膜透析管堵塞等。可采用尿激酶、增加活动、使用轻泻剂以保持大便通畅等，如无效需手术复位或重新置管。

2. 感染　腹膜透析相关感染包括腹膜透析相关性腹膜炎、出口处感染和隧道感染，是腹膜透析最常见的急性并发症，也是造成技术失败和病人死亡的主要原因之一。

腹膜透析相关腹膜炎的诊断标准为：①腹痛、腹膜透析液浑浊，伴或不伴发热；②透出液白细胞计数>100/mm^3，且中性粒细胞占50%以上；③透出液培养有病原微生物生长（3项中符合2项或以上）。腹膜炎一旦诊断明确，需立即抗感染治疗。经验抗生素选择需覆盖革兰阳性菌和阴性菌（如第一代头孢菌素或万古霉素联合氨基苷类或第三代头孢菌素），腹腔内给药，及时根据药敏试验结果调整抗生素。疗程至少2周，重症或特殊感染需3周或更长。如敏感抗生素治疗5天仍无改善者，需考虑拔除腹膜透析管。如真菌感染，需立即拔管。

出口处感染和隧道感染统称腹膜透析导管相关感染，表现为出口处出现脓性或血性分泌物，周围皮肤红斑、压痛或硬结，伴隧道感染时可有皮下隧道触痛。常见病原菌为金黄色葡萄球菌、表皮葡萄球菌、铜绿假单胞菌等，根据药敏试验结果使用抗生素，疗程2～3周。

3. 疝和腹膜透析液渗漏　腹膜透析病人由于大量腹膜透析液留置于腹腔，引起腹内压力升高，造成腹壁薄弱区形成疝。切口疝最常见，其次是腹股沟疝、脐疝等。对形成疝的病人，应减少腹膜透析液留腹量，或改为夜间透析，同时手术修补。

腹膜透析液渗漏也与腹腔压力增高有关，腹膜透析液通过导管置入处渗入腹壁疏松组织，或通过鞘状突进入阴囊、阴茎，引起生殖器水肿。或自膈肌薄弱区进入胸膜腔，导致胸腹瘘，常需改换为血液透析，如胸腔积液不消退需手术修补。

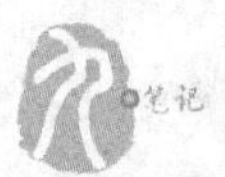

【肾移植】

肾移植是将来自供体的肾脏通过手术植入受者体内，从而恢复肾脏功能。成功的肾移植可全面恢复肾脏功能，相比于透析病人生活质量更佳、维持治疗费用更低、存活率更高，已成为终末期肾病病人首选治疗方式。目前肾移植手术已较为成熟，对其相关内科问题的管理是影响长期存活率的关键。

（一）肾移植供、受者评估

肾移植可由尸体供肾或活体供肾，后者肾移植的近、远期效果（人/肾存活）均更好，原因有：①供肾缺血时间短，移植肾延迟复功发生率低；②等待移植时间短，从而维持透析时间短；③移植时机可选择，受者术前状态可调整至最佳；④亲属活体供肾易获得理想的组织配型，术后排斥反应发生率较小。无论活体供肾还是尸体供肾，均需排除可能传播给受者的感染性疾病和恶性肿瘤，并详尽评估肾脏解剖和功能状态。

肾移植适用于各种原因导致的终末期肾病，但需术前全面评估受者状态，包括心肺功能、预期寿命，以及是否合并活动性感染（如病毒性肝炎、结核等）、新发或复发恶性肿瘤、活动性消化道溃疡、进展性代谢性疾病（如草酸盐沉积症）等情况。对其他脏器（如心、肺、肝、胰等）存在严重慢性功能障碍的病人可考虑行器官联合移植。

（二）免疫抑制治疗

肾移植受者需常规使用免疫抑制剂以抑制排斥反应。排斥反应发生机制复杂，单一免疫抑制剂无法完全防止或抑制免疫应答的各个机制，因此不同作用位点的免疫抑制剂常常联合使用。一方面作用互补，可有效抑制排斥反应；另一方面可避免单一药物大剂量使用而导致不良反应增加。

肾移植免疫抑制治疗包括：①预防性用药：常采用以钙调磷酸酶抑制剂（环孢素或他克莫司）为主的二联或三联方案（联合小剂量糖皮质激素、吗替麦考酚酯、硫唑嘌呤、西罗莫司等）长期维持；②治疗或逆转排斥反应：常采用甲泼尼龙、抗胸腺细胞球蛋白（ATG）或抗淋巴细胞球蛋白（ALG）等冲击治疗；③诱导治疗：用于移植肾延迟复功、高危排斥、二次移植等病人，常采用 ATG、抗 CD25 单克隆抗体等，继以环孢素或他克莫司为主的免疫抑制治疗。

（三）移植物排斥反应

是肾移植主要并发症，分为超急性、加速性、急性和慢性排斥反应。

1. **超急性排斥反应**　由于术前受者体内存在针对供者的抗体。一般发生在移植肾血管开放后即刻或 48 小时内。病理表现肾小球毛细血管和微小动脉血栓形成，可致广泛肾皮质坏死。目前尚无有效治疗，可通过术前检测受者群体反应性抗体水平、供受者淋巴毒试验等进行预防。

2. **加速性排斥反应**　机制未完全清楚，可能与受者体内存在针对供者抗体有关。常发生在移植术后 24 小时至 7 天内，表现为发热、高血压、血尿、移植肾肿胀伴压痛、肾功能快速减退。病理表现肾小球和间质小动脉病变为主，免疫组化可有肾小管周毛细血管补体 C4d 沉积。治疗上需加强免疫抑制治疗（如 ATG、ALG 等），结合丙种球蛋白、血浆置换去除抗体，但效果较差。

3. **急性排斥反应（acute rejection，AR）**　是最常见的排斥反应，一般发生于肾移植术后 1～3 个月内，但术后任何时期均有可能发生。表现为尿量减少、移植肾肿胀、肾功能减退等。病理可分为 T 细胞介导的 AR 与抗体介导的 AR，肾活检尤为必要，一旦诊断应及时加强免疫抑制治疗，如甲泼尼龙冲击，T 细胞介导者可联合 ATG、ALG 等治疗，抗体介导者需联合丙种球蛋白、血浆置换去除抗体。

4. **慢性排斥反应**　多发生在肾移植术后数个月或数年，表现为肾功能进行性减退，常伴有蛋白尿、高血压等。发病机制上以体液免疫反应为主，受者体内存在抗供者特异性抗体。病理表现包括肾小球基底膜呈双轨征样改变、肾小管周毛细血管基底膜多层改变、间质纤维化/小管萎缩、动脉内膜纤维性增厚等，伴有肾小管周毛细血管 C4d 沉积。目前无特别有效疗法，可适当增加免疫抑制强度，对症处理高血压等。如有抗供者特异性抗体，可考虑丙种球蛋白、血浆置换去除抗体。

（四）预后

肾移植受者术后 1 年存活率 95% 以上，5 年存活率 80% 以上，而 10 年存活率达 60% 左右，远高于维持血液透析或腹膜透析病人。其主要死亡原因为心血管并发症、感染和肿瘤等。

（陈江华）

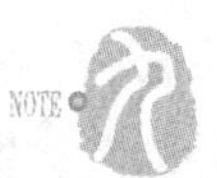

推荐阅读

1. Goldman L, Schafer AI. Goldman's Cecil Medicine. 25th ed. Philadelphia: Saunders Elsevier, 2016.
2. Richard J Johnson, John Feehally, JürgenFloege. Comprehensive Clinical Nephrology. 5th ed. Missouri: Elsevier Inc, 2015.
3. Brenner BM, Rector FC. The Kidney. 10th ed. Philadelphia: Saunders WB, 2015.

第六篇

血液系统疾病

第一章 总 论

血液病学(hematology)是以血液和造血组织为主要研究对象的医学科学的一个独立分支学科。血液系统主要由造血组织和血液组成。

【血液系统结构】

1. 造血组织与造血功能 造血组织是指生成血细胞的组织,包括骨髓、胸腺、淋巴结、肝脏、脾脏、胚胎及胎儿的造血组织(图6-1-1)。

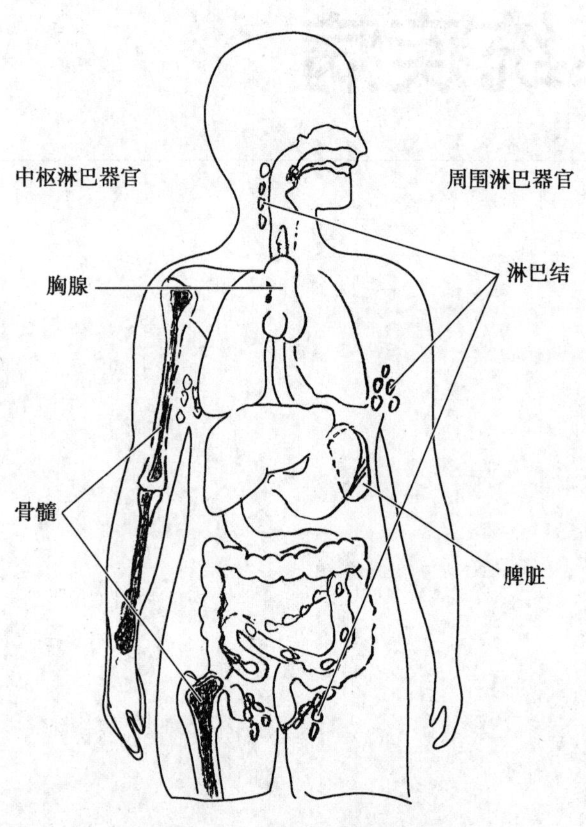

图6-1-1 造血组织结构示意图

不同时期的造血部位不同,可分为胚胎期、胎儿期及出生后3个阶段的造血期:即中胚叶造血期、肝脾造血期及骨髓造血期。卵黄囊是胚胎期最早出现的造血场所。卵黄囊退化后,由肝、脾代替其造血功能。胎儿第4~5个月起,肝、脾造血功能逐渐减退,骨髓、胸腺及淋巴结开始出现造血活动,出生后仍保持造血功能。青春期后胸腺逐渐萎缩,淋巴结生成淋巴细胞和浆细胞。骨髓成为出生后造血的主要器官,当骨髓没有储备力量时,一旦需要额外造血,即由骨髓以外的器官(如肝、脾)来参与造血,发生所谓髓外造血(extramedullary hemapoiesis)。

2. 血细胞生成与造血调节 现已公认各种血液细胞与免疫细胞均起源于共同的骨髓造血干细胞(hematopoietic stem cell,HSC),自我更新与多向分化是HSC的两大特征。血细胞的发育如图6-1-2所示。

可以根据细胞表面抗原的特征来识别HSC。多能HSC主要为$CD34^+$的细胞群体,缺乏属于各系细胞特有的抗原(Lin抗原)。随着造血干细胞的分化成熟,细胞表面CD34抗原的表达逐渐减少。髓系的祖细胞有CD34、CD33等抗原,淋巴系的祖细胞除CD34外,还有CD38和HLA-DR等抗原。目前研究发现$CD34^+$细胞占骨髓有核细胞的1%,在外周血中大约是0.05%。

血细胞生成除需要HSC外,尚需正常造血微环境及正、负造血调控因子的存在。造血组织中的非造血细胞成分,包括微血管系统、神经成分、网状细胞、基质及其他结缔组织,统称为造血微环境。造血微环境可直接与造血细胞接触或释放某些因子,影响或诱导造血细胞的生成。

调控造血功能的体液因子,包括刺激各种祖细胞增殖的正调控因子,如促红细胞生成素(erythropoietin,EPO)、集落刺激因子(colony-stimulating factor,CSF)及白细胞介素3(IL-3)等,同时亦有各系的负调控因子,如肿瘤坏死因子-α(TNF-α)及干扰素-γ(IFN-γ)等,二者互相制约,维持体内造血功能的恒定。

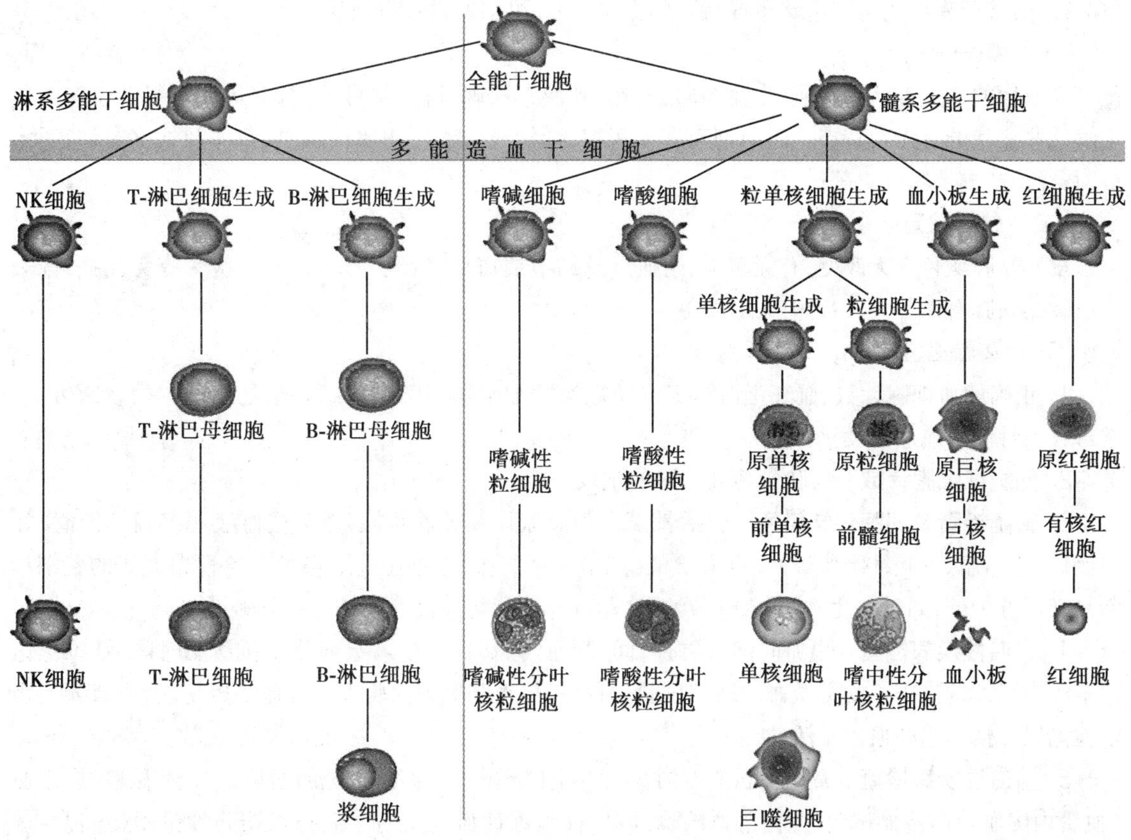

图6-1-2 血细胞发育示意图

【血液系统疾病的分类】

血液系统疾病指原发(如白血病)或主要累及血液和造血器官的疾病(如缺铁性贫血)。血液系统疾病分类如下。

1. **红细胞疾病** 如各类贫血和红细胞增多症等。

2. **粒细胞疾病** 如粒细胞缺乏症、中性粒细胞分叶功能不全(Pelger-Huët 畸形)、惰性白细胞综合征及类白血病反应等。

3. **单核细胞和巨噬细胞疾病** 如炎症性组织细胞增多症等。

4. **淋巴细胞和浆细胞疾病** 如各类淋巴瘤,急、慢性淋巴细胞白血病,嗜血细胞性淋巴组织细胞增多症(hemophagocytic lymphohistiocytosis,HLH),多发性骨髓瘤等。

5. **造血干细胞疾病** 如再生障碍性贫血、阵发性睡眠性血红蛋白尿症、骨髓增生异常综合征(MDS)、骨髓增殖性肿瘤(MPNs)以及急性髓系白血病(AML)等。

6. **脾功能亢进**

7. **出血性及血栓性疾病** 如血管性紫癜、血小板减少性紫癜、凝血障碍性疾病、弥散性血管内凝血以及血栓性疾病等。

血液病学除了血液系统疾病外,还包括输血医学(transfusion medicine)及造血干细胞移植。

【血液系统疾病的诊断】

血液病具有许多与其他疾病不同的特点,这是由血液和造血组织本身的特点所决定的。由于血液以液体形式存在,不停地在体内循环,灌注着每一个器官的微循环,因此血液病的表现多为全身性。同时由于血液是执行不同生理功能的血细胞和血浆成分的综合体,并且与造血组织共同构造一个完整的动态平衡系统,血液病的症状与体征多种多样,往往缺乏特异性;实验室检查在血液病诊断中占有突出地位;继发性血液学异常比原发性血液病更多见,几乎全身所有器官和组织的病变都可引起血

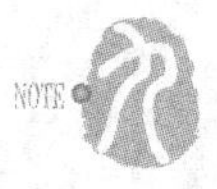

象的改变，甚至有些还可引起严重或持久的血象异常，酷似原发性血液病。

（一）病史采集

血液病的常见症状有贫血，出血倾向，发热，肿块，肝、脾、淋巴结肿大，骨痛等。对每一位病人应了解这些症状的有无及特点。还应询问有无药物、毒物或放射性物质接触史，营养及饮食习惯，手术史，月经孕产史及家族史等。

（二）体格检查

皮肤黏膜颜色有无改变，有无黄疸、出血点及结节或斑块；舌乳头是否正常；胸骨有无压痛；浅表淋巴结、肝、脾有无肿大，腹部有无肿块等。

（三）实验室检查

1. 正确的血细胞计数、血红蛋白测定以及血涂片细胞形态学的详细观察是最基本的诊断方法，常可反映骨髓造血病理变化。

2. **网织红细胞计数** 反映骨髓红细胞的生成功能。

3. **骨髓检查及细胞化学染色** 包括骨髓穿刺液涂片及骨髓活检，对某些血液病有确诊价值（如白血病、骨髓瘤、骨髓纤维化等）及参考价值（如增生性贫血）。细胞化学染色对急性白血病的鉴别诊断是必不可少的，如过氧化物酶、碱性磷酸酶、非特异性酯酶染色等。

4. **出血性疾病检查** 出血时间、凝血时间、凝血酶原时间、白陶土部分凝血活酶时间、纤维蛋白原定量为基本的检查。尚可做血块回缩试验、血小板聚集和黏附试验以了解血小板功能，亦有凝血因子检测以评估体内凝血因子活性。

5. **溶血性疾病检查** 常用的试验有游离血红蛋白测定、血浆结合珠蛋白测定、Rous 试验、尿潜血（血管内溶血）；酸溶血试验、蔗糖溶血试验（阵发性睡眠性血红蛋白尿症）；渗透脆性试验（遗传性球形红细胞增多症）；高铁血红蛋白还原试验（红细胞葡萄糖-6-磷酸脱氢酶缺乏）；抗人球蛋白试验（自身免疫性溶血性贫血）等以确定溶血原因。

6. **生化及免疫学检查** 如缺铁性贫血的铁代谢检查，自身免疫性血液疾病及淋巴系统疾病常伴有免疫球蛋白的异常、细胞免疫功能的异常及抗血细胞抗体异常。应用特异性单克隆抗体进行免疫学分型已成为急性白血病诊断标准之一。免疫组化是淋巴瘤诊断的必需检查。

7. **细胞遗传学及分子生物学检查** 如染色体检查及基因诊断。

8. **造血细胞的培养与测试技术**

9. **器械检查** 如超声波、电子计算机体层显像（CT）、磁共振显像（MRI）及正电子发射计算机体层显像（PET/CT）等对血液病的诊断有很大帮助。

10. **放射性核素** 应用于红细胞寿命或红细胞破坏部位测定、骨髓显像、淋巴瘤显像等。

11. **组织病理学检查** 如淋巴结或浸润包块的活检、脾活检以及体液细胞学病理检查。淋巴结活检对诊断淋巴瘤及其与淋巴结炎、转移癌的鉴别有意义；脾活检主要用于脾显著增大的疾病；体液细胞学检查包括胸腔积液、腹腔积液和脑脊液中的瘤细胞（或白血病细胞）的检查，对诊断、治疗和预后判断有价值。

血液病的实验室检查项目繁多，如何从中选择恰当的检查来达到确诊目的，应综合分析，全面考虑。

【血液系统疾病的治疗】

（一）一般治疗

包括饮食与营养及精神与心理治疗。

（二）去除病因

使病人脱离致病因素的作用。

（三）保持正常血液成分及其功能

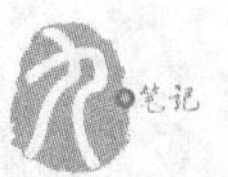

1. **补充造血所需营养** 巨幼细胞贫血时，补充叶酸和（或）维生素 B_{12}（Vit B_{12}）；缺铁性贫血时补

充铁剂。

2. 刺激造血　如慢性再生障碍性贫血时应用雄激素刺激造血;粒细胞减少时应用粒细胞集落刺激因子刺激中性粒细胞释放等。

3. 脾切除　切脾去除体内最大的单核-巨噬细胞系统器官,减少血细胞的破坏与潴留,从而延长血细胞的寿命。切脾对遗传性球形红细胞增多症所致的溶血性贫血有确切疗效。

4. 过继免疫治疗　如给予干扰素或在异基因造血干细胞移植后的供者淋巴细胞输注(DLI)。

5. 成分输血及抗生素的使用　严重贫血或失血时输注红细胞,血小板减少、有出血危险时补充血小板。白细胞减少有感染时予以有效的抗感染药物治疗。

(四) 去除异常血液成分和抑制异常功能

1. 化疗　联合使用作用于不同周期的化疗药物可杀灭病变细胞。

2. 放疗　γ射线、X射线等电离辐射杀灭白血病或淋巴瘤细胞。

3. 诱导分化　我国科学家发现全反式维A酸(all-trans retinoic acid,ATRA)、三氧化二砷(arsenic trioxide,ATO)通过诱导分化,可使异常早幼粒细胞加速凋亡或使其分化为正常成熟的粒细胞,是特异性去除白血病细胞的新途径。

4. 治疗性血液成分单采　通过血细胞分离器选择性地去除血液中某一成分,可用于治疗MPNs、白血病等。血浆置换术可治疗巨球蛋白血症、某些自身免疫病、同种免疫性疾病及血栓性血小板减少性紫癜等。

5. 免疫抑制　使用糖皮质激素、环孢素及抗淋巴/胸腺细胞球蛋白等,减少淋巴细胞数量,抑制其异常功能以治疗自身免疫性溶血性贫血、再生障碍性贫血及异基因造血干细胞移植时发生的移植物抗宿主病等。

6. 抗凝及溶栓治疗　如弥散性血管内凝血时为防止凝血因子进一步消耗,采用肝素抗凝。血小板过多时为防止血小板异常聚集,可使用双嘧达莫等药物。一旦有血栓形成,可使用尿激酶等溶栓,以恢复血流通畅。

(五) 靶向治疗

如酪氨酸激酶抑制剂治疗慢性髓系白血病(CML)。

(六) 表观遗传学抑制

如组蛋白去乙酰化酶(HDAC)口服抑制剂西达本胺,用于治疗复发及难治性外周T细胞淋巴瘤;去甲基化药物5-氮杂-2-脱氧胞苷一线治疗老年MDS及AML。

(七) 造血干细胞移植(hematopoietic stem cell transplantation,HSCT)

通过预处理,去除异常的骨髓造血组织,然后植入健康的HSC,重建造血与免疫系统。HSCT是一种可能根治血液系统恶性肿瘤和遗传性疾病等的综合性治疗方法。

(八) 细胞免疫治疗

嵌合抗原受体T(CAR-T)细胞免疫治疗在急性淋巴细胞白血病(ALL)及非霍奇金淋巴瘤治疗中有显著作用。

【血液病学的进展与展望】

近10年来,血液病学,特别是血液恶性肿瘤学,是当今世界医学研究中最引人注目的学科之一。从18世纪发现血细胞以来,近200年的基础与临床的结合使血液病研究进入了崭新的纪元;自18世纪发现白血病以来,到21世纪已可使儿童ALL和成人急性早幼粒细胞白血病(APL)获得75%治愈的临床疗效;血液系统恶性肿瘤的诊断已从形态学发展到分子生物学、基因学的高水平阶段;治疗已从既往的化疗进展到诱导分化、靶基因治疗、HSCT治疗、细胞免疫治疗,成为治疗恶性肿瘤的新典范。

未来血液病学的发展方向是探索新的治疗靶点、生物效应治疗、基因治疗等领域,血液学的发展必将带动其他医学领域的发展。

(胡　豫)

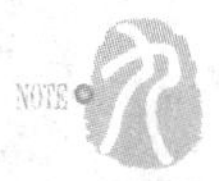

第二章 贫血概述

贫血是指人体外周血红细胞容量减少,低于正常范围下限,不能运输足够的氧至组织而产生的综合征。由于红细胞容量测定较复杂,临床上常以血红蛋白(Hb)浓度来代替。我国血液病学家认为在我国海平面地区,成年男性 Hb<120g/L,成年女性(非妊娠)Hb<110g/L,孕妇 Hb<100g/L 即为贫血。

国外一般都以 1972 年 WHO 制定的诊断标准为基础,即在海平面地区,Hb 低于下述水平诊断为贫血:6 个月到<6 岁儿童 110g/L,6～14 岁儿童 120g/L,成年男性 130g/L,成年女性 120g/L,孕妇 110g/L。应注意,婴儿、儿童及妊娠妇女的 Hb 浓度较成人低,久居高原地区居民的 Hb 正常值较海平面居民为高。同时在妊娠、低蛋白血症、充血性心力衰竭、脾大及巨球蛋白血症时,血浆容量增加,此时即使红细胞容量是正常的,但因血液被稀释,Hb 浓度降低,容易被误诊为贫血;在脱水或失血等循环血容量减少时,由于血液浓缩,Hb 浓度增高,即使红细胞容量减少,有贫血也不容易表现出来,容易漏诊。因此,在判定有无贫血时,应考虑上述影响因素。

【分类】

基于不同的临床特点,贫血有不同的分类。如:按贫血进展速度分急、慢性贫血;按红细胞形态分大细胞性贫血、正常细胞性贫血和小细胞低色素性贫血(表 6-2-1);按 Hb 浓度分轻度、中度、重度和极重度贫血(表 6-2-2);按骨髓红系增生情况分增生不良性贫血(如再生障碍性贫血)和增生性贫血(除再生障碍性贫血以外的贫血)等。诸种分类虽对辅助诊断和指导治疗有一定意义,但下列依据发病机制或(和)病因的分类更能反映贫血的病理本质。

表 6-2-1 贫血的细胞学分类

类型	MCV(fl)	MCHC(%)	常见疾病
大细胞性贫血	>100	32～35	巨幼细胞贫血、伴网织红细胞大量增生的溶血性贫血、骨髓增生异常综合征、肝疾病
正常细胞性贫血	80～100	32～35	再生障碍性贫血、纯红细胞再生障碍性贫血、溶血性贫血、骨髓病性贫血、急性失血性贫血
小细胞低色素性贫血	<80	<32	缺铁性贫血、铁粒幼细胞贫血、珠蛋白生成障碍性贫血

注:MCV,红细胞平均体积;MCHC,平均红细胞血红蛋白浓度

表 6-2-2 贫血的严重度划分标准

血红蛋白浓度	<30g/L	30～59g/L	60～90g/L	>90g/L
贫血严重程度	极重度	重度	中度	轻度

(一)红细胞生成减少性贫血

红细胞生成主要取决于三大因素:造血细胞、造血调节、造血原料。①造血细胞:包括多能造血干细胞、髓系干祖细胞及各期红系细胞。②造血调节:包括细胞调节和因子调节。细胞调节如骨髓基质细胞、淋巴细胞的影响和造血细胞本身的凋亡(程序化死亡);因子调节如干细胞因子(stem cell factor,SCF)、白细胞介素(IL)、粒-单系集落刺激因子(GM-CSF)、粒系集落刺激因子(G-CSF)、红细胞生成素(EPO)、血小板生成素(TPO)、血小板生长因子(TGF)、TNF 和 IFN 等正负调控因子。③造血原料:是指造血细胞增殖、分化、代谢以及细胞构建必需的物质,如蛋白质、脂类、维生素(叶酸、Vit B_{12} 等)、微量元素(如铁、铜、锌)等。这些因素中的任何一种发生异常都可能导致红细胞生成减少,进而

发生贫血。

1. 造血干/祖细胞异常所致贫血

(1) 再生障碍性贫血(aplastic anemia, AA):AA的发病与原发和继发的造血干祖细胞缺陷有关,是一种骨髓造血功能衰竭症(详见本篇第五章)。

(2) 纯红细胞再生障碍性贫血(pure red cell aplasia, PRCA):PRCA是指骨髓红系造血干祖细胞受到不同的病理因子影响发生改变,进而引起的单纯红细胞减少性贫血。依据病因,该病可分为先天性和后天性两类。先天性PRCA即Diamond-Blackfan综合征,系遗传所致;后天性PRCA包括原发、继发两亚类。20世纪70年代以来,有学者发现部分原发性PRCA病人血清中有自身EPO或幼红细胞抗体。继发性PRCA主要有药物相关型、感染相关型(细菌和病毒,如微小病毒B19、肝炎病毒等)、自身免疫病相关型、淋巴细胞增殖性疾病相关型(如胸腺瘤、淋巴瘤、浆细胞病和淋巴细胞白血病等)、部分髓系恶性克隆性疾病相关型(如白血病前期)以及急性再生障碍危象等。根据疾病进程和病人年龄,可将PRCA分为急性型、慢性幼儿型(先天性)和慢性成人型。

(3) 先天性红细胞生成异常性贫血(congenital dyserythropoietic anemia, CDA):CDA是一类遗传性红系干祖细胞良性克隆异常所致的、以红系无效造血和形态异常为特征的难治性贫血。根据遗传方式,该病可分为常染色体隐性遗传型和显性遗传型。

(4) 造血系统恶性克隆性疾病:包括骨髓增生异常综合征及各类造血系统肿瘤性疾病。这些疾病由于多能造血干细胞或髓系干祖细胞发生了质的异常,高增生、低分化,甚至造血调节也受到影响,从而使正常成熟红细胞减少而发生贫血。

2. 造血调节异常所致贫血

(1) 骨髓基质细胞受损所致贫血:骨髓坏死、骨髓纤维化、骨髓硬化症、大理石病、各种髓外肿瘤性疾病的骨髓转移以及各种感染或非感染性骨髓炎,均可因损伤骨髓基质细胞及造血微环境(也可损伤造血细胞)而影响血细胞生成,导致贫血。

(2) 淋巴细胞功能亢进所致贫血:T细胞功能亢进可通过细胞毒性T细胞直接杀伤(穿孔素),和(或)T细胞因子介导造血细胞凋亡而使造血功能衰竭(AA)。B细胞功能亢进可产生抗骨髓细胞自身抗体,进而破坏或抑制造血细胞导致造血功能衰竭(免疫相关性全血细胞减少)。

(3) 造血调节因子水平异常所致贫血:肾功能不全、垂体或甲状腺功能减退、肝病等均可因产生EPO不足而导致贫血。肿瘤性疾病或某些病毒感染会诱导机体产生较多的TNF、IFN、炎症因子等造血负调控因子,故也会抑制造血,导致贫血。近年发现hepcidin是调节饮食中铁吸收和巨噬细胞中铁释放的主要激素,贫血和低氧时其分泌减少,促进红细胞对铁的利用,然而,感染和炎症细胞因子诱导hepcidin分泌,使血浆中游离铁浓度减低,导致铁利用障碍。慢性病性贫血(anemia of chronic disease, ACD)即属此类。

(4) 造血细胞凋亡亢进所致贫血:有学者提出阵发性睡眠性血红蛋白尿症(PNH)有"双重发病机制":一为*PIG-A*基因突变,PNH克隆细胞获得内在抗凋亡特性,异常造血克隆扩增;二为T细胞介导的正常造血细胞凋亡。AA的髓系造血功能衰竭主要是凋亡所致。

3. 造血原料不足或利用障碍所致贫血

(1) 叶酸或维生素B_{12}缺乏或利用障碍所致贫血:由于各种生理或病理因素导致机体叶酸或维生素B_{12}绝对或相对缺乏或利用障碍所引起的巨幼细胞贫血,是临床上常见的贫血之一(详见本篇第四章)。

(2) 缺铁和铁利用障碍性贫血:这是临床上最常见的贫血。缺铁和铁利用障碍影响血红素合成,故有学者称该类贫血为血红素合成异常性贫血。该类贫血的红细胞形态变小,中央淡染区扩大,属于小细胞低色素性贫血(详见本篇第三章)。

(二) 红细胞破坏过多性贫血

即溶血性贫血(HA)(详见本篇第六章)。

（三）失血性贫血

失血性贫血根据失血速度分急性和慢性，根据失血量分轻、中、重度，根据失血的病因分出凝血性疾病（如特发性血小板减少性紫癜、血友病和严重肝病等）和非出凝血性疾病（如外伤、肿瘤、结核、支气管扩张、消化性溃疡、肝病、痔疮、泌尿生殖系统疾病等）。慢性失血性贫血往往合并缺铁性贫血。

【临床表现】

贫血最常见的全身症状为乏力，临床表现与5个因素有关：贫血的病因（包括引起贫血的相关疾病），贫血导致血液携氧能力下降的程度，贫血时血容量下降的程度，发生贫血的速度和血液、循环、呼吸等系统对贫血的代偿和耐受能力。贫血的主要临床表现如下。

1. **神经系统** 头痛、眩晕、萎靡、晕厥、失眠、多梦、耳鸣、眼花、记忆力减退、注意力不集中是贫血常见的症状。其中有些是贫血导致脑组织缺氧所致，有些是急性失血性贫血引起血容量不足或血压降低所致，有些是严重的溶血引起高胆红素血症或高游离血红蛋白血症所致，有些是引起贫血的原发病（如白血病中枢神经系统浸润）所致，甚至可能是贫血并发颅内或眼底出血所致（如再生障碍性贫血）。肢端麻木可由贫血并发的末梢神经炎所致，特别多见于维生素 B_{12} 缺乏性巨幼细胞贫血。小儿患缺铁性贫血时可哭闹不安、躁动甚至影响智力发育。

2. **皮肤黏膜** 苍白是贫血时皮肤、黏膜的主要表现，其机制主要是贫血通过神经体液调节引起有效血容量重新分布，为保障重要脏器（如脑、心、肾、肝、肺等）供血，相对次要脏器（如皮肤、黏膜）则供血减少；另外，由于单位容积血液内红细胞和Hb含量减少，也会引起皮肤、黏膜颜色变淡。粗糙、缺少光泽甚至形成溃疡是贫血时皮肤、黏膜的另一类表现，这除了与贫血导致皮肤、黏膜供血减少和营养不足有关外，还可能与贫血的原发病（如叶酸、维生素 B_{12} 缺乏、缺铁以及自身免疫病等）有关。溶血性贫血（特别是血管外溶血性贫血）可引起皮肤、黏膜黄染，某些造血系统肿瘤性疾病引起的贫血可并发皮肤损害（如绿色瘤等）。

3. **呼吸系统** 轻度贫血，由于机体有一定的代偿和适应能力，平静时呼吸次数可能不增加；活动后机体处于低氧和高二氧化碳状态，刺激呼吸中枢，进而引起呼吸加快加深。重度贫血时，即使平静状态也可能有气短甚至端坐呼吸。另外，贫血的并发症和引起贫血的原发病也可能影响呼吸系统，如再生障碍性贫血合并呼吸道感染、白血病性贫血引起呼吸系统浸润、红斑狼疮性贫血并发"狼疮肺"、长期反复输血导致"含铁血黄素肺"等，均可引起相应的肺部症状、体征和X线表现。

4. **循环系统** 急性失血性贫血时循环系统的主要表现是对低血容量的反应，如外周血管的收缩、心率的加快、主观感觉的心悸等。非失血性贫血由于血容量不低，故循环系统的主要表现是心脏对组织缺氧的反应：轻度贫血时，安静状态下可无明显表现，仅活动后有心悸、心率加快；中、重度贫血时，无论何种状态均可出现心悸和心率加快，且贫血愈重，活动量愈大，心脏负荷愈重，症状愈明显；长期贫血，心脏超负荷工作且供血不足，会导致贫血性心脏病，此时不仅有心率变化，还可有心律失常、心脏结构异常，甚至心功能不全。多次输血导致"血色病"，也会引起心功能不全和心率、心律的改变。某些引起贫血的原发病累及心脏和血管，也会出现相应的改变。

5. **消化系统** 凡是能引起贫血的消化系统疾病，在贫血前或贫血同时可有原发病的表现。某些消化系统以外的疾病可引起贫血，也可同时累及消化系统。贫血本身可影响消化系统，出现功能甚至结构的改变，如消化腺分泌减少甚至腺体萎缩，进而导致消化功能减低、消化不良，出现腹部胀满、食欲减低、大便规律和性状的改变等。长期慢性溶血可合并胆道结石和（或）炎症。缺铁性贫血可有吞咽异物感。钩虫病引起的缺铁性贫血可合并异嗜症。巨幼细胞贫血或恶性贫血可引起舌炎、舌乳头萎缩、牛肉舌、镜面舌等。

6. **泌尿系统** 肾性贫血在贫血前和贫血同时有原发肾疾病的临床表现。血管外溶血出现胆红素尿和高尿胆原尿；血管内溶血出现游离血红蛋白和含铁血黄素尿，重者甚至可发生游离血红蛋白堵塞肾小管，进而引起少尿、无尿、急性肾衰竭。急性重度失血性贫血可因血容量不足而致肾血流量减少，进而引起少尿甚至无尿，持续时间过长可致肾功能不全。

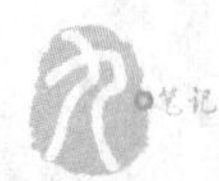

7. 内分泌系统 孕妇分娩时,因大出血,贫血可导致垂体缺血坏死而发生希恩综合征。长期贫血会影响甲状腺、性腺、肾上腺、胰腺的功能,会改变 EPO 和胃肠激素的分泌。某些自身免疫病不仅可影响造血系统,且可同时累及一个甚至数个内分泌器官,导致激素分泌异常。

8. 生殖系统 长期贫血会使睾丸的生精细胞缺血、坏死,进而影响睾酮的分泌,减弱男性特征;对女性,贫血除影响女性激素的分泌外,还可因合并凝血因子及血小板量或质的异常而导致月经过多。

9. 免疫系统 所有继发于免疫系统疾病的贫血病人,均有原发免疫系统疾病的临床表现。贫血本身也会引起免疫系统的改变,如红细胞减少会降低红细胞在抵御病原微生物感染过程中的调理素作用,红细胞膜上 C3 的减少会影响机体的非特异性免疫功能。贫血病人反复输血会影响 T 细胞亚群。某些治疗贫血的药物能改变病人的免疫功能。

10. 血液系统 外周血的改变主要表现在血细胞量、形态和生化成分上,某些情况下还可合并血浆或血清成分的异常。血细胞量的改变首先是红细胞减少,相应的 Hb、血细胞比容减低以及网织红细胞量的改变,其次是有时合并白细胞或血小板量的异常(包括白细胞分类的异常)。血细胞形态的改变包括大、小、正细胞性贫血,以及异形红细胞和异形白细胞、血小板。红细胞生化成分的异常有两方面:一是红细胞内合成较多的 2,3-二磷酸甘油酸(2,3-DPG),以降低 Hb 对氧的亲和力,使氧解离曲线右移,组织获得更多的氧;二是因贫血种类不同而异的改变,如红细胞膜、酶、Hb 的异常以及某些贫血时并发的白细胞和血小板质的改变。血浆或血清成分的改变多见于浆细胞病性贫血(M 蛋白增多及钙、磷水平变化等)、溶血性贫血(游离 Hb 增高、结合珠蛋白降低、血钾增高、间接或直接胆红素增高等)、合并弥散性血管内凝血的贫血(血浆各类凝血因子、纤溶成分均发生异常)、肝病性贫血和肾性贫血(低蛋白血症和代谢产物累积)等。造血器官的改变主要在骨髓,不同类型的贫血,骨髓有核细胞的多寡(即增生度)不同,不同病因或不同发病机制的贫血,其骨髓粒、红、单核、巨核、淋巴细胞系各阶段的形态、比例、位置、超微结构、组化反应、抗原表达、染色体核型、癌基因重排、过度表达以及体外干祖细胞集落培养等情况可能千差万别;造血系统肿瘤性疾病所致的贫血可能还会合并肝、脾、淋巴结肿大;溶血性贫血可能合并肝或脾大;骨髓纤维化症和脾功能亢进性贫血合并脾大。

【诊断】

应详细询问现病史和既往史、家族史、营养史、月经生育史及危险因素暴露史等。从现病史了解贫血发生的时间、速度、程度、并发症、可能诱因、干预治疗的反应等。既往史可提供贫血的原发病线索。家族史提供发生贫血的遗传背景。营养史和月经生育史对缺铁、缺叶酸或维生素 B_{12} 等造血原料缺乏所致的贫血、失血性贫血有辅助诊断价值。危险因素(射线、化学毒物或药物、疫区或病原微生物等)暴露史对造血组织受损和感染相关性贫血的诊断至关重要。

全面体检有助于了解:①贫血对各系统的影响:皮肤、黏膜苍白程度,心率或心律改变,呼吸姿势或频率异常等;②贫血的伴随表现:溶血(如皮肤、黏膜、巩膜黄染,胆道炎症体征,肝大或脾大等)、出血(如皮肤黏膜紫癜或瘀斑,眼底、中枢神经系统、泌尿生殖道或消化道出血体征等)、浸润(如皮肤绿色瘤、皮下肿物、淋巴结肿大、肝大或脾大等)、感染(如发热及全身反应、感染灶体征等)、营养不良(如皮肤、黏膜或毛发干燥、黏膜溃疡、舌乳头萎缩、匙状甲或神经系统深层感觉障碍等)、自身免疫(如皮肤、黏膜损害、关节损害)等。

贫血的实验室检查分为血常规、骨髓和贫血发病机制检查。

1. 血常规检查 血常规检查可以确定有无贫血,贫血是否伴白细胞或血小板数量的变化。红细胞参数(MCV、MCH 及 MCHC)反映红细胞大小及 Hb 改变,为贫血的病理机制诊断提供相关线索(表 6-2-1)。Hb 测定为贫血严重程度的判定提供依据(表 6-2-2)。网织红细胞计数间接反映骨髓红系增生(或对贫血的代偿)情况。外周血涂片可观察红细胞、白细胞、血小板数量或形态改变,有否疟原虫和异常细胞等。

2. 骨髓检查 包括骨髓细胞涂片分类和骨髓活检。涂片分类反映骨髓细胞的增生程度、细胞成

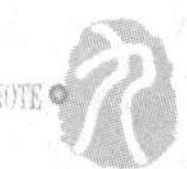

分、比例和形态变化。活检反映骨髓造血组织的结构、增生程度、细胞成分和形态变化。骨髓检查提示贫血时注意造血功能高低及造血组织是否出现肿瘤性改变,是否有坏死、纤维化或大理石变,是否有髓外肿瘤浸润等。依据骨髓检查评价病人造血功能时,必须注意骨髓取样的局限性,一个部位骨髓增生减低或与血常规结果矛盾时,应做多部位骨髓检查。

3. 贫血的发病机制检查 包括缺铁性贫血的铁代谢及引起缺铁的原发病检查;巨幼细胞贫血的血清叶酸和维生素 B_{12}水平测定及导致此类造血原料缺乏的原发病检查;失血性贫血的原发病检查;溶血性贫血的红细胞膜、酶、珠蛋白、血红素、自身抗体、同种抗体或 PNH 克隆等检查;骨髓造血功能衰竭性贫血的造血细胞质异常(如染色体、抗原表达、细胞周期、功能、基因等)、T 细胞调控(T 细胞亚群及其分泌的因子)、B 细胞调控(骨髓细胞自身抗体)检查,以及造血系统肿瘤性疾病和其他系统继发贫血的原发病检查。

分析从采集病史、体格检查和实验室检查获得的有关贫血的临床资料,通常可以查明贫血的发病机制或病因,作出贫血的疾病诊断。

【治疗】

贫血性疾病的治疗分"对症"和"对因"两类。

1. 对症治疗 目的是减轻重度血细胞减少对病人的致命影响,为对因治疗发挥作用赢得时间。具体内容包括:重度贫血病人、老年人或合并心肺功能不全的贫血病人应输红细胞,纠正贫血,改善体内缺氧状态;急性大量失血病人应及时输血或红细胞及血浆,迅速恢复血容量并纠正贫血;对贫血合并出血者,应根据出血机制的不同采取不同的止血治疗(如重度血小板减少应输注血小板);对贫血合并感染者,应酌情予抗感染治疗;对贫血合并其他脏器功能不全者,应根据脏器的不同及功能不全的程度而施予不同的支持治疗;先天性溶血性贫血多次输血并发血色病者应予祛铁治疗。

2. 对因治疗 实乃针对贫血发病机制的治疗。如缺铁性贫血补铁及治疗导致缺铁的原发病;巨幼细胞贫血补充叶酸或维生素 B_{12};溶血性贫血采用糖皮质激素或脾切除术;遗传性球形红细胞增多症脾切除有肯定疗效;造血干细胞质异常性贫血采用造血干细胞移植;AA 采用抗淋巴/胸腺细胞球蛋白、环孢素及造血正调控因子(如雄激素、G-CSF、GM-CSF 或 EPO 等);ACD 及肾性贫血采用 EPO;肿瘤性贫血采用化疗或放疗;免疫相关性贫血采用免疫抑制剂;各类继发性贫血治疗原发病等。

(邵宗鸿)

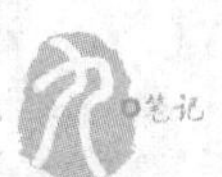

第三章　缺铁性贫血

当机体对铁的需求与供给失衡，导致体内贮存铁耗尽（iron depletion，ID），继之红细胞内铁缺乏（iron deficient erythropoiesis，IDE），最终引起缺铁性贫血（iron deficiency anemia，IDA）。IDA是铁缺乏症（包括ID、IDE和IDA）的最终阶段，表现为缺铁引起的小细胞低色素性贫血及其他异常。缺铁和铁利用障碍影响血红素合成，故有学者称该类贫血为血红素合成异常性贫血。

根据病因可将其分为铁摄入不足（婴幼儿辅食添加不足、青少年偏食等）、需求量增加（孕妇）、吸收不良（胃肠道疾病）、转运障碍（无转铁蛋白血症、肝病、慢性炎症）、丢失过多（妇女月经量增多、痔疮出血等各种失血）及利用障碍（铁粒幼细胞贫血、铅中毒、慢性病性贫血）等类型。

【流行病学】

IDA是最常见的贫血。其发病率在发展中国家、经济不发达地区、婴幼儿、育龄妇女明显增高。上海地区人群调查显示：铁缺乏症的年发病率在6个月～2岁婴幼儿为75.0%～82.5%、妊娠3个月以上妇女为66.7%、育龄妇女为43.3%、10～17岁青少年为13.2%；以上人群IDA患病率分别为33.8%～45.7%、19.3%、11.4%和9.8%。

【铁代谢】

人体内铁分两部分：其一为功能状态铁，包括血红蛋白铁（占体内铁的67%）、肌红蛋白铁（占体内铁的15%）、转铁蛋白铁（3～4mg）、乳铁蛋白、酶和辅因子结合的铁；其二为贮存铁（男性1000mg，女性300～400mg），包括铁蛋白和含铁血黄素。铁总量在正常成年男性为50～55mg/kg，女性35～40mg/kg。正常人每天造血需20～25mg铁，主要来自衰老破坏的红细胞。正常人维持体内铁平衡需每天从食物中摄铁1～1.5mg，孕、乳妇2～4mg。动物食品铁吸收率高（可达20%），植物食品铁吸收率低（1%～7%）。铁吸收部位主要在十二指肠及空肠上段。食物铁状态（三价、二价铁）、胃肠功能（酸碱度等）、体内铁贮量、骨髓造血状态及某些药物（如维生素C）均会影响铁吸收。吸收入血的二价铁经铜蓝蛋白氧化成三价铁，与转铁蛋白结合后转运到组织或通过幼红细胞膜转铁蛋白受体胞饮入细胞内，再与转铁蛋白分离并还原成二价铁，参与形成血红蛋白。最新的研究发现，肝脏分泌的铁调素（hepcidin）是食物铁自肠道吸收和铁从巨噬细胞释放的主要负调控因子。铁调素的表达受机体铁状况、各种致炎因子、细菌、内毒素脂多糖和细胞因子等各种因素调节。多余的铁以铁蛋白和含铁血黄素形式贮存于肝、脾、骨髓等器官的单核-巨噬细胞系统，待铁需要增加时动用。人体每天排铁不超过1mg，主要通过肠黏膜脱落细胞随粪便排出，少量通过尿、汗液排出，哺乳期妇女还通过乳汁排出。

【病因和发病机制】

（一）病因

1. 需铁量增加而铁摄入不足　多见于婴幼儿、青少年、妊娠和哺乳期妇女。婴幼儿需铁量较大，若不补充蛋类、肉类等含铁量较高的辅食，易造成缺铁。青少年偏食易缺铁。女性月经过多、妊娠或哺乳，需铁量增加，若不补充高铁食物，易造成IDA。

2. 铁吸收障碍　常见于胃大部切除术后，胃酸分泌不足且食物快速进入空肠，绕过铁的主要吸收部位（十二指肠），使铁吸收减少。此外，多种原因造成的胃肠道功能紊乱，如长期不明原因腹泻、慢性肠炎、Crohn病等均可因铁吸收障碍而发生IDA。

3. 铁丢失过多　长期慢性铁丢失而得不到纠正则造成IDA，如慢性胃肠道失血（包括痔疮、胃十二指肠溃疡、食管裂孔疝、消化道息肉、胃肠道肿瘤、寄生虫感染、食管或胃底静脉曲张破裂等)、月经过多(如宫内放置节育环、子宫肌瘤及月经失调等妇科疾病)、咯血和肺泡出血(如肺含铁血黄素沉着症、肺出血肾炎综合征、肺结核、支气管扩张、肺癌等)、血红蛋白尿(如阵发性睡眠性血红蛋白尿症、冷抗体型自身免疫性溶血、人工心脏瓣膜、行军性血红蛋白尿等)及其他(如遗传性出血性毛细血管扩张症、慢性肾衰竭行血液透析、多次献血等)。

(二) 发病机制

1. 缺铁对铁代谢的影响 当体内贮存铁减少到不足以补偿功能状态的铁时,铁代谢指标发生异常:贮铁指标(铁蛋白、含铁血黄素)减低、血清铁和转铁蛋白饱和度减低、总铁结合力和未结合铁的转铁蛋白升高、组织缺铁、红细胞内缺铁。转铁蛋白受体表达于红系造血细胞膜表面,其表达量与红细胞内 Hb 合成所需的铁代谢密切相关,当红细胞内铁缺乏时,转铁蛋白受体脱落进入血液,成为血清可溶性转铁蛋白受体(sTfR)。

2. 缺铁对造血系统的影响 红细胞内缺铁,血红素合成障碍,大量原卟啉不能与铁结合成为血红素,以游离原卟啉(FEP)的形式积累在红细胞内或与锌原子结合成为锌原卟啉(ZPP),血红蛋白生成减少,红细胞胞质少、体积小,发生小细胞低色素性贫血;严重时粒细胞、血小板的生成也受影响。

3. 缺铁对组织细胞代谢的影响 组织缺铁,细胞中含铁酶和铁依赖酶的活性降低,进而影响病人的精神、行为、体力、免疫功能及患儿的生长发育和智力;缺铁可引起黏膜组织病变和外胚叶组织营养障碍。

【临床表现】

1. 缺铁原发病表现 如消化性溃疡、肿瘤或痔疮导致的黑便、血便或腹部不适,肠道寄生虫感染导致的腹痛或大便性状改变,妇女月经过多;肿瘤性疾病的消瘦;血管内溶血的血红蛋白尿等。

2. 贫血表现 常见症状为乏力、易倦、头晕、头痛、眼花、耳鸣、心悸、气短、食欲缺乏等;有苍白、心率增快。

3. 组织缺铁表现 精神行为异常,如烦躁、易怒、注意力不集中、异食癖;体力、耐力下降;易感染;儿童生长发育迟缓、智力低下;口腔炎、舌炎、舌乳头萎缩、口角皲裂、吞咽困难;毛发干枯、脱落;皮肤干燥、皱缩;指(趾)甲缺乏光泽、脆薄易裂,重者指(趾)甲变平,甚至凹下呈勺状(匙状甲)。

【实验室检查】

1. 血象 呈小细胞低色素性贫血。平均红细胞体积(MCV)低于 80fl,平均红细胞血红蛋白量(MCH)小于 27pg,平均红细胞血红蛋白浓度(MCHC)小于 32%。血片中可见红细胞体积小、中央淡染区扩大。网织红细胞计数多正常或轻度增高。白细胞和血小板计数可正常或减低,也有部分病人血小板计数升高。

2. 骨髓象 增生活跃或明显活跃;以红系增生为主,粒系、巨核系无明显异常;红系中以中、晚幼红细胞为主,其体积小、核染色质致密、胞浆少、边缘不整齐,有血红蛋白形成不良的表现,即所谓的"核老浆幼"现象。

3. 铁代谢 血清铁低于 8.95μmol/L,总铁结合力升高,大于 64.44μmol/L;转铁蛋白饱和度降低,小于 15%,sTfR 浓度超过 8mg/L。血清铁蛋白低于 12μg/L。骨髓涂片用亚铁氰化钾(普鲁士蓝反应)染色后,在骨髓小粒中无深蓝色的含铁血黄素颗粒;在幼红细胞内铁小粒减少或消失,铁粒幼细胞少于 15%。

4. 红细胞内卟啉代谢 FEP>0.9μmol/L(全血),ZPP>0.96μmol/L(全血),FEP/Hb>4.5μg/gHb。

5. 血清转铁蛋白受体测定 sTfR 测定是迄今反映缺铁性红细胞生成的最佳指标,一般 sTfR 浓度>26.5nmol/L(2.25μg/ml)可诊断缺铁。

【诊断与鉴别诊断】

(一) 诊断

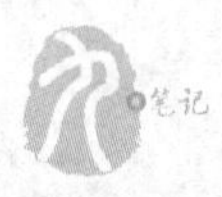

1. ID ①血清铁蛋白<12μg/L;②骨髓铁染色显示骨髓小粒可染铁消失,铁粒幼细胞少于 15%;

③血红蛋白及血清铁等指标尚正常。

2. IDE　①ID 的①+②；②转铁蛋白饱和度<15%；③FEP/Hb>4.5μg/gHb；④血红蛋白尚正常。

3. IDA　①IDE 的①+②+③；②小细胞低色素性贫血：男性 Hb<120g/L，女性 Hb<110g/L，孕妇 Hb<100g/L；MCV<80fl，MCH<27pg，MCHC<32%。

4. **病因诊断**　IDA 仅是一种临床表现，其背后往往隐藏着其他疾病。只有明确病因，IDA 才可能根治；有时缺铁的病因比贫血本身更为严重。例如胃肠道恶性肿瘤伴慢性失血或胃癌术后残胃癌所致的 IDA，应多次检查大便潜血，必要时做胃肠道 X 线或内镜检查；月经过多的妇女应检查有无妇科疾病。

（二）鉴别诊断

应与下列小细胞性贫血鉴别：

1. **铁粒幼细胞贫血**　遗传或不明原因导致的红细胞铁利用障碍性贫血。表现为小细胞性贫血，但血清铁蛋白浓度增高、骨髓小粒含铁血黄素颗粒增多、铁粒幼细胞增多，并出现环形铁粒幼细胞。血清铁和铁饱和度增高，总铁结合力不低。

2. **珠蛋白生成障碍性贫血**　原名地中海贫血，有家族史，有溶血表现。血片中可见多量靶形红细胞，并有珠蛋白肽链合成数量异常的证据，如胎儿血红蛋白或血红蛋白 A_2 增高，出现血红蛋白 H 包涵体等。血清铁蛋白、骨髓可染铁、血清铁和铁饱和度不低且常增高。

3. **慢性病性贫血**　慢性炎症、感染或肿瘤等引起的铁代谢异常性贫血。其发病机制包括体内铁代谢异常、骨髓对贫血的代偿不足、红细胞寿命缩短等。贫血为小细胞性。贮铁（血清铁蛋白和骨髓小粒含铁血黄素）增多。血清铁、血清铁饱和度、总铁结合力减低。

4. **转铁蛋白缺乏症**　系常染色体隐性遗传所致（先天性）或严重肝病、肿瘤继发（获得性）。表现为小细胞低色素性贫血。血清铁、总铁结合力、血清铁蛋白及骨髓含铁血黄素均明显降低。先天性者幼儿时发病，伴发育不良和多脏器功能受累。获得性者有原发病的表现。

【治疗】

治疗 IDA 的原则是：根除病因；补足贮铁。

1. **病因治疗**　应尽可能地去除导致缺铁的病因。如婴幼儿、青少年和妊娠妇女营养不足引起的 IDA，应改善饮食；月经过多引起的 IDA 应调理月经；寄生虫感染者应驱虫治疗；恶性肿瘤者应手术或放、化疗；消化性溃疡引起者应抑酸治疗等。

2. **补铁治疗**　治疗性铁剂有无机铁和有机铁两类。无机铁以硫酸亚铁为代表，有机铁则包括右旋糖酐铁、葡萄糖酸亚铁、山梨醇铁、富马酸亚铁、琥珀酸亚铁和多糖铁复合物等。无机铁剂的不良反应较有机铁剂明显。首选口服铁剂。如硫酸亚铁 0.3g，每日 3 次；或右旋糖酐铁 50mg，每日 2～3 次。餐后服用胃肠道反应小且易耐受。应注意，进食谷类、乳类和茶等会抑制铁剂的吸收，鱼、肉类、维生素 C 可加强铁剂的吸收。口服铁剂有效的表现先是外周血网织红细胞增多，高峰在开始服药后 5～10 天，2 周后血红蛋白浓度上升，一般 2 个月左右恢复正常。铁剂治疗应在血红蛋白恢复正常后至少持续 4～6 个月，待铁蛋白正常后停药。若口服铁剂不能耐受或胃肠道正常解剖部位发生改变而影响铁的吸收，可用铁剂肌内注射。右旋糖酐铁是最常用的注射铁剂，首次给药须用 0.5ml 作为试验剂量，1 小时后无过敏反应可给足量治疗，注射用铁的总需量按公式计算：（需达到的血红蛋白浓度-病人的血红蛋白浓度）×0.33×病人体重（kg）。

【预防】

重点放在婴幼儿、青少年和妇女的营养保健。对婴幼儿应及早添加富含铁的食品，如蛋类、肝等；对青少年应纠正偏食，定期查、治寄生虫感染；对孕妇、哺乳期妇女可补充铁剂；对月经期妇女应防治月经过多。做好肿瘤性疾病和慢性出血性疾病的人群防治。

【预后】

单纯营养不足者，易恢复正常。继发于其他疾病者，取决于原发病能否根治。

（邵宗鸿）

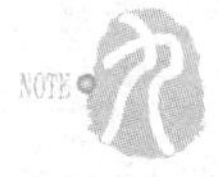

第四章　巨幼细胞贫血

叶酸或维生素 B_{12}（Vit B_{12}）缺乏或某些影响核苷酸代谢的药物导致细胞核脱氧核糖核酸（DNA）合成障碍所致的贫血称巨幼细胞贫血（megaloblastic anemia，MA）。本病的特点是呈大红细胞性贫血，骨髓内出现巨幼红细胞、粒细胞及巨核细胞系列。此类贫血的幼红细胞 DNA 合成障碍，故又有学者称之为幼红细胞增殖异常性贫血。

根据缺乏物质的种类，该病可分为单纯叶酸缺乏性贫血、单纯 Vit B_{12}缺乏性贫血、叶酸和 Vit B_{12}同时缺乏性贫血。根据病因可分为：①食物营养不够：叶酸或 Vit B_{12}摄入不足；②吸收不良：胃肠道疾病、药物干扰和内因子抗体形成（恶性贫血）；③代谢异常：肝病、某些抗肿瘤药物的影响；④需要增加：哺乳期、孕妇；⑤利用障碍：嘌呤、嘧啶自身合成异常或化疗药物影响等。

【流行病学】

该病在经济不发达地区或进食新鲜蔬菜、肉类较少的人群多见。在我国，叶酸缺乏者多见于陕西、山西、河南等地。而在欧美，Vit B_{12}缺乏或有内因子抗体者多见。

【病因和发病机制】

（一）叶酸代谢及缺乏的原因

1. 叶酸代谢和生理作用　叶酸由蝶啶、对氨基苯甲酸及 L-谷氨酸组成，属维生素 B 族，富含于新鲜水果、蔬菜、肉类食品中。食物中的叶酸经长时间烹煮，可损失 50%～90%。叶酸主要在十二指肠及近端空肠吸收。每日需从食物中摄入叶酸 200μg。食物中多聚谷氨酸型叶酸经肠黏膜细胞产生的解聚酶作用，转变为单谷氨酸或双谷氨酸型叶酸后进入小肠黏膜上皮细胞，再经叶酸还原酶催化及还原型烟酰胺腺嘌呤二核苷酸磷酸（NADPH）作用还原为二氢叶酸（FH_2）和四氢叶酸（FH_4），后者再转变为有生理活性的 N^5-甲基四氢叶酸（N^5-FH_4），经门静脉入肝。其中一部分 N^5-FH_4 经胆汁排泄到小肠后重新吸收，即叶酸的肠肝循环。血浆中 N^5-FH_4 与白蛋白结合后转运到组织细胞（经叶酸受体）。在细胞内，经 Vit B_{12}依赖性甲硫氨酸合成酶的作用，N^5-FH_4 转变为 FH_4，一方面为 DNA 合成提供一碳基团如甲基（$-CH_3$）、甲烯基（$-CH_2-$）和甲酰基（—CHO）等；另一方面，FH_4 经多聚谷氨酸叶酸合成酶的作用再转变为多聚谷氨酸型叶酸，并成为细胞内辅酶。人体内叶酸储存量为 5～20mg，近 1/2 在肝。叶酸主要经尿和粪便排出体外，每日排出 2～5μg。

2. 叶酸缺乏的原因　①摄入减少：主要原因是食物加工不当，如烹调时间过长或温度过高，破坏大量叶酸；其次是偏食，食物中蔬菜、肉蛋类减少。②需要量增加：妊娠期妇女每天叶酸的需要量是 400～600μg，生长发育的儿童及青少年以及慢性反复溶血、白血病、肿瘤、甲状腺功能亢进及慢性肾衰竭长期用血液透析治疗的病人，叶酸的需要都会增加。③吸收障碍：腹泻、小肠炎症、肿瘤和手术及某些药物（抗癫痫药物、柳氮磺吡啶、乙醇等）影响叶酸的吸收。④利用障碍：抗核苷酸合成药物如甲氨蝶呤、甲氧苄啶、氨苯蝶啶、氨基蝶呤和乙胺嘧啶等均可干扰叶酸的利用；一些先天性酶缺陷（甲基 FH_4 转移酶、N^5，N^{10}-甲烯基 FH_4 还原酶、FH_2 还原酶和亚氨甲基转移酶）可影响叶酸的利用。⑤叶酸排出增加：血液透析、酗酒可增加叶酸排出。

（二）Vit B_{12}代谢及缺乏的原因

1. Vit B_{12}代谢和生理作用　Vit B_{12}在人体内以甲基钴胺素形式存在于血浆，以 5-脱氧腺苷钴胺素形式存于肝及其他组织。正常人每日需 Vit B_{12} 1μg，主要来源于动物肝、肾、肉、鱼、蛋及乳品类等食品。食物中的 Vit B_{12}与蛋白结合，经胃酸和胃蛋白酶消化，与蛋白分离，再与胃黏膜壁细胞合成的

R 蛋白结合成 R-Vit B_{12} 复合物（R-B_{12}）。R-B_{12} 进入十二指肠经胰蛋白酶作用，R 蛋白被降解。两分子 Vit B_{12} 又与同样来自胃黏膜上皮细胞的内因子（intrinsic factor，IF）结合形成 IF-B_{12} 复合物。IF 保护 Vit B_{12} 不受胃肠道分泌液破坏，到达回肠末端与该处肠黏膜上皮细胞刷状缘的 IF-B_{12} 受体结合并进入肠上皮细胞，继而经门静脉入肝。人体内 Vit B_{12} 的储存量为 2～5mg，其中 50%～90% 在肝。Vit B_{12} 主要经粪便、尿排出体外。

2. Vit B_{12} 缺乏的原因

（1）摄入减少：完全素食者因摄入减少导致 Vit B_{12} 缺乏，正常时，每天有 5～10μg 的 Vit B_{12} 随胆汁进入肠腔，胃壁分泌的内因子可足够帮助重吸收胆汁中的 Vit B_{12}，故素食者一般经过 10～15 年才会发展为 Vit B_{12} 缺乏。

（2）吸收障碍：这是 Vit B_{12} 缺乏最常见的原因，可见于：①内因子缺乏，如恶性贫血、胃切除、胃黏膜萎缩等；②胃酸和胃蛋白酶缺乏；③胰蛋白酶缺乏；④肠道疾病；⑤先天性内因子缺乏或 Vit B_{12} 吸收障碍；⑥药物（对氨基水杨酸、新霉素、二甲双胍、秋水仙碱和苯乙双胍等）影响；⑦肠道寄生虫（如阔节裂头绦虫病）或细菌大量繁殖消耗 Vit B_{12}。

（3）利用障碍：先天性转钴蛋白Ⅱ（TCⅡ）缺乏引起 Vit B_{12} 输送障碍；麻醉药氧化亚氮可将钴胺氧化而抑制甲硫氨酸合成酶。

（三）发病机制

叶酸的各种活性形式，包括 N^5-甲基 FH_4 和 N^5，N^{10}-甲烯基 FH_4 作为辅酶为 DNA 合成提供一碳基团。其中最重要的是胸苷酸合成酶催化 dUMP 甲基化形成 dTMP，继而形成 dTTP。由于叶酸缺乏，dTTP 形成减少，DNA 合成障碍、复制延迟。RNA 合成所受影响不大，细胞内 RNA/DNA 比值增大，造成细胞体积增大，胞核发育滞后于胞质，形成巨幼变。骨髓中红系、粒系和巨核系细胞发生巨幼变，分化成熟异常，在骨髓中过早死亡，导致全血细胞减少。DNA 合成障碍也累及黏膜上皮组织，影响口腔和胃肠道功能。Vit B_{12} 缺乏导致甲硫氨酸合成酶催化高半胱氨酸转变为甲硫氨酸障碍，这一反应由 N^5-FH_4 提供甲基。因此，N^5-FH_4 转化为甲基 FH_4 障碍，继而引起 N^5，N^{10}-甲烯基 FH_4 合成减少。后者是 dUMP 形成 dTTP 的甲基供体，故 dTTP 和 DNA 合成障碍。Vit B_{12} 缺乏还可引起神经精神异常，其机制与两个 Vit B_{12} 依赖性酶（L-甲基丙二酰-CoA 变位酶和甲硫氨酸合成酶）的催化反应发生障碍有关。前者催化反应障碍导致神经髓鞘合成障碍，并有奇数碳链脂肪酸或支链脂肪酸掺入髓鞘中；后者催化反应障碍引起神经细胞甲基化反应受损。

药物干扰核苷酸合成也可引起巨幼细胞贫血。

【临床表现】

1. 血液系统表现　起病缓慢，常有面色苍白、乏力、耐力下降、头晕、心悸等贫血症状。重者全血细胞减少，反复感染和出血。少数病人可出现轻度黄疸。

2. 消化系统表现　口腔黏膜、舌乳头萎缩，舌面呈“牛肉样舌”，可伴舌痛。胃肠道黏膜萎缩可引起食欲缺乏、恶心、腹胀、腹泻或便秘。

3. 神经系统表现和精神症状　对称性远端肢体麻木、深感觉障碍；共济失调或步态不稳；味觉、嗅觉降低；锥体束征阳性、肌张力增加、腱反射亢进；视力下降、黑矇征；重者可有大、小便失禁。叶酸缺乏者有易怒、妄想等精神症状。Vit B_{12} 缺乏者有抑郁、失眠、记忆力下降、谵妄、幻觉、妄想甚至精神错乱、人格变态等。

【实验室检查】

1. 血象　呈大细胞性贫血，MCV、MCH 均增高，MCHC 正常。网织红细胞计数可正常或轻度增高。重者全血细胞减少。血片中可见红细胞大小不等、中央淡染区消失，有大椭圆形红细胞、点彩红细胞等；中性粒细胞核分叶过多（5 叶核占 5% 以上或出现 6 叶以上核），亦可见巨型杆状核粒细胞。

2. 骨髓象　增生活跃或明显活跃。红系增生显著、巨幼变（胞体大，胞质较胞核成熟，“核幼浆老”）；粒系也有巨幼变，成熟粒细胞多分叶；巨核细胞体积增大，分叶过多。骨髓铁染色常增多。

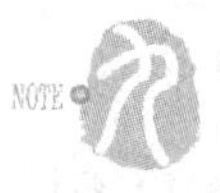

3. 血清 Vit B_{12}、叶酸及红细胞叶酸含量测定 血清 Vit B_{12}低于 74pmol/L(100ng/ml)(Vit B_{12}缺乏)。血清叶酸低于 6.8nmol/L(3ng/ml),红细胞叶酸低于 227nmol/L(100ng/ml)(叶酸缺乏)。

4. 其他 ①胃酸降低、内因子抗体及 Schilling 试验(测定放射性核素标记的 Vit B_{12}吸收情况)阳性(恶性贫血);②尿高半胱氨酸 24 小时排泄量增加(Vit B_{12}缺乏);③血清间接胆红素可稍增高。

【诊断】

①有叶酸、Vit B_{12}缺乏的病因及临床表现;②外周血呈大细胞性贫血,中性粒细胞核分叶过多;③骨髓呈典型的巨幼样改变,无其他病态造血表现;④血清叶酸和(或)Vit B_{12}水平降低;⑤试验性治疗有效。叶酸或 Vit B_{12}治疗一周左右网织红细胞上升者,应考虑叶酸或 Vit B_{12}缺乏。

【鉴别诊断】

1. 造血系统肿瘤性疾病 如急性髓系细胞白血病 M_6型、红血病、骨髓增生异常综合征,骨髓可见巨幼样改变等病态造血现象,叶酸、Vit B_{12}水平不低且补之无效。

2. 有红细胞自身抗体的疾病 如温抗体型自身免疫性溶血性贫血、Evans 综合征、免疫相关性全血细胞减少,不同阶段的红细胞可因抗体附着"变大",又有间接胆红素增高,少数病人尚合并内因子抗体,故极易与单纯叶酸、Vit B_{12}缺乏引起的 MA 混淆。其鉴别点是此类病人有自身免疫病的特征,用免疫抑制剂方能显著纠正贫血。

3. 合并高黏滞血症的贫血 如多发性骨髓瘤,因 M 蛋白成分黏附红细胞而使之呈"缗钱状"(成串状),血细胞自动计数仪测出的 MCV 偏大,但骨髓瘤的特异表现是 MA 所没有的。

4. 非造血系统疾病 甲状腺功能减退症、肿瘤化疗后等。

【治疗】

(一) 原发病的治疗

有原发病(如胃肠道疾病、自身免疫病等)的 MA,应积极治疗原发病;用药后继发的 MA,应酌情停药。

(二) 补充缺乏的营养物质

1. 叶酸缺乏 口服叶酸,每次 5~10mg,每日 3 次。用至贫血表现完全消失;若无原发病,不需维持治疗;如同时有 Vit B_{12}缺乏,则需同时注射 Vit B_{12},否则可加重神经系统损伤。

2. Vit B_{12}缺乏 肌注 Vit B_{12},每次 500μg,每周 2 次;无 Vit B_{12}吸收障碍者可口服 Vit B_{12}(又称氰钴胺素),临床上常用甲钴胺片 500μg,每日 1 次,直至血象恢复正常;若有神经系统表现,治疗维持半年到 1 年;恶性贫血病人,治疗维持终身。

【预防】

纠正偏食及不良烹调习惯。对高危人群可予适当干预措施,如婴幼儿及时添加辅食;青少年和妊娠妇女多补充新鲜蔬菜,亦可口服小剂量叶酸或 Vit B_{12}预防;应用干扰核苷酸合成药物治疗的病人,应同时补充叶酸和 Vit B_{12}。

【预后】

多数病人预后良好;原发病不同,疗程不一。

(邵宗鸿)

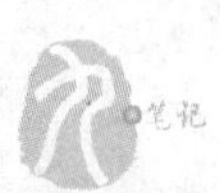

第五章　再生障碍性贫血

再生障碍性贫血(aplastic anemia,AA),简称再障,是一种可能由不同病因和机制引起的骨髓造血功能衰竭症。主要表现为骨髓造血功能低下、全血细胞减少及所致的贫血、出血、感染综合征。

根据病人的病情、血象、骨髓象及预后,通常将该病分为重型(SAA)和非重型(NSAA),也有学者进一步将非重型分为中间型和轻型,还有学者从重型中分出极重型(VSAA)。从病因上AA可分为先天性(遗传性)和后天性(获得性)。获得性AA根据是否有明确病因分为继发性和原发性,原发性AA即无明确病因者。近年多数学者认为T细胞功能异常亢进通过细胞毒性T细胞直接杀伤,和(或)淋巴因子介导的造血干细胞过度凋亡引起的骨髓衰竭是获得性AA的主要发病机制。

【流行病学】

AA的年发病率在欧美为(0.47～1.37)/10万人口,日本为(1.47～2.40)/10万人口,我国为0.74/10万人口;可发生于各年龄段,青年人和老年人发病率较高;男、女发病率无明显差别。

【病因和发病机制】

多数病因不明确,可能为:①病毒感染,特别是肝炎病毒、微小病毒B19等。②化学因素,特别是氯霉素类抗生素、磺胺类药物、抗肿瘤化疗药物以及苯等。抗肿瘤药与苯对骨髓的抑制与剂量相关,但抗生素、磺胺类药物及杀虫剂引起的再障与剂量关系不大,与个人敏感有关。③长期接触X射线、镭及放射性核素等可影响DNA的复制,抑制细胞有丝分裂,干扰骨髓细胞生成,导致造血干细胞数量减少。传统学说认为,在一定遗传背景下,AA作为一组后天暴露于某些致病因子后获得的异质性"综合征",可能通过3种机制发病:原发、继发性造血干祖细胞("种子")缺陷、造血微环境("土壤")及免疫("虫子")异常。目前认为T淋巴细胞异常活化、功能亢进造成骨髓损伤在原发性获得性AA发病机制中占主要地位,新近研究显示遗传背景在AA发病中也可能发挥一定作用,如端粒酶基因突变及其他体细胞突变等。

1. 造血干祖细胞缺陷　包括量和质的异常。AA病人骨髓 $CD34^+$ 细胞较正常人明显减少,减少程度与病情相关;其 $CD34^+$ 细胞中具有自我更新及长期培养启动能力的"类原始细胞(blast-like)"明显减少。有学者报道,AA造血干祖细胞集落形成能力显著降低,体外对造血生长因子(HGFs)反应差,免疫抑制治疗后恢复造血不完整,部分AA有单克隆造血证据且可向具有造血干细胞质异常性的阵发性睡眠性血红蛋白尿症(PNH)、骨髓增生异常综合征(MDS)甚至白血病转化。

2. 造血微环境异常　AA病人骨髓活检除发现造血细胞减少外,还有骨髓"脂肪化",静脉窦壁水肿、出血,毛细血管坏死;部分AA骨髓基质细胞体外培养生长情况差,其分泌的各类造血调控因子明显不同于正常人;骨髓基质细胞受损的AA做造血干细胞移植不易成功。

3. 免疫异常　AA病人外周血及骨髓淋巴细胞比例增高,T细胞亚群失衡,T辅助细胞Ⅰ型(Th1)、$CD8^+T$ 抑制细胞和 $\gamma\delta TCR^+T$ 细胞比例增高,T细胞分泌的造血负调控因子(IL2、IFN-γ、TNF)明显增多,髓系细胞凋亡亢进,多数病人用免疫抑制治疗有效。

【临床表现】

(一)重型再生障碍性贫血(SAA)

起病急,进展快,病情重;少数可由非重型进展而来。

1. 贫血　多呈进行性加重,苍白、乏力、头晕、心悸和气短等症状明显。

2. 感染　多数病人有发热,体温在39℃以上,个别病人自发病到死亡均处于难以控制的高热之中。以呼吸道感染最常见,感染菌种以革兰阴性杆菌、金黄色葡萄球菌和真菌为主,常合并败血症。

3. 出血 均有不同程度的皮肤、黏膜及内脏出血。皮肤表现为出血点或大片瘀斑,口腔黏膜有血疱,有鼻出血、牙龈出血、眼结膜出血等。深部脏器出血时可见呕血、咯血、便血、血尿、阴道出血、眼底出血和颅内出血,后者常危及病人的生命。

(二)非重型再生障碍性贫血(NSAA)

起病和进展较缓慢,病情较重型轻。

1. 贫血 慢性过程,常见苍白、乏力、头晕、心悸、活动后气短等。输血后症状改善,但不持久。

2. 感染 高热比重型少见,感染相对易控制,很少持续1周以上。上呼吸道感染常见,其次为牙龈炎、支气管炎、扁桃体炎,而肺炎、败血症等重症感染少见。常见感染菌种为革兰阴性杆菌和各类球菌。

3. 出血 出血倾向较轻,以皮肤、黏膜出血为主,内脏出血少见。多表现为皮肤出血点、牙龈出血,女性病人有阴道出血。出血较易控制。久治无效者可发生颅内出血。

【实验室检查】

1. 血象 SAA呈重度全血细胞减少:重度正细胞正色素性贫血,网织红细胞百分数多在0.005以下,且绝对值<15×10^9/L;白细胞计数多<2×10^9/L,中性粒细胞<0.5×10^9/L,淋巴细胞比例明显增高;血小板计数<20×10^9/L。NSAA也呈全血细胞减少,但达不到SAA的程度。

2. 骨髓象 SAA多部位骨髓增生重度减低,粒、红系及巨核细胞明显减少且形态大致正常,淋巴细胞及非造血细胞比例明显增高,骨髓小粒均空虚。NSAA多部位骨髓增生减低,可见较多脂肪滴,粒、红系及巨核细胞减少,淋巴细胞及网状细胞、浆细胞比例增高,多数骨髓小粒空虚。骨髓活检显示全切片增生减低,造血组织减少,脂肪组织和(或)非造血细胞增多,无异常细胞。

3. 发病机制及其他相关检查 $CD4^+$细胞:$CD8^+$细胞比值减低,Th1:Th2型细胞比值增高,$CD8^+$T抑制细胞和$\gamma\delta TCR^+$T细胞比例增高,血清IL-2、IFN-γ、TNF水平增高;骨髓细胞染色体核型正常,骨髓铁染色示贮铁增多,中性粒细胞碱性磷酸酶染色强阳性;溶血检查均阴性。

【诊断与鉴别诊断】

(一)诊断

1. AA诊断标准 ①全血细胞减少,网织红细胞百分数<0.01,淋巴细胞比例增高;②一般无肝、脾大;③骨髓多部位增生减低(<正常50%)或重度减低(<正常25%),造血细胞减少,非造血细胞比例增高,骨髓小粒空虚(有条件者做骨髓活检可见造血组织均匀减少);④除外引起全血细胞减少的其他疾病,如PNH、Fanconi贫血、Evans综合征、免疫相关性全血细胞减少等。

2. AA分型诊断标准 ①SAA-Ⅰ:又称AAA,发病急,贫血进行性加重,常伴严重感染和(或)出血。血象具备下述三项中两项:网织红细胞绝对值<15×10^9/L,中性粒细胞<0.5×10^9/L和血小板<20×10^9/L。骨髓增生广泛重度减低。如SAA-Ⅰ的中性粒细胞<0.2×10^9/L,则为极重型再障(VSAA)。②NSAA:又称CAA,指达不到SAA-Ⅰ型诊断标准的AA。如NSAA病情恶化,临床、血象及骨髓象达SAA-Ⅰ型诊断标准时,称SAA-Ⅱ型。

(二)鉴别诊断

1. 阵发性睡眠性血红蛋白尿症(PNH) 典型病人有血红蛋白尿发作,易鉴别。不典型者无血红蛋白尿发作,全血细胞减少,骨髓可增生减低,易误诊为AA,PNH病人骨髓或外周血可发现$CD55^-$、$CD59^-$的各系血细胞。

2. 骨髓增生异常综合征(MDS) MDS中的难治性贫血(RA)有全血细胞减少,网织红细胞有时不高甚至降低,骨髓也可低增生,这些易与AA混淆。但RA有病态造血现象,早期髓系细胞相关抗原(CD34)表达增多,可有染色体核型异常等。

3. 自身抗体介导的全血细胞减少 包括Evans综合征和免疫相关性全血细胞减少。前者可测及外周成熟血细胞的自身抗体,后者可测及骨髓未成熟血细胞的自身抗体。这两类病人可有全血细胞减少并骨髓增生减低,但外周血网织红细胞或中性粒细胞比例往往不低或甚至偏高,骨髓红系细胞比

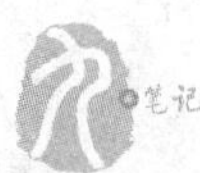

例不低且易见“红系造血岛”,Th1∶Th2降低(Th2 细胞比例增高)、$CD5^+$B 细胞比例增高,血清 IL-4 和 IL-10 水平增高,对糖皮质激素、大剂量静脉滴注丙种球蛋白、CD20 单克隆抗体或环磷酰胺的治疗反应较好。

4. 急性白血病(AL)　特别是白细胞减少和低增生性 AL,早期肝、脾、淋巴结不肿大,外周两系或三系血细胞减少,易与 AA 混淆。仔细观察血象及多部位骨髓,可发现原始粒、单或原(幼)淋巴细胞明显增多。部分急性早幼粒细胞白血病全血细胞可减少,但骨髓细胞形态学检查、染色体易位 t(15;17)和 *PML-RARα* 基因存在可帮助鉴别。

5. 急性造血功能停滞　常由感染和药物引起,儿童与营养不良有关,起病多伴高热,贫血重,进展快,多误诊为急性再障。病情有自限性,不需特殊治疗,2～6 周可恢复。

6. 其他　反应性噬血细胞综合征也可出现全血细胞减少,但其多有感染诱因、高热、肝脾大,甚至黄疸、腹水,骨髓中成熟组织细胞明显增生且可有噬血现象。

【治疗】

(一)支持治疗

1. 保护措施　预防感染(注意饮食及环境卫生,SAA 保护性隔离);避免出血(防止外伤及剧烈活动);杜绝接触各类危险因素(包括对骨髓有损伤作用和抑制血小板功能的药物);酌情预防性给予抗真菌治疗;必要的心理护理。

2. 对症治疗

(1)纠正贫血:通常认为血红蛋白低于 60g/L 且病人对贫血耐受较差时,可输血,但应防止输血过多。

(2)控制出血:用促凝血药(止血药),如酚磺乙胺(止血敏)等。合并血浆纤溶酶活性增高者可用抗纤溶药,如氨基己酸(泌尿生殖系统出血病人禁用)。女性子宫出血可肌注丙酸睾酮。输浓缩血小板对血小板减少引起的严重出血有效。当任意供者的血小板输注无效时,改输 HLA 配型相配的血小板。凝血因子不足(如肝炎)时,应予纠正。

(3)控制感染:感染性发热,应取可疑感染部位的分泌物或尿、大便、血液等作细菌培养和药敏试验,并用广谱抗生素治疗;待细菌培养和药敏试验有结果后再换用敏感窄谱的抗生素。长期广谱抗生素治疗可诱发真菌感染和肠道菌群失调,真菌感染可用两性霉素 B 等。

(4)护肝治疗:AA 常合并肝功能损害,应酌情选用护肝药物。

(5)祛铁治疗:长期输血的 AA 病人血清铁蛋白水平增高,血清铁蛋白超过 1000μg/L,即“铁过载”,可酌情予祛铁治疗。

(6)疫苗接种:已有一些报道提示接种疫苗可导致骨髓衰竭或 AA 复发,故除非绝对需要否则不主张接种疫苗。造血干细胞移植后,推荐 AA 病人规律接种的疫苗除外。

(二)针对发病机制的治疗

1. 免疫抑制治疗

(1)抗淋巴/胸腺细胞球蛋白(ALG/ATG):主要用于 SAA。马 ALG 10～15mg/(kg·d)连用 5 天,兔 ATG 3～5mg/(kg·d)连用 5 天;用药前需做过敏试验;用药过程中用糖皮质激素防治过敏反应;静脉滴注 ATG 不宜过快,每日剂量应维持滴注 12～16 小时;可与环孢素(CsA)组成强化免疫抑制方案。

(2)环孢素:适用于全部 AA。3～5mg/(kg·d),疗程一般长于 1 年。使用时应个体化,参照病人造血功能和 T 细胞免疫恢复情况、药物不良反应(如肝、肾功能损害,牙龈增生及消化道反应)、血药浓度等调整用药剂量和疗程。

(3)其他:有学者使用 CD3 单克隆抗体、吗替麦考酚酯(MMF)、环磷酰胺、甲泼尼龙等治疗 SAA。

2. 促造血治疗

(1)雄激素:适用于全部 AA。常用 4 种:司坦唑醇(康力龙)2mg,每日 3 次;十一酸睾酮(安雄)

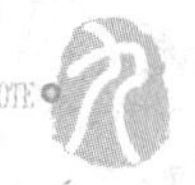

40～80mg,每日3次;达那唑0.2g,每日3次;丙酸睾酮100mg/d肌注。疗程及剂量应视药物的作用效果和不良反应(如男性化、肝功能损害等)调整。

(2)造血生长因子:适用于全部AA,特别是SAA。常用粒-单系集落刺激因子(GM-CSF)或粒系集落刺激因子(G-CSF),剂量为5μg/(kg·d);红细胞生成素(EPO),常用50～100U/(kg·d)。一般在免疫抑制剂治疗SAA后使用,剂量可酌减,维持3个月以上为宜。艾曲波帕是血小板受体激动剂,美国FDA已批准应用于SAA免疫抑制治疗未完全痊愈病人的治疗,50mg,每日1次口服。重组人血小板生成素(TPO),已有单中心研究显示其对AA的疗效,ATG后每周3次,每次15 000U,可提高病人的血液学缓解率及促进骨髓恢复造血。

3. 造血干细胞移植 对40岁以下、无感染及其他并发症、有合适供体的SAA病人,可首先考虑异基因造血干细胞移植。

【AA的疗效标准】

1. 基本治愈 贫血和出血症状消失,血红蛋白男性达120g/L、女性达110g/L,中性粒细胞达1.5×10^9/L,血小板达100×10^9/L,随访1年以上未复发。

2. 缓解 贫血和出血症状消失,血红蛋白男性达120g/L、女性达100g/L,白细胞达3.5×10^9/L左右,血小板也有一定程度增加,随访3个月病情稳定或继续进步。

3. 明显进步 贫血和出血症状明显好转,不输血,血红蛋白较治疗前1个月内常见值增长30g/L以上,并能维持3个月。

判定以上三项疗效标准者,均应3个月内不输血。

4. 无效 经充分治疗后,症状、血常规未达明显进步。

【预防】

加强劳动和生活环境保护,避免暴露于各类射线,不过量接触有毒化学物质(如苯类化合物等),尽量少用、不用可能损伤骨髓的药物。

【预后】

如治疗得当,NSAA病人多数可缓解甚至治愈,仅少数进展为SAA-Ⅱ型。SAA发病急、病情重、以往病死率极高(>90%);近10年来,随着治疗方法的改进,SAA的预后明显改善,但仍有约1/3的病人死于感染和出血。

(邵宗鸿)

笔记

第六章　溶血性贫血

第一节　概　　述

【定义】

溶血(hemolysis)是红细胞遭到破坏,寿命缩短的过程。骨髓具有正常造血 6～8 倍的代偿能力,当溶血超过骨髓的代偿能力,引起的贫血即为溶血性贫血(hemolytic anemia,HA);当溶血发生而骨髓能够代偿时,可无贫血,称为溶血状态(hemolytic state)。HA 占全部贫血的 5% 左右,可发生于各个年龄阶段。

【HA 的临床分类】

溶血性贫血有多种临床分类方法,按发病和病情可分为急性溶血和慢性溶血(详见临床表现);按溶血的部位可分为血管内溶血和血管外溶血(详见发病机制);按病因可分为红细胞自身异常和红细胞外部因素,如下所述:

(一) 红细胞自身异常所致的 HA

1. 红细胞膜异常

(1) 遗传性红细胞膜异常:如遗传性球形红细胞增多症、遗传性椭圆形红细胞增多症、遗传性棘形红细胞增多症、遗传性口形红细胞增多症等。

(2) 获得性血细胞膜糖磷脂酰肌醇(GPI)锚链膜蛋白异常:如阵发性睡眠性血红蛋白尿症(PNH)。

2. 遗传性红细胞酶缺陷

(1) 磷酸戊糖途径酶缺陷:如葡萄糖-6-磷酸脱氢酶(G-6-PD)缺乏症等。

(2) 无氧糖酵解途径酶缺陷:如丙酮酸激酶缺乏症等。

此外,核苷代谢酶系、氧化还原酶系等缺陷也可导致 HA。

3. 遗传性珠蛋白生成障碍

(1) 珠蛋白肽链结构异常:如异常血红蛋白病。

(2) 珠蛋白肽链数量异常:如珠蛋白生成障碍性贫血,即地中海贫血。

(二) 红细胞外部因素所致的 HA

1. 免疫性 HA

(1) 自身免疫性 HA:温抗体型或冷抗体型(冷凝集素型、D-L 抗体型)HA;原发性或继发性(如 SLE、病毒或药物等)HA。

(2) 同种免疫性 HA:如血型不相容性输血反应、新生儿 HA 等。

2. 血管性 HA

(1) 微血管病性 HA:如血栓性血小板减少性紫癜/溶血尿毒症综合征(TTP/HUS)、弥散性血管内凝血(DIC)、败血症等。

(2) 瓣膜病:如钙化性主动脉瓣狭窄及人工心脏瓣膜、血管炎等。

(3) 血管壁受到反复挤压:如行军性血红蛋白尿。

3. 生物因素　蛇毒、疟疾、黑热病等。

4. 理化因素　大面积烧伤、血浆中渗透压改变和化学因素如苯肼、亚硝酸盐类等中毒,可因引起获得性高铁血红蛋白血症而溶血。

【发病机制】

不同病因导致的HA其红细胞破坏的机制不同(详见本章第二至六节)。但红细胞被破坏的部位或为血管内或为血管外,并产生相应的临床表现及实验室改变。另外,骨髓内的幼红细胞在释入血液循环之前已在骨髓内破坏,可伴有黄疸,其本质是一种血管外溶血,称为无效性红细胞生成(ineffective erythropoiesis)或原位溶血,常见于巨幼细胞贫血等。

(一)红细胞破坏增加

1. 血管内溶血　指红细胞在血液循环中被破坏,释放游离血红蛋白形成血红蛋白血症。游离的血红蛋白随即被血浆结合珠蛋白结合,该复合体被运至肝实质后,血红蛋白中的血红素被代谢降解为铁和胆绿素,胆绿素被进一步代谢降解为胆红素。

如果大量血管内溶血超过了结合珠蛋白的处理能力,游离血红蛋白可从肾小球滤过,若血红蛋白量超过近曲小管重吸收能力,则出现血红蛋白尿。血红蛋白尿的出现说明有快速血管内溶血。被肾近曲小管上皮细胞重吸收的血红蛋白分解为卟啉、珠蛋白及铁,铁以铁蛋白或含铁血黄素的形式沉积在肾小管上皮细胞中,随上皮细胞脱落由尿液排出,形成含铁血黄素尿,是慢性血管内溶血的特征。

2. 血管外溶血　指红细胞被脾等单核-巨噬细胞系统吞噬消化,释出的血红蛋白分解为珠蛋白和血红素,后者被进一步分解为胆红素。

无论血红蛋白的破坏发生于何处,胆红素都是其终产物之一。非结合胆红素入血后经肝细胞摄取,与葡萄糖醛酸结合形成结合胆红素随胆汁排入肠道,经肠道细菌作用还原为粪胆原并随粪便排出。少量粪胆原又被肠道重吸收入血并通过肝细胞重新随胆汁排泄到肠道中,即"粪胆原的肠肝循环";其中小部分粪胆原通过肾脏随尿排出,称为尿胆原。当溶血程度超过肝脏处理胆红素的能力时,会发生溶血性黄疸。慢性血管外溶血由于长期高胆红素血症导致肝功能损害,可出现结合胆红素升高。

(二)红系代偿性增生

溶血后可引起骨髓红系代偿性增生,此时外周血网织红细胞比例增加,可达0.05~0.20。血涂片检查可见有核红细胞,严重溶血时尚可见到幼稚粒细胞。骨髓涂片检查显示骨髓增生活跃,红系比例增高,以中幼和晚幼红细胞为主,粒红比例可倒置。部分红细胞内含有核碎片,如Howell-Jolly小体和Cabot环。

【临床表现】

急性HA多为血管内溶血,起病急骤,临床表现为严重的腰背及四肢酸痛,伴头痛、呕吐、寒战,随后出现高热、面色苍白和血红蛋白尿、黄疸。严重者出现周围循环衰竭和急性肾衰竭。慢性HA多为血管外溶血,临床表现有贫血、黄疸、脾大。长期高胆红素血症可并发胆石症和肝功能损害。慢性溶血病程中,感染等诱因可使溶血加重,发生溶血危象及再障危象。慢性重度溶血性贫血时,长骨部分的黄髓可变成红髓,骨髓腔扩大,骨皮质变薄,骨骼变形。髓外造血可致肝、脾大。

【实验室检查】

除血常规等贫血的一般实验室检查外,HA的实验室检查可根据上述发病机制分为3方面:①红细胞破坏增加的检查;②红系代偿性增生的检查;③针对红细胞自身缺陷和外部异常的检查。前两者属于HA的筛查试验(表6-6-1),用于确定是否存在溶血及溶血部位。后者为HA的特殊检查,用于确立病因和鉴别诊断,将在本章第二至六节中讨论。

【诊断与鉴别诊断】

1. 诊断　根据HA的临床表现,实验室检查有贫血、红细胞破坏增多、骨髓红系代偿性增生的证据,可确定HA的诊断及溶血部位。通过详细询问病史及HA的特殊检查可确定HA的病因和类型。

2. 鉴别诊断　以下几类临床表现易与HA混淆:①贫血伴网织红细胞增多:如失血性、缺铁性或巨幼细胞贫血的恢复早期;②非胆红素尿性黄疸:如家族性非溶血性黄疸(Gilbert综合征等);③幼粒

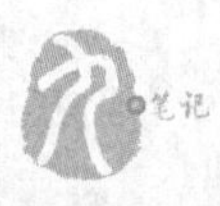

幼红细胞性贫血伴轻度网织红细胞增多：如骨髓转移瘤等。以上情况虽类似 HA，但本质不是溶血，缺乏红细胞破坏增多的实验室证据，故容易鉴别。

表 6-6-1　溶血性贫血的筛查试验

红细胞破坏增加的检查		红系代偿性增生的检查	
胆红素代谢	血非结合胆红素升高	网织红细胞计数	升高
	尿胆原升高	外周血涂片	可见有核红细胞
	尿胆红素阴性	骨髓检查	红系增生旺盛
血浆游离血红蛋白*	升高		粒红比例降低或倒置
血清结合珠蛋白*	降低		
尿血红蛋白*	阳性		
尿含铁血黄素*	阳性		
外周血涂片	破碎和畸形红细胞升高		
红细胞寿命测定(^{51}Cr 标记)	缩短（临床较少应用）		

注：*为血管内溶血的实验室检查

【治疗】

1. **病因治疗**　针对 HA 发病机制的治疗。如药物诱发的溶血性贫血，应立即停药并避免再次用药；自身免疫性溶血性贫血采用糖皮质激素或脾切除术治疗等。

2. **对症治疗**　针对贫血及 HA 引起的并发症等的治疗。如输注红细胞，纠正急性肾衰竭、休克、电解质紊乱，抗血栓形成，补充造血原料等。

第二节　遗传性球形红细胞增多症

遗传性球形红细胞增多症（hereditary spherocytosis，HS）是一种遗传性红细胞膜缺陷导致的溶血性贫血，临床特点为自幼发生的贫血、间歇性黄疸和脾大。

【病因和发病机制】

约 75% 为常染色体显性遗传，15% 为常染色体隐性遗传，无家族史的散发病例可能为新发生的基因突变所致。

病理基础为红细胞膜蛋白基因异常，致膜骨架蛋白缺陷，细胞膜脂质丢失，细胞表面积减少，细胞球形变。球形红细胞的变形性和柔韧性降低，当通过脾脏时容易被破坏，出现血管外溶血性贫血。脾脏不仅扣留破坏球形红细胞，脾脏微环境也不利于红细胞的生存，低 pH、低葡萄糖和低 ATP 浓度以及附近巨噬细胞产生的局部高浓度氧自由基都可对细胞膜造成进一步损伤，造成球形红细胞的变形性进一步降低，加速在脾内破坏。

【临床表现】

任何年龄均可发病。反复发生的溶血性贫血，间歇性黄疸和不同程度的脾大为常见临床表现。半数有阳性家族史，由于遗传方式和膜蛋白缺陷程度不同，病情异质性很大。

常见的并发症有胆囊结石（50%），少见的并发症有下肢复发性溃疡、慢性红斑性皮炎、痛风、髓外造血性肿块。严重者常因感染诱发溶血危象、再障危象。此外，饮食中叶酸供给不足或机体对叶酸需求增加可诱发巨幼细胞贫血危象。

【诊断】

有 HS 的临床表现和血管外溶血为主的实验室依据（见本章第一节），外周血小球形红细胞增多（>10%），红细胞渗透脆性增加，结合阳性家族史，本病诊断成立。若家族史阴性，需排除自身免疫性溶血性贫血等原因造成的继发性球形红细胞增多；部分不典型病人诊断需要借助更多实验，如红细胞膜蛋白组分分析、基因分析及酸化甘油溶血试验、伊红-5-马来酰亚胺结合试验等。

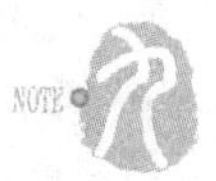

【治疗】

脾切除对本病有显著疗效。术后90%的病人贫血及黄疸可改善,但球形细胞依然存在。脾切除后可发生致命的肺炎链球菌感染(特别是<6岁的小儿),故需严格掌握适应证,儿童重型HS,手术时机尽可能延迟到6岁以上;年长儿和成人HS,如病情轻微无需输血,则无强烈手术指征。手术方式应首选腹腔镜切脾,脾脏次全切除术也是一种选择。手术前、后需按期接种疫苗。贫血严重时需输注红细胞,应注意补充叶酸以防叶酸缺乏而加重贫血或诱发危象。

本病预后良好,少数死于溶血危象或脾切除后并发症。

第三节 红细胞葡萄糖-6-磷酸脱氢酶缺乏症

红细胞葡萄糖-6-磷酸脱氢酶(G-6-PD)缺乏症(erythrocyte glucose-6-phosphate dehydrogenase deficiency)是指参与红细胞磷酸戊糖旁路代谢的G-6-PD活性降低和(或)酶性质改变导致的以溶血为主要表现的一种遗传性疾病,是已发现的20余种遗传性红细胞酶病中最常见的一种。本病是一种全球性疾病,以东半球热带和亚热带多见。我国以广西某些地区(15.7%)、海南岛黎族(13.7%)和云南省傣族多见,黄河流域及黄河以北地区较少见。

【发病机制】

G-6-PD基因位于X染色体(Xq28)。本病为X连锁不完全显性遗传,男性多于女性。杂合子女性因Lyon现象(两条X染色体中一条随机失活),细胞G-6-PD活性差异较大。G-6-PD参与的磷酸戊糖旁路代谢途径是红细胞产生还原型烟酰胺腺嘌呤二核苷酸磷酸(NADPH)的唯一来源。NADPH是红细胞重要的还原物质,可将氧化型谷胱甘肽(GSSG)还原为还原型谷胱甘肽(GSH)。G-6-PD缺乏导致红细胞不能产生足够的NADPH,GSH显著减少,使红细胞对氧化的攻击敏感性增高,Hb的巯基遭受氧化损伤,形成高铁血红蛋白和变性Hb,沉积在红细胞膜形成海因小体(Heinz body),使红细胞变形性明显下降,易被单核-巨噬细胞吞噬破坏发生血管外溶血;而细胞膜脂质的过氧化作用则是血管内溶血急性发作的主要因素。

【临床表现】

除少数罕见病例外,G-6-PD缺乏症的临床表现只发生于氧化应激情况下。其共同的主要表现为溶血,但轻重不一。根据诱发溶血的原因分为5种临床类型,分别为药物性溶血、蚕豆病、新生儿高胆红素血症、先天性非球形红细胞性溶血性贫血及其他诱因(感染、糖尿病酮症酸中毒等)所致溶血,以前两者多见。

1. **药物性溶血** 典型表现为服药后2~3天急性血管内溶血发作,一周左右贫血最严重,甚至发生周围循环衰竭或肾衰竭。溶血程度与酶缺陷类型有关。停药后7~10天溶血逐渐停止,是由于新生红细胞具有接近正常的G-6-PD酶活性,故常为自限性(Gd^{A-})。但也可呈非自限性(Gd^{Med})。重复用药可再度发作。如间歇或持续小量用药,可发生慢性溶血。

常见的药物包括:抗疟药(伯氨喹、奎宁等),解热镇痛药(阿司匹林、对乙酰氨基酚等),硝基呋喃类(呋喃唑酮),磺胺类,酮类(噻唑酮),砜类(氨苯砜、噻唑砜),其他(维生素K、丙磺舒、萘、苯肼、奎尼丁等)。

2. **蚕豆病(favism)** 多见于10岁以下儿童,男性多于女性。40%的病人有家族史。发病集中于每年蚕豆成熟季节(3~5月)。起病急,一般食用新鲜蚕豆或其制品后2小时至几天(通常1~2天,最长15天)突然发生急性血管内溶血。溶血程度与食蚕豆的量无关。多数病人停止食用可自行恢复,严重病例需要输血及肾上腺皮质激素,并采取措施避免急性肾衰竭。

【实验室检查】

1. **G-6-PD活性筛选试验** 国内常用高铁血红蛋白还原试验、荧光斑点试验、硝基四氮唑蓝纸片法。可半定量判定G-6-PD活性,分为正常、中度及严重异常。

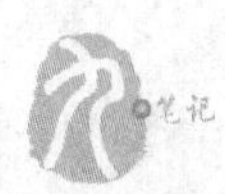
笔记

2. **红细胞 G-6-PD 活性定量测定**　是确定 G-6-PD 缺乏最可靠的方法，具有确诊价值。本病酶活性为正常的 10% ~60%，但在急性溶血期及恢复期 G-6-PD 活性可正常或接近正常。通常在急性溶血后 2~3 个月后复查能较为准确地反映病人的 G-6-PD 活性。有多种方法，测定结果较正常平均值低 40% 以上具有诊断意义。

3. **基因突变型分析**　用于鉴定 G-6-PD 基因突变的类型和多态性，也可用于产前诊断。

4. **红细胞海因小体（Heinz body）生成试验**　G-6-PD 缺乏的红细胞内可见海因小体，计数 >5% 有诊断意义。但该试验缺乏特异性，也可见于其他原因引起的溶血。

【诊断】

G-6-PD 缺乏症的诊断主要依靠实验室证据。对于有阳性家族史，病史中有急性溶血特征，有食蚕豆或服药等诱因者，应考虑本病并进行相关检查。如筛选试验中有两项中度异常或一项严重异常，或定量测定异常即可确立诊断。

【治疗】

在没有外源性氧化剂作用的情况下，绝大多数 G-6-PD 缺陷者的红细胞表现正常，因此 G-6-PD 缺陷者本身不需要治疗。防治原则为避免氧化剂的摄入、积极控制感染和对症治疗。对急性溶血者，应去除诱因，注意纠正水、电解质、酸碱失衡和肾功能不全等。输注红细胞（避免亲属血）可改善病情。患本病的新生儿发生溶血伴核黄疸，可应用换血、光疗或苯巴比妥注射。

第四节　血红蛋白病

血红蛋白病（hemoglobinopathy）是一组遗传性溶血性贫血，分为珠蛋白肽链合成数量异常（珠蛋白生成障碍性贫血）和异常血红蛋白病两大类。血红蛋白由亚铁血红素和珠蛋白组成。每一个血红蛋白含有 2 对珠蛋白肽链，一对为 α 链（α 链和 ξ 链），另一对为非 α 链（ε、β、γ 及 δ 链）。每一条肽链和一个血红素连接，构成一个血红蛋白单体。人类血红蛋白由 2 对（4 条）血红蛋白单体聚合而成。正常人出生后有 3 种血红蛋白：①血红蛋白 A（HbA，$\alpha_2\beta_2$，占 95% 以上）；②血红蛋白 A_2（HbA_2，$\alpha_2\delta_2$，占 2% ~3%）；③胎儿血红蛋白（HbF，$\alpha_2\gamma_2$，约占 1%）。

一、珠蛋白生成障碍性贫血

原名地中海贫血（thalassemia）、海洋性贫血，因某个或多个珠蛋白基因异常引起一种或一种以上珠蛋白肽链合成减少或缺乏，导致珠蛋白链比例失衡，引起正常血红蛋白合成不足和过剩的珠蛋白肽链在红细胞内聚集形成不稳定产物。前者引起小细胞低色素性贫血，后者可导致无效红细胞生成（骨髓内破坏）及溶血。根据受抑制的肽链不同分为有 α、β、δ、δβ 和 γβ 珠蛋白生成障碍性贫血，最常见的为 α 和 β 珠蛋白生成障碍性贫血。本病呈世界性分布，多见于东南亚、地中海区域，我国西南、华南一带为高发地区。

（一）α 珠蛋白生成障碍性贫血

主要为 α 珠蛋白基因缺失所致，少数可由 α 珠蛋白基因发生点突变或数个碱基缺失引起，导致 α 珠蛋白肽链合成完全或部分不足。正常人自父母双方各继承 2 个 α 珠蛋白基因（αα/αα）。病人临床表现的严重程度取决于遗传有缺陷 α 基因的数目。α 链合成减少使含有此链的 3 种血红蛋白（HbA，HbA_2，HbF）合成减少。在胎儿及新生儿导致 γ 链过剩，聚合形成 Hb Bart（γ_4）；在成人导致 β 链过剩，形成血红蛋白 H（HbH，β_4）。这两种血红蛋白对氧有高度亲和力，造成组织缺氧；由于 γ_4 和 β_4 四聚体是可溶性的，所以在骨髓内的红细胞不出现明显沉淀，故 α 珠蛋白生成障碍性贫血没有严重的无效造血。然而，HbH 可在红细胞老化时沉淀，形成包涵体（靶形红细胞），造成红细胞僵硬和膜损伤，导致红细胞在脾内被破坏，引起溶血。根据 α 基因缺失的数目和临床表现分为以下几类：

1. **静止型（1 个 α 基因异常）、标准型（2 个 α 基因异常）α 珠蛋白生成障碍性贫血**　静止

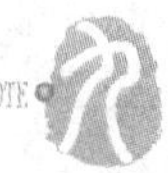

型为携带者,α/β 链合成比 0.9,接近正常 1.0,无临床症状。标准型病人,α/β 链合成比约 0.6,无明显临床表现,红细胞呈小细胞低色素性。经煌焦油蓝温育后,少数红细胞内有 HbH 包涵体。血红蛋白电泳无异常发现。

2. HbH 病(3 个 α 基因异常) α/β 链合成比 0.3~0.6,临床表现为轻至中度贫血。患儿出生时情况良好,生长发育正常,出生 1 年后出现贫血和脾大。妊娠、感染或服用氧化剂药物可加重贫血。红细胞低色素性明显,靶形细胞可见,红细胞渗透脆性降低。可见大量 HbH 包涵体,血红蛋白电泳分析 HbH 占 5%~40%。

3. Hb Bart 胎儿水肿综合征(4 个 α 基因异常) α 链绝对缺乏,γ 链自相聚合成 Hb Bart(γ_4),是 α 海洋性贫血中最严重的类型。胎儿多在妊娠 30~40 周宫内死亡。如非死胎,娩出婴儿呈发育不良、明显苍白、全身水肿伴腹水、心肺窘迫症状严重、肝脾显著肿大,称为 Hb Bart 胎儿水肿综合征。患儿多在出生数小时内因严重缺氧而死亡。血红蛋白电泳见 Hb Bart 占 80%~100%。

(二) β 珠蛋白生成障碍性贫血

β 珠蛋白基因缺陷导致 β 珠蛋白链合成受抑,称为 β 珠蛋白生成障碍性贫血。正常人自父母双方各继承一个 β 珠蛋白基因,若继承了异常的 β 基因,则 β 链合成减少或缺乏,α 链相对增多,γ 和 δ 链可代偿性合成,致 $HbA_2(\alpha_2\delta_2)$ 和 $HbF(\alpha_2\gamma_2)$ 增多。未结合的 α 链极难溶解,在红细胞前体及其子代细胞中沉淀。这些大的包涵体导致红系前体细胞在骨髓内破坏(无效红细胞生成);过剩的 α 链产生高铁血红素,继而造成红细胞膜结构损伤。少数能进入外周的红细胞,很快被脾和肝清除。脾脏的进行性肿大导致血液稀释也加重贫血。由此造成的严重贫血可使循环中 EPO 水平增高,骨髓和髓外造血组织增生明显,造成骨骼畸形和不同程度的生长及代谢紊乱。根据贫血的严重程度,分为以下类型:

1. 轻型 临床可无症状或轻度贫血,偶有轻度脾大。血红蛋白电泳 HbA_2>3.5%(4%~8%),HbF 正常或轻度增加(<5%)。

2. 中间型 中度贫血,脾大。少数有轻度骨骼改变,性发育延迟。可见靶形细胞,红细胞呈小细胞低色素性。HbF 可达 10%。

3. 重型(Cooley 贫血) 父母均有珠蛋白生成障碍性贫血。患儿出生后半年逐渐苍白,贫血进行性加重,有黄疸及肝、脾大。生长发育迟缓,骨质疏松,甚至发生病理性骨折;额部隆起,鼻梁凹陷,眼距增宽,呈特殊面容。血红蛋白常低于 60g/L,呈小细胞低色素性贫血。靶形细胞占 10%~35%。骨髓红系造血显著增生,细胞外铁及内铁增多。血红蛋白电泳 HbF 高达 30%~90%,HbA 多低于 40% 甚至为 0。红细胞渗透脆性明显减低。X 线检查见颅骨板障增厚,皮质变薄,骨小梁条纹清晰,似短发直立状。

珠蛋白生成障碍性贫血是遗传性疾病,根据家族史、临床表现和实验室检查结果,临床诊断不难。采用限制性内切酶酶谱法、聚合酶链反应(PCR)及寡核苷酸探针杂交法等进行基因分析,可进一步作出基因诊断。

【治疗和预防】

根据疾病类型及病情程度,主要是对症治疗,如输红细胞、防止继发性血色病及脾切除。对诱发溶血的因素如感染等应积极防治。脾切除适用于输血量不断增加,伴脾功能亢进及明显压迫症状者。有 HLA 相匹配的供者,可行异基因造血干细胞移植,是目前唯一的根治措施。

虽然轻型病人不需治疗,但病人间婚配可能产生重型珠蛋白生成障碍性贫血患儿,产前基因诊断可有效预防严重珠蛋白生成障碍性贫血胎儿出生,对遗传保健有重要意义。

二、异常血红蛋白病

是一组遗传性珠蛋白链结构异常的血红蛋白病。90% 以上表现为单个氨基酸替代,其余少见的异常包括双氨基酸的替代、缺失、插入、链延伸、链融合。结构异常可发生于任何一种珠蛋白链,但以

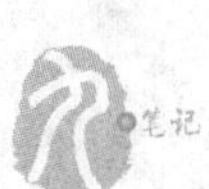

β 珠蛋白链受累为常见。肽链结构改变可导致血红蛋白功能和理化性质的变化或异常，表现为溶解度降低形成聚集体（如血红蛋白 S）、氧亲和力变化、形成不稳定血红蛋白或高铁血红蛋白等，以溶血、发绀、血管阻塞为主要临床表现，绝大多数为常染色体显性遗传病。

1. 镰状细胞贫血　又称血红蛋白 S（HbS）病，主要见于黑种人。因 β 珠蛋白链第 6 位谷氨酸被缬氨酸替代所致，以常染色体显性方式遗传。HbS 在缺氧情况下形成溶解度很低的螺旋形多聚体，使红细胞扭曲成镰状细胞（镰变）。可造成以下病理现象：①溶血：这类细胞机械脆性增高，变形性差，易发生血管外和血管内溶血；②血管阻塞：系僵硬的红细胞在微循环中瘀滞所致，亦与血管内皮的炎性活化有关。

杂合子一般不发生镰变和贫血。纯合子多于出生半年后出现临床表现。主要症状为：①溶血：黄疸、贫血及肝、脾大；②急性事件：病情可急剧加重或出现危象，血管阻塞危象最为常见，可造成肢体或脏器的疼痛或功能障碍甚至坏死，其他急性事件包括再障危象、巨幼细胞危象和脾扣留危象等，可出现病情急剧变化，甚至危及生命。

红细胞镰变试验时可见大量镰状红细胞、血红蛋白电泳发现 HbS 将有助于诊断。本病治疗主要是对症治疗，包括各种急性事件、危象的预防和处理，抗感染、补液和输血等，羟基脲能够诱导 HbF 合成，HbF 有抗镰变作用，可以在一定程度上缓解病情和疼痛。异基因造血干细胞移植为根治本病的措施。多次输血的病人需注意铁过载。

2. 不稳定血红蛋白病　本病是由于珠蛋白链氨基酸替换或缺失导致血红蛋白空间构象改变，形成不稳定血红蛋白，有 120 余种。不稳定的珠蛋白链在细胞内发生沉淀，形成海因小体，使红细胞变形性降低和膜通透性增加，易于在脾脏内被破坏。本病呈常染色体显性遗传，杂合子发病。轻者无贫血，发热或氧化性药物可诱发溶血。病人海因小体生成试验阳性，异丙醇试验及热变性试验阳性。本病一般不需特殊治疗，控制感染和避免服用磺胺类及其他氧化药物。

3. 血红蛋白 M（HbM）病　HbM 是由于珠蛋白肽链发生氨基酸替代，使血红素的铁易于氧化为高铁（Fe^{3+}）状态，至今共发现 7 种变异类型。本病的发病率很低，为常染色体显性遗传，病人均为杂合子型。病人可有发绀，溶血多不明显。实验室检查可见高铁血红蛋白增高，但一般不超过 30%，有异常血红蛋白吸收光谱。本病不需治疗。

4. 氧亲和力异常的血红蛋白病　本病是由于珠蛋白肽链发生氨基酸替代，改变了血红蛋白的立体空间构象，造成其氧亲和力的异常（增高或降低），氧解离曲线的改变（左移或右移），引起血液向组织供氧能力的改变。氧亲和力降低的血红蛋白病，血红蛋白的输氧功能不受影响，动脉氧分压和组织氧合正常，但因高铁血红蛋白增多，出现发绀。氧亲和力增高的血红蛋白病，存在氧解离障碍，引起动脉氧饱和度下降和组织缺氧，可出现代偿性红细胞增多。氧亲和力增高的血红蛋白病更具有病理和临床意义，测定氧解离曲线有助于与真性红细胞增多症相鉴别，如出现明显的血液高黏滞征象应予对症治疗。

5. 其他　HbE 病是由于珠蛋白 β 链第 26 位谷氨酸被赖氨酸替代，因谷/赖氨酸理化性质相同，故对血红蛋白稳定性和功能影响不大。为常染色体不完全显性遗传，杂合子不发病，纯合子仅有轻度溶血，呈小细胞低色素性贫血，靶形细胞增多（25% ~75%）。HbE 病为我国最常见的异常血红蛋白病，广东及云南省多见。血红蛋白电泳 HbE 可高达 90%，HbE 对氧化剂不稳定，异丙醇试验多呈阳性。

第五节　自身免疫性溶血性贫血

自身免疫性溶血性贫血（autoimmune hemolytic anemia，AIHA）系因免疫调节功能发生异常，产生抗自身红细胞抗体致使红细胞破坏的一种 HA。

根据有无病因分为原发性和继发性 AIHA；根据致病抗体最佳活性温度分为温抗体型和冷抗体型 AIHA。

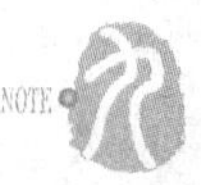

一、温抗体型 AIHA

【病因和发病机制】

占 AIHA 的 80% ~90%，抗体主要为 IgG，其次为 C3，少数为 IgA 和 IgM，37℃最活跃，为不完全抗体，吸附于红细胞表面。致敏的红细胞主要在单核-巨噬细胞系统内破坏，发生血管外溶血。IgG 抗体和 C3 同时存在，引起的溶血最重；C3 单独存在，引起的溶血最轻。研究发现 AIHA 存在 Th1/Th2 细胞失衡，Th2 细胞功能异常，如 IL-4、IL-6、IL-10 升高；以及 Treg 细胞异常。

约 50% 的温抗体型 AIHA 原因不明，常见的继发性病因有：①淋巴细胞增殖性疾病，如淋巴瘤等；②自身免疫性疾病，如 SLE 等；③感染，特别是病毒感染；④药物，如青霉素、头孢菌素等。

【临床表现】

多为慢性血管外溶血，起病缓慢，成年女性多见，以贫血、黄疸和脾大为特征，1/3 病人有贫血及黄疸，半数以上有轻中度脾大，1/3 有肝大。长期高胆红素血症可并发胆石症和肝功能损害。可并发血栓栓塞性疾病，以抗磷脂抗体阳性者多见。感染等诱因可使溶血加重，发生溶血危象及再障危象。10% ~20% 的病人可合并免疫性血小板减少，称为 Evans 综合征。

继发性病人常有原发病的表现。

【实验室检查】

1. 血象及骨髓象 贫血轻重不一，多呈正细胞正色素性；网织红细胞比例增高，溶血危象时可高达0. 50；白细胞及血小板多正常，急性溶血阶段白细胞可增多。外周血涂片可见数量不等的球形红细胞及幼红细胞；骨髓呈代偿性增生，以幼红细胞增生为主，可达 80%。再障危象时全血细胞减少，网织红细胞减低，甚至缺如；骨髓增生减低。

2. 抗人球蛋白试验（Coombs 试验） 直接抗人球蛋白试验（DAT）阳性是本病最具诊断意义的实验室检查，主要为抗 IgG 及抗补体 C3 型。间接抗人球蛋白试验（IAT）可为阳性或阴性。

3. 溶血相关的其他实验室检查 见本章第一节。

【诊断】

有溶血性贫血的临床表现和实验室证据，DAT 阳性，冷凝集素效价在正常范围，近 4 个月内无输血和特殊药物应用史，可诊断本病。少数 Coombs 试验阴性者需与其他溶血性贫血（特别是遗传性球形红细胞增多症）鉴别。另外，依据能否查到病因可诊断为继发性或原发性 AIHA。

【治疗】

（一）病因治疗

积极寻找病因，治疗原发病。

（二）控制溶血发作

1. 糖皮质激素 首选治疗，有效率 80% 以上。常用泼尼松 1 ~1. 5mg/(kg · d)口服，急性溶血者可用地塞米松、甲泼尼龙等静脉滴注。糖皮质激素初始剂量应维持 3 ~4 周，用至血细胞比容>0. 3 或者血红蛋白水平稳定于 100g/L 以上时考虑减量。减量速度酌情而定，一般每周 5 ~10mg，小剂量泼尼松（5 ~10mg/d）持续至少 3 ~6 个月。若使用推荐剂量治疗 4 周仍未达到上述疗效，建议考虑二线用药。足量糖皮质激素治疗 3 周病情无改善，则视为激素治疗无效。

2. 脾切除 二线治疗，有效率约 60%。指征：①糖皮质激素无效；②泼尼松维持量>10mg/d；③有激素应用禁忌证或不能耐受。术后复发病例再用糖皮质激素治疗，仍可有效。

3. 利妥昔单抗（rituximab） 是一种直接针对 B 淋巴细胞表面 CD20 抗原的单克隆抗体，通常用于治疗 B 细胞淋巴瘤。用于治疗 AIHA 是基于其可特异性清除 B 淋巴细胞，其中包括产生红细胞自身抗体的淋巴细胞。但其作用机制可能更为复杂。脾切除无效的病人利妥昔单抗可能有效。标准用法 375mg/(m^2 · w)，连续 4 周，一年有效率 80% 至几乎 100%。监测 B 淋巴细胞水平可指导控制药物并发症，包括感染、进行性多灶性白质脑病等。

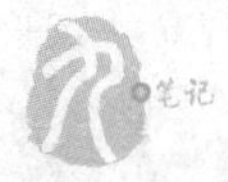

4. 其他免疫抑制剂 指征:①糖皮质激素和脾切除都不缓解者;②有脾切除禁忌证;③泼尼松维持量>10mg/d。常用环磷酰胺、硫唑嘌呤、吗替麦考酚酯(MMF)或环孢素等,多与激素同用,总疗程需半年左右。

5. 其他 达那唑联合糖皮质激素对部分病人有效。大剂量免疫球蛋白静脉注射,因疗效有限,用于严重溶血、输血依赖、激素治疗反应不佳时。

(三) 输血

贫血较重者应输洗涤红细胞,且速度应缓慢。

二、冷抗体型 AIHA

相对少见,占 AIHA 的 10% ~20%。

1. 冷凝集素综合征(cold agglutinin syndrome, CAS) 常继发于淋巴细胞增殖性疾病,支原体肺炎、传染性单核细胞增多症,部分老年人有一过性生理性冷凝集素试验阳性。抗体多为冷凝集素性 IgM,是完全抗体,在 28 ~31℃即可与红细胞反应,0 ~5℃表现为最大的反应活性。以血管内溶血为主,遇冷时 IgM 可直接在血液循环中使红细胞发生凝集反应并激活补体,发生血管内溶血。但严重的血管内溶血罕见,因为磷脂酰肌醇锚链的红细胞膜蛋白能保护红细胞免受自身补体损伤。红细胞在流经身体深部复温后,红细胞释放冷凝集素,只留有 C3 和 C4 调理素片段,主要在肝脏中被巨噬细胞清除,发生慢性血管外溶血。临床表现为末梢部位发绀,受暖后消失,伴贫血、血红蛋白尿等。冷凝集素试验阳性。DAT 阳性者多为 C3 型。

2. 阵发性冷性血红蛋白尿(paroxysmal cold hemoglobinuria, PCH) 多继发于梅毒或病毒感染。抗体是 IgG 型双相溶血素,又称 D-L 抗体(即 Donath-Landsteiner antibody),20℃以下时其吸附于红细胞上并固定补体,当复温至 37℃时补体被迅速激活导致血管内溶血。临床表现为遇冷后出现血红蛋白尿,伴发热、腰背痛、恶心、呕吐等;发作多呈自限性,仅持续 1 ~2 天。冷热溶血试验(D-L 试验)阳性可以诊断。

治疗:针对病因进行治疗;保暖是最重要的治疗措施;有症状者应接受利妥昔单抗治疗或使用其他细胞毒性免疫抑制剂。激素疗效不佳,切脾无效。

第六节 阵发性睡眠性血红蛋白尿症

阵发性睡眠性血红蛋白尿症(paroxysmal nocturnal hemoglobinuria, PNH)是一种后天获得性的造血干细胞基因突变所致的红细胞膜缺陷性溶血病,是一种良性克隆性疾病。临床表现以血管内溶血性贫血为主,可伴有血栓形成和骨髓衰竭。典型病人有特征性间歇发作的睡眠后血红蛋白尿。发病高峰年龄在 20 ~40 岁,国内男性多于女性。

【病因和发病机制】

本病系一个或多个造血干细胞 X 染色体上磷脂酰肌醇聚糖 A(phosphatidylinositol glycan class A, PIGA)基因突变所致。PIGA 的蛋白产物是糖基转移酶,是合成糖磷脂酰肌醇(glycosyl-phosphatidylinositol, GPI)锚所必需的。异常的造血干细胞及其所有子代细胞(红细胞、粒细胞、单核细胞、淋巴细胞及血小板)GPI 锚合成障碍,使得需要通过 GPI 锚才能链接在细胞膜上的多种功能蛋白(称为 GPI 锚链蛋白)缺失。补体调节蛋白 CD55(衰变加速因子)和 CD59(反应性溶血膜抑制因子)属锚链蛋白,前者可抑制补体 C3 转化酶的形成,后者能阻止液相的补体 C9 转变成膜攻击复合物。红细胞膜缺乏 CD55 和 CD59,是 PNH 发生血管内溶血的基础。

PNH 病人的血液是正常和异常细胞的"嵌合体",不同病人 PIGA 突变克隆的大小差别显著。此外,PIGA 基因表型的嵌合决定了 GPI 锚链蛋白的缺失程度。PNH Ⅲ型细胞为完全缺失;Ⅱ型细胞部分缺失;Ⅰ型细胞表达正常。病人体内各型细胞数量与溶血程度有关。

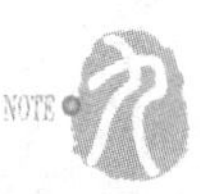

PNH具有血栓形成倾向,机制尚未明确,可能与血小板被补体激活、溶血造成的促凝物质增加、纤维蛋白生成及溶解活性异常等因素有关。

【临床表现】

1. 贫血 可有不同程度的贫血。贫血原因除血管内溶血外,少部分病人可转为AA-PNH综合征,因骨髓衰竭导致贫血;若溶血频繁发作,因持续含铁血黄素尿而引起缺铁,导致贫血加重。

2. 血红蛋白尿 晨起血红蛋白尿是本病典型表现,约1/4病人以此为首发症状,重者尿液外观呈酱油或红葡萄酒样;伴乏力、胸骨后及腰腹疼痛、发热等;轻者仅为尿隐血试验阳性。睡眠后溶血加重的机制尚未阐明,可能与睡眠中血液酸化有关。此外,感染、输血、劳累、服用铁剂等可诱发血红蛋白尿。

3. 血细胞减少的表现 PNH为骨髓衰竭性疾病,除贫血外,可出现中性粒细胞及血小板减少。中性粒细胞减少及功能缺陷可致各种感染,如支气管、肺、泌尿系统感染等。血小板减少可有出血倾向,严重出血为本病死因之一。

4. 血栓形成 病人有血栓形成倾向,约1/3病人并发静脉血栓形成,常发生于不同寻常的部位。肝静脉最常见,引起Budd-Chiari综合征,为PNH最常见的死亡原因。其次为肠系膜、脑静脉和下肢深静脉等,并引起相应临床表现。动脉栓塞少见。我国病人血栓形成相对少见,发生率为3%~11%,以肢体浅静脉为主,内脏血栓少见。

5. 平滑肌功能障碍 腹痛,食管痉挛,吞咽困难,勃起功能障碍为常见症状,可能与溶血产生大量游离血红蛋白使一氧化氮(NO)耗竭致平滑肌功能障碍有关。

【实验室检查】

(一)血象

贫血常呈正细胞或大细胞性,也可出现小细胞低色素性贫血;网织红细胞增多,但不如其他HA明显;粒细胞通常减少;血小板多为中到重度减少。约半数病人全血细胞减少。血涂片可见有核红细胞和红细胞碎片。

(二)骨髓象

骨髓增生活跃或明显活跃,尤以红系明显,有时可呈增生低下骨髓象。长期尿铁丢失过多,铁染色示骨髓内、外铁减少。

(三)血管内溶血检查

见本章第一节。

(四)诊断性试验

针对PNH红细胞的补体敏感性及血细胞膜上GPI锚链膜蛋白缺乏的相关检查。

1. 流式细胞术检测CD55和CD59 粒细胞、单核细胞、红细胞膜上的CD55和CD59表达下降。

2. 流式细胞术检测嗜水气单胞菌溶素变异体 嗜水气单胞菌产生的嗜水气单胞菌溶素前体可以特异性地结合GPI锚链蛋白。通过流式细胞术检测外周血粒细胞和单核细胞经荧光标记的变异体(fluorescent aerolysin,FLAER),可以区分GPI蛋白阳性和阴性细胞。目前FLAER一般用于有核细胞的检测,不能评价红细胞PNH克隆,是PNH检测的新方法,更敏感、更特异,特别是对检测微小PNH克隆敏感性较高,且不受输血和溶血的影响。

3. 特异性血清学试验 酸溶血试验(Ham试验)、蔗糖溶血试验、蛇毒因子溶血试验、微量补体敏感试验,这些试验敏感度和特异度均不高。

【诊断与鉴别诊断】

临床表现符合PNH,实验室检查具备以下1项或2项者均可诊断,1、2两项可以相互佐证。

1. 酸化血清溶血试验(Ham试验)、蔗糖溶血试验、蛇毒因子溶血试验、尿潜血(或尿含铁血黄素)等项试验中,凡符合下述任何一种情况即可诊断。

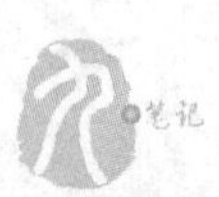

(1)两项以上阳性。

(2) 一项阳性但是具备下列条件:①两次以上阳性。②有溶血的其他直接或间接证据,或有肯定的血红蛋白尿出现。③能除外其他溶血性疾病。

2. 流式细胞术检测发现,外周血中 CD55 或 CD59 阴性的中性粒细胞或红细胞>10%(5% ~10%为可疑),或 FLAER 阴性细胞>1%。

本病需与自身免疫性 HA(尤其是阵发性冷性血红蛋白尿或冷凝集素综合征)、骨髓增生异常综合征及 AA 等鉴别。

【PNH 分类(国际 PNH 工作组)】

1. **经典型 PNH** 该类病人有典型的溶血和血栓形成。

2. **合并其他骨髓衰竭性疾病** 如 AA 或 MDS。

3. **亚临床型 PNH** 病人有微量 PNH 克隆,但没有溶血和血栓的实验室和临床证据。

【治疗】

(一) 支持对症治疗

1. **输血** 必要时输注红细胞,宜采用去白红细胞。

2. **雄激素** 可用十一酸睾酮、达那唑、司坦唑醇等刺激红细胞生成。

3. **铁剂** 如有缺铁证据,小剂量(常规量的 1/3 ~1/10)铁剂治疗,如有溶血应停用。

(二) 控制溶血发作

1. **糖皮质激素** 对部分病人有效。可给予泼尼松 0.25 ~1mg/(kg · d),为避免长期应用的副作用,应酌情短周期应用。

2. **碳酸氢钠** 口服或静脉滴注 5% 碳酸氢钠,碱化血液、尿液。

3. **抗氧化药物** 对细胞膜有保护作用,如大剂量维生素 E,效果并不肯定。

4. **抗补体单克隆抗体** Eculizumab 是人源化抗补体 C5 的单克隆抗体,阻止膜攻击复合物的形成。可显著减轻血管内溶血,减少血栓形成,延长生存期。推荐剂量每周静脉滴注 600mg,用 4 次,第 5 周 900mg,以后每 2 周 900mg,持续 12 周。应用前需接种脑膜炎奈瑟菌疫苗,该药虽能控制溶血症状,但无法彻底治愈 PNH,并且有发生突破性溶血的可能性。

(三) 血栓形成的防治

对于发生血栓者应给予抗凝治疗。对是否采取预防性抗凝治疗尚无定论。

(四) 异基因造血干细胞移植

仍是目前唯一可能治愈本病的方法。但 PNH 并非恶性病,且移植有一定风险,应严格掌握适应证。

【预后】

PNH 病人中位生存期 10 ~15 年。部分病程较长的病人病情逐渐减轻,出现不同程度的自发缓解。主要死亡原因是感染、血栓形成和出血。PNH 除可转变成 AA 外,少数病人转化为 MDS 或急性白血病,预后不良。

(高素君)

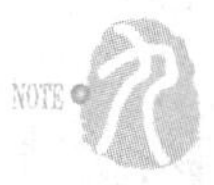

第七章 白细胞减少和粒细胞缺乏症

白细胞减少(leukopenia)指外周血白细胞总数持续低于 4.0×10^9/L。中性粒细胞减少(neutropenia)是指中性粒细胞绝对计数在成人低于 2.0×10^9/L,儿童≥10 岁低于 1.8×10^9/L 或<10 岁低于 1.5×10^9/L;中性粒细胞绝对计数低于 0.5×10^9/L 时,称为粒细胞缺乏症(agranulocytosis)。

【病因和发病机制】

骨髓是产生中性粒细胞的唯一场所。中性粒细胞在骨髓中的生成分为增殖池和储存池。成人每天约产生 1×10^9/kg 中性粒细胞,其中约 90% 贮存于骨髓,约 10% 释放入外周血液,后者约一半存在于循环池,另一半存在于边缘池,两者之间可以自由交换,构成动态平衡。中性粒细胞在血液循环中消失的时间约 6.7 小时,然后进入组织或炎症部位,通过程序性细胞死亡及巨噬细胞的吞噬作用清除。

中性粒细胞减少的病因可为先天性和获得性,以后者多见。根据细胞动力学,中性粒细胞减少的病因和发病机制分为三大类:生成减少,破坏或消耗过多,分布异常(表 6-7-1)。成人中性粒细胞减少的主要原因为生成减少和自身免疫性破坏,而分布异常很少见。

表 6-7-1 中性粒细胞减少的病因及发病机制

发病机制	病因
生成减少	(1) 骨髓损伤:电离辐射、化学毒物、细胞毒类药物是最常见的继发性原因,可直接损伤或抑制造血干/祖细胞及早期分裂细胞;某些药物可引起剂量依赖性骨髓抑制或特异性免疫反应*
	(2) 骨髓浸润:骨髓造血组织被白血病、骨髓瘤及转移瘤细胞等浸润,可影响骨髓正常造血细胞增殖
	(3) 成熟障碍:维生素 B_{12}、叶酸缺乏者,大量幼稚粒细胞未能正常成熟,在骨髓内迅速死亡;MDS、PNH、AML、某些先天性中性粒细胞减少等疾病,前体细胞群中造血活跃,但终末细胞未能最终释放入血液,出现无效造血
	(4) 感染:可见于病毒、细菌感染。其机制为中性粒细胞消耗增加和感染时产生负性造血调控因子的作用等综合机制起作用
	(5) 先天性中性粒细胞减少
破坏或消耗过多	
1. 免疫性因素	(1) 药物:与药物的种类有关,与剂量无关,往往停药后可逐渐恢复
	(2) 自身免疫:如系统性红斑狼疮、类风湿关节炎等
2. 非免疫性因素	(1) 消耗增多:重症感染时,中性粒细胞在血液或炎症部位消耗增多
	(2) 脾功能亢进:大量中性粒细胞在脾内滞留、破坏增多
分布异常	(1) 假性粒细胞减少:中性粒细胞转移至边缘池导致循环池的粒细胞相对减少,但粒细胞总数并不减少。见于遗传性良性假性中性粒细胞减少症、严重的细菌感染、恶性营养不良病等
	(2) 粒细胞滞留循环池其他部位,如血液透析开始后 2~15 分钟滞留于肺血管内;脾大,滞留于脾脏

注:*可导致白细胞减少的常用药物包括:细胞毒类抗肿瘤药物(烷化剂、抗代谢药等),解热镇痛药(氨基比林、吲哚美辛、布洛芬等),抗生素(氯霉素、青霉素、磺胺类药物等),抗结核药(异烟肼、对氨基水杨酸、利福平、乙胺丁醇等),抗疟药(氯喹、伯氨喹等),抗甲状腺药(甲硫氧嘧啶/丙硫氧嘧啶、甲巯咪唑等),降血糖药(甲苯磺丁脲、氯磺丙脲等),抗惊厥/癫痫药(苯妥英钠、苯巴比妥、卡马西平等),降压药(卡托普利、甲基多巴等),免疫调节药(硫唑嘌呤、左旋咪唑、吗替麦考酚酯等),抗精神病药(氯丙嗪、三环类抗抑郁药等)等

【临床表现】

中性粒细胞减少的临床表现常随其减少程度及原发病而异。根据中性粒细胞减少的程度分为轻度≥1.0×10^9/L、中度(0.5～1.0)×10^9/L和重度<0.5×10^9/L。轻度减少的病人,机体的粒细胞吞噬防御功能基本不受影响,临床上不出现特殊症状,多表现为原发病症状。中度和重度减少者易出现疲乏、无力、头晕、食欲减退等非特异性症状。中度减少者,除存在其他合并因素,感染风险仅轻度增加。粒细胞缺乏者,感染风险极大。常见的感染部位是呼吸道、消化道及泌尿生殖道,重者可出现高热、感染性休克。粒细胞严重缺乏时,感染部位不能形成有效的炎症反应,常无脓液或仅有少量脓液,如肺部感染X线检查可无炎症浸润阴影。

【实验室检查】

1. 常规检查　血常规检查发现白细胞减少,中性粒细胞减少,淋巴细胞百分比增加。骨髓涂片因粒细胞减少原因不同,骨髓象各异。

2. 特殊检查　中性粒细胞特异性抗体测定:包括白细胞聚集反应、免疫荧光粒细胞抗体测定法,以判断是否存在抗粒细胞自身抗体。肾上腺素试验:肾上腺素促使边缘池中性粒细胞进入循环池,从而鉴别假性粒细胞减少。

【诊断与鉴别诊断】

根据血常规检查的结果即可作出白细胞减少、中性粒细胞减少或粒细胞缺乏的诊断。为排除检查方法上的误差以及正常生理因素(运动、妊娠、季节等)、年龄和种族、采血部位等影响,必要时要反复检查,包括人工白细胞分类,才能确定白细胞减少或中性粒细胞减少的诊断。

鉴别中性粒细胞减少的病因对治疗很重要,注意了解有无药物、化学物质、放射线的接触史或放化疗史,有无感染性疾病、自身免疫性疾病、肿瘤性疾病史等。注意中性粒细胞减少发病的年龄、程度、发作的速度、持续时间及周期性,是否有基础疾病及家族史等。若有脾大,注意脾功能亢进的可能。

【治疗】

1. 病因治疗　对可疑的药物或其他致病因素,应立即停止接触。继发性减少者应积极治疗原发病,病情缓解或控制后,粒细胞可恢复正常。

2. 感染防治　轻度减少者一般不需特殊的预防措施。中度减少者感染风险增加,应注意预防,减少出入公共场所,保持卫生,去除慢性感染灶。粒细胞缺乏者极易发生严重感染,应采取无菌隔离措施。感染者应行病原学检查,以明确感染类型和部位。在致病菌尚未明确之前,可经验性应用覆盖革兰阴性菌和革兰阳性菌的广谱抗生素治疗,待病原和药敏结果出来后再调整用药。若3～5天无效,可加用抗真菌治疗。病毒感染可加用抗病毒药物。静脉用免疫球蛋白有助于重症感染的治疗。

3. 促进粒细胞生成

(1)重组人集落刺激因子:可促进中性粒细胞增殖和释放,并增强其吞噬杀菌及趋化功能。目前临床上常用的是重组人粒细胞集落刺激因子(rhG-CSF)和重组人粒细胞-巨噬细胞集落刺激因子(rhGM-CSF)。rhG-CSF较rhGM-CSF作用强而快,常用剂量为2～10μg/(kg·d),常见的副作用有发热、肌肉骨骼酸痛、皮疹等。依据中性粒细胞减少的病因不同,rhG-CSF应用的指征和剂量不尽相同。

(2)其他:可应用B族维生素(维生素B_4、B_6)、鲨肝醇、利血生等药物,疗效不确切。

4. 免疫抑制剂　自身免疫性粒细胞减少和免疫机制所致的粒细胞缺乏可用糖皮质激素等免疫抑制剂治疗。

【预后】

与中性粒细胞减少的程度、持续时间、进展情况、病因及治疗措施有关。轻、中度者,若不进展则预后较好。粒细胞缺乏症者病死率较高。

(高素君)

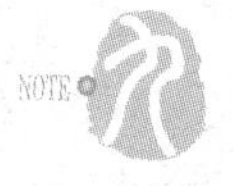

第八章　骨髓增生异常综合征

骨髓增生异常综合征(myelodysplastic syndromes,MDS)是一组起源于造血干细胞,以血细胞病态造血,高风险向急性髓系白血病(AML)转化为特征的异质性髓系肿瘤性疾病。任何年龄男、女均可发病,约80%病人大于60岁。

【病因和发病机制】

原发性MDS的确切病因尚不明确,继发性MDS见于烷化剂、拓扑异构酶抑制剂、放射线、有机毒物等密切接触者。

MDS是起源于造血干细胞的克隆性疾病,异常克隆细胞在骨髓中分化、成熟障碍,出现病态、无效造血,并呈现高风险向AML转化趋势。部分MDS病人可发现造血细胞中有基因突变或表观遗传学改变或染色体异常或骨髓造血微环境异常,这些异常改变可能参与MDS的多因素、多步骤、连续动态的发生发展过程。

【分型及临床表现】

法美英(FAB)协作组主要根据MDS病人外周血、骨髓中的原始细胞比例、形态学改变及单核细胞数量,将MDS分为5型:难治性贫血(refractory anemia,RA)、环形铁粒幼细胞性难治性贫血(RA with ringed sideroblasts,RAS/RARS)、难治性贫血伴原始细胞增多(RA with excess blasts,RAEB)、难治性贫血伴原始细胞增多转变型(RAEB in transformation,RAEB-t)、慢性粒-单核细胞性白血病(chronic myelomonocytic leukemia,CMML),MDS的分型见表6-8-1。

表6-8-1　MDS的FAB分型

FAB类型	外周血	骨髓
RA	原始细胞<1%	原始细胞<5%
RAS	原始细胞<1%	原始细胞<5%,环形铁幼粒细胞>有核红细胞15%
RAEB	原始细胞<5%	原始细胞5%~20%
RAEB-t	原始细胞≥5%	原始细胞>20%而<30%;或幼粒细胞出现Auer小体
CMML	原始细胞<5%,单核细胞绝对值>1×10^9/L	原始细胞5%~20%

世界卫生组织(WHO)提出了新的MDS分型标准,认为骨髓原始细胞达20%即为急性白血病,将RAEB-t归为AML,并将CMML归为MDS/MPN(骨髓增生异常综合征/骨髓增殖性肿瘤)。2016年版WHO标准更加强调病态造血累及的细胞系和骨髓中原始细胞比例,删除了“难治性贫血”命名。将有5号染色体长臂缺失伴或不伴其他一种染色体异常(除外7号染色体异常)的MDS独立为伴有孤立$5q^-$的MDS;增加了MDS未能分类(MDS-U)。目前临床MDS分型中平行使用着FAB和WHO标准,见表6-8-2。

几乎所有的MDS病人都有贫血症状,如乏力、疲倦。约60%的MDS病人有中性粒细胞减少,由于同时存在中性粒细胞功能低下,使得MDS病人容易发生感染,约有20%的MDS死于感染。40%~60%的MDS病人有血小板减少,随着疾病进展可出现进行性血小板减少。

RA和RARS病人多以贫血为主,临床进展缓慢,中位生存期3~6年,白血病转化率5%~15%。RAEB和RAEB-t多以全血细胞减少为主,贫血、出血及感染易见,可伴有脾大,病情进展快,中位生存

表 6-8-2 MDS 2016 年 WHO 修订分型

分型	病态造血	细胞减少系列[1]	环形铁粒幼细胞%	骨髓和外周血原始细胞	常规核型分析
MDS 伴单系病态造血(MDS-SLD)	1	1 或 2	<15% 或 <5%[2]	骨髓<5%,外周血<1%,无 Auer 小体	任何核型,但不符合伴孤立 del(5q) MDS 标准
MDS 伴多系病态造血(MDS-MLD)	2 或 3	1~3	<15% 或 <5%[2]	骨髓<5%,外周血<1%,无 Auer 小体	任何核型,但不符合伴孤立 del(5q) MDS 标准
MDS 伴环形铁粒幼细胞(MDS-RS)					
MDS-RS-SLD	1	1 或 2	≥15% 或 ≥5%[2]	骨髓<5%,外周血<1%,无 Auer 小体	任何核型,但不符合伴孤立 del(5q) MDS 标准
MDS-RS-MLD	2 或 3	1~3	≥15% 或 ≥5%[2]	骨髓<5%,外周血<1%,无 Auer 小体	任何核型,但不符合伴孤立 del(5q) MDS 标准
MDS 伴孤立 del(5q)	1~3	1 或 2	任何比例	骨髓<5%,外周血<1%,无 Auer 小体	仅有 del(5q),可以伴有 1 个其他异常(-7 或 del(7q)除外)
MDS 伴原始细胞增多(MDS-EB)					
MDS-EB-1	0~3	1~3	任何比例	骨髓 5%~9% 或外周血 2%~4%,无 Auer 小体	任何核型
MDS-EB-2	0~3	1~3	任何比例	骨髓 10%~19% 或外周血 5%~19% 或有 Auer 小体	任何核型
MDS-未分类(MDS-U)					
血中有 1% 的原始细胞	1~3	1~3	任何比例	骨髓<5%,外周血=1%[3],无 Auer 小体	任何核型
单系病态造血并全血细胞减少	1	3	任何比例	骨髓<5%,外周血<1%,无 Auer 小体	任何核型
根据定义 MDS 的细胞遗传学异常	0	1~3	<15%[4]	骨髓<5%,外周血<1%,无 Auer 小体	有定义 MDS 的核型异常
儿童难治性血细胞减少症	1~3	1~3	无	骨髓<5%,外周血<2%	

注:[1]血细胞减少的定义:血红蛋白<100g/L,血小板计数<100×10⁹/L,中性粒细胞绝对计数<1.8×10⁹/L,极少数情况下,MDS 可见这些水平以上的轻度贫血或血小板减少;外周血单核细胞必须<1×10⁹/L。

[2]如果存在 SF3B1 突变。

[3]外周血 1% 的原始细胞必须有两次不同场合检查的记录。

[4]若环形铁粒幼细胞≥15% 的病例有红系明显病态造血,则归类为 MDS-RS-SLD

时间分别为 12 个月和 5 个月,RAEB 的白血病转化率高达 40% 以上。

CMML 以贫血为主,可有感染和(或)出血,脾大常见,中位生存期约 20 个月,约 30% 转变为 AML。

【实验室检查】

1. 血象和骨髓象 持续一系或多系血细胞减少:血红蛋白<100g/L、中性粒细胞<1.8×10⁹/L、血小板<100×10⁹/L。骨髓增生度多在活跃以上,少部分呈增生减低。MDS 病人的病态造血见表 6-8-3。

2. 细胞遗传学检查 40%~70% 的 MDS 有克隆性染色体核型异常,多为缺失性改变,以+8、-5/5q⁻、-7/7q⁻、20q⁻最为常见。利用荧光原位杂交技术(FISH),可提高细胞遗传学异常的检出率。

3. 病理检查 骨髓病理活检可提供病人骨髓内细胞增生程度、巨核细胞数量、原始细胞群体、骨髓纤维化及肿瘤骨髓转移等重要信息,有助于排除其他可能导致血细胞减少的因素或疾病。

4. 免疫学检查 流式细胞术可检测到 MDS 病人骨髓细胞表型存在异常,对于低危组 MDS 与非克隆性血细胞减少症的鉴别诊断有一定价值。

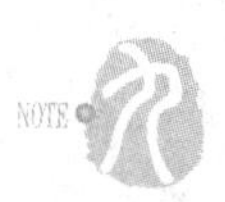

表 6-8-3 MDS 的常见病态造血

红系	粒系	巨核系
细胞核		
核出芽	核分叶减少	小巨核细胞
核间桥	(假 Pelger-Huët;pelgeriod)	核少分叶
核碎裂	不规则核分叶增多	多核(正常巨核细胞为单核分叶)
多核		
核多分叶		
巨幼样变		
细胞质		
环状铁粒幼细胞	胞体小或异常增大	
空泡	颗粒减少或无颗粒	
PAS 染色阳性	假 Chediak-Higashi 颗粒	
	Auer 小体	

5. 分子生物学检查 使用高通量测序技术,多数 MDS 病人骨髓细胞中可检出体细胞性基因突变,对 MDS 的诊断及预后判断有潜在应用价值。

【诊断与鉴别诊断】

根据病人血细胞减少和相应的症状及病态造血、细胞遗传学异常、病理学改变,MDS 的诊断不难确立。虽然病态造血是 MDS 的特征,但有病态造血不等于就是 MDS。MDS 的诊断尚无"金标准",是一个除外性诊断,常应与以下疾病鉴别:

1. 慢性再生障碍性贫血(CAA) 常需与 MDS-MLD 鉴别。MDS-MLD 的网织红细胞可正常或升高,外周血可见到有核红细胞,骨髓病态造血明显,早期细胞比例不低或增加,染色体异常,而 CAA 一般无上述异常。

2. 阵发性睡眠性血红蛋白尿症(PNH) 也可出现全血细胞减少和病态造血,但 PNH 检测可发现外周血细胞表面锚链蛋白缺失,Ham 试验阳性及血管内溶血的改变。

3. 巨幼细胞贫血 MDS 病人细胞病态造血可见巨幼样变,易与巨幼细胞贫血混淆,但后者是由于叶酸、维生素 B_{12} 缺乏所致,补充后可纠正贫血,而 MDS 的叶酸、维生素 B_{12} 水平不低,用叶酸、维生素 B_{12} 治疗无效。

4. 慢性髓系白血病(CML) CML 的 Ph 染色体、*BCR-ABL* 融合基因检测为阳性,而 CMML 则无。

【治疗】

修订的 MDS 国际预后积分系统(IPSS-R)依据病人血细胞减少的数量、骨髓中原始细胞比例及染色体核型来评价预后,指导治疗。极低危(very low,VL):≤1.5 分,低危(low,L):>1.5 ~ ≤3 分,中危(intermediate,Int):>3 ~ ≤4.5 分,高危组(high,H):>4.5 ~ ≤6 分,极高危(very high,VH):>6 分(表 6-8-4)。对于低危 MDS 的治疗主要是改善造血、提高生活质量,采用支持治疗、促造血、去甲基化药物和生物反应调节剂等治疗,而中高危 MDS 主要是改善自然病程,采用去甲基化药物、化疗和造血干细胞移植。

1. 支持治疗 严重贫血和有出血症状者可输注红细胞和血小板,粒细胞减少和缺乏者应注意防治感染。长期输血致铁超负荷者应祛铁治疗。

2. 促造血治疗 可考虑使用 EPO、雄激素等,能使部分病人造血功能改善。

3. 生物反应调节剂 沙利度胺及来那度胺对伴单纯 $5q^-$ 的 MDS 有较好疗效。ATG 和(或)环孢素可用于少部分极低危组 MDS。

4. 去甲基化药物 阿扎胞苷和地西他滨能逆转 MDS 抑癌基因启动子 DNA 过甲基化,改变基因表达,减少输血量,并提高生活质量,延迟向 AML 转化。

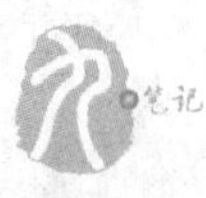

表 6-8-4　修订的 MDS 国际预后积分系统(IPSS-R)

	0	0.5	1	1.5	2	3	4
细胞遗传学*	极好		好		中等	差	极差
骨髓原始细胞(%)	≤2		>2～<5		5～10	>10	
血红蛋白(g/L)	≥100		80～<100	<80			
中性粒细胞绝对值($\times10^9$/L)	≥0.8	<0.8					
血小板($\times10^9$/L)	≥100	50～<100	<50				

注：*极好：del(11q)，-Y；好：正常核型，del(20q)，del(12p)，del(5q)/del(5q)附加另一种异常；中等：+8，del(7q)，i(17q)，+19 及其他 1 个或 2 个独立克隆的染色体异常；差：-7，inv(3)/t(3q)/del(3q)，-7/7q⁻附加另一种异常，复杂异常(3 个)；极差：复杂异常(3 个以上)

5. **联合化疗**　对体能状况较好，原幼细胞偏高的 MDS 病人可考虑联合化疗，如蒽环类抗生素联合阿糖胞苷、预激化疗或联合去甲基化药物，部分病人能获一段缓解期。MDS 化疗后骨髓抑制期长，要注意加强支持治疗和隔离保护。

6. **异基因造血干细胞移植**　是目前唯一可能治愈 MDS 的疗法。IPSS-R 中相对高危组病人首先应考虑是否适合移植，尤其是年轻、原始细胞增多和伴有预后不良染色体核型者。相对低危组病人伴输血依赖且去甲基化药物治疗无效者，也可考虑在铁负荷降低后行移植。

（吴德沛）

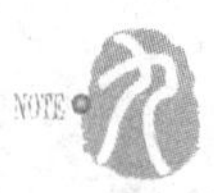

第九章 白 血 病

第一节 概 述

白血病(leukemia)是一类造血干祖细胞的恶性克隆性疾病,因白血病细胞自我更新增强、增殖失控、分化障碍、凋亡受阻,而停滞在细胞发育的不同阶段。在骨髓和其他造血组织中,白血病细胞大量增生累积,使正常造血受抑制并浸润其他器官和组织。

根据白血病细胞的分化成熟程度和自然病程,将白血病分为急性和慢性两大类。急性白血病(acute leukemia,AL)的细胞分化停滞在较早阶段,多为原始细胞及早期幼稚细胞,病情发展迅速,自然病程仅几个月。慢性白血病(chronic leukemia,CL)的细胞分化停滞在较晚的阶段,多为较成熟幼稚细胞和成熟细胞,病情发展缓慢,自然病程为数年。其次,根据主要受累的细胞系列可将AL分为急性淋巴细胞白血病(acute lymphoblastic leukemia,ALL)和急性髓系白血病(acute myelogenous leukemia,AML)。CL则分为慢性髓系白血病(chronic myelogenous leukemia,CML)、慢性淋巴细胞白血病(chronic lymphocytic leukemia,CLL)及少见类型的白血病如:毛细胞白血病、幼淋巴细胞白血病等。

【发病情况】

我国白血病发病率为(3~4)/10万。在恶性肿瘤所致的死亡率中,白血病居第6位(男)和第7位(女);儿童及35岁以下成人中,则居第1位。

我国AL比CL多见(约5.5∶1),其中AML最多(1.62/10万),其次为ALL(0.69/10万),CML(0.39/10万),CLL少见(0.05/10万)。男性发病率略高于女性(1.81∶1)。成人AL中以AML多见,儿童以ALL多见。CML随年龄增长而发病率逐渐升高。CLL在50岁以后发病才明显增多。

我国白血病发病率与亚洲其他国家相近,低于欧美国家。尤其是CLL不足白血病总发病率的5%,而在欧美国家则占25%~30%。

【病因和发病机制】

人类白血病的病因尚不完全清楚。

1. **生物因素** 主要是病毒感染和免疫功能异常。成人T细胞白血病/淋巴瘤(ATL)可由人类T淋巴细胞病毒Ⅰ型(human T lymphotrophic virus-Ⅰ,HTLV-Ⅰ)所致。病毒感染机体后,作为内源性病毒整合并潜伏在宿主细胞内,一旦在某些理化因素作用下,即被激活表达而诱发白血病;或作为外源性病毒由外界以横向方式传播感染,直接致病。部分免疫功能异常者,如某些自身免疫性疾病病人白血病危险度会增加。

2. **物理因素** 包括X射线、γ射线等电离辐射。早在1911年首次报道了放射工作者发生白血病的病例。日本广岛及长崎受原子弹袭击后,幸存者中白血病发病率比未受照射的人群高30倍和17倍,病人多为AL和CML。研究表明,大面积和大剂量照射可使骨髓抑制和机体免疫力下降,DNA突变、断裂和重组,导致白血病发生。

3. **化学因素** 多年接触苯以及含有苯的有机溶剂与白血病发生有关。乙双吗啉是乙亚胺的衍生物,具有极强的致染色体畸变和致白血病作用。抗肿瘤药物中烷化剂和拓扑异构酶Ⅱ抑制剂有致白血病的作用。化学物质所致的白血病以AML为多。

4. **遗传因素** 家族性白血病约占白血病的0.7%。单卵孪生子,如果一个人发生白血病,另一个人的发病率为1/5,比双卵孪生者高12倍。Down综合征(唐氏综合征)有21号染色体三体改变,其白血病发病率达50/10万,比正常人群高20倍。先天性再生障碍性贫血(Fanconi贫血)、Bloom综合征(侏儒面部毛细血管扩张)、共济失调-毛细血管扩张症及先天性免疫球蛋白缺乏症等病人的白血病发病率均较高。

5. 其他血液病 某些血液病最终可能发展为白血病,如MDS、淋巴瘤、多发性骨髓瘤、PNH等。

白血病的发生可能是多步骤的,目前认为至少有两类分子事件共同参与发病,即所谓的"二次打击"学说。其一,各种原因所致的造血细胞内一些基因的决定性突变(如*ras*、*myc*等基因突变),激活某种信号通路,导致克隆性异常造血细胞生成,此类细胞获得增殖和(或)生存优势、多有凋亡受阻;其二,一些遗传学改变(如形成*PML/RARA*等融合基因)可能会涉及某些转录因子,导致造血细胞分化阻滞或分化紊乱。

第二节 急性白血病

急性白血病(acute leukemia,AL)是造血干祖细胞的恶性克隆性疾病,发病时骨髓中异常的原始细胞及幼稚细胞(白血病细胞)大量增殖并抑制正常造血,可广泛浸润肝、脾、淋巴结等各种脏器。表现为贫血、出血、感染和浸润等征象。

【分类】

对AL,目前临床并行使用法美英(FAB)分型和世界卫生组织(WHO)分型。FAB分型是基于对病人骨髓涂片细胞形态学和组织化学染色的观察与计数,是最基本的诊断学依据。WHO分型是整合了白血病细胞形态学(morphology)、免疫学(immunology)、细胞遗传学(cytogenetics)和分子生物学特征(molecular biology)(简称MICM)的新分型系统,可为病人治疗方案的选择及预后判断提供帮助。

(一) AL的FAB分型

1. AML的FAB分型

M_0(急性髓细胞白血病微分化型,minimally differentiated AML):骨髓原始细胞>30%,无嗜天青颗粒及Auer小体,核仁明显,光镜下髓过氧化物酶(MPO)及苏丹黑B阳性细胞<3%;在电镜下,MPO阳性;CD33或CD13等髓系抗原可呈阳性,淋系抗原通常为阴性。血小板抗原阴性。

M_1(急性粒细胞白血病未分化型,AML without maturation):原粒细胞(Ⅰ型+Ⅱ型,原粒细胞质中无颗粒为Ⅰ型,出现少数颗粒为Ⅱ型)占骨髓非红系有核细胞(NEC,指不包括浆细胞、淋巴细胞、组织嗜碱细胞、巨噬细胞及所有红系有核细胞的骨髓有核细胞计数)的90%以上,其中至少3%以上细胞为MPO阳性。

M_2(急性粒细胞白血病部分分化型,AML with maturation):原粒细胞占骨髓NEC的30%~89%,其他粒细胞≥10%,单核细胞<20%。

M_3(急性早幼粒细胞白血病,acute promyelocytic leukemia,APL):骨髓中以颗粒增多的早幼粒细胞为主,此类细胞在NEC中≥30%。

M_4(急性粒-单核细胞白血病,acute myelomonocytic leukemia,AMMoL):骨髓中原始细胞占NEC的30%以上,各阶段粒细胞≥20%,各阶段单核细胞≥20%。

M_4Eo(AML with eosinophilia):除上述M_4型各特点外,嗜酸性粒细胞在NEC中≥5%。

M_5(急性单核细胞白血病,acute monocytic leukemia,AMoL):骨髓NEC中原单核、幼单核≥30%,且原单核、幼单核及单核细胞≥80%。如果原单核细胞≥80%为M_{5a},<80%为M_{5b}。

M_6(红白血病,erythroleukemia,EL):骨髓中幼红细胞≥50%,NEC中原始细胞(Ⅰ型+Ⅱ型)≥30%。

M_7(急性巨核细胞白血病,acute megakaryoblastic leukemia,AMeL):骨髓中原始巨核细胞≥30%。血小板抗原阳性,血小板过氧化酶阳性。

2. ALL 的 FAB 分型

L_1:原始和幼淋巴细胞以小细胞(直径≤12μm)为主。

L_2:原始和幼淋巴细胞以大细胞(直径>12μm)为主。

L_3(Burkitt 型):原始和幼淋巴细胞以大细胞为主,大小较一致,细胞内有明显空泡,胞质嗜碱性,染色深。

(二) AL 的 WHO 分型

1. AML 的 WHO 分型(2016 年)

(1) 伴重现性遗传学异常的 AML

AML 伴 t(8;21)(q22;q22.1);*RUNX1-RUNX1T1*

AML 伴 inv(16)(p13.1q22)或 t(16;16)(p13.1;q22);*CBFB-MYH11*

APL 伴 *PML-RARA*

AML 伴 t(9;11)(p21.3;q23.3);*MLLT3-KMT2A*

AML 伴 t(6;9)(p23;q34.1);*DEK-NUP214*

AML 伴 inv(3)(q21.3;q26.2)或 t(3;3)(q21.3;q26.2);*GATA2*,*MECOM*

AML(原始巨核细胞性)伴 t(1;22)(p13.3;q13.3);*RBM15-MKL1*

暂命名:AML 伴 *BCR-ABL1*

AML 伴 *NPM1* 突变

AML 伴 *CEBPA* 双等位基因突变

暂命名:AML 伴 *RUNX1* 突变

(2) AML 伴骨髓增生异常相关改变

(3) 治疗相关 AML

(4) 非特殊类型 AML(AML,NOS)

AML 微分化型

AML 未分化型

AML 部分分化型

急性粒-单核细胞白血病

急性单核细胞白血病

纯红血病

急性巨核细胞白血病

急性嗜碱性粒细胞白血病

急性全髓增生伴骨髓纤维化

(5) 髓系肉瘤

(6) Down 综合征相关的髓系增殖

短暂性异常骨髓增殖(TAM)

Down 综合征相关的髓系白血病

2. ALL 的 WHO 分型(2016 年)

(1) 原始 B 淋巴细胞白血病

1) B-ALL,非特指型(NOS)

2) 伴重现性遗传学异常的 B-ALL

B-ALL 伴 t(9;22)(q34.1;q11.2)/*BCR-ABL1*

B-ALL 伴 t(v;11q23.3)/*KMT2A* 重排

B-ALL 伴 t(12;21)(p13.2;q22.1)/*ETV6-RUNX1*

B-ALL 伴超二倍体

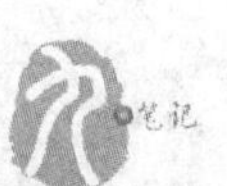

B-ALL 伴亚二倍体

B-ALL 伴 t(5;14)(q31.1;q32.3)/*IL3-IGH*

B-ALL 伴 t(1;19)(q23;p13.3)/*TCF3-PBX1*

3）暂命名

B-ALL,*BCR-ABL1* 样

B-ALL 伴 21 号染色体内部扩增(iAMP21)

(2) 原始 T 淋巴细胞白血病

1）暂命名:早期前体 T 淋巴细胞白血病(ETP-ALL)

2）暂命名:自然杀伤(NK)细胞白血病

【临床表现】

AL 起病急缓不一。急者可以突然高热,类似"感冒",也可以是严重的出血。缓慢者常为脸色苍白、皮肤紫癜,月经过多或拔牙后出血难止而就医时被发现。

(一) 正常骨髓造血功能受抑制表现

1. 贫血 部分病人因病程短,可无贫血。半数病人就诊时已有重度贫血,尤其是继发于 MDS 者。

2. 发热 半数病人以发热为早期表现。可低热,亦可高达 39～40℃或以上,伴有畏寒、出汗等。虽然白血病本身可以发热,但高热往往提示有继发感染。感染可发生在各部位,以口腔炎、牙龈炎、咽峡炎最常见,可发生溃疡或坏死;肺部感染、肛周炎、肛旁脓肿亦常见,严重时可有血流感染。最常见的致病菌为革兰阴性杆菌,如肺炎克雷伯杆菌、铜绿假单胞菌、大肠埃希菌、硝酸盐不动杆菌等;革兰阳性球菌的发病率有所上升,如金黄色葡萄球菌、表皮葡萄球菌、肠球菌等。长期应用抗生素及粒细胞缺乏者可出现真菌感染,如念珠菌、曲霉菌、隐球菌等。因病人伴有免疫功能缺陷,可发生病毒感染,如单纯疱疹病毒、带状疱疹病毒、巨细胞病毒感染等。偶见卡氏肺孢子虫病。

3. 出血 以出血为早期表现者近 40%。出血可发生在全身各部位,以皮肤瘀点、瘀斑、鼻出血、牙龈出血、月经过多为多见。眼底出血可致视力障碍。APL 易并发凝血异常而出现全身广泛性出血。颅内出血时会发生头痛、呕吐、瞳孔大小不对称,甚至昏迷、死亡。有资料表明 AL 死于出血者占 62.24%,其中 87% 为颅内出血。大量白血病细胞在血管中淤滞及浸润、血小板减少、凝血异常以及感染是出血的主要原因。

(二) 白血病细胞增殖浸润的表现

1. 淋巴结和肝脾大 淋巴结肿大以 ALL 较多见。纵隔淋巴结肿大常见于 T-ALL。肝脾大多为轻至中度,除 CML 急性变外,巨脾罕见。

2. 骨骼和关节 常有胸骨下段局部压痛。可出现关节、骨骼疼痛,尤以儿童多见。发生骨髓坏死时,可引起骨骼剧痛。

3. 眼部 部分 AML 可伴粒细胞肉瘤,或称绿色瘤(chloroma),常累及骨膜,以眼眶部位最常见,可引起眼球突出、复视或失明。

4. 口腔和皮肤 AL 尤其是 M_4 和 M_5,由于白血病细胞浸润可使牙龈增生、肿胀;皮肤可出现蓝灰色斑丘疹,局部皮肤隆起、变硬,呈紫蓝色结节。

5. 中枢神经系统 是白血病最常见的髓外浸润部位。多数化疗药物难以通过血脑屏障,不能有效杀灭隐藏在中枢神经系统的白血病细胞,因而引起中枢神经系统白血病(central nervous system leukemia,CNSL)。轻者表现为头痛、头晕,重者有呕吐、颈项强直,甚至抽搐、昏迷。CNSL 可发生在疾病各时期,尤其是治疗后缓解期,以 ALL 最常见,儿童尤甚,其次为 M_4、M_5 和 M_2。

6. 睾丸 多为一侧睾丸无痛性肿大,另一侧虽无肿大,但在活检时往往也发现有白血病细胞浸润。睾丸白血病多见于 ALL 化疗缓解后的幼儿和青年,是仅次于 CNSL 的白血病髓外复发的部位。

此外,白血病可浸润其他组织器官。肺、心、消化道、泌尿生殖系统等均可受累。

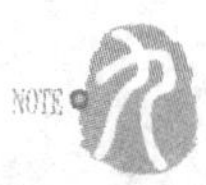

【实验室检查】

1. **血象**　大多数病人白细胞增多，$>10\times10^9/L$ 者称为白细胞增多性白血病。也有白细胞计数正常或减少，低者可 $<1.0\times10^9/L$，称为白细胞不增多性白血病。血涂片分类检查可见数量不等的原始和幼稚细胞，但白细胞不增多型病例血片上很难找到原始细胞。病人常有不同程度的正常细胞性贫血，少数病人血片上红细胞大小不等，可找到幼红细胞。约 50% 的病人血小板 $<60\times10^9/L$，晚期血小板往往极度减少。

2. **骨髓象**　是诊断 AL 的主要依据和必做检查。FAB 分型将原始细胞≥骨髓有核细胞（ANC）的 30% 定义为 AL 的诊断标准，WHO 分型则将这一比例下降至≥20%，并提出原始细胞比例<20% 但伴有 t（15；17）/*PML-RARA*，t（8；21）/*RUNX1-RUNX1T1*，inv（16）或 t（16；16）/*CBFB-MYH11* 者亦应诊断为 AML。多数 AL 骨髓象有核细胞显著增生，以原始细胞为主；少数 AL 骨髓象增生低下，称为低增生性 AL。

3. **细胞化学**　主要用于协助形态鉴别各类白血病。常见白血病的细胞化学反应见表 6-9-1。

表 6-9-1　常见 AL 的细胞化学鉴别

	急淋白血病	急粒白血病	急单白血病
髓过氧化物酶（MPO）	（-）	分化差的原始细胞（-）~（+） 分化好的原始细胞（+）~（+++）	（-）~（+）
糖原染色（PAS）	（+）成块或粗颗粒状	（-）或（+） 弥漫性淡红色或细颗粒状	（-）或（+），弥漫性淡红色或细颗粒状
非特异性酯酶（NSE）	（-）	（-）~（+） NaF 抑制<50%	（+），NaF 抑制≥50%

4. **免疫学检查**　根据白血病细胞表达的系列相关抗原，确定其来源。造血干/祖细胞表达 CD34，APL 细胞通常表达 CD13、CD33 和 CD117，不表达 HLA-DR 和 CD34，还可表达 CD9。其他常用的免疫分型标志见表 6-9-2。急性混合细胞白血病包括急性双表型（白血病细胞同时表达髓系和淋系抗原）和双克隆（两群来源于各自干细胞的白血病细胞分别表达髓系和淋系抗原）白血病，其髓系和一个淋系积分均>2（表 6-9-2）。

表 6-9-2　白血病免疫学积分系统（EGIL，1998）

分值	B 系	T 系	髓系
2	*CyCD79a	CD3	CyMPO
	CyCD22	*TCRα/β	
	CyIgM	TCRγ/δ	
1	CD19	CD2	CD117
	CD20	CD5	CD13
	CD10	CD8	CD33
		CD10	CD65
0.5	TdT	TdT	CD14
	CD24	CD7	CD15
		CD1a	CD64

*注：Cy，胞质内；TCR，T 细胞受体

5. **细胞遗传学和分子生物学检查**　白血病常伴有特异的细胞遗传学（染色体核型）和分子生物学改变（如：融合基因、基因突变）。例如 99% 的 APL 有 t(15；17)（q22；q12），该易位使 15 号染色体上的 *PML*（早幼粒白血病基因）与 17 号染色体上 *RARA*（维 A 酸受体基因）形成 *PML-RARA* 融合基因。这是 APL 发病及用全反式维 A 酸及砷剂治疗有效的分子基础。AL 常见染色体和分子学异常见表 6-9-3 和表 6-9-4。

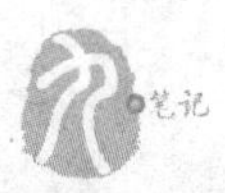
笔记

表 6-9-3 AML 常见的染色体和分子学异常的预后意义

预后	染色体	分子学异常
良好	t(15;17)(q22;q12) t(8;21)(q22;q22) inv(16)(p13q22)/t(16;16)(p13;q22)	正常核型: 伴有孤立的 *NPM1* 突变 伴孤立的 *CEBPA* 双等位基因突变
中等	正常核型 孤立的+8 t(9;11)(p22;q23) 其他异常	t(8;21)或 inv(16)伴有 *C-KIT* 突变
不良	复杂核型(≥3 种异常) 单体核型 del(5q)、-5、del(7q)、-7 11q23 异常,除外 t(9;11) inv(3)(q21.3;q26.2),t(3;3)(q21;q26.2) t(6;9)(p23;q34) t(9;22)(q34;q11)	正常核型: 伴 *FLT3*-ITD 伴 *TP53* 突变

表 6-9-4 ALL 常见染色体和分子学异常的检出率

染色体核型	基因	发生率(成人)	发生率(儿童)
超二倍体(>50 条染色体)	—	7%	25%
亚二倍体(<44 条染色体)	—	2%	1%
*t(9;22)(q34;q11.2):Ph+	*BCR-ABL1*	25%	2%~4%
t(12;21)(p13;q22)	*ETV6-RUNX1*(*TEL-AML1*)	2%	22%
t(v;11q23):如 t(4;11)、t(9;11)、t(11;19)	*KMT2A*(*MLL*)	10%	8%
t(1;19)	*TCF3-PBX1*(*E2A-PBX1*)	3%	6%
t(5;14)(q31;q32)	*IL3-IGH*	<1%	<1%
t(8;14),t(2;8),t(8;22)	*c-MYC*	4%	2%
t(1;14)(p32;q11)	*TAL-1*	12%	7%
t(10;14)(q24;q11)	*HOX11*(*TLX1*)	8%	1%
t(5;14)(q35;q32)	*HOX11L2*	1%	3%

*注:伴 t(9;22)(q34;q11.2)的 ALL 又称 Ph^+ ALL

6. 血液生化检查 血清尿酸浓度增高,特别在化疗期间。尿酸排泄量增加,甚至出现尿酸结晶。病人发生 DIC 时可出现凝血象异常。血清乳酸脱氢酶(LDH)可增高。

出现 CNSL 时,脑脊液压力升高,白细胞数增加,蛋白质增多,而糖定量减少。涂片中可找到白血病细胞。

【诊断与鉴别诊断】

根据临床表现、血象和骨髓象特点,诊断白血病一般不难。但因白血病细胞 MICM 特征的不同,治疗方案及预后亦随之改变,故初诊病人应尽力获得全面 MICM 资料,以便评价预后,指导治疗,并应注意排除下述疾病。

1. 骨髓增生异常综合征 该病的 RAEB 型除病态造血外,外周血中有原始和幼稚细胞,全血细胞减少和染色体异常,易与白血病相混淆。但骨髓中原始细胞小于 20%。

2. 某些感染引起的白细胞异常 如传染性单核细胞增多症,血象中出现异形淋巴细胞,但形态与原始细胞不同,血清中嗜异性抗体效价逐步上升,病程短,可自愈。百日咳、传染性淋巴细胞增多症、风疹等病毒感染时,血象中淋巴细胞增多,但淋巴细胞形态正常,病程良性。骨髓原幼细胞不

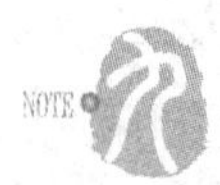

增多。

3. 巨幼细胞贫血 巨幼细胞贫血有时可与红白血病混淆。但前者骨髓中原始细胞不增多，幼红细胞 PAS 反应常为阴性，予以叶酸、Vit B_{12}治疗有效。

4. 急性粒细胞缺乏症恢复期 在药物或某些感染引起的粒细胞缺乏症的恢复期，骨髓中原、幼粒细胞增多。但该症多有明确病因，血小板正常，原、幼粒细胞中无 Auer 小体及染色体异常。短期内骨髓粒细胞成熟恢复正常。

【治疗】

根据病人的 MICM 结果及临床特点进行预后危险分层，按照患方意愿、经济能力，选择并设计最佳完整、系统的治疗方案。考虑治疗需要及减少病人反复穿刺的痛苦，建议留置深静脉导管。适合行异基因造血干细胞移植(allo-HSCT)者应抽血做 HLA 配型。

（一）一般治疗

1. 紧急处理高白细胞血症 当循环血液中白细胞数>100×10^9/L，病人可产生白细胞淤滞症(leukostasis)，表现为呼吸困难、低氧血症、反应迟钝、言语不清、颅内出血等。病理学显示白血病血栓栓塞与出血并存，高白细胞不仅会增加病人早期死亡率，也增加髓外白血病的发病率和复发率。因此当血中白细胞>100×10^9/L 时，就应紧急使用血细胞分离机，单采清除过高的白细胞(APL 一般不推荐)，同时给予水化和化疗。可根据白血病类型给予相应方案化疗，也可先用所谓化疗前短期预处理：ALL 用地塞米松 10mg/m^2，静脉注射；AML 用羟基脲 1.5～2.5g/6h(总量 6～10g/d)约 36 小时，然后进行联合化疗。需预防白血病细胞溶解诱发的高尿酸血症、酸中毒、电解质紊乱、凝血异常等并发症。

2. 防治感染 白血病病人常伴有粒细胞减少或缺乏，特别在化疗、放疗后粒细胞缺乏将持续相当长时间，此时病人宜住层流病房或消毒隔离病房。G-CSF 可缩短粒细胞缺乏期，用于 ALL，老年、强化疗或伴感染的 AML。发热应做细菌培养和药敏试验，并迅速进行经验性抗生素治疗。详见本篇第七章。

3. 成分输血支持 严重贫血可吸氧、输浓缩红细胞，维持 Hb>80g/L，但白细胞淤滞时不宜马上输红细胞，以免进一步增加血黏度。血小板计数过低会引起出血，需输注单采血小板悬液。为防止异体免疫反应所致无效输注和发热反应，输血时可采用白细胞滤器去除成分血中的白细胞。为预防输血相关移植物抗宿主病(TA-GVHD)，输血前应将含细胞成分的血液辐照 25～30Gy，以灭活其中的淋巴细胞。

4. 防治高尿酸血症肾病 由于白血病细胞大量破坏，特别在化疗时更甚，血清和尿中尿酸浓度增高，积聚在肾小管，引起阻塞而发生高尿酸血症肾病。因此应鼓励病人多饮水。最好 24 小时持续静脉补液，使每小时尿量>150ml/m^2并保持碱性尿。在化疗同时给予别嘌醇每次 100mg，每日 3 次，以抑制尿酸合成。少数病人对别嘌醇会出现严重皮肤过敏，应予注意。当病人出现少尿、无尿、肾功能不全时，应按急性肾衰竭处理。

5. 维持营养 白血病系严重消耗性疾病，特别是化疗、放疗引起病人消化道黏膜炎及功能紊乱时。应注意补充营养，维持水、电解质平衡，给病人高蛋白、高热量、易消化食物，必要时经静脉补充营养。

（二）抗白血病治疗

抗白血病治疗的第一阶段是诱导缓解治疗，主要方法是联合化疗，目标是使病人迅速获得完全缓解(complete remission，CR)。所谓 CR，即白血病的症状和体征消失，外周血无原始细胞，无髓外白血病；骨髓三系造血恢复，原始细胞<5%；外周血中性粒细胞>1.0×10^9/L，血小板≥100×10^9/L。理想的 CR 为初诊时免疫学、细胞遗传学和分子生物学异常标志均消失。

达到 CR 后进入抗白血病治疗的第二阶段，即缓解后治疗，主要方法为化疗和 HSCT。诱导缓解获 CR 后，体内的白血病细胞由发病时的 10^{10}～10^{12}降至 10^8～10^9，这些残留的白血病细胞称为微小残留病灶(MRD)，MRD 水平可预测复发，必须定期进行监测。MRD 持续阴性的病人有望获长期无病生

存(DFS)甚至治愈(DFS持续10年以上)。

1. ALL治疗　经过化疗方案的不断优化,目前儿童ALL的长期DFS已经达到80%以上;青少年ALL宜采用儿童方案治疗。随着支持治疗的加强、多药联合和高剂量化疗方案以及HSCT的应用,成人ALL的CR率可达80%～90%,预后亦有很大改善。ALL治疗方案的选择需要考虑病人年龄、ALL亚型、治疗后的MRD、是否有干细胞供体和靶向治疗药物等多重因素。

(1)诱导缓解治疗:长春新碱(VCR)和泼尼松(P)组成的VP方案是ALL的基本方案。VP方案能使50%的成人ALL获CR,CR期3～8个月。VCR主要毒副作用为末梢神经炎和便秘。VP加蒽环类药物(如柔红霉素,即DNR)组成DVP方案,CR率可提高至70%以上,但需要警惕蒽环类药物的心脏毒性。DVP再加门冬酰胺酶(L-ASP)或培门冬酶(PEG-Asp)即为DVLP方案,是目前ALL常采用的诱导方案。L-ASP或PEG-Asp可提高病人无病生存率(DFS),主要副作用为肝功能损害、胰腺炎、凝血因子及白蛋白合成减少和过敏反应。在DVLP基础上加用其他药物,包括环磷酰胺(CTX)或阿糖胞苷(Ara-C),可提高部分ALL的CR率和DFS。

(2)缓解后治疗:缓解后的治疗一般分强化巩固和维持治疗两个阶段。强化巩固治疗主要有化疗和HSCT两种方式,目前化疗多数采用间歇重复原诱导方案,定期给予其他强化方案的治疗。强化治疗时化疗药物剂量宜大,不同种类要交替轮换使用以避免蓄积毒性,如高剂量甲氨蝶呤(HD MTX)、Ara-C、6-巯基嘌呤(6-MP)和L-ASP。HD MTX的主要副作用为黏膜炎,肝肾功能损害,故在治疗时需要充分水化、碱化和及时亚叶酸钙解救。对于ALL(除成熟B-ALL外),即使经过强烈诱导和巩固治疗,仍必须给予维持治疗。口服6-MP和MTX的同时间断给予VP方案化疗是普遍采用的有效维持治疗方案。如未行allo-HSCT,ALL在缓解后的巩固维持治疗一般需持续2～3年,定期检测MRD并根据ALL亚型决定巩固和维持治疗的强度和时间。成熟B-ALL采用含HD CTX和HD MTX的方案反复短程强化治疗,长期DFS率已由过去不足10%达到现在的50%以上,且缓解期超过1年者复发率很低,故对其进行维持治疗的价值有限。

另外,Ph^+ALL诱导缓解化疗可联用酪氨酸激酶抑制剂(TKIs,如伊马替尼或达沙替尼)进行靶向治疗,CR率可提高至90%～95%。TKI推荐持续应用至维持治疗结束。异基因HSCT联合TKIs的治疗也可使病人生存时间及生活质量进一步提高。

(3)中枢神经系统白血病(CNSL)的防治和睾丸白血病的治疗:中枢神经系统和睾丸因存在血脑屏障和血睾屏障,很多化疗药物无法进入,是白血病细胞的“庇护所”。“庇护所”白血病的预防是AL治疗必不可少的环节,对ALL尤为重要。CNSL的预防要贯穿于ALL治疗的整个过程。CNSL的防治措施包括颅脊椎照射、鞘内注射化疗(如MTX、Ara-C、糖皮质激素)和(或)高剂量的全身化疗(如HD MTX、Ara-C)。颅脊椎照射疗效确切,但其不良反应如认知障碍、继发肿瘤、内分泌受损和神经毒性(如白质脑病)限制了应用。现在多采用早期强化全身治疗和鞘内注射化疗预防CNSL的发生,而颅脊椎照射仅作为CNSL发生时的挽救治疗。对于睾丸白血病病人,即使仅有单侧睾丸白血病也要进行双侧照射和全身化疗。

复发指CR后在外周血重新出现白血病细胞或骨髓原始细胞>5%(除外其他原因如巩固化疗后骨髓重建等)或髓外出现白血病细胞浸润,多在CR后两年内发生,以骨髓复发最常见,此时可选择原诱导化疗方案或含HD Ara-C的联合方案或者新药进行再诱导治疗。但ALL一旦复发,无论采用何种化疗方案,总的二次缓解期通常短暂,长期生存率低。靶向CD19的嵌合抗原受体T细胞(CAR-T)治疗可使约90% CD19阳性的复发ALL病人获得CR。髓外复发以CNSL最常见。单纯髓外复发者多能同时检出骨髓MRD,血液学复发会随之出现。因此在进行髓外局部治疗的同时,需行全身化疗。

HSCT对治愈成人ALL至关重要。allo-HSCT可使40%～65%的病人长期存活。主要适应证为:①复发难治ALL;②CR2期ALL;③CR1期高危ALL:如细胞遗传学分析为Ph^+染色体、亚二倍体者;MLL基因重排阳性者;WBC≥30×10^9/L的前B-ALL和WBC≥100×10^9/L的T-ALL;获CR时间>4～6周;CR后在巩固维持治疗期间MRD持续存在或仍不断升高者。详见本篇第二十章。

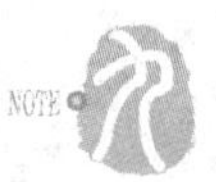

2. AML 治疗　近年来，由于强化疗、HSCT 及有力的支持治疗，60 岁以下 AML 病人的预后有很大改善，30%～50%的 AML（非 APL）病人可望长期生存。

（1）诱导缓解治疗：①AML（非 APL）：采用蒽环类药物联合标准剂量 Ara-C（即 3+7 方案）化疗，最常用的是 IA 方案（I 为 IDA，即去甲氧柔红霉素）和 DA（D 为 DNR）方案，60 岁以下病人的总 CR 率为 50%～80%。在好的支持治疗下，IDA 12mg/(m^2·d)的 IA 方案与 DNR 60～90mg/(m^2·d)的 DA 方案均取得较高的 CR 率。我国学者率先以高三尖杉酯碱（HHT）替代 IDA 或 DNR 组成的 HA 方案诱导治疗 AML，CR 率为 60%～65%。HA 与 DNR、阿柔比星（Acla）等蒽环类药物联合组成 HAD、HAA 等方案，可进一步提高 CR 率。剂量增加的诱导化疗能提高 1 疗程 CR 率和缓解质量，但治疗相关毒性亦随之增加。中、大剂量 Ara-c 联合蒽环类的方案不能提高 CR 率，但可延长年轻病人的 DFS。1 疗程获 CR 者 DFS 长，2 个标准疗程仍未 CR 者提示存在原发耐药，需换化疗方案或行 allo-HSCT。②APL：多采用全反式维 A 酸（ATRA）+蒽环类药物。ATRA 作用于 RARA 可诱导带有 *PML-RARA* 的 APL 细胞分化成熟，剂量为 20～45mg/(m^2·d)。砷剂作用于 PML，小剂量能诱导 APL 细胞分化，大剂量能诱导其凋亡。ATRA+蒽环类的基础上加用砷剂（如三氧化二砷，ATO）能缩短达 CR 时间。低/中危组和不能耐受蒽环类药物者采用 ATRA+ATO 双诱导。治疗过程中需警惕出现分化综合征（differential syndrome），初诊时白细胞计数较高及治疗后迅速上升者易发生，其机制可能与细胞因子大量释放和黏附分子表达增加有关。临床表现为发热、肌肉骨骼疼痛、呼吸窘迫、肺间质浸润、胸腔积液、心包积液、体重增加、低血压、急性肾衰竭甚至死亡。一旦出现上述任一表现，应给予糖皮质激素治疗，并予吸氧、利尿，可暂停 ATRA。除分化综合征外，ATRA 的其他不良反应有头痛、颅内压增高、肝功能损害等；ATO 的其他不良反应有肝功能损害、心电图 QT 间期延长等。APL 合并凝血功能障碍和出血者积极输注血小板、新鲜冷冻血浆和冷沉淀，可减少由出血导致的早期死亡。

（2）缓解后治疗：其特点如下：①AML 的 CNSL 发生率不到 3%，对初诊 WBC≥40×10^9/L、伴髓外病变、M_4/M_5、伴 t(8;21)或 inv(16)的病人应在 CR 后做脑脊液检查并鞘内预防性用药至少 1 次，以进行 CNSL 筛查。而 APL 病人 CR 后至少预防性鞘内用药 3 次。②AML（非 APL）比 ALL 治疗时间明显缩短。③APL 在获得分子学缓解后可采用化疗、ATRA 以及砷剂等药物交替维持治疗近 2 年，期间应定期监测并维持 *PML-RARA* 融合基因阴性。

年龄小于 60 岁的 AML 病人，根据表 6-9-3 的危险度分组选择相应的治疗方案。预后不良组首选 allo-HSCT；预后良好组（非 APL）首选大剂量 Ara-C 为基础的化疗，复发后再行 allo-HSCT；预后中等组，配型相合的 allo-HSCT 和大剂量 Ara-C 为主的化疗均可采用。无法行 allo-HSCT 的预后不良组、部分预后良好组以及预后中等组病人均可考虑行自体 HSCT。无法进行危险度分组者参照预后中等组治疗，若初诊时白细胞≥100×10^9/L，则按预后不良组治疗。因年龄、并发症等原因无法采用上述治疗者，也可用常规剂量的不同药物组成化疗方案轮换巩固维持，但仅 10%～15%的病人能长期生存。

HD Ara-C 的最严重并发症是小脑共济失调，发生后必须停药。皮疹、发热、眼结膜炎也常见，可用糖皮质激素常规预防。

（3）复发和难治 AML 的治疗：可选用：①无交叉耐药的新药组成联合化疗方案；②中、大剂量阿糖胞苷组成的联合方案；③HSCT；④临床试验：如耐药逆转剂、新的靶向药物（如 *FLT3* 抑制剂等）、生物治疗等。再诱导达 CR 后应尽快行 allo-HSCT。复发的 APL 选用 ATO±ATRA 再诱导，CR 后融合基因转阴者行自体 HSCT 或砷剂（不适合移植者）巩固治疗，融合基因仍阳性者考虑 allo-HSCT 或临床试验。

3. 老年 AL 的治疗　多数大于 60 岁的 AL 病人化疗需减量用药，以降低治疗相关死亡率。少数体质好、支持条件佳者可采用类似年轻病人的方案治疗，有 HLA 相合同胞供体者可行减低剂量预处理的 allo-HSCT。由 MDS 转化而来、继发于某些理化因素、耐药、重要器官功能不全、不良核型及基因突变携带者，更应强调个体化治疗，如采用表观遗传学调控药物治疗或支持治疗等。

【预后】

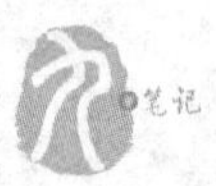

AL 若不经特殊治疗，平均生存期仅 3 个月左右，短者甚至在诊断数天后即死亡。经过现代治疗，

不少病人可长期存活。对于 ALL,1 ~9 岁且白细胞<50×10^9/L 并伴有超二倍体或 t(12;21)者预后最好,80% 以上病人能够获得长期 DFS 甚至治愈。APL 若能避免早期死亡则预后良好,多可治愈。老年、高白细胞的 AL 预后不良。染色体及一些分子标志能提供独立预后信息(表 6-9-3)。继发性 AL、复发、多药耐药、需多疗程化疗方能缓解以及合并髓外白血病的 AL 预后较差。需要指出的是,某些指标的预后意义随治疗方法的改进而变化,如 L_3 型 B-ALL 的预后经高剂量、短疗程、充分 CNSL 防治的强化治疗已大为改观,50% ~60% 的成人病人可以长期存活,加用抗 CD20 单克隆抗体后生存率进一步提高。

第三节　慢性髓系白血病

慢性髓系白血病(chronic myelogenous leukemia,CML),俗称慢粒,是一种发生在多能造血干细胞的恶性骨髓增殖性肿瘤(为获得性造血干细胞恶性克隆性疾病),主要涉及髓系。外周血粒细胞显著增多,在受累的细胞系中,可找到 Ph 染色体和(或)*BCR-ABL* 融合基因。病程发展缓慢,脾脏多肿大。CML 自然病程分为慢性期(chronic phase,CP)、加速期(accelerated phase,AP)和急变期(blastic phase or blast crisis,BP/BC)。

【临床表现和实验室检查】

CML 在我国年发病率为(0.39 ~0.99)/10 万。在各年龄组均可发病,国内中位发病年龄 45 ~50 岁,男性多于女性。起病缓慢,早期常无自觉症状。病人可因健康检查或因其他疾病就医时才发现血象异常或脾大而被确诊。

(一)慢性期(CP)

CP 一般持续 1 ~4 年。病人有乏力、低热、多汗或盗汗、体重减轻等代谢亢进的症状,由于脾大而自觉有左上腹坠胀感。常以脾大为最显著体征,往往就医时已达脐或脐以下,质地坚实,平滑,无压痛。如果发生脾梗死,则脾区压痛明显,并有摩擦音。肝脏明显肿大较少见。部分病人胸骨中下段压痛。当白细胞显著增高时,可有眼底充血及出血。白细胞极度增高时,可发生白细胞淤滞症。

1. 血象　白细胞数明显增高,常超过 20×10^9/L,可达 100×10^9/L 以上,血片中粒细胞显著增多,可见各阶段粒细胞,以中性中幼、晚幼和杆状核粒细胞居多;原始(Ⅰ+Ⅱ)细胞<10%;嗜酸性、嗜碱性粒细胞增多,后者有助于诊断。血小板可在正常水平,近半数病人增多;晚期血小板渐减少,并出现贫血。

2. 中性粒细胞碱性磷酸酶(NAP)　活性减低或呈阴性反应。治疗有效时 NAP 活性可以恢复,疾病复发时又下降,合并细菌性感染时可略升高。

3. 骨髓象　骨髓增生明显至极度活跃,以粒细胞为主,粒红比例明显增高,其中中性中幼、晚幼及杆状核粒细胞明显增多,原始细胞<10%。嗜酸性、嗜碱性粒细胞增多。红细胞相对减少。巨核细胞正常或增多,晚期减少。偶见 Gaucher 样细胞。

4. 细胞遗传学及分子生物学检查　95% 以上的 CML 细胞中出现 Ph 染色体(小的 22 号染色体),显带分析为 t(9;22)(q34;q11)。9 号染色体长臂上 *C-ABL* 原癌基因易位至 22 号染色体长臂的断裂点簇集区(*BCR*)形成 *BCR-ABL* 融合基因。其编码的蛋白主要为 P_{210},P_{210} 具有酪氨酸激酶活性。Ph 染色体可见于粒、红、单核、巨核及淋巴细胞中。不足 5% 的 CML 有 *BCR-ABL* 融合基因阳性而 Ph 染色体阴性。

5. 血液生化检查　血清及尿中尿酸浓度增高。血清 LDH 增高。

(二)加速期(AP)

AP 可维持几个月到数年。常有发热、虚弱、进行性体重下降、骨骼疼痛,逐渐出现贫血和出血;脾持续或进行性肿大;对原来治疗有效的药物包括酪氨酸激酶抑制剂(tyrosine kinase inhibitor,TKI)无效;外周血或骨髓原始细胞≥10%;外周血嗜碱性粒细胞>20%;不明原因的血小板进行性减少或增

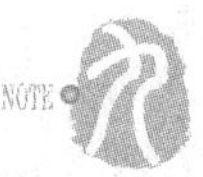

加;Ph 染色体阳性细胞中又出现其他染色体异常,如:+8、双 Ph 染色体、17 号染色体长臂的等臂[i(17q)]等。

（三）急变期（BC）

为 CML 的终末期,临床与 AL 类似。多数急粒变,少数为急淋变或急单变,偶有巨核细胞及红细胞等类型的急性变。急性变预后极差,往往在数个月内死亡。外周血或骨髓中原始细胞>20%或出现髓外原始细胞浸润。

【诊断与鉴别诊断】

凡有不明原因的持续性白细胞数增高,根据典型的血象、骨髓象改变,脾大,Ph 染色体阳性或 *BCR-ABL* 融合基因阳性即可作出诊断。Ph 染色体尚可见于 1% AML、5% 儿童 ALL 及 25% 成人 ALL,应注意鉴别。不具有 Ph 染色体和 *BCR-ABL* 融合基因而临床特征类似于 CML 的疾病归入骨髓增生异常综合征/骨髓增殖性肿瘤。其他需要鉴别的疾病如下。

1. 其他原因引起的脾大　血吸虫病、慢性疟疾、黑热病、肝硬化、脾功能亢进等均有脾大。但各病均有各自原发病的临床特点,并且血象及骨髓象无 CML 的典型改变。Ph 染色体及 *BCR-ABL* 融合基因均阴性。

2. 类白血病反应　常并发于严重感染、恶性肿瘤等基础疾病,并有相应原发病的临床表现。粒细胞胞质中常有中毒颗粒和空泡。嗜酸性粒细胞和嗜碱性粒细胞不增多。NAP 反应强阳性。Ph 染色体及 *BCR-ABL* 融合基因阴性。血小板和血红蛋白大多正常。原发病控制后,白细胞恢复正常。

3. 骨髓纤维化　原发性骨髓纤维化脾大显著,血象中白细胞增多,并出现幼粒细胞等,易与 CML 混淆。但骨髓纤维化外周血白细胞数一般比 CML 少,多不超过 30×10^9/L。NAP 阳性。此外幼红细胞持续出现于外周血中,红细胞形态异常,特别是泪滴状红细胞易见。Ph 染色体及 *BCR-ABL* 融合基因阴性。病人可存在 *JAK2V617F*、*CALR*、*MPL* 基因突变。多次多部位骨髓穿刺干抽。骨髓活检网状纤维染色阳性。

【治疗】

CML 治疗应着重于慢性期早期,避免疾病转化,力争细胞遗传学和分子生物学水平的缓解,一旦进入加速期或急变期(统称进展期)则预后不良。

CML CP 的治疗如下。

（一）高白细胞血症紧急处理

见本章第二节,需合用羟基脲和别嘌醇。对于白细胞计数极高或有白细胞淤滞症表现的 CP 病人,可以行治疗性白细胞单采。明确诊断后,首选伊马替尼。

（二）分子靶向治疗

第一代酪氨酸激酶抑制剂(TKI)甲磺酸伊马替尼(imatinib mesylate,IM)为 2-苯胺嘧啶衍生物,能特异性阻断 ATP 在 *ABL* 激酶上的结合位置,使酪氨酸残基不能磷酸化,从而抑制 *BCR-ABL* 阳性细胞的增殖。IM 治疗 CML 病人完全细胞遗传学缓解率 92%,10 年总体生存率(overall survival,OS)可达 84%。IM 耐药与基因点突变、*BCR-ABL* 基因扩增和表达增加、P 糖蛋白过度表达有关,随意减停药物容易产生 *BCR-ABL* 激酶区的突变,发生继发性耐药。第二代 TKI 如尼洛替尼(nilotinib)、达沙替尼(dasatinib)治疗 CML 能够获得更快、更深的分子学反应,逐渐成为 CML 一线治疗方案的可选药物。TKI 治疗期间可发生白细胞、血小板减少和贫血的血液学毒性以及水肿、头痛、皮疹、胆红素升高等非血液学毒性。在开始 TKI 治疗后的第 3 个月,6 个月,12 个月,18 个月进行疗效监测,对判定为治疗失败的病人需进行 *ABL* 激酶区基因突变检查,并根据突变形式以及病人对药物的反应更换 TKI 或考虑造血干细胞移植。服药的依从性以及严密监测对于获得最佳疗效非常关键。CML 治疗反应定义详见表 6-9-5。

（三）干扰素

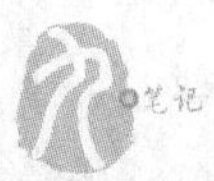

干扰素(interferon-α,IFN-α)是分子靶向药物出现之前的首选药物。目前用于不适合 TKI 和 allo-

HSCT 的病人。常用剂量 300 万～500 万 U/(m^2·d),皮下或肌内注射,每周 3～7 次,坚持使用,推荐和小剂量阿糖胞苷(cytarabine,Ara-C)合用,Ara-C 常用剂量 10～20mg/(m^2·d),每个月连用 10 天。CCyR 率约 13%,但有效者 10 年生存率可达 70%,约 50% 的有效者可以获得长期生存。主要副作用包括乏力、发热、头痛、食欲缺乏、肌肉骨骼酸痛等流感样症状和体重下降、肝功能异常等,可引起轻到中度的血细胞减少。预防性使用对乙酰氨基酚等能够减轻流感样症状。

表 6-9-5 CML CP 的治疗反应定义

血液学反应(HR)	完全血液学反应(CHR)	PLT<450×10^9/L,WBC<10×10^9/L,外周血中无髓系不成熟细胞,嗜碱性粒细胞<0.05,无疾病的症状和体征,可触及的脾大已消失
细胞遗传学反应(CyR)	完全 CyR(CCyR)	Ph^+细胞=0
	部分 CyR(PCyR)	Ph^+细胞 1%～35%
	次要 CyR(mCyR)	Ph^+细胞>35%
分子学反应(MR)	完全分子学反应(CMR)	在可扩增 ABL1 转录水平下无法检测到 *BCR-ABL1* 转录本
	主要分子学反应(MMR)	*BCR-ABL1*^{IS} ≤0.1%(*ABL1* 转录本>10 000)

注:IS,国际标准化

(四)其他药物治疗

1. 羟基脲(hydroxyurea,HU) 细胞周期特异性化疗药,起效快,用药后两三天白细胞计数即下降,停药后又很快回升。常用剂量为 3g/d,分 2 次口服,待白细胞减至 20×10^9/L 左右时,剂量减半。降至 10×10^9/L 时,改为小剂量(0.5～1g/d)维持治疗。需经常检查血象,以便调节药物剂量。耐受性好,单独应用 HU 的 CP 病人中位生存期约为 5 年。单独应用 HU 目前限于高龄、具有合并症、TKI 和 IFN-α 均不耐受的病人以及用于高白细胞淤滞时的降白细胞处理。

2. 其他药物 包括 Ara-C、高三尖杉酯碱(homoharringtonine,HHT)、砷剂、白消安等。

(五)异基因造血干细胞移植(allo-HSCT)

Allo-HSCT 是 CML 的根治性治疗方法,但在 CML 慢性期不作为一线选择。Allo-HSCT 仅用于移植风险很低且对 TKI 耐药、不耐受以及进展期的 CML 病人。

进展期 CML 的治疗如下。

AP 和 BC 统称为 CML 的进展期。CML 进入进展期之后,需要评估病人的细胞遗传学、分子学 *BCR-ABL* 水平以及 *BCR-ABL* 激酶区的突变。AP 病人,如果既往未使用过 TKI 治疗,可以采用加量的一代或者二代 TKI(甲磺酸伊马替尼 600～800mg/d 或尼洛替尼 800mg/d 或达沙替尼 140mg/d)使病人回到 CP,立即行 allo-HSCT 治疗。BC 病人,明确急变类型后,可以在加量的 TKI 基础上,加以联合化疗方案使病人回到 CP 后,立即行 allo-HSCT 治疗。Allo-HSCT 干细胞来源不再受限于全相合供体,可以考虑行单倍型相合亲缘供体移植。移植后需辅以 TKI 治疗以减少复发,并可以行预防性供体淋巴细胞输注以增加移植物抗白血病效应。移植后复发可以用供体淋巴细胞输注联合或不联合 TKI 治疗以求再缓解。

进展期 CML 总体预后不佳,明显不如 CP 的移植效果,TKI 可以改善移植预后。有报道 TKI 联合 allo-HSCT 治疗进展期 CML,3 年 OS 达 59%。

除 allo-HSCT 外,进展期 CML 还可采用单用 TKI,联合化疗,干扰素治疗或其他治疗,疗效有限且不能持久。

【预后】

TKI 出现前,CML CP 病人中位生存期为 39～47 个月,3～5 年内进入 BC 终末期,少数病人 CP 可延续 10～20 年。影响 CML 预后的因素包括:病人初诊时的风险评估;疾病治疗的方式;病情的演变。干扰素治疗的 OS 较化疗有所提高,对干扰素的反应对预后有预示作用。TKI 应用以来,生存期显著延长。

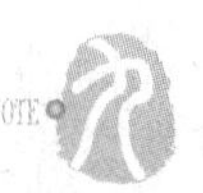

第四节　慢性淋巴细胞白血病

慢性淋巴细胞白血病(chronic lymphocytic leukemia,CLL)是一种进展缓慢的成熟B淋巴细胞增殖性肿瘤,以外周血、骨髓、脾和淋巴结等淋巴组织中出现大量克隆性B淋巴细胞为特征。CLL细胞形态上类似成熟淋巴细胞,但免疫学表型和功能异常。CLL均起源于成熟B细胞,病因及发病机制尚未完全明确。本病在西方国家是较常见的成人白血病,但在亚洲发病率显著下降。

【临床表现】

本病好发于老年人群,男性病人多见。起病缓慢,诊断时多无自觉症状,超过半数病人在常规体检或因其他疾病就诊时才被发现。有症状者早期可表现为乏力、疲倦、消瘦、低热、盗汗等。60%～80%的病人存在淋巴结肿大,多见于头颈部、锁骨上、腋窝、腹股沟等部位。肿大淋巴结一般为无痛性、质韧、无粘连,随病程进展可逐渐增大或融合。CT扫描可发现纵隔、腹膜后、肠系膜淋巴结肿大。肿大的淋巴结可压迫气管、上腔静脉、胆道或输尿管而出现相应症状。半数以上病人有轻至中度的脾大,肝大多为轻度,胸骨压痛少见。晚期病人可出现贫血、血小板减少和粒细胞减少,常并发感染。由于免疫功能失调,10%～15%的CLL病人可并发自身免疫性疾病,如自身免疫性溶血性贫血(AIHA)、免疫性血小板减少症(ITP)等。部分病人可转化为幼淋巴细胞白血病(PLL)、Richter综合征(CLL转化为弥漫大B细胞淋巴瘤或霍奇金淋巴瘤)。

【实验室检查】

1. 血象　以淋巴细胞持续性增多为主要特征,外周血B淋巴细胞绝对值≥5×10^9/L(至少持续3个月)。大多数病人的白血病细胞形态与成熟小淋巴细胞类同,胞质少,胞核染色质呈凝块状。多数病人外周血涂片可见破碎细胞(涂抹细胞),少数病人细胞形态异常,胞体较大,不成熟,胞核有深切迹(Reider细胞)。偶可见原始淋巴细胞。中性粒细胞比值降低。随病情进展,可出现血小板减少和贫血。

2. 骨髓象　有核细胞增生明显活跃或极度活跃,淋巴细胞≥40%,以成熟淋巴细胞为主。红系、粒系及巨核系细胞增生受抑,至晚期可明显减少。伴有溶血时,幼红细胞可代偿性增生。

3. 免疫学检查　免疫表型检查是目前CLL疾病诊断、预后分层和疗效监测的重要手段,目前大多使用流式细胞仪进行检测。CLL细胞具有单克隆性,呈现B细胞免疫表型特征。细胞膜表面免疫球蛋白(sIg)为弱阳性表达,多为IgM或IgM和IgD型,呈κ或λ单克隆轻链型;CD5、CD19、CD79a、CD23阳性;CD20、CD22、CD11c弱阳性;FMC7、CD79b阴性或弱阳性;CD10、cyclinD1阴性。可应用免疫表型的积分系统与其他B细胞慢性淋巴增殖性疾病进行鉴别。CLL病人中60%有低γ球蛋白血症,20%抗人球蛋白试验阳性,8%出现AIHA。

4. 细胞遗传学检查　常规显带1/3～1/2的病人有克隆性核型异常。由于CLL细胞有丝分裂相较少,染色体异常检出率较低,间期荧光原位杂交(FISH)技术能明显提高检出率,可检测到>80%的病人存在染色体异常。如13q14缺失(50%)、12号染色体三体(20%)、11q22～23缺失、17p13缺失和6q缺失等。单纯13q14缺失提示预后良好,12号染色体三体和正常核型预后中等,17p13及11q22～23缺失预后差。

5. 分子生物学检查　50%～60%的CLL发生免疫球蛋白重链可变区(IgHV)基因体细胞突变,IgHV突变发生于经历了抗原选择的记忆B细胞(后生发中心),此类病例生存期长;无IgHV突变者,起源于未经抗原选择的原始B细胞(前生发中心)。无IgHV突变的CLL细胞多数高表达CD38、ZAP70,均与不良预后相关。5%～8%的初诊CLL存在*p53*基因突变(该基因位于17p13),与疾病进展有关,对治疗有抵抗,生存期短。此外,近年来发现CLL中存在*SF3B1*、*NOTCH1*、*MYD88*等基因突变,可能与CLL发病和耐药相关。

【诊断与鉴别诊断】

结合临床表现,外周血B淋巴细胞绝对值≥5×10^9/L(至少持续3个月)和典型的细胞形态和免

疫表型特征,可以作出诊断。但需与下列疾病相鉴别:

1. 病毒感染引起的反应性淋巴细胞增多症 淋巴细胞增多呈多克隆性和暂时性,淋巴细胞计数随感染控制可逐步恢复正常。

2. 其他B细胞慢性淋巴增殖性疾病 侵犯骨髓的其他B细胞慢性淋巴增殖性疾病(如滤泡淋巴瘤,套细胞淋巴瘤,脾边缘区淋巴瘤等)与CLL易混淆,前者除具有原发病病史外,细胞形态学、淋巴结及骨髓病理、免疫表型特征及细胞遗传学与CLL不同。

3. 幼淋巴细胞白血病(PLL) 多见于老年病人,白细胞计数增高,脾大明显,淋巴结肿大较少,外周血和骨髓涂片可见较多的(>55%)带核仁的幼稚淋巴细胞。PLL细胞高表达FMC7、CD22和SmIg,CD5阴性。幼稚淋巴细胞>10%而<55%的CLL称为CLL伴幼淋细胞增多(CLL/PL)。

4. 毛细胞白血病(HCL) 多数为全血细胞减少伴脾大,淋巴结肿大不常见,易于鉴别。但少数病人白细胞升高达(10~30)×10^9/L。外周血及骨髓中可见"毛细胞",即有纤毛状胞质突出物的HCL细胞,抗酒石酸的酸性磷酸酶染色反应阳性,CD5阴性,高表达CD25、CD11c、CD103和CD123,以及具有特征性的*BRAFV600E*突变。

【临床分期】

疾病分期目的在于选择治疗方案及预后评估。常用分期标准包括Rai和Binet分期(表6-9-6)。

表6-9-6 Rai和Binet分期

分期	标 准	中位存活期
Rai分期		
0	血和骨髓中淋巴细胞增多	150个月
Ⅰ	0+淋巴结肿大	101个月
Ⅱ	Ⅰ+脾大、肝大或肝脾均大	71个月
Ⅲ	Ⅱ+贫血(Hb<110g/L)	19个月
Ⅳ	Ⅲ+血小板减少(<100×10^9/L)	19个月
Binet分期		
A	血和骨髓中淋巴细胞增多,<3个区域的淋巴组织肿大*	>12年
B	血和骨髓中淋巴细胞增多,≥3个区域的淋巴组织肿大	7年
C	与B期相同外,尚有贫血(Hb:男性<110g/L,女性<100g/L)或血小板减少(<100×10^9/L)	2年

注:*5个区域包括头颈部、腋下、腹股沟、脾、肝;肝、脾大专指体检阳性

【治疗】

CLL为惰性白血病,并非所有病人在确诊后都需要立刻治疗。回顾性研究结果表明过早治疗并不能延长病人生存期,目前认为早期(Rai 0~Ⅱ期或Binet A期)病人无需治疗,定期随访即可。出现下列情况之一说明疾病处于活动状态,建议开始治疗:①疾病相关症状,包括6个月内无其他原因出现体重减少≥10%、极度疲劳、非感染性发热(超过38℃)≥2周、盗汗;②巨脾(肋下缘>10cm)或进行性脾大及脾区疼痛;③淋巴结进行性肿大或直径>10cm;④进行性外周血淋巴细胞增多,2个月内增加>50%,或倍增时间<6个月;⑤出现自身免疫性血细胞减少,糖皮质激素治疗无效;⑥骨髓进行性衰竭;贫血和(或)血小板减少进行性加重。

既往CLL治疗多为姑息性,以减轻肿瘤负荷,改善症状为主要目的。近来随着新型药物的出现,治疗效果不断提升,发现治疗后获得完全缓解(CR)的病人生存期较部分缓解和无效者延长。

(一)化学治疗

1. 烷化剂 苯丁酸氮芥(chlorambucil,CLB),对初治CLL单药治疗反应率50%~60%,但CR率不足10%。目前多用于年龄较大、不能耐受其他药物化疗或有并发症的病人。环磷酰胺的疗效与CLB相当,组成COP或CHOP方案并不优于单药。苯达莫司汀(bendamustine)是一种新型烷化剂,兼

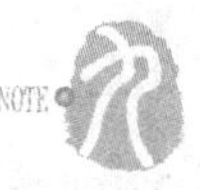

具有抗代谢功能和烷化剂作用,单药治疗 CLL,不论是初治或复发难治性病人,均显示了较高的治疗反应率和 CR 率。

2. 嘌呤类似物 氟达拉滨(fludarabine,Flu),总反应率 60% ~80%,CR 率达 20% ~30%,中位缓解期约是 CLB 的 2 倍,但二者总生存期无差异。烷化剂耐药者换用 Flu 仍有效。嘌呤类似物联合烷化剂,如 Flu 联合环磷酰胺(FC 方案),优于单用 Flu,能有效延长初治 CLL 的无进展生存期,也可用于治疗难治性复发 CLL。克拉屈滨、喷司他丁也可用于 CLL 的治疗,疗效、副作用与氟达拉滨相近。

3. 糖皮质激素 主要用于合并自身免疫性血细胞减少时的治疗,一般不单独应用,但大剂量甲泼尼龙对难治性 CLL,尤其是 17p 缺失病人有较高的治疗反应率。

(二) 免疫治疗

利妥昔单抗(rituximab)是人鼠嵌合型抗 CD20 单克隆抗体,对于表达 CD20 的 CLL 细胞有显著的治疗作用,但因 CLL 细胞表面 CD20 表达较少、血浆中存在可溶性 CD20 分子,利妥昔单抗在 CLL 病人体内清除过快,需加大剂量或密度才能有效。与阿仑单抗相比,利妥昔单抗潜在的免疫抑制作用较弱。

(三) 化学免疫治疗

利妥昔单抗联合化疗药物可以产生协同抗肿瘤效应,提高病人治疗的总体反应率和生存率。FC 联合利妥昔单抗(FCR 方案)治疗初治 CLL,CR 率可高达 70%,总治疗反应率>90%,40% 以上 CR 病人经 PCR 检测未发现微小残留病灶。

(四) 分子靶向治疗

CLL 细胞内存在 BTK、PI3K、Syk 等多种分子信号通路异常激活,针对以上信号通路的特异性抑制剂可能成为治疗 CLL 的药物。目前针对 BTK 通路的特异性抑制剂伊布替尼已经应用于 CLL 病人的一线和挽救治疗,单药伊布替尼一线治疗 CLL 的反应率达到 90%,11% 的病人达到 CR,并且副作用较少。

(五) 造血干细胞移植

大多数 CLL 病人无需一线接受造血干细胞移植,但是高危或复发难治病人可作为二线治疗。Allo-HSCT 可使部分病人长期存活甚至治愈。但常规移植的相关并发症多,非清髓性移植(NST)可降低 CLL 移植相关死亡率,延长生存期。

(六) 并发症治疗

因低 γ 球蛋白血症、中性粒细胞缺乏及老龄,CLL 病人极易感染,甚至导致病人死亡,因此应积极治疗和预防。反复感染或严重低 γ 球蛋白血症病人可静脉输注免疫球蛋白。并发 AIHA 或 ITP 者可用糖皮质激素治疗。有明显淋巴结肿大或巨脾、局部压迫症状明显者,在化疗效果不理想时,也可考虑放射治疗缓解症状。

【预后】

CLL 是一种高度异质性疾病,从终身无需治疗到疾病短期快速进展,病程长短不一。CLL 病人多死于骨髓衰竭导致的严重感染、贫血和出血。CLL 临床尚可发生转化,如 Richter 综合征、PLL 等。近年来 CLL 的治疗发展迅速,单克隆抗体联合化疗的免疫化学治疗模式显著提高了病人的治疗反应率和生存率,而针对 B 细胞信号通路的特异性抑制剂等新型药物有望进一步提高临床疗效。

(吴德沛)

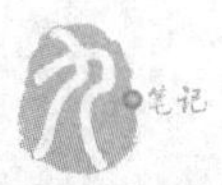

第十章 淋 巴 瘤

淋巴瘤(lymphoma)起源于淋巴结和淋巴组织,其发生大多与免疫应答过程中淋巴细胞增殖分化产生的某种免疫细胞恶变有关,是免疫系统的恶性肿瘤。

按组织病理学改变,淋巴瘤可分为霍奇金淋巴瘤(Hodgkin lymphoma,HL)和非霍奇金淋巴瘤(non-Hodgkin lymphoma,NHL)两大类。淋巴瘤是最早发现的血液系统恶性肿瘤之一。1832 年 Thomas Hodgkin 报告了一种淋巴结肿大合并脾大的疾病,后 Wilks 将其命名为霍奇金病(HD),现称为霍奇金淋巴瘤(HL)。1846 年 Virchow 从白血病中区分出一种称为淋巴瘤或淋巴肉瘤(lymphosarcoma)的疾病,后 Billroth 将此病称为恶性淋巴瘤(malignant lymphoma),即现在的非霍奇金淋巴瘤(NHL)。

我国淋巴瘤的总发病率男性为 1.39/10 万,女性为 0.84/10 万,发病率明显低于欧美各国及日本,HL 占所有淋巴瘤的 8% ~11%(国外约 25%)。我国淋巴瘤的死亡率为 1.5/10 万,排在恶性肿瘤死亡原因的第 11 ~13 位。欧美国家 HL 发病年龄呈双峰:第一个发病高峰年龄为 15 ~30 岁的青壮年,第二个高峰在 55 岁以上。

【病因和发病机制】

一般认为感染及免疫因素起重要作用,理化因素及遗传因素等也有不可忽视的作用。病毒学说颇受重视。

用免疫荧光法检查 HL 病人的血清,可发现部分病人有高效价抗 Epstein-Barr(EB)病毒抗体。HL 病人的淋巴结在电镜下可见 EB 病毒颗粒。在 20% HL 的 R-S 细胞中也可找到 EB 病毒。EB 病毒也可能是移植后淋巴瘤和 AIDS 相关淋巴瘤的病因。Burkitt 淋巴瘤有明显的地方流行性。非洲儿童 Burkitt 淋巴瘤组织传代培养中分离出 EB 病毒;80% 以上的病人血清中 EB 病毒抗体滴定度明显增高,而非 Burkitt 淋巴瘤病人滴定度增高者仅占 14%;普通人群中滴定度高者发生 Burkitt 淋巴瘤的机会也明显增多,提示 EB 病毒可能是 Burkitt 淋巴瘤的病因。

日本的成人 T 细胞白血病/淋巴瘤有明显的家族集中趋势,且呈地区性流行。20 世纪 70 年代后期,一种逆转录病毒——人类 T 淋巴细胞病毒Ⅰ型(HTLV-Ⅰ)被证明是成人 T 细胞白血病/淋巴瘤的病因(见本篇第九章)。另一种逆转录病毒 HTLV-Ⅱ近来被认为与 T 细胞皮肤淋巴瘤(蕈样肉芽肿)的发病有关。Kaposi 肉瘤病毒(human herpes virus-8)也被认为是原发于体腔淋巴瘤的病因。边缘区淋巴瘤合并 HCV 感染,经干扰素和利巴韦林治疗 HCV RNA 转阴时,淋巴瘤可获得部分或完全缓解。

幽门螺杆菌(Hp)抗原的存在与胃黏膜相关性淋巴样组织结外边缘区淋巴瘤(胃 MALT 淋巴瘤)发病有密切的关系,抗 Hp 治疗可改善其病情,Hp 可能是该类淋巴瘤的病因。

免疫功能低下也与淋巴瘤的发病有关。遗传性或获得性免疫缺陷病人伴发淋巴瘤者较正常人为多,器官移植后长期应用免疫抑制剂而发生恶性肿瘤者,其中 1/3 为淋巴瘤。干燥综合征病人中淋巴瘤的发病率比一般人高。

第一节 霍奇金淋巴瘤

HL 主要原发于淋巴结,特点是淋巴结进行性肿大,典型的病理特征是 R-S 细胞存在于不同类型反应性炎症细胞的特征背景中,并伴有不同程度纤维化。

【病理和分型】

目前采用2016年WHO的淋巴造血系统肿瘤分类，分为结节性淋巴细胞为主型HL和经典HL两大类。结节性淋巴细胞为主型占HL的5%，经典型占HL的95%。显微镜下特点是在炎症细胞背景下散在肿瘤细胞，即Reed-Sternberg细胞（R-S细胞）及其变异型细胞，R-S细胞的典型表现为巨大双核和多核细胞，直径为25～30μm，核仁巨大而明显，可伴毛细血管增生和不同程度的纤维化。在国内，经典HL中混合细胞型（MCHL）最为常见，其次为结节硬化型（NSHL）、富于淋巴细胞型（LRHL）和淋巴细胞削减型（LDHL）。几乎所有的HL细胞均来源于B细胞，仅少数来源于T细胞。

（一）结节性淋巴细胞为主型HL（NLPHL）

95%以上为结节性，镜下以单一小淋巴细胞增生为主，其内散在大瘤细胞（呈爆米花样）。免疫学表型为大量$CD20^+$的小B细胞，形成结节或结节样结构。结节中有$CD20^+$的肿瘤性大B细胞称作淋巴和组织细胞（L/H型R-S细胞），几乎所有病例中L/H细胞呈$CD20^+$、$CD79a^+$、$bcl6^+$、$CD45^+$、$CD75^+$，约一半病例上皮细胞膜抗原阳性（EMA^+），免疫球蛋白轻链和重链常呈阳性，不表达CD15和CD30。

（二）经典HL（CHL）

1. 结节硬化型　20%～40%的R-S细胞通常表达CD20、CD15和CD30。光镜下具有双折光胶原纤维束分隔，病变组织呈结节状和"腔隙型"R-S细胞三大特点。

2. 富于淋巴细胞型　大量成熟淋巴细胞，R-S细胞少见。

3. 混合细胞型　可见嗜酸性粒细胞、淋巴细胞、浆细胞、原纤维细胞等，在多种细胞成分中出现多个R-S细胞伴坏死。免疫组化瘤细胞CD30、CD15、PAX-5呈阳性，可有IgH或TCR基因重排。

4. 淋巴细胞消减型　淋巴细胞显著减少，大量R-S细胞，可有弥漫性纤维化及坏死灶。

【临床表现及分期】

（一）临床表现

多见于青年，儿童少见。

1. 淋巴结肿大　首发症状常是无痛性颈部或锁骨上淋巴结进行性肿大（占60%～80%），其次为腋下淋巴结肿大。肿大的淋巴结可以活动，也可互相粘连，融合成块，触诊有软骨样感觉。

2. 淋巴结外器官受累　表现为少数HL病人可浸润器官组织或因深部淋巴结肿大压迫，引起各种相应症状（见本章第二节）。

3. 全身症状　发热、盗汗、瘙痒及消瘦等全身症状较多见。30%～40%的HL病人以原因不明的持续发热为起病症状。这类病人一般年龄稍大，男性较多，常有腹膜后淋巴结累及。周期性发热（Pel-Ebstein热）约见于1/6的病人。可有局部及全身皮肤瘙痒，多为年轻女性。瘙痒可为HL的唯一全身症状。

4. 其他　5%～16%的HL病人发生带状疱疹。饮酒后引起的淋巴结疼痛是HL病人所特有，但并非每一个HL病人都是如此。

（二）临床分期

目前广泛应用的分期方法是在Rye会议（1965）的基础上，经Ann Arbor会议（1971）修订后确定的。Ann Arbor分期系统经过Cotswold修订（1989）后将HL分为Ⅰ～Ⅳ期。其中Ⅰ～Ⅳ期按淋巴结病变范围区分，脾和韦氏环淋巴组织分别记为一个淋巴结区域。结外病变定为Ⅳ期，包括骨髓、肺、骨或肝脏受侵犯。此分期方案NHL也参照使用。

Ⅰ期：单个淋巴结区域（Ⅰ）或局灶性单个结外器官（ⅠE）受侵犯。

Ⅱ期：在膈肌同侧的两组或多组淋巴结受侵犯（Ⅱ）或局灶性单个结外器官及其区域淋巴结受侵犯，伴或不伴横膈同侧其他淋巴结区域受侵犯（ⅡE）。

注：受侵淋巴结区域数目应以脚注的形式标明（如$Ⅱ_3$）。

笔记

Ⅲ期：横膈上下淋巴结区域同时受侵犯（Ⅲ），可伴有局灶性相关结外器官（ⅢE）、脾受侵犯

(ⅢS)或两者均有(ⅢE+S)。

Ⅳ期：弥漫性(多灶性)单个或多个结外器官受侵犯，伴或不伴相关淋巴结肿大，或孤立性结外器官受侵犯伴远处(非区域性)淋巴结肿大。如肝或骨髓受累，即使局限也属Ⅳ期。

全身症状分组：分为A、B两组。凡无以下症状者为A组，有以下症状之一者为B组：

1. 不明原因发热大于38℃；
2. 盗汗；
3. 半年内体重下降10%以上。

累及的部位可采用下列记录符号：E，结外；X，直径10cm以上的巨块；M，骨髓；S，脾；H，肝；O，骨骼；D，皮肤；P，胸膜；L，肺。

【实验室检查】

1. 血液和骨髓检查 HL常有轻或中度贫血，部分病人嗜酸性粒细胞升高。骨髓被广泛浸润或发生脾功能亢进时，血细胞减少。骨髓涂片找到R-S细胞是HL骨髓浸润的依据，活检可提高阳性率。

2. 影像学及病理学检查 参照本章第二节。

【诊断与鉴别诊断】

参照本章第二节。

【治疗】

HL是一种相对少见但治愈率较高的恶性肿瘤，一般从原发部位向邻近淋巴结依次转移，是第一种用化疗能治愈的恶性肿瘤。治疗上主要采用化疗加放疗的综合治疗。较早时期MOPP方案化疗完全缓解率为80%，5年生存率75%，长期无病生存率50%。但有相当比例的病人出现第二肿瘤和不孕。ABVD方案(表6-10-1)的缓解率和5年无病生存率均优于MOPP方案，目前ABVD已成为HL的首选化疗方案。

表6-10-1 霍奇金淋巴瘤的主要化疗方案

方案	药物	用法	备注
MOPP	(M)氮芥	4mg/(m^2·d)静注，第1天及第8天	如氮芥改为环磷酰胺600mg/m^2静注，即为COPP方案
	(O)长春新碱	1~2mg静注，第1天及第8天	
	(P)丙卡巴肼	70mg/(m^2·d)口服，第1~14天	
	(P)泼尼松	40mg/d口服，第1~14天	疗程间休息2周
ABVD	(A)多柔比星	25mg/m^2	4种药均在第1天及第15天静脉注射1次，疗程间休息2周
	(B)博来霉素	10mg/m^2	
	(V)长春碱	6mg/m^2	
	(D)达卡巴嗪	375mg/m^2	

1. 结节性淋巴细胞为主型 此型淋巴瘤多为ⅠA期，预后多良好。ⅠA期可单纯淋巴结切除等待观察或累及野照射20~30Gy，Ⅱ期以上同早期HL治疗。

2. 早期(Ⅰ、Ⅱ期)HL的治疗 给予适量全身化疗，而放疗趋向于降低放疗的总剂量，缩小照射野的范围。化疗采用ABVD方案。预后良好组2~4疗程ABVD+受累野放疗30~40Gy；预后差组4~6疗程ABVD+受累野放疗30~40Gy。

3. 晚期(Ⅲ、Ⅳ期)HL的治疗 6~8个周期化疗，化疗前有大肿块或化疗后肿瘤残存做放疗。ABVD仍是首选治疗方案。化疗中进展或早期复发，应考虑挽救性高剂量化疗及HSCT。

4. 复发难治性HL的治疗 首程放疗后复发可采取常规化疗；化疗抵抗或不能耐受化疗，再分期为临床Ⅰ、Ⅱ期行放射治疗；常规化疗缓解后复发可行二线化疗或高剂量化疗及自体造血干细胞移植(auto-HSCT)。免疫疗法PD-1(programmed death1)可用于治疗复发性或难治性(R/R)经典型HL。

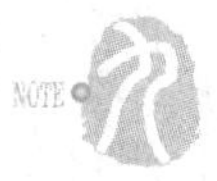

第二节　非霍奇金淋巴瘤

NHL 是一组具有不同组织学特点和起病部位的淋巴瘤，易发生早期远处扩散。WHO 新分类将每一种淋巴瘤类型确定为独立疾病，2008 年提出了淋巴组织肿瘤分型新方案，该方案既考虑了形态学特点，也反映了应用单克隆抗体、细胞遗传学和分子生物学等新技术对淋巴瘤的新认识和确定的新病种，该方案包含了各种淋巴瘤和急性淋巴细胞白血病，2016 年版分类中增加了一些新类型、对某些种类更名、细胞起源分类等（表 6-10-2）。比如，增加了“高级别 B 细胞淋巴瘤”，该种淋巴瘤包括两类：①高级别 B 细胞淋巴瘤，非特指型：该型取代了 2008 年版的“介于 DLBCL 和 Burkitt 淋巴瘤之间不能分类的 B 细胞淋巴瘤（BCLU）”的概念，特点是 *MYC*、*BCL2* 和（或）*BCL6* 重排阴性；②指伴有 *MYC*、*BCL2* 和（或）*BCL6* 重排的高级别 B 细胞淋巴瘤：即通常所说的“双重打击淋巴瘤”，如 BCLU 伴以上基因重排也归至该类。

表 6-10-2　淋巴组织肿瘤 WHO（2016）分型

前驱淋巴性肿瘤	成熟 B 细胞来源淋巴瘤	成熟 T 和 NK 细胞淋巴瘤
母细胞性浆细胞样树突状细胞肿瘤	慢性淋巴细胞白血病/小淋巴细胞淋巴瘤	T 幼淋巴细胞白血病
谱系未定的急性白血病	单克隆性 B 淋巴细胞增多症 ※	T 大颗粒淋巴细胞白血病
急性未分化白血病	B 细胞幼淋巴细胞白血病	慢性 NK 细胞淋巴增殖性疾病
混合表型急性白血病，有/无重现性遗传学异常	脾边缘带淋巴瘤	侵袭性 NK 细胞白血病
前驱淋巴性肿瘤	毛细胞白血病	儿童系统性 EBV^+T 细胞淋巴瘤 ※
B 淋巴母细胞白血病/淋巴瘤，非特殊类型	脾 B 细胞淋巴瘤/白血病，不能分类	种痘样水疱病样淋巴组织增生性疾病 ※
B 淋巴母细胞白血病/淋巴瘤伴重现性细胞遗传学异常	脾脏弥漫性红髓小 B 细胞淋巴瘤	成人 T 细胞淋巴瘤/白血病
T 淋巴母细胞白血病/淋巴瘤	毛细胞白血病变异型	结外 NK-/T 细胞淋巴瘤，鼻型
	淋巴浆细胞淋巴瘤	肠病相关 T 细胞淋巴瘤
	Waldenström 巨球蛋白血症	单形性向表皮肠道 T 细胞淋巴瘤 ※
	单克隆免疫球蛋白沉积病 ※	胃肠道惰性 T 细胞淋巴组织增生性疾病 ※
	黏膜相关淋巴组织结外边缘区淋巴瘤（MALT 淋巴瘤）	肝脾 T 细胞淋巴瘤
	淋巴结边缘区淋巴瘤	皮下脂膜炎样 T 细胞淋巴瘤
	小儿淋巴结边缘区淋巴瘤	蕈样肉芽肿
	滤泡淋巴瘤	Sézary 综合征
	原位滤泡瘤 ※	原发性皮肤 $CD30^+$T 细胞淋巴组织增生性疾病
	十二指肠球部滤泡淋巴瘤 ※	淋巴瘤样丘疹病
	小儿滤泡淋巴瘤 ※	原发性皮肤间变性大细胞淋巴瘤
	伴 IRF4 重排大 B 细胞淋巴瘤 ※	原发性皮肤 $\gamma\delta$ T 细胞淋巴瘤
	原发性皮肤滤泡中心淋巴瘤	原发性皮肤侵袭性亲表皮 $CD8^+$ 细胞毒性 T 细胞淋巴瘤 ※

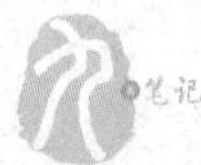

续表

前驱淋巴性肿瘤	成熟B细胞来源淋巴瘤	成熟T和NK细胞淋巴瘤
	套细胞淋巴瘤	原发性皮肤肢端 $CD8^+$T细胞淋巴瘤※
	原位套细胞瘤※	原发性皮肤 $CD4^+$小/中型T细胞淋巴组织增生性疾病※
	弥漫性大B细胞淋巴瘤(DLBCL),NOS	外周T细胞淋巴瘤,NOS
	生发中心B细胞型※	血管免疫母细胞性T细胞淋巴瘤
	活化B细胞型※	滤泡T细胞淋巴瘤※
	富于T细胞/组织细胞的大B细胞淋巴瘤	结内外周T细胞淋巴瘤,呈TFH表型※
	原发性中枢神经系统(CNS)DLBCL	间变性大细胞淋巴瘤,ALK^+
	原发性皮肤DLBCL,腿型	间变性大细胞淋巴瘤,ALK^-※
	EBV^+ DLBCL,NOS※	乳房植入物相关的间变性大细胞淋巴瘤※
	EBV^+黏膜皮肤溃疡※	
	DLBCL相关慢性炎症	
	淋巴瘤样肉芽肿病	
	原发性纵隔(胸腺)大B细胞淋巴瘤	
	血管内大B细胞淋巴瘤	
	ALK^+大B细胞淋巴瘤	
	浆母细胞性淋巴瘤	
	原发性渗出性淋巴瘤	
	$HHV8^+$ DLBCL,NOS※	
	Burkitt淋巴瘤	
	伴11q异常的Burkitt样淋巴瘤※	
	伴*MYC*、*BCL2*和(或)*BCL6*重排的高级别B细胞淋巴瘤※	
	高级别B细胞淋巴瘤,NOS※	
	介于DLBCL和经典霍奇金淋巴瘤之间的不能分类的B细胞淋巴瘤	

※表示与2008 WHO分类的不同之处;NOS指"非特指型"

以下是WHO(2016)分型方案中较常见的淋巴瘤亚型:

1. 弥漫性大B细胞淋巴瘤(diffuse large B cell lymphoma,DLBCL) 是NHL中最常见的一种类型,占35%~40%。多数为原发DLBCL,也可以由惰性淋巴瘤进展或转化而来。2016年版WHO分型根据细胞起源,把DLBCL进一步分为生发中心型与活化细胞型。

经过以蒽环类药物为基础的化疗,有超过70%的DLBCL获得缓解,但最终只有50%~60%的病人获得长期无病生存。近年来,应用新的药物,如抗CD20单克隆抗体,或对预后不良的病人给予强化疗,明显改善了这类病人的预后。

2. 边缘区淋巴瘤(marginal zone lymphoma,MZL) 边缘区指淋巴滤泡及滤泡外套之间的结构,从此部位发生的淋巴瘤系B细胞来源,属于"惰性淋巴瘤"的范畴。按累及部位不同,可分为3种亚型:①结外黏膜相关淋巴组织边缘区淋巴瘤(MALT):是发生在结外淋巴组织边缘区的淋巴瘤,可有t(11;18),进一步可分为胃MALT和非胃MALT淋巴瘤;②脾B细胞边缘区淋巴瘤:临床表现为贫血和脾大,淋巴细胞增多,伴或不伴绒毛状淋巴细胞;③淋巴结边缘区淋巴瘤:是发生在淋巴结边缘区的淋巴瘤,由于其细胞形态类似单核细胞,亦称为"单核细胞样B细胞淋巴瘤"。

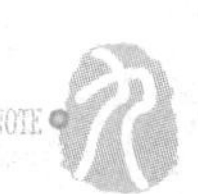

3. 滤泡性淋巴瘤（follicular lymphoma，FL） 系生发中心淋巴瘤，为B细胞来源，$CD10^+$，$bcl\text{-}6^+$，$bcl\text{-}2^+$，伴t(14;18)。多见老年发病，常有脾和骨髓累及，属于"惰性淋巴瘤"，化疗反应好，但不能治愈，病程长，反复复发或转成侵袭性。

4. 套细胞淋巴瘤（mantle cell lymphoma，MCL） 来源于滤泡外套$CD5^+$的B细胞，其特征性标志是细胞遗传学t(11;14)(q13;q32)异常导致Cyclin D1核内高表达。临床上老年男性多见，占NHL的6%～8%。本型发展迅速，中位存活期2～3年，属侵袭性淋巴瘤，化疗完全缓解率较低。

5. Burkitt淋巴瘤/白血病（Burkitt lymphoma/leukemia，BL） 由形态一致的小无裂细胞组成。细胞大小介于大淋巴细胞和小淋巴细胞，胞浆有空泡，核仁圆，侵犯血液和骨髓时即为ALL L_3型。$CD20^+$，$CD22^+$，$CD5^-$。t(8;14)与*MYC*基因重排有诊断意义，增生极快，是严重的侵袭性NHL。在流行区儿童多见，颌骨累及是其特点；在非流行区，病变主要累及回肠末端和腹部脏器。2016年版WHO Burkitt淋巴瘤新增加"伴11q异常的Burkitt样淋巴瘤"这一变型。Burkitt淋巴瘤几乎所有的病例均有*MYC*基因重排。而这一变型无*MYC*重排并且有11q异常，过表达PAFAH1B2。该变型主要发生于儿童及年轻成年人，主要表现为结内病变，形态学及免疫表型与经典Burkitt淋巴瘤类似。

6. 血管免疫母细胞性T细胞淋巴瘤（angioimmunoblastic T cell lymphoma，AITL） 是一种侵袭性T细胞淋巴瘤，占NHL的2%。好发于老年人，临床表现为发热，淋巴结肿大，Coombs试验阳性，伴多株高免疫球蛋白血症。预后较差，传统化疗和大剂量化疗加HSCT等治疗方法对于AITL预后改善的价值有限。

7. 间变性大细胞淋巴瘤（anaplastic large cell lymphoma，ALCL） 属于侵袭性NHL，占NHL的2%～7%。好发于儿童。瘤细胞形态大小不一，可类似R-S细胞，有时可与HL混淆。细胞呈$CD30^+$，常有t(2;5)染色体异常，ALK基因阳性。免疫表型可为T细胞型，临床发展迅速。

8. 外周T细胞淋巴瘤（非特指型）（peripheral T-cell lymphoma，PTCL） 是指起源于成熟的（胸腺后）T细胞和NK细胞的一组异质性较大的恶性肿瘤。在中国，PTCL发病例数占NHL的25%～30%，显著高于欧美国家的10%～15%。呈侵袭性，预后不良。

9. 蕈样肉芽肿/Sézary综合征（mycosis fungoides/Sézary syndrome，MF/SS） 常见为蕈样肉芽肿，侵及末梢血液者称为Sézary综合征。临床属惰性淋巴瘤类型。增生的细胞为成熟的辅助性T细胞，呈$CD3^+$、$CD4^+$、$CD8^-$。

【临床表现】

无痛性进行性的淋巴结肿大或局部肿块是淋巴瘤共同的临床表现，NHL具有以下特点：①全身性。淋巴结和淋巴组织遍布全身且与单核-巨噬细胞系统、血液系统相互沟通，故淋巴瘤可发生在身体的任何部位。其中淋巴结、扁桃体、脾及骨髓是最易受到累及的部位。常伴全身症状。②多样性。组织器官不同，受压迫或浸润的范围和程度不同，引起的症状也不同。③随年龄增长而发病增多，男较女为多；除惰性淋巴瘤外，一般发展迅速。④NHL对各器官的压迫和浸润较HL多见，常以高热或各器官、系统症状为主要临床表现：咽淋巴环病变可有吞咽困难、鼻塞、鼻出血及颌下淋巴结肿大。胸部以肺门及纵隔受累最多，半数有肺部浸润或胸腔积液，可致咳嗽、胸闷、气促、肺不张及上腔静脉压迫综合征等。累及胃肠道的部位以回肠为多，其次为胃，临床表现有腹痛、腹泻和腹部包块，常因肠梗阻或大量出血施行手术而确诊。肝大、黄疸仅见于较晚期病例，原发于脾的NHL较少见。腹膜后淋巴结肿大可压迫输尿管，引起肾盂积水。肾损害主要为肾肿大、高血压、肾功能不全及肾病综合征。中枢神经系统病变累及脑膜、脊髓为主。硬膜外肿块可导致脊髓压迫症。骨骼损害以胸椎、腰椎最常见。表现为骨痛，腰椎或胸椎破坏，脊髓压迫症等。约20%的NHL病人在晚期累及骨髓，发展成淋巴瘤白血病。皮肤受累表现为肿块、皮下结节、浸润性斑块、溃疡等。

【实验室检查和特殊检查】

（一）血液和骨髓检查

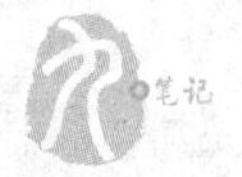

NHL白细胞数多正常，伴有淋巴细胞绝对或相对增多。部分病人的骨髓涂片中可找到淋巴瘤细

胞。晚期发生淋巴瘤细胞白血病时,可呈现白血病样血象和骨髓象。

(二)化验检查

疾病活动期有血沉增速,血清 LDH 升高提示预后不良。如血清碱性磷酸酶活力或血钙增加,提示累及骨骼。B 细胞 NHL 可并发抗人球蛋白试验阳性或阴性的溶血性贫血,少数可出现单株 IgG 或 IgM,中枢神经系统累及时脑脊液中蛋白升高。

(三)影像学检查

诊断淋巴瘤不可缺少的影像学检查包括 B 超、CT、MRI 及 PET/CT。

1. 浅表淋巴结的检查 B 超检查和放射性核素显像,可以发现体检时触诊的遗漏。

2. 纵隔与肺的检查 胸部摄片可了解纵隔增宽、肺门增大、胸腔积液及肺部病灶等情况,胸部 CT 可确定纵隔与肺门淋巴结肿大。

3. 腹腔、盆腔淋巴结的检查 CT 是腹部检查的首选方法,CT 阴性而临床上怀疑淋巴结肿大时,可考虑做下肢淋巴造影。B 超检查的准确性不及 CT,重复性差,受肠气干扰较严重,但在无 CT 设备时仍不失为一种较好的检查方法。

4. 肝、脾的检查 CT、B 超、放射性核素显像及 MRI 只能查出单发或多发结节,对弥漫性浸润或粟粒样小病灶难以发现。一般认为有两种以上影像学诊断同时显示实质性占位病变时,才能确定肝、脾受累。

5. 正电子发射计算机体层显像 CT(PET/CT) 可以显示淋巴瘤病灶及部位。是一种根据生化影像来进行肿瘤定性定位的诊断方法。目前已把 PET/CT 作为评价淋巴瘤疗效的重要指标。

(四)病理学检查

选取较大的淋巴结,完整地取出,避免挤压,切开后在玻片上作淋巴结印片,然后置固定液中。淋巴结印片 Wright 染色后做细胞病理形态学检查,固定的淋巴结经切片和 HE 染色后做组织病理学检查。深部淋巴结可依靠 B 超或 CT 引导下穿刺活检,做细胞病理形态学检查。对切片进行免疫组化染色及 FISH 检测进一步确定淋巴瘤亚型。

免疫酶标和流式细胞仪测定淋巴瘤细胞的分化抗原,对 NHL 的细胞表型分析,可为淋巴瘤进一步分型诊断提供依据。细胞分裂中期的染色体显带检查对 NHL 某些类型的亚型诊断有帮助。

【诊断与鉴别诊断】

(一)诊断

进行性、无痛性淋巴结肿大者,应做淋巴结印片及病理切片或淋巴结穿刺物涂片检查。疑皮肤淋巴瘤时可做皮肤活检及印片。伴有血细胞数量异常、血清碱性磷酸酶增高或有骨骼病变时,可做骨髓活检和涂片寻找 R-S 细胞或 NHL 细胞,了解骨髓受累的情况。根据组织病理学检查结果,作出淋巴瘤的诊断和分类分型诊断。应采用单克隆抗体、细胞遗传学和分子生物学技术,按 WHO(2016)的淋巴组织肿瘤分型标准(表 6-10-2)分型。

(二)分期诊断

根据组织病理学作出淋巴瘤的诊断和分类分型诊断后,还需根据淋巴瘤的分布范围,按照 Ann Arbor(1971 年)提出的 HL 临床分期方案进行分期。

(三)鉴别诊断

1. 与其他淋巴结肿大疾病相区别 局部淋巴结肿大需排除淋巴结炎和恶性肿瘤转移。结核性淋巴结炎多局限于颈的两侧,可彼此融合,与周围组织粘连,晚期由于软化、溃破而形成窦道。

2. 以发热为主要表现的淋巴瘤 与结核病、败血症、结缔组织病、坏死性淋巴结炎和嗜血细胞性淋巴组织细胞增多症等鉴别。

3. 结外淋巴瘤 与相应器官的其他恶性肿瘤相鉴别。

4. R-S 细胞 对 HL 的病理组织学诊断有重要价值,但近年报道 R-S 细胞可见于传染性单核细胞增多症、结缔组织病及其他恶性肿瘤。因此在缺乏 HL 的其他组织学改变时,单独见到 R-S 细胞不能确诊 HL。

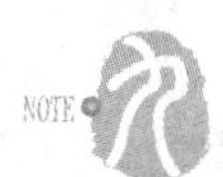

【治疗】

NHL 多中心发生的倾向使其临床分期的价值和扩大照射的治疗作用不如 HL,决定了其治疗策略应以化疗为主。

(一)以化疗为主的化、放疗结合的综合治疗

1. 惰性淋巴瘤 B 细胞惰性淋巴瘤包括小淋巴细胞淋巴瘤、淋巴浆细胞淋巴瘤、边缘区淋巴瘤和滤泡性淋巴瘤等。T 细胞惰性淋巴瘤指蕈样肉芽肿/Sézary 综合征。惰性淋巴瘤发展较慢,化、放疗有效,但不易缓解。Ⅰ期和Ⅱ期放疗或化疗后存活可达 10 年,部分病人有自发性肿瘤消退,故主张观察和等待的姑息治疗原则。如病情有所进展,可用苯丁酸氮芥或环磷酰胺口服单药治疗。

Ⅲ期和Ⅳ期病人化疗后虽会多次复发,但中位生存时间也可达 10 年,联合化疗可用 COP 方案或 CHOP 方案(表 6-10-3)。进展不能控制者可试用 FC(氟达拉滨、环磷酰胺)方案。

表 6-10-3 非霍奇金淋巴瘤的常用联合化疗方案

方案及药物		剂量和用法
CHOP	环磷酰胺	750mg/m^2,静脉滴注,第 1 天
2~3 周一疗程	多柔比星	50mg/m^2,静脉滴注,第 1 天
	长春新碱	1.4mg/m^2,静注,第 1 天(最大剂量每次 2mg)
	泼尼松	100mg/d,口服,第 1~5 天
R-CHOP	利妥昔单抗	375mg/m^2,静脉滴注,第 1 天
2 周或 3 周一疗程	环磷酰胺	750mg/m^2,静脉滴注,第 2 天
	多柔比星	50mg/m^2,静脉滴注,第 2 天
	长春新碱	1.4mg/m^2,静注,第 2 天(最大剂量每次 2mg)
	泼尼松	100mg/d,口服,第 2~6 天
EPOCH	依托泊苷	50mg/(m^2·d),持续静脉滴注,第 1~4 天
2~3 周一疗程	多柔比星	10mg/(m^2·d),持续静脉滴注,第 1~4 天
	长春新碱	0.4mg(m^2·d),持续静脉滴注,第 1~4 天
	泼尼松	60mg/m^2,bid 口服,第 1~5 天
	环磷酰胺	750mg/(m^2·d),静脉滴注,第 5 天
ESHAP	依托泊苷	40mg/(m^2·d),静脉滴注 2 小时,第 1~4 天
3 周一疗程	甲泼尼龙	500mg/(m^2·d),静脉滴注,第 1~4 天
用于复发淋巴瘤	顺铂	25mg(m^2·d),静脉滴注,第 1~4 天
	阿糖胞苷	2g/m^2,静脉滴注 3 小时,第 5 天

注:药物剂量仅供参考,需按具体情况酌情增减

2. 侵袭性淋巴瘤 B 细胞侵袭性淋巴瘤包括原始 B 淋巴细胞淋巴瘤、原始免疫细胞淋巴瘤、套细胞淋巴瘤、弥漫性大 B 细胞淋巴瘤和 Burkitt 淋巴瘤等。T 细胞侵袭性淋巴瘤包括原始 T 淋巴细胞淋巴瘤、血管免疫母细胞性 T 细胞淋巴瘤、间变性大细胞淋巴瘤和周围性 T 细胞淋巴瘤等。

侵袭性淋巴瘤不论分期均应以化疗为主,对化疗残留肿块、局部巨大肿块或中枢神经系统累及者,可行局部放疗扩大照射(25Gy)作为化疗的补充。

CHOP 方案(表 6-10-3)为侵袭性 NHL 的标准治疗方案。CHOP 方案每 2~3 周为 1 疗程,4 个疗程不能缓解,应改变化疗方案。完全缓解后巩固 2 个疗程,但化疗不应少于 6 个疗程。长期维持治疗并无益处。本方案的 5 年无病生存率(PFS)达 41%~80%。

R-CHOP 方案,即化疗前加用利妥昔单抗(375mg/m^2),可获得更好的疗效,是 DLBCL 治疗的经典方案。近 10 年随访结果表明,8×R-CHOP 使 DLBCL 病人的总生存时间延长达 4.9 年。

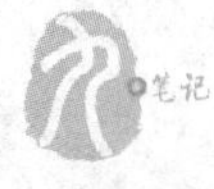

血管免疫母细胞性 T 细胞淋巴瘤及 Burkitt 淋巴瘤进展较快,如不积极治疗,几周或几个月内即会死亡,应采用强烈的化疗方案予以治疗。大剂量环磷酰胺组成的化疗方案对 Burkitt 淋巴瘤有治愈

作用，应考虑使用。新药组蛋白去乙酰化酶（HDAC）抑制剂，是一全新作用机制的综合靶向抗肿瘤药物，其首个适应证为复发及难治性外周T细胞淋巴瘤，病人临床获益率50%以上，生存期明显延长。HDAC抑制剂已成为肿瘤靶向治疗的研究新热点，已证实对肿瘤细胞迁移、侵袭、转移具有抑制作用和抗肿瘤血管生成作用。

3. 新药　免疫调节剂来那度胺联合化疗；西达本胺（chidamide）为HDAC抑制剂，治疗T细胞淋巴瘤；伊布替尼（ibrutinib）是BTK抑制剂，治疗MCL及CLL。

全身广泛播散的淋巴瘤有白血病倾向或已转化成白血病的病人，可试用治疗淋巴细胞白血病的化疗方案，如VDLP方案（见本篇第九章）。

难治复发者的挽救方案：可选择ICE（异环磷酰胺、卡铂、依托泊苷）、DHAP（地塞米松、卡铂、高剂量阿糖胞苷）、MINE（异环磷酰胺、米托蒽醌、依托泊苷）、HyperCVAD/MTX-Ara-C等方案进行挽救治疗。

（二）生物治疗

1. 单克隆抗体　NHL大部分为B细胞性，90%表达CD20。HL的淋巴细胞为主型也高密度表达CD20。凡CD20阳性的B细胞淋巴瘤，均可用CD20单抗（利妥昔单抗）治疗。每一周期化疗前应用可明显提高惰性或侵袭性B细胞淋巴瘤的完全缓解率及无病生存时间。B细胞淋巴瘤在HSCT前用利妥昔单抗做体内净化，可以提高移植治疗的疗效。

2. 干扰素　对蕈样肉芽肿等有部分缓解作用。

3. 抗Hp的药物　胃MALT淋巴瘤经抗Hp治疗后部分病人症状改善，淋巴瘤消失。

4. CAR-T（chimeric antigen receptor T-Cell）细胞免疫治疗　即嵌合抗原受体T细胞免疫疗法治疗复发性难治B细胞淋巴瘤取得疗效。

（三）HSCT

55岁以下、重要脏器功能正常、缓解期短、难治易复发的侵袭性淋巴瘤、4个CHOP方案能使淋巴结缩小超过3/4者，可行大剂量联合化疗后进行自体或allo-HSCT，以期最大限度地杀灭肿瘤细胞，取得较长期缓解和无病存活。

自体外周血干细胞移植用于淋巴瘤治疗时，移植物受淋巴瘤细胞污染的机会小，造血功能恢复快，并适用于骨髓受累或经过盆腔照射的病人。

（四）手术治疗

合并脾功能亢进者如有切脾指征，可行脾切除术以提高血象，为以后化疗创造有利条件。

【预后】

淋巴瘤的治疗已取得了很大进步，HL已成为化疗可治愈的肿瘤之一。

HL Ⅰ期与Ⅱ期5年生存率在90%以上，Ⅳ期为31.9%；有全身症状者较无全身症状者差；儿童及老年人的预后一般比中青年差；女性治疗的预后较男性好。

1993年ShiPP等提出了NHL的国际预后指数（international prognostic index，IPI），将预后分为低危、低中危、高中危、高危4类（表6-10-4）。年龄大于60岁、分期为Ⅲ期或Ⅳ期、结外病变1处以上、需要卧床或生活需要别人照顾、血清LDH升高是5个预后不良的IPI，可根据病例具有的IPI数来判断NHL的预后。

表6-10-4　非霍奇金淋巴瘤的预后

预后	IPI数	CR率	2年生存率	5年生存率
低危	0～1	87%	84%	73%
低中危	2	67%	66%	50%
高中危	3	55%	54%	43%
高危	4～5	44%	34%	26%

（胡　豫）

第十一章　多发性骨髓瘤

浆细胞病(plasma cell dyscrasia)系指克隆性浆细胞或产生免疫球蛋白的B淋巴细胞过度增殖所引起的一组疾病,血清或尿中出现过量的单克隆免疫球蛋白或其轻链或重链片段为其特征。

本组疾病包括:多发性骨髓瘤、意义未明的单克隆免疫球蛋白血症、浆细胞瘤(包括孤立性浆细胞瘤和髓外浆细胞瘤)、浆细胞白血病、华氏巨球蛋白血症、重链病、轻链沉积病、原发性系统性轻链型淀粉样变性、POEMS综合征。

本章主要介绍多发性骨髓瘤。

多发性骨髓瘤(multiple myeloma,MM)是浆细胞恶性增殖性疾病。其特征为骨髓中克隆性浆细胞异常增生,绝大部分病例存在单克隆免疫球蛋白或其片段(M蛋白)的分泌,导致相关器官或组织损伤。常见临床表现为骨痛、贫血、肾功能损害、血钙增高和感染等。随着我国老龄人口的逐年增加,其发病率也逐年升高,现已达到2/10万左右,低于西方国家(约5/10万)。此病多发于中、老年人,男性多于女性,目前仍无法治愈。

【病因和发病机制】

病因不明。遗传、电离辐射、化学物质、病毒感染、抗原刺激等可能与骨髓瘤的发病有关。尽管发病机制尚不清楚,但对MM分子机制的研究显示MM是一种由复杂的基因组改变和表观遗传学异常所驱动的恶性肿瘤。遗传学的不稳定性是其主要特征,表现为明显多变的染色体异常核型,同时骨髓瘤细胞与骨髓微环境的相互作用进一步促进了骨髓瘤细胞增殖和耐药的发生。

【临床表现】

1. **骨骼损害**　骨痛为主要症状,以腰骶部最多见,其次为胸部和下肢。活动或扭伤后剧痛者有病理性骨折的可能。MM骨病的发生主要是由于破骨细胞和成骨细胞活性失衡所致。

2. **贫血**　贫血为本病的另一常见表现。因贫血发生缓慢,贫血症状多不明显,多为轻、中度贫血。贫血的发生主要为红细胞生成减少所致,与骨髓瘤细胞浸润抑制造血、肾功能不全等有关。

3. **肾功能损害**　蛋白尿、血尿、管型尿和急、慢性肾衰竭。急性肾衰竭多因脱水、感染、静脉肾盂造影等引起。慢性肾衰竭的原因是多方面的:①游离轻链(本周蛋白)被近曲小管吸收后沉积在上皮细胞胞质内,使肾小管细胞变性,功能受损,如蛋白管型阻塞,则导致肾小管扩张;②高血钙引起肾小管和集合管损害;③尿酸过多,沉积在肾小管,导致尿酸性肾病;④肾脏淀粉样变性,高黏滞综合征和骨髓瘤细胞浸润等。

4. **高钙血症**　食欲缺乏、呕吐、乏力、意识模糊、多尿或便秘等,主要由广泛的溶骨性改变和肾功能不全所致。

5. **感染**　正常多克隆免疫球蛋白及中性粒细胞减少,免疫力下降,容易发生各种感染,如细菌性肺炎和尿路感染,甚至败血症。病毒感染以带状疱疹多见。

6. **高黏滞综合征**　头晕、眩晕、眼花、耳鸣、手指麻木、视力障碍、充血性心力衰竭、意识障碍甚至昏迷。血清中M蛋白增多,可使血液黏滞性过高,引起血流缓慢、组织淤血和缺氧。部分病人的M蛋白成分为冷球蛋白,可引起微循环障碍,出现雷诺现象。

7. **出血倾向**　鼻出血、牙龈出血和皮肤紫癜多见。出血的机制:①血小板减少,且M蛋白包裹在血小板表面,影响血小板的功能;②凝血障碍:M蛋白与纤维蛋白单体结合,影响纤维蛋白多聚化,M蛋白尚可直接影响凝血因子的活性;③血管壁因素:高免疫球蛋白血症和淀粉样变性损伤血管壁。

8. 淀粉样变性　少数病人可发生淀粉样变性，常见舌体、腮腺肿大，心肌肥厚、心脏扩大，腹泻或便秘，皮肤苔藓样变，外周神经病变及肝、肾功能损害等。心肌淀粉样变性严重时可猝死。

9. 神经系统损害　肌肉无力、肢体麻木和痛觉迟钝等。脊髓压迫是较为严重的神经受损表现。MM 的神经损害的病因包括骨髓瘤细胞浸润、肿块压迫、高钙血症、高黏滞综合征、淀粉样变性、单克隆轻链和(或)其片段的沉积等。

10. 髓外浸润　以肝、脾、淋巴结和肾脏多见，因骨髓瘤细胞的局部浸润和淀粉样变性所致。肝脾大一般为轻度。淋巴结肿大者较为少见。其他组织，如甲状腺、肾上腺、卵巢、睾丸、肺、皮肤、胸膜、心包、消化道和中枢神经系统也可受累。瘤细胞也可以侵犯口腔及呼吸道等软组织。MM 病人可以在诊断时即合并髓外浆细胞瘤，也可以在 MM 的治疗过程中，随着疾病的进展而出现。

【实验室和其他检查】

（一）血象

多为正常细胞正色素性贫血。血片中红细胞呈缗钱状排列。白细胞总数正常或减少。晚期可见大量浆细胞。血小板计数多数正常，有时可减少。

（二）骨髓

骨髓中浆细胞异常增生，并伴有质的改变。骨髓瘤细胞大小形态不一，成堆出现，核内可见核仁 1～4 个，并可见双核或多核浆细胞。

（三）血 M 蛋白鉴定

血清中出现 M 蛋白是本病的突出特点。血清蛋白电泳可见一染色浓而密集、单峰突起的 M 蛋白，正常免疫球蛋白减少。进行 M 蛋白免疫分型时常常做以下检测：①血清蛋白电泳；②免疫球蛋白定量；③血清总蛋白、白蛋白定量检测；④轻链定量，轻链 κ/λ 比值；⑤血清免疫固定电泳；⑥血清游离轻链定量及受累与非受累游离轻链的比值。

（四）尿液检查

尿常规可出现蛋白尿、血尿和管型尿。24 小时尿轻链、尿免疫固定电泳的检测。约半数病人尿中出现本周蛋白(Bence Jones protein)。本周蛋白即从病人的肾脏排出的轻链，或为 κ 链，或为 λ 链，分子量小，可在尿中大量排出。

（五）血液学检查

1. 血钙、磷、碱性磷酸酶测定　因骨质破坏，出现高钙血症。晚期肾功能不全时血磷可升高。本病主要为溶骨性改变，血清碱性磷酸酶正常或轻度增高。

2. 血清 β_2-微球蛋白　β_2-微球蛋白与全身骨髓瘤细胞总数有显著相关性。在肾功能不全时会使病人 β_2-微球蛋白增高得更加显著。

3. 血清总蛋白、白蛋白　约 95% 病人血清总蛋白超过正常，球蛋白增多，白蛋白减少与预后密切相关。

4. C 反应蛋白（CRP）和血清乳酸脱氢酶（LDH）　CRP 可反映疾病的严重程度。LDH 与肿瘤细胞活动有关，反映肿瘤负荷。

5. 肌酐（Cr）和尿素氮（BUN）　伴肾功能减退时可以升高。

（六）细胞遗传学

荧光原位杂交(FISH)可发现 90% 以上 MM 病人存在细胞遗传学异常。目前已明确一些与预后有关的染色体改变如 del(13)、亚二倍体、t(4;14)、del(17p)、t(14;16)、t(14;20)等提示预后差。

（七）影像学检查

骨病变 X 线表现：①典型为圆形、边缘清楚如凿孔样的多个大小不等的溶骨性损害，常见于颅骨、盆骨、脊柱、股骨、肱骨等处；②病理性骨折；③骨质疏松，多在脊柱、肋骨和盆骨。为避免急性肾衰竭，应禁止静脉肾盂造影。有骨痛但 X 线上未见异常的病人，可做 CT、MRI 或 PET/CT 检查。

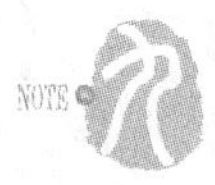

【诊断标准、分型、分期与鉴别诊断】

（一）诊断标准

1. 有症状骨髓瘤（活动性骨髓瘤）诊断标准（表6-11-1）　需满足第1条及第2条，加上第3条中任何1项。

表6-11-1　活动性（有症状）多发性骨髓瘤诊断标准

1. 骨髓单克隆浆细胞比例≥10%和（或）组织活检证明有浆细胞瘤
2. 血清和（或）尿出现单克隆M蛋白
3. 骨髓瘤引起的相关表现
（1）靶器官损害表现（CRAB）
1）[C]校正血清钙>2.75mmol/L[a]
2）[R]肾功能损害（肌酐清除率<40ml/min或肌酐>177μmol/L）
3）[A]贫血（血红蛋白低于正常下限20g/L或<100g/L）
4）[B]溶骨性破坏，通过影像学检查（X线片、CT或PET/CT）显示1处或多处溶骨性病变
（2）无靶器官损害表现，但出现以下1项或多项指标异常（SLiM）
1）[S]骨髓单克隆浆细胞比例≥60%
2）[Li]受累/非受累血清游离轻链比≥100
3）[M]MRI检查出现>1处5mm以上局灶性骨质破坏

注：[a]校正血清钙（mmol/L）=血清总钙（mmol/L）-0.025×血清白蛋白浓度（g/L）+1.0（mmol/L）

2. 无症状性骨髓瘤诊断标准（表6-11-2）　需满足第3条，加上第1条和（或）第2条。

表6-11-2　无症状骨髓瘤（冒烟型骨髓瘤）诊断标准

1. 血清单克隆M蛋白≥30g/L或24h尿轻链≥0.5g
2. 骨髓单克隆浆细胞比例10%～60%
3. 无相关器官及组织的损害（无SLiM、CRAB等终末器官损害表现，及淀粉样变性）

（二）分型

根据异常增殖的免疫球蛋白类型分为IgG、IgA、IgD、IgM、IgE型、轻链型、双克隆型及不分泌型。每一种又根据轻链类型分为κ型和λ型。

（三）分期

按照传统的Durie-Salmon（DS）分期体系（表6-11-3）和国际分期体系及修订的国际分期体系（R-ISS）（表6-11-4）进行分期。

表6-11-3　Durie-Salmon分期体系

分期	分期标准
Ⅰ期	满足以下所有条件： 1. 血红蛋白>100g/L； 2. 血清钙≤2.65mmol/L（11.5mg/dl）； 3. 骨骼X线片：骨骼结构正常或骨型孤立性浆细胞瘤； 4. 血清或尿骨髓瘤蛋白产生率低：1）IgG<50g/L；2）IgA<30g/L；3）本周蛋白<4g/24h；
Ⅱ期	不符合Ⅰ和Ⅲ期的所有病人；
Ⅲ期	满足以下1个或多个条件： 1. 血红蛋白<85g/L； 2. 血清钙>2.65mmol/L（11.5mg/dl）； 3. 骨骼检查中溶骨病变大于3处； 4. 血清或尿骨髓瘤蛋白产生率高：1）IgG>70g/L；2）IgA>50g/L；3）本周蛋白>12g/24h
亚型	
A亚型	肾功能正常，肌酐清除率>40ml/min或血清肌酐水平<177μmol/L（2.0mg/dl）
B亚型	肾功能不全，肌酐清除率≤40ml/min或血清肌酐水平≥177μmol/L（2.0mg/dl）

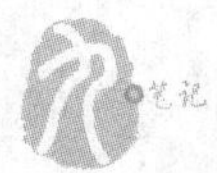

表 6-11-4　国际分期体系（ISS）及修订的国际分期体系（R-ISS）

分期	ISS 的标准	R-ISS 的标准
Ⅰ	血清 β_2-微球蛋白<3.5mg/L，白蛋白≥35g/L	ISS Ⅰ期和非细胞遗传学高危同时 LDH 水平正常
Ⅱ	介于Ⅰ期和Ⅲ期之间	介于 R-ISS Ⅰ期和Ⅲ期之间
Ⅲ	血清 β_2-微球蛋白≥5.5mg/L	ISS Ⅲ期同时细胞遗传学高危* 或者 LDH 水平高于正常

注：*细胞遗传学高危指间期荧光原位杂交检出 del(17p)，t(4;14)，t(14;16)

（四）鉴别诊断

MM 须与下列疾病鉴别。

1. 反应性浆细胞增多症　可由慢性炎症、伤寒、系统性红斑狼疮、肝硬化、转移癌等引起。浆细胞一般不超过 15% 且无形态异常，免疫表型为 $CD38^+$、$CD56^-$且不伴有 M 蛋白，IgH 基因重排阴性。

2. 意义未明的单克隆免疫球蛋白病（monoclonal gammopathy of undetermined significance，MGUS）　血清和（或）尿液中出现 M 蛋白，骨髓中单克隆浆细胞增多但未达到 MM 诊断标准，且无组织、器官损伤的证据。

3. 华氏巨球蛋白血症（WM）　血清和（或）尿液中出现单克隆 IgM，骨髓或其他组织中有淋巴样浆细胞浸润。FISH 常无 t(11;14) 等 IgH 易位，分子生物学检测常常有 MYD88 L265P 突变。

4. AL 型淀粉样变性　又称原发性系统性轻链型淀粉样变性，是单克隆轻链变性、沉积造成的组织和器官的损伤。活检组织刚果红染色阳性。

5. 引起骨痛和骨质破坏的疾病　如骨转移癌、老年性骨质疏松症、肾小管酸中毒及甲状旁腺功能亢进症等，因成骨过程活跃，常伴血清碱性磷酸酶升高。如查到原发病变或骨髓涂片找到成堆的癌细胞将有助于鉴别。

【治疗】

（一）治疗原则

1. 对有症状的 MM 应采用系统治疗，包括诱导、巩固治疗（含干细胞移植）及维持治疗。无症状骨髓瘤暂不推荐治疗。

2. 对适合自体移植的病人，诱导治疗中避免使用干细胞毒性药物，避免使用烷化剂以及亚硝脲类药物。

（二）治疗

有症状骨髓瘤的治疗：

1. 诱导治疗　病人的年龄（原则上≤65 岁）、体能及共存疾病状况决定其 HSCT 条件的适合性。移植候选病人诱导治疗不宜长于 4～6 个疗程，以免损伤造血干细胞并影响其动员采集。初始治疗可选下述方案：

- 硼替佐米/地塞米松（VD）
- 来那度胺/地塞米松（RD）
- 来那度胺/硼替佐米/地塞米松（VRD）
- 硼替佐米/多柔比星/地塞米松（PAD）
- 硼替佐米/环磷酰胺/地塞米松（VCD）
- 硼替佐米/沙利度胺/地塞米松（VTD）
- 沙利度胺/多柔比星/地塞米松（TAD）
- 沙利度胺/地塞米松（TD）
- 沙利度胺/环磷酰胺/地塞米松（TCD）
- 长春新碱/多柔比星/地塞米松（VAD）

不适合移植病人的初始诱导方案，除以上方案外尚可选用以下方案：

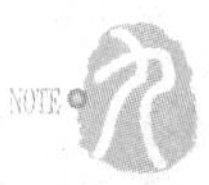

- 美法仑/泼尼松/硼替佐米(VMP)
- 美法仑/泼尼松/沙利度胺(MPT)
- 美法仑/泼尼松/来那度胺(MPR)
- 来那度胺/低剂量地塞米松(Rd)
- 美法仑/泼尼松(MP)

2. 自体造血干细胞移植(auto-HSCT) 肾功能不全及老年并非移植禁忌证。相比于晚期移植,早期移植者无事件生存期更长。

3. 巩固治疗 为进一步提高疗效及反应深度,以强化疾病控制,对于诱导治疗或auto-HSCT后获最大疗效的病人,可采用原诱导方案短期巩固治疗2~4个疗程。

4. 维持治疗 可选用硼替佐米、来那度胺、沙利度胺单药或联合糖皮质激素。

5. 异基因造血干细胞移植 年轻、高危、复发难治病人可考虑allo-HSCT。

6. 支持治疗

(1)骨病的治疗:口服或静脉使用二膦酸盐,包括氯屈膦酸、帕米膦酸二钠和唑来膦酸。二膦酸盐适用于所有有症状的MM病人。有长骨病理性骨折、脊柱骨折压迫脊髓或脊柱不稳者可行外科手术治疗。低剂量放疗(10~30Gy)可以作为姑息治疗,用于不能控制的疼痛、即将发生的病理性骨折或即将发生的脊髓压迫。

(2)高钙血症:水化、碱化、利尿,如病人尿量正常,则日补液2000~3000ml,保持尿量>1500ml/d。使用二膦酸盐、糖皮质激素和(或)降钙素。

(3)肾功能不全:水化、利尿,以避免肾功能不全;减少尿酸形成和促进尿酸排泄;有肾衰竭者,应积极透析;避免使用非甾体抗炎药和静脉造影剂;长期使用二膦酸盐需监测肾功能。

(4)贫血:可考虑使用EPO治疗。

(5)感染:如反复发生感染或出现威胁生命的感染,可考虑静脉使用免疫球蛋白;若使用大剂量地塞米松方案,应预防卡氏肺孢子虫病和真菌感染。

(6)凝血/血栓:对接受以沙利度胺或来那度胺为基础的方案的病人,建议预防性抗凝治疗。

(7)高黏滞血症:有症状者可行血浆置换。

【预后】

MM自然病程具有高度异质性,生存期差别较大,中位生存期3~4年,有些病人可存活10年以上。影响预后的因素有:年龄、CRP水平、血清LDH水平、骨髓浆细胞浸润程度、肾功能、ISS及R-ISS分期及细胞遗传学异常等。

(胡 豫)

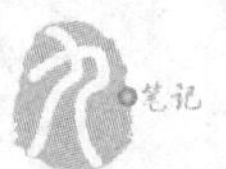

第十二章　骨髓增殖性肿瘤

骨髓增殖性肿瘤(myeloproliferative neoplasms,MPNs)指分化相对成熟的一系或多系骨髓细胞克隆性增殖所致的一组髓系肿瘤性疾病。临床有一种或多种血细胞增生,伴肝、脾或淋巴结肿大。典型MPNs可分为慢性髓系白血病(CML)、真性红细胞增多症(polycythemia vera,PV)、原发性血小板增多症(essential thrombocythemia,ET)、原发性骨髓纤维化(primary myelofibrosis,PMF),随病程进展部分可转化为其他疾病或各亚型之间相互转化。

本章着重介绍真性红细胞增多症(PV)、原发性血小板增多症(ET)、原发性骨髓纤维化(PMF),它们又称为Ph染色体阴性的慢性骨髓增殖性肿瘤(MPNs)。

第一节　真性红细胞增多症

真性红细胞增多症(PV)简称真红,是一种以获得性克隆性红细胞异常增多为主的慢性MPNs。其外周血血细胞比容增加,血液黏稠度增高,常伴有白细胞和血小板增高、脾大,病程中可出现血栓和出血等并发症。

【发病机制】

为获得性克隆性造血干细胞疾病,90%～95%病人都可发现*JAK2 V617F*基因突变。

【临床表现】

中老年人发病居多,男性稍多于女性。起病缓慢,病变若干年后才出现症状,或偶然查血时发现。血液黏滞度增高可致血流缓慢和组织缺氧,可出现以下临床症状:

1. 神经系统表现　表现为头痛、眩晕、多汗、疲乏、健忘、耳鸣、眼花、视力障碍、肢端麻木与刺痛等症状,多因血液黏滞度增高所致。

2. 多血质表现　皮肤和黏膜红紫,尤以面颊、唇、舌、耳、鼻尖、颈部和四肢末端(指、趾及大小鱼际)为甚,眼结膜显著充血。

3. 血栓形成、栓塞和出血　伴血小板增多时,可有血栓形成和梗死,常见于脑、周围血管、冠状动脉、门静脉、肠系膜等。出血仅见于少数病人,与血管内膜损伤、血小板功能异常等因素有关。

4. 消化系统　嗜碱性粒细胞增多,释放组胺刺激胃腺壁细胞,可致消化性溃疡及相关症状。

5. 肝脾大　40%～50%病人有肝大、70%～90%有脾大,是本病的重要体征,脾大多为中、重度肿大,表面平坦,质硬,引起腹胀、食欲缺乏、便秘。若发生脾梗死,则引起脾区疼痛。

6. 其他　骨髓细胞过度增殖可导致高尿酸血症,少数病人出现继发性痛风、肾结石及肾功能损害;嗜碱性粒细胞增多可刺激皮肤有明显瘙痒症;因血容量增加,约半数病人合并高血压。

【实验室检查】

1. 血液检查　红细胞计数增高至(6～10)×10^{12}/L,Hb增高至(170～240)g/L,呈小细胞低色素性(由于缺铁),血细胞比容增高至0.6～0.8,用^{51}Cr标记法测红细胞容量(red cell mass,RCM)大于正常值,男>36ml/kg,女>32ml/kg。网织红细胞计数正常,当脾大伴髓外造血时,外周血可有少数幼红细胞。白细胞增多至(10～30)×10^{9}/L,常有核左移,中性粒细胞碱性磷酸酶积分增高。可有血小板增多,可达(300～1000)×10^{9}/L。血液黏滞性为正常的5～8倍。

2. 骨髓检查　各系造血细胞都显著增生,脂肪组织减少,粒红比例常下降,巨核细胞增生常较明显。铁染色显示贮存铁减少。

3. **血液生化检查** 多数病人血尿酸增加。可有高组胺血症和高组胺尿症。血清维生素 B_{12} 浓度及维生素 B_{12} 结合力增加,血清铁降低,EPO 减少。

4. **基因检测** 多数 PV 病人造血细胞存在 *JAK2 V617F* 基因突变。

5. **骨髓细胞体外培养** 利用骨髓细胞体外培养确认是否有内源性红细胞集落(endogenous erythroid colonies,EEC)形成。

【诊断与鉴别诊断】

(一) 诊断(2016 年 WHO 标准)

1. **主要诊断指标** ①Hb,男性>165g/L,女性>160g/L,或者血细胞比容男性>0.49,女性>0.48,或者 RCM 超过平均正常预测值的25%。②骨髓活检提示相对于年龄而言的全髓细胞高增生,包括显著的红系、粒系增生和多形性、大小不等的成熟巨核细胞增殖。③存在 *JAK2 V617F* 突变或者 *JAK2* 外显子 12 的突变。

2. **次要诊断指标** 血清 EPO 低于正常值。

主要标准②在以下情况不要求:如果主要标准③和次要标准同时满足,且血红蛋白男性>185g/L,女性>165g/L,或血细胞比容男性>0.55,女性>0.49。

符合 3 项主要标准,或前 2 项主要标准和次要标准则可诊断 PV。

(二) 鉴别诊断

1. **继发性红细胞增多症** ①慢性缺氧状态,如高原居住、肺气肿、发绀性先天性心脏病、肺源性心脏病、慢性风湿性心脏瓣膜病等;②大量吸烟使碳氧血红蛋白增高和异常血红蛋白病引起组织缺氧;③分泌 EPO 增多的情况,如肾囊肿、肾盂积水、肾动脉狭窄等或患肝癌、肺癌、小脑血管母细胞瘤、子宫平滑肌瘤等肿瘤时。

2. **相对性红细胞增多症** 见于脱水、烧伤和慢性肾上腺皮质功能减退而致的血液浓缩。

【治疗】

治疗目标是避免血栓形成,控制疾病相关症状,延缓疾病进展。

1. **静脉放血** 每隔 2~3 天放血 200~400ml,直至血细胞比容<0.45。应注意:①放血后红细胞及血小板可能会反跳性增高,需用药物;②反复放血可加重缺铁;③老年及有心血管病者,放血后有诱发血栓形成的可能。

2. **血栓形成的预防** 若无禁忌证存在,口服小剂量阿司匹林 50~100mg/d 长期预防治疗。

3. **降细胞治疗** 对年龄>40 岁者可考虑使用羟基脲 10~20mg/(kg·d),维持白细胞(3.5~5)×10^9/L;而对于年龄<40 岁或妊娠期应使用干扰素 300 万 U/m^2,每周 3 次,皮下注射。

4. ***JAK2* 抑制剂** 2014 年 12 月,美国 FDA 批准芦可替尼用于对羟基脲无应答或不耐受的病人。

【预后】

可生存 10~15 年或以上。出血、血栓形成和栓塞是主要死因,个别可演变为急性白血病。

第二节 原发性血小板增多症

原发性血小板增多症(ET)为造血干细胞克隆性疾病,外周血血小板计数明显增高而功能异常,骨髓中巨核细胞增殖旺盛,50%~70%病人有 *JAK2 V617F* 基因突变。也称为出血性血小板增多症。

【临床表现】

起病缓慢,病人早期可能无任何临床症状,仅在做血细胞计数时偶然发现。出血或血栓形成为主要临床表现,可有疲劳、乏力,脾大。

【实验室检查】

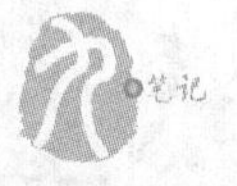

1. **血液检查** 血小板(1000~3000)×10^9/L,涂片中血小板聚集成堆,大小不一,偶见巨核细胞碎

片。聚集试验中血小板对胶原、ADP及花生四烯酸诱导的聚集反应下降，对肾上腺素的反应消失是本病的特征之一。白细胞增多，为(10～30)×10^9/L，中性粒细胞碱性磷酸酶活性增高。如半固体细胞培养有自发性巨核细胞集落形成单位(CFU-Meg)形成，则有利于本病的诊断。

2. 骨髓检查　各系明显增生，以巨核细胞和血小板增生为主，巨核细胞体积较大，多为成熟型。骨髓活检有时伴轻至中度纤维组织增多。

3. 基因检查　半数以上的ET病人存在*JAK2 V617F*突变。

4. 细胞遗传学检查　有助于排除其他的慢性髓系疾病，如Ph染色体阳性有助于诊断CML等。

【诊断与鉴别诊断】

（一）诊断

1. 主要标准　①血小板计数持续≥450×10^9/L；②骨髓活检示巨核细胞高度增生，胞体大、核过分叶的成熟巨核细胞数量增多，粒系、红系无显著增生或左移，且网状纤维轻度(1级)增多；③不能满足MDS、*BCR-ABL*$^+$CML、PV、原发性骨髓纤维化(PMF)及其他髓系肿瘤的诊断标准；④有*JAK2*、*CALR*或*MPL*基因突变。

2. 次要标准　有克隆性标志或无反应性血小板增多的证据。

符合4项主要标准或前3项主要标准和次要标准即可诊断ET。

（二）鉴别诊断

1. 继发性血小板增多症　见于慢性炎症性疾病、急性感染恢复期、肿瘤、大量出血后、缺铁性贫血、脾切除术后或使用肾上腺素后。

2. 其他MPNs（PV、CML、MF鉴别见各章节）

【治疗】

年龄<60岁，无心血管疾病史的低危无症状病人无需治疗；而年龄>60岁，和(或)有心血管疾病史的高危病人则需积极治疗。

1. 抗血小板，防治血栓并发症　小剂量阿司匹林50～100mg/d；ADP受体拮抗剂(噻氯匹啶与氯吡格雷)；阿那格雷。

2. 降低血小板计数　血小板>1000×10^9/L，骨髓抑制药首选羟基脲每日15mg/kg，可长期间歇用药。干扰素300万U/m^2，每周3次，皮下注射，可用于孕妇。血小板单采术(plateletpheresis)可迅速减少血小板量，常用于妊娠、手术前准备以及骨髓抑制药不能奏效时。

【预后】

进展缓慢，多年保持良性过程。有反复出血或血栓形成者，预后较差。少数病人可转化为其他类型的MPNs。

第三节　原发性骨髓纤维化

原发性骨髓纤维化(PMF)是一种造血干细胞克隆性增殖所致的MPNs，表现为不同程度的血细胞减少和(或)增多，外周血出现幼红、幼粒细胞、泪滴形红细胞，骨髓纤维化和髓外造血，常导致肝脾大。

【发病机制】

骨髓纤维化是骨髓造血干细胞异常克隆而引起的成纤维细胞反应性增生。增生的血细胞异常释放血小板衍化生长因子(PDGF)及转化生长因子(TGF-β)等，刺激骨髓内成纤维细胞分裂和增殖及胶原合成增多，并在骨髓基质中过度积聚，形成骨髓纤维化。肝、脾、淋巴结内的髓样化生是异常造血细胞累及髓外脏器的表现，不是骨髓纤维化的代偿作用。约50%的纤维化期PMF病人存在*JAK2 V617F*点突变。

【临床表现】

中位发病年龄为60岁，起病隐匿，偶然发现脾大而就诊。常见症状包括贫血和脾大压迫引起的

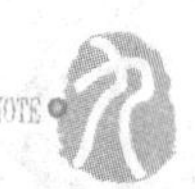

各种症状：乏力、食欲减退、左上腹疼痛。代谢增高所致的低热、盗汗、体重下降等。少数有骨骼疼痛和出血。严重贫血和出血为本病的晚期表现。少数病例可因高尿酸血症并发痛风及肾结石。

90%的病人存在不同程度的脾大，巨脾是本病的特征性表现，质硬、表面光滑、无触痛。肝大占50%~80%，因肝及门静脉血栓形成，可致门静脉高压症。

【实验室和其他检查】

1. 血液检查 正常细胞性贫血，外周血有少量幼红细胞。成熟红细胞形态大小不一，常发现泪滴形红细胞，有辅助诊断价值。白细胞数增多或正常，可见中幼及晚幼粒细胞，甚至出现少数原粒及早幼粒细胞，中性粒细胞碱性磷酸酶活性增高。晚期白细胞和血小板减少。血尿酸增高。

2. 骨髓检查 穿刺常呈干抽。疾病早期骨髓有核细胞增生，特别是粒系和巨核细胞，但后期显示增生低下。骨髓活检可见大量网状纤维组织，根据活检结果可将 PMF 分为 4 级（表 6-12-1）。

表 6-12-1 骨髓纤维化分级

分级	所见特征
MF-0	无交叉分散的线型网硬蛋白，与正常骨髓一致
MF-1	许多交叉松散的网硬蛋白网，尤其在血管周围区域
MF-2	广泛交叉的弥漫而密集的网硬蛋白增多，偶见常由胶原构成的灶性厚纤维束和（或）局灶性骨硬化
MF-3	广泛交叉的弥漫而密集的网硬蛋白增多，以及由胶原构成粗糙的厚纤维束，通常伴有骨硬化

3. 细胞遗传学及分子生物学检查 无 Ph 染色体。半数以上 PMF 有 *JAK2 V617F* 突变。

4. 脾穿刺检查 表现类似骨髓穿刺涂片，提示髓外造血，巨核细胞增多最为明显且纤维组织增生。

5. 肝穿刺检查 有髓外造血，肝窦中有巨核细胞及幼稚细胞增生。

6. X 线检查 部分病人 X 线检查平片早期可见骨小梁模糊或磨玻璃样改变，中期呈现骨硬化现象，晚期在骨密度增高的基础上出现颗粒状透亮区。磁共振成像对 PMF 的早期诊断敏感度很高，有多个斑点、斑片状低信号灶。

【诊断与鉴别诊断】

（一）诊断（2016 WHO 诊断标准）

WHO 2016 分型将 PMF 分为纤维化前期（pre-PMF）和纤维化期（overt-PMF），对应诊断标准如下。

pre-PMF 确诊需要满足以下 3 项主要标准及至少 1 项次要标准。

1. 主要标准 ①骨髓活检有巨核细胞增生和异型巨核细胞，常常伴有网状纤维或胶原纤维化，或无显著的网状纤维增多（≤MF-1），巨核细胞改变必须伴有以粒细胞增生且常有红系造血减低为特征的骨髓增生程度增高；②不能满足 PV、CML（*BCR-ABL* 融合基因阳性）、MDS 或其他髓系肿瘤的诊断标准；③有 *JAK2 V617F*、*CALR*、*MPL* 基因突变，若无上述突变，则存在其他克隆性增殖标志（如 *ASXL1*，*EZH2*，*TET2*，*IDH1/IDH2*，*SRSF*，*SF3B1*），或不满足反应性骨髓网状纤维增生的最低标准。

2. 次要标准（以下检查需要连续检测两次） ①贫血非其他疾病并发；②白细胞计数$>11\times10^9/L$；③可触及的脾大；④血清 LDH 水平增高。

Overt-PMF 确诊需要满足以下 3 项主要标准及至少 1 项次要标准。

1. 主要标准 ①有巨核细胞增生和异型巨核细胞，伴有网状纤维和（或）胶原纤维化（MF-2 或-3）；②和③同 pre-PMF。

2. 次要标准（以下检查需要连续检测两次） ①~④同 pre-PMF；⑤骨髓病性贫血。

（二）鉴别诊断

本病必须与各种原因引起的脾大相鉴别。此外，血液系统肿瘤如 CML、淋巴瘤、骨髓瘤等以及恶性肿瘤骨髓转移，均有可能引起继发性骨髓纤维组织局部增生，也应与本病鉴别。

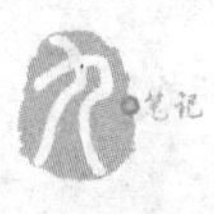

【治疗】

对于无临床症状、病情稳定、可持续数年的病人不需要特殊治疗。

1. 支持治疗　贫血和低血小板需要输红细胞和血小板，长期红细胞输注应注意铁过载，配合铁螯合剂治疗。EPO 水平低者可用重组人 EPO。雄激素可加速幼红细胞的成熟与释放，但改善贫血效果不肯定。

2. 缩小脾脏和抑制髓外造血　白细胞和血小板明显增多、有显著脾大而骨髓造血障碍不很明显时可用沙利度胺、来那度胺、阿那格雷、羟基脲、美法仑等。部分病人可以改善症状，但不能改变自然病程。

干扰素 α 和 γ 对有血小板增多的骨髓纤维化疗效较好。

活性维生素 D_3 抑制巨核细胞增殖，并有诱导髓细胞向单核及巨噬细胞转化的作用。

3. 脾切除　指征：①脾大引起压迫和(或)脾梗死疼痛难以忍受；②无法控制的溶血、脾相关性血小板减少；③门静脉高压并发食管静脉曲张破裂出血。但是，脾切除后可使肝迅速增大，应慎重考虑。

4. *JAK*2 抑制剂　芦可替尼是 *JAK*2 抑制剂，用于治疗中度或高风险的骨髓纤维化，包括 PMF、PV 或 ET 继发的骨髓纤维化，已在国内上市。

5. HSCT　是目前唯一有可能根治本病的方法，但年龄过高和相关并发症失败率高，近年采用减低剂量预处理(RIC)方案提高了成功率。

【预后】

确定诊断后中位生存期为 5 年。近 20% 的病人最后演变为急性白血病。死因多为严重贫血、心力衰竭、出血或反复感染。

(胡　豫)

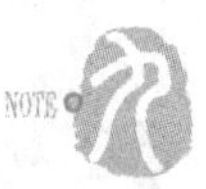

第十三章　脾功能亢进

脾功能亢进(hypersplenism)简称脾亢,是一种临床综合征,其共同表现为脾大,一系或多系血细胞减少而骨髓造血细胞相应增生;脾切除后血象可基本恢复,症状缓解。根据病因明确与否,脾亢分为原发性和继发性。

【病因】

原发性脾亢病因未明,较为少见。继发性脾亢常见病因有如下几类:

1. **感染性疾病**　传染性单核细胞增多症、亚急性感染性心内膜炎、病毒性肝炎、粟粒型肺结核、布鲁氏菌病、血吸虫病、黑热病及疟疾等。

2. **免疫性疾病**　Felty 综合征、系统性红斑狼疮等。

3. **充血性疾病**　充血性心力衰竭、缩窄性心包炎、Budd-Chiari 综合征、肝硬化、门静脉或脾静脉血栓形成等。

4. **血液系统疾病**　①溶血性贫血:遗传性球形红细胞增多症、自身免疫性溶血性贫血、珠蛋白生成障碍性贫血及镰状细胞贫血等。②恶性血液病:各类急慢性白血病、淋巴瘤、淀粉样变性等。③骨髓增殖性肿瘤:真性红细胞增多症、原发性骨髓纤维化。

5. **脾脏疾病**　脾囊肿、脾血管瘤等。

6. **脂质贮积病**　戈谢病、尼曼-匹克病和糖原沉积症。

7. **其他**　恶性肿瘤转移、药物因素、髓外造血等。

【发病机制】

脾功能亢进引起血细胞减少的机制尚未明确,可能与以下因素有关:

1. **过分吞噬**　脾有滤血功能。脾是单核-巨噬细胞系统的组成部分,血液缓慢流经红髓中巨噬细胞构成的网状过滤床,然后再通过静脉窦内皮间的小裂孔(2～5μm)回到循环中,在此过程中,血液中的细菌、异物或表面覆盖了抗体及补体的细胞,被巨噬细胞识别并吞噬。另一方面,血流中衰老、受损、变形能力差的细胞因不能通过裂孔被阻留下来,亦被巨噬细胞识别吞噬。各种原因引起脾大时,经过红髓的血流比例增加,流动更为缓慢,脾的滤血功能亢进,正常或异常的血细胞在脾中阻留或破坏增加,使循环血细胞减少,并可引起骨髓造血代偿性加强。

2. **过分阻留**　正常人脾内无储存红细胞的功能,仅有约 1/3 的血小板及少量白细胞(主要为淋巴细胞)被阻留于脾。当脾显著增大时,阻留作用明显加强,50%～90% 的血小板、30% 的红细胞以及更多的淋巴细胞被阻留于脾,致外周血细胞减少。

3. **血流动力学异常**　脾大常伴随血浆容量增加,脾血流量增加,使脾静脉超负荷,从而引起门静脉压增高。后者又可使脾进一步肿大,脾血流量增加,形成恶性循环。

4. **免疫异常**　正常时脾参与抗原加工与抗体形成,脾大时单核-巨噬细胞会过度合成各种自身抗体,例如抗红细胞抗体、抗血小板抗体等。

临床上脾大和全血细胞减少可能是上述发病机制各环节共同作用的结果。

【临床表现】

1. **脾大**　几乎所有病人查体时都发现不同程度脾大,但也确有少数病人脾未能扪及,需进一步经各种影像学检查方法才能确定。轻至中度的脾大常无症状,明显增大时可产生腹部症状,如饱胀感、牵拉感及因胃肠受压而出现的消化系统症状。如有左季肋部与呼吸相关的疼痛及摩擦感,常提示脾梗死。

2. **血细胞减少** 红系、粒系、巨核三系均可累及，相应出现贫血、感染、出血等临床表现。临床症状严重程度与血细胞减少程度有关。

3. **原发病的表现**

【实验室和影像学检查】

1. **血象** 血细胞可一系、两系乃至三系同时减少，但细胞形态正常。早期以白细胞和（或）血小板减少为主，晚期常发生全血细胞减少。

2. **骨髓象** 增生活跃或明显活跃，外周血中减少的血细胞系列在骨髓常呈显著的增生。部分病人可出现血细胞成熟障碍，这与外周血细胞大量破坏，相应系列细胞过度释放有关。

3. **影像学检查** 超声、CT、MRI 及 PET-CT 均可明确脾脏大小，同时还可提供脾脏结构的信息，有助于脾囊肿、肿瘤和梗死的鉴别。此外，可根据门静脉宽度作出门静脉高压的诊断。

【诊断】

1991 年国内制定诊断标准：①脾大：绝大多数病人根据体检即可确定，少数体检未扪及或仅于肋下刚扪及脾大者，还需经过超声和 CT 等确定。②外周血细胞减少：可一系减少或多系同时减少。③骨髓造血细胞增生：呈增生活跃或明显活跃，部分病人出现轻度成熟障碍。④脾切除后外周血象接近或恢复正常。⑤^{51}Cr 标记的红细胞或血小板注入人体内后行体表放射性测定，脾区体表放射性为肝区的 2～3 倍。诊断以前 4 条依据最重要。

【治疗】

原发性脾亢者可采用脾区放射治疗、脾部分栓塞术或脾切除。对于继发性脾亢者，应首先治疗原发病，若无效且原发病允许，可以考虑脾切除或脾部分栓塞术，以前者最常用。脾切除指征：①脾大造成明显压迫症状；②严重溶血性贫血；③显著血小板减少引起出血；④粒细胞极度减少并有反复感染史。

脾切除后常见并发症是血栓形成和栓塞、感染，因此需严格掌握手术适应证。

（高素君）

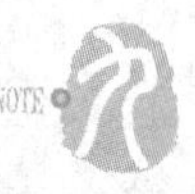

第十四章　出血性疾病概述

人体血管受到损伤时，血液可自血管外流或渗出。此时，机体将通过一系列生理性反应使出血停止，此即止血。止血过程有多种因素参与，并包含一系列复杂的生理、生化反应。因先天性或遗传性及获得性因素导致血管、血小板、凝血、抗凝及纤维蛋白溶解等止血机制的缺陷或异常而引起的以自发性或轻度损伤后过度出血为特征的疾病，称为出血性疾病。

【正常止血机制】

1. 血管因素　血管收缩是人体对出血最早的生理性反应。当血管受损时，局部血管发生收缩，导致管腔变窄、破损伤口缩小或闭合。血管收缩通过神经反射及多种介质调控完成。

血管内皮细胞受损后在止血过程中有下列作用：①表达并释放血管性血友病因子（vWF），导致血小板在损伤部位黏附和聚集；②表达并释放组织因子（TF），启动外源性凝血途径；③基底胶原暴露，激活因子Ⅻ（FⅫ），启动内源性凝血途径；④表达并释放血栓调节蛋白（TM），调节抗凝系统。

2. 血小板因素　血管受损时，血小板通过黏附、聚集及释放反应参与止血过程：①血小板膜糖蛋白Ⅰb（GPⅠb）作为受体，通过vWF的桥梁作用，使血小板黏附于受损内皮下的胶原纤维，形成血小板血栓，机械性修复受损血管；②血小板膜糖蛋白Ⅱb/Ⅲa复合物（GPⅡb/Ⅲa），通过纤维蛋白原互相连接而致血小板聚集；③聚集后的血小板活化，分泌或释放一系列活性物质，如血栓烷 A_2（TXA_2）、5-羟色胺（5-HT）等。

3. 凝血因素　上述血管内皮损伤，启动外源及内源性凝血途径，在磷脂等的参与下，经过一系列酶解反应形成纤维蛋白血栓。血栓填塞于血管损伤部位，使出血得以停止。同时，凝血过程中形成的凝血酶等还具有多种促进血液凝固及止血的重要作用。

止血机制及各相关因素的作用见图6-14-1。

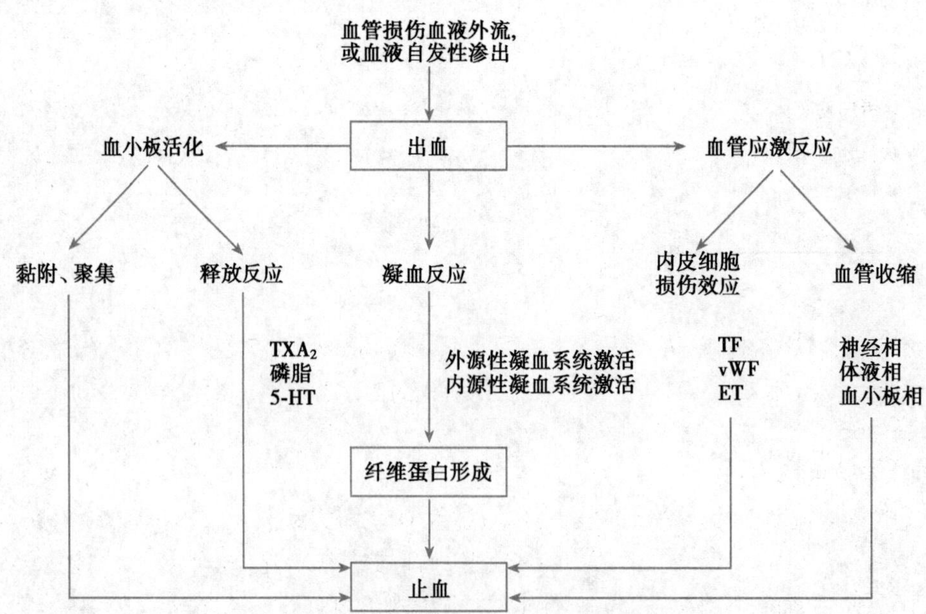

图6-14-1　止血机制及主要相关因素的作用

TXA_2：血栓素 A_2；5-HT：5-羟色胺；TF：组织因子；vWF：血管性血友病因子；ET：内皮素

【凝血机制】

血液凝固是无活性的凝血因子(酶原)被有序地、逐级放大地激活,转变为有蛋白降解活性的凝血因子的过程,即所谓的"瀑布学说"的一系列酶促反应。凝血的最终产物是血浆中的纤维蛋白原转变为纤维蛋白。

（一）凝血因子

目前已知直接参与人体凝血过程的凝血因子有14个,其命名、生成部位、主要生物学特征及正常血浆浓度等见表6-14-1。

表6-14-1　血浆凝血因子的名称及特性

凝血因子	同义名	合成部位	与维生素K的关系	血浆中浓度(mg/L)	被硫酸钡吸附	血清中	储存稳定性	半衰期(h)
Ⅰ	纤维蛋白原	肝、巨核细胞	−	2000~4000	−	无	稳定	72~120
Ⅱ	凝血酶原	肝	+	100~150	+	无	稳定	60~70
Ⅲ	组织因子,组织凝血活酶	组织、内皮细胞、单核细胞	−	0				
Ⅳ	钙离子			90~110			稳定	稳定
Ⅴ	易变因子(前加速素)	肝	−	5~10	−	无	不稳定	12
Ⅶ	稳定因子(前转变素)	肝	+	0.5	+	有	不稳定	3~6
Ⅷ	抗血友病球蛋白(AHG)	肝、脾、巨核细胞	−	0.1~0.2	−	无	不稳定(冷冻稳定)	8~12
Ⅸ	血浆凝血活酶成分(PTC),christmas因子	肝	+	4~5	+	有	稳定	18~24
Ⅹ	Stuart-Prowe因子	肝	+	8~10	+	有	尚稳定	30~40
Ⅺ	血浆凝血活酶前质(PTA)	肝	−	5	+	有	稳定	52
Ⅻ	接触因子,Hageman因子	肝	−	30	−	有	稳定	60
ⅩⅢ	纤维蛋白稳定因子	肝、巨核细胞	−	10~22	−	无	稳定	240
PK	激肽释放酶原(前激肽释放酶)	肝	−	50	−	有	稳定	35
HMWK	高分子量激肽原	肝	−	70	−	有	稳定	150

（二）凝血过程

经典凝血学说认为,凝血过程依其启动环节不同分为外源性(以血液与TF接触为起点,也称TF途径)和内源性(以FⅫ激活为起点)两种途径,在活化的因子Ⅹ(FⅩa)之后直至纤维蛋白形成是共同通路。

1. 凝血活酶生成

(1)外源性凝血途径:血管损伤时,内皮细胞表达TF并释入血流。TF与因子Ⅶ(FⅦ)或活化的因子Ⅶ(FⅦa)在钙离子(Ca^{2+})存在的条件下,形成TF/FⅦ或TF/FⅦa复合物,这两种复合物均可激活因子Ⅹ(FⅩ),后者的激活作用远远大于前者,并还有激活因子Ⅸ(FⅨ)的作用。

(2)内源性凝血途径:血管损伤时,内皮完整性破坏,内皮下胶原暴露,FⅫ与带负电荷的胶原接触而激活,转变为活化的因子Ⅻ(FⅫa)。FⅫa激活因子Ⅺ(FⅪ)。在Ca^{2+}存在的条件下,活化的因子

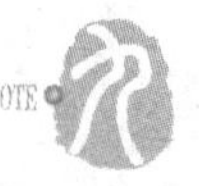

Ⅺ(FⅪa)激活FⅨ。活化的因子Ⅸ(FⅨa)、因子Ⅷ:C(FⅧ:C)及磷脂在Ca^{2+}的参与下形成复合物,激活FⅩ。

上述两种途径激活FⅩ后,凝血过程即进入共同途径。在Ca^{2+}存在的条件下,FⅩa、因子Ⅴ(FⅤ)与磷脂形成复合物,此即凝血活酶。

2. 凝血酶生成 血浆中无活性的凝血酶原在凝血活酶的作用下,转变为蛋白分解活性极强的凝血酶。凝血酶形成是凝血连锁反应中的关键,它除参与凝血反应外,还有如下多种作用:①反馈性加速凝血酶原向凝血酶的转变,此种作用远远强于凝血活酶;②诱导血小板的不可逆性聚集,加速其活化及释放反应;③激活FⅪ;④激活因子ⅩⅢ(FⅩⅢ),加速稳定性纤维蛋白形成;⑤激活纤溶酶原,增强纤维蛋白溶解(简称纤溶)活性。

3. 纤维蛋白生成 在凝血酶作用下,纤维蛋白原依次裂解,释出肽A、肽B,形成纤维蛋白单体,单体自动聚合,形成不稳定性纤维蛋白,再经活化的因子ⅩⅢ(FⅩⅢa)的作用,形成稳定性交联纤维蛋白。血液凝固过程见图6-14-2。

现代凝血学说认为,凝血过程分为两个阶段,首先是启动阶段,这是通过外源性凝血途径(TF途径)实现的,由此生成少量凝血酶。然后是放大阶段,即少量凝血酶发挥正反馈:激活血小板,磷酯酰丝氨酸由膜内移向膜外发挥磷脂作用;激活FⅤ;激活FⅧ;在磷脂与凝血酶原存在条件下激活FⅪ(FⅪ作为TF途径与内在途径连接点)。从而生成足量凝血酶,以完成正常的凝血过程。

【抗凝与纤维蛋白溶解机制】

除凝血系统外,人体还存在完善的抗凝及纤溶系统。体内凝血与抗凝、纤维蛋白形成与纤溶维持着动态平衡,以保持血流的通畅。

(一)抗凝系统的组成及作用

1. 抗凝血酶(AT) AT是人体内最重要的抗凝物质,约占血浆生理性抗凝活性的75%。AT生成于肝及血管内皮细胞,主要功能是灭活FⅩa及凝血酶,对其他丝氨酸蛋白酶如FⅨa、FⅪa、FⅫa等亦有一定灭活作用,其抗凝活性与肝素密切相关。

2. 蛋白C系统 蛋白C系统由蛋白C(PC)、蛋白S(PS)、血栓调节蛋白(TM)等组成。PC、PS为维生素K依赖性因子,在肝内合成。TM则主要存在于血管内皮细胞表面,是内皮细胞表面的凝血酶受体。凝血酶与TM以1:1形成复合物,裂解PC,形成活化的PC(APC),APC以PS为辅助因子,通过灭活FⅤ及FⅧ而发挥抗凝作用。

3. 组织因子途径抑制物(TFPI) 为一种对热稳定的糖蛋白。内皮细胞可能是其主要生成部位。TFPI的抗凝机制为:①直接对抗FⅩa;②在Ca^{2+}存在的条件下,有抗TF/FⅦa复合物的作用。

4. 肝素 为硫酸黏多糖类物质,主要由肺或肠黏膜肥大细胞合成,抗凝作用主要表现为抗FⅩa及凝血酶。作用与AT密切相关:肝素与AT结合,致AT构型变化,活性中心暴露,变构的AT与因子Ⅹa或凝血酶以1:1结合成复合物,致上述两种丝氨酸蛋白酶灭活。近年研究发现,低分子量肝素的抗FⅩa作用明显强于肝素钠。此外,肝素还有促进内皮细胞释放组织型纤溶酶原激活物(t-PA)、增强纤溶活性等作用。

(二)纤维蛋白溶解系统的组成与激活

1. 组成 纤溶系统主要由纤溶酶原及其激活剂、纤溶酶激活剂抑制物等组成。

(1)纤溶酶原(PLG):一种单链糖蛋白,主要在脾、嗜酸性粒细胞及肾等部位生成,血管内皮细胞也有纤溶酶原表达。

(2)组织型纤溶酶原激活物(t-PA):人体内主要的纤溶酶原激活剂,主要在内皮细胞合成。

(3)尿激酶型纤溶酶原激活物(u-PA):最先由尿中分离而得名,亦称尿激酶(UK)。主要存在形式为前尿激酶(pro-UK)和双链尿激酶型纤溶酶原激活物。

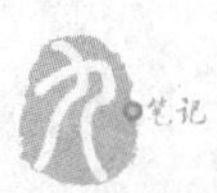

(4)纤溶酶相关抑制物:主要包括α_2-纤溶酶抑制剂(α_2-PI)、α_1-抗胰蛋白酶(α_1-AT)及α_2-抗纤

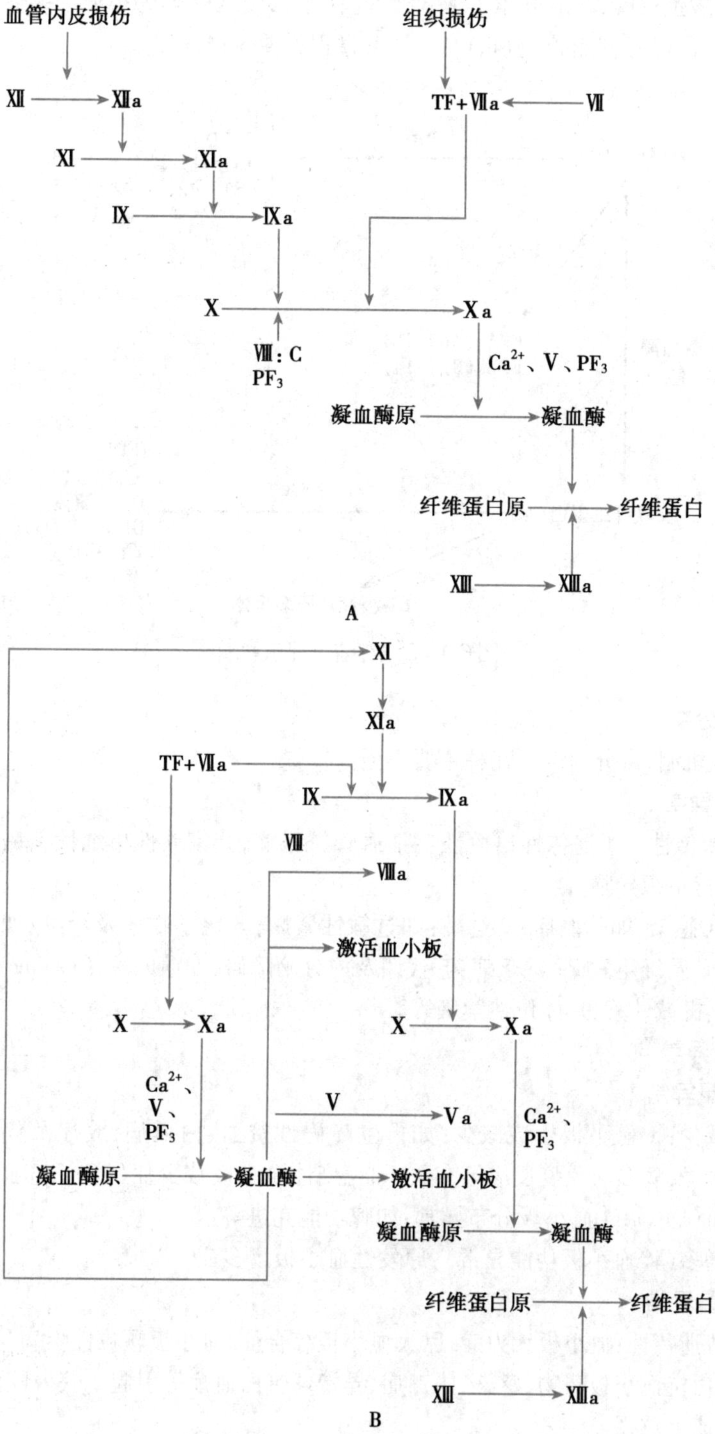

血管内皮损伤
组织损伤
Ⅻ → Ⅻa
TF+Ⅶa ← Ⅶ
Ⅺ → Ⅺa
Ⅸ → Ⅸa
X → Xa
Ⅷ：C
PF_3
Ca^{2+}、V、PF_3
凝血酶原 → 凝血酶
纤维蛋白原 → 纤维蛋白
ⅩⅢ → ⅩⅢa
A

Ⅺ
Ⅺa
TF+Ⅶa
Ⅸ → Ⅸa
Ⅷ
Ⅷa
激活血小板
X → Xa
X → Xa
Ca^{2+}、
V、
PF_3
V → Va
Ca^{2+}、
PF_3
凝血酶原 → 凝血酶 → 激活血小板
凝血酶原 → 凝血酶
纤维蛋白原 → 纤维蛋白
ⅩⅢ → ⅩⅢa
B

图 6-14-2　血液凝固过程模式图

A. 传统的瀑布式凝血反应模式图；B. 现代的瀑布式凝血反应模式图

溶酶（α_2-AP）等数种。有抑制 t-PA、纤溶酶等作用。

2. 纤溶系统激活

（1）内源性途径：这一激活途径与内源性凝血过程密切相关。当 FⅫ 被激活时，前激肽释放酶经 FⅫa 作用转化为激肽释放酶，后者使纤溶酶原转变为纤溶酶，致纤溶过程启动。

（2）外源性途径：血管内皮及组织受损伤时，t-PA 或 u-PA 释入血流，裂解纤溶酶原，使之转变为纤溶酶，导致纤溶系统激活。

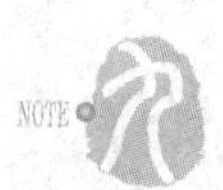

作为一种丝氨酸蛋白酶，纤溶酶作用于纤维蛋白(原)，使之降解为小分子多肽 A、B、C 及一系列碎片，称之为纤维蛋白(原)降解产物(FDP)。纤溶过程见图 6-14-3。

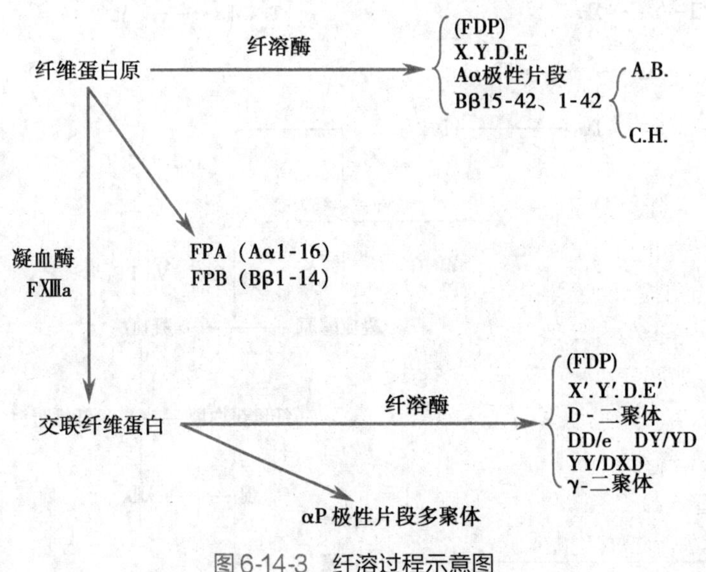

图 6-14-3　纤溶过程示意图

【出血性疾病分类】

按病因及发病机制，可分为以下几种主要类型。

(一) 血管壁异常

1. 先天性或遗传性　①遗传性出血性毛细血管扩张症；②家族性单纯性紫癜；③先天性结缔组织病(血管及其支持组织异常)。

2. 获得性　①感染：如败血症；②过敏：如过敏性紫癜；③化学物质及药物：如药物性紫癜；④营养不良：如维生素 C 及维生素 PP 缺乏症；⑤代谢及内分泌障碍：如糖尿病、Cushing 病；⑥其他：如结缔组织病、动脉硬化、机械性紫癜、体位性紫癜等。

(二) 血小板异常

1. 血小板数量异常

(1) 血小板减少：①血小板生成减少：如再生障碍性贫血、白血病、放疗及化疗后的骨髓抑制；②血小板破坏过多：发病多与免疫反应等有关，如免疫性血小板减少症(ITP)；③血小板消耗过度：如弥散性血管内凝血(DIC)；④血小板分布异常：如脾功能亢进等。

(2) 血小板增多(伴血小板功能异常)：原发性血小板增多症。

2. 血小板质量异常

(1) 先天性或遗传性：血小板无力症，巨大血小板综合征，血小板颗粒性疾病。

(2) 获得性：由抗血小板药物、感染、尿毒症、异常球蛋白血症等引起。获得性血小板质量异常较多见，但未引起临床上重视。

(三) 凝血异常

1. 先天性或遗传性

(1) 血友病 A、B 及遗传性 FⅪ缺乏症。

(2) 遗传性凝血酶原、FⅤ、FⅦ、FⅩ缺乏症、遗传性纤维蛋白原缺乏及减少症、遗传性 FⅩⅢ缺乏及减少症。

2. 获得性　①肝病性凝血障碍；②维生素 K 缺乏症；③抗因子Ⅷ、Ⅸ抗体形成；④尿毒症性凝血异常等。

(四) 抗凝及纤维蛋白溶解异常

主要为获得性疾病：①肝素使用过量；②香豆素类药物过量及敌鼠钠中毒；③免疫相关性抗凝物

增多；④蛇咬伤、水蛭咬伤；⑤溶栓药物过量。

（五）复合性止血机制异常

1. **先天性或遗传性**　血管性血友病（vWD）。

2. **获得性**　弥散性血管内凝血（DIC）。

【出血性疾病诊断】

病人的病史和临床表现常可提示出血的原因和诊断。

（一）病史

1. **出血特征**　包括出血发生的年龄、部位、持续时间、出血量、有否出生时脐带出血及迟发性出血、有否同一部位反复出血等。一般认为，皮肤、黏膜出血点、紫癜等多为血管、血小板异常所致，而深部血肿、关节出血等则提示可能与凝血障碍等有关。

2. **出血诱因**　是否为自发性，与手术、创伤及接触或使用药物的关系等。

3. **基础疾病**　如肝病、肾病、消化系统疾病、糖尿病、免疫性疾病及某些特殊感染等。

4. **家族史**　父系、母系及近亲家族有否类似疾病或出血病史。

5. **其他**　饮食、营养状况、职业及环境等。

（二）体格检查

1. **出血体征**　出血范围、部位，有无血肿等深部出血、伤口渗血，分布是否对称等。

2. **相关疾病体征**　贫血，肝、脾、淋巴结肿大，黄疸，蜘蛛痣，腹水，水肿等。关节畸形、皮肤异常扩张的毛细血管团等。

3. **一般体征**　如心率、呼吸、血压、末梢循环状况等。

病史及体检对出血性疾病的诊断意义见表6-14-2。

表6-14-2　常见出血性疾病的临床鉴别

项目	血管性疾病	血小板疾病	凝血障碍性疾病
性别	女性多见	女性多见	80%～90%发生于男性
阳性家族史	较少见	罕见	多见
出生后脐带出血	罕见	罕见	常见
皮肤紫癜	常见	多见	罕见
皮肤大块瘀斑	罕见	多见	可见
血肿	罕见	可见	常见
关节腔出血	罕见	罕见	多见
内脏出血	偶见	常见	常见
眼底出血	罕见	常见	少见
月经过多	少见	多见	少见
手术或外伤后渗血不止	少见	可见	多见

（三）实验室检查

出血性疾病的临床特点仅有相对的意义，大多数出血性疾病都需要经过实验室检查才能确定诊断。实验室检查应根据筛选、确诊及特殊试验的顺序进行。

1. **筛选试验**　出血过筛试验简单易行，可大体估计止血障碍的部位和机制。

（1）血管或血小板异常：出血时间（BT），血小板计数等。

（2）凝血异常：活化部分凝血活酶时间（APTT），凝血酶原时间（PT），凝血酶时间（TT），纤维蛋白原浓度（FBG）等。

2. **确诊试验**　出血过筛试验的敏感性与特异性较差，此外，某些出血性疾病的过筛试验结果正常，如因子ⅩⅢ缺乏、纤溶抑制物缺乏和某些血管性出血疾病等。出血过筛试验异常还可能由于基础疾病或因素所致，在严重的肝功能损伤、尿毒症、口服抗凝药时，也可发生血管、血小板及凝血异常。在

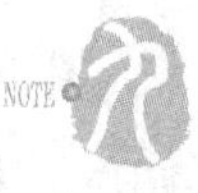

出血过筛试验异常且临床上怀疑有出血性疾病时，应进一步选择特殊的或更精确的实验检查以确定诊断。

（1）血管异常：血 vWF、内皮素-1（ET-1）及 TM 测定等。

（2）血小板异常：血小板数量、形态，血小板黏附、聚集功能，血小板表面 P-选择素（CD62）、直接血小板抗原（GPⅡb/Ⅲa 和Ⅰb/Ⅸ）单克隆抗体固相检测等。

（3）凝血异常

1）凝血第一阶段：测定 FⅫ、Ⅺ、Ⅹ、Ⅸ、Ⅷ、Ⅶ、Ⅴ及 TF 等抗原及活性。

2）凝血第二阶段：凝血酶原抗原及活性等。

3）凝血第三阶段：纤维蛋白原、异常纤维蛋白原、纤维蛋白单体、FⅩⅢ抗原及活性测定等。

4）抗凝异常：①AT 抗原及活性或凝血酶-抗凝血酶复合物（TAT）测定；②PC、PS 及 TM 测定；③FⅧ：C 抗体测定；④狼疮抗凝物或心磷脂类抗体测定。

5）纤溶异常：①鱼精蛋白副凝（3P）试验、FDP、D-二聚体测定；②纤溶酶原测定；③t-PA、纤溶酶原激活物抑制物（PAI）及纤溶酶-抗纤溶酶复合物（PIC）测定等。

一些常用的出、凝血试验在出血性疾病诊断中的意义见表 6-14-3。

表 6-14-3 常用的出、凝血试验在出血性疾病诊断中的意义

项目	血管性疾病	血小板疾病	凝血异常性疾病		
			凝固异常	纤溶亢进	抗凝物增多
BT	正常或异常	正常或异常	正常或异常	正常	正常
血小板计数	正常	正常或异常	正常	正常	正常
PT	正常	正常	正常或异常	正常或异常	正常或异常
APTT	正常	正常	正常或异常	正常或异常	正常或异常
TT	正常	正常	正常或异常	异常	异常
纤维蛋白原	正常	正常	正常或异常	异常	正常
FDP	正常	正常	正常	异常	正常

（四）诊断步骤

按照先常见病、后少见病及罕见病、先易后难、先普通后特殊的原则，逐层深入进行程序性诊断。①确定是否属出血性疾病范畴；②大致区分是血管、血小板异常，抑或为凝血障碍或其他疾病；③判断是数量异常或质量缺陷；④通过病史、家系调查及某些特殊检查，初步确定为先天性、遗传性或获得性；⑤如为先天或遗传性疾病，应进行基因及其他分子生物学检测，以确定其病因的准确性质及发病机制。

【出血性疾病的防治】

（一）病因防治

主要适用于获得性出血性疾病。

1. 防治基础疾病 如控制感染，积极治疗肝、胆疾病、肾病，抑制异常免疫反应等。

2. 避免接触、使用可加重出血的物质及药物 如血管性血友病、血小板功能缺陷症等，应避免使用阿司匹林、吲哚美辛（消炎痛）、噻氯匹定等抗血小板药物。凝血障碍所致如血友病等，应慎用抗凝药，如华法林、肝素等。

（二）止血治疗

1. 补充血小板和（或）相关凝血因子 在紧急情况下，输入新鲜血浆或新鲜冷冻血浆是一种可靠的补充或替代疗法，因其含有除 TF、Ca^{2+}以外的全部凝血因子。此外，如血小板悬液、纤维蛋白原、凝血酶原复合物、冷沉淀物、因子Ⅷ等，亦可根据病情予以补充。

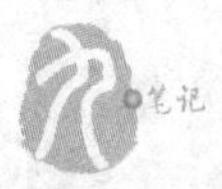

2. 止血药物 目前广泛应用于临床者有以下几类：

（1）收缩血管、增加毛细血管致密度、改善其通透性的药物：如卡巴克络、曲克芦丁、垂体后叶素、维生素 C 及糖皮质激素等。

（2）合成凝血相关成分所需的药物：如维生素 K 等。

（3）抗纤溶药物：如氨基己酸（EACA）、氨甲苯酸（PAMBA）等。

（4）促进止血因子释放的药物：如去氨加压素（1-脱氨-8-右旋精氨酸加压素，DDAVP）促进血管内皮细胞释放 vWF，从而改善血小板黏附、聚集功能，并有稳定血浆 FⅧ:C 和提高 FⅧ:C 水平的作用。

（5）重组活化因子Ⅶ（rFⅦa）：rFⅦa 是一种新的凝血制剂。rFⅦa 直接或者与组织因子组成复合物，促使 FX的活化与凝血酶的形成。

（6）局部止血药物：如凝血酶、巴曲酶及吸收性明胶海绵等。

3. 促血小板生成的药物 多种细胞因子调节各阶段巨核细胞的增殖、分化和血小板的生成，目前已用于临床的此类药物包括 TPO、白介素-11（IL-11）等。

4. 局部处理 局部加压包扎、固定及手术结扎局部血管等。

（三）其他治疗

1. 免疫治疗 对某些免疫因素相关的出血性疾病，如 ITP、有高滴度抗体的重型血友病 A 和血友病 B 等，可应用糖皮质激素、抗 CD20 单抗等免疫治疗。

2. 血浆置换 TTP 等，通过血浆置换去除抗体或相关致病因素。

3. 手术治疗 包括脾切除、血肿清除、关节成形及置换等。

4. 中医中药 传统医学称出血性疾病为“血证”，中药中有止血作用的药物在临床上也时有应用。

5. 基因治疗 基因治疗有望为遗传性出血性疾病病人带来新的希望。

（胡 豫）

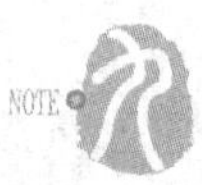

第十五章 紫癜性疾病

紫癜(purpura)性疾病约占出血性疾病总数的1/3,包括血管性紫癜(vascular purpura)和血小板性紫癜(thrombocytic purpura)。前者由血管壁结构或功能异常所致,如遗传性出血性毛细血管扩张症、过敏性紫癜、单纯性紫癜、老年性紫癜、感染性紫癜、坏血病等。血小板性紫癜由血小板疾病所致,如血小板减少,包括再生障碍性贫血、白血病、脾功能亢进、免疫性血小板减少症和血栓性血小板减少性紫癜等;血小板功能异常,包括血小板病、血小板无力症、原发性血小板增多症以及尿毒症、异常球蛋白血症、阿司匹林和双嘧达莫等引起的继发性血小板功能异常。临床上以皮肤、黏膜出血为主要表现。

第一节 过敏性紫癜

过敏性紫癜(allergic purpura)又称 Schönlein-Henoch 综合征,是一种常见的血管变态反应性疾病,因机体对某些致敏物质产生变态反应,导致毛细血管脆性及通透性增加,血液外渗,产生紫癜、黏膜及某些器官出血。可同时伴发血管神经性水肿、荨麻疹等其他过敏表现。

本病多见于青少年,男性发病率多于女性,春、秋季节发病较多。

【病因】

致病因素甚多,与本病发生密切相关的主要因素如下。

(一)感染

1. 细菌 主要为β-溶血性链球菌,以呼吸道感染最为常见。

2. 病毒 多见于发疹性病毒感染,如麻疹、水痘、风疹等。

3. 其他 寄生虫感染,以蛔虫感染多见。

(二)食物

主要是动物异体蛋白引起机体过敏所致,如鱼、虾、蟹、蛋、鸡肉、牛奶等。

(三)药物

1. 抗生素类 如青霉素及头孢菌素类抗生素等。

2. 解热镇痛药 如水杨酸类、保泰松、吲哚美辛及奎宁类等。

3. 其他药物 如磺胺类、阿托品、异烟肼及噻嗪类利尿药等。

4. 其他 如花粉、尘埃、疫苗接种、虫咬及寒冷刺激等。

【发病机制】

发病机制不明,与免疫异常有关,各种刺激因子如感染源、过敏原等激活具有遗传易感性病人的T细胞,使其功能紊乱,致B细胞多克隆活化,分泌大量IgA、IgE和TNF-α、IL-6等炎症因子,形成IgA免疫复合物,引发异常免疫应答,导致系统性血管炎,造成组织和脏器损伤。

病理改变主要为全身性小血管炎。皮肤小血管周围中性粒细胞、嗜酸性粒细胞浸润,间质水肿,血管壁纤维素样坏死;肠道黏膜可因微血管血栓出血坏死;肾小球毛细血管内皮增生,局部纤维化和血栓形成,免疫荧光检查可见IgA为主的免疫复合物沉积。

【临床表现】

多数病人发病前1~3周有全身不适、低热、乏力及上呼吸道感染等前驱症状,随之出现典型临床表现。

1. 单纯型过敏性紫癜（紫癜型）　最常见，主要表现为皮肤紫癜，局限于四肢，以下肢及臀部多见，躯干极少累及。紫癜常成批反复出现、对称分布，可同时伴发皮肤水肿、荨麻疹。紫癜大小不等，初呈深红色，按之不褪色，可融合成片，数日内渐变成紫色、黄褐色、浅黄色，经7～14天逐渐消退。

2. 腹型过敏性紫癜（Henoch purpura）　除皮肤紫癜外，因消化道黏膜及腹膜脏层毛细血管受累，病人出现腹痛、呕吐、腹泻及便血等症状。其中腹痛最为常见，常为阵发性绞痛，多位于脐周、下腹或全腹，可并发肠套叠、肠梗阻、肠穿孔及出血性小肠炎。腹部症状与紫癜多同时发生，偶可发生于紫癜之前。

3. 关节型过敏性紫癜（Schönlein purpura）　除皮肤紫癜外，因关节部位血管受累而出现关节肿胀、疼痛、压痛及功能障碍等表现。多发生于膝、踝、肘、腕等大关节，呈游走性、反复性发作，经数日而愈，不遗留关节畸形，多发生在紫癜之后。

4. 肾型过敏性紫癜　在皮肤紫癜的基础上，因肾小球毛细血管袢炎症反应而出现血尿、蛋白尿及管型尿，偶见水肿、高血压及肾衰竭等表现。肾损害多发生于紫癜出现后2～4周，亦可延迟出现。多数病人能完全恢复，少数病例因反复发作而演变为慢性肾炎和肾功能不全。

5. 混合型过敏性紫癜　皮肤紫癜合并上述两种以上临床表现。

6. 其他　少数病人还可因病变累及眼部、脑及脑膜血管而出现视神经萎缩、虹膜炎、视网膜出血及水肿，以及中枢神经系统相关症状、体征。

【实验室检查】

（一）血、尿、大便常规检查

1. 血常规检查　白细胞正常或增多，中性粒细胞和嗜酸性粒细胞可增高；血小板计数正常。

2. 尿、大便常规检查　肾型和混合型可有血尿、蛋白尿、管型尿；合并腹型者大便潜血可阳性。

（二）血小板功能及凝血相关检查

除出血时间(BT)可能延长外，其他均正常。

（三）血清学检查

肾型及合并肾型表现的混合型病人，可有程度不等的肾功能受损，如血尿素氮升高、内生肌酐清除率下降等。血清IgA、IgE多增高。

【诊断与鉴别诊断】

1. 诊断要点　①发病前1～3周常有低热、咽痛、全身乏力或上呼吸道感染史；②典型四肢皮肤紫癜，可伴腹痛、关节肿痛及血尿；③血小板计数、功能及凝血相关检查正常；④排除其他原因所致的血管炎及紫癜。

2. 鉴别诊断　本病需与下列疾病鉴别：①遗传性毛细血管扩张症；②单纯性紫癜；③原发免疫性血小板减少症；④风湿性关节炎；⑤肾小球肾炎；⑥系统性红斑狼疮；⑦外科急腹症等。

【防治】

（一）消除致病因素

防治感染，清除局部病灶(如扁桃体炎等)，驱除肠道寄生虫，避免可能致敏的食物及药物等。

（二）一般治疗

1. 一般处理　急性期卧床休息，消化道出血时禁食。

2. 抗组胺药　如盐酸异丙嗪、氯苯那敏(扑尔敏)、阿司咪唑(息斯敏)、氯雷他定(开瑞坦)、西咪替丁及静脉注射钙剂等。

3. 改善血管通透性的药物　如维生素C、曲克芦丁、卡巴克络等。

（三）糖皮质激素

主要用于关节肿痛、严重腹痛合并消化道出血及有急进性肾炎或肾病综合征等严重肾脏病变者。常用泼尼松1～2mg/(kg·d)，顿服或分次口服。重症者可用甲泼尼龙5～10mg/(kg·d)，或地塞米

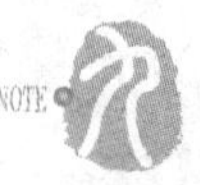

松 10～15mg/d，静脉滴注，症状减轻后改口服，疗程一般不超过 30 天，肾型者可酌情延长。

（四）对症治疗

腹痛较重者可予阿托品或山莨菪碱(654-2)口服或皮下注射；关节痛可酌情用止痛药；呕吐严重者可用止吐药；伴发呕血、血便者可用质子泵抑制剂如奥美拉唑等治疗。

（五）其他

如上述治疗效果不佳或近期内反复发作者，可酌情使用：①免疫抑制剂：如硫唑嘌呤、环孢素、环磷酰胺等；②抗凝疗法：适用于肾型病人，初以肝素钠 100～200U/(kg·d)静脉滴注或低分子量肝素皮下注射，4 周后改为华法林 4～15mg/d，2 周后改为维持量 2～5mg/d，疗程 2～3 个月；③中医中药：以凉血、解毒、活血化瘀为主，适用于慢性反复发作和肾型病人。

【病程及预后】

本病病程一般在 2 周左右，多数预后良好，少数肾型病人预后较差，可转为慢性肾炎或肾病综合征。

第二节 原发免疫性血小板减少症

原发免疫性血小板减少症(primary immune thrombocytopenia，ITP)既往也称为特发性血小板减少性紫癜，是一种复杂的多种机制共同参与的获得性自身免疫性疾病。该病的发生是由于病人对自身血小板抗原免疫失耐受，产生体液免疫和细胞免疫介导的血小板过度破坏与血小板生成受抑，导致血小板减少，伴或不伴皮肤黏膜出血。本节主要讲述成人 ITP。

ITP 的发病率为(5～10)/10 万人口，男女发病率相近，育龄期女性发病率高于男性，60 岁以上人群的发病率为 60 岁以下人群的 2 倍，且出血风险随年龄增长而增加。

【病因和发病机制】

病因迄今未明，发病机制如下：

1. 体液免疫和细胞免疫介导的血小板过度破坏 50%～70%的 ITP 病人血浆和血小板表面可检测到一种或多种抗血小板膜糖蛋白自身抗体。自身抗体致敏的血小板被单核-巨噬细胞系统吞噬破坏。另外，ITP 病人的细胞毒 T 细胞可直接破坏血小板。

2. 体液免疫和细胞免疫介导的巨核细胞数量和质量异常，血小板生成不足 自身抗体还可损伤巨核细胞或抑制巨核细胞释放血小板，造成 ITP 病人血小板生成不足；另外，$CD8^+$细胞毒 T 细胞可通过抑制巨核细胞凋亡，使血小板生成障碍。血小板生成不足是 ITP 发病的另一个重要机制。

【临床表现】

1. 症状 成人 ITP 一般起病隐袭，常表现为反复的皮肤黏膜出血如瘀点、紫癜、瘀斑及外伤后止血不易等，鼻出血、牙龈出血、月经过多亦很常见。严重内脏出血较少见。病人病情可因感染等而骤然加重，出现广泛、严重的皮肤黏膜及内脏出血。部分病人仅有血小板减少而没有出血症状。乏力是 ITP 的另一常见临床症状，部分病人有明显的乏力症状。出血过多或长期月经过多可出现失血性贫血。

2. 体征 查体可发现皮肤紫癜或瘀斑，以四肢远侧端多见，黏膜出血以鼻出血、牙龈出血或口腔黏膜血疱多见。本病一般无肝、脾、淋巴结肿大，不到 3%的病人因反复发作，脾脏可轻度肿大。

【实验室检查】

1. 血常规检查 血小板计数减少，血小板平均体积偏大。可有程度不等的正常细胞或小细胞低色素性贫血。

2. 出凝血及血小板功能检查 凝血功能正常，出血时间延长，血块收缩不良，束臂试验阳性。血小板功能一般正常。

3. 骨髓象检查 骨髓巨核细胞数正常或增加，巨核细胞发育成熟障碍，表现为体积变小，胞质内

颗粒减少,幼稚巨核细胞增加,产板型巨核细胞显著减少(<30%);红系、粒系及单核系正常。

4. **血清学检查**　血浆血小板生成素(thrombopoietin,TPO)水平正常或轻度升高。约70%的病人抗血小板自身抗体阳性,部分病人可检测到抗心磷脂抗体、抗核抗体。伴自身免疫性溶血性贫血病人(Evans综合征)Coombs试验可呈阳性,血清胆红素水平升高。

【诊断与鉴别诊断】

(一) 诊断要点

①至少2次检查血小板计数减少,血细胞形态无异常;②体检脾脏一般不增大;③骨髓检查巨核细胞数正常或增多,有成熟障碍;④排除其他继发性血小板减少症。

(二) 鉴别诊断

需排除假性血小板减少症及继发性血小板减少症,如再生障碍性贫血、脾功能亢进、MDS、白血病、系统性红斑狼疮、药物性免疫性血小板减少症等。

(三) 分型与分期

1. **新诊断的ITP**　指确诊后3个月以内的ITP病人。

2. **持续性ITP**　指确诊后3~12个月血小板持续减少的ITP病人。

3. **慢性ITP**　指血小板减少持续超过12个月的ITP病人。

4. **重症ITP**　指血小板<10×10^9/L,且就诊时存在需要治疗的出血症状或常规治疗中发生新的出血症状,需要采用其他升高血小板药物治疗或增加现有治疗的药物剂量。

5. **难治性ITP**　指满足以下3个条件的病人:①脾切除后无效或者复发;②仍需要治疗以降低出血的危险;③除外其他原因引起的血小板减少症,确诊为ITP。

【治疗】

ITP为自身免疫性疾病,目前尚无根治的方法,治疗的目的是使病人血小板计数提高到安全水平,降低病死率。

(一) 一般治疗

出血严重者应注意休息,血小板<20×10^9/L者,应严格卧床,避免外伤。止血药的应用及局部止血见本篇第十四章。

(二) 观察

如病人无明显的出血倾向,血小板计数高于30×10^9/L,无手术、创伤,且不从事增加病人出血危险的工作或活动,发生出血的风险较小,一般无需治疗,可观察和随访。

(三) 新诊断病人的一线治疗

1. **糖皮质激素**　一般为首选治疗,近期有效率约80%。

(1) 泼尼松:1.0mg/(kg·d),分次或顿服,血小板升至正常或接近正常后,1个月内尽快减至最小维持量(≤15mg/d),在减量过程中血小板计数不能维持者应考虑二线治疗。治疗4周仍无反应者,应迅速减量至停用。

(2) 大剂量地塞米松(HD-DXM):40mg/d×4天,口服用药,不需要进行减量和维持,无效者可在半个月后重复一次。治疗过程中要注意监测血压、血糖变化,预防感染,保护胃黏膜。

2. **静脉输注丙种球蛋白(IVIg)**　常规剂量0.4g/(kg·d)×5天或1.0g/(kg·d)×2天。主要用于:①ITP的紧急治疗;②不能耐受糖皮质激素治疗的病人;③脾切除术前准备;④妊娠或分娩前。其作用机制与封闭单核-巨噬细胞系统的Fc受体、抗体中和及免疫调节有关。IgA缺乏、糖尿病和肾功能不全者慎用。

(四) ITP的二线治疗

对于一线治疗无效或需要较大剂量糖皮质激素(>15mg/d)才能维持的病人,可选择二线治疗。

1. **药物治疗**

(1) 促血小板生成药物:主要用于糖皮质激素治疗无效或难治性ITP病人。常用药物包括:重组

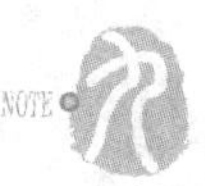

人血小板生成素(rhTPO)、非肽类TPO类似物——艾曲泊帕(eltrombopag)及TPO拟肽——罗米司亭(romiplostim)。起效较快,耐受性良好,副作用轻微,但停药后疗效一般不能维持,需要个体化维持治疗。另外要注意骨髓纤维化及血栓形成的风险。

(2)抗CD20单克隆抗体(rituximab,利妥昔单抗):为一种人鼠嵌合型抗体,可清除体内B淋巴细胞,减少抗血小板抗体的产生。常用剂量为375mg/m^2,每周1次,共4次,平均起效时间4~6周。

(3)其他二线药物:因缺乏足够的循证医学证据,需个体化选择用药,包括:

1)免疫抑制药物:①长春碱类:长春新碱1.4mg/m^2(最大剂量2mg)或长春地辛4mg,每周1次,共4次,缓慢静脉滴注;②环孢素:主要用于难治性ITP,常用剂量5mg/(kg·d),分次口服,维持量50~100mg/d,用药期间应监测肝、肾功能;③其他:如硫唑嘌呤、环磷酰胺、吗替麦考酚酯等。

2)达那唑:0.4~0.8g/d,分次口服,起效慢,需持续使用3~6个月,与肾上腺糖皮质激素联合可减少后者用量。

2. 脾切除　在脾切除前,必须对ITP的诊断进行重新评价。只有确诊为ITP,但常规糖皮质激素治疗4~6周无效,病程迁延6个月以上或糖皮质激素虽有效,但维持量>30mg/d或有糖皮质激素使用禁忌证者,可行脾切除治疗。近期有效率为70%左右。无效者对糖皮质激素的需要量亦可减少。

术前2周应给病人接种多价肺炎双球菌疫苗、流感嗜血杆菌和脑膜炎双球菌二联疫苗。术后每5年重复接种肺炎双球菌疫苗,每年接种流感疫苗。

(五)急症处理

适用于伴消化系统、泌尿生殖系统、中枢神经系统或其他部位的活动性出血或需要急诊手术的重症ITP病人(PLT<10×10^9/L)。

1. 血小板输注　成人按每次10~20U给予,根据病情可重复使用(200ml循环血中单采所得血小板为1U血小板)。

2. 静脉输注丙种球蛋白(IVIg)　剂量及用法同上。

3. 大剂量甲泼尼龙　1.0g/d,静脉滴注,3~5天为一疗程。

4. 促血小板生成药物　如rhTPO、艾曲泊帕及罗米司亭等。

5. 重组人活化因子Ⅶ(rhFⅦa)　应用于出血较重、以上治疗无效者。

病情危急者可联合应用以上治疗措施。

第三节　血栓性血小板减少性紫癜

血栓性血小板减少性紫癜(thrombotic thrombocytopenic purpura,TTP)是一种较少见的以微血管病性溶血,血小板减少性紫癜,神经系统异常,伴有不同程度的肾脏损害及发热典型五联征为主要临床表现的严重的弥散性微血管血栓-出血综合征。

【发病机制】

TTP的发生至少要有两个必需条件:①广泛的微血管内皮细胞损伤;②血管性血友病因子裂解酶(ADAMTS13)缺乏或活性降低。血管内皮损伤可在短期内释放大量vWF大分子多聚体(UL-vWF)。ADAMTS13活性降低或缺乏,可使这种超大分子量的vWF不被降解。聚集的UL-vWF促进血小板黏附与聚集,在微血管内形成血小板血栓,血小板消耗性减少,继发出血,微血管管腔狭窄,红细胞破坏,受累组织器官损伤或功能障碍,从而导致TTP的发生。

【病因与分类】

根据病因可分为遗传性TTP和获得性TTP。

1. 遗传性TTP　是由ADAMTS13基因突变或缺失,导致酶活性降低或缺乏所致,常在感染、应激或妊娠等诱发因素作用下发病。

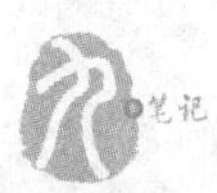

2. 获得性 TTP　根据诱发因素是否明确，又分为原发性（特发性）TTP 和继发性 TTP。原发性 TTP 病人存在抗 ADAMTS13 自身抗体，或存在抗 CD36 自身抗体，刺激内皮细胞释放过多 UL-vWF。继发性 TTP 可继发于感染、药物、自身免疫性疾病、肿瘤、骨髓移植和妊娠等多种疾病。

【临床表现】

任何年龄都可发病，多为 15～50 岁，女性多见。出血和神经精神症状为该病最常见的表现。以皮肤黏膜和视网膜出血为主，严重者可发生内脏及颅内出血。神经精神症状可表现为头痛、意识紊乱、淡漠、失语、惊厥、视力障碍、谵妄和偏瘫等，变化多端；微血管病性溶血表现为皮肤、巩膜黄染，尿色加深；肾脏表现有蛋白尿、血尿和不同程度的肾功能损害；发热见于半数病人。并非所有病人均具有五联征表现。

【实验室检查】

1. 血象检查　可见不同程度贫血，网织红细胞升高，破碎红细胞>2%；半数以上病人血小板计数在 $20\times10^9/L$ 以下。

2. 血生化检查　血清间接胆红素升高，血清结合珠蛋白下降，乳酸脱氢酶升高，血尿素氮及肌酐不同程度升高。

3. 出凝血检查　出血时间延长，APTT、PT 及纤维蛋白原检测多正常。vWF 多聚体分析可见 UL-vWF。

4. 血管性血友病因子裂解酶活性分析　遗传性 TTP 病人 ADAMTS13 活性低于 5%，部分获得性 TTP 病人的 ADAMTS13 活性显著降低且抑制物阳性。

【诊断与鉴别诊断】

1. 诊断要点　临床主要根据特征性的五联征表现作为诊断依据。血小板减少伴神经精神症状时应高度怀疑本病。血涂片镜检发现破碎红细胞、vWF 多聚体分析发现 UL-vWF、ADAMTS13 活性降低均有助于诊断。

2. 鉴别诊断　需与溶血尿毒症综合征（HUS）、弥散性血管内凝血（DIC）、HELLP 综合征、Evans 综合征、系统性红斑狼疮（SLE）、PNH 及子痫等疾病鉴别。

【治疗】

本病病情凶险，病死率高。对高度疑似和确诊病例，应尽快开始积极治疗。

1. 血浆置换和输注新鲜冷冻血浆　血浆置换为首选治疗，置换液应选用新鲜血浆或新鲜冷冻血浆（FFP）。

由于 TTP 病情凶险，诊断明确或高度怀疑本病时，应即刻开始治疗。遗传性 TTP 病人可输注 FFP。

2. 其他疗法　糖皮质激素、大剂量静脉免疫球蛋白、长春新碱、环孢素、环磷酰胺、抗 CD20 单抗等对获得性 TTP 可能有效。对高度疑似和确诊病例，输注血小板应十分谨慎，仅在出现危及生命的严重出血时才考虑使用。

（侯　明）

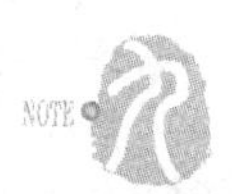

第十六章　凝血障碍性疾病

凝血障碍性疾病是凝血因子缺乏或功能异常所致的出血性疾病。凝血障碍性疾病大致可分为先天性或遗传性和获得性两类。前者与生俱来，多为单一性凝血因子缺乏，如血友病等；后者发病于出生后，常存在明显的基础疾病，多为复合性凝血因子减少，如维生素 K 依赖凝血因子缺乏症等。

第一节　血　友　病

血友病(hemophilia)是一组因遗传性凝血活酶生成障碍引起的出血性疾病，包括血友病 A 和血友病 B，其中以血友病 A 较为常见。血友病以阳性家族史、幼年发病、自发或轻度外伤后出血不止、血肿形成及关节出血为特征。血友病的社会人群发病率为(5～10)/10 万。我国血友病登记信息管理系统数据显示，国内血友病 A 病人占 80%～85%，血友病 B 病人占 15%～20%。

【病因与遗传规律】

1. **病因**　血友病 A 又称 FⅧ缺乏症，是临床上最常见的遗传性出血性疾病。FⅧ在循环中与 vWF 以复合物形式存在。前者被激活后参与 FⅩ的内源性激活；后者作为一种黏附分子参与血小板与受损血管内皮的黏附，并有稳定及保护 FⅧ的作用。

FⅧ基因位于 X 染色体长臂末端(Xq28)，当其因遗传或突变而出现缺陷时，人体不能合成足量的 FⅧ，导致内源性途径凝血障碍及出血倾向的发生。

血友病 B 又称遗传性 FⅨ缺乏症。FⅨ为一种单链糖蛋白，被 FⅪa 等激活后参与内源性 FⅩ的激活。FⅨ基因位于 X 染色体长臂末端(Xq26-q27)。遗传或突变使之缺陷时，不能合成足够量的 FⅨ，造成内源性途径凝血障碍及出血倾向。

2. **遗传规律**　血友病 A、B 均属 X 连锁隐性遗传性疾病。其遗传规律见图 6-16-1。

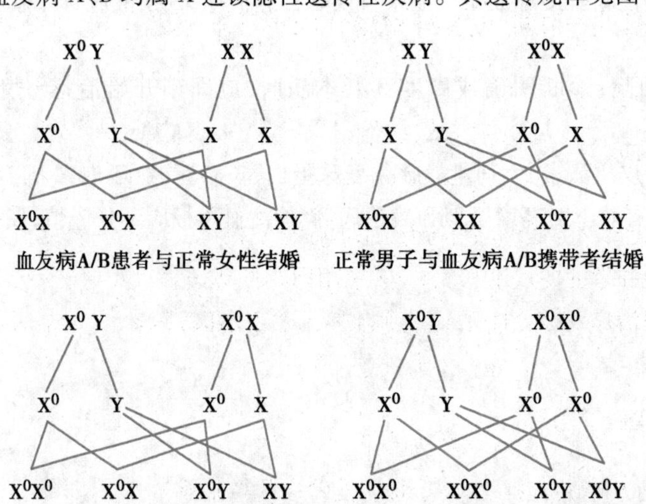

图 6-16-1　血友病 A、B 遗传规律

注：XY 正常男性；XX 正常女性；X^0Y 血友病 A/B 男性病人；X^0X 血友病 A/B 女性携带者；X^0X^0 血友病 A/B 女性病人

【临床表现】

1. 出血　出血的轻重与血友病类型及相关因子缺乏程度有关。血友病A出血较重，血友病B则较轻。按血浆FⅧ:C的活性，可将血友病A分为3型：①重型：FⅧ:C活性低于1%；②中型：FⅧ:C活性1%～5%；③轻型：FⅧ:C活性6%～30%。

血友病的出血多为自发性或轻度外伤、小手术后（如拔牙、扁桃体切除）出血不止，且具备下列特征：①与生俱来，伴随终身；②常表现为软组织或深部肌肉内血肿；③负重关节如膝、踝关节等反复出血甚为突出，最终可致关节肿胀、僵硬、畸形，可伴骨质疏松、关节骨化及相应肌肉萎缩（血友病关节）。

2. 血肿压迫症状及体征　血肿压迫周围神经可致局部疼痛、麻木及肌肉萎缩；压迫血管可致相应供血部位缺血性坏死或淤血、水肿；口腔底部、咽后壁、喉及颈部出血可致呼吸困难甚至窒息；压迫输尿管致排尿障碍；腹膜后出血可引起麻痹性肠梗阻。

【实验室检查】

1. 筛选试验　出血时间、凝血酶原时间、血小板计数及血小板聚集功能正常，APTT延长，但APTT不能鉴别血友病的类型。

2. 临床确诊试验　FⅧ活性测定辅以FⅧ:Ag测定和FⅨ活性测定辅以FⅨ:Ag测定可以确诊血友病A和血友病B，同时根据结果对血友病进行临床分型；同时应行vWF:Ag测定（血友病病人正常），可与血管性血友病鉴别。

3. 基因诊断试验　建议对病人进行基因检测，以便确定致病基因，为同一家族中的携带者检测和产前诊断提供依据。

【诊断与鉴别诊断】

（一）诊断参考标准

1. 血友病A

（1）临床表现：①男性病人，有或无家族史，有家族史者符合X连锁隐性遗传规律；②关节、肌肉、深部组织出血，可呈自发性，或发生于轻度损伤、小型手术后，易引起血肿及关节畸形。

（2）实验室检查：①出血时间、血小板计数及PT正常；②APTT延长；③FⅧ:C水平明显低下；④vWF:Ag正常。

2. 血友病B

（1）临床表现：基本同血友病A，但程度较轻。

（2）实验室检查：①出血时间、血小板计数及PT正常；②APTT重型延长，轻型可正常；③FⅨ抗原及活性减低或缺乏。

（二）鉴别诊断

主要应与血管性血友病鉴别，见本章第二节。

【治疗与预防】

治疗原则是以替代治疗为主的综合治疗：①加强自我保护，预防损伤出血极为重要；②尽早有效地处理病人出血，避免并发症的发生和发展；③禁用阿司匹林、非甾体类抗炎药及其他可能干扰血小板聚集的药物；④家庭治疗及综合性血友病诊治中心的定期随访；⑤出血严重病人提倡预防治疗。

（一）一般治疗

止血处理见本篇第十四章。

（二）替代疗法

目前血友病的治疗仍以替代疗法为主，即补充缺失的凝血因子，它是防治血友病出血最重要的措施。主要制剂有基因重组的纯化FⅧ、FⅧ浓缩制剂、新鲜冷冻血浆、冷沉淀物（FⅧ浓度较血浆高5～10倍）以及凝血酶原复合物等。

FⅧ及FⅨ的半衰期分别为8～12小时及18～24小时，故补充FⅧ需连续静脉滴注或每日2次；FⅨ每日1次即可。

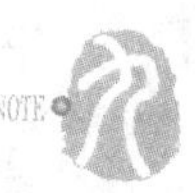

FⅧ及 FⅨ剂量:每千克体重输注 1U FⅧ能使体内 FⅧ:C 水平提高 2%;每千克体重输注 1U FⅨ能使体内 FⅨ:C 水平提高 1%。最低止血要求 FⅧ:C 或 FⅨ水平达 20% 以上,出血严重或欲行中型以上手术者,应使 FⅧ或 FⅨ活性水平达 40% 以上。

凝血因子的补充一般可采取下列公式计算:

FⅧ剂量(U)= 体重(kg)×所需提高的活性水平(%)÷2。

FⅨ剂量(U)= 体重(kg)×所需提高的活性水平(%)。

血友病病人反复输注血液制品后会产生 FⅧ或 FⅨ抑制物,其发生率约为 10%。通过检测病人血浆 FⅧ或 FⅨ抑制物滴度可确定,主要通过免疫抑制治疗(包括糖皮质激素、静脉注射人免疫球蛋白等)及旁路治疗来改善出血,后者包括使用凝血酶原复合物及重组人活化因子Ⅶ(rhFⅦa)。rFⅦa 具有很好的安全性,常用剂量是 90μg/kg,每 2 ~ 3 小时静脉注射,直至出血停止。

(三) 其他药物治疗

1. 去氨加压素(desmopressin, DDAVP) 是一种半合成的抗利尿激素,可促进内皮细胞释放储存的 vWF 和 FⅧ。常用剂量为 0.3μg/kg,置于 30 ~ 50ml 生理盐水内快速滴入,每 12 小时 1 次。由于水潴留等,此药在幼儿慎用,2 岁以下儿童禁用。

2. 抗纤溶药物 通过保护已形成的纤维蛋白凝块不被溶解而发挥止血作用。常用的有氨基己酸和氨甲环酸等。泌尿系统出血时禁用。避免与凝血酶原复合物同时使用。

(四) 家庭治疗

血友病病人的家庭治疗在国外已广泛应用。除有抗 FⅧ:C 抗体、病情不稳定、小于 3 岁的患儿外,均可安排家庭治疗。血友病病人及其家属应接受有关疾病的病理、生理、诊断及治疗知识的教育,家庭治疗最初应在专业医师的指导下进行。除传授注射技术外,还包括血液病学、矫形外科、精神、心理学、物理治疗以及艾滋病和病毒性肝炎的预防知识等。

(五) 外科治疗

有关节出血者应在替代治疗的同时,进行固定及理疗等处理。对反复关节出血而致关节强直及畸形的病人,可在补充足量 FⅧ或 FⅨ的前提下,行关节成形或人工关节置换术。

(六) 基因疗法

目前已有临床试验成功地将 FⅧ及 FⅨ合成的正常基因,通过载体转导入人体,以纠正血友病的基因缺陷,生成具有生物活性的 FⅧ或 FⅨ。

(七) 预防

由于本病目前尚无根治方法,因此预防更为重要。血友病的出血多数与损伤有关,预防损伤是防止出血的重要措施之一,医务人员应向病人家属、学校、工作单位及本人介绍有关血友病出血的预防知识。对活动性出血的病人,应限制其活动范围和活动强度。一般血友病病人,应避免剧烈或易致损伤的活动、运动及工作,减少出血危险;建立遗传咨询,严格婚前检查、产前诊断是减少血友病发生的重要方法。

第二节 血管性血友病

血管性血友病(von Willebrand disease, vWD),亦称为 von Willebrand 病,是临床上常见的一种常染色体遗传性出血性疾病,多为显性遗传。以自幼发生的出血倾向、出血时间延长、血小板黏附性降低、瑞斯托霉素诱导的血小板聚集缺陷,及血浆 vWF 抗原缺乏或结构异常为特点。其发病率为(1 ~ 10)/1000 人。获得性血管性血友病可在多种疾病的基础上发生,少数病人可无基础疾病。

【病因和发病机制】

vWF 主要存在于内皮细胞、巨核细胞及血小板,其主要生理功能是:①与 FⅧ:C 以非共价键结合成 vWF-FⅧ:C 复合物,vWF 增加 FⅧ:C 稳定性、防止其降解,并促进其生成及释放;②vWF 在血小板

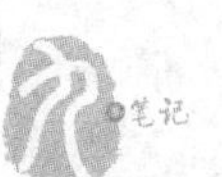

与血管壁的结合中起着重要的桥梁作用。血小板活化时，vWF 的一端与血小板膜糖蛋白Ⅰb 结合，另一端则与受损伤血管壁的纤维结合蛋白及胶原结合，使血小板能牢固地黏附于血管内皮。根据 vWD 发病机制，vWD 可分为 3 种类型：1 型和 3 型 vWD 为 vWF 量的缺陷，2 型 vWD 为 vWF 质的缺陷。2 型 vWD 又可分为 2A、2B、2M 和 2N 四种亚型。

vWF 基因位于 12 号染色体短臂末端，当其缺陷时，vWF 生成减少或功能异常，伴随 FⅧ:C 中度减低，血小板黏附、聚集功能障碍。

获得性血管性血友病涉及多种发病机制。最常见的是产生具有抗 vWF 活性的抑制物，主要为 IgG；其次为肿瘤细胞吸附 vWF，使血浆 vWF 减少；另外，抑制物可与 vWF 的非活性部位结合形成复合物，加速其在单核-巨噬细胞系统的破坏。

【临床表现】

出血倾向是本病的突出表现。与血友病比较，其出血在临床上有以下特征：①出血以皮肤黏膜为主，如鼻出血、牙龈出血、瘀斑等，外伤或小手术（如拔牙）后的出血也较常见；②男女均可发病，女性青春期病人可有月经过多及分娩后大出血；③出血可随年龄增长而减轻，此可能与随着年龄增长而 vWF 活性增高有关；④自发性关节、肌肉出血相对少见，由此致残者亦少。

【实验室检查】

1. **出血筛选检查** 包括全血细胞计数、APTT/PT、血浆纤维蛋白原测定。筛选检查结果多正常或仅有 APTT 延长且可被正常血浆纠正。

2. **诊断试验** 血浆 vWF 抗原测定（vWF:Ag），血浆 vWF 瑞斯托霉素辅因子活性（vWF:RCo）以及血浆 FⅧ凝血活性（FⅧ:C）测定。有一项或一项以上诊断试验结果异常者，需进行以下分型诊断试验。

3. **vWD 分型诊断试验** 包括：①血浆 vWF 多聚体分析；②瑞斯托霉素诱导的血小板聚集（RIPA）；③血浆 vWF 胶原结合试验（vWF:CB）；④血浆 vWF 因子Ⅷ结合活性（vWF:FⅧB）。

对有明确出血史或出血性疾病家族史病人，建议分步进行上述实验室检查，以明确 vWD 诊断并排除其他出血相关疾病。

【诊断与分型】

（一）诊断要点

1. 有或无家族史，有家族史者多数符合常染色体显性或隐性遗传规律。
2. 有自发性出血或外伤、手术后出血增多史，并符合 vWD 临床表现特征。
3. 血浆 vWF:Ag<30% 和（或）vWF:RCo<30%；FⅧ:C<30% 见于 2N 型和 3 型 vWD。
4. 排除血友病、获得性 vWD、血小板型 vWD、遗传性血小板病等。

（二）鉴别诊断

本病根据 vWF:Ag 测定可与血友病 A、B 鉴别，根据血小板形态可与巨血小板综合征鉴别。

（三）分型

vWD 分型诊断参见表 6-16-1。

表 6-16-1 血管性血友病的常见分型

类型	特 点
1 型	vWF 量的部分缺乏
2 型	vWF 质的异常
2A 型	缺乏高-中分子量 vWF 多聚体，导致血小板依赖性的功能减弱
2B 型	对血小板膜 GPⅠb 亲和性增加，使高分子量 vWF 多聚体缺乏
2M 型	vWF 依赖性血小板黏附能力降低，vWF 多聚体分析正常
2N 型	vWF 对因子Ⅷ亲和力明显降低
3 型	vWF 量的完全缺失

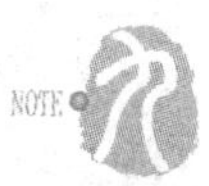

【治疗】

在出血发作时或围术期，通过提升血浆 vWF 水平发挥止血效果，并辅以其他止血药物。应根据 vWD 类型和出血发作特征选择治疗方法。反复严重关节、内脏出血者，可以采用预防治疗。

1. 去氨加压素（DDAVP） 通过刺激血管内皮细胞释放储备的 vWF，提升血浆 vWF 水平。适用于 1 型 vWD；对 2A、2M、2N 型 vWD 部分有效；对 3 型 vWD 无效；对 2B 型 vWD 慎用。推荐剂量：0.3μg/kg，稀释于 30～50ml 生理盐水中，缓慢静脉注射（至少 30 分钟）。间隔 12～24 小时可重复使用，但多次使用后疗效下降。DDAVP 副作用有面部潮红、头痛、心率加快等，反复使用可发生水潴留和低钠血症，需限制液体摄入；对有心、脑血管疾病的老年病人慎用。

2. 替代治疗 适用于出血发作或围术期的各型 vWD 病人，以及 DDAVP 治疗无效病人。选用血源性含 vWF 浓缩制剂或重组 vWF 制剂，如条件限制可使用冷沉淀物或新鲜血浆，存在输血相关疾病传播风险。使用剂量以 vWD 类型和出血发作特征而定。剂量标定以制剂的 vWF：RCo 单位数或 FⅧ：C 单位数为准。

3. 其他治疗 抗纤溶药物：6-氨基己酸首剂 4～5g，静脉滴注；后每小时 1g 至出血控制；24 小时总量不超过 24g。氨甲环酸 10mg/kg 静脉滴注，每 8 小时一次。抗纤溶药物偶有血栓形成危险，血尿禁用，牙龈出血时可局部使用。此外，局部使用凝血酶或纤维蛋白凝胶对皮肤、黏膜出血治疗有辅助作用。

（胡　豫）

笔记

第十七章　弥散性血管内凝血

弥散性血管内凝血(disseminated intravascular coagulation,DIC)是在许多疾病基础上,致病因素损伤微血管体系,导致凝血活化,全身微血管血栓形成,凝血因子大量消耗并继发纤溶亢进,引起以出血及微循环衰竭为特征的临床综合征。

【病因】

(一) 严重感染

是诱发 DIC 的主要病因之一。

1. 细菌感染　革兰阴性菌感染如脑膜炎球菌、大肠埃希菌、铜绿假单胞菌感染等,革兰阳性菌如金黄色葡萄球菌感染等。

2. 病毒感染　流行性出血热、重症肝炎等。

3. 立克次体感染　斑疹伤寒等。

4. 其他感染　脑型疟疾、钩端螺旋体病、组织胞浆菌病等。

(二) 恶性肿瘤

是诱发 DIC 的另一主要病因之一,近年来有上升趋势。常见者如急性早幼粒细胞白血病、淋巴瘤、前列腺癌、胰腺癌及其他实体瘤。

(三) 病理产科

见于羊水栓塞、感染性流产、死胎滞留、重度妊娠高血压综合征、子宫破裂、胎盘早剥、前置胎盘等。

(四) 手术及创伤

富含组织因子的器官如脑、前列腺、胰腺、子宫及胎盘等,可因手术及创伤等释放组织因子(TF),诱发 DIC。大面积烧伤、严重挤压伤、骨折也易致 DIC。

(五) 严重中毒或免疫反应

毒蛇咬伤、输血反应、移植排斥等也易致 DIC。

(六) 其他

如恶性高血压、巨大血管瘤、急性胰腺炎、重症肝炎、溶血性贫血、急进性肾炎、糖尿病酮症酸中毒、系统性红斑狼疮、中暑等。

【发病机制】

1. 组织损伤　感染、肿瘤溶解、严重或广泛创伤、大型手术等因素导致 TF 或组织因子类物质释放入血,激活外源性凝血系统。蛇毒等外源性物质亦可激活此途径,或直接激活 FX 及凝血酶原。

2. 血管内皮损伤　感染、炎症及变态反应、缺氧等引起血管内皮损伤,导致 TF 释放进而启动凝血系统。

3. 血小板活化　各种炎症反应、药物、缺氧等可诱发血小板聚集及释放反应,通过多种途径激活凝血。

4. 纤溶系统激活　上述致病因素亦可同时通过直接或间接方式激活纤溶系统,致凝血-纤溶平衡进一步失调。

由炎症等导致的单核细胞、血管内皮 TF 过度表达及释放,某些病态细胞(如恶性肿瘤细胞)及受损伤组织 TF 的异常表达及释放，是 DIC 最重要的始动机制。凝血酶与纤溶酶的形成是 DIC 发生过程中导致血管内微血栓、凝血因子减少及纤溶亢进的两个关键机制（图 6-17-1）。

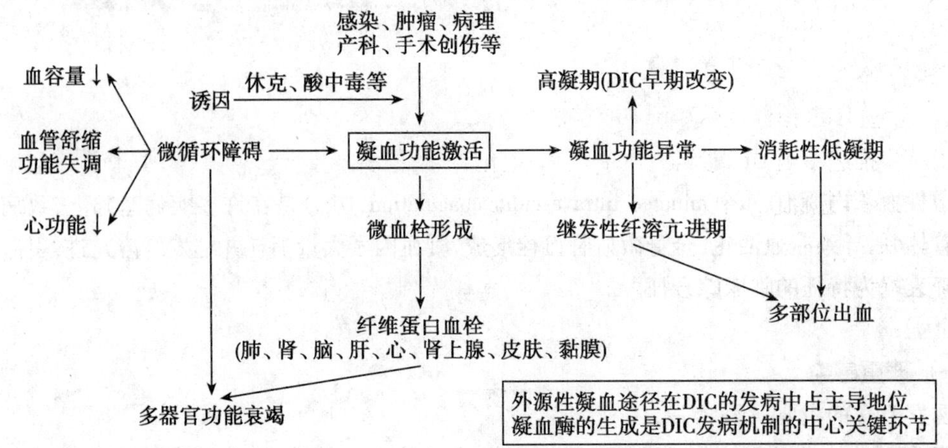

图 6-17-1　DIC 的发病机制和病理生理

【病理及病理生理】

1. 微血栓形成　微血栓形成是 DIC 的基本和特异性病理变化。其发生部位广泛，多见于肺、肾、脑、肝、心、肾上腺、胃肠道及皮肤、黏膜等部位。主要为纤维蛋白血栓及纤维蛋白-血小板血栓。

2. 凝血功能异常　①高凝状态：为 DIC 的早期改变。②消耗性低凝状态：出血倾向，PT 显著延长，血小板及多种凝血因子水平低下。此期持续时间较长，常构成 DIC 的主要临床特点及实验检测异常。③继发性纤溶亢进状态：多出现在 DIC 后期，但亦可在凝血激活的同时，甚至成为某些 DIC 的主要病理过程。

3. 微循环障碍　毛细血管微血栓形成、血容量减少、血管舒缩功能失调、心功能受损等因素造成微循环障碍。

【临床表现】

DIC 的临床表现可因原发病、DIC 类型、分期不同而有较大差异。

1. 出血倾向　特点为自发性、多发性出血，部位可遍及全身，多见于皮肤、黏膜、伤口及穿刺部位；其次为某些内脏出血，严重者可发生颅内出血。

2. 休克或微循环衰竭　为一过性或持续性血压下降，早期即出现肾、肺、大脑等器官功能不全，表现为肢体湿冷、少尿、呼吸困难、发绀及神志改变等。休克程度与出血量常不成比例。顽固性休克是 DIC 病情严重、预后不良的征兆。

3. 微血管栓塞　可发生在浅层的皮肤、消化道黏膜的微血管，但临床上较少出现局部坏死和溃疡。而由于深部器官微血管栓塞导致的器官衰竭在临床上却更为常见，可表现为顽固性的休克、呼吸衰竭、意识障碍、颅内高压和肾衰竭等。

4. 微血管病性溶血　表现为进行性贫血，贫血程度与出血量不成比例，偶见皮肤、巩膜黄染。

5. 原发病临床表现

【诊断】

（一）国内诊断标准（2012 版）

1. 临床表现

（1）存在易引起 DIC 的基础疾病。

（2）有下列一项以上临床表现：①多发性出血倾向；②不易用原发病解释的微循环衰竭或休克；③多发性微血管栓塞的症状、体征，如皮肤、皮下、黏膜栓塞性坏死及早期出现的肺、肾、脑等脏器衰竭。

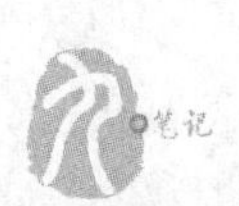

2. **实验检查指标** 同时有下列3项以上异常：①血小板<100×10^9/L或进行性下降，肝病、白血病病人血小板<50×10^9/L。②血浆纤维蛋白原含量<1.5g/L或进行性下降，或>4g/L，白血病及其他恶性肿瘤<1.8g/L，肝病<1.0g/L。③3P试验阳性或血浆FDP>20mg/L，肝病、白血病FDP>60mg/L，或D-二聚体水平升高或阳性。④PT缩短或延长3秒以上，肝病、白血病延长5秒以上，或APTT缩短或延长10秒以上。

（二）中国DIC诊断积分系统（CDSS）

为进一步推进中国DIC诊断的科学化、规范化，统一诊断标准，中华医学会血液学分会血栓与止血学组于2014年起通过多中心、大样本的回顾性与前瞻性研究，建立了中国DIC诊断积分系统（Chinese DIC scoring system，CDSS）（表6-17-1）。该系统突出了基础疾病和临床表现的重要性，强化动态监测原则，简单易行，易于推广，使得有关DIC诊断标准更加符合我国国情。

表6-17-1 中国DIC诊断积分系统（CDSS）

积分项	分数
存在导致DIC的原发病	2
临床表现	
不能用原发病解释的严重或多发性出血倾向	1
不能用原发病解释的微循环障碍或休克	1
广泛性皮肤、黏膜栓塞，灶性缺血性坏死、脱落及溃疡形成，或不明原因的肺、肾、脑等脏器功能衰竭	1
实验室指标	
血小板计数	
非恶性血液病	
≥100×10^9/L	0
(80～100)×10^9/L	1
<80×10^9/L	2
24小时内下降≥50%	1
恶性血液病	
<50×10^9/L	1
24小时内下降≥50%	1
D-二聚体	
<5mg/L	0
5～9mg/L	2
≥9mg/L	3
PT及APTT延长	
PT延长<3s且APTT延长<10s	0
PT延长≥3s且APTT延长≥10s	1
PT延长≥6s	2
纤维蛋白原	
≥1.0g/L	0
<1.0g/L	1

注：非恶性血液病：每日计分1次，≥7分时可诊断DIC；
恶性血液病：临床表现第一项不参与评分，每日计分1次，≥6分时可诊断DIC
PT：凝血酶原时间；APTT：部分激活的凝血活酶时间

【鉴别诊断】

1. **重症肝炎** 鉴别要点见表6-17-2。

表 6-17-2 DIC 与重症肝炎的鉴别要点

	DIC	重症肝炎
微循环衰竭	早、多见	晚、少见
黄疸	轻、少见	重、极常见
肾功能损伤	早、多见	晚、少见
红细胞破坏	多见(50%～90%)	罕见
FⅧ:C	降低	正常
D-二聚体	增加	正常或轻度增加

2. 血栓性血小板减少性紫癜(TTP) 鉴别要点见表 6-17-3。

表 6-17-3 DIC 与血栓性血小板减少性紫癜的鉴别要点

	DIC	TTP
起病及病程	多数急骤、病程短	可急可缓、病程长
微循环衰竭	多见	少见
黄疸	轻、少见	较重,极常见
FⅧ:C	降低	正常
vWF 裂解酶	多为正常	多为显著降低
血栓性质	纤维蛋白血栓为主	血小板血栓为主

3. 原发性纤维蛋白溶解亢进症 鉴别要点见表 6-17-4。

表 6-17-4 DIC 与原发性纤溶亢进症的鉴别要点

	DIC	原发性纤溶亢进症
病因或基础疾病	种类繁多	多为手术、产科意外
微循环衰竭	多见	少见
微血管栓塞	多见	罕见
微血管病性溶血	多见	罕见
血小板计数	降低	正常
血小板活化产物	增高	正常
D-二聚体	增高或阳性	正常或阴性
红细胞形态	破碎或畸形	正常

【治疗】

(一)治疗基础疾病及消除诱因

如控制感染,治疗肿瘤,病理产科及外伤;纠正缺氧、缺血及酸中毒等,是终止 DIC 病理过程的最为关键和根本的治疗措施。

(二)抗凝治疗

抗凝治疗是终止 DIC 病理过程、减轻器官损伤、重建凝血-抗凝平衡的重要措施。一般认为,DIC 的抗凝治疗应在处理基础疾病的前提下,与凝血因子补充同步进行。临床上常用的抗凝药物为肝素,主要包括普通肝素和低分子量肝素。

1. 使用方法

(1)普通肝素:急性 DIC 10 000～30 000U/d,一般 12 500U/d 左右,每 6 小时用量不超过 5000U,静脉滴注,根据病情可连续使用 3～5 天。

(2)低分子量肝素:与肝素钠相比,其抑制 FⅩa 作用较强,较少依赖 AT,较少引起血小板减少,出血并发症较少,半衰期较长。生物利用度较高。常用剂量为 75～150IUAⅩa(抗活化因子Ⅹ国际单

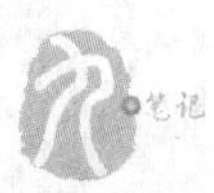

位)/(kg·d),一次或分两次皮下注射,连用3~5天。

2. 适应证与禁忌证

(1) 适应证:①DIC早期(高凝期);②血小板及凝血因子呈进行性下降,微血管栓塞表现(如器官功能衰竭)明显的病人;③消耗性低凝期但病因短期内不能去除者,在补充凝血因子情况下使用。

(2) 禁忌证:①手术后或损伤创面未经良好止血者;②近期有大咯血或有大量出血的活动性消化性溃疡;③蛇毒所致DIC;④DIC晚期,病人有多种凝血因子缺乏及明显纤溶亢进。

3. 监测　普通肝素常用APTT作为其血液学监测指标,肝素治疗使其延长为正常值的1.5~2.0倍时即为合适剂量。普通肝素过量可用鱼精蛋白中和,鱼精蛋白1mg可中和肝素100U。低分子量肝素常规剂量下无需严格血液学监测。

(三) 替代治疗

适用于有明显血小板或凝血因子减少证据,已进行病因及抗凝治疗,DIC未能得到良好控制,有明显出血表现者。

1. 新鲜冷冻血浆等血液制品　每次10~15ml/kg。

2. 血小板悬液　未出血的病人血小板计数低于20×10^9/L,或者存在活动性出血且血小板计数低于50×10^9/L的DIC病人,需紧急输入血小板悬液。

3. 纤维蛋白原　首次剂量2.0~4.0g,静脉滴注。24小时内给予8.0~12.0g,可使血浆纤维蛋白原升至1.0g/L。由于纤维蛋白原半衰期较长,一般每3天用药一次。

4. FⅧ及凝血酶原复合物　偶在严重肝病合并DIC时考虑应用。

(四) 纤溶抑制药物

临床上一般不使用,仅适用于DIC的基础病因及诱发因素已经去除或控制,并有明显纤溶亢进的临床及实验证据,继发性纤溶亢进已成为迟发性出血主要或唯一原因的病人。常用药物见本篇第十四章。

(五) 溶栓疗法

由于DIC主要形成微血管血栓,并多伴有纤溶亢进,因此原则上不使用溶栓剂。

(六) 其他治疗

糖皮质激素不作常规应用,但下列情况可予以考虑:①基础疾病需糖皮质激素治疗者;②感染-中毒休克并且DIC已经有效抗感染治疗者;③并发肾上腺皮质功能不全者。

(胡　豫)

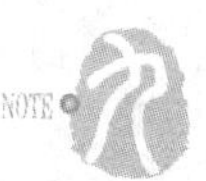

第十八章　血栓性疾病

血栓形成(thrombosis)是指在一定条件下,血液有形成分在血管内(多数为小血管)形成栓子,造成血管部分或完全堵塞、相应部位血供或血液回流障碍的病理过程。根据血栓组成成分可分为血小板血栓、红细胞血栓、纤维蛋白血栓、混合血栓等。按发生血栓形成的血管类型可分为动脉血栓、静脉血栓及微血管血栓。

血栓栓塞(thromboembolism)是血栓由形成部位脱落,在随血流移动的过程中部分或全部堵塞某些血管,引起相应组织和(或)器官缺血、缺氧、坏死(动脉血栓)及淤血、水肿(静脉血栓)的病理过程。

以上两种病理过程所引起的疾病,临床上称为血栓性疾病。

【病因和发病机制】

本类疾病的病因可分为遗传性因素和获得性因素,后者又包括多种生理性状态、疾病以及药物因素(如肝素、避孕药、抗纤溶药物、门冬酰胺酶等)。血栓形成的发病机制十分复杂,迄今尚未完全阐明,但有关血栓形成的基本条件及机制,Virchow 提出的血栓形成"三要素"即血管壁异常、血液成分改变、血流异常的理论至今仍适用。下列是近年来围绕"三要素"对血栓形成发病机制研究的一些认识。

(一) 血管壁损伤

血管内皮细胞能生成和释放一些生物活性物质,分别具有抗血栓形成和促血栓形成作用。当血管内皮细胞因机械(如动脉粥样硬化)、化学(如药物)、生物(如内毒素)、免疫及血管自身病变等因素受损伤时,其抗栓和促栓机制失衡,如血小板活化因子释放增多促进血小板的黏附、聚集和活化;内皮素-1 增多,前列环素 I_2 减少导致血管壁痉挛;TF 表达增高使促凝活性增强;抗凝活性下降;纤溶机制异常。上述因素均促进血栓的形成。

(二) 血液成分的改变

1. 血小板数量增加,活性增强　凡是血管内皮损伤、血流切变应力改变、某些药物和各种疾病(如肺源性心脏病)都可导致血小板功能亢进,活性增强,从而形成血栓;临床上,血小板数量增多,特别是超过 800×10^9/L 时可有血栓形成倾向,如骨髓增殖性肿瘤。

2. 凝血因子异常　包括疾病引起的纤维蛋白原增加,不良生活习惯等原因引起的因子Ⅶ活性增高,手术、创伤使凝血因子Ⅷ、Ⅸ、Ⅹ升高等均促使血栓形成。

3. 抗凝系统减弱　包括遗传性或获得性的抗凝蛋白含量及活性异常:①抗凝血酶(AT)减少或缺乏;②蛋白 C(PC)及蛋白 S(PS)缺乏症;③由 FⅤ等结构异常引起的活化蛋白 C 抵抗(APC-R)现象。

4. 纤溶活力降低　临床常见有:①纤溶酶原结构或功能异常,如异常纤溶酶原血症等;②纤溶酶原激活剂(PA)释放障碍;③纤溶酶活化剂抑制物过多。这些因素导致人体对纤维蛋白的清除能力下降,有利于血栓形成及增大。

(三) 血液流变学异常

各种原因引起的血液黏滞度增高、红细胞变形能力下降等,均可导致全身或局部血流淤滞、缓慢,为血栓形成创造条件。如高纤维蛋白原血症、高脂血症、脱水、红细胞增多症等。

【临床表现】

(一) 易栓症(thrombophilia)

是指存在易发生血栓的遗传性或获得性缺陷。遗传性易栓症的特点是有血栓家族史,无明显诱因的多发性、反复的血栓形成,年轻时(<45 岁)发病,对常规抗血栓治疗效果不佳,较常见的是遗传性

蛋白 C 缺陷症。获得性易栓症可见于恶性肿瘤、肾病综合征及抗磷脂综合征。

（二）不同类型血栓形成的临床特点

1. 静脉血栓　最为多见。常见于深静脉如腘静脉、股静脉等。主要表现有：①血栓形成的局部肿胀、疼痛；②血栓远端血液回流障碍：如远端水肿、胀痛、皮肤颜色改变等；③血栓脱落后栓塞血管引起相关脏器功能障碍，如肺栓塞等。

2. 动脉血栓　多见于冠状动脉、脑动脉、肠系膜动脉及肢体动脉等。临床表现有：①发病多较突然，可有局部剧烈疼痛，如心绞痛、腹痛、肢体剧烈疼痛等；②相关供血部位组织缺血、缺氧所致的器官、组织结构及功能异常，如心肌梗死、心力衰竭、心源性休克、心律失常、意识障碍及偏瘫等；③血栓脱落引起脑栓塞、肾栓塞、脾栓塞等相关症状及体征；④供血组织缺血性坏死引发的临床表现，如发热等。

3. 微血管血栓　多见于 DIC、TTP 等。临床表现往往缺乏特异性，主要为皮肤黏膜栓塞性坏死、微循环衰竭及器官功能障碍。

【诊断】

本病的诊断要点如下：

1. 存在血栓形成的高危因素　如动脉粥样硬化、糖尿病、肾病、恶性肿瘤、妊娠、肥胖、易栓症、近期手术及创伤、长期使用避孕药等。

2. 各种血栓形成及栓塞的症状、体征

3. 影像学检查　临床上以彩色多普勒血流成像最为常用，是安全、无创、可重复的血栓筛查手段；血管造影术以往一直是诊断血栓形成的"金标准"；近年来，CT 血管成像（CTA）及 MR 血管成像（MRA）也能直接显示全身大部分血管的栓子，一定程度上可取代血管造影术，尤其对于病情严重、老年病人和有动、静脉插管禁忌证者更为合适；此外，放射性核素显像也是检测血栓的方法之一。

4. 血液学检查　可根据上述血栓形成机制的三大要素，结合病人病情择项进行检查。对于反复及多发血栓形成的病人，还应进行家系调查，考虑做易栓症筛查和分子诊断。

【治疗】

（一）去除血栓形成诱因，治疗基础疾病

如防治动脉粥样硬化，控制糖尿病、感染，治疗肿瘤等。

（二）抗血栓治疗

临床上，根据血栓形成发生的部位和时程，采取不同的治疗措施：

1. 溶栓治疗和介入溶栓　主要用于新近的血栓形成或血栓栓塞。应选择性应用于有肢体坏疽风险的深静脉血栓形成（DVT）病人、血流动力学不稳定的肺栓塞等。动脉血栓最好在发病 3 小时之内进行，最晚不超过 6 小时；静脉血栓应在发病的急性或亚急性期实施，最晚不超过 2 周。通过静脉注射溶栓药物或应用导管将溶栓药物注入局部，以溶解血栓，恢复正常血供。常用溶栓药物有尿激酶（UK）、链激酶（SK）、组织型纤溶酶原激活剂（t-PA）等。

溶栓治疗的监测指标有：①血纤维蛋白原（Fbg），维持在 1.2 ~ 1.5g/L 水平；②血 FDP 检测，其在 400 ~ 600mg/L 为宜；③APTT 和 TT 为正常对照的 1.5 ~ 2.5 倍。

2. 静脉血栓治疗原则　抗凝以普通肝素（unfractionated heparin，UH）和低分子量肝素治疗为首选，对肝素过敏或肝素诱导血小板减少症（heparin-induced thrombocytopenia，HIT）病人，则选用其他抗凝药物如阿加曲班等，总疗程一般不宜超过 10 日；长期抗凝以华法林治疗为主，也可考虑戊聚糖类，以及凝血酶或 FⅩa 的直接抑制剂等新型抗凝药物（如达比加群、利伐沙班、依度沙班、阿哌沙班）。抗凝治疗使用剂量应谨慎、个体化，一般以 APTT 值监测肝素治疗值，以 INR 监测华法林的治疗剂量。静脉血栓形成抗凝治疗的疗程可参考经典的 ACCP 方案。

3. 动脉血栓治疗原则　需持续抗血小板治疗。临床上，阿司匹林、氯吡格雷和血小板膜糖蛋白Ⅱb/Ⅲa（GPⅡb/Ⅲa）拮抗剂是当前抗血小板药物的主体。

4. 对陈旧性血栓经内科治疗效果不佳而侧支循环形成不良者,可考虑手术治疗,即手术取出血栓或切除栓塞血管段并重新吻合或行血管搭桥术。

5. 易栓症治疗原则 急性期治疗与一般血栓形成相似;根据不同病因,急性期后应长期(6~12个月)或终身抗凝预防复发,同时注意长期用药的不良反应如出血;易栓症病人在暴露于其他血栓形成危险因素时应考虑预防性抗凝治疗。

(三)对症和一般治疗

包括止痛、纠正器官衰竭、扩张血管、改善循环等。可应用降黏药物、钙通道阻滞剂、血管扩张剂及中草药制剂等辅助药物。

(胡 豫)

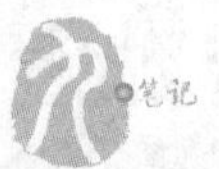

第十九章　输血和输血反应

输血是一种治疗方法，广泛用于临床各科，对改善病情、提高疗效、减少死亡意义重大。

【输血种类】

（一）按血源分类

分自体、异体输血两种。

1. 自体输血　当病人需要时，输入自己预先贮存或失血回收的血液，称为自体输血。

自体输血有3种形式：①稀释式自体输血：为减少手术中的血细胞丢失，在手术前采出病人一定量的血液，同时补充晶体液和胶体液，使血液处于稀释状态，采出的血液于手术后期回输给病人；②保存式自体输血：把自己的血液预先贮存起来，待将来自己需要时回输；③回收式自体输血：采用自体血回收装置，回收自己在外伤、手术中或手术后的失血，并将之安全回输。

自体输血适应证：①拟择期手术而预期术中需输血者（术前无贫血）；②避免分娩时异体输血的孕妇；③有严重异体输血反应病史者；④稀有血型或曾配血发生困难者；⑤边远地区供血困难而可能需要输血者；⑥预存自体血以备急需时用的健康人。

自体输血禁忌证：①可能患败血症或正在使用抗生素者；②肝、肾功能异常者；③有严重心、肺疾病者；④贫血、出血和血压偏低者；⑤曾在献血中或献血后12小时内发生虚脱或意识丧失者；⑥采血可能诱发自身疾病发作或加重者。

自体输血有下列优点：①可避免血液传播疾病；②避免同种异体输血引起的同种免疫反应及可能的差错；③可节约血源，缓解血液供需矛盾。

2. 异体输血　当病人需要时，输入与病人血型相同的他人（多数为献血员）提供的血液或血液成分，称为异体输血，即通常泛指的"输血"。本章以后讨论的内容主要基于此类输血。

异体输血适用于多种临床需血状态。

（二）按血液成分分类

可分为输全血及成分血两大类。

1. 输全血　安全输入定量源于异体或自体的全部血液成分，即输全血。全血制品包括新鲜血和库存血。此种输血主要为病人补充红细胞和血浆，特别是库存全血几乎不含或微含血小板、粒细胞（库存时间愈长，含量愈微），某些凝血因子也会因库存而降解。因要顾及起效速度和节约血源，输全血不是被提倡的输血形式。

2. 成分输血　分离或单采合适供体的某种（或某些）血液成分并将其安全地输给病人，称为成分血输注。成分血制品包括：红细胞（浓缩红细胞、洗涤红细胞、冷冻保存的红细胞、红细胞悬液）、血小板、浓缩粒细胞悬液、血浆、血浆冷沉淀物及各类血浆成分（白蛋白、球蛋白、纤维蛋白原、因子Ⅷ、凝血酶原复合物）等。成分输血的有效成分含量高、治疗针对性强、效率高、节约血源，是今后发展的方向。

（三）按输血方式分类

出于治疗的需要，输血可采用非常规方式，如加压输血、加氧输血和置换输血等。

1. 加压输血　当病人发生急性大出血时，可采用加压输血，即通过物理方法（适度挤压输血袋、抬高输血袋距病人的垂直距离、注射器加压等）加压，快速输血。

2. 加氧输血　贫血病人合并急性呼吸窘迫综合征时，为改善体内缺氧状态，可采用加氧输血。必须保证体外氧合红细胞的加氧过程不污染、不损伤红细胞。氧合红细胞通过静脉输给病人，即所谓的加氧输血。

3. 置换输血 当病人血浆内出现某些异常物质(如抗凝物、溶血素、胆红素、M 蛋白、外源性有害物质等),且其量远超过病人的自体净化能力时,应予血浆置换。即用血浆单采设备单采出病人一定量的血浆(成人每次 2000~3000ml),并同时补充相应量的正常人血浆(可予 1/4 晶体液);血浆置换往往需要每日一次,连续数日。该方法在 TTP/溶血尿毒症综合征(HUS)时列为首选。

某些新生儿溶血可行换血治疗。

4. 常规输血 相对于上述非常规输血方式,不加压、不加氧、不置换式输血或血液成分,即常规输血。

【输血程序】

完成一次输血治疗,程序上至少包含申请输血、供血、核血、输血、输血后评价。

1. 申请输血 申请输血主要由医护人员完成。主管医师应严格掌握输血适应证,并向病人或家属说明输血可能发生的不良反应及经血传播疾病的可能性,病人或家属同意后在《输血治疗同意书》上签字;无家属签字的无自主意识病人的紧急输血,应报医院职能部门或主管领导同意备案并记入病历;主管医师逐项填写《临床输血申请单》,主治医师核准签字。护理人员持《临床输血申请单》和贴好标签的试管,当面核对病人姓名、年龄、病案号、病室、床号、血型和诊断后采集血样。再由医护人员或专门人员将受血者血样与《临床输血申请单》送交输血科(血库),双方逐项核对后完成科室输血申请。

2. 供血 地方血站(血液中心)根据当地医疗需血情况,依据国家相关法规,制定有关血源、采血、贮血、检血、供血计划并完成之。对所供血必须严格质检,保证各项指标符合国家有关规定。

3. 核血 医院输血科(血库)接受当地血站或血液中心供血后,应及时核对所供血的质、量、包装、血袋封闭、标签填写、贮存时间、运送方式等是否符合国家有关规定;并进一步核检供血是否符合《临床输血申请单》的要求,如成分(全血或何种成分血)、量、血型、处理方式(如洗涤、冻存、浓缩)等。供、受者血型鉴定是医院输血科的一项重要任务。常见的血型系统包括 ABO 血型、Rh 血型和其他血型系统(如 Lewis、Kell、Duffy、Kidd、I/i、MNSsU 等),需要进行正定、反定技术鉴别。为防止供、受者罕见血型失配,还应做"交叉配血":直接交叉相容配血实验(供者红细胞+受者血清)、间接交叉相容配血实验(受者红细胞+供者血清),观察是否发生凝集反应,并填写交叉配血实验报告单。当确信供血各项指标均符合要求且全部核血记录完整无误时,方可向科室发血。

4. 输血 科室医护人员到输血科领血时,应与输血科人员共同查对《临床输血申请单》、交叉配血实验报告单、血袋标签和血液外观等,双方确信无误并办好签字手续后方能发血、领血。血到科室后,由 2 名医护人员再次逐项核对供血是否符合相应的《临床输血申请单》要求,确定各项指标符合要求且记录完整;治疗班护士到受血者床头再次核实受血者姓名、年龄、性别、血型、疾病诊断、科室床号、住院号等项目后,采用标准输血器和严格无菌技术执行输血医嘱。输血过程中,医护人员均应密切观察受血者反应(包括神志、体温、呼吸、脉搏、血压等)和病情变化,若有异常,严重者应立即停止输血,迅速查明原因并作相应处理,同时妥善保管原袋余血、记录异常反应情况并报输血科和医务科。

5. 输血后评价 输血结束后,护士应认真检查受血者静脉穿刺部位有无血肿或渗血,并做相应处理,应将输血有关化验单存入病历。主管医师要对输血疗效作出评价,还要防止可能出现的迟发性溶血性输血反应等。

【输血适应证】

基于不同的治疗目的,输血可作为不同的治疗手段,也就有不同的适应证。

1. 替代治疗 这是输血在临床上最早、最主要的用途。其适应证为原发性、继发性血液成分(包括各种血细胞成分和血浆成分)减少性或缺乏性疾病,如各类贫血、血小板减少、血浆凝血因子缺乏(包括各类血友病等)、低白蛋白血症、低转铁蛋白血症、低丙种球蛋白血症等。当这些血液成分减少到一定的程度时,机体将无法代偿,进而影响脏器的功能乃至生命,故不得不"缺什么补什么",即"替

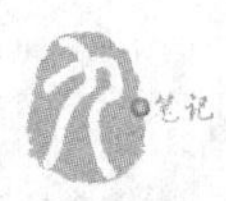

代”性输血（血液成分）治疗。

2. 免疫治疗　自20世纪80年代以来，人们发现自身抗体介导的组织损伤性疾病（如ITP、AIHA、免疫相关性全血细胞减少等）用静脉输注人丙种球蛋白治疗有效。

近年来，白血病病人经同种allo-HSCT后，定期输注一定量的供者外周血淋巴细胞（DLI），可发挥供者淋巴细胞抗宿主残留白血病的作用。

3. 置换治疗　凡血液中某些成分（如M蛋白、胆红素、尿素氮等）过多或出现异常成分（如溶血素、毒物等），使内环境紊乱，进而危及病人生命时，均可采用“边去除、边输注”的置换输血治疗。这仅是一种“救急疗法”，意在治“标”，应结合针对病因的治疗措施方能取得较好疗效。

4. 移植治疗　广义地讲，HSCT受者在完成预处理（放/化疗）后所接受的造血干细胞（源于异体或自体骨髓、外周血等）移植，即在特定条件下的“成分输血”。

【输血不良反应】

输血不良反应是指在输血过程中或之后，受血者发生了与输血相关的新的异常表现或疾病，包括溶血性和非溶血性两大类。

（一）溶血性不良反应

输血中或输血后，输入的红细胞或受血者本身的红细胞被过量破坏，即发生输血相关性溶血。溶血反应仅占输血反应的0.1%，然而一旦发生，病死率较高。输血相关性溶血分急、慢性两类。输血前进行不规则抗体检验，可显著降低溶血发生率（不规则抗体，一般是将抗-A、抗-B、抗-AB排除在外的其他抗体，较为多见的Rh和P系统就属于此类）。

1. 急性输血相关性溶血　指在输血中或输血后数分钟至数小时内发生的溶血。常出现高热、寒战、心悸、气短、腰背痛、血红蛋白尿甚至无尿、急性肾衰竭和DIC表现等，严重者可导致死亡。实验室检查提示血管内溶血。该类溶血的原因有：①供、受血者血型不合（ABO血型或其亚型不合、Rh血型不合）；②血液保存、运输或处理不当；③受血者患溶血性疾病等。处理该类溶血应及时、周全，如：立即终止输血，应用大剂量糖皮质激素，碱化尿液、利尿，保证血容量和水、电解质平衡，纠正低血压，防治肾衰竭和DIC，必要时行透析、血浆置换或换血疗法等。

2. 慢性输血相关性溶血　又称迟发性输血相关性溶血，常表现为输血数日后出现黄疸、网织红细胞计数升高等。多见于稀有血型不合、首次输血后致敏产生同种抗体、再次输该供者红细胞后发生同种免疫性溶血。处理基本同急性输血相关性溶血。

（二）非溶血性不良反应

1. 发热　非溶血性发热是最常见的输血反应，发生率可达40%以上。其主要表现是输血过程中发热、寒战。暂时终止输血，用解热镇痛药或糖皮质激素处理有效。造成该不良反应的原因有：①输入的血液制品中含有致热原，包括药物及其他各种有机或无机的杂质，细菌性或病毒性致热原，以及病人机体免疫反应中白细胞破裂释放的内源性致热原等；②受血者多次受血后产生同种白细胞和（或）血小板抗体。预防该不良反应的常用方法是：输血前过滤去除血液中所含致热原、白细胞及其碎片。使用白细胞过滤器有助于减少非溶血性发热反应的发生率。

2. 过敏反应　输血过程中或之后，受血者出现荨麻疹、血管神经性水肿，重者为全身皮疹、喉头水肿、支气管痉挛、过敏性休克等。过敏反应是由IgA同种免疫、异型变异原、不同个体间IgG重链抗原性存在差异等引起的，也有部分过敏反应见于先天性IgA缺乏的个体。处理该不良反应时，一要减慢甚至停止输血，二要抗过敏治疗，发生支气管痉挛时需解痉治疗、喉头水肿伴有严重呼吸困难者需做气管切开、有循环衰竭时应用抗休克处理。

3. 传播疾病　经输血传播的感染性疾病主要有各型病毒性肝炎、获得性免疫缺陷综合征（AIDS）、巨细胞病毒感染、梅毒感染、疟原虫感染，及污染血导致的各种可能的病原微生物感染。该类不良反应的预防主要是：控制献血员资质及血液采集、贮存、运送、质检、输注等环节的无菌化。

4. 输血相关性急性肺损伤（TRALI）　是献血者血浆中存在的组织相容性抗原抗体（抗-HLA）

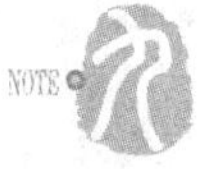

或中性粒细胞特异性抗体引起中性粒细胞在输血者的肺血管内聚集、激活补体，导致肺毛细血管内皮损伤和肺间质水肿等一组临床病症，是输血所致的严重不良反应之一，死亡率很高。应立即给予对症支持治疗，积极抢救，严密观察病人生命体征，尽早给予肾上腺皮质激素治疗。

5. 血小板输注无效（PTR） 血小板输注还会发生因各种因素导致的血小板输注无效（PTR），PTR的发生不仅增加了输注成本，更影响了病人的血小板输注效果，直接危害病人的健康。引起PTR的原因有很多，其中输血次数、输注量、器官移植、妊娠等因素可刺激机体产生血小板抗体，导致PTR，尤其是反复输血为主要原因。血小板抗体阳性病人更容易引起PTR的发生，因此对反复输血的病人进行血小板抗体的检测对后续配型输注具有重要的指导意义。

6. 其他 一次过量输血可引起急性心功能不全、左心衰竭、肺淤血等。多次输血或红细胞，可致受血者铁负荷过量。反复异体输血，可使受血者产生同种血细胞（如血小板、白细胞等）抗体，继之发生无效输注、发热、过敏甚至溶血反应。异体输新鲜全血（富含白细胞），可发生输血相关性移植物抗宿主病。大量输入枸橼酸钠（ACD）抗凝血或血浆，会螯合受血者的血浆游离钙，若不及时补钙，则可加重出血。大量输注库存血时尚可出现酸碱失衡、枸橼酸中毒、高血钾等，需引起注意。

【输血规范】

应严格执行《中华人民共和国献血法》和原卫生部颁布的《医疗机构临床用血管理办法》《临床输血技术规范》。

（邵宗鸿）

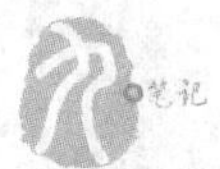

第二十章　造血干细胞移植

造血干细胞移植（hematopoietic stem cell transplantation，HSCT）是指对病人进行全身照射、化疗和免疫抑制预处理后，将正常供体或自体的造血细胞（hematopoietic cell，HC）注入病人体内，使之重建正常的造血和免疫功能。HC包括造血干细胞（hematopoietic stem cell，HSC）和祖细胞（progenitor）。HSC具有增殖、分化为各系成熟血细胞的功能和自我更新能力，维持终身持续造血。HC表达CD34抗原。

经过60余年的不断发展，HSCT已成为临床重要的有效治疗方法，全世界每年移植病例数都在增加，移植病人无病生存最长的已超过30年。1990年，美国E. D. Thomas医生因在骨髓移植方面的卓越贡献而获得诺贝尔生理学或医学奖。

【造血干细胞移植的分类】

按HC取自健康供体还是病人本身，HSCT被分为异体HSCT和自体HSCT（auto-HSCT）。异体HSCT又分为异基因移植（allo-HSCT）和同基因移植。后者指遗传基因完全相同的同卵孪生者间的移植，供受者间不存在移植物被排斥和移植物抗宿主病（graft-versus-host disease，GVHD）等免疫学问题，此种移植概率不足1%。按HSC取自骨髓、外周血或脐带血，又可区分为骨髓移植（bone marrow transplantation，BMT）、外周血干细胞移植（peripheral blood stem cell transplantation，PBSCT）和脐血移植（cord blood transplantation，CBT）。按供受者有无血缘关系而分为血缘移植（related transplantation）和无血缘移植（unrelated donor transplantation，UDT）。按人白细胞抗原（human leukocyte antigen，HLA）配型相合的程度，分为HLA相合、部分相合和单倍型相合（haploidentical）移植。

【人白细胞抗原（HLA）配型】

HLA基因复合体，又称主要组织相容性复合体，定位于人6号染色体短臂（6p21），在基因数量和结构上具有高度多样性。与HSCT密切相关的是HLA-Ⅰ类抗原HLA-A、B、C和HLA-Ⅱ类抗原DR、DQ、DP。如HLA不合，GVHD和宿主抗移植物反应（host versus graft reaction，HVGR）风险显著增加。遗传过程中，HLA单倍型作为一个遗传单位直接传给子代，因此，同胞间HLA相合概率为25%。过去HLA分型用血清学方法，现多采用DNA基因学分型。无血缘关系间的配型，必须用高分辨分子生物学方法。HLA基因高分辨至少以4位数字来表达，如A*0101与A*0102。前两位表示血清学方法检出的A1抗原（HLA的免疫特异性），称低分辨；后两位表示等位基因，DNA序列不一样，称高分辨。过去无血缘供者先做低分辨存档，需要时再做高分辨，现在中华骨髓库入库高分辨资料比例明显增加。

【供体选择】

Auto-HSCT的供体是病人自己，应能承受大剂量化放疗，能动员采集到未被肿瘤细胞污染的足量造血干细胞。通常情况下，allo-HSCT的供体首选HLA相合同胞（identical siblings），次选HLA相合无血缘供体（matched unrelated donor，MUD）、单倍型相合亲缘供体或脐带血干细胞。若有多个HLA相合者，则选择年轻、健康、男性、巨细胞病毒（cytomegalovirus，CMV）阴性和红细胞血型相合者。

过去我国实行独生子女政策，同胞供者日益减少，单倍型相合亲缘供体、MUD等替代供体逐步成为移植的主要干细胞来源，具体供体的选择应充分考虑病人的病情和移植风险，权衡利弊。中国造血干细胞捐献者资料库建立于1992年，截至2016年底，库容量已突破230万人份，累计捐献6000余例。随着HLA配型等移植相关技术的提高，无血缘PBSCT的疗效已接近HLA相合同胞供体，但目前能找到相合供体的病人比例仍不足50%，且一般需耗时2～3个月。脐带血中的HC和免疫细胞均相对不成熟，故CBT对HLA配型要求较低，术后GVHD发生概率和严重程度也较低，但因细胞总数有限，造血重建速度较慢,不植活者相对多,对大体重儿童和成人进行 CBT 尚有问题。单倍型相合亲缘供体移植为几乎每一位需要 allo-HSCT 的病人均提供了干细胞来源,十多年来获得了重大进展,在一定程度上解决了 HLA 屏障对供体的限制,我国造血干细胞移植工作者在这一技术体系的发展中作出了令人瞩目的成绩。

【造血细胞的采集】

Allo-HSCT 的供体应是健康人,需检查除外感染性、慢性系统性疾病等不适于捐献情况并签署知情同意书。造血干细胞捐献过程是安全的,不会降低供者的抵抗力,不影响供体健康,采集管道等医疗材料不重复使用,不会传播疾病。

1. **骨髓**　骨髓采集已是常规成熟的技术。多采用连续硬膜外麻醉或全身麻醉,以双侧髂后上棘区域为抽吸点。按病人体重,$(4\sim6)\times10^8$/kg 有核细胞数为一般采集的目标值。为维持供髓者血流动力学稳定、确保其安全,一般在抽髓日前 14 天预先保存供者自身血,在手术中回输。供受者红细胞血型不一致时,为防范急性溶血反应,需先去除骨髓血中的红细胞和(或)血浆。对自体 BMT,采集的骨髓血需加入冷冻保护剂,液氮保存或-80℃深低温冰箱保存,待移植时复温后迅速回输。

2. **外周血**　在通常情况下,外周血液中的 HC 很少。采集前需用 G-CSF 动员(mobilization),使血中 $CD34^+$ HC 升高。常用剂量为 G-CSF(5~10)μg/(kg·d),分 1~2 次,皮下注射 4 天,第 5 天开始用血细胞分离机采集。采集 $CD34^+$ 细胞至少 2×10^6/kg(受者体重)以保证快速而稳定的造血重建。Auto-PBSCT 病人采集前可予化疗[环磷酰胺(CTX),依托泊苷(VP-16)等]进一步清除病灶并促使干细胞增殖,当白细胞开始恢复时,按前述健康供体的方法动员采集造血干细胞。自体外周造血干细胞的保存方法同骨髓。

3. **脐带血**　脐带血干细胞由特定的脐血库负责采集和保存。采集前需确定新生儿无遗传性疾病。应留取标本进行血型、HLA 配型、有核细胞和 $CD34^+$ 细胞计数,及各类病原体检测等检查,以确保质量。

【预处理方案】

预处理的目的为:①最大限度地清除基础疾病;②抑制受体免疫功能以免排斥移植物。预处理主要采用全身照射(total-body irradiation,TBI)、细胞毒药物和免疫抑制剂。根据预处理的强度,移植又分为传统的清髓性 HSCT 和非清髓性 HSCT(nonmyeloablative HSCT,NST)。介于两者之间的为降低预处理强度(RIC)的 HSCT。在 NST 中,预处理对肿瘤细胞的直接杀伤作用减弱,主要依靠免疫抑制诱导受者对供者的免疫耐受,使供者细胞能顺利植入,形成稳定嵌合体(chimerism),继而通过移植物中输入的或由 HSC 增殖分化而来的免疫活性细胞,以及以后供体淋巴细胞输注(donor lymphocytes infusion,DLI)发挥移植物抗白血病(graft-versus-leukemia,GVL)作用,从而达到治愈肿瘤的目的。NST 主要适用于疾病进展缓慢、肿瘤负荷相对小,且对 GVL 较敏感、不适合常规移植、年龄较大(>50 岁)的病人。NST 预处理方案常含有氟达拉滨(fludarabine)。对大多数病人,尤其是年轻的恶性肿瘤病人仍以传统清髓性预处理为主。常用的预处理方案有:①TBI 分次照射,总剂量为 12Gy,并用 CTX 60mg/(kg·d)连续 2 天;②静脉用白消安 0.8mg/(kg·6h)连用 4 天,联合 CTX 60mg/(kg·d)连用 2 天;③BEAM 方案(BCNU+VP-16+Ara-C+Mel),用于淋巴瘤;④HD-Mel 方案(Mel 200mg/m^2),用于 MM。自体移植和同基因移植治疗恶性病因无 GVL 作用,预处理剂量应尽量大些,且选择药理作用协同而不良反应不重叠的药物。

【植活证据和成分输血】

从 BMT 日起,中性粒细胞多在 4 周内回升至>0.5×10^9/L,而血小板回升至≥50×10^9/L 的时间多长于 4 周。应用 G-CSF 5μg/(kg·d),可缩短粒细胞缺乏时间 5~8 天。PBSCT 造血重建快,中性粒细胞和血小板恢复的时间分别为移植后 8~10 天和 10~12 天。CBT 造血恢复慢,中性粒细胞恢复时间多大于一个月,血小板重建需时更长,约有 10% 的 CBT 不能植活。而 HLA 相合的 BMT 或 PBSCT,植活率高达 97%~99%。GVHD 的出现是临床植活证据;另可根据供、受者间性别,红细胞血型和 HLA

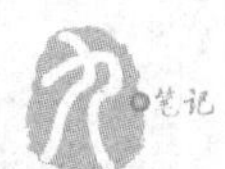

的不同，分别通过细胞学和分子遗传学（FISH 技术）方法、红细胞及白细胞抗原转化的实验方法取得植活的实验室证据。对于上述三者均相合者，则可采用短串联重复序列（STR）、单核苷酸序列多态性（SNP）结合 PCR 技术分析取证。

HSCT 在造血重建前需输成分血支持。血细胞比容≤0.30 或 Hb≤70g/L 时需输红细胞；有出血且血小板小于正常或无出血但血小板≤20×10^9/L（也有相当多单位定为≤10×10^9/L）时需输血小板。为预防输血相关性 GVHD，所有含细胞成分的血制品均须照射 25～30Gy，以灭活淋巴细胞。使用白细胞滤器可预防发热反应、血小板无效输注、GVHD 和 HVGR、输血相关急性肺损伤，并可减少 CMV 和 EBV 及 HTLV-Ⅰ的血源传播。

【并发症】

HSCT 的并发症及其防治，是关系移植成败的重要部分。并发症的发生与大剂量放化疗的毒副作用及移植后病人免疫功能抑制、紊乱有关。虽然多数并发症病因明确，但在某些并发症，多种因素均参与疾病发病过程。此外，病人可同时存在多种并发症表现。Allo-HSCT 的并发症发生概率和严重程度显著高于 auto-HSCT。

（一）预处理毒性

不同的预处理产生不同的毒副作用。早期毒副作用通常有恶心、呕吐、黏膜炎等消化道反应，急性肝肾功能受损、心血管系统毒性作用也不少见。糖皮质激素可减轻放射性胃肠道损伤。口腔黏膜炎常出现在移植后 5～7 天，严重者需阿片类药物镇痛，继发疱疹感染者应用阿昔洛韦和静脉营养支持，一般 7～12 天“自愈”。移植后 5～6 天开始脱发。氯硝西泮或苯妥英钠能有效预防白消安所致的药物性惊厥。美司钠（mesna）、充分水化、碱化尿液、膀胱冲洗和输血支持可以防治高剂量 CTX 导致的出血性膀胱炎。

移植后长期存活的病人也可因预处理发生晚期并发症，主要包括：①白内障：主要与 TBI 有关，糖皮质激素可促进其发生；②白质脑病：主要见于合并 CNSL 而又接受反复鞘内化疗和全身高剂量放、化疗者；③内分泌紊乱：甲状腺和性腺功能降低、闭经、无精子生成、不育、儿童生长延迟；④继发肿瘤：少数病人几年后继发淋巴瘤或其他实体瘤，也可继发白血病或 MDS。

（二）感染

移植后由于全血细胞减少、粒细胞缺乏、留置导管、黏膜屏障受损、免疫功能低下等原因，感染相当常见。常采取以下措施预防感染：①保护性隔离，住层流净化室；②无菌饮食；③胃肠道除菌；④免疫球蛋白输注支持；⑤病人、家属及医护人员注意勤洗手、戴口罩等个人卫生。移植后感染一般分为 3 期，早期为移植后 1 个月内，中期为移植后 1 个月到 100 天，晚期为移植 100 天后，各期感染的特点和致病菌有所差别。后期病人的感染风险取决于免疫功能的恢复水平。

1. 细菌感染　移植早期病人易感因素最多，发热可能是感染的唯一表现，通常没有典型的炎症症状和体征。治疗应依照高危粒细胞缺乏病人感染治疗指南，尽早进行广谱、足量的静脉抗生素治疗，并及时实施血培养或疑似感染部位的病原学检查，根据感染部位或类型、病原学检查结果和所在医疗单位细菌定植和耐药情况进行调整。移植中后期病人骨髓造血功能虽基本恢复但免疫功能仍有缺陷，尤其是存在 GVHD、低免疫球蛋白血症的病人仍有较高的感染风险。

2. 病毒感染　移植后疱疹类病毒感染最为常见。单纯疱疹病毒感染应用阿昔洛韦 5mg/kg，每 8 小时 1 次静脉滴注治疗有效。预防时减量口服。为预防晚期带状疱疹病毒激活（激活率为 40%～60%），阿昔洛韦可延长使用至术后 1 年。EBV 和 HHV-6 感染也不少见，并分别与移植后淋巴细胞增殖性疾病和脑炎密切相关。

CMV 感染是最严重的移植后病毒性感染并发症，多发生于移植后中晚期。CMV 感染的原因是病人体内病毒的激活或是输入了 CMV 阳性的血液制品。对供受体 CMV 均阴性的病人，必须只输 CMV 阴性的血液。CMV 病可表现为间质性肺炎（interstitial pneumonia，IP）、CMV 肠炎、CMV 肝炎和 CMV 视网膜炎。对其治疗除支持治疗外，还需抗 CMV 病毒治疗，可选药物有更昔洛韦、膦甲酸钠。

3. 真菌感染　氟康唑400mg/d口服预防用药大大降低了白念珠菌的感染。但近年来其他类型真菌感染的发生率明显增多，侵袭性真菌感染，尤其是曲霉菌、毛霉菌感染的治疗仍相当有挑战性。根据诊断结果可选择伊曲康唑、伏立康唑、卡泊芬净、米卡芬净、两性霉素B等药物。

4. 卡氏肺孢子虫病　移植前一周起即预防性服用复方磺胺甲噁唑（SMZco），每天4片，每周用2天至免疫抑制剂停用，可显著预防肺孢子虫病。

（三）肝窦阻塞综合征（sinusoidal obstruction syndrome，SOS）

因血管内皮细胞损伤，移植可导致SOS、植入综合征、毛细血管渗漏综合征、弥漫性肺泡出血和血栓性微血管病等各类临床综合征。SOS，原称肝静脉闭塞病，其临床特征为不明原因的体重增加、黄疸、右上腹痛、肝大和腹水。发病率约10%，确诊需肝活检。主要因肝血管和窦状隙内皮的细胞毒损伤并在局部呈现高凝状态所致。高峰发病时间为移植后2周，一般都在1个月内发病。高强度预处理、移植时肝功能异常，接受了HBV或HCV阳性供体的干细胞是SOS的危险因素。低剂量肝素[100U/(kg·d)]持续静滴30天和前列腺素E_2、熊去氧胆酸预防SOS有效。SOS的治疗以支持为主，包括限制钠盐摄入，改善微循环和利尿治疗，轻、中型SOS可自行缓解且无后遗症，重型病人预后恶劣，多因进行性急性肝衰竭、肝肾综合征和多器官衰竭而死亡。

（四）移植物抗宿主病（GVHD）

GVHD是allo-HSCT后特有的并发症，是移植治疗相关死亡主要原因之一，由供体T细胞攻击受者同种异型抗原所致。产生GVHD需3个要素：①移植物中含免疫活性细胞；②受体表达供体没有的组织抗原；③受体处于免疫抑制状态，不能将移植物排斥掉。即使供、受者间HLA完全相合，还存在次要组织相容性抗原不相合的情况，仍有30%的机会发生严重GVHD。产生GVHD的危险因素包括：供、受体间HLA相合程度，有无血缘关系，性别差异，年龄，基础疾病及其所处状态，预处理方式，GVHD预防方案，移植物特性，感染，组织损伤等。

GVHD可分为急性GVHD（acute GVHD，aGVHD）和慢性GVHD（chronic GVHD，cGVHD）两类，经典aGVHD发生于移植后100天内，cGVHD发生于100天后。但目前认为GVHD的判定除依据发生时间外，更应强调临床表现（表6-20-1）。aGVHD主要累及皮肤、消化道和肝脏这3个器官，表现为皮肤红斑和斑丘疹、持续性厌食和（或）腹泻、肝功能异常（胆红素、ALT、AST、ALP和GGT升高）等。组织活检虽有助于确诊，但临床诊断更为重要，不能因等待辅助检查而延迟治疗。

表6-20-1　移植物抗宿主病的分类

分　类	HSCT或DLI后症状出现时间	aGVHD特征	cGVHD特征
aGVHD			
典型aGVHD	≤100天	有	无
持续性、复发性或迟发性aGVHD	>100天	有	无
cGVHD			
典型cGVHD	无时间限制	无	有
重叠综合征	无时间限制	有	有

aGVHD的临床严重程度分Ⅰ～Ⅳ度（表6-20-2，表6-20-3）。Ⅰ度不需全身治疗，Ⅱ～Ⅳ度影响生存及预后，需迅速积极干预。aGVHD治疗效果不理想，因此，其预防就显得更为重要，主要方法有两种：免疫抑制剂和T细胞去除。常用的药物预防方案为环孢素（CsA）联合甲氨蝶呤（MTX）。CsA通过对钙调磷酸酶的作用而阻断IL-2的转录，从而阻断IL-2依赖性的T细胞增殖和分化。CsA先用2～4mg/(kg·d)静脉滴注，待消化道反应过去后改为口服，维持血药浓度在150～250ng/ml。血清肌酐>177μmol/L（2mg/dl）时需停药；移植40天后每周减少CsA剂量5%，一般至少应用6个月。MTX 15mg/m²于移植后1天，10mg/m²于3天、6天和11天，共静脉滴注4次。此外，他克莫司（tacrolimus，

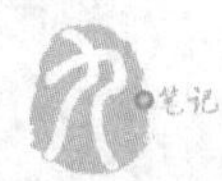

FK-506)、吗替麦考酚酯(mycophenolate mofetil,MMF)、ATG 等也可作为预防用药。从移植物中直接去除 T 细胞也是有效预防 GVHD 的方法,但可增加植入失败、移植后复发和感染风险。

表 6-20-2　急性移植物抗宿主病时组织器官的受累程度

受累程度	皮肤(体表面积计算按烧伤面积表计算)	肝 血总胆红素 μmol/L(mg/dl)	消化道 成人每天腹泻量(ml)
+	斑丘疹<25%体表面积	34~51(2~3)	500~1000
++	斑丘疹占 25%~50%体表面积	51~103(3~6)	1000~1500
+++	全身红皮病	103~257(6~15)	>1500
++++	水疱和皮肤剥脱	>257(>15)	严重腹痛和(或)肠梗阻

表 6-20-3　急性移植物抗宿主病的临床分级

临床分级(度)	皮肤	肝	消化道	ECOG 体能
Ⅰ(轻)	+~++	0	0	0
Ⅱ(中)	+~+++	+	+	+
Ⅲ(重)	++~+++	++~+++	++~+++	++~+++
Ⅳ(极重)	++~++++	++~++++	++~++++	++~++++

重度 aGVHD 治疗较困难。首选药物为甲泼尼龙 1~2mg/(kg·d)。其他二线药物有 ATG、抗 T 细胞或 IL-2 受体的单克隆抗体、抗肿瘤坏死因子抗体、MMF、FK-506、西罗莫司等。

移植后生存期超过 6 个月的病人,20%~50%合并 cGVHD。cGVHD 好发于年龄大、HLA 不全相合、无血缘移植、PBSCT 和有 aGVHD 者。cGVHD 可累及全身所有器官和组织,临床表现类似自身免疫病。治疗以免疫抑制为主,但需预防感染。

【移植后复发】

部分病人移植后复发,复发概率与疾病危险度分层、移植时本病状态和移植类型等因素有关。多数复发发生于移植后 3 年内,复发者治疗较困难,预后也较差。移植后监测病人微小残留病灶水平,对持续较高水平或有增高的高危病人及时调整免疫治疗强度、联合 DLI、输注 CAR-T 等治疗有可能降低复发率。二次移植对少数复发病例适合。

【主要适应证】

HSCT 的适应证随 HSCT 技术的日益成熟和相关疾病治疗的发展进步在不断调整中。目前,病人年龄上限逐渐放宽,NST 几乎不受年龄限制。病人具体移植时机和类型的选择需参照治疗指南和实际病情权衡。

1. 非恶性病　①SAA:对年龄<50 岁的重或极重型再障有 HLA 相合同胞者,宜首选 HSCT。②PNH,尤其是合并 AA 特征的病人。③其他疾病:HSCT 能够治疗先天性造血系统疾病和酶缺乏所致的代谢性疾病,如 Fanconi 贫血、镰形细胞贫血、重型珠蛋白生成障碍性贫血、重型联合免疫缺陷病等;对难治性获得性自身免疫病的治疗也在探索中。

2. 恶性病　①造血系统恶性疾病:HSCT,尤其是 allo-HSCT,是血液系统恶性肿瘤的有效治疗手段,具体详见各病有关章节。一般而言,AML、ALL、MDS 多采用异体移植;淋巴瘤、骨髓瘤多采用自体移植,但也可进行异体移植。②对放、化疗敏感实体肿瘤也可考虑做 auto-HSCT。

【生存质量及展望】

HSCT 的成功开展使很多病人长期存活。大多数存活者身体、心理状况良好,多能恢复正常工作、学习和生活。10%~15%的存活者存在社会心理问题,cGVHD 是影响生存质量的主要因素。由于我国独生子女家庭众多,因此研究开展无血缘关系供体移植、单倍型相合亲缘供体移植及脐带血干细胞移植意义重大。随着移植技术的不断改进及相关学科的不断发展,HSCT 必将能治愈更多的病人。

(吴德沛)

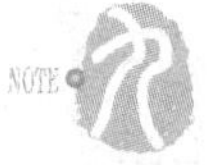

推荐阅读

1. 张之南,沈悌. 血液病诊断及疗效标准. 3 版. 北京:科学出版社,2007.
2. 林果为,王吉耀,葛均波. 实用内科学. 15 版. 北京:人民卫生出版社,2017.
3. Kaushansky K,Lichtman M,Prchal J,et al. Williams Hematology. 9th ed. New York:McGraw-Hill company,2015.
4. 王振义,李家增,阮长耿,等. 血栓与止血基础理论与临床. 3 版. 上海:上海科学技术出版社,2004.
5. Swerdlow SH,Campo E,Harris NL,et al. WHO Classification of Tumours of Haematopoietic and Lymphoid Tissues. Lyon(France):IARC Press,2017.

第七篇

内分泌和代谢性疾病

第一章 总 论

第一节 内分泌疾病

【基础知识】

（一）激素的作用

人体由许多器官、组织和无数的细胞构成。它们不仅要完成各自的生物功能，还要应对外环境的变化和伤害。各器官、组织和细胞之间如何交流协调反应，维持生命活动的完整性和精确性是生物进化的重要内容。内分泌、神经和免疫三个系统相互协调，共同担负生命持续的重要责任。激素则是内分泌系统实现这种协调作用的物质基础。它们由内分泌器官和内分泌组织细胞产生，释放进入血液循环，转运至靶器官或者靶组织，实现其生物对话交流的效应。

（二）内分泌系统的组成

内分泌系统主要由内分泌腺（包括垂体、甲状腺、甲状旁腺、肾上腺、性腺等）和分布在心血管、胃肠、肾、脂肪组织、脑（尤其下丘脑）的内分泌组织与细胞组成。激素的作用方式有四种：①内分泌（endocrine）：这是经典的作用方式，即激素通过血液转运到达作用的靶组织；②旁分泌（paracrine）：即在激素产生的局部发挥作用，例如睾酮分泌进入血流，它也可以作用于睾丸局部控制精子形成；③胞分泌（intracrine）：即细胞内的化学物质直接作用在自身细胞；④神经分泌（neurocrine）：例如下丘脑的视上核和室旁核合成精氨酸加压素（AVP），经下丘脑-垂体神经束移行至垂体后叶。

（三）激素的分类

1. **肽类激素** 蛋白质和肽类激素都是由多肽组成，经基因转录、翻译成为蛋白质和肽类激素前体，经裂解或加工形成具有活性的物质而发挥作用。例如前甲状旁腺素原可转变为甲状旁腺素原，再转变为甲状旁腺素；胰岛素原包含一个胰岛素分子和一个连接肽（C 肽），在高尔基体水解后形成胰岛素。

2. **氨基酸类激素** 甲状腺素（T_4）和小部分三碘甲腺原氨酸（T_3）在甲状腺球蛋白分子中经酪氨酸碘化和偶联而成，T_4、T_3 在甲状腺滤泡细胞内经多个步骤合成并贮存于滤泡胶质，然后由滤泡上皮细胞释放入血。

3. **胺类激素** 如肾上腺素、去甲肾上腺素、多巴胺可由酪氨酸转化而来，需要多个酶的参与。5-羟色胺（血清素）则来自色氨酸，经过脱羧和羟化而成。褪黑素（melatonin）也来自色氨酸。

4. **类固醇激素** 核心为环戊烷多氢菲，肾上腺和性腺可将胆固醇经过多个酶（如碳链裂解酶、羟化酶、脱氢酶、异构酶等）的参与和作用，转变成为糖皮质激素（皮质醇）、盐皮质激素（醛固酮）、雄性激素（脱氢表雄酮、雄烯二酮、睾酮）。维生素 D_3 由皮肤 7-脱氢胆固醇在紫外线和一定温度条件下合成，然后经肝脏 25 位羟化，再经肾脏 1α 羟化，形成活性维生素 D[1,25-$(OH)_2D_3$]。

（四）激素合成

生化信号调节激素合成。这些生化信号都是激素特异作用下产生的。例如钙离子调节 PTH 合成；血糖调节胰岛素合成。性腺、肾上腺、甲状腺激素合成依赖它们各自的下丘脑-垂体-靶腺轴（图 7-1-1）。下丘脑和垂体监测循环内激素的浓度，通过分泌促激素来控制内分泌腺激素的产生。这些促激素包括黄体生成素(LH)、卵泡刺激素(FSH)、促甲状腺激素(TSH)、促肾上腺皮质激素(ACTH)等。它们的靶腺分别是性腺、甲状腺和肾上腺皮质。这些促激素增加靶腺激素的合成率,诱导靶腺细胞分化,导致靶腺的肿大。例如,原发性甲状腺功能减退症甲状腺激素缺乏,反馈刺激下丘脑垂体,引起TSH合成分泌增加,后者导致甲状腺增生肿大。先天性肾上腺皮质增生症的皮质醇合成代谢酶先天缺乏,低皮质醇血症引起垂体ACTH合成分泌增加和肾上腺增生。

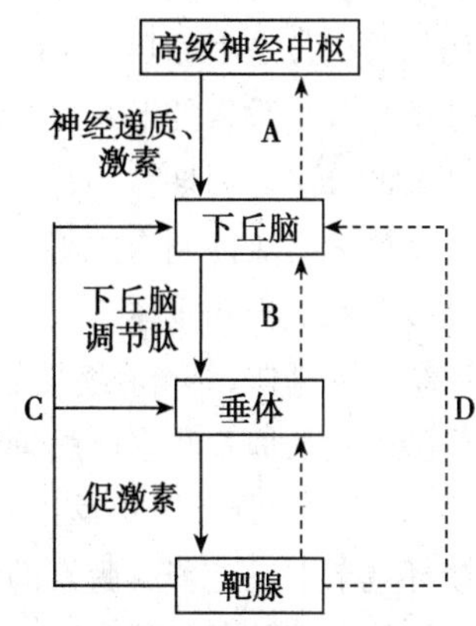

图 7-1-1 下丘脑-垂体-靶腺轴模式图

A. 超短反馈调节;B. 短反馈调节;C. 正反馈调节;D. 长负反馈调节;实线表示兴奋;虚线表示抑制

激素是基于机体需要时刻都在产生,储备量很少。但是也有例外。例如甲状腺激素的储备量可以满足2个月的需要,这样就保证在碘供应波动的情况下保持甲状腺激素的持续足量供应。激素分泌具有昼夜节律性,这种节律是对环境信号的适应。光是主要的环境影响因素,可以调节机体的生物钟。下丘脑视交叉上神经核存在脉冲分泌发生器。这些信号成为清醒-睡眠环的定时机制,也决定了激素分泌的模式。打破这个节律会导致激素作用异常。约70%的GH分泌发生在慢波睡眠时间。年龄增长使得慢波睡眠减少;ACTH的昼夜节律分泌与疾病显著相关。它生理分泌高峰在早晨9时。Cushing综合征的皮质醇分泌昼夜节律消失,分泌高峰出现在午夜12时;维持垂体促性腺激素分泌需要间歇性的下丘脑GnRH脉冲分泌。GnRH每1~2小时诱导LH的脉冲分泌,如果持续性的GnRH分泌则抑制促性腺激素的分泌。

(五) 激素血液运输

蛋白激素和小分子激素是水溶性的,可以在血液内运输。但是,甲状腺激素和类固醇激素是非水溶性物质,难以在血液内直接运输,所以需要一些糖蛋白作为非水溶性激素的载体。这些蛋白载体包括甲状腺素结合球蛋白(TBG)、性激素结合球蛋白(SHBG)、皮质类固醇结合球蛋白等。这些蛋白载体既是血液中的激素储备池,也防止激素迅速失活或者从尿液、胆汁排出。结合在蛋白载体的激素不具有生物活性,游离形式的激素方能实现生物效应。

有的激素在进入血流时已经具有生物活性,如GH和胰岛素。有的激素则需要活化的过程,如T_4进入血液时是前激素的形式,它需要经过脱碘酶作用转化为T_3才能发挥生物作用。这个脱碘过程发生在外周组织。在垂体细胞,T_4需要转化为T_3才能产生实现负反馈作用。睾酮需要在5α-还原酶作用下活化转为双氢睾酮,这个过程发生在男性泌尿生殖道和肝脏。维生素D在肝脏实现第25位羟化,在肾脏实现第1位羟化后才具有生物活性。

(六) 激素受体

激素要在细胞发挥作用必须首先与激素受体结合。根据激素在靶细胞的作用方式可以分为两类,一类是激素不进入细胞,激素与受体相互作用产生的第二信使传递生物信号,所有的多肽类激素(如GH)、单胺类激素和前列腺素都属于此类;另一类是激素进入细胞,它们结合到细胞质受体,作用于细胞核,调节基因的表达,这类激素包括甲状腺激素和类固醇激素。

膜蛋白受体通常包括细胞外段、跨膜段和细胞内段。细胞外段负责识别激素,细胞内段负责启动细胞内的信号系统。细胞内信号系统是通过细胞内信号蛋白的共价键修饰和活化实现的。根据膜受体在细胞内实现生物作用的分子通路可以分为6类:①cAMP为第二信使的受体;②以磷酸酰肌醇代谢物及钙离子为第二信使的受体;③酪氨酸激酶型受体;④酪氨酸激酶偶联型受体;⑤鸟苷酸环化酶型受体;⑥丝氨酸/苏氨酸激酶型受体。

(七) 激素分泌的调节

内分泌腺是由高度分化的细胞构成的。循环激素的生理浓度是依赖内分泌激素分泌量与清除量

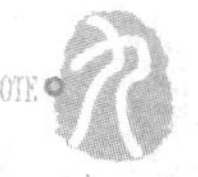

的平衡实现的。激素的分泌严格地被循环浓度调节，这个浓度对于靶细胞的生理活动是最适当的。例如骨生长是由循环GH启动和维持的，GH分泌过多可导致巨人症，GH缺乏则可导致生长迟缓。内分泌腺分泌激素的形式也是不同的，例如胰岛素的分泌是短脉冲式的，被摄入的营养物激发；促性腺激素的分泌是周期性的，由下丘脑脉冲发生器启动；催乳素分泌是相对稳定的，哺乳吸吮时发生高峰。

许多层次控制内分泌腺激素分泌。首先是来自中枢神经系统的控制，包括应激、输入性刺激、神经多肽和下丘脑垂体合成的激素。四种下丘脑释放激素（GHRH、GnRH、TRH、CRH）通过下丘脑门脉系统进入垂体，结合在各类促激素细胞受体，导致GH、ACTH、TSH和促性腺激素合成分泌。相反，下丘脑的生长抑素和多巴胺抑制GH、PRL、TSH分泌。垂体促激素刺激甲状腺、性腺、肾上腺的激素分泌，后者作为强力的负反馈调节物，抑制下丘脑释放激素和垂体促激素的分泌。垂体激素以短的负反馈环调节下丘脑释放激素的分泌（见图7-1-1）。除了中枢神经内分泌层面调节之外，中枢神经系统也直接控制数种激素的分泌过程。例如垂体后叶直接受到下丘脑神经元的支配；节后的交感神经调节肾素、胰岛素和胰高血糖素的快速分泌；交感神经刺激肾上腺髓质细胞释放儿茶酚胺类激素。

【内分泌疾病概况】

内分泌疾病通常根据腺体的功能分类。例如甲状腺功能亢进症（简称甲亢）、甲状腺功能减退症（简称甲减）。根据其病变发生在下丘脑、垂体或周围靶腺，分类为原发性（靶腺病变）和继发性（下丘脑或者垂体病变）病变。例如原发性甲减、继发性甲减、三发性甲减（病变在下丘脑）；受体病变则发生激素抵抗性，临床表现功能减退（例如甲状腺激素抵抗综合征、假性甲状旁腺功能减退症）。内分泌肿瘤依据其所在腺体命名（例如甲状腺癌、卵巢癌）。多数肿瘤表现无功能变化。近年来由于检测技术改进，发现许多亚临床的内分泌疾病，例如亚临床甲减、亚临床Cushing综合征。此类疾病临床缺乏特异性症状，依赖激素生化指标诊断。

（一）激素产生过多

1. 内分泌腺肿瘤　甲状腺腺瘤、甲状旁腺腺瘤、胰岛素瘤、胰高血糖素瘤、醛固酮腺瘤、嗜铬细胞瘤等。这些肿瘤多为良性，自主性分泌激素，临床表现为该腺体的功能亢进。例如胰岛素瘤引起的低血糖，肾上腺皮质肿瘤引起的皮质醇增多症。然而更多的肿瘤无分泌激素的功能。例如垂体瘤的尸检患病率是7%～20%，甲状腺癌的尸检患病率是6%～36%。这些肿瘤无临床症状，在体检和筛查时发现，所以称为“偶发瘤”（incidentaloma）。体积较大的肿瘤可以压迫邻近组织，出现相应的症状和体征。例如垂体腺瘤压迫视交叉出现视力减退、视野缺损和偏盲，压迫其他垂体细胞引起垂体其他激素缺乏。

2. 多内分泌腺肿瘤病（multiple endocrine neoplasia，MEN）　多个内分泌腺肿瘤或者增生，产生过多的激素。性质是良性或者恶性。例如MEN-1型包括甲状旁腺腺瘤、胃肠胰肿瘤和垂体增生或者腺瘤。原因是*MEN-1*基因突变所致。

3. 伴瘤内分泌综合征（paraneoplastic syndromes）　也称异位激素分泌综合征。分泌异位激素的肿瘤细胞多数起源于分布在体内的神经内分泌细胞。这些细胞具有摄取胺前体脱羧（amin precursor uptake and decarboxylation，APUD）的特性，它们多从神经嵴外胚层衍化而来。正常情况下APUD细胞不分泌激素，恶变为肿瘤细胞后可以合成和分泌激素。例如，肺燕麦细胞癌分泌的ACTH引起的异位ACTH分泌综合征。恶性肿瘤可以分泌过量的甲状旁腺激素相关蛋白（PTHrP）、活性维生素D等激素，引起高钙血症。

4. 自身抗体产生　例如Graves病的甲状腺刺激性抗体（TSAb）刺激甲状腺细胞表面的TSH受体，引起甲亢。

5. 基因异常　例如糖皮质激素可治性醛固酮增多症（glucocorticoid remediable aldosteronism）为常染色体显性遗传疾病。正常情况下醛固酮合成酶在肾上腺皮质球状带表达，由于异常的染色体交换形成的融合基因导致醛固酮合成酶在束状带表达，所以可被糖皮质激素所抑制。

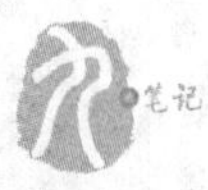

6. 外源性激素过量摄入　例如过量糖皮质激素摄入所致的医源性Cushing综合征；过量甲状腺

素摄入所致的甲状腺毒症等。

（二）激素产生减少

1. 内分泌腺破坏

（1）自身免疫损伤：例如1型糖尿病、桥本甲状腺炎、Addison病时分别损伤胰岛β细胞、甲状腺细胞和肾上腺皮质细胞所致的腺体功能减退症。

（2）肿瘤压迫：例如垂体瘤压迫ACTH分泌细胞产生的继发性肾上腺皮质功能减退症。

（3）感染：例如病毒感染所致的亚急性甲状腺炎。

（4）放射损伤：例如^{131}I治疗甲亢引起的甲减。

（5）手术切除：甲状腺切除所致的甲减。

（6）缺血坏死：Sheehan综合征是由于产后大出血引起的垂体前叶缺血坏死所致。

2. 内分泌腺激素合成缺陷 多为遗传性疾病。例如由于甲状腺激素合成酶缺陷引起的先天性甲减。

3. 内分泌腺以外的疾病 如肾脏破坏性病变，25-羟维生素D_3不能在肾脏实现1α羟化，减少活性维生素D的产生，进而导致肾性骨病。

（三）激素在靶组织抵抗

激素受体突变或者受体后信号转导系统障碍导致激素在靶组织不能实现生物学作用。临床大多表现为功能减退或功能正常，但是血中激素水平异常增高。例如，生长激素受体突变造成Laron侏儒；甲状腺激素受体基因突变引起甲状腺激素抵抗综合征。

【内分泌疾病诊断】

内分泌疾病分为临床型和亚临床型。临床型疾病有特异性的临床表现和体征，实验室证据充足，易于诊断。亚临床型疾病缺乏特异性症状和体征，仅有实验室指标轻度异常，多数在体检中发现。需要根据亚临床疾病的危害和预后决定治疗策略。

（一）临床表现

临床内分泌疾病有特异的临床表现和体征。例如垂体侏儒症的身材矮小、Graves眼病的浸润性突眼、Cushing综合征的满月脸和紫纹等。病史和家族史可以提供有价值的线索。例如妇女垂体前叶功能减退症常有产后大出血的病史；嗜铬细胞瘤常有阵发性高血压的病史等。

（二）功能诊断

1. 激素相关的生化异常 例如原发性醛固酮增多症的低钾血症；糖尿病的高血糖和糖化血红蛋白增高；甲状旁腺功能亢进症的高钙血症；尿崩症的低比重尿。生化异常是反映激素水平的间接证据。

2. 激素测定 血液激素浓度是内分泌腺功能的直接证据。20世纪90年代，第三代免疫化学发光法（immunochemiluminescence，ICMA）以非放射性的示踪物代替放射性标志物。

少数激素呈脉冲性分泌，需要限定特殊的采血时间。例如检查血浆皮质醇昼夜节律需要采取早晨8时和下午4时的标本。24小时尿液的激素测定也可以作为判断内分泌腺功能的指标。例如尿游离皮质醇定量诊断Cushing综合征。

3. 激素代谢产物测定 尿液中的激素代谢产物也可以反映激素的水平，例如尿香草基杏仁酸（VMA）反映儿茶酚胺的水平。通常收集24小时尿标本。

4. 激素的功能试验 根据激素生理调节机制设计的试验，包括兴奋试验和抑制试验。兴奋试验的目的是检测内分泌腺的激素储备量；抑制试验的目的是检测内分泌腺合成和释放激素的自主性。

（1）兴奋试验：例如ACTH兴奋试验检查肾上腺皮质产生皮质醇的储备功能；GnRH兴奋试验检查促性腺激素的储备功能。

（2）抑制试验：例如大剂量地塞米松抑制试验检测皮质醇分泌的自主性，诊断肾上腺皮质腺瘤。

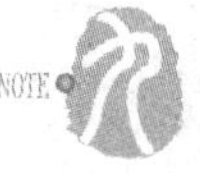

（三）定位诊断

确定某种激素自主性过量分泌以后，需要对产生激素的内分泌腺进行形态定位和病变定性。

1. 影像学检查 蝶鞍 X 线平片、CT、磁共振显像（MRI）、B 超等可以诊断垂体、甲状腺、甲状旁腺、性腺、肾上腺、胰岛肿瘤等。正电子发射断层扫描（^{18}F-FDG-PET）可以发现原位肿瘤，也可以发现肿瘤转移全身的情况。

2. 放射性核素检查 内分泌肿瘤细胞摄取放射性核素标记的特定物质，定位肿瘤的存在。例如甲状腺核素扫描（^{131}I、^{99m}Tc）不仅可以发现甲状腺的肿瘤，也可以发现甲状腺转移癌（例如肺转移、骨转移等），因为大部分甲状腺癌细胞仍然具备摄碘的功能。

3. 细针穿刺细胞学检查或者活检 获得肿瘤/结节的组织标本，评价其良恶性。例如甲状腺细针穿刺细胞学检查（FNAC），鉴别甲状腺结节的良恶性性质。

4. 静脉导管检查 静脉导管插入病变侧内分泌腺的流出端静脉，采取血液标本，测定激素的浓度。并且与非病变腺体侧对照，病变侧标本的激素浓度显著高于非病变侧。例如为肾上腺静脉插管采血，鉴别增高的醛固酮浓度来自单侧还是双侧（腺瘤来自单侧，增生来自双侧）。

（四）病因诊断

1. 自身抗体检测 例如，检测促甲状腺激素受体抗体（TRAb）诊断甲状腺毒症的病因；胰岛细胞抗体（ICA）、胰岛素抗体（IAA）、谷氨酸脱羧酶抗体（GADAb）诊断 1 型糖尿病的病因。

2. 染色体检查 主要诊断性分化异常疾病。例如，Turner 综合征，表现为身材矮小、性不发育、颈蹼和肘外翻，染色体核型是 45，XO。

3. 基因检查 例如 *CYP21* 基因突变可致先天性肾上腺皮质增生症，后者是女性男性化的病因之一。

【内分泌疾病的治疗】

1. 功能亢进 ①手术切除导致功能亢进的肿瘤或增生组织：例如，导致 Cushing 病的垂体 ACTH 瘤可切除。②放射治疗破坏内分泌肿瘤或增生组织，减少激素的分泌。例如，利用甲状腺细胞摄碘的特性，给予甲亢病人 ^{131}I 治疗。③针对内分泌腺的药物治疗：目的是抑制内分泌腺激素的合成。例如，咪唑类和硫脲类药物治疗甲亢，抑制甲状腺激素合成。④针对激素受体的药物治疗：米非司酮（mifepristone，RU486）可以阻断糖皮质激素受体，缓解 Cushing 综合征病人的症状。⑤针对内分泌肿瘤的化疗：如米托坦（双氯苯二氯乙烷）治疗肾上腺皮质癌。

2. 功能减退 ①最常见的方法是外源激素的替代治疗或补充治疗，原则是“缺什么，补什么；缺多少，补多少；不多不少，一直到老”。例如，肾上腺皮质功能减退者补充皮质醇（氢化可的松）。②直接补充激素产生的效应物质，例如甲状旁腺功能减退者补充钙与活性维生素 D。③内分泌腺或者组织移植，例如甲状旁腺组织移植治疗甲状旁腺功能减退症等。替代治疗需要符合内分泌腺激素分泌的节律。例如，特发性促性腺激素缺乏给予 GnRH 泵脉冲性治疗可以成功妊娠。

第二节 代谢性疾病

【营养物质的供应和摄取】

人类通过摄取食物以维持生存和健康，保证生长发育和各种活动。这些来自外界、以食物形式摄入的物质就是营养素。中国营养学会《中国居民膳食营养素参考摄入量——Chinese DRIs》对营养素分类如下：①宏量营养素：包括糖类、蛋白质和脂肪，它们在消化时分别产生葡萄糖及其他单糖、肽和氨基酸、脂肪酸和甘油。宏量营养素是可以互相转换的能源，脂肪产热 37.7kJ/g（9kcal/g），碳水化合物和蛋白质产热 16.7kJ/g（4kcal/g）。②微量营养素：指矿物质，包括常量元素和微量元素，是维持人体健康所必需，消耗甚微，许多微量元素有催化作用。③维生素：分为脂溶性和水溶性。④其他膳食成分：膳食纤维、水等。人体所需要的营养物质见表 7-1-1。其中一些必须由外界供给，主要来自食

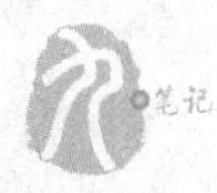

物,另一些可在体内合成。每日所需能量为基础能量消耗、特殊功能活动和体力活动等所消耗能量的总和。基础能量消耗可因性别、年龄、身高和体重而异。特殊功能活动指消化、吸收所消耗的能量,可因生长、发育、妊娠、哺乳等特殊生理需要而增加。体力活动所需能量因活动强度而异,轻、中、重体力活动所需能量分别为基础能量的30%、50%、100%或以上。生物效价为80以上的蛋白质,成人每日每千克理想体重约需1g。蛋白质生物效价的顺序依次为:动物制品、豆类、谷类、根类等。牛奶与鸡蛋蛋白质的生物效价为93,牛肉为76,麦片和米为65,玉米为50。如供应的食物中蛋白质的生物效价较低,则每日所需蛋白质的量应增加。脂肪所供应的能量不宜超过总能量的30%。在供应的脂肪中,饱和脂肪、多价不饱和脂肪与单价不饱和脂肪的比例应为1∶1∶1,每日胆固醇摄入量宜在300mg以下。每日所需总能量除由蛋白质和脂肪所供应外,余下的由糖类供应。

表7-1-1 人体所需要的营养物质

人体所需要的营养物质
糖类(碳水化合物):可在体内合成,但实际上大部分由体外供给
蛋白质
必需氨基酸:异亮氨酸、亮氨酸、赖氨酸、蛋氨酸、苯丙氨酸、苏氨酸、色氨酸、缬氨酸
半必需氨基酸:组氨酸(为婴幼儿所必需)、精氨酸
非必需氨基酸:可在体内合成
脂类
必需脂肪酸:亚油酸、亚麻酸、花生四烯酸
非必需脂肪酸:可在体内合成
矿物质
常量元素:钠、钾、钙、镁、磷、氯、硫、碳、氢、氧、氮
微量元素:铁、锌、铜、锰、钴、碘、铬、镍、钒、锡、钼、硒、氟、矽、砷
维生素
水溶性:维生素 B_1、B_2、B_6、B_{12},烟酸,叶酸,泛酸,生物素,维生素C
脂溶性:维生素A、维生素D、维生素E、维生素K
膳食纤维、水

【病因和发病机制】

(一)营养疾病

机体对各种营养物质均有一定的需要量、允许量和耐受量,因此营养疾病可因一种或多种营养物质不足、过多或比例不当而引起,其病因和发病机制可分为以下两类:

1. 原发性营养失调 摄取营养物质不足、过多或比例不当引起。例如摄取蛋白质不足引起蛋白质缺乏症,能量摄取超过消耗引起肥胖症。

2. 继发性营养失调 器质性或功能性疾病所致。

(1)进食障碍:如口、咽、食管疾病所致摄食困难,精神因素所致摄食过少、过多或偏食。

(2)消化、吸收障碍:消化道疾病或某些药物如新霉素、考来烯胺等所致。

(3)物质合成障碍:如肝硬化失代偿期白蛋白合成障碍引起的低白蛋白血症。

(4)机体对营养需求的改变:如发热、甲状腺功能亢进症、肿瘤、慢性消耗性疾病、大手术后以及生长发育、妊娠等生理性因素,使机体需要营养物质增加,如供应不足可致营养缺乏。

(5)排泄失常:如多尿可致失水,腹泻可致失钾,长期大量蛋白尿可致低白蛋白血症。

(二)代谢疾病

指中间代谢某个环节障碍所引起的疾病。

1. 遗传性代谢病(先天性代谢缺陷) 基因突变引起蛋白质结构和功能紊乱,特异酶催化反应消失、降低或(偶然地)升高,导致细胞和器官功能异常。

2. 获得性代谢病 可由环境因素引起,或遗传因素和环境因素相互作用所致。不合适的食物、

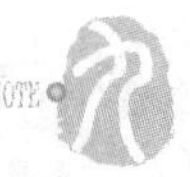

药物、理化因素、创伤、感染、器官疾病、精神疾病等是造成代谢障碍的常见原因，如常见的水、电解质和酸碱平衡紊乱，大手术后的氮代谢负平衡，慢性肾衰竭时的钙磷代谢障碍等。血脂异常常见于甲状腺功能减退症、肾病综合征、胆道梗阻等。

此外，有些遗传性代谢病以环境因素为其发病诱因，如苯丙酮尿症是由于苯丙氨酸羟化酶缺乏引起，如能在出生后3周内确诊，限制摄入含苯丙氨酸的食物，则可以不出现智能障碍。

【营养病和代谢病的分类】

（一）营养疾病

一般按某一营养物质的不足或过多分类。

1. 蛋白质营养障碍 蛋白质和氨基酸不足，如蛋白质-能量营养不良症、蛋白质缺乏症、赖氨酸缺乏症；氨基酸过多，如肝硬化肝功能失代偿期酪氨酸、蛋氨酸过多可诱发肝性脑病。

2. 糖类营养障碍 糖类摄取过多易引起肥胖症，摄取不足伴有能量不足时常致消瘦。

3. 脂类营养障碍 脂类摄取过多易引起肥胖症或血脂异常。

4. 维生素营养障碍 各种维生素缺乏症或过多症。

5. 水、盐营养障碍 水、盐不足或过多。

6. 无机元素营养障碍 微量元素不足或过多。

7. 复合营养障碍 多种营养物质障碍的不同组合。

（二）代谢疾病

一般按中间代谢的主要途径分类。

1. 蛋白质代谢障碍

（1）继发于器官疾病：如严重肝病时的低白蛋白血症，淀粉样变性的免疫球蛋白代谢障碍。

（2）先天性代谢缺陷：如白化病、血红蛋白病、先天性氨基酸代谢异常等。

2. 糖代谢障碍

（1）各种原因所致糖尿病、葡萄糖耐量减低以及低血糖症等。

（2）先天性代谢缺陷：如果糖不耐受症、半乳糖血症、糖原贮积症等。

3. 脂类代谢障碍 主要表现为血脂或脂蛋白异常。可为原发性代谢紊乱或继发于糖尿病、甲状腺功能减退症等。

4. 水、电解质代谢障碍 多为获得性，亦可见于先天性肾上腺皮质增生症等。

5. 无机元素代谢障碍 如铜代谢异常所致肝豆状核变性，铁代谢异常所致含铁血黄素沉着症等。

6. 其他代谢障碍 如嘌呤代谢障碍所致痛风，卟啉代谢障碍所致血卟啉病等。

【诊断原则】

要求尽可能了解疾病的病因和诱因、发病机制的主要环节、发展阶段和具体病情。营养疾病和代谢疾病常具有特殊的症状和体征，是提供诊断的首要线索，须进行详细的病史询问和体格检查。实验室检查是确诊依据，对临床前期病人更有价值，例如有些无症状的糖尿病病人可通过筛查血糖而确诊。除常规检查外，可根据病史线索进行有关特殊检查。

（一）病史

询问症状的发生、发展和相互关系，并从现病史和个人史中了解发病因素、病理特点、每日进食情况等。必要时作详细的家系调查。

（二）体格检查

需注意发育和营养状态、体型和骨骼、神经精神状态、智能、毛发、皮肤、视力和听力、舌、齿、肝、脾以及四肢等。

（三）实验室检查

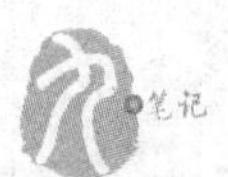

1. 血、尿、粪和各项生化检查以及激素、物质代谢的正常或异常产物等。

2. 溶血及凝血检查 如血红蛋白电泳、凝血因子检查等，主要用于遗传性血液病的鉴别诊断。

3. 代谢试验 如口服葡萄糖耐量试验，氮平衡试验，水、钠、钾、钙、磷平衡试验等。

4. 影像学检查 骨密度测定、CT 和 MRI 等。

5. 组织病理和细胞学检查以及细胞染色体、酶系检查等。

6. 血氨基酸分析诊断 氨基酸异常所引起的先天性代谢病。

7. 基因诊断 诊断遗传性代谢病。

代谢病（如糖尿病、痛风等）常与种族、遗传、体质等因素有关，诊断一个病例常可追查发现另一些病例。对某些特殊类型的糖尿病，如青年人中发生的成年型糖尿病（MODY）和线粒体基因突变糖尿病，可对其家族成员做相应检查。一些遗传性代谢病在症状出现前已有生化改变，应对这些疾病进行临床前期诊断，包括有计划的调查、检出杂合子携带者等。

【防治原则】

（一）病因和诱因的防治

对营养病和以环境因素为主引起的代谢病，多数能进行病因防治。中国营养学会《中国居民膳食指南（2016）》指导推广平衡饮食、合理摄取营养和促进健康。以先天性代谢缺陷为主的代谢病，一般只能针对诱因和发病机制进行治疗，但目前基因治疗已显示出一定前景。此外，有报道用肝、脾、骨髓等移植以治疗肝豆状核变性、免疫球蛋白缺乏症和其他免疫缺陷等。

（二）早期防治

早期诊断和采取防治措施可避免不可逆的形态和功能改变，使病情不致恶化，甚至终身不出现症状，如苯丙酮尿症、半乳糖血症。糖尿病如在早期使病情得到良好控制，可避免出现严重并发症。

（三）针对发病机制的治疗

1. 避开和限制环境因素 例如葡萄糖-6-磷酸脱氢酶（G-6-PD）缺乏症病人应避免进食蚕豆和对乙酰氨基酚、阿司匹林、磺胺、伯氨喹等药物；苯丙酮尿症病人限制进食含苯丙氨酸的食物等。

2. 替代治疗 例如对蛋白缺乏症病人补充蛋白质，对血友病病人给予抗血友病球蛋白等。有些代谢病是由于作为酶反应辅助因子的维生素合成不足，或由于酶缺陷以致与维生素辅酶因子的亲和力降低所致，补充相应维生素可纠正代谢异常。例如胱硫醚 β-合成酶缺乏所致的高胱氨酸尿症，须给予低蛋氨酸饮食，并试用大剂量维生素 B_6 及叶酸。

3. 调整治疗 例如用氢化可的松治疗先天性肾上腺皮质增生症；用别嘌醇抑制尿酸生成以治疗痛风。

（四）遗传咨询和生育指导

对已生育过遗传性代谢病患儿、具有 X 连锁隐性遗传病家族史或某些遗传性代谢病高发区的孕妇进行产前羊水检查，对防治遗传性代谢病有重要价值。目前原发性营养缺乏病已少见，但继发性营养缺乏病仍较常见。例如糖尿病、血脂异常、肥胖症、代谢综合征、骨质疏松症等。

（滕卫平）

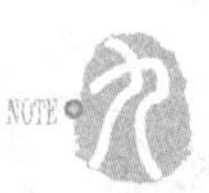

第二章 下丘脑疾病

下丘脑(hypothalamus)是人体的神经-内分泌高级调节中枢和转换站,在维持人体内环境稳定和神经-内分泌功能方面起着十分重要的作用,并与水电解质平衡、摄食、生殖、免疫、行为、心理和衰老等生命活动的关系十分密切。

下丘脑的神经细胞有分泌激素功能,这种分泌方式称为神经分泌(neurocrine),分泌的激素称为神经激素(neurohormone),分泌激素的细胞称为神经分泌细胞。

【下丘脑的解剖结构与功能】

(一)下丘脑解剖结构

1. 下丘脑解剖结构 下丘脑是位于间脑下部的一个呈楔形的微小组织,主要由灰质组成。间脑内有第三脑室,在大脑的矢状切面上,可见第三脑室侧壁的后方有一突出部位,此为丘脑,其下即为下丘脑。下丘脑向下伸展与垂体柄相连。从脑的腹侧面看,下丘脑为一明显的隆起,在其后是成对的乳头体,中间是漏斗的隆起。成年人的下丘脑重约4g(占全部脑重量的1%以下)。丘脑内存在许多神经核并借助于传入和传出神经纤维与脑及脑干联系。

下丘脑由前至后分为3个区:①前区(或视上区),位于视交叉之上,其前为居于前联合及视交叉之间的视前区;②中区(或结节区,灰结节)为下丘脑最宽处,与垂体相距最近,灰结节的中央部分称为正中隆起(median eminence);垂体柄由此伸出,结节区外侧为下丘脑外侧区,内有大量神经纤维;③后区(或乳头区)包括乳头体及其所含的神经细胞。下丘脑视上区内的视上核及室旁核的界限比较清晰,其细胞甚大,神经核的轴突组成视上(室旁)-垂体束,又称下丘脑-神经垂体系统。

2. 与垂体的联系 下丘脑的正中隆起下端与垂体柄相连,和垂体的距离最近,关系最为密切,是下丘脑对垂体功能进行调节的最重要部位,也是各种促垂体激素必经的共同通道。

下丘脑与神经垂体有神经联系。下丘脑的视上核及室旁核,其轴突形成视上(室旁)-垂体束,视上(室旁)-垂体束的神经纤维终止于神经垂体,神经激素沿轴突下行至后叶的神经末梢和血管相接处贮存;下丘脑与腺垂体为神经-血管联系,下丘脑的神经轴突在正中隆起、垂体柄处与垂体门脉系统的第一微血管丛相接,促垂体激素在此处释放入血,然后沿门脉血管到达腺垂体,兴奋(或抑制)腺垂体激素的分泌。

(二)下丘脑功能

1. 下丘脑神经核团的功能分区 下丘脑不同部位和不同核团的功能及形态并不相同,一般可分为以下几个功能区:①下丘脑前区:与促性腺激素的分泌有关,在雌激素的兴奋作用下(正反馈作用),引起月经中期促性腺激素主要是黄体生成素(LH)释放,促进排卵。②下丘脑中后区:也影响促性腺激素的分泌,其作用是兴奋性的,受雌激素的抑制(负反馈作用),此区域可能与促性腺激素的经常性分泌有关。③下丘脑前区和前腹室周核区:下丘脑前区与促甲状腺激素(TSH)的分泌有关;而前腹室周核区位于室周部之腹侧,此处亦含有许多促甲状腺激素释放激素(TRH)细胞,可调节TSH的分泌。④近正中隆起区:与生长激素(GH)的分泌有关。⑤控制促肾上腺皮质激素(ACTH)分泌的区域:控制ACTH分泌的区域较为广泛,因此下丘脑损害不容易使正中隆起的促肾上腺皮质素释放激素(CRH)浓度下降。⑥正中视前核区:位于第三脑室前沿,是下丘脑渗透压敏感区之一。⑦交叉上核:位于视交叉上方,是昼夜节律的产生部位。⑧室旁核区:位于下丘脑的室周部,此处分泌催产素或精氨酸加压素(AVP)的神经元相对集中。⑨视上核区:主要位于视交叉及视束外侧,分泌血管加压素。⑩前腹部的室旁核和弓状核区:此区神经元表达*kiss-1*基因,其转录产物为kisspeptin。kisspeptin在青春期发育的启动与下丘脑-垂体-性腺轴的功能调节中起重要作用。

2. 下丘脑神经分泌细胞的功能 下丘脑的神经分泌细胞兼有神经细胞和内分泌腺细胞的特性，因此这些神经分泌细胞又称“神经内分泌换能细胞”，即可将传入的神经信号转变为化学信号；另一方面，下丘脑细胞合成和分泌的激素可释放入血，在其他部位发挥生理效应，或以旁分泌/自分泌方式调控附近神经细胞的功能，而不像其他多数神经细胞在突触处发挥作用。

下丘脑的神经分泌细胞具有以下几种主要功能：①神经递质功能（transmitters）；②神经调质功能（modulators）；③信号整合功能：可接受多种信号后整合为一种信号，并以某种神经激素为介导，作用于其他神经细胞或靶细胞；④靶细胞功能：许多神经分泌细胞膜或细胞内含有多种激素受体，可接受循环血液或旁分泌而来的激素作用，并作出相应的激素分泌反应。

3. 下丘脑神经内分泌系统的功能 下丘脑的神经-内分泌联系十分广泛。①边缘系统与下丘脑嗅觉有密切联系，并调节内脏功能、产生清晰感觉、摄取食物及影响内分泌腺（性腺、肾上腺）功能等作用；②网状结构对下丘脑-垂体的功能也起调节作用；③外周的神经冲动和中枢神经活动通过下丘脑调节内分泌腺的功能；④下丘脑的神经激素通过垂体-门脉血管系统到达腺垂体，调节腺垂体激素的合成和分泌；而神经垂体激素实际上是由下丘脑的神经分泌细胞合成的，经下丘脑-神经垂体束的轴浆流输送至神经垂体储存，所以神经垂体实际上是下丘脑的延续部分；⑤另一方面，垂体激素又可通过循环血液、脑脊液或垂体-门脉系统的逆向血流与扩散，反馈作用于下丘脑甚至更高级的神经中枢。

（三）下丘脑激素分泌的调节

1. 下丘脑分泌的激素 下丘脑除可合成和分泌促性腺激素释放激素（GnRH）、生长激素释放激素（GHRH）、生长抑素（somatostatin，SS）、促甲状腺激素释放激素（TRH）、促肾上腺皮质激素释放激素（CRH）、促黑素细胞激素释放因子（MRF）、催乳素释放抑制因子（PIF）、抗利尿激素（ADH）和催产素等调节性多肽外（表 7-2-1），还可分泌许多神经递质和神经调质、细胞因子、生长因子、兴奋性氨基酸和 NO 等。另一方面，下丘脑神经分泌细胞又含有各种激素受体，接受旁分泌/自分泌激素、垂体激素、循环血的激素与代谢物的反馈调节。

表 7-2-1 **下丘脑分泌的促/抑垂体激素**

下丘脑分泌激素	生理作用
生长激素释放激素（GHRH）	刺激垂体释放 GH
生长抑素（SS）	抑制 GH、胰岛素、胰高血糖素分泌
催乳素释放抑制因子（PIF）	抑制 PRL 分泌
促甲状腺激素释放激素（TRH）	刺激垂体分泌 TSH 和 PRL
促肾上腺皮质素释放激素（CRH）	刺激垂体分泌 ACTH
促性腺激素释放激素（GnRH）	刺激垂体分泌 LH 及 FSH
阿片促黑素皮质素原（POMC）	ACTH、MSH 等多种激素前体
促黑素细胞激素释放因子（MRF）	兴奋 MSH 的释放和合成
促黑素细胞激素抑制因子（MRIF）	抑制 MSH 的释放和合成
食欲素（orexin）	促进食欲
垂体腺苷环化酶活化肽（PACAP）	扩血管，抑制胃肠运动，刺激胰岛素分泌和胰高血糖素释放
抗利尿激素（ADH）	调节水代谢，调节肝细胞分泌凝血因子Ⅳ
催产素（OXT）	促进子宫平滑肌收缩，乳腺泌乳，加速精子发育成熟
生长激素释放肽（ghrelin）	促进生长激素分泌，增强食欲，减少脂肪利用，增加胃酸分泌，促进胃肠动力，增加体重
黑色素浓集素（MCH）	调节下丘脑-垂体-肾上腺轴；刺激神经垂体分泌催产素；调节感觉、进食行为和能量代谢
垂体腺苷酸环化酶激活肽	增加垂体细胞多种激素释放；刺激胃酸分泌、促进胃肠蠕动；刺激胰岛素分泌；舒张血管
神经激肽（neurokinin B，NKB）	调节下丘脑-垂体-性腺轴
kisspeptin	促进生长激素合成；调节促性腺激素和性腺类固醇激素分泌

注：GH：生长激素；TSH：促甲状腺激素；PRL：催乳素；ACTH：促肾上腺皮质素；MSH：黑素细胞刺激素；LH：黄体生成素；FSH：促卵泡激素

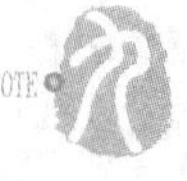

下丘脑激素与垂体激素之间的关系基本上属于促激素与靶激素的调节关系，但也有特殊性：①TRH具有双重作用，可兴奋 TSH 和 PRL 的分泌；②GnRH 兴奋 LH 和 FSH 的分泌；③生长抑素（SS）抑制 GH 和其他激素释放；④下丘脑激素调节腺垂体激素的分泌，其本身又受神经和体液因素的调控。

2. 靶腺激素反馈调节　下丘脑激素合成与分泌受到内分泌腺所分泌的靶腺激素的负反馈调节作用（长环负反馈调节），但作用的部位有所区别。例如，肾上腺皮质激素和性激素的作用部位以下丘脑为主，而甲状腺激素的反馈作用部位主要在垂体。靶腺激素的作用性质往往为负反馈调节。性激素的作用较复杂，下丘脑中部（尤其是弓状核）与垂体促性腺激素的经常性（张力性）分泌有关，雌二醇及孕酮对此部位的 GnRH 有抑制作用（负反馈）。在月经周期的中期，与排卵有关的促性腺激素急剧分泌受下丘脑前部、视交叉上区神经细胞的调节，而性激素对此部位的 GnRH 分泌有兴奋作用（正反馈调节）。

垂体激素对下丘脑的相应释放激素也有负反馈调节作用（短环负反馈调节），其途径有两种：一是通过全身血液循环到达下丘脑，另一种可能是沿门脉血管周围间隙或门脉系统的血液反流传递至下丘脑。

神经系统对下丘脑-垂体-靶腺起重要调节作用。光、声、气味对哺乳动物的性腺活动影响已为人所熟知。手术、创伤等应激通过外周传入神经兴奋垂体-肾上腺皮质激素分泌。这些感觉刺激通过中脑网状结构和大脑边缘系统（边缘系统-中脑环路）影响下丘脑内分泌功能。高级神经活动对内分泌功能也起调节作用，例如，精神紧张、焦虑可引起下丘脑-垂体-肾上腺皮质活动增强（应激反应）。

3. 神经递质和细胞因子调节　下丘脑促垂体区肽能神经元分泌的肽类激素，主要作用是调节腺垂体的活动，因此称为下丘脑调节肽。近年来的研究表明，肽类神经递质如阿片肽对下丘脑调节肽的释放有明显的影响。例如，给人注射脑啡肽或 β-内啡肽可抑制下丘脑 CRH 和 GnRH 的释放，刺激下丘脑释放 TRH 和 GHRH。单胺能神经递质可直接与释放下丘脑调节肽的肽能神经元发生突触联系，调节肽能神经元的活动。

细胞因子自分泌、旁分泌和内分泌调节作用也很明显。例如，细胞因子白介素（IL-1）抑制下丘脑 GnRH 和 TRH 分泌，刺激下丘脑多巴胺释放。肿瘤坏死因子 α（TNF-α）可能兴奋 GnRH 的分泌。

【下丘脑相关疾病】

（一）下丘脑疾病的病因与分类

各种原因累及下丘脑，使其结构及功能受损，均可引起下丘脑疾病。多数情况下，由于其主要临床表现是下丘脑功能异常及轻微的神经精神症状，故称为下丘脑综合征；但当病因明确时，下丘脑疾病应根据病因进行分类。也可以根据下丘脑的功能状况分类，如下丘脑性肥胖综合征、下丘脑性高热、下丘脑性甲减等。

1. 按病因分类　一般分为炎症性下丘脑疾病、颅脑外伤性下丘脑疾病、肿瘤性下丘脑疾病、血管损伤性下丘脑疾病、垂体切除/垂体柄离断后下丘脑疾病和放疗引起的下丘脑疾病。

2. 按功能分类　一般可分为以下 8 类：①神经-内分泌代谢型下丘脑疾病，如下丘脑性肥胖综合征、下丘脑性无排卵等；②自主神经-血管型和自主神经-内脏型下丘脑疾病；③体温调节障碍型下丘脑疾病；④睡眠障碍型下丘脑疾病；⑤假神经症/精神病样下丘脑疾病；⑥癫痫（间脑癫痫）型下丘脑疾病；⑦神经营养障碍型下丘脑疾病；⑧神经肌肉型下丘脑疾病。

（二）下丘脑疾病的临床表现

下丘脑的体积很小，其内的神经核和神经纤维有密切联系。因此，不同病损造成的神经和下丘脑功能异常可导致同样的症状和体征。而病损的性质可为损伤性或兴奋性，涉及同样的下丘脑神经核或神经纤维的临床综合征可以是不同的，例如视前区的慢性、损伤性的病损可导致低体温和失眠症，而该部位急性、兴奋性的病损则导致高体温和嗜睡。此外，下丘脑疾病的临床表现也与年龄有关。青

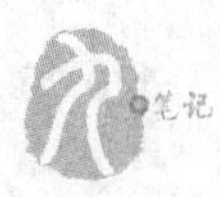
笔记

春期前的促性腺激素不足导致性幼稚，然而青春期后的促性腺激素不足则造成性征的退化，但第二性征不会消失。

1. 内分泌功能障碍表现 临床表现多样化，病人可有一种或多种内分泌功能异常的表现：①多种下丘脑释放激素缺乏引起全垂体功能减退，造成生长发育障碍，性腺、甲状腺和肾上腺皮质功能减退等；②下丘脑 GHRH 分泌亢进者引起肢端肥大症或巨人症，GHRH 缺乏则导致身材矮小；③下丘脑 TRH 分泌过多或过少引起下丘脑性甲亢或甲减；④CRH 分泌过多可引起 Cushing 病；⑤GnRH 分泌过多引起性早熟，GnRH 缺乏者引起性腺发育迟缓、闭经、性欲减退、生殖无能、嗅觉功能障碍等；⑥下丘脑 AVP 分泌过多引起 AVP 分泌不适当综合征，缺乏者表现为中枢性尿崩症；⑦PRL 释放因子分泌过多或 PRL 抑制因子分泌减少发生闭经-乳溢综合征及性腺功能减退。

2. 神经系统表现 下丘脑疾病常伴有下列非内分泌功能受损的一种或多种表现。

（1）嗜睡和失眠：下丘脑后部病变时，多数病人表现为嗜睡，少数表现为失眠。嗜睡的类型有：①发作性睡眠：病人可随时发作睡眠，持续数分钟至数小时。②深睡眠症：发作时可持续性睡眠数天至数周，睡眠期间常可喊醒吃饭、排便等，然后再度入睡。③发作性嗜睡-贪食综合征：病人于深睡眠醒后暴饮暴食，多伴有肥胖。

（2）多食肥胖或顽固性厌食消瘦：病变累及下丘脑腹内侧核或结节部附近时，病人因多食而肥胖，常伴生殖器发育不良（肥胖-生殖无能症）。病变累及下丘脑的腹外侧核时，可有厌食、体重下降、皮肤萎缩、毛发脱落、肌肉软弱、不耐寒、心动过缓和基础代谢率降低等表现。

（3）发热或体温过低：可表现为低热、体温过低或过高热。高热者热型弛张或不规则，肢体冰冷，躯干温暖，心率与呼吸可正常。一般退热药无效。

（4）精神障碍：为腹外侧核及视前区有病变的突出表现，主要有过度兴奋、哭笑无常、定向力障碍、幻觉及激怒等。

（5）其他：以疼痛较为多见，可伴多汗（或汗闭）、手足发绀、括约肌功能障碍及下丘脑癫痫。视交叉受损时可伴视力减退、视野缺损或偏盲。血压时高时低，瞳孔散大、缩小或不对等。下丘脑前方及下行至延髓中的自主神经纤维受损时，可引起胃及十二指肠消化性溃疡等表现。

3. 下丘脑疾病的临床转归 多数病情较轻，发展缓慢，但常伴有精神和心理障碍；少数（如血管性和肿瘤性下丘脑疾病）病情进展较快，严重影响生活质量。下丘脑功能紊乱往往是肥胖和代谢综合征的发病条件之一，在肥胖和代谢综合征的诊治中，值得特别注意。

（三）下丘脑疾病的诊断与鉴别诊断

1. 早期诊断线索 当临床上遇到下列情况时需考虑下丘脑疾病可能：①临床特征不能用单一的靶腺或单纯的垂体损害解释；②内分泌功能紊乱症状同时伴肥胖、多食、消瘦、厌食、嗜睡、精神失常及体温异常等，而不能用其他疾病解释；③颅内压增高伴视力或视野下降，或合并尿崩症、性腺功能低下、溢乳者；④伴有生长发育不良、嗅觉障碍、畸形者；⑤虚弱者，尤其是伴有血皮质醇降低或自身免疫性疾病的病人；⑥低 T_3/T_4 综合征。

2. 定位诊断和病因诊断

（1）定位诊断：下丘脑的病变部位与临床表现之间的关系大致为：①视前区受损时，有自主神经功能障碍；②下丘脑前部视前区受损时，伴有高热；③下丘脑前部受损时，有摄食障碍表现；④下丘脑前部、视上核和室旁核受损时，可伴有中枢性特发性高钠血症、尿崩症或 AVP 分泌不适当综合征；⑤下丘脑腹内侧正中隆起受损时，有性功能减退，ACTH、GH 和 PRL 分泌异常以及尿崩症等表现；⑥下丘脑中部外侧区受损时，多伴有厌食和体重下降；⑦下丘脑腹内侧区受损时，伴有贪食、肥胖和性格改变；⑧下丘脑后部损伤时，常有意识改变、嗜睡、运动功能减退和低体温；⑨乳头体与第三脑室壁受损时，可有精神错乱和严重记忆障碍存在。

（2）病因诊断：病因诊断要结合病史、症状、体征、实验室检查及其他辅助检查综合判断。因血液中的下丘脑激素水平很低，一般不能测得，所以下丘脑疾病的诊断更多地依赖于垂体激素水平的检测

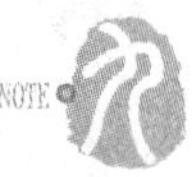

及激素分泌的动态试验。例如,低促性腺激素性性腺功能减退和继发性甲减可分别用 GnRH 和 TRH 兴奋试验确定病变是在下丘脑或垂体。必要时,进一步结合影像学检查、脑脊液分析等,进一步明确疾病性质(功能性或器质性)、病变的程度和范围等。

3. 鉴别诊断 注意与原发性靶腺(甲状腺、肾上腺、性腺、垂体)功能异常、神经衰弱和精神分裂症等相鉴别。

(四)下丘脑疾病的治疗

下丘脑疾病的治疗应尽量去除病因。例如,感染者应抗感染治疗;药物引起者则立即停用有关药物;精神因素引起者需进行精神治疗。尿崩症的治疗见本篇第七章。肿瘤引起的下丘脑疾病可采取手术切除或放射治疗。不能根治病因者(如下丘脑遗传性疾病)应采用对症(激素替代等)治疗。

(杨 涛)

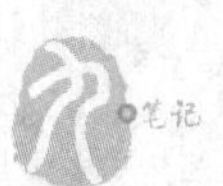

第三章　垂　体　瘤

垂体瘤(pituitary tumors)是一组起源于腺垂体、神经垂体及胚胎期颅咽管囊残余鳞状上皮的肿瘤。临床上有明显症状的垂体瘤占中枢神经系统肿瘤的10%～20%，尸检发现的无症状性垂体瘤或微腺瘤更多。因此垂体瘤是颅内常见肿瘤，其中来自腺垂体瘤占大多数。

【病因和发病机制】

1. 病因　垂体瘤的病因可能与下列因素有关：①遗传性因素：如多发性内分泌腺瘤病(MEN-1)基因突变、垂体瘤转录因子(prop-1)过度激活等；②下丘脑因素：如生长激素释放激素(GHRH)过量、促肾上腺皮质激素释放激素(CRH)过多、某些下丘脑激素受体的活化性突变等；③垂体因素：如某些信号转导分子(gsp、CREB)突变，或成纤维生长因子(FGF-2)、表皮生长因子(EGF)等生长因子过多，癌基因的激活及抑癌基因的失活等；④环境因素：如放疗；⑤靶腺(甲状腺、性腺、肾上腺)功能衰竭。

2. 发病机制　有关垂体瘤的发病机制曾提出过两种学说，即垂体细胞自身缺陷学说和下丘脑调控失常学说。现基本统一起来，认为垂体瘤的发展可分为起始阶段和促进阶段。在起始阶段，垂体细胞自身缺陷是起病的主要原因；在促进阶段，下丘脑调控失常等因素发挥了主要作用。即某一垂体细胞发生突变，导致癌基因激活和(或)抑癌基因的失活，然后在内、外因素的促进下单克隆的突变细胞不断增殖，逐渐发展为垂体瘤。

【分类】

1. 功能分类　根据肿瘤细胞有无合成和分泌激素的功能，将垂体肿瘤分为功能性垂体瘤和无功能性垂体瘤。前者可按其分泌的激素命名，如催乳素(PRL)瘤、生长激素(GH)瘤、促肾上腺皮质激素(ACTH)瘤、促甲状腺激素(TSH)瘤、黄体生成素/促卵泡激素(LH/FSH)瘤及混合瘤等。在一般人群中，以PRL瘤最常见，其次为GH瘤和ACTH瘤，TSH瘤与LH/FSH瘤少见；在老年人群中，以无功能腺瘤最常见，其次为GH瘤和PRL大腺瘤。分泌激素的垂体瘤除肿瘤本身引起的局部浸润和压迫症状外，还可有相应激素分泌过多的各种临床综合征。

有些无功能腺瘤实际上可分泌无生物活性的糖蛋白激素α亚基或具有很弱生物活性的糖蛋白激素β亚基，另有些无功能腺瘤术后经免疫细胞化学检查证实为ACTH瘤，其血液循环ACTH正常是因为激素产生过程中翻译后修饰过程存在缺陷(静止型ACTH瘤)。无功能腺瘤一般不出现激素分泌过多的临床症状，但在肿瘤体积生长到一定大小时，因压迫垂体或脑组织而出现相应症状，如视觉损害及腺垂体功能减退等。

2. 形态学分类　按照垂体瘤的生长解剖和放射影像学特点进行分类可分为微腺瘤和大腺瘤，瘤体直径≥10mm为大腺瘤，<10mm为微腺瘤(图7-3-1)。根据肿瘤的生长类型可分为扩张型和浸润型两种，后者极为少见。此种分类对决定垂体瘤的治疗方案和估计预后相当重要。

3. 病理组织学分类　组织学分类的依据是瘤细胞的光镜和免疫组化表现。常规染色可将垂体瘤分为嗜碱、嗜酸、嫌色细胞瘤(最常见，约占80%)或混合型腺瘤4种，以往认为嗜酸细胞瘤多为生长激素瘤或PRL瘤，嗜碱细胞瘤多为ACTH瘤、TSH瘤或促性腺激素(GnH)瘤，嫌色细胞瘤往往没有功能。但目前认为，嗜色细胞瘤亦有无功能者，嫌色细胞瘤也有功能者。因此这种分类方法目前已经不用或少用，取而代之的是免疫组化分类，免疫组化能够区分瘤体细胞含有何种激素。在手术切除的垂体瘤中以分泌催乳素、生长激素和阿片-黑素-促皮质素原(POMC)腺瘤占绝大多数，催乳素瘤约占1/3，GnH瘤和TSH瘤仅占不到5%。但有时免疫组化为阴性，而血中激素水平升高，因而最好是将病理分类与内分泌功能分类结合(表7-3-1)，指导临床诊疗。

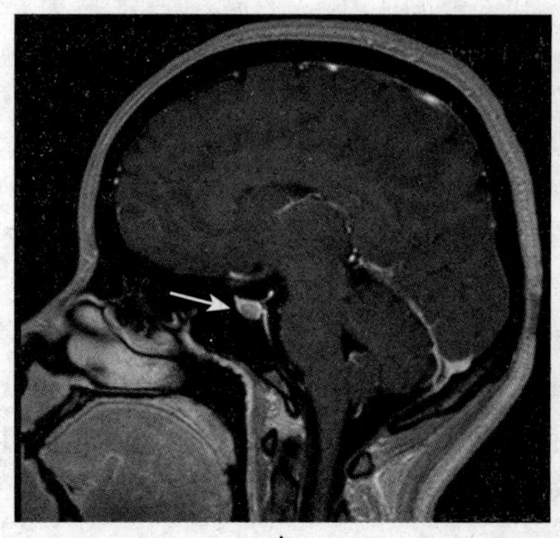
A

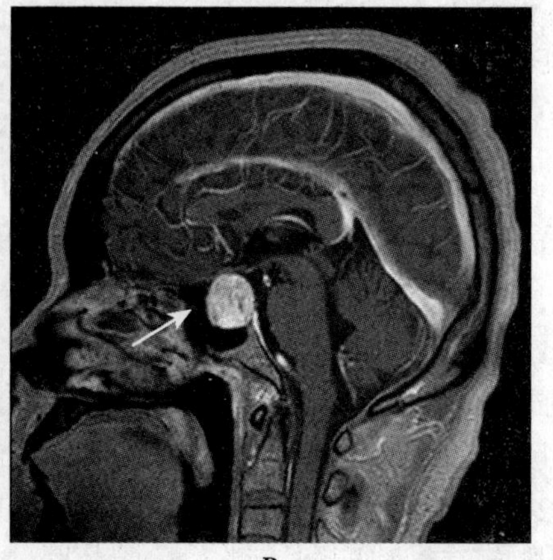
B

图 7-3-1 垂体瘤（垂体 MRI）
A. 垂体微腺瘤；B. 垂体大腺瘤

表 7-3-1 垂体瘤临床与病理分类

肿瘤名称	比例(%) 病理(%)	临床(%)	年发病率（每百万人新发病例数）	患病率（每百万人患病例数）	免疫组化	临床表现
PRL 瘤		29	6~10	60~100		性腺功能减退症、溢乳
稀少颗粒型	28				PRL	
致密颗粒型	1				PRL	
GH 瘤		15	4~6	40~60		肢端肥大症或巨人症
稀少颗粒型	5				GH	
致密颗粒型	5				GH	
GH/PRL 瘤		8				性腺功能减退症、肢端肥大症、溢乳
GH 瘤/PRL 瘤混合	5				GH,PRL	
GH/PRL 细胞腺瘤	1				GH,PRL	
嗜酸性干细胞腺瘤	3				GH,PRL	
ACTH 瘤			2~3	20~30		
Cushing 病	10	10			ACTH	Cushing 病
沉默型	3	6			ACTH	无
Nelson 综合征	2				ACTH	局部症状
TSH 瘤	1	0.9			TSH	甲状腺功能亢进
多激素瘤	10	4			GH/PRL/糖蛋白	临床表现多样化
无功能瘤/裸细胞/促性腺激素瘤		27	7~9	70~90		
非嗜酸细胞瘤	14				糖蛋白	沉默或垂体功能减退
嗜酸细胞瘤	6				糖蛋白	沉默或垂体功能减退
促性腺激素瘤	7~15				FSH,LH	沉默或垂体功能减退

【临床表现】

垂体瘤的临床表现主要包括：①肿瘤占位效应对周围组织的压迫引起的症状；②功能性垂体瘤引起激素分泌增多症状；③垂体其他细胞继发于垂体瘤的直接压迫和(或)垂体柄受压引起的激素分泌功能异常；④下丘脑受压相关的下丘脑综合征；⑤垂体卒中。

（一）肿瘤占位效应和局部压迫症状

1. 头痛 见于1/3～2/3的病人。头痛主要起自肿瘤对硬脑膜的挤压和牵张作用，导水管受压后，还将出现头痛、恶心、呕吐等颅内压升高症状。由于头痛是因包裹垂体的硬脑膜囊压力增高所致，当垂体肿瘤生长突破鞍膈后，头痛反而减轻。如果肿瘤生长累及痛觉敏感组织如大血管壁等，头痛则呈顽固性。如发生垂体瘤内出血，称为垂体卒中，引起严重头痛、视力急剧减退、眼外肌麻痹、昏睡、昏迷、脑膜刺激征和颅内压增高。

2. 视神经通路压迫症状 垂体瘤向鞍上生长压迫视神经系统，包括视交叉、视神经和视束，由于解剖关系，以视交叉前端受压最常见。视交叉前端纤维支配双鼻侧视网膜神经纤维，导致双颞侧偏盲。垂体瘤向后上方生长产生的压迫症状少见，且多伴有脑干受压迫。当视交叉位置靠后，肿瘤向上生长可以压迫一侧或双侧视神经，引起视神经萎缩、视力减退。在阻塞性脑水肿病人，眼底检查可见到视盘水肿，此为视网膜静脉回流受阻所致。

3. 其他症状 当肿瘤向蝶鞍两侧扩展压迫海绵窦时，可引起海绵窦综合征（第Ⅲ、Ⅳ、Ⅴ及Ⅵ对脑神经损害），损害位于其内的眼球运动神经时出现复视。一般单侧眼球运动神经麻痹较少见，如发生则提示有浸润性肿瘤侵犯海绵窦。第Ⅵ对脑神经因受颈内动脉的保护，受损的机会较第Ⅲ对及第Ⅳ对脑神经少。三叉神经眼支和上颌支支配区域皮肤感觉丧失也是由于海绵窦受侵犯所致。部分病人尚可因嗅神经受损出现嗅觉丧失。垂体的巨大腺瘤若侵入下丘脑内，则可出现尿崩症、嗜睡、体温调节紊乱、自主神经功能异常等症状。肿瘤可偶尔扩展至额叶或颞叶，引起癫痫样抽搐、偏瘫、锥体束征及精神症状。肿瘤侵蚀鞍底及蝶窦时，可造成脑脊液鼻漏。

（二）激素分泌异常综合征

可为激素分泌过多引起相应综合征，也可因肿瘤增大压迫正常垂体组织或垂体柄而使垂体相应激素分泌减少，后者可表现为继发性性腺、肾上腺皮质、甲状腺功能减退症和生长激素缺乏等。垂体瘤病人的垂体激素分泌减少的表现一般较轻，进展较慢，直到腺体有3/4被毁坏后，临床上才出现明显的腺垂体功能减退症状。即使肿瘤体积较大，激素缺乏的症状也很少能达到垂体切除术后的严重程度。有时垂体激素分泌减少也可成为本病的突出表现（儿童期尤为明显），表现为身材矮小和性发育不全。有时肿瘤还可影响下丘脑及神经垂体，引起尿崩症。

由于不同的垂体瘤分泌的垂体激素不同或因垂体瘤压迫引起不同的垂体激素分泌缺乏，其临床表现各异，详见各有关章节。

【诊断与鉴别诊断】

垂体瘤的诊断一般并不困难，部分病人甚至单纯依据临床表现就可作出正确的判断。另一方面，有时垂体瘤的诊断又十分困难，垂体瘤诊断困难的主要原因是：①有的微腺瘤所分泌的激素增多不显著或只呈间歇性分泌；②某激素分泌增多的临床表现明显，但反复检查不能发现垂体瘤；③双垂体瘤、多垂体瘤或混合性垂体瘤（以PRL合并GH分泌增多最常见）使临床表现变得复杂化或模棱两可；④肿瘤压迫正常垂体组织时伴有垂体功能减退表现；⑤以垂体瘤为首发表现的多发性内分泌肿瘤综合征（MEN）。

（一）早期诊断线索

在临床上，下列表现可为垂体瘤的早期诊断提供线索：①慢性头痛，或头痛伴视力/视野异常，或头痛伴偏盲；②海绵窦综合征；③脑神经损害；④脑积水和颅内压增高；⑤下丘脑功能紊乱、腺垂体功能减退或垂体前叶某激素分泌亢进的临床表现；⑥闭经-溢乳或性腺功能减退；⑦蝶鞍扩大或蝶鞍形态异常。

（二）诊断依据

详细病史询问和仔细体格检查，包括神经系统、眼底、视力、视野检查，对于垂体瘤诊断可提供重要依据。除垂体大肿瘤破坏蝶鞍骨结构，一般头颅X线检查缺乏特异性和灵敏度，诊断主要采用CT、MRI，无创伤且费用低。MRI不仅可发现直径3mm的微腺瘤，而且可显示下丘脑结构，对于临床判断

某些病变有肯定价值。各种垂体激素及其动态功能试验对诊断与鉴别诊断可提供一定的参考和疗效判断。最终诊断取决于病理检查。

（三）鉴别诊断

垂体瘤需与其他一些引起颅内压迫、损害视交叉的疾病相鉴别。垂体瘤鉴别诊断的疾病众多。

1. 颅咽管瘤和 Rathke 囊肿 颅咽管瘤可发生于各种年龄，以儿童及青少年多见。视交叉受压可引起双颞侧偏盲或单侧视野缺损。颅内压增高可出现头痛、呕吐及视盘水肿。下丘脑损害者伴有多种下丘脑功能紊乱的表现，如尿崩症、多食或厌食、发热、肥胖等。压迫垂体门脉系统的女性常出现月经失调或闭经、不孕；男性毛发脱落，性欲减退，少数也可出现性早熟、肢端肥大症、溢乳症等。X 线表现为鞍上型者有蝶鞍压扁和床突损害；鞍内型使蝶鞍前后径扩大如蝶形，常有钙化斑块或囊壁钙化，呈弧线状或蛋壳状。儿童病人颅内压增高的表现为颅缝分离，脑回压迹增多等。鞍内型易与垂体瘤混淆，确诊依赖于 MRI 及内分泌功能检查。

Rathke 囊肿的大小不一，囊肿较大时，可压迫蝶鞍和鞍上结构，引起垂体功能减退。鉴别 Rathke 囊肿和垂体瘤的最敏感方法是 MRI。

2. 淋巴细胞性垂体炎 多见于妊娠或产后的女性，病因未明。临床表现可有垂体功能减退症以及垂体肿块。最常见为 ACTH 缺乏，其次为 TSH、LH、FSH 及 AVP 缺乏（尿崩症），可单独或合并出现；PRL 水平在半数病人出现上升。垂体肿块可导致头痛及视野缺损。无功能腺瘤及 PRL 瘤须与本病鉴别，其垂体功能减退症表现不及本病出现得早和显著。确诊有赖于病理组织检查。

3. 视神经胶质瘤 为视神经或视交叉胶质细胞的原发性肿瘤，是儿童期最重要的眼眶肿瘤，女孩多见。视力改变常先发生于一侧，视力丧失发展较快。病人可表现为无痛性进展性的视力丧失和眼球突出，但无内分泌功能障碍。蝶鞍正常，视神经孔扩大。

4. 异位松果体瘤 多见于儿童及青少年。视力减退，双颞侧偏盲。常有渴感丧失、慢性高钠血症等表现。也可有尿崩症或腺垂体功能减退症。蝶鞍无异常，MRI 可显示肿瘤。

5. 颈内动脉瘤 常引起单侧鼻侧偏盲，可有眼球瘫痪及腺垂体功能减退表现，蝶鞍可扩大。对该类病人如误诊为垂体瘤而行经蝶窦垂体切除术将危及生命，因此垂体瘤病人需仔细排除颈内动脉瘤的可能，确诊依赖于 MRI 和血管造影。

6. 球后视神经炎 起病急，视力障碍多为一侧性，大多在数周内有所恢复。常伴眼球疼痛、瞳孔调节反射障碍。病人无内分泌功能紊乱表现，影像学检查显示蝶鞍正常。

7. 脑膜瘤 部分脑膜瘤的影像学表现类似于蝶鞍区肿瘤，内分泌功能检查仅有垂体柄受压引起的轻度高 PRL 血症，临床上易误诊为无功能垂体瘤。

8. 蝶鞍扩大 垂体瘤还需与另一些伴蝶鞍扩大的疾病相鉴别，如空泡蝶鞍综合征、鞍上生殖细胞瘤、垂体转移癌等。

【治疗】

垂体瘤的治疗应根据病人的年龄、一般情况、肿瘤的性质和大小、既往治疗史、对生育和发育的影响、治疗者的个人经验而统筹安排。目前，垂体瘤的治疗方法主要有 3 种：手术治疗、药物治疗和放射治疗。

（一）治疗目标和治疗方法选择

垂体瘤的治疗目标：①尽可能去除肿瘤组织或抑制肿瘤生长，缓解肿瘤引起的占位效应；②纠正激素自主性高分泌状态，缓解临床表现；③尽可能恢复和保存垂体的固有功能，恢复受到影响的激素分泌紊乱，恢复受到影响的垂体-靶腺的正常调节；④防治肿瘤复发，或者临床和生化水平的复发；⑤尽可能减少治疗带来的局部和全身并发症。

（二）治疗方法和疗效

1. 手术治疗 除 PRL 瘤外，其他垂体瘤的首选治疗仍为手术摘除，治疗目的在于彻底切除肿瘤，尽力保留正常的腺垂体组织，避免术后出现腺垂体功能减退症。如垂体瘤出现垂体激素分泌增多的

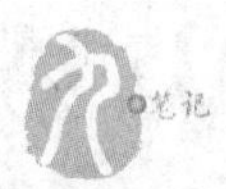

临床症状和(或)脑神经及蝶鞍周围组织结构受压迫时需考虑手术治疗,出现垂体卒中必须立即或尽快手术治疗。

手术治疗垂体瘤的疗效一般取决于以下4方面:①医师的经验及水平;②肿块的大小;③肿瘤是否侵犯骨骼或硬膜;④既往治疗情况。术前应尽量停用溴隐亭,如术前有明显的垂体功能低下,则至少应在手术前24小时提供适当的氢化可的松替代,在手术后的3~4天,类固醇激素的剂量应逐渐减少,术后检查垂体功能,以决定是否需要激素替代治疗或调整以前的治疗方案。手术并发症可有脑脊液鼻漏、视力丧失、脑卒中或脑血管损伤、眼球麻痹及腺垂体功能减退症等。

2. 药物治疗 垂体治疗中最常运用的药物是多巴胺受体激动剂(如溴隐亭)和生长抑素类似物,前者可在PRL瘤、GH瘤、ACTH瘤、GnH瘤使用,但在PRL瘤和GH瘤的运用较多,特别是对PRL瘤有特效;后者可在GH瘤、TSH瘤、GnH瘤使用,以GH瘤使用较多且有特效。药物可以作为PRL瘤的主要治疗方法,而其他垂体瘤药物仅作为辅助治疗,具体的用法详见各垂体瘤的章节。

3. 放射治疗 放射治疗主要作为手术的辅助治疗,指征包括:①手术后肿瘤残余量比较大,且药物不能有效控制;②肿瘤于术后复发;③鞍上病变,病人拒绝经额手术;④影像学检查局部阴性,但生化改变和临床症状明显者也可进行放疗。决定疗效的因素除照射剂量外,放疗的操作经验对疗效也有重要影响。

[附] 催乳素瘤

催乳素(PRL)瘤和高PRL血症是常见的下丘脑-垂体疾病。PRL腺瘤是最常见的垂体功能性腺瘤,约占全部垂体腺瘤的45%,是临床上病理性高PRL最常见的原因。PRL腺瘤多为良性肿瘤,根据瘤体大小可分为微腺瘤(≤10mm)和大腺瘤(>10mm)。女性病人中微腺瘤占2/3,大腺瘤占1/3,绝经后女性多为大腺瘤,男性几乎都是大腺瘤。女性发病率显著高于男性,微腺瘤男女比例1∶20,大腺瘤男女比例1∶1。

【PRL瘤和高PRL血症临床表现】

(一)高PRL血症临床表现

1. 女性

(1)月经改变和不孕:高PRL血症可引起女性月经失调和生殖功能障碍。当PRL轻度升高时可引起黄体功能不足而致反复自然流产;而随着血清PRL水平的进一步升高,可出现排卵障碍,临床表现为功能失调性子宫出血、月经稀发或闭经及不孕症。

(2)溢乳:高PRL血症时在非妊娠期及非哺乳期出现溢乳的病人为30%~80%。这些病人血清PRL水平一般都显著升高。

(3)其他:高PRL血症时通常伴有体重增加。长期高PRL血症可因雌激素水平过低导致进行性的骨痛、骨密度减低、骨质疏松。少数病人可出现多毛、脂溢及痤疮,这些病人可能伴有多囊卵巢综合征等其他异常。

2. 男性

(1)勃起功能障碍:高PRL血症是导致男性勃起功能障碍的常见原因之一;反之,勃起功能障碍常常是高PRL血症的最早临床表现之一。导致男性勃起功能障碍的机制尚未完全阐明,目前认为血睾酮水平降低为其原因之一。但不少病人血睾酮水平完全正常,却仍然表现出明显的勃起功能障碍。此外,若未能将血PRL水平降到正常,单纯补充睾酮治疗效果并不明显,说明高PRL血症对阴茎勃起功能可能有直接的作用。不能射精和性高潮障碍等也是高PRL血症常见的性功能障碍的表现。

(2)性欲减退:高PRL血症时下丘脑分泌GnRH的频率和幅度均明显减低,使垂体分泌LH与FSH的频率和幅度也减退、睾丸合成雄激素的量明显下降,而引起性欲减退,表现为对性行为兴趣下降甚至消失。

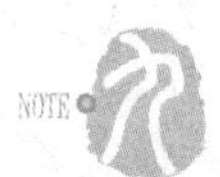

（3）生精减退、男性不育：高 PRL 血症可导致生精作用减退。当垂体分泌 LH 与 FSH 的频率和幅度减退时，精子生成的功能就明显下降。

（4）第二性征减退：长期明显的高 PRL 血症可导致男性第二性征的减退。可表现为胡须生长速度变慢，发际前移，阴毛稀疏、睾丸变软、肌肉松弛等。此外，尚有不少病人出现男性乳腺发育。

（二）PRL 瘤压迫症状

PRL 瘤压迫的临床表现包括：头痛、视力下降、视野缺损和其他脑神经压迫症状、癫痫发作、脑脊液鼻漏等。15%～20% 病人存在垂体腺瘤内自发出血，少数病人发生急性垂体卒中，表现为突发剧烈头痛、呕吐、视力下降、动眼神经麻痹等神经系统症状，甚至蛛网膜下腔出血、昏迷等危象。男性垂体 PRL 腺瘤病人，常因血 PRL 水平升高引起的症状轻、未能及时就诊，导致病程延长，而直到肿瘤体积较大，压迫视交叉引起视力、视野障碍或垂体瘤卒中出现剧烈头痛时才就诊而获得诊断。

【诊断】

PRL 瘤和高 PRL 血症的诊断包括定性及定位诊断两方面（图 7-3-2）：①定性诊断：是否具有高 PRL 的临床表现、是否存在血中 PRL 浓度升高。②定位诊断：明确 PRL 升高的来源。

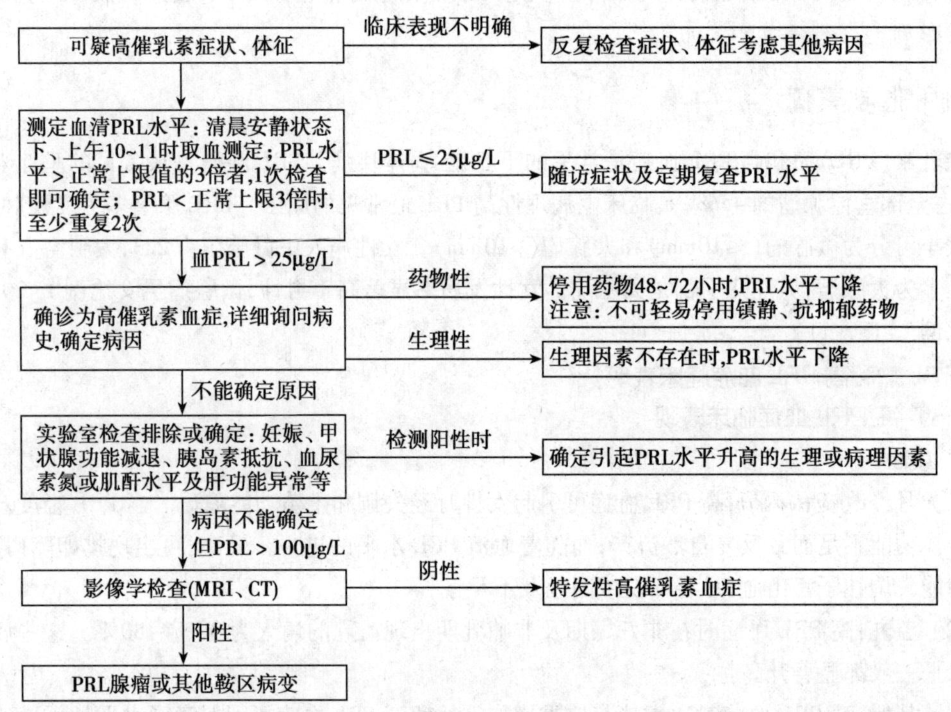

图 7-3-2　高催乳素血症的诊断流程

引自：中华医学会神经外科学分会，中华医学会妇产科学分会，中华医学会内分泌学分会. 高催乳素血症诊疗共识. 中华医学杂志，2011，91（3）：147-154

1. **定性诊断**　正常人 PRL 基础浓度一般<20μg/L，如果基础值>200μg/L，PRL 瘤的可能性极大，若>300μg/L 则可肯定，100～200μg/L 时，应当怀疑 PRL 瘤，并检查有无药物（吩噻嗪、三环类抗抑郁药、甲氧氯普胺、α 甲基多巴、雌激素等）的作用、原发性甲状腺功能减退症、慢性肾衰竭和下丘脑病变等。生理因素刺激的 PRL 升高一般不超过 100μg/L。

2. **定位诊断**　应用 CT、MRI 扫描下丘脑垂体区有助于发现微小病变。特发性高 PRL 血症应每 6 个月查 PRL 和 CT/MRI，有长期随访而自然缓解者。

【治疗】

（一）药物治疗

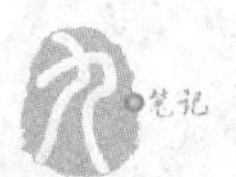

多巴胺受体激动剂治疗适用于有月经紊乱、不孕不育、泌乳、骨质疏松以及头痛、视交叉或其他脑

神经压迫症状的所有高PRL血症病人,包括垂体PRL腺瘤。常用的药物有溴隐亭、卡麦角林和喹高利特。

1. 溴隐亭 溴隐亭治疗从小剂量开始渐次增加,即从睡前1.25mg开始,递增到需要的治疗剂量。如果反应不大,可在几天内增加到治疗量。剂量的调整依据是血PRL水平。溴隐亭治疗可以使70%~90%的病人获得较好疗效。应该注意的是溴隐亭只是使垂体PRL腺瘤可逆性缩小、抑制肿瘤细胞生长,但停止治疗后垂体PRL腺瘤会恢复生长、导致高PRL血症再现。因此需要长期治疗,只有少数病人在长期治疗后达到临床治愈。

2. 其他药物 卡麦角林和喹高利特是具有高度选择性的多巴胺D_2受体激动剂,是溴隐亭的换代药物,抑制PRL的作用更强大而不良反应相对减少,作用时间更长。对溴隐亭抵抗(每天15mg溴隐亭效果不满意)或不耐受溴隐亭治疗的PRL腺瘤病人,改用这些新型多巴胺激动剂仍有50%以上有效。

3. 药物治疗后的随诊 应用多巴胺激动剂治疗高PRL血症、垂体PRL腺瘤时,无论从降低PRL水平还是肿瘤体积缩小方面的作用都是可逆性的,因此需要长期服药维持治疗。对于那些应用小剂量溴隐亭即能维持PRL水平保持正常,而且MRI检查肿瘤基本消失的病例,药物继续治疗2年后可试行停药。若停药后血PRL水平再次升高者,仍需长期服用药物治疗。对于PRL大腺瘤病人,在多巴胺激动剂治疗后血PRL水平虽然正常,但肿瘤体积未缩小,应重新审视诊断为PRL腺瘤是否正确,是否为非PRL腺瘤或混合性垂体腺瘤,是否需要手术治疗。治疗前已有视野缺损的病人,治疗初期即应复查视野,药物治疗满意时,通常在2周内可以观察到视力视野改善。对于药物治疗后视野缺损无改善或只有部分改善的病人,应在药物治疗后1~3周复查MRI观察肿瘤变化以决定是否需要手术治疗。

(二)外科治疗

1. 手术适应证 ①药物治疗无效或效果欠佳者;②药物治疗反应较大不能耐受者;③巨大垂体腺瘤伴有明显视力视野障碍,药物治疗一段时间后无明显改善者;④侵袭性垂体腺瘤伴有脑脊液鼻漏者;⑤拒绝长期服用药物治疗者。手术也可以治疗复发的垂体腺瘤。

2. 手术治疗后的随访和处理 手术后均需要进行全面的垂体功能评估。存在垂体功能低下的病人需要给予相应的内分泌激素替代治疗。手术后3个月应行影像学检查,结合内分泌学变化,了解肿瘤切除程度。每半年或1年再复查1次。手术后仍有肿瘤残余的病人,需要进一步采用药物或放射治疗。

(三)放射治疗

1. 适应证 放射治疗主要适用于大的侵袭性肿瘤、术后残留或复发的肿瘤;药物治疗无效或不能耐受药物治疗副作用的病人;有手术禁忌或拒绝手术的病人以及部分不愿长期服药的病人。多巴胺激动剂可能具有放射保护作用。因此,建议在放射治疗PRL肿瘤的同时最好停用多巴胺激动剂。

2. 疗效评价 应包括肿瘤局部控制以及异常增高的PRL下降的情况。通常肿瘤局部控制率较高,而PRL恢复至正常则较为缓慢。文献报道,即使采用立体定向放射外科治疗后,2年内也仅有25%~29%的病人PRL恢复正常,其余病人可能需要更长时间随访或需加用药物治疗。

3. 并发症 传统放射治疗后2~10年,有12%~100%的病人出现垂体功能低下,此外,1%~2%的病人可能出现视力障碍或放射性颞叶坏死。放射外科治疗后也有可能出现视力障碍和垂体功能低下。放射治疗还需特别注意可能出现对生育的影响。

(杨 涛)

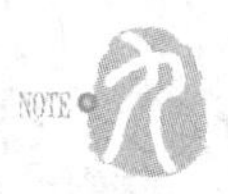

第四章　肢端肥大症和巨人症

肢端肥大症(acromegaly)和巨人症(gigantism)一般是指由于生长激素(GH)持久过度分泌所引起的内分泌代谢性疾病,其主要原因为垂体 GH 瘤或垂体 GH 细胞增生。发生于青春期前、骨骺未融合者表现为巨人症,较少见;发生在青春期后、骨骺已融合者表现为肢端肥大症,其发展慢,以骨骼、软组织、内脏增生肥大为主要特征,较多见;青春期前骨骺未融合时发病,但病情一直进展至成年后,既有巨人症又有肢端肥大症的表现者称为肢端肥大性巨人症,临床罕见。

肢端肥大症的患病率国外报道大致为(0.3～0.8)/万,年发病率约为 0.03/万,我国尚无准确的流行病学调查资料。肢端肥大症可以发生在任何年龄,好发年龄在 30～50 岁,无明显性别差异。

【病因和发病机制】

GH 分泌过多的原因主要有垂体性和垂体外性。

1. 垂体性　占 95%～98%,以腺瘤为主(占垂体瘤的 25%～30%),GH 瘤 70%～80% 为大腺瘤。

2. 垂体外性　异位 GH 分泌瘤(如胰岛细胞癌)、GHRH 分泌瘤(下丘脑错构瘤、胰岛细胞瘤、支气管类癌等)。

3. 其他疾病　偶为垂体 GH 细胞增生或 GH 瘤可见于多发性内分泌腺肿瘤综合征、Carney 综合征或 McCune-Albright 综合征。因为遗传综合征均有各自的特殊临床表现,诊断一般无困难。

垂体 GH 腺瘤发生机制不明,约 40% 的散发性 GH 腺瘤与 G 蛋白调节亚单位(Gαs)发生点突变有关,GNAS1 为编码 Gαs 的基因,一旦此基因发生突变,Gαs 则被长期激活,导致 GH 腺瘤的发生。其他如垂体瘤转化基因(PTTG)激活、下游激素如胰岛素样生长因子-1(IGF-1)负反馈抑制 GH 不足等,也可能导致 GH 瘤的形成。

【临床表现】

(一) GH 过度分泌的表现

1. 巨人症　由于 GH 的过度分泌,促进骨骼生长发育。GH 瘤如发生于骨骼融合前,身高均明显长于同龄儿童,持续长高直至青春期发育完全、骨骺闭合,达到 1.8m(女性)及 2.0m(男性)或以上。软组织可表现为面部粗糙、手脚增厚增大。若垂体瘤持续发展可导致腺垂体功能减退,精神不振、全身无力、毛发脱落、性欲减退等。过多 GH 可导致糖耐量异常或糖尿病,并可继发多种心血管并发症。

2. 肢端肥大症　GH 瘤若发生于青春发育期之后、骨骺已融合者,则表现为肢端肥大症。

(1) 骨骼和关节:病人的外貌变化明显,眉弓和颧骨高突,额骨增生、肥大,下颌增大前突,齿间隙增宽伴咬合困难或错位。枕骨粗隆凸出,胸骨突出、肋骨延长且前端增宽呈念珠状、胸廓前后径增大呈桶状。椎体延长、加宽、增厚,其前部增生较两侧为甚,呈明显后弯和(或)侧弯畸形。椎间孔四周骨质增生压迫神经根而致腰背痛。手脚掌骨宽厚如铲状,手指、足趾增宽,平底足,此在 X 线片上具诊断特征性。四肢大关节软骨增厚,手指关节骨增生,可伴少量非炎症性渗出液。骨关节症状常见,按其发生顺序为腕管综合征、背痛及周围关节痛。

(2) 皮肤及软组织:开始表现为面部、手足等部位的软组织增厚,随后全身皮肤及软组织增生肥大,皮肤变厚变粗,真皮结缔组织及皮下组织增多。皮肤改变以头面部最明显,与骨骼改变共同形成肢端肥大症的特殊面容(图 7-4-1)。颜面皮肤及软组织增厚,额部有深皱褶,皮肤线纹减少。鼻肥大,唇厚舌大、声带厚长，扁桃体、悬雍垂及软腭增厚。声音低沉，女性声音变粗，睡眠时出现鼾声。外耳肥厚、鼓膜增厚，可使咽鼓管阻塞，偶伴耳鸣、耳聋。皮脂腺增生肥大，皮肤多油脂，可有皮肤色素沉着、黑棘皮病和多毛。汗腺肥大，出汗多（为病情活动的重要指征）。毛囊扩大，女性多毛。部分病人伴皮赘及多发性神经纤维瘤。

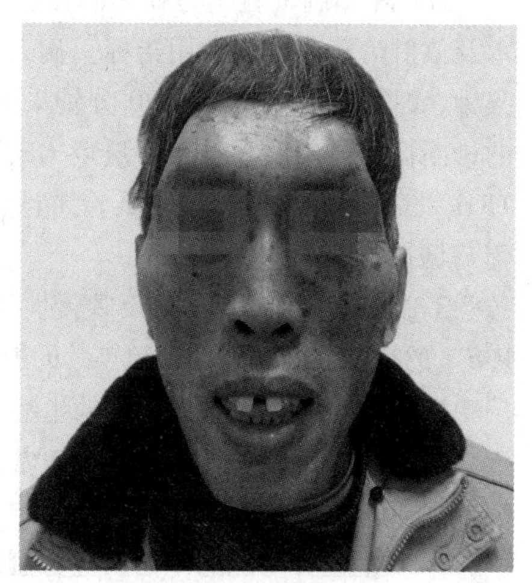

图 7-4-1 垂体生长激素瘤肢端肥大症病人

病人鼻唇肥厚、眉弓及颧骨高突、齿间隙增宽伴咬合困难、皮肤色素沉着

（3）糖代谢异常：GH 刺激脂肪细胞甘油三酯的分解，释放游离脂肪酸，刺激胰岛素释放，诱导胰岛素抵抗。大约有 60% 的病人出现糖耐量异常，约 30% 的病人出现糖尿病。

（4）钙磷代谢：GH 通过两个途径影响钙磷代谢：①刺激肾脏 1α-羟化酶活性，使得 1,25-二羟维生素 D_3 合成增多，刺激胃肠道钙磷吸收；②GH 和 IGF-1 还直接刺激肾小管上皮磷的重吸收。血磷明显增加，血钙处于正常水平或正常高限。生长激素和活性维生素 D_3 对骨转换都有影响，成骨细胞活性增强，骨转换指标水平升高。部分病人有骨密度增加，骨质疏松多半由继发性雌激素缺乏引起。

（5）心血管系统：心血管病变主要包括心脏改变和高血压。在 GH 和 IGF-1 的长期作用下，约有 30% 的病人出现心肌病变，心脏明显增大，心室腔呈向心性肥厚，没有流出道梗阻现象。心肌病变的严重程度主要与病程有关。10% 的病人诊断时已经存在心力衰竭。不少病人出现血压增高，可能与 GH 和 IGF-1 具有抗利钠作用、血容量扩张、睡眠呼吸暂停引起缺氧等因素有关。

（6）呼吸系统：肢端肥大症病人死于呼吸系统疾病者比普通人群高 3 倍。GH 增高可能通过神经内分泌机制抑制呼吸中枢的兴奋性。周围性因素主要是呼吸道出现梗阻或狭窄，有将近 2/3 的病人出现打鼾、睡眠呼吸暂停。纯粹由舌根肥大、咽喉部黏膜肥厚引起的周围性睡眠呼吸暂停可出现在约 50% 的病人。经过治疗 GH 水平下降，症状可以明显改善。

（7）生殖系统：在疾病早期，外生殖器肥大，男性性欲可增强，但在以后多逐渐减退，发展成阳痿；女性性欲减退、不孕、月经紊乱、闭经。性腺功能减退主要是垂体肿瘤压迫致促性腺激素的分泌减少。部分 GH 瘤病人合并 PRL 增高，可加重性腺功能障碍。

（8）致肿瘤作用：GH 瘤病人结肠息肉、结肠癌、甲状腺癌、肺癌等疾病发生率可能增加。GH 和 IGF-1 升高是否会促进肿瘤尤其是恶性肿瘤的发生目前还有争议。

（二）GH 瘤压迫表现

大的 GH 瘤可压迫正常垂体组织，引起头痛、视物模糊、视力障碍、垂体功能减退、下丘脑功能障碍甚至是垂体卒中等。

【诊断与鉴别诊断】

肢端肥大症起病相对隐匿，多发于 30～50 岁的中青年人，不少病人在经过 7～10 年的评估、随访后才被最终确诊，而其中只有 40% 是由内科医生发现并诊断的，大部分病人常因视觉障碍、牙齿不能咬合、月经紊乱、骨性关节炎等就诊于其他相关科室。肢端肥大症病人常合并不同程度的高血压、糖尿病、心肌病及睡眠呼吸暂停综合征等，其死亡率明显高于正常人。因此，早期发现、早期诊断及治疗对病人预后极为重要。

（一）定性诊断（确定 GH 过度分泌）

1. 血清 GH 生理状态下，人 GH 呈脉冲式分泌，具昼夜节律性。正常人在运动、应激、急性低血糖时，GH 可明显升高。肢端肥大症病人的 GH 分泌丧失昼夜节律性，且 24 小时 GH 分泌水平与脉冲次数均增加。此外，在糖尿病控制不佳、肾衰竭、营养不良，以及应激或睡眠状态下，基础 GH 水平也可增高。因此，单次随机 GH 水平不能作为肢端肥大症诊断的可靠依据。

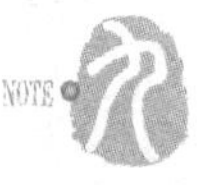

2. GH 抑制试验 为临床确诊肢端肥大症和巨人症的"金标准"，亦为目前判断各种药物、手术及放射治疗疗效的常用指标。病人口服 75g 葡萄糖，分别于服葡萄糖前 30 分钟，服葡萄糖后 30 分钟、60 分钟、90 分钟和 120 分钟采血测 GH 浓度，多数肢端肥大症病人 GH 水平不被抑制。目前的诊断标准是口服葡萄糖耐量后 GH 不能被抑制至<1μg/L。其他动态试验，如 GHRH 兴奋试验、TRH 兴奋试验、多巴胺抑制试验、精氨酸抑制试验等对诊断肢端肥大症有一定价值，但均不如口服葡萄糖抑制试验。

3. IGF-1 血 IGF-1 是反映慢性 GH 过度分泌的最优指标，血 IGF-1 浓度在 24 小时变化很小，IGF-1 的正常范围受到性别和年龄的影响，而不受取血时间、进餐与否、睾酮和地塞米松等的影响，能反映测定前 24 小时分泌的 GH 的生物作用；故 IGF-1 可作为筛选、疾病活动及评价预后的指标。若病人临床上有肢端肥大，但血 IGF-1 正常，应怀疑有 GH 分泌瘤栓塞、病情处于非活动期或为类肢端肥大症等。

4. 其他垂体功能的评估 应行血催乳素（PRL）、卵泡刺激素（FSH）、黄体生成激素（LH）、促甲状腺激素（TSH）、促肾上腺皮质激素（ACTH）水平及其相应靶腺功能测定，确定有无其他垂体激素过度分泌或腺垂体功能减退。如病人有显著的多尿、烦渴及多饮等症状时应评估垂体后叶功能。

（二）定位诊断（确定 GH 来源）

1. 颅骨 X 线 多数肢端肥大症病人蝶鞍显著扩大，鞍底呈双重轮廓，肿瘤巨大时可破坏鞍背和鞍底。

2. 垂体 MRI MRI 不仅能发现垂体腺瘤，更能显示与周围组织的关系，如视交叉、海绵窦等是否受压，肿瘤是否侵犯邻近组织。垂体 MRI 组织分辨率高，能显示肿瘤内出血、坏死和囊性变，因此，常作为首选的影像学检查手段。

3. 垂体 CT 垂体 CT 对评价蝶鞍骨质破坏情况、发现病变内或周边的钙化灶较敏感，但在显示微腺瘤方面敏感性较差。

4. 胸部和腹部 CT 主要用于诊断或排除垂体外肿瘤。

5. 其他影像学检查 必要时可用核素标记的奥曲肽显像，或正电子断层扫描（PET）等协助诊断和观察疗效。

（三）并发症诊断

肢端肥大症病人定性、定位诊断后应进行相关并发症包括血压、血脂、血糖、心电图、心脏彩超、呼吸睡眠功能等的检测；根据临床表现可以选择甲状腺超声，肠镜等检查；进行视力、视野检查，观察治疗前视力、视野改变，同时作为治疗效果的评价指标之一。

（四）鉴别诊断

非典型病例应与下列疾病鉴别：

1. 非垂体 GH 瘤所致的肢端肥大症/巨人症 临床常见于以下两种情况：①分泌 GHRH 的肿瘤，主要为类癌、胰腺癌、小细胞型肺癌、子宫内膜癌、肾上腺癌和嗜铬细胞瘤等。GHRH 过度分泌则促进垂体 GH 的过度分泌，但是由于其病程短，一般缺乏肢端肥大症/巨人症的典型表现，升高的 GH 和 IGF-1 不被葡萄糖抑制，但血 GHRH 增高，而垂体 GH 瘤者血 GHRH 正常或降低。②非 GH 分泌的垂体瘤如 PRL 瘤、ACTH 瘤、TSH 瘤等偶可同时合成和分泌小量的 GH，其临床特点是肢端肥大症/巨人症的表现很轻。

2. 体质性巨人和身材过长 引起生长过度和身材过高的非 GH 因素很多，其中较常见的原因有 3 方面：①胎儿生长过度：主要见于糖尿病母亲分娩的巨大胎儿、脑性巨人症（Sotos 综合征）、Weaver 综合征等；②产后生长过度：主要见于家族性高身材、肥胖、McCune-Albright 综合征伴 GH 过度分泌、性早熟、马方（Marfan）综合征、Klinefelter 综合征、脆性 X 综合征、同型半胱氨酸血症等。

3. 单纯性凸颌症 常被怀疑为早期肢端肥大症，血 GH 和 IGF-1 正常。

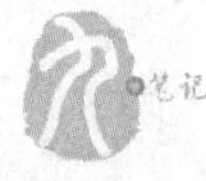

4. 皮肤骨膜肥厚症 有家族聚集特点，多发生于青年男性，其外表与肢端肥大症相似，手、脚增

大,皮肤粗糙,毛孔增大、多汗等。X 线可显示典型的增生性骨关节病。垂体显示无肿瘤,血 GH 正常。

5. 妊娠面容　有些妊娠期妇女面容变得粗陋,也可有垂体体积增大、视野改变、糖尿病等,但这些现象于分娩数周后消失。

【治疗】

肢端肥大症和巨人症的治疗目标是:①严格控制生化指标;②消除或者缩小肿瘤并防止其复发;③消除或减轻并发症表现,特别是心脑血管、呼吸和代谢方面的紊乱;④垂体功能的保留以及重建内分泌平衡。主要治疗方案包括手术、药物、放射治疗和联合治疗。选择何种方案,主要取决于病情和客观条件。

(一)手术治疗

目前推荐手术作为一线治疗。蝶鞍内微腺瘤(<10mm)最适宜手术切除,而大腺瘤尤其向鞍上发展或伸向海绵窦者手术治愈率降低。手术的功效在于切除肿瘤,明显和迅速缩小肿块体积。微腺瘤切除后痊愈率可达 90%,大腺瘤则少于 50%。手术并发症有尿崩症、脑脊液鼻漏、脑膜炎、腺垂体功能减退等。无绝对手术禁忌证,相对禁忌证为:病人高龄、意志脆弱,有躯体疾病,出现肢端肥大症的合并症等。

(二)药物治疗

药物治疗适应证:①手术后不能持续改善症状的病人;②在某些有不可接受的麻醉危险、有心血管或肺部并发症,以及没有视交叉压迫的大腺瘤病人;③病人有明显中至重度生长激素过量分泌的症状和体征,但没有发现固定的肿块者;④手术或放疗效果不佳或复发者;⑤不能或不愿接受手术或放疗病人的辅助治疗。

肢端肥大症的药物治疗主要包括生长抑素类似物、多巴胺受体激动剂、GH 受体拮抗剂:

1. 生长抑素类似物　生长抑素类似物主要用于手术治疗不能达标者,控制激素分泌水平。侵袭性肿瘤或大腺瘤手术切除不完全者,可以考虑使用该类药物。若肿瘤切除较完全,复发性较小,而激素控制不满意者,可直接使用生长抑素类似物治疗。术前使用该类药物缩小肿瘤,能否改善手术效果还不肯定;但如果并发症比较严重,则主张术前先用生长抑素类似物控制症状,增加病人对手术的耐受性。

生长抑素类似物不良反应多为食欲缺乏、恶心、呕吐、腹痛、腹泻,一般持续 1~3 周,坚持治疗后这些不良反应多可消失。胆石症是生长抑素治疗常见的不良反应,有报道奥曲肽导致胆石症的发生率约为 50%。

2. 多巴胺受体激动剂　多巴胺受体激动剂可与垂体的 D_2 受体结合,大剂量使用情况下对 GH 瘤有效。目前主要有两种多巴胺激受体动剂,即溴隐亭和卡麦角林,国内一般应用溴隐亭较多,每日剂量为 20mg 左右,但其治疗效果较卡麦角林差。卡麦角林单药治疗时仅对不到 10% 的病人有效。但对于伴 PRL 分泌的 GH 瘤可考虑使用,对生长抑素类似物疗效欠佳者可以合用。副作用主要为胃肠道症状、鼻塞、睡眠障碍等,偶有心律失常。

3. GH 受体拮抗剂　是治疗肢端肥大症的新方法,培维索孟(pegvisomant)是一种 GH 受体拮抗剂,其作用部位在外周的 GH 受体,阻断 GH 作用,因此这类药物并不降低循环 GH 水平,治疗初期 GH 甚至反而增高。因此治疗过程中,GH 水平不是有意义的反映疾病活动性的生化指标。GH 受体拮抗剂的生化治疗目标是控制 IGF-1 至正常水平。少数病人对生长抑素类似物存在抵抗,GH 受体拮抗剂可作为生长抑素类似物的补充治疗,能有效地降低 IGF-1 水平,不主张单独使用。

(三)放射治疗

如果考虑用放射治疗,应由有经验的垂体放疗专家在专业中心进行。通常应将放射治疗保留为三线治疗方案,偶可作为二线,但极少用作一线治疗。适应证:①手术无法完全切除肿瘤的病人或肿瘤部分切除的病人;②药物治疗不能控制肿瘤生长的病人;③药物或手术治疗不能使激素水平恢复正

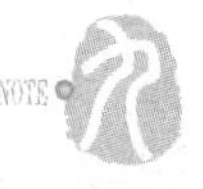

常的病人。常规放射治疗能使超过60%病人的GH水平降低及IGF-1水平恢复正常，但最大疗效往往要到放疗后10～15年才出现，在此期间通常需用生长抑素类似物治疗。

（四）GH瘤的综合治疗及术后监测与长期随访

由于肢端肥大症是一种相对少见的慢性疾病，涉及多个学科，容易延误诊断及治疗，进而造成病人的并发症和病死率相应增加。因此肢端肥大症的治疗方案最好由多学科包括内分泌科、神经外科、放射科等共同制定，根据每例病人的具体情况，权衡利弊，制定个体化治疗方案，以达到最理想的治疗效果。一般而言，GH瘤无论是大腺瘤还是小腺瘤，是否有侵袭，经蝶手术治疗为首选，而药物及放疗多作为二线辅助治疗。

GH瘤术后1天及出院时，测定血GH。术后第6～12周进行垂体激素检测，以评估垂体功能和激素替代治疗的需要，对于有并发症的病人随访相应的检查项目。术后3个月复查OGTT GH水平、IGF-1水平，并复查垂体增强MRI。根据术后3个月随访结果，在术后6个月选择性复查OGTT GH、IGF-1和垂体MRI等。对于控制良好的病人，术后每年复查1次OGTT GH水平及IGF-1水平，术后每年根据病人病情控制的程度复查鞍区MRI；对于有并发症的病人应每年进行1次并发症的评估。

（杨　涛）

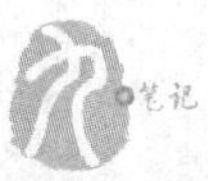

第五章　腺垂体功能减退症

腺垂体功能减退症是指各种病因损伤下丘脑、下丘脑-垂体通路、垂体而导致一种或多种腺垂体激素分泌不足所致的临床综合征。围生期女性因腺垂体缺血坏死所致的腺垂体功能减退症称为希恩综合征(Sheehan 综合征)。西方国家患病率为(29～45.5)/10 万,无性别差异,其中约 50% 的病人有 3 种或以上腺垂体激素缺乏。我国的患病率不详。

由垂体本身病变引起的腺垂体功能减退症称为原发性腺垂体功能减退症,由下丘脑或其他中枢神经系统病变或垂体门脉系统障碍引起者称继发性腺垂体功能减退症。腺垂体功能减退症依据其腺垂体激素分泌缺陷的种类,可分为全腺垂体功能减退症(全部腺垂体激素缺乏)、部分腺垂体功能减退症(多种腺垂体激素缺乏)和单一(孤立)腺垂体激素缺乏症。腺垂体功能减退症临床表现复杂多变,容易误诊,但补充所缺乏的激素后症状可迅速缓解。本章主要论述成人腺垂体功能减退症。

【病因和发病机制】

腺垂体功能减退症的病因有先天性垂体结构和功能异常及获得性垂体或下丘脑垂体柄病变,包括垂体瘤和鞍旁肿瘤、垂体缺血性坏死、浸润性病变、感染、颅脑损伤、鞍区手术和放射治疗、垂体卒中、垂体自身免疫性损害及各种原因引起的下丘脑病变等(表 7-5-1)。

表 7-5-1　腺垂体功能减退症病因

一、原发性
1. 先天遗传性　如 Kallman 综合征、Prader-Willi 综合征等
2. 垂体瘤　包括原发性(鞍内与鞍旁肿瘤)和转移性肿瘤
3. 垂体缺血性坏死　如产后、糖尿病、颞动脉炎和动脉粥样硬化
4. 蝶鞍区手术、放疗和创伤
5. 垂体感染和炎症　如脑炎、脑膜炎、流行性出血热、梅毒或疟疾等
6. 垂体卒中
7. 垂体浸润
8. 其他　如自身免疫性垂体炎、空泡蝶鞍、海绵窦处颈动脉瘤等
二、继发性
1. 垂体柄破坏　手术、创伤、肿瘤、炎症等
2. 下丘脑病变及中枢神经系统疾患　肿瘤、炎症、浸润性疾病(如淋巴瘤、白血病)、肉芽肿、糖皮质激素长期治疗和营养不良等

1. 先天性腺垂体发育不全　垂体的发育受多种基因的调控,这些基因的突变可导致垂体发育不全而引起腺垂体功能低下,并可伴有垂体形态异常和特殊的临床表现。如 *HESX1* 基因突变除了有多种垂体激素分泌缺陷外,尚有鞍膈和视神经束发育不全,*Pit-1* 和 *Prop-1* 基因突变可使 GH、PRL 和 TSH 分泌细胞发育障碍,导致相应激素分泌障碍。

2. 垂体肿瘤和垂体、下丘脑附近肿瘤　垂体肿瘤是获得性腺垂体功能减退症最常见的原因。垂体瘤引起腺垂体功能减退有几种方式:垂体肿瘤直接破坏正常垂体组织或压迫垂体组织;肿瘤压迫垂体柄导致垂体血供障碍或影响下丘脑释放激素传输至腺垂体;垂体瘤出血导致垂体卒中等。大部分垂体大腺瘤的病人都有一种或多种垂体激素缺乏,其中最常见的是 GH、FSH 和 LH 缺乏。一些鞍区附近的肿瘤如颅咽管瘤、脑膜瘤、胶质瘤、错构瘤等也可压迫垂体,导致腺垂体功能减退。垂体也可成为其他恶性肿瘤的转移部位。

3. 垂体缺血性坏死 妊娠期腺垂体增生肥大，血供丰富，易遭受缺血性损害。若围生期由于前置胎盘、胎盘早剥、胎盘滞留、子宫收缩无力等引起大出血、休克、血栓形成，可使垂体大部分缺血坏死和纤维化而致腺垂体功能减退（Sheehan 综合征）。糖尿病血管病变也可使垂体血供障碍，导致垂体缺血性坏死而发生腺垂体功能减退症。也有报道在手术过程中，因肝素化和体外循环等血流动力学改变使垂体出血性或缺血性坏死而导致腺垂体功能减退症。

4. 感染、浸润性病变 结核、梅毒、真菌等可引起垂体炎而破坏腺垂体功能。结节病、组织细胞增生症 X、血色病等也可因继发性垂体炎而导致腺垂体功能减退，结节病和组织细胞增生症 X 常伴有尿崩症。

5. 放射损伤 鞍区放射治疗或全身放射性治疗均可导致腺垂体功能减退症。放射治疗导致腺垂体功能减退症的机制尚未明确，可能与放射治疗损伤下丘脑功能有关，但大剂量的放射治疗（如质子治疗）也可以直接损伤垂体。值得注意的是，放射损伤导致的腺垂体功能减退症可以发生在治疗后数年。因此，鞍区放射治疗后的病人需要每年评估腺垂体功能。放射损伤大多不累及神经垂体。

6. 颅脑创伤或垂体手术 垂体瘤摘除术可导致腺垂体功能减退；严重颅脑创伤可引起下丘脑、垂体的出血、坏死和纤维化；垂体柄损伤可阻断下丘脑与门脉系统的联系或损伤垂体门脉系统致腺垂体缺血梗死，导致部分性或完全性腺垂体功能减退，常伴有神经垂体功能减退。

7. 空泡蝶鞍综合征 原发性空泡蝶鞍是由于先天性鞍膈薄弱导致蛛网膜疝入蝶鞍中，高达 50% 的原发性空泡蝶鞍者存在良性的颅内压力增高。继发性空泡蝶鞍常常继发于垂体腺瘤梗死、手术或放射治疗对鞍膈的损伤等。空泡蝶鞍使垂体组织受压、垂体柄移位，如 90% 以上的垂体组织被压缩或萎缩，则导致垂体功能减退。

8. 自身免疫性 为由免疫介导的垂体前叶弥漫性的淋巴细胞、浆细胞浸润，主要发生于女性，通常在妊娠或分娩后首次发病。可有家族史或合并其他自身免疫性疾病。自身免疫性垂体炎可表现为单一腺垂体激素缺乏或部分或全部腺垂体激素缺乏，常伴有类似垂体瘤对垂体周围组织的压迫症状，易误诊为垂体瘤。

9. 垂体卒中 通常是由于垂体瘤内突然出血、瘤体突然增大，压迫正常垂体组织和邻近神经组织，表现为突发性鞍旁压迫综合征和（或）脑膜刺激征及腺垂体功能减退症。

【临床表现】

腺垂体功能减退症起病隐匿，症状呈现多变现象，主要表现为靶腺（性腺、甲状腺、肾上腺）功能减退，可以呈亚临床型（无临床症状，仅能通过测定激素水平或功能试验而诊断），也可以急性起病且病情危重。腺垂体功能减退症的临床表现取决于垂体激素缺乏的程度、种类和速度及相应靶腺的萎缩程度。由垂体腺瘤或放疗导致的垂体功能减退，激素分泌减退的出现一般呈特征性顺序，一般 GH 和 FSH、LH 分泌不足最早出现，其次为 TSH、ACTH 分泌不足。单纯 PRL 缺乏极其罕见，提示垂体完全破坏或为遗传综合征。

1. LH 和 FSH 缺乏 LH 和 FSH 缺乏可致性腺功能减退，为腺垂体功能减退症最常见的表现，女性病人可表现为闭经、乳房萎缩、性欲减退或消失、阴道分泌物减少、性交疼痛、不孕、阴毛和腋毛脱落、子宫和阴道萎缩等。成年男性病人表现性欲减退、阳痿、胡须、阴毛和腋毛稀少、睾丸萎缩、肌肉减少、脂肪增加。男女均易发生骨质疏松。

2. GH 不足综合征 GH 分泌减少在腺垂体功能减退症中最易出现，儿童期表现为生长停滞，成人期表现为肌肉质量减少和力量减弱、耐力下降、中心性肥胖、注意力和记忆力受损、血脂异常、早发动脉粥样硬化和骨质疏松。因症状无特异性而常常被忽视。

3. TSH 缺乏 TSH 缺乏导致的中枢性甲状腺功能减退其表现与原发性甲状腺功能减退症相似（见本篇第十一章），但通常无甲状腺肿。

4. ACTH 缺乏 ACTH 缺乏可继发肾上腺皮质功能减退，其表现与原发性慢性肾上腺皮质功能减退症相似（见本篇第十六章），所不同的是本病由于缺乏 ACTH，故有皮肤色素减退、面色苍白、乳晕

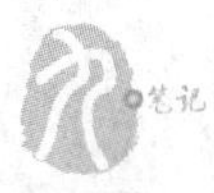

色素浅淡，而原发性慢性肾上腺功能减退症则皮肤色素加深。

5. **垂体瘤引起者**　可有头痛、视力障碍，有时可出现颅内压增高的症状、体征。病变累及下丘脑者可出现神经性厌食、体温调节障碍等下丘脑综合征相关临床表现。

值得引起注意的是垂体功能减退性危象（简称垂体危象）。在全垂体功能减退症基础上，各种应激如感染、败血症、腹泻、呕吐、失水、饥饿、寒冷、急性心肌梗死、脑血管意外、手术、外伤、麻醉及使用镇静药、安眠药、降糖药等均可诱发垂体危象。临床呈现：①高热型（>40℃）；②低温型（<30℃）；③低血糖型；④低血压、循环虚脱型；⑤水中毒型；⑥混合型。各种类型可伴有相应的症状，突出表现为消化系统、循环系统和神经精神方面的症状，诸如高热、循环衰竭、休克、恶心、呕吐、头痛、神志不清、谵妄、抽搐、昏迷等严重垂危状态。

【诊断】

腺垂体功能减退症常起病缓慢，亚临床状态常常被病人和医生所忽视，因此凡有引起腺垂体功能减退症原发疾病者，如下丘脑/垂体肿瘤、颅面部发育异常、颅脑炎症性病变、脑部肉芽肿病、颅脑创伤和手术、空泡蝶鞍综合征和既往有妊娠相关的出血或血压改变等病人，都应进行腺垂体功能减退症的筛查。

腺垂体功能减退症的诊断主要依据病史、临床表现、血中激素水平测定和腺垂体功能试验。如靶腺激素水平降低而垂体促激素水平正常或降低可以确诊为腺垂体功能减退症，对轻症病人可行腺垂体功能试验协助诊断。临床有生化检查结果异常或视野缺损的病人需进行影像学检查，磁共振影像学检查为首选。读片时要注意垂体外周的情况，如尿崩症病例中，正常的高密度神经垂体信号可能消失，颅咽管瘤有特征性的 CT 和 MRI 的影像学表现。

【治疗】

腺垂体功能减退症的治疗包括病因治疗和激素替代治疗。激素替代治疗要求尽量符合生理要求，既要改善症状，又需避免过量。

（一）病因治疗

腺垂体功能减退症可由多种病因引起，应针对病因治疗。肿瘤病人可选择手术、放疗和化疗；对于鞍区占位性病变，首先必须解除压迫及破坏作用，减轻和缓解颅内高压症状。对于出血、休克而引起缺血性垂体坏死，关键在于预防，加强产妇围生期监护，及时纠正产妇病理状态。病人宜进高热量、高蛋白、高维生素膳食，注意维持水、电解质平衡，尽量避免感染、过度劳累和应激刺激。

（二）激素替代治疗

1. **生长激素缺乏的治疗**　补充生长激素可以改善病人肌肉无力、血脂异常、抵抗力减弱、低血糖等，提高病人的生活质量。生长激素缺乏被认为与腺垂体功能减退症病人心血管死亡的风险增加有关。但因生长激素长期替代治疗可能增加肿瘤发生和肿瘤复发的疑虑尚未完全消除，且价格昂贵，因此其在成人腺垂体功能减退症病人中的应用价值有待进一步评价。

2. **促性腺激素缺乏的治疗**　对于无生育需求者，性激素替代是合适的治疗方法。女性激素替代治疗可以使病人恢复性欲，保持正常体力、改善骨质疏松，提高生活质量，但建议在绝经后停止性激素补充。男性病人可用睾酮替代治疗。补充睾酮可以减少男性腹部和内脏脂肪，增加肌肉重量和力量，改善骨质疏松和生活质量。因此即便是替代后不能恢复正常性功能，仍建议继续性激素替代治疗。促性腺激素缺乏的病人如有生育需求，可采用促性腺激素替代治疗或促性腺激素释放激素脉冲治疗。

3. **TSH 缺乏的治疗**　继发性的甲状腺功能减退与原发性者一样，采用甲状腺激素替代治疗。需注意，对于促甲状腺激素缺乏的甲状腺功能减退病人，血清 TSH 测定无助于甲状腺激素替代治疗的监测。怀疑同时有 ACTH 缺乏的病人，应首先明确诊断；对同时有 ACTH 和 TSH 缺乏的病人，应首先治疗 ACTH 缺乏，因为甲状腺激素替代治疗会加剧 ACTH 缺乏的临床表现。

4. **ACTH 缺乏的治疗**　病人确诊存在继发性肾上腺皮质功能减退症后，必须尽快补充肾上腺皮质激素。肾上腺糖皮质激素的替代剂量需要依据临床情况而定，一般为氢化可的松最大剂量不超过

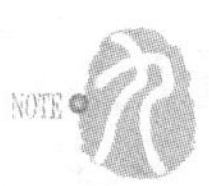

30mg/d(上午20mg、中午5mg、晚上5mg)或泼尼松不超过7.5mg/d(清晨5mg及午后2.5mg)。在皮质激素替代治疗过程中,要定期随访评估激素分泌功能,调整激素替代的剂量;并且要定期观测病人的体重指数、血压、血糖、血脂等。

(三)垂体危象处理

一旦怀疑有垂体危象,需立即进行治疗,并在治疗前留血待测相关激素。危象时的处理:①纠正低血糖:立即以50%葡萄糖溶液40~80ml静脉注射,继以5%葡萄糖氯化钠溶液持续静脉滴注,纠正低血糖同时纠正失水。②大剂量肾上腺皮质激素应用:补液中加入氢化可的松,200~300mg/d,分次应用,或地塞米松5~10mg/d,分次应用。③纠正水和电解质紊乱:给予5%葡萄糖氯化钠溶液静脉输注,血钠严重降低的病人,需要给予高浓度的氯化钠溶液;记录病人出入量,避免输液过量。④纠正休克:腺垂体功能减退症危象时低血压、休克很常见,血容量不足、低血糖等是重要原因。经过以上治疗,多数病人血压逐渐回升,休克纠正而不需要用升压药。在一些严重病人,经上述治疗后血压恢复不满意者,仍需要使用升压药和综合抗休克治疗。⑤其他:去除诱因,感染是最常见、最重要的诱因,需要根据病人的情况选择抗生素抗感染治疗;低体温者需要用热水袋、电热毯等将病人体温回升至35℃以上,并在使用肾上腺皮质激素后开始用小剂量甲状腺素治疗;高热者需要物理和化学降温;慎用镇静药。

腺垂体功能减退症激素替代治疗病人需要定期随访监测,以了解替代剂量是否合适。在最初逐渐调整剂量至合适剂量后,应每6~12个月复诊。肿瘤所致的腺垂体功能减退症病人,应定期进行眼科检查和MRI随访。创伤引起的垂体功能减退症病人应在创伤后3~6个月复查。此外,由于创伤所致的垂体功能减退在3~6个月可能恢复,或可以出现新的腺垂体激素的缺乏,因此应在创伤1年后重新评估腺垂体功能。

(杨 涛)

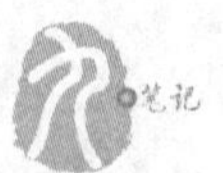

第六章　生长激素缺乏性矮小症

生长激素缺乏性矮小症，指因垂体生长激素（GH）缺乏或生长激素生物效应不足所致的躯体生长障碍，又称儿童生长激素缺乏症（growth hormone deficiency，GHD）。按病因可分为特发性、获得性和遗传性；按病变部位可分为下丘脑性和垂体性；可为单一性 GH 缺乏，也可伴有腺垂体其他激素缺乏。

【病因和发病机制】

1. 特发性　病因不明。可能由于下丘脑-垂体功能或结构的异常，导致生长激素（GH）分泌不足。部分病人在接受生长激素释放激素（GHRH）治疗后，GH 水平升高，生长加速，从而明确了有些病人的病因在下丘脑。部分患儿有围生期异常，如臀位产、横位产、生后窒息等，可能系 GHD 导致胎儿宫内转位障碍。

2. 获得性（继发性）　本病可继发于下丘脑-垂体肿瘤，如颅咽管瘤、Rathke 囊肿、生殖细胞肿瘤、垂体瘤；颅内感染（脑炎、脑膜炎）及肉芽肿病变；创伤、放射损伤等均可影响下丘脑-腺垂体的结构和功能，引起继发性生长激素缺乏症。

3. 遗传性　分子生物学研究已明确这些病人存在决定下丘脑-垂体发育的转录因子的基因突变，或 GHRH 受体基因的突变，或 GH 基因缺失/突变。转录因子突变多表现为复合性垂体激素缺乏，如 GH、PRL、TSH、促性腺激素。

生长激素不敏感综合征：本综合征是由于靶细胞对 GH 不敏感而引起的一种矮小症。本病多呈常染色体隐性遗传。其病因复杂多样，多数为 GH 受体基因突变（Laron 综合征），少数因 GH 受体后信号转导障碍、胰岛素样生长因子（IGF-1）基因突变或 IGF-1 受体异常等因素引起。

【临床表现】

1. 生长迟缓　本病病人出生时身长、体重往往正常，数个月后躯体生长迟缓，但常不被发觉。多在 2～3 岁后与同龄儿童的身高差别愈见显著，但生长并不完全停止，只是生长速度缓慢，生长速度低于正常速度 1SD（一般指 2～4 岁低于每年 5.5cm、4 岁至青春期每年不超过 4～5cm）。体态一般尚匀称，成年后多仍保持童年体形和外貌，营养状态一般良好。成年身高一般不超过 130cm（图 7-6-1），但最终身高与生长激素缺乏的程度、时间都有关系。

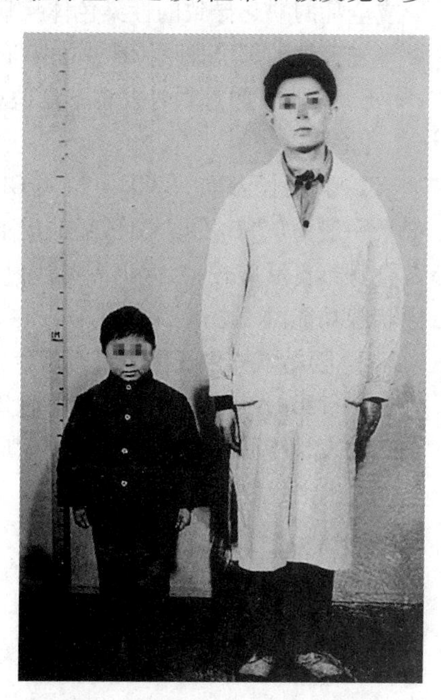

图 7-6-1　生长激素缺乏性矮小症

2. 性腺发育障碍　病人至青春期，性器官常不发育，第二性征缺如。男性生殖器小，与幼儿相似，睾丸细小，可伴隐睾症，无阴毛和腋毛；女性可表现为原发性闭经，乳房发育差，子宫和附件均小。单一性 GH 缺乏者可出现性器官发育与第二性征，但往往明显延迟。

3. 智力与年龄相称　智力发育一般正常，但在精神方面可因身材矮小而有自卑感、心情忧郁。

4. 骨发育延迟和骨代谢异常　临床上通常选用左手腕部进行 X 线摄片来观察骨骺骨化中心的成熟程度，即骨龄。未治疗过的 GHD 患儿的骨龄较正常同龄儿童显著落后 2 年或 2 年以上。除骨骼成熟缓慢外,骨转换水平也较低,骨量减少甚至出现骨质疏松。X线摄片可见长骨短小,骨龄幼稚,骨化中心发育迟缓,骨骺久不融合。

5. Laron综合征 呈常染色体隐性遗传,病人有严重GH缺乏的临床表现,如身材矮小,蓝巩膜,肘关节活动受限,头相对较大,鞍鼻,前额凸出,外生殖器和睾丸细小,性发育延迟等。但血浆GH水平正常或升高,IGF-1、胰岛素样生长因子结合蛋白3(IGFBP3)和生长激素结合蛋白(GHBP)降低。本病病人对外源性GH治疗无反应,目前唯一有效的治疗措施是使用重组人IGF-1替代治疗。

【诊断与鉴别诊断】

(一)主要诊断依据

①身材矮小(身高为同年龄、同性别正常人均值-2SD以下),生长速度缓慢,可伴性发育障碍等临床特征。②骨龄检查较实际年龄落后2年以上。③GH激发试验:测定随机血标本GH浓度对诊断价值不大,临床上将GH激发试验中GH峰值变化作为诊断GHD的一种重要依据,包括胰岛素低血糖、左旋多巴、精氨酸、可乐定等激发手段。本病病人经两种试验兴奋后GH峰值常低于5μg/L为完全性GH缺乏,5~10μg/L为部分性GHD。④血IGF-1和IGFBP3水平测定:GH刺激肝脏分泌IGF-1,GH的促进生长作用大部分是由循环中的IGF-1介导,因此测定IGF-1水平可反映GH的分泌状态。已发现6种IGFBP,分别称为IGFBP1~IGFBP6,其中IGFBP3占92%,可反映GH的分泌状态。⑤排除其他疾病,如呆小病、染色体畸变、慢性肝肾疾病。

生长激素缺乏性身材矮小症确诊后,尚需进一步寻找致病原因。应作视野检查、蝶鞍CT或MRI等除外肿瘤,必要时进行染色体和基因检测。特发性者临床上无明显原因。

(二)鉴别诊断

1. 全身性疾病所致的身材矮小症 儿童期心脏、肝、肾、胃肠等脏器的慢性疾病和各种慢性感染如结核、血吸虫病、钩虫病等,均可导致生长发育障碍。可根据其原发病的临床表现加以鉴别。

2. 体质性生长发育延迟 生长发育较同龄儿童延迟,16~17岁尚未开始发育,因而身材矮小,但智力正常,无内分泌系统或全身性慢性疾病的证据,血浆中GH、IGF-1正常。一旦开始发育,骨骼生长迅速,性成熟良好,最终身高可达正常人标准。

3. 呆小病 甲状腺功能减退症发生于胎儿或新生儿,可引起明显生长发育障碍,称为呆小病。病人除身材矮小外,常伴有甲状腺功能减退症的其他表现,智力常迟钝低下。

4. 先天性卵巢发育不全综合征(Turner综合征) 此综合征是女性病人由于一条X染色体部分或全部的缺乏导致的性染色体疾病,身材矮小,性器官发育不全,常有原发性闭经,伴有颈蹼、肘外翻等先天性畸形。血清GH水平不低。典型病例染色体核型为45,XO。

5. 其他 如骨软骨发育不良、宫内发育迟缓、Prader-willi综合征等。

【治疗】

1. 人生长激素 基因重组人GH(rhGH)临床治疗生长激素缺乏性矮小症效果显著。治疗初始剂量一般为0.1U/(kg·d),睡前皮下注射,根据生长速度、IGF-1水平等调整剂量。注射rhGH的局部及全身不良反应较少,但仍需关注过敏、血糖、血压等相关不良反应的检测。在使用过程中应当监测甲状腺功能。

2. 胰岛素样生长因子-1 近年来已用于治疗GH不敏感综合征。早期诊断、早期治疗者效果较好,80~120μg/kg,每日餐前或餐后20分钟内皮下注射2次。不良反应有低血糖等。

继发性生长激素缺乏性矮小症应针对原发病进行治疗。

(李启富)

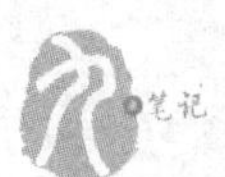
笔记

第七章 尿 崩 症

尿崩症(diabetes insipidus,DI)是指精氨酸加压素(arginine vasopressin,AVP)[又称抗利尿激素(antidiuretic hormone,ADH)]严重缺乏或部分缺乏(称中枢性尿崩症),或肾脏对 AVP 不敏感(肾性尿崩症),致肾小管重吸收水的功能障碍,从而引起以多尿、烦渴、多饮与低比重尿和低渗尿为特征的一组综合征。尿崩症可发生于任何年龄,但以青少年为多见。男性多于女性,男女比例为 2:1。本章着重介绍中枢性尿崩症。

【病因和发病机制】

中枢性尿崩症是由于多种原因影响了 AVP 的合成、转运、储存及释放所致,可分为获得性、遗传性和特发性。

1. 获得性(继发性) 约 50%病人为下丘脑神经垂体及附近部位的肿瘤,如颅咽管瘤、松果体瘤、第三脑室肿瘤、转移性肿瘤、白斑病等引起。10%由头部创伤(严重脑外伤、垂体下丘脑部位的手术)所致。此外,少数中枢性尿崩症由脑部感染性疾病(脑膜炎、结核、梅毒)、Langerhans 组织细胞增生症或其他肉芽肿病变、血管病变等引起。

2. 遗传性 少数中枢性尿崩症有家族史,呈常染色体显性遗传,由 AVP-神经垂体素运载蛋白(AVP-NPⅡ)基因突变所致。此外,还有常染色体隐性遗传性、X 连锁隐性遗传性尿崩症。Wolfram 综合征(diabetes insipidus,diabetes mellitus,optic atrophy and neural deafness,DIDMOAD)由 *WFS 1* 基因突变引起,可表现为尿崩症、糖尿病、视神经萎缩、耳聋,为常染色体隐性遗传,但极为罕见。

3. 特发性 约占 30%,临床找不到任何病因,部分病人尸检时发现下丘脑视上核与室旁核神经细胞明显减少或几乎消失,这种退行性病变的原因未明。有研究显示病人血中存在下丘脑室旁核神经核团抗体,即针对 AVP 合成细胞的自身抗体,并常伴有甲状腺、性腺、胃壁细胞的自身抗体。

【临床表现】

根据 AVP 缺乏的程度,可分为完全性尿崩症和部分性尿崩症。尿崩症的主要临床表现为多尿、烦渴与多饮,起病常较急,一般起病日期明确。24 小时尿量可多达 4~10L,一般不超过 18L。尿比重常在 1.005 以下,尿渗透压常为 50~200mOsm/(kg·H_2O),尿色淡如清水。部分病人症状较轻,24 小时尿量仅为 2.5~5L,如限制饮水,尿比重可超过 1.010,尿渗透压可超过血浆渗透压,可达 290~600mOsm/(kg·H_2O),称为部分性尿崩症。

由于低渗性多尿,血浆渗透压常轻度升高,从而兴奋下丘脑口渴中枢(渗透压感受器),病人因烦渴而大量饮水,喜冷饮。如有足够的水分供应,病人一般情况可不受影响。但当病变累及口渴中枢时,口渴感丧失,或由于手术、麻醉、颅脑外伤等原因,病人处于意识不清状态,如不及时补充大量水分,可出现严重失水,血浆渗透压与血清钠浓度明显升高,出现高钠血症,表现为极度软弱、发热、精神症状、谵妄甚至死亡。糖皮质激素缺乏时肾脏排水能力减弱,因此当尿崩症合并腺垂体功能不全时,尿崩症症状反而会减轻,糖皮质激素替代治疗后症状再现或加重。

获得性尿崩症除上述表现外,尚有原发病的症状与体征。

【诊断与鉴别诊断】

(一)诊断依据

对任何一个持续多尿、烦渴、多饮、低比重尿病人均应考虑尿崩症的可能性,利用血浆、尿渗透压测定可以诊断尿崩症。其依据是:①尿量多,一般 4 ~ 10L/d;②低渗尿,尿渗透压<血浆渗透压,一般低于 200mOsm/(kg · H_2O),尿比重多在 1.005 以下;③禁水试验不能使尿渗透压明显增加,而注射加压素后尿量减少、尿渗透压较注射前增加 9% 以上;④去氨加压素(DDAVP)或加压素(AVP)治疗有明显效果。

（二）诊断方法

1. 禁水-加压素试验 比较禁水前后及使用血管加压素前后的尿渗透压变化。禁水一定时间,当尿浓缩至最大渗透压而不能再上升时,注射加压素。正常人注射外源性 AVP 后,尿渗透压不再升高,而中枢性尿崩症病人体内 AVP 缺乏,注射外源性 AVP 后,尿渗透压明显升高。

方法:禁水时间视病人多尿程度而定,一般从夜间开始(重症病人也可白天进行),禁水 6 ~ 16 小时,记录禁水期间每 1 ~2 小时血压、体重、尿量、尿渗透压等,当尿渗透压达到高峰平顶[连续两次尿渗透压差<30mOsm/(kg · H_2O)]时,抽血测血浆渗透压,然后立即皮下注射加压素 5U,注射后 1 小时和 2 小时测尿渗透压。

结果判断:正常成人禁水后尿量明显减少,尿渗透压超过 800mOsm/(kg · H_2O)。尿崩症病人禁水后尿量仍多,尿渗透压常不超过血浆渗透压。注射加压素后,正常成人尿渗透压一般不升高,仅少数人稍升高,但不超过 5% 。中枢性尿崩症病人注射加压素后,尿渗透压进一步升高,较注射前至少增加 9% 以上。AVP 缺乏程度越重,增加的百分比越多。完全性中枢性尿崩症者,注射加压素后尿渗透压增加 50% 以上;部分性中枢性尿崩症者,尿渗透压常可超过血浆渗透压,注射加压素后尿渗透压增加在 9% ~50% 。肾性尿崩症在禁水后尿液不能浓缩,注射加压素后仍无反应。本法简单、可靠,但也须在严密观察下进行,以免在禁水过程中出现严重脱水。如病人禁水过程中发生严重脱水(体重下降超过 3% 或低血压),应停止禁水试验,让病人饮水。

2. 血浆精氨酸加压素测定 正常人血浆 AVP(随意饮水)为 2.3 ~ 7.4pmol/L,禁水后可明显升高。中枢性尿崩症病人血浆 AVP 则不能达正常水平,禁水后也不增加或增加不多。

3. 中枢性尿崩症的病因诊断 尿崩症诊断确定之后,必须尽可能明确病因。应进行视野检查、蝶鞍 CT 或 MRI 等检查以明确有无垂体或附近的病变。

垂体柄断离(如头部外伤、手术)可引起三相性尿崩症(triphasic DI),即急性期(4 ~5 天)尿量明显增加,尿渗透压下降;第二阶段(4 ~5 天)尿量迅速减少,尿渗透压上升及血钠降低(与垂体后叶轴索溶解释放过多 ADH 有关);第三阶段为永久性尿崩症。

（三）鉴别诊断

1. 原发性烦渴 常与精神因素有关,部分与药物、下丘脑病变有关。主要由于精神因素引起烦渴、多饮,因而导致多尿与低比重尿,同时 AVP 分泌受抑制,与尿崩症极相似。这些症状可随情绪而波动,并伴有其他神经症的症状。上述诊断性试验均在正常范围内。

2. 肾性尿崩症 是一种家族性 X 连锁隐性遗传性疾病,90% 的病人为 X 染色体 AVP_2 受体基因(V_2R)突变,致使肾小管对 AVP 不敏感。临床表现与尿崩症极相似。往往出生后即出现症状,多为男孩,女性常表现为轻症,并有生长发育迟缓。注射加压素后尿量不减少,尿比重不增加,血浆 AVP 浓度正常或升高,易与中枢性尿崩症鉴别。

3. 妊娠性尿崩症 胎盘产生的 N-末端氨基肽酶(AVP 酶)可使 AVP 降解加速,导致 AVP 缺乏,其症状在妊娠期出现,常于分娩后数周缓解。

4. 其他疾病 糖尿病病人可有多尿、烦渴、多饮症状,监测血糖、尿糖,容易鉴别。慢性肾脏疾病,尤其是肾小管疾病、低钾血症、高钙血症等,均可影响肾浓缩功能而引起多尿、口渴等症状,但有相应原发疾病的临床特征,且多尿的程度也较轻。

【治疗】

（一）激素替代疗法

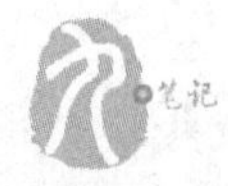

1. 去氨加压素（1-脱氨-8-右旋精氨酸加压素，desmopressin，DDAVP） 为人工合成的加

压素类似物。其抗利尿作用强,而无加压作用,不良反应少,为目前治疗中枢性尿崩症的首选药物。去氨加压素制剂的用法:①口服醋酸去氨加压素片剂,每次0.1~0.4mg,每日2~3次,部分病人可睡前服药一次,以控制夜间排尿和饮水次数,得到足够的睡眠和休息;②鼻腔喷雾吸入,每日2次,每次10~20μg(儿童病人每次5μg,每日一次);③肌内注射制剂,每日1~2次,每次1~4μg(儿童病人每次0.2~1μg)。由于剂量的个体差异大,用药必须个体化,严防水中毒的发生。妊娠性尿崩症可以采用DDAVP,因其不易被AVP酶破坏。

2. 鞣酸加压素注射液 60U/ml,首次0.1~0.2ml肌内注射,以后观察逐日尿量,以了解药物奏效程度及作用持续时间,从而调整剂量及间隔时间,一般注射0.2~0.5ml,效果可维持3~4天,具体剂量因人而异,用时应摇匀。慎防用量过大引起水中毒。

3. 垂体后叶素水剂 作用仅能维持3~6小时,每日须多次注射,长期应用不便。主要用于脑损伤或手术时出现的尿崩症,每次5~10U,皮下注射。

(二)其他抗利尿药物

1. 氢氯噻嗪 每次25mg,每日2~3次,可使尿量减少一半。其作用机制可能是由于尿中排钠增加,体内缺钠,肾近曲小管重吸收增加,到达远曲小管原尿减少,因而尿量减少,对肾性尿崩症也有效。长期服用氢氯噻嗪可能引起低钾、高尿酸血症等,应适当补充钾盐。

2. 氯磺丙脲 刺激AVP释放并增强AVP对肾小管的作用,可用于肾性尿崩症。服药后可使尿量减少,尿渗透压增高,每日剂量不超过0.2g,早晨一次口服。本药可引起严重低血糖,也可引起水中毒,应加以注意。

(三)病因治疗

获得性尿崩症尽量治疗其原发病。

【预后】

预后取决于基本病因,轻度脑损伤或感染引起的尿崩症可完全恢复,颅内肿瘤或全身性疾病所致者预后不良。特发性尿崩症常属永久性,在充分的饮水供应和适当的抗利尿治疗下,通常可以基本维持正常的生活,对寿命影响不大。

(李启富)

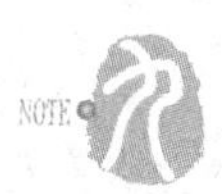

第八章　抗利尿激素分泌失调综合征

抗利尿激素分泌失调综合征（syndrome of inappropriate antidiuretic hormone secretion，SIADH）是指内源性抗利尿激素（ADH，即精氨酸加压素 AVP）分泌异常增多或作用增强，导致水潴留、尿排钠增多以及稀释性低钠血症等临床表现的一组综合征。

【病因和病理生理】

SIADH 常见病因为恶性肿瘤、呼吸系统及神经系统疾病、炎症、药物、外科手术。部分病因不明者称之为特发性 SIADH，多见于老年病人。

1. 恶性肿瘤　某些肿瘤组织合成并自主性释放 AVP。最多见者为肺小细胞癌（或燕麦细胞癌），约 80% 的 SIADH 病人由此引起。半数以上燕麦细胞癌病人的血浆 AVP 增高，水排泄有障碍，但不一定都有低钠血症，是否出现 SIADH 取决于水负荷的程度。其他肿瘤如胰腺癌、淋巴肉瘤、网状细胞肉瘤、十二指肠癌、霍奇金淋巴瘤、胸腺瘤等也可引起 SIADH。

2. 肺部疾病　如肺结核、肺炎、阻塞性肺部疾病等有时也可引起 SIADH，可能由于肺组织合成与释放 AVP 所致。

3. 中枢神经病变　包括脑外伤、炎症（如结核性脑膜炎）、出血、肿瘤、多发性神经根炎、蛛网膜下腔出血等，可影响下丘脑-神经垂体功能，促使 AVP 释放而不受渗透压等正常调节机制的控制。

4. 药物　如氯磺丙脲、长春新碱、环磷酰胺、卡马西平、氯贝丁酯、三环类抗抑郁药、秋水仙碱等可刺激 AVP 释放或加强 AVP 对肾小管的作用，从而产生 SIADH。

【临床表现和实验室检查】

表现为正常容量性低钠血症，一般无水肿。临床症状的轻重与 ADH 分泌量有关，同时取决于水负荷的程度。多数病人在限制水分时，可不表现典型症状。但若予以水负荷，则可出现水潴留及低钠血症表现。当血清钠浓度低于 120mmol/L 时，可出现食欲减退、恶心、呕吐、软弱无力、嗜睡，甚至精神错乱；当血清钠低于 110mmol/L 时，出现肌力减退，腱反射减弱或消失、惊厥、昏迷，如不及时处理可导致死亡。本病血浆渗透压常低于 275mOsm/（kg · H_2O），而尿渗透压可高于血浆渗透压。由于血容量充分，肾小球滤过率增加，血清尿素氮、肌酐、尿酸等浓度常降低。

【诊断与鉴别诊断】

（一）诊断依据

①血钠降低（常低于 130mmol/L）；②尿钠增高（常超过 30mmol/L）；③血浆渗透压降低［常低于 275mOsm/（kg · H_2O）］；④尿渗透压>100mOsm/（kg · H_2O），可高于血浆渗透压；⑤正常血容量（无血容量减少的临床表现如心率增快、黏膜干燥，血 BUN、Cr、尿酸下降）；⑥除外肾上腺皮质功能减低、甲状腺功能减退、利尿药使用等原因。

（二）病因诊断

首先考虑恶性肿瘤的可能性，特别是肺燕麦细胞癌，有时可先出现 SIADH，以后再出现肺癌的影像学发现。其次应除外中枢神经系统疾病、肺部感染、药物等因素。

（三）鉴别诊断

低钠血症与低渗血症的病因多种多样，主要鉴别如下。

1. 肾失钠所致低钠血症　原发性肾上腺皮质功能减退症、失盐性肾病、醛固酮减少症、Fanconi 综合征、利尿药治疗等均可导致肾小管重吸收钠减少，尿钠排泄增多而致低钠血症。常有原发疾病及失水表现，血 BUN、Cr 常升高。

2. 胃肠消化液丧失 如腹泻、呕吐，及胃肠、胆道、胰腺造瘘或胃肠减压等都可失去大量消化液而致低容量性低钠血症，常有原发疾病史及失水表现。

3. 甲状腺功能减退症 有时也可出现低钠血症，可能由于 AVP 释放过多或由于肾不能排出稀释尿所致。

4. 顽固性心力衰竭、晚期肝硬化伴腹水或肾病综合征等 可出现稀释性（高容量性）低钠血症，但这些病人各有相应原发病的特征，且常伴血容量增高，明显水肿、腹水。

5. 脑性盐耗综合征（cerebral salt wasting syndrome，CSWS） 在颅内疾病的过程中，肾不能保存钠而导致钠自尿中进行性大量流失，并带走过多的水分，从而导致低钠血症和细胞外液容量的下降。CSWS 的主要临床表现为低钠血症、尿钠增高和低血容量；而 SIADH 是正常血容量，这是与 CSWS 的主要区别。

【治疗】

1. 病因治疗 纠正基础疾病。药物引起者需立即停药。

2. 对症治疗 限制水摄入对控制症状十分重要，轻至中度 SIADH 病人每天摄入量限制在不显性丢失和尿液排出量的总和之下（0.8～1.0L），症状即可好转，体重下降，血清钠与渗透压随之增加，尿钠排出随之减少。严重病人伴有神志错乱、惊厥或昏迷时，可静脉输注 3% 氯化钠溶液，滴速为每小时 1～2ml/kg，使血清钠逐步上升，症状改善。频繁监测血钠（每 2～4 小时 1 次），控制血钠 24 小时内升高不超过10～12mmol/L。当恢复至 120mmol/L 左右，病人病情改善，即停止高渗盐水滴注，继续采用其他治疗措施。如血钠升高过速，可引起中枢性脑桥脱髓鞘病变。有水中毒者，可同时注射呋塞米 20～40mg，排出水分，以免心脏负荷过重，但必须注意纠正因呋塞米引起的低钾或其他电解质的丧失。

3. 抗利尿激素受体拮抗剂 托伐普坦片（tolvaptan）可选择性拮抗位于肾脏集合管细胞的基底侧膜Ⅱ型 AVP 受体（V_2R），调节集合管对水的通透性，提高对水的清除，促使血钠浓度提高。每日 1 次，起始剂量 15mg，服药 24 小时后可酌情增加剂量。服药期间不必限制病人饮水，同时应注意监测血电解质变化，避免血钠过快上升。

（李启富）

第九章　非毒性甲状腺肿

非毒性甲状腺肿(nontoxic goiter)是指由非炎症和非肿瘤原因导致的甲状腺弥漫性或结节性肿大,且无临床甲状腺功能异常表现。又分为弥漫性非毒性甲状腺肿和非毒性多结节性甲状腺肿。

第一节　弥漫性非毒性甲状腺肿

弥漫性非毒性甲状腺肿(diffuse nontoxic goiter)又称单纯性甲状腺肿(simple goiter),是指甲状腺弥漫性肿大,不伴结节及甲状腺功能异常。女性发病率是男性的3~5倍。单纯性甲状腺肿包括地方性甲状腺肿(endemic goiter)和散发性甲状腺肿(sporadic goiter)。一个地区的儿童中单纯性甲状腺肿患病率超过5%则称为地方性甲状腺肿。

【病因和发病机制】

1. 碘缺乏　碘缺乏是引起地方性甲状腺肿的主要因素。碘缺乏时甲状腺激素合成不足,反馈性引起垂体分泌过量的TSH,刺激甲状腺增生肥大。但临床上单纯性甲状腺肿病人TSH往往正常或只轻度升高,而且地方性甲状腺肿可见于非缺碘地区甚至高碘地区,严重碘缺乏地区也可不发生甲状腺肿,提示甲状腺对TSH敏感性增加或其他因素也参与了甲状腺肿的发生。

2. 遗传和环境因素　散发性甲状腺肿病因复杂,遗传缺陷或基因突变可引起甲状腺激素合成障碍,导致甲状腺肿的发生。发生突变的常见基因包括钠-碘同向转运蛋白(sodium-iodide symporter, NIS)、甲状腺球蛋白(Tg)、过氧化物酶(TPO)、双重氧化酶2(dual oxidase 2)、TSH受体(TSH-R)和*PENDRIN*等。环境因素包括食物和水中的碘化物、致甲状腺肿物质(如卷心菜、白菜、花椰菜、甘蓝等)和某些药物(如硫脲类、硫氰酸盐、高氯酸盐、锂盐等),可通过抑制甲状腺激素合成或直接引起甲状腺肿大。嗜烟酒、胰岛素抵抗等也可能与甲状腺肿发生相关。

【病理】

甲状腺呈弥漫性肿大。病变初期表现为腺体弥漫性滤泡增生,间质血管充血;随着病变进展,部分滤泡退化,部分滤泡增大且富含胶质,滤泡之间被纤维组织间隔,逐步形成大小不等、质地不一的结节。后期部分腺体可发生出血、坏死、囊性变、纤维化或钙化。

【临床表现】

大多数病人无明显症状,重度肿大的甲状腺可压迫气管或食管而引起呼吸不畅或吞咽困难。甲状腺常呈轻、中度弥漫性肿大,质地较软,表面光滑;胸骨后甲状腺肿可致胸廓入口部分梗阻,引致头部和上肢静脉回流受阻,让病人双手上举在头顶合拢(Pemberton动作),可见面部充血和颈静脉怒张。

【诊断与鉴别诊断】

血清T_4、T_3、TSH基本正常。碘缺乏病人TT_4可轻度下降,T_3/T_4比值增高。血清Tg水平正常或增高,增高的程度与甲状腺肿的体积呈正相关。TPO抗体滴度测定有助于排除自身免疫性甲状腺炎。

检测尿碘可了解碘营养水平。尿碘中位数(MUI)100~200μg/L是最适当的碘营养状态,MUI<100μg/L为碘缺乏,MUI 200~299μg/L为碘超足量,MUI >300μg/L为碘过量。

首选超声检查明确甲状腺肿特征和程度:甲状腺肿呈弥漫性或结节性,是否压迫颈部其他结构,是否存在颈部淋巴结肿大等。^{99m}Tc-高锝酸盐($^{99m}TcO_4$)、^{123}I或^{131}I核素扫描有助于了解甲状腺功能状态、甲状腺肿病因,^{123}I或^{131}I核素扫描还可明确上纵隔肿块是否为甲状腺组织。吞钡X线造影和带流速-容量环的肺功能检查可帮助确定食管或气管是否存在压迫。CT 或 MRI 主要用于明确甲状腺与邻近组织的关系及向胸骨后延伸的情况。

【防治】

甲状腺肿本身一般不需要治疗，有压迫症状者可考虑手术治疗。碘缺乏者需改善碘营养状态，食盐碘化（universal salt iodization，USI，10～15mg/kg 盐）是目前国际上公认的预防碘缺乏病的有效措施。由于妊娠和哺乳期妇女尿碘排泄增加和胎儿甲状腺对碘需求增加，可导致母体甲状腺激素相对不足。WHO 建议妊娠和哺乳期妇女碘摄入量的标准为每日 250μg，MUI 150～250μg/L。

第二节　非毒性多结节性甲状腺肿

非毒性多结节性甲状腺肿（nontoxic multinodular goiter，nontoxic MNG）是指甲状腺结节性肿大，不伴甲状腺功能异常。成人患病率高达 12%，女性、老年人、缺碘地区更为常见。

【病因和发病机制】

病因和发病机制可能与遗传、自身免疫和环境等多因素相关。MNG 内的结节多数为多克隆起源，提示甲状腺结节的形成是对局部产生的生长因子和细胞因子的过度增生反应所致。TSH 在 MNG 的发生发展中也起一定作用。另外，基因突变可使甲状腺祖细胞出现异常生长而形成单克隆起源的结节性甲状腺肿。

【病理】

甲状腺结节大小不等，组织形态多样。部分结节呈囊性改变、囊内充满胶质，部分结节滤泡上皮细胞增生明显，纤维化范围广泛，亦可见出血、坏死、钙化或淋巴细胞浸润。

【临床表现】

大部分病人无自觉症状。常因无意发现或体检、影像学检查发现颈部肿大。若甲状腺显著肿大或纤维化明显，可导致食管、气管受压或胸廓入口阻塞，出现吞咽、呼吸困难或面部充血、颈静脉怒张（Pemberton 征）等。颈前区突发疼痛常因结节内出血所致，声嘶提示喉返神经受累，上述情况均需警惕恶性病变。

【诊断与鉴别诊断】

甲状腺肿大、变形，体检可扪及多个大小不一的结节。如果结节位置较深或位于胸骨后则难以触及。甲状腺功能正常，血清 TSH 水平有助于排除亚临床甲状腺功能亢进或减退。

带流速-容量环的肺功能测定有助于明确气管是否受压，通常气管腔受压狭窄超过 70% 才产生压迫症状。吞钡检查可明确食管受压程度。CT 或 MRI 可有效评估甲状腺的解剖、向胸骨后的延伸情况及气管的狭窄程度。超声检查是评估结节恶性风险的首选方法，必要时需行细针穿刺细胞学检查（FNAC）明确。MNG 的恶性病变风险与单个结节相似。

【治疗】

大多数非毒性 MNG 病人仅需定期随访，并行超声检查动态评估甲状腺结节的大小及性质。不建议使用甲状腺激素治疗，因为抑制 TSH 水平只对少数病人有效，且长期甲状腺激素治疗增加了甲状腺毒症、心房颤动和骨量丢失的发生风险。如要使用，应从小剂量（50μg/d）开始，并监测 TSH 水平以避免过度抑制。

当 MNG 引起局部压迫或影响外观时，可行手术治疗或放射性碘治疗。甲状腺肿大引起压迫症状，尤其是胸骨后甲状腺肿或有急性梗阻症状时，首选手术治疗。当病人不能耐受手术时可行放射性碘治疗，治疗后 12～24 个月内甲状腺体积缩小约 50%，病人出现放射性甲状腺肿胀和器官受压加重等并发症临床少见，治疗后发生甲状腺功能减退的风险也低于 Graves 病病人。

（肖海鹏）

第十章 甲状腺功能亢进症

甲状腺毒症(thyrotoxicosis)是指血液循环中甲状腺激素过多,引起以神经、循环、消化等系统兴奋性增高和代谢亢进为主要表现的一组临床综合征。根据甲状腺的功能状态,甲状腺毒症可分为甲状腺功能亢进类型和非甲状腺功能亢进类型(表 7-10-1)。甲状腺功能亢进症(hyperthyroidism,简称甲亢)是指甲状腺腺体本身产生甲状腺激素过多而引起的甲状腺毒症,其病因包括弥漫性毒性甲状腺肿(Graves disease)、结节性毒性甲状腺肿和甲状腺自主高功能腺瘤(Plummer disease)等。本章主要讨论 Graves 病。非甲状腺功能亢进类型包括破坏性甲状腺毒症和服用外源性甲状腺激素。由于甲状腺滤泡被炎症(例如亚急性甲状腺炎、无痛性甲状腺炎、产后甲状腺炎等)破坏,滤泡内储存的甲状腺激素过量进入循环引起的甲状腺毒症称为破坏性甲状腺毒症。该组疾病甲状腺的功能并不亢进。根据甲状腺功能亢进的程度,还可以分为临床甲亢(clinical hyperthyroidism)和亚临床甲亢(subclinical hyperthyroidism)。我国临床甲亢的患病率为 0.8%,其中 80% 以上是由 Graves 病引起的。

表 7-10-1 甲状腺毒症的常见原因

一、甲状腺功能亢进症	二、非甲状腺功能亢进类型
1. 弥漫性毒性甲状腺肿(Graves 病)	1. 亚急性甲状腺炎
2. 多结节性毒性甲状腺肿	2. 无痛性甲状腺炎
3. 甲状腺自主高功能腺瘤(Plummer disease)	3. 桥本甲状腺炎
4. 碘致甲状腺功能亢进症(碘甲亢,IIH)	4. 产后甲状腺炎(postpartum thyroiditis,PPT)
5. 桥本甲状腺毒症(Hashitoxicosis)	5. 外源甲状腺激素
6. 新生儿甲状腺功能亢进症	6. 异位甲状腺激素产生(卵巢甲状腺肿等)
7. 垂体 TSH 腺瘤	

【病因和发病机制】

1825 年,英格兰医生 Parry 首次报告;1835 年,爱尔兰内科医生 Graves 再次报告本病;1840 年德国医生 Basedow 再次报告本病。国际上多称本病为 Graves 病,欧洲大陆称此病为 Basedow 病。

Graves 病(简称 GD)是器官特异性自身免疫病之一。它与自身免疫性甲状腺炎、Graves 眼病同属于自身免疫性甲状腺病(autoimmune thyroid diseases,AITD)。AITD 的共同自身免疫特征包括:①血清存在针对甲状腺的自身抗体,包括过氧化物酶抗体(thyroid peroxidase antibody,TPOAb),甲状腺球蛋白抗体(thyroglobulin antibody,TgAb)和 TSH 受体抗体(thyrotropin receptor antibody,TRAb);②甲状腺内不同程度的淋巴细胞浸润;③循环和甲状腺存在针对甲状腺抗原的 T 细胞;④伴发 1 型糖尿病、Addison 病、系统性红斑狼疮等自身免疫病。

Graves 病的特征性自身抗体是 TRAb。其中包括甲状腺刺激性抗体(thyroid stimulating antibody,TSAb)、甲状腺刺激阻断性抗体(thyroid stimulating blocking antibody,TSBAb)。TSAb 是 Graves 病甲亢的致病抗体,存在于 90% 以上的病人。TSAb 与 TSH 竞争性地结合于 TSH 受体(TSHR)α 亚单位,激活腺苷酸环化酶信号系统,导致甲状腺滤泡上皮细胞增生,产生过量的甲状腺激素。TSH 对 TSHR 的刺激受到下丘脑-垂体-甲状腺轴的负反馈调节,保持甲状腺激素产生的平衡。但是 TSAb 对 TSHR 的刺激没有这种调节机制,所以出现甲状腺功能亢进症。TSBAb 的作用与 TSAb 相反,它阻断 TSH 与 TSHR 的结合,引起甲状腺功能减退症。Graves 病两个抗体的滴度可以相互变化,占优势的抗体决定其甲状腺功能。甲状腺自身抗体的临床意义见表 7-10-2。

表 7-10-2 甲状腺自身抗体的临床意义

名称	缩写	临床意义
甲状腺过氧化物酶抗体	TPOAb	90%桥本甲状腺炎阳性。提示自身免疫
甲状腺球蛋白抗体	TgAb	60%桥本甲状腺炎阳性。提示自身免疫
TSH 受体抗体	TRAb	90%初发 Graves 病阳性。针对 TSH 受体
甲状腺刺激性抗体	TSAb	TRAb 亚型。刺激甲状腺激素产生
甲状腺刺激阻断性抗体	TSBAb	TRAb 亚型。阻断甲状腺激素产生

TSH 受体(TSHR)是 G-蛋白偶联受体家族的一种,由 744 个氨基酸组成,分子量为 84kDa。基因位于 14q31 区。TSHR 是一个跨膜糖蛋白,分为 α 亚单位(细胞膜外段)、β 亚单位(细胞内段)和连接肽(跨细胞膜段)。TSHR 分子裂解,α 亚单位 A 进入循环形成 GD 的抗原多肽。在机体免疫耐受机制破坏后,TSHRα 亚单位刺激 B 细胞产生 TRAb。

Graves 病有显著的遗传倾向。发病一致率单卵孪生子是 30% ~35%,双卵孪生子是 2% ~5%,说明本病受到遗传、环境和表观遗传等多种因素的影响。外部因素包括感染、碘摄入量和环境毒素;内部因素包括 HLA、CTLA4、PTPN22、CD40、IL-2R、FCRL3、Tg 和 TSHR 等基因多态性以及应激、妊娠、性别、染色体失活偏移等。

GD 病人的甲状腺呈不同程度的弥漫性肿大。甲状腺滤泡上皮细胞增生,呈高柱状或立方状,滤泡腔内的胶质减少或消失,滤泡间可见不同程度的与淋巴组织生发中心相关的淋巴细胞浸润。这些淋巴细胞以 T 细胞为主,伴少数的 B 细胞和浆细胞。

【临床表现】

1. 临床表现 临床表现主要由循环中甲状腺激素过多引起,其症状和体征的严重程度与病史长短、激素升高的程度和病人年龄等因素相关。症状主要有:易激动、烦躁失眠、心悸、乏力、怕热、多汗、消瘦、食欲亢进、大便次数增多或腹泻、女性月经稀少。可伴发周期性瘫痪(亚洲、青壮年男性多见)和近端肌肉进行性无力、萎缩,后者称为甲亢性肌病,以肩胛带和骨盆带肌群受累为主。Graves 病有 1%伴发重症肌无力。

2. 体征 GD 大多数病人有程度不等的甲状腺肿大。甲状腺肿为弥漫性,质地中等(病史较久或食用含碘食物较多者可坚韧),无压痛。甲状腺上、下极可以触及震颤,闻及血管杂音。也有少数的病例甲状腺不肿大,特别是老年病人;结节性甲状腺肿伴甲亢可触及结节性肿大的甲状腺;甲状腺自主性高功能腺瘤可扪及孤立结节。心血管系统表现有心率增快、心脏扩大、心力衰竭、心律失常、心房颤动、脉压增大等。少数病例下肢胫骨前皮肤可见黏液性水肿。

3. 眼部表现 眼部表现分为两类:一类为单纯性突眼,病因与甲状腺毒症所致的交感神经兴奋性增高有关;另一类为浸润性突眼即 Graves 眼病。单纯性突眼包括下述表现:眼球轻度突出。眼裂增宽,瞬目减少。浸润性突眼眼球明显突出,超过眼球突度参考值上限的 3mm 以上(中国人群突眼度女性 16mm;男性 18.6mm)。

【特殊的临床表现和类型】

1. Graves 眼病(Graves ophthalmopathy, GO) GO 又称甲状腺相关性眼病(thyroid-associated ophthalmopathy,TAO)或浸润性突眼,25% ~50%的 GD 病人伴有不同程度的 GO。与 GD 不同,GO 多见于男性。单眼受累的病例占 GO 的 10% ~20%。甲亢与突眼发生顺序的关系是:43%两者同时发生,44%甲亢先于突眼发生。5%的 GO 病人以眼病为主,称为甲状腺功能正常型 GO(euthyroid Graves ophthalmopathy,EGO)。EGO 病人可能存在亚临床甲亢和 TRAb 等甲状腺自身抗体阳性。

GO 的病理基础是眶后淋巴细胞浸润,眶后成纤维细胞分泌大量黏多糖和糖胺聚糖(glycosaminoglycan,GAG)在组织沉积,透明质酸增多,导致眼外肌和脂肪肿胀损伤,引起突眼。IGF-1、IFN-γ、IL-1 等细胞因子参与这个炎症发生。眼外肌组织可见淋巴细胞浸润,主要是 T 细胞。目前较为被接受的是“共同抗原”学说,即 TSH 受体是 GD 和 GO 的共同抗原。有证据表明,眶后的成纤维细胞和脂肪细

胞表面存在 TSH 受体。大多数 GO 病人存在高滴度的 TRAb。到目前为止，尚无法证实存在针对眶后组织的特异性自身抗体。

病人自诉有眼内异物感、胀痛、畏光、流泪、复视、斜视、视力下降，查体见眼睑肿胀，结膜充血水肿，眼球活动受限，严重者眼球固定（图 7-10-1）。眼睑闭合不全、角膜外露而形成角膜溃疡、全眼炎，甚至失明。GO 的临床病情评估标准见表 7-10-3。GO 临床活动程度（clinical assessment score，CAS）评估标准见表 7-10-4。CAS≥3 分即判断 GO 活动。

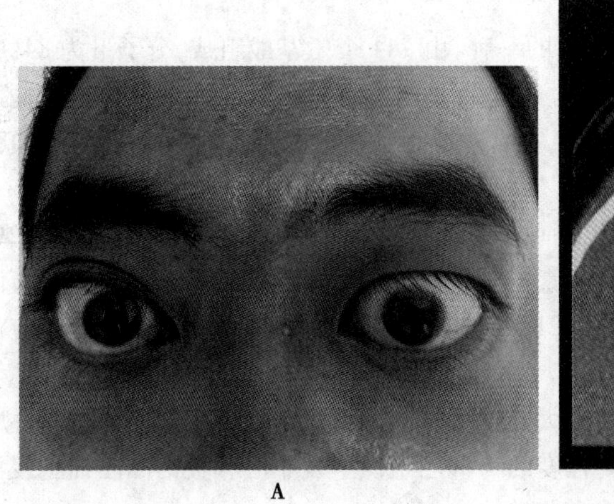

A

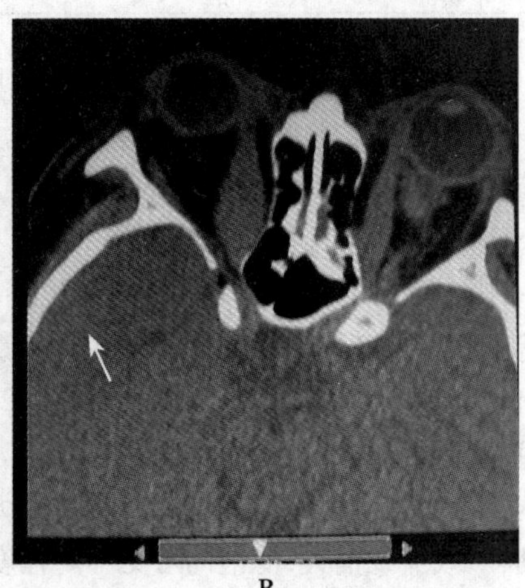

B

图 7-10-1 Graves 眼病

A. Graves 眼病病人，双侧眼球突出，结膜轻度充血水肿，左眼向内斜视；B. Graves 眼病病人，眼眶 CT 显示眼肌增粗

表 7-10-3 Graves 眼病病情评估

分级	眼睑挛缩	软组织受累	突眼*	复视	角膜暴露	视神经
轻度	<2mm	轻度	<3mm	无或一过性	无	正常
中度	≥2mm	中度	≥3mm	非持续性	轻度	正常
重度	≥2mm	重度	≥3mm	持续性	轻度	正常
威胁视力	≥2mm	重度	≥3mm	持续性	严重	压迫

注：*指超过参考值的突度。中国人群眼球突出度参考值：女性 16mm；男性 18.6mm

引自：美国甲状腺学会（ATA）/美国内分泌医师学会（AACE）. 甲亢和其他原因甲状腺毒症处理指南. Thyroid，2011，21：593

表 7-10-4 Graves 眼病临床活动状态评估（CAS）

序号	项目	本次就诊	与上次就诊比较	评分
1	球后疼痛>4 周	√		1
2	眼运动时疼痛>4 周	√		1
3	眼睑充血	√		1
4	结膜充血	√		1
5	眼睑肿胀	√		1
6	复视（球结膜水肿）	√		1
7	泪阜肿胀	√		1
8	突眼度增加>2mm		√	1
9	任一方向眼球运动减少 5°		√	1
10	视力表视力下降≥1 行		√	1

注：CAS≥3 分即为 GO 活动

资料来源：美国甲状腺学会（ATA）/美国内分泌医师学会（AACE）. 甲亢和其他原因甲状腺毒症处理指南. Thyroid，2011，21：593

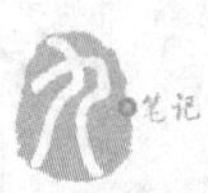

2. 胫前黏液性水肿（pretibial myxedema） 胫前黏液性水肿也称为Graves皮肤病变。见于少数GD病人，白种人中多见。多发生在胫骨前下1/3部位，也见于足背、踝关节、肩部、手背或手术瘢痕处，偶见于面部，皮损大多为对称性。早期皮肤增厚、变粗，有广泛大小不等的棕红色或红褐色或暗紫色突起不平的斑块或结节，边界清楚，直径5～30mm，连片时更大，皮损周围的表皮稍发亮，薄而紧张，病变表面及周围可有毳毛增生、变粗、毛囊角化，后期皮肤粗厚，如橘皮或树皮样（图7-10-2）。病理可见肌肉组织肿胀，原因是细胞外基质的黏多糖堆积。后者是由成纤维细胞在细胞因子刺激下分泌的。肌肉纤维破坏，淋巴细胞片状浸润，主要是T细胞。TRAb可能参与这个炎症过程。

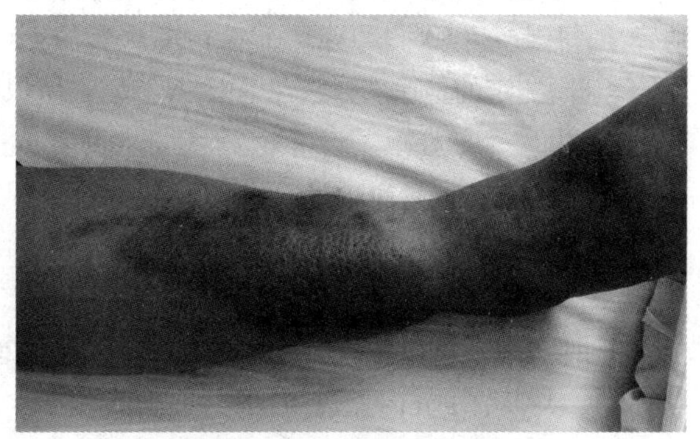

图7-10-2　胫前黏液性水肿
下肢胫前局部皮肤增厚、变粗，呈斑块状隆起

3. 甲状腺危象（thyroid crisis） 过去也称为甲亢危象，是甲状腺毒症急性加重的一个综合征，发生原因与甲状腺激素大量进入循环有关。多发生于较重甲亢未予治疗或治疗不充分的病人。常见诱因有感染、手术、创伤、精神刺激等。临床表现有：高热或过高热，大汗，心动过速（>140次/分），烦躁，焦虑不安，谵妄，恶心，呕吐，腹泻，严重病人可有心衰、休克及昏迷等。本症的诊断主要依靠临床表现综合判断。临床高度疑似本症及有危象前兆者应按甲亢危象处理。本症的死亡率在20%以上。

4. 甲状腺毒症心脏病（thyrotoxic heart disease） 甲状腺毒症对心脏有3个作用：①增强心脏β受体对儿茶酚胺的敏感性；②直接作用于心肌收缩蛋白，增强心肌的正性肌力作用；③继发于甲状腺激素导致的外周血管扩张，阻力下降，心脏输出量代偿性增加。上述作用导致心动过速、心脏排出量增加、心房颤动和心力衰竭。心力衰竭分为两种类型：一类是心动过速和心脏排出量增加导致的心力衰竭，主要发生在年轻甲亢病人；此类心力衰竭非心脏泵衰竭所致，而是由于心脏高排出量后失代偿引起，称为“高排出量型心力衰竭”；甲亢控制，心力衰竭可以恢复。另一类是诱发和加重已有或潜在的缺血性心脏病发生的心力衰竭，多发生在老年病人。此类心力衰竭是心脏泵衰竭。本病的心律失常多是室上性的。心房颤动发生在2%～20%甲亢病人。不能解释的心房颤动有15%是由本病引起的，也是影响心脏功能的因素之一。本病病人发生心力衰竭时，30%～50%与心房颤动并存。甲状腺毒症纠正后，心房颤动可以消失。

5. 淡漠型甲亢（apathetic hyperthyroidism） 多见于老年病人。起病隐袭，高代谢症状不典型，眼征和甲状腺肿均不明显。主要表现为明显消瘦、心悸、乏力、头晕、晕厥、神经质或神志淡漠、腹泻、厌食。可伴有心房颤动、肌肉震颤和肌病等体征，70%病人无甲状腺肿大。临床上病人常因明显消瘦而被误诊为恶性肿瘤，因心房颤动被误诊为冠心病，所以老年人不明原因的突然消瘦、新发生心房颤动时应考虑本病。

6. T_3型甲状腺毒症 T_3型甲状腺毒症（T_3 thyrotoxicosis）是由于甲状腺功能亢进时产生T_3和T_4的比例失调，T_3产生量显著多于T_4所致。发生的机制尚不清楚。Graves病、毒性结节性甲状腺肿和自主高功能性腺瘤都可以发生T_3型甲亢。碘缺乏地区甲亢的12%为T_3型甲亢。老年人多见。实验室检查TT_4、FT_4正常，TT_3、FT_3升高，TSH减低，^{131}I摄取率增加。

7. 妊娠期一过性甲状腺毒症 妊娠一过性甲状腺毒症（gestational transient thyrotoxicosis，GTT）是由于高浓度绒毛膜促性腺激素（HCG）刺激甲状腺TSH受体所致。在妊娠7～11周发病，14～18周缓解。临床常伴有妊娠剧吐。无甲状腺肿，无眼征，血清HCG浓度升高，病程自限。

【实验室和其他检查】

1. 促甲状腺激素（TSH） 血清TSH浓度的变化是反映甲状腺功能最敏感的指标。血清TSH

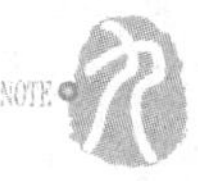

测定技术经历了放射免疫法(RIA)、免疫放射法(IRMA)后,目前已经进入第三代和第四代测定方法,即敏感 TSH(sTSH,检测限达到0.005mU/L)。sTSH 成为筛查甲亢的第一线指标,甲亢时的 TSH 通常<0.1mU/L。sTSH 使得诊断亚临床甲亢成为可能,因为后者甲状腺激素水平正常,仅有 TSH 水平的改变。传统的^{131}I 摄取率和 TRH 刺激试验诊断不典型甲亢的方法已经被 sTSH 测定所取代。

2. 血清总甲状腺素(TT$_4$) 该指标稳定、重复性好,是诊断甲亢的主要指标之一。T$_4$ 全部由甲状腺产生,每天产生 80~100μg。血清中 99.96% 的 T$_4$ 以与蛋白结合的形式存在,其中 80%~90% 与 TBG 结合。TT$_4$ 测定的是这部分结合于蛋白的激素,所以血清 TBG 量和蛋白与激素结合力的变化都会影响测定的结果。例如妊娠、雌激素、急性病毒性肝炎、先天因素等可引起 TBG 升高,导致 TT$_4$ 增高;雄激素、糖皮质激素、低蛋白血症、先天因素等可以引起 TBG 降低,导致 TT$_4$ 减低。伴有其他严重疾病时,外周 T$_4$ 向 T$_3$ 转换被抑制,所以仅表现为 T$_4$ 增高,临床称为 T$_4$ 型甲状腺毒症(T$_4$thyrotoxicosis)。服用胺碘酮引起碘致甲亢和大剂量普萘洛尔也可以出现这种情况。

3. 血清总三碘甲腺原氨酸(TT$_3$) 血清中 20% 的 T$_3$ 由甲状腺产生,80% 在外周组织由 T$_4$ 转换而来。大多数甲亢时血清 TT$_3$ 与 TT$_4$ 同时升高。TT$_3$ 增高可以先于 TT$_4$ 出现。T$_3$ 型甲状腺毒症时仅有 TT$_3$ 增高,常见于老年病人。

4. 血清游离甲状腺激素 包括游离甲状腺素(FT$_4$)、游离三碘甲腺原氨酸(FT$_3$)。游离甲状腺激素是实现该激素生物效应的主要部分。尽管 FT$_4$ 仅占 TT$_4$ 的0.025%,FT$_3$ 仅占 TT$_3$ 的0.35%,但它们与甲状腺激素的生物效应密切相关,所以是诊断临床甲亢的主要指标。但因血中 FT$_4$、FT$_3$ 含量甚微,测定的稳定性不如 TT$_4$、TT$_3$。

5. ^{131}I 摄取率 诊断甲亢的传统方法,目前已经被 sTSH 测定所代替。^{131}I 摄取率正常值(盖革计数管测定)为 3 小时 5%~25%,24 小时 20%~45%,高峰在 24 小时出现。甲亢时^{131}I 摄取率表现为总摄取量增加,摄取高峰前移,在 3~6 小时出现。本方法现在主要用于甲状腺毒症病因的鉴别:甲状腺功能亢进类型的甲状腺毒症血清甲状腺激素水平增高,同时^{131}I 摄取率也增高。但是甲状腺炎症所致甲状腺毒症(例如亚急性甲状腺炎、无痛性甲状腺炎)虽然血清甲状腺激素水平增高(炎症破坏甲状腺滤泡所致),但是^{131}I 摄取率减低,因为甲状腺细胞被炎症损伤,减少摄碘的能力。

6. TSH 受体抗体(TRAb) 又称为 TSH 结合抑制免疫球蛋白(TSH-binding inhibition immunoglobulin,TBII)。TRAb 的测定原理是病人血清的 TRAb 与反应体系中标记的竞争物 TSH 竞争抑制。第三代测试方法的竞争物已经由标记的针对 TSHR 的单克隆抗体替代,特异性和敏感性都显著提高。因此 TRAb 已经成为诊断 GD 的第一线指标,未治疗的 GD 病人的阳性率达到 98%。需要指出的是,TRAb 中包括刺激性抗体(thyroid-stimulation antibody,TSAb)和抑制性抗体(thyroid-stimulation blocking antibody,TSBAb)。TRAb 阳性仅能反映有针对 TSH 受体抗体存在,不能反映这种抗体的功能。TSAb 阳性反映 TRAb 是刺激性的,TSBAb 则反映 TRAb 是阻断性的。但是这两种功能性抗体测定条件复杂,难以在临床常规使用。

7. 甲状腺刺激抗体(thyroid stimulating antibody,TSAb) 与 TRAb 相比,TSAb 反映了这种抗体不仅与 TSH 受体结合,而且产生了对甲状腺细胞的刺激功能。测定原理:目前反应体系中的靶细胞是转染了人类 TSH 受体的中国仓鼠卵巢细胞(CHO 细胞),测定指标是细胞培养液中的 cAMP 水平。TSAb 与 CHO 细胞表面的 TSH 受体结合,通过腺苷酸环化酶-cAMP 途径产生生物学效应,即 cAMP 水平增加。85%~100% 的 GD 新诊断病人 TSAb 阳性,TSAb 的活性平均在 200%~300%。

8. 彩色多普勒(color flow doppler,CFD) 甲状腺血流的半定量测定。甲亢引起的甲状腺毒症血流信号增强呈片状分布,可以区别于甲状腺炎症破坏引起甲状腺毒症的影像,代替了甲状腺同位素扫描的作用。

9. 电子计算机 X 线体层显像(CT)和磁共振显像(MRI) 眼部 CT 和 MRI 可以排除其他原因所致的突眼(见图 7-10-1),评估眼外肌受累的情况。

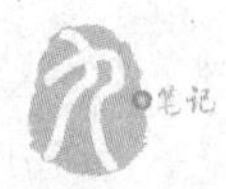

10. 甲状腺放射性核素扫描 主要用于甲亢的鉴别诊断。例如甲状腺自主高功能腺瘤,肿瘤区

浓聚大量核素，肿瘤区外的甲状腺组织和对侧甲状腺无核素吸收。

【诊断】

诊断的程序包括：①甲状腺毒症的诊断：测定血清 TSH、TT_4、FT_4、TT_3、FT_3 的水平；②确定甲状腺毒症是否来源于甲状腺的功能亢进；③确定甲亢的原因，如 GD、结节性毒性甲状腺肿、甲状腺自主高功能腺瘤等。

1. 甲亢的诊断　①高代谢症状和体征；②甲状腺肿大；③血清甲状腺激素水平增高、TSH 减低。具备以上 3 项时诊断即可成立。应当注意的是，淡漠型甲亢的高代谢症状不明显，仅表现为明显消瘦或心房颤动，尤其在老年病人；少数病人无甲状腺肿大；T_3 型甲亢仅有血清 TT_3 增高。T_4 型甲亢仅有血清 TT_4 增高。

2. GD 的诊断　①甲亢诊断确立；②甲状腺弥漫性肿大（触诊和 B 超证实），少数病例可以无甲状腺肿大；③眼球突出和其他浸润性眼征；④胫前黏液性水肿；⑤TRAb、TPOAb 阳性。以上标准中，①②项为诊断必备条件，③④⑤项为诊断辅助条件。

【鉴别诊断】

1. 甲状腺毒症原因的鉴别　主要是甲亢所致的甲状腺毒症与破坏性甲状腺毒症（例如亚急性甲状腺炎）的鉴别。两者均有高代谢表现、甲状腺肿和血清甲状腺激素水平升高。而病史、甲状腺体征、彩色多普勒超声和^{131}I摄取率是主要的鉴别手段（详见本篇第十二章）。

2. 甲亢的原因鉴别　GD、结节性毒性甲状腺肿和甲状腺自主高功能腺瘤分别约占病因的 80%、10% 和 5%。伴浸润性突眼、TRAb 阳性、胫前黏液性水肿等均支持 GD 的诊断。结节性毒性甲状腺肿、甲状腺自主高功能腺瘤的诊断主要依靠放射性核素扫描和甲状腺 B 超：GD 的放射性核素扫描可见核素均质性地分布增强；结节性毒性甲状腺肿者可见核素分布不均，增强和减弱区呈灶状分布；甲状腺自主高功能腺瘤则仅在肿瘤区有核素浓聚，其他区域的核素分布稀疏。甲状腺 B 超可以发现结节和肿瘤。

【治疗】

目前尚不能针对 GD 进行病因治疗。3 种疗法被普遍采用，即抗甲状腺药物（antithyroid drugs，ATD）、放射碘和手术治疗。ATD 的作用是抑制甲状腺合成激素，放射碘和手术则是通过破坏甲状腺组织，减少甲状腺激素的产生。美国治疗 GD 首选^{131}I治疗，占 59.7%。欧洲、日本和我国则首选 ATD 药物。

（一）抗甲状腺药物（ATD）

ATD 是硫代酰胺类化合物（thioamides），包括硫脲类和咪唑类两类，硫脲类包括丙硫氧嘧啶（propylthiouracil，PTU）和甲硫氧嘧啶等；咪唑类包括甲巯咪唑（methimazole，MMI，他巴唑）和卡比马唑（carbimazole，甲亢平）等。它们的作用机制是抑制碘的有机化和甲状腺酪氨酸偶联，减少甲状腺激素的合成。但是对甲状腺内已经合成的激素没有抑制作用。ATD 治疗是甲亢的基础治疗，但是单纯 ATD 治疗的治愈率仅有 40% 左右，复发率高达 50%～60%。ATD 也用于手术和^{131}I治疗前的准备阶段。我国普遍使用 MMI 和 PTU。MMI 血浆半衰期 6 小时，可以每天单次使用；PTU 血浆半衰期为 1.5 小时，它具有在外周组织抑制 T_4 转换为 T_3 的独特作用，所以发挥作用较 MMI 迅速，控制甲亢症状快，但是必须保证 6～8 小时给药一次。两药比较，倾向于优先选择 MMI，因为 PTU 的肝毒性明显，被美国 FDA 推荐为第二线药物。有两种情况优先选择 PTU，妊娠 T_1 期（1～3 个月）甲亢和甲状腺危象。因为 PTU 致畸的危险小于 MMI。ATD 都可以穿过胎盘进入胎儿，抑制胎儿甲状腺激素的产生。

1. 适应证　①轻、中度病情；②甲状腺轻、中度肿大；③孕妇、高龄或由于其他严重疾病不适宜手术者；④手术前和^{131}I治疗前的准备；⑤手术后复发且不适宜^{131}I治疗者；⑥中至重度活动的 GO 病人。

2. 剂量与疗程　①治疗期：MMI 10～30mg/d，每天 1 次口服；或者 PTU 每次 50～150mg，每天 2～3 次口服。病情严重者可以加大剂量。甲状腺内储存的甲状腺激素需要 4～6 周排空，循环内 T_4 的半衰期也在 7 天以上，所以甲亢症状控制需要 4～8 周时间。治疗期每 4 周监测甲状腺功能 1 次。②维

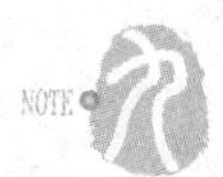

持期:当血清甲状腺激素达到正常后减量。MMI 维持剂量 5 ~ 10mg/d,每天 1 次口服或者 PTU 每次 50 ~ 100mg,每天 2 ~ 3 次口服。维持 12 ~ 18 个月。维持期每 2 个月监测甲状腺功能 1 次。ATD 治疗期间不主张联用左甲状腺素($L\text{-}T_4$)。

3. 治疗效果　ATD 治疗甲亢缓解的定义是:停药 1 年,血清 TSH 和甲状腺激素正常。ATD 的最佳停药指标是甲状腺功能正常和 TRAb 阴性。甲亢复发的因素包括男性、吸烟、甲状腺显著肿大、TRAb 持续高滴度、甲状腺血流丰富等。ATD 治疗的复发率约为 50%,75% 在停药后的 3 个月内复发。复发可以选择^{131}I 或者手术治疗。

4. 药物副作用　①粒细胞缺乏症:发生率约为 0.7%。除了定期检查外周血白细胞计数,监测病人的发热、咽痛临床症状尤为重要,因为粒细胞缺乏症可以在数天内发生。中性粒细胞<1.5×10^9/L 时应当停药。也不应当换用另外一种 ATD,因为它们之间存在交叉反应。由于甲亢也可以引起白细胞减少,所以要区分是甲亢所致还是 ATD 所致,区别的办法是定期观察白细胞计数的变化。②皮疹:发生率约为 5%。轻度皮疹可以给予抗组胺药,或者换用另外一种 ATD。发生严重皮疹反应者需要停药,不能换用其他 ATD,选择^{131}I 或者手术治疗。③中毒性肝病:甲亢本身可以引起轻度的肝功能异常,需要与 ATD 的肝毒性副作用鉴别。PTU 和 MMI 引起的药物性肝炎患病率分别为 2.7% 和 0.4%。有 30% 服用 PTU 的病人转氨酶升高,其中 4% 病人的转氨酶可以高达正常上限的 3 倍。2010 年美国 FDA 提出了 PTU 引起的致命性暴发性肝坏死的警告。PTU 和 MMI 所致肝衰竭的发生率分别为 0.048% 和 0.026%。PTU 的肝毒性通常是损伤肝细胞,MMI 的肝毒性作用则是胆汁淤积,肝细胞损伤较少见,主要发生在大剂量和老年病人。所以,ATD 治疗前后需要监测肝功能,但肝损伤仍难以预测。④血管炎:PTU 可以诱发抗中性粒细胞胞浆抗体(ANCA)阳性的小血管炎,其特点是随着用药时间延长,发生率增加,特别是亚洲病人多见。⑤MMI 和 PTU 致胎儿皮肤发育不良(aplasia cutis)等畸形发生率为 2% ~4%。最近的大样本报告显示妊娠 6 周之内不服用 ATD 可以防止这类畸形的发生。

(二)放射碘

^{131}I 治疗甲亢的目的是破坏甲状腺组织,减少甲状腺激素产生。治疗机制是^{131}I 被甲状腺摄取后释放出 β 射线,破坏甲状腺组织细胞。β 射线在组织内的射程仅有 2mm,不会累及毗邻组织。^{131}I 治疗甲亢已有 60 年的历史,该方法简单、经济,治愈率高,致畸和致癌副作用尚无定论。

1. 适应证　①甲状腺肿大Ⅱ度以上;②对 ATD 过敏;③ATD 治疗或者手术治疗后复发;④甲亢合并心脏病;⑤甲亢伴白细胞减少、血小板减少或全血细胞减少;⑥甲亢合并肝、肾等脏器功能损害;⑦拒绝手术治疗或者有手术禁忌证;⑧浸润性突眼。对轻度和稳定期的中、重度 GO 可单用^{131}I 治疗甲亢,对活动期病人,可以加用糖皮质激素。妊娠和哺乳期禁止放射碘治疗。

2. 剂量　确定^{131}I 剂量的方法有两种。①计算剂量法:口服剂量(MBq)= 甲状腺质量(g)×每克甲状腺需要的治疗剂量÷甲状腺 24 小时摄碘率。通常每克甲状腺组织需要的治疗剂量范围是 2.59 ~ 4.44MBq。②估计剂量法:较小的甲状腺质量(<30g)185MBq,中等质量甲状腺(30 ~ 50g)370MBq(10mCi),较大质量甲状腺(>50g)555MBq(15mCi)。国内单次给予的总剂量多选择<185MBq(5mCi),而美国单次给予的总剂量达到 370 ~ 555MBq(10 ~ 15mCi),其理由是儿童和青年病人接受小剂量的^{131}I 辐射反而导致甲状腺癌发生率增加。目前不倾向计算剂量法。治疗前 ATD 的治疗要停药 1 周,特别对于选择小剂量^{131}I 治疗的病人,因为 ATD 可能减少^{131}I 对甲状腺的治疗作用。

3. 治疗效果　^{131}I 治疗甲亢的治愈率达到 85% 以上。甲状腺功能减退症是^{131}I 治疗难以避免的结果。甲减的发生率每年 5% 左右,10 年达到 40% ~70%。治疗后 2 ~ 4 周症状减轻,甲状腺缩小;6 ~ 12周甲状腺功能恢复至正常。未治愈者 6 个月后进行第二次治疗。第二次治疗采取首次 1.5 倍的剂量。^{131}I 治疗后要定期监测甲状腺功能,每 4 周一次,尽早发现甲减,及时给予甲状腺素替代治疗,这种替代是终身性服药。

4. 并发症　①放射性甲状腺炎:发生在放射碘治疗后的 7 ~ 10 天。严重者可给予阿司匹林或糖皮质激素治疗。②诱发甲状腺危象,主要发生在未控制的甲亢重症病人。③加重活动性 GO。对于活

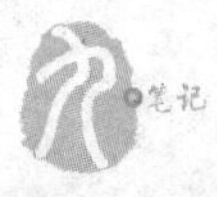

动性 GO 在治疗前 1 个月给予泼尼松 0.4 ~ 0.5mg/kg 治疗，^{131}I 治疗后 3 ~ 4 个月逐渐减量。

（三）手术治疗

1. 适应证 ①甲状腺肿大显著（>80g），有压迫症状；②中、重度甲亢，长期服药无效，或停药复发，或不能坚持服药者；③胸骨后甲状腺肿；④细针穿刺细胞学（FNAC）证实甲状腺癌或者怀疑恶变；⑤ATD 治疗无效或者过敏的妊娠病人，手术需要在妊娠 T2 期（4 ~ 6 个月）施行。

2. 禁忌证 ①合并较重心脏、肝、肾疾病，不能耐受手术；②妊娠 T1 期（1 ~ 3 个月）和 T3 期（7 ~ 9 个月）。T1 和 T3 期手术可以出现流产和麻醉剂致畸副作用。

3. 手术术式 通常采取甲状腺次全切除术，两侧各留下 2 ~ 3g 甲状腺组织。复发率为 8%。甲状腺全切复发率为 0%。主要并发症是手术损伤导致永久性甲状旁腺功能减退症和喉返神经损伤。有经验的医生操作时发生率为<2%，缺乏经验的医生操作时发生率可达 10% ~ 15%。

（四）其他治疗

1. 碘剂 减少碘摄入量是甲亢的基础治疗之一。过量碘的摄入会加重和延长病程，增加复发的可能性，所以甲亢病人应当食用无碘食盐，忌用含碘药物和含碘造影剂。复方碘化钠溶液仅在手术前和甲状腺危象时使用。

2. β 受体阻断剂 作用机制是：①阻断甲状腺激素对心脏的兴奋作用；②阻断外周组织 T_4 向 T_3 的转化，主要在 ATD 治疗初期使用，可较快控制甲亢的临床症状。通常应用普萘洛尔每次 10 ~ 40mg，每 6 ~ 8 小时 1 次。2 ~ 6 周内停用。

（五）甲状腺危象的治疗

①针对诱因治疗。②抗甲状腺药物 PTU 500 ~ 1000mg 首次口服或者经胃管注入，以后每次 250mg、每 4 小时口服 1 次。其作用机制是抑制甲状腺激素合成和抑制外周组织 T_4 向 T_3 转换。③碘剂：复方碘溶液（SSPI）每次 5 滴（0.25ml 或者 250mg）、每 6 小时一次。服用 PTU 1 小时后开始服用。一般使用 3 ~ 7 天。其作用机制是抑制甲状腺激素释放。④β 受体阻断剂：普萘洛尔 60 ~ 80mg/d、每 4 小时一次；其作用机制是阻断甲状腺激素对心脏的刺激作用和抑制外周组织 T_4 向 T_3 转换。⑤糖皮质激素：氢化可的松 300mg 首次静滴，以后每次 100mg，每 8 小时一次。其作用机制是防止和纠正肾上腺皮质功能减退。⑥在上述常规治疗效果不满意时，可选用腹膜透析、血液透析或血浆置换等措施迅速降低血浆甲状腺激素浓度。⑦降温：高热者予物理降温，避免用乙酰水杨酸类药物。⑧其他支持治疗。

（六）Graves 眼病（GO）的治疗

①一般治疗：高枕卧位，限制钠盐及使用利尿剂，可减轻眼部水肿。注意眼睛保护，可戴有色眼镜。夜间使用 1% 甲基纤维素眼药水，白天使用人工泪液。睡眠时眼睑不能闭合者可使用盐水纱布或眼罩保护角膜。②活动性 GO 给予泼尼松 40 ~ 80mg/d，每天 2 次口服，持续 2 ~ 4 周。然后每 2 ~ 4 周减量至 2.5 ~ 10mg/d。糖皮质激素治疗需要持续 3 ~ 12 个月。目前针对中重度、活动性 GO 推荐的糖皮质激素静脉给药方案：甲泼尼龙共 12 周，累积剂量为 4.5g；每周一次 0.5g 缓慢注射，连用 6 周；随后进入第二阶段，每周 0.25g，连续 6 周。对于更严重的活动性中重度 GO，大剂量方案是前 6 周每次 0.75g，后 6 周每次 0.5g（累积剂量 7.5g）。但需要注意该药的肝毒性，已有甲泼尼龙引起严重中毒性肝损害的报道。③球后外照射：球后外照射与糖皮质激素联合使用可以增加疗效。严重病例或不能耐受大剂量糖皮质激素时采用本疗法。一般不单独使用。④治疗 GO 时甲亢的处理：加重 GO 的危险因素包括吸烟、T_3>5nmol/L（325ng/dl）、活动期持续超过 3 个月、TSAb>50%、甲亢治疗后发生甲减。轻度活动性 GO 时，治疗甲亢可以选择 ATD、^{131}I 和手术任何一种方法。但是当伴有上述的危险因素之一者或者选择 ^{131}I 治疗时，需要同时使用糖皮质激素，预防 GO 加重。泼尼松 0.4 ~ 0.5mg/（kg · d），持续 1 个月，后两个月逐渐减量；中重度活动性 GO 治疗甲亢时可以选择 MMI 或者手术治疗，同时给予糖皮质激素治疗；非活动性 GO 治疗甲亢时可以选择 ATD、^{131}I 和手术任何一种方法，不需要加用糖皮质激素。采取 ATD 治疗甲亢时需要定期监测甲状腺功能，及时调整药物剂量，尽量避免发生药物

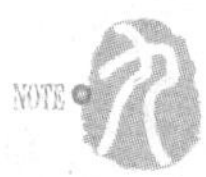

性甲减。⑤眶减压手术:如果糖皮质激素和球后外照射无效,角膜感染或溃疡、压迫导致的视网膜和视神经改变可能导致失明时,需要行眶减压手术。⑥吸烟可以加重本病,应当戒烟。

(七)妊娠期甲亢的治疗

1. 怀孕时机 甲亢对妊娠的负面影响主要是流产、早产、妊娠相关高血压、低体重儿、宫内生长限制、死胎、甲状腺危象、心力衰竭等。如果病人甲亢未控制,建议不要怀孕。如果病人正在接受 ATD 治疗,血清 TT_3、TT_4 达到正常范围,停用 ATD 后 3 个月可以怀孕。

2. 胎儿畸形 ATD 可致胎儿皮肤发育不良、鼻后孔闭锁、食管闭锁、脐突出等。如果可能,怀孕和妊娠 T1 期不要服用 ATD。如果妊娠 T1 期确实需要 ATD 治疗,优先选择 PTU。妊娠 T2 和 T3 期选择 MMI。

3. 胎儿甲减 ATD 可以通过胎盘抑制胎儿的甲状腺功能,所以应当尽可能减低 ATD 的剂量。母体血清 FT_4 是主要的监测指标和调整药物剂量的依据,每个月测定一次,使血清 FT_4 维持在稍高于非妊娠成人参考值上限。TSH 一般不作为监测指标。

4. 新生儿甲亢 母体 TRAb 可以穿过胎盘进入胎儿循环,引起胎儿或者新生儿甲亢。妊娠期诊断为 GD 或者怀孕前诊断为 GD 者,需要监测妊娠 18~22 周和 30~34 周的 TRAb。TRAb>5U/L,或者超过参考值的 3 倍与新生儿甲亢发生相关。

5. 哺乳期的 ATD 治疗 产后 Graves 病复发使用 ATD 治疗,需要考虑婴儿的哺乳问题,因为 MMI 和 PTU 均可经乳汁分泌。推荐 MMI 20mg/d,这个剂量不会影响后代的甲状腺功能。ATD 应在哺乳后服用,服药后 3 小时再行哺乳。

(滕卫平)

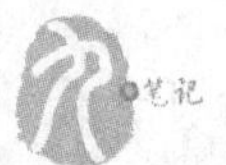
笔记

第十一章　甲状腺功能减退症

甲状腺功能减退症(hypothyroidism)简称甲减,是由各种原因导致的低甲状腺激素血症或甲状腺激素抵抗而引起的全身性低代谢综合征,其病理特征是黏多糖在组织和皮肤堆积,表现为黏液性水肿。国外报告的临床甲减患病率为0.8%～1.0%,发病率为3.5/1000;我国学者报告的临床甲减患病率是1.0%,发病率为2.9/1000。

【分类】

(一)根据病变发生的部位分类

1. 原发性甲减(primary hypothyroidism)　由于甲状腺腺体本身病变引起的甲减,占全部甲减的95%以上,且原发性甲减主要是由自身免疫、甲状腺手术和甲亢^{131}I治疗所致。

2. 中枢性甲减(central hypothyroidism)　由下丘脑和垂体病变引起的促甲状腺激素释放激素(TRH)或者促甲状腺激素(TSH)产生和分泌减少所致的甲减,垂体外照射、垂体大腺瘤、颅咽管瘤及产后大出血是其较常见的原因;其中由于下丘脑病变引起的甲减称为三发性甲减(tertiary hypothyroidism)。

3. 甲状腺激素抵抗综合征　由于甲状腺激素在外周组织实现生物效应障碍引起的综合征。

(二)根据病变的原因分类

药物性甲减、手术后甲减、^{131}I治疗后甲减、特发性甲减、垂体或下丘脑肿瘤手术后甲减等。

(三)根据甲状腺功能减低的程度分类

临床甲减(overt hypothyroidism)和亚临床甲减(subclinical hypothyroidism)。

【病因】

成人甲减的主要病因是:①自身免疫损伤:最常见的原因是自身免疫性甲状腺炎,包括桥本甲状腺炎、萎缩性甲状腺炎、产后甲状腺炎等(见本篇第十二章)。②甲状腺破坏:包括手术、^{131}I治疗。甲状腺次全切除、^{131}I治疗Graves病时10年的甲减累积发生率分别为40%、40%～70%。③碘过量:碘过量可引起具有潜在性甲状腺疾病者发生甲减,也可诱发和加重自身免疫性甲状腺炎。含碘药物胺碘酮(amiodarone)诱发甲减的发生率是5%～22%。④抗甲状腺药物:如锂盐、硫脲类、咪唑类等。

【临床表现】

1. 详细询问病史有助于本病的诊断　如甲状腺手术、甲亢^{131}I治疗;Graves病、桥本甲状腺炎病史和家族史等。

2. 临床表现　本病发病隐匿,病程较长,不少病人缺乏特异症状和体征。症状主要表现以代谢率减低和交感神经兴奋性下降为主,病情轻的早期病人可以没有特异症状。典型病人畏寒、乏力、手足肿胀感、嗜睡、记忆力减退、少汗、关节疼痛、体重增加、便秘、女性月经紊乱,或者月经过多、不孕。

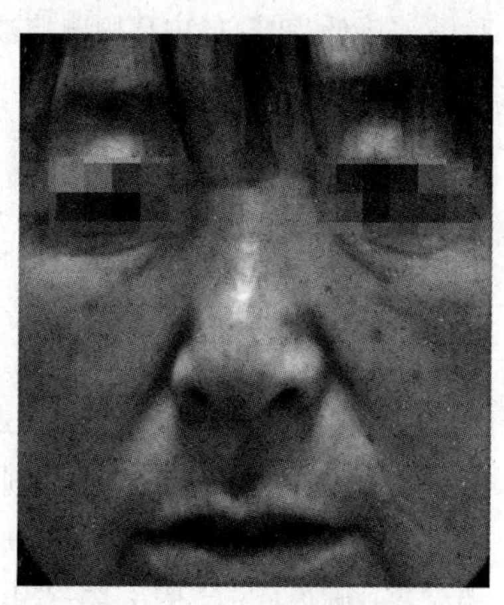

图7-11-1　原发性甲减面容

3. 体格检查　典型病人可有表情呆滞、反应迟钝、声音嘶哑、听力障碍,面色苍白、颜面和(或)眼睑水肿(图7-11-1)、唇厚舌大、常有齿痕,皮肤干燥、粗糙、脱皮屑、皮肤温度低、水肿、手(脚)掌皮肤可呈姜黄色,毛发稀疏干燥,跟腱反射时间延长,脉率缓慢。少数病例出现胫前黏液性水肿。本病累及心脏可以出现心包积液和心力衰竭。重症病人可以发生黏液性水肿昏迷。

【实验室诊断】

1. 血清TSH、TT_4和FT_4　原发性甲减血清TSH增高，TT_4和FT_4均降低。TSH增高，TT_4和FT_4降低的水平与病情程度相关。血清TT_3、FT_3早期正常，晚期减低。因为T_3主要来源于外周组织T_4的转换，所以不作为诊断原发性甲减的必备指标。亚临床甲减仅有TSH增高，TT_4和FT_4正常。

2. 甲状腺过氧化物酶抗体（TPOAb）、甲状腺球蛋白抗体（TgAb）　甲状腺抗体是确定原发性甲减病因和诊断自身免疫性甲状腺炎（包括桥本甲状腺炎、萎缩性甲状腺炎）的主要指标。一般认为TPOAb的意义较为肯定。日本学者经甲状腺细针穿刺细胞学检查证实，TPOAb阳性者的甲状腺均有淋巴细胞浸润。如果TPOAb阳性伴血清TSH水平增高，说明甲状腺细胞已经发生损伤。我国学者经过对甲状腺抗体阳性，甲状腺功能正常的个体随访5年发现：当初访时TPOAb>50U/ml和TgAb>40U/ml，临床甲减和亚临床甲减的发生率显著增加。

3. 其他检查　轻、中度贫血，血清总胆固醇、心肌酶谱可以升高，少数病例血清催乳素水平升高、蝶鞍增大。

【诊断与鉴别诊断】

（一）诊断

1. 甲减的症状和体征。

2. 实验室检查血清TSH增高，FT_4减低，原发性甲减即可以成立。进一步寻找甲减的病因。如果TPOAb阳性，可考虑甲减的病因为自身免疫性甲状腺炎。

3. 实验室检查血清TSH减低或者正常，TT_4、FT_4减低，考虑中枢性甲减。做TRH刺激试验证实。进一步寻找垂体和下丘脑的病变。

（二）鉴别诊断

1. 贫血　应与其他原因的贫血鉴别。

2. 蝶鞍增大　应与垂体瘤鉴别。原发性甲减时TRH分泌增加可以导致高PRL血症、溢乳及蝶鞍增大，酷似垂体催乳素瘤。可行MRI鉴别。

3. 心包积液　需与其他原因的心包积液鉴别。

4. 水肿　主要与特发性水肿鉴别。

5. 低T_3综合征　也称为甲状腺功能正常的病态综合征（euthyroid sick syndrome，ESS），指非甲状腺疾病原因引起的低T_3的综合征。严重的全身性疾病、创伤和心理疾病等都可导致甲状腺激素水平的改变，它反映了机体内分泌系统对疾病的适应性反应。主要表现在血清TT_3、FT_3水平减低，血清rT_3增高，血清T_4、TSH水平正常。疾病的严重程度一般与T_3降低的程度相关，疾病危重时也可出现T_4水平降低。ESS的发生是由于：①5′-脱碘酶的活性被抑制，在外周组织中T_4向T_3转换减少，所以T_3水平降低；②T_4的内环脱碘酶被激活，T_4转换为rT_3增加，故血清rT_3增高。

【治疗】

1. 左甲状腺素（L-T_4）治疗　治疗的目标是将血清TSH和甲状腺激素水平恢复到正常范围内，需要终身服药。治疗的剂量取决于病人的病情、年龄、体重和个体差异。成年病人L-T_4替代剂量为50～200μg/d，平均125μg/d。按照体重计算的剂量是1.6～1.8μg/(kg·d)；儿童需要较高的剂量，大约2.0μg/(kg·d)；老年病人则需要较低的剂量，大约1.0μg/(kg·d)；妊娠时的替代剂量需要增加30%～50%；甲状腺癌术后的病人需要剂量较大，约2.2μg/(kg·d)。T_4的半衰期是7天，所以可以每天早晨服药一次。甲状腺片是动物甲状腺的干制剂，因其甲状腺激素含量不稳定和T_3含量过高，已很少使用。服药方法：起始的剂量和达到完全替代剂量的需要时间应根据年龄、体重和心脏状态确定。小于50岁，既往无心脏病史病人可以尽快达到完全替代剂量。50岁以上病人服用L-T_4前要常规检查心脏状态。一般从25～50μg/d开始，每1～2周增加25μg，直到达到治疗目标。患缺血性心脏病者起始剂量宜小，调整剂量宜慢，防止诱发和加重心脏病。补充甲状腺激素，重新建立下丘脑-垂

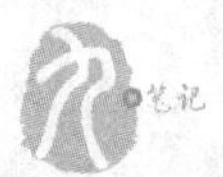

体-甲状腺轴的平衡一般需要4～6周，所以治疗初期，每4～6周测定激素指标。然后根据检查结果调整 L-T_4 剂量，直到达到治疗的目标。治疗达标后，需要每6～12个月复查一次激素指标。

2. 亚临床甲减的处理　近年来受到关注，因为亚临床甲减引起的血脂异常可以促进动脉粥样硬化的发生、发展。部分亚临床甲减可以发展为临床甲减。目前认为在下述情况需要给予 L-T_4 治疗：高脂血症、血清 TSH>10mU/L。

3. 黏液性水肿昏迷的治疗　①补充甲状腺激素。L-T_4 首次静脉注射300～500μg，以后每日50～100μg，至病人清醒后改为口服。如无注射剂可给予片剂鼻饲。②如果病人在24小时无改善，可以给予 T_3（liothyronine）10μg，每4小时一次，或者25μg，每8小时一次。③保温、供氧、保持呼吸道通畅，必要时行气管切开、机械通气等。④氢化可的松200～300mg/d 持续静滴，病人清醒后逐渐减量。⑤根据需要补液，但是入水量不宜过多。⑥控制感染，治疗原发疾病。

（滕卫平）

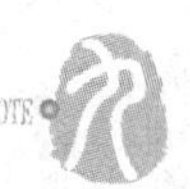

第十二章 甲状腺炎

第一节 亚急性甲状腺炎

亚急性甲状腺炎(subacute thyroiditis)又称为肉芽肿性甲状腺炎(gramalomatous thyroiditis)、巨细胞性甲状腺炎(giant cell thyroiditis)和de Quervain甲状腺炎。它最常见的痛性甲状腺疾病。是一种与病毒感染有关的自限性甲状腺炎,绝大多数可以治愈,一般不遗留甲状腺功能减退症。

【病因】

本病约占甲状腺疾病的5%,男女发生比例1:(3~6),以40~50岁女性最为多见。一年均可发病,以春秋季更为多见。本病病因与病毒感染有关,如流感病毒、柯萨奇病毒、腺病毒和腮腺炎病毒等,可以在病人甲状腺组织发现这些病毒,或在病人血清发现这些病毒抗体。10%~20%的病例在疾病的亚急性期发现甲状腺自身抗体,疾病缓解后这些抗体消失,推测它们可能继发于甲状腺组织破坏。

【病理】

组织学上,病灶呈灶性分布。初始阶段,甲状腺滤泡破坏,胶质外溢或消失,多量的中性粒细胞浸润为主。随后出现大量的淋巴细胞或组织细胞侵袭滤泡上皮细胞。淋巴细胞、组织细胞和多核巨细胞围在胶质块周围,出现巨细胞(giant cell),所以称为巨细胞甲状腺炎。巨细胞内也可吞噬有胶质,形成类似结核结节样的肉芽肿,伴多量中性粒细胞、嗜酸性粒细胞、淋巴细胞和浆细胞浸润,形成微脓肿,间质炎症反应和水肿。滤泡间出现不同程度的纤维化和滤泡细胞再生的区域。疾病消退后,甲状腺组织学恢复正常形态。

【临床表现】

起病前1~3周常有病毒性咽炎、腮腺炎、麻疹或其他病毒感染的症状。甲状腺区发生明显疼痛,可放射至耳部,吞咽时疼痛加重。可有全身不适、食欲减退、肌肉疼痛、发热、心动过速、多汗等。体格检查发现甲状腺轻至中度肿大,有时单侧肿大明显,甲状腺质地较硬,显著触痛,少数病人有颈部淋巴结肿大。

甲状腺毒症表现多数不明显。体格检查甲状腺轻至中度肿大,呈结节样。质地中等或偏硬,触痛明显。甲状腺肿痛持续4~6周,部分病人肿痛反复或持续。炎症消失后可出现一过性甲减,多数持续6~8周。极少数形成永久性甲减。总病程2~4个月,有些病程持续1年甚至更长。有些病人亚急性甲状腺炎可反复发生。

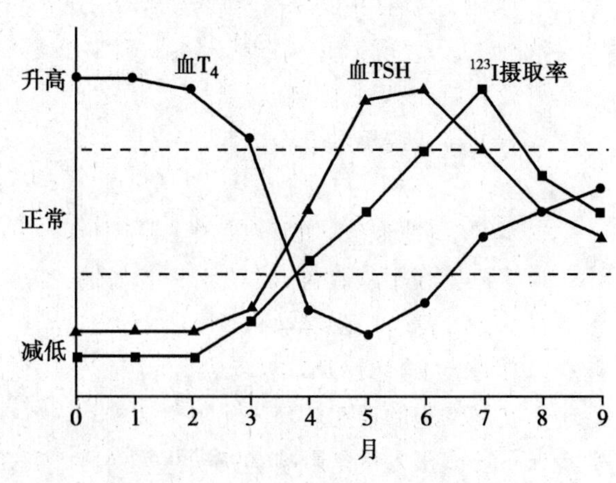

图7-12-1
亚急性甲状腺炎病人的临床病程演变

【实验室检查】

根据实验室结果本病可以分为3期,即甲状腺毒症期、甲减期和恢复期(图7-12-1)。①甲状腺毒症期:血清T_3、T_4升高,TSH降低,^{131}I摄取率减低(24小时<2%)。这就是本病特征性的血清甲状腺激素水平和甲状腺摄碘能力的“分离现

象”。出现的原因是甲状腺滤泡被炎症破坏,其内储存的甲状腺激素释放进入循环,形成“破坏性甲状腺毒症”;而炎症损伤引起甲状腺细胞摄碘功能减低。此期血沉加快,可>100mm/h。②甲减期:血清 T_3、T_4 逐渐下降至正常水平以下,TSH 回升至高于正常值,^{131}I 摄取率逐渐恢复。这是因为储存的甲状腺激素释放殆尽,甲状腺细胞处于恢复之中。③恢复期:血清 T_3、T_4、TSH 和^{131}I 摄取率恢复至正常。

【诊断】

诊断依据:①急性炎症的全身症状;②甲状腺轻、中度肿大,中等硬度,触痛显著;③典型病人实验室检查呈现上述 3 期表现。但是根据病人的就诊时间和病程的差异,实验室检查结果各异。

【治疗】

本病为自限性病程,预后良好。轻型病人仅需应用非甾体抗炎药,如阿司匹林、布洛芬、吲哚美辛等;中、重型病人可给予泼尼松 20 ~ 40mg/d,可分 3 次口服,能明显缓解甲状腺疼痛,8 ~ 10 天后逐渐减量,维持 4 周。少数病人有复发,复发后泼尼松治疗仍然有效。针对甲状腺毒症表现可给予普萘洛尔;针对一过性甲减者,可适当给予左甲状腺素替代。

第二节 自身免疫性甲状腺炎

自身免疫性甲状腺炎(autoimmune thyroiditis, AIT)和 GD 都属于自身免疫性甲状腺病。它们的共同特征是血清存在针对甲状腺的自身抗体,甲状腺存在浸润的淋巴细胞。但是甲状腺炎症的程度和破坏的程度不同,GD 的甲状腺炎症较轻,以 TSAb 引起的甲亢表现为主;AIT 则是以甲状腺的炎症破坏为主,严重者发生甲减。AIT 和 GD 具有共同的遗传背景,两者的甲状腺功能可以相互转化,桥本甲状腺毒症即是一种转化的形式,GD 的甲亢和桥本甲状腺炎的甲减交替出现。

AIT 包括:①桥本甲状腺炎(Hashimoto thyroiditis, HT):是 AIT 的经典类型,1912 年由日本学者 Hakaru Hashimoto 首次报告;甲状腺显著肿大,50% 伴临床甲减。②萎缩性甲状腺炎(atrophic thyroiditis, AT):过去也称为特发性甲状腺功能减退症、原发性黏液性水肿。甲状腺萎缩,大多数伴临床甲减。TSH 受体刺激阻断性抗体(TSBAb)与 AT 引起的甲减有关。③甲状腺功能正常的甲状腺炎(euthyroid thyroiditis, ET):此型甲状腺炎仅表现为甲状腺淋巴细胞局灶浸润,甲状腺自身抗体[TPOAb 或(和)TgAb]阳性,但是甲状腺功能正常或者存在亚临床甲减。④无痛性甲状腺炎(painless thyroiditis):也称安静性甲状腺炎(silent thyroiditis),这个名称是相对于亚急性甲状腺炎的疼痛特征命名的。此类甲状腺炎有不同程度的淋巴细胞甲状腺浸润,部分病人发展为永久性甲减。⑤产后甲状腺炎(postpartum thyroiditis, PPT):发生在妇女产后。约有 20% 的 PPT 发展为永久性甲减。⑥药物性甲状腺炎:也属于无痛性甲状腺炎,胺碘酮、IFN-α 和 IL-2 等药物都屡有报告。⑦桥本甲状腺毒症(Hashitoxicosis):临床表现为桥本甲状腺炎,但是病程中甲亢和甲减交替出现。甲状腺刺激抗体(TSAb)占优势时发生甲亢;甲状腺刺激阻断性抗体(TSBAb)占优势时发生甲减。

本节重点介绍桥本甲状腺炎、萎缩性甲状腺炎。

【病因】

HT 甲状腺滤泡破坏的直接原因是甲状腺细胞凋亡。浸润的淋巴细胞有 T 细胞和 B 细胞,表达 Fas-L。T 细胞在甲状腺自身抗原的刺激下释放细胞因子(IFN-γ、IL-2、TNF-α 等),后者刺激甲状腺细胞表面 Fas 的表达。Fas 与 Fas-L 结合导致甲状腺细胞凋亡。由于参与的细胞因子都来源于 Th1 细胞,所以 HT 被认为是 Th1 细胞导致的免疫损伤。TPOAb 和 TgAb 都具有固定补体和细胞毒作用,也参与甲状腺细胞的损伤。TSH 受体刺激阻断性抗体(TSBAb)占据 TSH 受体,促进了甲状腺的萎缩和功能低下。碘摄入量是影响本病发生发展的重要环境因素,随碘摄入量增加,本病的发病率显著增加,特别是碘摄入量增加可以促进隐性的病人发展为临床甲减。流行病学前瞻研究和自发性自身免疫性甲状腺炎的动物模型(SAT 小鼠)都证实了这一观点。

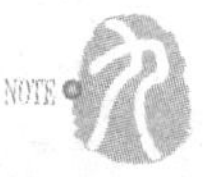

【病理】

HT 甲状腺坚硬,肿大。正常的滤泡结构广泛地被浸润的淋巴细胞、浆细胞及其淋巴生发中心代替。甲状腺滤泡孤立,呈小片状,滤泡变小,萎缩,其内胶质稀疏。残余的滤泡上皮细胞增大,胞浆嗜酸性染色,称为 Askanazy 细胞。这些细胞代表损伤性上皮细胞的一种特征。纤维化程度不等,间质内可见淋巴细胞浸润。发生甲减时,90% 的甲状腺滤泡被破坏。

【临床表现】

本病是最常见的自身免疫性甲状腺病。国外报告患病率为 1% ~2% 。发病率男性 0.8/1000,女性 3.5/1000,女性发病率是男性的 3 ~4 倍,高发年龄在 30 ~50 岁。我国学者报告患病率为 1.6% ,发病率为 6.9/1000。如果将隐性病例包括在内,女性人群的患病率高达 1/30 ~1/10。国内外报告女性人群的 TPOAb 的阳性率为 10% 左右。本病早期仅表现为 TPOAb 阳性,没有临床症状。病程晚期出现甲状腺功能减退的表现。即甲状腺功能正常的 AIT。HT 多数病例以甲状腺肿或甲减症状首次就诊。HT 表现为甲状腺中度肿大,质地坚硬,而萎缩性甲状腺炎(AT)则是甲状腺萎缩。

【实验室检查】

甲状腺功能正常时,TPOAb 和 TgAb 滴度显著增高,是最有意义的诊断指标。发生甲状腺功能损伤时,可出现亚临床甲减(血清 TSH 增高,TT_4、FT_4 正常)和临床甲减(血清 TSH 增高,血清 FT_4、TT_4 减低)。^{131}I 摄取率减低。甲状腺扫描核素分布不均,可见"冷结节"。甲状腺细针穿刺细胞学检查(fine-needle aspiration cytology,FNAC)可见浸润的淋巴细胞。

【诊断】

凡是弥漫性甲状腺肿大,特别是伴峡部锥体叶肿大,不论甲状腺功能有否改变,都应怀疑 HT。如血清 TPOAb 和 TgAb 显著增高,诊断即可成立。AT 病人甲状腺无肿大,但是抗体显著增高,并且伴甲减的表现。部分病例甲状腺肿质地坚硬,需要与甲状腺癌鉴别。

【治疗】

本病尚无针对病因的治疗措施。限制碘摄入量可能有助于阻止甲状腺自身免疫破坏进展。仅有甲状腺肿、无甲减者一般不需要治疗。左甲状腺素($L\text{-}T_4$)治疗可以减轻甲状腺肿,但是尚无证据表明有阻止病情进展的作用。临床治疗主要针对甲减和甲状腺肿的压迫症状。针对临床甲减或亚临床甲减主要给予 $L\text{-}T_4$ 替代治疗,具体方法参见甲减章节(见本篇第十一章)。甲状腺迅速肿大、伴局部疼痛或压迫症状时,可给予糖皮质激素治疗(泼尼松 30mg/d,分 3 次口服,症状缓解后减量)。压迫症状明显、药物治疗后不缓解者可考虑手术治疗,但是手术治疗发生术后甲减的概率甚高。

第三节 无痛性甲状腺炎

无痛性甲状腺炎(painless thyroiditis)甲状腺的淋巴细胞浸润较 HT 轻,仅有局灶性浸润,表现为短暂、可逆性的甲状腺滤泡破坏。任何年龄都可以发病,女性高于男性,50% 病人存在甲状腺自身抗体。半数病人甲状腺轻度肿大,弥漫性、质地较硬,无局部触痛。甲状腺功能变化类似亚急性甲状腺炎,表现为甲状腺毒症期、甲减期和恢复期。本病的甲状腺毒症是由于甲状腺滤泡被炎症破坏,甲状腺激素漏入循环所致。甲减的严重程度与 TPOAb 的滴度相关,20% 病人遗留永久性甲减,10% 的病人复发。

产后甲状腺炎(postpartum thyroiditis,PPT)是无痛性甲状腺炎的变异型,发生在产后。发病机制是分娩后免疫抑制解除,潜在的 AIT 转变为临床显性。产后 1 年内发病。碘充足地区的患病率是 7% ,我国学者报告为 7.2% 。TPOAb 阳性妇女发生 PPT 的危险性是 TPOAb 阴性妇女的 20 倍。典型临床表现分为 3 期,即甲亢期、甲减期和恢复期,占 43% ;仅有甲亢期者占 46% ,仅有甲减期者占 11% 。20% 病人可以遗留永久性甲减。

(滕卫平)

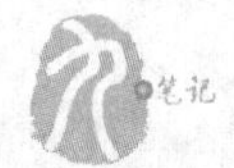

第十三章　甲状腺结节与甲状腺癌

第一节　甲状腺结节

甲状腺结节(thyroid nodule)临床极为常见。在女性和男性可分别触及6%和2%的病变,人群中高分辨率超声对甲状腺结节检出率高达50%。大部分结节为良性腺瘤样结节或囊肿,但有5%~10%的甲状腺结节为恶性肿瘤。少数甲状腺结节可以导致甲状腺功能亢进,或引起局部压迫症状及影响外观。

【病因】

病因和发病机制仍不明。良性甲状腺结节包括多结节性甲状腺肿、桥本甲状腺炎、囊肿、滤泡性腺瘤、Hürthle 细胞腺瘤。恶性结节绝大多数为甲状腺癌,少数为原发性甲状腺淋巴瘤或转移性甲状腺癌(乳腺癌、肾癌等)。

【临床表现】

大多数甲状腺结节无任何临床症状,常由病人或医生查体时发现,或经颈部超声、颈椎 CT、MRI 或 PET-CT 检查时无意发现。当出现压迫症状或周围组织侵犯时提示恶性结节可能。气管受压时会出现咳嗽、气促,气管被侵犯时会有咯血;喉返神经受累时会出现构音障碍;食管受压时会有吞咽困难或疼痛。巨大的胸骨后甲状腺肿会引起上腔静脉综合征(Pemberton 征)。结节如伴有甲状腺功能减退(桥本甲状腺炎)或甲状腺功能亢进(毒性甲状腺肿)可出现相应的症状,如甲状腺癌发生转移,可出现胸痛、呼吸困难、骨痛和神经系统等相关症状。

提示结节为甲状腺癌的危险因素包括:①儿童;②成人年龄<30 岁或>60 岁;③男性;④儿童时期头颈部放射线照射史或放射性尘埃暴露史;⑤全身放射治疗史;⑥有甲状腺癌或多发性内分泌腺瘤病(MEN)2 型家族史;⑦结节迅速增大;⑧伴持续性声嘶、发音困难、吞咽困难或呼吸困难;⑨结节形状不规则、坚硬、固定;⑩颈部淋巴结肿大。

【实验室检查】

首先检测血清 TSH 水平,以判断甲状腺功能状态。如 TSH 减低,提示结节可能自主分泌过多甲状腺激素,应进一步行甲状腺核素扫描($^{99m}TcO_4$、^{123}I 或 ^{131}I)以明确结节是否存有自主分泌功能("热结节")。"热结节"恶性可能性极小,一般不需再行细针穿刺细胞学检查(FNAC)。如血清 TSH 正常或增高,超声检查显示有恶性征象(见影像学检查部分),则推荐做 FNAC。TPO 抗体滴度可有助于判断病人是否有自身免疫性甲状腺炎。对于有甲状腺髓样癌或 MEN2 家族史的病人,应检测降钙素水平。Tg 检测对术前判断甲状腺结节良恶性意义不大。

【影像学检查】

超声检查对结节良恶性鉴别价值优于 CT 或 MRI。颈部超声检查可明确肿物是否在甲状腺内,并能准确判断结节形态、大小、数目、囊实性、结节内或外周血流、结节与周边组织结构关系及颈淋巴结肿大情况。超声还可以通过一些征象对结节的良恶性进行危险分层,并指导是否进行 FNAC 或下一步处理。提示结节恶性的征象包括:实质性、低回声结节伴以下 1 个或多个征象如微小钙化、结节纵横比>1、边缘不规则、甲状腺外浸润、颈部淋巴结肿大等。中、高危结节(实质性低回声结节不伴或伴上述恶性征象)直径≥1cm 时需行 FNAC;低危结节(实质性等回声或高回声结节或含偏心实性区域的部分囊性结节不伴上述恶性征象)则建议结节直径≥1.5cm 时行 FNAC;而极低危结节(海绵状或部分囊性结节不伴上述恶性征象）则结节直径≥2cm 时才建议做 FNAC。

CT 或 MRI 对判断甲状腺结节与周围组织关系及向胸骨后的延伸的情况有较大帮助。核素扫描（$^{99m}TcO_4$、^{123}I 或 ^{131}I）对甲状腺结节良恶性的鉴别意义不大，"冷结节"恶性风险增加但仍以良性居多；"热结节"绝大多数为良性。^{18}FDG-PET 偶然发现的甲状腺结节恶性风险为30% ~40%。

【细针抽吸细胞学检查】

超声引导下 FNAC 是目前术前鉴别甲状腺良恶性的"金标准"，其诊断的敏感性和特异性均达 90% 以上。根据甲状腺细胞学 Bethesda 报告系统，FNAC 结果可分 5 类：①取材无法诊断或不满意；②良性；③不确定（包括意义不明的不典型增生以及滤泡样病变或滤泡样肿瘤）；④可疑恶性；⑤恶性。细胞学结果为不确定或可疑恶性的结节，其最终性质的确定非常关键，关系到病人是否需要手术治疗以及手术切除的范围。分子诊断有助于减少细胞学结果为不确定的病人的不必要手术，因为约 75% 的细胞学不确定结节术后病理组织学为良性。目前分子诊断主要有两种检测方法：检测穿刺样本中甲状腺癌相关的致癌突变（7 基因突变组合）以及利用基因芯片技术的 RNA 基因表达分类器（gene expression classifier，GEC）。前者特异性和阳性预测值高，可作为确诊（rule in）检查；后者敏感性和阴性预测值高，可作为排除诊断（rule out）检查。基因突变为阳性者，应行甲状腺近全切除；GEC 为阴性结果，则可定期随访观察。

【诊断】

甲状腺结节的诊断需结合病史、临床表现、实验室检查和甲状腺超声检查综合判断，超声引导下 FNAC 可对结节的良恶性进行有效、准确的评估。对于 FNAC 为不确定的结节，癌基因突变组合或 GEC 检测有助于进一步明确诊断。

【治疗】

对临床高度疑似恶性或 FNAC 确定为可疑恶性或恶性的结节，需进行手术治疗。结节出现压迫症状，尤其是胸骨后或纵隔内甲状腺肿引起压迫症状时也应手术治疗。具有自主功能的"热结节"可采用放射性碘治疗。即使临床判断为良性的结节也应长期随访并定期行甲状腺超声检查，如果临床或超声出现可疑恶性征象或结节体积增大超过 50%，应重复超声引导下 FNAC。

第二节 甲状腺癌

甲状腺癌（thyroid carcinoma）是内分泌系统最常见的恶性肿瘤。甲状腺滤泡上皮源性的恶性肿瘤根据组织学特征分为分化型甲状腺癌（differentiated thyroid carcinoma，DTC）和未分化型甲状腺癌（anaplastic thyroid carcinoma，ATC）。DTC 包括甲状腺乳头状癌（papillary thyroid carcinoma，PTC）和甲状腺滤泡状癌（follicular thyroid carcinoma，FTC），DTC 占全部甲状腺癌的 90% 以上。DTC 早期病人预后好；ATC 侵袭性强，治疗反应及预后极差。源于甲状腺 C 细胞的恶性肿瘤为甲状腺髓样癌（medullary thyroid carcinoma，MTC）。本节重点介绍 DTC。

【病理】

（一）甲状腺乳头状癌（PTC）

PTC 是甲状腺癌中最常见的病理类型，占总数的 70% ~90%。25% 尸检可发现镜下 PTC，但大多数仅数毫米。直径≤1cm 的 PTC 称为甲状腺微小乳头状癌（papillary thyroid microcarcinoma，PTMC）。PTC 特征性组织病理表现包括癌组织形成乳头状结构，间质砂砾体（同心圆的钙盐沉积，psammoma body）和典型的癌细胞核特征（毛玻璃状核、可见核沟和核内假包涵体形成）。PTC 常呈多灶性，且易侵犯腺体内外组织，通常经淋巴系统转移，也可通过血行转移，常见部位为骨和肺。

（二）甲状腺滤泡状癌（FTC）

FTC 约占甲状腺癌的 5%，碘缺乏地区更为常见。FTC 镜下可见分化程度不同但结构尚完整的滤泡，分化差的 FTC 呈实性生长，滤泡结构很不完整，或呈筛状，瘤细胞异型性明显。少数癌组织由胞浆

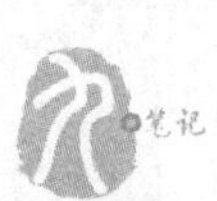

丰富且充满线粒体的嗜酸性细胞（Hürthle cell）构成，称为嗜酸性细胞癌或 Hürthle 细胞癌，其表现与 FTC 相似但无聚碘能力。FTC 与滤泡状腺瘤镜下表现相似，单靠 FNAC 难以区别，需根据瘤细胞是否侵犯包膜、血管及邻近组织等进行鉴别。FTC 主要通过血行播散转移至骨、肺和中枢神经系统。有以下特征提示预后不良：远处转移、年龄>50 岁、肿瘤直径>4cm、Hürthle 细胞和血管浸润。

【发病机制】

既往研究发现无论是儿童时期接受过外照射治疗还是核泄漏造成的放射性碘暴露，都会造成甲状腺癌的显著增加。因此甲状腺癌的发病可能与外照射引起染色体断裂并进一步导致基因突变或重排和抑癌基因功能丧失有关。

甲状腺癌为单克隆性，目前认为是基因突变引起单一细胞无限增殖所致。*BRAF* 突变是 PTC 最常见的基因突变，另外有 20% ~40% 的 PTC 出现 *RET/PTC* 基因重排，20% ~30% 的 DTC（包括 PTC 和 FTC）中存在 *RAS* 突变，部分 FTC 存在 *PAX8/PPARγ* 重排。上述突变并不同时存在于同一肿瘤中，但均可异常激活 MAPK 信号通路，提示 MAPK 级联反应激活是肿瘤发生的关键，而激活级联反应的原因并不重要。目前没有明确证据显示甲状腺癌由良性向恶性发展的过程中一定会发生体细胞突变，但是某些基因突变对甲状腺肿瘤具有相对特异性，而且部分突变与组织类型相关。

【临床表现】

DTC 在临床上最常表现为甲状腺结节。多数病人无明显临床症状，仅在体检或颈部超声、CT、MRI 或 PET-CT 检查中无意发现。少数情况下，DTC 以颈部淋巴结病理性肿大或远处转移癌为首发表现。气管受压时会出现咳嗽、气促，喉返神经受累时会出现构音障碍，食管受压时会有吞咽困难或疼痛。有远处转移者可出现相应器官受累表现。

【诊断】

DTC 术前诊断最准确的手段是超声引导下 FNAC，有条件时可将穿刺获取的细胞作分子生物学（癌基因突变或 GEC）分析以协助明确诊断。颈部超声检查尚有助于评估颈淋巴结转移情况。CT、MRI 和 PET-CT 检查对于诊断的意义不大，但对体积大、生长迅速或具侵袭性的肿瘤可以评估甲状腺外组织器官受累情况。Tg 测定对于术前 DTC 诊断意义不大，但可用于甲状腺全切除术后监测肿瘤复发或转移。

【治疗】

DTC 的治疗主要包括：手术治疗、术后放射性碘（radioactive iodine，RAI）治疗和甲状腺激素抑制 TSH 治疗。

1. 手术治疗 手术治疗是 DTC 的首选治疗方法。除了清除原发病灶，手术后标本还可以进行准确的病理诊断和分期，评估淋巴结扩散范围并清扫受累的淋巴结。甲状腺全切除或甲状腺次全切除术及选择性中央区淋巴结清扫术通常是首选的术式，其理论基础是 PTC 常为双侧病变，故甲状腺全切除后其复发率明显降低，而且可通过术后 Tg 水平或全身 ^{131}I 扫描检查来监测有无残留病灶或复发。

最常见的手术并发症包括甲状旁腺功能减退和喉返神经损伤，老年病人发生心肺疾病及感染并发症的风险也明显升高。

2. 放射性碘治疗（^{131}I 治疗） 即使是甲状腺全切除仍可能会残留部分甲状腺组织，尤其是甲状腺床和甲状旁腺周围，因此，^{131}I 治疗是清除剩余甲状腺组织和残留肿瘤细胞的必要手段。^{131}I 的摄取主要由 NIS 表达水平决定并受 TSH 的刺激，残留甲状腺组织及 DTC 组织表达 NIS 并对 TSH 刺激有反应，是进行有效 ^{131}I 治疗的基础。清除术后所有残留的甲状腺组织，既有利于进一步清除残余病灶和转移灶，也有利于在随访中通过血清 Tg 和 ^{131}I 全身显像（whole body scan，WBS）了解有无残留病灶、复发或转移。总体而言，除 TNM 分期 Ⅰ 期 PTC，病灶≤1cm，且非高细胞、柱状细胞等侵袭性组织类型的 PTC 外，均应考虑术后行 ^{131}I 治疗。

^{131}I 治疗一般于手术后 6 ~12 周进行。为了提高 DTC 摄碘能力从而增加疗效，^{131}I 治疗前需低碘饮食，平均尿碘中位数（MUI）<50μg/d，并将血清 TSH 升高到 25 ~30mU/L 以上。升高 TSH 的方法有

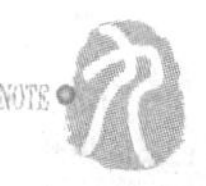

两种:一是暂停服用左甲状腺素($L\text{-}T_4$)4~6周,期间可用Liothyronine(T_3)25μg每日1次或每日2次替代3~4周,停用T_3两周后行^{131}I治疗。二是肌注人重组TSH(rhTSH)0.9mg每日1次,连续2天,第2天注射后过24小时行^{131}I治疗,病人可继续服用$L\text{-}T_4$并维持甲状腺功能正常。

低剂量[1110~1850MBq(30~50mCi)]的^{131}I治疗即可达到清除术后残余正常甲状腺组织的目的。而清除潜在微小残留病灶则需治疗剂量达到1850~5500MBq(50~150mCi)。^{131}I治疗后3~7天可行^{131}I-WBS检查,以证实残余正常甲状腺组织确实可摄取放射性碘,并了解有无远处转移灶。如果存在无法手术切除的局部或远处转移病灶,则需使用大剂量3700~7400MBq(100~200mCi)治疗。

体外放疗可用于治疗特定的转移病灶,如椎体转移灶引起的骨痛或神经损伤。

3. TSH抑制治疗　DTC术后应用$L\text{-}T_4$长期进行TSH抑制治疗能带来明显临床获益,目的是:①满足机体对甲状腺激素的生理需求;②DTC细胞表面表达TSH受体,对TSH刺激有反应,使用超生理剂量$L\text{-}T_4$抑制血清TSH水平可以减少肿瘤复发风险。TSH抑制治疗最佳的TSH抑制水平需个体化,宜结合病人的DTC复发风险和甲状腺激素治疗的风险综合考虑制订个体化的TSH抑制目标。较合理的目标是在病人不出现诸如心房颤动、骨量减少、焦虑等甲状腺毒症表现情况下,尽可能抑制TSH水平。一般来说,对DTC复发风险为高危者,血清TSH宜尽量维持< 0.1mU/L,复发风险为中低危者,血清TSH水平宜控制在0.1~0.5mU/L。$L\text{-}T_4$的初始剂量为1.6~2.0μg/kg,逐步调整到目标剂量。

4. 新型靶向药物　临床研究已显示,针对DTC发病信号通路(如RAS、BRAF、EGFR、VEGFR和血管形成通路)的靶向药物,如多靶点酪氨酸激酶抑制剂索拉非尼(sorafenib)和凡德他尼(vandetanib),对有远处转移的晚期DTC病人有良好的应用前景。但这些靶向药物具有一定副作用,且需要维持性用药。

【随访】

大多数DTC病人的复发和转移发生于术后5~10年内,出现复发或远处转移者预后较差,主张对DTC病人进行终身随访。长期监测包括对病人进行阶段性的临床评估、颈部超声、血清Tg水平监测、^{131}I-WBS以及CT、MRI和PET-CT等检查。

所有病人至少每年进行一次颈部超声和Tg水平测定(TSH抑制状态下)。复发高危者至少每年两次。初次随访常在术后2~4个月,包括rhTSH刺激后的血清Tg测定,^{131}I-WBS和颈部超声;术后9~10个月可行第二次评估。考虑存在肿瘤复发和转移的Tg切点值是基础Tg 1μg/ml,rhTSH刺激后的Tg 2μg/ml。Tg检测时应同时测定TgAb,因25%的DTC病人存在TgAb而可使Tg水平假性降低。当随访中发现Tg逐步升高或可疑复发、局部或远处转移时,可考虑行^{131}I-WBS、CT、MRI等检查。当Tg>10μg/ml且常规影像学无异常的病人,PET-CT可检测出50%以上的残留病灶。

局部的颈淋巴结复发是行颈部淋巴结扩大清扫的指征,而远处转移或转移灶无法切除且病灶有聚碘功能,可重复多次给予^{131}I治疗;对^{131}I-WBS扫描阴性,Tg>5~10μg/ml的病人,也主张行大剂量的^{131}I治疗。

(肖海鹏)

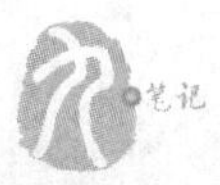

第十四章　库欣综合征

库欣综合征(Cushing syndrome)为各种病因造成肾上腺分泌过多糖皮质激素(主要是皮质醇)所致病症的总称,其中最多见者为垂体促肾上腺皮质激素(ACTH)分泌亢进所引起的临床类型,称为库欣病(Cushing disease)。

库欣综合征的病因分类如下。

1. 依赖 ACTH 的库欣综合征　包括:①库欣病:指垂体 ACTH 分泌过多,伴肾上腺皮质增生,垂体多有微腺瘤,少数为大腺瘤,也有未能发现肿瘤者;②异位 ACTH 综合征:系垂体以外肿瘤分泌大量 ACTH,伴肾上腺皮质增生;③异位促肾上腺皮质激素释放激素(CRH)综合征:肿瘤异位分泌 CRH 刺激垂体 ACTH 细胞增生,ACTH 分泌增加。

2. 不依赖 ACTH 的库欣综合征　包括:①肾上腺皮质腺瘤;②肾上腺皮质癌;③不依赖 ACTH 的双侧肾上腺小结节性增生,可伴或不伴 Carney 综合征;④不依赖 ACTH 的双侧肾上腺大结节性增生。

【临床表现】

库欣综合征有数种类型:①典型病例:表现为向心性肥胖、满月脸、多血质、紫纹等,多为库欣病、肾上腺腺瘤、异位 ACTH 综合征中的缓进型。②重型:主要特征为体重减轻、高血压、水肿、低血钾性碱中毒,由于癌肿所致重症,病情严重,进展迅速,摄食减少。③早期病例:以高血压为主,可表现为均匀肥胖,向心性尚不典型。全身情况较好,尿游离皮质醇明显增高。④以并发症为主就诊者,如心力衰竭、脑卒中、病理性骨折、精神症状或肺部感染等,年龄较大,库欣综合征易被忽略。⑤周期性或间歇性:症状可反复发作,能自行缓解。机制不清,病因不明,一部分病例可能为垂体性或异位 ACTH 性。

典型病例的表现如下。

1. 向心性肥胖、满月脸、多血质外貌　脸圆而呈暗红色,锁骨上窝、颈背部和腹部脂肪堆积增多,呈典型的满月脸、鲤鱼嘴、水牛背、锁骨上窝脂肪垫和悬垂腹特征,四肢相对瘦小。多血质外貌与皮肤菲薄、微血管易透见及红细胞计数、血红蛋白增多有关。

2. 全身肌肉及神经系统　肌无力,下蹲后起立困难。常有不同程度的精神、情绪变化,如情绪不稳定、烦躁、失眠,严重者精神变态,个别可发生类偏狂。

3. 皮肤表现　皮肤薄,微血管脆性增加,轻微损伤即可引起瘀斑。常于下腹部、大腿内外侧等处出现紫纹(紫红色条纹,由于肥胖、皮肤薄、蛋白分解亢进、皮肤弹性纤维断裂所致),手、脚、指(趾)甲、肛周常出现真菌感染。异位 ACTH 综合征者及库欣病较重病人皮肤色素沉着、颜色加深。

4. 心血管表现　高血压常见,与糖皮质激素潴钠排钾,激活肾素-血管紧张素系统,增强心血管系统对血管活性物质的加压反应,抑制血管舒张系统及激活盐皮质激素受体等因素有关。同时,常伴有动脉硬化和肾小球动脉硬化。长期高血压可并发左心室肥大、心力衰竭和脑血管意外。由于凝血功能异常、脂代谢紊乱,易发生动静脉血栓,使心血管并发症的发生率增加。

5. 对感染抵抗力减弱　长期皮质醇分泌增多使免疫功能减弱,肺部感染多见;化脓性细菌感染不容易局限化,可发展成蜂窝织炎、菌血症,出现感染中毒症状。病人在感染后,炎症反应往往不显著,发热不明显,易于漏诊而造成严重后果。

6. 性功能障碍　女性病人由于肾上腺雄激素产生过多以及皮质醇对垂体促性腺激素的抑制作用,大多出现月经减少、不规则或停经;痤疮常见;明显男性化(乳房萎缩、多毛、喉结增大、阴蒂肥大)者少见,如出现,要警惕肾上腺皮质癌。男性病人性欲降低,阴茎缩小,睾丸变软。

7. 代谢障碍　大量皮质醇促进肝糖异生,并有拮抗胰岛素的作用,减少外周组织对葡萄糖的利用,肝糖输出增加，引起糖耐量减低，部分病人出现类固醇性糖尿病。明显的低血钾性碱中毒主要见于肾上腺皮质癌和异位 ACTH 综合征。低血钾使病人乏力加重，引起肾小管浓缩功能障碍。部分病人因钠潴留而有水肿。病程较久者出现骨质疏松，脊椎可发生压缩畸形，身材变矮。儿童病人生长发育受抑制。

【各种类型的病因及临床特点】

1. 库欣病 最常见，约占库欣综合征的 70%，多见于成人，女性多于男性，儿童、青少年亦可患病。垂体病变最多见者为 ACTH 微腺瘤（直径<10mm），约见于 80% 的库欣病病人。大部分病例在切除微腺瘤后可治愈；ACTH 微腺瘤并非完全自主性，仍可被大剂量外源性糖皮质激素抑制，也可受 CRH 兴奋。约 10% 病人为 ACTH 大腺瘤，伴肿瘤占位表现，可向鞍外伸展。少数为恶性肿瘤，伴远处转移。少数病人垂体无腺瘤，而呈 ACTH 细胞增生，可能原因为下丘脑功能紊乱。双侧肾上腺皮质弥漫性增生，主要是产生糖皮质激素的束状带细胞增生肥大，有时分泌雄激素的网状带细胞亦增生；一部分病人呈结节性增生。

2. 异位 ACTH 综合征 临床上可分为两型：①缓慢发展型：肿瘤恶性度较低，如类癌，病史可数年，临床表现及实验室检查类似库欣病；②迅速进展型：肿瘤恶性度高，发展快，临床不出现典型库欣综合征表现，血 ACTH，血、尿皮质醇升高特别明显。

3. 肾上腺皮质腺瘤 占库欣综合征的 15%～20%，多见于成人，男性相对较多见。腺瘤呈圆形或椭圆形，直径 3～4cm，包膜完整。起病较缓慢，病情中等度，多毛及雄激素增多表现少见。

4. 肾上腺皮质癌 占库欣综合征的 5% 以下，病情重，进展快。瘤体积大，直径 5～6cm 或更大，肿瘤浸润可穿过包膜，晚期可转移至淋巴结、肝、肺、骨等部位。呈现重度库欣综合征表现，伴显著高血压，可见低血钾性碱中毒。可产生过量雄激素，女性呈多毛、痤疮、阴蒂肥大。可有腹痛、背痛、侧腹痛，体检可触及肿块。

5. 原发性色素沉着结节性肾上腺病 表现为不依赖 ACTH 的双侧肾上腺小结节性增生。病人多为儿童或青年，一部分病人的临床表现同一般库欣综合征；另一部分为家族性，呈显性遗传，往往伴面、颈、躯干皮肤及口唇、结膜、巩膜着色斑及蓝痣，还可伴皮肤、乳房、心房黏液瘤，睾丸肿瘤，垂体生长激素瘤等，称为 Carney 综合征。病人血中 ACTH 低或测不到，大剂量地塞米松不能抑制。肾上腺体积正常或轻度增大，含许多结节，小者仅显微镜下可见，大者直径可达 5mm，多为棕色或黑色，也可为黄棕色、蓝黑色。发病机制目前已知与蛋白激酶 A 的调节亚基 1α（PRKAR1A）发生突变有关。在多种肽类激素及神经递质通过与 G 蛋白偶联的膜受体信号转导通路中，PRKAR1A 对蛋白激酶 A 的活性起抑制性调控作用，当其发生突变时，信号转导通路被激活，于是体内多种组织出现功能增强，细胞增殖。

6. 不依赖 ACTH 的肾上腺大结节性增生 双侧肾上腺增大，含有多个直径在 5mm 以上的良性结节，一般无色素沉着。垂体 CT、MRI 检查均无异常发现。病情进展较腺瘤病人为缓。其病因现已知与 ACTH 以外的激素、神经递质的受体在肾上腺皮质细胞上异位表达有关，包括抑胃肽（GIP）、黄体生成素/人绒毛膜促性腺激素（LH/HCG）、精氨酸加压素等的受体，这些受体在被相应配体激活后使肾上腺皮质产生过量的皮质醇。受体异位表达所致的库欣综合征有一些特点，如 GIP 引起者餐后皮质醇分泌增多，而在清晨空腹时血皮质醇浓度并不高，甚至偏低；LH/HCG 所致库欣综合征者的症状在妊娠期及绝经后出现。

【诊断与鉴别诊断】

（一）诊断依据

1. 临床表现 有典型症状体征者，从外观即可作出诊断，但早期的以及不典型病例，特征性症状不明显或未被重视，而以某一系统症状就医者易于漏诊。

2. 各型库欣综合征共有的糖皮质激素分泌异常 皮质醇分泌增多，失去昼夜分泌节律，且不能被小剂量地塞米松抑制。①血浆皮质醇昼夜节律：正常成人早晨 8 时均值为（276±66）nmol/L（范围 165～441nmol/L）；下午 4 时均值为（129.6±52.4）nmol/L（范围 55～248nmol/L）；夜 12 时均值为（96.5±33.1）nmol/L（范围 55～138nmol/L）。库欣综合征病人血皮质醇浓度早晨高于正常，晚上不明显低于清晨（表示正常的昼夜节律消失）。②尿游离皮质醇多在 304nmol/24h 以上［正常成人尿游离皮质醇排泄量为 130～304nmol/24h，均值为（207±44）nmol/24h］，因其能反映血中游离皮质醇水平，且少受其他色素干扰，诊断价值高。③小剂量地塞米松抑制试验：每 6 小时口服地塞米松 0.5mg，或

每8小时服0.75mg，连服2天，第2天尿17-羟皮质类固醇不能被抑制到对照值的50%以下，或尿游离皮质醇不能抑制到55nmol/24h以下；也可采用一次口服地塞米松法：测第1日血浆皮质醇作为对照值，当天午夜口服地塞米松1mg，次日晨血浆皮质醇不能抑制到对照值的50%以下。

（二）病因诊断

甚为重要，不同病因病人的治疗不同，需熟悉掌握上述各型的临床特点，配合影像学检查，血、尿皮质醇增高程度，血ACTH水平（增高或仍处于正常范围提示为ACTH依赖型，如明显降低则为非ACTH依赖型）及地塞米松抑制试验结果，往往可作出正确的病因诊断及处理。最困难者为库欣病和异位ACTH综合征中缓慢发展型的鉴别；需时时警惕异位ACTH综合征的可能性，病人血ACTH，血、尿皮质醇增高较为明显，大剂量地塞米松抑制试验抑制作用较差。胸部病变占异位ACTH综合征的60%左右，常规摄X线胸片，必要时做胸部CT薄层（5mm）检查，如仍未发现病变应做腹部影像学检查。

不同病因引起的库欣综合征的鉴别见表7-14-1。

表7-14-1 不同病因库欣综合征的实验室及影像学检查鉴别诊断

	垂体性库欣病	肾上腺皮质腺瘤	肾上腺皮质癌	异位ACTH综合征
尿17-羟皮质类固醇	一般中度增多，为55～83μmol/24h	同库欣病	明显增高，为110～138μmol/24h	较肾上腺癌更高
尿17-酮皮质类固醇	中度增多，约69μmol/24h	可为正常或增高	明显增高，可达173μmol/24h以上	明显增高，173μmol/24h以上
血、尿皮质醇	轻中度升高	轻中度升高	重度升高	较肾上腺癌更高
大剂量地塞米松抑制试验[①]	多数能被抑制，少数不能被抑制	不能被抑制	不能被抑制	不能被抑制，少数可被抑制
血浆ACTH测定	清晨略高于正常，晚上不像正常那样下降	降低	降低	明显增高，低度恶性者可轻度增高
ACTH兴奋试验[②]	有反应，高于正常	约半数无反应，半数有反应	绝大多数无反应	有反应，少数异位ACTH分泌量特别大者无反应
低血钾性碱中毒	严重者可有	无	常有	常有
蝶鞍X线片	小部分病人蝶鞍扩大	不扩大	不扩大	不扩大
蝶鞍区断层摄片，CT扫描，MRI	大多显示微腺瘤，少数为大腺瘤	无垂体瘤表现	无垂体瘤表现	无垂体瘤表现
放射性碘化胆固醇肾上腺扫描	两侧肾上腺显像，增大	瘤侧显像，增大	癌侧显像，或不显影	两侧显像，增大
肾上腺超声检查，CT扫描，MRI	两侧肾上腺增大	显示肿瘤	显示肿瘤	两侧肾上腺增大

注：[①]每次2mg，每6小时口服1次，连续2天，第2天尿17-羟或尿游离皮质醇降至对照值的50%以下者，表示被抑制。[②]ACTH 25U，溶于5%葡萄糖液500ml中，静脉滴注8小时，共2天，正常人滴注日的尿17-羟或尿游离皮质醇较基础值增加2倍以上

（三）鉴别诊断

①肥胖症病人可有高血压、糖耐量减低、月经稀少或闭经，腹部可有条纹（大多数为白色，有时可为淡红色，但较细）。尿游离皮质醇不高，血皮质醇昼夜节律保持正常。②酗酒兼有肝损伤者可出现假性库欣综合征，包括临床症状，血、尿皮质醇分泌增高，不被小剂量地塞米松抑制，在戒酒1周后生化异常即消失。③抑郁症病人尿游离皮质醇、17-羟皮质类固醇、17-酮类固醇可增高，也可不被地塞米松正常地抑制，但无库欣综合征的临床表现。

【治疗】

应根据不同的病因作相应的治疗。

1. 库欣病

（1）经蝶窦切除垂体微腺瘤为治疗本病的首选疗法。大部分病人可找到微腺瘤，摘除瘤后可治愈，少数病人手术后可复发。手术创伤小，并发症较少，术后可发生暂时性垂体-肾上腺皮质功能不足，需补充糖皮质激素，直至垂体-肾上腺功能恢复正常。

(2) 如经蝶窦手术未能发现并摘除垂体微腺瘤或某种原因不能做垂体手术,对病情严重者,宜作一侧肾上腺全切,另一侧肾上腺大部分或全切除术,术后作激素替代治疗。术后应做垂体放疗,最好用直线加速器治疗。如不作垂体放疗,术后发生 Nelson 综合征的可能性较大,表现为皮肤黏膜色素沉着加深,血浆 ACTH 明显升高,并可出现垂体瘤或原有垂体瘤增大。

对病情较轻者以及儿童病例,可作垂体放疗,在放疗奏效之前用药物治疗,控制肾上腺皮质激素分泌过度。

(3) 对垂体大腺瘤病人,需作开颅手术治疗,尽可能切除肿瘤,但往往不能完全切除,为避免复发,可在术后辅以放射治疗。

(4) 影响神经递质的药物可作辅助治疗,对于催乳素升高者,可试用溴隐亭治疗。此外,还可用血清素拮抗药赛庚啶、γ-氨基丁酸促效剂丙戊酸钠治疗本病以及 Nelson 综合征,可取得一些效果。

(5) 经上述治疗仍未满意奏效者可用阻滞肾上腺皮质激素合成的药物,必要时行双侧肾上腺切除术,术后激素替代治疗。

2. 肾上腺腺瘤　手术切除可获根治,与开腹手术比较,经腹腔镜切除一侧肿瘤术后恢复较快。腺瘤大多为单侧性,术后需较长期使用氢化可的松(20~30mg/d)或可的松(25.0~37.5mg/d)作替代治疗,因为长时期高皮质醇血症抑制垂体及健侧肾上腺的功能。在肾上腺功能逐渐恢复时,可的松的剂量也随之递减,大多数病人于6个月至1年或更久可逐渐停用替代治疗。

3. 肾上腺腺癌　应尽可能早期手术治疗。未能根治或已有转移者用肾上腺皮质激素合成阻滞药治疗,减少肾上腺皮质激素的产生量。

4. 不依赖 ACTH 的小结节性或大结节性双侧肾上腺增生　作双侧肾上腺切除术,术后进行激素替代治疗。

5. 异位 ACTH 综合征　应治疗原发性恶性肿瘤,视具体病情选择手术、放疗和化疗。如能根治,库欣综合征可以缓解;如不能根治,则需要用肾上腺皮质激素合成阻滞药。

6. 阻滞肾上腺皮质激素合成的药物　①米托坦(双氯苯二氯乙烷,o,p'-DDD):可使肾上腺皮质束状带及网状带萎缩、出血、细胞坏死,主要用于肾上腺癌。开始每天2~6g,分3~4次口服,必要时可增至每日8~10g,直到临床缓解或达到最大耐受量,以后再减少至无明显不良反应的维持量。用药期间为避免肾上腺皮质功能不足,需适当补充糖皮质激素。不良反应有食欲减退、恶心、嗜睡、眩晕、头痛、乏力等。②美替拉酮(SU 4885,metyrapone):能抑制肾上腺皮质11β-羟化酶,从而抑制皮质醇的生物合成,每天2~6g,分3~4次口服。不良反应可有食欲减退、恶心、呕吐等。③氨鲁米特(aminoglutethimide):此药能抑制胆固醇转变为孕烯醇酮,故皮质激素的合成受阻,对肾上腺癌不能根治的病例有一定疗效,每日用量为0.75~1.0g,分次口服。④酮康唑(ketoconazole):可使皮质类固醇产生量减少,开始时每日1000~1200mg,维持量每日600~800mg。治疗过程中需观察肝功能,少数病人可出现严重肝功能损害。

7. 库欣综合征病人进行垂体或肾上腺手术前后的处理　一旦切除垂体或肾上腺病变,皮质醇分泌量锐减,有发生急性肾上腺皮质功能不全的危险,故手术前后需要妥善处理。于麻醉前静脉注射氢化可的松100mg,以后每6小时1次100mg,次日起剂量渐减,5~7天可视病情改为口服生理维持剂量。剂量和疗程应根据疾病的病因、手术后临床状况及肾上腺皮质功能检查而定。

【预后】

经有效治疗后,病情可望在数个月后逐渐好转,向心性肥胖等症状减轻,尿糖消失,月经恢复,甚至可受孕。精神状态也有好转,血压下降。如病程已久,肾血管已有不可逆的损害者,则血压不易下降到正常。癌症的疗效取决于是否早期发现及能否完全切除。腺瘤如早期切除,预后良好。库欣病病人治疗后的疗效不一,应定期观察有无复发,或有无肾上腺皮质功能不足。如病人皮肤色素沉着逐渐增深,提示有 Nelson 综合征的可能性。

(宁　光)

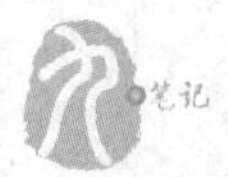
笔记

第十五章 原发性醛固酮增多症

原发性醛固酮增多症(primary aldosteronism,PA)简称原醛症,是由肾上腺皮质病变引起醛固酮分泌增多,导致潴钠排钾、体液容量扩增、肾素-血管紧张素系统受抑制,表现为高血压和低血钾的临床综合征。以往认为其患病率占高血压病人的0.4% ~2.0%,近年发现在高血压病人中原发性醛固酮增多症患病率为10%左右。

【病因分类】

1. 醛固酮瘤 又称Conn综合征,多见,大多为一侧腺瘤,直径1~2cm。病人血浆醛固酮浓度与血浆ACTH的昼夜节律平行,而对血浆肾素的变化无明显反应。少数腺瘤病人取站立位后引起的肾素升高可导致醛固酮增多,称为肾素反应性腺瘤。

2. 特发性醛固酮增多症(简称特醛症) 亦多见。双侧肾上腺球状带增生,有时伴结节。病因可能与对血管紧张素Ⅱ的敏感性增强有关,血管紧张素转换酶抑制剂可使病人醛固酮分泌减少,高血压、低血钾改善。少数病人双侧肾上腺结节样增生,对肾素-血管紧张素系统的兴奋性试验(如直立体位,限钠摄入,注射利尿药等)及抑制性试验(如高钠负荷等)均无反应,称为原发性肾上腺增生所致原醛症。

3. 糖皮质激素可治性醛固酮增多症(GRA) 多于青少年期起病,可为家族性,以常染色体显性方式遗传,也可为散发性,肾上腺呈大、小结节性增生,其血浆醛固酮浓度与ACTH的昼夜节律平行,用生理替代性的糖皮质激素数周后可使醛固酮分泌量、血压、血钾恢复正常。发病机制为:正常时醛固酮合成酶基因在肾上腺球状带表达,受血管紧张素Ⅱ调控,11β-羟化酶在束状带表达,受ACTH调控。在GRA中,11β-羟化酶基因5′端调控序列和醛固酮合成酶基因的编码序列融合形成一嵌合基因,此基因产物具有醛固酮合成酶活性,在束状带表达,受ACTH而不受血管紧张素Ⅱ调控。

4. 醛固酮癌 少见,为分泌大量醛固酮的肾上腺皮质癌,往往还分泌糖皮质激素、雄激素。组织学上与腺瘤鉴别较为困难,肿瘤体积大,直径多在5cm以上,切面常显示出血、坏死,CT或超声常见钙化。

5. 异位醛固酮分泌性腺瘤或腺癌 极罕见,可发生于肾内的肾上腺残余组织或卵巢内。

【病理生理】

过量醛固酮引起潴钠、排钾,细胞外液扩张,血容量增多,血管壁内及血液循环钠离子浓度增加,血管对去甲肾上腺素的反应加强等原因引起高血压。细胞外液扩张,引起体内排钠系统的反应,肾近曲小管重吸收钠减少,心钠肽分泌增多,从而使钠代谢达到近于平衡的状态,此种情况称为对盐皮质激素的“脱逸”现象。大量失钾引起一系列神经、肌肉、心脏及肾的功能障碍。细胞内钾离子丢失后,钠、氢离子增加,细胞内pH下降,细胞外液氢离子减少,pH上升呈碱血症。碱中毒时细胞外液游离钙减少,加上醛固酮促进尿镁排出,故可出现肢端麻木和手足搐搦。醛固酮还可直接作用于心血管系统,对心脏结构和功能有不良影响。

【临床表现】

原醛症的发展可分为以下阶段:①早期:仅有高血压,无低血钾症状,醛固酮分泌增多及肾素-血管紧张素系统受抑制,导致血浆醛固酮/肾素比值上升;②高血压,轻度钾缺乏期:血钾轻度下降或呈间歇性低血钾或在某种诱因下(如用利尿药)出现低血钾;③高血压,严重钾缺乏期。主要临床表现如下。

1. 高血压 为最常出现的症状,随着病情进展,血压逐渐升高,对常用降血压药效果不及一般原发性高血压,部分病人可呈难治性高血压,出现心血管病变、脑卒中。

2. 神经肌肉功能障碍 ①肌无力及周期性瘫痪:血钾愈低,肌肉受累愈重。常见诱因为劳累,或服用氢氯噻嗪、呋塞米等促进排钾的利尿药。麻痹多累及下肢,严重时累及四肢,甚至出现呼吸、吞咽困难。②肢端麻木,手足搐搦:在低钾严重时,由于神经肌肉应激性降低,手足搐搦可较轻或不出现,而在补钾后,手足搐搦变得明显。

3. 肾脏表现 ①慢性失钾致肾小管上皮细胞呈空泡样变性,浓缩功能减退,伴多尿,尤其夜尿多,继发口渴、多饮;②常易并发尿路感染;③尿蛋白增多,少数发生肾功能减退。

4. 心脏表现 ①心电图呈低血钾图形:Q-T 间期延长,T 波增宽、降低或倒置,U 波明显,T、U 波相连成驼峰状。②心律失常:较常见者为阵发性室上性心动过速,最严重时可发生心室颤动。

5. 其他表现 儿童病人有生长发育障碍,与长期缺钾等代谢紊乱有关。缺钾时胰岛素的释放减少,作用减弱,可出现糖耐量减低。

【实验室检查】

1. 血、尿生化检查 ①低血钾:一般在 2~3mmol/L,严重者更低。低血钾往往呈持续性,也可为间歇性。早期病人血钾正常。②高血钠:血钠一般在正常高限或略高于正常。③碱血症:血 pH 和 CO_2 结合力为正常高限或略高于正常。④尿钾高:在低血钾条件下(<3.5mmol/L),尿钾仍在 25mmol/24h 以上。

2. 尿液检查 ①尿 pH 为中性或偏碱性;②尿比重通常在 1.010~1.018,少数病人呈低渗尿;③部分病人有蛋白尿,少数发生肾功能减退。

3. 醛固酮测定 血浆醛固酮浓度及尿醛固酮排出量受体位及钠摄入量的影响,立位及低钠时升高。原醛症中血浆、尿醛固酮均增高。正常成人参考值:血浆醛固酮卧位时 50~250pmol/L,立位时 80~970pmol/L(血浆醛固酮 pmol/L 换算成 ng/dl 时除以 27.7);尿醛固酮于钠摄入量正常时为 6.4~86nmol/24h,低钠摄入时为 47~122nmol/24h,高钠摄入时为 0~13.9nmol/24h。原醛症伴严重低血钾者,醛固酮分泌受抑制,血、尿醛固酮增高可不太显著,而在补钾后醛固酮增多更为明显。

4. 肾素、血管紧张素Ⅱ测定 病人血浆肾素、血管紧张素Ⅱ基础值降低,有时在可测范围之下。正常参考值前者为(0.55±0.09)ng/(ml·h),后者为(26.0±1.9)pg/ml。经肌内注射呋塞米(0.7mg/kg)并在取立位 2 小时后,正常人血浆肾素、血管紧张素Ⅱ较基础值增加数倍,兴奋参考值分别为(3.48±0.52)ng/(ml·h)及(45.0±6.2)pg/ml。原醛症病人兴奋值较基础值只有轻微增加或无反应。醛固酮瘤病人肾素、血管紧张素受抑制程度较特发性原醛症更显著。血醛固酮水平增高而肾素、血管紧张素Ⅱ水平降低为原醛症的特征,血浆醛固酮(ng/dl)/血浆肾素活性[ng/(ml·h)]比值>30 提示原醛症可能性,>50 具有诊断意义,此为原醛症的最佳检出试验。

【诊断与病因诊断】

高血压及低血钾的病人,血浆及尿醛固酮增高,而血浆肾素活性、血管紧张素Ⅱ降低,螺内酯能纠正电解质代谢紊乱并降低高血压,则诊断可成立。经检出试验和证实试验诊断为原醛症的病人需进行分型检查进一步明确病因,主要鉴别醛固酮瘤及特发性原醛症,也需考虑少见的病因。醛固酮瘤病人的血压一般较特醛症者高,低血钾、碱中毒更为明显,血、尿醛固酮更高。

(一)动态试验(主要用于鉴别醛固酮瘤与特醛症)

上午直立位前后血浆醛固酮浓度变化:正常人在隔夜卧床,上午 8 时测血浆醛固酮,继而保持卧位到中午 12 时,血浆醛固酮浓度下降,和血浆 ACTH、皮质醇浓度的下降相一致;如取立位时,则血浆醛固酮上升,这是由于站立后肾素-血管紧张素升高的作用超过 ACTH 的影响。特醛症病人在上午 8 时至 12 时取立位时血浆醛固酮上升明显,并超过正常人,主要是由于病人站立后血浆肾素有轻度升高,加上此型对血管紧张素的敏感性增强所致;醛固酮瘤病人在此条件下,血浆醛固酮不上升反而下降,这是因为病人肾素-血管紧张素系统受抑制更重,立位后也不能升高,而血浆 ACTH 浓度下降的影响更为明显。

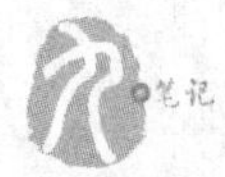

（二）影像学检查

可协助鉴别肾上腺腺瘤与增生，并可确定腺瘤的部位。肿瘤体积大，直径达5cm或更大者，提示肾上腺癌。

1. 肾上腺B型超声检查　对直径>1.3cm的醛固酮瘤可显示出来，小腺瘤则难以和特发性增生相鉴别。

2. 肾上腺CT和MRI　高分辨率的CT可检出直径小至5mm的肿瘤，但较小的肿瘤如果完全被正常组织所包围时则检出较为困难。特醛症在CT扫描时表现为正常或双侧弥漫性增大。MRI也可用于醛固酮瘤的定位诊断，MRI对醛固酮瘤检出的敏感性较CT高，但特异性较CT低。

（三）肾上腺静脉血激素测定

如上述方法均不能确定病因，可作肾上腺静脉导管术，采双侧肾上腺静脉血测定醛固酮/皮质醇比值，此法有助于确定单侧或双侧肾上腺醛固酮分泌过多，对原醛症的分型诊断、治疗方式选择和疾病转归及预后非常重要。

【鉴别诊断】

对于有高血压、低血钾的病人，鉴别诊断至为重要，误诊将导致错误的治疗。需加以鉴别的疾病有以下数类。

（一）非醛固酮所致盐皮质激素过多综合征

病人呈高血压、低血钾性碱中毒，肾素-血管紧张素系统受抑制，但血、尿醛固酮不高，反而降低。按病因可再分为2组：

1. 真性盐皮质激素过多综合征　病人因合成肾上腺皮质激素酶系缺陷，导致产生大量具盐皮质激素活性的类固醇（去氧皮质酮）。应采用糖皮质激素补充治疗。

（1）17-羟化酶缺陷：出现以下生化及临床异常：①雄激素及雌激素合成受阻，于女性引起性幼稚症，男性呈假两性畸形。②糖皮质激素合成受阻，血、尿皮质醇低，血17-羟孕酮低，血ACTH升高。③盐皮质激素合成途径亢进，伴孕酮、去氧皮质酮、皮质酮升高，引起潴钠、排钾、高血压、高血容量，抑制肾素-血管紧张素活性，导致醛固酮合成减少。

（2）11β-羟化酶缺陷：引起以下生化及临床症状：①血、尿皮质醇低，ACTH高。②雄激素合成增加，男性呈不完全性性早熟，女性出现不同程度男性化，呈假两性畸形。③去氧皮质酮产生增多，造成盐皮质激素过多综合征。

上述两种酶系缺陷均伴有双侧肾上腺增大，可被误诊为增生型醛固酮增多症，甚至有误行肾上腺切除术者。

2. 表象性盐皮质激素过多综合征（apparent mineralocorticoid excess，AME）　其病因为先天性11β-羟类固醇脱氢酶（11β-HSD）缺陷，不能将皮质醇转变为无活性的皮质素，皮质醇作用于盐皮质激素受体，引起盐皮质激素过多的综合征。表现为严重高血压，低血钾性碱中毒，血浆皮质醇正常，尿17-羟及游离皮质醇降低，多见于儿童和青年人。此病用螺内酯治疗有效，但此药的抗雄激素及抗孕激素作用限制了其长期应用。用地塞米松部分病人可奏效。

（二）Liddle综合征

此为一常染色体显性遗传疾病，病因为肾小管上皮细胞钠通道基因突变使其处于激活状态，导致钠重吸收过多及体液容量扩张。病人呈高血压、肾素受抑制，但醛固酮低，并常伴低血钾，用螺内酯无效，表明病因非盐皮质激素过多。阻止肾小管上皮细胞重吸收钠并排泄钾的药物，如阿米洛利、氨苯蝶啶可纠正低血钾，降低血压。

（三）伴高血压、低血钾的继发性醛固酮增多症

肾素活性过高所致继发性醛固酮增多症可伴高血压、低血钾，需与原醛症鉴别。肾素过多症又可分为原发性或继发性。原发性者由分泌肾素肿瘤所引起，继发性者因肾缺血所致。

1. 分泌肾素的肿瘤　多见于青年人，高血压、低血钾均甚为严重，血浆肾素活性特高。肿瘤可分

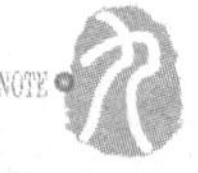

为两类：①肾小球旁细胞肿瘤；②Wilms 瘤及卵巢肿瘤。

2. 继发性肾素增高所致继发性醛固酮增多 包括：①高血压的恶性型，肾缺血引起肾素水平增高，部分病人可呈低血钾，进展快，常有氮质血症或尿毒症。一般无碱中毒，由于肾功能减退，可有酸中毒。②肾动脉狭窄所致高血压，进展快，在上腹中部或肋脊角区可闻及血管杂音。由全身性、多发性大动脉炎所致者可在颈部、腋部听到血管杂音或一侧桡动脉搏动减弱或不能触及。放射性核素肾图显示病人肾功能异常，肾动脉造影可确诊。③一侧肾萎缩，也可引起严重高血压及低血钾。

【治疗】

醛固酮瘤的根治方法为手术切除。特发性增生者手术效果差，应采用药物治疗。有时难以确定为腺瘤或特发性增生，可先用药物治疗随访其发展，定期作影像学检查，有时原来未能发现的小腺瘤，在随访过程中可显现出来。

1. 手术治疗 切除醛固酮腺瘤。术前宜用低盐饮食、螺内酯作准备，以纠正低血钾，并降低高血压。每日螺内酯 120～240mg，分次口服，待血钾正常，血压下降后，减至维持量时即进行手术。术中静脉滴注氢化可的松 100～300mg，术后逐步递减，约 1 周后停药。腺瘤手术效果较好，术后电解质紊乱得以纠正，多尿、多饮症状消失，大部分病人血压降至正常或接近正常。

2. 药物治疗 对于不能手术的肿瘤病人以及特发性增生型病人，用螺内酯治疗，用法同手术前准备。长期应用螺内酯可出现男性乳腺发育、阳痿，女性月经不调等不良反应，可改为氨苯蝶啶或阿米洛利，以助排钠潴钾。必要时加用降血压药物。

钙拮抗剂可使一部分原醛症病人醛固酮产生量减少，血钾和血压恢复正常，因为醛固酮的合成需要钙的参与。对特醛症病人，血管紧张素转换酶抑制剂也可奏效。

GRA 可用糖皮质激素治疗，通常成人用地塞米松每日 0.5～1mg，用药后 3～4 周症状缓解，一般血钾上升较快而高血压较难纠正，可加用其他降血压药治疗，如钙拮抗剂等。于儿童，地塞米松的剂量为 0.05～0.1mg/(kg·d)，也可用氢化可的松 12～15mg/m^2，分 3 次服用，后者对儿童生长发育的影响较小。

醛固酮癌预后不良，发现时往往已失去手术根治机会，化疗药物如米托坦、氨鲁米特、酮康唑等可暂时减轻醛固酮分泌过多所致的临床症状，但对病程演变无明显改善。

（宁 光）

第十六章 原发性慢性肾上腺皮质功能减退症

原发性慢性肾上腺皮质功能减退症(chronic adrenocortical hypofunction),又称 Addison 病,由于双侧肾上腺的绝大部分被毁所致。继发性者由下丘脑-垂体病变引起。

【病因】

1. 感染 肾上腺结核为常见病因,常先有或同时有肺、肾、肠等其他部位结核病灶。肾上腺被上皮样肉芽肿及干酪样坏死病变所替代,继而出现纤维化病变,肾上腺钙化常见。肾上腺真菌感染的病理过程与结核性者相近。艾滋病后期可伴有肾上腺皮质功能减退,多为隐匿性,一部分可有明显临床表现。坏死性肾上腺炎常由巨细胞病毒感染引起。严重脑膜炎球菌感染可引起急性肾上腺皮质功能减退症。严重败血症,尤其于儿童可引起肾上腺内出血伴功能减退。

2. 自身免疫性肾上腺炎 两侧肾上腺皮质被毁,呈纤维化,伴淋巴细胞、浆细胞、单核细胞浸润,髓质一般不受毁坏。大多数病人血中可检出抗肾上腺的自身抗体。近半数病人伴其他器官特异性自身免疫病,称为自身免疫性多内分泌腺体综合征(autoimmune polyendocrine syndrome, APS),多见于女性;而不伴其他内分泌腺病变的单一性自身免疫性肾上腺炎多见于男性。APS Ⅰ 型见于儿童,主要表现为肾上腺功能减退,甲状旁腺功能减退及黏膜皮肤白念珠菌病,性腺(主要是卵巢)功能低下,偶见慢性活动性肝炎、恶性贫血。此综合征呈常染色体隐性遗传。APS Ⅱ 型见于成人,主要表现为肾上腺功能减退、自身免疫性甲状腺病(慢性淋巴细胞性甲状腺炎、甲状腺功能减退症、Graves 病)、1 型糖尿病,呈显性遗传。

3. 其他较少见病因 恶性肿瘤转移、淋巴瘤、白血病浸润、淀粉样变性、双侧肾上腺切除、放射治疗破坏、肾上腺酶系抑制药如美替拉酮、氨鲁米特、酮康唑或细胞毒性药物如米托坦(o,p'-DDD)的长期应用、血管栓塞等。

肾上腺脑白质营养不良症(adrenoleucodystrophy)为先天性长链脂肪酸代谢异常疾病,脂肪酸 β-氧化受阻,累及神经组织与分泌类固醇激素的细胞,致肾上腺皮质及性腺功能低下,同时出现神经损害。

【临床表现】

最具特征性者为全身皮肤色素加深,暴露处、摩擦处、乳晕、瘢痕等处尤为明显,黏膜色素沉着见于牙龈、舌部、颊黏膜等处,系垂体 ACTH、黑素细胞刺激素分泌增多所致。

其他症状包括:①神经、精神系统:乏力,淡漠,易疲劳,重者嗜睡、意识模糊,可出现精神失常。②胃肠道:食欲减退,嗜咸食,胃酸过少,消化不良;有恶心、呕吐、腹泻者,提示病情加重。③心血管系统:血压降低,心脏缩小,心音低钝;可有头晕、眼花、直立性晕厥。④代谢障碍:糖异生作用减弱,肝糖原耗损,可发生低血糖症状。⑤肾:排泄水负荷的能力减弱,在大量饮水后可出现稀释性低钠血症;糖皮质激素缺乏及血容量不足时,抗利尿激素释放增多,也是造成低血钠的原因。⑥生殖系统:女性阴毛、腋毛减少或脱落、稀疏,月经失调或闭经,但病情轻者仍可生育;男性常有性功能减退。⑦对感染、外伤等各种应激的抵抗力减弱,在发生这些情况时可出现肾上腺危象。⑧如病因为结核且病灶活跃或伴有其他脏器活动性结核者,常有低热、盗汗等症状,体质虚弱,消瘦更严重。本病与其他自身免疫病并存时,则伴有相应疾病的临床表现。

肾上腺危象:危象为本病急骤加重的表现。常发生于感染、创伤、手术、分娩、过劳、大量出汗、呕吐、腹泻、失水或突然中断糖皮质激素治疗等应激情况下。表现为恶心、呕吐、腹痛或腹泻、严重脱水、血压降低、心率快、脉细弱、精神失常、常有高热、低血糖症、低钠血症,血钾可低可高。如不及时抢救,可发展至休克、昏迷、死亡。

【实验室检查】

1. 血液生化检查 可有低血钠、高血钾。脱水严重时低血钠可不明显,高血钾一般不重,如甚明显需考虑肾功能不全或其他原因。少数病人可有轻度或中度高血钙(糖皮质激素有促进肾、肠排钙作用),如有低血钙和高血磷则提示同时合并有甲状旁腺功能减退症。脱水明显时有氮质血症,可有空腹低血糖,糖耐量试验示低平曲线。

2. 血常规检查 常有正细胞正色素性贫血,少数病人合并有恶性贫血。白细胞分类示中性粒细胞减少,淋巴细胞相对增多,嗜酸性粒细胞明显增多。

3. 激素检查

(1) 基础血、尿皮质醇,尿17-羟皮质类固醇测定常降低,但也可接近正常。

(2) 血浆基础ACTH测定明显增高,超过55pmol/L,常介于88~440pmol/L(正常人低于18pmol/L),而继发性肾上腺皮质功能减退者ACTH浓度降低。

(3) ACTH兴奋试验静脉滴注ACTH 25 U,维持8小时,观察尿17-羟皮质类固醇和(或)游离皮质醇变化,正常人在兴奋第一天较对照日增加1~2倍,第二天增加1.5~2.5倍。快速法适用于病情较危急,需立即确诊,补充糖皮质激素的病人。在静注人工合成ACTH(1-24)0.25mg前及后30分钟测血浆皮质醇,正常人血浆皮质醇增加276~552nmol/L。对于病情较严重,疑有肾上腺皮质功能不全者,同时用静注(或静滴)地塞米松及ACTH,在注入ACTH前、后测血浆皮质醇,如此既可进行诊断检查,又可同时开始治疗。

4. 影像学检查 结核病病人X线摄片、CT或MRI检查可示肾上腺增大及钙化阴影。其他感染、出血、转移性病变在CT扫描时也显示肾上腺增大,而自身免疫病所致者肾上腺不增大。

【诊断与鉴别诊断】

本病需与一些慢性消耗性疾病相鉴别。最具诊断价值者为ACTH兴奋试验,本病病人储备功能低下,而非本病病人经ACTH兴奋后,血、尿皮质类固醇明显上升(有时需连续兴奋2~3日)。

对于急症病人有下列情况应考虑肾上腺危象:所患疾病不太重而出现严重循环虚脱,脱水、休克、衰竭,不明原因的低血糖,难以解释的呕吐,体检时发现色素沉着、白斑病、体毛稀少、生殖器发育差。

【治疗】

1. 基础治疗 使病人明了疾病的性质,应终身使用肾上腺皮质激素。

(1) 糖皮质激素替代治疗:根据身高、体重、性别、年龄、体力劳动强度等,确定一合适的基础量。宜模仿生理性激素分泌昼夜节律,在清晨睡醒时服全日量的2/3,下午4时前服余下1/3。于一般成人,每日剂量开始时氢化可的松20~30mg或可的松25~37.5mg,以后可逐渐减量,氢化可的松15~20mg或相应量可的松。在有发热等并发症时适当加量。

(2) 食盐及盐皮质激素:食盐的摄入量应充分,每日至少8~10g,如有大量出汗、腹泻时应酌情增加食盐摄入量,大部分病人在服用氢化可的松和充分摄盐下即可获满意效果。有的病人仍感头晕、乏力、血压偏低,则需加用盐皮质激素,可每日口服9α-氟氢可的松,上午8时一次口服0.05~0.1mg。如有水肿、高血压、低血钾则减量。

2. 病因治疗 如有活动性结核者,应积极给予抗结核治疗。补充替代剂量的肾上腺皮质激素并不影响对结核病的控制。如病因为自身免疫病者,则应检查是否有其他腺体功能减退,如存在,则需作相应治疗。

3. 肾上腺危象治疗 为内科急症,应积极抢救。①补充液体:典型的危象病人液体损失量约达细胞外液的1/5,故于初治的第1、2日内应迅速补充生理盐水每日2000~3000ml。对于以糖皮质激素

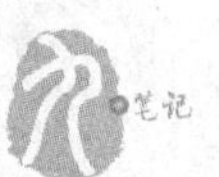

缺乏为主、脱水不甚严重者补盐水量适当减少。补充葡萄糖液以避免低血糖。②糖皮质激素：立即静注氢化可的松100mg，使血皮质醇浓度达到正常人在发生严重应激时的水平。以后每6小时加入补液中静滴100mg，第2、3天可减至每日300mg，分次静滴。如病情好转，继续减至每日200mg，继而100mg。呕吐停止，可进食者，可改为口服。③积极治疗感染及其他诱因。

4. 外科手术或其他应激时治疗　在发生严重应激时，应每天给予氢化可的松总量约300mg或更多。大多数外科手术应激为时短暂，故可在数日内逐步减量，直到维持量。较轻的短暂应激，每日给予氢化可的松100mg即可，以后酌情递减。

（宁　光）

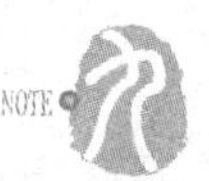

第十七章 嗜铬细胞瘤

嗜铬细胞瘤(pheochromocytoma)起源于肾上腺髓质、交感神经节或其他部位的嗜铬组织,这种瘤持续或间断地释放大量儿茶酚胺,引起持续性或阵发性高血压和多个器官功能及代谢紊乱。约10%为恶性肿瘤。本病以20~50岁最多见,男女发病率无明显差异。

【肿瘤部位及生化特征】

嗜铬细胞瘤位于肾上腺者占80%~90%,大多为一侧性,少数为双侧性或一侧肾上腺瘤与另一侧肾上腺外瘤并存,多发性者较多见于儿童和家族性病人。肾上腺外嗜铬细胞瘤称为副神经节瘤,主要位于腹部,多在腹主动脉旁(占10%~15%),其他少见部位为肾门、肾上极、肝门区、肝及下腔静脉之间、近胰头部位、髂窝或近髂窝血管处如卵巢内、膀胱内、直肠后等。腹外者甚少见,可位于胸内(后纵隔、脊柱旁或心脏内)、颈部、颅内。肾上腺外肿瘤可为多中心的,局部复发的比例较高。

肾上腺髓质的嗜铬细胞瘤可产生去甲肾上腺素和肾上腺素,以前者为主,极少数只分泌肾上腺素,家族性者以肾上腺素为主,尤其在早期、肿瘤较小时;肾上腺外的嗜铬细胞瘤,除主动脉旁嗜铬体所致者外,只产生去甲肾上腺素,不能合成肾上腺素,因为将去甲肾上腺素转变为肾上腺素的苯乙醇胺N-甲基转移酶需要高浓度的皮质醇才能激活,只有肾上腺髓质及主动脉旁嗜铬体才具备此条件。

嗜铬细胞瘤可产生多种肽类激素,其中一部分可能引起嗜铬细胞瘤中一些不典型的症状,如面部潮红(舒血管肠肽、P物质),便秘(阿片肽、生长抑素),腹泻(血管活性肠肽、血清素、胃动素),面色苍白、血管收缩(神经肽Y)及低血压或休克(舒血管肠肽、肾上腺髓质素)等。此肿瘤还可释放嗜铬粒蛋白至血中,该蛋白血中浓度增高可协助诊断。

【临床表现】

以心血管症状为主,兼有其他系统的表现。

(一)心血管系统表现

1. 高血压 为最主要症状,有阵发性和持续性两型,持续性者亦可有阵发性加剧。

(1)阵发性高血压型:为特征性表现。发作时血压骤升,收缩压可达200~300mmHg,舒张压亦明显升高,可达130~180mmHg,伴剧烈头痛,面色苍白,大汗淋漓,心动过速,心前区及上腹部紧迫感,可有心前区疼痛、心律失常、焦虑、恐惧感、恶心、呕吐、视物模糊、复视。特别严重者可并发急性左心衰竭或脑血管意外。发作终止后,可出现面颊部及皮肤潮红、全身发热、流涎、瞳孔缩小等迷走神经兴奋症状,并可有尿量增多。诱发因素可为情绪激动、体位改变、吸烟、创伤、小便、大便、灌肠、扪压肿瘤、麻醉诱导和药物(如组胺、胍乙啶、胰高血糖素、甲氧氯普胺)等。发作时间一般数分钟,长者可达1~2小时或更久。发作频繁者一日数次,少者数个月一次。随着病程演进,发作渐频,时间渐长,一部分病人可发展为持续性高血压伴阵发性加剧。其中高血压发作时所伴随的头痛、心悸、多汗三联症对于嗜铬细胞瘤的诊断有重要意义。

(2)持续性高血压型:对高血压病人有以下情况者,要考虑嗜铬细胞瘤的可能性:对常用降压药效果不佳,但对α受体拮抗药、钙通道阻滞剂有效;伴交感神经过度兴奋(多汗、心动过速),高代谢(低热、体重降低),头痛,焦虑,烦躁,伴直立性低血压或血压波动大。如上述情况见于儿童或青年人,则更要考虑到本病的可能性。发生直立性低血压的原因,可能为循环血容量不足,以及维持站立位血压的反射性血管张力下降。一部分病人(往往是儿童或少年)病情发展迅速,呈急进型(恶性)高血压过程,表现为:舒张压高于130mmHg,眼底损害严重,短期内可出现视神经萎缩,以致失明,可发生氮质血症、心力衰竭、高血压脑病。需迅速用抗肾上腺素药控制病情，并及时手术治疗。

2. 低血压、休克　本病可发生低血压，甚至休克；或出现高血压和低血压相交替的表现。这种病人还可发生急性腹痛、心前区痛、高热等，而被误诊为急腹症、急性心肌梗死或感染性休克。低血压和休克的发生可有下述原因：①肿瘤骤然发生出血、坏死，以致停止释放儿茶酚胺；②大量儿茶酚胺引起严重心律失常或心力衰竭，致心排血量锐减；③由于肿瘤主要分泌肾上腺素，兴奋肾上腺素能β受体，促使周围血管扩张；④大量儿茶酚胺使血管强烈收缩、组织缺氧、微血管通透性增加，血浆外溢，血容量减少；⑤肿瘤分泌多种扩血管物质，如舒血管肠肽、肾上腺髓质素等。

3. 心脏表现　大量儿茶酚胺可引起儿茶酚胺性心肌病，伴心律失常。部分病人可发生心肌退行性变、坏死、炎症性改变。病人可因心肌损害发生心力衰竭，或因持久性血压过高而发生心肌肥厚、心脏扩大、心力衰竭、非心源性肺水肿。心电图可出现穿壁性心肌梗死图形。

（二）代谢紊乱

1. 基础代谢增高　肾上腺素可作用于中枢神经及交感神经系统控制下的代谢过程，使病人耗氧量增加。代谢亢进可引起发热、消瘦。

2. 糖代谢紊乱　肝糖原分解加速及胰岛素分泌受抑制而肝糖异生增强，可引起血糖过度增高。

3. 脂代谢紊乱　脂肪分解加速，血游离脂肪酸增高。

4. 电解质代谢紊乱　少数病人可出现低钾血症，可能与儿茶酚胺促使 K^+ 进入细胞内及促进肾素、醛固酮分泌有关。也可出现高钙血症，可能为肿瘤分泌甲状旁腺激素相关蛋白所致。

（三）其他临床表现

1. 消化系统　肠蠕动及张力减弱，可引起便秘，甚至肠扩张。儿茶酚胺可使胃肠壁内血管发生增殖性及闭塞性动脉内膜炎，可造成肠坏死、出血、穿孔。胆石症发生率较高，与儿茶酚胺使胆囊收缩减弱、Oddi 括约肌张力增强，引起胆汁潴留有关。

2. 腹部肿块　少数病人在左或右侧中上腹部可触及肿块，个别肿块可很大，扪及时应注意有可能诱发高血压。恶性嗜铬细胞瘤可转移到肝，引起肝大。

3. 泌尿系统　病程长、病情重者可发生肾功能减退。膀胱内嗜铬细胞瘤病人排尿时常引起高血压发作，可出现膀胱扩张，无痛性肉眼血尿，膀胱镜检查可作出诊断。

4. 血液系统　在大量肾上腺素作用下，血容量减少，血细胞重新分布，周围血中白细胞增多，有时红细胞也可增多。

5. 伴发其他疾病　嗜铬细胞瘤可伴发于一些因基因突变而致的遗传性疾病，如 2 型多发性内分泌腺瘤病（原癌基因 *RET* 突变）、1 型多发性神经纤维瘤（抑癌基因 *NF-1* 突变）、斑痣性错构瘤病（抑癌基因 *VHL* 突变）。遗传性嗜铬细胞瘤常为多发性，手术治疗后易复发。

【诊断与鉴别诊断】

本病的早期诊断甚为重要，肿瘤多为良性，为可治愈的继发性高血压，切除肿瘤后大多数病人可恢复正常，而未被诊断者有巨大的潜在危险，可在药物、麻醉、分娩、手术等情况下诱发高血压危象或休克。对临床提示本病者，应做以下检查。

1. 血、尿儿茶酚胺及其代谢物测定　持续性高血压型病人尿儿茶酚胺及其代谢物香草基杏仁酸（vanillyl mandelic acid，VMA）及甲氧基肾上腺素（metanephrine，MN）和甲氧基去甲肾上腺素（normetanephrine，NMN）均升高，常在正常高限的两倍以上，其中 MN、NMN 的敏感性和特异性最高。阵发性者平时儿茶酚胺可不明显升高，而在发作后才高于正常，故需测定发作后血或尿儿茶酚胺。摄入咖啡、可乐类饮料及左旋多巴、拉贝洛尔、普萘洛尔、四环素等药物可导致假阳性结果；休克、低血糖、高颅内压可使内源性儿茶酚胺增高。

2. 药理试验　对于持续性高血压病人，尿儿茶酚胺及代谢物明显增高，不必作药理试验。对于阵发性者，如果一直等不到发作，可考虑作胰高血糖素激发试验。给病人静注胰高血糖素 1mg 后 1～3 分钟内，如为本病病人，血浆儿茶酚胺增加 3 倍以上，或去甲肾上腺素升至 2000pg/ml，血压上升。

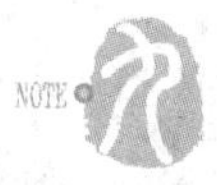

3. 影像学检查 应在用α受体拮抗药控制高血压后进行。可用以下方法：①B型超声作肾上腺及肾上腺外（如心脏等处）肿瘤定位检查：对直径1cm以上的肾上腺肿瘤，阳性率较高。②CT扫描：90%以上的肿瘤可准确定位，由于瘤体出血、坏死，CT显示常呈不均质性。如未事先用α受体拮抗药控制高血压，静注造影剂有可能引起高血压发作。③MRI：可显示肿瘤与周围组织的关系及某些组织学特征，有助于鉴别嗜铬细胞瘤和肾上腺皮质肿瘤。④放射性核素标记的间碘苄胍（MIBG）可被肾上腺素能囊泡浓集，故用此物作闪烁扫描可显示儿茶酚胺的肿瘤，特别适用于转移性、复发性或肾上腺外肿瘤，并可显示其他的神经内分泌瘤。⑤嗜铬细胞瘤及另一些神经内分泌瘤细胞可利用放射性核素标记的生长抑素类似物奥曲肽作闪烁显像，有助于定位诊断。⑥如上述方法均未能确定肿瘤位置，可作静脉导管术，在不同部位采血测儿茶酚胺的浓度，根据其浓度差别，可大致确定肿瘤的部位。

本病需与中枢性交感神经兴奋性增高引起的高血压相鉴别，后者血、尿儿茶酚胺升高，也可出现心悸、多汗、焦虑等症状，需做可乐定抑制试验以鉴别儿茶酚胺是来自交感神经还是嗜铬细胞瘤。

【治疗】

嗜铬细胞瘤手术切除前采用α受体拮抗药使血压下降，减轻心脏的负担，并使原来缩减的血管容量扩大。常用的α受体拮抗药为作用较长（半衰期36小时）的酚苄明，开始时每日口服2次，每次10mg，按需逐渐加量至血压得到控制。不良反应为直立性低血压，鼻黏膜充血。选择性的α受体拮抗药哌唑嗪、多沙唑嗪也可获满意效果，并可避免全部α受体拮抗的不良后果，如明显的低血压和心动过速。半衰期较短，可较灵活调节用量。起始用小剂量以避免严重的直立性低血压。哌唑嗪起始口服0.5mg或1mg，了解病人对此药的敏感性，以后按需增加，剂量每次2～4mg，日服2～3次。多沙唑嗪每日用量2～8mg，控释剂每片4mg，每日1次，1～2片，必要时可加量。

当病人骤发高血压危象时，应积极抢救：立即静脉缓慢推注酚妥拉明（phentolamine，regitine）1～5mg，同时密切观察血压，当血压下降至160/100mmHg左右即停止推注，继之以10～15mg溶于5%葡萄糖生理盐水500ml中缓慢静脉滴注。也可舌下含服钙通道阻滞药硝苯地平10mg，以降低血压。

在手术治疗前，α受体拮抗药的应用一般不得少于2周，并进正常或含盐较多的饮食（心衰者除外），以使原来缩减的血容量恢复正常。虽然酚苄明作用时间较长，仍宜用到手术前一日为止，以免手术时出现血压骤升。术前β受体拮抗药不必常规应用，如病人有心动过速或心律失常则需采用。在用β受体拮抗药之前，必须先用α受体拮抗药使血压下降，如单独用β受体拮抗药，则由于阻断β受体介导的舒血管效应而使血压升高，甚而发生肺水肿，尤其是分泌肾上腺素为主的病人。

切除嗜铬细胞瘤有一定危险性，必须在富有经验的外科医师和麻醉师主持下施行。在麻醉诱导期，手术过程中，尤其在接触肿瘤时，可出现血压急骤升高和（或）心律失常。对血压骤增者，可采用速效的α受体拮抗药酚妥拉明静脉推注，继之以静滴或用硝普钠静滴。对心律失常者，可用β_2受体拮抗药或其他抗心律失常药，如利多卡因等。肿瘤被切除后，血压一般降至90/60mmHg。如血压低，周围循环不良，表示血容量不足，应补充适量全血或血浆，必要时也可静脉滴注适量去甲肾上腺素，但不可用缩血管药来代替补充血容量。

嗜铬细胞瘤切除后，血压多能恢复正常，但在手术后第1周，血压仍可偏高，同时血、尿儿茶酚胺也可偏高。因此，在手术后1个月左右，应根据血压状态和血、尿儿茶酚胺，方能更准确地判断治疗效果。小部分病人手术后仍有高血压，可能因合并原发性高血压，或儿茶酚胺长期增多损伤血管所致。由于嗜铬细胞瘤有可能为多发性或复发性，故术后应随访观察。

恶性嗜铬细胞瘤的治疗较困难，一般对放疗和化疗不敏感，可用抗肾上腺素药对症治疗。链佐星治疗的效果不一，也可用酪氨酸羟化酶抑制剂α-甲基间酪氨酸阻碍儿茶酚胺的生物合成，^{131}I-MIBG治疗可获一定效果。已发生转移的恶性嗜铬细胞瘤预后不一，重者在数个月内死亡，少数可活10年以上，5年生存率约为45%。转移最常见的部位为骨骼、肝、淋巴结、肺，其次为脑、胸膜、肾等。

（宁　光）

第十八章　原发性甲状旁腺功能亢进症

甲状旁腺功能亢进症(hyperparathyroidism)简称甲旁亢,可分为原发性、继发性和三发性 3 种。原发性甲状旁腺功能亢进症是由于甲状旁腺本身病变(肿瘤或增生)引起的甲状旁腺激素(PTH)合成与分泌过多,导致血钙增高和血磷降低。主要临床表现为反复发作的肾结石、消化性溃疡、精神改变与广泛的骨吸收。继发性甲旁亢是由于各种原因所致的低钙血症,刺激甲状旁腺代偿性分泌过多PTH,常见于肾功能不全、骨软化症和小肠吸收不良等。三发性甲旁亢是在继发性甲旁亢的基础上,由于腺体受到持久和强烈的刺激,部分增生组织转变为腺瘤,自主地分泌过多 PTH,主要见于肾衰竭病人。本章着重介绍原发性甲旁亢。

【流行病学】

资料显示,原发性甲状旁腺功能亢进症的发病率为 1/1000 ~ 1/500,发病高峰在 60 岁左右,女性与男性比例约为 3∶1。此症多为散发性。但在某些病人,它是家族性疾病的一部分,许多遗传性甲旁亢是多发性内分泌腺瘤病(MEN)的主要特征。

【病因和病理】

甲旁亢的甲状旁腺组织病理有甲状旁腺腺瘤、增生或腺癌 3 种。大多数病因不明。

1. **腺瘤**　占总数的 80% ~85%,绝大多数为单个腺瘤,较少有 2 个或以上腺瘤。这些腺瘤是甲状旁腺主细胞的同源细胞,可能为细胞突变。腺瘤体积一般较小,重 0. 5 ~5. 0g,但也可大至 10 ~20g。有完整的包膜,有时在组织学上腺瘤与增生不易区分。

2. **增生**　约占总数的 15%,常累及所有腺体,但可以某个腺体增大为主。腺体增生常见的原因为慢性肾衰竭所致的低钙血症、高磷血症和血清 1,25-$(OH)_2D_3$ 水平降低,刺激甲状旁腺细胞增生。外形不规则,无包膜。但有时增生组织周围可形成假包膜,易误认为多发性甲状旁腺腺瘤。

3. **腺癌**　约 0. 5% 的病例为甲状旁腺癌。这些病人的典型表现为严重的高钙血症以及治疗后易复发。单纯的病理学较难区分甲状旁腺腺瘤和腺癌。

【病理生理】

该病主要特点是相对血钙水平有不适当的 PTH 分泌。PTH 对骨骼和肾脏发挥直接作用,对肠道上皮细胞发挥间接作用,总的效应表现为血钙升高。

在骨骼,PTH 分泌增多使骨钙溶解释放入血,引起高钙血症,开始可为间歇性,大多数病人仅有轻度高血钙(2. 7 ~2. 8mmol/L),随后可有较明显的高钙血症。由于肿瘤的自主性,高血钙不能抑制PTH 的分泌,故血钙持续增高。持续增多的 PTH,引起广泛骨吸收脱钙等改变,严重时可形成纤维囊性骨炎(棕色瘤)。血钙过高还可导致迁徙性钙化,如肺、胸膜、胃肠黏膜下血管内、皮肤等,如发生在肌腱与软骨,可引起关节部位疼痛。PTH 还抑制肾小管重吸收碳酸氢盐,使尿液呈碱性,进一步促使肾结石的形成,同时引起高氯血症性酸中毒,后者使游离钙增加,加重高钙血症症状。

在肾脏,PTH 可促进 25-$(OH)D_3$ 转化为活性更高的 1,25-$(OH)_2D_3$,后者可促进肠道钙的吸收,进一步加重高钙血症。从肾小球滤过的钙增多,尿钙排出增加;同时,肾小管对无机磷再吸收减少,尿磷排出增多,血磷降低。PTH 促进骨基质分解,黏蛋白、羟脯氨酸等代谢产物自尿排泄增多,形成尿路结石(多为草酸钙结石)或肾钙盐沉着症(nephrocalcinosis),加重肾脏负荷,影响肾功能,严重时甚至发展为肾功能不全。

此外,高浓度钙离子可刺激胃泌素的分泌,胃壁细胞分泌胃酸增加,形成高胃酸性多发性胃、十二指肠溃疡；还可激活胰腺导管内胰蛋白酶原，导致急性胰腺炎。

【临床表现】

本病的主要临床表现可归纳为以下几方面。

1. 高钙血症　许多血钙轻度升高的原发性甲状旁腺功能亢进者常无明显临床表现。高钙血症的表现涉及多个系统，症状的出现与血钙升高的程度、升高速度、持续时间及病人的忍耐性有关。①中枢神经系统可出现记忆力减退，情绪不稳定，淡漠，性格改变，有时由于症状无特异性，病人可被误诊为神经症。②神经肌肉系统可出现倦怠，肌无力，以近端肌肉为甚，长期可出现肌萎缩，常伴有肌电图异常。当血清钙超过3mmol/L时，容易出现明显精神症状如幻觉、狂躁，甚至昏迷。③消化系统可表现为食欲减退、腹胀、消化不良、便秘、恶心、呕吐。约5%的病人伴有急性或慢性胰腺炎发作。临床上慢性胰腺炎为甲旁亢的一个重要诊断线索，一般胰腺炎时血钙降低，如病人血钙正常或增高，应考虑甲旁亢存在的可能性。也可引起顽固性多发性消化性溃疡。④软组织钙化影响肌腱、软骨等处，可引起非特异性关节痛。⑤皮肤钙盐沉积可引起皮肤瘙痒。

2. 骨骼系统　病人早期可出现骨痛，主要发生于腰背部、髋部、肋骨与四肢，局部有压痛。后期主要表现为典型的纤维囊性骨炎，常发生于远端指（趾）骨和颅骨骨膜下骨吸收、骨囊肿、长骨棕色瘤、骨质疏松和骨折，可出现骨骼畸形、行走困难，甚至卧床不起。

3. 泌尿系统　除高钙血症外，甲旁亢最常见的并发症为肾结石，约见于20%的病人。长期高血钙可影响肾小管的浓缩功能，出现多尿、夜尿、口渴等症状，可出现肾实质钙化及反复发作的肾绞痛与血尿。结石可诱发尿路感染或引起尿路梗阻，或进一步发展成慢性肾盂肾炎，影响肾功能。肾钙质沉着症可导致肾功能逐渐减退，最后可引起肾功能不全。

4. 其他　甲旁亢病人可有家族史，常为MEN的一部分，为常染色体显性遗传。可与垂体瘤及胰岛细胞瘤同时存在，即MEN1型。也可与嗜铬细胞瘤及甲状腺髓样癌同时存在，即MEN2A型，该型中通常甲旁亢较轻，发生率也较低。另外约1/3病人属无症状型甲旁亢，或仅有一些非本病特有的症状，经检查血钙而发现。

5. 高钙危象　严重病例可出现重度高钙血症，伴明显脱水，威胁生命，应紧急处理。

【实验室和辅助检查】

1. 血　血清钙约50%为离子钙，其余与血清蛋白和阴离子结合。如多次总钙超过2.75mmol/L或血清游离钙超过1.28mmol/L应视为疑似病例。如同时伴有维生素D缺乏，肾功能不全或低白蛋白血症，血清总钙可不高，但血清游离钙水平总是增高。血清磷一般降低，但在肾功能不全时血清磷可不低。血清碱性磷酸酶常增高，在骨骼病变比较显著的病人尤为明显。血氯常升高，可出现代谢性酸中毒。

2. 尿　血钙升高时，尿钙常增加。但由于PTH可增加肾小管钙的重吸收，当血清钙升高不明显时，尿钙增加可不明显。尿磷常增高，由于受饮食等因素的影响，诊断意义不如尿钙增多。

3. 血清PTH测定　测定血清PTH可直接了解甲状旁腺功能。全分子PTH(1-84)测定是原发性甲状旁腺功能亢进症的主要诊断依据。如果血清蛋白存在异常，则需要测定离子钙以明确甲状旁腺功能亢进症。血PTH水平增高结合血清钙水平一起分析有利于鉴别原发性和继发性甲旁亢。

4. X线检查　X线表现与病变的严重程度和病程相关。典型表现为普遍性骨质疏松，弥漫性脱钙；头颅相显示毛玻璃样或颗粒状，少见局限性透亮区；由于骨皮质对PTH更加敏感，指（趾）有骨膜下吸收，皮质外缘呈花边样改变；牙周膜下牙槽骨硬板消失；纤维性囊性骨炎在骨的局部形成大小不等的透亮区，长骨骨干多见。腹部平片示肾或输尿管结石、肾钙化。

5. 骨密度测定和骨超声速率检查　显示骨量丢失和骨强度减低。

【诊断与鉴别诊断】

1. 甲旁亢的定性诊断　病人如有反复发作尿路结石、骨痛，骨骼X线摄片有骨膜下皮质吸收、囊肿样变化、多发性骨折或畸形等症状；实验室检查有高血钙、低血磷、血清碱性磷酸酶增高、尿钙增高，诊断基本上可以确定。明确诊断需做血清PTH测定，并结合血清钙测定。特别在早期、无症状病人，血清PTH增高的同时伴有高钙血症是原发性甲旁亢的重要诊断依据。其他原因所致血钙增高时，

PTH分泌被抑制，血清PTH常降低。

2. 甲旁亢的定位诊断　定性诊断之后，尚需颈部超声检查、放射性核素检查如^{99m}Tc甲氧基异丁基异腈（MIBI）扫描、颈部和纵隔CT扫描等定位诊断，这对手术治疗十分重要。

3. 鉴别诊断　甲旁亢应与其他引起高钙血症的疾病作鉴别。

恶性肿瘤性高钙血症常见于：①肺、肝、乳腺和卵巢等肿瘤的溶骨性转移。②如肺癌、肾癌等分泌一种蛋白质，可与PTH受体结合，产生与PTH相似的作用，称为PTH相关蛋白（PTHrP），从而引起高钙血症与低磷血症。此类病人其血清PTH常降低，且常有原发恶性肿瘤的临床表现。但有时肿瘤部位较隐匿，尚未出现症状时即可出现高钙血症。因此，原因不明的高血钙必须除外肿瘤的可能性。

其他引起高钙血症的疾病如结节病、维生素D过量等其血PTH正常或降低，皮质醇抑制试验可鉴别。继发性甲旁亢病人血清PTH可明显增高，但血清钙常降低，多见于慢性肾功能不全及维生素D缺乏症。长期制动、锂剂和噻嗪类利尿药也可引起轻度高钙血症，但停药后可恢复正常。在年轻无症状病人或血PTH仅轻度增高者，高钙血症很可能是家族性低尿钙性高钙血症，而不是甲旁亢。

此外，还应与代谢性骨病如骨质疏松症、骨质软化症、肾性骨营养不良等鉴别。

【治疗】

有症状或有并发症的原发性甲旁亢病人，外科手术效果确切。若高钙血症极轻微，或年老、体弱不能手术，可试用药物治疗。

1. 手术探查和治疗　手术切除腺瘤是该病最佳治疗方法。如4个腺体均增大，提示为增生，则应切除3个腺体，第4个切除50%。如手术成功，血清PTH及血液和尿液中钙、磷水平异常可获得纠正。术后低钙血症者只需给予高钙饮食或口服钙剂。但在纤维囊性骨炎病人，由于"骨饥饿"可继发严重的低钙血症；或剩留的甲状旁腺血液供应发生障碍，手术后出现严重低钙血症。如果血清钙持续降低，可有手足搐搦，给予钙剂和维生素D制剂。甲状旁腺手术的并发症包括喉返神经损伤和永久性甲状旁腺功能减退症。

2. 无症状性甲旁亢者治疗　如血清钙<3mmol/L，肾功能正常，可定期随访，如有下列情况则需手术治疗：①有骨吸收病变的X线表现或骨密度降低；②活动性尿路结石或肾功能减退；③血清钙水平≥3mmol/L；④PTH较正常增高2倍以上；⑤严重的精神病、溃疡病、胰腺炎等。

3. 药物治疗　对不选择手术治疗、手术失败或不能耐受手术的病人必须保持足够的水化，避免使用利尿剂及长期制动。二膦酸盐对甲状旁腺功能亢进症的低骨量可起到预防或程度有限的逆转作用。西那卡塞是一种钙变构激活剂，可直接抑制PTH分泌，降低血钙，但这种药物国内尚未被批准用于原发性甲旁亢，是否适合长期应用尚不确定。西咪替丁可阻滞PTH的合成和（或）分泌，目前应用较少。

4. 处理高钙危象　甲旁亢病人血清钙>3.75mmol/L时，可严重威胁生命，称高钙危象，应予以紧急处理。①补水是高钙危象治疗的第一步，可大量滴注生理盐水，根据失水情况每天给4～6L。大量生理盐水一方面可纠正失水，同时因多量钠从尿中排出而促使钙从尿中排出。补水同时应严密监测电解质和心功能情况。②二膦酸盐，如帕米膦酸钠60mg，静脉输注1次。应用时以10ml注射用水稀释，加入1000ml液体（生理盐水或5%葡萄糖液）中。也可用唑来膦酸钠4mg静脉输注15～30分钟，用1次，约90%的病人3～5天血钙达到正常，可持续32天。③呋塞米40～60mg静脉注射，促使尿钙排出，但同时可导致镁与钾的丧失，应适当补充，避免使用噻嗪类利尿剂。④降钙素（calcitonin）可抑制骨质吸收，2～8U/（kg·d）皮下或肌内注射，但在24～48小时后降钙素会出现快速耐受。⑤血液透析或腹膜透析降低血钙，疗效显著。当血清钙降至3.25mmol/L以下时，则相对安全。⑥糖皮质激素（氢化可的松或地塞米松）静脉滴注或静脉注射。

【预后】

血清钙水平是判断手术成功的指标。手术成功者，高钙血症和高PTH血症被纠正，不再形成新的泌尿系统结石，术后1～2周骨痛开始减轻，6～12个月症状明显改善，骨结构修复需1～2年或更久。

（秦贵军）

第十九章　甲状旁腺功能减退症

甲状旁腺功能减退症(hypoparathyroidism)简称甲旁减,是指甲状旁腺素(PTH)分泌过少和(或)效应不足而引起的一组临床综合征。其临床特点是手足搐搦、癫痫样发作、低钙血症和高磷血症。临床常见类型有特发性甲旁减、继发性甲旁减、低血镁性甲旁减和新生儿甲旁减,少见类型包括假性甲旁减等。

【病因和发病机制】

PTH 生成减少、分泌受抑制或 PTH 作用障碍三者中任何一个环节均可引起甲旁减。

1. PTH 生成减少　有继发性和特发性两种原因。前者的常见原因是由于外科手术或颈部放射治疗毁损甲状旁腺所致。特发性甲旁减病因未明,可能与 PTH 生物合成异常或钙离子受体激活突变有关,甲状旁腺缺如极为罕见。自身免疫性甲旁减多在 10 岁以前发病,从症状发生到确诊常历经数年,于确诊时甲状旁腺功能已基本丧失。病人血中可检出甲状旁腺抗体,也可检出肾上腺皮质、甲状腺或胃壁细胞抗体。还可伴有其他自身免疫病如原发性甲状腺功能减退症、恶性贫血和 Addison 病等。新生儿甲旁减多为暂时性,与甲状旁腺发育不成熟有关。

2. PTH 分泌受抑制　严重低镁血症可暂时性抑制 PTH 分泌,引起可逆性的甲旁减,因为镁离子为 PTH 释放所必需。低镁血症还可影响 PTH 对周围组织的作用。

3. PTH 作用障碍　由于 PTH 受体或受体后缺陷,使 PTH 对其靶器官(骨、肾)组织细胞的作用受阻,从而导致 PTH 抵抗,致甲状旁腺增生和 PTH 分泌增多,称为假性甲旁减。本病为一种遗传性疾病。

【病理生理】

低血钙和高血磷是甲旁减的临床生化特征。由于 PTH 缺乏,可导致:①破骨作用减弱,骨吸收降低。②肾脏合成 1,25-(OH)$_2$D$_3$ 减少,从而肠道钙吸收减少。③肾小管钙重吸收降低而尿钙排出增加。但当血清钙降至约 1.75mmol/L 以下时,由于血钙浓度过低,尿钙可显著降低。④肾排磷减少,血清磷增高,磷携带钙离子向骨及软组织沉积,部分病人骨密度增加,因不是成骨细胞活性增加而致的骨生成,且骨转换减慢,所以血清 ALP 正常。血清钙浓度降低(主要是游离钙离子)达到一定严重程度时,神经肌肉兴奋性增加,可出现手足搐搦,甚至惊厥。长期低钙血症可引起基底神经节钙化,皮肤、毛发、指甲等外胚层病变,在儿童可影响智力发育。

【临床表现】

甲状旁腺功能减退的症状取决于血钙降低的程度、下降的速度和持续时间。

1. 低钙血症增高神经肌肉应激性　可出现指端或口周麻木和刺痛,手足与面部肌肉痉挛,严重时出现手足搐搦(血清钙一般$<$2mmol/L),典型表现为双侧拇指强烈内收,掌指关节屈曲,指骨间关节伸展,腕、肘关节屈曲,形成鹰爪状。有时双足也呈强直性伸展,膝关节与髋关节屈曲。发作时可有疼痛,但由于形状可怕,病人常异常惊恐,因此加重手足搐搦。有些轻症或久病病人不一定出现手足搐搦,其神经肌肉兴奋性增高,主要表现为面神经叩击征(Chvostek 征)阳性、束臂加压试验(Trousseau 征)阳性。

2. 神经、精神表现　有些病人在严重的低钙血症或血钙水平急性下降时,可出现惊厥或癫痫样全身抽搐,常误诊为癫痫大发作,也可伴有喉痉挛与喘鸣。常由于感染、过劳和情绪等因素诱发,女性在月经期前后更易发作。除了上述表现外,长期慢性低钙血症还可引起锥体外神经症状,包括典型的帕金森病表现，纠正低血钙可使症状改善。少数病人可出现颅内压增高与视盘水肿。也可伴有自主神经功能紊乱，如出汗、声门痉挛、气管呼吸肌痉挛及胆、肠和膀胱平滑肌痉挛等。慢性甲旁减病人可出现精神症状，包括烦躁、易激动、抑郁或精神病。

3. 外胚层组织营养变性　低血钙引起白内障颇为常见，约占甲旁减病人的50%，严重影响视力。纠正低血钙可使白内障不再发展。牙齿发育障碍，牙齿钙化不全，齿釉发育障碍，呈黄点、横纹、小孔等病变。由于长期甲旁减病人微血管痉挛，供血不足，易出现皮肤干燥、脱屑，指甲出现纵嵴，毛发粗而干，易脱落，易患念珠菌感染。血钙纠正后，上述症状能逐渐好转。

4. 其他　转移性钙化多见于脑基底节（苍白球、壳核和尾状核），常对称性分布，出现较早，并可能成为癫痫的重要原因，也是本病特征性表现，其具体机制不详。其他软组织、肌腱、脊柱旁韧带等均可发现钙化。心电图检查可发现QT间期延长，主要为ST段延长，伴异常T波。脑电图可出现癫痫样波。血清钙纠正后，心、脑电图改变也随之消失。慢性低血钙病人常感无力、头痛，全身发紧，举步困难，张口困难、口吃或吐字不清。智力可减退。

【实验室检查】

多次测定血清钙<2.2mmol/L者，证实存在低血钙。有症状者，血清总钙一般≤1.88mmol/L，血清游离钙≤0.95mmol/L。多数病人血清磷增高，部分正常。尿钙、尿磷排出量减少。血碱性磷酸酶正常。血PTH多数低于正常，也可在正常范围，因低钙血症对甲状旁腺是一强烈刺激，血清总钙≤1.88mmol/L时，血PTH值应增加5～10倍，所以低钙血症时如血PTH水平在正常范围，仍属甲状旁腺功能减退。因此，检测血PTH时应同时测定血钙，两者一并分析。

【诊断与鉴别诊断】

本病常有手足搐搦反复发作史。Chvostek征与Trousseau征阳性。实验室检查如有血钙降低（常低于2mmol/L）、血磷增高（常高于2mmol/L），且能排除肾功能不全者，诊断基本上可以确定。如血清PTH测定结果降低，或滴注外源性PTH后尿磷与尿cAMP显著增加，诊断可以肯定。在特发性甲旁减的病人，临床上常无明显病因，可有家族史。手术后甲旁减常于甲状腺或甲状旁腺手术后发生。

特发性甲旁减尚需与下列疾病鉴别：

1. 假性甲状旁腺功能减退症（pseudohypoparathyroidism，PHP）　本病是一种具有以低钙血症和高磷血症为特征的显性或隐性遗传性疾病，可分为Ⅰ型与Ⅱ型。典型病人可伴有发育异常、智力发育迟缓、体态矮胖、脸圆，可见掌骨（跖骨）缩短，特别是对称性第4与第5掌骨缩短。由于PTH受体或受体后缺陷，周围器官对PTH无反应（PTH抵抗），PTH分泌增加。静脉滴注PTH后检测尿cAMP与尿磷水平可与特发性甲旁减鉴别。本病的治疗基本上与特发性甲状旁腺功能减退症相同。

2. 严重低镁血症（血清镁低于0.4mmol/L）　病人也可出现低血钙与手足搐搦，血清PTH可降低。但低镁纠正后，低钙血症迅即恢复，血清PTH也立即增加至正常。

3. 其他　如代谢性或呼吸性碱中毒，维生素D缺乏，肾功能不全，慢性腹泻、钙吸收不良等，应加以鉴别。

【治疗】

甲旁减和假性甲旁减是终身性疾病，治疗目的是：①控制症状，包括终止手足搐搦发作，使血清钙正常或接近正常；②减少甲旁减并发症的发生；③避免维生素D中毒。

（一）急性低钙血症的治疗

当发生手足搐搦、喉痉挛、哮喘、惊厥或癫痫样大发作时，即刻静脉注射10%葡萄糖酸钙10～20ml，注射时间以10～15分钟为宜，必要时4～6小时后重复注射，每日酌情1～3次。可采用持续静脉滴注10%葡萄糖酸钙100ml（含元素钙900mg，稀释于生理盐水或葡萄糖液500～1000ml内，速度以每小时不超过元素钙4mg/kg为宜），定期监测血清钙水平，避免发生高钙血症，以免出现致死性心律失常。若发作严重可短期内辅以地西泮或苯妥英钠肌内注射，以迅速控制搐搦与痉挛。

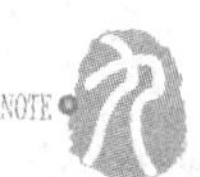

（二）间歇期处理

提倡维生素 D 和钙剂治疗联合应用。

1. 钙剂　应长期补充，每日服含钙元素 1～1.5g 的药物钙，以碳酸钙为主（供给 1g 元素钙需乳酸钙 7.7g，葡萄糖酸钙 11g，氯化钙 3.7g，或碳酸钙 2.5g）。维持血钙接近正常水平为宜。孕妇、哺乳期妇女和小儿酌加。血钙升高后，磷肾阈相应降低，尿磷排出增加，血磷随之下降，常不需降低血磷的药物。饮食中注意摄入高钙、低磷食物。

2. 维生素 D 及其衍生物　轻症甲旁减病人，经补充钙与限制磷的治疗后，血清钙可基本保持正常，症状得到控制。症状较重病人则须加用维生素 D 制剂。常用的有：①1,25-$(OH)_2D_3$（骨化三醇），每粒胶囊含量为 0.25μg，剂量为 0.25～2.0μg/d，根据血钙升高情况可渐加量到 1.5μg/d，该药对肝功能受损者也有效；②1α-$(OH)D_3$ 主要用于肝功能正常者，摄入后经肝脏 25-羟化酶作用转变成 1,25-$(OH)_2D_3$ 发挥作用；③维生素 D_3（胆骨化醇）（3 万～10 万）U/d，甲旁减时肾 1α 羟化作用减弱，外源性维生素 D 转变为活性维生素 D 的过程受到障碍，故需要较大剂量且起效慢，在体内的清除慢，停药后作用消失需 2 周至 4 个月。羟化的活性维生素 D 疗效迅速且较稳定，口服较方便，半衰期为 12～14 小时，停药后 3～6 天作用即消失。

用药期间应定期复查血、尿钙水平，并及时调整剂量，避免维生素 D 过量中毒、高钙血症发生。

维生素 D 与钙剂的剂量可相互调节。增加维生素 D 剂量可加速肠道钙吸收，钙剂可相应减少；增加钙剂也可增加肠道钙吸收，可相应减少维生素 D 的补充。甲旁减时，肾小管重吸收钙减少，肾小球滤出钙的排泄量增加，易出现明显的高尿钙，因而应用钙剂和维生素 D 治疗的目标为减轻、控制临床症状，而不是将血钙提到正常范围，宜将血清钙保持在 2.0～2.25mmol/L。如此可防止手足搐搦发作，同时使尿钙不至过高（24 小时尿钙应低于 400mg），以避免尿路结石、肾钙质沉积和肾功能减退，并防止维生素 D 中毒。若血钙接近正常，而尿钙排出增加，为降低尿路结石的风险，可给予噻嗪类利尿剂口服。

3. 补镁　对伴有低镁血症者，应立即补充镁，如 25% 的硫酸镁 10～20ml 加入 5% 葡萄糖盐水 500ml 中静脉滴注，剂量视血镁过低程度而定。低镁血症纠正后，低钙血症也可能随之好转。

4. 甲状旁腺移植　对药物治疗无效或已发生各种并发症的甲旁减病人可考虑同种异体甲状旁腺移植治疗，但寻找供体困难。

【预防】

在甲状腺及甲状旁腺手术时，避免甲状旁腺损伤或切除过多，以预防继发性甲旁减的发生。

（秦贵军）

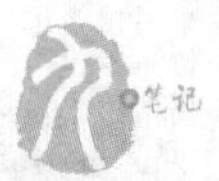
笔记

第二十章　多发性内分泌腺瘤病

多发性内分泌腺瘤病(multiple endocrine neoplasia,MEN)为一组遗传性多种内分泌器官发生肿瘤综合征的总称,有2个或2个以上的内分泌腺体累及。肿瘤可为良性或恶性,可具功能性(分泌活性激素并造成特征性临床表现)或无功能性,可同时出现或先后发生,间隔期可长可短,病情可重可轻,病程可缓可急。MEN 可分为两种类型:MEN 1 及 MEN 2,后者又分为2种亚型:MEN 2A,MEN 2B。此外,还有不能归属于 MEN 1 或 MEN 2 的混合型 MEN。

第一节　多发性内分泌腺瘤病1型

MEN 1 为一常染色体显性遗传疾病,又称 Wermer 综合征,在普通人群中患病率为(2～20)/10万。MEN 1 病人中约10%其基因突变属新出现的,称为散发性。MEN 1 可有多种临床表现,其发生率于不同家系及同一家系的患病者中变化不一。

【发病机制】

MEN 1 基因位于第11号染色体,11q13带,编码一含610个氨基酸的蛋白质,称为"多发性内分泌腺瘤蛋白"(menin)。*MEN 1* 基因为一抑瘤基因,基因缺陷的性质多样化,并覆盖整个基因,常产生一截短并失去功能的 menin。除此通过遗传见于全身细胞的基因缺陷外,在 MEN 1 肿瘤组织中发现 *MEN 1* 另一等位基因也发生缺失,从而在肿瘤组织中 *MEN 1* 两个等位基因都发生突变,一个是遗传的,全身细胞都存在,另一个是在一些出现肿瘤的特定组织中发生的获得性突变,于是在这些组织中,*MEN 1* 两个等位基因功能均丧失,导致细胞增殖,发生肿瘤,这一现象符合两次打击致肿瘤抑制基因功能丧失致瘤的学说。约20%散发性甲状旁腺腺瘤及一部分散发性胰腺内分泌癌、肺类癌亦可出现 *MEN 1* 基因突变,但此种突变只发生于肿瘤组织而不见于病人的正常细胞,故不形成疾病家族性集聚现象。

【临床表现】

1. 甲状旁腺功能亢进症　为 MEN 1 中最常见并最早出现的病变,与腺瘤所致散发性甲旁亢病例相比较,起病较早(20余岁),男女发病率相仿,在病理上为多个甲状旁腺增生,大小可不一致,诊断依据与一般散发性病例相同。甲旁亢所致高钙血症可加重同时并存的胃泌素瘤病人症状,血胃泌素水平更高。

2. 肠胰内分泌瘤　可为功能性或无功能性,包括以下肿瘤:胃泌素瘤,常伴 Zollinger-Ellison 综合征,占 MEN 1 中肠胰瘤的50%～60%。此种胃泌素瘤的特点为体积小、多中心性,且可为异位性,不位于胰腺内,而处于十二指肠黏膜下,同于散发性者,常为恶性,但其侵犯性不如散发性者严重。诊断依据为同时存在高胃泌素血症及高胃酸分泌,据此可与常见的胃酸缺乏症伴高胃泌素血症相鉴别。必要时可作胰泌素(secretin)兴奋试验,胃泌素瘤病人血浆胃泌素升高。由于 MEN 中胃泌素瘤体积小,其定位诊断较困难,CT 及 MRI 可检出肝转移性病灶,但对胃泌素瘤往往难以确诊,进一步的定位方法包括内镜超声、选择性动脉注射胰泌素后肝静脉采血测胃泌素以及放射性核素标记奥曲肽扫描。MEN 1 中胰岛素瘤发生率约占起源于胰岛肿瘤的20%,其余的为胰高血糖素瘤、舒血管肠肽瘤及无功能瘤。MEN 1 中胰岛素瘤亦常为多中心性,定位亦较困难,内镜超声检查、选择性滴注钙剂后肝静脉采血测胰岛素等有助于定位。

3. 垂体瘤　发生率约为25%，大多为催乳素瘤，可伴或不伴生长激素分泌增多，其次为生长激素瘤、无功能瘤及ACTH瘤伴库欣综合征。MEN 1中垂体瘤甚少为恶性，其诊断、治疗同于散发性病例。

4. 肾上腺腺瘤及其他病变　分泌皮质醇的腺瘤可见于MEN 1。MEN 1中出现的库欣综合征有3种可能性：①肾上腺腺瘤；②垂体ACTH瘤；③类癌伴异位ACTH综合征，以垂体瘤较多见。在MEN 1中甲状腺腺瘤及其他甲状腺疾病亦较为多见。在MEN 1的家族成员中，出现皮下脂肪瘤、皮肤胶原瘤及多发性面部血管纤维瘤者占30%～90%，此类表现有助于对这些个体进行筛查，以明确携带MEN 1缺陷基因者的诊断。

【治疗】

MEN 1中甲状旁腺功能亢进症的治疗为切除3个甲状旁腺，另一个切除一半，留下半个甲状旁腺，也有主张作4个甲状旁腺全切除，将外表上最接近正常的一个腺体的一半移植于一侧习惯上非主要使用的前臂肌肉中。手术治疗后甲旁亢持续存在或复发的频率均明显高于散发性甲旁亢病人。术后甲旁亢持续存在，即血钙与血甲状旁腺激素均未恢复正常者占36%；复发者，指血钙恢复正常3个月以上甲旁亢又复发占16%；而散发性病例术后疾病持续存在及复发者分别占4%及16%。MEN 1中手术后甲旁亢持续存在发生率高的一个原因是由于甲状旁腺不止4个，或有异位的甲状旁腺组织；复发率高是由于剩余的甲状旁腺组织继续受到促进生长的刺激。

【筛查】

对MEN 1病人的家族成员应作全面的病史采集及体检。重要的实验室检查为血离子钙浓度测定，或作血总钙测定加血浆蛋白测定作校正，从15岁起开始定期检查。此外，催乳素、胃泌素及空腹血糖测定也有助于诊断。*MEN 1*基因突变检测由于过于复杂、昂贵，只有具备条件的研究室方可施行。

第二节　多发性内分泌腺瘤病2型

MEN 2为一常染色体显性遗传疾病，其患病率占普通人群的(1～10)/10万，携带有*MEN 2*缺陷基因者，其疾病外显率高于80%。MEN 2可分为两种独立的综合征：MEN 2A(又称Sipple综合征)以及MEN 2B。MEN 2A的临床表现包括甲状腺髓样癌、嗜铬细胞瘤及甲状旁腺功能亢进症；MEN 2B则包括甲状腺髓样癌、嗜铬细胞瘤及一些身体异常表现，但甲状旁腺功能亢进症少见。

【发病机制】

MEN 2的发病机制系*ret*原癌基因(*RET*)发生突变所致。*RET*为一单链跨膜含酪氨酸激酶的蛋白，在许多起源于神经嵴的细胞(如甲状腺、肾上腺、肠内部神经系统等)中表达，在机体的发育方面起重要作用。RET结构上的特征是在其胞外区域近细胞膜处聚集有多个半胱氨酸，在其胞内部分则含有一酪氨酸激酶的结构域。MEN 2A病人*RET*基因有突变存在，主要位于胞外近膜处半胱氨酸，可为错义突变，或小的DNA片段的缺失或插入，均累及前述的半胱氨酸。家族性甲状腺髓样癌者往往可检出MEN 2A中半胱氨酸突变，此外还有其他一些氨基酸突变。MEN 2B病人的*RET*基因突变不涉及MEN 2A中的半胱氨酸及家族性甲状腺髓样癌中的氨基酸，其突变的95%以上为第918位密码子甲硫氨酸(Met)变为苏氨酸(Thr)。

【临床表现】

1. 甲状腺髓样癌（MTC）　为MEN 2中最常见并最早出现的病变，而且是决定病程进展的最重要因素。MCT的病理演变开始时为产生降钙素(calcitonin)的甲状腺滤泡旁细胞增生，以后发展为癌，常为多中心性，并集中于甲状腺的上1/3处，此与正常甲状腺内滤泡旁细胞的分布状况相符。全部甲状腺髓样癌中约1/4为遗传性的，后者的分布约45%为MEN 2A，50%为单一性家族性MCT，5%为MEN 2B，MEN 2B中的MCT在家族性病例中病情最重、发生最早(常在5岁前即出现)、进展最快。

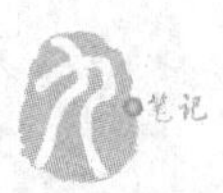

MCT的扩散最初在甲状腺内，继而累及区域性淋巴结，至后期可转移至肝、肺、骨骼。MEN 2中MCT

的生化诊断依据为五肽胃泌素或静脉滴注钙促使血浆降钙素明显升高。病理诊断于分化不良的甲状腺肿瘤可用免疫组化染色显示降钙素阳性结果。细胞外淀粉样沉积物可与抗降钙素的抗血清起反应，也有助于诊断。

2. 嗜铬细胞瘤　约见于50%的MEN 2病人，多位于肾上腺，常为双侧性，恶性者少见。病理变化亦经过肾上腺髓质增生阶段，以后发展为肿瘤。诊断方法同一般嗜铬细胞瘤病例。

3. 甲状旁腺功能亢进症　MEN 2中的甲旁亢与MEN 1者一样系由甲状旁腺增生所致，约见于25%的MEN 2A病人，而于MEN 2B中较少见。MEN 2中的甲旁亢经外科手术后疗效较好，不似MEN 1中者难治。

MEN 2B病人呈现一些不见于MEN 2A的临床表现，包括一些部位黏膜神经瘤：舌、唇、眼睑及胃肠道，类Marfan综合征体态（胸廓凹陷、肢体细长等）。

【治疗】

MEN 2中的甲状腺髓样癌，由于其病变为多中心性，应作全部甲状腺切除术及中心性淋巴结切除，部分甲状腺切除术将出现疾病复发。如同时存在嗜铬细胞瘤，应先切除嗜铬细胞瘤，以免在行甲状腺髓样癌手术时诱发高血压危象或心力衰竭等危险。MRI以及选择性静脉采血测降钙素有助于发现癌肿转移灶。已有转移者手术治疗为姑息性而不能根治。化疗及放疗的效果有限，仅适用于晚期的病人。

MEN 2中嗜铬细胞瘤的治疗同于散发性者。须注意MEN 2中的嗜铬细胞瘤可为双侧性的，需加强检查。如为一侧性，则在切除后应密切随访，以及早发现另一侧肿瘤并及时治疗。

【筛查】

由于*RET*基因突变的部位有限，对患MEN 2的家族成员应争取作基因检测，远较以往测定降钙素的筛查方法可靠。

（宁　光）

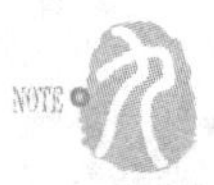

第二十一章　伴瘤内分泌综合征

恶性肿瘤可通过产生激素而导致相应临床表现的出现，称为伴瘤内分泌综合征(paraneoplastic syndrome)，又称异位激素综合征(ectopichormonal syndrome)，包括起源于非内分泌组织的肿瘤产生了某种激素，或是起源于内分泌腺的肿瘤(如甲状腺髓样癌)除产生自身激素(如降钙素)外，还释放其他非自身激素(如ACTH)。有时一个肿瘤除了产生某一种引起临床内分泌综合征的激素外，还可产生另一些激素，如降钙素、神经降压素(neurotensin)、血管活性肠肽(VIP)、生长抑素等，但后一些激素一般并不引起明显临床症状。

【异位分泌激素的性质和种类】

异位激素主要为多肽激素，大多数多肽激素可由起源于非内分泌腺的恶性肿瘤产生。与正常多肽激素相比，异位激素常有以下特点：①由于肿瘤细胞内基因转录、剪接，蛋白质加工的功能不完善，往往合成激素的前体物、片段或亚基，生物活性低，有时缺乏氨基端的信号肽而不能分泌出细胞；②瘤细胞缺乏激素分泌的调控机制，因而其分泌多不受调控，不能被抑制，但也有例外，如类癌分泌异位ACTH有时可受大剂量地塞米松的抑制；③垂体糖蛋白激素(FSH、LH、TSH)极少由垂体外肿瘤产生，由于此类激素的合成过程要求两个亚基基因的表达、糖化、形成二聚体等。不过人绒毛膜促性腺激素(HCG)可由非滋养层细胞肿瘤产生。胰岛素也未发现由胰腺外肿瘤产生。

【发病机制】

伴异位激素分泌的肿瘤大多起源于分布在体内多处的一个弥散性神经内分泌细胞系统，这些细胞大多由神经嵴外胚层衍化而来，具共同的组织化学及结构上的特征。此类细胞广泛分布于肺、胃肠道、甲状腺、胰腺、肾上腺髓质、乳腺、前列腺等处，在发生肿瘤时可产生的异位激素包括ACTH、降钙素、舒血管肠肽、生长激素释放激素(GHRH)、CRH等。另一类肿瘤多起源于鳞状上皮，产生的活性肽主要有甲状旁腺激素相关蛋白(PTHrP)、血管加压素。

伴瘤激素与肿瘤之间的关系：①某种癌基因可直接激活某一激素基因的转录。②伴瘤激素可以自分泌或旁分泌的方式刺激肿瘤细胞的生长。③激素分泌可为肿瘤细胞增殖的后果。这些激素原来即存在于有关的细胞，在肿瘤发生、细胞增殖过程中，激素的产生显著增加。④肿瘤组织可异常高表达某种转录因子，促进异位激素的产生。

【诊断】

诊断依据为：①肿瘤和内分泌综合征同时存在，而肿瘤又非发生于正常时分泌该激素的内分泌腺；②肿瘤伴血或尿中激素水平异常升高；③激素分泌呈自主性，不能被正常的反馈机制所抑制；④排除其他可引起有关综合征的原因；⑤肿瘤经特异性治疗(如手术、化疗、放疗等)后，激素水平下降，内分泌综合征症状缓解。

下列检查有助于伴瘤内分泌综合征的诊断：①血中嗜铬粒蛋白A测定：此蛋白可由整个产生肽类激素细胞系统产生，如结果为阳性提示有此系统肿瘤存在；②放射性核素标记的奥曲肽闪烁显像术：可产生肽类激素的神经内分泌细胞上大多有生长抑素受体，利用核素标记的生长抑素八肽类似物闪烁扫描有助于肿瘤的定位。

【伴瘤高钙血症】

恶性肿瘤可通过3种机制引起高钙血症：①肿瘤异位产生PTHrP，该蛋白正常时参与软骨细胞及皮肤细胞的分化，其氨基端的前16个氨基酸中有8个与PTH同源，两者均可与成骨细胞的PTH受体结合而发挥生物学效应，加强破骨细胞分化，促进骨吸收及高钙血症的发生。此型伴瘤高钙血症最多见。②骨化三醇[1,25-$(OH)_2D_3$]的产生增多：淋巴瘤组织可高表达1α-羟化酶，此酶可将血液循环中已存在的活性维生素 D_3 前体物25-$(OH)D_3$ 转化为骨化三醇而引起高钙血症，其他肉芽肿性病变，如结节病、铍尘肺、结核或真菌感染也可通过这一机制引起高钙血症。③骨转移：为恶性肿瘤引起高钙血症的重要原因，以往归因于局部溶骨作用，现知其亦与体液因子有关，如乳腺癌细胞在转移部位可产生 PTHrP，促进破骨细胞骨吸收，并释放转化生长因子-β(TGF-β)，后者可进而刺激 PTHrP 的产生，加速溶骨进程。此外转移至骨的癌细胞(如肾癌)以及骨内的骨髓瘤细胞可产生一些刺激骨吸收的细胞因子(如肿瘤坏死因子、IL-1、IL-6)而引起高钙血症。

无骨转移而伴高钙血症的肿瘤最多见者为鳞状细胞肺癌、肾腺癌，其次为乳腺癌、子宫颈鳞状细胞癌、卵巢癌、胰腺肿瘤，较少见者为阴道癌、食管癌、结肠鳞状细胞癌、前列腺癌、膀胱癌、肝癌。高钙血症程度较轻者，无明显症状，常为肿瘤病人作系统性检查时偶然发现。重者出现厌食、恶心、呕吐、便秘、腹胀、口渴、多尿、疲乏无力、心律失常、嗜睡、抑郁、精神错乱、昏迷，可被误诊为恶性肿瘤脑转移。

治疗主要争取及早切除原发肿瘤，或用放疗、化疗。治疗高钙血症应增加进水量，静脉滴注生理盐水。

血清钙高于3.25mmol/L(13mg/dl)，有意识障碍或肾功能受损者应采用二膦酸盐(如静滴帕米膦酸钠)、糖皮质激素、降钙素，分别或联合用药。PTHrP 介导的高钙血症用二膦酸盐效果较佳，维生素D介导者糖皮质激素效果较好。

【异位 ACTH 综合征】

恶性肿瘤中 ACTH 前体物阿片-黑素-促皮质素原(POMC)的表达相对较为常见，但由于缺乏将 ACTH 从其前体 POMC 中裂解出来的酶系，故异位 ACTH 综合征者 POMC/ACTH 比值高。主要见于燕麦细胞支气管肺癌(约占半数)和不同部位的类癌，另外胰岛细胞癌、甲状腺髓样癌、嗜铬细胞瘤、神经母细胞瘤、黑色素瘤、肺腺癌、鳞状细胞癌和肝癌等也可引起。

本综合征有两种类型。第一型主要为燕麦细胞肺癌，多见于男性，病情重，进展快。第二型主要是肺、胰、肠类癌，还有嗜铬细胞瘤，病程较长，病情较轻。

【异位抗利尿激素综合征】

常见于肺癌，主要是燕麦细胞癌和未分化小细胞癌，鳞状细胞癌、腺棘皮癌也可引起，较少见于胸腺癌、胰腺癌、膀胱癌、前列腺癌等。出现稀释性低钠血症，轻度低钠血症时无明显症状，当血钠明显下降时(<120mmol/L)，即出现肌力减退，腱反射消失，呈木僵状态，或有抽搐发作，甚至昏迷，需和恶性肿瘤的脑部转移鉴别。治疗包括原发肿瘤的治疗和低钠血症的纠正。

【伴瘤低血糖症】

许多胰外肿瘤可伴发低血糖症。最常见的有两类，第一类为低度恶性或良性的结缔组织肿瘤，包括纤维肉瘤、间皮瘤、神经纤维瘤；第二类为原发性肝癌。其他较少见的有肾上腺癌、支气管癌、胆管癌、假黏液瘤等。胰外肿瘤发生低血糖的机制与分泌 IGF-2 有关，后者与胰岛素受体结合并将其激活，使外周组织摄取葡萄糖增加，肝输出葡萄糖减少，导致低血糖。临床表现与胰岛素瘤所致低血糖症相似，病情常严重，多见于饥饿时或呈自主性，且不易通过多次进食防止其发生。发作时血糖甚低，但血胰岛素含量也低，因此与胰岛素瘤有别。

【异位人绒毛膜促性腺激素综合征】

人绒毛膜促性腺激素(HCG)正常时由胎盘滋养层细胞产生，一些正常组织如肝、结肠也可产生 HCG。绒毛膜癌和畸胎瘤可产生 HCG，但由于含滋养层细胞，不能视为异位 HCG 瘤。产生异位 HCG 的肿瘤有肺部肿瘤(表皮样癌、分化不良小细胞癌、小支气管肺泡癌)、肝母细胞癌、肾癌、肾上腺皮质癌。具活性的 HCG 在男孩引起性早熟，在成年男性引起男子乳腺发育，在成年女性一般不引起症状，有时可致不规则子宫出血。HCG 可与 TSH 受体呈低亲和力结合，高浓度 HCG 可激活 TSH 受体而引

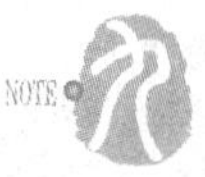

起甲状腺功能亢进症。可用抗甲状腺药物加以控制，并治疗原发性肿瘤。

【非垂体肿瘤所致肢端肥大症】

垂体以外的肿瘤可分泌 GHRH，极少数分泌生长激素而引起肢端肥大症。分泌 GHRH 的肿瘤主要为类癌，其次为胰岛细胞瘤，较少见者为嗜铬细胞瘤、副神经节瘤。病人血中 GHRH 升高，生长激素及 IGF-1 亦升高，生长激素的昼夜节律消失。临床表现与垂体性肢端肥大症无明显区别。约 90% 产生 GHRH 的类癌位于胸腔内。只有极个别报道胰岛细胞瘤产生生长激素引起肢端肥大症。

【非垂体肿瘤产生催乳素】

少见，肺癌、肾癌可产生催乳素，于女性引起溢乳及闭经，于男性导致性功能低下及乳房发育。

【肿瘤产生肾素引起高血压】

肾肿瘤（Wilms 瘤，即胚性癌、肉瘤、肾癌、血管外皮细胞瘤）、小细胞肺癌、肺腺癌、肝癌、胰腺癌、卵巢癌可产生肾素。临床上表现为高血压、低血钾、醛固酮分泌增多。可用螺内酯或血管紧张素转换酶抑制剂治疗。

【肿瘤所致骨软化症】

间充质肿瘤（成骨细胞瘤、巨细胞性骨肉瘤、血管细胞瘤），偶见前列腺癌、肺癌可引起骨软化症伴严重低血磷及肌无力。应口服或静脉补充磷酸盐，补充维生素 D，并手术切除肿瘤。

（宁　光）

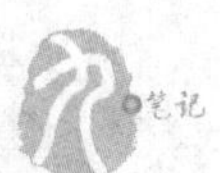
笔记

第二十二章 糖 尿 病

第一节 糖 尿 病

糖尿病(diabetes mellitus,DM)是一组由多病因引起以慢性高血糖为特征的代谢性疾病,是由于胰岛素分泌和(或)利用缺陷所引起。长期碳水化合物以及脂肪、蛋白质代谢紊乱可引起多系统损害,导致眼、肾、神经、心脏、血管等组织器官慢性进行性病变、功能减退及衰竭;病情严重或应激时可发生急性严重代谢紊乱,如糖尿病酮症酸中毒(DKA)、高渗高血糖综合征。

我国传统医学中糖尿病属"消渴"症范畴,早在公元前2世纪,《黄帝内经》已有论述。

糖尿病是由遗传和环境因素的复合病因引起的临床综合征,但目前其病因和发病机制仍未完全阐明。

糖尿病是常见病、多发病,是严重威胁人类健康的世界性公共卫生问题。目前在世界范围内,糖尿病患病率、发病率急剧上升,据国际糖尿病联盟(IDF)统计:2015年全球糖尿病患病人数已达4.15亿,较2014年的3.87亿增加近7.2%;预计到2040年全球糖尿病患病总人数将达到6.42亿;2015年全球因糖尿病死亡人数达500万。近30多年来,随着我国经济的高速发展、生活方式西方化和人口老龄化,肥胖率上升,我国糖尿病患病率也呈快速增长趋势:1980年我国成人糖尿病患病率为0.67%,2007年达9.7%,2013年更高达10.9%。糖尿病前期的比例更高。更为严重的是我国约有60%的糖尿病病人未被诊断,而已接受治疗者,糖尿病控制状况也很不理想。另外,儿童和青少年2型糖尿病的患病率显著增加,目前已成为超重和肥胖儿童的关键健康问题。2015年我国成人糖尿病病人数量为1.096亿,居世界第一位,2015年我国糖尿病相关医疗支出达510亿美元。

【糖尿病分型】

糖尿病的分型是依据对糖尿病的病理生理、病因和临床表现的认识而建立的综合分型,随着对糖尿病本质认识的进步和深化而逐渐丰富,但目前的认识尚不完善,故现行的分型分类方法是暂时的,今后还会不断修改。

目前国际上通用WHO糖尿病专家委员会提出的分型标准(1999):

(一)1型糖尿病(type 1 diabetes mellitus, T1DM)

胰岛β细胞破坏,常导致胰岛素绝对缺乏。

1. **免疫介导性** (1A)急性型及缓发型。

2. **特发性** (1B)无自身免疫证据。

(二)2型糖尿病(type 2 diabetes mellitus, T2DM)

从以胰岛素抵抗为主伴胰岛素进行性分泌不足,到以胰岛素进行性分泌不足为主伴胰岛素抵抗。

(三)其他特殊类型糖尿病

是在不同水平上(从环境因素到遗传因素或两者间的相互作用)病因学相对明确的一类高血糖状态。

1. **胰岛β细胞功能的基因缺陷** ①青年人中的成年发病型糖尿病(maturity-onset diabetes mellitus of the young,MODY);②线粒体基因突变糖尿病;③其他。

2. **胰岛素作用的基因缺陷** A型胰岛素抵抗、妖精貌综合征、Rabson-Mendenhall综合征、脂肪萎缩型糖尿病等。

3. 胰腺外分泌疾病　胰腺炎、创伤/胰腺切除术、胰腺肿瘤、胰腺囊性纤维化病、血色病、纤维钙化性胰腺病等。

4. 内分泌疾病　肢端肥大症、库欣综合征、胰高血糖素瘤、嗜铬细胞瘤、甲状腺功能亢进症、生长抑素瘤、醛固酮瘤及其他。

5. 药物或化学品所致的糖尿病　Vacor(N-3 吡啶甲基 N-P 硝基苯尿素)、喷他脒、烟酸、糖皮质激素、甲状腺激素、二氮嗪、β 肾上腺素能激动剂、噻嗪类利尿剂、苯妥英钠、α-干扰素及其他。

6. 感染　先天性风疹、巨细胞病毒感染及其他。

7. 不常见的免疫介导性糖尿病　僵人(stiff-man)综合征、抗胰岛素受体抗体及其他。

8. 其他与糖尿病相关的遗传综合征　Down 综合征、Klinefelter 综合征、Turner 综合征、Wolfram 综合征、Friedreich 共济失调、Huntington 舞蹈病、Laurence-Moon-Beidel 综合征、强直性肌营养不良、卟啉病、Prader-Willi 综合征及其他。

(四) 妊娠糖尿病(gestational diabetes mellitus，GDM)

指妊娠期间发生的不同程度的糖代谢异常。

不包括孕前已诊断或已患糖尿病的病人，后者称为糖尿病合并妊娠。

糖尿病病人中 T2DM 最多见，占 90% ~95%。T1DM 在亚洲较少见，但在某些国家和地区发病率较高；估计我国 T1DM 占糖尿病的比例小于 5%。

【病因、发病机制和自然史】

糖尿病的病因和发病机制极为复杂，至今未完全阐明。不同类型其病因不尽相同，即使在同一类型中也存在异质性。总的来说，遗传因素及环境因素共同参与其发病。胰岛素由胰岛 β 细胞合成和分泌，经血液循环到达体内各组织器官的靶细胞，与特异受体结合并引发细胞内物质代谢效应，在这过程中任何一个环节发生异常均可导致糖尿病。

在糖尿病的自然进程中，无论其病因如何，都会经历几个阶段：病人已存在糖尿病相关的病理生理改变(如自身免疫抗体阳性、胰岛素抵抗、胰岛 β 细胞功能缺陷)相当长时间，但糖耐量仍正常；随病情进展首先出现糖调节受损(impaired glucose regulation，IGR)，包括空腹血糖受损(impaired fasting glucose，IFG)和(或)糖耐量减退(impaired glucose tolerance，IGT)，IGR 代表了正常葡萄糖稳态和糖尿病高血糖之间的中间代谢状态；最后进展至糖尿病。

(一) T1DM

绝大多数是自身免疫性疾病，遗传因素和环境因素共同参与其发病。某些外界因素(如病毒感染、化学毒物和饮食等)作用于有遗传易感性的个体，激活 T 淋巴细胞介导的一系列自身免疫反应，引起选择性胰岛 β 细胞破坏和功能衰竭，体内胰岛素分泌不足进行性加重，最终导致糖尿病。近年来证实，随着儿童青少年超重和肥胖发病率的升高，部分 T1DM 也存在胰岛素抵抗，后者在 T1DM 的发病和(或)加速病情恶化中也起一定作用。T1DM 的发病环节和临床表现具有高度异质性。

1. 遗传因素　在同卵双生子中 T1DM 同病率达 30% ~40%，提示遗传因素在 T1DM 发病中起重要作用。T1DM 遗传易感性涉及 50 多个基因，包括 HLA 基因和非 HLA 基因，现尚未被完全识别。已知位于 6 号染色体短臂的 HLA 基因为主效基因，贡献了遗传易感性的 50%，其他为次效基因。HLA-Ⅰ、Ⅱ类分子参与了 $CD4^+$ T 淋巴细胞及 $CD8^+$ 杀伤 T 淋巴细胞的免疫耐受和免疫损伤，从而参与了 T1DM 的发病。特定的 HLA 基因和单倍体与 T1DM 发病有关：DR3-DQ2/DR 4-DQ8 为易感基因，易感基因有促发个体产生自身抗体和胰岛炎的倾向，但尚不足以引起显性糖尿病。其他基因可能也参与了 T1DM 的易感性：如 INS 5′VNTR(胰岛素基因的非编码启动区，染色体 11 p)可能影响胰岛素基因的表达，继而影响胸腺对胰岛素反应 T 淋巴细胞的选择；CTLA4(细胞毒性淋巴细胞抗原 A 基因，染色体 2q)在 T 淋巴细胞作用和调控中起作用；PTPN22(非受体型蛋白酪氨酸磷酸酶 N22 基因，染色体 1p)也是 T 淋巴细胞作用的调控因子等。近年还发现许多调节 β 细胞凋亡和胰岛素分泌的基因也参与从胰岛炎进展为糖尿病的过程。同时，表观遗传学调控影响基因表达和功能也可能在 T1DM 的发

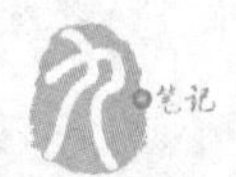

病中起重要作用。

T1DM 存在着遗传异质性，遗传背景不同的亚型其病因、发病机制及临床表现不尽相同。

2. 环境因素　过去 30 年中，全世界的 T1DM 的发病率上升了数倍，提示环境因素在 T1DM 发病中起重要作用。

（1）病毒感染：已知与 T1DM 发病有关的病毒包括风疹病毒、腮腺炎病毒、柯萨奇病毒、脑心肌炎病毒和巨细胞病毒等，近年肠道病毒也备受关注。病毒感染可直接损伤 β 细胞，迅速、大量破坏 β 细胞或使细胞发生微细变化，数量逐渐减少。病毒感染还可损伤 β 细胞而暴露其抗原成分、打破自身免疫耐受，进而启动自身免疫反应，现认为这是病毒感染导致 β 细胞损伤的主要机制。同时，基于 T1DM 动物模型的研究发现胃肠道中微生物失衡也可能与该病的发生有关。

（2）化学毒物和饮食因素：链脲佐菌素和四氧嘧啶糖尿病动物模型以及灭鼠剂吡甲硝苯脲所造成的人类糖尿病属于非免疫介导性 β 细胞破坏（急性损伤）或免疫介导性 β 细胞破坏（小剂量、慢性损伤）。但目前尚未识别出明确的致病因素。

3. 自身免疫　许多证据支持 T1DM 为自身免疫性疾病：①遗传易感性与 HLA 区域密切相关，而 HLA 区域与免疫调节以及自身免疫性疾病的发生有密切关系；②常伴发其他自身免疫性疾病，如桥本甲状腺炎、Addison 病等；③早期病理改变为胰岛炎，表现为淋巴细胞浸润；④已发现近 90% 新诊断的 T1DM 病人血清中存在针对 β 细胞的单株抗体；⑤动物研究表明，免疫抑制治疗可预防小剂量链脲佐菌素所致的动物糖尿病；⑥同卵双生子中有糖尿病的一方从无糖尿病一方接受胰腺移植后迅速发生胰岛炎和 β 细胞破坏。

（1）体液免疫：已发现 90% 新诊断的 T1DM 病人血清中存在针对 β 细胞的单株抗体，比较重要的有多株胰岛细胞抗体（ICA）、胰岛素抗体（IAA）、谷氨酸脱羧酶抗体（GADA）、蛋白质酪氨酸磷酸酶样蛋白抗体（IA-2A 及 IA-2BA）、锌转运体 8 抗体（ZnT8A）等。出现两种自身抗体阳性，今后发生 T1DM 的可能性达到 70%，因此胰岛细胞自身抗体检测可预测 T1DM 的发病及确定高危人群，并可协助糖尿病分型及指导治疗。

（2）细胞免疫：细胞免疫异常在 T1DM 发病中起更重要作用。细胞免疫失调表现为致病性和保护性 T 淋巴细胞比例失衡及其所分泌细胞因子或其他介质相互作用紊乱，其间关系错综复杂，一般认为发病经历 3 个阶段：①免疫系统被激活；②免疫细胞释放各种细胞因子；③胰岛 β 细胞受到激活的 T 淋巴细胞影响，或在各种细胞因子或其他介质单独或协同作用下，受到直接或间接的高度特异性的自身免疫性攻击，导致胰岛炎。T1DMβ 细胞破坏可由于坏死或凋亡，其中凋亡更为重要。

4. T1DM 的自然史　T1DM 的发生发展经历以下阶段：①个体具有遗传易感性，临床无任何异常；②某些触发事件如病毒感染引起少量 β 细胞破坏并启动长期、慢性的自身免疫过程；此过程持续性或间歇性，期间伴随 β 细胞的再生；③出现免疫异常，可检测出各种胰岛细胞抗体；④β 细胞数目开始减少，仍能维持糖耐量正常；⑤β 细胞持续损伤达到一定程度时（儿童青少年起病者通常只残存 10% ~20% β 细胞，成年起病者，起病时残存的 β 细胞可达 40%），胰岛素分泌不足，出现糖耐量降低或临床糖尿病，需用外源胰岛素治疗；⑥β 细胞几乎完全消失，需依赖外源胰岛素维持生命。但 T1DM 的自然病程在不同个体发展不同，儿童青少年起病者往往进展较快，而成年起病者进展较慢，有时与 MODY 或 T2DM 在临床上难以鉴别。

（二）T2DM

也是由遗传因素及环境因素共同作用而引起的多基因遗传性复杂病，是一组异质性疾病，目前对 T2DM 的病因和发病机制仍然认识不足。

1. 遗传因素与环境因素　同卵双生子中 T2DM 的同病率接近 100%，但起病和病情进程则受环境因素的影响而变异甚大。其遗传特点为：①参与发病的基因很多，分别影响糖代谢有关过程中的某个中间环节，而对血糖值无直接影响；②每个基因参与发病的程度不等，大多数为次效基因，可能有个别为主效基因；③每个基因只是赋予个体某种程度的易感性，并不足以致病，也不一定是致病所必需；

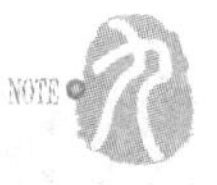

④多基因异常的总效应形成遗传易感性。环境因素包括年龄增长、现代生活方式、营养过剩、体力活动不足、子宫内环境以及应激、化学毒物等。在遗传因素和上述环境因素共同作用下所引起的肥胖，特别是中心性肥胖，与胰岛素抵抗和 T2DM 的发生密切相关。

2. 胰岛素抵抗和 β 细胞功能缺陷 β 细胞功能缺陷导致不同程度的胰岛素缺乏和组织(特别是骨骼肌和肝脏)的胰岛素抵抗是 T2DM 发病的两个主要环节。不同病人其胰岛素抵抗和胰岛素分泌缺陷在发病中的重要性不同，同一病人在疾病进程中两者的相对重要性也可能发生变化。在存在胰岛素抵抗的情况下，如果 β 细胞能代偿性增加胰岛素分泌，则可维持血糖正常；当 β 细胞功能无法代偿胰岛素抵抗时，就会发生 T2DM。

(1) 胰岛素抵抗：胰岛素降低血糖的主要机制包括抑制肝脏葡萄糖产生、刺激内脏组织(如肝脏)对葡萄糖的摄取以及促进外周组织(骨骼肌、脂肪)对葡萄糖的利用。胰岛素抵抗指胰岛素作用的靶器官(主要是肝脏、肌肉和脂肪组织)对胰岛素作用的敏感性降低。

胰岛素抵抗是 T2DM 的特性，现认为可能是多数 T2DM 发病的始发因素，且产生胰岛素抵抗的遗传背景也会影响 β 细胞对胰岛素抵抗的代偿能力。但胰岛素抵抗的发生机制至今尚未阐明。目前主要有脂质超载和炎症两种论点：脂肪细胞增大致血液循环中游离脂肪酸(FFA)及其代谢产物水平增高以及在非脂肪细胞(主要是肌细胞、肝细胞、胰岛 β 细胞)内沉积，从而抑制胰岛素信号转导；增大的脂肪细胞吸引巨噬细胞，分泌炎症性信号分子(如 TNF-α、抵抗素、IL-6 等)，通过 Jun 氨基端激酶(JNK)阻断骨骼肌内的胰岛素信号转导；两者相互交叉，互有补充。

(2) β 细胞功能缺陷：在 T2DM 的发病中起关键作用，β 细胞对胰岛素抵抗的失代偿是导致 T2DM 发病的最后共同机制。从糖耐量正常到 IGT 到 T2DM 的进程中，β 细胞功能呈进行性减退。

β 细胞功能缺陷主要表现为：①胰岛素分泌量的缺陷：T2DM 早期空腹胰岛素水平正常或升高，葡萄糖刺激后胰岛素分泌代偿性增多；随着疾病进展，胰岛素最大分泌水平降低。②胰岛素分泌模式异常：静脉注射葡萄糖后(IVGTT 或高糖钳夹试验)第一时相胰岛素分泌减弱或消失；口服葡萄糖耐量试验中早时相胰岛素分泌延迟、减弱或消失；疾病早期第二时相(或晚时相)胰岛素分泌呈代偿性升高及峰值后移。病情进一步发展则对葡萄糖和非葡萄糖刺激反应均减退。胰岛素脉冲式分泌缺陷：胰岛素快速分泌减弱及昼夜节律紊乱。③胰岛素分泌质的缺陷：胰岛素原/胰岛素的比例增加。

目前造成胰岛 β 细胞缺陷的病因和易感因素、导致 β 细胞损害的启动因素和加重机制仍不明确。可能涉及多因素，且可能主要是由基因决定的。在糖尿病发病过程中，线粒体功能异常、三羧酸循环碳的提供和消耗异常、AMPK/丙二酰辅酶 A、TG/FFA 循环、β 细胞合成和分泌胰岛素的生物学过程的障碍、子宫内或生命早期的内分泌激素改变和营养不良等引起的 β 细胞数量减少等都可能是 β 细胞缺陷的先天因素；糖脂毒性、氧化应激、内质网应激等则可能是 β 细胞缺陷的始动因素；而糖脂毒性、氧化应激和内质网应激、胰岛炎症、糖基化终末产物在胰岛堆积、胰岛脂肪和(或)淀粉样物质沉积等，导致 β 细胞对葡萄糖的敏感性下降、β 细胞低分化(或转分化)和(或)过度凋亡等使 β 细胞的结构和功能进一步恶化。

3. 胰岛 α 细胞功能异常和肠促胰素分泌缺陷 胰岛中 α 细胞分泌胰高血糖素在保持血糖稳态中起重要作用。正常情况下，进餐后血糖升高刺激早时相胰岛素分泌和胰高血糖素样多肽-1(GLP-1)分泌，抑制 α 细胞分泌胰高血糖素，从而使肝糖输出减少，防止出现餐后高血糖。T2DM 病人由于胰岛 β 细胞数量明显减少，α/β 细胞比例显著增加；同时 α 细胞对葡萄糖的敏感性下降，从而导致胰高血糖素分泌增多，肝糖输出增加。

肠促胰素 GLP-1 由肠道 L 细胞分泌，主要生物作用包括刺激 β 细胞葡萄糖介导的胰岛素合成和分泌、抑制胰高血糖素分泌。其他生物学效应包括延缓胃内容物排空、抑制食欲及摄食、促进 β 细胞增殖和减少凋亡、改善血管内皮功能和保护心脏功能等。GLP-1 在体内迅速被 DPP-Ⅳ降解而失去生物活性，其血浆半衰期不足 2 分钟。已证实，T2DM 病人负荷后 GLP-1 的释放曲线低于正常个体；提高 T2DM 病人 GLP-1 水平后，可观察到葡萄糖依赖性的促胰岛素分泌和抑制胰高血糖素分泌，并可恢复

α 细胞对葡萄糖的敏感性。

胰岛 α 细胞功能异常和 GLP-1 分泌缺陷在 T2DM 发病中也起重要作用。

4. 肠道 近年研究表明,T2DM 病人肠道菌群结构及功能与健康人不同,肠道菌群可能通过干预宿主营养及能量的吸收利用、影响体质量和胆汁酸代谢、促进脂肪的合成及储存、影响慢性低度炎症反应等机制参与 T2DM 的发生发展。

5. T2DM 的自然史 T2DM 早期存在胰岛素抵抗而 β 细胞可代偿性增加胰岛素分泌时,血糖可维持正常;当 β 细胞无法分泌足够的胰岛素以代偿胰岛素抵抗时,则会进展为 IGR 和糖尿病。IGR 和糖尿病早期不需胰岛素治疗的阶段较长,部分病人可仅通过生活方式干预即可使血糖得到控制,多数病人则需在此基础上使用口服降糖药使血糖达理想控制;随 β 细胞分泌胰岛素功能进行性下降,病人需应用胰岛素控制高血糖,但不依赖外源胰岛素维持生命;但随着病情进展,相当一部分病人需用胰岛素控制血糖及维持生命。

【临床表现】

(一)基本临床表现

1. 代谢紊乱症状群 血糖升高后因渗透性利尿引起多尿,继而口渴多饮;外周组织对葡萄糖利用障碍,脂肪分解增多,蛋白质代谢负平衡,渐见乏力、消瘦,儿童生长发育受阻;病人常有易饥、多食。故糖尿病的临床表现常被描述为“三多一少”,即多尿、多饮、多食和体重减轻。可有皮肤瘙痒,尤其外阴瘙痒。血糖升高较快时可使眼房水、晶状体渗透压改变而引起屈光改变致视物模糊。许多病人无任何症状,仅于健康检查或因各种疾病就诊化验时发现高血糖。

2. 并发症和(或)伴发病 见下文。

(二)常见类型糖尿病的临床特点

1. T1DM

(1)免疫介导性 T1DM(1A 型):诊断时临床表现变化很大,可以是轻度非特异性症状、典型三多一少症状或昏迷。多数青少年病人起病较急,症状较明显;如未及时诊断治疗,当胰岛素严重缺乏时,可出现糖尿病酮症酸中毒(详见下文“DKA”)。多数 T1DM 病人起病初期都需要胰岛素治疗,使代谢恢复正常,但此后可能有持续数周至数个月不等的时间需要的胰岛素剂量很小,即所谓“蜜月期”,这是由于 β 细胞功能得到部分恢复。某些成年病人起病缓慢,早期临床表现不明显,经历一段或长或短的不需胰岛素治疗的阶段,称为“成人隐匿性自身免疫性糖尿病(latent autoimmune diabetes in adults,LADA)”。多数 1A 型病人血浆基础胰岛素水平低于正常,葡萄糖刺激后胰岛素分泌曲线低平。胰岛 β 细胞自身抗体检查可以阳性。

(2)特发性 T1DM(1B 型):通常急性起病,β 细胞功能明显减退甚至衰竭,临床上表现为糖尿病酮症甚至酸中毒,但病程中 β 细胞功能可以好转以至于一段时期无需继续胰岛素治疗。β 细胞自身抗体检查阴性。病因未明,其临床表型的差异反映出病因和发病机制的异质性。诊断时需排除单基因突变糖尿病。

2. T2DM 为一组异质性疾病。可发生在任何年龄,但多见于成人,常在 40 岁以后起病;多数起病隐匿,症状相对较轻,半数以上无任何症状;不少病人因慢性并发症、伴发病或仅于健康检查时发现。常有家族史。很少自发性发生 DKA,但在应激、严重感染、中断治疗等诱因下也可发生。临床上与肥胖症、血脂异常、高血压等疾病常同时或先后发生。由于诊断时病人所处的疾病病程不同,其 β 细胞功能表现差异较大,有些早期病人进食后胰岛素分泌高峰延迟,餐后 3 ~ 5 小时血浆胰岛素水平不适当地升高,引起反应性低血糖,可成为这些病人的首发临床表现。

3. 某些特殊类型糖尿病

(1)青年人中的成年发病型糖尿病(MODY):是一组高度异质性的单基因遗传病。目前已确定至少有 13 个亚型。主要临床特征:①有三代或以上家族发病史,且符合常染色体显性遗传规律;②发病年龄小于 25 岁;③无酮症倾向,至少 5 年内不需用胰岛素治疗。

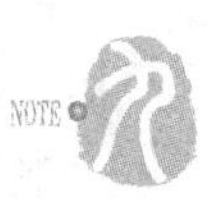

（2）线粒体基因突变糖尿病：临床特征为：①母系遗传；②发病早，β 细胞功能逐渐减退，自身抗体阴性；③身材多消瘦；④常伴神经性耳聋或其他神经肌肉表现。

（3）糖皮质激素所致糖尿病：部分病人应用糖皮质激素后可诱发或加重糖尿病，常常与剂量和使用时间相关。多数病人停用后糖代谢可恢复正常。无论以往有否糖尿病，使用糖皮质激素时均应监测血糖，及时调整降糖方案，首选胰岛素控制高血糖。

4. 妊娠糖尿病 GDM 通常是在妊娠中、末期出现，一般只有轻度无症状性血糖增高。GDM 妇女分娩后血糖一般可恢复正常，但未来发生 T2DM 的风险显著增加，故 GDM 病人应在产后 4～12 周筛查糖尿病，并长期追踪观察。

【并发症】

（一）急性严重代谢紊乱

指 DKA 和高渗高血糖综合征，见下文。

（二）感染性疾病

糖尿病容易并发各种感染，血糖控制差者更易发生也更严重。肾盂肾炎和膀胱炎多见于女性病人，容易反复发作，严重者可发生肾及肾周脓肿、肾乳头坏死。疖、痈等皮肤化脓性感染可反复发生，有时可引起脓毒血症。皮肤真菌感染如足癣、体癣也常见。真菌性阴道炎和巴氏腺炎是女性病人常见并发症，多为白念珠菌感染所致。糖尿病合并肺结核的发生率显著增高，病灶多呈渗出干酪性，易扩展播散，且影像学表现多不典型，易致漏诊或误诊。

（三）慢性并发症

可累及全身各重要器官，可单独出现或以不同组合同时或先后出现。并发症可在诊断糖尿病前已存在，有些病人因并发症作为线索而发现糖尿病。在我国，糖尿病是导致成人失明、非创伤性截肢、终末期肾脏病的主要原因。糖尿病使心脏、脑和周围血管疾病风险增加 2～7 倍；与非糖尿病人群相比，糖尿病人群全因死亡、心血管病死亡、失明和下肢截肢风险均明显增高。其中心血管疾病是糖尿病病人致残致死的主要原因。

慢性并发症发病机制极其复杂，尚未完全阐明，认为与遗传易感性、胰岛素抵抗、高血糖、慢性低度炎症状态、血管内皮细胞功能紊乱、血凝异常等多种因素有关。高血糖导致血管损伤与多元醇途径激活、晚期糖基化终末产物形成增加、蛋白激酶 C 途径激活及己糖胺通路激活等有关；高血糖时线粒体电子传递链过氧化物产生过量引起氧化应激，是以上各条途径的共同机制。

1. 微血管病变 微血管是指微小动脉和微小静脉之间、管腔直径在 100μm 以下的毛细血管及微血管网。微血管病变是糖尿病的特异性并发症，其典型改变是微血管基底膜增厚和微循环障碍。主要危险因素包括长糖尿病病程、血糖控制不良、高血压、血脂异常、吸烟、胰岛素抵抗等；遗传背景在发病中也起重要作用。微血管病变可累及全身各组织器官，主要表现在视网膜、肾、神经和心肌组织，其中以糖尿病肾病和视网膜病变尤为重要。

（1）糖尿病肾病：慢性肾脏病变（chronic kidney disease，CKD）的一种重要类型，是终末期肾衰竭的主要原因，是 T1DM 的主要死因。在 T2DM，其严重性仅次于心、脑血管疾病。常见于病史超过 10 年的病人。糖尿病微血管病变主要引起肾小球病变，病理改变有 3 种类型：①结节性肾小球硬化型：有高度特异性；②弥漫性肾小球硬化型：最常见，对肾功能影响最大，但特异性较低，类似病变也可见于系膜毛细血管性肾小球肾炎和系统性红斑狼疮等疾病；③渗出性病变：特异性不高，也可见于慢性肾小球肾炎。近年发现，肾小管间质病变（如肾间质纤维化、肾小管萎缩等）的发生可以早于肾小球病变，且在肾功能损害进展中起重要作用。肾活检所见组织学改变与临床表现和肾功能损害程度之间缺乏恒定的相关性。

T1DM 所致肾损害的发生、发展可分五期，T2DM 导致的肾损害也参考该分期。①Ⅰ期：为糖尿病初期，肾小球超滤过是此期最突出特征，肾体积增大，肾小球入球小动脉扩张，肾血浆流量增加，肾小球内压增加，肾小球滤过率（GFR）明显升高；②Ⅱ期：肾小球毛细血管基底膜（GBM）增厚及系膜基质

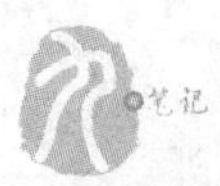

轻度增宽；尿白蛋白排泄率（UAER）多数正常，可间歇性增高（如运动后、应激状态），GFR 轻度增高；③Ⅲ期：早期糖尿病肾病期，GBM 增厚及系膜基质增宽明显，小动脉壁出现玻璃样变；出现持续微量白蛋白尿，UAER 持续在 20～200μg/min（正常<10μg/min），GFR 仍高于正常或正常；④Ⅳ期：临床糖尿病肾病期，肾小球病变更重，部分肾小球硬化，灶状肾小管萎缩及间质纤维化；尿蛋白逐渐增多，UAER>200μg/min，相当于尿蛋白总量>0.5g/24h；GFR 下降；可伴有水肿和高血压，肾功能逐渐减退；部分病人可表现为肾病综合征；⑤Ⅴ期：尿毒症，多数肾单位闭锁；UAER 降低，血肌酐升高，血压升高。美国糖尿病协会（ADA）推荐筛查和诊断微量白蛋白尿采用测定即时尿标本的白蛋白/肌酐比率，<30μg/mg、30～299μg/mg 和≥300μg/mg 分别定义为正常、微量白蛋白尿和大量白蛋白尿。

糖尿病病人除可发生肾脏微血管病变外，也常合并高血压、血脂异常、动脉粥样硬化症及其他慢性肾脏疾病，这些因素共同引起及促进了糖尿病 CKD 的发生和发展，且多数糖尿病 CKD 的发病涉及多个因素，临床很难截然区别。病理检查在慢性肾损害病因鉴别中具有重要价值，临床鉴别困难时可行肾穿刺病理检查以协助诊断。CKD 的分期及评估指标见慢性肾衰竭章节。

（2）糖尿病视网膜病变：病程超过 10 年的糖尿病病人常合并程度不等的视网膜病变，是失明的主要原因之一。2002 年国际临床分级标准依据散瞳后检眼镜检查，将糖尿病视网膜改变分为两大类、六期。Ⅰ期：微血管瘤、小出血点；Ⅱ期：出现硬性渗出；Ⅲ期：出现棉絮状软性渗出；Ⅳ期：新生血管形成、玻璃体积血；Ⅴ期：纤维血管增殖、玻璃体机化；Ⅵ期：牵拉性视网膜脱离、失明。以上Ⅰ～Ⅲ期为非增殖期视网膜病变（NPDR），Ⅳ～Ⅵ期为增殖期视网膜病变（PDR）。当出现 PDR 时，常伴有糖尿病肾病及神经病变。

（3）其他：心脏微血管病变和心肌代谢紊乱可引起心肌广泛灶性坏死，称为糖尿病心肌病，可诱发心力衰竭、心律失常、心源性休克和猝死。可与其他心脏病共存，预后更差。

2. 动脉粥样硬化性心血管疾病（ASCVD） 动脉粥样硬化的易患因素如肥胖、高血压、血脂异常等在糖尿病（主要是 T2DM）人群中的发生率均明显增高，致糖尿病人群动脉粥样硬化的患病率较高，发病更早，病情进展较快。动脉粥样硬化主要侵犯主动脉、冠状动脉、脑动脉、肾动脉和肢体动脉等，引起冠心病、缺血性或出血性脑血管病、肾动脉硬化、肢体动脉硬化等。

3. 神经系统并发症 可累及神经系统任何一部分。病因复杂，可能涉及动脉粥样硬化血管疾病和微血管病变、代谢因素、自身免疫机制以及生长因子不足等。

（1）中枢神经系统并发症：①伴随严重 DKA、高渗高血糖综合征或低血糖症出现的神志改变；②缺血性脑卒中；③脑老化加速及老年性痴呆等。

（2）周围神经病变：常见的类型有：①远端对称性多发性神经病变：是最常见的类型；以手足远端感觉运动神经受累最多见。通常为对称性，典型者呈手套或袜套式分布；下肢较上肢严重，先出现肢端感觉异常，可伴痛觉过敏、疼痛；后期感觉丧失，可伴运动神经受累，手足小肌群萎缩，出现感觉性共济失调及神经性关节病（Charcot 关节）。腱反射早期亢进、后期减弱或消失，音叉震动感减弱或消失。电生理检查可早期发现感觉和运动神经传导速度减慢。②局灶性单神经病变：可累及任何脑神经或脊神经，但以动眼神经、正中神经及腘神经最常见，一般起病急，表现为病变神经分布区域疼痛，常是自限性。③非对称性的多发局灶性神经病变：指同时累及多个单神经的神经病变。④多发神经根病变（糖尿病性肌萎缩）：最常见为腰段多发神经根病变，典型表现为初起股、髋和臀部疼痛，后骨盆近端肌群软弱、萎缩。

诊断糖尿病周围神经病变时需排除其他病因引起的神经病变。

（3）自主神经病变：一般认为有症状者预后不良。多影响胃肠、心血管、泌尿生殖系统等。临床表现为胃排空延迟（胃轻瘫）、腹泻（饭后或午夜）、便秘等；休息时心动过速、直立性低血压、寂静性心肌缺血、QT 间期延长等，严重者可发生心脏性猝死；残尿量增加、尿失禁、尿潴留等；其他还有阳痿、瞳孔改变（缩小且不规则、光反射消失、调节反射存在）、排汗异常（无汗、少汗或多汗）等。

4. 糖尿病足 指与下肢远端神经异常和不同程度周围血管病变相关的足部溃疡、感染和（或）深

层组织破坏，是糖尿病最严重和治疗费用最多的慢性并发症之一，是糖尿病非外伤性截肢的最主要原因。轻者表现为足部畸形、皮肤干燥和发凉、胼胝(高危足)；重者可出现足部溃疡、坏疽。

5. 其他 糖尿病还可引起视网膜黄斑病、白内障、青光眼、屈光改变、虹膜睫状体病变等。口腔疾病也是常见的糖尿病并发症，而年龄≥30岁的口腔疾病病人不少存在糖代谢异常。皮肤病变也很常见，某些为糖尿病特异性，大多数为非特异性。糖尿病病人某些癌症如肝癌、胰腺癌、膀胱癌等的患病率升高。此外，抑郁、焦虑和认知功能损害等也较常见。

【实验室检查】

(一) 糖代谢异常严重程度或控制程度的检查

1. 尿糖测定 尿糖阳性是诊断糖尿病的重要线索。但尿糖阳性只是提示血糖值超过肾糖阈(约10mmol/L)，因而尿糖阴性不能排除糖尿病可能。并发肾脏病变时，肾糖阈升高，虽然血糖升高，但尿糖阴性。肾糖阈降低时，虽然血糖正常，尿糖可阳性。

2. 血糖测定和口服葡萄糖耐量试验(oral glucose tolerance test, OGTT) 血糖升高是诊断糖尿病的主要依据，也是判断糖尿病病情和控制情况的主要指标。血糖值反映的是瞬间血糖状态，常用葡萄糖氧化酶法测定。抽静脉血或取毛细血管血，可用血浆、血清或全血。如血细胞比容正常，血浆、血清血糖数值比全血血糖可升高15%。诊断糖尿病时必须用静脉血浆测定血糖，治疗过程中随访血糖控制情况可用便携式血糖计测定末梢血糖。

当血糖高于正常范围而又未达到糖尿病诊断标准时，须进行OGTT。OGTT应在无摄入任何热量8小时后，清晨空腹进行，成人口服75g无水葡萄糖，溶于250～300ml水中，5～10分钟内饮完，测定空腹及开始饮葡萄糖水后2小时的静脉血浆葡萄糖。儿童服糖量按1.75g/kg计算，总量不超过75g。

如下因素可影响OGTT结果的准确性：试验前连续3日膳食中糖类摄入受限、长期卧床或极少活动、应激情况、应用药物(如噻嗪类利尿剂、β受体阻断剂、糖皮质激素等)、吸烟等。因此急性疾病或应激情况时不宜行OGTT；试验过程中，受试者不喝茶及咖啡、不吸烟、不做剧烈运动；试验前3天内摄入足量碳水化合物；试验前3～7天停用可能影响结果的药物。

3. 糖化血红蛋白(GHbA1)和糖化血浆白蛋白测定 GHbA1是葡萄糖或其他糖与血红蛋白的氨基发生非酶催化反应(一种不可逆的蛋白糖化反应)的产物，其量与血糖浓度呈正相关。GHbA1有a、b、c三种，以GHbA1c(HbA1c)最为主要。正常人HbA1c占血红蛋白总量的3%～6%，不同实验室之间其参考值有一定差异。血糖控制不良者HbA1c升高，并与血糖升高的程度和持续时间相关。由于红细胞在血液循环中的寿命约为120天，因此HbA1c反映病人近8～12周平均血糖水平。需要注意HbA1c受检测方法、有否贫血和血红蛋白异常疾病、红细胞转换速度、年龄等诸多因素的影响。另外，HbA1c不能反映瞬时血糖水平及血糖波动情况，也不能确定是否发生过低血糖。

血浆蛋白(主要为白蛋白)同样也可与葡萄糖发生非酶催化的糖化反应而形成果糖胺(fructosamine, FA)，其形成的量也与血糖浓度和持续时间相关，正常值为1.7～2.8mmol/L。由于白蛋白在血中半衰期为19天，故FA反映病人近2～3周内平均血糖水平，为糖尿病病人近期病情监测的指标。

(二) 胰岛β细胞功能检查

1. 胰岛素释放试验 正常人空腹基础血浆胰岛素为35～145pmol/L(5～20mU/L)，口服75g无水葡萄糖(或100g标准面粉制作的馒头)后，血浆胰岛素在30～60分钟上升至高峰，峰值为基础值的5～10倍，3～4小时恢复到基础水平。本试验反映基础和葡萄糖介导的胰岛素释放功能。胰岛素测定受血清中胰岛素抗体和外源性胰岛素干扰。

2. C肽释放试验 方法同上。正常人空腹基础值不小于400pmol/L，高峰时间同上，峰值为基础值的5～6倍。也反映基础和葡萄糖介导的胰岛素释放功能。C肽测定不受血清中的胰岛素抗体和外源性胰岛素影响。

3. 其他检测β细胞功能的方法 如静脉注射葡萄糖-胰岛素释放试验和高糖钳夹试验可了解胰岛素释放第一时相；胰高血糖素-C肽刺激试验和精氨酸刺激试验可了解非糖介导的胰岛素分泌功能

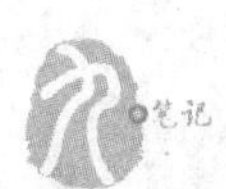

等。可根据病人的具体情况和检查目的而选用。

（三）并发症检查

急性严重代谢紊乱时的酮体、电解质、酸碱平衡检查，心、肝、肾、脑、眼科、口腔以及神经系统的各项辅助检查等。

（四）有关病因和发病机制的检查

GADA、ICA、IAA、IA-2A 及 ZnT8A 的联合检测；胰岛素敏感性检查；基因分析等。

【诊断与鉴别诊断】

在临床工作中要善于发现糖尿病，尽可能早期诊断和治疗。糖尿病诊断以血糖异常升高作为依据，血糖的正常值和糖代谢异常的诊断切点是依据血糖值与糖尿病和糖尿病特异性并发症（如视网膜病变）发生风险的关系来确定。应注意如单纯检查空腹血糖，糖尿病漏诊率高，应加验餐后血糖，必要时进行 OGTT。诊断时应注意是否符合糖尿病诊断标准、分型、有无并发症（及严重程度）和伴发病或加重糖尿病的因素存在。

1. 诊断线索 ①三多一少症状。②以糖尿病各种急慢性并发症或伴发病首诊的病人。③高危人群：有 IGR 史；年龄≥45 岁；超重或肥胖；T2DM 的一级亲属；GDM 史；多囊卵巢综合征；长期接受抗抑郁症药物治疗等。

此外，45 岁以上健康体检或因各种疾病、手术住院时应常规排除糖尿病。

2. 诊断标准 我国目前采用国际上通用 WHO 糖尿病专家委员会（1999）提出的诊断和分类标准（表 7-22-1 和表 7-22-2），要点如下：

表 7-22-1 糖尿病诊断标准

（WHO 糖尿病专家委员会报告，1999 年）

诊断标准	静脉血浆葡萄糖水平（mmol/L）
（1）糖尿病症状加随机血糖	≥11.1
或	
（2）空腹血糖（FPG）	≥7.0
或	
（3）OGTT 2 小时血糖（2hPG）	≥11.1

注：若无典型“三多一少”的症状，需再测一次予证实，诊断才能成立。随机血糖不能用来诊断 IFG 或 IGT

表 7-22-2 糖代谢状态分类

（WHO 糖尿病专家委员会报告，1999 年）

糖代谢分类	静脉血浆葡萄糖（mmol/L）	
	空腹血糖（FPG）	糖负荷后 2 小时血糖（2hPPG）
正常血糖（NGR）	<6.1	<7.8
空腹血糖受损（IFG）	6.1～<7.0	<7.8
糖耐量减低（IGT）	<7.0	7.8～<11.1
糖尿病（DM）	≥7.0	≥11.1

注：2003 年 11 月 WHO 糖尿病专家委员会建议将 IFG 的界限值修订为 5.6～6.9mmol/L

（1）糖尿病诊断是基于空腹血糖（fasting plasma glucose，FPG）、随机血糖（任意时间点）或 OGTT 中 2 小时血糖值（2 hours plasma glucose，2hPG）。空腹指至少 8 小时内无任何热量摄入；任意时间指一日内任何时间，无论上一次进餐时间及食物摄入量。糖尿病症状指多尿、烦渴多饮和难以解释的体重减轻。FPG 3.9～6.0mmol/L 为正常；6.1～6.9mmol/L 为 IFG；≥7.0mmol/L应考虑糖尿病。OGTT 2hPG<7.8mmol/L 为正常糖耐量；7.8～11.0mmol/L 为 IGT；≥11.1mmol/L 应考虑糖尿病。

（2）糖尿病的临床诊断推荐采用葡萄糖氧化酶法测定静脉血浆葡萄糖。

（3）对于无糖尿病症状、仅一次血糖值达到糖尿病诊断标准者，须在另一天复查核实而确定诊

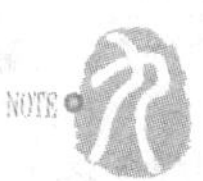

断；如复查结果未达到糖尿病诊断标准，应定期复查。IFG 或 IGT 的诊断应根据 3 个月内的两次 OGTT 结果，用其平均值来判断。严重疾病或应激情况下，可发生应激性高血糖，但常为暂时性和自限性，因此不能据此时血糖诊断糖尿病，须在应激消除后复查才能明确其糖代谢状况。

（4）儿童糖尿病诊断标准与成人相同。

（5）妊娠糖尿病强调对具有高危因素的孕妇（GDM 个人史、肥胖、尿糖阳性、或有糖尿病家族史者），孕期首次产前检查时，使用普通糖尿病诊断标准筛查孕前未诊断的 T2DM，如达到糖尿病诊断标准即可判断孕前就患有糖尿病。如初次检查结果正常，则在孕 24～28 周行 75g OGTT，筛查有无 GDM：达到或超过下列至少一项指标：FPG≥5.1mmol/L，1hPG≥10.0mmol/L 和（或）2hPG≥8.5mmol/L 可诊断 GDM。

（6）关于应用 HbA1c 诊断糖尿病 HbA1c 能稳定和可靠地反映病人的预后。ADA 已经将 HbA1c≥6.5%作为糖尿病的诊断标准，WHO 也建议在条件成熟的地方采用 HbA1c 作为糖尿病的诊断指标。由于我国有关 HbA1c 诊断糖尿病切点的相关资料尚不足，且缺乏 HbA1c 检测方法的标准化，故目前在我国尚不推荐采用 HbA1c 诊断糖尿病。但对于采用标准化检测方法并且有严格质量控制的单位，HbA1c≥6.5%可作为诊断糖尿病的参考。如果测得的 HbA1c 和血糖水平之间存在明显的不一致，应该考虑由于血红蛋白变异（如血红蛋白病）对 HbA1c 检测干扰的可能性，并考虑用无干扰的方法或血浆血糖的标准诊断糖尿病。

3. 鉴别诊断　注意鉴别其他原因所致尿糖阳性。

甲亢、胃空肠吻合术后，因碳水化合物在肠道吸收快，可引起进食后 1/2～1 小时血糖过高，出现糖尿，但 FPG 和 2hPG 正常。严重肝病时肝糖原合成受阻，肝糖原贮存减少，进食后 1/2～1 小时血糖过高，出现糖尿，但 FPG 偏低，餐后 2～3 小时血糖正常或低于正常。

4. 分型　最重要的是鉴别 T1DM 和 T2DM，由于二者缺乏明确的生化或遗传学标志，分型主要根据临床特点和发展过程，从发病年龄、起病急缓、症状轻重、体重、有否酮症酸中毒倾向、是否依赖外源胰岛素维持生命等方面，结合胰岛 β 细胞自身抗体和 β 细胞功能检查结果而进行临床综合分析判断。从上述各方面来说，二者的区别都是相对的，有些病人诊断初期可能同时具有 T1DM 和 T2DM 的特点，暂时很难明确归为 T1DM 或 T2DM，这时可先做一个临时性分型，用于指导治疗。然后依据对治疗的初始反应和 β 细胞功能的动态变化再重新评估和分型。此外，目前临床上诊断的 T2DM 可能是一组异质性疾病，随着对糖尿病发病机制研究的深入，将来很可能会有相当一部分归入特殊类型糖尿病。

MODY 和线粒体基因突变糖尿病有一定临床特点，但确诊有赖于基因检测。

5. 并发症和伴发病的诊断　对糖尿病的各种并发症及经常伴随出现的肥胖、高血压、血脂异常、脂肪肝、阻塞性睡眠呼吸暂停、癌症、认知功能障碍、焦虑症、抑郁症等也须进行相应检查和诊断，以便及时治疗。

T1DM 应根据症状和体征进行自身免疫性甲状腺疾病、系统性红斑狼疮等筛查。

【治疗】

由于糖尿病的病因和发病机制尚未完全阐明，目前仍缺乏病因治疗。

糖尿病治疗的近期目标是控制高血糖和相关代谢紊乱以消除糖尿病症状和防止急性严重代谢紊乱；远期目标是预防和（或）延缓糖尿病慢性并发症的发生和发展，维持良好健康和学习、劳动能力，保障儿童生长发育，提高病人的生活质量、降低病死率和延长寿命。

糖尿病管理强调以病人为中心的协同管理模式，管理团队应包括临床医师、护士、营养师、运动学专家、药剂师、口腔医师、足病师及精神科医师等，病人从中得到专业治疗，并积极参与整个治疗过程。在糖尿病诊疗过程中要充分考虑病人的临床特征（如年龄、BMI、性别、种族、遗传差异、合并症、低血糖风险等）及病人的偏好、需求、价值取向。所有临床决策均需病人与临床医师共同制订。

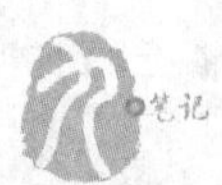

重视对糖尿病病人的综合医学评估和合并症评估。在病人首次就诊时即应进行完整的医学评

估，后续随访也应定期评估，包括并发症和合并症情况和管理、社会心理状态、病人自我管理情况、营养状态、社会支持等。

使新诊断的糖尿病病人达到良好血糖控制可延缓糖尿病微血管病变的发生、发展；早期良好控制血糖可能对动脉粥样硬化性心血管疾病有长期的保护作用（代谢记忆效应），尚可保护 β 细胞功能以及改善胰岛素敏感性；全面控制 T2DM 的危险因素可明显降低动脉粥样硬化性心血管疾病和微血管病变的发生风险和死亡风险。故糖尿病管理须遵循早期和长期、积极而理性、综合治疗和全面达标、治疗措施个体化等原则（表 7-22-3）。IDF 提出糖尿病综合管理五个要点（有“五驾马车”之称）：糖尿病教育、医学营养治疗、运动治疗、血糖监测和药物治疗。

表 7-22-3 糖尿病综合控制目标

（2017 年中国 2 型糖尿病防治指南）

检测指标	目标值
血糖（mmol/L）	
空腹	4.4～7.0
非空腹	≤10.0
HbA1c（%）	<7.0
血压（mmHg）	<130/80
HDL-C（mmol/L）	
男性	>1.0
女性	>1.3
TG（mmol/L）	<1.7
LDL-C（mmol/L）未合并 ASCVD	<2.6
合并 ASCVD	<1.8
体重指数（kg/m²）	<24
尿白蛋白/肌酐比值（mg/mmol）	
男性	<2.5（22mg/g）
女性	<3.5（31mg/g）
或：尿白蛋白排泄率	<20μg/min（30mg/24h）
主动有氧活动（分钟/周）	≥150

应对血糖控制的风险与获益、可行性和社会因素等进行综合评估，为病人制定合理的个体化 HbA1c 控制目标。对大多数非妊娠成人，HbA1c 的合理控制目标为<7%；而对病程短、预期寿命长、无明显 CVD 等病人，可考虑更严格的 HbA1c 目标；对于有严重低血糖病史、预期寿命有限、已有显著微血管或大血管并发症、糖尿病病程长的病人，应采用较为宽松的 HbA1c 目标。

（一）糖尿病健康教育

是重要的基础管理措施，是决定糖尿病管理成败的关键。健康教育包括糖尿病防治专业人员的培训，医务人员的继续医学教育，病人及其家属和公众的卫生保健教育。每位糖尿病病人均应接受全面糖尿病教育，充分认识糖尿病并掌握自我管理技能。

（二）医学营养治疗

医学营养治疗（medical nutrition therapy，MNT）是糖尿病基础管理措施，是综合管理的重要组成部分。推荐所有糖尿病病人接受由营养师制订的个体化的医学营养治疗。对医学营养治疗的依从性是决定病人能否达到理想代谢控制的关键影响因素。其主要目标是：帮助病人制订营养计划和形成良好的饮食习惯、纠正代谢紊乱、达到良好的代谢控制、减少 ASCVD 的危险因素、提供最佳营养以改善病人健康状况、增加胰岛素敏感性和减缓 β 细胞功能障碍的进展。总的原则是确定合理的总能量摄入，合理、均衡地分配各种营养物质，恢复并维持理想体重。

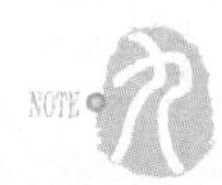

1. 合理控制总热量 控制总能量摄入,体重低于理想体重者、儿童、孕妇、哺乳期妇女、伴有消耗性疾病者,能量摄入可适当增加10% ~20%;肥胖者酌减,使体重逐渐恢复至理想体重的±5%左右。病人每天总能量根据年龄、身高、体重、劳动强度而定。理想体重的估算公式为:理想体重(kg)=身高(cm)-105。成人正常体重者完全卧床时每日每千克理想体重给予能量15~20kcal,休息状态下25~30kcal,轻体力劳动30~35kcal,中度体力劳动35~40kcal,重体力劳动40kcal以上。

2. 营养物质分配 保证碳水化合物的摄入,膳食中碳水化合物供给量应占总热量的50% ~60%,成年病人每日主食摄入量为250~400g,肥胖者酌情可控制在200~250g。不同种类碳水化合物引起血糖增高的速度和程度有很大不同,可用食物血糖生成指数(glycemic index,GI)来衡量。GI指进食恒量的食物(含50g碳水化合物)后2~3小时内的血糖曲线下面积相比空腹时的增幅除以进食50g葡萄糖后的相应增幅,是反映食物引起血糖应答特性的生理学指标。GI≤55%为低GI食物,55% ~70%为中GI食物,GI≥70%为高GI食物。糖尿病病人应选择低GI食物,有利于血糖控制和控制体重。应限制单、双糖的摄入,可适量摄入糖醇和非营养性甜味剂。

蛋白质摄入量应占总热量的15% ~20%,成年病人每日每千克理想体重0.8~1.2g;孕妇、哺乳期妇女、营养不良或伴消耗性疾病者增至1.5~2.0g;伴有糖尿病肾病而肾功能正常者应限制至0.8g;肾小球滤过率降低者,需降至0.6~0.7g。蛋白质应至少有1/2来自动物蛋白质,以保证必需氨基酸的供给。

每日脂肪摄入量占总热量的25% ~30%,其中饱和脂肪酸摄入量小于总能量的10%,胆固醇摄入量<300mg/d。

富含膳食纤维的食品可延缓食物吸收,降低餐后血糖高峰,有利于改善糖、脂代谢紊乱,并增加饱腹感。建议我国成人膳食纤维的摄入量为25~30g/d。每日摄入食盐应限制在6g以下。戒烟限酒。

3. 合理餐次分配 确定每日饮食总热量和糖类、蛋白质、脂肪的组成比例后,按每克糖类、蛋白质产热4kcal,每克脂肪产热9kcal,将热量换算为食品后制订食谱,并根据个体生活习惯、病情和配合药物治疗需要进行安排。可按每日三餐分配为1/5、2/5、2/5或1/3、1/3、1/3等模式。规律饮食、定时定量,注意进餐顺序。

4. 随访 以上仅是原则估算,在治疗过程中随访调整十分重要。养成良好的饮食习惯。

(三) 运动治疗

在糖尿病的管理中占重要地位,尤其对肥胖的T2DM病人,运动可增加胰岛素敏感性,有助于控制血糖和体重。根据年龄、性别、体力、病情、有无并发症以及既往运动情况等,在医师指导下开展有规律的合适运动,循序渐进,并长期坚持。久坐时应每隔30分钟进行一次短暂的身体活动,建议每周150分钟中等强度运动。运动前、后要监测血糖。运动量大或激烈运动时应建议病人调整食物及药物,以免发生低血糖。T1DM病人为避免血糖波动过大,体育锻炼宜在餐后进行。血糖>14~16mmol/L、近期频繁发作低血糖或者血糖波动较大、有糖尿病急性并发症和严重心、脑、眼、肾等慢性并发症者暂不适宜运动。

(四) 病情监测

包括血糖监测、其他CVD危险因素和并发症的监测。

血糖监测基本指标包括空腹血糖、餐后血糖和HbA1c。建议病人应用便携式血糖仪进行自我血糖监测(SMBG),指导调整治疗方案。持续血糖监测(CGM)可作为无症状低血糖和(或)频发低血糖病人SMBG的补充。HbA1c用于评价长期血糖控制情况,也是临床指导调整治疗方案的重要依据之一,病人初诊时都应常规检查,开始治疗时每3个月检测1次,血糖达标后每年也应至少监测2次。也可用糖化血清白蛋白来评价近2~3周的血糖控制情况。

对于糖尿病前期和糖尿病的人群,评估并治疗其他心血管疾病危险因素。病人每次就诊时均应测量血压;每年至少1次全面了解血脂以及心、肾、神经、眼底等情况,尽早给予相应处理。

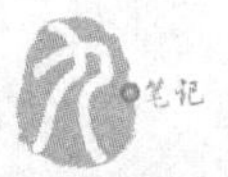

（五）高血糖的药物治疗

包括口服药物和注射制剂两大类。在饮食和运动不能使血糖控制达标时应及时应用降糖药物治疗。

口服降糖药物主要有促胰岛素分泌剂（磺脲类和格列奈类）、双胍类、噻唑烷二酮类、α-糖苷酶抑制剂、二肽基肽酶-Ⅳ抑制剂（DPP-Ⅳ抑制剂）和钠-葡萄糖共转运蛋白2抑制剂（SGLT-2抑制剂）。

注射制剂有胰岛素及胰岛素类似物、胰高血糖素样多肽-1受体激动剂（GLP-1受体激动剂）。

1. 口服降糖药物 T2DM是进展性的疾病，为使血糖控制达标，临床上多数病人需药物治疗，且常常需要多种口服降糖药物的联合治疗。

（1）促胰岛素分泌剂

1）磺脲类（sulfonylureas，SUs）：SUs的主要作用为刺激β细胞分泌胰岛素，其作用于β细胞膜上的ATP敏感的钾离子通道（K_{ATP}），促进钙离子内流及细胞内钙离子浓度增高，刺激含有胰岛素的颗粒外移和胰岛素释放，使血糖下降。其促胰岛素分泌作用不依赖于血糖浓度。SUs降血糖作用的前提是机体尚保存一定数量有功能的β细胞。磺脲类药物可以使HbA1c降低1%～2%。常用磺脲类药物主要特点见表7-22-4。

表7-22-4 目前常用的磺脲类药物主要特点及应用

名称	片剂量（mg）	剂量范围（mg/d）	服药次数（每天）	作用时间（h）	肾脏排泄（%）
格列本脲（glibenclamide）	2.5	2.5～15.0	1～2	16～24	50
格列吡嗪（glipizide）	5	2.5～30.0	1～2	8～12	89
格列吡嗪控释片	5	5～20	1	6～12	
格列齐特（gliclazide）	80	80～320	1～2	10～20	80
格列齐特缓释片	30	30～120	1	12～20	
格列喹酮（gliquidone）	30	30～180	1～2	8	5
格列美脲（glimepiride）	1,2	1～8	1	24	60

适应证：SUs作为单药治疗主要选择应用于新诊断的T2DM非肥胖病人、用饮食和运动治疗血糖控制不理想时。随着疾病进展，SUs需与其他作用机制不同的口服降糖药或胰岛素联合应用。当T2DM晚期β细胞功能衰竭时，SUs不再有效，而须采用外源性胰岛素替代治疗。

禁忌证或不适应证：T1DM，有严重并发症或β细胞功能很差的T2DM，儿童糖尿病，孕妇、哺乳期妇女，大手术围术期，全胰腺切除术后，对SUs过敏或有严重不良反应者等。

不良反应：①低血糖反应：最常见而重要，常发生于老年病人（60岁以上）、肝肾功能不全或营养不良者，药物剂量过大、体力活动过度、进食不规则或减少、饮含酒精饮料等为常见诱因。②体重增加。③皮肤过敏反应：皮疹、皮肤瘙痒等。④消化系统：上腹不适、食欲减退等，偶见肝功能损害、胆汁淤滞性黄疸。⑤心血管系统：某些SUs可减弱心肌缺血的预处理能力，可能会对心血管系统带来不利影响，但目前尚无资料证实会增加T2DM病人心血管疾病的发病率和病死率。

临床应用：各种SUs虽存在作用强度的差别，但相同片数的各种SUs临床效能大致相似，各种SUs最大剂量时降糖作用也大致一样。建议从小剂量开始，早餐前半小时一次服用，根据血糖逐渐增加剂量，剂量较大时改为早、晚餐前两次服药，直到血糖达到良好控制。格列吡嗪控释药片和格列齐特的缓释药片，每天服药一次。一般来说，格列本脲作用强、价廉，但容易引起低血糖，老年人及肝、肾、心、脑功能不好者慎用；格列吡嗪、格列齐特和格列喹酮作用较温和，较适用于老年人；轻度肾功能减退时几种药物均仍可使用，中度肾功能减退时宜使用格列喹酮，重度肾功能减退时格列喹酮也不宜使用。应强调不宜同时使用2种SUs，也不宜与其他促胰岛素分泌剂（如格列奈类）合用。

2）格列奈类：非磺脲类促胰岛素分泌剂。此类药物也作用在胰岛β细胞膜上的K_{ATP}，但结合位

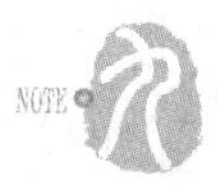

点与 SUs 不同,是一类快速作用的促胰岛素分泌剂,主要通过刺激胰岛素的早时相分泌而降低餐后血糖,具有吸收快、起效快和作用时间短的特点,主要用于控制餐后高血糖,也有一定降低空腹血糖作用。于餐前或进餐时口服。可降低 HbA1c 0.3% ~1.5% 。

适应证:同 SUs,较适合于 T2DM 早期餐后高血糖阶段或以餐后高血糖为主的老年病人。

禁忌证或不适应证:与 SUs 相同。

不良反应:常见是低血糖和体重增加,但低血糖的风险和程度较 SUs 轻。

临床应用:①瑞格列奈(repaglinide):为苯甲酸衍生物,常用剂量为每次 0.5 ~4mg,每天 3 次。②那格列奈(nateglinide):为 D-苯丙氨酸衍生物,常用剂量为每次 60 ~120mg,每天 3 次。③米格列奈(mitiglinidecalcium),常用剂量为每次 10 ~20mg,每天 3 次。

(2)双胍类(biguanides):目前广泛应用的是二甲双胍。二甲双胍是 T2DM 病人控制高血糖的一线用药和联合用药中的基础用药。

二甲双胍通过激活单磷酸腺苷活化的蛋白激酶(AMPK)信号系统而发挥多方面的代谢调节作用。主要药理作用是通过抑制肝葡萄糖输出,改善外周组织对胰岛素的敏感性、增加对葡萄糖的摄取和利用而降低血糖;并可改善血脂谱、增加纤溶系统活性、降低血小板聚集性、使动脉壁平滑肌细胞和成纤维细胞生长受抑制等,可能有助于延缓或改善糖尿病血管并发症。二甲双胍可以使 HbA1c 下降 1% ~2% ,但不增加体重。

适应证:①作为 T2DM 治疗一线用药,可单用或联合其他药物。②T1DM:与胰岛素联合应用可能减少胰岛素用量和血糖波动。

禁忌证或不适应证:①肾功能不全(肾小球滤过率<45ml/min)、肝功能不全、缺氧及高热病人禁忌,慢性胃肠病、慢性营养不良不宜使用;②T1DM 不宜单独使用本药;③T2DM 合并急性严重代谢紊乱、严重感染、缺氧、外伤、大手术、孕妇和哺乳期妇女等;④对药物过敏或有严重不良反应者;⑤酗酒者。

不良反应:①消化道反应:主要副作用,通过进餐时服药,从小剂量开始、逐渐增加剂量,可减少消化道不良反应;②皮肤过敏反应;③乳酸性酸中毒:为最严重的副作用,但罕见,但也须注意严格按照推荐用药;④单独用药极少引起低血糖,但与胰岛素或促胰岛素分泌剂联合使用时可增加低血糖发生危险;⑤长期使用可能导致维生素 B_{12} 缺乏,应定期监测维生素 B_{12} 水平,必要时补充。

临床应用:高龄不是使用二甲双胍的禁忌。GFR 在 45 ~60ml/min 应减量;<45ml/min 禁忌使用。行静脉注射碘造影剂检查术,GFR>60ml/min 者检查时停用二甲双胍即可;GFR 在 45 ~60ml/min 的病人,在注射碘化造影剂 48 小时前必须停服二甲双胍;所有病人在检查完成 48 小时后复查肾功能无恶化时可恢复服用。二甲双胍 500 ~1500mg/d,分 2 ~3 次口服,最大剂量一般不超过 2g/d。

(3)噻唑烷二酮类(thiazolidinediones,TZDs,格列酮类):主要通过激活过氧化物酶体增殖物激活受体 γ(PPARγ)起作用,增加靶组织对胰岛素作用的敏感性而降低血糖。TZDs 促进脂肪重新分布,使脂肪组织从内脏组织转移至皮下组织,可能与其提高胰岛素敏感性的作用有关。TZDs 可以使 HbA1c 下降 1.0% ~1.5% 。

适应证:可单独或与其他降糖药物合用治疗 T2DM,尤其是肥胖、胰岛素抵抗明显者。

禁忌证或不适应证:不宜用于 T1DM、孕妇、哺乳期妇女和儿童。有心力衰竭[纽约心脏学会(NYHA)心功能分级Ⅱ级以上]、活动性肝病或转氨酶升高超过正常上限 2.5 倍以及严重骨质疏松和骨折病史的病人应禁用。现有或既往有膀胱癌病史的病人或存在不明原因肉眼血尿的病人禁用吡格列酮。

不良反应:单独使用时不导致低血糖,但与胰岛素或促胰岛素分泌剂联合使用时可增加低血糖发生的风险。体重增加和水肿是 TZDs 的常见副作用,在与胰岛素合用时更加明显。TZDs 还与骨折和心力衰竭风险增加相关。

临床应用:①罗格列酮(rosiglitazone):4 ~8mg/d,每日 1 次或分 2 次口服;②吡格列酮(pioglitazone):15 ~30mg/d,每日 1 次口服。

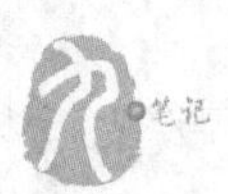

(4) α-葡萄糖苷酶抑制剂(AGI):食物中淀粉、糊精和双糖(如蔗糖)的吸收需要小肠黏膜刷状缘的α-葡萄糖苷酶,AGI 抑制这一类酶从而延迟碳水化合物吸收,降低餐后高血糖。AGI 可使 HbA1c 降低 0.5% ~0.8%,不增加体重。

适应证:适用于以碳水化合物为主要食物成分,或空腹血糖正常(或不太高)而餐后血糖明显升高者。可单独用药或与其他降糖药物合用。T1DM 病人在胰岛素治疗基础上加用 AGI 有助于降低餐后高血糖。

禁忌证或不适应证:肠道吸收甚微,通常无全身毒性反应,但肝、肾功能不全者仍应慎用。不宜用于有胃肠功能紊乱者、孕妇、哺乳期妇女和儿童。T1DM 病人不宜单独使用。

不良反应:常见为胃肠道反应,如腹胀、排气增多或腹泻。从小剂量开始,逐渐加量是减少不良反应的有效方法。单用本药不引起低血糖,但如与 SUs 或胰岛素合用,仍可发生低血糖,且一旦发生应直接给予葡萄糖口服或静脉注射,进食双糖或淀粉类食物无效。

临床应用:①阿卡波糖(acarbose):主要抑制 α-淀粉酶,每次 50 ~ 100mg,每日 3 次;②伏格列波糖(voglibose):主要抑制麦芽糖酶和蔗糖酶,每次 0.2mg,每日 3 次;③米格列醇(miglitol):每次 50 ~ 100mg,每日 3 次。AGI 应在进食第一口食物后立即服用。

(5) DPP-Ⅳ抑制剂:现已开发出两类基于肠促胰素的降糖药物应用于临床。包括 DPP-Ⅳ抑制剂和 GLP-1 受体激动剂(见本章节【治疗】(五)高血糖的药物治疗中的 2. 注射制剂部分)。

该类药物通过抑制 DPP-Ⅳ活性而减少 GLP-1 的失活,提高内源性 GLP-1 水平。可降低 HbA1c 0.5% ~1.0%。单独使用不增加低血糖发生的风险,也不增加体重。

适应证:单药使用,或与其他口服降糖药物或胰岛素联合应用治疗 T2DM。

禁忌证或不适应证:孕妇、儿童和对 DPP-Ⅳ抑制剂有超敏反应的病人,T1DM 或 DKA 病人的治疗。

不良反应:总体不良反应发生率低。可能出现头痛、超敏反应、肝酶升高、上呼吸道感染、胰腺炎、关节痛等不良反应,多可耐受。DPP-Ⅳ抑制剂整体心血管安全性良好,阿格列汀和沙格列汀不增加心血管事件风险,但可能增加心力衰竭住院风险,尤其是已经存在心脏或肾脏疾病的病人。

临床应用:目前在国内上市的有 5 种 DPP-Ⅳ抑制剂,包括沙格列汀(saxagliptin)5mg,每日 1 次;西格列汀(sitagliptin)100mg,每日 1 次;维格列汀(vildagliptin)50mg,每日 1 ~2 次;利格列汀(linagliptin)5mg,每日 1 次;阿格列汀(alogliptin)25mg,每日 1 次。肾功能不全的病人在使用时,除了利格列汀,应注意根据 eGFR 调整药物剂量。

(6) 钠-葡萄糖共转运蛋白 2(SGLT-2)抑制剂:通过抑制近段肾小管管腔侧细胞膜上的钠-葡萄糖共转运蛋白 2(SGLT-2)的作用而抑制葡萄糖重吸收,降低肾糖阈、促进尿葡萄糖排泄,从而达到降低血糖的作用。

SGLT-2 抑制剂降低 HbA1c 0.5% ~1.0%,还具有减轻体重和降低血压作用。另外,SGLT-2 抑制剂可降低尿酸水平,减少尿蛋白排泄,降低 TG,同时升高 HDL-C 和 LDL-C。临床研究发现,SGLT-2 抑制剂恩格列净可降低合并心血管疾病的 T2DM 病人的全因死亡率和心血管死亡率;坎格列净降低心血管复合终点、心衰住院风险和肾脏复合结局风险。SGLT-2 抑制剂单用不增加低血糖风险,联合胰岛素或磺脲类药物时,可增加低血糖发生风险。

适应证:单独使用,或与其他口服降糖药物及胰岛素联合使用治疗 T2DM。

禁忌证或不适应证:T1DM。T2DM GFR<45ml/min 者。

不良反应:总体不良反应发生率低。可能出现生殖泌尿道感染,多数轻到中度,抗感染治疗有效。部分可能增加截肢风险和骨折风险。SGLT-2 抑制剂可能会引起酮症酸中毒,在使用期间应密切监测;明确诊断为 DKA 者应立即停用,并按 DKA 治疗原则处理。

临床应用:主要有达格列净(dapagliflozin)5 ~10mg,每日 1 次;坎格列净(canagliflozin)100 ~300mg,每日 1 次;恩格列净(empagliflozin)10 ~25mg,每日 1 次。从小剂量开始,根据血糖控制需求和是否耐受可调整至最大剂量。达格列净和恩格列净餐前或餐后服用均可,坎格列净需要在第一次正餐前口服。

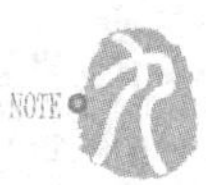

2. 注射制剂

(1) 胰岛素:胰岛素是控制高血糖的重要和有效手段。

1) 适应证:①T1DM;②各种严重的糖尿病急性或慢性并发症;③手术、妊娠和分娩;④新发病且与 T1DM 鉴别困难的消瘦糖尿病病人;⑤新诊断的 T2DM 伴有明显高血糖;或在糖尿病病程中无明显诱因出现体重显著下降者;⑥T2DM β 细胞功能明显减退者;⑦某些特殊类型糖尿病。

2) 胰岛素和胰岛素类似物的分类:根据来源和化学结构的不同,可分为动物胰岛素、人胰岛素和胰岛素类似物。按作用起效快慢和维持时间,胰岛素(包括人和动物)又可分为短效、中效、长效和预混胰岛素;胰岛素类似物分为速效、长效和预混胰岛素类似物。

短效胰岛素皮下注射后发生作用快,但持续时间短,可经静脉注射用于抢救 DKA;短效胰岛素和速效胰岛素类似物皮下注射主要控制一餐饭后高血糖。中效胰岛素主要有低精蛋白胰岛素(neutral protamine Hagedorn,NPH,中性精蛋白胰岛素),主要用于提供基础胰岛素,可控制两餐饭后高血糖。长效制剂有精蛋白锌胰岛素注射液(protamine zinc insulin,PZI,鱼精蛋白锌胰岛素)和长效胰岛素类似物,长效胰岛素无明显作用高峰,主要提供基础胰岛素(表 7-22-5)。

表 7-22-5　已在国内上市的胰岛素和胰岛素类似物制剂的特点(皮下注射)

胰岛素制剂	起效时间	峰值时间	作用持续时间
胰岛素			
短效(RI)	15~60min	2~4h	5~8h
中效胰岛素(NPH)	2.5~3h	5~7h	13~16h
长效胰岛素(PZI)	3~4h	8~10h	长达 20h
预混胰岛素(HI 30R,HI 70/30)	0.5h	2~12h	14~24h
预混胰岛素(50R)	0.5h	2~3h	10~24h
胰岛素类似物			
速效胰岛素类似物(门冬胰岛素)	10~15min	1~2h	4~6h
速效胰岛素类似物(赖脯胰岛素)	10~15min	1.0~1.5h	4~5h
速效胰岛素类似物(谷赖胰岛素)	10~15min	1.0~1.5h	3~5h
长效胰岛素类似物(甘精胰岛素)	2~3h	无峰	长达 30h
长效胰岛素类似物(地特胰岛素)	3~4h	3~14h	长达 24h
长效胰岛素类似物(德谷胰岛素)	1h	无峰	长达 42h
预混胰岛素类似物(预混门冬胰岛素 30)	10~20min	1~4h	14~24h
预混胰岛素类似物(预混门冬胰岛素 50)	10~20min	1~4h	14~24h
预混胰岛素类似物(预混赖脯胰岛素 25)	15min	30~70min	16~24h
预混胰岛素类似物(预混赖脯胰岛素 50)	15min	30~70min	16~24h

注:因受胰岛素剂量、吸收、降解等多种因素影响,且个体差异大,作用时间仅供参考

胰岛素类似物是通过应用 DNA 重组技术合成并对其氨基酸序列进行修饰,其也能与胰岛素受体结合,功能及作用与人胰岛素相似,目前已有多种不同氨基酸序列及作用特性的胰岛素类似物,可提供符合临床需要的速效、长效和预混制剂。胰岛素类似物控制血糖的能力与人胰岛素相似,但在模拟生理性胰岛素分泌和减少低血糖发生风险方面优于人胰岛素。

速效胰岛素类似物:①赖脯胰岛素(insulin lispro):将胰岛素 B 链 28 位的脯氨酸(Pro)与 29 位的赖氨酸(Lys)次序互换;②门冬胰岛素(insulin aspart):胰岛素 B 链 28 位的脯氨酸被门冬氨酸(Asp)取代;③谷赖胰岛素(insulin glulisine):胰岛素 B 链 3 位的天冬酰胺被赖氨酸(Lys)替代,29 位赖氨酸被谷氨酸(Glu)替代。上述改变使胰岛素分子自我聚合能力减弱,能保持单聚体或二聚体状态,皮下注射后吸收加快,通常 15 分钟起效,30~60 分钟达峰,持续 2~5 小时,更符合进餐时的生理需求。速效胰岛素类似物可于进餐前注射。

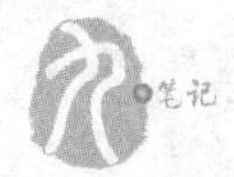

长效胰岛素类似物:①甘精胰岛素(insulin glargine):胰岛素 A 链 21 位的门冬氨酸换成甘氨酸,并在 B 链 C 末端加两分子精氨酸,使等电点偏向酸性,在生理 pH 体液中溶解度降低,皮下注射后局部形成沉淀,缓慢分解吸收。②地特胰岛素(insulin detemir):在胰岛素 B 链 29 位赖氨酸上接一个游离脂肪酸侧链,切去第 30 位苏氨酸,经修饰后可与血浆白蛋白结合而延长其作用。③德谷胰岛素(insulin degludec):去掉其 B 链第 30 位氨基酸,再通过 1 个谷氨酸连接子,将 1 个 16 碳脂肪二酸的侧链连接到 B 链第 29 位上,德谷胰岛素的制剂中添加了苯酚、锌,使各个六聚体相互作用结合,形成稳定的多六聚体,从而达到缓慢释放进入血液循环的目的。长效胰岛素类似物提供的基础胰岛素水平较稳定,血糖控制较好,低血糖发生减少。

胰岛素使用注意事项:制剂类型、注射技术、注射部位、病人反应性差异、胰岛素抗体形成等均可影响胰岛素起效时间、作用强度和持续时间。胰岛素不能冷冻保存,应避免温度过高、过低及剧烈晃动。我国常用制剂有每毫升含 40U 和 100U 两种规格,使用时应注意注射器与胰岛素浓度匹配。现有各种比例的预混制剂,常用的是含 30%(或 50%)短效或速效和 70%(或 50%)中效的制剂,使用方便;但由于其比例固定,仅适用于血糖波动性小且容易控制的病人。胰岛素“笔”型注射器使用预装胰岛素(或胰岛素类似物)的笔芯,使用方便且便于携带。接受胰岛素治疗前病人应接受教育,掌握正确胰岛素注射技术;开始治疗后还需对病人进行跟踪,鼓励和指导病人进行自我血糖监测。

3)胰岛素使用原则和方法:使用原则:①胰岛素治疗应在综合治疗基础上进行;②胰岛素治疗方案应力求模拟生理性胰岛素分泌模式;③从小剂量开始,根据血糖水平逐渐调整至合适剂量。

T1DM:一经诊断就应开始胰岛素治疗并需终身替代治疗。由于病人残余 β 细胞数量和功能有差异,胰岛素治疗方案要注意个体化。①某些 LADA 病人早期或部分 T1DM 病人在“蜜月期”,可短期使用预混胰岛素每日 2 次注射。但预混胰岛素不宜用于 T1DM 的长期治疗。②多数病人需采用多次皮下注射胰岛素或持续皮下胰岛素输注(continuous subcutaneous insulin infusion,CSII,俗称胰岛素泵)方案,尤其 β 细胞功能已衰竭或妊娠时。初始剂量为 0.5~1.0U/(kg·d);其中全天剂量的 40%~50% 用于提供基础胰岛素,剩余部分分别用于每餐前。例如每餐前 20~30 分钟皮下注射短效胰岛素(或餐前即时注射速效胰岛素类似物),睡前注射中效或长效胰岛素(或胰岛素类似物)以提供基础胰岛素;胰岛 β 功能特别差、血糖波动大者可另于早餐前给予一次小剂量中效或长效胰岛素以维持日间的基础水平。CSII 可提供更接近生理性胰岛素分泌模式的胰岛素治疗方法,低血糖发生风险较少。

T2DM:在如下情况下应考虑起始胰岛素治疗:①经生活方式干预和较大剂量多种口服降糖药联合治疗,血糖仍未达控制目标(HbA1c≥7.0%);②在糖尿病病程中,出现无明显诱因的体重显著下降时;③对症状显著,血糖明显升高的新诊断 T2DM,诊断时即可考虑胰岛素治疗,可以联用或不联用其他药物。可根据病人的具体情况,选择基础胰岛素(通常白天继续服用口服降糖药,睡前注射中效胰岛素或长效胰岛素类似物)或预混胰岛素,根据病人的血糖水平,选择每日 1~2 次的注射方案;当使用每日 2 次注射方案时,应停用促胰岛素分泌剂。胰岛素替代治疗的适应证主要包括:T2DMβ 细胞功能明显减退、口服降糖药治疗反应差伴体重减轻或持续性高血糖、难以分型的消瘦糖尿病等。治疗方案可为每天注射 2 次预混胰岛素或预混胰岛素类似物;也可以采用餐时+基础的多次皮下注射胰岛素、每日 3 次预混胰岛素类似物或 CSII 等胰岛素替代治疗方案。

总而言之,可先为病人制订试用方案,逐渐调整至达到良好血糖控制。

采用替代胰岛素治疗方案后,有时早晨空腹血糖仍然较高,可能的原因为:①夜间胰岛素应用不足;②“黎明现象(dawn phenomenon)”:即夜间血糖控制良好,也无低血糖发生,仅于黎明短时间内出现高血糖,可能由于清晨皮质醇、生长激素等分泌增多所致;③Somogyi 效应:即在夜间曾有低血糖,在睡眠中未被察觉,但导致体内胰岛素拮抗激素分泌增加,继而发生低血糖后的反跳性高血糖。夜间多次(于 0、2、4、6、8 时)测定血糖,有助于鉴别早晨高血糖的原因。

采用强化胰岛素治疗时,低血糖症发生率增加,应注意避免、及早识别和处理。2 岁以下幼儿、老年病人、已有严重并发症者均不宜采用强化胰岛素治疗。

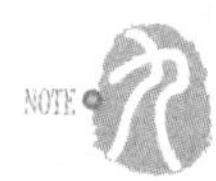

糖尿病病人在急性应激时，容易促使代谢紊乱迅速恶化。此时不论哪一种类型糖尿病，也不论原用哪一类药物，均应使用胰岛素治疗以渡过急性期，待应激消除后再调整糖尿病治疗方案。急性期血糖控制良好与预后有密切关系，但应注意避免发生低血糖，对老年、合并急性心肌梗死或脑卒中的病人尤其要小心，目前建议危重病人的血糖维持在7.8～10.0mmol/L较合适。糖尿病病人如需施行择期大手术，应至少在手术前3天即开始使用或改用胰岛素治疗，宜选用短效胰岛素或联合应用短效和中效制剂，术后恢复期再调整糖尿病治疗方案。上述情况下，如需静脉滴注葡萄糖液，可每2～4g葡萄糖加入1U短效胰岛素。

4）胰岛素的抗药性和不良反应：各种胰岛素制剂因本身来源、结构、成分特点及含有一定量的杂质，故有抗原性和致敏性。胰岛素类似物的抗原性与人胰岛素类似。胰岛素抗药性指在无DKA也无拮抗胰岛素因素存在时，每日胰岛素需要量超过100U或200U，机制不明，极少发生。可试用静脉注射20U并观察1/2～1小时，如仍无效，应给予静脉滴注，有时每日剂量可达1000U以上，必要时联合应用糖皮质激素及口服降糖药治疗。由于胰岛素可从已形成的复合物中分离而使循环中游离胰岛素骤增，引起严重低血糖，故应严密监护、及早发现和处理。胰岛素抗药性经适当治疗后可消失。

胰岛素的主要不良反应是低血糖，与剂量过大和（或）饮食失调有关。胰岛素治疗初期可因钠潴留而发生轻度水肿，可自行缓解；部分病人出现视物模糊，为晶状体屈光改变，常于数周内自然恢复。

胰岛素过敏反应通常表现为注射部位瘙痒或荨麻疹样皮疹，罕见严重过敏反应。处理措施包括更换胰岛素制剂，使用抗组胺药和糖皮质激素以及脱敏疗法等。严重者需停止或暂时中断胰岛素治疗。脂肪营养不良为注射部位皮下脂肪萎缩或增生，停止在该部位注射后可缓慢自然恢复，应经常更换注射部位以防止其发生。

（2）GLP-1受体激动剂：与胰腺β细胞的GLP-1受体结合后，可葡萄糖依赖性地刺激胰岛素合成和分泌；减少胰高血糖素释放；还可作用于中枢神经系统GLP-1受体，进而减少食物摄入；并通过促进棕色脂肪组织的生热作用和白色脂肪组织分解增加能量消耗；延迟胃排空。

GLP-1受体激动剂均需皮下注射，可使HbA1c降低1.0%～1.5%，且有显著的降低体重作用。目前已上市或即将上市的GLP-1受体激动剂有短效制剂：艾塞那肽、利司那肽和利西拉来；长效制剂：利拉鲁肽、阿必鲁肽、度拉鲁肽、艾塞那肽缓释混悬液、他司鲁肽等。艾塞那肽、贝那鲁肽和利拉鲁肽等3种GLP-1受体激动剂已在我国上市。

适应证：可单独或与其他降糖药物合用治疗T2DM，尤其是肥胖、胰岛素抵抗明显者。

禁忌证或不适应证：有胰腺炎病史者禁用。不用于T1DM或DKA的治疗。艾塞那肽禁用于GFR <30ml/min病人；利拉鲁肽不用于既往有甲状腺髓样癌史或家族史病人以及2型多发性内分泌肿瘤综合征病人。

不良反应：恶心、呕吐、腹泻、消化不良、上呼吸道感染和注射部位结节是常见的不良反应，低血糖的发生率很低；罕见的不良反应包括胰腺炎、皮炎等。大多数治疗开始时出现恶心的病人，症状的发生频度和严重程度会随着继续治疗时间的延长而减轻。

临床应用：①艾塞那肽起始剂量为5μg，每日2次，于早餐和晚餐前60分钟内给药。治疗1个月后，可根据临床反应将剂量增加至10μg，每日2次。长效艾塞那肽缓释剂型，1周只需注射1次。②利拉鲁肽的起始剂量为每天0.6mg。至少1周后，剂量应增加至每天1.2mg，部分病人可能需要增加至每天1.8mg。每日注射1次，可在任意时间注射，推荐每天同一时间使用，无需根据进餐时间给药。③贝那鲁肽起始剂量为每次0.1mg（5μl），每日3次，餐前5分钟皮下注射。

（六）T2DM高血糖的管理策略和治疗流程

糖尿病是一组异质性疾病，病因和发病机制极为复杂，遗传及环境因素在个体发病中所起的作用差异很大。目前真正实行个体化靶向治疗仅限于单基因糖尿病，治疗范例有限。采用遗传学、生理学/病理生理学、组学的数据对糖尿病病人进行精准防治是未来发展之路。

笔记

应依据病人病情特点并结合其经济、文化、对治疗的依从性、医疗条件等多种因素，制订个体化的治疗方案，且强调跟踪随访，根据病情变化调整治疗方案，力求达到安全平稳降糖、长期达标。

生活方式干预是 T2DM 的基础治疗措施，应该贯穿于糖尿病治疗的始终。如果单纯生活方式干预血糖不能达标，应开始药物治疗。首选二甲双胍，如果没有禁忌证，应一直保留在治疗方案中；不适合二甲双胍治疗者可选择其他种类药物。如单独使用二甲双胍治疗血糖未达标，可加用其他种类的降糖药物。基线 HbA1c 较高的病人，也可直接开始两种口服降糖药联合治疗。两种口服药联合治疗而血糖仍不达标者，可采用 3 种口服药联合治疗，或加用胰岛素治疗（每日 1 次基础胰岛素或每日 1～2 次预混胰岛素）或 GLP-1 受体激动剂。如血糖仍不达标，则应将治疗方案调整为多次胰岛素治疗或 CSII。基线 HbA1c 很高的新诊断病人（如≥9.0% 或 FPG≥11.1%），可直接开始短期胰岛素强化降糖治疗。对于长期血糖控制不良且已有动脉粥样硬化性心血管疾病的 T2DM 病人，应该考虑联合 SGLT-2 或 GLP-1 受体激动剂治疗，因已证实这些药物加入标准治疗中可减少心血管和全因死亡率。

（七）代谢手术治疗糖尿病

体重管理是糖尿病综合管理的重要内容，超重或肥胖病人减重有助于血糖控制和减少对降糖药物的需求。首选生活方式干预，必要时可加用减重药物。选择降糖药物时，应考虑药物对体重的影响。如果生活方式干预联合或不联合药物治疗未能有效地减轻体重且血糖控制不佳者，可以考虑代谢手术。近年研究证实，代谢手术可明显改善肥胖 T2DM 病人的体重、高血糖、血脂异常。代谢手术应该在具有多学科团队的有治疗糖尿病和胃肠外科疾病经验的大医院进行。术前要对病人进行全面评估，包括对治疗的依从性、心理健康、是否有酒精或药物滥用史、相关精神疾病病史等；手术后的病人应该根据国内外专业学会的代谢手术术后管理指南接受长期生活方式支持，并定期监测微量营养素和营养状态，终身随访。但目前代谢手术治疗的适应证、禁忌证及具体术式尚未完全统一，且现有临床证据多来自非亚裔人群。在国内开展相关治疗应严格规范手术的适应证，权衡利弊，保证治疗效果的同时降低手术长、短期并发症发生的风险。

（八）胰腺移植和胰岛细胞移植

单独胰腺移植或胰肾联合移植可解除对胰岛素的依赖，改善生活质量。治疗对象主要为 T1DM 病人，目前尚局限于伴终末期肾病的 T1DM；或经胰岛素强化治疗仍难以达到控制目标，且反复发生严重代谢紊乱者。然而，由于移植后发生免疫排斥反应，往往会导致移植失败，故必须长期应用免疫抑制剂。同种异体胰岛移植可使部分 T1DM 病人血糖水平维持正常达数年，但供体来源短缺和需要长期应用免疫抑制剂限制了该方案在临床广泛推广。且移植后病人体内功能性胰岛细胞的存活无法长期维持，移植后随访 5 年的病人中不依赖胰岛素治疗比率低于 10%。近年还发现采用造血干细胞或间充质干细胞治疗糖尿病具有潜在的应用价值，但此治疗方法目前尚处于临床前研究阶段。

（九）糖尿病慢性并发症的防治原则

糖尿病慢性并发症是病人致残、致死的主要原因，强调早期防治。T1DM 病程≥5 年者及所有 T2DM 病人确诊后应每年进行慢性并发症筛查。现有证据显示：仅严格控制血糖对预防和延缓 T2DM 病人，特别是那些长病程、已发生 ASCVD 或伴有多个心血管危险因子病人慢性并发症的发生发展的作用有限，所以应早期和积极、全面地控制 ASCVD 危险因素。

1. 所有患糖尿病的高血压病人应该在家监测血压；血压一般应控制在 130/80mmHg 以下。可选择血管紧张素转化酶抑制剂（ACEI）、血管紧张素Ⅱ受体阻断剂（ARB）、钙离子拮抗剂（CCB）、小剂量利尿剂、选择性 β 受体阻断剂等药物，首选 ACEI 或 ARB；常需要多种降压药物联合应用。

2. 处理血脂异常前应进行 ASCVD 总体危险全面评估。调脂治疗的首要目标是 LDL-C。LDL-C 一般控制目标<2.6mmol/L，极高危病人<1.8mmol/L 或较基线降低 50%。首选他汀类药物并长期坚持使用；起始宜应用中等强度他汀，根据个体调脂疗效和耐受情况，适当调整剂量；如 TG>5.7mmol/L，应先用贝特类药物，以减少发生急性胰腺炎的风险；如他汀类不能耐受或 LDL-C 未能降至目标值，或严重混合性血脂异常，可考虑他汀类与其他调脂药联合应用，以进一步降低心血管事件风险。

3. 小剂量阿司匹林（75～150mg/d）作为有 ASCVD 病史的糖尿病病人的二级预防，对不适用阿司

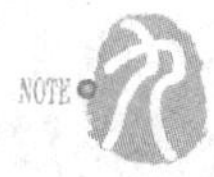

匹林者，可用氯吡格雷(75mg/d)替代；对于伴有 ASCVD 危险因素、年龄≥50 岁的 T1DM 或 T2DM 病人，可考虑将小剂量阿司匹林作为一级预防策略。

4. 严格的血糖控制可预防或延缓 T1DM 和 T2DM 蛋白尿的发生和进展。已有微量白蛋白尿而血压正常的早期肾脏病病人应用 ACEI 或 ARB 也可延缓肾病的进展；一旦进展至临床肾病期，治疗的重点是矫正高血压和减慢 GFR 下降速度。ACEI 或 ARB 除可降低血压外，还可减轻蛋白尿和延缓 GFR 下降。临床肾病期病人以优质动物蛋白为主；GFR 进一步下降后加用复方 α-酮酸。尽早使用促红细胞生成素(EPO)纠正贫血，治疗维生素 D-钙磷失衡可明显改善进展期病人的生活质量和预后。应比非糖尿病肾脏病病人更早启动肾脏替代治疗。

5. 综合眼科检查包括散瞳后眼底检查、彩色眼底照相，必要时行荧光造影检查。重度非增殖性糖尿病视网膜病变应尽早接受视网膜光凝治疗；增殖性糖尿病视网膜病变病人存在威胁视力的情况时(如玻璃体积血不吸收、视网膜前出现纤维增殖、黄斑水肿或视网膜脱离等)应尽早行玻璃体切割手术；有威胁视力的糖尿病性黄斑水肿也可应用抗血管内皮生长因子玻璃体腔内注射，争取尽可能保存视力。妊娠期间更需严密随访。

6. 早期严格控制血糖并保持血糖稳定是糖尿病神经病变最重要和有效的防治方法；其他如甲钴胺、前列腺素类似物、醛糖还原酶抑制剂、α-硫辛酸等有一定的作用；对痛性糖尿病神经病变可选用抗惊厥药、选择性 5-羟色胺再摄取抑制剂和去甲肾上腺素再摄取抑制剂或三环类抗抑郁药等。

7. 所有病人都应定期行足部检查(包括足部体查、保护性感觉的测试、下肢动脉病变检查等)，并进行足部自我护理的教育；对高危足应防止外伤、感染，积极治疗血管和神经病变。对于足溃疡及高危足病人推荐多学科管理，给予规范化处理，以降低截肢率和医疗费用。

（十）妊娠合并高血糖状态的管理

糖尿病合并妊娠以及 GDM 均与先兆子痫、大于胎龄儿、剖宫产及肩难产等母婴并发症有关，故整个妊娠期糖尿病控制对确保母婴安全至关重要。由于胎儿发生先天性畸形危险性最大的时期是停经 9 周前及受孕 7 周内，因而糖尿病妇女应在接受胰岛素治疗使血糖控制达标后才受孕。受孕前应进行全面检查，由糖尿病医师和妇产科医师共同评估是否适合妊娠。尽早对 GDM 进行诊断，确诊后即按诊疗常规进行管理。医学营养治疗原则与非妊娠病人相同，务必使孕妇体重正常增长。应选用胰岛素控制血糖。虽然国外有文献报道二甲双胍和格列本脲应用于妊娠期病人有效、安全，但我国目前尚未批准任何口服降糖药用于妊娠期高血糖的管理。密切监测血糖，孕期血糖控制餐前 3.3～5.3mmol/L，餐后 1hPG≤7.8mmol/L，2hPG≤6.7mmol/L，避免低血糖。密切监测胎儿情况和孕妇的血压、肾功能、眼底等。根据胎儿和母亲的具体情况，选择分娩时间和方式。产后注意对新生儿低血糖症的预防和处理。GDM 病人应在产后 4～12 周筛查是否有永久性糖尿病，如果血糖正常，应至少每 3 年进行一次糖尿病筛查。

（十一）围术期管理

择期手术前应尽量将空腹血糖控制在<7.8mmol/L 及餐后血糖<10mmol/L；接受大、中型手术者术前改为胰岛素治疗；并对可能影响手术预后的糖尿病并发症进行全面评估。需急诊手术而又存在酸碱、水电解质平衡紊乱者应及时纠正。术中、术后密切监测血糖，围术期病人血糖控制在 8.0～10.0mmol/L 较安全。

（十二）免疫接种

根据年龄为儿童和成人糖尿病病人提供常规接种疫苗。病程≥6 个月的所有糖尿病病人均应每年接种流感疫苗。病人应常规接种乙肝疫苗。

【预防】

各级政府、卫生部门、社会各界共同参与糖尿病的预防、治疗、教育、保健计划。以自身保健管理和社区支持为主要内容；提倡合理膳食，经常运动，防止肥胖。给予 T2DM 病高危人群适当生活方式干预可有效延缓或预防 T2DM 的发生。

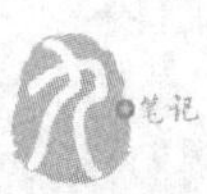

第二节 糖尿病酮症酸中毒

糖尿病酮症酸中毒(diabetic ketoacidosis,DKA)为最常见的糖尿病急症。以高血糖、酮症和酸中毒为主要表现,是胰岛素不足和拮抗胰岛素激素过多共同作用所致的严重代谢紊乱综合征。酮体包括 β-羟丁酸、乙酰乙酸和丙酮。糖尿病加重时,胰岛素缺乏致三大代谢紊乱,不仅血糖明显升高,而且脂肪分解增加,脂肪酸在肝脏经 β 氧化产生大量乙酰辅酶 A,由于糖代谢紊乱,草酰乙酸不足,乙酰辅酶 A 不能进入三羧酸循环氧化供能而缩合成酮体;同时由于蛋白合成减少,分解增加,血中成糖、成酮氨基酸均增加,使血糖、血酮进一步升高。DKA 分为几个阶段:①早期血酮升高称酮血症,尿酮排出增多称酮尿症,统称为酮症;②酮体中 β-羟丁酸和乙酰乙酸为酸性代谢产物,消耗体内储备碱,初期血 pH 正常,属代偿性酮症酸中毒,晚期血 pH 下降,为失代偿性酮症酸中毒;③病情进一步发展,出现神志障碍,称糖尿病酮症酸中毒昏迷。目前本症因延误诊断和缺乏合理处理而造成死亡的情况仍较常见。

【诱因】

T1DM 病人有自发 DKA 倾向,T2DM 病人在一定诱因作用下也可发生 DKA。DKA 最常见的诱因是感染。其他诱因包括胰岛素治疗中断或不适当减量、各种应激、酗酒以及某些药物(如糖皮质激素、拟交感药物等)。另有 2% ~10% 原因不明。

【病理生理】

1. **酸中毒** β-羟丁酸、乙酰乙酸以及蛋白质分解产生的有机酸增加,循环衰竭、肾脏排出酸性代谢产物减少导致酸中毒。酸中毒可使胰岛素敏感性降低;组织分解增加,K^+从细胞内逸出;抑制组织氧利用和能量代谢。严重酸中毒使微循环功能恶化,降低心肌收缩力,导致低体温和低血压。当血 pH 降至 7.2 以下时,刺激呼吸中枢引起呼吸加深加快;低至 7.0 ~7.1 时,可抑制呼吸中枢和中枢神经功能、诱发心律失常。

2. **严重失水** 高血糖、高血酮和酸性代谢产物引起渗透性利尿,酮体从肺排出带走大量水分,厌食、呕吐使水分入量减少,从而引起细胞外失水;血浆渗透压增加,水从细胞内向细胞外转移引起细胞内失水。

3. **电解质平衡紊乱** 渗透性利尿同时使钠、钾、氯、磷酸根等大量丢失,厌食、恶心、呕吐使电解质摄入减少,引起电解质代谢紊乱。DKA 时体内总钠缺失,但因失水血液浓缩,就诊时血钠水平可能表现为正常、低于或高于正常。胰岛素作用不足,K^+从细胞内逸出导致细胞内失钾,体内严重缺钾;由于血液浓缩、肾功能减退时 K^+滞留以及酸中毒致 K^+从细胞内转移到细胞外,因此血钾浓度可正常甚或增高。随着治疗过程中补充血容量(稀释作用),尿 K^+排出增加,以及纠正酸中毒及应用胰岛素使 K^+转入细胞内,可出现严重低血钾,诱发心律失常,甚至心脏骤停。

4. **携带氧系统失常** DKA 时红细胞糖化血红蛋白(GHb)增加以及 2,3-二磷酸甘油酸(2,3-DPG)减少,使血红蛋白与氧亲和力增高,血氧解离曲线左移。酸中毒时,血氧解离曲线右移,释放氧增加(Bohr 效应),起代偿作用。若纠正酸中毒过快,失去这一代偿作用,可使组织缺氧加重,引起脏器功能紊乱,尤以脑缺氧加重、导致脑水肿最为重要。

5. **周围循环衰竭和肾功能障碍** 严重失水,血容量减少和微循环障碍可导致低血容量性休克。肾灌注量减少引起少尿或无尿,严重者发生急性肾衰竭。

6. **中枢神经功能障碍** 严重酸中毒、失水、缺氧、体循环及微循环障碍可导致脑细胞失水或水肿、中枢神经系统功能障碍。此外,治疗不当如过快、过多补充碳酸氢钠会导致反常性脑脊液酸中毒加重,血糖下降过快或输液过多过快、渗透压不平衡可引起继发性脑水肿并加重中枢神经系统功能障碍。

【临床表现】

早期三多一少症状加重;酸中毒失代偿后,疲乏、食欲减退、恶心呕吐,多尿、口干、头痛、嗜睡,呼

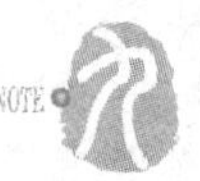

吸深快，呼气中有烂苹果味（丙酮）；后期严重失水，尿量减少、眼眶下陷、皮肤黏膜干燥，血压下降、心率加快，四肢厥冷；晚期不同程度意识障碍，昏迷。少数病人表现为腹痛，酷似急腹症，易误诊。虽然病人常有感染，但其临床表现可被DKA的表现所掩盖，且往往因外周血管扩张而体温不高，甚至偏低，是预后不良的表现。

【实验室检查】

1. 尿　尿糖强阳性、尿酮阳性，可有蛋白尿和管型尿。

2. 血　血糖增高，一般为16.7～33.3mmol/L，有时可达55.5mmol/L以上。血酮体升高，>1.0mmol/L为高血酮，>3.0mmol/L提示可有酸中毒。血β-羟丁酸升高。血实际HCO_3^-和标准HCO_3^-降低，CO_2结合力降低，酸中毒失代偿后血pH下降；剩余碱负值增大，阴离子间隙增大，与HCO_3^-降低大致相等。血钾在治疗前可正常、偏低或偏高，治疗后若补钾不足可严重降低。血钠、血氯降低，血尿素氮和肌酐常偏高。血浆渗透压轻度上升。部分病人即使无胰腺炎存在，也可出现血清淀粉酶和脂肪酶升高，治疗后数天内降至正常。即使无合并感染，也可出现白细胞数及中性粒细胞比例升高。

【诊断与鉴别诊断】

早期诊断是决定治疗成败的关键，临床上对于原因不明的恶心呕吐、酸中毒、失水、休克、昏迷的病人，尤其是呼吸有酮味（烂苹果味）、血压低而尿量多者，不论有无糖尿病病史，均应考虑到本病的可能性。立即查末梢血糖、血酮、尿糖、尿酮，同时抽血查血糖、血酮、β-羟丁酸、尿素氮、肌酐、电解质、血气分析等以肯定或排除本病。

如血糖>11mmol/L伴酮尿和酮血症，血pH<7.3及（或）血碳酸氢根<15mmol/L可诊断为DKA。

DKA诊断明确后，尚需判断酸中毒严重程度：pH<7.3或碳酸氢根<15mmol/L为轻度；pH<7.2或碳酸氢根<10mmol/L为中度；pH<7.1或碳酸氢根<5mmol/L则为严重酸中毒。

临床上凡出现高血糖、酮症和酸中毒表现之一者都应排除DKA。鉴别诊断主要包括：①其他类型糖尿病昏迷：低血糖昏迷、高渗高血糖综合征、乳酸性酸中毒。②其他疾病所致昏迷：尿毒症、脑血管意外等。部分病人以DKA作为糖尿病的首发表现，某些病例因其他疾病或诱发因素为主诉，有些病人DKA与尿毒症或脑卒中共存等使病情更为复杂，应注意辨别。

【防治】

强调预防为主。良好控制糖尿病，及时防治感染和其他诱因，是主要的预防措施。

对早期酮症病人，仅需给予足量胰岛素及补充液体，严密观察病情，定期查血糖、血酮，调整胰岛素剂量；对酸中毒甚至昏迷病人一旦诊断应立即积极抢救。

治疗原则：尽快补液以恢复血容量、纠正失水状态，降低血糖，纠正电解质及酸碱平衡失调，同时积极寻找和消除诱因，防治并发症，降低病死率。

（一）补液

是治疗的关键环节。只有在有效组织灌注改善、恢复后，胰岛素的生物效应才能充分发挥。基本原则为“先快后慢，先盐后糖”。轻度脱水不伴酸中毒者可以口服补液，中度以上的DKA病人须进行静脉补液。通常先使用生理盐水。输液量和速度的掌握非常重要，DKA失水量可达体重10%以上。开始时输液速度较快，在1～2小时内输入0.9%氯化钠1000～2000ml，前4小时输入所计算失水量1/3的液体，以便尽快补充血容量，改善周围循环和肾功能。如治疗前已有低血压或休克，经快速输液仍不能有效升高血压，应输入胶体溶液并采用其他抗休克措施。以后根据血压、心率、每小时尿量、末梢循环情况及有无发热、吐泻等决定输液量和速度，老年病人及有心、肾疾病病人必要时根据中心静脉压指导治疗。24小时输液量应包括已失水量和部分继续失水量。当血糖下降至13.9mmol/L时，根据血钠情况以决定改为5%葡萄糖液或葡萄糖生理盐水，并按每2～4g葡萄糖加入1U短效胰岛素。鼓励病人喝水，减少静脉补液量；也可使用胃管灌注温0.9%氯化钠或温开水，但要分次少量缓慢灌注，避免呕吐而造成误吸，不宜用于有呕吐、胃肠胀气或上消化道出血者。对于心、肾功能不全的病人，应避免补液过度，在严密监测血浆渗透压、心、肺、肾功能和神志状态下调整补液量和速度。

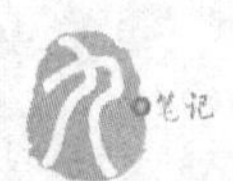

（二）胰岛素治疗

一般采用小剂量（短效）胰岛素治疗方案，即每小时给予0.1U/kg胰岛素，使血清胰岛素浓度恒定达到100~200μU/ml，这已有抑制脂肪分解和酮体生成的最大效应以及相当强的降低血糖效应，而促进钾离子运转的作用较弱。通常将短效胰岛素加入生理盐水中持续静脉滴注（应另建输液途径），亦可间歇静脉注射。以上2种方案均可加用首次负荷量，静脉注射短效胰岛素10~20U。血糖下降速度一般以每小时降低3.9~6.1mmol/L为宜，每1~2小时复查血糖；若在补足液量的情况下，开始治疗2小时后血糖下降不理想或反而升高，胰岛素剂量应加倍。当血糖降至13.9mmol/L时开始输入5%葡萄糖溶液（或葡萄糖生理盐水），并按比例加入胰岛素，此时仍需每4~6小时复查血糖，调节输液中胰岛素的比例及每4~6小时皮下注射一次短效胰岛素4~6U，使血糖水平稳定在较安全的范围内。病情稳定后过渡到胰岛素常规皮下注射。

（三）纠正电解质及酸碱平衡失调

本症酸中毒主要由酮体中酸性代谢产物引起，经输液和胰岛素治疗后，酮体水平下降，酸中毒可自行纠正，一般不必补碱。但严重酸中毒影响心血管、呼吸和神经系统功能，应给予相应治疗，但补碱不宜过多、过快。补碱指征为血pH<7.1，HCO_3^-<5mmol/L。应采用等渗碳酸氢钠（1.25%~1.4%）溶液，或将5%碳酸氢钠84ml加注射用水至300ml配成1.4%等渗溶液，一般仅给1~2次。补碱过多过快可产生不利影响，包括脑脊液反常性酸中毒加重、组织缺氧加重、血钾下降和反跳性碱中毒等。

DKA病人有不同程度失钾。如上所述，治疗前的血钾水平不能真实反映体内缺钾程度，补钾应根据血钾和尿量：治疗前血钾低于正常，在开始胰岛素和补液治疗同时立即开始补钾；血钾正常、尿量>40ml/h，也立即开始补钾；血钾正常、尿量<30ml/h，暂缓补钾，待尿量增加后再开始补钾；血钾高于正常，暂缓补钾。氯化钾部分稀释后静脉输入、部分口服。治疗过程中定期监测血钾和尿量，调整补钾量和速度。病情恢复后仍应继续口服钾盐数天。

（四）处理诱发病和防治并发症

在抢救过程中要注意治疗措施之间的协调及从一开始就重视防治重要并发症，特别是脑水肿和肾衰竭，维持重要脏器功能。

1. 休克 如休克严重且经快速输液后仍不能纠正，应详细检查并分析原因，例如确定有无合并感染或急性心肌梗死，给予相应措施。

2. 严重感染 是本症常见诱因，亦可继发于本症。因DKA可引起低体温和血白细胞数升高，故不能以有无发热或血象改变来判断，应积极处理。

3. 心力衰竭、心律失常 年老或合并冠心病者补液过多可导致心力衰竭和肺水肿，应注意预防。可根据血压、心率、中心静脉压、尿量等调整输液量和速度，酌情应用利尿药和正性肌力药。血钾过低、过高均可引起严重心律失常，宜用心电图监护，及时治疗。

4. 肾衰竭 是本症主要死亡原因之一，与原来有无肾病变、失水和休克程度及持续时间、有无延误治疗等密切相关。强调注意预防，治疗过程中密切观察尿量变化，及时处理。

5. 脑水肿 病死率甚高，应着重预防、早期发现和治疗。脑水肿常与脑缺氧、补碱或补液不当、血糖下降过快等有关。如经治疗后血糖有所下降，酸中毒改善，但昏迷反而加重，或虽然一度清醒又再次昏迷，或出现烦躁、心率慢而血压偏高、肌张力增高，应警惕脑水肿的可能。可给予地塞米松、呋塞米，或给予白蛋白。慎用甘露醇。

6. 急性胃扩张 可用1.25%碳酸氢钠溶液洗胃，清除残留食物，预防吸入性肺炎。

（五）护理

良好的护理是抢救DKA的重要环节。应按时清洁口腔、皮肤，预防压疮和继发性感染。细致观察病情变化，准确记录神志状态、瞳孔大小和反应、生命体征、出入水量等。

抢救重症DKA是一门艺术，在掌握治疗原则的基础上，密切观察病情变化使治疗措施个体化是抢救成功的关键。

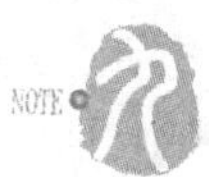

第三节 高渗高血糖综合征

高渗高血糖综合征（hyperosmolar hyperglycemic syndrome，HHS）是糖尿病急性代谢紊乱的另一临床类型，以严重高血糖、高血浆渗透压、脱水为特点，无明显酮症，病人可有不同程度的意识障碍或昏迷（<10%）。部分病人可伴有酮症。主要见于老年 T2DM 病人，超过 2/3 病人原来无糖尿病病史。

诱因为引起血糖增高和脱水的因素：急性感染、外伤、手术、脑血管意外等应激状态，使用糖皮质激素、利尿剂、甘露醇等药物，水摄入不足或失水，透析治疗，静脉高营养疗法等。有时在病程早期因误诊而输入大量葡萄糖液或因口渴而摄入大量含糖饮料可诱发本病或使病情恶化。

起病缓慢，最初表现为多尿、多饮，食欲减退。渐出现严重脱水和神经精神症状，病人反应迟钝、烦躁或淡漠、嗜睡，逐渐陷入昏迷，晚期尿少甚至尿闭。就诊时呈严重脱水，可有神经系统损害的定位体征，易误诊为脑卒中。与 DKA 相比，失水更为严重、神经精神症状更为突出。

实验室检查：血糖达到或超过 33.3mmol/L（一般为 33.3～66.8mmol/L），有效血浆渗透压达到或超过 320mOsm/L（一般为 320～430mOsm/L）可诊断本病。血钠正常或增高。尿酮体阴性或弱阳性，一般无明显酸中毒，借此与 DKA 鉴别，但有时二者可同时存在[有效血浆渗透压（mOsm/L）= 2×(Na^+ + K^+)+血糖（均以 mmol/L 计算）]。

本症病情危重、并发症多，病死率高于 DKA，强调早期诊断和治疗。临床上凡遇原因不明的脱水、休克、意识障碍及昏迷均应考虑到本病的可能性，尤其是血压低而尿量多者，无论有无糖尿病病史，均应进行有关检查以肯定或排除本病。

治疗原则同 DKA。本症失水比 DKA 更为严重，可达体重的 10%～15%，输液要更为积极小心，24 小时补液量可达 6000～10 000ml。目前多主张治疗开始时用等渗溶液如 0.9% 氯化钠溶液，因大量输入等渗液不会引起溶血，有利于恢复血容量，纠正休克，改善肾血流量，恢复肾脏调节功能。休克病人应另予血浆或全血。如无休克或休克已纠正，在输入生理盐水后血浆渗透压高于 350mOsm/L，血钠高于 155mmol/L，可考虑输入适量低渗溶液如 0.45% 氯化钠。视病情可考虑同时给予胃肠道补液。当血糖下降至 16.7mmol/L 时应开始输入 5% 葡萄糖液并按每 2～4g 葡萄糖加入 1U 胰岛素。

高血糖是维护病人血容量的重要因素，如血糖迅速降低而补液不足，将导致血容量和血压进一步下降。胰岛素治疗方法与 DKA 相似，一般来说本症病人对胰岛素较敏感，因而胰岛素用量较小。补钾要更及时，一般不补碱。注意从脑细胞脱水转为脑水肿的可能，病人可一直处于昏迷状态，或稍有好转后又陷入昏迷，应及早发现和处理。

（严 励）

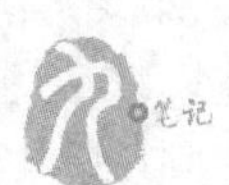

第二十三章　低血糖症

低血糖症(hypoglycemia)是一组由多种病因引起的血浆(或血清)葡萄糖水平降低,并足以引起相应症状和体征的临床综合征,而当血浆葡萄糖浓度升高后,症状和体征也随之消退。病人常以交感神经兴奋和(或)神经精神及行为异常为主要特点,血糖浓度更低时可以出现癫痫样发作、昏迷和死亡。一般引起低血糖症状的血浆葡萄糖阈值为2.8~3.9mmol/L,然而,对于反复发作的低血糖病人,这一阈值则会向更低的血糖浓度偏移。

低血糖症可以发生在非糖尿病病人,也可以发生在糖尿病病人。对于糖尿病病人发生的低血糖症往往是伴随降低血糖的治疗而发生,其首要任务是调整治疗方案以尽量减少或消除低血糖的发生。对于非糖尿病发生的低血糖,首要任务是作出精确的病因诊断,在病因明确的基础上作出正确的治疗方案。本章节重点介绍非糖尿病病人的低血糖症。根据低血糖的发病机制,低血糖症可分为胰岛素介导性和非胰岛素介导性两大类。

【病因】

1. 非糖尿病病人的低血糖症

(1) 引起低血糖症的药物:药物是最常见的低血糖病因。在糖尿病病人中主要是治疗糖尿病的降糖药物引起的低血糖,包括胰岛素和促胰岛素分泌剂。在非糖尿病个体中则很少发生低血糖。在这些人中低血糖可能由多种其他药物(包括酒精)所致,另外还包括喹诺酮类、喷他脒(pentamidine)、奎宁、β受体阻断剂、血管紧张素转换酶抑制剂和IGF-1。

(2) 引起低血糖症的相关疾病:引起低血糖症的相关疾病可以根据发病机制将其分为胰岛素介导的低血糖和非胰岛素介导的低血糖两大类。

非胰岛素介导的低血糖症常见于重症疾病所致,如肝衰竭、肾衰竭、心力衰竭、脓毒症或营养不足。一部分是非胰岛细胞肿瘤引起,通常是间叶细胞型或上皮细胞型巨大肿瘤。这些病人发生低血糖通常是由于肿瘤生成加工不完整的IGF-2所致,内源性胰岛素的合成相应地受抑。还有一部分因肾上腺皮质功能减退症、或垂体-肾上腺功能低下,对抗胰岛素的激素分泌不足所致。非胰岛素介导的低血糖症病人血浆胰岛素水平在正常范围。此外,少数低血糖可以是人为的、意外的,甚至是故意的。

胰岛素介导的低血糖症又称内源性高胰岛素血症。当血浆葡萄糖浓度降至低血糖水平,而胰岛素的分泌速率不能相应降低时,就会发生高胰岛素血症性低血糖。对于非糖尿病成年人,内源性高胰岛素血症导致的低血糖可由以下原因引起:①β细胞肿瘤。②β细胞功能性疾病,通常被称为胰岛细胞增生症,可作为非胰岛素瘤胰源性低血糖综合征(non-insulinoma pancreatogenous hypoglycemia syndrome,NIPHS)或胃旁路术后低血糖的一种特征。③胰岛素自身免疫性低血糖,发生于体内存在针对内源性胰岛素的抗体或存在胰岛素受体抗体的病人。低血糖症状可以出现在餐后、空腹时,或两种状态下均出现。对于存在胰岛素抗体介导低血糖的病人,推测针对进餐分泌的胰岛素会与抗体结合,然后以一种不受调节的方式解离,引起高胰岛素血症和低血糖。对于存在胰岛素受体抗体的病人(通常先前就存在糖尿病,且已接受胰岛素治疗),低血糖为刺激性抗体激活受体所致。④在非糖尿病病人中也可以发生由服用β细胞促泌剂而引起的内源性胰岛素增高所致的低血糖。对于偶发的、隐匿的或低血糖原因不明时,应该考虑由医疗、药物或病人的错误服用促泌剂的可能性。例如误服家庭中糖尿病病人的药物,或是部分病人悄悄自用降糖药物或胰岛素。极少数可能是恶意给他人使用促泌剂或胰岛素的情况。

婴儿持续性高胰岛素血症性低血糖(persistent hyperinsulinemic hypoglycemia of infancy,PHHI)或先天性高胰岛素血症是婴儿持续性低血糖的最常见病因。PHHI是一种既有家族型也有散发型病例的遗传病,以胰岛素分泌失调为特征。

2. 糖尿病病人的低血糖 外源性胰岛素和刺激内源性胰岛素分泌的药物(如促胰岛素分泌剂:格列本脲、格列齐特、格列吡嗪、格列美脲、瑞格列奈、那格列奈)会刺激葡萄糖的利用增加,如果使用不当可引起低血糖,甚至是严重或致死性低血糖的发生。在用于2型糖尿病的药物中,胰岛素增敏剂(二甲双胍、噻唑烷二酮类)、葡萄糖苷酶抑制剂、胰高血糖素样肽-1(glucagon-like peptide-1,GLP-1)受体激动剂、钠-葡萄糖协同转运蛋白2抑制剂和二肽基肽酶-Ⅳ抑制剂引起低血糖的风险很小。这些药物主要依赖残余的内源性胰岛素分泌或增加尿液中葡萄糖的排泄发挥疗效。随着血浆葡萄糖浓度降至正常范围,胰岛素的分泌会适当地减少。GLP-1受体激动剂可刺激胰岛素分泌,但在很大程度上仅以葡萄糖依赖性方式进行。同时,以葡萄糖依赖性方式抑制胰高血糖素的分泌。因此,当葡萄糖水平降到阈浓度以下,胰岛素也随之下降而胰高血糖素的分泌增加,因此可以降低低血糖的风险。值得注意的是,当与促胰岛素分泌剂或胰岛素联合应用时,以上所有药物均可增加低血糖的风险。

【病理生理】

大脑几乎完全依靠葡萄糖提供能量。由于大脑不能合成和储存葡萄糖,因此,需要持续地从循环中摄取充足的葡萄糖以维持正常的脑功能和生存需要。当动脉血糖浓度降低到生理范围以下,血-脑葡萄糖转运下降不能满足大脑能力需求时,机体通过精细调节机制,使血糖维持在正常范围。生理情况下空腹血浆葡萄糖维持在70~110mg/dl(3.9~6.1mmol/L)较为狭窄的范围内。维持血糖平衡依靠神经信号、激素、代谢底物的网络调控,其中胰岛素起着主要作用。当血浆葡萄糖降低,胰岛素分泌也随之降低,并能通过增加糖原分解和糖异生维持血糖在生理范围,因此,生理状况下,降低胰岛素分泌是防止低血糖的第一道防线。当血糖下降低于生理范围时,胰岛素的反向调节激素(升糖激素)分泌增加,α细胞分泌的高血糖素的增高是防止低血糖的第二道防线。当高血糖素分泌不足以纠正低血糖时,肾上腺素分泌增加,作为第三道防线。当低血糖时间超过4小时,皮质醇、生长激素分泌增加以促进葡萄糖的产生并限制葡萄糖的利用,因此糖皮质激素和生长激素对急性低血糖的防御作用甚微。当这些防御因素仍然不能有效地恢复血糖水平时,血糖进一步降低,则出现低血糖的症状和体征。临床上出现低血糖症状和体征的血糖阈值并非一个固定的数值,而是根据不同病因、低血糖发生的频率和持续时间的不同而存在差异。譬如,血糖控制不佳的糖尿病病人的低血糖阈值往往较高,这些病人出现低血糖症状时血糖可以在正常范围(又称假性低血糖);另外,一些情况下低血糖阈值可以偏低,譬如,反复发作低血糖的病人(强化降糖治疗的糖尿病病人、胰岛素瘤病人),出现低血糖症状时的血糖往往更低。

【临床表现】

1. 症状 典型的低血糖症具有Whipple三联征特点,包括:①与低血糖相一致的症状;②症状存在时通过精确方法(而不是家庭血糖监测仪)测得血糖浓度偏低;③血糖水平升高后上述症状缓解。血糖水平与症状的相关性凸显了低血糖浓度的生物学意义,但是健康人在长时间空腹后可能出现无症状的低血糖。此外,交感肾上腺症状和大脑神经元低血糖症状可能高度提示低血糖的存在,但并不能肯定其由低血糖引起,除非同时存在血糖浓度低的证据。在进行各种检测明确低血糖病因之前,确定低血糖疾病的证据非常重要。确定存在Whipple三联征有助于证实存在低血糖及相关疾病。

引起低血糖的症状主要来自两方面:自主神经(autonomic symptoms)低血糖症状和大脑神经元低血糖症状(neuroglycopenic symptoms)。

(1)自主神经低血糖症状:包括震颤、心悸和焦虑(儿茶酚胺介导的肾上腺素能症状),以及出汗、饥饿和感觉异常(乙酰胆碱介导的胆碱能症状)。这些症状在很大程度是由交感神经激活造成的,而非肾上腺髓质激活所致。

(2)大脑神经元低血糖症状:包括认知损害、行为改变、精神运动异常,以及血糖浓度更低时出现的癫痫发作和昏迷。尽管严重的长期低血糖可导致未被注意到的糖尿病病人发生脑死亡,但绝大多数低血糖发作在葡萄糖水平升至正常后能够逆转,而罕见的致死性发作通常认为是低血糖引起室性心律失常的结果。

对于非糖尿病病人,低血糖症状的特征每次发作时通常是一致的。可能在空腹或在餐后状态时发生,病人自身可能识别不出这些症状,很多病人因为遗忘而不能描述发作时的任何细节,所以应当

尽可能地从亲近的家人或朋友处采集信息。由于无知觉性低血糖的存在,低血糖发作也可能没有症状。无知觉性低血糖认为是交感-肾上腺系统对低血糖的反应降低所致。对于非糖尿病的低血糖病人,也可能观察到一定程度的无知觉性低血糖。仅有交感肾上腺症状(焦虑、乏力、震颤、出汗或心悸),但同时血糖浓度正常且调整膳食后症状消除的病人,存在低血糖疾病的可能性很低。

2. 体征 面色苍白和出汗是低血糖的常见体征。心率和收缩压上升,但上升幅度不会很大。常可观察到自主神经低血糖症的表现,偶尔会发生短暂性神经功能缺陷。永久性神经功能损害可见于长期、反复严重低血糖病人和一次严重低血糖未能及时纠正的病人。

【实验室检查】

初始实验室评估的目的是证实 Whipple 三联征。如果之前已证实 Whipple 三联征,则检测目的是评价胰岛素在该低血糖发生中的作用。对于糖尿病病人发生的可疑低血糖症状,需要及时测定血糖,并结合是否存在糖尿病病史,目前治疗方案、用药的种类、剂量、与进餐的关系以及运动量情况进行综合考虑,能快速判断是否为糖尿病相关低血糖。对于非糖尿病病人发生的疑似低血糖症状,则首先需要明确是否存在低血糖,然后进一步获得血糖、胰岛素及相关激素和代谢物的信息,以提供诊断和鉴别诊断的可靠线索。对非糖尿病疑似低血糖的病人应做下列实验室检查:

1. 血糖 正常空腹血糖值的低限一般为 70mg/dl(3.9mmol/L)。对于无糖尿病者,当血糖水平在生理范围内下降时,胰岛素的分泌也随之下降,当血糖浓度降至 65 ~ 70mg/dl(3.6 ~ 3.9mmol/L)时,反向调节激素(胰高血糖素和肾上腺素)的释放增加。在低血糖症状出现前这些激素反应已经开始,因此血糖进一步降低至 0 ~ 55mg/dl(2.8 ~ 3.0mmol/L)时才会出现症状。值得注意的是,低血糖的阈值是可变的,在临床上要结合病人实际情况进行判别。

2. 测定血浆相关激素 为了进一步探寻低血糖病因,需要同时测定自发性低血糖症状发作时的血糖、胰岛素、C 肽,胰岛素原和 β-羟丁酸水平以及胰岛素自身抗体,并且观察注射 1.0mg 胰高血糖素后的血糖反应。通过这些步骤可以鉴别内源性或外源性胰岛素介导的低血糖和可能的病因。

测定血浆(或血清)胰岛素,当血糖浓度低于 55mg/dl(3.0mmol/L)时,免疫化学发光分析(ICMA)测得的血浆胰岛素浓度 3μU/ml(20.8pmol/L)即提示胰岛素过量,符合内源性高胰岛素血症(如胰岛素瘤)。但是,一些正常人血糖浓度会低于 50mg/dl(2.8mmol/L),而少数胰岛素瘤病人血糖浓度会保持在 50mg/dl(2.8mmol/L)以上,在判断时需要注意。

测定血浆 C 肽水平和胰岛素原可以进一步确认内源性或外源性高胰岛素血症。对于血糖浓度降至低于 55mg/dl(3.0mmol/L)的病人,若血浆 C 肽浓度为 0.6ng/ml(0.2nmol/L),胰岛素原至少 5.0pmol/L,即可以确定为内源性高胰岛素血症。由于胰岛素具有抑制生酮的效应,因此胰岛素瘤病人血浆 β-羟丁酸浓度要低于正常人。在禁食试验的终点,所有胰岛素瘤病人血浆 β-羟丁酸值均为 2.7mmol/L 或更低,而正常人的值升高。禁食 18 小时后 β-羟丁酸浓度逐渐升高提示禁食试验阴性。血浆 β-羟丁酸水平和血糖对胰高血糖素的反应可用于对胰岛素和 C 肽水平处于临界范围的病人进行确诊。

【诊断与鉴别诊断】

1. 低血糖症的确立(定性诊断) 对于糖尿病病人发生的低血糖,通过仔细询问糖尿病病史和降糖药应用情况,一般能作出糖尿病相关低血糖的诊断。对于非糖尿病病人临床发生的低血糖,需要进一步确认和鉴别。因为此类病人的低血糖与糖尿病相关低血糖的结局和临床处理有很大不同。对于非糖尿病病人的低血糖,首先要确立低血糖症的诊断。根据低血糖典型表现(Whipple 三联征)可确定:①低血糖症状;②发作时血糖低于 2.8mmol/L;③供糖后低血糖症状迅速缓解。少数空腹血糖降低不明显或处于非发作期的病人,应多次检测有无空腹或吸收后低血糖,必要时采用 48 ~ 72 小时禁食试验。

2. 病因诊断 测定血浆或血清胰岛素、C 肽、β-羟丁酸、胰岛素原,并结合功能试验,判断低血糖可能病因。

3. 功能试验

(1)禁食评估:一些病人仅短时间禁食就会出现症状。对于这类病人,在禁食尤其整夜禁食时,

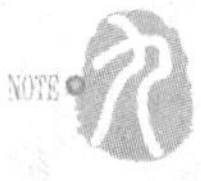

可能导致症状性低血糖的发作。在观察期间,应重复测定血糖。如果出现症状且证实存在低血糖的证据[血糖<55mg/dl(3mmol/L)],应进行相应激素检测和定位诊断。如果此方法没有导致症状和低血糖,而临床上又高度怀疑的病人,应进行72小时禁食试验。

(2) 72小时禁食试验:72小时禁食试验目的是在缺乏食物的状态下激发出低血糖的发生。由于激素介导葡萄糖生成增加,正常人在长时间禁食后不会发生症状性低血糖。在过夜禁食后,糖异生作用产生的葡萄糖在葡萄糖生成中约占50%;在禁食72小时或更长时间后,几乎所有葡萄糖生成都来源于糖异生。仅在维持正常血糖的能力存在缺陷时(如由于胰岛素过多),长时间禁食才会导致低血糖。如果进行适当试验,这种缺陷应能识别出来。72小时禁食试验是诊断胰岛素瘤的标准试验。

1) 方案:72小时禁食试验通常是在晚餐后开始,整个过程中应仔细、准确记录出现的症状和体征,并进行相应的实验室检测。以下流程与上述记录同样重要:仔细标记血液样本和实验室化验单(特别是标记确切的时间),并在一个流程表中记录标签信息。只有做到这些细节,随后的结果解读才能进行。①准确记录禁食开始时间;②停用所有非必需的药物;③允许病人饮水;④每6小时采集1次血液样本用于测定血糖。直至血糖浓度低于60mg/dl(3.3mmol/L),采集样本的频率应增加至每1~2小时1次。由于血糖检测结果的获得可能会延迟,频繁采集样本时可能会采用便携式血糖仪测定血糖,但是务必根据静脉血糖值作出终止禁食试验的决定。尽管重复收集血液样本,但仅对血糖浓度≤60mg/dl(3.3mmol/L)的样本测定胰岛素、C肽和胰岛素原。

2) 试验终点和持续时间:当血糖浓度≤45mg/dl(2.5mmol/L)、病人出现低血糖的症状或体征时、禁食已72小时,或者血糖浓度低于55mg/dl(3mmol/L)且之前证实存在Whipple三联征时,可以终止禁食试验。禁食试验结束时进行以下3个步骤:①采集样本用于测定血糖、胰岛素、C肽、胰岛素原、β-羟丁酸和可能的口服降糖药;②静脉给予1mg胰高血糖素,并在10分钟、20分钟、30分钟后检测血糖;③嘱病人进食。

如果72小时禁食期间没有出现低血糖的症状和体征且没有测得低血糖浓度,则表明72小时禁食试验结果正常,但不能排除存在仅导致餐后症状的低血糖疾病。目前认为胰岛素/葡萄糖比值或葡萄糖/胰岛素比值无助于确诊高胰岛素血症,胰岛素绝对值更有价值。

(3) 血糖对胰高血糖素的反应:胰岛素抑制糖原分解,在高胰岛素血症状态下大量糖原储存于肝脏。因此,对于胰岛素介导的低血糖病人,静脉给予1mg胰高血糖素(一种强效的糖原分解剂)可通过释放葡萄糖而发挥作用。正常人在72小时禁食试验结束时从肝脏释放了几乎所有的葡萄糖,因而对静脉给予胰高血糖素的反应不像胰岛素瘤病人那样强烈。在禁食试验结束时,静脉给予胰高血糖素后,胰岛素瘤病人的血糖在20~30分钟内增加25mg/dl(1.4mmol/L)或更多,而正常人血糖增幅较小。对于内源性高胰岛素血症病人,应当检测胰岛素抗体以区分胰岛素自身免疫性低血糖与高胰岛素血症的其他原因。

4. 定位检查(定位诊断)　在证实为内源性胰岛素介导的低血糖之前不应进行定位检查。对于内源性胰岛素介导的低血糖病人,鉴别诊断包括胰岛素瘤、胰岛细胞增生症/胰岛细胞肥大、口服降糖药诱发的低血糖,以及胰岛素自身免疫性低血糖。除了胰岛素抗体或循环中口服降糖药呈阳性结果的病人外,其余所有胰岛素介导的低血糖病人都需要进行定位检查。

CT、MRI及经腹超声检查能检测出大部分胰岛素瘤。检查方法的选择取决于检查的可及性和当地的影像学技术。经腹超声检查作为优先的初步检查。影像学检查阴性不能排除胰岛素瘤。如果初始影像学未查及胰岛素瘤,则需要进行其他检查,如超声内镜(有时还可以对影像检出的肿瘤进行细针抽吸活检)或选择性动脉钙刺激试验(selective arterial calcium stimulation,SACS)。同位素标记的生长抑素受体显像对定位诊断有一定帮助。

选择性动脉钙刺激试验:钙离子能刺激功能亢进的β细胞(胰岛素瘤或胰岛细胞增生症)释放胰岛素,但不能刺激正常β细胞释放胰岛素。应用这一原理,将葡萄糖酸钙选择性注射入胃十二指肠动脉、脾动脉和肠系膜上动脉,并随后抽取肝静脉血检测胰岛素水平。如果钙刺激某一动脉情况下测得肝静脉胰岛素水平升高,这个动脉则为β细胞瘤直接供血的动脉,即肿瘤位于该动脉供血的胰腺区域内,有助于手术定位。此试验仅用于存在内源性高胰岛素血症性低血糖但放射学定位检查阴性的复杂病例。

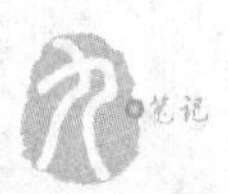

【预防和治疗】

1. 低血糖的预防 临床医生必须熟悉掌握低血糖的诊断线索，包括糖尿病病史、降糖药物治疗情况（尤其是促胰岛素分泌剂、胰岛素的剂量、饮食和运动情况、低血糖与进餐关系等）、非降糖药物使用情况、酗酒史，全身相关疾病史（肿瘤、消耗性疾病、营养不良、胃肠道手术）。对于不明原因的脑功能障碍症状应及时监测血糖。反复严重低血糖发作且持续时间长者，可引起不可逆转的脑损害，故应及早识别并及时防治。对疑似胰岛素瘤者应进行进一步定位诊断；对明确诊断胰岛素细胞瘤病人应进行肿瘤切除。

2. 低血糖的治疗 治疗包括两方面：一是解除神经供糖不足的症状，二是纠正导致低血糖症的各种潜在原因。对轻度到中等度的低血糖，口服糖水、含糖饮料，或进食糖果、饼干、面包、馒头等即可缓解。对于药物相关性低血糖，应及时停用相关药物。重者和疑似低血糖昏迷的病人，应及时测定血糖，甚至无需血糖结果，及时给予50%葡萄糖液60～100ml静脉注射，继以5%～10%葡萄糖液静脉滴注，必要时可加用氢化可的松100mg和（或）胰高血糖素0.5～1mg肌内或静脉注射。神志不清者，切忌喂食以避免呼吸道窒息。使用胰岛素或促胰岛素分泌剂联合α-葡萄糖苷酶抑制剂的病人，应使用纯葡萄糖来治疗有症状的低血糖。因为α-葡萄糖苷酶抑制剂减慢了其他碳水化合物的消化，碳水化合物的其他形式如淀粉食物、蔗糖不能及时纠正含有α-葡萄糖苷酶抑制剂联合治疗引起的低血糖。

[附] 胰岛素瘤

胰岛素瘤（insulinoma）是最常见的胰腺分泌胰岛素的功能性神经内分泌瘤。其患病情况在普通人群中为（1～4）/100万。胰岛素瘤可以发生在任何年龄，约90%为良性肿瘤，90%为孤立性，90%发生在胰腺内，约90%的肿瘤直径<2cm。

【临床特征】

胰岛素瘤的常见临床表现是空腹低血糖，可以表现为自主神经症状包括心悸、出汗以及发抖和神经元低血糖症状如认知障碍、遗忘、精神症状、癫痫样发作，部分病人可以出现体重增加。在某些病人中，餐后低血糖可能是低血糖的一个特征，甚至是唯一表现。

【诊断与鉴别诊断】

证实在自发性或诱发性低血糖发作时（例如对空腹低血糖病人禁食72小时）血清胰岛素浓度异常的高，结合定位检查即可确立胰岛素瘤的诊断。具体方法见上文。

伴有高胰岛素血症的低血糖症且定位不明确时需要与以下疾病相鉴别：

婴儿持续性高胰岛素血症性低血糖症（PHHI），也称家族性高胰岛素血症、先天性高胰岛素血症和原发性胰岛细胞增生（胰岛细胞增生症）。

非胰岛素瘤胰源性低血糖综合征（NIPHS）见于成人，并且也伴有胰岛增大和胰岛细胞增生症。胰岛细胞增生症在胃旁路术后的低血糖病人中已有报道。

胰岛素自身免疫性低血糖症发生于存在抗内源性胰岛素或抗胰岛素受体抗体的病人。症状在餐后、空腹或两种状态下均可发生。对于存在胰岛素自身抗体的病人，据推测是在进餐作用下分泌的胰岛素与抗体结合，并随后以失去调控的方式解离，从而导致高胰岛素血症和低血糖症。对于存在胰岛素受体抗体的病人，受体的抗体激活导致了低血糖的发生。胰岛素抗体或胰岛素受体抗体的存在可鉴别胰岛素自身免疫性低血糖症与胰岛素瘤。

【治疗】

手术切除胰岛素瘤是首选治疗。对不适合或拒绝进行手术的病人、或有手术无法切除的转移性病变的病人，应该考虑进行内科治疗。预防症状性低血糖的治疗选择包括：二氮嗪可抑制胰岛素分泌，用于控制低血糖。生长抑素类似物如奥曲肽、兰瑞肽，通过抑制胰岛素的分泌控制低血糖，但是也抑制生长激素、促甲状腺素和胰高血糖素的分泌。对于二氮嗪难治性的持续性低血糖病人，奥曲肽是一种合理的选择。

（高　鑫）

第二十四章　血脂异常和脂蛋白异常血症

血脂异常(dyslipidemia)通常指血清中胆固醇(CH)、甘油三酯(TG)、低密度脂蛋白胆固醇(LDL-C)水平升高,高密度脂蛋白胆固醇(HDL-C)水平降低。由于在血浆中脂质以脂蛋白的形式存在,血脂异常表现为脂蛋白异常血症(dyslipoproteinemia)。目前中国成人血脂异常总体患病率高达40.4%。血脂异常可导致冠心病等动脉粥样硬化性心血管疾病(ASCVD),同时增加肿瘤的风险。血脂异常的防治对降低心血管病患病率、提高生活质量具有重要意义。

【血脂、载脂蛋白和脂蛋白】

血脂是血浆中的中性脂肪(CH 和 TG)和类脂(磷脂、糖脂、固醇、类固醇等)的总称。在人体内 CH 主要以游离 CH 和胆固醇酯的形式存在,TG 由甘油分子中的 3 个羟基被脂肪酸酯化形成。血脂不溶于水,与载脂蛋白(apolipoprotein,Apo)结合形成脂蛋白被运输和利用。载脂蛋白是脂质转运的载体,参与脂代谢相关酶活性的调节及细胞膜受体的识别和结合。已发现有 20 多种载脂蛋白,按组成分为 ApoA、ApoB、ApoC、ApoD、ApoE。根据氨基酸序列的差异,每一型又分若干亚型,ApoA 分为 A1、A2、A4、A5;ApoB 分为 B_{48}、B_{100};ApoC 分为 C1、C2、C3、C4;ApoE 分为 E2、E3、E4 等。载脂蛋白还包括一种长度多变、可与 LDL 结合的 Apo(a)。

血浆脂蛋白是由载脂蛋白和 CH、TG、磷脂(PL)等组成的球形大分子复合物。血浆脂蛋白分为6类:乳糜微粒(CM)、极低密度脂蛋白(VLDL)、中间密度脂蛋白(IDL)、低密度脂蛋白(LDL)、高密度脂蛋白(HDL)及脂蛋白(a)[Lp(a)]。各类脂蛋白的组成、理化特性、来源、代谢途径和生理功能各异(表 7-24-1)。

脂蛋白的代谢途径:外源性代谢途径,即饮食摄入的 CH 和 TG 在小肠中合成 CM 及其代谢过程;内源性代谢途径,即由肝脏合成的 VLDL 转变为 IDL 和 LDL,及 LDL 被肝脏或其他器官代谢的过程。此外,还存在 CH 逆转运途径,即 HDL 将 CH 从周围组织转运到肝脏进行代谢再循环。

表 7-24-1　脂蛋白的主要特性和功能

分类	水合密度(g/ml)	颗粒直径(nm)	主要脂质成分	主要载脂蛋白	来源	功能
CM	<0.950	80~500	TG	B_{48}、A1、A2	小肠合成	转运外源性 TG 到外周组织
VLDL	0.950~1.006	30~80	TG	B_{100}、E、C	肝脏合成	转运内源性 TG 到外周组织
IDL	1.006~1.019	27~30	TG、CH	B_{100}、E	VLDL 分解代谢	LDL 前体,部分经肝脏代谢
LDL	1.019~1.063	20~27	CH	B_{100}	VLDL 和 IDL 分解代谢	转运 CH 到外周组织,经 LDL 受体介导其摄取和利用,与 ASCVD 直接相关
HDL	1.063~1.210	8~10	CH、PL	A1、A2、C	肝脏和小肠合成	逆向转运 CH,HDL-C 与 ASCVD 负相关
Lp(a)	1.055~1.085	26	CH	B_{100}、(a)	Apo(a)和 LDL 形成的复合物	可能与 ASCVD 相关

1. 乳糜微粒（CM） 颗粒最大，密度最小，其TG含量约占90%。CM的主要功能是把外源性TG运送到肝外组织。正常人空腹12小时后血清中无CM。餐后或某些病理状态下血液中含有大量CM时，血液外观白色浑浊。CM不能进入动脉壁内，一般不引起动脉粥样硬化，但易诱发急性胰腺炎；CM残粒可被巨噬细胞表面受体所识别而摄取，与动脉粥样硬化有关。

2. 极低密度脂蛋白（VLDL） 由肝脏合成，TG含量约占55%，与CM一起统称为富含TG的脂蛋白。VLDL的主要功能是把内源性TG运送到肝外组织，同时向外周组织间接或直接运送CH。在没有CM存在的血清中，TG浓度能反映VLDL的水平。VLDL水平升高是冠心病的危险因素。

3. 低密度脂蛋白（LDL） 由VLDL和IDL中的TG水解形成。LDL颗粒中CH约占50%，是胆固醇含量最多的脂蛋白，故称为富含CH的脂蛋白，其载脂蛋白95%以上为$ApoB_{100}$。LDL的主要功能是将CH转运到肝外组织，与LDL受体结合，介导CH的摄取和利用。单纯性高CH血症时，胆固醇浓度的升高与血清LDL-C水平呈平行关系。LDL是导致动脉粥样硬化的主要危险因素。LDL分为LDL_2和LDL_3；其中LDL_3为小而致密的LDL（sLDL），容易进入动脉壁内。sLDL和氧化修饰的LDL具有很强的致动脉粥样硬化作用。

4. 高密度脂蛋白（HDL） 主要由肝脏和小肠合成，其蛋白质和脂质含量约各占一半，载脂蛋白以ApoA1和ApoA2为主。HDL的主要功能是将CH从周围组织转运到肝脏进行再循环或以胆酸的形式排泄，此过程称为CH逆转运。HDL是一类异质性脂蛋白，包含多种亚组分，其抗动脉粥样硬化特性存在差异。低HDL-C是ASCVD的独立危险因素。

5. Lp（a） Lp(a)脂质成分类似LDL，其载脂蛋白除含有$ApoB_{100}$外，还含有Apo(a)。血清Lp(a)水平主要由遗传因素决定，与Apo(a)的大小呈负相关。Lp(a)是ASCVD的独立危险因素，Lp(a) >300mg/L时，冠心病的风险显著升高。

【血脂异常分类】

血脂异常的常用分类方法有表型分类、病因分类和临床分类，其中临床分类较为实用。

（一）表型分类

世界卫生组织（WHO）根据脂蛋白的种类和严重程度将血脂异常分为5型（表7-24-2），其中第Ⅱ型又分为2个亚型。Ⅱa、Ⅱb和Ⅳ型较常见。

表7-24-2 脂蛋白异常血症表型分类

类型	TC	TG	CM	VLDL	LDL	风险
Ⅰ	↑→	↑↑	↑↑	↑↑	↑→	易发胰腺炎
Ⅱa	↑↑	→	→	→	↑↑	易发冠心病
Ⅱb	↑↑	↑↑		↑	↑	易发冠心病
Ⅲ	↑↑	↑↑	↑	↑	↓	易发冠心病
Ⅳ	↑→	↑↑	→	↑↑	→	易发冠心病
Ⅴ	↑	↑↑	↑↑	↑	↑→	易发胰腺炎

注：↑示浓度升高；→示浓度正常；↓示浓度降低

（二）病因分类

1. 原发性血脂异常 原发性血脂异常占血脂异常的绝大多数，由遗传基因缺陷与环境因素相互作用引起。由基因缺陷所致的血脂异常多具有家族聚集性，通常称为家族性高脂血症。原因不明的称为散发性或多基因性脂蛋白异常血症。

2. 继发性血脂异常 由其他疾病如甲状腺功能减退症、库欣综合征、肾病综合征等，或某些药物如利尿药、糖皮质激素等所引起的血脂异常。

（三）临床分类

临床上将血脂异常分为高CH血症、高TG血症、混合型高脂血症和低HDL-C血症（表7-24-3）。

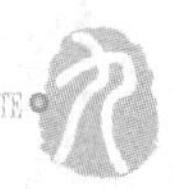

表 7-24-3　**血脂异常的临床分类**

类型	TC	TG	HDL-C	对应 WHO 分类
高 CH 血症	↑↑	→	→	Ⅱa
高 TG 血症	→	↑↑	→	Ⅳ、Ⅰ
混合型高脂血症	↑↑	↑↑	→	Ⅱb、Ⅲ、Ⅳ、Ⅴ
低 HDL-C 血症	→	→	↓	

注：↑示浓度升高；→示浓度正常；↓示浓度降低

【病因和发病机制】

脂质来源、脂蛋白合成、代谢过程关键酶异常或降解过程受体通路障碍等，均可导致血脂异常。

1. 原发性血脂异常　原发性血脂异常原因不明，是遗传与环境因素相互作用的结果。大部分原发性血脂异常存在单一或多个基因突变，环境因素包括不良饮食习惯、运动不足、肥胖、年龄、吸烟及酗酒等。血脂异常多与肥胖症、高血压、冠心病、糖耐量异常或糖尿病等相伴发生，与胰岛素抵抗有关，是代谢综合征的重要组分。血脂异常参与上述疾病的发病，与上述疾病有共同的遗传或环境发病基础。

家族性脂蛋白异常血症由基因缺陷所致。家族性脂蛋白脂酶（LPL）缺乏症和家族性 ApoC2 缺乏症可造成 CM、VLDL 降解障碍，引起Ⅰ型、Ⅴ型脂蛋白异常血症。引起家族性高 CH 血症的基因突变包括编码 LDL 受体基因的功能缺失型突变、编码与 LDL 受体结合的 ApoB 基因突变、分解 LDL 受体的前蛋白转化酶枯草溶菌素 9（PCSK9）基因的功能获得型突变、转运 LDL 受体到细胞膜表面的 LDL 受体调整蛋白基因突变等，主要表现为Ⅱ型脂蛋白异常血症。80%以上家族性高 CH 血症是单一基因突变所致。LDL 受体基因的功能缺失型突变是家族性高 CH 血症的最常见病因。纯合子型家族性高 CH 血症（HoFH）发病率为 1/30 万～1/16 万，杂合子型家族性高 CH 血症（HeFH）发病率为 1/500～1/200。

家族性高 TG 血症由单一基因突变所致，通常是参与 TG 代谢的 LPL、ApoC2 或 ApoA5 基因突变导致，表现为重度高 TG 血症（TG>10mmol/L），发病率为 1/100 万。

2. 继发性血脂异常

（1）甲状腺功能减退症、库欣综合征、肝肾疾病、系统性红斑狼疮、骨髓瘤、多囊卵巢综合征、过量饮酒等可引起继发性血脂异常，上述疾病通过不同机制影响脂质或脂蛋白的合成、转运或代谢等环节。

（2）某些药物长期应用可引起继发性血脂异常，如噻嗪类利尿剂可引起血清总胆固醇（TC）、TG、VLDL 及 LDL 升高，HDL 降低；非选择性 β 受体阻断剂可引起血清 TG、LDL-C 升高，HDL-C 降低。长期大量使用糖皮质激素可促进脂肪分解，引起血浆 TC 和 TG 水平升高。

【临床表现】

血脂异常可见于不同年龄、性别的人群，明显血脂异常病人常有家族史。血脂水平随年龄增长而升高，至 50～60 岁达到高峰，其后趋于稳定或有所下降。中青年女性血脂水平低于男性，但绝经期后显著升高，常高于同龄男性。

1. 黄色瘤、早发性角膜环和眼底改变　黄色瘤是一种异常的局限性皮肤隆起，由脂质局部沉积引起，颜色可为黄色、橘黄色或棕红色，多呈结节、斑块或丘疹形状，质地柔软，最常见于眼睑周围。血脂异常病人可出现角膜环，位于角膜外缘呈灰白色或白色，由角膜脂质沉积所致，常发生于 40 岁以下。严重的高 TG 血症可出现脂血症眼底改变。

2. 动脉粥样硬化　脂质在血管内皮下沉积引起动脉粥样硬化，导致心脑血管和周围血管病变。某些家族性血脂异常可于青春期前发生冠心病，甚至心肌梗死。严重的高 CH 血症可出现游走性多关节炎。严重的高 TG 血症（>10mmol/L）可引起急性胰腺炎。

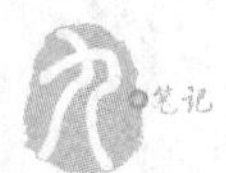

【实验室检查】

血脂异常通过实验室检查进行诊断及分型。基本检测项目为血浆或血清 TC、TG、LDL-C 和 HDL-C，ApoA、ApoB 对预测冠心病有一定意义。检查前应空腹（禁食 12～14 小时），最后一餐忌食高脂食物和禁酒。

【诊断与鉴别诊断】

（一）诊断

详细询问病史，包括饮食和生活习惯、引起继发性血脂异常的相关病史、引起血脂异常的用药史以及家族史。体格检查需注意有无黄色瘤、角膜环和脂血症眼底改变等。

血脂异常的诊断采用《中国成人血脂异常防治指南（2016 年修订版）》关于我国血脂合适水平及异常分层标准（表 7-24-4）。

表 7-24-4 血脂异常诊断及分层标准（mmol/L）

分层	TC	LDL-C	HDL-C	非-HDL-C	TG
理想水平		<2.6		<3.4	
合适水平	<5.2	<3.4		<4.1	<1.7
边缘升高	5.2～6.19	3.4～4.09		4.1～4.89	1.7～2.29
升高	≥6.2	≥4.1		≥4.9	≥2.3
降低			<1.0		

（二）筛查

早期检出血脂异常并对其血脂进行动态监测，是防治 ASCVD 的必要措施。建议 20～40 岁成人至少每 5 年 1 次，40 岁以上男性和绝经期后女性至少每年 1 次检测血脂；ASCVD 及其高危人群，应每 3～6 个月检测 1 次。首次发现血脂异常时应在 2～4 周内复查，若仍异常，即可确立诊断。

血脂筛查的重点人群：①有血脂异常、冠心病或动脉粥样硬化家族史，尤其是直系亲属中有早发冠心病或其他动脉粥样硬化病史；②有 ASCVD 病史；③有多项 ASCVD 危险因素（高血压、糖尿病、肥胖、过量饮酒以及吸烟史）；④有皮肤或肌腱黄色瘤。

（三）鉴别诊断

根据 WHO 系统进行表型分类，并鉴别原发性血脂异常和继发性血脂异常。继发性血脂异常多存在原发病的临床表现和病理特征。对家族性脂蛋白异常血症可进行基因诊断。尤其要对下列疾病引起的继发性血脂异常进行鉴别：

1. 甲状腺功能减退症（甲减） 甲减病人常伴发血脂异常，多表现为Ⅱa 型（单纯高胆固醇血症）或Ⅱb 型（混合型高脂血症）。甲减对 TC 及 LDL-C 影响最大，对 TG、HDL-C 及 VLDL 影响较小。甲减引起血脂异常的主要机制是，甲状腺激素分泌减少导致 LDL-C 摄取减少、CH 合成增加和转化减少。TSH 可以直接调控脂质代谢，促进 CH 和 TG 合成、抑制 CH 转化。甲减的诊断主要通过实验室检查，血清 TSH 水平升高、甲状腺激素（T_3、T_4）水平降低。

2. 库欣综合征 本病引起的血脂异常多表现为Ⅱb 型（混合型高脂血症）。肾上腺糖皮质激素可以动员脂肪、促进 TG 分解；同时刺激胰岛 β 细胞分泌胰岛素，促进脂肪合成。库欣综合征脂肪动员和合成均增加，但促进合成作用更强，导致脂肪总量增加。本病诊断主要根据典型症状和体征，如向心性肥胖、紫纹、毛发增多、性功能障碍等。实验室诊断包括血皮质类固醇升高并失去昼夜变化节律、尿 17-羟皮质类固醇排出量显著增高、小剂量地塞米松抑制试验不能被抑制。

3. 肾病综合征 高脂血症是肾病综合征临床特征之一，其特点是几乎所有血脂和脂蛋白成分均增加，TC、LDL-C、sLDL、ApoB、ApoC2、ApoE、Lp(a)等均有不同程度升高，TG 和 VLDL 可能升高，HDL 正常或稍下降。肾病综合征引起血脂异常的主要机制是低白蛋白血症导致脂蛋白合成增加、分解减少。本病诊断主要根据大量蛋白尿（>3.5g/d）和低白蛋白血症（<30g/L）。

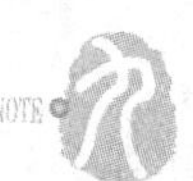

4. 系统性红斑狼疮（SLE） SLE引起的血脂异常与免疫炎症反应有关，自身抗体与肝素结合，抑制脂蛋白酶活性，减慢VLDL清除。SLE诊断主要根据：①临床表现：如皮损，心、肝、肾等脏器损害。②自身抗体检查：包括抗核抗体（ANA）、抗双链脱氧核糖核酸（dsDNA）抗体、抗可溶性抗原（ENA）抗体等。③皮肤和肾脏组织病理学检查：皮肤狼疮带试验阳性和“满堂亮”肾小球。

【治疗】

（一）治疗原则

1. 根据ASCVD危险程度决定干预策略 依据ASCVD发病风险采取不同强度的干预措施是防治血脂异常的核心策略。ASCVD总体风险是多种危险因素复杂交互作用的结果。全面评价ASCVD总体风险是制定血脂异常个体化干预策略的基础。

进行危险评估时，已诊断ASCVD者为极高危人群；符合以下条件之一者为高危人群：①LDL-C≥4.9mmol/L，②1.8mmol/L≤LDL-C<4.9mmol/L且年龄≥40岁的糖尿病病人。不具有上述情况的个体，在决定是否需要调脂治疗前，应根据LDL-C或TC水平、有无高血压及其他ASCVD危险因素进行未来10年间ASCVD总体发病危险评估，并按照ASCVD 10年发病平均危险进行危险分层，将<5%，5%~9%及≥10%分别定义为低危、中危及高危。

此外，对ASCVD 10年发病危险为中危且年龄<55岁的人群，建议进行ASCVD余生危险评估，以便对高危个体早期干预。上述人群中，如存在以下危险因素≥2项，其ASCVD余生危险为高危：①收缩压≥160mmHg或舒张压≥100mmHg；②非-HDL-C≥5.2mmol/L；③HDL-C<1.0mmol/L；④体重指数（BMI）≥28kg/m^2；⑤吸烟。

2. 将降低LDL-C作为首要干预靶点 LDL-C升高是导致ASCVD发病的关键因素。降低LDL-C水平，是改善动脉粥样硬化，减少ASCVD发病率、致残率及致死率的有效措施。因此，降低LDL-C水平是防控ASCVD的首要干预靶点。由于高TG血症时残粒脂蛋白水平升高，增高动脉粥样硬化风险，非-HDL-C可作为次要干预靶点。

根据ASCVD总体危险分层，设定调脂治疗干预靶点的达标值（表7-24-5）。针对LDL-C基线值较高不能达标者，LDL-C至少应降低50%。极高危人群即使LDL-C基线水平在达标值以内，仍应将LDL-C进一步降低30%。

表7-24-5 不同ASCVD危险人群降LDL-C/非-HDL-C治疗达标值

危险等级	LDL-C(mmol/L)	非-HDL-C(mmol/L)
低危、中危	<3.4	<4.1
高危	<2.6	<3.4
极高危	<1.8	<2.6

3. 调脂首选他汀类药物 他汀类药物能显著降低心血管事件风险，首选他汀类药物用于调脂达标。有研究显示，高强度他汀治疗会大幅升高肌病风险，而未能增加LDL-C达标率。因此，建议根据病人血脂基线水平使用中等强度他汀作为起始剂量，根据个体疗效和耐受情况调整剂量；若TC水平不能达标，考虑与其他药物（如依折麦布）联合使用，可获得安全、有效的调脂效果。

除积极干预CH外，对其他血脂异常也应采取适当的干预措施。经他汀治疗后，如非-HDL-C仍不达标，可考虑与贝特类药物或高纯度鱼油制剂联合使用。当血清TG≥1.7mmol/L时，首先应用非药物干预措施，包括治疗性饮食、减轻体重、减少饮酒、戒烈性酒等。对于严重高TG血症（空腹TG≥5.7mmol/L）病人，应首先考虑使用降TG和VLDL-C的药物（如贝特类、高纯度鱼油或烟酸）。对于HDL-C<1.0mmol/L的病人，主张控制饮食和改善生活方式。

（二）治疗性生活方式干预

血脂异常明显受饮食和生活方式影响，控制饮食和改善生活方式是治疗血脂异常的基础措施。无论是否选择药物治疗，都必须坚持生活方式干预。

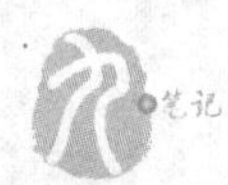

1. 饮食控制 改善饮食结构,根据病人血脂异常的程度、分型以及性别、年龄和劳动强度等制订食谱。减少总能量摄入(每日减少 300 ~ 500kcal)。在满足每日必需营养和总能量的基础上,限制 CH 摄入量(<300mg/d),补充植物固醇(2 ~ 3g/d)。限制饱和脂肪酸摄入量(占总能量比例一般人群<10%,高 CH 血症病人<7%),脂肪摄入优先选择富含 n-3(ω-3)多不饱和脂肪酸的食物。摄入碳水化合物占总能量的 50% ~60%,补充可溶性膳食纤维(10 ~ 25g/d)。

2. 增加运动 每天 30 分钟中等强度代谢运动,每周 5 ~ 7 天,保持合适的体重指数(BMI20. 0 ~ 23. 9kg/m^2)。对于 ASCVD 病人应通过运动负荷试验充分评估其安全性。

3. 其他 戒烟、限盐、限制饮酒、禁烈性酒。

(三)药物治疗

1. 他汀类 他汀类药物竞争性地抑制体内 CH 合成限速酶(HMG-CoA 还原酶)活性,减少 CH 合成,同时上调细胞表面 LDL 受体,加速 LDL 分解代谢,还可抑制 VLDL 合成。可显著降低血清 TC、LDL-C 和 ApoB,也在一定程度上降低 TG,并轻度升高 HDL-C。他汀类降低冠心病死亡率和病人总死亡率。他汀类治疗后,LDL-C 每降低 1mmol/L,心血管事件相对危险降低 20%。他汀类治疗也能使基线 CH 不高的高危人群受益。

他汀类药物适用于高 CH 血症、混合型高脂血症和 ASCVD。目前国内临床常用的他汀和每天剂量范围:洛伐他汀(lovastatin,10 ~ 80mg),辛伐他汀(simvastatin,5 ~ 40mg),普伐他汀(pravastatin,10 ~ 40mg),氟伐他汀(fluvastatin,10 ~ 40mg),阿托伐他汀(atorvastatin,10 ~ 80mg),瑞舒伐他汀(rosuvastatin,10 ~ 20mg)。不同种类与剂量的他汀降 CH 幅度存在较大差别。他汀建议每日服用 1 次,可在任何时间段,但晚上服用时 LDL-C 降幅稍有增加。取得预期疗效后应坚持长期服用。如应用他汀后出现不良反应,可更换他汀种类、减少剂量、隔日服用或更换非他汀类药物。

大多数病人对他汀类耐受性良好。少数接受大剂量治疗的病人可出现转氨酶升高、肌痛、肌炎、血清肌酸激酶升高,极少数可发生横纹肌溶解而致急性肾衰竭。长期应用他汀类药物有增加新发糖尿病的风险。他汀不宜与环孢素、雷公藤、环磷酰胺、大环内酯类抗生素以及吡咯类抗真菌药(如酮康唑)等合用。儿童、孕妇、哺乳期妇女和准备生育的妇女不宜服用。

2. 肠道 CH 吸收抑制剂 依折麦布(ezetimibe)口服后被迅速吸收,结合成依折麦布葡萄糖醛酸苷,作用于小肠细胞刷状缘,抑制胆固醇和植物固醇吸收。适用于高 CH 血症和以 TC 升高为主的混合型高脂血症,单药或与他汀类联合使用。研究显示依折麦布与他汀联合使用可进一步降低急性冠状动脉综合征(ACS)病人的心血管事件风险。推荐剂量为 10mg,每天 1 次。该药耐受性良好,常见不良反应为一过性头痛和消化道症状。妊娠期和哺乳期妇女禁用。

3. 普罗布考 普罗布考(probucol)渗入到 LDL 颗粒核心中影响脂蛋白代谢,促进 LDL 通过非受体途径清除,降低 TC 和 LDL-C。普罗布考明显降低 HDL-C,但被认为可改变后者的结构和代谢,提高其逆向转运 CH 的能力。适用于高 CH 血症,尤其是 HoFH 和黄色素瘤病人。常用剂量为 0. 5g,每天 2 次口服。常见不良反应为恶心,偶见 QT 间期延长。室性心律失常、QT 间期延长、低血钾者禁用。

4. 胆酸螯合剂 属碱性阴离子交换树脂,在肠道内与胆汁酸不可逆结合,阻断胆酸的肠肝循环,促使胆汁酸随粪便排出,减少 CH 的重吸收。适用于高 CH 血症和以 TC 升高为主的混合型高脂血症。主要制剂及每天剂量范围:考来烯胺(cholestyramine,4 ~ 16g),考来替泊(colestipol,5 ~ 20g),考来维仑(colesevelam,1. 875 ~ 4. 375g)。与他汀类联用可明显提高调脂效果。常见不良反应为恶心、呕吐、腹胀、腹痛、便秘。可干扰其他药物的吸收,如叶酸、地高辛、贝特类、他汀类、抗生素、甲状腺素、脂溶性维生素等。异常 β 脂蛋白血症和血清 TG>4. 5mmol/L 为绝对禁忌证。

5. 贝特类 激活过氧化物酶体增殖物激活受体 α(PPARα)和 LPL,降低血清 TG、升高 HDL-C 水平,促进 VLDL 和 TG 分解以及 CH 的逆向转运。适用于高 TG 血症和以 TG 升高为主的混合型高脂血症。临床常用主要制剂:非诺贝特(fenofibrate,0. 1g,每天 3 次或微粒型 0. 2g,每天 1 次);苯扎贝特(bezafibrate,0. 2g,每天 3 次或缓释型 0. 4g,每晚 1 次)。吉非贝特(gemfibrozil)和氯贝丁酯(clofibrate)

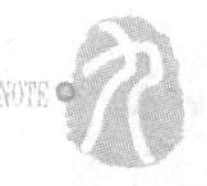

因副作用较大,临床上已很少应用。常见不良反应与他汀类药物类似。贝特类能增强抗凝药物作用,联合使用时需调整抗凝药物剂量。禁用于肝肾功能不良者以及儿童、孕妇和哺乳期妇女。

6. 烟酸类 烟酸(nicotinic acid)也称维生素 B_3,其调脂作用可能与抑制脂肪组织中酯酶活性、减少游离脂肪酸进入肝脏、减少 VLDL 分泌有关。大剂量使用时可降低 TC、LDL-C 和 TG,升高 HDL-C。适用于高 TG 血症和以 TG 升高为主的混合型高脂血症。烟酸有普通和缓释 2 种剂型,以缓释型较常用。推荐剂量为 1~2g,每天睡前 1 次,建议从小剂量(0.375~0.5g/d)开始,4 周后增至推荐剂量。烟酸类衍生物阿昔莫司(acipimox)0.25g,每天 1~3 次,餐后口服。烟酸常见不良反应包括面部潮红、瘙痒和胃肠道症状,偶见肝功能损害、高尿酸血症等。慢性活动性肝病、活动性消化道溃疡和痛风者禁用,糖尿病病人一般不宜使用。阿昔莫司副作用较少。

7. 高纯度鱼油制剂 鱼油主要成分为 n-3 长链多不饱和脂肪酸,包括二十碳五烯酸(EPA)和二十二碳六烯酸(DHA)等,其调脂机制尚不清楚,降低 TG 和轻度升高 HDL-C,对 TC 和 LDL-C 无影响。适用于高 TG 血症和以 TG 升高为主的混合型高脂血症。常用剂量为 0.5~1g,每天 3 次口服。不良反应少见。有出血倾向者禁用。

8. 新型调脂药物

(1)$ApoB_{100}$合成抑制剂:米泊美生(mipomersen)是针对 ApoB mRNA 的反义寡核苷酸,通过抑制 ApoB 转录减少 VLDL 合成和分泌,可使 LDL 降低 25%。2013 年美国食品药品监督管理局(FDA)批准其单独或与其他调脂药物联合用于治疗 HoFH。常见不良反应为注射局部肿痛、瘙痒。

(2)前蛋白转化酶枯草溶菌素 9(PCSK9)抑制剂:通过抑制 PCSK9 阻止 LDL 受体降解,从而促进 LDL-C 的清除。临床研究显示,PCSK9 单抗单独或与他汀联合使用均明显降低血清 LDL-C(40%~70%),同时改善 HDL-C、Lp(a)等指标。FDA 和欧盟医管局(EMA)已批准 evolocumab 和 alirocumab 注射型 PCSK9 单抗上市,国内尚处于临床试验阶段。

(3)微粒体 TG 转移蛋白抑制剂:洛美他派(lomitapide)于 2012 年经 FDA 批准上市,主要用于治疗 HoFH,可使 LDL-C 降低达 40%。不良反应发生率较高,主要包括转氨酶升高和脂肪肝。

9. 中药 中医认为高脂血症的主要病机是脾、肾、肝等脏腑功能紊乱,导致气机淤滞、痰浊化生、瘀阻脉络。治疗基本原则是化痰、活血、理气。具有调脂作用的中药有山楂、苦丁、绞股蓝、石菖蒲等,可选用具有降脂作用的中成药有血脂康、脂必妥、蒲参胶囊等。中药可与其他调脂药物联用。

10. 调脂药物的联合应用 联合应用的优势在于提高血脂达标率和降低不良反应发生率。联合方案须依据病人血脂异常的分型、药物调脂作用机制以及药物的其他作用特点等制定,多由他汀类与另一种作用机制不同的调脂药物组成。

(1)他汀类与依折麦布:高 CH 血症病人如对中等强度他汀治疗血脂不达标或不耐受,可考虑联合应用依折麦布,在他汀治疗基础上可使 LDL-C 进一步下降 18%,且不增加他汀的不良反应。ASCVD 极高危病人采用本方案可降低心血管事件风险。

(2)他汀类与贝特类:他汀类与贝特类联用能更有效地降低 LDL-C 和 TG 水平,同时升高 HDL-C,尤其适用于高危心血管病病人他汀治疗后仍存在 TG 或 HDL-C 控制不佳者。他汀与非诺贝特联用可使高 TG 伴低 HDL-C 血症病人心血管获益。由于他汀类和贝特类药物代谢途径相似,联用时发生不良反应概率增加。应从小剂量开始,采用晨服贝特类药物,晚服他汀类药物的方式,并严密监测肌酶和肝酶。

(3)他汀与 n-3 脂肪酸:可用于治疗混合型高脂血症,不增加各自的不良反应。由于大剂量 n-3 不饱和脂肪酸可增加出血风险,不宜长期应用。

(四)其他治疗措施

1. 脂蛋白血浆置换 是 FH(尤其是 HoFH)的重要辅助治疗措施,可使 LDL-C 降低 55%~70%。最佳治疗频率为每周 1 次。也用于极个别对他汀类药物过敏或不能耐受的严重难治性高胆固醇血症者。该治疗价格昂贵,有创且存在感染风险。

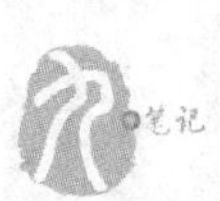

2. 手术治疗　对极严重的高胆固醇血症，如 HoFH 或对药物无法耐受的严重高胆固醇血症病人，可考虑手术治疗，包括部分回肠末段切除术、门腔静脉分流术和肝脏移植术等。

（五）治疗过程的监测

调脂治疗一般是长期的，甚至是终身的。不同个体对同一治疗措施或药物的疗效和副作用差异很大，应严密监测血脂水平及其他相关指标。非药物治疗者，开始 3 ~ 6 个月应复查血脂，如达标则继续非药物治疗，但仍需每 6 ~ 12 个月复查 1 次。首次服用调脂药物者，应于用药 6 周内复查血脂、转氨酶和肌酸激酶；如血脂达标且无不良反应，逐步减为每 6 ~ 12 个月复查 1 次；如血脂未达标且无不良反应，每 3 个月复查 1 次。如治疗 3 ~ 6 个月血脂仍未达标，应调整药物剂量或种类，或联合应用不同作用机制的调脂药物。每次调整药物种类或剂量均需在 6 周内复查血脂、转氨酶和肌酸激酶。

（六）特殊人群血脂异常的管理

1. 糖尿病　糖尿病合并血脂异常主要表现为 TG 升高、HDL-C 降低、LDL-C 升高或正常。调脂治疗可以显著降低糖尿病病人发生心血管事件的危险。糖尿病病人血脂异常应按照 ASCVD 危险评估流程进行危险分层干预管理，并根据心血管疾病危险程度确定 LDL-C 达标值。40 岁及以上糖尿病病人血清 LDL-C 水平应控制在 2.6mmol/L 以下、HDL-C 在 1.0mmol/L 以上。用药首选他汀类药物，如合并高 TG 伴或不伴低 HDL-C 者，可采用他汀类与贝特类药物联合应用。

2. 高血压　调脂治疗能够使多数高血压病人获益，特别是在减少冠心病事件方面。对于收缩压 >143.5mmHg 的亚组人群，他汀与降压药联合应用，使心血管危险下降更为显著。中等危险的高血压病人均应启动他汀治疗，根据不同危险程度确定调脂达标值。

3. 代谢综合征　代谢综合征是一组以肥胖、高血糖、高血压以及血脂异常[高 TG 血症和(或)低 HDL-C 血症]集结发病的临床综合征。代谢综合征病人是发生心血管疾病的高危人群。代谢综合征的主要防治目标是预防 ASCVD 以及 2 型糖尿病，对已有 ASCVD 者要预防心血管事件再发。原则上应先启动生活方式治疗，如果不能达标，则应针对各组分采取相应药物治疗。代谢综合征血脂代谢紊乱的治疗目标是 LDL-C<2.6mmol/L、TG<1.7mmol/L、HDL-C≥1.0mmol/L。

4. 慢性肾脏疾病（CKD）　CKD 常伴随血脂代谢异常并促进 ASCVD 的发生。在可耐受的前提下，推荐 CKD 病人接受他汀类治疗。治疗目标：轻、中度 CKD 者 LDL-C<2.6mmol/L，非-HDL-C<3.4mmol/L；重度 CKD、CKD 合并高血压或糖尿病者 LDL-C<1.8mmol/L，非-HDL-C<2.6mmol/L。推荐中等强度他汀类治疗，必要时联合胆固醇吸收抑制剂。

CKD 病人是他汀类引起肌病的高危人群，发病风险与他汀剂量密切相关，故应避免大剂量应用。中等强度他汀治疗 LDL-C 不能达标时，推荐联合应用依折麦布。贝特类可升高肌酐水平，在中重度 CKD 病人中与他汀类联用时，可能增加肌病风险。

【预防和预后】

血脂异常的预防措施主要包括普及健康教育，提倡均衡饮食，增加体力活动及体育运动，预防肥胖，避免不良生活习惯，并与肥胖症、糖尿病、心血管疾病等慢性病防治工作的宣教相结合。经积极的综合治疗，本病预后良好。

（赵家军）

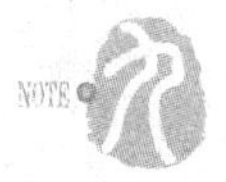

第二十五章 肥 胖 症

肥胖症(obesity)是一种以体内脂肪过度蓄积和体重超常为特征的慢性代谢性疾病,由遗传因素、环境因素等多种因素相互作用所引起。肥胖是引起高血压、糖尿病、心脑血管病、肿瘤等慢性非传染性疾病的危险因素和病理基础。截至2015年,全球有6亿成年人为肥胖。中国是全世界肥胖升高速度最快的国家之一。WHO明确认定,肥胖症已是全球最大的慢性疾病。

【流行病学】

全球疾病负担研究显示,截至2015年,全球范围内共有约6.037亿成人(≥20岁)为肥胖,总体患病率为12.0%。我国流行病学调查显示,截至2014年,针对20~69岁人群,我国超重率和肥胖率分别为34.26%、10.98%,而在体重正常者中,中心型肥胖检出率为22.46%~33.53%。近30年间我国居民超重和肥胖均有明显上升趋势,呈现出城市高于农村,东、中、西部地区依次降低的特征。

【病因和发病机制】

肥胖发生的机制是能量摄入超过能量消耗。肥胖是遗传因素、环境因素、内分泌调节异常、炎症、肠道菌群等多种原因相互作用的结果。

1. 能量平衡和体重调节 能量平衡和体重调节受神经系统和内分泌系统双重调节。下丘脑弓状核分泌的神经肽Y(NPY)和刺鼠相关蛋白(AgRP)可增加食欲,阿黑皮素原(POMC)和可卡因-苯丙胺调节转录肽(CART)抑制食欲。影响下丘脑食欲中枢的信号包括传入神经信号(以迷走神经为主,传入来自内脏的信息)、激素信号(如瘦素、胰岛素、各种肠肽等)以及代谢产物(如葡萄糖)等。上述信号经过整合后通过神经-体液途径传出信号到靶器官,调控胃酸分泌量、胃肠排空速率、产热等。

体内调节能量摄入的因子包括:①减少摄食的因子:β肾上腺素能受体、多巴胺、血清素、胰高血糖素样多肽-1(GLP-1)和瘦素等。②增加摄食的因子:α-去甲肾上腺素能受体、神经肽Y、胃生长激素释放素(ghrelin)、增食因子(orexin)、甘丙肽(galanin)、内源性大麻素(endocannabinoid,CB)等。③代谢产物如血糖、脂肪酸等。

人体脂肪组织分为两种,白色脂肪组织的主要功能是贮存热量,而棕色脂肪组织的主要功能是能量消耗。交感神经兴奋作用于棕色脂肪组织,通过β肾上腺素能受体引起脂肪分解产生热量。

2. 遗传因素 肥胖症有家族聚集倾向,遗传因素的影响占40%~70%。大部分原发性肥胖症为多基因遗传,是多种微效基因作用叠加的结果。目前在欧裔人群中已定位了50余个与肥胖有关的遗传位点,部分位点在亚裔人群中得到验证,如体脂量和肥胖症相关基因(*FTO*)、黑皮质素-4-受体基因(*MC4R*)等。

目前认为"节俭基因学说"是肥胖发生的重要机制。节俭基因在食物短缺的情况下能有效利用能源生存下来,在食物丰富时可引起(腹型)肥胖和胰岛素抵抗。节俭基因(腹型肥胖易感基因)包括β_3肾上腺素能受体、激素敏感性脂酶、PPARγ、PC-1、胰岛素受体底物-1(IRS-1)、糖原合成酶等基因。

部分肥胖症由单基因突变引起,如Laurence-Moon-Biedl综合征和Prader-Willi综合征等经典的遗传综合征。新近发现了数种单基因突变引起肥胖,如瘦素(*OB*)、瘦素受体(*LEPR*)、阿片-促黑素细胞皮质素原(*POMC*)、激素原转换酶-1(*PC1*)、黑皮素受体4(*MC4R*)及过氧化物酶体增殖物激活受体γ(*PPARG*)等基因。

3. 环境因素 环境因素是肥胖患病率增加的主要原因,主要是热量摄入增多和体力活动减少。除热量摄入增加以外,饮食结构也有一定影响,脂肪比糖类更易引起脂肪积聚。胎儿期母体营养不良或低出生体重儿在成年期容易发生肥胖症。此外,多种环境内分泌干扰物对肥胖有促进作用,包括双酚 A(BPA)、邻苯二甲酸、二噁英类似物及多氯联苯等,其机制与类雌激素样作用有关。

4. 内分泌调节异常 下丘脑是机体能量平衡调节的关键部位,下丘脑弓状核(ARC)有各种食欲调节神经元。外周循环中参与能量代谢调节的重要激素包括:瘦素、脂联素、胰岛素、胃生长素、胰高血糖素、生长激素、甲状腺素、肾上腺素等。神经-内分泌调节中任何环节的异常,均可导致肥胖。

5. 炎症 肥胖是一种低度炎症反应。肥胖症血清炎症因子升高,如 C 反应蛋白(CRP)、肿瘤坏死因子-α(TNF-α)和白细胞介素-6(IL-6)等;脂肪组织中炎症因子也升高,尤其是单核细胞趋化蛋白-1(MCP-1)、肿瘤坏死因子(TNF)等,促进炎症细胞在脂肪中的浸润,引起胰岛素抵抗。

6. 肠道菌群 人体肠道细菌大致分为 3 类:有益菌、有害菌和中性菌。有益菌(也称为益生菌)主要是各种双歧杆菌、乳酸杆菌等,抑制致病菌群的生长,分解有害、有毒物质。有害菌数量一旦失控,会引发多种疾病。中性菌具有双重作用,如大肠埃希菌、肠球菌等,在正常情况下对健康有益,一旦增殖失控或从肠道转移到身体其他部位,就可能引发多种疾病。

肠道菌群对肠-脑轴(gut-brain axis,GBA)有调节作用。肥胖症病人常发生肠道菌群改变(有益菌和有害菌比例失调)。肠道菌群的改变引起肠道通透性增加,细菌的脂多糖(LPS)吸收入血可引起内毒素血症,促进炎症反应。肠道菌群在肥胖发病机制中的作用有待深入研究。

【病理生理】

1. 脂肪细胞和脂肪组织 脂肪细胞是一种高度分化的细胞,可以贮存和释放能量,而且能分泌数十种脂肪细胞因子、激素或其他调节物,包括瘦素、抵抗素(resistin)、脂联素(adiponectin)、肿瘤坏死因子-α(TNF-α)、血浆纤溶酶原激活物抑制因子-1(PAI-1)、血管紧张素原和游离脂肪酸(FFA)等。肥胖病人脂肪细胞数量增多(增生型)、体积增大(肥大型)或数量增多体积增大(增生肥大型),伴脂肪组织炎症反应如吞噬细胞和其他免疫细胞浸润,脂肪因子分泌增多,出现胰岛素抵抗和低度的系统炎症(C 反应蛋白、白介素-6、TNF-α 等因子轻度升高)。

2. 脂肪的分布 肥胖病人脂肪分布有性别差异。男性型脂肪主要分布在内脏和上腹部皮下,称为"腹型"或"中心性"肥胖。女性型脂肪主要分布于下腹部、臀部和股部皮下,称为"外周性"肥胖,更年期后则脂肪分布与男性相似。中心性肥胖病人发生代谢综合征的危险性较大,而外周性肥胖病人减肥更为困难。

3."调定点"上调 长期高热量、高脂肪饮食,体重增加后,即使恢复正常饮食,也不能恢复到原体重。持续超重可引起体重调定点不可逆升高,即调定点上调。可逆性体重增加是脂肪细胞增大的结果,当引起体重增加的原因去除后,脂肪细胞缩小,体重恢复。不可逆性体重增加是脂肪细胞数目增加与体积增大的结果,体重恢复困难。

【临床表现】

肥胖症可见于任何年龄、性别。多有进食过多和(或)运动不足病史。常有肥胖家族史。轻度肥胖症多无症状,中至重度肥胖症可引起气急、关节痛、肌肉酸痛、体力活动减少以及焦虑、抑郁等。肥胖是多种疾病的基础疾病,常与血脂异常、脂肪肝、高血压、冠心病、糖耐量异常或糖尿病等疾病同时发生,引起代谢综合征。肥胖症还可伴随或并发阻塞性睡眠呼吸暂停综合征、胆囊疾病、高尿酸血症和痛风、骨关节病、静脉血栓、生育功能受损(女性出现多囊卵巢综合征),以及某些肿瘤(女性乳腺癌、子宫内膜癌,男性前列腺癌、结肠和直肠癌等)发病率增高等,且麻醉或手术并发症增多。严重肥胖症病人可出现自卑、抑郁等精神问题,社会适应不良。

【诊断与鉴别诊断】

(一)诊断

详细询问病史,包括个人饮食、生活习惯、体力活动、病程、家族史、引起肥胖的用药史、有无心理障碍等,引起继发性肥胖疾病史如皮质醇增多症、甲状腺功能减退症等。并发症和伴发病须进行相应检查,如糖尿病或糖耐量异常、血脂异常、高血压、冠心病、痛风、胆石症、阻塞性睡眠呼吸暂停综合征

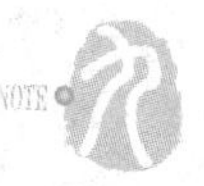

及代谢综合征等。

肥胖程度评估最常采用人体测量学指标(体重指数、腰围等)。目前尚无关于肥胖症的统一诊断标准,有以下指标可供参考:

1. 体重指数(body mass index,BMI)　测量身体肥胖程度,BMI(kg/m^2)= 体重(kg)/[身高(m)]^2。BMI 18.5～23.9 为正常,24.0～27.9 为超重,≥28.0 为肥胖。BMI 不能准确地描述体内脂肪的分布情况,不能区分脂肪和肌肉的含量,肌肉发达的人往往容易被误判。

2. 理想体重　理想体重(kg)= 身高(cm)-105 或 IBW(kg)= [身高(cm)-100]×0.9(男性)或×0.85(女性)。理想体重±10% 为正常,超过理想体重 10.0%～19.9% 为超重,超过理想体重 20.0% 以上为肥胖。

3. 腰围　受试者站立位,双足分开 25～30cm,使体重均匀分配;腰围测量髂前上棘和第 12 肋下缘连线的中点水平。男性腰围≥85cm、女性腰围≥80cm 作为中心性肥胖的切点。腰围是衡量脂肪在腹部蓄积(即中心性肥胖)程度的简单、常用指标,是 WHO 推荐的用于评价中心型肥胖的首选指标,与 CT 测量的内脏脂肪含量有显著相关性。

4. 腰/臀比(waist/hip ratio,WHR)　臀围测量环绕臀部的骨盆最突出点的周径。WHO 建议 WHR 男性>0.9,女性>0.85 诊断为中心性肥胖。但腰/臀比相近的个体体重可以相差很大,该指标和腹部内脏脂肪堆积的相关性低于腰围。

5. CT 或 MRI　计算皮下脂肪厚度或内脏脂肪量,是评估体内脂肪分布最准确的方法,但不作为常规检查。

6. 其他方法　身体密度测量法、生物电阻抗测定法、双能 X 线(DEXA)吸收法测定体脂总量等。

(二) 鉴别诊断

根据原发病的临床表现和实验室检查特点进行鉴别诊断。药物引起继发性肥胖有服用抗精神病药、糖皮质激素等用药史。

1. 库欣综合征　向心性肥胖,常有满月脸、水牛背,内脏脂肪明显增加而四肢相对较瘦,血皮质醇增高。

2. 下丘脑性肥胖　脂肪分布以面、颈部及躯干部显著,皮肤细嫩,手指尖细,常伴有智力减退、性腺发育不良、尿崩症、甲状腺及肾上腺皮质功能不全等,头颅 CT 或 MRI 及内分泌功能测定有助于明确诊断。

3. 原发性甲状腺功能减退　常伴基础代谢率明显降低,体重增加多为中度,多有黏液性水肿。甲状腺功能测定可鉴别。

4. 多囊卵巢综合征　除肥胖外,常有多毛,毛发呈男性化分布,月经稀少或闭经。B 超可见多囊卵巢,实验室检查有 LH/FSH>3。

5. Laurence-Moon-Biedl 综合征　常染色体隐性遗传病,婴儿期出现症状体征,肥胖、智力低下、视网膜色素变性、多指(趾)或并指(趾)畸形、生殖器发育不良。

6. Prader-Willi 综合征　染色体 15q11.2-q12 缺失所致。生长发育迟缓,身材矮小,手足小,智力低下。婴儿期喂养困难,语言发育差。儿童期因食欲旺盛和嗜睡导致肥胖。双额径窄,杏仁样眼睛,外眼角上斜,斜视。上唇薄,齿裂异常,小下颌,耳畸形。性腺发育不良,性功能减退,男性隐睾。

【治疗】

治疗的主要环节是减少热量摄取及增加热量消耗。制定个体化减肥目标极为重要,强调以饮食、运动等行为治疗为主的综合治疗,必要时辅以药物或手术治疗。继发性肥胖症针对病因进行治疗,各种并发症及伴发病给予相应处理。

(一) 治疗性生活方式改变

1. 医学营养治疗　营养治疗是肥胖的最基本治疗方法。对于轻度和中度肥胖可以取得一定疗效。营养治疗主要是限制病人摄入的热量,使摄入热量小于消耗。关键是限制糖和脂肪的摄入量,同

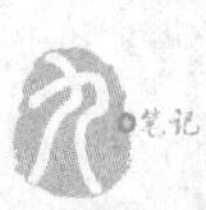

时供给充足的营养素，如必需氨基酸、维生素、矿物质等。尤其应注意足量蛋白质供给，以减少减重造成的蛋白质丢失。

首先要确定合适的热量摄入，每日所需总热量=理想体重（kg）×每千克体重所需热量（kcal/kg）（表7-25-1）。

表7-25-1 成人每日热量供给量表（kcal/kg）

体型	卧床	轻体力劳动	中体力劳动	重体力劳动
消瘦	20～25	35	40	40～45
正常	15～20	30	35	40
超重或肥胖	15	20～25	30	35

其次，需确定适当的营养素分配比例，分配原则是蛋白质占总热量的15%～20%，脂肪占<30%，碳水化合物占50%～55%。蛋白质应以优质蛋白为主（≥50%），如蛋、奶、肉、鱼及大豆蛋白质；摄入足够新鲜蔬菜（400～500g/d）和水果（100～200g/d）；避免油煎食品、方便食品、快餐、巧克力和零食等；适当增加膳食纤维、非吸收食物及无热量液体以满足饱腹感。

常用的减重膳食主要包括限制热量平衡膳食（calorie restrict diet，CRD）、低热量膳食（low calorie diet，LCD）、极低热量膳食（very-low calorie diet，VLCD）、高蛋白质膳食（high protein diet，HPD）及轻断食膳食（intermittent fasting）等。

限制热量平衡膳食在限制能量摄入的同时保证基本营养需求，结构应具有合理的营养素分配比例。CRD有3种方法：①在目标摄入量基础上按一定比例递减（减少30%～50%）；②在目标摄入量基础上每日减少500kcal；③每日热量供给1000～1500kcal。该方法适用于所有需要体重控制者。

低热量膳食也称作限制热量饮食，在满足蛋白质、维生素、矿物质、膳食纤维和水的基础上，适量减少脂肪和碳水化合物的摄取，成人每日摄入热量不低于1000kcal。极低热量膳食指每日摄入400～800kcal热量，主要来自蛋白质，脂肪和碳水化合物摄入受到严格限制。该方法不适合妊娠期和哺乳期妇女及生长发育期的青少年。

高蛋白质膳食，每日蛋白质摄入量占总热量的20%～30%或1.5～2.0g/kg。该方法有助于改善单纯性肥胖伴血脂异常，适用于单纯性肥胖病人。

轻断食膳食指1周内5天正常饮食、其他2天（非连续）摄取平日热量的1/4（女性500kcal/d，男性600kcal/d）的饮食模式，也称间歇式断食5∶2模式。该方法适用于伴有糖尿病、高脂血症、高血压的肥胖病人，不适用于存在低血糖风险、低血压和体质弱的病人，长期使用可能导致营养不良或酮症。

2. 体力活动和体育运动 与医学营养治疗相结合并长期坚持，可以预防肥胖或使肥胖病人体重减轻。必须进行教育并给予指导，运动方式和运动量应适合病人具体情况，注意循序渐进，有心血管并发症和肺功能不好的病人必须更为慎重，根据实际情况制订个体化运动处方。

（二）药物治疗

药物治疗的适应证为：①食欲旺盛，餐前饥饿难忍，每餐进食量较多；②合并高血糖、高血压、血脂异常和脂肪肝；③合并负重关节疼痛；④肥胖引起呼吸困难或有阻塞性睡眠呼吸暂停综合征；⑤BMI≥24有上述合并症情况，或BMI≥28不论是否有合并症，经过3～6个月单纯控制饮食和增加活动量处理仍不能减重5%，甚至体重仍有上升趋势者，可考虑用药物辅助治疗。下列情况不宜应用减重药物：①儿童；②孕妇、哺乳期妇女；③对该类药物有不良反应者；④正在服用其他选择性血清素再摄取抑制剂。

1. 肠道脂肪酶抑制剂 奥利司他（orlistat）是胃肠道胰脂肪酶、胃脂肪酶抑制剂，减少脂肪的吸收。治疗早期有轻度消化系统副作用如肠胃胀气、大便次数增多和脂肪便等，可影响脂溶性维生素吸收，已有引起严重肝损害的报道，应引起警惕。推荐剂量为120mg，每天3次，餐前服。

2. 兼有减重作用的降糖药物 二甲双胍促进组织摄取葡萄糖和增加胰岛素的敏感性，有一定的

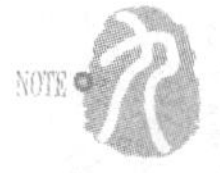

减重作用,但尚未获批用于肥胖症的治疗,对伴有糖尿病和多囊卵巢综合征的病人有效。可给予0.5g,每日3次,其不良反应主要是胃肠道反应,乳酸性酸中毒较少见。GLP-1受体激动剂[如利拉鲁肽(liraglutide)]可通过抑制食欲、减少胃排空、促进白色脂肪棕色化发挥减重作用。利拉鲁肽推荐3.0mg皮下注射,每日1次。

（三）外科治疗

外科治疗的方法有吸脂术、切脂术和各种减少食物吸收的手术。后者包括胃转流术、空肠回肠分流术、垂直袖状胃切除术、胃束带术与胃囊术等,仅用于重度肥胖、减重失败而又有严重并发症病人。外科治疗显著降低严重肥胖病人的心血管死亡和全因死亡率。外科治疗可引起营养不良、贫血、消化道狭窄等,需严格把握适应证。

手术适应证:①出现与单纯脂肪过剩相关的疾病,如2型糖尿病、心血管疾病、脂肪肝、脂代谢紊乱、阻塞性睡眠呼吸暂停综合征等。②腰围男性≥90cm,女性≥80cm。③连续5年以上体重稳定增加,BMI≥32。④年龄16~65岁。⑤经非手术治疗疗效不佳或不能耐受者。⑥无酒精或药物依赖性,无严重的精神障碍、智力障碍。⑦充分知情同意,能积极配合术后随访。有上述①~③之一者,同时具备④~⑦情况的,可考虑行外科手术治疗。

【预防】

肥胖症的发生与遗传及环境有关,环境因素的可变性为预防肥胖提供了可能性。应做好宣传教育工作,鼓励人们采取健康的生活方式,尽可能使体重维持在正常范围内。应早期发现有肥胖趋势的个体,并对个别高危个体进行个体化指导。预防肥胖应从儿童时期开始,尤其是加强对青少年的健康教育。

[附] 代谢综合征

代谢综合征(metabolic syndrome,MS)是指人体的蛋白质、脂肪、碳水化合物等物质发生代谢紊乱的病理状态,是一组复杂的代谢紊乱症候群。MS的中心环节是肥胖和胰岛素抵抗。MS是糖尿病(DM)、心脑血管疾病(CVD)的危险因素,心血管事件的发生率及死亡风险是正常人群的2~3倍,无糖尿病的MS病人发生T2DM的风险是正常人群的5倍。我国MS发病率逐年升高。对2010年中国慢病监测数据分析发现,我国MS总体患病率已达33.9%。加强该病的预防、早期诊断和干预是改善国民健康的迫切需要。

【病因和发病机制】

MS是遗传与环境因素相互作用的结果。胰岛素抵抗是MS的中心环节,胰岛素抵抗的发生与肥胖及MS的病理变化密切相关,互为因果,关系错综复杂。胰岛素抵抗指胰岛素作用的靶器官(肝脏、肌肉、脂肪组织、血管内皮细胞等)对胰岛素敏感性降低。在病程早期,机体为了克服胰岛素抵抗,代偿性分泌过多胰岛素,引起高胰岛素血症。胰岛素抵抗和高胰岛素血症是MS的重要致病机制。

肥胖引起胰岛素抵抗的机制与脂肪细胞来源的激素/细胞因子水平异常有关,如游离脂肪酸(FFA)、肿瘤坏死因子-α(TNF-α)、瘦素、抵抗素、纤溶酶原激活物抑制因子1(PAI-1)等的增多以及脂联素的不足。胰岛素抵抗通过多种直接或间接机制参与MS相关疾病的发生:①2型糖尿病(T2DM):胰岛素抵抗状态下,胰岛β细胞通过代偿性分泌胰岛素维持血糖正常,对胰岛素抵抗失代偿时,则发生T2DM。②高血压:高胰岛素血症刺激交感神经,增加心输出量,引起血管收缩和平滑肌增殖,肾脏对钠的重吸收增加。③血脂异常:TG增加、sLDL增加和HDL-2降低是MS血脂异常的特征。④血管内皮细胞功能异常:胰岛素抵抗状态下,血管内皮细胞释放NO减少、血管舒张功能降低。⑤血液凝溶异常:胰岛素抵抗状态下,纤维蛋白原、血管性血友病因子(vWF)和PAI-1增加,引起高凝状态。⑥慢性低度炎症状态:炎症细胞因子增多、急性期反应产物增加和炎症信号通路激活,发生慢性、低度炎症反应。

胰岛素抵抗并非MS发生的唯一机制。MS人群并不一定都有胰岛素抵抗,而有胰岛素抵抗的人群也不一定都发生MS,提示这种心血管病多种代谢危险因素集结在个体的现象可能具有更为复杂或

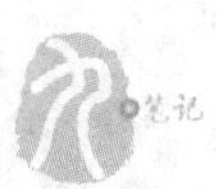

多元的病理基础。

【临床表现】

MS 的临床表现即它所包含各个疾病及其并发症、伴发病的临床表现，这些疾病可同时或先后出现。各疾病的临床表现，如肥胖症、血脂异常、糖尿病、高血压、冠心病和脑卒中等，分别见于相应章节。

【诊断】

诊断标准为具备以下 3 项或更多项：①中心型肥胖和（或）腹型肥胖：腰围男性≥90cm，女性≥85cm；②高血糖：空腹血糖≥6.1mmol/L（110mg/dl）或糖负荷后 2 小时血糖≥7.8mmol/L（140mg/dl）和（或）已确诊为糖尿病并治疗者；③高血压：血压≥130/85mmHg 和（或）已确诊为高血压并治疗者；④空腹 TG≥1.7mmol/L（150mg/dl）；⑤空腹 HDL-C<1.04mmol/L（40mg/dl）。

【防治】

防治 MS 的主要目标是预防心血管病和 T2DM，对已有心血管病者需预防心血管事件再发。原则上先采用生活方式干预，然后对各种危险因素进行药物治疗。

1. 生活方式干预 合理饮食、适当体力活动和体育运动、减轻体重及戒烟是防治 MS 的基础措施。

2. 针对各种危险因素 如糖尿病、高血压、血脂紊乱和肥胖等，选用相应药物治疗，控制达标。根据不同年龄、性别、家族史等制订群体及个体化防治方案。

3. 治疗目标 ①体重在 1 年内减轻 7%～10%，争取 BMI 和腰围正常化。②血压：糖尿病病人<130/80mmHg，非糖尿病病人<140/90mmHg。③ LDL-C<2.6mmol/L、TG<1.7mmol/L、HDL-C>1.04mmol/L（男）或 1.3mmol/L（女）。④空腹血糖<6.1mmol/L、糖负荷后 2 小时血糖<7.8mmol/L 及 HbA1c<7%。

（赵家军）

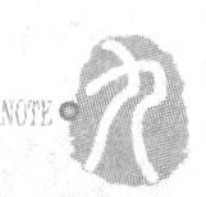

第二十六章　水、电解质代谢和酸碱平衡失常

生物细胞的活动和代谢都必须在液态环境中进行。正常情况下，机体体液及其组分的波动范围很小，以保持体液容量、电解质、渗透压和酸碱度等的相对恒定；炎热、高温作业、剧烈运动、某些疾病、创伤、感染等因素可引起机体内外环境发生变化，如机体代偿则内环境保持相对稳定，若失代偿则引起体液的代谢紊乱，造成水、电解质和酸碱平衡失调，重者可危及生命。

正常人的总体液量占体重的百分比随年龄增长而下降（新生儿占体重的75%～80%，成人为50%～60%），男性比女性约高5%（表7-26-1）。总体液量分为细胞外液和细胞内液两种。细胞内液对维持细胞生理功能具有重要作用，但细胞内液的量及其中所含物质的交换均需细胞外液才能进行。细胞外液包括血管内液和组织间液，二者维持动态平衡，其中血管内液是血容量的主要成分。

表7-26-1　水在体内的分布（%体重）

	总水量	细胞内液	血浆	组织间液
婴儿	75	45	4	26
成年男性	60	40	5	15
成年女性	50	35	4	11

成人每日需水量1500～2500ml，机体摄入的水分绝大部分来源于饮水及食物中产生的内生水，少量来源于体内代谢过程产生的内生水（300ml/d）。水摄入主要依赖于神经调节。当有效循环血容量减少、体液高渗或口腔黏膜干燥时，刺激下丘脑的渴感中枢，引起口渴而增加水的摄入，当摄入量达到一定程度后，渴感消失。水的排泄主要依赖于抗利尿激素、醛固酮和肾的调节，汗液及呼吸也起部分调节作用：肾的日排水量为800～1000ml，皮肤排出量约500ml，肠道排出量100～150ml，呼吸道排出量约350ml。在上述调节机制作用下，机体每日摄入量与排出量达到平衡。

体液中的溶质分为电解质和非电解质两类。细胞外液的主要电解质有Na^+、Cl^-、HCO_3^-；细胞内液的主要电解质有K^+和HPO_4^{2-}。临床上，以mOsm/L或mOsm/（kg·H_2O）表示体液的渗透压。血浆渗透压可用冰点渗透压计测定，或用下列公式计算：血浆渗透压（mOsm/L）= 2（[Na^+]+[K^+]）+葡萄糖+尿素氮（单位均为mmol/L）。血浆渗透压正常范围为280～310mOsm/L，低于280mOsm/L为低渗，高于310mOsm/L为高渗。由于尿素氮能自由通过细胞膜，不能构成细胞外液的有效渗透压，因此在计算时亦可省略尿素氮，计算公式为：血浆有效渗透压（mOsm/L）= 2×（[Na^+]+[K^+]）+葡萄糖（单位均为mmol/L）。Na^+为血浆中的主要阳离子，占血浆阳离子总量的92%左右，其含量占总渗透压比例的50%，是维持血浆渗透压平衡的主要因素。

第一节　水、钠代谢失常

水和钠的正常代谢及平衡是维持人体内环境稳定的一个重要方面，水与钠相互依赖，彼此影响。水、钠代谢失常相伴发生，单纯性水（或钠）增多或减少较少见。临床上多分为失水（water loss）、水过多(water excess)、低钠血症(hyponatremia)和高钠血症(hypernatremia)等。

一、失水

失水是指体液丢失所造成的体液容量不足。根据水和电解质(主要是 Na^+)丢失的比例和性质，临床上将失水分为高渗性失水、等渗性失水和低渗性失水。

【病因】

(一) 高渗性失水

1. 摄水不足　①昏迷、创伤、拒食、吞咽困难，沙漠迷路、海难、地震等致淡水供应断绝；②脑外伤、脑卒中等致渴感中枢迟钝或渗透压感受器不敏感。

2. 失水过多

(1) 经肾丢失：①中枢性尿崩症、肾性尿崩症；②糖尿病酮症酸中毒、非酮症高渗性昏迷、高钙血症等；③长期鼻饲高蛋白流质等所致的溶质性利尿(鼻饲综合征)；④使用高渗葡萄糖溶液、甘露醇、山梨醇、尿素等脱水药物或非溶质性利尿药。

(2) 肾外丢失：①环境高温、剧烈运动、高热等大量出汗；②烧伤开放性治疗丢失大量低渗液；③哮喘持续状态、过度换气、气管切开等使肺呼出的水分增多 2～3 倍。

(3) 水向细胞内转移：剧烈运动或惊厥等使细胞内小分子物质增多，渗透压增高，水转入细胞内。

(二) 等渗性失水

1. 消化道丢失　呕吐、腹泻、胃肠引流(减压、造瘘)或肠梗阻等致消化液丢失。

2. 皮肤丢失　大面积烧伤、剥脱性皮炎等渗出性皮肤病变。

3. 组织间液贮积　胸、腹腔炎性渗出液的引流，反复大量放胸腔积液、腹腔积液等。

(三) 低渗性失水

1. 补充水分过多　高渗性或等渗性失水时补充水分过多。

2. 肾丢失　①过量使用噻嗪类、呋塞米等排钠性利尿药；②肾小管中存在大量不被吸收的溶质(如尿素)，抑制钠和水的重吸收；③失盐性肾炎、急性肾衰竭多尿期、肾小管酸中毒、糖尿病酮症酸中毒；④肾上腺皮质功能减退症。

【临床表现】

(一) 高渗性失水

1. 轻度失水　失水多于失钠，细胞外液量减少，渗透压升高。当失水量达体重的 2%～3% 时，渴感中枢兴奋，刺激抗利尿激素释放，水重吸收增加，尿量减少，尿比重增高。如伴有多饮，一般不造成细胞外液容量不足和渗透压异常；如伴渴感减退，可发生高渗性失水。

2. 中度失水　当失水量达体重的 4%～6% 时，醛固酮分泌增加和血浆渗透压升高，此时口渴严重，咽下困难，声音嘶哑；有效循环容量不足，心率加快；皮肤干燥、弹性下降；进而因细胞内失水出现乏力、头晕、烦躁。

3. 重度失水　当失水量达 7%～14% 时，脑细胞失水严重，出现神经系统症状如躁狂、谵妄、定向力失常、幻觉、晕厥和脱水热。当失水量超过 15% 时，可出现高渗性昏迷、低血容量性休克、尿闭及急性肾衰竭。

(二) 等渗性失水及低渗性失水

等渗性失水时，有效循环血容量和肾血流量减少，出现少尿、口渴，重者血压下降，但渗透压基本正常。低渗性脱水早期即发生有效循环血容量不足和尿量减少，但无口渴；重者导致细胞内低渗和细胞水肿。临床上，依据缺钠的程度大致分轻、中、重三度。

1. 轻度失水　当每千克体重缺钠 8.5mmol(血浆钠 130mmol/L 左右)时，血压可在 100mmHg 以上，病人有疲乏、无力、尿少、口渴、头晕等。尿钠极低或测不出。

2. 中度失水　当每千克体重丢失钠在 8.5～12.0mmol(血浆钠 120mmol/L 左右)时，血压降至 100mmHg 以下，表现为恶心、呕吐、肌肉挛痛、手足麻木、静脉下陷及直立性低血压。尿钠测不出。

3. 重度失水　当每千克体重丢失钠在12.0～21.0mmol（血浆钠110mmol/L左右）时，血压降至80mmHg以下，出现四肢发凉、体温低、脉搏细数等休克表现，并伴木僵等神经症状，严重者昏迷。

【诊断与鉴别诊断】

根据病史（钠摄入不足、呕吐、腹泻、多尿、大量出汗等）可推测失水的类型和程度。如高热、尿崩症应多考虑高渗性失水；呕吐、腹泻应多考虑低渗性或等渗性失水；昏迷、血压下降等提示为重度失水，但应进行必要的实验室检查。

1. 高渗性失水　中、重度失水时，尿量减少；除尿崩症外，尿比重、血红蛋白、平均血细胞比容、血钠（>145mmol/L）和血浆渗透压均升高（>310mOsm/L）；可出现酮症、代谢性酸中毒和氮质血症。依据体重的变化和其他临床表现，可判断失水的程度。

2. 等渗性失水　血钠、血浆渗透压正常；尿量少，尿钠少或正常。

3. 低渗性失水　血钠（<130mmol/L）和血浆渗透压（<280mOsm/L）降低，至病情晚期尿少，尿比重低，尿钠减少；血细胞比容（每增高3%约相当于钠丢失150mmol）、红细胞、血红蛋白、尿素氮均增高，血尿素氮/肌酐（单位均为mg/dl）比值>20∶1（正常10∶1）。

三种失水的比较见表7-26-2。

表7-26-2　三种失水的比较

临床表现	高渗性失水	等渗性失水	低渗性失水
脱水外貌	不明显	较明显	很明显
口渴	明显	有	无
肌肉挛痛	无	有	有
精神状态	烦躁、谵妄	烦躁或淡漠	淡漠、嗜睡
体温	升高	正常或稍低	正常或稍低
血压	正常，严重者下降	降低	降低，严重者休克
尿量	很少	减少	正常，严重者减少
尿钠	正常	减少	明显减少
血钠	>145mmol/L	130～145mmol/L	<130mmol/L
血液浓缩	+	+～++	++～+++
血浆渗透压	>310mOsm/L	正常	<280mOsm/L
失水、失钠与血浆浓度	失水>失钠	平衡	失水<失钠

通常指中度以上失水

【防治】

严密注意每日出入液量，监测血电解质等指标的变化，积极治疗原发病，避免不适当的脱水、利尿、鼻饲高蛋白饮食等。已发生失水时，应依据失水的类型、程度和机体情况，决定补液方案。

（一）补液总量

应包括已丢失液体量及继续丢失的液体量两部分。

1. 已丢失量　有4种计算方法：

（1）依据失水程度估算：轻度失水相当于体重的2%～3%；中度失水相当于体重的4%～6%，即2400～3600ml；重度失水相当于体重的7%～14%，更重者可达15%以上。

（2）依据原体重估算：30～40ml/kg。

（3）依据血钠浓度计算：有3种计算方法，适用于高渗性失水。

1）丢失量=正常体液总量-现有体液总量。正常体液总量=原体重×0.6，现有体液总量=正常血清钠÷实测血清钠×正常体液总量。

2）丢失量=（实测血清钠-正常血清钠）×现体重×0.6/正常血清钠。

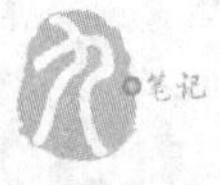

3）丢失量=现体重×K×（实测血清钠-正常血清钠）。公式中的系数K在男性为4，在女性为3。

(4) 依据血细胞比容:适用于估计低渗性失水的失水量。可按下列公式计算:

补液量(ml)=[(实测血细胞比容-正常血细胞比容)/正常血细胞比容]×体重(kg)×200

正常血细胞比容:男性=0.48,女性=0.42

2. 继续丢失量　指就诊后发生的继续丢失量,包括生理需要量(约1500ml/d)及继续发生的病理丢失量(如大量出汗、肺呼出、呕吐等)。

以上的公式计算只能大概反映机体的失水量。临床实践中,应根据病人的实际情况适当增减。

(二) 补液种类

高渗、等渗和低渗性失水均有失钠和失水,仅程度不一,均需要补钠和补水。一般来说,高渗性失水补液中含钠液体约占1/3,等渗性失水补液中含钠液体约占1/2,低渗性失水补液中含钠液体约占2/3。

1. 高渗性失水　补水为主,补钠为辅。经口、鼻饲者可直接补充水分,经静脉者可补充5%葡萄糖液、5%葡萄糖氯化钠液或0.9%氯化钠液。适当补钾及碱性液。

2. 等渗性失水　补充等渗溶液为主,首选0.9%氯化钠液,但长期使用可引起高氯性酸中毒。因为正常细胞外液的钠、氯比值是7∶5,0.9%氯化钠液1000ml+5%葡萄糖液500ml+5%碳酸氢钠液100ml的配方更符合生理需要。

3. 低渗性失水　补充高渗液为主。宜将上述配方中的5%葡萄糖液500ml换成10%葡萄糖液250ml,必要时可再补充适量的3%~5%氯化钠液。补液量可按氯化钠1g含Na^+17mmol折算,但补充高渗液不能过快,一般以血钠每小时升高0.5mmol/L为宜。补钠量可参照下述公式计算:①补钠量=(125mmol/L-实测血清钠)×0.6×体重(kg);②补钠量=(142mmol/L-实测血清钠)×0.2×体重(kg)。0.6×体重(kg)表示机体的体液总量,0.2×体重(kg)表示细胞外液量。一般先补给补钠量的1/3~1/2,复查生化指标后再确定后续治疗方案。

(三) 补液方法

1. 补液途径　尽量口服或鼻饲,不足部分或中、重度失水者需经静脉补充。

2. 补液速度　宜先快后慢。重症者开始4~8小时内补充液体总量的1/3~1/2,其余在24~48小时补完。具体的补液速度要根据病人的年龄,心、肺、肾功能和病情而定。

3. 注意事项　①记录24小时出入液体量;②密切监测体重、血压、脉搏、血清电解质和酸碱度;③急需大量快速补液时,宜采用鼻饲法补液;经静脉补充时宜监测中心静脉压(<120mmH_2O为宜);④宜在尿量>30ml/h后补钾,一般浓度为3g/L,当尿量>500ml/d时,日补钾量可达10~12g;⑤纠正酸碱平衡紊乱。

二、水过多和水中毒

水过多(water excess)是指机体摄入或输入水过多,以致水在体内潴留,引起血液渗透压下降和循环血量增多的一种病理状态。若过多的水进入细胞内,导致细胞内水过多则称为水中毒(water intoxication)。水过多和水中毒是稀释性低钠血症的病理表现。

【病因和发病机制】

多因水调节机制障碍,而又未限制饮水或不恰当补液引起。

1. 抗利尿激素代偿性分泌增多　其特征是毛细血管静水压升高和(或)胶体渗透压下降,总容量过多,有效循环容量减少,体液积聚在组织间隙。常见于右心衰竭、缩窄性心包炎、下腔静脉阻塞、门静脉阻塞、肾病综合征、低蛋白血症、肝硬化等。

2. 抗利尿激素分泌失调综合征(SIADH)　详见本篇第八章。其特征是体液总量明显增多,有效循环血容量和细胞内液增加,血钠低。一般不出现水肿。

3. 肾排泄水障碍　多见于急性肾衰竭少尿期、急性肾小球肾炎等致肾血流量及肾小球滤过率降低,而摄入水分未加限制时。水、钠滤过率低而肾近曲小管重吸收增加,水、钠进入肾远曲小管减少,

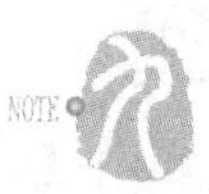

水的排泄障碍(如补水过多更易发生),但有效循环血容量大致正常。

4. **肾上腺皮质功能减退症**　盐皮质激素和糖皮质激素分泌不足使肾小球滤过率降低,在入水量过多时导致水潴留。

5. **渗透阈重建**　肾排泄水功能正常,但能兴奋 ADH 分泌的渗透阈降低(如孕妇),可能与绒毛膜促性腺激素分泌增多有关。

6. **抗利尿激素用量过多**　见于本篇第七章中枢性尿崩症治疗不当时。

【临床表现】

1. **急性水过多和水中毒**　起病急,精神神经表现突出,如头痛、精神失常、定向力障碍、共济失调、癫痫样发作、嗜睡与躁动交替出现以至昏迷。也可呈头痛、呕吐、血压增高、呼吸抑制、心率缓慢等颅内高压表现。

2. **慢性水过多和水中毒**　轻度水过多仅有体重增加;当血浆渗透压低于 260mOsm/L(血钠 125mmol/L)时,有疲倦、表情淡漠、恶心、食欲减退和皮下组织肿胀等表现;当血浆渗透压降至 240~250mOsm/L(血钠 115~120mmol/L)时,出现头痛、嗜睡、神志错乱、谵妄等神经精神症状;当血浆渗透压降至 230mOsm/L(血钠 110mmol/L)时,可发生抽搐或昏迷。血钠在 48 小时内迅速降至 108mmol/L 以下可致神经系统永久性损伤或死亡。

【诊断与鉴别诊断】

根据病史,结合临床表现及必要的实验室检查,一般可作出诊断,并应判断:①水过多的病因和程度(体重变化、出入水量、血钠浓度等);②有效循环血容量和心、肺、肾功能状态;③血浆渗透压。

应注意与缺钠性低钠血症鉴别。水过多和水中毒时尿钠一般大于 20mmol/L,而缺钠性低钠血症的尿钠常明显减少或消失。

【防治】

积极治疗原发病,记录 24 小时出入水量,控制水的摄入量和避免补液过多可预防水过多的发生或其病情的加重。

(一)轻症水过多和水中毒

限制进水量,使入水量少于尿量。适当服用依他尼酸或呋塞米等袢利尿剂。

(二)急重症水过多和水中毒

保护心、脑功能,纠正低渗状态。

1. **高容量综合征**　以脱水为主,减轻心脏负荷。首选呋塞米或依他尼酸等袢利尿剂,如呋塞米 20~60mg,每天口服 3~4 次,急重者可用 20~80mg,每 6 小时静脉注射 1 次;依他尼酸 25~50mg,用 25% 葡萄糖液 40~50ml 稀释后缓慢静脉注射,必要时 2~4 小时后重复注射。有效循环血容量不足者要补充有效血容量,危急病例可采取血液超滤治疗,可用硝普钠、硝酸甘油等减轻心脏负荷。明确为抗利尿激素分泌过多者,除病因治疗外,可选用利尿剂、地美环素或碳酸锂治疗。

2. **低渗血症(特别是已出现精神神经症状者)**　应迅速纠正细胞内低渗状态,除限水、利尿外,应使用 3%~5% 氯化钠液,一般剂量为 5~10ml/kg,严密观察心、肺功能变化,调节剂量及滴速,一般以分次补给为宜。治疗中注意纠正钾代谢失常及酸中毒。

三、低钠血症

低钠血症是指血清钠<135mmol/L 的一种病理生理状态,与体内总钠量无关。

1. **缺钠性低钠血症**　即低渗性失水。体内的总钠量和细胞内钠减少,血清钠浓度降低。

2. **稀释性低钠血症**　即水过多,血钠被稀释。总钠量可正常或增加,细胞内液和血清钠浓度降低。

3. **转移性低钠血症**　少见。机体缺钠时,钠从细胞外移入细胞内。总体钠正常,细胞内液钠增多,血清钠减少。

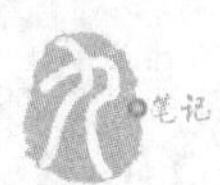

4. **特发性低钠血症**　多见于恶性肿瘤、肝硬化晚期、营养不良、年老体衰及其他慢性疾病晚期,

亦称消耗性低钠血症。可能是细胞内蛋白质分解消耗，细胞内渗透压降低，水由细胞内移向细胞外所致。

5. 脑性盐耗损综合征（cerebral salt wasting syndrome，CSW） 由于下视丘脑或脑干损伤导致下视丘脑与肾脏神经联系中断，导致远曲小管出现渗透性利尿，血钠、氯、钾降低，尿中含量增高。

任何存在神经系统受损的病人，在发生低钠血症时均应鉴别 CSW 和 SIADH。前者血容量降低，伴有失水症状，血浆渗透压降低，尿钠和氯显著升高；后者血容量增多，血浆渗透压和中心静脉压降低，因此容量消耗是诊断 CSW 的鉴别要点，血 AVP 升高可用于评价血容量减少的程度。

【诊断与治疗】

参阅低渗性失水、水过多和水中毒部分。转移性低钠血症少见，临床上主要表现为低钾血症，治疗以去除原发病和纠正低钾血症为主。特发性低钠血症主要是治疗原发病。

严重高脂血症、高蛋白血症等可引起“假性低钠血症”，主要应针对原发病因治疗。

对于颅内疾病引起的 CSW，可补充晶体电解质和水，必要时应用 AVP 拮抗剂，如托伐普坦、考尼伐坦、莫扎伐普坦等。此外可用皮质醇（fludrocortisone）每次 0.05～0.1mg，每日 2 次，但不宜长期应用。

四、高钠血症

高钠血症是指血清钠>145mmol/L，机体总钠量可增高、正常或减少。

1. 浓缩性高钠血症 即高渗性失水，最常见。体内总钠减少，而细胞内和血清钠浓度增高。见于单纯性失水或失水>失钠时。

2. 潴钠性高钠血症 较少见。主要因肾排泄钠减少和（或）钠的入量过多所致，如右心衰竭、肾病综合征、肝硬化腹水、库欣综合征、原发性醛固酮增多症、颅脑外伤，以及急、慢性肾衰竭和补碱过多等。

3. 特发性高钠血症 较少见。本症分泌 AVP 的能力并未丧失，但是 AVP 释放的渗透压阈值提高，只有体液达到明显高渗状态时才能释放 AVP，因此体液一直处于高渗状态。

【临床表现和诊断】

浓缩性高钠血症的临床表现及诊断参阅本章第一节高渗性失水部分。

潴钠性高钠血症以神经精神症状为主要表现，病情轻重与血钠升高的速度和程度有关。初期症状不明显，随着病情发展或在急性高钠血症时，主要呈脑细胞失水表现，如神志恍惚、烦躁不安、抽搐、惊厥、癫痫样发作、昏迷乃至死亡。

特发性高钠血症的症状一般较轻，常伴血浆渗透压升高。特发性高钠血症无明显脱水体征，持续高钠血症，机体仍有 AVP 分泌能力，肾小管对 AVP 仍有反应性。

【防治】

积极治疗原发病，限制钠的摄入量，防止钠输入过多。

早期补充足量的水分以纠正高渗状态，然后再酌情补充电解质。纠正高钠血症不能操之过急，补液过速、降低高渗状态过快，可能引发脑水肿、惊厥、神经损害，从而导致死亡。浓缩性高钠血症的治疗参照高渗性失水部分。

潴钠性高钠血症除限制钠的摄入外，可用 5% 葡萄糖液稀释疗法或鼓励多饮水，但必须同时使用排钠性利尿药。因这类病人多有细胞外容量增高，需严密监护心肺功能，防止输液过快过多，以免导致肺水肿。上述方法未见效且病情加重者，可考虑应用 8% 葡萄糖溶液做透析疗法。

氢氯噻嗪和氯磺丙脲可缓解特发性高钠血症的症状。

第二节　钾代谢失常

钾的主要生理作用是维持细胞的新陈代谢、调节渗透压与酸碱平衡、保持神经肌肉的应激性和心

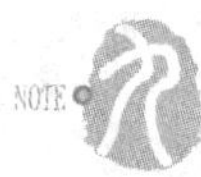

肌的正常功能。正常成年男性体内钾总量为50~55mmol/kg,女性为40~50mmol/kg。体内98%的钾分布在细胞内,2%在细胞外,血钾仅占总量的0.3%。正常血钾浓度为3.5~5.5mmol/L,细胞间液为3.0~5.0mmol/L。

成人每日需钾约0.4mmol/kg,即3~4g钾,主要来源于饮食,肉类、水果、蔬菜等均富含钾,普通膳食每日可供钾50~1000mmol。肾脏是排钾的主要器官,尿钾占85%,粪和汗液分别排钾10%和5%。肾有较好的排钠功能,但保钾能力差,即使不摄入钾,每日仍排钾30~50mmol,尿钾排出量受钾的摄入量、远端肾小管钠浓度、血浆醛固酮和皮质醇的调节。细胞内液的钾为细胞外液的30~50倍,这主要依赖于细胞膜上的Na^+/K^+-ATP酶,它以3∶2的比例将Na^+转运出细胞并使K^+进入细胞内,因此Na^+/K^+-ATP酶是维持细胞钾代谢平衡的重要因素。

一、钾缺乏和低钾血症

低钾血症(hypokalemia)是指血清钾<3.5mmol/L的一种病理生理状态。造成低钾血症的主要原因是体内总钾量丢失,称为钾缺乏症(potassium depletion)。临床上,体内总钾量不缺乏,也可因稀释或转移到细胞内而导致血清钾降低;反之,虽然钾缺乏,但如血液浓缩,或钾从细胞内转移至细胞外,血钾浓度又可正常甚至增高。

【病因、分类和发病机制】

(一) 缺钾性低钾血症

表现为体内总钾量、细胞内钾和血清钾浓度降低。

1. 摄入钾不足 长期禁食、偏食、厌食,每日钾的摄入量<3g,并持续2周以上。

2. 排出钾过多 主要经胃肠或肾丢失过多的钾。

(1) 胃肠失钾:因消化液丢失而失钾,见于长期大量的呕吐(如幽门梗阻)、腹泻(如血管活性肠肽瘤、滥用泻药、霍乱等)、胃肠胆道引流或造瘘等。

(2) 肾脏失钾:①肾脏疾病:急性肾衰竭多尿期、肾小管酸中毒、失钾性肾病、尿路梗阻解除后利尿、Liddle综合征;②内分泌疾病:原发性或继发性醛固酮增多症、Cushing综合征、异源性ACTH综合征等;③利尿药:如呋塞米、依他尼酸、布美他尼、氢氯噻嗪、美托拉宗、乙酰唑胺等排钾性利尿药,或甘露醇、山梨醇、高渗糖液等渗透性利尿药;④补钠过多致肾小管钠-钾交换加强,钾排出增多;⑤碱中毒或酸中毒恢复期;⑥某些抗生素,如青霉素、庆大霉素、羧苄西林、多黏菌素B等。

(3) 其他原因所致的失钾:如大面积烧伤、放腹腔积液、腹腔引流、透析、长期高温作业等。

(二) 转移性低钾血症

因细胞外钾转移至细胞内引起,表现为体内总钾量正常,细胞内钾增多,血清钾浓度降低。见于:①代谢性或呼吸性碱中毒或酸中毒的恢复期,一般血pH每升高0.1,血钾约下降0.7mmol/L;②使用大量葡萄糖液(特别是同时应用胰岛素时);③周期性瘫痪,如家族性低血钾性周期性瘫痪、Graves病;④急性应激状态,可致肾上腺素分泌增多,促进钾进入细胞内;⑤棉籽油或氯化钡中毒;⑥使用叶酸、维生素B_{12}治疗贫血;⑦反复输入冷存洗涤过的红细胞,因冷存过程中可丢失钾50%左右,进入人体后细胞外钾迅速进入细胞内;⑧低温疗法使钾进入细胞内。

(三) 稀释性低钾血症

细胞外液水潴留时,血钾浓度相对降低,机体总钾量和细胞内钾正常,见于水过多和水中毒,或过多过快补液而未及时补钾时。

【临床表现】

取决于低钾血症发生的速度、程度和细胞内外钾浓度异常的轻重。慢性轻型者的症状轻或无症状,急性而迅速发生的重型者症状往往很重,甚至致命。

(一) 缺钾性低钾血症

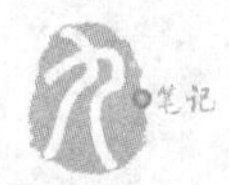

1. 骨骼肌表现 一般血清钾<3.0mmol/L时,病人感疲乏、软弱、乏力;<2.5mmol/L时,全身性肌无力,肢体软瘫,腱反射减弱或消失,甚而膈肌、呼吸肌麻痹,呼吸、吞咽困难,重者可窒息。可伴麻木、

疼痛等感觉障碍。病程较长者常伴肌纤维溶解、坏死、萎缩和神经退变等病变。

2. 消化系统表现　恶心、呕吐、厌食、腹胀、便秘、肠蠕动减弱或消失、肠麻痹等，重者肠黏膜下组织水肿。

3. 中枢神经系统表现　萎靡不振、反应迟钝、定向力障碍、嗜睡或昏迷。

4. 循环系统表现　早期心肌应激性增强，心动过速，可有房性、室性期前收缩；重者呈低钾性心肌病，心肌坏死、纤维化。心电图：血钾降至3.5mmol/L时，T波宽而低，QT间期延长，出现U波；重者T波倒置，ST段下移，出现多源性期前收缩或室性心动过速；更严重者可因心室扑动、心室颤动、心脏骤停或休克而猝死。

5. 泌尿系统表现　长期或严重失钾可致肾小管上皮细胞变性坏死，尿浓缩功能下降出现口渴多饮和夜尿多；进而发生失钾性肾病，出现蛋白尿和管型尿等。

6. 酸碱平衡紊乱表现　钾缺乏时细胞内缺钾，细胞外 Na^+ 和 H^+ 进入细胞内，肾远端小管 K^+ 与 Na^+ 交换减少而 H^+ 与 Na^+ 交换增多，故导致代谢性碱中毒、细胞内酸中毒及反常性酸性尿。

（二）转移性低钾血症

亦称为周期性瘫痪。常在半夜或凌晨突然起病，主要表现为发作性软瘫或肢体软弱乏力，多数以双下肢为主，少数累及上肢；重者累及颈部以上部位和膈肌；1～2小时达高峰，一般持续数小时，个别可长达数日。

（三）稀释性低钾血症

主要见于水过多或水中毒时。

【诊断】

一般根据病史，结合血清钾测定可作出诊断。反复发作的周期性瘫痪是转移性低钾血症的重要特点，但其他类型的低钾血症均缺乏特异的症状和体征。特异的心电图表现（如低T波、QT间期延长和U波）有助于诊断。病因鉴别时，要首先区分肾性（一般尿钾多>20mmol/L）或肾外性失钾；并对可能病因作相应的检查，必要时测定血浆肾素活性和醛固酮水平。一般情况下，血清钾水平可大致反映缺钾性低钾血症的缺钾程度（血清钾<3.5mmol/L表示钾丢失达总量的10%以上）。

【防治】

积极治疗原发病，给予富含钾的食物。对缺钾性低钾血症者，除积极治疗原发病外，应及时补钾。

在血容量减少、周围循环衰竭、休克致肾功能障碍时，除非有严重心律失常或呼吸麻痹等紧急情况，应待补充血容量、排尿达到30～40ml/h后，继续观察6小时，给予补钾。通常在尿量达500ml/d以上可予以补钾。

1. 补钾量　参照血清钾水平，大致估计补钾量：①轻度缺钾：血清钾3.0～3.5mmol/L，可补充钾100mmol（相当于氯化钾8g）；②中度缺钾：血清钾2.5～3.0mmol/L，可补充钾300mmol（相当于氯化钾24g）；③重度缺钾：血清钾2.0～2.5mmol/L水平，可补充钾500mmol（相当于氯化钾40g）。但一般每日补钾以不超过200mmol（相当于氯化钾15g）为宜。

2. 补钾种类

（1）饮食补钾：肉、青菜、水果、豆类含钾量高，100g肉、青菜、水果、豆类含钾0.2～0.4g，而100g的米、面含钾0.09～0.14g，100g的蛋含钾0.06～0.09g。

（2）药物补钾：①氯化钾：含钾13～14mmol/g，最常用；②枸橼酸钾：含钾约9mmol/g；③醋酸钾：含钾约10mmol/g，枸橼酸钾和醋酸钾适用于伴高氯血症者（如肾小管酸中毒）的治疗；④谷氨酸钾：含钾约4.5mmol/g，适用于肝衰竭伴低钾血症者；⑤L-门冬氨酸钾镁溶液：含钾3.0mmol/10ml，镁3.5mmol/10ml，门冬氨酸和镁有助于钾进入细胞内。

3. 补钾方法

（1）途径：轻者给予富含钾的食物。口服补钾以氯化钾为首选；为减少胃肠道反应，宜将10%氯化钾溶液稀释于果汁或牛奶中餐后服，或改用氯化钾控释片，或换用10%枸橼酸钾，或鼻饲补钾。严

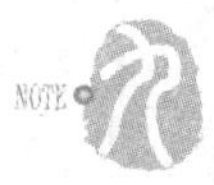

重病例需静脉滴注补钾。

（2）速度：一般静脉补钾的速度以20～40mmol/h为宜，不能超过50～60mmol/h。

（3）浓度：常规静脉滴注法补钾，静注液体以含钾20～40mmol/L或氯化钾1.5～3.0g/L为宜。需要限制补液量和（或）不能口服补钾的严重低钾病人，可行深静脉穿刺或插管采用精确的静脉微量输注泵匀速输注较高浓度的含钾液体。

4. 注意事项　①补钾时须检查肾功能和尿量，尿量>500ml/d或>30ml/h则补钾安全，否则应慎重补钾以免引发高血钾；②低钾血症时将氯化钾加入生理盐水中静滴，如血钾已正常，则将氯化钾加入葡萄糖液中静滴，可预防高钾血症和纠正钾缺乏症，如停止静脉补钾24小时后血钾仍正常，可改为口服补钾（血钾3.5mmol/L，仍缺钾约10%）；③对输注较高浓度钾溶液的病人，应持续心脏监护和每小时测定血钾，避免严重高钾血症和（或）心脏停搏；④钾进入细胞内较为缓慢，细胞内外的钾平衡时间约需15小时或更久，故应特别注意输注中和输注后的严密观察，防止发生一过性高钾血症；⑤难治性低钾血症需注意纠正碱中毒和低镁血症；⑥补钾后可加重原有的低钙血症出现手足搐搦，应及时补给钙剂；⑦不宜长期使用氯化钾肠溶片，以免小肠处于高钾状态引发小肠狭窄、出血、梗阻等并发症。

二、高钾血症

高钾血症（hyperkalemia）是指血清钾浓度>5.5mmol/L的一种病理生理状态，此时的体内钾总量可增多（钾过多）、正常或缺乏。

【病因和发病机制】

1. 钾过多性高钾血症　其特征是机体钾总量增多致血清钾过高，主要见于肾排钾减少。一般只要肾功能正常，尿量>500ml/d，很少引起高钾血症。

（1）肾排钾减少：主要见于肾小球滤过率下降和肾小管排钾减少。前者包括少尿型急性、慢性肾衰竭，后者包括肾上腺皮质功能减退症、低肾素性低醛固酮症、肾小管酸中毒、氮质血症、长期使用潴钾性利尿药（螺内酯、氨苯蝶啶、阿米洛利）、β受体阻断剂、血管紧张素转换酶抑制剂、非甾体类抗炎药。

（2）摄入钾过多：在少尿基础上，常因饮食钾过多、服用含钾丰富的药物、静脉补钾过多过快或输入较大量库存血或放射照射血等引起。

2. 转移性高钾血症　常由细胞内钾释放或转移到细胞外所致，少尿或无尿诱发或加重病情，但机体总钾量可增多、正常或减少。

（1）组织破坏：细胞内钾进入细胞外液，如重度溶血性贫血，大面积烧伤、创伤，肿瘤接受大剂量化疗，血液透析，横纹肌溶解症等。

（2）细胞膜转运功能障碍：①代谢性酸中毒时钾转移到细胞外，H^+进入细胞内，血pH降低，血清钾升高；②严重失水、休克致组织缺氧；③剧烈运动、癫痫持续状态、破伤风等；④高钾性周期性瘫痪；⑤使用琥珀胆碱、精氨酸等药物。

3. 浓缩性高钾血症　重度失水、失血、休克等致有效循环血容量减少，血液浓缩而钾浓度相对升高，多同时伴有肾前性少尿及排钾减少；休克、酸中毒、缺氧等使钾从细胞内进入细胞外液。

4. 假性高钾血症　如试管内溶血、静脉穿刺技术不良、血小板增多、白细胞增多等导致细胞内钾外移引起。

【临床表现】

常被原发病掩盖。主要表现为心肌收缩功能降低、心音低钝，可使心脏停搏于舒张期；出现心率减慢、室性期前收缩、房室传导阻滞、心室颤动及心跳停搏。心电图是诊断高钾血症程度的重要参考指标：血清钾>6mmol/L时，出现基底窄而高尖的T波；7～9mmol/L时，PR间期延长，P波消失，QRS波群变宽，R波渐低，S波渐深，ST段与T波融合；>9～10mmol/L时，出现正弦波，QRS波群延长，T波高尖；进而心室颤动、蠕动。血压早期升高，晚期降低，出现血管收缩等类缺血症：皮肤苍白、湿冷、麻木、酸痛等。因影响神经肌肉复极过程，病人疲乏无力，四肢松弛性瘫痪，腱反射消失，也可出现动作

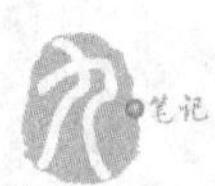

迟钝、嗜睡等中枢神经症状。

【诊断与鉴别诊断】

有导致血钾增高和(或)肾排钾减少的基础疾病,血清钾>5.5mmol/L 即可确诊。临床表现仅供诊断的参考,心电图可作为诊断、病情判定和疗效观察的重要指标。血钾水平和体内总钾含量不一定呈平行关系。钾过多时,可因细胞外液水过多或碱中毒而使血钾不高;反之,钾缺乏时也可因血液浓缩和酸中毒而使血钾增高。确定高钾血症诊断后,还需寻找和确定导致高钾血症的原发疾病。

【防治】

早期识别和积极治疗原发病,控制钾摄入,停用升高血钾的药物。高钾血症对机体的重要威胁是心脏抑制,治疗原则是迅速降低血钾水平,保护心脏。

（一）对抗钾的心脏抑制作用

1. **乳酸钠或碳酸氢钠液**　可碱化血液,促使钾进入细胞内;钠拮抗钾的心脏抑制作用;增加远端小管中钠含量和 Na^+-K^+交换,增加尿钾排出量;Na^+增加血浆渗透压,从而扩容稀释性降低血钾;Na^+有抗迷走神经作用,提高心率。在急重症时,立即用 11.2% 乳酸钠液 60～100ml(或 4%～5% 碳酸氢钠 100～200ml)静脉滴注,一般数分钟起作用。注意事项:①注射中应注意防止诱发肺水肿;②乳酸钠或醋酸钠需在肝脏内代谢成碳酸氢钠,因此肝病病人应慎用;③碳酸氢钠不能与葡萄糖酸钙混合使用,以免出现碳酸钙沉积。

2. **钙剂**　可对抗钾的心肌毒性。常用 10% 葡萄糖酸钙或 5% 氯化钙 10～20ml 加等量 25% 葡萄糖液,缓慢静脉注射,一般数分钟起作用,但需多次应用。有心力衰竭者不宜同时使用洋地黄。钙离子并不能影响细胞内外液 K^+的分布,但可使静息膜电位与阈电位之间的差距增加,从而稳定心脏兴奋性,因此还需使用其他方法来降低血钾。

3. **高渗盐水**　其作用机制与乳酸钠相似,但高氯可引发高氯性酸中毒,对高钾血症不利,应慎用。常用 3%～5% 氯化钠液 100～200ml 静脉滴注,效果迅速,但可增加循环血容量,对少尿无尿者可引发肺水肿,故应注意监护心肺功能。若尿量正常,也可应用等渗盐水。

4. **葡萄糖和胰岛素**　使血清钾转移至细胞内。一般用 25%～50% 葡萄糖液,按每 3～4g 葡萄糖给予 1 U 普通胰岛素持续静脉滴注。

5. **选择性 β_2 受体激动剂**　可促进钾转入细胞内,如沙丁胺醇等。

（二）促进排钾

1. **经肾排钾**　肾是排钾主要器官。可给予高钠饮食或静脉输入高钠溶液;应用呋塞米、依他尼酸、氢氯噻嗪等排钾性利尿药,但肾衰竭时效果不佳。

2. **经肠排钾**　在肠道,阳离子交换树脂与钾交换,可清除体内钾。常用聚磺苯乙烯交换树脂 10～20g,一日口服 2～3 次;或 40g 加入 25% 山梨醇液 100～200ml 中保留灌肠。可单独或并用 25% 山梨醇液口服,一次 20ml,一日 2～3 次。

3. **透析疗法**　适用于肾衰竭伴急重症高钾血症者,以血液透析为最佳,也可使用腹膜透析。

（三）减少钾的来源

①停止高钾饮食或含钾药物;②供给高糖高脂饮食或采用静脉营养,以确保足够热量,减少分解代谢所释放的钾;③清除体内积血或坏死组织;④避免应用库存血;⑤控制感染,减少细胞分解。

第三节　酸碱平衡失常

人体主要通过体液缓冲系统调节、肺调节、肾调节和离子交换调节等 4 组缓冲对来维持及调节酸碱平衡。其中体液缓冲系统最敏感,它包括碳酸氢盐系统、磷酸盐系统、血红蛋白及血浆蛋白系统,尤以碳酸氢盐系统最重要,正常时,碳酸氢盐[HCO_3^-]/碳酸[H_2CO_3]为 20:1。肺调节一般在 10～30 分钟发挥作用,主要以 CO_2 形式排出挥发性酸。离子交换调节一般在 2～4 小时之后发挥作用。肾调节最慢,多在数小时之后发生,但其作用强而持久,且是非挥发性酸和碱性物质排出的唯一途径。体液

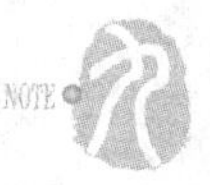

缓冲系统和离子交换是暂时的，过多的酸或碱性物质需最终依赖肺和肾的清除。如果体内酸和（或）碱过多或不足，引起血液氢离子浓度改变，可导致酸碱平衡失常。

【酸碱平衡指标】

临床上主要测定 pH、呼吸性和代谢性因素三方面的指标。

1. pH 为 H^+浓度的负对数值。正常动脉血 pH 为 7.35～7.45，平均 7.40，比静脉血约高 0.03，受呼吸和代谢双重因素的影响。pH>7.45 表示碱中毒；<7.35 表示酸中毒；7.35～7.45 有 3 种可能：①酸碱平衡正常；②处于代偿期的酸碱平衡失常；③混合型酸碱平衡失常。单凭 pH 不能区别代谢性或呼吸性、单纯性或复合性酸碱平衡紊乱。人体的 pH 可耐受范围为 6.8～7.8。pH_{NR}（非呼吸性 pH）是血标本用 40mmHg 的 CO_2 平衡后测定的 pH，由于不受呼吸因素的影响，故可反映代谢性酸碱平衡情况。正常动脉血 pH_{NR}为 7.40。

2. H^+浓度 正常动脉血的 H^+浓度为（40±5）mmol/L，H^+浓度与 pH 呈反对数关系。

3. 二氧化碳分压（$PaCO_2$） 为溶解于动脉血中的 CO_2 所产生的压力。正常动脉血为 35～45mmHg，平均 40mmHg，反映肺泡中的 CO_2 浓度，为呼吸性酸碱平衡的重要指标：增高表示通气不足，为呼吸性酸中毒；降低表示换气过度，属呼吸性碱中毒。代谢性因素可使 $PaCO_2$ 呈代偿性改变，代谢性酸中毒时 $PaCO_2$ 降低，代谢性碱中毒时升高。

4. 标准碳酸氢盐（standard bicarbonate，SB） 指在标准条件下所测得的 HCO_3^-含量。标准条件是指在 37℃条件下，全血标本与 $PaCO_2$ 为 40mmHg 的气体平衡后，使血红蛋白完全氧合所测得的 HCO_3^-含量。正常值为 22～26（平均 24）mmol/L。SB 不受呼吸因素的影响，反映 HCO_3^-的储备量，是代谢性酸碱平衡的重要指标。SB 增加提示代谢性碱中毒，减低提示代谢性酸中毒。

5. 实际碳酸氢盐（actual bicarbonate，AB） 指在实际条件下所测得的 HCO_3^-含量。AB 反映机体实际的 HCO_3^-含量，故受呼吸因素的影响。

正常人 SB＝AB＝22～26mmol/L。SB 增高可能提示代谢性碱中毒或代偿后的呼吸性碱中毒。AB 与 SB 的差数反映呼吸因素对 HCO_3^-影响的强度：AB>SB 表示 CO_2 潴留，提示呼吸性酸中毒；AB<SB 表示 CO_2 排出增多，提示呼吸性碱中毒；AB 与 SB 均低，而 AB＝SB，提示失代偿的代谢性酸中毒；而 AB<SB 则可能为代偿后的代谢性酸中毒或代偿后的呼吸性碱中毒，也可能为代谢性酸中毒和呼吸性碱中毒并存；若 AB 与 SB 均高，AB＝SB，提示失代偿的代谢性碱中毒；而 AB>SB 则可能为代偿后的代谢性碱中毒或代偿后的呼吸性酸中毒，也可能为代谢性碱中毒合并呼吸性酸中毒。

6. 缓冲碱（buffer base，BB） 是指血中能作为缓冲的总碱量，包括开放性缓冲阴离子（碳酸氢盐）、非开放性缓冲阴离子（血红蛋白、血浆蛋白、磷酸盐等）的总和。BB 只受血红蛋白浓度的影响，是反映代谢性酸碱平衡的又一指标，BB 减少表示酸中毒，增加表示碱中毒。

7. 碱剩余（base excess，BE）或碱缺乏（base deficit，BD） 指在温度为 37～38℃、CO_2 分压为 40mmHg 的标准条件下滴定血液标本，使 pH 等于 7.40 所消耗的酸量（BE）或碱量（BD），正常值为 0±2.3。BE 说明 BB 增加，用正值表示；BD 说明 BB 减少，用负值表示。BE 表示代谢性碱中毒，BD 表示代谢性酸中毒；BE 和 BD 不受呼吸因素的影响。临床上常用的 BE 有全血 BE（BEb）和细胞外 BE（BEect，BEHb5）两种，正常值为（－3～＋3）mmol/L，平均值为 0。因血液血红蛋白（Hb）的变化可影响 BEb，故测定 BEb 时必须用实际的血液 Hb 浓度进行校正。

8. 二氧化碳结合力（CO_2CP） 是指血液中 HCO_3^-和 H_2CO_3 中 CO_2 含量的总和，正常值 22～29（平均 25）mmol/L。CO_2CP 受代谢和呼吸双重因素的影响，减少可能为代谢性酸中毒或代偿后的呼吸性碱中毒，增多可能为代谢性碱中毒或代偿后的呼吸性酸中毒。

9. 阴离子隙（anion gap，AG） 临床上常用可测定的阳离子减去可测定的阴离子之差表示，阴离子隙（mmol/L）＝（Na^++K^+）－（HCO_3^-+Cl^-），或＝Na^+－（HCO_3^-+Cl^-）。AG 正常值 8～16（平均 12）mmol/L，>16mmol/L 常表示有机酸增多的代谢性酸中毒，<8mmol/L 可能是低蛋白血症所致。

【酸碱平衡失常】

体内产生或摄入的酸性或碱性物质超越了其缓冲、中和与排除的速度和能力，在体内蓄积，即发

生酸碱平衡失常。早期由于 HCO_3^-/H_2CO_3 等的缓冲，尚能使其比值保持在 20∶1，pH 和 H^+ 浓度维持在正常范围，称为代偿性酸中毒或碱中毒。当病情严重，代偿失效，HCO_3^-/H_2CO_3 比值不能保持在 20∶1，pH 和 H^+ 浓度超过正常范围时，则发生失代偿性酸中毒或碱中毒。

一、代谢性酸中毒

简称"代酸"，见第五篇第十章慢性肾衰竭。

二、代谢性碱中毒

简称"代碱"。

【病因和发病机制】

大多数是由于各种原因致肾小管 HCO_3^- 重吸收过多（如血容量不足、Cl^- 或钾丧失）引起。

（一）近端肾小管碳酸氢盐最大吸收阈增大

1. 容量不足性碱中毒　呕吐、幽门梗阻、胃引流等致大量 HCl 丢失，而肠液中的 HCO_3^- 因未被胃酸中和而吸收过多，造成碱血症；血容量不足，肾重吸收钠和 HCO_3^- 增加，出现反常性酸性尿，血 HCO_3^- 和 pH 升高，导致容量不足性碱中毒。

2. 缺钾性碱中毒　缺钾时，H^+ 转入细胞内，肾小管排 H^+ 增加，Na^+、HCO_3^- 重吸收增多，产生缺钾性代碱，多同时伴有 Cl^- 缺乏。

3. 低氯性碱中毒　①胃液丢失造成一过性碱血症，由于肾小管细胞的 Cl^- 减少，Na^+、K^+、HCO_3^- 再吸收增加；②排钾性利尿药使排 Cl^- 多于排 Na^+；③原发性醛固酮增多症致低氯性碱中毒。上述情况经补氯后可纠正碱中毒，故称为"对氯有反应性碱中毒"。

4. 高碳酸血症性碱中毒　慢性呼吸性酸中毒（如通气不足纠正过快，$PaCO_2$ 急剧下降）因肾重吸收 HCO_3^- 增加而致碱中毒。

（二）肾碳酸氢盐产生增加

进入终末肾单位的 Na^+ 增加，一方面促进肾泌酸，另一方面引起肾 HCO_3^- 产生增加（净酸排泌增加），造成代碱（肾性代碱）。

1. 使用排钾保钠类利尿药　使远端肾小管中钠盐增加。另外，利尿药还可造成血容量减少，低钾血症和低氯血症。

2. 盐皮质激素增加　盐皮质激素过多促进肾小管 Na^+ 的重吸收，泌 H^+、泌 K^+ 增加可导致代碱。

3. Liddle 综合征　造成潴钠、排钾，导致肾性代碱。

（三）有机酸的代谢转化缓慢

是一过性代碱的重要原因。常见于糖尿病酮症酸中毒胰岛素治疗后，血液透析造成醋酸大量摄入等。

【代偿机制】

体内碱性物质增多，缓冲系统即刻将强碱转化为弱碱，使 HCO_3^- 消耗，而 H_2CO_3 增多，抑制呼吸中枢，肺通气减弱，CO_2 潴留，HCO_3^- 代偿性增加。肾碳酸酐酶活力减弱而 H^+ 形成和排泌减少，$NaHCO_3$ 重吸收也减少，使 HCO_3^-/H_2CO_3 代偿性恢复到 20∶1，pH 正常。

【临床表现】

轻者被原发病掩盖。重者呼吸浅慢，由于蛋白结合钙增加、游离钙减少，碱中毒致乙酰胆碱释放增多，神经肌肉兴奋性增高，常有面部及四肢肌肉抽动、手足搐搦，口周及手足麻木。血红蛋白对氧的亲和力增加，致组织缺氧，出现头晕、躁动、谵妄乃至昏迷。伴低钾血症时，可表现为软瘫。

【诊断与鉴别诊断】

积极寻找和区别导致 H^+ 丢失或碱潴留的原发病因，确诊依赖于实验室检查。HCO_3^-、AB、SB、BB、BE 增加；如能除外呼吸因素的影响，CO_2CP 升高有助于诊断。尿电解质、pH、血管紧张素、醛固

酮、促肾上腺皮质激素、皮质醇测定等有助于明确病因。失代偿期 pH>7.45，H^+ 浓度<35mmol/L；缺钾性碱中毒者的血清钾降低，尿呈酸性；低氯性者的血清氯降低，尿 Cl^->10mmol/L。

【防治】

避免碱摄入过多，应用排钾性利尿药或罹患盐皮质激素增多性疾病时注意补钾，积极处理原发病。

轻、中度者以治疗原发病为主，循环血容量不足时用生理盐水扩容，低钾血症者补钾，低氯血症者给予生理盐水等。严重者亦应首选生理盐水。

其他药物有：①氯化铵：可提供 Cl^-，且铵经肝转化后可提供 H^+。每次 1～2g，一日 3 次口服；必要时静脉滴注，补充量按每提高细胞外液 Cl^- 1mmol，补给氯化铵 0.2mmol，或每降低 CO_2CP 0.45mmol/L，每千克体重补给 2% 氯化铵 1ml 计算，用 5% 葡萄糖溶液稀释成 0.9% 等渗溶液，分 2～3 次静脉滴注，但不能用于肝功能障碍、心力衰竭和伴呼吸性酸中毒的病人。②稀盐酸：直接提供 Cl^- 和 H^+，一般 10% 盐酸 20ml 相当于氯化铵 3g，可稀释 40 倍，一日 4～6 次口服。③盐酸精氨酸：将 20g 精氨酸加入 500～1000ml 配液中缓慢静滴（持续 4 小时以上）。1g 精氨酸可补充 Cl^- 和 H^+ 各 4.8ml，适用于肝功能不全所致的代碱。④乙酰唑胺：对体液容量增加或水负荷增加的病人，碳酸酐酶抑制剂乙酰唑胺可使肾排出 HCO_3^- 增加。主要适用于心力衰竭、肝硬化等容量负荷增加性疾病及噻嗪类利尿剂所致代碱的治疗，亦适合呼吸性酸中毒合并代碱者。但代酸伴低钾血症、肾上腺皮质功能减退、肝性昏迷、肾功能不全、肾结石病人不宜使用。

三、呼吸性酸中毒

简称“呼酸”。见第二篇第十五章呼吸衰竭章节。

四、呼吸性碱中毒

简称“呼碱”。

【病因和发病机制】

原发因素为过度换气。CO_2 的排出速度超过生成速度，导致 CO_2 减少，$PaCO_2$ 下降。

1. 中枢性换气过度

（1）非低氧因素所致：①癔症等换气过度综合征；②脑部外伤或疾病：外伤、感染、肿瘤、脑血管意外；③药物中毒：水杨酸盐、副醛等；④体温过高、环境高温；⑤内源性毒性代谢产物：如肝性脑病、酸中毒等。

（2）低氧因素所致：①高空、高原、潜水、剧烈运动等缺氧；②阻塞性肺疾病：肺炎、肺间质疾病、支气管阻塞、胸膜及胸廓疾病、肺气肿；③供血不足：心力衰竭、休克、严重贫血等。因缺氧刺激呼吸中枢而导致换气过度。

2. 外周性换气过度 ①呼吸机管理不当；②胸廓或腹部手术后，因疼痛而不敢深呼气；③胸外伤、肋骨骨折；④呼吸道阻塞突然解除；⑤妊娠或使用黄体酮等药物也可致换气过度。

【代偿机制】

CO_2 减少，呼吸浅而慢，使 CO_2 潴留，H_2CO_3 升高而代偿；当持续较久时，肾排 H^+ 减少，HCO_3^- 排出增多，HCO_3^-/H_2CO_3 在低水平达到平衡（代偿性呼碱）。

【临床表现】

主要表现为换气过度和呼吸加快。碱中毒可刺激神经肌肉兴奋性增高，急性轻者可有口唇、四肢发麻、刺痛，肌肉颤动；重者有眩晕、晕厥、视物模糊、抽搐；可伴胸闷、胸痛、口干、腹胀等；在碱性环境中，氧合血红蛋白解离降低，组织缺氧，表现为脑电图和肝功能异常。

【诊断与鉴别诊断】

各种原因所致的呼碱的共同特点是换气过度。癔症所致的换气过度综合征常易引起注意，但高温、高热、高空、手术后等所致者易被忽视。确诊依赖于实验室检查：①$PaCO_2$ 降低，除外代谢因素影

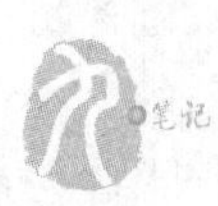
笔记

响的 CO_2 结合力降低，AB<SB；②失代偿期 pH 升高。

【防治】

主要是病因治疗，如心理疏导解除癔症病人的顾虑，合理给氧，加强呼吸机的管理，积极治疗原发病等。用纸袋罩于口鼻外使病人吸回呼出的 CO_2 有一定作用；采取短暂强迫闭气法，含 5% CO_2 的氧气吸入法；乙酰唑胺 500mg/d 口服有利于排出 HCO_3^-。对持续时间较长病人，可试用 β 肾上腺素能受体阻断剂减慢呼吸。急危重病人在有严格监视、抢救条件的情况下，可用镇静药物阻断自主呼吸，然后气管插管进行辅助呼吸，以减慢呼吸速率和减少潮气量，但需对血 pH 和 $PaCO_2$ 进行密切监测。

五、混合型酸碱平衡障碍

在临床实践中，酸碱平衡失常几乎均为混合型，且随病情变化和治疗干预而不断改变。因此，必须正确识别和判断病人酸碱平衡失常的实际状况（表 7-26-3）。

表 7-26-3　**酸碱失衡类型**

第一步	第二步	第三步	第四步
1. 高 HCO_3^-	(1) $PaCO_2$×0.6>HCO_3^-	代碱合并呼酸	
高 $PaCO_2$	或 pH<7.4	呼酸	①呼酸合并代碱（HCO_3^->$^{\Delta\Delta}$）
（或一高一正常）			②代偿性呼酸（HCO_3^-=N）
			③失代偿性呼酸（HCO_3^-<$^{\Delta}$）
			④呼酸合并代酸（HCO_3^-<$^{\Delta}$）
	(2) $PaCO_2$×0.6=HCO_3^-	呼酸	①～④
	或 pH=7.4	代碱	⑤～⑧
	(3) $PaCO_2$×0.6<HCO_3^-	呼酸合并代碱	
	或 pH>7.4	代碱	⑤代碱合并呼酸（$PaCO_2$>$^{\Delta\Delta}$）
			⑥代偿性代碱（$PaCO_2$=N）
			⑦失代偿性代碱（$PaCO_2$<$^{\Delta}$）
			⑧代碱合并呼碱（$PaCO_2$<$^{\Delta}$）
2. 高 HCO_3^-		呼碱合并代酸	
低 $PaCO_2$		代碱合并呼碱	
3. 低 HCO_3^-	(1) $PaCO_2$×0.6>HCO_3^-	呼碱合并代酸	
低 $PaCO_2$	或 pH<7.4	代酸	①代酸合并呼酸（$PaCO_2$>$^{\Delta\Delta}$）
（或一低一正常）			②代偿性代酸（$PaCO_2$=N）
			③失代偿性代酸（$PaCO_2$>$^{\Delta\Delta}$）
			④代酸合并呼碱（$PaCO_2$<$^{\Delta}$）
	(2) $PaCO_2$×0.6=HCO_3^-	代酸	①～④
	或 pH=7.4	呼碱	⑤～⑧
	(3) $PaCO_2$×0.6<HCO_3^-	代酸合并呼碱	
	或 pH>7.4	呼碱	⑤呼碱合并代碱（HCO_3^->$^{\Delta\Delta}$）
			⑥代偿性呼碱（HCO_3^-=N）
			⑦失代偿性呼碱（HCO_3^->$^{\Delta\Delta}$）
			⑧呼碱合并代酸（HCO_3^-<$^{\Delta}$）
4. 低 HCO_3^-		呼酸合并代酸	
高 $PaCO_2$		代酸合并呼碱	

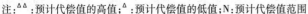

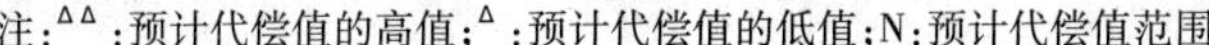
注：$^{\Delta\Delta}$：预计代偿值的高值；$^{\Delta}$：预计代偿值的低值；N：预计代偿值范围

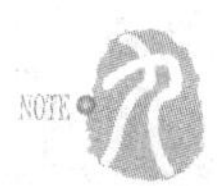

（一）单因素混合型酸碱平衡失常

致病因素为代谢性的或呼吸性的，有下列几种常见的组合方式：

1. 代偿性混合型酸碱平衡失常　是指在代偿过程中出现的继发性酸碱平衡失常：①代酸伴代偿性呼碱：原发 HCO_3^- 减低，代偿导致继发性 H_2CO_3 减低，血 pH 下降（H^+浓度升高）；②代碱伴代偿性呼酸：原发 HCO_3^- 增高，代偿导致继发性 H_2CO_3 增高，血 pH 升高；③呼酸伴代偿性代碱：原发 $PaCO_2$ 高，代偿导致继发性 HCO_3^- 增高，血 pH 下降；④呼碱伴代偿性代酸：原发 $PaCO_2$ 减低，代偿导致继发性 HCO_3^- 减低，血 pH 升高。

2. 加重性混合型酸碱平衡失常　①混合型代酸，如糖尿病酮症酸中毒伴乳酸性酸中毒；②混合型代碱，如低钾性碱中毒合并低氯性碱中毒；③混合型呼酸，如慢性阻塞性肺气肿伴有脊柱弯曲畸形；④混合型呼碱，如胸外伤伴癔症换气过度综合征。

3. 抵消性混合型酸碱平衡失常　①代酸并代碱，如糖尿病酮症酸中毒伴低钾性碱中毒；②呼酸并呼碱，如重症肺炎伴通气不足和高热所致的换气过度。

（二）双因素混合型酸碱平衡失常

指同时存在代谢性和呼吸性的致病因素。

1. 加重性混合型酸碱平衡失常　①代酸并呼酸，如糖尿病酮症酸中毒伴严重肺部感染时，血 pH 明显下降，HCO_3^- 减少、$PaCO_2$ 升高；②代碱并呼碱时，血 pH 明显升高，HCO_3^- 增多，$PaCO_2$ 降低。

2. 抵消性混合型酸碱平衡失常　①代酸并呼碱时，两种酸碱平衡紊乱互相抵消，血 pH 可正常、升高或降低，但 HCO_3^- 减少，$PaCO_2$ 降低；②代碱并呼酸时，两种酸碱度互相抵消，血 pH 可正常、升高或降低，但 HCO_3^- 增多，$PaCO_2$ 升高。

（三）三重酸碱平衡失常

如果 AG>16mmol/L，结合病史、临床表现等资料提示为代谢性酸中毒，诊断的前三步判断为呼吸性酸中毒+代谢性碱中毒或呼吸性碱中毒+代谢性碱中毒，则最终诊断是呼吸性酸中毒型三重酸碱失衡（代谢性酸中毒+呼吸性酸中毒+代谢性碱中毒）或呼吸性碱中毒型三重酸碱失衡（代谢性酸中毒+呼吸性碱中毒+代谢性碱中毒）。

第四节　水、电解质代谢和酸碱平衡失常的诊断与防治注意事项

水、电解质和酸碱平衡失常是临床工作中十分常见的一组病理生理状态，可存在于多种疾病的发展过程中，这些代谢紊乱使原有病情更加复杂。在诊疗过程中，应特别注意下述几点。

1. 应详细分析病史、体征和实验室检查结果等，做到正确诊断，早期防治。

2. 水、电解质代谢和酸碱平衡失常的性质与类型往往变化迅速，应严密观察病情变化，仔细分辨、识别、区分某表现属原发性还是继发性；紊乱是单一性的还是复合性的，是显性的还是潜在性的。分清缓急、主次、轻重，给予恰当而及时的处理，随时调整方案。

3. 严密监视心、肺、肾、循环功能和体重的变化，详细记录出入水量。定期检查 K^+、Na^+、Cl^-、CO_2CP、BUN、肌酐、pH 和动脉血气分析。

4. 检测指标的分析应充分结合临床，必要时立即复查或追踪观察。

（李　强）

第二十七章 高尿酸血症

尿酸(uric acid)为嘌呤代谢的终产物,主要由细胞代谢分解的核酸和其他嘌呤类化合物以及食物中的嘌呤经酶的作用分解而产生。体内37℃时尿酸的饱和浓度约为420μmol/L(7mg/dl),超过此浓度,尿酸盐形成结晶沉积在多种组织,包括肾脏、关节滑膜,引起组织损伤。目前将血尿酸>420μmol/L(7mg/dl)定义为高尿酸血症。

高尿酸血症(hyperuricemia,HUA)是一种常见的生化异常,由尿酸盐生成过量和(或)肾脏尿酸排泄减少,或两者共同存在而引起。由于受地域、民族、饮食习惯的影响,高尿酸血症发病率差异较大。近10年的流行病学研究显示,我国不同地区高尿酸血症患病率存在较大的差别,为5.46%~19.30%,其中男性为9.2%~26.2%,女性为0.7%~10.5%。临床上分为原发性和继发性两大类,前者多由先天性嘌呤代谢异常所致,常与肥胖、糖脂代谢紊乱、高血压、动脉硬化和冠心病等聚集发生有关,后者则由其他疾病、药物、膳食产品或毒素引起的尿酸盐生成过量或肾脏清除减少所致。少数病人可以发展为痛风,表现为急性关节炎、痛风肾和痛风石等临床症状与阳性体征。

【病因和发病机制】

根据尿酸形成的病理生理机制,将高尿酸血症分为尿酸生成增多和尿酸排泄减少两大类,有时二者并存。

1. 尿酸生成增多 食物引起的尿酸生成与食物中的嘌呤含量成比例。富含嘌呤的食物主要包括动物肝脏、肾脏、凤尾鱼等。机体内源性嘌呤的产生同样引起尿酸的升高。体内可以通过多个生化步骤从头合成腺嘌呤单磷酸核苷(IMP)。酰胺磷酸核糖转移酶(amidoPRT)与磷酸核糖焦磷酸合成酶(PRPP)以及谷氨酰胺是决定嘌呤生成和尿酸产生速率的主要途径。调节嘌呤生成的次要途径通过次黄嘌呤磷酸核糖转移酶(HPRT),与磷酸核糖焦磷酸合成酶共同催化腺嘌呤和鸟嘌呤分别形成腺嘌呤单磷酸核苷(IMP)和鸟嘌呤单磷酸核苷(GMP)。血尿酸水平与人体重新合成嘌呤的速率密切相关,磷酸核糖焦磷酸合成酶(PRPP)起着重要作用。磷酸核糖焦磷酸合成酶(PRPP)活性增强和次黄嘌呤磷酸核糖转移酶(HPRT)活性降低是两个伴性遗传的嘌呤代谢缺陷,引起嘌呤产生过多、高尿酸血症、高尿酸尿症。嘌呤核苷的分解加速也可以引起高尿酸血症。当细胞转换减速、增殖性疾病、细胞死亡状态下嘌呤代谢增强,包括:白血病、恶性肿瘤细胞毒性药物化疗后、溶血、横纹肌溶解。高尿酸血症还可以来自骨骼肌ATP大量分解,见于剧烈运动后、严重的癫痫持续状态发作后,Ⅲ型、Ⅴ型和Ⅶ型糖原贮积症。另外,心肌梗死、急性呼吸衰竭均可引起ATP分解加速产生大量嘌呤,引起高尿酸血症。

2. 尿酸排泄减少 尿酸约2/3通过肾脏排泄,其余1/3通过肠道、胆道等肾外途径排泄。约90%持续高尿酸血症的病人存在肾脏处理尿酸的缺陷而表现为尿酸排泄减少。与非痛风病人相比,痛风病人尿酸排泄降低40%,而且痛风病人尿酸排泄的血尿酸阈值高于非痛风病人。肾小球滤过率降低是慢性肾功能不全时引起高尿酸血症的原因,但不是大多数高尿酸血症的原因。某些药物或物质可以引起尿酸经肾小管重吸收增加。尿酸通过肾小管近端上皮细胞刷状缘的钠偶联单羧酸转运体1和2[SMCT1、SMCT2(SLC5A8,SLC5A12)]重吸收。一些羧化物通过这些转运体促进尿酸的再吸收增加,如机体存在吡嗪-2-羧酸甲酯(吡嗪酰胺代谢产物)、烟酸、乳酸、β-羟丁酸、乙酰乙酸情况下,血尿酸水平升高。尿酸转运体1(UT1)和有机阴离子转运体4(OAT4)负责远曲小管尿酸的重吸收,当机体阴离子增高时引起远曲肾小管尿酸盐吸收增加。水杨酸(阿司匹林)即通过这一机制引起血尿酸增高。肾小管细胞葡萄糖转运体9(GLUT9)介导葡萄糖/果糖与尿酸的共转运,可以解释摄入富含果糖和葡萄糖饮料增加高尿酸血症诱发痛风的机制。酒精既可以增加尿酸的产生,又降低尿酸的排泄。

过量饮酒可以通过增加肝脏ATP分解，促进尿酸形成并阻断尿酸从肾小管的分泌，因此，大量饮酒可以引起高尿酸血症。某些酒精饮料中嘌呤含量增高(例如啤酒)也是引起高尿酸的因素之一。进食肉类食品、果糖均可增加痛风的风险。嘌呤合成和代谢与尿酸形成途径见图7-27-1。

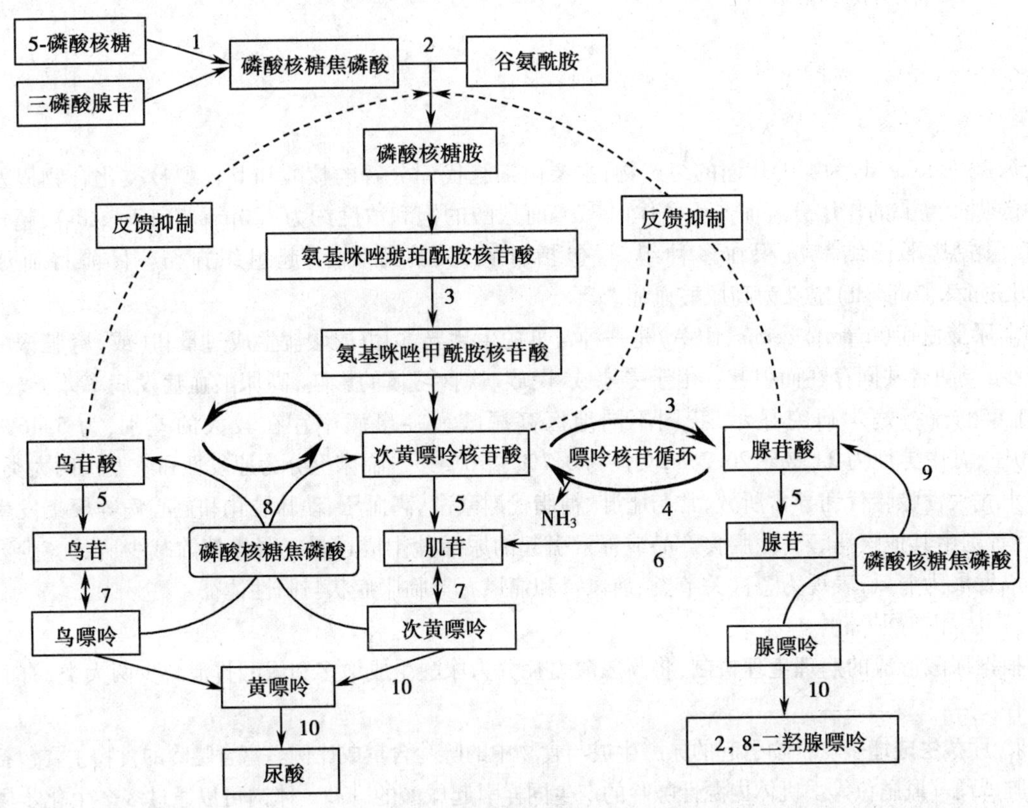

图7-27-1　嘌呤合成和代谢与尿酸形成途径

注：1. 磷酸核糖焦磷酸(PRPP)合成酶；2. 磷酸核糖酰胺转移酶；3. 腺苷琥珀酸裂解酶；4. 腺苷酸脱氨酶；5. 5'-核苷酸酶；6. 腺苷脱氨酶；7. 嘌呤核苷酸化酶；8. 次黄嘌呤磷酸核糖转移酶(HPRT)；9. 腺嘌呤磷酸核糖转移酶(APRT)；10. 黄嘌呤氧化酶

引自：《高尿酸血症相关疾病诊疗多学科共识》专家组．中国高尿酸血症相关疾病诊疗多学科专家共识．中华内科杂志，2017，56(3)：235-248

【病理生理】

当血尿酸超过饱和浓度，尿酸盐晶体析出可直接沉积于关节及周围软组织、肾小管和血管等部位，趋化中性粒细胞、巨噬细胞与晶体相互作用后释放致炎症因子(IL-1β、IL-6等)以及金属蛋白酶9、水解酶等，引起关节、软骨、骨质、肾脏以及血管内膜等急慢性炎症损伤。有3种主要的结晶沉积相关疾病与高尿酸血症有关：痛风、尿石病和尿酸性肾病。传统观点认为无症状性高尿酸血症痛风进展中的初始状态，出现于急性痛风性关节炎、痛风发作间歇期和慢性痛风石性痛风之前，但流行病学研究已证实，即使是在长期高尿酸血症的病人中，急性痛风性关节炎、尿酸性尿石病、痛风石形成和慢性尿酸性肾病都相对不常出现。

【临床表现】

大多数原发性高尿酸血症病人没有临床症状，常有代谢综合征的临床表现。

1. **无症状期**　仅有波动性或持续性高尿酸血症，从血尿酸增高至症状出现的时间可长达数年至数十年，有些可终身不出现症状，但随着年龄增长痛风的患病率增加，并与高尿酸血症的水平和持续时间有关。

2. **痛风性关节炎**　中青年男性多见。常常首发于第一跖趾关节，或踝、膝等关节。起病急骤，24小时内发展至高峰。初次发病常累及单个关节，持续数天至数周可完全自然缓解，反复发作则受累关节逐渐增多，症状持续时间延长，关节炎发作间歇期缩短。见第八篇第十四章痛风。

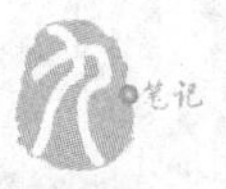

3. **痛风石**　首发症状出现未经治疗的病人，多年后约70%可出现痛风石，常出现于第一跖趾关

节、耳廓、前臂伸面、指关节、肘关节等部位。痛风石可小如芝麻，大如鸡蛋或更大，受挤压后可破溃或形成瘘管，有白色豆腐渣样排出物。

4. 肾脏病变　主要表现在两方面：

（1）痛风性肾病：起病隐匿，早期仅有间歇性蛋白尿，随着病情的发展而呈持续性，伴有肾浓缩功能受损时夜尿增多，晚期可发生肾功能不全，表现为水肿、高血压、血尿素氮和肌酐升高。少数病人表现为急性肾衰竭，出现少尿或无尿，最初 24 小时尿酸排出增加。

（2）尿酸性肾石病：10% ~25% 的痛风病人肾有尿酸结石，呈泥沙样，常无症状，结石较大者可发生肾绞痛、血尿。当结石引起梗阻时导致肾积水、肾盂肾炎、肾积脓或肾周围炎，严重者可致急性肾衰竭。感染可加速结石的增长和肾实质的损害。

5. 眼部病变　肥胖痛风病人常反复发生睑缘炎，在眼睑皮下组织中发生痛风石。有的逐渐长大、破溃形成溃疡而使白色尿酸盐向外排出。部分病人可出现反复发作性结膜炎、角膜炎与巩膜炎。在急性关节炎发作时，常伴发虹膜睫状体炎。眼底视盘往往轻度充血，视网膜可发生渗出、水肿或渗出性视网膜脱离。

【实验室和其他检查】

1. 血尿酸测定　血尿酸采用尿酸氧化酶法测定。血尿酸浓度超过约 420μmol/L（7mg/dl）定义为高尿酸血症。

2. 尿尿酸测定　为了区别尿酸生成增多还是尿酸排泄减少，可以测定尿酸排泄。每日尿液收集应在病人正接受标准膳食（不包括酒精和已知将会影响尿酸代谢的药物）期间进行。正常限制嘌呤饮食 5 天后，每日尿酸排出量超过 3.57mmol（600mg），可认为尿酸生成增多。也可测定尿酸的排泄分数（fractional excretion of uric acid，FEua），FEua>12% 为尿酸生成过多，<7% 为排泄减少，7% ~12% 为混合型。

尿酸清除分数＝尿酸排泄分数＝（尿尿酸浓度×血肌酐浓度/尿肌酐浓度×血尿酸浓度）×100%

3. 滑囊液或痛风石内容物检查　偏振光显微镜下可见针形尿酸盐结晶。

4. X 线检查　见第八篇第十四章痛风。

5. 电子计算机 X 线体层显像（CT）与磁共振显像（MRI）检查　见第八篇第十四章痛风。

【诊断与鉴别诊断】

（一）高尿酸血症的诊断

日常饮食下，非同日两次空腹血尿酸水平>420μmol/L 即可诊断为高尿酸血症。如出现特征性关节炎表现、尿路结石或肾绞痛发作，伴有高尿酸血症应考虑痛风。关节液穿刺或痛风石活检证实为尿酸盐结晶可作出诊断。X 线检查、CT 或 MRI 扫描对明确诊断具有一定的价值。急性关节炎期诊断有困难者，秋水仙碱试验性治疗有诊断意义。

（二）鉴别诊断

1. 继发性高尿酸血症　如仅发现有高尿酸血症，必须首先排除继发性高尿酸血症，应详细询问病史以排除各种药物导致的血尿酸增高。继发性高尿酸血症或痛风具有以下特点：①儿童、青少年、女性和老年人更多见；②高尿酸血症程度较重；③40% 的病人 24 小时尿尿酸排出增多；④肾脏受累多见，痛风肾、尿酸结石发生率较高，甚至发生急性肾衰竭；⑤痛风性关节炎症状往往较轻或不典型；⑥有明确的相关用药史。

2. 关节炎　①类风湿关节炎：青、中年女性多见，四肢近端小关节常呈对称性梭形肿胀畸形，晨僵明显。血尿酸不高，类风湿因子阳性，X 线片出现凿孔样缺损少见。②化脓性关节炎与创伤性关节炎：前者关节囊液可培养出细菌；后者有外伤史。两者血尿酸水平不高，关节囊液无尿酸盐结晶。③假性痛风：系关节软骨钙化所致，多见于老年人，膝关节最常受累。血尿酸正常，关节滑囊液检查可发现有焦磷酸钙结晶或磷灰石，X 线可见软骨呈线状钙化或关节旁钙化。

3. 肾石病　高尿酸血症或不典型痛风可以肾结石为最先表现，继发性高尿酸血症者尿路结石的发生率更高。纯尿酸结石能被 X 线透过而不显影，所以对尿路平片阴性而 B 超阳性的肾结石病人应常规检查血尿酸并分析结石的性质。

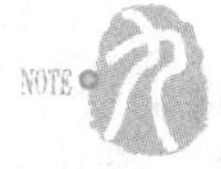

【预防和治疗】

原发性高尿酸血症与痛风的防治目的:①控制高尿酸血症,预防尿酸盐沉积;②迅速终止急性关节炎的发作;③防止尿酸结石形成和肾功能损害。

(一) 一般治疗

控制饮食总热量;限制饮酒和高嘌呤食物(如心、肝、肾等)的大量摄入;每天饮水 2000ml 以上以增加尿酸的排泄;慎用抑制尿酸排泄的药物如噻嗪类利尿药等;避免诱发因素和积极治疗相关疾病等。特别在放疗或化疗时要严密监测血尿酸水平。

(二) 高尿酸血症的治疗

目的是使血尿酸维持正常水平。

1. 排尿酸药　抑制近端肾小管对尿酸盐的重吸收,从而增加尿酸的排泄,降低尿酸水平,适合肾功能良好者;当内生肌酐清除率<30ml/min 时无效;已有尿酸盐结石形成,或每日尿排出尿酸盐>3.57mmol(600mg)时不宜使用;用药期间应多饮水,并服碳酸氢钠 3~6g/d;剂量应从小剂量开始逐步递增。常用药物:苯溴马隆(benzbromarone):成人起始剂量 25~50mg/d,2~5 周后根据血尿酸水平调整剂量至 75mg/d 或 100mg/d,eGFR 20~60ml/(min·1.73m^2)的病人推荐 50mg/d,eGFR<20ml/(min·1.73 m^2)或尿酸性肾石症病人禁用。服用时须碱化尿液,将尿液 pH 调整至 6.2~6.9,心、肾功能正常者维持尿量 2000ml 以上。不良反应可有胃肠不适、腹泻、皮疹。

2. 抑制尿酸生成药物　别嘌醇通过抑制黄嘌呤氧化酶,使尿酸的生成减少,适用于尿酸生成过多或不适合使用排尿酸药物者。成人初始剂量 50~100mg/d,未达标病人每次可递增 50~100mg,最大剂量 600mg/d。待血尿酸降至 360μmol/L 以下,可减量至最小剂量。肾功能不全病人适当减量,肾功能不全 G5 期病人禁用。别嘌醇可引起皮肤过敏反应及肝、肾功能损伤,严重者可发生致死性剥脱性皮炎。*HLA-B*5801* 基因阳性、应用噻嗪类利尿剂和肾功能不全是别嘌醇发生不良反应的危险因素,在服用别嘌醇治疗前进行该基因筛查,阳性者禁用。

非布司他为新型选择性黄嘌呤氧化酶抑制剂,初始剂量 20~40mg/d,2~5 周后血尿酸不达标者,逐渐加量,最大剂量 80mg/d。因其主要通过肝脏清除,在肾功能不全和肾移植病人中具有较高的安全性,轻至中度肾功能不全(G1~G3 期)病人无需调整剂量,重度肾功能不全(G4~G5 期)病人慎用。不良反应包括肝功能损害、恶心、皮疹等。

3. 碱性药物　碳酸氢钠可碱化尿液,使尿酸不易在尿中积聚形成结晶,成人口服 3~6g/d,长期大量服用可致代谢性碱中毒,并且因钠负荷过高引起水肿。

4. 新型降尿酸药物　尿酸氧化酶将尿酸分解为可溶性产物排出,包括拉布立酶(rasburicase)和普瑞凯希(pegloticase)。选择性尿酸重吸收抑制剂 RDEA594(lesinurad)通过抑制新型尿酸转运蛋白 1(URAT1)和有机酸转运子 4(OAT4)发挥疗效。

(三) 急性痛风性关节炎期的治疗

见第八篇第十四章痛风。

(四) 痛风发作间歇期和慢性期的处理

见第八篇第十四章痛风。

(五) 其他

继发性高尿酸血症的治疗原则是:①积极治疗原发病;②尽量避免或减少使用可能引发和(或)加重高尿酸血症的药物和方法;③尽快控制急性痛风性关节炎的发作。

高尿酸血症和痛风常与代谢综合征伴发,应积极行降压、降脂、减重及改善胰岛素抵抗等综合治疗。

【预后】

高尿酸血症与痛风是一种终身性疾病,无肾功能损害及关节畸形者,经有效治疗可维持正常的生活和工作。急性关节炎和关节畸形会严重影响病人生活质量,若有肾功能损害则预后不良。

（高　鑫）

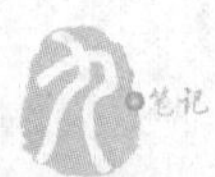

第二十八章　骨质疏松症

骨质疏松症（osteoporosis，OP）是一种以骨量（bone mass）降低和骨组织微结构破坏为特征，导致骨脆性增加和易于骨折的代谢性骨病。按病因可分为原发性和继发性两类。继发性 OP 的原发病因明确，常由内分泌代谢疾病（如性腺功能减退症、甲亢、甲旁亢、库欣综合征、1 型糖尿病等）或全身性疾病引起。Ⅰ型原发性 OP 即绝经后骨质疏松症（postmenopausal osteoporosis，PMOP），发生于绝经后女性。Ⅱ型原发性 OP 即老年性 OP，见于老年人。本章主要介绍原发性 OP 中的 PMOP。

【病因和危险因素】

正常性成熟后骨的代谢主要以骨重建（bone remodeling）形式进行。更年期后，男性的骨密度（BMD）下降速率一般慢于女性，因为后者除增龄外，还有雌激素缺乏因素的参与。凡使骨吸收增加和（或）骨形成减少的因素都会导致骨丢失和骨质量下降，脆性增加，直至发生骨折。

（一）骨吸收因素

1. **性激素缺乏**　雌激素缺乏使破骨细胞功能增强，骨丢失加速，这是 PMOP 的主要病因；而雄激素缺乏在老年性 OP 的发病中起了重要作用。

2. **活性维生素 D 缺乏和甲状旁腺素（PTH）增高**　由于高龄和肾功能减退等原因致肠钙吸收和 1,25(OH)$_2$D$_3$ 生成减少，PTH 呈代偿性分泌增多，导致骨转换率加速和骨丢失。

3. **细胞因子表达紊乱**　骨组织的白细胞介素（IL）-1、IL-6 和肿瘤坏死因子（TNF）增高，而护骨素（osteoprotegerin）减少，导致破骨细胞活性增强和骨吸收增加。

（二）骨形成因素

1. **峰值骨量降低**　青春发育期是人体骨量增加最快的时期，约在 30 岁达到峰值骨量（PBM）。PBM 主要由遗传因素决定，并与种族、骨折家族史、瘦高身材等临床表象，以及发育、营养和生活方式等相关联。性成熟障碍致 PBM 降低，成年后发生 OP 的可能性增加，发病年龄提前。PBM 后，OP 的发生主要取决于骨丢失的量和速度。

2. **骨重建功能衰退**　可能是老年性 OP 的重要发病原因。成骨细胞的功能与活性缺陷导致骨形成不足和骨丢失。

（三）骨质量下降

骨质量主要与遗传因素有关，包括骨的几何形态、矿化程度、微损伤累积、骨矿物质与骨基质的理化和生物学特性等。骨质量下降导致骨脆性和骨折风险增高。

（四）不良的生活方式和生活环境

OP 和 OP 性骨折的危险因素很多，如高龄、吸烟、制动、体力活动过少、酗酒、跌倒、长期卧床、长期服用糖皮质激素、光照减少、钙和维生素 D 摄入不足等。蛋白质摄入不足、营养不良和肌肉功能减退是老年性 OP 的重要原因。危险因素越多，发生 OP 和 OP 性骨折的概率越大。

【临床表现】

1. **骨痛和肌无力**　轻者无症状，仅在 X 线摄片或 BMD 测量时被发现。较重病人常诉腰背疼痛、乏力或全身骨痛。骨痛通常为弥漫性，无固定部位，检查不能发现压痛区（点）。乏力常于劳累或活动后加重，负重能力下降或不能负重。四肢骨折或髋部骨折时肢体活动明显受限，局部疼痛加重，有畸形或骨折阳性体征。

2. **骨折**　常因轻微活动、创伤、弯腰、负重、挤压或摔倒后发生骨折。多发部位为脊柱、髋部和前臂，其他部位亦可发生，如肋骨、盆骨、肱骨，甚至锁骨和胸骨等。脊柱压缩性骨折多见于PMOP病人，可单发或多发，有或无诱因，其突出表现为身材缩短；有时出现突发性腰痛，卧床而取被动体位。髋部骨折多在股骨颈部（股骨颈骨折），以老年性OP病人多见，通常于摔倒或挤压后发生。第一次骨折后，病人发生再次或反复骨折的概率明显增加。

3. 并发症 驼背和胸廓畸形者常伴胸闷、气短、呼吸困难，甚至发绀等表现。肺活量、肺最大换气量和心排血量下降，极易并发上呼吸道和肺部感染。髋部骨折者常因感染、心血管病或慢性衰竭而死亡；幸存者生活自理能力下降或丧失，长期卧床加重骨丢失，使骨折极难愈合。

【诊断与鉴别诊断】

（一）诊断

1. 诊断线索 ①绝经后或双侧卵巢切除后女性；②不明原因的慢性腰背疼痛；③身材变矮或脊椎畸形；④脆性骨折史或脆性骨折家族史；⑤存在多种OP危险因素，如高龄、吸烟、制动、低体重、长期卧床、服用糖皮质激素等。

2. 诊断标准 详细的病史和体检是临床诊断的基本依据，但确诊有赖于X线检查或BMD测定，并确定是低骨量［低于同性别PBM的1个标准差（SD）以上但小于2.5个SD］、OP（低于PBM的2.5个SD以上）或严重OP（OP伴一处或多处骨折）。OP性骨折的诊断主要根据年龄、外伤骨折史、临床表现以及影像学检查确立。正、侧位X线片（必要时可加特殊位置片）确定骨折的部位、类型、移位方向和程度；CT和MRI对椎体骨折和微细骨折有较大诊断价值；CT三维成像能清晰显示关节内或关节周围骨折；MRI对鉴别新鲜和陈旧性椎体骨折有较大意义。

3. 病因诊断 查找其病因（表7-28-1），并对骨折概率作出预测。

表7-28-1 骨质疏松症的分类

1. 原发性OP	
（1）Ⅰ型（绝经后骨质疏松症）	
（2）Ⅱ型（老年性骨质疏松症）	
特发性青少年低骨量和骨质疏松症	
2. 继发性OP	
（1）内分泌性	（8）药物
甲旁亢	糖皮质激素
库欣综合征	肝素
性腺功能减退症	抗惊厥药
甲亢	甲氨蝶呤、环孢素
催乳素瘤和高催乳素血症	LHRH激动剂和GnRH拮抗剂
1型糖尿病	含铝抗酸药
生长激素缺乏症	（9）制动
（2）血液病	（10）肾脏疾病
浆细胞病（多发性骨髓瘤或巨球蛋白血症）	慢性肾衰竭
系统性肥大细胞增多症	肾小管酸中毒
白血病和淋巴瘤	（11）营养性疾病和胃肠疾病
镰状细胞贫血和轻型珠蛋白生成障碍性贫血	吸收不良综合征
戈谢（Gaucher）病	静脉营养支持（肠外营养）
骨髓增生异常综合征	胃切除术后
（3）结缔组织病	肝胆疾病
（4）成骨不全	慢性低磷血症
（5）骨肿瘤（原发性和转移性）	（12）其他
（6）Marfan综合征	家族性自主神经功能障碍
（7）坏血病（维生素C缺乏症）	反射性交感性营养不良症（reflex sympathetic dystrophy）

4. 骨代谢转换率评价 一般根据骨代谢生化指标测定结果来判断骨转换状况。骨代谢生化指标分为骨形成指标和骨吸收指标两类，前者主要有血清骨源性碱性磷酸酶、骨钙素和Ⅰ型胶原羧基前

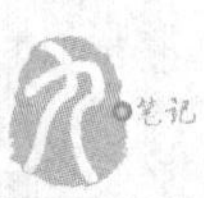

肽等;后者包括尿钙/尿肌酐比值、吡啶啉、脱氧吡啶啉和血抗酒石酸酸性磷酸酶(TRAP)等。

（二）鉴别诊断

1. 老年性 OP 与 PMOP 的鉴别 在排除继发性 OP 后,老年女性病人要考虑 PMOP、老年性 OP 或两者合并存在等可能,可根据既往病史、BMD 和骨代谢生化指标测定结果予以鉴别。

2. 内分泌性 OP 根据需要选择必要的生化或特殊检查逐一排除。甲旁亢者的骨骼改变主要为纤维囊性骨炎,早期可仅表现为低骨量或 OP。测定血 PTH、血钙和血磷一般可予鉴别,如仍有困难可行特殊影像学检查或动态试验。其他内分泌疾病均因本身的原发病表现较明显,鉴别不难。

3. 血液系统疾病 血液系统肿瘤的骨损害有时可酷似原发性 OP 或甲旁亢,此时有赖于血 PTH、PTH 相关蛋白(PTHrP)和肿瘤特异性标志物测定等进行鉴别。

4. 原发性或转移性骨肿瘤 转移性骨肿瘤(如肺癌、前列腺癌、胃肠癌等)或原发性骨肿瘤(如多发性骨髓瘤、骨肉瘤和软骨肉瘤等)的早期表现可酷似 OP。当临床高度怀疑为骨肿瘤时,可借助骨扫描或 MRI 明确诊断。

5. 结缔组织疾病 成骨不全的骨损害特征是骨脆性增加,多数是由于Ⅰ型胶原基因突变所致。临床表现依缺陷的类型和程度而异,轻者可仅表现为 OP 而无明显骨折,必要时可借助特殊影像学检查或Ⅰ型胶原基因突变分析予以鉴别。

6. 其他继发性 OP 见表 7-28-2。有时原发性与继发性 OP 也可同时或先后存在,应予注意。

表 7-28-2 **原发性与数种继发性骨质疏松症的鉴别**

	原发性 OP	原发性甲旁亢	原发性甲旁减	肾性骨病	类固醇性骨质疏松症	佝偻病或骨软化
病因	未明	PTH 瘤或主细胞增生	PTH 缺乏	肾衰竭,肾小管酸中毒	骨吸收↑,肠钙吸收↓	维生素 D 缺乏
主要骨损害	BMD↓	纤维囊性骨炎,BMD↓	BMD↓	BMD↓	BMD↓,无菌性骨坏死	骨质软化,骨畸形,BMD↓
血 PTH	→(↑)	↑↑	↓↓	↑↑	↓	↑↑
血钙	→	↑	↓	↓(→)	→	↓(→)
血磷	→	↓	↑	↑↑	→	↓(→)
血骨钙素	↑(→)	↑	→	↑	→(↑)	→
血 1,25-$(OH)_2D_3$	→(↓)	↑	↓	↓	↓	↓↓
尿吡啶啉/Cr	↑	↑	↓	↑	↑	→(↑)
尿钙/Cr	↑(→)	↑	↓	↑(→)	↑	↓
尿磷/Cr	→	↑↑	↓	↓	→	→(↑)
尿羟脯氨酸/Cr	↑(→)	↑(→)	↓	↑	↑	→
肠钙吸收	↓	↑↑	↓	→(↑)	↓	↓

注:↑表示升高;→表示无变化;↓表示下降;Cr 表示肌酐

【治疗】

按我国的 OP 诊疗指南确定治疗病例。强调综合治疗、早期治疗和个体化治疗;治疗方案和疗程应根据疗效、费用和不良反应等因素确定。合适的治疗可减轻症状,改善预后,降低骨折发生率。

（一）一般治疗

1. 改善营养状况 补充足够的蛋白质有助于 OP 和 OP 性骨折的治疗,但伴有肾衰竭者要选用优质蛋白质饮食,并适当限制其摄入量。多进富含异黄酮(isoflavone)类食物对保存骨量也有一定作用。

2. 补充钙剂和维生素 D 无论何种 OP 均应补充适量钙剂,使每日元素钙的总摄入量达 800～1200mg。除增加饮食钙含量外,尚可补充碳酸钙、葡萄糖酸钙、枸橼酸钙等制剂。同时补充维生素 D 400～600U/d。非活性维生素 D 主要用于 OP 的预防,而活性维生素 D 可促进肠钙吸收,增加肾小管

对钙的重吸收,抑制 PTH 分泌,故可用于各种 OP 的治疗。骨化三醇[1,25-(OH)$_2$D$_3$,钙三醇]或阿法骨化醇的常用量 0.25μg/d,应用期间要定期监测血钙、磷变化,防止发生高钙血症和高磷血症。

3. 加强运动 多从事户外活动,加强负重锻炼,增强应变能力,减少骨折意外的发生。运动的类型、方式和量应根据病人的具体情况而定。需氧运动和负重锻炼的重点应放在提高耐受力和平衡能力上,降低摔倒和骨折风险。避免肢体制动,增强抵抗力,加强个人护理。

4. 纠正不良生活习惯和行为偏差 提倡低钠、高钾、高钙和高非饱和脂肪酸饮食,戒烟忌酒。

5. 避免使用致 OP 药物 如抗癫痫药、苯妥英、苯巴比妥、扑米酮、丙戊酸、拉莫三嗪、氯硝西泮、加巴喷丁和乙琥胺等。

6. 对症治疗 有疼痛者可给予适量非甾体抗炎药,如阿司匹林,每次 0.3~0.6g,每日不超过 3 次;或吲哚美辛(消炎痛),每次 25mg,每日 3 次;或桂美辛(吲哚拉新)每次 150mg,每日 3 次;或塞来昔布(celecoxib),每次 100~200mg,每日 1 次。发生骨折或遇顽固性疼痛时,可应用降钙素制剂。骨畸形者应局部固定或采用其他矫形措施防止畸形加剧。骨折者应给予牵引、固定、复位或手术治疗,同时应辅以物理康复治疗,尽早恢复运动功能。必要时由医护人员给予被动运动,避免因制动或失用而加重病情。

(二) 特殊治疗

1. 性激素补充治疗

(1) 雌激素补充治疗

1) 治疗原则:雌激素补充治疗主要用于 PMOP 的预防,有时也可作为治疗方案之一。雌激素补充治疗的原则是:①确认病人有雌激素缺乏的证据;②优先选用天然雌激素制剂(尤其是长期用药时);③青春期及育龄期妇女的雌激素用量应使血雌二醇的目标浓度达到中、晚卵泡期水平(150~300pg/ml 或 410~820pmol/L),绝经后 5 年内的生理性补充治疗目标浓度为早卵泡期水平(40~60pg/ml);④65 岁以上的绝经后妇女使用时应选择更低的剂量。

2) 禁忌证:①子宫内膜癌和乳腺癌;②子宫肌瘤或子宫内膜异位;③不明原因阴道出血;④活动性肝炎或其他肝病伴肝功能明显异常;⑤系统性红斑狼疮;⑥活动性血栓栓塞性病变。⑦其他情况,如黑色素瘤、阴道流血、血栓栓塞史、冠心病、耳硬化症、血卟啉症和镰状细胞贫血等。伴有严重高血压、糖尿病、胆囊疾病、偏头痛、癫痫、哮喘、催乳素瘤、母系乳腺癌家族史和乳腺增生者慎用雌激素制剂。

3) 常用制剂和用量:①微粒化 17β-雌二醇,或戊酸雌二醇 1~2mg/d;②炔雌醇 10~20μg/d;③替勃龙(tibolone)1.25~2.5mg/d;④尼尔雌醇 1~2mg/w;⑤雌二醇皮贴剂 0.05~0.10mg/d。雌、孕激素合剂(dienogest)或雌、孕、雄激素合剂的用量小;皮肤贴剂可避免药物首经肝及胃肠道;鼻喷雌激素制剂(aerodiol)具有药物用量低、疗效确切等优点。

4) 注意事项:①雌激素补充治疗的疗程一般不超过 5 年,治疗期间要定期进行妇科和乳腺检查;如子宫内膜厚度>5mm,必须加用适当剂量和疗程的孕激素;反复阴道出血者宜减少用量或停药。②一般口服给药,伴有胃肠、肝胆、胰腺疾病者,以及轻度高血压、糖尿病、血甘油三酯升高者应选用经皮给药;以泌尿生殖道萎缩症状为主者宜选用经阴道给药。③青春期和育龄期妇女的雌、孕激素的配伍可选用周期序贯方案,绝经后妇女可选用周期或连续序贯方案、周期或连续联合方案。

(2) 雄激素补充治疗:用于男性 OP 的治疗。天然的雄激素主要有睾酮、雄烯二酮及二氢睾酮,但一般宜选用雄酮类似物苯丙酸诺龙(19-去甲-17-苯丙酸睾酮,nandrolonephenylpropion)或司坦唑醇(吡唑甲睾酮,stanozolol)。雄激素对肝有损害,并常导致水钠潴留和前列腺增生,因此长期治疗宜选用经皮制剂。

2. 选择性雌激素受体调节剂(selective estrogen receptor modulators,SERM)和选择性雄激素受体调节剂(SARM) SERM 主要适应于 PMOP 的治疗,可增加 BMD,降低骨折发生率,但偶可导致血栓栓塞性病变。SARM 具有较强的促合成代谢作用,有望成为治疗老年男性 OP 的较理想

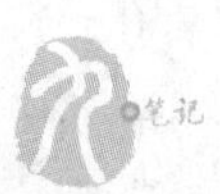

药物。

3. **二膦酸盐** 二膦酸盐抑制破骨细胞生成和骨吸收，主要用于骨吸收明显增强的代谢性骨病（如变形性骨炎、多发性骨髓瘤、甲旁亢等），亦可用于高转换型原发性和继发性 OP、高钙血症危象和骨肿瘤的治疗，对类固醇性 OP 也有良效；但老年性 OP 不宜长期使用该类药物，必要时应与 PTH 等促进骨形成类药物合用。

常用的二膦酸盐类药物有 3 种：①依替膦酸二钠（etidronate，1-羟基乙膦酸钠）：400mg/d，于清晨空腹时口服，服药 1 小时后方可进餐或饮用含钙饮料，一般连服 2～3 周。通常需隔月 1 个疗程。②帕米膦酸钠（pamidronate，3-氨基-1 羟基乙膦酸钠）：用注射用水稀释成 3mg/ml 浓度后加入生理盐水中，缓慢静脉滴注（不短于 6 小时），每次 15～60mg，每个月注射 1 次，可连用 3 次，此后每 3 个月注射 1 次或改为口服制剂。本药的用量要根据血钙和病情而定，两次给药的间隔时间不得少于 1 周。③阿仑膦酸钠（alendronate，4-氨基-1-羟丁基乙膦酸钠）的常用量为 10mg/d，服药期间无需间歇；或每周口服 1 次，每次 70mg。其他新型二膦酸盐制剂：唑来膦酸二钠（zoledronate disodium）、氯屈膦酸二钠（clodronate disodium）、英卡膦酸二钠（incadronate disodium）等，可酌情选用。

用药期间需补充钙剂，偶可发生浅表性消化性溃疡；静脉注射可导致二膦酸盐钙螯合物沉积，有血栓栓塞性疾病、肾功能不全者禁用。治疗期间追踪疗效，并监测血钙、磷和骨吸收生化标志物。

4. **降钙素** 降钙素为骨吸收的抑制剂，主要适用于：①高转换型 OP；②OP 伴或不伴骨折；③变形性骨炎；④急性高钙血症或高钙血症危象。主要制剂：①鲑鱼降钙素（miacalcic）：为人工合成鲑鱼降钙素，50～100U/d，皮下或肌内注射；有效后减为每周 2～3 次，每次 50～100U。②鳗鱼降钙素（elcatonin）：为半人工合成的鳗鱼降钙素，每周肌注 2 次，每次 20U，或根据病情酌情增减。③降钙素鼻喷剂，100U/d，其疗效与注射剂相同。

孕妇和过敏反应者禁用。应用降钙素制剂前需补充数日钙剂和维生素 D。

5. **PTH** 小剂量 PTH 可促进骨形成，增加骨量。对老年性 OP、PMOP、雌激素缺乏的年轻妇女和糖皮质激素所致的 OP 均有治疗作用。PTH 可单用（400～800U/d），疗程 6～24 个月，或与雌激素、降钙素、二膦酸盐或活性维生素 D 联合应用。

6. **其他药物** 包括小剂量氟化钠、GH 和 IGF-1 等。

（三）OP 性骨折的治疗

治疗原则包括复位、固定、功能锻炼和抗 OP 治疗。

【预防】

加强卫生宣教，早期发现 OP 易感人群，以提高 PBM 值，降低 OP 风险。提倡运动和充足的钙摄入。成年后的预防主要包括降低骨丢失速率与预防骨折的发生。妇女围绝经期和绝经后 5 年内是治疗 PMOP 的关键时段。

（宁 光）

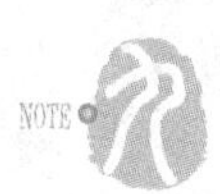

第二十九章　性发育异常疾病

性发育异常疾病(disorder of sex development,DSD)主要有染色体性别分化异常疾病、性腺性别分化异常疾病及表型性别分化异常疾病(女性假两性畸形和男性假两性畸形)。真两性畸形是指体内存在睾丸和卵巢两种性腺组织的个体;性反转是46,XY个体具有女性表型或46,XX个体具有男性表型;女性假两性畸形是指性腺为卵巢而外生殖器有不同程度男性化特征的个体;男性假两性畸形是病人的性腺为睾丸,而生殖导管衍化器官和外生殖器为女性型或不完全男性型。

第一节　染色体性别异常疾病

一、Klinefelter 综合征

Klinefelter 综合征简称克氏综合征,又称精曲小管发育不全症。该疾病是原发性睾丸功能减退症中最常见的疾病,也是引起男性不育最常见的遗传性疾病。由于克氏征临床表现轻重不一以及临床医师对疾病的认识不足,目前仍有较高比例的病例未能确诊。早期诊断及早期开始替代治疗能够在很大程度上改善克氏征病人的生活质量,并能预防雄激素缺乏可能产生的严重不良后果。克氏综合征在男性新生儿中的发病率为1/1000~1/800,不存在种族或地域的差异。

【病因和发病机制】

克氏征的病因是性染色体异常,即病人具有两条或两条以上X染色体,包括标准核型、变异型等。染色体数目异常主要是由于生殖细胞发育时,减数分裂性染色体不分离或合子有丝分裂性染色体不分离导致,减数分裂不分离为47,XXY形成的主要原因。导致染色体异常的主要致病原因与父母生育时高龄、遗传因素等有关。

【临床表现】

临床特点为小而质韧的睾丸和雄激素缺乏的表现。

1. **睾丸小**　青春期前,病人可能表现为睾丸容积较正常略小;青春期中后期,表现为小而质韧的睾丸,B超监测双侧睾丸的平均容积为4ml,约1/3的病人存在睾丸下降不良。

2. **第二性征男性化不全**　青春期启动的时间正常或延迟,大部分病人可在青春期出现无痛性双侧乳房发育、阴茎小,胡须、腋毛及阴毛稀疏。成年后约70%病人出现性欲和性能力的进行性下降。血清睾酮(T)水平低,雌二醇(E_2)水平正常或升高,T/E_2比重降低。血清促性腺激素(尤其FSH)水平升高。

3. **其他表现**　出生时体重低,头围小,可有身体畸形,如指(趾)弯曲。青春期,开始特征性的骨骼发育,一般能达到人群平均身高或更高,四肢与躯干比例失调,下部量大于上部量,指距的1/2大于上部量。病人存在认知方面的异常,但并非智力水平的整体下降,而是特殊领域的缺陷,尤其是语言和执行能力。

4. **伴发异常**　雄激素缺乏可导致骨质疏松、肌力下降。近1/3病人常伴有静脉曲张、静脉回流障碍导致的溃疡、血栓栓塞疾病的表现。病人还可有肥胖、糖耐量减退、糖尿病的表现,且糖尿病导致的死亡风险明显增高。克氏征的病人易发生生殖腺外的恶性生殖细胞肿瘤(如纵隔恶性非精原细胞瘤和中枢神经系统生殖细胞瘤),另外白血病、淋巴瘤等血液系统恶性疾病的发病率也增高。

【实验室检查及其他检查】

1. 激素测定　青春期前的黄体生成素(LH)、卵泡生成素(FSH)、睾酮(T)的基础水平与同龄儿童相比无差异。青春期后，病人游离T水平下降，LH和FSH水平升高，GnRH兴奋试验可见促性腺激素反应增强。

2. 染色体核型分析　血淋巴细胞的染色体核型分析可明确诊断。

3. 睾丸B超　睾丸容积可通过触诊并与睾丸测量计比较获得，准确的容积可通过睾丸B超确定。

4. 睾丸活检　显示典型的生精小管玻璃样变性、精原细胞丧失、睾丸间质Leydig细胞假瘤样增生。

【诊断与鉴别诊断】

1. 诊断　典型病例根据病人睾丸小而硬、男性乳房发育、呈类无睾体型、智力发育障碍、第二性征发育不全等临床表现以及上述实验室检查，可对本病作出诊断。

本病应与其他男性性腺功能减退者相鉴别。下丘脑-垂体病变引起的男性性腺功能减退，促性腺激素降低，在青春期前发病者睾丸小，质地如橡皮，在青春发育后发病者睾丸萎缩；成人获得性精曲小管损害者睾丸都是软的。血清FSH及LH升高提示病变在睾丸。进行染色体核型分析有特异性诊断意义，有助于对典型与不典型Klinefelter综合征作出鉴别诊断。

2. 鉴别诊断　本病应与低促性腺激素性腺功能减退症鉴别，后者也具有睾丸小、血清T明显减低的特点，但低LH、FSH及染色体核型分析可相鉴别。

【治疗】

当病人血清睾酮水平低于正常时，即可开始雄激素替代治疗，治疗目标为血睾酮达到正常中等水平，并持续终身治疗，以避免出现雄激素缺乏的症状和后遗症。国内制剂包括肌内注射和口服制剂。可用庚酸睾酮、十一酸睾酮肌内注射，或十一酸睾酮口服制剂，口服后经淋巴系统吸收，适用于长期服用。起始剂量120～160mg/d，连续使用2～3周后，改为维持剂量40～120mg/d，可分为早、晚2次。

雄激素替代治疗对病人生育能力无改变，但辅助生殖技术可帮助病人生育。

二、Turner综合征

Turner综合征(特纳综合征)又称先天性卵巢发育不全症，是由于X染色体部分或完全缺失以及结构异常所致的一种疾病。在存活的女婴中，其发生率为1/5000～1/2500。典型Turner综合征的染色体核型为45,XO，临床表现为身材矮小，原发性闭经，第二性征发育不全以及多发身体畸形。

【病因和发病机制】

卵子或精子减数分裂过程中丢失1条X染色体或染色体不分离，形成45,X和47,XXX,或47,XXY两种细胞系，如果只有45,X细胞系存活下来，胎儿就成为45,X单体型。X-连锁性状家系分析和DNA分析显示，77%的45,X病人是父本的X染色体丢失，23%是母本X染色体丢失。与47,XXY的形成机制不同，45,X型的形成与高龄妊娠无关。另外，还有其他变异型，如45,X/46,XX,等。

【临床表现】

Turner综合征病人的临床表现差异大，典型者表现为身材矮小、性腺发育不全、淋巴水肿和躯体、内脏畸形，轻型者仅表现为最终身高略矮、卵巢早衰等。典型的面容表现为多发黑痣、上睑下垂、鱼形嘴、斜视。躯体畸形表现为身材矮小(一般<140cm)、颈粗短、颈蹼、盾行胸、肘外翻等，后发际低至颈部。第二性征发育不全，无乳房发育，无阴毛及腋毛生长，外生殖器为女性幼稚型。可伴发自身免疫病，如自身免疫性甲状腺炎、Graves病及1型糖尿病等。

【实验室检查】

(一)细胞遗传学分析

染色体核型分析是确诊该疾病的直接依据。

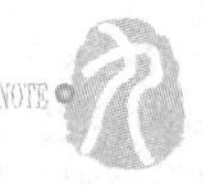

（二）激素测定

1. 性腺激素　雌二醇、孕酮水平低下，而促性腺激素如 FSH、LH 水平明显升高。

2. 生长激素　病人存在不同程度的生长激素缺乏，可采用胰岛素低血糖试验、精氨酸兴奋试验评价生长激素的分泌能力。

（三）影像学检查

确诊 Turner 综合征后，需要进行心脏超声及其他内脏超声检查来明确是否存在器官畸形，也可进一步采用 CT 或磁共振检查明确。

【诊断与鉴别诊断】

凡是女孩在儿童期生长缓慢、青春期无月经来潮且存在多发先天性躯体畸形和内脏畸形者，应考虑到该疾病的可能，尽早进行性激素的测定和染色体核型分析以明确诊断。超声检查发现颈部，如颈后囊性淋巴瘤以及全身水肿、浆膜腔积液、主动脉缩窄及左心发育畸形等，均提示 Turner 综合征的可能。

应与垂体性侏儒症、呆小症及体质性青春期延迟等相鉴别。

【治疗】

1. 生长激素的治疗　生长激素的治疗能够使大多数病人的终身高提高 5～10cm。开始治疗年龄：如果患儿身高明显落后于正常生长曲线的第 5 百分位数时，学龄前（4～5 岁）就应当开始治疗。生长激素常用方法，每晚睡前皮下注射，剂量为 0.15U/(kg·d)，每 4～6 个月测定一次身高增长速度，以评价治疗的依从性和治疗反应，从而适当调整剂量。

2. 性激素替代治疗　Turner 综合征的病人中，几乎均需要采用雌激素治疗诱导青春期启动。青春期结束后，还需要继续应用雌、孕激素模拟人工周期治疗。采用雌激素治疗诱导青春期启动的时间，一般是在 15 岁开始。最常用的方案是口服炔雌醇，起始剂量为正常成人剂量的 1/6～1/4，3～6 个月后根据治疗反应逐渐加量。

3. 其他治疗　躯体及内脏畸形应进行相应的治疗。

三、XX 男性综合征

XX 男性综合征是一种较为少见的染色体异常疾病，在男性中发病率约为 1/20 000，临床表现和睾丸组织学所见类似克氏综合征，但智商、身高及四肢和躯干比例一般正常。染色体核型 46，XX。大多数病人在青春期第二性征发育不全，需要睾酮替代治疗，治疗原则参照克氏综合征。

四、真两性畸形

真两性畸形是体内同时并存卵巢和睾丸两种性腺组织的一种性发育异常疾病。本病的发病率约占全部两性畸形病人的 10%。

【病因和发病机制】

真两性畸形的病因有以下几种可能性：①单合子性染色体镶嵌，是染色体在减数分裂或有丝分离时发生错误所致；②非单合子染色体镶嵌，是两个受精卵融合或两次受精的结果；③Y-向-X 或 Y-向-常染色体异位；④X-连锁或常染色体基因突变而具有 Y 染色体功能。约 60% 的病人染色体核型为 46，XY，其余为 46，XX/46，XY 核型。

【临床表现】

1. 性腺类型　约 50% 病人异常为卵睾，对侧为卵巢或睾丸，卵巢多在左侧，睾丸或卵睾多在右侧，可位于睾丸下降途径的任何位置。约 30% 的病人为双侧卵睾。约 20% 的病人一侧为卵巢，双侧为睾丸。卵巢和卵睾的卵巢部分通常有功能，睾丸或卵睾的睾丸部分往往无功能。

2. 生殖器官　几乎所有病人外生殖器为两性畸形，常见为小阴茎或阴蒂肥大伴尿道下裂。生殖导管的分化依性腺的功能而定，卵巢或无功能睾丸一侧生殖导管衍化器官为子宫和输卵管，有功能睾

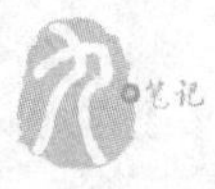

丸一侧为附睾和输精管，也可能存在两套生殖导管衍化器官。约半数病人在青春期有乳房发育和月经来潮，46，XX 核型病人有排卵和受孕的可能。

3. 血清性激素水平　血清睾酮水平低，E_2 水平升高，LH 和 FSH 升高。

【诊断】

所有外生殖器两性畸形的病人都应考虑存在真两性畸形的可能性，如果染色体核型为 46，XX/46，XY，则这种可能性非常大，如果是 46，XX 或 46，XY 核型不能排除诊断。诊断的确定有赖于证明体内存在睾丸和卵巢组织。

【治疗】

治疗措施取决于诊断时病人的年龄和内外生殖器官的功能状态。在婴儿期诊断的病人，可根据内外生殖器官的功能决定性别取向，年龄较大的病人应以社会性别作为抚养性别。46，XY 核型病人一般应作为女性抚养，卵巢保留，卵睾切除，外生殖器整形，青春期年龄给予雌激素替代治疗。

第二节　性腺性别分化异常疾病

（一）单纯性性腺发育不全

本病的两种类型：46，XX 型单纯性性腺发育不全，46，XY 型单纯性性腺发育不全。基本特点是染色体核型为 46，XX，或 46，XY，性腺为条索状结缔组织，表型为女性，身材正常或偏高，躯体畸形少见。

（二）先天性无睾症

先天性无睾症又称胚胎睾丸退化综合征，胎儿睾丸在胚胎 8～14 周时退化，功能丧失，病因未明。病人具有正常男性染色体核型，无睾丸组织，临床表现因睾丸功能丧失发生的时间有所不同。

第三节　表型性别分化异常疾病

（一）女性假两性畸形

女性假两性畸形的定义是染色体核型为正常女性型，性腺为卵巢，生殖导管衍化器官为子宫和输卵管，而外生殖器发生了男性化改变，轻度异常者只有阴蒂肥大，重度病人阴唇有不同程度融合，甚至阴茎型尿道。发病机制是胚胎时期出现高雄激素的环境，病因包括 21-羟化酶缺乏、11β-羟化酶缺乏症、3β-羟化酶缺乏症、胎盘芳香化酶缺乏症、糖皮质激素受体基因突变及母体卵巢或肾上腺分泌雄激素肿瘤等。

（二）男性假两性畸形

男性假两性畸形的定义是染色体性别和性腺性别分化均为正常男性的个体，生殖导管和外生殖器发生了完全性或不完全性女性化。常见的病因包括性腺发育不全性男性假两性畸形、睾丸间质细胞无反应综合征、睾酮生物合成异常、雄激素作用异常等。

（高　鑫）

推荐阅读

1. Goldman L, Schafer AI. Goldman's Cecil Medicine. 25th ed. Philadelphia: Saunders Elsevier, 2016.
2. Kasper DL, Fauci AS, Lango DL, et al. Harrison's Principles of Internal Medicine. 19th ed. New York: McGraw-Hill Education, 2015.
3. 林果为,王吉耀,葛均波. 实用内科学. 15 版. 北京:人民卫生出版社,2017.
4. Melmed S, Polonsky KS, Larsen PR, et al. Williams Textbook of Endocrinology. 13th ed. Philadelphia: Saunders Elsevier Co., 2016.
5. Jameson JL, DeGroot LJ. Endocrinology. 7th ed. Philadelphia: W. B. Saunders Company, 2015.
6. 陈家伦. 临床内分泌学. 上海:上海科学技术出版社,2011.
7. 廖二元. 内分泌代谢病学. 3 版. 北京:人民卫生出版社,2012.
8. 中华医学会神经外科学分会,中华医学会妇产科学分会,中华医学会内分泌学分会. 高催乳素血症诊疗共识. 中华医学杂志,2011,91(3):147-154.
9. 中华医学会内分泌学分会,中华医学会神经外科学分会,中国垂体腺瘤协助组. 中国肢端肥大症诊治指南. 中国实用内科杂志,2013,33(7):519-524.
10. Katznelson L, Laws ER Jr, Melmed S, et al. Acromegaly: an endocrine society clinical practice guideline. J Clin Endocrinol Metab, 2014, 99(11): 3933-3951.
11. Freda PU, Beckers AM, Katznelson L, et al. Pituitary incidentaloma: an endocrine society clinical practice guideline. J Clin Endocrinol Metab, 2011, 96(4): 894-904.
12. Raverot G, Burman P, McCormack A, et al. European Society of Endocrinology Clinical Practice Guidelines for the management of aggressive pituitary tumours and carcinomas. Eur J Endorcrinol, 2018, 178(1): G1-G24.
13. Melmed S, Casanueva FF, Hoffman AR, et al. Diagnosis and treatment of hyperprolactinemia: an Endocrine Society clinical practice guideline. J Clin Endocrinol Metab, 2011, 96(2): 273-288.
14. Fleseriu M, Hashim IA, Karavitaki N, et al. Hormonal Replacement in Hypopituitarism in Adults: An Endocrine Society Clinical Practice Guideline. J Clin Endocrinol Metab, 2016, 101(11): 3888-3921.
15. Braverman LE, Cooper DS. Werner and Ingbar's The Thyroid: a Fundamental and Clinical Text. 10th ed. Philadelphia, PA: Wolters Kluwer Health/Lippincott William and Wikins, 2012.
16. Haugen BR, Alexander EK, Bible KC, et al. 2015 American Thyroid Association Management Guidelines for Adult Patients with Thyroid Nodules and Differentiated Thyroid Cancer: The American Thyroid Association Guidelines Task Force on Thyroid Nodules and Differentiated Thyroid Cancer. Thyroid, 2016, 26(1): 1-133.
17. 《中国成人血脂异常防治指南》修订联合委员会. 中国成人血脂异常防治指南(2016 年修订版). 中国循环杂志,2016,31(10):937-953.
18. 中华医学会内分泌学分会肥胖学组. 中国成人肥胖症防治专家共识. 中华内分泌代谢杂志,2011,27(9):711-717.
19. 中华医学会糖尿病学分会. 中国 2 型糖尿病防治指南(2017 年版). 中华糖尿病杂志,2018,(1):4-67.
20. Catapano AL, Graham I, DeBacker G, et al. 2016 ESC/EAS Guidelines for the management of dyslipidaemias: The task force for the management of dyslipidaemias of the European society of cardiology (ESC) and European atherosclerosis society (EAS) developed with the special contribution of the European association for cardiovascular prevention & rehabilitation (EACP). Atherosclerosis, 2016, 253: 281-344.
21. Garvey WT, Mechanick JI, Brett EM, et al. American association of clinical endocrinologists and american college of endocrinology comprehensive clinical practice guidelines for medical care of patients with obesity. Endocr Pract, 2016, 22(Suppl3): 1-203.
22. 高尿酸血症相关疾病诊疗多学科共识专家组. 中国高尿酸血症相关疾病诊疗多学科专家共识. 中华内科杂志,2017,56(3):235-248.

第八篇

风湿性疾病

第一章 总 论

【概述】

风湿性疾病(rheumatic diseases)是一组累及骨与关节及其周围软组织(如肌肉、肌腱、滑膜、滑囊、韧带和软骨等)及其他相关组织和器官的慢性疾病。风湿性疾病包含10大类100余种疾病,病因多种多样,发病机制不甚明了,但多数与自身免疫反应密切相关。风湿病性疾病既可以是某一局部的病理损伤,也可以是全身性疾病,如果不及时得到诊治,这些疾病中大多数都有致残甚至致死的风险,给社会和家庭带来沉重的负担。随着社会发展、卫生水平的提高和生活方式的改变,风湿性疾病的疾病谱也发生了显著变化,感染相关的风湿病已明显减少,而骨关节炎、痛风性关节炎的发病率呈上升趋势。随着分子生物学、免疫学、遗传学和临床医学研究的深入,许多新的风湿病不断被认识,再加上许多新的治疗药物不断涌现,风湿病学的发展显示出了更广阔的前景。

【风湿性疾病的范畴和分类】

风湿性疾病的病因和发病机制复杂多样,大部分疾病的确切病因尚未明确,至今尚无完善的分类。目前临床较为常用的分类方法仍是沿用1983年美国风湿病协会(American Rheumatology Association,ARA)所制定的分类方法,根据其发病机制、病理和临床特点,将风湿性疾病分为10大类。表8-1-1列举了上述分类方法和常见疾病。

表8-1-1 风湿性疾病的范畴和分类

疾病分类	疾病名称
1. 弥漫性结缔组织病	类风湿关节炎、(系统性)红斑狼疮、(系统性)硬皮病、多肌炎/皮肌炎、抗磷脂综合征、系统性血管炎综合征(大动脉炎、结节性多动脉炎、肉芽肿性多血管炎等)等
2. 脊柱关节炎	强直性脊柱炎、反应性关节炎、肠病性关节炎、银屑病关节炎、未分化脊柱关节病等
3. 退行性变	(原发性、继发性)骨关节炎
4. 遗传、代谢和内分泌疾病相关的风湿病	Marfan综合征、先天或获得性免疫缺陷病;痛风、假性痛风;肢端肥大症、甲减、甲旁亢相关关节病等
5. 感染相关风湿病	反应性关节炎、风湿热等
6. 肿瘤相关风湿病	A. 原发性(滑膜瘤、滑膜肉瘤等);B. 继发性(多发性骨髓瘤、转移癌等)
7. 神经血管疾病	神经性关节病、压迫性神经病变(周围神经受压、神经根受压等)、反射性交感神经营养不良等
8. 骨与软骨病变	骨质疏松、骨软化、肥大性骨关节病、弥漫性原发性骨肥厚、骨炎等
9. 非关节性风湿病	关节周围病变(滑囊炎、肌腱病等)、椎间盘病变、特发性腰痛、其他疼痛综合征(如纤维肌痛综合征)等
10. 其他有关节症状的疾病	周期性风湿病、间歇性关节积液、药物相关风湿综合征、慢性肝炎等

随着疾病研究的深入,风湿性疾病的分类和诊断标准仍在逐步更新和完善中。近10年来,系统性红斑狼疮、类风湿关节炎、干燥综合征、系统性硬化症、抗磷脂综合征、脊柱关节炎、系统性血管炎、

炎性肌病等多种风湿病都更新了各自的分类(诊断)标准,有的疾病甚至更新了不止一版,诊断的方式也由以前的计算条目个数发展为计算不同条目权重评分的总分。新标准的颁布有力推动了风湿病的早期诊治,也促进了相关临床研究更加规范、标准。

【病理】

风湿病的病理改变有炎症性及非炎症性病变,不同风湿病累及的靶器官、靶组织倾向性也各不相同(表 8-1-2),由此引起各自相应的特征性临床症状。炎症性病变是因免疫反应异常激活后引起,表现为局部组织出现大量淋巴细胞、巨噬细胞、浆细胞浸润和聚集。

表 8-1-2 风湿性疾病的病理特点

病 名	靶器官病变主要特征	
	炎症性	非炎症性
骨关节炎		关节软骨变性
类风湿关节炎	滑膜炎	骨质破坏
强直性脊柱炎	附着点炎	
痛风	关节腔炎症	
系统性红斑狼疮	小血管炎	
干燥综合征	唾液腺炎、泪腺炎	
系统性硬化症	间质性肺炎	皮下纤维组织增生、微血管病
多发性肌炎/皮肌炎	肌炎、间质性肺炎	肌萎缩
抗磷脂综合征	血栓、栓塞	
血管炎	不同大小的动、静脉炎	

血管病变是风湿病的另一常见的共同病理改变,可以是血管壁的炎症,造成血管壁增厚、管腔狭窄,也可以是血管舒缩功能障碍,可以继发血栓形成,使局部组织器官缺血;部分弥漫性结缔组织病多系统损害的临床表现与此有关。

【病史采集和体格检查】

风湿性疾病涉及多学科、多系统和多脏器,虽然血清自身抗体检查以及各种影像学检查极大提高了风湿病的诊断水平,但进行认真而详细的病史采集和体格检查,始终是确定诊断和进行鉴别诊断的重要依据。

发病年龄、性别、家族史对诊断具有参考价值,如系统性红斑狼疮(systemic lupus erythematosus, SLE)多见于育龄女性;强直性脊柱炎(ankylosing spondylitis, AS)多见于青年男性,部分有家族史;骨关节炎(osteoarthritis, OA)多见于中老年病人。采集病史时,除了骨、关节和肌肉疼痛这些最常见的症状外,还要询问肌肉骨骼系统以外的症状,如脱发、光过敏、雷诺现象、口腔及外阴溃疡、口眼干燥、腮腺肿大以及消化、呼吸、泌尿、神经、血液等系统的相关症状。病程的经过往往体现病理过程,对于有关节疼痛症状的病人,应详细询问其起病形式、受累部位、数目、疼痛的性质与程度、功能状况及其演变。如类风湿关节炎(rheumatoid arthritis, RA)多表现为慢性、外周、对称性多关节肿痛,后期可出现关节畸形。

体格检查除一般内科系统体格检查外,还应进行皮肤、肌肉、脊柱关节的检查。皮损的形态和分布特征对疾病有一定提示,如蝶形红斑提示 SLE,眶周紫红色水肿斑、双手关节伸面脱屑性斑丘疹提示皮肌炎(dermatomyositis, DM)。肌肉检查的要点在于有无肌肉萎缩、肌肉压痛及肌力下降。关节检查的要点在于受累关节有无发红、肿胀、压痛以及活动受限。

现将常见关节炎的关节特点和常见弥漫性结缔组织病的特异性临床表现分别列于表 8-1-3 和表 8-1-4。

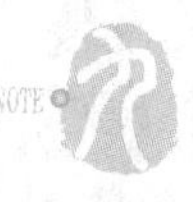

表 8-1-3　常见关节炎的特点

	类风湿关节炎	强直性脊柱炎	骨关节炎	痛风性关节炎	系统性红斑狼疮
起病方式	缓	缓	缓	急骤	不定
常见首发部位	PIP、MCP、腕	膝、髋、踝	膝、腰、DIP	MTP1	手关节或其他部位
疼痛特点	持续、休息后加重	休息后加重	活动后加重	剧烈、夜间重	不定
肿胀特点	软组织为主	软组织为主	骨性肥大	红、肿、热	软组织为主
关节变形	常见	外周关节少见；中轴关节常见	可见	少见	无
受累关节分布	对称性多关节炎	不对称下肢大关节炎，少关节炎[△]	负重关节明显	反复发作	部分患者会出现对称性多关节炎
脊柱炎和(或)骶髂关节病变	偶有	必有，功能受限	腰椎增生，唇样变	无	无

注：PIP：近端指间关节；MCP：掌指关节；DIP：远端指间关节，MTP：跖趾关节
[△]少关节炎指累及 3 个或 3 个以下的关节，多关节炎指累及 4 个或 4 个以上的关节

表 8-1-4　常见弥漫性结缔组织病的临床症状及体征

疾病名称	临床表现及体征
系统性红斑狼疮	颧部蝶形红斑、环形红斑、盘状红斑、脱发、口腔溃疡、多关节肿痛、颜面、眼睑和下肢水肿、紫癜、精神症状、癫痫、偏瘫、截瘫、习惯性流产
原发性干燥综合征	口干、眼干、腮腺肿大、猖獗龋齿、紫癜、夜尿增多、肢体软瘫
多发性肌炎/皮肌炎	四肢近端肌痛及肌无力、吞咽困难、上眼睑紫红色水肿性红斑、Gottron 征、颈部呈 V 形充血、颈背部及双上臂外侧红斑、技工手、甲周红斑、皮下钙化、干咳、劳力性呼吸困难
系统性硬化症	雷诺现象、指端缺血性溃疡、硬指、皮肤肿硬、失去弹性、吞咽困难、反酸、干咳、劳力性呼吸困难、肺底爆裂音、杵状指
肉芽肿性多血管炎	鞍鼻、咯血、劳力性呼吸困难、少尿、手足麻木、突眼、可触性紫癜
大动脉炎	发热，盗汗，无脉，颈部、腹部血管杂音，高血压
白塞病	口腔溃疡、外阴溃疡、毛囊炎、结节红斑、针刺反应、关节肿痛、葡萄膜炎、视力下降

【实验室检查】

（一）常规检查

血、尿、便常规检查以及肝、肾功能的检查是必不可少的，如白细胞数量的变化、溶血性贫血、血小板减低、蛋白尿、镜下血尿都可能与风湿病相关。血沉、C 反应蛋白、球蛋白定量、补体的检查对于诊断及病情活动性的判断都很有帮助。如 RA、血管炎活动伴随炎症指标如血沉、C 反应蛋白的升高；SLE 活动时常伴随补体 C3、C4 的下降。

（二）特异性检查

1. 自身抗体　病人血清中出现自身抗体是风湿性疾病的一大特点，即体内产生了针对自身组织、器官、细胞及细胞成分的抗体。自身抗体的检测对风湿性疾病的诊断和鉴别诊断有极大帮助。但任何抗体检测的敏感性、特异性有一定范围，且存在一定的假阳性、假阴性率，因此诊断不能单纯根据抗体检查结果，而应该以临床表现为基础。现在应用于风湿病学临床的主要自身抗体有以下 5 大类：

(1) 抗核抗体(anti-nuclear antibodies，ANAs)：其靶抗原是核酸、组蛋白、非组蛋白及各种蛋白酶等多种物质，除细胞核外，也在细胞质及细胞器中存在。因此现在对于 ANA 靶抗原的理解，已由传统的细胞核扩大到整个细胞。根据抗原分子的理化特性和分布部位，将 ANAs 分成抗 DNA、抗组蛋白、

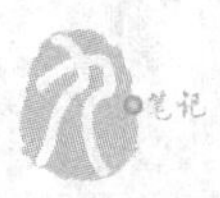

抗非组蛋白、抗核仁抗体及抗其他细胞成分抗体五大类。其中抗非组蛋白抗体中包含一组可被盐水提取的可溶性抗原(extractable nuclear antigens,ENA)抗体,即抗 ENA 抗体,对于风湿性疾病的鉴别诊断尤为重要,但与疾病的严重程度及活动度无关。ANA 阳性应警惕结缔组织病(connective tissues disease,CTD)的可能,但正常老年人或其他疾病如肿瘤病人,血清中也可能存在低滴度的 ANA。不同成分的 ANA 有其不同的临床意义,具有不同的诊断特异性,将在后面各章述及。

(2) 类风湿因子(rheumatoid factor,RF):其靶抗原为变性 IgG 分子的 Fc 片段。变性的 IgG 可在炎症等病理条件下产生,也可以为 IgG 抗体参与免疫应答与相应抗原结合发生变性时产生。因此 RF 阳性不仅可见于 RA、pSS、SLE、SSc 等多种 CTD,亦见于感染性疾病、肿瘤等其他疾病以及约 5% 的正常人群。RF 在 RA 的阳性率为 80% 左右,但特异性较差。

(3) 抗中性粒细胞胞浆抗体(antineutrophil cytoplasmic antibody,ANCA):其靶抗原为中性粒细胞胞浆的多种成分,其中以丝氨酸蛋白酶-3(PR3)和髓过氧化物酶(MPO)与血管炎密切相关。该抗体对血管炎的诊断有帮助(详见本篇第九章)。

(4) 抗磷脂抗体(antiphospholipid antibodies,APLs):其靶抗原为各种带负电荷的磷脂。目前临床常检测抗心磷脂抗体、狼疮抗凝物、抗 β_2GPI 抗体。这些抗体常见于抗磷脂综合征、SLE 等 CTD 及非 CTD,主要引起凝血系统改变,临床上表现为血栓形成、血小板减少和习惯性流产等。

(5) 抗角蛋白抗体谱:其靶抗原为细胞基质中的聚角蛋白微丝蛋白,该组抗体对 RA 特异性较高,且有助于 RA 的早期诊断。临床常检测抗核周因子(APF)、抗角蛋白(AKA)及环瓜氨酸多肽(CCP)。其中 CCP 为根据聚角蛋白微丝蛋白的 cDNA 序列而人工合成的环化肽,抗 CCP 抗体在 RA 诊断中较 AKA 有更好的敏感性和特异性。

常用的自身抗体及临床意义见表 8-1-5。

表 8-1-5 抗核抗体谱常见自身抗体及临床意义

分类	抗体	临床意义
抗 DNA 抗体	抗 dsDNA 抗体	抗 dsDNA 抗体常被作为 SLE 活动的指标,可用于监测 SLE 病情变化、SLE 疾病活动性判断、药物治疗效果观察等
	抗 ssDNA 抗体	临床上实用价值不大,一般不用于临床常规检测
抗组蛋白抗体	AHA 抗体	可以在多种 CTD 中出现,不具有诊断特异性,但 AHA 检测对 CTD 尤其是药物性狼疮的诊断及鉴别诊断有重要临床价值
抗 DNA 组蛋白抗体	抗核小体抗体	多见于活动性狼疮,特别是狼疮肾炎,与抗双链 DNA 抗体和抗 Sm 抗体等 SLE 的其他特异性抗体同时检测,可明显提高 SLE 临床诊断的敏感性和特异性
抗非组蛋白抗体	抗 Sm 抗体	对 SLE 的诊断具有较高特异性,是目前公认的 SLE 的血清标记抗体
	抗 U_1RNP 抗体	对 CTD 的诊断及鉴别诊断具有重要临床意义
	抗 SS-A 抗体	主要见于原发性 SS,阳性率达 40% ~95%,也可见于 SLE(20% ~60%)、类风湿关节炎、SSc(24%)等 CTD
	抗 SS-B 抗体	对诊断 SS 具有高度特异性,原发性 SS 阳性率为 65% ~85%。除用于临床疾病的诊断与鉴别诊断外,还可作为 SS 的预后参考
	抗核糖体抗体(抗 rRNP 抗体)	为 SLE 特异性自身抗体,阳性率在 10% ~40%。SLE 病人出现抗 rRNP 抗体与中枢神经系统受累相关
	抗 Scl-70 抗体	为 SSc 的血清标记性抗体,对 SSc 的诊断及鉴别诊断有重要临床价值
	抗 Jo-1 抗体及抗合成酶抗体	为 PM/DM 的血清标记性抗体,在 PM/DM 中的阳性率为 20% ~30%,且多数病人伴有间质性肺部疾病和多关节炎、关节痛等
	抗着丝点抗体(ACA)	是 SSc 的局限型 CREST 综合征的特异性抗体,阳性率可达 80% ~98%,该自身抗体阳性与雷诺现象有密切关系

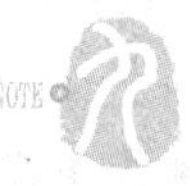

续表

分类	抗体	临床意义
抗核仁抗体	抗核仁抗体	20% ~40%的SSc病人抗核仁抗体阳性
	抗心磷脂抗体(aCL)	aCL可作为原发性抗磷脂综合征(APS)的筛选指标之一。中等和高滴度的IgG型和IgM型aCL抗体是临床诊断APS的重要指标
	抗 β_2-糖蛋白1抗体	与血栓形成有较强的相关性,其次是血小板减少、APTT延长、深静脉血栓形成和流产等
抗中性粒细胞胞浆抗体(ANCA)	胞浆型ANCA(cytoplasmic ANCA,cANCA)靶抗原主要是抗蛋白酶3(proteinase 3,PR3)	诊断WG的特异性大于90%,且该抗体持续阳性者易复发
	核周型ANCA(perinuclear ANCA,pANCA)靶抗原主要是髓过氧化物酶(myeloperoxidase,MPO)	主要与显微镜下多血管炎、嗜酸性肉芽肿性多血管炎(Churg-Strauss syndrome,CSS)相关,特异性稍差
类风湿关节炎相关自身抗体	类风湿因子(rheumatoid factor,RF)	RF在类风湿关节炎中的阳性率为80%左右,是诊断RA的重要血清学标准之一,但是5%的正常老年人可阳性,其阳性率随年龄的增长而增加
	抗环瓜氨酸多肽抗体(anti-cycliccitrullinated peptide antibody,anti-CCP)	可以更好地预测RA的疾病进展和关节影像学改变。抗CCP抗体在早期RA时即可出现,它可作为RF阴性RA的诊断依据
	抗角蛋白抗体(anti-keratin antibody,AKA)	与疾病严重程度和活动性相关,是RA早期诊断和判断预后的指标之一
	抗核周因子(anti-perinuclear factor,APF)	与RA的多关节痛、晨僵及X线骨破坏之间呈明显相关性,可弥补检测RF的不足

注:抗dsDNA抗体:抗双链DNA抗体;抗ssDNA抗体:抗单链DNA抗体;SLE:系统性红斑狼疮;CTD:结缔组织病;SS:干燥综合征;SSc:系统性硬化症;PM/DM:多发性肌炎/皮肌炎

2. 人类白细胞抗原(HLA)检测 HLA-B27与有中轴关节受累的脊柱关节病密切关联。HLA-B27在AS中阳性率为90%,亦可见于反应性关节炎、银屑病关节炎等脊柱关节病,在正常人群中也有10%的阳性率。此外,HLA-B5与BD,HLA-DR2、DR3与SLE,HLA-DR3、B8与pSS,HLA-DR4与RA有一定关联。

3. 关节液检查 可通过关节腔穿刺获取关节液,关节液的白细胞计数有助于鉴别炎症性、非炎症性和化脓性关节炎。非炎症性关节炎白细胞计数往往在 2×10^9/L以下;当白细胞超过 3×10^9/L以上,中性粒细胞达50%以上,提示炎症性关节炎;化脓性关节液不仅外观呈脓性且白细胞数更高。此外,在关节液中找到尿酸盐结晶或细菌涂片/培养阳性分别有助于痛风性关节炎和感染性关节炎的诊断。

4. 病理 活组织检查所见病理改变对诊断有决定性意义,并有指导治疗的作用。如肾脏活检对于狼疮肾炎的病理分型、滑膜活检对于关节炎病因的判断、唇腺活检对SS的诊断及肌肉活检对于多发性肌炎/皮肌炎的诊断均有重要意义。

【影像学检查】

影像学是重要的辅助检测手段,一方面有助于各种关节、脊柱受累疾病的诊断、鉴别诊断、疾病分期、药物疗效的判断等;另一方面可用于评估肌肉、骨骼系统以外脏器的受累。X线是骨和关节检查最常用的影像学技术,有助于诊断、鉴别诊断和随访。可发现软组织肿胀及钙化、骨质疏松、关节间隙狭窄、关节侵蚀脱位、软骨下囊性变等改变。关节CT用于检测有多层组织重叠的病变部位,如骶髂关节、股骨头、胸锁关节、椎间盘等,比X线敏感性更高;近年来新出现的双能CT有助于检查痛风性关节炎患处的尿酸盐结晶。MRI对骨、软骨及其周围组织包括肌肉、韧带、肌腱、滑膜有其特殊的成像,

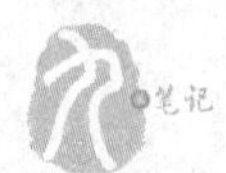

因此对软组织和关节软骨损伤、骨髓水肿、缺血性骨坏死、早期微小骨破坏和肌肉炎症等是敏感、可靠

的检测手段。此外，近十余年来超声在关节检查中日益发挥重要作用，不仅可以早期发现关节滑膜、软骨的损伤，还能监测病情变化。

影像学对于其他受累脏器的评估也非常重要，如胸部高分辨CT用于肺间质病变的诊断；头颅CT、MRI用于SLE的中枢神经受累评估；血管超声、CT血管造影（CTA）、磁共振血管造影（MRA）、血管造影（DSA）甚至正电子发射成像（PET）检查有助于血管炎的评价等。

【治疗】

风湿病种类繁多，多为慢性疾病，明确诊断后应尽早开始治疗，治疗的目的是保持关节、脏器的功能，缓解相关症状，提高生活质量，改善预后。治疗措施包括一般治疗（教育、生活方式、物理治疗、锻炼、对症等），药物治疗，手术治疗（矫形、滑膜切除、关节置换等）。抗风湿病药物主要包括非甾体抗炎药（NSAIDs）、糖皮质激素、改善病情的抗风湿药（DMARDs）及生物制剂，现将抗风湿病药物种类和应用原则加以叙述，具体将在各病中再予以分述。

1. 非甾体抗炎药（non-steroidal anti-inflammatory drugs，NSAIDs） 该类药物共同的作用机制是通过抑制环氧化酶（COX），从而抑制花生四烯酸转化为前列腺素，起到抗炎、解热、镇痛的效果。该药应用广泛，起效快，镇痛效果好，但不能控制原发病的病情进展。该类药物对消化道、肾脏以及心血管系统有一定副作用，临床应用时需要随访，如在有消化道及肾脏基础疾病、老年人群中应用时则更要谨慎。选择性COX-2抑制剂可减少胃肠道副作用，疗效与传统NSAIDs相似，目前已在临床广泛应用。

2. 糖皮质激素（glucocorticoid，GC） 该类药物具有强大的抗炎和免疫抑制作用，因而被广泛用于治疗风湿性疾病，是治疗多种CTD的一线药物。GC制剂众多，根据半衰期可以分为短效GC，包括可的松、氢化可的松；中效GC包括泼尼松、泼尼松龙、甲泼尼龙、曲安西龙等，长效GC包括地塞米松、倍他米松等。其中氢化可的松、泼尼松龙和甲泼尼龙为11位羟基化合物，可不经过肝脏转化直接发挥生理效应，因此肝功能不全病人优先选择此类GC。长期大量服用GC不良反应多，包括感染、高血压、高血糖症、骨质疏松、撤药反跳、股骨头无菌性坏死、肥胖、精神兴奋、消化性溃疡等。故临床应用时要权衡其疗效和副作用，严格掌握适应证和药物剂量，并监测其不良反应。

3. 改善病情的抗风湿药（disease modifying antirheumatic drugs，DMARDs） 该组药物的共同特点是具有改善病情和延缓病情进展的作用，可以防止和延缓特别是RA的关节骨结构破坏。其特点是起效慢，通常在治疗2～4个月后才显效果，病情缓解后宜长期维持。这组药物作用机制各不相同，详见表8-1-6。

表8-1-6　DMARDs的主要作用机制

药名	作用机制
柳氮磺吡啶	不十分清楚，本药在肠道分解为5-氨基水杨酸和磺胺吡啶。前者抑制前列腺素并清除吞噬细胞释放的致炎性氧离子。关节炎病人服本药12周后，周围血活化淋巴细胞减少
抗疟药	通过改变细胞溶酶体的pH，减弱巨噬细胞的抗原提呈功能和IL-1的分泌，也减少淋巴细胞活化
硫唑嘌呤	干扰腺嘌呤、鸟嘌呤核苷酸的合成，使活化淋巴细胞合成和生长受阻
甲氨蝶呤	通过抑制二氢叶酸还原酶抑制嘌呤、嘧啶核苷酸的合成，使活化淋巴细胞合成和生长受阻
来氟米特	其活性代谢物通过抑制二氢乳清酸脱氢酶抑制嘧啶核苷酸的合成，使活化淋巴细胞合成、生长受阻
环磷酰胺	交联DNA和蛋白，使细胞生长受阻
吗替麦考酚酯	其活性代谢物通过抑制次黄嘌呤单核苷酸脱氢酶抑制鸟嘌呤核苷酸，使活化淋巴细胞合成、生长受阻
环孢素	通过抑制IL-2的合成和释放，抑制、改变T细胞的生长和反应
雷公藤多苷	抑制淋巴细胞增殖，减少免疫球蛋白合成

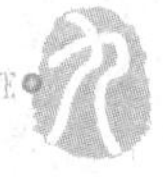

4. 生物制剂 通过基因工程制造的单克隆抗体或细胞因子受体融合蛋白称为生物制剂，是近二十多年来风湿免疫领域最大的进展之一，目前应用于 RA、脊柱关节炎、SLE 等的治疗。这类药物是利用抗体的靶向性，通过特异地阻断疾病发病中的某个重要环节而发挥作用。到目前为止，已有数十种生物制剂上市或正处在临床试验阶段。

以肿瘤坏死因子-α(TNF-α)为靶点的生物制剂率先在 RA、脊柱关节炎治疗中获得成功。这类生物制剂可迅速改善病情，阻止关节破坏，改善关节功能。抗 CD20 单克隆抗体(rituximab，利妥昔单抗)最早应用于非霍奇金淋巴瘤的治疗，近来已被批准应用于难治性 RA 的备选治疗，并在难治性 SLE、溶血性贫血、免疫相关血小板减少性紫癜及难治性血管炎等有治疗成功的报道。此外已上市的生物制剂还有 IL-1、IL-6 受体拮抗剂，共刺激分子受体 CTLA-4Ig(abatacept，阿巴西普)，用于治疗 RA；抗 B 细胞刺激因子单抗(belimumab，贝利木单抗)用于治疗轻、中度 SLE。抗 CD22 单抗正在临床试验研究阶段，已展示一定的应用前景。

生物制剂发展迅速，已成为抗风湿性疾病药物的重要组成部分。其主要的不良反应是感染、过敏反应等。此外，其价格昂贵，远期疗效和不良反应还有待评估。临床使用时应严格把握适应证，注意筛查感染，尤其是乙型肝炎和结核，以免出现严重不良反应。

此外，近年来出现了一类合成的小分子靶向药物，如 JAK 抑制剂托法替布，在 RA 的治疗中也显示出可喜的疗效，丰富了 RA 的治疗手段。

5. 辅助性治疗 静脉输注免疫球蛋白、血浆置换、血浆免疫吸附等有一定疗效，作为上述治疗的辅助治疗，可用于一些风湿病病人。

(曾小峰)

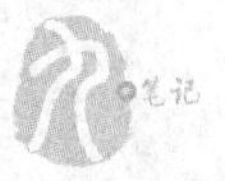

第二章 风 湿 热

【概述】

风湿热(rheumatic fever,RF)是一种因A组链球菌(group A streptococcus,GAS)感染咽部引起的迟发性、非化脓性后遗症。该病具有多种临床表现,可能包括关节炎、心脏炎、舞蹈病、皮下结节及边缘性红斑。反复发作后常遗留轻重不等的心脏损害,形成风湿性心脏病(rheumatic heart disease)。本病多发于冬春阴雨季节,寒冷和潮湿是重要的诱因。任何年龄均可发病,最常见人群是5~15岁的儿童和青少年,3岁以内的婴幼儿极少见。

【临床表现】

(一)症状与体征

1. 前驱症状 在典型症状出现前1~6周,常有咽喉炎或扁桃体炎等上呼吸道GAS感染表现,如发热、咽痛、颌下淋巴结肿大、咳嗽等。半数病人的前驱症状轻微或短暂。

2. 典型表现 以下表现可单独或合并出现,并可产生许多临床亚型。

(1)关节炎:最常见。呈游走性、多发性关节炎。关节疼痛通常在2周内消退,发作后无遗留变形,但常反复发作,水杨酸制剂对缓解关节症状疗效颇佳。

(2)心脏炎:病人常有运动后心悸、气短、心前区不适。二尖瓣炎时可有心尖区高调、收缩期吹风样杂音或短促低调舒张中期杂音(Carey coombs杂音)。主动脉瓣炎时在心底部可听到舒张中期柔和吹风样杂音。窦性心动过速(入睡后心率仍>100次/分)常是心脏炎的早期表现。心包炎多为轻度,超声心动图可发现心包积液。心脏炎严重时可出现充血性心力衰竭;心脏炎可以单独出现,也可与其他症状同时出现。

(3)环形红斑:发生率为6%~25%。皮疹为淡红色环状红斑,中央苍白,时隐时现,骤起,数小时或1~2天消退,分布在四肢近端和躯干。常在GAS感染后较晚期才出现。

(4)皮下结节:为稍硬、无痛性小结节,位于关节伸侧的皮下组织,尤其是肘、膝、腕、枕或胸腰椎棘突处,与皮肤无粘连,表面皮肤无红肿等炎症改变,发生率为2%~16%。

(5)舞蹈病:常发生于4~7岁儿童。为一种无目的、不自主的躯干或肢体动作,面部可表现为挤眉眨眼、摇头转颈、努嘴伸舌。需与其他神经系统的舞蹈症相鉴别。国内外报道发生率为3%~30%。

(6)其他:多汗、鼻出血、瘀斑、腹痛也不少见。

(二)实验室检查

1. 链球菌感染指标 咽拭子培养阳性率为20%~25%;抗链球菌溶血素“O”(ASO)滴度超过1:400为阳性,抗DNA酶-B阳性率在80%以上,两者联合阳性率可提高到90%。以上检查只能证实病人在近期内有GAS感染。

2. 急性炎症反应指标与免疫学检查 80%的急性期病人红细胞沉降率(ESR)增快和C反应蛋白(CRP)升高。抗心肌抗体(AHRA),抗A组链球菌菌壁多糖抗体(ASP)和外周血淋巴细胞促凝血活性试验(PCA)可以为阳性。

(三)心电图及影像学检查

风湿性心脏炎有窦性心动过速、P-R间期延长和各种心律失常等改变。超声心动图可发现早期、轻症心脏炎以及亚临床型心脏炎,对轻度心包积液较敏感。心肌核素检查(ECT)可显示轻症及亚临床型心肌炎。

【诊断要点】

1. Jones（1992 年）AHA 修订标准 ①主要表现：心脏炎、多关节炎、舞蹈病、环形红斑、皮下结节；②次要表现：关节痛、发热、急性反应物（ESR，CRP）增高、心电图 P-R 间期延长；③有前驱链球菌感染的证据：咽喉拭子培养或快速链球菌抗原试验阳性、链球菌抗体效价升高。

如有前驱链球菌感染证据，并有 2 项主要表现或 1 项主要表现加 2 项次要表现者高度提示可能为急性风湿热。由于此标准主要是针对急性 RF，故又对下列情况作了特殊说明，即：①舞蹈病者；②隐匿发病或缓慢出现的心脏炎；③有 RF 病史或现患 RHD，当再感染 GAS 时，有 RF 复发高度危险者，不必严格执行该标准。

2. 2002—2003 年 WHO 修订标准 WHO 对风湿热和风湿性心脏病分类诊断标准的内容强调了：①初发风湿热：2 项主要表现或 1 项主要及 2 项次要表现加上前驱 A 组链球菌感染证据。②复发性风湿热：不患有风湿性心脏病。2 项主要表现或 1 项主要及 2 项次要表现加上前驱 A 组链球菌感染证据。③复发性风湿热患有风湿性心脏病：2 项次要表现加上前驱 A 组链球菌感染证据，风湿性舞蹈病，隐匿发病的风湿性心脏炎，其他主要表现或 A 组链球菌感染证据可不需要。

可见，2002—2003 年 WHO 修订标准：①对伴有风湿性心脏病的复发性 RF 的诊断明显放宽，只需具有 2 项次要表现及前驱链球菌感染证据即可确立诊断；②对隐匿发病的风湿性心脏炎和舞蹈病的诊断也放宽，不需要有其他主要表现，即使前驱链球菌感染证据缺如也可作出诊断；③对多关节炎，多关节痛或单关节炎可能发展为风湿热给予重视，以避免误诊及漏诊。

【治疗方案及原则】

治疗原则包括如下四方面：去除病因，消灭链球菌感染灶；抗风湿治疗，迅速控制临床症状；治疗并发症和合并症，改善预后；实施个别化处理原则。

1. 一般治疗 适当休息，避免劳累和受刺激。

2. 抗生素应用 目的是消除咽部链球菌感染，避免 RF 反复发作。迄今为止，青霉素仍被公认为是杀灭链球菌最有效的药物。如青霉素过敏，可改用头孢菌素类或红霉素族抗生素和阿奇霉素等。

3. 抗风湿治疗 单纯关节受累，首选非甾体抗炎药，常用阿司匹林，开始剂量成人为 3～4g/d，小儿为 80～100mg/(kg·d)，分 3～4 次口服。亦可用其他非甾体抗炎药。发生心脏炎者，一般采用糖皮质激素治疗，常用泼尼松，开始剂量成人为 30～40mg/d，小儿为 1.0～1.5mg/(kg·d)，分 3～4 次口服，病情缓解后减量至 10～15mg/d 维持治疗。有心包炎、心脏炎并急性心力衰竭者可静脉注射地塞米松 5～10mg/d 或滴注氢化可的松 200mg/d，至病情改善后改口服糖皮质激素治疗。单纯关节炎治疗 6～8 周，心脏炎最少治疗 12 周。

舞蹈病：首选丙戊酸，该药无效或严重舞蹈病如瘫痪的病人，可应用卡马西平治疗。其他多巴胺受体拮抗药物如氟哌啶醇也可能有效。

【预防】

风湿热发作的预防：

1. 初发预防（一级预防） 是指儿童（包括 4 岁以上的儿童）、青年、成人，有发热、咽喉痛拟诊上呼吸道链球菌感染者，为避免其诱发 RF，给予青霉素或其他有效抗生素治疗。青霉素过敏者，可选用磺胺类、头孢菌素、红霉素、阿奇霉素（azithromycin），疗程亦为 5 天。

2. 再发预防（二级预防） 是指对有 RF 史或已患 RHD 者持续应用有效抗生素，避免 GAS 侵入而诱发 RF 再发。复发多于前次发病后 5 年内发生，故再发预防不论有无遗留瓣膜病变，应在初次 RF 发病后开始施行，目的是避免 RF 再发，防止心脏损害加重。

【预后】

约 70% 的急性 RF 病人可在 2～3 个月内恢复。急性期心脏受累者如不及时合理治疗，可发生心脏瓣膜病。

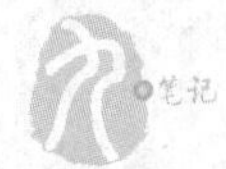

（古洁若）

第三章　类风湿关节炎

【概述】

类风湿关节炎(rheumatoid arthritis,RA)是一种以侵蚀性、对称性多关节炎为主要临床表现的慢性、全身性自身免疫性疾病。确切发病机制不明。基本病理改变为关节滑膜的慢性炎症、血管翳形成,并逐渐出现关节软骨和骨破坏,最终导致关节畸形和功能丧失。早期诊断、早期治疗至关重要。本病呈全球性分布,是造成人类丧失劳动力和致残的主要原因之一。流行病学资料显示,RA 可发生于任何年龄,80% 发病于 35 ~ 50 岁,女性病人 2 ~ 3 倍于男性。我国 RA 的患病率为 0. 32% ~0. 36% 。

【病因和发病机制】

病因和发病机制复杂,在遗传、感染、环境等多因素共同作用下,自身免疫反应导致的免疫损伤和修复是 RA 发生和发展的基础。

1. 遗传易感性　流行病学调查显示,RA 的发病与遗传因素密切相关,家系调查显示 RA 现症者的一级亲属患 RA 的概率为 11% 。大量研究发现 HLA-DRB1 等位基因突变与 RA 发病相关。

2. 环境因素　未证实有导致本病的直接感染因子,但目前认为一些感染如细菌、支原体和病毒等可能通过被感染激活的 T、B 等淋巴细胞,分泌致炎因子,产生自身抗体,影响 RA 的发病和病情进展,感染因子的某些成分也可通过分子模拟导致自身免疫反应。吸烟能够显著增加 RA 发生的风险,并且与 ACPA 阳性的 RA 更相关。

3. 免疫紊乱　免疫紊乱是 RA 主要的发病机制,活化的 CD_4^+T 细胞和 MHC-Ⅱ型阳性的抗原提呈细胞(antigen presenting cell,APC)浸润关节滑膜。关节滑膜组织的某些特殊成分或体内产生的内源性物质也可能作为自身抗原被 APC 提呈给活化的 CD_4^+T 细胞,启动特异性免疫应答,导致相应的关节炎症状。此外,活化的 B 细胞、巨噬细胞及滑膜成纤维细胞等作为抗原提呈及自身抗体来源细胞,在 RA 滑膜炎症性病变的发生及演化中发挥了重要作用。

【病理】

RA 的基本病理改变是滑膜炎。急性期滑膜表现为渗出和细胞浸润。滑膜下层小血管扩张,内皮细胞肿大、细胞间隙增大,间质有水肿和中性粒细胞浸润。病变进入慢性期,滑膜变得肥厚,形成许多绒毛样突起,突向关节腔内或侵入到软骨和软骨下的骨质。绒毛又名血管翳(pannus),有很强的破坏性,是造成关节破坏、畸形、功能障碍的病理基础。这种绒毛在显微镜下呈现为滑膜细胞层由原来的 1 ~3 层增生到 5 ~10 层或更多,其中大部分为具有巨噬细胞样功能的 A 型细胞及成纤维细胞样的 B 型细胞。滑膜下层有大量淋巴细胞,呈弥漫状分布或聚集成结节状,如同淋巴滤泡。其中大部分为 $CD4^+$T 细胞,其次为 B 细胞和浆细胞。另外尚出现新生血管和大量被激活的成纤维样细胞以及随后形成的纤维组织。

血管炎可发生在 RA 关节外的任何组织。它累及中、小动脉和(或)静脉,管壁有淋巴细胞浸润、纤维素沉着,内膜有增生,导致血管腔狭窄或堵塞。类风湿结节是血管炎的一种表现,结节中心为纤维素样坏死组织,周围有上皮样细胞浸润,排列成环状,外被以肉芽组织。肉芽组织间有大量的淋巴细胞和浆细胞。

【临床表现】

RA 的临床表现个体差异大,多为慢性起病,以对称性双手、腕、足等多关节肿痛为首发表现,常伴有晨僵,可伴有乏力、低热、肌肉酸痛、体重下降等全身症状。少数则急性起病,在数天内出现典型的关节症状。

（一）关节表现

1. **晨僵（morning stiffness）**　是指关节部位的僵硬和胶着感。晨起明显，活动后减轻。持续时间超过1小时者意义较大。常作为观察本病活动的指标之一，但主观性很强。可见于多种关节炎，但RA最突出。

2. **关节痛与压痛**　往往是最早的症状，最常出现的部位为腕、掌指、近端指间关节，其次是足趾、膝、踝、肘、肩等关节。多呈对称性、持续性，但时轻时重，疼痛的关节往往伴有压痛，受累关节的皮肤可出现褐色色素沉着。

3. **关节肿胀**　多因关节腔积液、滑膜增生和软组织水肿所致。凡受累的关节均可肿胀，常见的部位与关节痛部位相同，亦多呈对称性。

4. **关节畸形**　见于较晚期病人，关节周围肌肉的萎缩、痉挛则使畸形更为加重。最为常见的关节畸形是掌指关节的半脱位、手指向尺侧偏斜和呈"天鹅颈（swan neck）"样及"纽扣花样（boutonniere）"表现及腕和肘关节强直。

5. **特殊关节**

（1）颈椎关节：超过80%的病人出现颈椎关节受累，特别是病情长期控制不佳者，表现为颈痛、活动受限，最严重的表现为寰枢椎关节（C_1～C_2）半脱位，可导致脊髓受压。

（2）肩、髋关节：其周围有较多肌腱等软组织包围，因此很难发现关节肿胀。最常见的症状是局部疼痛和活动受限，髋关节往往表现为臀部及下腰部疼痛。

（3）颞颌关节：表现为讲话或咀嚼时疼痛加重，严重者有张口受限。

6. **关节功能障碍**　关节肿痛和结构破坏都会引起关节活动障碍。美国风湿病学会将因本病影响生活的程度分为4级：Ⅰ级：能照常进行日常生活和各项工作；Ⅱ级：可进行一般的日常生活和某种职业工作，但参与其他项目活动受限；Ⅲ级：可进行一般的日常生活，但参与某种职业工作或其他项目活动受限；Ⅳ级：日常生活的自理和参与工作的能力均受限。

（二）关节外表现

1. **皮肤类风湿结节**　是本病较常见的关节外表现，可见于30%～40%的病人，往往RF阳性且病情活动，男性多见，多有长期大量吸烟史；如RF阴性的类风湿结节需要进行仔细的鉴别诊断。类风湿结节可发生于任何部位，但多位于关节隆突部及受压部位的皮下，如前臂伸面、尺骨鹰嘴下方、跟腱、滑囊等处。结节大小不一，直径由数毫米至数厘米不等，质硬、无压痛，对称性分布。此外，几乎所有脏器如心、肺、胸膜、眼等均可累及。其存在提示RA病情活动。

2. **类风湿血管炎**　通常见于长病程、血清RF阳性且病情活动的RA病人，整体发病率不足1.0%。其皮肤表现各异，包括瘀点、紫癜、指（趾）坏疽、梗死、网状青斑，病情严重者可出现下肢深大溃疡。需积极应用免疫抑制剂治疗。

3. **心脏受累**　心包炎最常见，多见于RF阳性、有类风湿结节的病人。但不足10%的病人会出现临床症状，近半数病人可通过超声心动图检查发现。

4. **肺**　肺受累很常见，其中男性多于女性，有时可为首发症状。

（1）肺间质病变：是最常见的肺病变，见于约30%的病人，主要表现为活动后气短，肺纤维化。肺功能和肺影像学如肺部高分辨CT有助于早期诊断。

（2）胸膜炎：见于约10%的病人。为单侧或双侧少量胸腔积液，偶为大量胸腔积液。胸腔积液呈渗出性，糖含量低。

（3）结节样改变：肺内出现单个或多个结节，为肺内的类风湿结节表现。结节有时可液化，咳出后形成空洞。尘肺病人合并RA时易出现大量肺结节，称之为Caplan综合征，也称类风湿性尘肺病。临床和胸部X线表现均类似肺内的类风湿结节，数量多，较大，可突然出现并伴关节症状加重。

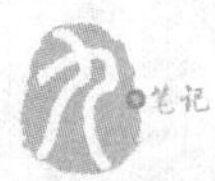

5. **眼**　最常见的表现为继发干燥综合征所致的干眼症，可能合并口干、淋巴结肿大，需结合自身

抗体，经口腔科及眼科检查进一步明确诊断。

6. **神经系统** 神经受压是RA病人出现神经系统病变的常见原因。如正中神经在腕关节处受压可出现腕管综合征，胫后神经在踝关节处受压可出现跗管综合征。RA继发血管炎可以导致手足麻木或多发性单神经炎，均提示需要更积极的治疗。C_1～C_2颈椎受累可出现脊髓病变。

7. **血液系统** 正细胞正色素性贫血是最常见的血液系统表现，贫血程度与关节的炎症程度相关，在病人的炎症得以控制后，贫血也可得以改善。如出现小细胞低色素性贫血时，贫血可因病变本身或因服用非甾体抗炎药而造成胃肠道长期少量出血所致。在病情活动的RA病人常见血小板增多，与疾病活动度相关，病情缓解后可下降。Felty综合征是指RA病人伴有脾大、中性粒细胞减少，有的甚至有贫血和血小板减少。RA病人出现Felty综合征时关节炎并非都处于活动期，但关节外表现非常突出，很多病人合并有下肢溃疡、色素沉着，皮下结节，关节畸形，以及发热、乏力、食欲减退和体重下降等全身表现。

8. **肾** 本病的血管炎很少累及肾，偶有轻微膜性肾病、肾小球肾炎、肾内小血管炎以及肾脏的淀粉样变等报道。

【实验室和其他辅助检查】

（一）血液学改变

轻至中度贫血，以正细胞正色素性常见，多与病情活动程度相关。活动期病人血小板计数可增高。白细胞及分类多正常，免疫球蛋白升高，血清补体大多正常或者轻度升高，少数伴有血管炎者可出现补体降低。

（二）炎症标志物

血沉（ESR）和C反应蛋白（CRP）常升高，是反映病情活动度的主要指标，病情缓解时可降至正常。

（三）自身抗体

1. **类风湿因子（RF）** 是RA病人血清中针对IgG Fc片段上抗原表位的一类自身抗体，可分为IgM、IgG和IgA型。常规工作中主要检测IgM型RF，RA病人中阳性率为75%～80%。但RF并非RA的特异性抗体，其他慢性感染、自身免疫性疾病及1%～5%的健康人群也可出现RF阳性，RF阴性亦不能排除RA的诊断。

2. **抗瓜氨酸化蛋白抗体（ACPA）** 是一类针对含有瓜氨酸化表位自身抗原的抗体统称，包括抗核周因子（APF）抗体、抗角蛋白抗体（AKA）、抗聚丝蛋白抗体（AFA）、抗环状瓜氨酸（CCP）抗体和抗突变型瓜氨酸化波形蛋白（MCV）抗体。其中抗CCP抗体敏感性和特异性均很高，约75%的RA病人出现，且具有很高的特异性（93%～98%），亦可在疾病早期出现，与疾病预后相关。约15%的RA病人RF和ACPA均为阴性，称为血清学阴性RA。

（四）关节滑液

正常人关节腔内的滑液不超过3.5ml。在关节有炎症时滑液增多，呈淡黄色透明、黏稠状，滑液中的白细胞明显增多，达5000～50 000/μl，约2/3为多核白细胞。临床上关节滑液检查可用于证实关节炎症，同时可鉴别感染和晶体性关节炎，如痛风、假性痛风等，但是尚不能通过关节滑液检查来确诊RA。

（五）关节影像学检查

1. **X线检查** 双手、腕关节以及其他受累关节的X线片对RA诊断、关节病变分期、病变演变的监测均很重要。早期可见关节周围软组织肿胀影、关节附近骨质疏松（Ⅰ期）；进而关节间隙变窄（Ⅱ期）；关节面出现虫蚀样改变（Ⅲ期）；晚期可见关节半脱位和关节破坏后的纤维性和骨性强直（Ⅳ期）。

2. **关节MRI** 对早期诊断极有意义。可以显示关节软组织病变、滑膜水肿、增生和血管翳形成，以及骨髓水肿等，较X线更敏感。

3. **关节超声** 高频超声能够清晰显示关节腔、关节滑膜、滑囊、关节腔积液、关节软骨厚度及形态等，能够反映滑膜增生情况，亦可指导关节穿刺及治疗。

（六）关节镜及针刺活检

关节镜对诊断及治疗均有价值，针刺活检是一种操作简单、创伤小的检查方法，应用已经日趋成熟。

【诊断与鉴别诊断】

（一）诊断

RA的临床诊断主要基于慢性关节炎的症状和体征、实验室及影像学检查。目前RA的诊断普遍采用美国风湿病学会（ACR）1987年修订的分类标准，见表8-3-1，符合7项条目中至少4项可诊断RA。其敏感性为94%，特异性为89%。但对于早期、不典型及非活动期RA易漏诊。2010年ACR和欧洲抗风湿病联盟（EULAR）联合提出了新的RA分类标准和评分系统，见表8-3-2，该标准包括关节受累情况、血清学指标、滑膜炎持续时间和急性时相反应物4部分，总得分6分以上可确诊RA。

表8-3-1 ACR 1987年修订的RA分类标准

1. 晨僵	关节或周围晨僵持续至少1小时
2. ≥3个关节区的关节炎	医生观察到下列14个关节区域（两侧的近端指间关节、掌指关节、腕、肘、膝、踝及跖趾关节）中至少3个有软组织肿胀或积液（不是单纯骨隆起）
3. 手关节炎	腕、掌指或近端指间关节区中，至少有一个关节区肿胀
4. 对称性关节炎	左、右两侧关节同时受累（双侧近端指间关节、掌指关节及跖趾关节受累时，不一定绝对对称）
5. 类风湿结节	医生观察到在骨突部位、伸肌表面或关节周围有皮下结节
6. 血清RF阳性	任何检测方法证明血清中RF含量升高（所用方法在健康人群中阳性率<5%）
7. 影像学改变	在手和腕的后前位像上有典型的RA影像学改变：必须包括骨质侵蚀或受累关节及其邻近部位有明确的骨质脱钙

注：以上7项中满足4项或者4项以上并除外其他关节炎者可诊断为RA（要求第1~4项病程至少持续6周）

表8-3-2 2010年ACR/EULAR的RA分类标准

项目		评分
关节受累情况		（0~5分）
中大关节	1个	0
	2~10个	1
小关节	1~3个	2
	4~10个	3
至少一个为小关节	>10个	5
血清学指标		（0~3分）
RF和抗CCP抗体均阴性		0
RF或抗CCP抗体低滴度阳性		2
RF或抗CCP抗体高滴度阳性（正常上限3倍）		3
滑膜炎持续时间		（0~1分）
<6周		0
≥6周		1
急性时相反应物		（0~1分）
CRP和ESR均正常		0
CRP或ESR异常		1

注：受累关节指关节肿胀疼痛，小关节包括：掌指关节、近端指间关节、第2~5跖趾关节、腕关节，不包括第一腕掌关节、第一跖趾关节和远端指间关节；大关节指肩、肘、髋、膝和踝关节

（二）鉴别诊断

RA需与以下疾病进行鉴别。

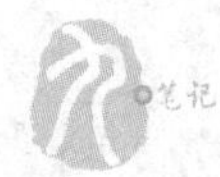

1. **骨关节炎** 中老年人多发。主要累及膝、脊柱等负重关节。活动时关节疼痛加重，可有关节

肿胀和积液，休息后减轻。手骨关节炎常多影响远端指间关节，尤其在远端指间关节出现赫伯登（Heberden）结节和近端指关节出现布夏尔（Bouchard）结节时有助于诊断。膝关节有摩擦感，RF、ACPA 均阴性。X 线示关节边缘呈唇样增生或骨疣形成，如出现关节间隙狭窄多为非对称性。

2. 强直性脊柱炎 青年男性多见，主要侵犯骶髂及脊柱关节。当周围关节受累，特别是以膝、踝、髋关节为首发症状者，需与 RA 相鉴别。强直性脊柱炎多见于青壮年男性，外周关节受累以非对称性的下肢大关节炎为主，极少累及手关节，X 线检查可见骶髂关节骨质破坏，关节融合等。可有家族史，90% 以上病人 HLA-B27 阳性，RF 阴性。

3. 银屑病关节炎 多于银屑病若干年后发生，部分病人表现为对称性多关节炎，与 RA 相似。但本病累及远端指关节处更明显，且表现为该关节的附着端炎和手指炎。同时可有骶髂关节炎和脊柱炎，血清 RF 多阴性，HLA-B27 可为阳性。

4. 系统性红斑狼疮 部分病人以指关节肿痛为首发症状，也可有 RF 阳性、ESR 和 CRP 增高，而被误诊为 RA。然而本病的关节病变一般为非侵蚀性，且关节外的系统性症状如蝶形红斑、脱发、皮疹、蛋白尿等较突出。抗核抗体、抗双链 DNA 抗体等阳性。

5. 其他病因的关节炎 关节炎类疾病有多种，均各自有其原发病特点，在充分了解相关的疾病后鉴别一般不难。

（三）病情判断

判断 RA 的活动性指标包括疲劳的程度、晨僵持续时间、关节疼痛和肿胀的数目和程度以及炎性指标（如 ESR、CRP 等）。临床上可采用 DAS28 等标准评判病情活动度。此外，RA 病人就诊时应对影响其预后的因素进行分析，这些因素包括病程、躯体功能障碍（如 HAQ 评分）、关节外表现、血清中自身抗体是否阳性，以及早期出现 X 线提示的骨破坏等。

【治疗】

目前 RA 不能根治，最佳的治疗方案需要临床医生与病人之间共同协商制订，应按照早期、达标、个体化方案治疗原则，密切监测病情，减少致残。治疗的主要目标是达到临床缓解或低疾病活动度，临床缓解的定义是没有明显的炎症活动症状和体征。

治疗措施包括：一般性治疗、药物治疗、外科手术治疗等，其中以药物治疗最为重要。

（一）一般治疗

包括病人教育、休息、关节制动（急性期）、关节功能锻炼（恢复期）、物理疗法等。卧床休息只适宜于急性期、发热以及内脏受累的病人。

（二）药物治疗

治疗 RA 的常用药物分为五大类，即非甾体抗炎药（NSAIDs）、传统 DMARDs、生物 DMARDs、糖皮质激素（GC）及植物药等。初始治疗必须应用一种 DMARDs。

1. 非甾体抗炎药（NSAIDs） 具有镇痛抗炎作用，是缓解关节炎症状的常用药，但控制病情方面作用有限，应与 DMARDs 同服。选择药物需注意胃肠道反应等不良反应；避免两种或两种以上 NSAIDs 同时服用；选择性 COX-2 抑制剂可以减少胃肠道不良反应。NSAIDs 可增加心血管事件的发生，因而应谨慎选择药物并以个体化为原则。

2. 传统 DMARDs 该类药物较 NSAIDs 发挥作用慢，需 1～6 个月，不具备明显的镇痛和抗炎作用，但可延缓和控制病情进展。RA 一经确诊，都应早期使用 DMARDs 药物，药物的选择和应用方案要根据病人病情活动性、严重性和进展而定，视病情可单用也可采用两种及以上 DMARDs 药物联合使用。各个 DMARDs 有其不同的作用机制及不良反应，在应用时需谨慎监测。现将本类药物中常用者详述如下：

（1）甲氨蝶呤（methotrexate，MTX）：RA 治疗的首选用药，也是联合治疗的基本药物。本药抑制细胞内二氢叶酸还原酶，使嘌呤合成受抑制。每周 7.5～20mg，以口服为主，亦可静注或肌注，需向病人着重强调每周一次的给药频率。通常 4～6 周起效，疗程至少半年。不良反应有肝损害、胃肠道反应、

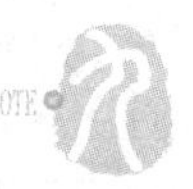

骨髓抑制和口炎等,用药前3个月每4~6周查血常规、肝肾功能,如稳定后可改为每3个月监测一次,肾功能不全者需注意减量。

(2)来氟米特(leflunomide,LEF):主要抑制合成嘧啶的二氢乳清酸脱氢酶,使活化淋巴细胞的生长受抑制。口服每日10~20mg。主要不良反应有胃肠道反应、肝损伤、脱发、骨髓抑制和高血压等。有致畸作用,孕妇禁用。

(3)抗疟药:包括羟氯喹和氯喹,前者应用较多,每日0.2~0.4g,分两次服。肝、肾相关副作用较小,无需常规监测。用药前和治疗期间需检查眼底,以监测该药可能导致的视网膜损害。

(4)柳氮磺吡啶:剂量为每日1~3g,分2~3次服用,由小剂量开始,会减少不良反应,对磺胺过敏者慎用。

(5)其他DMARDs:①金制剂和青霉胺:现很少使用。②硫唑嘌呤:抑制细胞核酸的合成和功能。每日口服剂量为100mg,病情稳定后可改为50mg维持,服药期间需监测血象及肝、肾功能,需特别注意粒细胞减少症。③环孢素:每日剂量为2.5~5mg/kg,分1~2次口服。其突出的不良反应为血肌酐和血压上升,服药期间宜严密监测。

3. 生物DMARDs 是近30年来类风湿关节炎治疗的一个革命性进展,其治疗靶点主要针对细胞因子和细胞表面分子。TNF-α拮抗剂是首次获批治疗RA的靶向药物,还包括IL-1拮抗剂、IL-6拮抗剂、CD20单克隆抗体、细胞毒T细胞活化抗原-4(cytotoxic T lymphocyte activation antigen-4,CTLA-4)抗体。目前使用最普遍的是TNF-α拮抗剂、IL-6拮抗剂。如最初DMARDs方案治疗未能达标,或存在有预后不良因素时应考虑加用生物制剂。为增加疗效和减少不良反应,本类生物制剂宜与MTX联合应用。其主要的副作用包括注射部位反应和输液反应,可能增加感染,尤其是结核感染的风险,有些生物制剂长期使用会使发生肿瘤的潜在风险增加。用药前应筛查结核,除外活动性感染和肿瘤。

4. 糖皮质激素(GC) 本药有强大的抗炎作用,能迅速缓解关节肿痛症状和全身炎症,GC治疗RA的原则是小剂量、短疗程。使用GC必须同时应用DMARDs,仅作为DMARDs的"桥梁治疗(bridge therapy)"。低至中等剂量的GC与DMARDs药物联合应用在初始治疗阶段对控制病情有益,当临床条件允许时应尽快递减GC用量至停用。有关节外表现,如伴有心、肺、眼和神经系统等器官受累,特别是继发血管炎的RA病人,应予以中到大量GC治疗。关节腔注射GC有利于减轻关节炎症状,但过频的关节腔穿刺可能增加感染风险,并可发生类固醇晶体性关节炎,一年内不宜超过3次。使用GC病人均应注意补充钙剂和维生素D,避免骨质疏松。

5. 植物药制剂 已有多种治疗RA的植物制剂,如雷公藤多苷、白芍总苷、青藤碱等,对缓解关节症状有较好作用,长期控制病情的作用尚待进一步研究证实。其中雷公藤多苷最为常用,应注意其性腺抑制、骨髓抑制、肝损伤等副作用。

(三)外科治疗

包括人工关节置换和滑膜切除手术,前者适用于较晚期有畸形并失去功能的关节,滑膜切除术可以使病情得到一定的缓解,但当滑膜再次增生时病情又趋复发,所以必须同时应用DMARDs。

【预后】

RA病人的预后与病程长短、病情程度及治疗有关。近年来,随着人们对RA的认识加深、传统DMARDs正确应用以及生物DMARDs的不断涌现,RA的预后明显改善,经早期诊断、规范化治疗,80%以上RA病人能实现病情缓解,只有少数最终致残。

(曾小峰)

第四章　成人 Still 病

【概述】

成人 Still 病（adult onset Still disease，AOSD）是一组病因不明的临床综合征，主要以高热、一过性皮疹、关节炎、关节痛、咽痛和白细胞计数升高为临床表现，常伴有肝、脾、淋巴结肿大。成人 Still 病可见于任何年龄阶段，女性稍多于男性，年轻病人居多，16～35 岁多发，呈世界性分布。发病率和患病率在不同人种中并不一致，有报道发病率低于 1/10 万，我国尚无这方面的报道。约 34% 的 AOSD 可自发缓解，24% 呈间歇性发作，36% 转为慢性。

【病因和发病机制】

成人 Still 病的病因和发病机制至今仍然不清楚。现有的研究证实，成人 Still 病病人存在细胞免疫和体液免疫异常。现已发现单核-巨噬细胞活化是成人 Still 病发病的重要环节，活化的单核-巨噬细胞生成大量的细胞因子，参与疾病的发生、发展。成人 Still 病活动期病人血清中存在高水平的 IL-1β、TNF-α、IFN-γ、IL-6、IL-18 等细胞因子；IL-18 和血清铁蛋白水平明显相关，可作为诊断疾病和判断疾病活动度的指标之一；IL-18 和 TNF-α 可为成人 Still 病治疗的靶点，已有针对性药物应用于临床治疗。

虽然本病的发病机制不甚清楚，但从本质上来讲不是感染。从目前已有的研究来看，本病发病机制是通过各种免疫活性细胞之间的相互作用、致炎细胞因子的刺激，引起体内无菌性炎症反应，产生高热、关节肌肉疼痛等一系列症状，并且在后续病程中还能维持炎症的持续状态。

【临床表现】

1. 特征性症状　发热、皮疹、关节痛/关节炎是成人 Still 病最主要的临床症状和体征。发热是本病最突出的症状，几乎见于所有病人，往往贯穿整个疾病过程。热型以持续性弛张热多见，体温最高可达 39～40℃，一日内可有 1～2 次高峰，无需处理可自行恢复正常。也可呈现稽留热或不规则热型。皮疹是本病另一常见临床表现，约 85% 的病人可出现橘红色斑疹或斑丘疹，也可为荨麻疹、结节性红斑、紫癜，主要分布在四肢近端、颈部及躯干。皮疹多于高热时出现，热退消失，呈一过性，消退后不留痕迹。关节痛/关节炎是本病另一主要症状，常与发热伴行，高热时加重，热退后减轻，任何关节均可受累，常见累及关节为膝和腕关节，踝、肩、肘、近端指间关节、掌指关节、远端指间关节亦可受累。反复受累的关节可逐渐出现侵袭性关节炎，导致受累关节强直、活动受限。

2. 其他症状　疾病早期，70% 的病人可出现咽痛，发热时加重、热退缓解。可见咽部充血、咽后壁淋巴滤泡增生及扁桃体肿大，但咽拭子培养阴性，抗生素治疗无效。淋巴结肿大、肝脾大、腹痛、胸膜炎、心包积液、心肌炎、肺炎也可见于本病。神经系统病变、肾脏损害少见，少数严重病人可出现急性肝衰竭、呼吸功能衰竭、充血性心力衰竭、弥散性血管内凝血及噬血细胞综合征等。

【实验室检查】

本病是异质性疾病，临床表现差异大、缺乏特异性，常难以与其他系统损害性疾病、感染性疾病等相鉴别。需要借助相关检查排除其他疾病来帮助确诊。本病诊断缺乏特异性抗体，90% 病人的实验室检查中可出现以中性粒细胞增高为主的外周血白细胞总数增高，常波动在（10～20）×10^9/L，部分病人可达 50×10^9/L，可呈类白血病反应。半数病人血小板计数升高，可合并正细胞正色素性贫血。骨髓粒细胞增生活跃，核左移，胞质中有中毒颗粒，但病原学培养为阴性。本病病人的急性炎症时相反应物 C 反应蛋白和血沉明显增高，血清铁蛋白有助于本病诊断，在疾病活动期显著增高，可作为疾病活动和检测治疗效果的指标。近年来有研究显示糖化铁蛋白在成人Still病中下降显著,可作为更具特异性的诊断指标;有报道糖化铁蛋白下降结合血清铁蛋白升高诊断成人Still病的敏感性为67%、特异性为84%。本病病人的免疫学检查、病原学培养常为阴性。

【诊断】

本病目前无特异诊断方法,主要依靠临床判断,并充分排除其他疾病方能作出正确诊断。如出现不明原因发热、伴随发热的一过性皮疹、与发热相关的关节痛/关节炎、外周血以中性粒细胞增高为主的白细胞显著增高、血清铁蛋白明显增高、自身抗体阴性、抗生素治疗无效而激素有效等情况,需警惕存在本病的可能。

目前使用的诊断标准主要是日本标准(Yamaguci标准)、美国Cush标准及2002年Fautrel标准。其中日本标准被认为诊断成人Still病准确性最好,敏感性为78.57%~96.2%,特异性为87.1%~92.1%。

Yamaguchi标准:

主要标准:发热≥39℃并持续1周以上;关节炎/关节痛持续2周以上;典型皮疹;白细胞≥10×10^9/L且80%以上为多形核白细胞。

次要标准:咽痛;淋巴结和(或)脾大;肝功能异常;类风湿因子和抗核抗体阴性。

排除标准:排除肿瘤性疾病、感染性疾病和其他风湿性疾病。

符合5条或5条以上(其中主要标准必备至少2条)可考虑诊断成人Still病。

Cush标准:

必备条件:发热≥39℃;关节炎/关节痛;类风湿因子<1:80;抗核抗体<1:100。

另外具备以下2项:皮疹;血白细胞≥15×10^9/L;胸膜炎/心包炎;肝大或脾大或淋巴结肿大。

Fautrel标准:

主要标准:发热≥39℃;关节痛;一过性皮肤红斑;咽炎;多形核白细胞≥80%;糖基化铁蛋白≤20%。

次要标准:皮肤斑丘疹;血白细胞≥10×10^9/L。

满足≥4项主要标准或3项主要标准+2项次要标准时考虑本病的诊断。

【治疗与预后】

治疗主要是针对发病机制中已经明确的参与疾病发生发展的细胞因子、致炎因子等。目前主要的治疗药物为:非甾体抗炎药、糖皮质激素及免疫抑制剂。非甾体抗炎药可首选用于轻型病人,约1/4病人可缓解且预后良好,但应用过程中需警惕药物不良反应。糖皮质激素是本病治疗的首选药物,特别是非甾体抗炎药治疗效果不佳者、减量复发者或伴随系统损害的病人。免疫抑制剂可有效协同糖皮质激素控制病情,并有助于减少糖皮质激素的用药剂量,是有效减少激素相关不良反应的重要药物。甲氨蝶呤已被证实对本病的控制和预防复发有效。另外,硫唑嘌呤、羟氯喹、环磷酰胺、环孢素等也对本病有不同疗效。

对于严重的病人还可采用大剂量免疫球蛋白静脉注射、血浆置换、免疫吸附等方法封闭和清除体内大量产生的细胞因子和异常免疫球蛋白,起到治疗作用。TNF-α抑制剂、IL-1拮抗剂、IL-6拮抗剂可针对细胞因子靶向作用,应用于重症、难治、复发及疾病高活动度病人,能有效缓解临床症状。

本病过程多样化,多数病人预后良好。多数病人如果在发病第一年内接受诊治,可有效缓解不再复发;少数病人可在缓解后复发,但大多复发症状较初发症状轻。少数病人呈现慢性疾病持续活动状态,可逐渐出现关节畸形。发病时即伴随重要脏器损害的病人可出现脏器功能不全,甚至死亡。

(刘　毅)

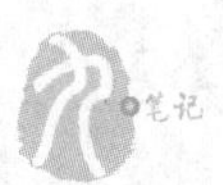
笔记

第五章　系统性红斑狼疮

【概述】

系统性红斑狼疮(systemic lupus erythematosus,SLE)是一种以致病性自身抗体和免疫复合物形成并介导器官、组织损伤的自身免疫病,临床上常存在多系统受累表现,血清中存在以抗核抗体为代表的多种自身抗体。SLE 的患病率因人群而异,全球平均患病率为(12～39)/10 万,北欧大约为 40/10 万,黑种人患病率约为 100/10 万。我国患病率为(30.13～70.41)/10 万,以女性多见,尤其是 20～40 岁的育龄期女性。在全世界的种族中,汉族人 SLE 发病率位居第二。通过早期诊断及综合性治疗,本病的预后已较前明显改善。

【病因】

（一）遗传

1. 流行病学及家系调查　有资料表明 SLE 病人第 1 代亲属中患 SLE 者 8 倍于无 SLE 病人家庭,单卵双胎患 SLE 者 5～10 倍于异卵双胎。临床上 SLE 病人的家族中也常有患其他结缔组织病的亲属。

2. 易感基因　多年研究已证明 SLE 是多基因相关疾病。有 HLA-Ⅲ类的 C2 或 C4 缺失,HLA-Ⅱ类的 DR2、DR3 频率异常,推测多个基因在某种条件(环境)下相互作用改变了正常免疫耐受而致病。SLE 的发病是很多易感基因异常的叠加效应。然而,现已发现的 SLE 相关基因也只能解释约 15% 的遗传可能性。

（二）环境因素

1. 阳光　紫外线使皮肤上皮细胞出现凋亡,新抗原暴露而成为自身抗原。

2. 药物、化学试剂　一些药物可以使得 DNA 甲基化程度降低,从而诱发药物相关的狼疮。

3. 微生物病原体等　也可诱发疾病。

（三）雌激素

女性患病率明显高于男性,在更年期前阶段为 9∶1,儿童及老人为 3∶1。

【发病机制及免疫异常】

SLE 的发病机制非常复杂,尚未完全阐明。目前认为主要是外来抗原(如病原体、药物等)引起人体 B 细胞活化。易感者因免疫耐受减弱,B 细胞通过交叉反应与模拟自身组织组成成分的外来抗原相结合,并将抗原提呈给 T 细胞,使之活化,在 T 细胞活化刺激下,B 细胞得以产生大量不同类型的自身抗体,造成大量组织损伤。

1. 致病性自身抗体　这类自身抗体的特性为:①以 IgG 型为主,与自身抗原有很高的亲和力,如抗 DNA 抗体可与肾组织直接结合导致肾小球损伤;②抗血小板抗体及抗红细胞抗体导致血小板和红细胞破坏,临床出现血小板减少和溶血性贫血;③抗 SSA 抗体经胎盘进入胎儿心脏引起新生儿心脏传导阻滞;④抗磷脂抗体引起抗磷脂综合征(血栓形成、血小板减少、习惯性自发性流产);⑤抗核糖体抗体与神经精神狼疮相关。

2. 致病性免疫复合物　SLE 是一个免疫复合物病。免疫复合物(immune complexes,IC)由自身抗体和相应自身抗原相结合而成,能够沉积在组织造成组织损伤。本病 IC 增高的原因有:①机体清除 IC 的机制异常;②IC 形成过多(抗体量多);③因 IC 的大小不当而不能被吞噬或排出。

3. T 细胞和 NK 细胞功能失调　SLE 病人的 $CD8^+$ T 细胞和 NK 细胞功能失调,不能产生抑制

CD4^{+}T 细胞的作用，因此在 CD4^{+} T 细胞的刺激下，B 细胞持续活化而产生自身抗体。T 细胞的功能异常导致新抗原不断出现，使自身免疫持续存在。

【病理】

主要病理改变为炎症反应和血管异常，可以出现在身体的任何器官。中小血管因 IC 沉积或抗体直接侵袭而出现管壁的炎症和坏死，继发的血栓使管腔变窄，导致局部组织缺血和功能障碍。受损器官的特征性改变是：①苏木紫小体（细胞核受抗体作用变性为嗜酸性团块）；②“洋葱皮样病变”，即小动脉周围有显著向心性纤维增生，明显表现于脾中央动脉，以及心瓣膜的结缔组织反复发生纤维蛋白样变性而形成赘生物。此外，心包、心肌、肺、神经系统等亦可出现上述基本病理变化。SLE 肾脏受累的病理表现详见第五篇第三章第一节狼疮肾炎。

【临床表现】

临床症状多样，早期症状往往不典型。

1. **全身表现** 大多数疾病活动期病人出现各种热型的发热，尤以低、中度热为常见。可有疲倦、乏力、食欲缺乏、肌痛、体重下降等。

2. **皮肤与黏膜表现** 80% 的病人在病程中会出现皮疹，包括颧部呈蝶形分布的红斑、盘状红斑、指掌部和甲周红斑、指端缺血、面部及躯干皮疹，其中以鼻梁和双颧颊部呈蝶形分布的红斑最具特征性。SLE 皮疹多无明显瘙痒。口腔及鼻黏膜无痛性溃疡和脱发（弥漫性或斑秃）较常见，常提示疾病活动。

3. **浆膜炎** 半数以上病人在急性发作期出现多发性浆膜炎，包括双侧中小量胸腔积液，中小量心包积液。但狼疮肾炎合并肾病综合征引起的低蛋白血症，或 SLE 合并心肌病变或肺动脉高压时，都可出现胸腔和心包积液，这并非狼疮浆膜炎，在临床评估狼疮活动性时需仔细甄别。

4. **肌肉关节表现** 关节痛是常见的症状之一，出现在指、腕、膝关节，伴红肿者少见。常出现对称性多关节疼痛、肿。10% 的病人因关节周围肌腱受损而出现 Jaccoud 关节病，其特点为可恢复的非侵蚀性关节半脱位，可以维持正常关节功能，关节 X 线检查多无关节骨破坏。可以出现肌痛和肌无力，5% ~10% 出现肌炎。有小部分病人在病程中出现股骨头坏死，目前尚不能肯定是由于本病所致或为糖皮质激素的不良反应之一。

5. **肾脏表现** 27.9% ~70% 的 SLE 病人在病程中会出现临床肾脏受累。中国 SLE 病人中以肾脏受累为首发表现的仅为 25.8%。肾脏受累主要表现为蛋白尿、血尿、管型尿、水肿、高血压，乃至肾衰竭。有平滑肌受累者可出现输尿管扩张和肾积水（详见第五篇第三章第一节狼疮性肾炎）。

6. **心血管表现** 病人常出现心包炎，可为纤维蛋白性心包炎或渗出性心包炎，但发生心包填塞者少见。可出现疣状心内膜炎（Libman-Sack 心内膜炎），病理表现为瓣膜赘生物，与感染性心内膜炎不同，其常见于二尖瓣后叶的心室侧，且并不引起心脏杂音性质的改变。通常疣状心内膜炎不引起临床症状，但可以脱落引起栓塞，或并发感染性心内膜炎。约 10% 的病人有心肌损害，可有气促、心前区不适、心律失常，严重者可发生心力衰竭导致死亡。可以有冠状动脉受累，表现为心绞痛和心电图 ST-T 改变，甚至出现急性心肌梗死。除冠状动脉炎可能参与了发病外，长期使用糖皮质激素会加速动脉粥样硬化的发生，抗磷脂抗体导致动脉血栓形成也参与其中。

7. **肺部表现** SLE 所引起的肺间质病变主要是急性、亚急性的磨玻璃样改变和慢性期的纤维化，表现为活动后气促、干咳、低氧血症，肺功能检查常显示弥散功能下降。约 2% 的病人合并弥漫性肺泡出血（DAH），病情凶险，病死率高达 50% 以上。肺泡灌洗液或肺活检标本的肺泡腔中发现大量充满含铁血黄素的巨噬细胞，或者肺泡灌洗液呈血性对于 DAH 的诊断具有重要意义。肺动脉高压在 SLE 病人中并不少见，是 SLE 预后不良的因素之一。其发病机制包括肺血管炎、肺小血管舒缩功能异常、肺血栓栓塞和广泛肺间质病变。主要表现为进行性加重的干咳和活动后气短，超声心动图和右心漂浮导管可帮助确定诊断。

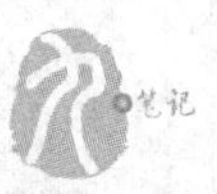

8. **神经系统表现** 神经精神狼疮（neuropsychiatric lupus，NP-SLE）又称“狼疮脑病”，中枢神经系

统和外周神经系统均可累及。中枢神经系统病变包括癫痫、狼疮性头痛、脑血管病变、无菌性脑膜炎、脱髓鞘综合征、运动障碍、脊髓病、急性意识错乱、焦虑状态、认知功能减退、情绪障碍及精神病等。外周神经系统受累可表现为吉兰-巴雷综合征、自主神经病、单神经病、重症肌无力、脑神经病变、神经丛病及多发性神经病等。引起 NP-SLE 的病理基础为脑局部血管炎的微血栓、来自 Libman-Sack 心瓣膜赘生物脱落的小栓子,或针对神经细胞的自身抗体、或并存抗磷脂综合征。腰穿脑脊液检查以及磁共振等影像学检查对 NP-SLE 诊断有帮助。

9. 消化系统表现 可表现为食欲减退、腹痛、呕吐、腹泻等,其中部分病人以上述症状为首发。早期出现肝损伤与预后不良相关。少数病人可并发急腹症,如胰腺炎、肠坏死、肠梗阻,这些往往与 SLE 活动性相关。消化系统症状与肠壁和肠系膜血管炎有关。此外,SLE 还可出现失蛋白肠病和肝脏病变,早期使用糖皮质激素后这些表现通常都会很快得到改善。

10. 血液系统表现 活动性 SLE 中血红蛋白下降、白细胞和(或)血小板减少常见。其中 10% 属于 Coombs 试验阳性的溶血性贫血;血小板减少与血清中存在抗血小板抗体、抗磷脂抗体以及骨髓巨核细胞成熟障碍有关。部分病人可有无痛性轻或中度淋巴结肿大。少数病人有脾大。

11. 抗磷脂综合征(antiphospholipid syndrome,APS) 可以出现在 SLE 的活动期,其临床表现为动脉和(或)静脉血栓形成、反复的自发流产、血小板减少,病人血清不止一次出现抗磷脂抗体。SLE 病人血清可以出现抗磷脂抗体,不一定是 APS,APS 出现在 SLE 者为继发性 APS(详见本篇第六章)。

12. 干燥综合征 有约 30% 的 SLE 病人有继发性干燥综合征并存,有唾液腺和泪腺功能不全(详见本篇第八章)。

13. 眼部表现 约 15% 病人有眼底病变,如视网膜出血、视网膜渗出、视盘水肿等,其原因是视网膜血管炎。另外,血管炎可累及视神经,两者均影响视力,重者可在数日内致盲。早期治疗,多数可逆转。

【实验室和其他辅助检查】

(一)一般检查

不同系统受累可出现相应的血、尿常规、肝、肾功能与影像学检查等异常。有狼疮脑病者常有脑脊液压力及蛋白含量的升高,但细胞数、氯化物和葡萄糖水平多正常。

(二)自身抗体检查

病人血清中可以检测到多种自身抗体,可以是 SLE 诊断的标记抗体、疾病活动性的指标,还可能提示可能出现的临床亚型。常见的自身抗体依次为抗核抗体谱、抗磷脂抗体和抗组织细胞抗体。

1. 抗核抗体谱 出现在 SLE 的有抗核抗体(ANA)、抗双链 DNA(dsDNA)抗体、抗可提取核抗原(ENA)抗体。

(1) ANA:见于几乎所有的 SLE 病人,由于特异性低,因此单纯的 ANA 阳性不能作为 SLE 与其他结缔组织病的鉴别指标。

(2) 抗 dsDNA 抗体:是诊断 SLE 的特异性抗体,为 SLE 的标记抗体;多出现在 SLE 的活动期,抗 dsDNA 抗体的滴度与疾病活动性密切相关,稳定期的病人如抗 dsDNA 滴度增高,提示复发风险较高,需要更加严密的监测。

(3) 抗 ENA 抗体谱:是一组临床意义不相同的抗体:①抗 Sm 抗体:是诊断 SLE 的标记抗体,特异性 99%,但敏感性仅 25%,有助于早期和不典型病人的诊断或回顾性诊断。②抗 RNP 抗体:阳性率 40%,对 SLE 诊断特异性不高,往往与 SLE 的雷诺现象和肺动脉高压相关。③抗 SSA(Ro)抗体:与 SLE 中出现光过敏、血管炎、皮损、白细胞减低、平滑肌受累、新生儿狼疮等相关。④抗 SSB(La)抗体:与抗 SSA 抗体相关联,与继发干燥综合征有关,但阳性率低于抗 SSA(Ro)抗体。⑤抗 rRNP 抗体:往往提示有 NP-SLE 或其他重要内脏损害。

2. 抗磷脂抗体 包括抗心磷脂抗体、狼疮抗凝物、抗 β_2-糖蛋白 1(β_2GPI)抗体、梅毒血清试验假阳性等针对自身不同磷脂成分的自身抗体。结合其特异的临床表现可诊断是否合并有继发

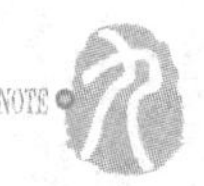

性 APS。

3. **抗组织细胞抗体** 抗红细胞膜抗体，现以 Coombs 试验测得。抗血小板相关抗体导致血小板减少，抗神经元抗体多见于 NP-SLE。

4. **其他** 部分病人血清可出现 RF，少数病人可出现抗中性粒细胞胞浆抗体。

（三）补体

目前常用的有总补体（CH50）、C3 和 C4 的检测。补体低下，尤其是 C3 低下常提示有 SLE 活动。C4 低下除表示 SLE 活动性外，尚可能是 SLE 易感性（C4 缺乏）的表现。

（四）病情活动度指标

除上述抗 dsDNA 抗体、补体与 SLE 病情活动度相关外，仍有许多指标变化提示狼疮活动，包括 CSF 变化、蛋白尿增多和炎症指标升高。后者包括红细胞沉降速度（ESR）增快、血清 C 反应蛋白（CRP）升高、血小板计数增加等。

（五）肾活检病理

对狼疮肾炎的诊断、治疗和预后估计均有价值，尤其对指导狼疮肾炎治疗有重要意义（详见第五篇第三章第一节狼疮肾炎）。

（六）X 线及影像学检查

有助于早期发现器官损害。如神经系统磁共振、CT 有助于发现和治疗脑部的梗死性或出血性病灶；胸部高分辨 CT 有助于发现早期的肺间质性病变。超声心动图对心包积液、心肌、心瓣膜病变、肺动脉高压等有较高的敏感性而有助于早期诊断。

【诊断与鉴别诊断】

目前普遍采用美国风湿病学会（ACR）1997 年推荐的 SLE 分类标准（表 8-5-1）。该分类标准的 11 项中，符合 4 项或 4 项以上者，在除外感染、肿瘤和其他结缔组织病后，可诊断为 SLE，其敏感性和特异性分别为 95% 和 85%。2012 年 SLICC 对 SLE 的分类标准进行了修订，提高了诊断敏感性，有助于 SLE 的早期诊断。新标准在临床应用尚有待进一步广泛验证。

SLE 存在多系统受累，每种临床表现均须与相应的各系统疾病相鉴别。SLE 可出现多种自身抗体及不典型临床表现，尚须与其他结缔组织病和系统性血管炎等鉴别。有些药物如肼屈嗪等，如长期服用可引起类似 SLE 的表现（药物性狼疮），但极少有神经系统表现和肾炎，抗 dsDNA 抗体、抗 Sm 抗体阴性，血清补体常正常，可资鉴别。

【病情判断】

诊断明确后则要判定病人的病情严重程度及活动性，以便采取相应的治疗措施。一般来说，可以根据以下三方面来判定。

表 8-5-1 美国风湿病学会（ACR）1997 年推荐的 SLE 分类标准

1. 颊部红斑	固定红斑，扁平或高起，在两颧突出部位
2. 盘状红斑	片状高起于皮肤的红斑，黏附有角质脱屑和毛囊栓；陈旧病变可发生萎缩性瘢痕
3. 光过敏	对日光有明显的反应，引起皮疹，从病史中得知或医生观察到
4. 口腔溃疡	经医生观察到的口腔或鼻咽部溃疡，一般为无痛性
5. 关节炎	非侵蚀性关节炎，累及 2 个或更多的外周关节，有压痛、肿胀或积液
6. 浆膜炎	胸膜炎或心包炎
7. 肾脏病变	尿蛋白>0.5g/24h 或+++，或管型（红细胞、血红蛋白、颗粒或混合管型）
8. 神经病变	癫痫发作或精神病，除外药物或已知的代谢紊乱
9. 血液学疾病	溶血性贫血，或白细胞减少，或淋巴细胞减少，或血小板减少
10. 免疫学异常	抗 dsDNA 抗体阳性，或抗 Sm 抗体阳性，或抗磷脂抗体阳性（包括抗心磷脂抗体、或狼疮抗凝物、或至少持续 6 个月的梅毒血清试验假阳性三者中具备一项阳性）
11. 抗核抗体	在任何时候和未用药物诱发"药物性狼疮"的情况下，抗核抗体滴度异常

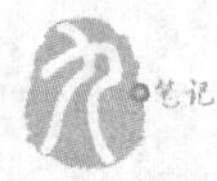

1. 疾病的活动性或急性发作　依据受累器官的部位和程度来进行判断。例如出现脑受累表明病情严重；出现肾病变者，其严重性又高于仅有发热、皮疹者，有肾功能不全者较仅有蛋白尿的狼疮肾炎为严重。狼疮危象是指急性的危及生命的重症 SLE，包括急进性狼疮肾炎、严重的中枢神经系统损害、严重的溶血性贫血、血小板减少性紫癜、粒细胞缺乏症、严重心脏损害、严重狼疮性肺炎、弥漫性肺泡出血、严重狼疮性肝炎和严重的血管炎。

有多种标准可用于进行疾病活动度评估。现用的标准有 SLEDAI、SLAM、SIS、BILAG 等。较为简明实用的为 SLEDAI，内容见表 8-5-2。根据病人前 10 天内是否出现上述症状进行计分，凡总分≥10 分者考虑疾病活动。

表 8-5-2　系统性红斑狼疮疾病活动度评分(SLEDAI)

评分	表 现	定 义
8	抽搐	近期出现，除外代谢、感染、药物所导致者
8	精神病	由于严重的现实感知障碍导致正常活动能力改变，包括幻觉，思维无连贯性、思维奔逸，思维内容贫乏、不合逻辑，行为异常、行动紊乱。需除外尿毒症或药物所致者
8	器质性脑病综合征	智力改变如定向差，记忆力差，智能差。起病突然并有波动性，包括意识模糊，注意力减退，不能持续注意周围环境，加上至少下述两项：知觉力异常，语言不连贯，失眠，白天困倦，抑郁或亢奋，除外由于代谢、药物或感染引起者
8	视觉障碍	狼疮视网膜病变：包括细胞状小体，视网膜出血，脉络膜出血或渗出性病变，视神经炎。除外由于高血压、药物或感染引起
8	脑神经病变	近期出现的运动性、感觉性脑神经病变
8	狼疮性头痛	严重、持续的疼痛，可以是偏头痛，镇静止痛剂无效
8	脑血管意外	近期出现，除外动脉粥样硬化
8	血管炎	破溃、坏死，手指压痛性结节，甲床周围梗死、片状出血，或为活检或血管造影证实之血管炎
4	关节炎	至少两个关节痛并有炎性体征，如压痛、肿胀或积液
4	肌炎	近端肌痛，无力并有肌酸激酶(CK)升高，肌电图改变或活检证实有肌炎
4	管型	红细胞管型，颗粒管型或混合管型
4	血尿	>5 个红细胞/高倍视野，除外其他原因
4	蛋白尿	>0.5g/24h，近期出现或近期增加 0.5g/24h 以上
4	脓尿	>5 个白细胞/高倍视野，除外感染
2	皮疹	新出现或反复出现的炎性皮疹
2	脱发	新出现或反复出现的异常，斑片状或弥漫性脱发
2	黏膜溃疡	新出现或反复出现的口腔、鼻腔溃疡
2	胸膜炎	胸膜炎所致胸痛，并有摩擦音或积液或胸膜肥厚
2	心包炎	心包炎导致疼痛及心包摩擦音或积液(心电图或超声检查证实)
2	低补体	CH50，C3，C4 下降，低于正常范围的低值
2	抗 dsDNA 升高	Farr 方法检测应>25%，或高于正常
1	发热	>38℃，除外感染
1	血小板减少	$<100\times10^9/L$
1	白细胞计数下降	$<3\times10^9/L$，除外药物所致

2. 脏器功能状态和不可逆损伤　随着 SLE 病情反复发作，造成的组织损伤不断积累叠加，同时长期应用糖皮质激素和免疫抑制剂引起的药物不良反应，均可导致不可逆的病变和脏器功能减退，其程度决定了狼疮病人的远期预后。

3. **并发症**　动脉粥样硬化、感染、高血压、糖尿病等往往使SLE病情加重，预后更差。

【治疗】

SLE目前尚不能根治，治疗要个体化，但经合理治疗后可以达到长期缓解。肾上腺皮质激素加免疫抑制剂依然是主要的治疗方案。治疗原则是急性期积极用药物诱导缓解，尽快控制病情活动；病情缓解后调整用药，并维持缓解治疗使其保持缓解状态，保护重要脏器功能并减少药物副作用。重视伴发疾病的治疗，包括动脉粥样硬化、高血压、血脂异常、糖尿病、骨质疏松等的预防及治疗。对病人及家属教育甚为重要。

（一）一般治疗

非药物治疗殊为重要，必须：①进行心理治疗，使病人对疾病树立乐观情绪；②急性活动期要卧床休息，病情稳定的慢性病人可适当工作，但注意勿过劳；③及早发现和治疗感染；④避免使用可能诱发狼疮的药物，如避孕药等；⑤避免强阳光暴晒和紫外线照射；⑥缓解期才可作防疫注射，但尽可能不用活疫苗。

（二）对症治疗

对发热及关节痛者可辅以非甾体类抗炎药，对有高血压、血脂异常、糖尿病、骨质疏松等者应予相应的治疗。对于SLE神经精神症状可给予相应的降颅内压、抗癫痫、抗抑郁等治疗。

（三）药物治疗

1. **糖皮质激素（简称激素）**　在诱导缓解期，根据病情泼尼松剂量为每日0.5～1mg/kg，病情稳定后2周或6周后缓慢减量。如果病情允许，以<10mg/d泼尼松的小剂量长期维持。在出现狼疮危象者应进行激素冲击治疗，即甲泼尼龙500～1000mg，静脉滴注每天1次，连用3～5天为1疗程。如病情需要，1～2周后可重复使用，这样能较快控制病情活动，达到诱导缓解的目的。

2. **免疫抑制剂**　大多数SLE病人，尤其是在病情活动时需选用免疫抑制剂联合治疗，加用免疫抑制剂有利于更好地控制SLE活动，保护重要脏器功能，减少复发，以及减少长期激素的需要量和副作用。在有重要脏器受累的SLE病人中，诱导缓解期建议首选CTX或MMF治疗，如无明显副作用，建议至少应用6个月以上。在维持治疗中，可根据病情选择1～2种免疫抑制剂长期维持。目前认为羟氯喹应作为SLE的背景治疗，可在诱导缓解和维持治疗中长期应用。常用免疫抑制剂见表8-5-3。

表8-5-3　常见免疫抑制剂用法及副作用

免疫抑制剂名称	用　法	副　作　用
环磷酰胺（CTX）	0.4g，每周1次；或0.5～1.0g/m^2，每3～4周1次；口服剂量为每日1～2mg/kg	胃肠道反应、脱发、骨髓抑制、诱发感染、肝功能损害、性腺抑制、致畸、出血性膀胱炎、远期致癌性
吗替麦考酚酯（MMF）	每日1.5～2g	胃肠道反应、骨髓抑制、感染、致畸
环孢素（CsA）	每日3～5mg/kg	胃肠道反应、多毛、肝肾功能损伤、高血压、高尿酸血症、高血钾
他克莫司（FK506）	每日2～6mg	高血压、胃肠道反应、高尿酸血症、肝肾功能损伤、高血钾
甲氨蝶呤（MTX）	10～15mg，每周1次	胃肠道反应、口腔黏膜糜烂、肝功能损害、骨髓抑制，偶见肺纤维化
硫唑嘌呤（AZA）	每日50～100mg	骨髓抑制、胃肠道反应、肝功能损害
来氟米特（LEF）	每日10～20mg	腹泻、肝功能损害、皮疹、WBC下降、脱发、致畸
羟氯喹（HCQ）	0.1～0.2g，每日2次	眼底病变、胃肠道反应，神经系统症状、偶有肝功能损害
雷公藤多苷	20mg，每日2次或3次	性腺抑制、胃肠道反应、骨髓抑制、肝肾功能损伤、皮损

笔记

3. 其他药物治疗　在病情危重或治疗困难病例，可根据临床情况选择静脉注射大剂量免疫球蛋白（IVIG）、血浆置换、造血干细胞或间充质干细胞移植等。另外，近年来生物制剂也逐渐应用于SLE的治疗，目前用于临床和临床试验治疗SLE的生物制剂主要有贝利木单抗（belimumab，一种抗-BAFF抗体）和利妥昔单抗（rituximab，一种抗CD20单抗）。

4. 合并抗磷脂综合征的治疗　需根据抗磷脂抗体滴度和临床情况，应用阿司匹林或华法林抗血小板、抗凝治疗。对于反复血栓病人，可能需长期或终身抗凝。

【SLE与妊娠】

病情处于缓解期达半年以上者、没有中枢神经系统、肾脏或其他脏器严重损害、口服泼尼松剂量低于15mg/d的病人，一般能安全地妊娠，并分娩出正常婴儿。非缓解期的SLE病人容易出现流产、早产和死胎，发生率约30%，故应避孕。大多数免疫抑制剂在妊娠前3个月至妊娠期应用均可能影响胎儿的生长发育，故必须停用半年以上方能妊娠。但目前认为羟氯喹和硫唑嘌呤、钙调蛋白酶抑制剂（如环孢素、他克莫司）对妊娠影响相对较小，尤其是羟氯喹可全程使用。妊娠可诱发SLE活动，特别在妊娠早期和产后6个月内。有习惯性流产病史或抗磷脂抗体阳性者，妊娠时应服阿司匹林，或根据病情应用低分子量肝素治疗。激素通过胎盘时被灭活（但是地塞米松和倍他米松例外），孕晚期应用对胎儿影响小，妊娠时及产后可按病情需要给予激素治疗。应用免疫抑制剂及大剂量激素者产后避免哺乳。

【预后】

随着早期诊断方法的增多和SLE治疗水平的提高，SLE的预后已明显改善。目前，SLE病人的生存期已从20世纪50年代50%的4年生存率提高至80%的15年生存率；10年存活率也已达90%以上。急性期病人的死亡原因主要是SLE造成的多脏器严重损害和感染，尤其是伴有严重神经精神性狼疮、肺动脉高压和急进性狼疮肾炎者；慢性肾功能不全和药物（尤其是长期使用大剂量激素）的不良反应，冠状动脉粥样硬化性心脏病等，是SLE远期死亡的主要原因。

随着现代免疫学的研究深入，大样本SLE病人队列长期随访资料不断完善，新型治疗药物不断涌现，病人教育和管理策略的加强，SLE病人的预后必将进一步改善。

（曾小峰）

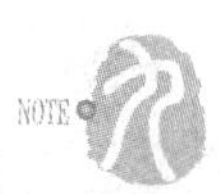

第六章 抗磷脂综合征

抗磷脂综合征(antiphospholipid syndrome,APS)是一种以反复动、静脉血栓形成、习惯性流产、血小板减少以及抗磷脂抗体持续中高滴度阳性为主要特征的非炎症性自身免疫性疾病,多见于年轻人,男女发病比率为1∶9,女性中位年龄为30岁。APS病人血中检出抗磷脂抗体是诊断APS的必要条件。临床上最常用的抗磷脂抗体包括抗心磷脂抗体、狼疮抗凝物、抗β_2GPI抗体及梅毒血清假阳性。

【病因和发病机制】

病因尚不明确,可能与遗传、感染等因素有关,部分病人继发于其他弥漫性结缔组织疾病。自身抗体的产生和存在是本病发生发展的主要基础。抗磷脂抗体诱发血栓形成及凝血的机制可能为:

1. 抗磷脂抗体影响血管内皮细胞和血小板功能 抗磷脂抗体可选择性地抑制血管内皮细胞合成和释放PGI_2,介导内皮细胞上的黏附分子受体与组织因子表达,与血小板磷脂结合后激活血小板,使其释放血栓素A_2促使血小板聚集,同时致使血管收缩,血流缓慢,导致血栓形成。

2. 促进磷脂依赖性凝血过程的发生 抗磷脂抗体与血小板和血管内皮细胞膜上带负电荷的磷脂相互作用形成免疫复合物,使血小板和血管内皮细胞膜受损,在磷脂膜上形成FⅩa-Ⅴa-Ca^{2+}-磷脂凝血酶原复合物,从而激活凝血酶原,启动凝血过程。

3. 对抗凝物质的影响 抗磷脂抗体与蛋白共辅因子β_2糖蛋白1(β_2GPI)相互作用,干扰β_2GPI与激活的内皮细胞和血小板内层胞膜的负电荷磷脂结合,抑制其抗凝作用;抗磷脂抗体使蛋白C活化受阻,导致蛋白C的抗凝功能和促进纤维蛋白溶解功能缺陷,使血液处于高凝状态;抗磷脂抗体可引起继发性抗凝血酶Ⅲ活性缺失;诱发血管内皮细胞释放血管性假性血友病因子抗原,促进血栓形成,诱导纤溶抑制。

导致病态妊娠的机制可能为:①抗磷脂抗体与胎盘抗凝蛋白结合,抑制Ⅹ因子和凝血酶原活化,抑制磷脂依赖的Ⅶ、Ⅳ和Ⅹ因子活化,使胎盘的局部抗凝能力下降,导致胎盘血栓形成及自发流产。②抗磷脂抗体通过减少合体细胞的融合,影响绒毛滋养层的生长成熟。③可能与植入前胚胎直接作用,阻碍胚胎植入导致流产。

另外,抗磷脂抗体与红细胞膜结合可引起Coombs试验阳性的溶血性贫血;与血小板磷脂结合直接破坏血小板等。

【临床表现】

APS的临床症状主要分以下两方面:

1. 病态妊娠 以自发性流产和死胎最常见。

习惯性流产和宫内死胎是APS的主要特征之一。可发生于妊娠的任何阶段,以妊娠4~9月最多。病态妊娠的危险性随着抗磷脂抗体滴度增高而增加,高滴度IgG型抗磷脂抗体(特别是IgG_2亚型)对妊娠危险性最大。胎盘活检提示胎盘滋养层变薄,绒毛血管明显减少,胎盘血管血栓形成和胎盘梗死,主要病理改变包括血栓形成、急性粥样硬化、合胞体血管膜数目增加和微动脉闭塞。母体胎盘螺旋动脉常有显著病变:血管内膜增生、管壁纤维蛋白样物质沉积、泡沫细胞浸润。

2. 血栓形成 本病血管内血栓形成可发生于所有大、中、小动脉和静脉;血栓可反复发生,既可单一发生也可泛发;受累血管病理不同于血管炎,表现为血栓形成,但无炎症现象;静脉血栓形成以深静脉血栓形成为主,以下肢深静脉血栓和肺栓塞最常见,还可见于上腔静脉、下腔静脉、肝静脉、视网膜和颅内静脉窦血栓形成。动脉栓塞可引起脑卒中或短暂性脑缺血发作。微血管受累可表现为肾衰竭和皮肤梗死。本病血栓性病变多种多样，少数病人可能同时或在 1 周之内出现多部位（≥3 个部位）血栓形成，累及脑、肾、肝或心脏等重要脏器，出现多器官功能衰竭而死亡，形成灾难性血管闭塞，称之为恶性 APS（catastrophic antiphospholipid syndrome，CAPS）。

【实验室检查】

常规检查可见血小板减少、中性粒细胞减少、溶血性贫血、Fisher-Evans 综合征；特异性检查指标包括如下几项：

1. **抗心磷脂抗体**　是目前最常检测的指标，ELISA 检测的抗心磷脂抗体对诊断 APS 的敏感性较高，特异度较低，常作为筛选试验。鉴于血栓和流产复发的高风险以及抗心磷脂抗体对临床治疗的指导意义，英国血液学会建议将筛查范围扩大至下列情况：系统性红斑狼疮、低龄（<50 岁）卒中或外周动脉栓塞病人、连续≥3 次习惯性流产者、无明显原因静脉血栓病人或者存在其他危险因素但静脉血栓反复发作者、只有过 2 次流产史或≥3 次不连续流产史病人、孕中/晚期内正常胎儿不明原因死亡者、怀疑 APS 的早期、严重子痫前期或严重胎盘功能不全者。

2. **狼疮抗凝物**　对诊断本病有较高的特异性。

3. **抗 β_2GPI 抗体**　与血栓相关性强，假阳性低，是临床更可靠的实验室诊断依据。

4. 部分病人可见抗核抗体、抗 dsDNA 抗体、抗 ENA 抗体阳性。

5. 血浆同型半胱氨酸升高与血栓形成有关；此外，对于有血栓形成者应检测蛋白 C、蛋白 S、抗凝血酶Ⅲ和因子Ⅴ Leiden 突变等。

另外，组织病理学检查对确认非炎症性血管闭塞有帮助。

【诊断】

1. **诊断**　抗磷脂综合征的诊断同时需要依靠临床表现和实验室检查。既往曾使用 1998 年日本 Sapporo 初步分类标准，2006 年悉尼 APS 分类标准对血栓和病态妊娠的临床表现进行定义，提高了该标准的诊断特异性。根据 2006 年悉尼 APS 分类标准（表 8-6-1），至少满足一条临床标准和一条实验室标准方可诊断。

表 8-6-1　抗磷脂综合征的分类标准

• 临床标准
1. 血栓形成
• 任何器官/组织发生的 1 次或 1 次以上动、静脉或者小血管血栓形成（浅表静脉血栓不做诊断指标）；必须有血栓形成的客观证据（如影像学、组织病理学等）；组织病理学如有血栓形成，血栓部位的血管壁必须没有血管炎表现。
2. 病态妊娠
• 1 次或多次无法解释的胎龄≥10 周形态学正常的胎儿死亡；必须经超声检查或对胎儿直接体检表明胎儿形态学正常；
• 在妊娠 34 周以前，因重度子痫或者重度子痫前期或者严重的胎盘功能不全所致的一次或多次形态正常的新生儿早产；
• 连续 3 次或 3 次以上无法解释的胎龄 < 10 周的自然流产，需除外母亲生殖系统解剖异常或激素水平异常，或因母亲或父亲染色体异常等因素所致。
• 实验室标准
1. 血浆中 LA 阳性：需按照国际 LAS/磷脂依赖性抗体研究组制定的血栓和止血指南进行检测。
2. 采用标准化的以心磷脂为抗原的 ELISA 法检测血清或者血浆中抗心磷脂抗体（aCL）：IgG/IgM 型中高效价抗体阳性（>40 IgG 磷脂单位或 IgM 磷脂单位，或效价大于正常人效价分布 99 百分点）
3. 采用标准化的以纯化的 β_2GPI 为抗原的 ELISA 法检测血清或者血浆抗 β_2GPI 抗体：IgG/IgM 型阳性（效价大于正常人效价分布的 99 百分点）
注：上述检测均要求间隔 12 周以上，至少 2 次或者 2 次以上阳性，如果 aPL 结果阳性与临床表现之间间隔<12 周，或者间隔超过 5 年，则不能诊断。

2. **鉴别诊断**　APS 的鉴别诊断主要依据不同的临床表现加以鉴别。多种获得性或者遗传因素亦可导致妊娠丢失和（或）血栓栓塞性疾病。

静脉栓塞需要与遗传性或者获得性凝血功能异常(如蛋白C、蛋白S、V Leiden因子缺乏)、抗凝血酶缺陷症、恶性肿瘤和骨髓增殖性疾病、肾病综合征等鉴别。

动脉栓塞需要与动脉粥样硬化、栓塞事件、心房纤颤、心房黏液瘤、感染性心内膜炎、脂肪栓塞、血栓性血小板减少性紫癜及系统性血管炎等鉴别。

同时或者先后出现动脉和静脉栓塞时,需要与肝素诱导性血小板减少症、低纤维蛋白原血症或者纤维蛋白原活化因子缺乏症、同型半胱氨酸血症、骨髓增殖性疾病、真性红细胞增多症、阵发性睡眠性血红蛋白尿、华氏巨球蛋白血症、镰状细胞病、系统性血管炎及反常栓塞等疾病鉴别。

【治疗与预后】

1. 治疗目的和原则 APS的治疗目的主要包括预防血栓形成和避免妊娠失败。治疗应做到个体化,即根据病人的不同临床表现、病情严重程度和对治疗药物的反应等制订恰当的治疗方案。治疗方法包括:抗凝、糖皮质激素、免疫抑制剂及对症支持治疗。充分抗凝是治疗APS的关键。一般情况下激素和免疫抑制剂在APS病人无需使用,但当合并严重血小板减少、溶血性贫血或发生灾难性抗磷脂综合征或有严重神经系统损害,尤其是继发SLE等其他弥漫性结缔组织病时可以使用。

2. 预防血栓形成 主要应用抗凝和抗血小板药物预防APS病人的血栓形成。肝素通过增强抗凝血酶Ⅲ与凝血酶的亲和力,加速凝血酶失活,增强蛋白C的活性,刺激血管内皮细胞释放抗凝物质和纤溶物质,抑制血小板黏附聚集等途径发挥抗凝作用。华法林是长期抗凝治疗时最广泛应用的药物,是治疗aPL导致血栓形成的基础用药。阿司匹林通过抑制血小板聚集阻止血栓形成,但小剂量阿司匹林不能有效预防血栓再发。

对于血清aPL持续阳性但未发生血栓事件的APS病人,应避免导致高凝的因素,如口服避孕药等。可考虑口服小剂量阿司匹林。对于无症状的aPL阳性SLE病人,除小剂量阿司匹林外,可加用羟氯喹预防血栓形成。

对于已经发生血栓的病人应给予正规抗凝治疗,并预防再次血栓形成。由于APS血栓复发率高,因此需要终身抗凝。

3. 妊娠处理 根据临床情况的轻重以及既往有无血栓和病态妊娠史,选用小剂量阿司匹林、普通肝素或者低分子量肝素、或者阿司匹林联合肝素治疗,上述方案治疗失败者,再次妊娠时可加用静脉输注丙种免疫球蛋白。所有病人在产后6周内均需继续使用阿司匹林和低分子量肝素,有血栓病史者产后需重新恢复华法林抗凝治疗。通过合理的治疗,超过70%的APS妊娠妇女可以顺利分娩。

4. 恶性APS 本病常骤然起病,病情凶险。治疗主张抗凝并同时使用大剂量糖皮质激素,必要时联合血浆置换、免疫吸附和静脉注射免疫球蛋白,也有使用抗CD20单抗治疗的报道。

(刘 毅)

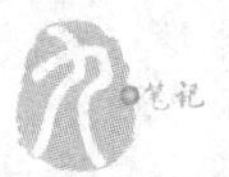

第七章　脊柱关节炎

脊柱关节炎(spondyloarthritis,SpA)过去曾称血清阴性脊柱关节病(seronegative spondyloarthropathy),是一类以累及脊柱、关节韧带和肌腱为主要表现的慢性炎症性风湿病的总称,我国患病率为1%左右。最典型的疾病是强直性脊柱炎(ankylosing spondylitis,AS)。其他SpA疾病包括反应性关节炎(reactive arthritis,ReA)、银屑病关节炎(psoriatic arthritis,PsA)、炎症性肠病关节炎(inflammatory bowel disease arthritis,IBDA)、幼年脊柱关节炎(juvenile-onset spondyloarthritis)及未分化脊柱关节炎(undifferentiated spondylarthritis,USpA)。不同形式的SpA具有多种共同的临床特征:①最突出的特征是中轴关节(尤其是骶髂关节)炎症;②炎症性外周关节炎常累及下肢关节,并为不对称性;③常见指/趾炎(香肠指/趾)和附着点炎(韧带或肌腱的骨骼附着处炎症);④与HLA-B27密切关联;⑤阳性家族史;⑥皮肤和生殖器病变、眼和肠道炎症、与先前或持续性感染性疾病相关。

第一节　强直性脊柱炎

AS是SpA常见的临床类型,以中轴关节受累为主,可伴发关节外表现,严重者可发生脊柱强直和畸形。我国患病率0.25%左右。

【流行病学】

约90%的病人HLA-B27阳性,而亚洲普通人群HLA-B27阳性率仅4%~8%,提示本病与HLA-B27高度相关。家族聚集患病现象较常见。

【病因和发病机制】

本病是遗传和环境因素共同作用引发的多基因遗传病,其中主要易感基因是*HLA-B27*,迄今已发现210种以上的HLA-B27亚型,其中HLA-B2704、B2705等是AS的易感单倍体型。在MHC区和非MHC区域还存在AS的其他易感基因。AS可能还与泌尿生殖道沙眼衣原体、志贺菌、沙门菌和结肠耶尔森菌等某些肠道病原菌感染有关,这些病原体激发了机体炎症和免疫应答,造成组织损伤而参与疾病的发生和发展。

【病理】

附着点病(炎)指肌腱、韧带和关节囊等附着于骨关节部位的非特异性炎症、纤维化乃至骨化,为本病基本病变。骶髂关节是本病最早累及的部位,病理表现为滑膜炎,软骨变性、破坏,软骨下骨板破坏以及炎症细胞浸润等。反复的炎症可导致附着点侵蚀、附近骨髓炎症、水肿乃至受累部位新骨形成、关节间隙消失。典型晚期表现为椎体方形变、韧带钙化、脊柱呈“竹节样”变等。

葡萄膜炎和虹膜炎不少见,主动脉根炎和心肌及传导系统病变较少见。骨折一般认为是继发性病变。

【临床表现】

多数起病缓慢而隐匿。男女比率约1∶1,男性病情较重。发病年龄多在20~30岁。16岁以前发病者称幼年型AS,晚发型常指40岁以后发病者,且临床表现常不典型。

1. 症状　首发症状常为下腰背痛伴晨僵,也可表现为单侧、双侧或交替性臀部、腹股沟向下肢放射的酸痛等。症状在夜间休息或久坐时较重,活动后可以减轻。对非甾体抗炎药反应良好。一般持续大于3个月。晚期可有腰椎各方向活动受限和胸廓活动度减低。随着病情进展,整个脊柱常自下而上发生强直。

最典型和常见的表现为炎性腰背痛，附着点炎多见于足跟、足掌部，也见于膝关节、胸肋连接、脊椎骨突、髂嵴、大转子和坐骨结节等部位。部分病人首发症状可以是下肢大关节如髋、膝或踝关节痛，常为非对称性、反复发作与缓解，可伴发骨关节破坏。幼年起病者尤为常见，可伴或不伴有下腰背痛。

关节外症状：30%左右的病人可出现反复发作的葡萄膜炎或虹膜炎。1%～33%的病人可出现升主动脉根部扩张和主动脉瓣病变以及心传导系统异常；少见的有肾功能异常、上肺间质性肺炎、下肢麻木、感觉异常及肌肉萎缩和淀粉样变等。晚期病例常伴骨密度下降甚至严重骨质疏松，易发生脆性骨折。

2. 体征 常见体征为骶髂关节压痛，脊柱前屈、后伸、侧弯和转动受限，胸廓活动度减低，枕墙距>0等。

【实验室和影像学检查】

（一）实验室检查

无特异性实验室检查指标。RF阴性，活动期可有血沉和C反应蛋白升高。90%左右的病人HLA-B27阳性。

（二）影像学检查

放射学骶髂关节炎是诊断的关键。

1. 常规X线片 临床常规拍摄骨盆正位像，除观察骶髂关节外，还便于了解髋关节、坐骨、耻骨联合等部位的病变。全脊柱尤其腰椎是脊柱最早受累的部位，主要观察有无韧带钙化、脊柱有无“竹节样”变、椎体方形变以及椎小关节和脊柱生理曲度改变等。

可根据骶髂关节普通X线的特征性影像学表现情况分为5个等级：0级：正常；1级：疑似改变；2级：轻微异常，局部小区域出现侵蚀或硬化，关节间隙宽度无改变；3级：明显异常，中度或晚期骶髂关节炎，伴有侵蚀、硬化征象、增宽、狭窄或部分关节强直；4级：严重异常，完全性关节强直。根据这些分级标准，如果影像学检查发现双侧分级至少为2级，或者单侧分级至少为3级，则认为病人的影像学骶髂关节炎证据为阳性。

2. CT检查 CT分辨率高，层面无干扰，能发现骶髂关节轻微的变化，有利于早期诊断，对于常规X线难以确诊的病例，有利于明确诊断。

3. MRI检查 骶髂关节和脊柱MRI检查能显示关节和骨髓的水肿、脂肪变性等急慢性炎症改变，以及周围韧带硬化、骨赘形成、骨质破坏、关节强直等结构改变。因此能比CT更早发现骶髂关节炎。

【诊断与鉴别诊断】

1. 诊断 常用1984年修订的纽约标准：

（1）临床标准：①腰痛、晨僵3个月以上，活动改善，休息无改善；②腰椎额状面和矢状面活动受限；③胸廓活动度低于相应年龄、性别的正常人。

（2）放射学标准（骶髂关节炎分级同纽约标准）：双侧≥Ⅱ级或单侧Ⅲ-Ⅳ级骶髂关节炎。

（3）诊断：①肯定AS：符合放射学标准和1项（及以上）临床标准者；②可能AS：符合3项临床标准，或符合放射学标准而不伴任何临床标准者。

2. 鉴别诊断 慢性腰痛和僵硬是十分常见的临床症状，各年龄段均可发生，多种原因，如外伤、脊柱侧凸、骨折、感染、骨质疏松和肿瘤等均可引起，应加以鉴别。对青壮年来说，椎间盘病和腰肌劳损或外伤较为多见。要注意病史的询问和炎性背痛与机械性痛的鉴别。以外周关节炎为首发症状者应与RA和OA等疾病鉴别，可行RF、HLA-B27以及有关影像学等检查。

【治疗】

2011年国际脊柱关节炎专家评估协会（ASAS）/欧洲抗风湿联盟（EULAR）建议的总体原则是：①AS是一种多种临床表现并具有潜在严重后果的疾病，需要在风湿科医生协调下作多学科联合治

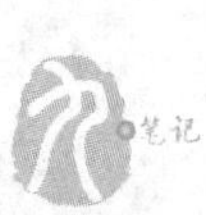

疗；②AS的主要治疗目标是通过控制症状和炎症来最大限度地提高生活质量，避免远期关节畸形，保持社交能力；③AS的治疗目的是在医生和病人共同决策下对病人进行最好的照顾；④同时兼顾药物和非药物治疗。

1. 非药物治疗　AS的非药物治疗基础是病人教育和规律的锻炼及物理治疗，锻炼尤其针对脊柱、胸廓、髋关节活动等锻炼更为有效。晚期病人还需注意正确的立、坐、卧姿势；睡硬板床、低枕，避免过度负重和剧烈运动。

2. 药物治疗　非甾体抗炎药（NSAIDs）和抗TNF拮抗剂是治疗AS病人的一线用药；没有足够证据证实DMARDs包括柳氮磺吡啶和甲氨蝶呤对AS中轴疾病有效；对急性眼葡萄膜炎、肌肉关节的炎症可考虑局部直接注射糖皮质激素，循证医学证据不支持全身应用糖皮质激素治疗中轴关节病变；植物药的疗效值得研究和试用。

外科治疗：对于髋关节病变导致难治性疼痛或关节残疾及有放射学证据的结构破坏，无论年龄多大都应该考虑全髋关节置换术。对有严重残疾畸形的病人可以考虑脊柱矫形术。发生急性脊柱骨折的AS病人应该进行脊柱手术治疗。

2016年起，AS的规范治疗指南中纳入了中轴型脊柱关节炎（axial spondyloarthritis，axSpA）（详见下述）。

【预后】

本病一般不影响寿命，但可影响病人的正常生活和工作，甚至致残。及时、正确的治疗可降低发生严重脊柱和关节畸形的风险。髋关节受累、HLA-B27阳性，持续的血沉、C反应蛋白增高和幼年起病等常是预后不良的相关因素。近年来认为吸烟也是AS预后不良的因素之一。

第二节　脊柱关节炎

【分类和诊断】

AS、反应性关节炎、PsA等已有分类标准。然而，这些标准不利于早期诊断。2009年及2011年ASAS先后提出了新的脊柱关节炎分类，即分为中轴型SpA和外周型SpA两类，核心内容如下：

1. 中轴型SpA分类标准　对于腰背痛至少持续3个月，发病年龄小于45岁的病人，若符合以下任何一条标准，即可诊断为脊柱关节炎：①影像学提示骶髂关节炎且伴至少有1项SpA的临床特征；②HLA-B27阳性伴至少2项其他SpA临床特征。

SpA临床特征包括：①炎性腰背痛；②关节炎：指曾经或目前存在由医生确诊的急性滑膜炎；③附着点炎：指曾经或目前存在跟腱插入部位或足底筋膜的自发疼痛或压痛；④由眼科医师确诊的前葡萄膜炎；⑤曾经或目前由医生确诊的指（趾）炎；⑥银屑病：指曾经或目前由医生确诊的银屑病；⑦曾经或目前由医生确诊的克罗恩病或溃疡性结肠炎；⑧对NSAIDs药物反应良好：指服用足够剂量的NSAIDs药物24～48小时后，腰背痛缓解或消失；⑨有SpA家族史，直系或2级亲属中患有AS、银屑病、葡萄膜炎、反应性关节炎或炎症性肠病等；⑩HLA-B27阳性：经过标准的实验室技术检测阳性；C反应蛋白升高。

有关影像学提示骶髂关节炎仅需符合下述的任何一条：①X线可见的骶髂关节炎，符合1984年修订的纽约标准双侧2～4级病变，单侧3～4级病变；②MRI提示的活动性（急性）骶髂关节炎，即明确的骨髓水肿及骨炎。

按2009年重新定义的炎性腰背痛筛选标准，下述5项中满足4项者即可诊断为炎性腰背痛：①腰背痛发生于40岁以前；②隐匿性发作；③运动后可改善；④休息后无缓解；⑤夜间痛，起床后可缓解。

2. 外周型SpA分类标准　该标准覆盖了无影像学表现和有影像学表现的临床类型，其敏感性和特异性分别达79.5%和83.3%。外周型SpA的分类标准描述如下：对于目前无炎性背痛，仅存在

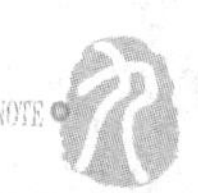

外周症状的病人，出现有关节炎、肌腱端炎或指（趾）炎中任一项时，加上如下其中一种情况就可作出分类：

（1）加上以下任一项 SpA 临床特征：①葡萄膜炎；②银屑病；③克罗恩病/溃疡性结肠炎；④前驱感染；⑤HLA-B27 阳性；⑥影像学提示骶髂关节炎。

（2）加上以下至少 2 项其他 SpA 临床特征：①关节炎；②肌腱端炎；③指（趾）炎；④炎性背痛既往史；⑤SpA 家族史。

【治疗】

病人教育是争取良好预后的关键，近年来强调要戒烟。有关药物治疗，2016 年 ASAS 对中轴型 SpA 者强调：

1. NSAIDs 是治疗有疼痛和晨僵的 axSpA 病人的一线用药；病情活动、有临床症状的病人需要 NSAIDs 持续治疗，有禁忌证和（或）不能耐受的病人，可以考虑应用如对乙酰氨基酚和阿片类药物等镇痛药。

2. TNF 抑制剂 符合 2009 年 ASAS 的 axSpA 分类标准病人可适用。目前推荐在至少经 2 种 NSAIDs 足量治疗 2～4 周疗效不佳的病人可以使用该类药物。

3. DMARDs 对外周关节受累病人，需使用一种 DMARDs 药物规律治疗，优选柳氮磺吡啶；至少要使用 12 周。

2012 年，由国际 ASAS 组织提出脊柱关节炎（spondyloarthritis，SpA）的一般治疗目标以及达标治疗（treat to target，T2T）策略，2017 年更新后强调 T2T 的 5 条首要原则、11 条达标治疗。具体推荐如下：

首要原则是：①通过评估疾病活动度并据此调整治疗的达标治疗可以改善预后；②治疗目标必须基于病人和风湿病专家的共同决策；③SpA 和 PsA 是多系统受累的疾病；肌肉骨骼和关节外表现的治疗应该由风湿病专家和其他专家（如皮肤病专家、胃肠专家，眼科专家）按需协调；④SpA 或 PsA 病人治疗目标为通过控制症状和体征、阻断结构损伤、保留正常功能、避免药物毒性以及使并发症最少化，达到最佳的与健康相关的生存质量和社会参与；⑤消除炎症对于达到这些目标很重要。

达标治疗的推荐是：①治疗目标应该是肌肉骨骼［关节炎、指（趾）炎、肌腱端炎、中轴疾病］和关节外表现的临床缓解/不活动的疾病状态；②治疗目标应该基于疾病当前的临床表现而个体化；确定达到目标所需时间时应该考虑到治疗方式对目标的影响；③疾病的临床缓解/不活动定义为不存在与疾病活动显著相关的临床和实验室检查证据；④低/极低的疾病活动可以作为替代治疗目标；⑤疾病活动度评估应该基于临床症状和体征以及急性期反应物；⑥临床中应该做到通过对肌肉骨骼的疾病活动度评估以及皮肤和（或）其他相关的关节外表现的评估来确定治疗目标并且指导治疗决策；⑦中轴型 SpA 优选 ASDAS 作为评估工具，而 PsA 则应该考虑 DAPSA 或 MDA 来确定目标；⑧目标和疾病活动度评估的选择应该要考虑到并发症、病人因素和药物相关风险；⑨除了临床和实验室评估，临床治疗中也可以考虑影像学结果；⑩目标一旦达到，理论上应在疾病全过程保持；⑪应适当告知病人参与到治疗目标以及达到目标计划所使用策略的风险和获益的讨论中来。

（古洁若）

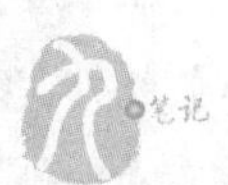

第八章　干燥综合征

干燥综合征是一种以侵犯泪腺、唾液腺等外分泌腺体、B淋巴细胞异常增殖、组织淋巴细胞浸润为特征的弥漫性结缔组织病。临床上主要表现为干燥性角结膜炎和口腔干燥症，还可累及内脏器官。本病分为原发性和继发性两类，后者指继发于另一诊断明确的结缔组织病或其他疾病者。本章主要讲述原发性干燥综合征(primary Sjögren syndrome，pSS)。

【流行病学】

据估测我国pSS的患病率为0.29%～0.77%，老年人的患病率为2%～4.8%。女性多见，男女比为1∶9～1∶10。任何年龄均可发病；好发年龄为30～60岁，是一种较常见的风湿性疾病。

【病因和发病机制】

pSS的确切病因和发病机制不明。遗传、感染、环境等多因素参与发病。研究显示HLA-DRB1 ＊0301、DQA1 ＊0501、DQB1 ＊0201单倍体型与pSS发病易感的相关性最强；易感人群在感染某些病毒如EB病毒后，可以诱发自身免疫反应。外周血T细胞减少、B细胞过度增殖是pSS病人免疫异常的最突出特点。异常增殖的B细胞分化为浆细胞，产生大量免疫球蛋白及自身抗体，尤其是抗SSA和SSB抗体。除自身免疫反应外，pSS还伴有明显的炎症过程，通过多种细胞因子和炎症介质造成组织损伤，尤其在外分泌腺体。

【病理】

本病主要累及外分泌腺体，以唾液腺和泪腺为代表，表现为腺体导管扩张、狭窄及腺体间质大量淋巴细胞浸润、小唾液腺上皮细胞破坏和萎缩。类似病变还可出现在其他外分泌腺体，如皮肤、呼吸道、胃肠道和阴道黏膜，以及肾小管、胆小管、胰腺导管等具外分泌腺体功能的内脏器官。

【临床表现】

起病多隐匿，临床表现多样，主要与被破坏腺体的外分泌功能减退有关。

(一) 局部表现

1. 口腔干燥症　唾液腺病变可引起下述症状：①口干：近80%的病人主诉口干，严重者需频频饮水，进食固体食物需以水送下。②猖獗性龋齿：牙齿逐渐变黑，继而小片脱落，最终只留残根，是本病的特征之一。③唾液腺炎：以腮腺受累最常见，约50%的病人有间歇性腮腺肿痛，累及单侧或双侧，可自行消退，持续肿大者应警惕恶性淋巴瘤的可能。少数病人有颌下腺、舌下腺肿大。④舌：表现为舌痛，舌面干、裂、潮红，舌乳头萎缩，呈“镜面舌”样改变。

2. 干燥性角结膜炎　因泪液分泌减少而出现眼干涩、异物感、磨砂感、少泪等症状，部分病人可因泪腺肿大表现为眼睑肿胀，角膜干燥严重者可致角膜溃疡，但穿孔失明者少见。

(二) 系统表现

可出现全身症状，如乏力、低热等，约2/3的病人出现其他外分泌腺体和系统损害。

1. 皮肤黏膜　约1/4的病人出现皮疹，特征性的为高出皮面的紫癜样皮疹，多见于下肢，为米粒大小、边界清楚的丘疹，压之不褪色，分批出现，反复发作者可遗留色素沉着，与高球蛋白、冷球蛋白血症有关。还可有荨麻疹样皮疹、结节红斑等。

2. 肌肉骨骼　约80%的病人有关节痛，其中10%者有关节肿，多不严重，多数可自行缓解，发生关节破坏者极少；有些病人的关节表现和类风湿关节炎非常相似。3%～14%的病人有肌炎表现。

3. 肾　30%～50%的病人有肾损害，主要累及远端肾小管，表现为因肾小管酸中毒引起的周期性低钾性麻痹，严重者出现肾钙化、肾结石、肾性尿崩症及肾性骨病。近端肾小管损害较少见。部分病人肾小球损害较明显，可能与淀粉样变、免疫复合物沉积、药物不良反应等有关。

4. 呼吸系统 上、下呼吸系统均可受累，表现为鼻干、干燥性咽喉炎、干燥性气管/支气管炎，引起干咳，小气道受累者可出现呼吸困难。部分病人胸部影像学上表现为肺大疱、间质性肺炎等，一些病人可发展为呼吸衰竭，少数病人会出现肺动脉高压。

5. 消化系统 因黏膜层外分泌腺体破坏出现食管黏膜萎缩、萎缩性胃炎、慢性腹泻等非特异症状。肝脏损害见于约20%的病人，临床上可无相关症状，部分病人并发免疫性肝病，以原发性胆汁性胆管炎多见。部分病人出现亚临床胰腺炎，导致慢性胰腺炎者亦非罕见。

6. 神经系统 周围和中枢神经系统均可累及，以周围神经损害多见。可出现感觉、运动神经异常，偏瘫，横断性脊髓炎等，亦有无菌性脑膜炎、视神经脊髓炎和多发性硬化的报道。

7. 血液系统 可出现白细胞减少和(或)血小板减少。pSS病人发生淋巴瘤的危险较普通人群高近40倍，多为大B细胞来源的非霍奇金淋巴瘤。持续腮腺肿大、新近出现的白细胞减少、贫血、单克隆球蛋白、原有自身抗体消失提示可能发展为淋巴瘤。

8. 甲状腺疾病 近45%的病人出现甲状腺功能异常，约20%的病人同时伴有自身免疫性甲状腺炎的表现。

【实验室和其他检查】

(一) 血、尿常规及其他常规检查

20%的病人出现贫血，多为正细胞正色素型，16%的病人出现白细胞减低，13%的病人出现血小板减少。通过氯化铵负荷试验可发现约50%的病人有亚临床肾小管酸中毒。60%～70%病人血沉增快、C反应蛋白增高。

(二) 自身抗体

80%以上的病人ANA阳性，抗SSA、抗SSB抗体阳性率分别为70%和40%，前者对诊断的敏感性高，后者特异性较强。抗U1RNP抗体、抗着丝点抗体(ACA)的阳性率均为5%～10%；43%的病人类风湿因子(RF)阳性，约20%的病人抗心磷脂抗体(aCL)阳性。一些病人中能够检测到抗α-fodrin抗体，α-fodrin是一种唾液腺特异蛋白；近来发现pSS病人中存在抗毒蕈碱受体3(M3)抗体，可能与口眼干有关。

(三) 高球蛋白血症

以IgG升高为主，为多克隆性，少数病人出现巨球蛋白血症。

(四) 其他检查

1. 干燥性角结膜炎检测

(1) Schirmer试验：将5mm×35mm长的滤纸一端折成直角，消毒后放入结膜囊内，滤纸浸湿长度正常为15mm/5min，≤5mm/5min则为阳性。

(2) 泪膜破裂时间(BUT试验)：<10秒为阳性。

(3) 眼部染色：即OSS(ocular staining score，OSS)染色评分，采用角膜荧光素染色和结膜丽丝胺绿染色进行综合评分。将每眼眼表分为3部分，即鼻侧结膜、角膜和颞侧结膜。其中鼻侧和颞侧结膜按照睑裂区结膜着染点的数量评分(表8-8-1)，OSS评分≥3分即为阳性。OSS受试者在试验前不能使用滴眼液，5年内未行角膜手术或眼睑整容手术。

2. 口干燥症相关检查

(1) 唾液流率：将中空导管相连的小吸盘以负压吸附于单侧腮腺导管开口处，收集唾液分泌量。未经刺激唾液流量>0.5ml/min为正常，≤0.1ml/min为阳性。

(2) 腮腺造影：腮腺导管不规则、狭窄或扩张，碘液淤积于腺体末端呈葡萄状或雪花状。

(3) 涎腺放射性核素扫描：观察^{99m}Tc化合物的摄取、浓缩和排泄。

3. 唇腺活检 凡淋巴细胞聚集≥50个即为1个灶，每4mm^{2}唾液腺组织中有≥1个灶，则为组织病理学检查阳性，可作为诊断依据。其他如腺体萎缩、导管扩张、其他炎症细胞浸润等非特异表现不

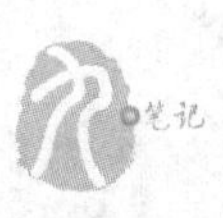

能作为诊断依据。

表 8-8-1　OSS 眼染色评分标准

	角膜染色		结膜染色	
染色剂	0.5%荧光素钠溶液		1%丽丝胺绿溶液	
评分标准	分数	着染点数量	分数	着染点数量
	0 分	0	0 分	0 ~ 9
	1 分	1 ~ 5	1 分	10 ~ 32
	2 分	6 ~ 30	2 分	33 ~ 100
	3 分	>30	3 分	>100 个
	+1 分	着染点融合成片		
	+1 分	着染点出现在瞳孔区		
	+1 分	出现丝状角膜炎		

注:①OSS 评分=鼻侧结膜评分+角膜评分+颞侧结膜评分;②鼻侧、颞侧结膜染色最高评分各为 3,角膜最高评分为 6,因此角膜和鼻、颞侧结膜染色评分最高为 12;③双眼分别评分,评分结果不相加

【诊断与鉴别诊断】

诊断有赖于干燥性角结膜炎和口干燥症检测、血清抗 SSA 和(或)抗 SSB 抗体阳性、唇腺组织病理学检查有灶性淋巴细胞浸润。后两项特异性较强。

(一) 诊断标准

2002 年修订的 pSS 国际分类标准被普遍采用(表 8-8-2),其敏感性为 89.5%,特异性为 97.8%。但必须除外头、颈、面部放疗史,丙型肝炎病毒感染,艾滋病,淋巴瘤,结节病,移植物抗宿主病,抗乙酰胆碱药物的使用(如阿托品、莨菪碱、溴丙胺太林、颠茄等)及 IgG4 相关疾病。

表 8-8-2　2002 年干燥综合征国际分类/诊断标准

2002 年干燥综合征国际分类/诊断标准
Ⅰ口腔症状:3 项中有 1 项或 1 项以上
1. 每日感口干持续 3 个月以上
2. 成年后腮腺反复或持续肿大
3. 吞咽干性食物时需用水帮助
Ⅱ眼部症状:3 项中有 1 项或 1 项以上
1. 每日感到不能忍受的眼干持续 3 个月以上
2. 有反复的沙子进眼或砂磨感觉
3. 每日需用人工泪液 3 次或 3 次以上
Ⅲ眼部体征:下述检查任 1 项或 1 项以上阳性
1. Schirmer 试验(+)(≤5mm/5min)
2. 角膜染色(+)(≥4 van Bijsterveld 计分法)
Ⅳ组织学检查:下唇腺病理示淋巴细胞灶≥1 个(每 4mm^2 组织)
Ⅴ唾液腺受损:下述检查任 1 项或 1 项以上阳性
1. 唾液流率(+)(≤1.5ml/15min)
2. 腮腺造影(+)
3. 唾液腺放射性核素检查(+)
Ⅵ自身抗体:抗 SSA 或抗 SSB(+)(双扩散法)
1. 原发性干燥综合征无任何潜在疾病的情况下,符合下述任 1 条则可诊断:
a. 符合上述 4 条或 4 条以上,但必须含有条目Ⅳ(组织学检查)和(或)条目Ⅵ(自身抗体)
b. 条目Ⅲ、Ⅳ、Ⅴ、Ⅵ 4 条中任 3 条阳性
2. 继发性干燥综合征病人有潜在的疾病(如任一结缔组织病),而符合表 8-8-2 Ⅰ和Ⅱ中任 1 条,同时符合条目Ⅲ、Ⅳ、Ⅴ中任 2 条

(二) 鉴别诊断

1. 系统性红斑狼疮　好发于青年女性,常伴发热、面部蝶形红斑、口腔溃疡、脱发、关节肿痛,血

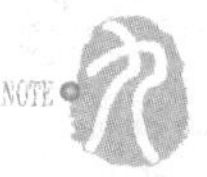

尿、蛋白尿常见，血清学检查有特征性的抗 dsDNA 抗体、抗 Sm 抗体和低补体血症；出现明显口眼干症状、肾小管酸中毒者少见。

2. 类风湿关节炎 以对称性多关节肿痛、晨僵为突出特点，除类风湿因子阳性外，还会检测到特异性较高的抗 CCP 抗体，关节病变是进展性的，X 线检查能看到关节破坏，晚期可出现特征性的关节畸形；而 pSS 病人的关节症状远不如类风湿关节炎明显和严重，极少有关节破坏、畸形和功能受限。

3. 其他原因引起的口眼干 老年性腺体功能下降、糖尿病或药物所致，可通过病史来鉴别。

4. 丙型肝炎病毒感染 可以引起口干、眼干症状，一些病人会出现下肢紫癜和血清冷球蛋白，易与 pSS 混淆。但血清抗丙型肝炎抗体阳性、抗 SSA/SSB 抗体阴性可鉴别。

5. IgG4 相关疾病 是一组以血清 IgG4 水平升高和组织中出现表达 IgG4 的浆细胞为特征的疾病，临床上表现为泪腺、腮腺肿大，还可出现自身免疫性胰腺炎、原发性硬化性胆管炎、腹膜后纤维化等。

【治疗】

尚无根治方法。没有内脏损害者以替代和对症治疗为主，有内脏损害者则需进行免疫抑制治疗。

1. 局部治疗 减轻口干很困难，应停止吸烟、饮酒及避免服用引起口干的药物，保持口腔清洁，减少龋齿和口腔继发感染。替代品如人工泪液、人工唾液和凝胶等可减轻局部症状。M_3 受体激动剂毛果芸香碱可用于改善口眼干症状。

2. 系统治疗 对出现关节炎、肺间质病变、肝、肾及神经等唾液腺外表现的病人，应根据病情严重程度予糖皮质激素、免疫抑制剂等治疗。

3. 对症处理 纠正急性低钾血症以静脉补钾为主，平稳后改口服钾盐片，有的病人需终身服用，以防低血钾再次发生。非甾体抗炎药对肌肉、关节疼痛有一定疗效。

4. 生物制剂 抗 CD20 单克隆抗体可以抑制 B 细胞生成，可能成为有效的治疗药物。

【预后】

病变仅局限于唾液腺、泪腺、皮肤黏膜等外分泌腺体者预后良好。有内脏损害者经恰当治疗后大多可以控制病情。如治疗不及时，病情可恶化甚至危及生命。出现肺纤维化、中枢神经病变、肾功能不全、恶性淋巴瘤者预后较差。

（田新平）

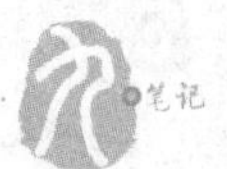
笔记

第九章　原发性血管炎

第一节　概　　论

血管炎(vasculitis)是指在病理上以血管壁炎症为特征的一组炎性自身免疫性疾病,分为原发性和继发性。原发性血管炎是指不合并有另一种已明确疾病的系统性血管炎,继发性血管炎是指继发于另一确诊疾病的血管炎,如感染、肿瘤、弥漫性结缔组织病等。

【分类】

2012 年 Chapel Hill 会议根据主要受累血管的大小对血管炎进行了命名和分类,见表 8-9-1。

表 8-9-1　2012 年 Chapel Hill 会议制定的血管炎分类

分类
累及大血管的系统性血管炎:大动脉炎、巨细胞动脉炎
累及中等大小血管的系统性血管炎:结节性多动脉炎、川崎病
累及小血管的系统性血管炎:
ANCA 相关血管炎
显微镜下多血管炎
肉芽肿性多血管炎
嗜酸性肉芽肿性多血管炎
免疫复合物性小血管炎
抗肾小球基底膜病
冷球蛋白性血管炎
IgA 血管炎
低补体血症性荨麻疹性血管炎
累及血管大小可变的系统性血管炎:贝赫切特病、科根综合征
单器官血管炎
皮肤白细胞破碎性血管炎
皮肤动脉炎
原发性中枢神经系统血管炎
孤立性主动脉炎
与系统性疾病相关的血管炎
红斑狼疮相关血管炎
类风湿关节炎相关血管炎
结节病相关血管炎
与可能病因相关的血管炎
丙肝病毒相关冷球蛋白血症性血管炎
乙肝病毒相关血管炎
梅毒相关主动脉炎
血清病相关免疫复合物性血管炎
药物相关免疫复合物性血管炎
药物相关 ANCA 相关血管炎
肿瘤相关血管炎

【病因和发病机制】

（一）病因

尚不完全清楚。一般认为与遗传、感染和环境因素有关。研究发现，HLA-DRB1 ＊01、HLA-DRB1 ＊04 与巨细胞动脉炎易感性相关；HLA-DRB52 ＊01 与大动脉炎易感性相关；HLA-DP、DQ 基因与抗中性粒细胞胞浆抗体（antineutrophil cytoplasmic antibody，ANCA）相关血管炎的易感性相关；病毒感染也与血管炎的发病相关，如 10% 的结节性多动脉炎（polyarteritis nodosa，PAN）病人伴有乙型肝炎病毒感染；80% 混合型冷球蛋白血症病人同时伴有丙型肝炎病毒感染；另外人类免疫缺陷病毒（HIV）及巨细胞病毒（CMV）感染者亦可出现血管炎的表现。结核分枝杆菌感染与大血管炎如大动脉炎和白塞病的发病相关；60% ~70% 的肉芽肿性多血管炎（granulomatosis with polyangiitis，GPA）病人是金黄色葡萄球菌和大肠埃希菌的带菌者；川崎病的发生可能与金黄色葡萄球菌和链球菌感染有关。另外，一些药物，如丙硫氧嘧啶、肼屈嗪和可卡因等也能通过诱导 ANCA 的产生而引起血管炎。

（二）发病机制

发病机制不清，但可能与遗传、感染、固有免疫系统和获得性免疫系统异常有关。遗传易感者，在微生物、毒素或药物等因素的触发下，引起针对这些外来抗原或物质的异常免疫应答，损伤血管壁，导致血管炎。中性粒细胞、巨噬细胞、淋巴细胞、内皮细胞以及它们各自分泌的细胞因子、自身抗体与补体都参与了发病。

1. **感染**　外来感染原对血管的直接损害在发病中起一定作用。

2. **巨噬细胞及其细胞因子**　一些细菌或病毒可通过多种途径激活固有免疫系统，其中包括巨噬细胞。巨噬细胞被激活后，释放致炎症细胞因子如肿瘤坏死因子-α（TNF-α）和白介素-6（IL-6）、IL-1 等，导致血管壁炎症；巨噬细胞还可激活 T 细胞和 B 细胞，导致免疫异常，使血管壁的炎症过程得以持续，造成受累脏器损害。

3. **自身抗体**　自身抗体在血管炎发病中起重要作用，其中最重要的是 ANCA。ANCA 是第一个被证实参与原发性血管炎发病的自身抗体。ANCA 的靶抗原为中性粒细胞胞质内的多种成分，如丝氨酸蛋白酶 3（PR3）、髓过氧化物酶（MPO）、弹性蛋白酶、乳铁蛋白等，其中 PR3 和 MPO 是主要的靶抗原。当人体受到微生物感染时，中性粒细胞被募集参与抗击外来感染原，同时也会在外来感染原的作用下发生凋亡。在遗传易感个体，中性粒细胞对外来微生物感染的应答出现异常，其在凋亡过程中释放出一种富含染色质的网状结构，称为中性粒细胞细胞外捕网（neutrophil extracellular traps，NETs）。该网富含多种蛋白成分，包括 PR3 和 MPO 等多种 ANCA 针对的靶抗原；NETs 中的这些蛋白会被循环中的抗原提呈细胞捕获，作为抗原提呈给 T 细胞和 B 细胞，最终形成针对这些抗原成分的抗体，即 ANCA，并释放入血液循环。被感染微生物或外来抗原激活的巨噬细胞释放的细胞因子（如 TNF、IL-1）会诱导中性粒细胞将其胞质内 ANCA 的靶抗原如 PR3、MPO 等转移到细胞膜表面，在黏附分子作用下与 ANCA 形成聚合物，附着于血管内皮细胞表面，导致中性粒细胞发生“呼吸爆发”，中性粒细胞脱颗粒、释放反应性氧分子、蛋白溶解酶等，使局部血管壁受到损害，引发血管炎。

4. **补体系统**　补体系统是固有免疫反应的重要组成部分。在 ANCA 相关血管炎中，受到感染原攻击的中性粒细胞可以激活补体替代途经，释放其中的一些成分，如 C5a 片段，造成血管与组织脏器损伤。一些系统性疾病伴发的血管炎中，补体经典途径也会参与发病。

【病理】

血管炎的基本病理改变是血管壁的炎症和坏死。主要的病理改变有：①血管壁炎症与坏死：表现为包括中性粒细胞、淋巴细胞、巨噬细胞等多种炎症细胞浸润及血管壁的纤维素样坏死，血管壁的纤维素样坏死是血管炎的特征性病理改变。除嗜酸性肉芽肿性多血管炎（eosinophilic granulomatosis with polyangiitis，EGPA）外，嗜酸性粒细胞浸润很少见。在一些血管炎中，浸润的炎症细胞还会形成巨细胞和由不同炎症细胞组成的肉芽肿，如见于肉芽肿性多动脉炎（GPA）的淋巴细胞性肉芽肿和EGPA 的嗜酸性粒细胞性肉芽肿。②管壁结构破坏：发生炎症反应的血管壁会出现胶原沉积、纤维

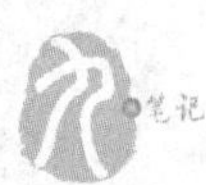
笔记

化，血管壁增厚、管腔狭窄，可继发血栓形成。血管壁的炎症还会造成弹力纤维和平滑肌受损，形成动脉瘤和血管扩张，这种病变见于累及肌性动脉的血管炎。在一个血管炎病人中，可以存在一种以上的血管病理改变，即使在同一受累的血管，其病变也常呈节段性。

【诊断】

血管炎诊断较困难，需根据临床表现、实验室检查、病理活检及影像学资料等综合判断，以确定血管炎的类型及病变范围。

（一）临床表现

血管炎的临床表现主要取决于受累血管的类型、大小以及受累的器官，因此临床表现复杂多样，且无特异性。常见的临床表现包括炎症引起的全身症状以及血管病变所在器官的炎症、缺血改变和功能异常。全身症状有乏力、发热、关节及肌肉疼痛、体重减轻等，脏器受累的表现依累及器官不同而变化多端，如皮肤受累会出现多种皮疹；肺受累出现咳嗽、咳痰、咯血、呼吸困难；肾脏受累出现蛋白尿、血尿、高血压及肾功能不全；神经系统受累病人会出现头痛、眩晕、意识状态改变、脑卒中、周围神经病变等。

恶性肿瘤、感染性心内膜炎、肌纤维发育不良、动脉粥样硬化和非血管炎性栓塞（抗磷脂综合征、弥散性血管内凝血、胆固醇栓塞及肿瘤性栓塞）等疾病可模拟系统性血管炎的临床表现，要注意加以鉴别。

（二）实验室检查

多数病人会出现血白细胞、血小板计数升高、慢性病性贫血；在疾病活动期可出现血沉、C反应蛋白升高；肾脏受累者可以出现血尿、蛋白尿和红细胞管型、血肌酐水平升高等。

（三）特殊检查

1. ANCA　有两种测定ANCA的方法，一为间接免疫荧光法，另一为酶联免疫吸附试验（ELISA）。如在间接免疫荧光检查中，中性粒细胞胞质呈荧光阳性则称为c-ANCA阳性，如中性粒细胞的细胞核周围呈荧光阳性，则为p-ANCA阳性。c-ANCA阳性者在用ELISA法测定时若呈PR3抗体阳性，即PR3-ANCA阳性；p-ANCA阳性者在ELISA法测定时若呈MPO抗体阳性，即MPO-ANCA阳性。ANCA与小血管炎相关，如c-ANCA与GPA相关，p-ANCA与MPA和EGPA相关等。在大、中血管炎中ANCA极少阳性。因此将GPA、MPA、EGPA统称为ANCA相关血管炎。

2. AECA　AECA是近年来在血管炎病人中发现的一种新抗体，在部分大动脉炎、川崎病和贝赫切特病中可以呈阳性，亦可见于多种非血管炎性疾病和感染等疾病，因此对血管炎诊断的敏感性和特异性不高。

3. 病理　活检是确诊血管炎的“金标准”。血管壁炎症细胞浸润、纤维素样坏死、肉芽肿形成、管腔狭窄、闭塞、血栓形成等都支持血管炎的诊断；而血管壁的纤维素样坏死是特征性的病理改变。然而，由于血管炎的病理改变可呈节段性，因此组织活检未见到血管壁炎症亦不能排除血管炎的诊断。

4. 血管造影　是诊断大、中血管炎的重要依据，也是了解病变范围最确切、可靠的方法。可以表现为血管壁增厚、管腔狭窄和血管扩张，甚至血管瘤形成，少数患者可见血栓形成。

5. 血管彩色多普勒超声检查　是非创伤性检查，宜于检查较大的、较浅表的血管管壁、管腔和狭窄状况，且有助于在病程中进行随诊、比较。但其准确性不如血管造影，且与检查者的经验有关。

6. CT　血管CT不仅可以观察到受累血管管壁和管腔情况，还能够观察到病变累及的范围，可以取代血管造影，作为诊断大、中血管炎的依据。

7. MRI　血管MRI不仅可以观察大血管的管壁与管腔情况，还可以反映管壁是否存在活动炎症，对大血管炎的诊断和病情判断很有价值。

【治疗原则】

一般来说血管炎都是进展性的，不经治疗会引起不可逆的脏器损害，因此血管炎的诊治原则是早期诊断、早期治疗。糖皮质激素是血管炎的基础治疗药物，其剂量及用法因病变部位与严重程度而

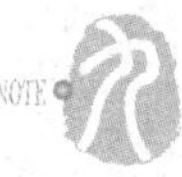

异。凡有肾、肺、神经系统、心脏及其他重要脏器受累者，除糖皮质激素外，还应及早加用免疫抑制剂。免疫抑制剂中最常用的为环磷酰胺(cyclophosphamide，CTX)，疗效明确，但不良反应多且严重，在应用过程中必须密切监测病人的血常规、肝功能、性腺功能等。其他常用免疫抑制剂有硫唑嘌呤、甲氨蝶呤、吗替麦考酚酯、钙调蛋白酶抑制剂如环孢素、他克莫司等。有急进性肾、肺部损害和病情危重者可进行血浆置换、免疫吸附、静脉注射大剂量免疫球蛋白等治疗。近年来，TNF-α 拮抗剂对一些类型的系统性血管炎有一定的疗效，但还有待进一步的研究来证实。利妥昔单抗(rituximab)在 ANCA 相关血管炎治疗中被证实有较好疗效。

【预后】

血管炎的预后与受累血管的大小、种类、部位有关，系统性血管炎的整体预后较差。重要器官的小动脉或微动脉受累者预后差，死亡率高。早期诊治、及时治疗是改善预后的关键。

第二节 大动脉炎

大动脉炎(Takayasu arteritis，TA)是指累及主动脉及其一级分支的慢性、肉芽肿性全层动脉炎，导致受累动脉狭窄或闭塞，少数也可引起动脉扩张或动脉瘤，造成所供血器官缺血，曾称为无脉症、高安病等。TA 的发病率为(0.4~2.6)/10 万人，好发于亚洲、中东地区，据估计日本的发病率为 40/10 万人，而欧美的发病率为(4.7~8)/10 万人，男女发病率之比为 1∶(8~9)，因此，又被称为“东方美女病”。发病年龄多为 5~45 岁，约 90% 病人在 30 岁以内发病。本病病因未明，与遗传因素(如 HLA-B＊52·01 单倍体型)、感染(结核分枝杆菌、肺炎衣原体、疱疹病毒等)和性激素有关。

【发病机制】

外来抗原通过大动脉的滋养血管进入动脉壁外层，通过 3 种途径触发自身免疫应答：①抗原诱导 NK 细胞和 $CD8^+$T 细胞活化，产生大量穿孔素和细胞因子如 TNF-α 和 IL-6 等致炎性细胞因子；②树突细胞将外来抗原提呈给 $CD4^+$T 细胞，产生 IFN-γ，吸引巨噬细胞至炎症部位，释放 TNF-α 和 IL-6 等致炎性细胞因子；③在外来抗原的作用下，T、B 细胞相互作用，导致 TNF-α 和 IL-6 等致炎性细胞因子释放。TNF-α 和 IL-6 不仅可以使炎症反应过程持续存在，TNF-α 还可以介导肉芽肿形成、吸引更多的炎症细胞参与炎症过程的放大和持续；IL-6 还可以刺激 Th17 通路，参与炎症反应。

【病理】

病理改变可分为三期：第一期为急性期，炎症始于位于动脉中、外膜交界的滋养血管，逐渐累及外膜、中膜与内膜。受累动脉管壁出现炎症细胞浸润、片状坏死、形成巨细胞肉芽肿，中膜弹力纤维断裂、平滑肌消失；内膜出现反应性纤维化和基质成分增加。第二期为慢性期，表现为管壁膜纤维化，可见瘢痕形成、血管增生，伴有散在的炎症反应。第三期为瘢痕期，出现动脉壁全层纤维化、管壁增厚，造成血管狭窄、闭塞；偶合并血栓形成；也可因弹力纤维断裂、平滑肌损伤严重，导致管壁变薄、血管扩张，最终形成动脉瘤。

【临床表现】

临床表现分二期，第一期又称为“无脉前期”或“全身期”，以炎症表现为主，典型的表现为发热、全身不适、盗汗、关节痛、厌食、体重下降，偶有口腔溃疡和结节红斑等；可出现血管受累的表现，如颈部血管疼痛或压痛、背痛；此期因临床表现不特异，漏诊率极高；但非常仔细的查体会在病人颈部、腹部或背部听到血管杂音。第二期为“无脉期”，以组织器官缺血表现为主。受累血管不同，引起的临床表现亦有所不同。目前被广泛认可的是 Numano 提出的 TA 血管分型，共 5 型：①Ⅰ型：累及主动脉弓发出的三支病变，颈动脉和椎动脉狭窄引起头部不同程度缺血，表现为头痛、头晕、视物模糊、视力下降、咀嚼无力、颈痛等，少数病人可以出现脑卒中；锁骨下动脉或腋动脉受累可造成上肢缺血，引起上肢无力、间歇性跛行、发凉、酸痛、麻木等。体格检查时这些受累血管可出现压痛；颈动脉、桡动脉、肱动脉搏动减弱或消失，在颈部和锁骨下窝可闻及血管杂音。②Ⅱ型：累及升、降主动脉及主动脉弓

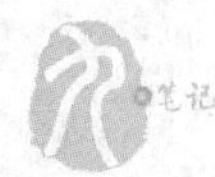

的三个分支，其临床表现与Ⅰ型相似；部分病人会出现背痛，背部听诊可闻及血管杂音。③Ⅲ型：累及降主动脉与双侧肾动脉，临床上主要表现为顽固的高血压，少数病人腹主动脉的分支及下肢动脉也有可能受累，出现腹痛、下肢间歇跛行；体格检查可于背部、腹部闻及血管杂音，下肢血压低于上肢血压。④Ⅳ型：仅累及腹主动脉及双肾动脉，临床表现与Ⅲ型相似，但背部不能闻及杂音。⑤Ⅴ型：累及主动脉全程及其一级分支，可以出现所有前述表现。

大动脉炎累及冠状动脉开口处者少见，但可受累，出现心绞痛，甚至心肌梗死。

【辅助检查】

（一）实验室检查

急性期或疾病活动期可出现血白细胞、血小板计数升高，血沉快，C反应蛋白增高等非特异性改变。部分病人AECA及抗主动脉抗体阳性。

（二）血管影像学检查

1. 彩色多普勒超声　可发现颈部、锁骨下、头臂干动脉、上下肢动脉病变，出现血管壁三层结构界限不清、增厚、管腔狭窄，可呈“通心粉”征；病情重、病程长者可出现管腔闭塞及继发血栓形成；部分病人会出现动脉的瘤样扩张。

2. 动脉造影或CT血管造影（CTA）　是确诊大动脉炎的依据。表现为主动脉及其一级分支动脉管壁增厚，管腔狭窄、闭塞，部分病人出现血管扩张和动脉瘤形成。

3. 磁共振血管造影（MRA）　不仅能够观察到动脉造影或CTA所见的动脉异常，还能看到管壁是否存在炎性水肿信号，既可用于诊断，亦可用于判断疾病的活动状态；但对于发现较小分支病变的敏感性较差。

4. PET、PET/MRA　PET可以看到管壁对同位素的摄取情况，可用于判断疾病的活动性和活动程度。

（三）超声心动图

最常见的是主动脉瓣关闭不全，其次为二、三尖瓣关闭不全；继发于高血压的心脏改变亦较常见，极少数病人会出现心肌受累的改变。

【诊断】

1990年美国风湿病学会（ACR）关于大动脉炎分类标准如下：①发病年龄≤40岁；②肢体间歇性跛行；③一侧或双侧肱动脉搏动减弱；④双上肢收缩压差>10mmHg；⑤一侧或双侧锁骨下动脉或腹主动脉区闻及血管杂音；⑥动脉造影异常。符合上述6条中3条者可诊断本病，同时需除外先天性主动脉狭（缩）窄、肾动脉肌纤维发育不良、动脉粥样硬化、血栓闭塞性脉管炎、贝赫切特病、PAN及胸廓出口综合征。先天性主动脉狭（缩）窄的管壁狭窄呈“楔”状，管壁通常不增厚且没有炎症的表现；肾动脉肌纤维发育不良者的肾动脉呈多发的狭窄与扩张形成的“串珠”样改变，缺乏炎症的证据；动脉粥样硬化多见于老年人，亦缺乏动脉壁炎症的证据。

【治疗】

治疗原则为控制活动性病变、缓解脏器缺血。活动期病人可用泼尼松（龙）1mg/（kg·d），4～6周后逐渐减量至停用。快速进展性疾病者可予大剂量糖皮质激素（500～1000mg甲泼尼龙）冲击治疗。对单用糖皮质激素疗效不佳者可合用免疫抑制剂，如CTX、硫唑嘌呤、甲氨蝶呤、吗替麦考酚酯等。近年来有报道TNF-α拮抗剂和IL-6受体单抗治疗有效，但尚需进一步的临床研究来证实。

对因血管狭窄造成的重要脏器缺血，严重影响病人生活者，可以采取手术治疗，如血管重建术、支架植入术等，病变广泛者可进行开放性血管搭桥术等；对因严重肾动脉狭窄造成的顽固性高血压，可考虑肾切除术。

【预后】

本病为进展性疾病，极少为自限性，多数病人预后良好。5年生存率为93.8%，10年生存率为

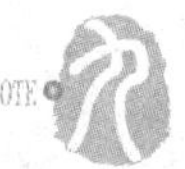

90.9%,死亡原因有心力衰竭、心脑血管意外、肾衰竭及手术并发症。

第三节 巨细胞动脉炎

巨细胞动脉炎(giant cell arteritis,GCA)又称颞动脉炎,是一种发生于老年人的慢性、肉芽肿性动脉全层炎症,病因未明。常累及主动脉弓及其一级分支,尤其是颞动脉。典型表现为颞侧头痛、头皮痛、间歇性下颌运动障碍和视力障碍。本病为50岁以上人群发病,发病年龄高峰为74岁;发病率为(1.4~27.3)/10万人,患病率地区性差异甚大,是西方老年人最常见的血管炎,以北欧患病率最高,亚洲患病率最低。女性发病明显高于男性,为(2~4):1。GCA多合并风湿性多肌痛(polymyalgia rheumatica,PMR)。

【病因和发病机制】

病因不清,但与遗传因素(如HLA-DRB1*01、HLA-DRB1*04单倍体型)、高龄、血管本身的退行性变以及外来因素,如吸烟、病毒感染等有关;目前有研究显示病毒感染、免疫系统老化引起的树突细胞、T细胞功能紊乱在发病机制中起重要作用。巨噬细胞在被外来抗原如病毒激活后,会释放多种介质,引起血管壁炎症、内皮细胞损伤、动脉壁弹力纤维断裂、内膜增生,同时巨噬细胞还会释放致炎症细胞因子,如IL-6,引起动脉炎症及血管病变。

【病理】

GCA的病理改变与大动脉炎几乎相同,为累及管壁全层的肉芽肿性动脉炎,血管壁全层有炎症细胞浸润,常有内膜增生和内弹力层断裂,可有巨细胞肉芽肿性病变。随着病变的发展,可以出现胶原沉积、纤维化,造成管壁增厚、管腔狭窄,可以继发血栓形成。

【临床表现】

起病多隐袭,有时会急性起病。病人可有发热、全身不适、疲劳、关节肌肉疼痛、厌食、体重减轻等。70%的病人表现为一侧或双侧颞部头痛、头皮触痛、颞颌部间歇性运动障碍(长时间咀嚼或谈话时,患侧颞颌部明显疼痛、无力,休息后可消失)。颞浅动脉增粗、变硬,呈结节状,有压痛;偶尔枕后、颜面及耳后动脉亦可受累。30%的病人有头、颈动脉缺血症状,表现为视力下降、复视、眼肌麻痹,甚至失明;听力减退,眩晕亦是常见的症状。15%的病人出现主动脉弓及其分支动脉缺血的表现,如上肢间歇性跛行、麻木、无力、脉弱或无脉、血压降低或测不出、双上肢血压不等,在病人的颈部及锁骨下窝可闻及血管杂音。40%~60%的病人伴有PMR。PMR在临床上表现为颈部、肩胛带、骨盆带肌肉酸痛和晨僵,但肌压痛及肌力减弱不显著,肌活检、肌酶谱、肌电图均正常,超声检查可见肩关节和髋关节周围的滑囊炎,有别于多发性肌炎。

【实验室检查】

贫血、白细胞和血小板计数升高常见,血沉明显增快为GCA最突出的实验室检查异常,平均高于50mm/h,C反应蛋白也升高;一些病人碱性磷酸酶、血清IgG和补体水平亦升高。

【诊断】

50岁以上老年人新近出现的一侧或双侧颞部头痛、颞浅动脉搏动减弱或消失、动脉增粗变硬,颞动脉活检有肉芽肿性动脉炎可确诊GCA。由于颞动脉病变的节段性分布容易造成活检阴性,因此颞动脉血管造影、CTA、磁共振颞动脉显像以及PET发现有颞动脉病变有助于GCA的诊断。ACR 1990年GCA分类诊断标准为:①发病年龄≥50岁;②新近出现的头痛;③颞动脉有压痛,搏动减弱(非因动脉粥样硬化所致);④血沉≥50mm/h;⑤颞动脉活检示血管炎,表现以单个核细胞为主的浸润或肉芽肿性炎症,并且常有多核巨细胞。具备3条即可诊断为GCA。

【治疗与预后】

本病对糖皮质激素治疗反应十分明显。泼尼松(龙)40~60mg/d,1周内症状可消失,一般糖皮质激素治疗1个月后逐渐减量,但由于激素减量后本病非常容易复发,因此需小剂量长期维持。对于在

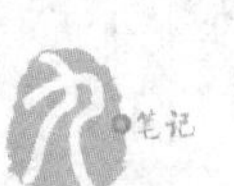

激素缓慢减量过程中疾病复发者，可以加用免疫抑制剂，如甲氨蝶呤、硫唑嘌呤、CTX 等。但对于出现视力改变的病人，尤其是视力急剧下降者，则需要甲泼尼龙 500～1000mg/d 冲击治疗 3 天后，继以泼尼松(龙)40～60mg/d 治疗 4～6 周后，缓慢减量。大多数病人预后良好。IL-6 单抗治疗有良好疗效。

第四节 结节性多动脉炎

结节性多动脉炎(polyarteritis nodosa，PAN)是一种累及中、小动脉的坏死性血管炎，随着乙型肝炎疫苗的广泛应用，已十分罕见。估计年发病率(0～8)/100 万人，患病率为 31/100 万人；男性发病多于女性，发病高峰年龄 40～50 岁。

【病因和发病机制】

迄今为止，PAN 的病因不明，遗传因素和病毒感染的相互作用与发病相关，既往发现乙型肝炎、丙型肝炎病毒和 HIV 病毒感染与发病相关，但是，随着乙型肝炎疫苗的普遍应用，乙型肝炎病毒感染相关 PAN 越来越少见，仅占 PAN 病人的 5% 以下。PAN 发病机制不清，病毒与病毒抗体形成的免疫复合物、HBV 病毒对血管壁的直接损害都参与血管炎的发病。

【病理】

为中、小动脉的局灶性全层坏死性血管炎，病变好发于血管分叉处。机体任何部位动脉均可受累，但却很少累及肺动脉。急性期血管炎症损伤主要表现为纤维素样坏死和多种炎症细胞浸润，正常血管壁结构被完全破坏，形成动脉瘤，可见血栓形成。

【临床表现】

可以分为系统性和单器官性，单器官性以仅局限于皮肤的皮肤型最常见；系统性中包括特发性与 HBV 感染相关性。PAN 的临床表现多种多样，单器官型的病变仅限于受累器官，但系统性可表现为严重的全身多器官病变，部分病人的病情进展较快。

（一）系统性 PAN

1. **全身症状** 发热、全身不适、体重减轻、关节痛、肌肉痛是最常见的全身症状，见于 90% 的病人。

2. **系统症状** 随受累器官不同可出现相应的临床表现。

(1) 神经系统：是 PAN 最常受累的器官，见于 36%～72% 的病人，以外周神经受累为主，偶有脑组织血管炎。外周神经炎表现为多发性单神经炎和周围神经炎，如垂腕、垂足、手足麻木、肢体感觉异常等。

(2) 肾脏受累：临床上有 30%～60% 的病人出现不同程度的肾损害，但肾小球本身几乎不受累。肾脏入球血管受累可引起血肌酐水平升高、高血压、血尿、蛋白尿；肾血管的病变可导致肾的多发梗死。

(3) 消化系统：近 40% 的病人会出现胃肠道表现，常见有腹泻、恶心、呕吐、腹痛、胃肠道出血、肠梗死和穿孔、肝功能异常等。

(4) 生殖系统：20% 的病人会出现睾丸疼痛、硬结、肿胀，但尸检发现 80% 的男性病人有附睾和睾丸受累。

(5) 其他表现：眼部受累病人可以出现结膜炎、角膜炎、葡萄膜炎，一些病人可以出现视网膜血管炎，表现为视物模糊、复视、视力下降，甚至失明；外周血管受累者可以出现下肢间歇性跛行、肢体坏疽等；心脏受累可有心脏扩大、心律失常、心绞痛，甚至可发生心肌梗死、心力衰竭。肺部很少受累。

（二）皮肤型 PAN

罕见。常见于 40 岁以上的女性，皮肤改变复发、缓解；最常见的为皮肤溃疡、网状青斑、皮下结节、白色萎缩及紫癜。多见于下肢，但上肢和躯干亦可受累。

【辅助检查】

1. **实验室检查** 一般无特异性，可见轻度贫血、白细胞、血小板计数轻度升高，尿液检查可见蛋

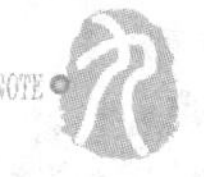

白尿、血尿,还可有血沉增快、C 反应蛋白增高、白蛋白下降、球蛋白升高,ANCA 阴性,与乙型肝炎相关者 HBsAg 阳性。

2. 血管造影 肾、肝、肠系膜及其他内脏器官,下肢的中、小动脉有微小动脉瘤形成和节段性狭窄,典型的血管造影表现为节段性扩张和狭窄形成的“念珠样”改变,具有诊断特异性。

3. 病理 在受累脏器进行活检,见到肌性血管壁炎症细胞浸润、血管壁纤维素样坏死、弹力纤维破坏、血管狭窄或血管瘤形成可以确诊。

【诊断】

PAN 初始临床表现各不相同,又缺少特征性表现,早期不易确诊。因此发现可疑病例应尽早做病理活检和血管造影,进行综合分析、诊断。1990 年 ACR 的分类标准为:①体重下降:病初即有,无节食或其他因素;②网状青斑:四肢或躯干呈斑点及网状斑;③睾丸痛或触痛:并非由于感染、外伤或其他因素所致;④肌痛、无力或下肢触痛:弥漫性肌痛(不包括肩部、骨盆带肌)或肌无力,或小腿肌肉压痛;⑤单神经炎或多发性神经炎:单神经炎、多发性单神经炎或多神经炎的出现;⑥舒张压≥90mmHg:出现舒张压≥90mmHg 的高血压;⑦尿素氮或肌酐升高:血尿素氮≥14.3mmol/L 或血肌酐≥133μmol/L,非因脱水或阻塞所致;⑧乙型肝炎病毒:HBsAg 阳性或 HBsAb 阳性;⑨动脉造影异常:显示内脏动脉闭塞或动脉瘤,除外其他原因引起;⑩中小动脉活检:血管壁有中性粒细胞或中性粒细胞、单核细胞浸润。在 10 项中有 3 项阳性者即可诊断为 PAN,但应排除其他结缔组织病并发的血管炎以及 ANCA 相关血管炎。

【治疗】

年龄在 65 岁以下,没有神经系统、肾脏和心脏损害的特发性系统性 PAN,单用糖皮质激素治疗即可;出现上述脏器损害者,则需要泼尼松每日 1mg/kg 或相当剂量的糖皮质激素联合免疫抑制剂治疗,首选环磷酰胺;4~6 周后糖皮质激素减量至逐渐停用;待疾病缓解后,可以采用其他免疫抑制剂如硫唑嘌呤、甲氨蝶呤等维持治疗。近年来有报道对于难治性 PAN,TNF-α 抑制剂治疗可能有效。由于乙型肝炎相关的系统性 PAN 通常临床病变较特发性 PAN 重、神经系统病变更突出,因此治疗需在抗病毒治疗的同时联合糖皮质激素治疗,如泼尼松 1mg/(kg·d)或相当剂量的糖皮质激素联合拉米夫定,2 周后糖皮质激素减量至停用;抗病毒治疗则需 6~12 个月。对于血管炎相关脏器受累控制不佳者,可以联合免疫抑制剂治疗。对于重症者,可以联合使用血浆置换。

【预后】

系统性 PAN 的预后取决于是否有内脏和中枢神经系统受累及病变严重程度。未经治疗者预后差,5 年生存率<15%,多数病人死亡发生于疾病的第一年,若能积极合理治疗,5 年生存率可达 83%。特发性系统性 PAN 易复发;乙型肝炎相关 PAN,如果经过抗肝炎病毒治疗后病毒得到清除者或出现原 HBeAg 转变为 HBeAb 者,预后良好,几乎不再复发。

第五节 ANCA 相关血管炎

ANCA 相关血管炎是一组以血清中能够检测到 ANCA 为最突出特点的系统性小血管炎,主要累及小血管(小动脉、微小动脉、微小静脉和毛细血管),但也可有中、小动脉受累。包括显微镜下多血管炎(microscopic polyangiitis,MPA)、肉芽肿性多血管炎(GPA)和嗜酸性肉芽肿性多血管炎(EGPA)。

【病因和发病机制】

遗传因素、感染,尤其是细菌感染与发病关系密切;在发病机制中,除 ANCA 抗体外,感染对血管壁的直接损害也起了很重要的作用。虽然 ANCA 参与发病,但在受累脏器中仅有极少量或无免疫复合物沉积。

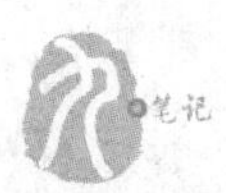
笔记

【病理】

以小血管全层炎症、坏死、伴或不伴肉芽肿形成为特点，可见纤维素样坏死和中性粒细胞、淋巴细胞、嗜酸性粒细胞等多种细胞浸润，是诊断ANCA相关血管炎的金标准。

【临床表现】

1. 全身表现　多数病人有全身症状如发热、关节痛/关节炎、肌痛、乏力、食欲减退和体重下降等。

2. 皮肤、黏膜　是ANCA相关血管炎最常受累的器官之一，表现为口腔溃疡、皮疹、紫癜、网状青斑、皮肤梗死、溃疡和坏疽，多发指端溃疡常见。

3. 眼部表现　常见表现有结膜炎、角膜炎、巩膜炎、虹膜炎、眼睑炎，眼底检查可以见到视网膜渗出、出血、血管炎表现和血栓形成，少数病人可以出现复视、视力下降；一些病人会出现明显的突眼。

4. 耳鼻咽喉　喉软骨和气管软骨受累可以出现声嘶、喘鸣、吸气性呼吸困难；耳软骨受累可出现耳廓红、肿、热、痛；鼻软骨受累可以导致鞍鼻；耳部受累以中耳炎、神经性或传导性听力丧失常见；脓血涕、脓血性鼻痂、鼻塞是鼻窦受累的主要表现，一些病人会出现嗅觉减退或丧失。

5. 呼吸系统　持续的咳嗽、咳痰、咯血，严重者会出现呼吸困难和喘鸣；一些病人会出现支气管哮喘的表现；肺部影像学上可以见到浸润影、多发结节、空洞形成和间质病变。

6. 神经系统　神经系统是最常累及的器官之一，以外周神经受累多见，其中多发性单神经炎是最常见的外周神经系统病变；中枢神经系统受累可表现为头痛、器官性意识模糊、抽搐、脑卒中、脑脊髓炎等。

7. 肾脏　血尿、蛋白尿、高血压常见，一些病人血肌酐升高，部分病人会出现急进性肾衰竭。

8. 心脏　心包炎、心包积液、心肌病变、心脏瓣膜关闭不全；冠脉受累者可以出现心绞痛、心肌梗死。

9. 腹部　腹痛、血性腹泻、肠穿孔、肠梗阻和腹膜炎表现是血管炎腹部受累的常见表现，少数病人还可以出现急性胰腺炎。

【实验室检查】

贫血、白细胞、血小板计数升高等非特异表现常见；蛋白尿、血尿、红细胞管型也是常见异常；血沉、C反应蛋白升高者常见；肾功能损害者血肌酐水平升高；ANCA阳性是这组血管炎最突出的实验室检查特征。

【诊断与鉴别诊断】

对于这组系统性血管炎目前尚无统一的分类诊断标准，需要结合临床表现、血清ANCA检查、特征性的病理改变与影像学检查综合作出诊断。需与感染、其他系统性结缔组织病和恶性肿瘤相鉴别；尤其要警惕恶性肿瘤和一些感染会模拟ANCA相关血管炎的临床表现。

【治疗原则】

ANCA相关血管炎的治疗分为诱导缓解与维持缓解二个阶段。糖皮质激素是一线治疗药物。诱导缓解治疗通常为足量糖皮质激素联合免疫抑制剂，其中最常用的为CTX，维持缓解治疗主要为小剂量糖皮质激素联合免疫抑制治疗，如硫唑嘌呤、甲氨蝶呤等；近年来，针对$CD20^+$B细胞的单克隆抗体利妥昔单抗，既可以用于ANCA相关血管炎的诱导治疗，也可用于维持缓解治疗，已取得一定的临床疗效；由于ANCA相关血管炎非常容易复发，因此至少需要维持治疗2年以上。总体来说，PR3-ANCA阳性病人的复发率明显高于MPO-ANCA阳性病人。

【预后】

如果不经过治疗，ANCA相关血管炎病人的预后较差。在CTX用于治疗ANCA相关血管炎之前，病人的平均生存期仅为6个月，激素联合免疫抑制剂治疗大大改善了预后。预后取决于脏器受累的部位与严重程度。

除上述ANCA相关血管炎的共同特点外，3种不同的ANCA相关血管炎还具有各自不同的一些

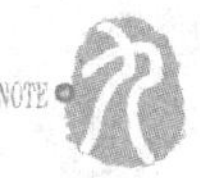

特点：

1. 显微镜下多血管炎（MPA） 平均发病年龄为50岁，男女之比为1.8∶1。肾脏是MPA最常受累的脏器，见于约78%的病人，常表现为镜下血尿和红细胞管型尿、蛋白尿，不经治疗病情可急剧恶化，出现肾功能不全。57.6%的病人有神经系统受累，最常表现为外周神经受累，表现为多发性单神经炎与周围神经炎，中枢神经系统受累相对少见。约50%的病人肺部受累，病人出现咳嗽、咳痰及咯血，肺部常见表现为浸润、结节等，上呼吸道受累较少。84.6%的病人ANCA阳性，大部分为p-ANCA阳性及MPO-ANCA阳性，少部分为c-ANCA阳性。过去一直没有有关MPA的分类标准，2017年美国风湿病学会（ACR）与欧洲抗风湿病联盟（EULAR）联合制定了MPA的分类标准，通过权重得分和减分来进行分类诊断（表8-9-2），总分在6分或以上者可以诊断为MPA。

表8-9-2 ACR/EULAR联合制定的MPA分类标准

条目	定义	得分
临床标准	鼻腔血性分泌物、溃疡、鼻痂或鼻窦-鼻腔充血/不通畅、鼻中隔缺损或穿孔	−3
实验室标准	p-ANCA或MPO-ANCA抗体阳性	6
	胸部影像检查提示肺纤维化或肺间质病变	5
	极少或没有免疫复合物沉积的肾小球肾炎	1
	c-ANCA或PR3-ANCA抗体阳性	−1
	嗜酸性粒细胞计数≥1×10^9/L	−4

2. 嗜酸性肉芽肿性多血管炎（EGPA） 以过敏性哮喘、嗜酸性粒细胞增多、发热和肉芽肿性血管炎为特征，既往称为变应性肉芽肿性血管炎、Churg-Strauss综合征，其病理特点是坏死性小血管炎，组织中有嗜酸性粒细胞浸润和肉芽肿形成。本病较少见，确切患病率不详。可发生于任何年龄，平均发病年龄为44岁，男女之比为1.3∶1。一般分为3个阶段：第一阶段为哮喘，临床表现同支气管哮喘；第二阶段为嗜酸性粒细胞组织浸润阶段，临床上可以没有症状；第三阶段为肉芽肿性血管炎阶段，出现相应症状。在3种ANCA相关血管炎中，EGPA引起神经系统病变者最多，可表现为外周神经系统病变和中枢神经系统受累，以外周神经系统病变最常见；肺部受累仅次于神经系统，多变的肺组织浸润影伴有咳嗽、咳痰；腹部器官缺血或梗死引起腹痛、腹泻、腹部包块；肾损害通常较轻。冠状动脉受累虽不常见，却占死亡原因的50%以上。上呼吸道受累以过敏性鼻炎、鼻息肉、鼻塞最多见，可出现听力下降和耳聋。实验室检查的突出表现是外周血嗜酸性粒细胞增多，部分病人血清IgE升高，约1/3病人ANCA阳性，多为p-ANCA。X线检查和肺部CT检查可见一过性片状或结节性肺浸润或弥漫性间质病变。病变组织活检多见坏死性微小肉芽肿，常伴有嗜酸性粒细胞浸润。

成人如出现变应性鼻炎和哮喘、嗜酸性粒细胞增多及脏器受累，应考虑EGPA的诊断。1990年ACR制定的EGPA分类标准为：①哮喘；②外周血嗜酸性粒细胞增多>10%；③单发或多发性神经病变；④游走性或一过性肺浸润；⑤鼻窦病变；⑥血管外嗜酸性粒细胞浸润。凡具备上述4条或4条以上者可诊断。应注意与PAN、白细胞破碎性血管炎、GPA、慢性嗜酸性粒细胞性肺炎等鉴别。

EGPA的治疗原则同其他ANCA相关血管炎。经治疗后本病预后明显改善，5年生存率从25%上升至50%以上。近年来临床研究发现IL-5单抗可有效治疗EGPA，是一种有希望的新治疗药物。哮喘频繁发作及全身血管炎进展迅速者预后不佳。

3. 肉芽肿性多血管炎（GPA） 过去称为韦格纳肉芽肿（Wegener granulomatosis，WG），发病率为每年0.4/10万人，任何年龄均可发病，30～50岁多见，男女比为1.6∶1，早期病变有时只局限于上呼吸道某一部位，常易误诊。在3种ANCA相关血管炎中，GPA出现上呼吸道和肺部受累最常见。70%以上病人以上呼吸道受累起病，表现为鼻咽部溃疡、鼻咽部骨与软骨破坏引起鼻中隔或软腭穿孔，甚至“鞍鼻”畸形。气管受累常导致气管狭窄。肺病变见于70%～80%的病人，出现咳嗽、咳痰、

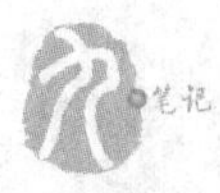

咯血、胸痛和呼吸困难，约 34% 的病人出现迁移性或多发性肺病变，X 线检查可见中下肺野结节和浸润、空洞，亦可见胸腔积液。70% ~80% 的病人在病程中出现不同程度的肾脏病变，重者可出现进行性肾病变导致肾衰竭。

1990 年 ACR 有关 GPA 分类诊断标准为：①鼻或口腔炎症：痛或无痛性口腔溃疡、脓性或血性鼻分泌物；②胸部 X 线异常：胸片示结节、固定浸润灶或空洞；③尿沉渣异常：镜下血尿（>5 个红细胞/HP）或红细胞管型；④病理：动脉壁、动脉周围或血管外部区域有肉芽肿炎症。有 2 项阳性即可诊断 GPA。

早期诊断和合理治疗已使本病的预后有了明显改观，80% 的病人存活时间已超过 5 年。延误诊断，未经合理治疗者死亡率仍很高。

第六节　贝赫切特病

贝赫切特病（Behcet disease，BD）也称白塞病，是 1937 年由土耳其 Behcet 教授首先描述的一种以口腔和外阴溃疡、眼炎为临床特征，并累及多个系统的慢性疾病。病情呈反复发作和缓解交替，除因内脏受损死亡外，大部分病人的预后良好。

本病依其内脏系统的损害不同而分为血管型、神经型、胃肠型等。血管型指有大、中动脉和（或）静脉受累者；神经型指有中枢或周围神经受累者；胃肠型指有胃肠道溃疡、出血、穿孔等。

【流行病学】

有较强的地域分布差异，多见于地中海沿岸国家、中国、朝鲜、日本。各地区的患病率差异较大，土耳其最高，为 100 ~370/10 万人，英国最低为 0.6/10 万人，中国北方为 110/10 万人。男性发病略高于女性。

【病因和发病机制】

尚不清楚，可能与遗传因素及感染有关。

【病理】

本病的病理改变为血管炎，受累部位的血管壁有炎症细胞浸润、管壁增厚、管腔狭窄，严重者有血管壁坏死、血管瘤形成，可以见到继发血栓形成。与其他血管炎不同的是，本病可以累及大、中、小、微血管，且动、静脉均可受累。

【临床表现】

（一）基本症状

1. 口腔溃疡　反复发作为特点，每年发作至少 3 次，在颊黏膜、舌缘、唇、软腭等处出现不止一个的痛性溃疡，直径一般为 2 ~3mm，7 ~14 天后自行消退，不留瘢痕；亦有持续数周不愈后遗瘢痕者。本症状见于 98% 以上的病人，且是本病的首发症状，是诊断本病最基本而必需的症状。

2. 外阴溃疡　与口腔溃疡性状基本相似，只是出现的次数较少，数目亦少。常出现在女性病人的大、小阴唇，其次为阴道，在男性则多见于阴囊和阴茎，也可以出现在会阴或肛门周围，见于约 80% 的病人。

3. 皮肤病变　呈结节性红斑、假性毛囊炎、痤疮样毛囊炎、浅表栓塞性静脉炎等不同表现。其中以结节性红斑最为常见，见于 70% 的病人，多见于下肢膝以下部位，对称性，表面呈红色的浸润性皮下结节，有压痛，分批出现，逐渐扩大，7 ~14 天后其表面色泽转为暗红，有的可自行消退，仅在皮面留有色素沉着，很少破溃。

另一种皮疹为带脓头或不带脓头的毛囊炎，见于 30% 的病人，面、颈部多见，有时躯干、四肢亦有。这种皮疹和痤疮样皮疹很难与正常人青春期或服用糖皮质激素后出现的痤疮鉴别，故易被忽视。针刺后或小的皮肤损伤后出现局部红肿或化脓反应也是本病一种较特异的皮肤反应。栓塞性浅静脉炎常在下肢见到，急性期在静脉部位出现条形红肿、压痛，急性期后可以扪及索条状静脉。

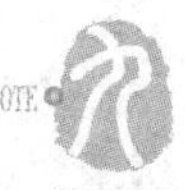

4. 眼炎 最常见的眼部病变是葡萄膜炎及由视网膜血管炎造成的视网膜炎，眼炎的反复发作可致视力障碍甚至失明。男性合并眼炎明显多于女性，尤其是年轻男性发病率更高，且多发生在起病后的两年内。前葡萄膜炎即虹膜睫状体炎伴或不伴前房积脓，对视力影响较轻。视网膜炎使视神经萎缩，致视力下降。眼炎可先后累及双侧，出现眼炎 4 年后 50% 以上的病人都有较严重的视力障碍。

（二）系统性症状

除上述基本症状外，部分病人会出现因血管炎引起的内脏系统病变，系统病变大多出现在基本症状之后。部分病人在疾病活动时发热，以低热多见，乏力、体重下降亦可出现。

1. 消化道受累 又称肠白塞，大多出现在发作期病人，按症状出现频率，最多见的是腹痛，并以右下腹痛为常见，伴有局部压痛和反跳痛，其次为恶心、呕吐、腹胀、食欲缺乏、腹泻、吞咽困难等。消化道的基本病变是多发性溃疡，可见于自食管至降结肠的任何部位，发生率可高达 50%。重者合并溃疡出血、肠麻痹、肠穿孔、腹膜炎、瘘管形成、食管狭窄等并发症，重者可致死。

2. 神经系统 又称神经白塞，见于 20% 的病人，除个别外都在基本症状出现后数个月到数年内出现。脑、脊髓的任何部位都可因小血管炎而受损，临床表现随其受累部位不同而不同。多起病急骤，根据其症状可分为脑膜脑炎、脑干损害、良性颅内高压、脊髓损害、周围神经系统损害等类型。腰椎穿刺时可发现脑脊液压力增高，约 80% 的病人有轻度白细胞计数增高，单核细胞、多核细胞各占一半，33% ~65% 有蛋白升高，葡萄糖多在正常范围。除中枢神经系统实质受累外，另一种神经系统病变为中枢神经系统静脉血栓形成，病人会出现明显的头痛。脑 CT 对诊断有一定帮助，脑磁共振检查对小病灶更为敏感。神经病变的复发率和死亡率都很高，约 77% 的病人经治疗病情缓解，但仍遗有后遗症。死亡多出现在神经系统发病后的 1 ~2 年。

3. 心血管 本病的血管病变指的是大、中血管病变，见于 10% 的病人，又称血管白塞。

（1）大、中动脉炎：无论是体循环或肺循环的动脉受累都可出现狭窄和动脉瘤，甚至在同一血管这两种病变都会节段性交替出现，大动脉受累较中动脉更为常见。

（2）大、中静脉炎：本病静脉受累的特点是除管壁炎症外尚有明显的血栓形成。大静脉炎主要表现为上、下腔静脉的狭窄和梗阻，在梗阻的远端组织出现水肿，并有相应表现。中静脉的血栓性静脉炎多见于四肢，尤其是下肢，亦见于脑静脉。

（3）心脏：心脏受累不多。可出现主动脉瓣关闭不全、二尖瓣狭窄和关闭不全，亦可出现房室传导阻滞、心肌梗死和心包积液。

4. 关节炎 关节痛见于 30% ~50% 的病人，表现为单个关节或少数关节的痛、肿，甚至活动受限。其中以膝关节受累最多见。大多数仅表现为一过性的关节痛，可反复发作并自限。偶尔可在 X 线上表现为关节骨面有穿凿样破坏，很少有关节畸形。

5. 肺 并发肺部病变者较少见。肺的小动脉炎引起小动脉瘤或局部血管的栓塞而出现咯血、胸痛、气短、肺栓塞等症状。咯血量大者可致命。有肺栓塞者多预后不良。4% ~5% 的病人可以出现肺间质病变。

6. 泌尿系统 肾脏受累者罕见，若受累可出现血尿、蛋白尿、高血压。膀胱镜检查可见到膀胱黏膜多发性溃疡。

7. 附睾炎 见于约 4.5% 的病人。可累及双侧或单侧，表现为附睾肿大、疼痛和压痛。

（三）实验室检查

贝赫切特病无特异血清学检查。急性期或疾病活动期可出现贫血、血白细胞和血小板计数升高，血沉和 C 反应蛋白升高；但抗核抗体谱、ANCA、抗磷脂抗体等均无异常。补体水平及循环免疫复合物亦正常，仅有时有轻度球蛋白增高，近年来发现部分病人有抗内皮细胞抗体（AECA）阳性。约 40% 病人的 PPD 试验强阳性。

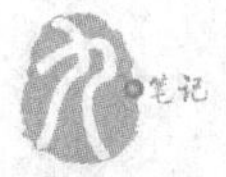

（四）针刺反应

是本病目前唯一的特异性较强的试验。它的做法是消毒皮肤后用无菌针头在前臂屈面中部刺入皮内然后退出，48 小时后观察针头刺入处的皮肤反应，局部若有红丘疹或红丘疹伴有白疱疹则视为阳性结果。同时进行多部位的针刺试验时，有的出现阳性结果，但有的却为阴性。病人在接受静脉穿刺检查或肌内注射治疗时，也会出现针刺阳性反应。静脉穿刺出现阳性率高于皮内穿刺。

【诊断】

本病的诊断标准如下：出现下述 5 项中 3 项或 3 项以上者可诊为本病。

1. 反复口腔溃疡　指每年至少有 3 次肯定的口腔溃疡出现，并有下述 4 项症状中的任何两项相继或同时出现者。

2. 反复外阴溃疡　经医师确诊或本人确有把握的外阴溃疡或瘢痕。

3. 眼炎　包括前葡萄膜炎、后葡萄膜炎、视网膜血管炎、裂隙灯显微镜下的玻璃体内有细胞出现。

4. 皮肤病变　包括结节红斑、假性毛囊炎、丘疹性脓疱疹，未用过糖皮质激素、非青春期者出现的痤疮样结节。

5. 针刺试验　呈阳性结果。

其他与本病密切相关并有利于本病诊断的症状有关节炎/关节痛、皮下栓塞性静脉炎、深静脉血栓、动脉血栓或动脉瘤、中枢神经病变、消化道溃疡、附睾炎、阳性家族史。

因本病的口腔溃疡、关节炎、血管炎可在多种结缔组织病中出现，有时会造成鉴别诊断上的困难，如反应性关节炎、Steven-Johnson 综合征和系统性红斑狼疮等都可以出现本病 5 个基本症状中的几个。即使是单纯的口腔溃疡有时亦与本病早期很难鉴别，因此详细病史和分析至关重要。

【治疗】

治疗可分为对症治疗、内脏血管炎和眼炎治疗。

（一）对症治疗

根据病人的不同临床症状而应用不同的药物。

1. 非甾体抗炎药　对关节炎的炎症有效。

2. 秋水仙碱　对有关节病变及结节性红斑者可能有效，有时对口腔溃疡者也有一定疗效。剂量为 0.5mg，每日 3 次。

3. 糖皮质激素制剂局部应用　①口腔溃疡者可涂抹软膏，可使早期溃疡停止进展或减轻炎症性疼痛；②眼药水或眼药膏对轻型的前葡萄膜炎有一定的疗效。

4. 沙利度胺　对黏膜溃疡、特别是口腔黏膜溃疡有较好的疗效，每日剂量 25～100mg，有引起海豹胎畸形的不良反应。

（二）内脏血管炎和眼炎的治疗

内脏系统的血管炎治疗主要为糖皮质激素和免疫抑制剂，可根据病变部位和进展来选择药物的种类、剂量和途径。现将糖皮质激素和免疫抑制剂在本病中系统应用时的剂量和方法分述如表 8-9-3 所示。服药期间必须根据临床表现不断调整剂量，同时严密监测可能的不良反应。出现异常者应及时减量、停药或改用其他药物。

（三）生物制剂

对于新发的后葡萄膜炎（单侧受累，视力<0.2；或双侧受累），或顽固的后葡萄膜炎、神经白塞、血管白塞、肠白塞、皮肤黏膜受累、关节炎，经常规治疗无效，可考虑使用肿瘤坏死因子拮抗剂。近年来有 IL-6 单抗治疗眼部病变、肠白塞、血管白塞有效的报道。

（四）手术

有动脉瘤者应结合临床予以介入治疗或手术切除。

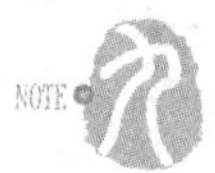

表 8-9-3　治疗贝赫切特病的药物用法和指征

药物	剂量	指征
糖皮质激素		
泼尼松(或泼尼松龙)	30~40mg/d 口服	眼炎、血管炎,大量口腔溃疡、外阴溃疡伴发热、消化道溃疡
甲泼尼龙	1000mg/d,静滴,连续 3 天	严重眼炎、中枢神经系统病变、严重血管炎
免疫抑制剂		
硫唑嘌呤	2~2.5mg/(kg·d)口服	眼炎、血管炎
甲氨蝶呤	每周 7.5~15mg 口服	眼炎、血管炎
环磷酰胺	1~2mg/(kg·d)或每个月 1g 静滴	严重眼炎、中枢神经系统病变、严重血管炎
环孢素	3~5mg/(kg·d)	顽固性眼炎
雷公藤多苷	20mg,每日 3 次	眼炎、黏膜溃疡

【预后】

大部分病人预后良好。然而有眼病者会出现视力严重下降,甚至失明。胃肠道溃疡出血、穿孔、肠瘘、吸收不良、感染等严重并发症是导致死亡率高的重要原因。有中枢神经系统病变者死亡率亦高,存活者往往有严重的后遗症。大、中动脉受累后因动脉瘤破裂、心肌梗死等而出现突然死亡者亦非罕见。近年来经早期积极对眼炎进行治疗,并预防健侧眼的受累,失明有所减少,但仍有部分病人遗有严重的视力障碍。

(田新平)

第十章　特发性炎症性肌病

特发性炎症性肌病(idiopathic inflammatory myositis,IIM)是一组以横纹肌和皮肤慢性炎症为特征的异质性疾病,主要表现为对称性近端肌无力和肌酶升高。包括多发性肌炎(polymyositis,PM)、皮肌炎(dermatomyositis,DM)、包涵体肌炎(inclusion body myositis,IBM)、非特异性肌炎(nonspecific myositis,NSM)和免疫介导的坏死性肌病(immune-mediated necrotizing myopathy,IMNM)。国外报道发病率为(0.5～8.4)/10 万人,其发病年龄有两个高峰,即 10～15 岁和 45～60 岁。我国尚无确切流行病学资料。

【病因】

病因未明,目前多认为是遗传易感个体在感染与非感染因素诱导下由免疫介导的疾病。

【病理学】

IIM 的病理特点为肌纤维肿胀,横纹消失,肌浆透明化,肌纤维膜细胞核增多,肌组织内炎症细胞浸润。PM 典型的浸润细胞为 $CD8^+$ T 细胞,常聚集于肌纤维周围的肌内膜区形成“$CD8^+$/MHC-Ⅰ复合物”;DM 主要为 B 细胞和 $CD4^+$ T 细胞浸润肌束膜、肌外膜和血管周围,肌束周围萎缩,肌纤维表达 MHC-1 分子上调。免疫介导的坏死性肌病的特征为大量肌细胞的坏死和(或)再生,常伴膜攻击复合物(MAC)的沉积。皮肤病理改变无显著特异性。

【临床表现】

以对称性近端肌无力为特征,可累及其他器官。

1. 骨骼肌　对称性四肢近端肌无力为其主要临床表现,常亚急性起病,病情于数周至数个月发展至高峰。有些病人伴有自发性肌痛与肌肉压痛。骨盆带肌受累时出现髋周及大腿无力,难以蹲下或起立。肩胛带肌群受累时双臂难以上举,半数发生颈屈肌无力。咽和食管上端横纹肌受累可表现声音嘶哑、构音障碍、饮水呛咳、吞咽困难。四肢远端肌群受累者少见,眼肌及面部肌肉几乎不受影响。

2. 皮肤　皮疹可出现在肌炎之前、同时或之后,皮疹与肌肉受累程度常不平行。典型皮疹包括:①向阳性皮疹:眶周的红色或紫红色斑疹,常伴水肿,头面部胸前 V 区光敏性皮疹(V 形征)和肩背部(披肩征);②Gottron 疹:四肢肘、膝、掌指关节、指间关节伸面紫红色丘疹,上覆细小鳞屑;③技工手:双手桡侧掌面皮肤出现角化、裂纹,皮肤粗糙脱屑;④甲周病变:甲根皱襞处可见毛细血管扩张性红斑或瘀点等,其他有皮肤萎缩、色素沉着或脱失、毛细血管扩张或皮下钙化。

3. 其他　肺部受累是最常见的肌肉外表现,间质性肺炎(ILD)、肋间肌和膈肌受累均可导致呼吸困难。间质性肺炎为最常见的肺部病变,病理上有多种类型,如非特异性间质性肺炎、机化性肺炎、寻常型间质性肺炎及弥漫肺泡损伤,部分病人可表现为快速进展的 ILD,危及生命。还有部分病人伴发恶性肿瘤,称为肿瘤相关性皮肌炎。心脏受累者有心律失常、充血性心力衰竭等。

4. 包涵体肌炎　是一种特殊类型的 IIM。好发于中老年人,以缓慢进行性肌无力和肌萎缩为主要临床特点,常被误诊为激素不敏感的 PM。常表现为屈指无力;屈腕无力>伸腕无力;股四头肌无力(≤Ⅳ级)。主要病理特点包括:①炎症细胞浸润 1 个肌纤维的局部,这个肌纤维的其他部分形态完整;②镶边空泡;③细胞内类淀粉样物质沉积;④电镜检查发现管丝包涵体。

【辅助检查】

(一) 一般检查

血常规可见轻度贫血、白细胞计数增高,血清肌红蛋白增高,广泛肌肉损伤时可出现肌红蛋白尿。

(二) 血清肌酶谱

肌酸激酶(creatine kinase,CK)、醛缩酶、天冬氨酸氨基转移酶、丙氨酸氨基转移酶、乳酸脱氢酶增高,尤以CK升高最敏感。CK可用来判断病情进展和治疗效果,但是与肌无力程度并不完全平行。

(三) 自身抗体

1. 肌炎特异性抗体　肌炎特异性抗体包括:抗氨酰tRNA合成酶抗体(抗Jo-1、PL-7、PL-12、EJ、OJ、KS、Zo和YRS抗体等):其中检出率较高的为抗Jo-1抗体,常表现为肺间质病变、发热、关节炎、"技工手"和雷诺现象,称之为"抗合成酶综合征"。抗Mi-2抗体:此抗体阳性者95%可见皮疹,但少见肺间质病变,预后较好。抗MDA5抗体:常见于无肌病皮肌炎者,常出现快速进展的间质性肺炎,预后差。抗TIF1γ抗体:部分病人伴发肿瘤,还有部分可见暗红色皮疹、日照性红斑、醉酒貌、发际线皮疹等,间质性肺炎少见。抗NXP2抗体:多见于年轻人,皮疹和肌肉病变均较重,与皮下钙化和肿瘤相关。抗SAE抗体:常伴吞咽困难、皮损严重、色素沉着性皮疹,而肌无力、ILD少见,预后较好。免疫介导的坏死性肌病特异性抗体:抗SRP抗体,肌酶明显升高,肌力差,很少出现肺间质病变,对激素治疗反应差;抗HMGCR抗体,部分病人有他汀类药物服用史,肌无力明显。

2. 肌炎相关抗体　包括抗RO52抗体、抗RO60抗体、抗La抗体、抗PM-Scl抗体、抗Ku抗体、抗U1RNP抗体、抗cN-1A抗体等。

(四) 肌电图

典型肌电图呈肌源性损害:表现为低波幅,短程多相波;插入(电极)性激惹增强,表现为正锐波,自发性纤颤波;自发性、杂乱、高频放电。

(五) 肌活检

约2/3的病例呈典型肌炎病理改变;另1/3的病例呈非典型变化,甚至正常。免疫病理学检查有利于进一步诊断。

【诊断】

临床上常采用2004年欧洲神经肌肉病中心(ENMC)和美国肌病研究协作组发布的IIM分类诊断标准(表8-10-1)。

表8-10-1　2004年国际肌病协作组建议的IIM分类诊断标准

IIM分类标准构成要素(不包括IBM)	
1. 临床标准	
纳入标准:	A. 常≥18岁(青春期后)起病,DM和NSM可在儿童期起病
	B. 亚急性或隐匿起病
	C. 肌无力:对称性近端>远端,颈屈肌>颈伸肌
	D. DM典型皮疹:眶周水肿性紫红色斑;Gottron征;颈部V形征;披肩征
排除标准:	A. IBM的临床表现:非对称性肌无力,腕/手屈肌与三角肌同样无力或更差,伸膝和(或)踝背屈与屈髋同样无力或更差
	B. 眼肌无力,特发性发音困难,颈伸>颈屈无力
	C. 药物中毒性肌病,内分泌疾病(甲状腺功能亢进症,甲状旁腺功能亢进症,甲状腺功能减退),淀粉样变,家族性肌营养不良病或近端运动神经病
2. 血清CK水平升高	
3. 其他实验室标准	
A. 肌电图	
纳入标准:	(Ⅰ)纤颤电位的插入性和自发性活动增加,正相波或复合的重复放电
	(Ⅱ)形态测定分析显示存在短时限、小幅多相性运动单位动作电位(MUAPs)

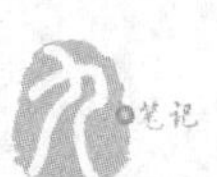
笔记

续表

排除标准：（Ⅰ）肌强直性放电提示近端肌强直性营养不良或其他传导通道性病变
（Ⅱ）形态分析显示为长时限，大幅多相性 MUAPs
（Ⅲ）用力收缩所募集的 MUAP 类型减少

B. 磁共振成像（MRI）

STIR 序列显示肌组织内弥漫或片状信号增强（水肿）

C. 肌炎特异性抗体

4. 肌活检

纳入和排除标准

A. 炎症细胞（T 细胞）包绕和浸润至非坏死肌内膜

B. $CD8^{+}$T 细胞包绕非坏死肌内膜但浸润至非坏死肌内膜不确定，或明显的 MHC-Ⅰ分子表达

C. 束周萎缩

D. 小血管膜攻击复合物（MAC）沉积，或毛细血管密度降低，或光镜见内皮细胞中有管状包涵体，或束周纤维 MHC-Ⅰ表达

E. 血管周围，肌束膜有炎症细胞浸润

F. 肌内膜散在的 $CD8^{+}$T 细胞浸润，但是否包绕或浸润至肌纤维不肯定

G. 大量的肌纤维坏死为突出表现，炎症细胞不明显或只有少量散布在血管周，肌束膜浸润不明显

H. MAC 沉积于小血管或 EM 见烟斗柄状毛细管，但内皮细胞中是否有管状包涵体不确定

I. 可能是 IBM 表现：镶边空泡，碎片性红纤维，细胞色素过氧化物酶染色阴性

J. MAC 沉积于非坏死肌纤维内膜，及其他提示免疫病理有关的肌营养不良

IIM 分类标准

PM

确诊
1. 符合除皮疹外的所有临床标准
2. 血清 CK 升高
3. 肌活检标准包括 A 且除外 C，D，H，I

拟诊
1. 符合除皮疹外的所有临床标准
2. 血清 CK 升高
3. 具备其他实验室标准 3 者之一
4. 肌活检标准包括 B 且除外 C，D，G，H，I

DM

确诊
1. 符合所有临床标准
2. 肌活检标准包括 C

拟诊
1. 符合所有临床标准
2. 肌活检标准包括 D 或 E；或 CK 升高；或其他实验室标准 3 者之一

无肌病的皮肌炎（ADM）

1. DM 典型的皮疹：眶周皮疹或水肿、Gottron 征（疹）、V 形征、披肩征、手枪套征
2. 皮肤活检证明毛细血管密度降低，沿真皮-表皮交界处 MAC 沉积，MAC 周伴大量角化细胞
3. 没有客观的肌无力
4. CK 正常
5. EMG 正常
6. 如行肌活检，无确诊或拟诊 DM 相符特征

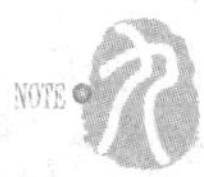

续表

可疑无皮炎性皮肌炎	1. 符合除皮疹外的所有临床标准 2. 血清 CK 升高 3. 具备其他实验室标准 3 者之一 4. 肌活检标准包括 C 或 D
NSM	
	1. 符合除皮疹外的所有临床标准 2. 血清 CK 升高 3. 具备其他实验室标准 3 者之一 4. 肌活检标准包括 E 或 F，并除外所有其他表现
IMNM	
	1. 符合除皮疹外的所有临床标准 2. 血清 CK 升高 3. 具备其他实验室标准 3 者之一 4. 肌活检标准包括 G，并除外所有其他表现

【治疗】

治疗应遵循个体化原则，对病人的临床表现进行全面评估后进行。首选糖皮质激素，一般口服泼尼松 1～2mg/(kg·d)，缓慢减量，常需 1～3 年或以上，约 90% 病人病情可改善，部分完全缓解，但易复发。可联合免疫抑制剂治疗，包括甲氨蝶呤、环磷酰胺、环孢素、他克莫司或吗替麦考酚酯。危重症者可应用甲泼尼龙冲击、免疫抑制剂、大剂量免疫球蛋白静脉冲击治疗。皮肤损害者可加用羟氯喹。另外，肿瘤坏死因子拮抗剂、CD20 单抗等应用于少数病例并取得较好疗效，但缺乏大样本评估。ILD 是治疗的重点，也是预后的关键。重症病人应卧床休息，但应适时增加运动量，促进肌力恢复。

（郑 毅）

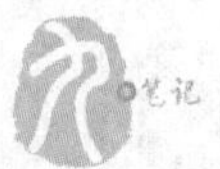

第十一章　系统性硬化症

系统性硬化症（systemic sclerosis，SSc）曾称硬皮病（scleroderma）、进行性系统性硬化，是一种原因不明，临床上以局限性或弥漫性皮肤增厚和纤维化为特征，可影响心、肺和消化道等器官的全身性疾病。

【流行病学】

本病呈世界性分布。患病率50～300/100万人口，发病率每年2.3～22.8/100万。发病高峰年龄30～50岁；女性多见，男女比例1∶3～14。儿童相对少见。

【病因和发病机制】

（一）病因

一般认为与遗传易感性和环境等多因素有关。

1. 遗传　尚不肯定。有研究显示与HLA-Ⅱ类基因相关，如HLA-DR1、DR2、DR3、DR5、DR8、DR52等位基因和HLA-DQA2，尤其是与HLA-DR1相关性明显。

2. 环境因素　一些化学物质，如长期接触聚氯乙烯、有机溶剂、环氧树脂、L-色氨酸、博来霉素、喷他佐辛等可诱发硬皮样皮肤改变与内脏纤维化。该病在煤矿、金矿和与硅石尘埃接触的人群中发病率较高，提示在SSc发病中环境因素占有很重要地位。

3. 性别　育龄期妇女发病率明显高于男性，雌激素与本病发病可能有关。

4. 免疫异常　SSc存在广泛的免疫异常。近年研究发现病毒抗原与自身抗原的交叉反应促使本病的发生。本病可能是在遗传基础上反复慢性感染以致引起结缔组织代谢及血管异常。

（二）发病机制

尚不清楚。目前认为是免疫系统功能失调，激活、分泌多种细胞因子，产生多种自身抗体等引起血管内皮细胞损伤和活化，刺激成纤维细胞合成过多的胶原，导致血管壁和组织纤维化。

【病理】

受累组织广泛的血管病变、胶原增殖、纤维化是本病的病理特点。①血管病变主要见于小动脉、微细动脉和毛细血管。由于血管壁内皮细胞和成纤维细胞增生，以致血管腔狭窄、血流淤滞，指（趾）血管数量明显减少。皮肤早期可见真皮层胶原纤维水肿与增生，有淋巴细胞、单核和（或）巨噬细胞、浆细胞和朗汉斯巨细胞散在浸润。②随着病情进展，水肿消退，胶原纤维明显增多，有许多突起伸入皮下组织使之与皮肤紧密粘连，表皮变薄，附件萎缩，小动脉玻璃样变。③心脏可见心肌纤维变性和间质纤维化，血管周围尤为明显。纤维化累及传导系统可引起房室传导障碍和心律失常。可见冠状动脉小血管壁增厚和心包纤维素样渗出。④肾损害表现为肾入球小动脉和叶间动脉内皮细胞增生以及血管壁的纤维性坏死，以致肾皮质缺血坏死。肾小球也可有病变。

【临床表现】

1. 早期表现　起病隐匿。约80%的病人首发症状为雷诺现象，可先于本病的其他表现（如关节炎、内脏受累）几个月甚至10余年（大部分5年内）出现。

2. 皮肤　为本病的标志性病变，呈对称性分布。一般先见于手指及面部，然后向躯干蔓延。典型皮肤病变一般经过3个时期：①肿胀期：皮肤病变呈非可凹性肿胀，有些病人可有皮肤红斑、皮肤瘙痒，手指肿胀像香肠一样，活动不灵活，手背肿胀，逐渐波及前臂。②硬化期：皮肤逐渐变厚、发硬，手指像被皮革裹住，皮肤不易被提起，不能握紧拳头。面部皮肤受损造成正常面纹消失，使面容刻板、鼻尖变小、鼻翼萎缩变软，嘴唇变薄、内收，口周有皱褶，张口度变小，称“面具脸”，为本病的特征性表现之一。③萎缩期:经 5～10 年后进入萎缩期。皮肤萎缩,变得光滑且薄,紧紧贴在皮下的骨面上,关节屈曲挛缩不能伸直,还可出现皮肤溃疡,不易愈合。受累皮肤如前额、前胸和后背等处可有色素沉着或色素脱失相间,形成"椒盐征",也可有毛细血管扩张,皮下组织钙化。指端由于缺血导致指垫组织丧失,出现下陷、溃疡、瘢痕,指骨溶解、吸收,指骨变短。

3. 关节、肌肉　关节周围肌腱、筋膜、皮肤纤维化可引起关节疼痛。关节炎少见,只有少数病例出现侵蚀性关节炎。晚期由于皮肤和腱鞘纤维化,发生挛缩使关节僵直固定在畸形位置。关节屈曲处皮肤可发生溃疡,主要见于指间关节,但大关节也可发生。皮肤严重受累者常有肌无力,为失用性肌萎缩或疾病累及肌肉,后者可有两种类型:一为无或仅轻度肌酶升高,病理表现为肌纤维被纤维组织代替而无炎症细胞浸润;另一种则为典型的多发性肌炎表现。

4. 胃肠道　约 70% 的病人出现消化道异常。食管受累最常见,表现为吞咽食物时有发噎感,以及胃灼热感、夜间胸骨后痛,这些均为食管下段功能失调、括约肌受损所致。胃和肠道可出现毛细血管扩张,引起消化道出血。胃黏膜下毛细血管扩张在内镜下呈宽条带,被称为"西瓜胃"。十二指肠与空肠、结肠均可受累,因全胃肠低动力症,使蠕动缓慢、肠道扩张,有利于细菌繁殖,导致吸收不良综合征。肛门括约肌受损可引起大便失禁。

5. 肺　2/3 以上的病人有肺部受累,是本病最主要的死亡原因。最早出现的症状为活动后气短。最常见的肺部病变为间质性肺疾病,其中以非特异性间质性肺炎为主。另一较多见的肺部病变是肺动脉高压,由于肺动脉和微动脉内膜纤维化和中膜肥厚导致狭窄与闭塞造成,最终进展为右心衰竭。预后非常差,平均生存期不足 2 年。肺间质病变多见于弥漫型,而肺动脉高压则多见于 CREST 综合征中。

6. 心脏　包括心包、心肌、心脏传导系统病变,与心肌纤维化有关。最常见的为缓慢发展的无症状心包积液,发生率为 16%～40%。心肌受损多见于弥漫皮肤型,表现为呼吸困难、心悸、心前区痛等。还可见不同程度的传导阻滞和心律失常。临床心肌炎和心脏压塞罕见。有心肌病变者预后差。

7. 肾　肾脏损害提示预后不佳。多见于弥漫型的早期(起病 4 年内)。表现为蛋白尿、镜下血尿、高血压、内生肌酐清除率下降等。有时可突然出现急进性恶性高血压和(或)急性肾衰竭。上述两种情况均称为硬皮病肾危象(renal crisis),也是本病的主要死亡原因。

8. 其他　本病常伴眼干和(或)口干症状。神经系统受累多见于局限型,包括三叉神经痛、腕管综合征、周围神经病等。本病与胆汁性肝硬化及自身免疫性肝炎密切相关。约半数出现抗甲状腺抗体,可伴甲状腺功能减退及甲状腺纤维化。

【分型】

SSc 分为 5 种亚型。

1. 弥漫皮肤型 SSc(diffuse cutaneous systemic sclerosis)　特点为皮肤纤维化。除累及肢体远端和近端、面部和颈部外,尚可累及胸部和腹部皮肤。本型病情进展快,预后较差,10 年生存率 50% 左右。多伴有内脏病变。抗 Scl-70 抗体阳性率高。

2. 局限皮肤型 SSc(limited cutaneous systemic sclerosis)　特点为皮肤病变局限于肘(膝)的远端,可有颜面和颈部受累。该型进展慢。CREST 综合征为本病的一种特殊类型,表现为软组织钙化(calcinosis)、雷诺现象(Raynaud phenomenon)、食管运动功能障碍(esophageal dysmotility)、硬指(sclerodactyly)及毛细血管扩张(telangiectasis);抗着丝点抗体(ACA)阳性率高。

3. 无皮肤硬化的 SSc(systemic sclerosis sine scleroderma)　具有 SSc 的雷诺现象、特征性的内脏器官表现和血清学异常,但临床无皮肤硬化的表现。

4. 硬皮病重叠综合征(scleroderma overlap syndrome)　上述 3 种情况中的任意一种与诊断明确的类风湿关节炎、系统性红斑狼疮、多发性肌炎/皮肌炎同时出现。常见抗 PM-Scl、抗 U1RNP 抗体阳性。

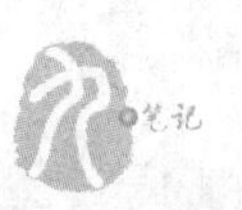

5. 未分化 SSc(undifferentiated systemic sclerosis)　具有雷诺现象,并伴有 SSc 的某些临

床和(或)血清学特点,但无 SSc 的皮肤增厚。

【实验室和影像学检查】

血沉正常或轻度升高,可有免疫球蛋白增高,90%以上 ANA 阳性。抗拓扑异构酶Ⅰ(Scl-70)抗体是本病的特异性抗体,见于20%~56%的病例。ACA 阳性多见于局限型,尤其在 CREST 综合征较多见。抗 Scl-70 阳性者较阴性者肺间质病变多见。抗核仁抗体阳性率为30%~40%,包括抗 RNA 聚合酶Ⅰ/Ⅲ抗体、抗 PM-Scl 抗体等。

食管受累者吞钡透视可见食管蠕动减弱、消失,以至整个食管扩张或僵硬。高分辨 CT 对早期肺间质病变敏感,显示网格影、蜂窝影、条索影及磨玻璃影等。无创性超声心动检查可发现早期肺动脉高压,确诊需要右心导管检查。

【诊断与鉴别诊断】

(一) 诊断

根据雷诺现象、皮肤表现、特异性内脏受累以及特异性抗体等,可依据以下2个标准诊断。

1. 1980 年美国风湿病学会制定的 SSc 分类标准

(1) 主要指标:近端皮肤硬化:对称性手指及掌指(或跖趾)关节近端皮肤增厚、紧硬,不易提起。类似皮肤改变可同时累及肢体的全部、颜面、颈部和躯干。

(2) 次要指标:①指端硬化:硬皮改变仅限于手指;②指端凹陷性瘢痕或指垫变薄:由于缺血导致指尖有下陷区,或指垫消失;③双肺底纤维化:标准立位胸片双下肺出现网状条索、结节、密度增加,亦可呈弥漫斑点状或蜂窝状,并已确定不是由原发于肺部疾病所致。

具备上述主要指标或≥2个次要指标者,可诊断为 SSc。

2. 2013 年美国风湿病学会/欧洲风湿病联盟制定的 SSc 分类标准新标准适用于任何可疑患有 SSc 的病人,但不适用于除手指外皮肤增厚或临床表现用硬皮病样病变解释更为合理的病人。病人总分≥9分可诊断为 SSc(表 8-11-1)。

表 8-11-1　2013 年美国风湿病学会/欧洲风湿病联盟联合制定的 SSc 分类标准

项　目	亚　项	权重/分数
向掌指关节近端延伸的双手手指皮肤增厚(充分条件)	—	9
手指皮肤增厚(只计算较高分)	手指肿胀	2
	手指指端硬化(掌指关节远端,但近端指间关节近端)	4
指尖病变(只计算较高分)	指尖溃疡	2
	指尖凹陷性瘢痕	3
毛细血管扩张	—	2
甲襞毛细血管异常	—	2
肺动脉高压和(或)间质肺疾病(最高得分2分)	肺动脉高压	2
	间质肺疾病	2
雷诺现象	—	3
SSc 相关自身抗体	抗着丝点抗体	3
抗着丝点抗体、抗拓扑异构酶Ⅰ(抗 Scl-70)抗体、抗核糖核酸聚合酶Ⅲ抗体(最高得分3分)	抗拓扑异构酶Ⅰ抗体 抗核糖核酸聚合酶Ⅲ抗体	

(二) 鉴别诊断

1. 局灶硬皮病　特点为皮肤界限清楚的斑片状(硬斑病)或条状(线状硬皮病)硬皮改变,主要见于四肢。累及皮肤和深部组织而无内脏和血清学改变。

2. 嗜酸性筋膜炎　多见于男性,往往在剧烈活动后发病。表现为四肢皮肤肿胀,紧绷,快速变

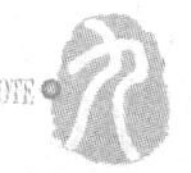

硬，筋膜的炎症和纤维化引起皮肤出现“沟槽征”。皮肤可以捏起，不累及手指，无雷诺现象，无其他系统性病变，外周血嗜酸性粒细胞增加。

3. 其他 应与硬肿病、硬化性黏液性水肿、肾源性系统性硬化等疾病鉴别。

【治疗】

本病尚无特效药物。早期治疗的目的是阻止新的皮肤和脏器受累，而晚期治疗的目的在于改善已有的症状。

1. 糖皮质激素 可减轻早期或急性期的皮肤水肿，但不能阻止皮肤纤维化。对炎性肌病、间质性肺疾病的炎症期有一定疗效；糖皮质激素与SSc肾危象的风险增加有关，应用时需监测血压和肾功能。

2. 免疫抑制剂 主要用于合并脏器受累者。包括环孢素、环磷酰胺、硫唑嘌呤、甲氨蝶呤、吗替麦考酚酯等。与糖皮质激素合用可提高疗效和减少糖皮质激素用量。

3. 雷诺现象 需戒烟，手足保暖。钙通道阻滞剂是治疗雷诺现象的一线药物，严重雷诺现象者可考虑使用5-磷酸二酯酶抑制剂、氟西汀、前列环素类似物等。

4. 指端溃疡 可使用前列环素类似物、5-磷酸二酯酶抑制剂或内皮素受体拮抗剂以减少新发溃疡。

5. 肺动脉高压 氧疗、利尿剂和强心剂以及抗凝。可考虑应用内皮素受体拮抗剂、5-磷酸二酯酶抑制剂、前列环素类似物及利奥西呱等。

6. 肺间质疾病 早期可用糖皮质激素以抑制局部免疫反应，已证实环磷酰胺对SSc间质性肺疾病有效。存在器官衰竭风险时可考虑干细胞移植。

7. 硬皮病肾危象 尽早使用血管紧张素转换酶抑制剂（ACEI）治疗。肾衰竭可行血液透析或腹膜透析治疗。

8. 胃肠道病变 反流性食管炎病人应少食多餐，餐后取立位或半卧位。质子泵抑制剂可用于治疗SSc相关的胃食管反流、预防食管溃疡及狭窄发生。促胃动力药物可改善SSc相关的胃肠动力失调症状。间断或定期使用抗生素可以治疗有症状的小肠细菌过度生长。营养不良者应积极补充蛋白质、维生素和微量元素。

【预后】

本病通常缓慢发展。局限型预后一般较好。弥漫型（尤其是年长者）由于肺、肾、心脏的损害容易导致死亡，故预后较差。

（郑 毅）

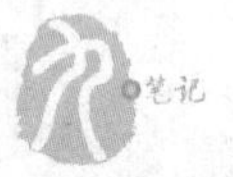

第十二章　复发性多软骨炎

复发性多软骨炎(relapsing polychondritis,RP)是一种罕见的、病因及发病机制不甚清楚的免疫介导的全身性炎症性疾病,主要累及含有软骨结构及蛋白聚糖成分的器官。发病年龄多在40～60岁,无性别差异。临床上有30%左右的病人同时合并其他自身免疫病,如各种系统性血管炎、弥漫性结缔组织病等或血液系统疾病如骨髓异常增生综合征等。

【临床表现】

本病异质性很强,临床表现呈现反复发作和缓解的特点。主要表现为耳、鼻、咽喉、气管、支气管的炎症,还可累及心血管、关节、眼、皮肤和肾脏。

最常见和特征性的表现是耳廓软骨炎,出现突发的耳廓红肿疼痛,一般不累及耳垂,几天至几周可自行消退,常反复发作致外耳廓松弛、塌陷、畸形和局部色素沉着,称为“菜花耳”“松软耳”。外耳道狭窄、中耳炎症、咽鼓管阻塞可导致传导性耳聋。还可累及内耳,出现听力下降和(或)前庭功能受累。累及鼻软骨可出现鼻塞、流涕、鼻出血、鼻黏膜糜烂及鼻硬结等,反复发作可导致“鞍鼻”畸形。约半数病人累及咽喉、气管及支气管软骨,表现为咽喉部疼痛和压痛、声音嘶哑、刺激性咳嗽、呼吸困难和吸气性喘鸣,常合并呼吸道感染。咽喉和会厌软骨炎症可导致上呼吸道塌陷,造成窒息,严重者需行气管切开术。约30%的病人可累及心血管系统,表现为心肌炎、心内膜炎或心脏传导阻滞、主动脉瓣关闭不全,以及大、中、小血管炎。关节炎很常见,多为不对称的非侵蚀性关节炎。眼炎也十分常见,可以表现为巩膜炎、巩膜外层炎、结膜炎、葡萄膜炎、视网膜血管炎或视神经炎等。皮肤表现无特异性,可出现结节性红斑、紫癜、黏膜溃疡、网状青斑、指端坏死等。肾脏病变表现为镜下血尿、蛋白尿或管型尿,反复发作可导致严重肾炎和肾功能不全,肾动脉受累可引起高血压。

【实验室和其他检查】

无特异性实验室检查,抗软骨细胞抗体阳性及抗Ⅱ型胶原抗体阳性有助于诊断。胸部CT和纤维支气管镜检查可发现气管、支气管普遍狭窄。

【诊断与鉴别诊断】

因起病隐匿,发病率低,且临床表现复杂,特异性差,症状涉及多学科,以及医务人员对该疾病认识不足,本病十分容易误诊漏诊,因此诊断是个巨大的挑战。临床上仍沿用1986年Michet等提出的诊断标准。

(1) 主要标准:①耳软骨炎;②鼻软骨炎;③喉、气管软骨炎。

(2) 次要标准:①眼部症状:结膜炎,巩膜炎,巩膜外层炎,葡萄膜炎;②听力障碍;③眩晕:前庭综合征;④血清阴性多关节炎。

2项主要标准,或者1项主要标准加2项次要标准可确诊。

耳部病变应与外伤、冻疮、丹毒、慢性感染、痛风、梅毒等鉴别。鼻软骨炎需要与各种肉芽肿性疾病如肉芽肿性多血管炎、结核、梅毒等疾病鉴别。

【治疗】

急性发作期应卧床休息,注意保持呼吸道通畅,预防窒息。症状不严重的病人可以给予非甾体抗炎药。严重的病人应用糖皮质激素,起始剂量为0.5～1mg/(kg·d),对有咽喉、气管及支气管、眼、内耳等累及的急性重症病人,激素的剂量可酌情增加,甚至行大剂量甲泼尼龙冲击治疗。症状好转后可逐渐减量，以最小维持剂量维持 1～2 年或更长时间。可酌情加用免疫抑制剂如环磷酰胺、甲氨蝶呤、硫唑嘌呤、环孢素等。氨苯砜对部分病人的软骨炎症和关节炎可能有效。持续气道内正压通气可以防止软化的气道塌陷，减轻气体陷闭。对多处或较广泛的气管或支气管狭窄，可以在纤维支气管镜下或 X 线引导下置入金属支架。有气道受累或合并其他疾病的病人预后较差。

（张志毅）

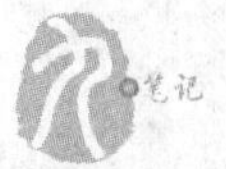

第十三章　骨关节炎

骨关节炎(osteoarthritis,OA)是一种以关节软骨损害为主,并累及整个关节组织的最常见的关节疾病,最终发生关节软骨退变、纤维化、断裂、溃疡及整个关节面的损害。表现为关节疼痛、僵硬、肥大及活动受限,曾称骨关节病、退行性关节病。本病好发于中老年人,是老年人致残的主要原因。随着人口老龄化进程加快和肥胖的患病率增加,骨关节炎的患病率越来越高。

【流行病学】

患病率和年龄、性别、民族以及地理因素有关,且因骨关节炎的定义、部位不同而各异。黑种人 OA 比白种人多见,中国人髋关节 OA 患病率低于西方人。女性手 OA 多见,高龄男性髋关节受累多于女性。国外报道超过 44 岁的症状性膝 OA 患病率为 7% ~17%,我国尚无大规模流行病学数据。

【病因和发病机制】

1. 病因　OA 主要的发病危险因素包括病人年龄,性别,肥胖,遗传易感性,关节结构及力线异常,创伤,长期从事反复使用某些关节的职业或剧烈的文体活动,吸烟以及存在其他疾病等。年龄是与 OA 最密切相关的危险因素,超过 75 岁的人中有 80% 以上受到 OA 的影响。尽管这是一种年龄相关性疾病,但 OA 并不是老化的必然结果。女性 OA 的发生概率是男性的两倍,尤其是 50 岁以后女性的患病率显著增加,特别是膝关节 OA。肥胖是 OA 的另一个重要危险因素,而且是可以改变的危险因素。

2. 发病机制　OA 的发病是外界多种因素对易感个体作用的结果。生物机械学、生物化学、炎症基因突变及免疫学因素都参与了 OA 的发病过程。这些因素引发级联退行性反应,最终导致 OA 病人出现关节软骨的特征性改变,并影响到所有关节结构。可以认为 OA 是一组由不同病因和多种因素重叠引发的疾病,因此 OA 是一种异质性疾病,可能存在不同的亚型。

【病理】

以关节软骨损害为主,还累及整个关节,包括软骨下骨、滑膜、韧带、关节囊和关节周围肌肉,最终发生关节软骨退变、纤维化、断裂、溃疡及整个关节面损害。

1. 软骨　软骨变性是 OA 最基本的病理改变。初起表现为局灶性软化,失去正常弹性,继而出现微小裂隙、粗糙、糜烂、溃疡,软骨大片脱落可致软骨下骨板裸露。镜检可见关节软骨渐进性结构紊乱和变性,软骨细胞减少,基质黏液样变,软骨撕裂或微纤维化,溃疡面可被结缔组织或纤维软骨覆盖及新生血管侵入,最终全层软骨消失。

2. 软骨下骨　软骨下骨出现增厚和硬化,关节边缘骨赘(osteophyte)形成;关节近旁出现骨囊肿。

3. 滑膜　滑膜炎很普遍,但一般认为较类风湿关节炎程度轻得多。

【临床表现】

一般起病隐匿,进展缓慢。主要表现为受累关节及其周围疼痛、压痛、僵硬、肿胀、关节骨性肥大和功能障碍。临床表现随受累关节而异。疼痛多发生于活动以后,休息可以缓解。随着病情进展,负重时疼痛加重,甚至休息时也可发生疼痛,夜间可痛醒。由于软骨无神经支配,疼痛主要由关节其他结构如滑膜、骨膜、软骨下骨及关节周围的肌肉韧带等受累引起。

晨僵时间较短,一般不超过 30 分钟。部分病人有疼痛的外周和中枢敏化的表现,疼痛严重而持续者,常伴发焦虑和抑郁状态。

（一）好发部位

OA 好发于膝、髋、颈椎和腰椎等负重关节及远端指间关节、近端指间关节、第一腕掌关节和第一跖趾关节。跗骨关节、踝关节、肩锁关节、颞下颌关节和肘关节也可累及。

1. 手 OA　多见于中、老年女性，远端指间关节最常累及，也可见于近端指间关节和第一腕掌关节。特征性表现为指间关节伸面内、外侧骨样肿大结节，位于远端指间关节者称 Heberden 结节，位于近端指间关节者称 Bouchard 结节，具遗传倾向。近端及远端指间关节水平样弯曲形成蛇样畸形。部分病人可出现屈曲或侧偏畸形。第一腕掌关节因骨质增生可出现“方形手”。

2. 膝 OA　早期以疼痛和僵硬为主，单侧或双侧交替，多发生于上下楼时。关节胶化（articular gelling）指在晨起或久坐后，初站立时感觉关节不稳定，需站立片刻并缓慢活动一会儿才能迈步。体格检查可见关节肿胀、压痛、骨摩擦感以及膝内翻畸形等。随着病情进展，可出现行走时失平衡，下蹲、下楼无力，不能持重、活动受限、关节挛曲。可出现关节在活动过程中突然打软。还可出现关节活动时的“绞锁现象”（可因关节内的游离体或漂浮的关节软骨碎片所致）。少数病人关节周围肌肉萎缩，多为失用性。

3. 髋关节 OA　多见于年长者，男性患病率较高。主要症状为隐匿发生的疼痛，可放射至臀外侧、腹股沟、大腿内侧，有时可集中于膝而忽略真正病变部位。体格检查可见不同程度的活动受限和跛行。

4. 足 OA　以第一跖趾关节最常见。症状可因穿过紧的鞋子而加重。跗骨关节也可累及。部分可出现关节红、肿、热、痛，类似痛风的表现，但疼痛程度较痛风为轻。体征可见骨性肥大和外翻。

（二）OA 的特殊类型

1. 全身性 OA　多见于中年以上女性，典型表现累及多个指间关节，有 Heberden 结节和 Bouchard 结节，还同时存在至少 3 个部位如膝、髋、脊柱的累及，预后良好。此型 OA 之所以被列为特殊类型，乃因除上述临床表现外，还与 HLA-A1、B8 等遗传基因相关。

2. 侵蚀性炎症性 OA　主要累及指间关节，有疼痛和压痛，可发生冻胶样囊肿，有明显的炎症表现。放射学检查可见明显的骨侵蚀。

3. 弥漫性特发性骨肥厚（diffuse idiopathic skeletal hyperostosis，DISH）　以脊椎边缘骨桥形成及外周关节骨赘形成为特征，多见于老年人，与 HLA-B27 不相关。

4. 快速进展性 OA　多见于髋关节，疼痛剧烈。6 个月内关节间隙减少 2mm 或以上者即可诊断。

【实验室和影像学检查】

无特异的实验室检查指标。血沉、C 反应蛋白大多正常或轻度升高，RF 和自身抗体阴性。关节液为黄色，黏度正常，凝固试验阳性，白细胞数低于 $2\times10^6/L$，葡萄糖含量很少、低于血糖水平之半。

放射学检查对本病诊断十分重要，典型 X 线表现为受累关节软骨下骨质硬化、囊变，关节边缘骨赘形成，受累关节间隙狭窄。关节超声和磁共振显像能显示早期软骨病变，半月板、韧带等关节结构异常，有利于早期诊断。

【诊断与鉴别诊断】

1. 诊断　OA 一般依据临床表现和 X 线检查，并排除其他炎症性关节疾病而诊断。美国风湿病学会提出了关于手、膝和髋 OA 的分类标准，见表 8-13-1，表 8-13-2 和表 8-13-3。

表 8-13-1　手 OA 分类标准（1990 年）

临床标准：具有手疼痛、酸痛和晨僵并具备以下 4 项中至少 3 项可诊断手 OA
（1）10 个指定关节中硬性组织肥大≥2 个
（2）远端指间关节硬性组织肥大≥2 个
（3）掌指关节肿胀少于 3 个
（4）10 个指定的指关节中关节畸形≥1 个
（10 个指定关节是指双侧第 2、3 指远端和近端指间关节及第 1 腕掌关节）

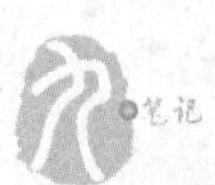

表 8-13-2 膝 OA 分类标准(1986 年)

1. 临床标准:具有膝痛并具备以下 6 项中至少 3 项可诊断膝 OA
(1)年龄≥50 岁
(2)晨僵<30 分钟
(3)骨摩擦感
(4)骨压痛
(5)骨性肥大
(6)膝触之不热
2. 临床加放射学标准:具有膝痛和骨赘并具备以下 3 项中至少 1 项可诊断膝 OA
(1)年龄≥40 岁
(2)晨僵<30 分钟
(3)骨摩擦感

表 8-13-3 髋 OA 分类标准(1991 年)

临床加放射学标准:具有髋痛并具备以下 3 项中至少 2 项可诊断髋 OA
(1)血沉≤20mm/h
(2)X 线示股骨头和(或)髋臼骨赘
(3)X 线示髋关节间隙狭窄[上部、轴向和(或)内侧]

2. 鉴别诊断 手和膝 OA 应与类风湿关节炎、银屑病关节炎、假性痛风等鉴别;髋 OA 应与髋关节结核、股骨头无菌性坏死鉴别。脊柱 OA 应与脊柱关节炎鉴别。

【治疗】

治疗的目的在于缓解疼痛,保护关节功能,改善生活质量。治疗应个体化,根据不同情况指导病人进行非药物治疗和药物治疗。

(一)非药物治疗

是骨关节炎治疗不可或缺的一部分,包括病人教育和自我调理。对每一位病人都要进行针对性病人教育,筛查易感因素,治疗要考虑可能的病因及疼痛的程度,并针对导致疼痛的可改变因素进行管理,如是否存在关节对线不良、肌肉无力,超重和肥胖以及同时合并焦虑抑郁情绪等。治疗包括避免导致关节疼痛的活动,增加肌肉的力量,改善关节功能,进行神经肌肉训练,改善本体感觉,通过辅助支具、手杖等减轻或重新分配关节负重。肥胖的病人减轻体重就可以有效减轻骨关节炎的症状。很多锻炼方式如慢跑、太极拳等对骨关节炎有效,但如何增加病人的依从性是个巨大的挑战。一些理疗方法如针灸、水疗、蜡疗等也有一定的疗效。

(二)药物治疗

药物治疗包括控制症状药物、改善病情药物及软骨保护剂。

1. 控制症状药物 NSAIDs 既有止痛又有抗炎作用,是最常用的一类控制 OA 症状的药物。应使用最低有效剂量,短疗程,药物种类及剂量的选择应个体化。轻症病人首先局部外用 NSAIDs 制剂和(或)辣椒碱乳剂,可减轻关节疼痛,不良反应小。外用药物无法缓解的病人可以口服非甾体抗炎药。其主要不良反应有胃肠道症状、肾或肝功能损害、可增加心血管不良事件发生的风险(具体药物应用参见本篇第三章)。对乙酰氨基酚因疗效有限,不良反应多,已不推荐作为 OA 止痛的首选药物。NSAIDs 不能充分缓解疼痛或有用药禁忌时,可考虑用弱阿片类药物,这类药物耐受性较好而成瘾性小,如曲马多等。对部分伴有疼痛敏化的病人可给予抗抑郁药物如度洛西汀等。应避免全身使用糖皮质激素,但对于急性发作的剧烈疼痛、夜间痛、关节积液等严重病例,关节内注射激素能迅速缓解症状,疗效持续数周至数个月,但在同一关节不应反复注射,注射间隔时间不应短于 3 个月。

2. 改善病情药物及软骨保护剂 目前尚未有公认的保护关节软骨、延缓 OA 进展的理想药物。临床上常用的药物如氨基葡萄糖、硫酸软骨素、双醋瑞因和关节内注射透明质酸等,循证医学证据不

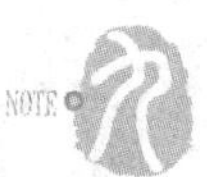

一致，可能有一定的作用。氨基葡萄糖和硫酸软骨素作为关节的营养补充剂，对轻至中度 OA 病人可能有缓解疼痛和改善功能的作用。对于轻至中度 OA 病人，关节腔注射透明质酸，每次 2～3ml，每周一次，连续 3～5 次，称为黏弹性物补充疗法，或可较长时间地缓解症状和改善功能。双醋瑞因是白细胞介素-1 抑制剂，能有效减轻疼痛，改善关节功能，还有研究认为其可能具有结构调节作用。

（三）手术治疗

对于关节疼痛已严重影响病人的日常生活、非手术治疗无效的病人可行关节置换术，能有效缓解疼痛、恢复关节功能。对于膝关节明显外翻或内翻者，可以进行力线调整手术。

【预后】

该病有一定的致残率。在美国，OA 是导致 50 岁以上男性工作能力丧失的第 2 位原因（仅次于缺血性心脏病），也是中年以上人群丧失劳动能力、生活不能自理的主要原因。我国尚无大规模的流行病学调查数据。

（张志毅）

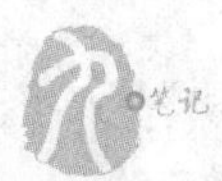

第十四章　痛　风

痛风(gout)是嘌呤代谢紊乱和(或)尿酸排泄障碍所致的一组异质性疾病,其临床特征为血清尿酸(uric acid)升高、反复发作性急性关节炎、痛风石及关节畸形、尿酸性肾结石、肾小球、肾小管、肾间质及血管性肾脏病变等。分为原发性、继发性和特发性3类,原发性痛风占绝大多数。

本病见于世界各地,由于受地域、民族、饮食习惯的影响,痛风患病率差异较大,并随年龄及血清尿酸浓度升高和持续时间而增加。据估计,我国痛风的患病率为1%～3%。

【病因和发病机制】

病因和发病机制尚不十分清楚。

1. 高尿酸血症的形成　详见本书第七篇第二十七章。

2. 痛风的发生　原发性痛风是先天性的,由遗传因素和环境因素共同致病,绝大多数为尿酸排泄障碍,具有一定的家族易感性。继发性痛风主要由于肾脏疾病、药物、肿瘤化疗或放疗等所致。特发性痛风是原因未知的痛风。临床上5%～15%高尿酸血症病人会发展为痛风。急性关节炎是由于尿酸盐结晶沉积引起的炎症反应。长期尿酸盐结晶沉积招致单核细胞、上皮细胞和巨噬细胞浸润,形成异物结节即痛风石。

【临床表现】

临床多见于40岁以上男性,女性多在更年期后发病,近年发病有年轻化趋势。常有家族遗传史。表现为高尿酸血症、反复发作的急性关节炎、痛风石及慢性关节炎、尿酸性肾结石、痛风性肾病、急性肾功能衰竭。常伴有肥胖、高脂血症、高血压、糖耐量异常或2型糖尿病、动脉硬化和冠心病等。痛风自然病程分为以下3个阶段。

(一) 无症状期

仅有波动性或持续性高尿酸血症,从血尿酸增高至症状出现的时间可达数年,有些可终身不出现症状。

(二) 急性关节炎期及间歇期

常有以下特点:①多在午夜或清晨突然起病,关节剧痛;数小时内受累关节出现红、肿、热、痛和功能障碍;②单侧第1跖趾关节最常见;③发作呈自限性,多于2周内自行缓解;④可伴高尿酸血症,但部分急性发作时血尿酸水平正常;⑤关节液或痛风石中发现尿酸盐结晶;⑥秋水仙碱可迅速缓解症状;⑦可伴有发热等。间歇期是指两次痛风发作之间的无症状期。

(三) 痛风石及慢性关节炎期

痛风石是痛风的特征性临床表现,典型部位在耳廓,也常见于关节周围以及鹰嘴、跟腱、髌骨滑囊等处。外观为大小不一的、隆起的黄白色赘生物,表面菲薄,破溃后排出白色粉状或糊状物。慢性关节炎多见于未规范治疗的病人,受累关节非对称性不规则肿胀、疼痛,关节内大量沉积的痛风石可造成关节骨质破坏。

(四) 肾脏

主要表现在以下3方面:

1. 痛风性肾病　起病隐匿,临床表现为尿浓缩功能下降,出现夜尿增多、低比重尿、低分子蛋白尿、白细胞尿、轻度血尿及管型等。晚期可出现肾功能不全及高血压、水肿、贫血等。

2. 尿酸性肾石病　可从无明显症状至肾绞痛、血尿、排尿困难、肾积水、肾盂肾炎或肾周围炎等表现不等。纯尿酸结石能被X线透过而不显影。

3. 急性肾衰竭　大量尿酸盐结晶堵塞肾小管、肾盂甚至输尿管，病人突然出现少尿甚至无尿，可发展为急性肾衰竭。

【实验室和其他检查】

1. 血尿酸测定　成年男性血尿酸值为208～416μmol/L（3.5～7.0mg/dl），女性为149～358μmol/L（2.5～6.0mg/dl），绝经后接近于男性。血尿酸存在较大波动，应反复监测。

2. 尿尿酸测定　限制嘌呤饮食5天后，每日尿酸排出量超过3.57mmol（600mg），可认为尿酸生成增多。

3. 关节液或痛风石内容物检查　偏振光显微镜下可见双折光的针形尿酸盐结晶。

4. 超声检查　关节超声检查可见双轨征或不均匀低回声与高回声混杂团块影，是痛风比较特异的表现。

5. X线检查　可见软组织肿胀、软骨缘破坏、关节面不规则，特征性改变为穿凿样、虫蚀样骨质缺损。

6. 电子计算机X线体层显像（CT）与磁共振显像（MRI）检查　CT在受累部位可见不均匀斑点状高密度痛风石影像；双能CT能特异性地识别尿酸盐结晶，可作为影像学筛查手段之一，可辅助诊断痛风，但应注意假阳性。MRI的T_1和T_2加权图像呈斑点状低信号。

【诊断与鉴别诊断】

1. 诊断　目前采用2015年美国风湿病学会（ACR）和欧洲抗风湿病联盟（EULAR）共同制定的痛风分类标准（表8-14-1）。

2. 鉴别诊断　应与化脓性关节炎、创伤性关节炎、反应性关节炎、类风湿关节炎、焦磷酸钙沉积病相鉴别。

表8-14-1　2015年ACR/EULAR痛风分类标准

	类　别	评分
第一步：适用标准（符合准入标准方可应用本标准）	存在至少一个外周关节或滑囊肿胀、疼痛或压痛	
第二步：确定标准（金标准，直接确诊，不必进入分类诊断）	偏振光显微镜镜检证实在（曾）有症状关节或滑囊或痛风石中存在尿酸钠结晶	
第三步：分类标准（符合准入标准但不符合确定标准时）	≥8分即可诊断为痛风	
临床表现：		
受累的有症状关节、滑囊分布		
	累及踝关节或足中段（非第一跖趾关节）单或寡关节炎	1
	累及第一跖趾关节的单或寡关节炎	2
发作时关节症状特点：(1)受累关节皮肤发红（主诉或查体）；(2)受累关节触痛或压痛；(3)活动障碍		
	符合1个特点	1
	符合2个特点	2
	符合3个特点	3
发作时间特点（符合以下3条中的2条，无论是否进行抗炎治疗）：(1)疼痛达峰<24小时；(2)症状缓解≤14天；(3)2次发作期间疼痛完全缓解		
	有1次典型发作	1
	反复典型发作	2
有痛风石临床证据：皮下灰白色结节，表面皮肤薄，血供丰富，皮肤破溃后可向外排出粉笔屑样尿酸盐结晶；典型部位：关节、耳廓、鹰嘴滑囊、手指、肌腱（如跟腱）		4

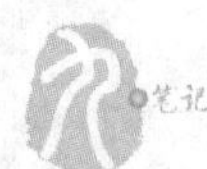

续表

类　别	评分
实验室检查	
血尿酸水平(尿酸氧化酶法):应在距离发作4周后、还未行降尿酸治疗的情况下进行检测,有条件者可重复检测;取检测的最高值进行评分	
<4mg/dl (<240μmol/L)	−4
6～<8mg/dl (360～<480μmol/L)	2
8～<10mg/dl (480～<600μmol/L)	3
≥10mg/dl (≥600μmol/L)	4
对发作关节或者滑囊的滑液进行分析(应由受过培训者进行评估)	
未做	0
尿酸盐阴性	−2
影像学特征	
存在(曾经)有症状关节滑囊尿酸盐沉积的影像学表现:关节超声有"双轨征";双能CT有尿酸盐沉积(任一方式)	4
存在痛风关节损害的影像学证据:X线显示手和(或)足至少1处骨侵蚀	4

【预防和治疗】

痛风防治目的:①控制高尿酸血症,预防尿酸盐沉积;②迅速控制急性关节炎发作;③防止尿酸结石形成和肾功能损害。

(一) 非药物治疗

痛风病人应遵循下述原则:①限酒;②减少高嘌呤食物摄入;③防止剧烈运动或突然受凉;④减少富含果糖饮料摄入;⑤大量饮水(每日2000ml以上);⑥控制体重;⑦增加新鲜蔬菜摄入;⑧规律饮食和作息;⑨规律运动;⑩禁烟。

(二) 药物治疗

1. 急性痛风关节炎的治疗　秋水仙碱、非甾类抗炎药(NSAIDs)和糖皮质激素是急性痛风性关节炎治疗的一线药物,应尽早使用。急性发作期不进行降尿酸治疗,但已服用降尿酸药物者不需停用,以免引起血尿酸波动,导致发作时间延长或再次发作。

(1) 非甾类抗炎药:可有效缓解急性痛风关节炎症状。常用药物:吲哚美辛、双氯芬酸、依托考昔等。常见不良反应有胃肠道溃疡及出血,应警惕心血管系统不良反应。活动性消化性溃疡禁用,伴肾功能不全者慎用。

(2) 秋水仙碱:小剂量秋水仙碱(1.5mg/d)有效,且不良反应少,在48小时内使用效果更好。

(3) 糖皮质激素:用于NSAIDs、秋水仙碱治疗无效或禁忌、肾功能不全者。短期口服中等剂量糖皮质激素或关节腔注射对急性痛风关节炎有明显疗效亦可行。

2. 发作间歇期和慢性期的处理　对急性痛风关节炎频繁发作(>2次/年),有慢性痛风关节炎或痛风石的病人,应行降尿酸治疗。治疗目标是血尿酸<6mg/dl并终身保持。对于有痛风石、慢性关节炎、痛风频繁发作者,治疗目标是血尿酸<5mg/dl,但不应低于3mg/dl。

目前降尿酸药物主要有抑制尿酸生成、促进尿酸排泄药物两类。单一药物疗效不好、血尿酸明显升高、痛风石大量形成时可合用两类降尿酸药物。其他药物有碱性药物和尿酸氧化酶等。

(1) 抑制尿酸合成药物:抑制黄嘌呤氧化酶,阻断次黄嘌呤、黄嘌呤转化为尿酸,从而降低血尿酸水平。

1) 别嘌醇(allopurinol):从50～100mg/d开始,最大剂量600mg/d。不良反应包括胃肠道症状、皮疹、药物热、肝酶升高、骨髓抑制等。有条件时亚裔人群在用药前可行HLA-B*5801检测。

2) 非布司他(febuxostat):不完全依赖肾脏排泄,可用于轻至中度肾功能不全者。从20～40mg/d

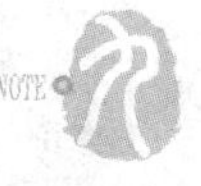

开始，最大剂量 80mg/d。不良反应主要有肝功能异常、腹泻等。

（2）促进尿酸排泄的药物：抑制尿酸经肾小管重吸收，增加尿酸排泄，降低血尿酸。主要用于尿酸排泄减少型、对别嘌醇过敏或疗效不佳者；有尿酸性结石者不宜使用。用药期间应碱化尿液并保持尿量。

1）苯溴马隆（benzbromarone）：初始剂量 25mg/d，最大剂量 100mg/d。不良反应包括胃肠道症状、皮疹、肾绞痛、粒细胞减少等，罕见严重的肝毒性。

2）丙磺舒（probenecid）：初始剂量 0.5g/d，最大剂量 2g/d。对磺胺过敏者禁用。

降尿酸治疗初期预防性使用小剂量秋水仙碱（0.5～1mg/d）3～6 个月，可减少降尿酸过程中出现的痛风急性发作。

3. 伴发疾病的治疗　痛风常伴发代谢综合征中的一种或数种，如高血压、高脂血症、肥胖症、2 型糖尿病等，应积极治疗。降压药应选择氯沙坦或氨氯地平，降脂药选择非诺贝特或阿托伐他汀等。合并慢性肾病者使用对肾功能影响小的降尿酸药物，并在治疗过程中密切监测不良反应。

（三）手术治疗

必要时可选择剔除痛风石，对残毁关节进行矫形等手术治疗。

【预后】

痛风是一种慢性和严重的疾病，可致生活质量下降，预期寿命降低，但可以有效治疗。

（郑　毅）

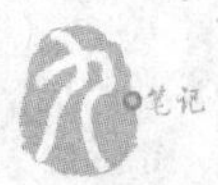

第十五章 纤维肌痛综合征

纤维肌痛综合征(fibromyalgia syndrome,FMS)是一种以全身弥漫性疼痛及发僵为主要临床特征,并常伴有疲乏无力、睡眠障碍、情感异常和认知功能障碍等多种其他症状的慢性疼痛性非关节性风湿病,该病在特殊部位有压痛点。患病率约为2%,其中女性为3.4%,男性为0.5%。该病的患病率与年龄存在线性增加的关系,在70~79岁达到患病高峰。病人的平均年龄为49岁,其中90%为女性。

【病因和发病机制】

FMS病因不清,目前认为与睡眠障碍、神经内分泌变化、免疫紊乱、一些体内正常存在的氨基酸浓度改变及心理因素有关。继发于外伤、骨关节炎、类风湿关节炎及肿瘤等非风湿病者称为继发性FMS。如不伴有其他疾患,则称为原发性FMS。

本病发病机制不清,有研究证明FMS病人肌肉的疼痛来源于神经末梢,即疼痛感受器。机械性牵拉、挤压、P物质、缓激肽、钾离子等化学刺激及缺血性肌肉收缩都会刺激神经末梢,引起肌肉疼痛。约1/3的病人血清中胰岛素、胰岛素生长因子-1(IGF-1)以及与生长激素有关的氨基酸浓度均降低,而且脑脊液中这些因子浓度的变化与FMS病人的疼痛有关。另外,FMS还可继发于骨性关节炎、椎间盘突出症等疾病,这些疾病引起的外周伤害性疼痛如反复刺激脊索第二背角神经元,能导致中枢敏化作用,最终出现FMS的典型慢性疼痛。

【临床表现】

1. 特征性症状 FMS的核心症状是慢性全身性广泛性疼痛,大多数病人伴有皮肤触痛,时轻时重。13%的病人有广泛性肌肉疼痛,43%有局限性疼痛,以中轴骨骼(颈、胸、下背部)、肩胛带及骨盆带肌肉最常见,其他常见部位依次为膝、头、肘、踝、足、上背部、中背部、腕、臀部、大腿和小腿。FMS的疼痛呈弥散性,病人自觉疼痛出现在肌肉、关节、神经和骨骼等多部位,很难予以定位。所有病人均有广泛的压痛点,分布具有一致性,多呈对称分布,查体往往有9对(18个)解剖位点压痛。这18个解剖点为:枕骨下肌肉附着点两侧,第5、7颈椎横突间隙前面的两侧,两侧斜方肌上缘中点,两侧肩胛棘上方近内侧缘的起始部,两侧第2肋骨与软骨交界处的外上缘,两侧肱骨外上髁远端2cm处,两侧臀部外上象限的臀肌前皱襞处,两侧大转子的后方,两侧膝脂肪垫关节褶皱线内侧。女性比男性病人的压痛点多,具有11个以上压痛点的病人中90%为女性。软组织损伤、睡眠不足、寒冷及精神压抑均可引起疼痛发作,气候潮湿及气压偏低可使疼痛加重。76%~91%的FMS病人可见晨僵,其严重程度与睡眠、病情活动程度有关。FMS的晨僵感与RA病人的晨僵以及风湿性多肌痛病人出现的"凝胶现象"相似,但是这种缺乏特异性的"晨僵"不能作为诊断依据。

2. 其他症状 约90%的病人伴有睡眠障碍,表现为失眠、易醒、多梦及精神不振。一半以上病人出现严重的疲劳,甚至感觉无法工作。晨僵的严重程度与睡眠及疾病活动性有关。另可出现头痛、胸痛、头晕、腹痛、感觉异常、呼吸困难、抑郁或焦虑等。头痛可分为偏头痛和非偏头痛,后者是一种在枕区或整个头部的压迫性钝痛,但是神经系统查体往往全部正常。病人常自诉关节肿胀,但无客观体征。30%以上的病人可出现肠易激综合征,包括肠胀气、腹痛、大便不成形及大便次数增多。部分病人有虚弱、盗汗以及口干、眼干等表现,也有部分病人出现膀胱刺激症状、骨盆疼痛、雷诺现象、不宁腿综合征等。以上表现在天气潮冷、精神紧张和过度劳累时加重;局部受热、精神放松、良好睡眠、适度活动可使症状减轻。

【实验室检查】

常规检查无客观异常发现。应用功能性磁共振脑成像(fMRI)对FMS病人进行扫描,可能发现额叶皮质、杏仁核、海马和扣带回等激活反应异常以及相互之间的纤维联络异常。

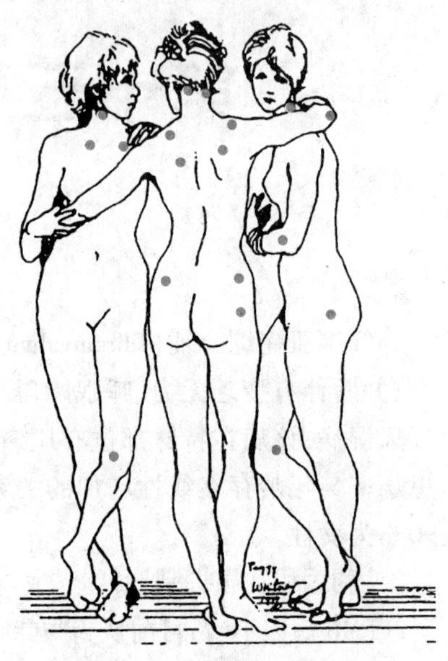

图8-15-1　FMS 18个压痛点的部位图示

【诊断】

根据病人存在慢性广泛性肌肉疼痛及发僵,常伴有失眠、易醒、多梦及精神不振等睡眠障碍的表现,疼痛可累及全身,颈、胸、下背部、肩胛带及骨盆带肌肉最常见的特点,结合全身可出现多处压痛点的典型症状,在排除其他疾病后可作出诊断。

具体诊断可以参考1990年美国风湿病学学会的诊断标准:①持续3个月以上的全身性疼痛,包括身体的左、右侧,腰的上、下部及中轴(颈椎或前胸或胸椎或下背部)均疼痛。②压痛点:以拇指按压,压力为4kg,18个压痛点中至少有11个疼痛,18个(9对)压痛点的具体部位见图8-15-1。同时满足上述2个条件者可诊断为FMS,其敏感性为88.4%,特异性为81.1%。

【治疗与预后】

FMS目前病因不清,病理生理不明,因此无特异的治疗方法。综合治疗是主要的治疗,包括运动及减轻精神压力和对症止痛。

1. **药物治疗**　目的是阻断神经触发点,改善精神症状。FMS的治疗药物主要是针对中枢神经系统,抗抑郁药为治疗首选药物,能改善睡眠和疲劳,但是对压痛点的疼痛无效。其中三环类抗抑郁药(TCAs)阿米替林(amitriptyline)应用最为广泛;5-羟色胺(5-HT)再摄取抑制剂(SSRJs)和高选择性单胺氧化酶抑制剂(MAOIs)也是常用药物,特别是与三环类抗抑郁药联合应用时效果更佳,能明显改善睡眠、疼痛、疲劳,特别是抑郁状态。镇痛药非阿片类中枢性镇痛药曲马多推荐用于纤维肌痛的疼痛处理;此外,第2代抗惊厥药普瑞巴林(pregabalin)是首个被美国食品药品监督管理局(FDA)批准用于FMS治疗的药物,托烷司琼、普拉克索也可减轻疼痛,用于治疗本病。

2. **非药物治疗**　认知行为治疗、热水浴疗法、需氧运动、柔性训练等也可以提高疗效,减少药物不良反应。

针灸治疗对部分病人有效,但任何过度治疗都是有害的。

虽说大多数FMS病人存在持续的慢性疼痛和疲劳,大多数病人都要经历复发和缓解的过程;但FMS不造成脏器的损伤,预后良好。

（刘　毅）

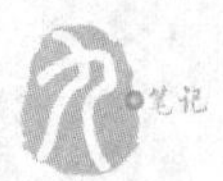

推荐阅读

1. Firestein GS, Budd RC, Gabriel SE, et al. Kelley and Firestein's Textbook of Rheumatology. 10th ed. Philadelphia, PA: Elsevier, 2017.
2. Hochberg MC, Silman AJ, Smolen JS, et al. Rheumatology. 6th ed. Philadelphia, PA: Elsevier, 2015.
3. Kassper DL, Fauci AS, Hauser SL, et al. Harrison's Principle of Internal Medicine. 19th ed. New York: McGraw-Hill Education, 2015.
4. 张乃峥. 临床风湿病学. 上海:上海科学技术出版社,1999.
5. 蒋明, David Yu, 林孝义, 等. 中华风湿病学. 北京:华夏出版社,2004.

第九篇

理化因素所致疾病

第一章　总　　论

人类的生活环境中，危害身体健康的物理因素（温度、气压、电流、电离辐射、噪声和机械力等）和化学因素（强酸、强碱、化学毒物、动植物的毒性物质）有许多。本篇主要论述几种常见环境理化因素所致疾病，并以急性发病者为重点。

【物理致病因素】

环境中，引起人体发病的主要物理致病因素有：

1. 高温（high temperature）　作用于人体引起中暑（heat illness）或烧伤（burn）。

2. 低温（low temperature）　在低温环境中意外停留时间较长，易发生冻僵（frozen rigor，frozen stiff）、冻伤。

3. 高气压（high pressure）　水下作业，气压过高，返回地面速度太快时，易发生减压病，此时血液和组织中溶解的氮气释放形成气泡，发生栓塞，导致血液循环障碍和组织损伤。

4. 低气压（low pressure）　常见于高山或高原地区环境，由于空气中氧分压较低，短时间停留出现急性缺氧，发生急性高原病（acute mountain sickness）。

5. 电流（electrical current）　意外接触不同类型及强度的电流后，可引起电击（electrical injuries），造成人体组织器官损害。

此外，洪涝灾害、水上操作或水上运动意外落水即可发生淹溺（drowning）。由于颠簸、摇动和旋转等引起晕车、晕船或晕机（即晕动病），主要与前庭神经功能障碍等因素有关。噪声导致听力损害，强烈的紫外线、红外线致皮肤损伤等。

【化学致病因素】

化学致病因素可来自自然界（重金属、有毒的动植物毒素），也可来自工业产品（农药、药物、有机溶剂）生产中产生的"三废"（即废水、废气和废渣）污染。因许多无机和有机化学物质具有毒性，称为"毒物"。毒物（poison）可通过呼吸道、消化道或皮肤黏膜等途径进入人体引起中毒（poisoning）。

1. 农药　农药（pesticide）能杀灭有害的动植物。人体意外摄入常可中毒致死。如有机磷杀虫药（organic phosphorus insecticides，OPI）、氨基甲酸酯类杀虫药、灭鼠药和除草剂中毒。

2. 药物　常见过量使用麻醉镇痛药、镇静催眠药和精神兴奋药等引起的中毒。长期滥用（abuse）镇静催眠或麻醉镇痛药会产生药物依赖（drug dependence），突然停药或减量会发生戒断综合征（withdrawal syndrome），表现为神经精神异常。

3. 醇类　一次或短时间大量饮酒会发生急性乙醇中毒（acute ethanol poisoning），甚至死亡。误饮甲醇可导致中枢神经系统和视神经损害、代谢性酸中毒，严重可致死。

4. 其他　误服清洁剂或有机溶剂等中毒；一氧化碳（carbon monoxide）、氰化物和硫化氢为窒息性化合物，能使机体发生缺氧性中毒；强酸或强碱能引起接触性组织损伤；工业生产排出有毒化学物质，污染空气或水源，长期接触会发生慢性中毒；铊、汞和砷等中毒；有毒化学物品意外泄漏和军用毒剂引起急性中毒；毒蜂蜇伤、毒蛇等咬伤中毒、河豚毒素和鱼胆等动物毒素中毒；毒蕈、乌头、曼陀罗、夹竹桃等有毒植物中毒。

【理化因素所致疾病防治研究进展】

人类对化学物质中毒的认识较早。公元前500年人们就已经认识到，未吸收入血的毒物不引起全身中毒。大多数中毒知识的积累主要来自所报道的中毒病例、流行病学研究和动物实验。20世纪

30年代前，由于毒理学知识缺乏，对中毒无特殊疗法，只能采用一般清除或支持疗法。此后，开始结合生理学和毒理学研究有效解毒疗法，应用亚硝酸盐-硫代硫酸钠来治疗氰化物中毒。20世纪40年代用二巯丙醇(BAL)治疗砷中毒。20世纪50年代用依地酸钙钠治疗铅中毒，开展了螯合剂治疗金属中毒的方法，同时碘解磷定用于治疗OPI中毒。20世纪60年代，我国始用二巯丁二钠(Na-DMSA)治疗锑、铅、汞和砷等金属及其化合物中毒。近年来发现，中毒发病机制与受体、自由基、脂质过氧化及细胞内钙稳态有关，这为探索解毒疗法开拓了新思路。20世纪70年代以来，中毒诊断和治疗取得长足进展，这有赖于毒理学的兴起和急诊医学的发展。毒理学从器官到分子水平乃至基因水平深入研究中毒发病机制，药理学对特效解毒药的研究及急诊医学血液净化(blood purification)技术、器官支持技术的发展，都能大大提高中毒的诊治水平和改善预后。

人类对物理因素所致疾病的研究要晚于化学物质中毒。近年来，由于工业发展和军事需要，人们开始对环境中有害物理因素对人体健康的影响、人体环境适应性及适应不全进行研究，并取得很大进展。此外，急诊医学先进复苏技术的应用大大提高了对高原病、电击和淹溺等病人的救治水平，降低了致残率和病死率。

【理化因素所致疾病的诊断原则】

理化因素所致疾病的特点是病因明确，有特殊的临床表现。

1. **病因** 此类疾病都在一定环境条件下发病，多数病因明确并有相应检测方法。例如，药物过量或毒物中毒均可通过检测估计出中毒量，空气中的毒物可检测其浓度；环境温度、海拔高度和海水深度等都能测量。随着检测方法增多、敏感性和特异性提高，对多数理化因素所致疾病的病因可明确诊断。

2. **受损靶部位** 多种毒物都有其作用的靶器官和部位，如OPI吸收后抑制胆碱酯酶(cholinesterase, ChE)；四氯化碳主要作用于肝；慢性苯中毒的靶器官是骨髓等。物理致病因素也各有其作用靶部位，如噪声主要作用于听神经；加速运动主要作用于前庭神经。

3. **剂量与效应关系** 量效关系是评估理化致病因素作用的基本规律，暴露毒物的量，高、低温环境时间长短等都与病情严重程度相关，可作为判断预后的依据。

4. **流行病学调查分析** 大多数理化因素所致疾病的特点是在同一时间可能有多数人发病，利用人群发病情况的流行病学调查方法，有助于明确环境中的致病因素和预防发病。

理化因素所致疾病虽然会出现一个或多个器官损伤或衰竭，但临床上往往缺乏特异性表现。诊断时，在考虑环境因素的同时，尚需结合接触史、临床表现和实验室检查，然后再与其他临床表现类似的疾病鉴别，综合分析判断。

【理化因素所致疾病的防治原则】

1. **迅速脱离有害环境和危害因素** 这是治疗理化因素所致疾病的首要措施。急性中毒时，尽快脱离毒物接触和清除体内或皮肤上的毒物，如处理局部污染、洗胃，对吸收入血的毒物采用血液净化疗法等。发现中暑或电击伤病人，立即转移到安全环境，再施行急救复苏措施。平时应加强教育，防患于未然。

2. **稳定病人生命体征** 理化因素所致疾病病人易出现神志、呼吸和循环障碍或衰竭，生命体征常不稳定，急救复苏的主要目的是稳定生命体征，加强监护，为进一步处理打下基础。

3. **针对病因和发病机制治疗** 急性OPI中毒时，首先应用解毒药(如碘解磷定)使磷酰化胆碱酯酶(phosphoryl cholinesterase)复活，阿托品抑制毒蕈碱样症状；氧治疗一氧化碳中毒等。

物理因素所致疾病的病因治疗：中暑高热时降温；冻僵时复温；急性高原病主要发病机制是缺氧，给氧是主要治疗措施；减压病主要是由高气压环境快速返回到低气压环境减压过速所致，治疗方法是进入高压氧舱(hyperbaric oxygen chamber)重新加压，再缓慢减压。

4. **对症支持治疗** 理化因素所致疾病多无特效疗法，大都采取对症治疗，以减少病人痛苦。部分病人需经器官支持过渡到毒物彻底清除和器官功能恢复。

总之，人类在生存过程中不断受到环境中不同有害因素影响，给人体健康带来危害。因此应学习有关理化因素所致疾病，对可预测的有害因素做好预防。已罹病者，要尽快诊断和进行有效治疗，促进康复。

（柴艳芬）

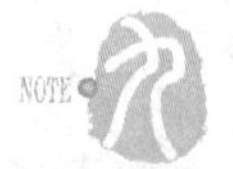

第二章　中　毒

第一节　概　述

进入人体的化学物质达到中毒量产生组织和器官损害引起的全身性疾病称为中毒。引起中毒的化学物质称毒物。根据毒物来源和用途分为:①工业性毒物;②药物;③农药;④有毒动植物。学习中毒疾病的目的旨在了解毒物中毒的途径和引起人体致病的规律。掌握和运用这些知识,指导预防和诊治疾病。

根据暴露毒物的毒性、剂量和时间,通常将中毒分为急性中毒(acute poisoning)和慢性中毒(chronic poisoning)两类。急性中毒是指机体一次大剂量暴露或24小时内多次暴露于某种或某些有毒物质引起急性病理变化而出现的临床表现,其发病急,病情重,变化快,如不积极治疗常危及生命。慢性中毒是指长时间暴露,毒物进入人体蓄积中毒而出现的临床表现,其起病慢,病程长,常缺乏特异性中毒诊断指标,容易误诊和漏诊。因此,疑有慢性中毒者,要认真询问病史和查体,并进行实验室相关毒物检查分析。慢性中毒常为职业中毒。

【病因和中毒机制】

(一) 病因

1. 职业中毒　在生产过程中,暴露于有毒原料、中间产物或成品,如不注意劳动防护,即可发生中毒。在保管、使用和运输方面,如不遵守安全防护制度,也会发生中毒。

2. 生活中毒　误食、意外接触毒物、用药过量、自杀或谋害等情况下,大量毒物入体可引起中毒。

(二) 中毒机制

1. 体内毒物代谢

(1) 毒物侵入途径:通常,毒物经消化道、呼吸道或皮肤黏膜等途径进入人体引起中毒。毒物对机体产生毒性作用的快慢、强度和表现与毒物侵入途径和吸收速度有关。①消化道:是生活中毒的常见途径,例如有毒食物、OPI和镇静催眠药等常经口摄入中毒。毒物经口腔或食管黏膜很少吸收。OPI和氰化物等在胃中吸收较少,主要由小肠吸收,经过小肠液和酶作用后,毒物性质部分发生改变,然后进入血液循环,经肝脏解毒后分布到全身组织和器官。②呼吸道:因肺泡表面积较大和肺毛细血管丰富,经呼吸道吸入的毒物较经消化道吸收入血的速度快20倍,能迅速进入血液循环发生中毒。因此,病人中毒症状严重,病情发展快。职业中毒时,毒物常以粉尘、烟雾、蒸气或气体状态经呼吸道吸入。生活中毒常见病例是一氧化碳中毒。③皮肤黏膜:健康皮肤表面有一层类脂质层,能防止水溶性毒物侵入机体。少数脂溶性毒物(如苯、苯胺、硝基苯、乙醚、三氯甲烷或有机磷化合物等)接触皮肤后易经皮脂腺吸收中毒。损伤皮肤的毒物(如砷化物、芥子气等)也可通过皮肤吸收中毒。皮肤多汗或有损伤时,都可加速毒物吸收。有的毒物也可经球结膜吸收中毒。毒蛇咬伤时,毒液可经伤口入血中毒。

(2) 毒物代谢:毒物吸收入血后,与红细胞或血浆中某些成分相结合,分布于全身组织和细胞。脂溶性较大的非电解质毒物在脂肪和部分神经组织中分布量大;不溶于脂类的非电解质毒物,穿透细胞膜的能力差。电解质毒物(如铅、汞、锰、砷和氟等)在体内分布不均匀。大多数毒物在肝内通过氧化、还原、水解和结合等作用进行代谢,然后与组织和细胞内化学物质作用,分解或合成不同化合物。例如乙醇氧化成二氧化碳和水,乙二醇氧化成乙二酸,苯氧化成酚等。大多数毒物代谢后毒性降低,此为解毒过程(detoxification process)。少数毒物代谢后毒性反而增强,如对硫磷氧化为毒性更强的对氧磷。

(3) 毒物排泄:人体的毒物多数经代谢后排出体外。毒物排泄速度与其组织溶解度、挥发度、排泄和循环器官功能状态有关。肾脏是排毒的主要器官,水溶性毒物排泄较快,利尿药可加速肾毒物排泄;重金属及生物碱主要由消化道排出,铅、汞和砷尚能由乳汁排出,可致哺乳婴儿中毒;易挥发毒物(如三氯甲烷、乙醚、酒精和硫化氢等)可以原形经呼吸道排出,潮气量越大,排泄毒物作用越强;一些脂溶性毒物可由皮脂腺及乳腺排出,少数毒物经汗液排出时可引起皮炎。有些毒物蓄积在体内一些器官或组织内,排出缓慢,再次释放又可产生中毒。

2. 中毒机制 毒物种类繁多,中毒机制不一,主要有:

(1) 腐蚀作用:强酸或强碱吸收组织中水分,与蛋白质或脂肪结合,引起接触部位皮肤组织细胞变性和坏死。

(2) 组织和器官缺氧:如一氧化碳、硫化氢或氰化物等毒物阻碍氧的吸收、转运或利用。对缺氧敏感的脑和心肌易发生中毒损伤。

(3) 麻醉作用:亲脂性强的毒物(如有机溶剂和吸入性麻醉药)易通过血脑屏障进入脑组织,抑制其功能。

(4) 抑制酶活性:有些毒物及其代谢物通过抑制酶的活力产生毒性作用。例如,OPI 抑制 ChE,氰化物抑制细胞色素氧化酶,含金属离子的毒物能抑制含巯基的酶等。

(5) 干扰细胞或细胞器功能:在体内,四氯化碳经酶催化形成三氯甲烷自由基,后者作用于肝细胞膜中不饱和脂肪酸,引起脂质过氧化,使线粒体及内质网变性和肝细胞坏死。酚类如二硝基酚、五氯酚和棉酚等可使线粒体内氧化磷酸化作用解偶联,阻碍三磷酸腺苷形成和贮存。

(6) 竞争相关受体:如阿托品过量时,通过竞争性阻断毒蕈碱受体产生毒性作用。

3. 影响毒物作用的因素

(1) 毒物状态:毒物的毒性与其化学结构及理化性质密切相关。空气中有毒气雾胶颗粒愈小,易吸入肺,毒性愈大。此外,毒物中毒途径、摄入量大小及作用时间长短都直接影响毒物对机体的作用。

(2) 机体状态:中毒病人性别、年龄、营养及健康状况、生活习惯和对毒物毒性的反应不同,同一毒物中毒预后也不同。例如,婴幼儿神经系统对缺氧耐受性强,对一氧化碳中毒有一定抵抗力,老年人则相反。营养不良、过度疲劳和患有重要器官(心、肺、肝或肾)疾病等会降低机体对毒物的解毒或排毒能力。肝硬化病人肝功能减退和肝糖原含量减少,机体抗毒和解毒能力降低,即使摄入某些低于致死剂量的毒物时也可引起死亡。

(3) 毒物相互影响:同时摄入两种或以上毒物时,有可能产生毒性相加或抵消作用。例如,一氧化碳可以增强硫化氢的毒性作用;酒精可以增强四氯化碳或苯胺的毒性作用。曼陀罗可以抵消 OPI 的毒性作用。

【临床表现】

(一) 急性中毒

不同化学物质急性中毒表现不尽相同,严重中毒时共同表现有发绀、昏迷、惊厥、呼吸困难、休克和少尿等。

1. 皮肤黏膜表现

(1) 皮肤及口腔黏膜灼伤:见于强酸、强碱、甲醛、苯酚、甲酚皂溶液(来苏儿)、百草枯等腐蚀性毒物灼伤。硝酸灼伤皮肤黏膜痂皮呈黄色,盐酸痂皮呈棕色,硫酸痂皮呈黑色。

(2) 皮肤颜色变化:①发绀:引起血液氧合血红蛋白减少的毒物中毒可出现发绀。亚硝酸盐、苯胺或硝基苯等中毒时,血高铁血红蛋白含量增加出现发绀。②皮肤发红:一氧化碳中毒时皮肤黏膜呈樱桃红色。③黄疸:毒蕈、鱼胆或四氯化碳中毒损害肝脏出现黄疸。

2. 眼部表现 瞳孔扩大见于阿托品、莨菪碱类中毒;瞳孔缩小见于 OPI、氨基甲酸酯类杀虫药中毒;视神经炎见于甲醇中毒。

3. 神经系统表现

(1) 昏迷:见于催眠、镇静或麻醉药中毒;有机溶剂中毒;窒息性毒物(如一氧化碳、硫化氢、氰化物)中毒;致高铁血红蛋白毒物中毒;农药(如OPI、拟除虫菊酯杀虫药或溴甲烷)中毒。

(2) 谵妄:见于阿托品、乙醇或抗组胺药中毒。

(3) 肌纤维颤动:见于OPI、氨基甲酸酯类杀虫药中毒或急性异烟肼中毒、丙烯酰胺中毒及铅中毒等。

(4) 惊厥:见于窒息性毒物、有机氯或拟除虫菊酯类杀虫药、四亚甲基二砜四胺(毒鼠强)、植物(毒蕈、曼陀罗、苦杏仁)、药物(异烟肼、茶碱类、阿托品)、重金属(铅、铊)等中毒。

(5) 瘫痪:见于蛇毒、三氧化二砷、可溶性钡盐或磷酸三邻甲苯酯中毒。

(6) 精神失常:见于一氧化碳、二硫化碳、酒精、阿托品、有机溶剂、抗组胺药中毒或药物依赖戒断综合征(withdrawal syndrome)等。

4. 呼吸系统表现

(1) 呼出特殊气味:乙醇中毒呼出气有酒味;氰化物中毒有苦杏仁味;OPI、黄磷、二甲亚砜、铊或砷中毒时有蒜味;苯酚、甲酚皂溶液中毒有苯酚味;硝基苯中毒有鞋油味;锌或磷化铝中毒可闻及鱼腥味,甲苯或其他溶剂有胶水味。

(2) 呼吸加快:水杨酸类、甲醇等中毒兴奋呼吸中枢;刺激性气体(如二氧化氮、氟化氢、硫化氢、氯化氢、溴化氢、磷化氢、二氧化硫等)中毒引起呼吸加快。

(3) 呼吸减慢:催眠药或吗啡中毒抑制呼吸中枢致呼吸麻痹,使呼吸减慢。

(4) 肺水肿:刺激性气体、OPI或百草枯等中毒常发生肺水肿。

5. 循环系统表现

(1) 心律失常:洋地黄、夹竹桃、蟾蜍毒素中毒兴奋迷走神经,拟肾上腺素药、三环类抗抑郁药中毒兴奋交感神经,氨茶碱中毒所致心律失常的机制多样。

(2) 心脏骤停:①心肌毒性作用:见于洋地黄、奎尼丁、锑剂或依米丁(吐根碱)等中毒;②缺氧:窒息性气体(asphyxiating gas)中毒,如一氧化碳、硫化氢、氰化物或苯胺等;③严重低钾血症:见于可溶性钡盐、棉酚或排钾利尿药中毒。

(3) 休克:强酸和强碱引起严重灼伤致血浆渗出,三氧化二砷中毒引起剧烈呕吐和腹泻,麻醉药过量、严重巴比妥类中毒抑制血管中枢导致外周血管扩张。以上因素都可通过不同途径引起循环血容量绝对或相对减少,发生休克。

6. 泌尿系统表现 中毒后肾损害:肾小管堵塞(如砷化氢中毒致大量红细胞破坏物堵塞肾小管)、肾缺血或肾小管坏死(如头孢菌素类、氨基苷类抗生素、毒蕈和蛇毒等中毒),导致急性肾衰竭,出现少尿或无尿。

7. 血液系统表现 如砷化氢中毒、苯胺或硝基苯等中毒引起溶血性贫血和黄疸;水杨酸类、肝素或双香豆素过量、敌鼠钠盐、溴敌隆和蛇毒咬伤中毒引起止凝血障碍致出血;氯霉素、抗肿瘤药或苯等中毒引起白细胞减少。

8. 发热 见于阿托品、二硝基酚或棉酚等中毒。

(二) 慢性中毒

1. 神经系统表现 痴呆(见于四乙铅或一氧化碳等中毒)、震颤麻痹综合征(见于一氧化碳、吩噻嗪或锰等中毒)、周围神经病(见于铅、砷或OPI中毒)。

2. 消化系统表现 砷、四氯化碳、三硝基甲苯或氯乙烯中毒引起中毒性肝病。

3. 泌尿系统表现 镉、汞或铅中毒引起中毒性肾损害。

4. 血液系统表现 苯、三硝基甲苯中毒可引起白细胞减少或再生障碍性贫血。

5. 骨骼系统表现 氟中毒可引起氟骨症;黄磷中毒可引起下颌骨坏死。

【诊断】

中毒诊断通常根据接触史、临床表现、实验室毒物检查分析和调查周围环境有无毒物存在,与其

他症状相似疾病鉴别后诊断。遇有急性中毒病人时，需向病人同事、家属、保姆、亲友或现场目击者了解情况。蓄意中毒病人，常不能正确提供病史。对慢性中毒病人如不注意病史和病因，容易误诊和漏诊。诊断职业性中毒必须慎重。

（一）病史

病史通常包括接触毒物时间、中毒环境和途径、毒物名称和剂量、初步治疗情况和既往生活及健康状况。

1. 毒物接触史　对生活中毒，如怀疑服毒时，要了解病人发病前的生活情况、精神状态、长期用药种类，有无遗留药瓶、药袋，家中药物有无缺少等以判断服药时间和剂量。对一氧化碳中毒要了解室内炉火、烟囱、煤气及同室其他人员情况。食物中毒时，常为集体发病；散发病例，应调查同餐者有无相同症状。水源或食物污染可造成地区流行性中毒，必要时应进行流行病学调查。对职业中毒应询问职业史，包括工种、工龄、接触毒物种类和时间、环境条件、防护措施及工作中是否有过类似情况等。总之，对任何中毒都要了解发病现场情况，查明接触毒物的证据。

2. 既往史　对于中毒病人，尚应了解发病前健康状况、生活习惯、嗜好、情绪、行为改变、用药及经济情况。上述情况都有助于对中毒病人进行分析判断。

（二）临床表现

对不明原因的突然昏迷、呕吐、惊厥、呼吸困难和休克病人或不明原因的发绀、周围神经麻痹、贫血、白细胞减少、血小板减少及肝损伤病人，都要考虑到中毒（表 9-2-1）。

表 9-2-1　常见急性中毒诊治要点

	毒物	口服最小致死量	临床表现	治疗
腐蚀性毒物	强酸		皮肤黏膜灼伤	皮肤冲洗
	浓硫酸	5ml	吞服致口腔、消化道黏膜腐蚀、休克、食管或胃穿孔，后期食管狭窄	避免洗胃 饮牛奶、蛋清、氢氧化铝凝胶 抗休克：输液，止痛 防止食管狭窄
	浓硝酸	5ml		
	浓盐酸	5ml		
	强碱		同上	皮肤冲洗
	氢氧化钠	5g		保护剂：牛奶、蛋清
	浓氨水	10ml		抗休克：输液，止痛
金属	汞		高浓度汞蒸气致口腔炎	脱离接触，应用 DMPS 或 DMS
	镉			
	硫酸镉（口服）		食入镉盐后，出现急性胃肠炎	中毒处理常规及对症治疗
	氧化镉（吸入）		吸入高浓度镉烟出现呼吸道刺激症状，严重者 4～10 小时后可出现肺水肿	吸入中毒时，防治肺水肿
	氯化钡	1g	食入或吸入可溶性钡盐 2～3 小时，出现急性胃肠炎，重者引起低钾血、四肢瘫痪、呼吸肌麻痹和心律失常	洗胃：2%～5% 硫酸镁或硫酸钠；口服硫酸钠 30g，或 10% 硫酸钠 10ml，缓慢静注，30 分钟重复；吸氧，补钾，机械通气
	砷化氢	$50mg/m^3$	吸入数小时至 1～2 天出现血红蛋白尿、贫血，重者 2～3 天出现急性肾衰竭	碱化尿液，早期应用解毒药，防治急性肾衰竭

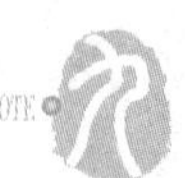

续表

	毒物	口服最小致死量	临床表现	治疗
有机溶剂	甲醇	30ml	吸入后，眼、上呼吸道明显刺激现象；饮入后引起胃肠炎、意识和视力障碍、酸中毒	纠正酸中毒：碳酸氢钠
	汽油	$25g/m^3$ 40ml	口服或吸入后，头痛、头晕，重者精神失常、昏迷、惊厥、呼吸麻痹	避免洗胃，以免汽油或煤油误入气管
	煤油	$15g/m^3$ 100ml	误吸发生支气管炎、化学性肺炎	吸入性肺炎时，吸氧，抗生素
	苯	$24g/m^3$ 15ml	吸入大量苯蒸气或饮入大量苯后，出现麻醉现象	脱离有毒环境 保持呼吸道通畅
	四氯化碳	$90g/m^3$ 30ml	吸入或口服，麻醉和消化道黏膜刺激征，重者出现肝、肾、心肌损害	保护肝、肾功能
刺激性气体	氨 氯 光气 二氧化氮	$300mg/m^3$ $20mg/m^3$	接触或吸入，有眼、上呼吸道黏膜刺激症状，重者2～24小时可发生肺水肿	脱离有毒环境 吸氧 缓解支气管痉挛 防治肺水肿：糖皮质激素，消泡沫剂，必要时气管切开
窒息性毒物	硫化氢	$1.0g/m^3$	吸入出现眼和上呼吸道黏膜刺激症状，心悸、肺水肿、昏迷；吸入高浓度出现昏迷、惊厥，呼吸停止	脱离有毒环境 吸氧 机械通气
	氰化物 氰化氢 氰化钠 氰化钾 木薯 苦杏仁	 $120mg/m^3$ 0.15g 0.2g 1000g 30粒	吸入或食入，呼出气苦杏仁味，头晕、头痛、嗜睡、呼吸困难、心率快、血压低、皮肤潮红、昏迷、惊厥、呼吸心跳停止	脱离有毒环境 吸氧 解毒药：立即亚硝酸异戊酯吸入，3%亚硝酸钠10ml静注，随即25%硫代硫酸钠50ml静注
	高铁血红蛋白生成性毒物 亚硝酸盐 苯胺 硝基苯	 5g 4g 2ml	食入亚硝酸盐引起“肠源性发绀”。吸、食入或皮肤吸收苯胺、硝基苯后，发绀。重者昏迷、抽搐，呼吸循环衰竭	口服中毒时，洗胃 用肥皂、清水彻底清洗皮肤污染 吸氧 机械通气
杀鼠剂	磷化氢 磷化锌 磷化铝	$27.8mg/m^3$ 2～3g	吸入磷化氢后1～3小时头晕、呕吐、胸闷，重者肺水肿、休克、惊厥、昏迷、心律失常、急性肾衰竭。 食入磷化锌或磷化铝，表现同上	脱离有毒环境；用0.5%硫酸铜溶液洗胃、硫酸钠导泻和复苏及支持治疗
	敌鼠钠盐 溴敌隆 抗鼠灵		食后头晕、恶心、呕吐、出血，凝血时间延长	解毒药：维生素 K_1，10～20mg，静注，3次/天，连用3～5天；烟酰胺200～400mg，1～2次/天静脉输注

笔记

续表

	毒物	口服最小致死量	临床表现	治疗
杀鼠剂	氟乙酰胺 氟乙酸钠	2～10mg/kg 2～10mg/kg	口服后恶心、呕吐、烦躁不安、抽搐、昏迷、心律失常、休克、心力衰竭和呼吸衰竭	解毒药：乙酰胺2.5g，每6～8小时一次，肌注，至抽搐停止；治疗脑水肿、抽搐和呼吸衰竭
	三氧化二砷（砒霜）	100mg	严重胃肠炎、休克，1～3周出现周围神经病、肝损害和皮肤角化	解毒药：BAL、DMPS、DMSA 抗休克：补液
除草剂	百草枯	5～15ml（20%）	口服中毒后，口咽烧灼感、口腔黏膜糜烂，恶心、呕吐、腹痛、腹泻、呕血、黑便、肝肾损害。以后出现胸闷、咳嗽和进行性呼吸困难。1～3周内发生肺间质纤维化	用清水或2%碳酸氢钠洗胃，然后用30%漂白土或药用活性炭灌胃吸附毒物，再用硫酸镁、硫酸钠或20%甘露醇导泻。早期行血液灌流或血浆置换。 及早应用抗氧化剂、糖皮质激素减轻肺水肿和肺纤维化
中西药物	水杨酸类 阿司匹林	10～20g 20g	口服过量时，恶心、呕吐、出汗、面色潮红、出血、呼吸性碱中毒和代谢性酸中毒，低钾血症和低血糖	碳酸氢钠溶液碱化尿液；纠正低钾血症、代谢性酸中毒；维生素 K_1 10～25mg肌注止血；血液透析
	阿托品 颠茄 曼陀罗（洋金花） 异烟肼	10mg 种子9粒 10g	口干、吞咽困难、皮肤干燥潮红、瞳孔散大、视物模糊、心动过速，排尿困难、发热；重者谵妄、幻觉、躁动、抽搐、昏迷； 大量摄入后，嗜睡、肌纤颤、惊厥、呼吸肌痉挛和窒息	躁动时：地西泮10mg，肌注 惊厥时：地西泮、苯巴比妥钠 解毒药：维生素 B_6 200～400mg/d，静脉滴注；烟酰胺400mg/d，静脉滴注
	乌头 附子 雪上一枝蒿（岩乌头）		食后数小时，口舌、四肢麻木/肌强直、抽搐；呕吐、腹泻、心动过缓、心律失常；呼吸和循环衰竭	解毒药：阿托品 心动过缓肌注阿托品；抗心律失常药；复苏措施
有毒动植物	毒蕈 捕蝇蕈 斑毒蕈 马鞍蕈 瓢蕈 白毒伞蕈	0.05g	1. 神经型：食后1～2小时出现副交感神经兴奋症状，继而出现类似阿托品中毒样症状 2. 溶血型：食后6～12小时出现胃肠炎症状，继而出现溶血、急性肾衰竭 3. 肝病型：食后6～24小时出现胃肠炎症状，继而出现急性肝衰竭	副交感神经兴奋时，可服阿托品；出现阿托品中毒样症状时，可给予地西泮 溶血时，用糖皮质激素 血红蛋白尿时，碱化尿液 贫血时输血 巯基解毒药：DMSA或DMPS 各种毒蕈中毒严重者可行血浆置换 排毒：输液利尿
	河豚	半条	食后1～2小时呕吐、腹泻、舌尖发麻、上睑下垂、四肢瘫痪、昏迷、休克、呼吸衰竭	呼吸衰竭时，给予吸氧、机械通气、糖皮质激素、血浆置换

【治疗】

（一）治疗原则

①立即终止毒物接触；②紧急复苏和对症支持治疗；③清除体内尚未吸收的毒物；④应用解毒药；

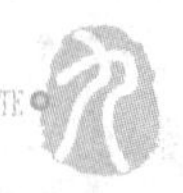

⑤预防并发症。

（二）急性中毒治疗

1. 终止继续暴露毒物 立即将病人撤离中毒现场，转到空气新鲜的地方；脱去污染衣物；用温水或肥皂水清洗掉皮肤和毛发上的毒物；用清水彻底冲洗清除眼内毒物；清除伤口处毒物；对特殊毒物清洗与清除要求见表9-2-2和表9-2-3。

表9-2-2 特殊毒物清洗要求

毒物种类	清洗的要求
二硫化碳、苯酚、溴苯、苯胺、硝基苯	用10%酒精液冲洗
磷化锌、黄磷	用1%碳酸钠溶液冲洗
酸性毒物（铊、磷、有机磷、溴、溴化烷、汽油、四氯化碳、甲醛、硫酸二甲酯、氯化锌、氨基甲酸酯）	用5%碳酸氢钠溶液或肥皂水冲洗后，再用清水冲洗
碱性毒物（氨水、氨、氢氧化钠、碳酸钠、硅酸钠）	用2%醋酸或3%硼酸、1%枸橼酸溶液冲洗

表9-2-3 特殊毒物清除要求

毒物种类	清除的要求
黄磷	先用镊子、软毛刷清除毒物颗粒后，再用温水清洗干净
三氯化磷、三氯氧磷、五氧化二磷、芥子气	先用纸或布吸去毒物后，再用水清洗（切勿先用水冲洗）
焦油、沥青	先用二甲苯清除毒物后，再用清水或肥皂水冲洗皮肤，待水干后，用羊毛脂涂在皮肤表面

2. 紧急复苏和对症支持治疗 急性中毒昏迷者，保持呼吸道通畅、维持呼吸和循环功能。观察神志、体温、脉搏、呼吸、血压等情况。严重中毒者出现心脏停搏、休克、循环衰竭、呼吸衰竭、肾衰竭、水电解质和酸碱平衡紊乱时，立即采取有效急救复苏措施，稳定生命体征。惊厥时，选用抗惊厥药，如苯巴比妥钠、异戊巴比妥（阿米妥钠）或地西泮等；脑水肿时，应用甘露醇或山梨醇和地塞米松等。给予鼻饲或肠外营养。

3. 清除体内尚未吸收的毒物 经口中毒者，早期清除胃肠道尚未吸收的毒物可明显改善病情，愈早、愈彻底愈好。

（1）催吐：用于意外中毒不能洗胃者。对清醒、合作的经口摄入中毒者，可考虑催吐法。因此法易引起误吸和延迟活性炭应用，还可能引起食管撕裂、胃穿孔、出血等，临床上已不常规应用。昏迷、惊厥、休克、腐蚀性毒物摄入、无呕吐反射、近期上消化道出血或食管胃底静脉曲张者和孕妇禁用。

1）物理法刺激催吐：用手指或压舌板、筷子刺激咽后壁或舌根诱发呕吐。未见效时，饮温水200～300ml，然后再用上述方法刺激呕吐，如此反复进行，直到呕出清亮胃内容物为止。

2）药物催吐：临床少用。①阿扑吗啡（apomorphine）：为吗啡衍生物，半合成中枢性催吐药，具有强的多巴胺受体激动效应，直接作用于延髓催吐化学感受区，兴奋呕吐中枢，产生强烈催吐作用。2～5mg皮下注射，5～10分钟后即发生催吐作用。给药前先饮水200～300ml，可增加催吐效果。本品不宜重复应用，禁用于麻醉药中毒、严重心血管疾病、胃和十二指肠溃疡者。②吐根糖浆：直接刺激胃肠黏膜感受器，反射性作用于呕吐中枢引起呕吐。口服30ml，继而饮水200ml。20分钟后出现呕吐，持续30～120分钟。

（2）洗胃（gastric lavage）

1）适应证：口服毒物1小时内者；吸收缓慢的毒物、胃蠕动功能减弱或消失者，可延长至4～6小时；对无特效解毒治疗的急性重度中毒，病人就诊时已超过6小时，仍可酌情考虑洗胃。

2）禁忌证：吞服强腐蚀性毒物、食管静脉曲张、惊厥或昏迷病人，不宜进行洗胃。

3）洗胃方法：洗胃时，病人头稍低并转向一侧。选用较大口径胃管，胃管头部涂液体石蜡润滑后

经口腔将胃管向下送进50cm左右。如能抽出胃液,证明胃管确在胃内;如不能肯定,可向胃管注入适量空气,在胃区听到“咕噜”声,确定在胃内。首先吸出全部胃内容物,留送毒物分析。然后,每次向胃内注入200~300ml温开水。注意出入液量平衡,一次注入量过多则易促使毒物进入肠腔内。反复灌洗,直至洗出液清亮为止。拔胃管时,要先将胃管尾部夹住,以免拔胃管过程中管内液体反流入气管内。

4)洗胃液选择:最常用的洗胃液是温开水。根据进入胃内毒物种类不同,可选用不同的洗胃液,通常洗胃液配制见表9-2-4。①溶剂:口服脂溶性毒物(如汽油或煤油等)时,先用液体石蜡150~200ml,使其溶解不被吸收,然后洗胃。②解毒药:解毒药与体内存留毒物起中和、氧化和沉淀等化学作用,使其失去毒性。③中和剂:强酸用弱碱(如镁乳、氢氧化铝凝胶等)中和,不用碳酸氢钠,因其遇酸后可生成二氧化碳,使胃肠充气膨胀,有造成穿孔危险。强碱可用弱酸类物质(如食醋、果汁等)中和。④沉淀剂:有些化学物与毒物作用,生成溶解度低、毒性小的物质。乳酸钙或葡萄糖酸钙与氟化物或草酸盐作用,生成氟化钙或草酸钙沉淀。2%~5%硫酸钠与可溶性钡盐作用,生成不溶性硫酸钡。生理盐水与硝酸银作用生成氯化银。⑤氧化剂:1:5000高锰酸钾液,可使生物碱、蕈类毒素氧化而解毒。⑥胃黏膜保护剂:吞服腐蚀性毒物时,禁忌洗胃,可用胃黏膜保护剂,如牛奶、蛋清、米汤、植物油等保护胃肠黏膜。

5)洗胃并发症:胃穿孔或出血,吸入性肺炎或窒息等。

表9-2-4 洗胃液配制和应用注意要点

洗胃液配制	毒物种类	注意要点
清水或生理盐水	砷、硝酸银、溴化物及不明原因中毒	
1:5000高锰酸钾	镇静催眠药、阿片类、烟碱、生物碱、氰或砷化物、无机磷或士的宁	1605等硫代类OPI中毒禁用
2%碳酸氢钠	OPI、氨基甲酸酯类、拟菊酯类、苯、铊、汞、硫、铬、硫酸亚铁或磷	美曲膦酯(敌百虫)或强酸(硫酸、硝酸或盐酸)中毒禁用
0.3% H_2O_2	阿片类、士的宁、氰化物或高锰酸钾	
1%~3%鞣酸	吗啡类、辛可芬、洋地黄、阿托品、颠茄、发芽马铃薯或毒蕈	
0.3%氧化镁	阿司匹林或草酸	
5%硫酸钠	氯化钡或碳酸钡	
5%~10%硫代硫酸钠	氯化物、丙烯腈、碘、汞、铬或砷	
石灰水上清液	氟化钠、氟硅酸钠或氟乙酰胺	
10%活性炭悬浮液	河豚或生物碱	
鸡蛋清	腐蚀性毒物、硫酸铜或铬酸盐	
液体石蜡	硫磺、煤油、汽油	口服液体石蜡后再用清水洗胃
10%面糊	碘或碘化物	

(3)肠道毒物吸附:活性炭是强力吸附剂,能吸附多种毒物。不能被活性炭很好吸附的毒物有乙醇、强酸、强碱、钾、铁、锂、碘、氰化物等。活性炭的效用呈时间依赖性,应在摄毒1小时内使用。活性炭结合为一种饱和过程,需应用超过毒物的足量活性炭来吸附毒物。首次1~2g/kg,加水200ml,由胃管注入,2~4小时重复应用0.5~1.0g/kg,直至症状改善。活性炭解救对氨基水杨酸盐中毒的理想比例为10:1,推荐量为25~100g。应用的主要并发症有呕吐、肠梗阻和吸入性肺炎。

(4)导泻:不推荐单独使用导泻药物清除急性中毒病人的肠道毒物。通常不用油脂类泻药,以免促进脂溶性毒物吸收。洗胃或给予活性炭后,灌入泻药。常用导泻药有甘露醇、山梨醇、硫酸镁、硫酸钠、复方聚乙二醇电解质散等。硫酸镁15g溶于水中,口服或由胃管注入。镁离子吸收过多对中枢神

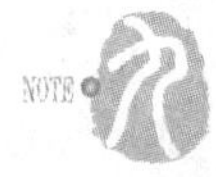

经系统有抑制作用。肾脏或呼吸衰竭、昏迷和磷化锌、OPI 中毒晚期者不宜使用。

(5) 灌肠:除腐蚀性毒物中毒外,用于口服中毒 6 小时以上、导泻无效或抑制肠蠕动毒物(巴比妥类、颠茄类或阿片类)中毒者。应用 1% 温肥皂水连续多次灌肠。

(6) 全肠灌洗:全肠灌洗可通过促使排便、加快排出而减少毒物在体内的吸收。用于口服重金属中毒、缓释药物、肠溶药物中毒以及消化道藏毒品者。聚乙二醇溶液不被吸收,也不会造成病人水和电解质的紊乱,用作全肠灌洗。

4. 促进已吸收毒物排出

(1) 强化利尿和改变尿液酸碱度

1) 强化利尿:增加尿量促进毒物排出。主要用于以原形由肾脏排除的毒物中毒。方法为:①快速大量静脉输注 5% ~10% 葡萄糖溶液或 5% 糖盐溶液,每小时 500 ~ 1000ml;②同时静脉注射呋塞米 20 ~ 80mg。有心、肺和肾功能障碍者勿用此疗法。

2) 改变尿液酸碱度:根据毒物溶解后酸碱度不同,选用能改变尿液酸碱度增强毒物排出的液体:①碱化尿液:弱酸性毒物(如苯巴比妥或水杨酸类)中毒,静脉应用碳酸氢钠碱化尿液(pH≥8.0),促使毒物由尿排出;②酸化尿液:碱性毒物(苯丙胺、士的宁和苯环己哌啶)中毒时,静脉输注维生素 C (4 ~ 8g/d)使尿液 pH<5.0。

(2) 供氧:一氧化碳中毒时,吸氧可促使碳氧血红蛋白解离,加速一氧化碳排出。高压氧治疗是一氧化碳中毒的特效疗法。

(3) 血液净化:用于血液中毒物浓度明显增高、中毒严重、昏迷时间长、有并发症和经积极支持疗法病情仍日趋恶化者。

1) 血液透析(hemodialysis):清除血液中分子量较小和非脂溶性的毒物(如苯巴比妥、水杨酸类、甲醇、茶碱、乙二醇和锂等)。短效巴比妥类、格鲁米特(导眠能)和 OPI 因具有脂溶性,一般不进行血液透析。氯酸盐或重铬酸盐中毒能引起急性肾衰竭,首选血液透析。中毒 12 小时内进行血液透析效果好。如中毒时间过长,毒物与血浆蛋白结合,则不易透出。

2) 血液灌流(hemoperfusion):血液流过装有活性炭或树脂的灌流柱,毒物被吸附后,再将血液输回病人体内。此法能吸附脂溶性或与蛋白质结合的化学物,能清除血液中巴比妥类和百草枯等,是目前最常用的中毒抢救措施。血液灌流时,血液正常成分如血小板、白细胞、凝血因子、葡萄糖、二价阳离子也能被吸附排出。因此,中毒病人进行血液灌流后,需要监测血液成分变化。

3) 血浆置换(plasmapheresis):本疗法用于清除游离或与蛋白结合的毒物,特别是生物毒(如蛇毒、蕈中毒)及砷化氢等溶血毒物中毒。一般需在数小时内置换 3 ~ 5L 血浆。

5. 解毒药

(1) 金属中毒解毒药:多属螯合剂(chelating agent),常用的有氨羧螯合剂和巯基螯合剂。①依地酸钙钠(disodium calcium ethylene diamine tetraacetate,EDTA Ca-Na_2):是最常用的氨羧螯合剂,可与多种金属形成稳定而可溶的金属螯合物排出体外,用于治疗铅中毒。1g 加于 5% 葡萄糖液 250ml,稀释后静脉滴注,每日一次,连用 3 天为一疗程,间隔 3 ~ 4 天后可重复用药。②二巯丙醇(dimercaprol,BAL):含有活性巯基(-SH),巯基解毒药进入体内可与某些金属形成无毒、难解离,但可溶的螯合物由尿排出。此外,还能夺取已与酶结合的重金属,恢复酶活力,达到解毒目的。用于治疗砷、汞中毒。急性砷中毒治疗剂量:第 1 ~ 2 天,2 ~ 3mg/kg,每 4 ~ 6 小时一次,肌内注射;第 3 ~ 10 天,每天 2 次。本药不良反应有恶心、呕吐、腹痛、头痛或心悸等。③二巯丙磺钠(sodium dimercaptopropansulfonate,DMPS):作用与二巯丙醇相似,但疗效较好,不良反应少。用于治疗汞、砷、铜或锑等中毒。汞中毒时,用 5% 二巯丙磺钠 5ml,每日 1 次,肌内注射,用药 3 天为一疗程,间隔 4 天后可重复用药。④二巯丁二钠(sodium dimercaptosuccinate,DMS):用于治疗锑、铅、汞、砷或铜等中毒。急性锑中毒出现

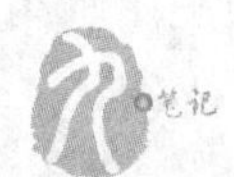
笔记

心律失常时，首次 2.0g，注射用水 10～20ml 稀释后缓慢静脉注射，此后每小时一次，每次 1.0g，连用 4～5 次。

（2）高铁血红蛋白血症解毒药：亚甲蓝（美蓝）。小剂量亚甲蓝可使高铁血红蛋白还原为正常血红蛋白，用于治疗亚硝酸盐、苯胺或硝基苯等中毒引起的高铁血红蛋白血症。剂量：1% 亚甲蓝 5～10ml（1～2mg/kg）稀释后静脉注射，根据病情可重复应用。注射药液外渗时易引起组织坏死。

（3）氰化物中毒解毒药：中毒后，立即吸入亚硝酸异戊酯。随即，3% 亚硝酸钠溶液 10ml 缓慢静脉注射。继而用 50% 硫代硫酸钠 50ml 缓慢静脉注射。适量的亚硝酸盐使血红蛋白氧化，产生一定量的高铁血红蛋白，后者与血液中氰化物形成氰化高铁血红蛋白。高铁血红蛋白还能夺取已与氧化型细胞色素氧化酶结合的氰离子；氰离子与硫代硫酸钠作用，转变为毒性低的硫氰酸盐排出体外。

（4）甲吡唑（fomepizole）：它和乙醇是治疗乙二醇（ethylene glycol）和甲醇（methanol）中毒的有效解毒药。甲吡唑和乙醇都是乙醇脱氢酶（ADH）抑制剂，前者较后者作用更强。乙二醇能引起肾衰竭，甲醇能引起视力障碍或失明。在暴露甲醇和乙二醇后、出现中毒表现前给予甲吡唑，可预防其毒性；出现中毒症状后给予可阻止病情进展。乙二醇中毒病人肾损伤不严重时，应用甲吡唑可避免血液透析。静脉负荷量 15mg/kg，加入 100ml 以上生理盐水中或 5% 葡萄糖溶液输注 30 分钟以上。维持量 10mg/kg，每 12 小时一次，连用 4 次。

（5）奥曲肽（octreotide）：它能降低胰岛 β 细胞的作用，用于治疗磺酰脲（sulfonylurea）类药物过量引起的低血糖。本品抑制胰岛素分泌作用是生长抑素的 2 倍。成人剂量 50～100μg，每 8～12 小时皮下注射或静脉输注。

（6）高血糖素（glucagons）：能诱导释放儿茶酚胺，是 β 受体阻断剂和钙通道阻滞剂中毒的解毒剂，也可用于普鲁卡因、奎尼丁和三环类抗抑郁药过量。主要应用指征是心动过缓和低血压。首次剂量 5～10mg 静脉注射，可反复给予。维持用药输注速率 1～10mg/h。常见不良反应为恶心和呕吐。

（7）中枢神经抑制剂解毒药

1）纳洛酮（naloxone）：阿片受体拮抗剂，是阿片类麻醉药的解毒药，对麻醉镇痛药引起的呼吸抑制有特异性拮抗作用。纳洛酮对急性酒精中毒有催醒作用，对各种镇静催眠药，如地西泮（diazepam）等中毒也有一定疗效。机体处于应激状态时，促使腺垂体释放 β-内啡肽，可引起心肺功能障碍。纳洛酮能拮抗 β-内啡肽对机体产生的不利影响。0.4～0.8mg 静脉注射，重症病人 1 小时后重复一次。

2）氟马西尼（flumazenil）：是苯二氮䓬类中毒的解毒药。

（8）OPI 中毒解毒药：应用阿托品和碘解磷定（pralidoxime iodide，PAM）。

6. 预防并发症　惊厥时，保护病人避免受伤；卧床时间较长者，要定时翻身，以免发生坠积性肺炎、压疮（pressure sores）或血栓栓塞性疾患等。

（三）慢性中毒的治疗

1. 解毒疗法　慢性铅、汞、砷、锰等中毒可采用金属中毒解毒药。用法详见本节“急性中毒的治疗”部分。

2. 对症疗法　有周围神经病、震颤麻痹综合征、中毒性肝病、中毒性肾病、白细胞减少、血小板减少、再生障碍性贫血的中毒病人，治疗参见有关章节。

【预防】

1. 加强防毒宣传　在厂矿、农村、城市居民中结合实际情况，因时、因地制宜地进行防毒宣传，向群众介绍有关中毒的预防和急救知识。在初冬宣传预防煤气中毒常识；喷洒农药或防鼠、灭蚊蝇季

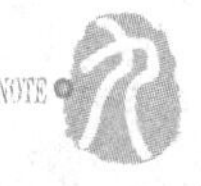

节,向群众宣传防治农药中毒常识。

2. 加强毒物管理　严格遵守有关毒物管理、防护和使用规定,加强毒物保管。防止化学物质跑、冒、滴、漏。厂矿中有毒物的车间和岗位,加强局部和全面通风,以排出毒物。遵守车间空气中毒物最高允许浓度规定,加强防毒措施。注意废水、废气和废渣治理。

3. 预防化学性食物中毒　食用特殊的食品前,要了解有无毒性。不吃有毒或变质的动植物性食物。不易辨认有无毒性的蕈类,不可食用。河豚、木薯、附子等经过适当处理后,可消除毒性,如无把握不要进食。不宜用镀锌器皿存放酸性食品,如清凉饮料或果汁等。

4. 防止误食毒物或用药过量　盛放药物或化学物品的容器要加标签。医院、家庭和托幼机构的消毒液和杀虫药要严加管理。医院用药和发药要执行严格查对制度,以免误服或用药过量。家庭用药应加锁保管,远离儿童。精神病病人用药,更要由专人负责。

5. 预防地方性中毒病　地方饮水中含氟量过高,可引起地方性氟骨症。经过打深井、换水等方法改善水源预防。地方井水含钡量过高,可引起地方性麻痹病,设法降低饮水含钡量。棉籽油中含棉酚,食后可引起中毒。棉籽油用碱处理,使棉酚形成棉酚钠盐,即可消除毒性。

（柴艳芬）

第二节　农 药 中 毒

农药(pesticide)是指用来杀灭害虫、啮齿动物、真菌和莠草等防治农业病虫害的药品。农药种类很多,目前常用的包括杀虫药(OPI、氨基甲酸酯类、拟除虫菊酯类和甲脒类等)、灭鼠药(rodenticide)和除草剂(herbicide)等。截至2016年底,我国登记农药有效成分665种。农药在生产、运输、分销、贮存和使用过程中不注意防护及摄入农药污染食物、故意服毒或误服可发生中毒。

农药在使用过程中因效果不好或对人畜毒性太大而不断被淘汰或被新品种替代。在20世纪50年代,有机氯类杀虫药(organochlorine insecticides,如滴滴涕、甲氧滴滴涕和六六六等)被最早开发和广泛使用。该类药性质稳定,对人畜毒性小,但在土壤、食品和生物体内残存时间持久,造成环境污染和生态环境破坏。动物实验发现,该类药尚能增加肝癌发病率,许多国家已禁用。20世纪60年代,世界各地普遍生产和使用OPI。据不完全统计,世界上能合成有效的OPI数百种,其中大量生产的有四十余种。20世纪70年代后,相继生产氨基甲酸酯类、拟除虫菊酯类和甲脒类等新型农业杀虫药。1982年,我国停止生产六六六,并限制使用此类农药。目前,我国不断淘汰对人畜毒性较大的OPI。2007年起,我国为保护粮食、蔬菜和水果等农产品的质量安全,停止使用对硫磷、甲基对硫磷、甲胺磷、磷胺和久效磷5种高毒OPI。到2009年,已基本消除有机氯类杀虫药(氯丹、灭蚁灵和滴滴涕)生产、使用和进出口。在农业生产中,由于鼠类破坏庄稼,灭鼠药应用广泛,也易引起人体中毒。本节重点介绍OPI、百草枯、氨基甲酸酯类杀虫药和灭鼠药中毒。

一、急性有机磷杀虫药中毒

急性有机磷杀虫药中毒(acute organic phosphorus insecticides poisoning,AOPIP)是指OPI进入体内抑制乙酰胆碱酯酶(acetylcholinesterase,AChE)活性,引起体内生理效应部位ACh大量蓄积,出现毒蕈碱样、烟碱样和中枢神经系统等中毒症状和体征,病人常死于呼吸衰竭。

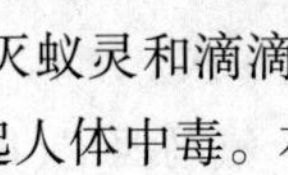

OPI属于有机磷酸酯或硫化磷酸酯类化合物,大都为油状液体,呈淡黄色至棕色,稍有挥发性,有大蒜臭味,除美曲膦酯(敌百虫)外,难溶于水,不易溶于多种有机溶剂,在酸性环境中稳定,在碱性环境中易分解失效。甲拌磷和三硫磷耐碱,敌百虫遇碱能变成毒性更强的敌敌畏。常用剂型有乳剂、油剂和粉剂等。其基本化学结构式如图9-2-1所示。R和R′为烷基、芳基、羟胺基或其他取代基

$$\mathrm{X{-}\overset{\overset{\displaystyle Y}{\|}}{P}{<}^{O-R}_{O-R'}}$$

图9-2-1　OPI结构通式

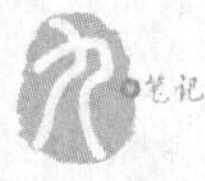

团,X 为烷氧基、丙基或其他取代基,Y 为氧或硫。

【OPI 分类】

由于取代基不同,各种 OPI 毒性相差很大。国内生产的 OPI 的毒性按大鼠急性经口进入体内的半数致死量(LD_{50})分为 4 类,此对 OPI 中毒有效抢救具有重要参考价值。

1. 剧毒类 LD_{50}<10mg/kg,如甲拌磷(thimet,3911)、内吸磷(demeton,1059)、对硫磷(parathion,1605)、速灭磷(mevinphos)和特普(tetron,tetraethylpyrophosphate,TEPP)等。

2. 高毒类 LD_{50} 10~100mg/kg,如甲基对硫磷(methylparathion)、甲胺磷(methamidophos)、氧乐果(omethoate)、敌敌畏(dichlorvos 或 dichlorphos,DDVP)、磷胺(phosphamidon)、久效磷(monocrotophos)、水胺硫磷(isocarbophos)、杀扑磷(methidathion)和亚砜磷(methyloxydemeton)等。

3. 中度毒类 LD_{50} 100~1000mg/kg,如乐果(rogor,dimethoate)、倍硫磷(fenthion)、除线磷(dichlofenthion)、乙硫磷(1240)、敌百虫(trichlorfon)、乙酰甲胺磷(acephate)、二嗪磷(diazinon)和亚胺硫磷(phosmet)等。

4. 低毒类 LD_{50} 1000~5000mg/kg,如马拉硫磷(malathion 或 karbofos,4049)、辛硫磷(phoxim)、甲基乙酯磷(methylacetophos)、碘硫磷(iodfenphos)、氯硫磷(phosphorus chloride)和溴硫磷(bromophos)等。

【病因】

1. 生产中毒 生产过程中引起中毒的主要是在杀虫药精制、出料和包装过程,手套破损或衣服和口罩污染;也可因生产设备密闭不严,OPI 跑、冒、滴、漏或污染手、皮肤及吸入中毒。

2. 使用中毒 在使用过程中,施药人员喷洒时,药液污染皮肤或湿透衣服由皮肤吸收及吸入空气中 OPI 所致;配药时手被原液污染也可引起中毒。

3. 生活中毒 故意吞服、误服、摄入 OPI 污染的水源或食品;滥用 OPI 治疗皮肤病或驱虫也会发生中毒。

【毒物代谢】

OPI 主要经胃肠、呼吸道及皮肤黏膜吸收。吸收后迅速分布全身各器官,其中以肝内浓度最高,其次为肾、肺、脾等,肌肉和脑含量最少。OPI 主要在肝内进行生物转化和代谢。有的 OPI 氧化后毒性增强,如对硫磷通过肝细胞微粒体氧化酶系统氧化为对氧磷,后者对 ChE 的抑制作用是前者的 300 倍;内吸磷氧化后首先形成亚砜$\left(\begin{matrix}R\\R'\end{matrix}>SO\right)$,其抑制 ChE 的能力增加 5 倍。OPI 经水解后毒性降低。在肝内,敌百虫侧链脱去氧化氢转化为敌敌畏,毒性增强,而后经水解、脱氨、脱烷基等降解后失去毒性。马拉硫磷在肝内经酯酶水解而解毒。OPI 吸收后 6~12 小时血中浓度达高峰,24 小时内通过肾由尿排泄,48 小时后完全排出体外。

OPI 进入人体后,迅速与 ChE 结合形成稳定的磷酰化胆碱酶,失去分解乙酰胆碱(acetylcholine,ACh)能力,ACh 大量蓄积于神经末梢,过度兴奋胆碱能神经,出现一系列毒蕈碱样、烟碱样和中枢神经系统症状。

【中毒机制】

OPI 能抑制许多酶,但对人畜毒性主要表现在抑制 ChE。体内 ChE 分为真性胆碱酯酶(genuine-cholinesterase)或乙酰胆碱酯酶(acetylcholinesterase,AChE)和假性胆碱酯酶或丁酰胆碱酯酶(butyrylcholinesterase)两类。真性 ChE 主要存在于脑灰质、红细胞、交感神经节和运动终板中,水解 ACh 作用最强。假性 ChE 存在于脑白质的神经胶质细胞、血浆、肝、肾、肠黏膜下层和一些腺体中,能水解丁酰胆碱,难以水解 ACh。严重肝损害时,其活性减弱。OPI 抑制真性 ChE 后,在神经末梢恢复较快,少部分被抑制的真性 ChE 第二天基本恢复。红细胞真性 ChE 受抑制后,一般不能自行恢复,待数个月红细胞再生后才能恢复。假性 ChE 对 OPI 敏感,但抑制后恢复较快。

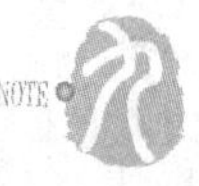

OPI 毒性作用是与真性 ChE 酯解部位结合成稳定的磷酰化胆碱酯酶(图 9-2-2),使 ChE 丧失分解 ACh 的能力,致大量 ACh 积聚而引起毒蕈碱、烟碱样和中枢神经系统症状,严重者常死于呼吸衰竭。

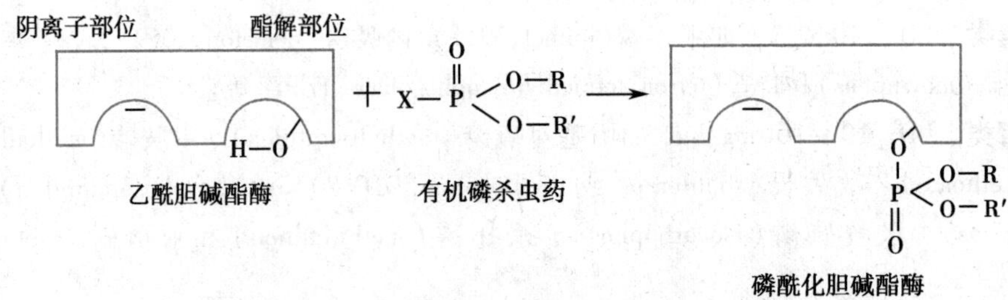

图 9-2-2 真性 ChE 形成磷酰化胆碱酯酶示意图

长期暴露于 OPI,ChE 活力明显下降,但临床症状较轻,可能因人体对积聚的 ACh 耐受性增强。

【临床表现】

(一)急性中毒

急性中毒发病时间和症状与毒物种类、剂量、侵入途径和机体状态(如空腹或进餐)密切相关。口服中毒在 10 分钟至 2 小时发病;吸入者数分钟至半小时内发病;皮肤吸收后 2～6 小时发病。可为个体、家庭成员或群体中毒。中毒后出现急性胆碱能危象(acute cholinergic crisis),表现为:

1. **毒蕈碱样症状(muscarinic signs)** 又称 M 样症状。主要是副交感神经末梢过度兴奋,类似毒蕈碱样作用。平滑肌痉挛表现为瞳孔缩小、腹痛、腹泻;括约肌松弛表现大小便失禁;腺体分泌增加表现为大汗、流泪和流涎;气道分泌物增多表现为咳嗽、气促、呼吸困难、双肺干性或湿性啰音,严重者发生肺水肿。

2. **烟碱样症状(nicotinic signs)** 又称 N 样症状。在横纹肌神经肌肉接头处 ACh 蓄积过多,出现肌纤维颤动、全身肌强直性痉挛,也可出现肌力减退或瘫痪,呼吸肌麻痹引起呼吸衰竭或停止。交感神经节节后纤维末梢释放儿茶酚胺,表现为血压增高和心律失常。

3. **中枢神经系统症状** 血 AChE 浓度明显降低而脑组织 AChE 活力值>60%时,通常不出现中毒症状和体征;脑 AChE 活力值<60%时,出现头晕、头痛、烦躁不安、谵妄、抽搐和昏迷,有的发生呼吸、循环衰竭死亡。

4. **局部损害** 有些 OPI 接触皮肤后发生过敏性皮炎、皮肤水泡或剥脱性皮炎;污染眼部时,出现结膜充血和瞳孔缩小。

(二)迟发性多发神经病

急性重度和中度 OPI(甲胺磷、敌敌畏、乐果和敌百虫等)中毒病人症状消失后 2～3 周出现迟发性多发神经病(delayed polyneuropathy),表现为感觉、运动型多发性神经病变,主要累及肢体末端,发生下肢瘫痪、四肢肌肉萎缩等。目前认为这种病变不是 ChE 受抑制引起,可能是由于 OPI 抑制神经靶酯酶(neuropathy target esterase,NTE),使其老化所致。全血或红细胞 ChE 活性正常,神经-肌电图检查提示神经源性损害。

(三)中间型综合征

中间型综合征(intermediate syndrome)多发生在重度 OPI(甲胺磷、敌敌畏、乐果、久效磷)中毒后 24～96 小时及 ChE 复能药用量不足病人,经治疗胆碱能危象消失、意识清醒或未恢复和迟发性多发神经病发生前,突然出现屈颈肌和四肢近端肌无力及第Ⅲ、Ⅶ、Ⅸ、Ⅹ对脑神经支配的肌肉无力,出现上睑下垂、眼外展障碍、面瘫和呼吸肌麻痹,引起通气障碍性呼吸困难或衰竭,可导致死亡。其发生与 ChE 长期受抑制,影响神经肌肉接头处突触后功能有关。全血或红细胞 ChE 活性在 30%以下。高频重复刺激周围神经的肌电图检查,肌诱发电位波幅进行性递减。

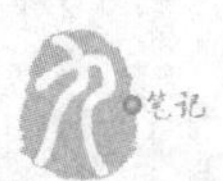

【实验室检查】

1. 血 ChE 活力测定 血 ChE 活力是诊断 OPI 中毒的特异性实验指标，对判断中毒程度、疗效和预后极为重要。以正常人血 ChE 活力值作为 100%，急性 OPI 中毒时，ChE 活力值在 70% ~50% 为轻度中毒；50% ~30% 为中度中毒；30% 以下为重度中毒。对长期 OPI 接触者，血 ChE 活力值测定可作为生化监测指标。

2. 毒物检测 病人血、尿、粪便或胃内容物中可检测到 OPI 或其特异性代谢产物成分。在体内，对硫磷和甲基对硫磷氧化分解为对硝基酚，敌百虫代谢为三氯乙醇。尿中测出对硝基酚或三氯乙醇有助于诊断上述毒物中毒。OPI 的动态血药浓度检测有助于 AOPP 的病情评估及治疗。

【诊断与鉴别诊断】

（一）诊断

诊断需根据：①OPI 暴露史；②OPI 相关中毒症状及体征，特别是出现呼出气大蒜味、瞳孔缩小、多汗、肺水肿、肌纤颤和昏迷病人；③全血 ChE 活力不同程度降低；④血、胃内容物 OPI 及其代谢物检测。

此外，诊断时尚需注意：乐果和马拉硫磷中毒病人，病情好转后，在数日至一周后可突然恶化，可再次出现 OPI 急性中毒症状或突然死亡。此种临床“反跳”现象可能与残留在体内 OPI 重吸收或解毒药停用过早有关。

（二）鉴别诊断

OPI 中毒应与中暑、急性胃肠炎或脑炎等鉴别，尚需与拟除虫菊酯类中毒（皮肤红色丘疹或大疱样损害及血 ChE 活力正常）及甲脒类中毒（发绀、瞳孔扩大及出血性膀胱炎）鉴别。

（三）急性中毒诊断分级

1. 轻度中毒 仅有 M 样症状，ChE 活力 70% ~50%。

2. 中度中毒 M 样症状加重，出现 N 样症状，ChE 活力 50% ~30%。

3. 重度中毒 具有 M、N 样症状，并伴有肺水肿、抽搐、昏迷，呼吸肌麻痹和脑水肿，ChE 活力 30% 以下。

【治疗】

（一）迅速清除毒物

立即将病人撤离中毒现场。彻底清除未被机体吸收进入血的毒物，如迅速脱去污染衣服，用肥皂水清洗污染皮肤、毛发和指甲；眼部污染时，用清水、生理盐水、2% 碳酸氢钠溶液或 3% 硼酸溶液冲洗。口服中毒者，用清水、2% 碳酸氢钠溶液（敌百虫忌用）或 1∶5000 高锰酸钾溶液（对硫磷忌用）反复洗胃，即首次洗胃后保留胃管，间隔 3 ~4 小时重复洗胃，直至洗出液清亮为止。然后用硫酸钠 20 ~40g 溶于 20ml 水，口服，观察 30 分钟，无导泻作用时，再口服或经鼻胃管注入水 500ml。

（二）紧急复苏

OPI 中毒者常死于肺水肿、呼吸肌麻痹、呼吸中枢衰竭。对上述病人，要紧急采取复苏措施：清除呼吸道分泌物，保持呼吸道通畅，给氧，根据病情应用机械通气。肺水肿应用阿托品，不能应用氨茶碱和吗啡。心脏停搏时，行体外心脏按压复苏等。

（三）解毒药

在清除毒物过程中，同时应用 ChE 复能药和胆碱受体阻断剂治疗。

1. 用药原则 根据病情，要早期、足量、联合和重复应用解毒药，并且选用合理给药途径及择期停药。中毒早期即联合应用抗胆碱能药与 ChE 复活药才能取得更好疗效。

2. ChE 复活药（cholinesterase reactivator） 肟类化合物能使被抑制的 ChE 恢复活性。其原理是肟类化合物吡啶环中的季铵氮带正电荷，能被磷酰化胆碱酯酶的阴离子部位吸引，其肟基与磷酰化胆碱酯酶中的磷形成结合物，使其与 ChE 酯解部位分离，恢复真性 ChE 活性（图 9-2-3）。

ChE 复活药尚能作用于外周 N_2 受体，对抗外周 N 胆碱受体活性，能有效解除烟碱样毒性作用，对 M 样症状和中枢性呼吸抑制作用无明显影响。所用药物如下：

（1）氯解磷定（pyraloxime methylchloride，PAM-CI，氯磷定）：复能作用强，毒性小，水溶性大，可供

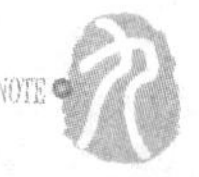

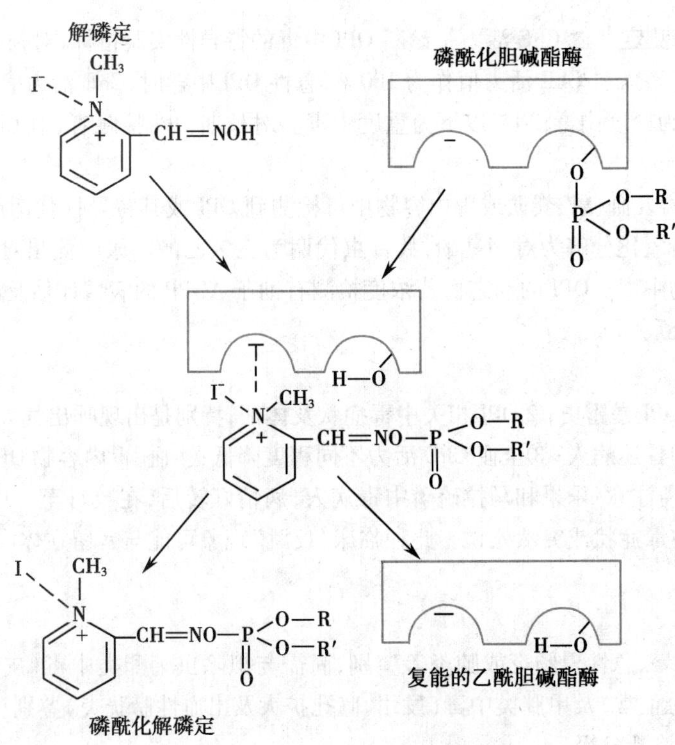

图 9-2-3 真性 ChE 复能过程示意图

静脉或肌内注射。临床上首选的解毒药。

首次给药要足量，指征为外周 N 样症状（如肌颤）消失，血液 ChE 活性恢复到 50% ~60% 或以上。如洗胃彻底，轻度中毒无需重复给药。中度中毒首次足量给药后一般重复 1 ~2 次即可，重度中毒首次给药后 30 ~60 分钟未出现药物足量指征时，应重复给药。如口服大量乐果中毒、昏迷时间长、对 ChE 复能药疗效差及血 ChE 活性低者，解毒药维持剂量要大，时间可长达 5 ~7 天。通常，中毒表现消失，血 ChE 活性在 50% ~60% 或以上，即可停药。

（2）碘解磷定（pralidoximemethoiodide，PAM-I，解磷定）：复能作用较差，毒性小，水溶性小，仅能静脉注射。临床上次选的解毒药。

（3）双复磷（obidoxime，DMO_4）：重活化作用强，毒性较大，水溶性大，能静脉或肌内注射。

ChE 复能药对甲拌磷、内吸磷、对硫磷、甲胺磷、乙硫磷和辛硫磷等中毒疗效好，对敌敌畏、敌百虫中毒疗效差，对乐果和马拉硫磷中毒疗效不明显。双复磷对敌敌畏及敌百虫中毒疗效较碘解磷好。ChE 复能药对中毒 24 ~48 小时后已老化的 ChE 无复活作用。对 ChE 复能药疗效不佳者，加用胆碱受体阻断剂（表 9-2-5）。

表 9-2-5 OPI 中毒病人用药

治疗药	轻度中毒	中度中毒	重度中毒
胆碱酯酶复能药			
氯解磷定(g)	0.5 ~0.75	0.75 ~1.5	1.5 ~2.0
碘解磷定(g)	0.4	0.8 ~1.2	1.0 ~1.6
双复磷(g)	0.125 ~0.25	0.5	0.5 ~0.75
胆碱受体阻断剂			
阿托品(mg)	2 ~4	5 ~10	10 ~20
戊乙喹醚(mg)	1 ~2	2 ~4	4 ~6

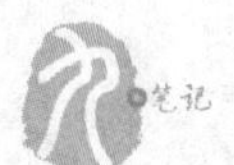

ChE 复活药不良反应有短暂眩晕、视物模糊、复视、血压升高等。用量过大能引起癫痫样发作和抑制 ChE 活力。碘解磷定剂量较大时，尚有口苦、咽干、恶心。注射速度过快可导致暂时性呼吸抑制；双复磷不良反应较明显，有口周、四肢及全身麻木和灼热感，恶心、呕吐和颜面潮红，剂量过大可引起室性期前收缩和传导阻滞，有的发生中毒性肝病。

3. 胆碱受体阻断剂（cholinoceptor blocking drugs） 胆碱受体分为 M 和 N 二类。M 有 3 个亚型：M_1、M_2 和 M_3。肺组织有 M_1 受体，心肌为 M_2 受体，平滑肌和腺体上主要有 M_3 受体；N 受体有 N_1 和 N_2 二个亚型，神经节和节后神经元为 N_1 受体，骨骼肌上为 N_2 受体。

由于 OPI 中毒时积聚的 ACh 首先兴奋中枢 N 受体，使 N 受体迅速发生脱敏反应，对 ACh 刺激不再发生作用，并且脱敏的 N 受体还能改变 M 受体构型，使 M 受体对 ACh 更加敏感，对 M 受体阻断剂（如阿托品）疗效降低。因此，联合应用外周与中枢性抗胆碱能药具有协同作用。

（1）M 胆碱受体阻断剂：又称外周性抗胆碱能药。阿托品和山莨菪碱等主要作用于外周 M 受体，能缓解 M 样症状，对 N 受体无明显作用。根据病情，阿托品每 10～30 分钟或 1～2 小时给药一次（表 9-2-5），直到病人 M 样症状消失或出现“阿托品化”。阿托品化指征为口干、皮肤干燥、心率增快（90～100 次/分）和肺湿啰音消失。此时，应减少阿托品剂量或停用。如出现瞳孔明显扩大、神志模糊、烦躁不安、抽搐、昏迷和尿潴留等为阿托品中毒，立即停用阿托品。

（2）N 胆碱受体阻断剂：又称中枢性抗胆碱能药（如东莨菪碱、苯那辛、苄托品、丙环定等），对中枢 M 和 N 受体作用强，对外周 M 受体作用弱。盐酸戊乙喹醚（penehyclidine，长托宁）对外周 M 受体和中枢 M、N 受体均有作用，但选择性作用于 M_1、M_3 受体亚型，对位于心脏的 M_2 受体作用极弱，对心率无明显影响，抗胆碱作用较阿托品强，尚能改善毒蕈碱症状，有效剂量小，作用时间长（半衰期 6～8 小时），且在脑内组织维持时间长，不良反应少，首次用药需与氯解磷定合用。

根据 OPI 中毒程度选用药物：轻度病人单用胆碱酯酶复能药；中至重度病人可联合应用胆碱酯酶复活剂与胆碱受体阻断剂。两药合用时，应减少胆碱受体阻断剂（阿托品）用量，以免发生中毒。

4. 复方制剂 是将生理性拮抗剂与中毒酶复能药组成的复方制剂。国内有解磷注射液（每支含阿托品 3mg、苯那辛 3mg 和氯解磷定 400mg）。首次剂量：轻度中毒 1/2～1 支肌注；中度中毒 1～2 支；重度中毒 2～3 支。但尚需分别另加氯解磷定，轻度中毒 0～0.5g，中度中毒 0.5～1.0g，重度中毒 1.0～1.5g。

对重度病人，症状缓解后逐渐减少解毒药用量，待症状基本消失，全血胆碱酯酶活力升至正常的 50%～60% 后停药观察，通常至少观察 3～7 天再出院。

（四）对症治疗

重度 OPI 中毒病人常伴有多种并发症，如酸中毒、低钾血症、严重心律失常、脑水肿等。特别是合并严重呼吸和循环衰竭时如处理不及时，应用的解毒药尚未发挥作用时病人即已死亡。

（五）中间型综合征治疗

立即给予人工机械通气。同时应用氯解磷定，每次 1.0g，肌注，酌情选择给药间隔时间，连用 2～3 天。积极对症治疗。

【预防】

对生产和使用 OPI 的人员要进行宣传普及防治中毒常识；在生产和加工 OPI 的过程中，严格执行安全生产制度和操作规程；搬运和应用农药时应做好安全防护。对于慢性接触者，定期体检和测定全血胆碱酯酶活力。

（柴艳芬）

二、急性百草枯中毒

百草枯（paraquat，PQ）又名克芜踪（gramoxone），为联吡啶杂环化合物，是一种全球使用的高

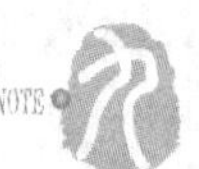

效能非选择性接触型除草剂，于1882年合成，1962年生产用作农业除草剂，1984年进入中国。PQ喷洒后迅速起效，进入土壤迅速失活，对人、畜有很强的毒性作用。急性PQ中毒(acute paraquat poisoning)是指口服后突出表现为进行性弥漫性肺纤维化，最终死于呼吸衰竭和(或)MODS，病死率高达90%～100%。PQ有二氯化物和二硫酸甲酯盐两种，纯品呈白色结晶，易溶于水，在酸或中性溶液中稳定。我国市售的多为20%的蓝色溶液。该品无特效解毒药，欧美等20多个国家已禁止或严格限制使用百草枯。2012年4月，我国农业部等颁布第1745号公告，自2014年7月1日起，撤销PQ水剂登记和生产许可，2016年7月1日起全面停止PQ水剂在国内的销售和使用。

【病因和发病机制】

常为口服自杀或误服中毒。成年人口服致死量为2～6g。也可经皮肤、呼吸道吸收及静脉注射中毒。

口服PQ接触部位会出现腐蚀性损伤，吸收后迅速分布到全身组织器官，0.5～4小时血浓度达高峰，很少与血浆蛋白结合。肺组织(含量为血液的10倍或数十倍)及骨骼肌浓度最高。PQ在人体内很少降解，24小时50%～70%以原形经肾排出，约30%随粪排出，也可经乳汁排出。实验发现，静注PQ后6小时，80%～90%经肾排出，24小时后几乎完全排出。PQ还可透过血脑屏障引起脑损伤。

PQ中毒机制尚不完全清楚，主要参与体内细胞氧化还原反应，形成大量活性氧自由基及过氧化物离子，引起组织细胞膜脂质过氧化，导致MODS或死亡。过氧化物离子损伤Ⅰ、Ⅱ型肺泡上皮，肺表面活性物质生成减少。因肺组织对PQ的主动摄取和蓄积特性，损伤破坏严重，服毒者4～15天渐进性出现不可逆性肺纤维化和呼吸衰竭，最终死于顽固性低氧血症。有人称为PQ肺(paraquatlung)。

【病理】

PQ肺的基本病理改变为增殖性细支气管炎和肺泡炎。1周内死亡者，肺泡细胞充血、肿胀、变性和坏死，肺泡间隔断裂及融合，出现肺水肿、透明膜形成，肺重量增加；1周以上死亡者，肺间质细胞增生、肺间质增厚和肺纤维化。肺纤维化多发生在中毒后5～9天，2～3周达高峰。也可见肾小管、肝中央小叶细胞坏死、心肌炎性变及肾上腺皮质坏死等。

【临床表现】

中毒病人的表现与毒物摄入途径、量、速度及身体基础健康状态有关。

（一）局部损伤

接触部位皮肤迟发出现红斑、水疱、糜烂、溃疡和坏死。口服中毒者，口腔、食管黏膜灼伤及溃烂。毒物污染眼部时，可灼伤结膜或角膜。吸入者可出现鼻出血。

（二）系统损伤

1. 呼吸系统 吞入PQ后主要损伤肺，2～4天逐渐出现咳嗽、呼吸急促(可因代谢性酸中毒、误吸或急性肺泡炎所致)及肺水肿，也可发生纵隔气肿和气胸。肺损伤者多于2～3周死于弥漫性肺纤维化所致呼吸衰竭。大量口服者24小时内发生肺水肿、肺出血，数天内死于ARDS。中毒后迅速出现发绀和昏迷者，死亡较快。

2. 消化系统 服毒后胸骨后烧灼感、恶心、呕吐、腹痛、腹泻、胃肠道穿孔和出血。1～3天出现肝损伤和肝坏死。

3. 其他 还可出现心悸、胸闷、气短、中毒性心肌炎症状；头晕、头痛、抽搐或昏迷；PQ吸收后24小时发生肾损害，表现为血尿、蛋白尿或急性肾衰竭；也可出现溶血性贫血或DIC、休克。MODS者常于数天内死亡。

（三）临床分型

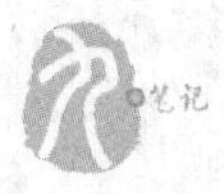

根据服毒量分为：①轻型：摄入量<20mg/kg，除胃肠道症状外，其他症状不明显，多数病人能完全

恢复；②中、重型：摄入量20～40mg/kg，除胃肠道症状外可出现多系统受累表现，1～4天出现肾功能、肝功能损伤，数日至2周出现肺部损伤，多在2～3周死于呼吸衰竭；③暴发型：摄入量>40mg/kg，有严重胃肠道症状，1～4天死于MOF。

【实验室检查】

1. 毒物测定 疑为PQ中毒时，取病人胃液或血标本检测PQ。血PQ浓度≥30mg/L，预后不良。服毒6小时后，尿液可测出PQ。

2. 影像学检查 肺X线或CT检查可协助诊断。早期呈下肺野散在细斑点状阴影，可迅速发展为肺水肿样改变。

【诊断】

根据病人毒物接触史、肺损伤的突出表现及毒物测定诊断。

【治疗】

目前，对PQ中毒病人尚无特效解毒药。

（一）复苏

1. 保持气道通畅 监测血氧饱和度或动脉血气。轻至中度低氧血症不宜常规供氧，吸氧会加速氧自由基形成，增强PQ毒性，增加病死率。PaO_2<40mmHg或出现ARDS时，可吸入21%以上浓度氧气，维持PaO_2≥70mmHg。严重呼吸衰竭病人，机械通气治疗效果也不理想。

2. 低血压 常为血容量不足，快速静脉补液恢复有效血容量。

3. 器官功能支持 上消化道出血者，应用质子泵抑制药，如奥美拉唑（omeprazole）、兰索拉唑（lansoprazole）或泮托拉唑（pantoprazole）；出现症状性急性肾衰竭者，可考虑血液透析。

（二）减少毒物吸收

1. 清除毒物污染 即刻脱去PQ污染的衣物，用肥皂水冲洗污染皮肤；口服者，用复方硼砂漱口液或氯己定（洗必泰）漱口；眼污染者，用2%～4%碳酸氢钠溶液冲洗15分钟，继而生理盐水冲洗。

2. 催吐和洗胃 口服中毒者，立即刺激咽喉部催吐；用清水或碱性液体（如肥皂水）充分洗胃；服毒1小时内，用15%的白陶土溶液（成人1000ml，儿童15ml/kg）或活性炭（100g，儿童2g/kg）吸附性洗胃。洗胃后可给予胃动力药（多潘立酮、莫沙必利）促进排泄。

3. 导泻 洗胃后予20%甘露醇、硫酸镁、硫酸钠、番泻叶（10～15g加200ml开水浸泡后凉服）或大黄导泻。

（三）增加毒物排出

1. 强化利尿 积极充分静脉补液后，应用呋塞米维持尿量200ml/h。

2. 血液净化 应尽早（2～4小时内）进行，首先选用血液灌流，其PQ清除率为血液透析的5～7倍。

（四）其他治疗

1. 免疫抑制药 早期静脉应用大剂量甲泼尼龙、地塞米松和（或）环磷酰胺。

2. 抗氧化剂（antioxidants） 如应用大剂量维生素C或E、过氧化物歧化酶（superoxide dismutase，SOD）、乙酰半胱氨酸（N-acetylcysteine，NAC）、还原型谷胱甘肽、乌司他丁（ulilnastatin）或依达拉奉（edaravone）等。大剂量氨溴索也能直接清除体内自由基，减轻百草枯急性肺损伤作用，促进肺泡表面活性物质生成。

3. 抗纤维化药 吡非尼酮（pirfenidone）抑制成纤维细胞的生物活性和胶原合成，防止、逆转纤维化及瘢痕形成。

4. PQ竞争剂 普萘洛尔（10～20mg，口服，3次/日）可促使与肺组织结合的PQ释放。小剂量左旋多巴能竞争性抑制PQ通过血脑屏障。

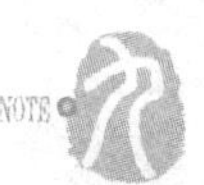

（五）中药治疗

贯叶连翘提取物有抗脂质过氧化作用。当归、川芎提取物能增加 NO 合成，降低肺动脉压，减轻肺组织损伤。血必净有抑制部分炎症因子活性、减轻中毒器官损伤作用。

【预防】

预防胜于治疗。PQ 应集中管理使用，严禁私存；盛装 PQ 的药液器皿应有警告标志，以防误服；使用前应进行安全防护教育，使用时应穿长衣长裤和戴防护镜，不宜暴露皮肤和逆风喷洒。

（柴艳芬）

三、灭鼠药中毒

灭鼠药（rodenticide）是指可以杀灭啮齿类动物（如鼠类）的化合物。国内外已有十余种灭鼠药。目前，灭鼠药广泛用于农村和城市，而绝大多数灭鼠药在摄入后对人畜产生很强的毒力，因此国内群体和散发灭鼠药中毒事件屡有发生。按灭鼠药起效的急缓和灭鼠药毒理作用分类，对有效救治灭鼠药中毒具有重要参考价值。

【中毒分类】

（一）按灭鼠药起效急缓分类

1. **急性灭鼠药**　鼠食后 24 小时内致死，包括毒鼠强（tetramine，化学名四亚甲基二砜四胺）和氟乙酰胺（fluoroacetamide）。

2. **慢性灭鼠药**　鼠食后数天内致死，最常用的为抗凝血类灭鼠药，如敌鼠钠盐（diphacinone-Na）和灭鼠灵即华法林（warfarin）等。

（二）按灭鼠药的毒理作用分类

1. 抗凝血类灭鼠药

（1）第一代抗凝血高毒灭鼠药：灭鼠灵、克灭鼠（coumafuryl）、敌鼠钠盐、氯敌鼠（chlorophacinone）。

（2）第二代抗凝血剧毒灭鼠药：溴鼠隆（brodifacoum）和溴敌隆（bromadiolone）。

2. **兴奋中枢神经系统类灭鼠药**　毒鼠强、氟乙酰胺和氟乙酸钠。

3. **其他类灭鼠药**　有增加毛细血管通透性药物安妥（ANTU）；抑制烟酰胺代谢药杀鼠优（pyrinuron）；有机磷酸酯类毒鼠磷（phosazetin）；无机磷类杀鼠剂磷化锌（zinc phosphide）；维生素 B_6 拮抗剂鼠立死（crimidine）。

【病因】

灭鼠药中毒的常见原因有：①误食、误用灭鼠药制成的毒饵；②有意服毒或投毒；③二次中毒：灭鼠药被动、植物摄取后，以原形存留其体内，当人食用或使用中毒的动物或植物后，造成二次中毒；④皮肤接触或呼吸道吸入：在生产加工过程中，经皮肤接触或呼吸道吸入引起中毒。

【中毒机制】

1. **毒鼠强**　毒鼠强是我国最常见的致命性灭鼠药，对人致死量为一次口服 5～12mg（0.1～0.3mg/kg），对中枢神经系统有强烈的兴奋性，中毒后出现剧烈的惊厥。有研究显示导致惊厥的中毒机制是毒鼠强拮抗中枢神经系统抑制性神经递质 γ-氨基丁酸（GABA）。当 GABA 对中枢神经系统的抑制作用被毒鼠强拮抗后，出现过度兴奋而导致惊厥。由于其剧烈的毒性和化学稳定性，易造成二次中毒，且目前无解毒药。

2. **氟乙酰胺**　是一种无臭、无味的水溶性白色粉末，人口服致死量为 0.1～0.5g，亦容易通过摄入、吸入、眼暴露、开放性伤口接触而被吸收。经脱氨（钠）后形成氟乙酸，氟乙酸与三磷酸腺苷和辅酶结合，在草酰乙酸作用下生成氟柠檬酸。由于氟柠檬酸与柠檬酸虽在化学结构上相似，但不能被乌头酸酶作用，反而拮抗乌头酸酶，使柠檬酸不能代谢产生乌头酸，中断三羧酸循环，称之为“致死代谢

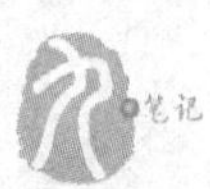

合成”。同时,因柠檬酸代谢堆积,丙酮酸代谢受阻,使心、脑、肺、肝和肾脏细胞发生变性、坏死,导致肺、脑水肿。氟乙酰胺也易造成二次中毒。

3. 溴鼠隆 是全世界最常用的杀鼠剂,对啮齿类动物有剧毒,但对人类的安全性较高。通过抑制维生素K环氧化物还原酶使得凝血因子Ⅱ、Ⅶ、Ⅸ、Ⅹ不能被激活,影响凝血酶原合成,干扰肝脏利用维生素K,抑制凝血因子Ⅱ、Ⅶ、Ⅸ、Ⅹ及影响凝血酶原合成,导致凝血时间延长。其分解产物苄叉丙酮能严重破坏毛细血管内皮作用。

4. 磷化锌 常为粉末、小丸或片剂,是低成本的剧毒灭鼠剂,人致死量4.0mg/kg。口服后在胃酸作用下分解产生磷化氢和氯化锌。磷化氢抑制细胞色素氧化酶,使神经细胞内呼吸功能障碍。氯化锌对胃黏膜的强烈刺激与腐蚀作用导致胃出血、溃疡。磷化锌吸入后会对心血管、内分泌、肝和肾功能产生严重损害,发生多脏器功能衰竭。

【临床特点与诊断要点】

详见表9-2-6。

表9-2-6 灭鼠药中毒的临床特点与诊断要点一览表

灭鼠药种类	诊断依据		
	中毒病史	主要临床特点	诊断要点
毒鼠强	误服、误吸、误用与皮肤接触及职业密切接触史	经呼吸道或消化道黏膜迅速吸收后导致严重阵挛性惊厥和脑干刺激的癫痫大发作	1. 薄层色谱法和气相色谱分析,检出血、尿及胃内容物中毒物成分 2. 中毒性心肌炎致心律失常和ST段改变 3. 心肌酶谱增高和肺功能损害
氟乙酰胺	同上	潜伏期短,起病迅速 临床分三型: 1. 轻型:头痛头晕、视物模糊、乏力、四肢麻木、抽动、口渴、呕吐、上腹痛 2. 中型:除上述,尚有分泌物多、烦躁、呼吸困难、肢体痉挛、心肌损害、血压下降 3. 重型:昏迷、惊厥、严重心律失常、瞳孔缩小、肠麻痹、二便失禁、心肺功能衰竭	1. 巯靛反应法在中毒病人检测标本中,查出氟乙酰胺或氟乙酸钠代谢产物氟乙酸 2. 气相色谱法检出氟乙酸钠 3. 血与尿中柠檬酸含量增高、血酮↑↑、血钙↓↓ 4. CK明显↑↑↑ 5. 心肌损伤ECG表现:Q-T间期延长,ST-T改变
溴鼠隆	同上	1. 早期:恶心、呕吐、腹痛、低热、食欲不佳、情绪不好 2. 中晚期:皮下广泛出血、血尿、鼻和牙龈出血、咯血、呕血、便血和心、脑、肺出血、休克	1. 出血时间延长,凝血时间和凝血酶原时间延长 2. Ⅱ、Ⅶ、Ⅸ、Ⅹ凝血因子减少或活动度下降 3. 血、尿和胃内容物中检出毒物成分
磷化锌	同上	1. 轻者表现:胸闷、咳嗽、口咽/鼻咽发干和灼痛、呕吐、腹痛 2. 重者表现:惊厥、抽搐、肌肉抽动、口腔黏膜糜烂、呕吐物有大蒜味 3. 严重者表现:肺水肿、脑水肿、心律失常、昏迷、休克	1. 检测标本中检出毒物成分 2. 血中检出血磷↑↑ 3. 心、肝和肾功能异常

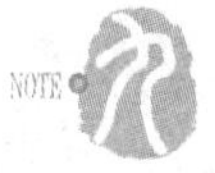

【临床救治】

详见表 9-2-7。

表 9-2-7 灭鼠药中毒临床救治一览表

灭鼠药种类	综合疗法	特效疗法
毒鼠强	1. 迅速洗胃:越早疗效越好 2. 清水洗胃后,胃管内注入: (1) 活性炭 50~100g 吸附毒物 (2) 20%~30%硫酸镁导泻 3. 保护心肌:静滴极化液,1,6-二磷酸果糖和维生素 B_6 4. 禁用阿片类药	1. 抗惊厥:推荐苯巴比妥和地西泮联用 (1) 地西泮每次 10~20mg 静注或 50~100mg 加入 10% 葡萄糖液 250ml 静滴,总量 200mg (2) 苯巴比妥钠 0.1g,每 6~12 小时肌注,用 1~3 天 (3) γ-羟丁酸钠 60~80mg/(kg·h)静滴 (4) 异丙酚 2~12mg/(kg·h)静滴 (5) 硫喷妥钠 3mg/(kg·h)间断静注,直至抽搐停止 (6) 二巯丙磺钠 0.125~0.25g,每 8 小时一次,肌注,第 1~2 天;0.125g,每 12 小时一次,肌注,第 3~4 天;0.125g,每天 1 次,肌注,第 5~7 天 2. 血液净化(血液灌流、血液透析、血浆置换)加速毒鼠强排出体外
氟乙酰胺	1. 迅速洗胃:越早越好 2. 1:5000 高锰酸钾溶液或 0.15%石灰水洗胃,使其氧化或转化为不易溶解的氟乙酰(酸)钙而减低毒性 3. 活性炭:尽早应用活性炭 4. 支持治疗:保护心肌、纠正心律失常;惊厥病人在控制抽搐同时应气管插管保护气道;昏迷病人考虑应用高压氧疗法	1. 特效解毒剂:乙酰胺(acetamide,解氟灵),每次 2.5~5.0g,肌注,3 次/天。或按 0.1~0.3g/(kg·d)计算总量分 3 次肌注。重症病人,首次肌注剂量为全日量的 1/2 即 10g,连用 5~7 天/疗程 2. 血液净化(血液灌流、血液透析):考虑用于重度中毒病人
溴鼠隆	1. 立即清水洗胃,催吐,导泻 2. 胃管内注入活性炭 50~100g 吸附毒物 3. 胃管内注入 20%~30% 硫酸镁导泻	1. 特效对抗剂:根据疗效反应调整剂量 (1) PT 显著延长者:维生素 K_1 5~10mg 肌注(成人或>12 岁儿童);1~5mg 肌注(<12 岁儿童) (2) 出血病人:初始剂量维生素 K_1 10~20mg(成人或>12 岁儿童),5mg(<12 岁儿童),稀释后缓慢静脉注射,根据治疗反应重复剂量,或静滴维持 2. 严重出血病人同时输新鲜冷冻血浆300~400ml
磷化锌	1. 皮肤接触中毒:应更换衣服,清洗皮肤 2. 吸入中毒:应立即转移病人,置于空气新鲜处 3. 口服中毒:应考虑洗胃、导泻 (1) 洗胃前:应考虑控制抽搐和气道保护 (2) 洗胃:反复洗至无磷臭味、澄清液止。不常规推荐用 0.2% 硫酸铜溶液或 1:5000 高锰酸钾溶液洗胃 (3) 导泻:洗胃毕后立即导泻,用硫酸钠 20~30g 或液体石蜡 100ml 口服导泻。禁用硫酸镁、蓖麻油及其他油类 4. 对症支持治疗	目前尚无磷化锌中毒特效治疗手段,临床上主要以支持治疗和对症治疗为主

(于学忠)

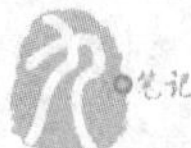

四、氨基甲酸酯类杀虫剂中毒

氨基甲酸酯类杀虫剂中毒(carbamate insecticide poisoning)又称氨基甲酸酯类农药中毒，是指机体经皮肤接触、吸入或经口摄入氨基甲酸酯类杀虫剂后，导致体内 AChE 活性被抑制，而引起以毒蕈碱样、烟碱样和中枢神经系统症状为特征的临床中毒表现。氨基甲酸酯类杀虫剂主要有萘基氨基甲酸酯类(如西维因)、苯基氨基甲酸酯类(如叶蝉散)、杂环二甲基氨基甲酸酯类(如异索威)、杂环甲基氨基甲酸酯类(如呋喃丹)、氨基甲酸肟酯类(如涕灭威)等品种，因其对昆虫选择性强、作用迅速、残毒低等特点，目前广泛应用于农业生产。

【病因】

生产性中毒主要发生在加工生产、成品包装和使用过程，生活中中毒主要为故意摄入或误服，其他潜在原因有食用被污染的水果、面粉或食用油，以及穿着被污染的衣物。自服或误服中毒者病情较重。

【毒物的吸收和代谢】

多数氨基甲酸酯类杀虫剂可经消化道、呼吸道侵入机体，也可经皮肤黏膜缓慢吸收。吸收后分布于肝、肾、脂肪和肌肉中，其他组织中的含量甚低。在肝进行代谢，一部分经水解、氧化或与葡萄糖醛酸结合而解毒，一部分以原形或其代谢产物迅速由肾排泄，24 小时可排出 90% 以上。

【发病机制】

氨基甲酸酯类杀虫药的立体结构式与乙酰胆碱(ACh)相似，可与 AChE 阴离子部位和酯解部位结合，形成可逆性的复合物，即氨基甲酰化，使其失去水解 ACh 的活力，引起 ACh 蓄积，刺激胆碱能神经兴奋，产生相应的临床表现。与有机磷不同的是，氨基甲酸酯类是短效胆碱酯酶抑制剂，会在 48 小时内从胆碱酯酶的作用部位上自发水解。氨基甲酸酯类中毒的持续时间往往短于同等剂量有机磷造成的中毒，但这两类化学物质引起的死亡率相近。

【临床表现】

生产性中毒主要通过呼吸道和皮肤吸收，中毒后 2～6 小时发病；口服中毒发病较快，可在 10～30 分钟内出现中毒症状。

临床表现与有机磷农药中毒相似，主要为 ACh 蓄积相关的毒蕈碱样、烟碱样和中枢神经系统症状。病人主要临床表现有：头晕、乏力、视物模糊、恶心、呕吐、腹痛、流涎、多汗、尿失禁、食欲减退和瞳孔缩小等；重症者可出现肌纤维颤动、肌无力、瘫痪、血压下降、意识障碍、抽搐、肺水肿、脑水肿、心肌损害等。另外氨基甲酸酯类中毒病人亦可并发急性胰腺炎，极少数也可发生中间综合征。

多数氨基甲酸酯类杀虫剂较难通过血脑屏障，因此其中枢神经系统中毒症状通常较有机磷农药中毒时相对要轻。

【诊断】

根据接触史、临床表现和血 AChE 活性降低，诊断并不困难。需要注意的是氨基甲酸酯类杀虫剂中毒导致 ChE 活性抑制是可逆的，酶活性通常在 15 分钟降至最低水平，30～40 分钟后可恢复到 50%～60%，60～120 分钟后血 AChE 活力基本恢复正常，因此血 AChE 活性测定在氨基甲酸酯类杀虫剂中毒时应用受限。对诊断困难病例，可考虑测定血、尿、胃灌洗液中的毒物及其代谢产物。另外，若不确定病人是否摄入了氨基甲酸酯类，可尝试性给予阿托品，成人为 1mg，儿童为 0.01～0.02mg/kg，若阿托品激发后未见抗胆碱能效应的症状和体征，则强烈支持 AChE 抑制剂中毒。

【鉴别诊断】

本病需要与有机磷农药中毒、毒蘑菇(毒蝇鹅膏菌)中毒相鉴别。需要警惕的是，急性下壁心肌梗死时可产生过度迷走反应，出现类似胆碱酯酶抑制时的临床表现，心电图(ECG)和心肌损伤标志物的测定有助于鉴别诊断。

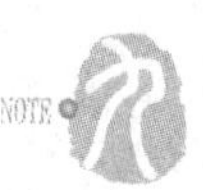

【治疗】

1. 清除毒物 对于经皮吸收的中毒病人，应完全脱去污染衣物，充分冲洗接触区域。口服中毒在1小时内就诊者可以用温水或1% ~2%碳酸氢钠溶液洗胃，并建议给予活性炭吸附治疗，标准剂量为1g/kg，最大剂量50g，对于摄入1小时后才就诊的病人，因研究未发现益处，不予活性炭。洗胃和活性炭应用应警惕误吸风险，须在气管插管保护气道和应用阿托品后进行。施救人员应注意自身和周围他人的防护。

2. 阿托品 应用足量的阿托品是氨基甲酸酯类杀虫剂中毒的重要治疗措施。对于中至重度胆碱能中毒的病人，阿托品起始剂量成人2 ~5mg，儿童0.05mg/kg静脉注射，如果无效，应每3 ~5分钟重复给药一次，每次剂量加倍，直至肺部的毒蕈碱症状和体征缓解。

胆碱酯酶复能药对氨基甲酸酯类杀虫剂引起的AChE抑制无复活作用，且存在一定的不良反应，故在明确诊断氨基甲酸酯类杀虫剂中毒病人中禁用胆碱酯酶复能药。

（于学忠）

第三节 急性毒品中毒

【概述】

毒品（narcotics）是指国家规定管制能使人成瘾的麻醉（镇痛）药（narcotic analgesics）和精神药（psychotropic drugs），其具有药物依赖（drug dependence）、危害和非法性。毒品是一个相对概念，用作治疗目的即为药品，滥用（abuse或misuse）即为毒品。我国毒品不包括烟草和酒类中成瘾物质。短时间内滥用、误用或故意使用大量毒品超过耐受量产生相应临床表现时称为急性毒品中毒（acute narcotics poisoning）。急性毒品中毒者常死于呼吸或循环衰竭，有时发生意外死亡。全球有200多个国家和地区存在毒品滥用。2015年，世界吸毒人口约2.5亿人，吸食的毒品主要有大麻、苯丙胺类、海洛因、可卡因和氯胺酮等。急性毒品中毒病人多见于吸毒者，截至2017年底，我国现有吸毒人数为234.5万，具有低龄化和人群多样化特征，吸食的毒品主要为海洛因和苯丙胺类毒品，其中滥用海洛因占41.8%，57.1%滥用合成毒品。

吸毒除损害身体健康外，还给公共卫生、社会、经济和政治带来严重危害。第一次国际禁毒会议于1909年在上海召开，13个国家代表参加，讨论阿片国际管制问题，并通过麻醉品管制的“四项原则”，该原则被吸收到国际禁毒公约中。目前毒品中毒已成为许多国家继心、脑血管疾病和恶性肿瘤后的重要致死原因。为号召全球人民共同抵御毒品危害，联合国把每年6月26日确定为“国际禁毒日（International Day Against Drug Abuse and Illicit Trafficking）”。为保证人民身体健康和社会安定，我国政府对制毒、贩毒和吸毒行为加大了打击力度。

【毒品分类】

我国将毒品分为麻醉（镇痛）药和精神药两类。本文重点介绍常见毒品。

（一）麻醉（镇痛）药

1. 阿片类 阿片（鸦片，opium）是由未成熟的罂粟蒴果浆汁风干获取的干燥物，具有强烈镇痛、止咳、止泻、麻醉、镇静和催眠等作用。阿片含有20余种生物碱（如吗啡、可待因、蒂巴因和罂粟碱等），其中蒂巴因与吗啡和可待因作用相反，改变其化学结构后能形成具有强大镇痛作用的埃托啡。罂粟碱不作用于体内阿片受体。阿片类镇痛药（opioid analgesics）包括天然阿片制剂（natural opiates）、半合成阿片制剂（表9-2-8）和人工合成阿片制剂（表9-2-9），能作用于体内阿片受体，产生镇痛作用。

2. 可卡因类 包括可卡因、古柯叶和古柯膏等。可卡因（化学名苯甲酰甲基芽子碱，benzoylmethylecgonine）为古柯叶中提取的古柯碱。

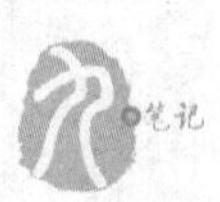
笔记

表 9-2-8　天然、半合成阿片制剂

天然阿片制剂	氢可酮(hydrocodone)
吗啡(morphine)	二氢可待因(dihydrocodeine)
可待因(codeine)	氢吗啡酮(hydromorphone)
蒂巴因(thebaine)	羟吗啡酮(oxymorphone)
半合成阿片制剂	丁丙诺啡(buprenorphine)
海洛因〔heroin〕	埃托啡(etorphine)
羟考酮(oxycodone)	烟酰吗啡(nicomorphine)

表 9-2-9　人工合成阿片制剂

美沙酮(methadone)	非那左辛(phenazocine)
哌替啶(pethidine)	曲马多(tramadol)
芬太尼(fentanyl)	洛哌丁胺(loperamide)
阿芬太尼(alfentanil)	罗通定(rotundine)
舒芬太尼(sufentanil)	布桂嗪(bucinnazine)
雷米芬太尼(remifentanil)	二氢埃托啡(dihydroetorphine)
卡芬太尼(carfentanil)	阿法罗定(alphaprodine)
喷他佐辛(pentazocine)	

3. 大麻类（cannabis）　滥用最多的是印度大麻，主要含有的精神活性物质依次为Δ^9-四氢大麻酚(delta-9-tetrahydrocannabinol，Δ^9-THC)、大麻二酚、大麻酚及其相应的酸。大麻类包括大麻叶、大麻树脂和大麻油等。

（二）精神药

1. 中枢抑制药　镇静催眠药(Sedative hypnotic drugs)和抗焦虑药(antianxiety drugs)中毒详见本章第五节。

2. 中枢兴奋药（central stimulants）　滥用的有苯丙胺(amphetamine，AA)及其衍生物，如甲基苯丙胺(methamphetamine，MA，俗称冰毒)、3，4-亚甲二氧基苯丙胺(3，4-methylene-dioxyamphetamine，MDA)和3，4-亚甲二氧基甲基苯丙胺(3，4-methylene-dioxy methamphetamine，MDMA，俗称摇头丸)等。

3. 致幻药（hallucinogens）　包括麦角二乙胺(lysergide)、苯环己哌啶(phenylcyclohexidine，PCP)、西洛西宾和麦司卡林等。氯胺酮(ketamine)俗称K粉，是PCP衍生物，属于一类精神药品。

【中毒原因】

绝大多数毒品中毒为滥用引起。滥用方式包括口服、吸入(如鼻吸、烟吸或烫吸)、注射(如皮下、肌内、静脉或动脉)或黏膜摩擦(如口腔、鼻腔或直肠)。有时误食、误用或故意大量使用。毒品中毒也包括治疗用药过量或频繁用药超过人体耐受所致。使用毒品者伴以下情况时易发生中毒：①严重肝、肾疾病；②严重肺部疾病；③胃排空延迟；④严重甲状腺或肾上腺皮质功能减退；⑤阿片类与酒精或镇静催眠药同时服用时；⑥体质衰弱老年人。滥用中毒绝大多数为青少年。

【中毒机制】

（一）麻醉药

1. 阿片类药　阿片类药入体途径不同，其毒性作用起始时间也不同。口服1～2小时、鼻腔黏膜吸入10～15分钟、静注10分钟、肌注30分钟或皮下注射约90分钟发生作用。阿片类药作用时间取决于肝脏代谢速度，约90%以无活性代谢物经尿排出，小部分以原形经尿及胆汁、胃液随粪便排出。一次用药后，24小时绝大部分排出体外，48小时后尿中几乎测不出。脂溶性阿片类药(如吗啡、海洛因、丙氧芬、芬太尼和丁丙诺啡)入血液后很快分布于体内组织，包括胎盘组织，贮存于脂肪组织，多次给药可延长作用时间。在体内，吗啡在肝脏与葡萄糖醛酸结合或脱甲基形成去甲基吗啡；海洛因与阿

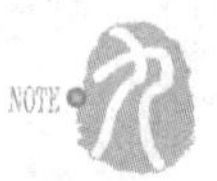

片受体亲和力低，较吗啡亲脂性大，易透过血脑屏障，血中半衰期3～9分钟，经体内酯酶水解成6-单乙酰吗啡，45分钟代谢为吗啡在脑内起作用；去甲哌替啶为哌替啶活性代谢产物，神经毒性强，易致抽搐。

体内阿片受体（opioid receptor）主要有μ（μ_1、μ_2）、κ和δ三类，集中在痛觉传导通路及相关区域（导水管周围灰质、蓝斑、边缘系统和中缝大核）。此外，还分布于感觉神经末梢、肥大细胞和胃肠道。阿片类受体的遗传变异能解释个体间对内源或外源性阿片类物质（opioids）反应的某些差异。阿片受体介导阿片类药的药理效应。成年人与儿童体内阿片受体数目相似。阿片类药分为阿片受体激动药（agonists）和部分激动药（agonists/antagonists）。激动药主要激动μ受体，包括吗啡、哌替啶、美沙酮、芬太尼和可待因等；部分激动药主要激动κ受体，对μ受体有不同程度拮抗作用，此类药有喷他佐辛、丁丙诺啡和布托啡诺等。进入体内的阿片类药通过激活中枢神经系统内阿片受体起作用，产生镇痛、镇静、抑制呼吸、致幻或欣快等作用。长期应用者易产生药物依赖性。阿片依赖性或戒断综合征可能具有共同发病机制，主要是摄入的阿片类药与阿片受体结合，使内源性阿片样物质（内啡肽）生成受抑制，停用阿片类药后，内啡肽不能很快生成补充，即会出现戒断现象。

通常成年人干阿片的口服致死量为2～5g；吗啡肌注急性中毒量为60mg，致死量为250～300mg。首次应用者，口服120mg阿片或肌注吗啡30mg以上即可中毒，药物依赖者24小时静注硫酸吗啡5g也可不出现中毒；可待因中毒剂量200mg，致死量800mg；海洛因中毒量为50～100mg，致死量为750～1200mg；哌替啶致死剂量为1.0g。

2. 可卡因　是一种脂溶性物质，为古老的局麻药，有很强的中枢兴奋作用。通过黏膜吸收后迅速进入血液循环，容易透过血脑屏障，有中枢兴奋和拟交感神经作用，通过使脑内5-羟色胺（5-HT）和多巴胺转运体失活产生作用。滥用者常有很强的精神依赖性，反复大量应用还会产生生理依赖性，断药后可出现戒断症状，但成瘾性较吗啡和海洛因小。急性中毒剂量个体差异较大，中毒剂量为20mg，致死量为1200mg。有时给予70kg重的成年人纯可卡因70mg即可立刻死亡。急性可卡因中毒引起多巴胺、肾上腺素、去甲肾上腺素和5-HT释放，这些神经递质作用于不同受体亚型而产生多种效应，其中肾上腺素和去甲肾上腺素能分别引起心率增快、心肌收缩力增加和血压升高。可卡因对心肌细胞Na^+通道的阻滞作用类似于ⅠA类抗心律失常药，急性中毒时偶见心脏传导异常。大剂量中毒时抑制呼吸中枢，静脉注射中毒可使心脏停搏。

3. 大麻　作用机制尚不清楚，急性中毒时与酒精作用相似，产生神经、精神、呼吸和循环系统损害。长期应用产生精神依赖性，而非生理依赖性。

（二）精神药

1. 苯丙胺类　AA是一种非儿茶酚胺的拟交感神经胺，分子量低，吸收后易透过血脑屏障。主要作用机制是促进脑内儿茶酚胺递质（多巴胺和去甲肾上腺素）释放，减少抑制性神经递质5-HT的含量，产生神经兴奋和欣快感。急性中毒剂量个体差异很大。健康成年人口服致死量为20～25mg/kg。MA毒性是AA的2倍，静注10mg数分钟可出现急性中毒，有时2mg即可中毒；吸毒者静注30～50mg、耐药者静注1000mg以上才能发生中毒。

2. 氯胺酮　为新的非巴比妥类静脉麻醉药，静脉给药后首先进入脑组织发挥麻醉作用，绝大部分在肝内代谢转化为去甲氯胺酮，然后进一步代谢为具有活性的脱氢去甲氯胺酮。此外，在肝内尚可与葡萄糖醛酸结合。进入体内的氯胺酮小量原形和绝大部分代谢物通过肾脏排泄。氯胺酮为中枢兴奋性氨基酸递质甲基-天冬氨酸（N-methyl-D-aspartate，NMDA）受体特异性阻断药，选择性阻断痛觉冲动向丘脑-新皮质传导，产生镇痛作用，对脑干和边缘系统有兴奋作用，能使意识与感觉分离。对交感神经有兴奋作用，快速大剂量给予时抑制呼吸；尚有拮抗μ受体和激动κ受体作用。

【诊断】

通常根据滥用相关毒品史、临床表现、实验室检查及解毒药试验诊断，同时吸食几种毒品中毒者诊断较为困难。

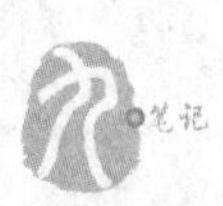

（一）用药或吸食史

麻醉类药治疗中毒者病史较清楚。滥用中毒者不易询问出病史，经查体可发现应用毒品的痕迹，如经口鼻烫吸者可见鼻中隔溃疡或穿孔，静脉注射者，皮肤可见注射痕迹。

精神药品滥用常见于经常出入特殊社交和娱乐场所的青年人。

（二）急性中毒临床表现

1. 麻醉药

（1）阿片类中毒：常出现昏迷、呼吸抑制和瞳孔缩小（miosis）“三联征”。吗啡中毒时“三联征”典型，并伴发绀和血压降低；海洛因中毒尚可出现非心源性肺水肿；哌替啶中毒时可出现抽搐、惊厥或谵妄、心动过速及瞳孔扩大；芬太尼中毒常引起胸壁肌强直；美沙酮中毒出现失明及下肢瘫痪。急性阿片类中毒者，大多数 12 小时内死于呼吸衰竭，存活 48 小时以上者预后较好。此外，阿片类中毒昏迷者尚可出现横纹肌溶解、肌红蛋白尿、肾衰竭及腔隙综合征（compartment syndrome）。

（2）可卡因中毒：我国滥用者很少。急性重症中毒时，表现为奇痒难忍、肢体震颤、肌肉抽搐、癫痫大发作，体温和血压升高、瞳孔扩大、心率增快、呼吸急促和反射亢进等。

（3）大麻中毒：一次大量吸食会引起急性中毒，表现为精神和行为异常，如高热性谵妄、惊恐、躁动不安、意识障碍或昏迷。有的出现短暂抑郁状态，悲观绝望，有自杀念头。检查可发现球结膜充血、心率增快和血压升高等。

2. 精神药

（1）苯丙胺类中毒：表现为精神兴奋、动作多、焦虑、紧张、幻觉和神志混乱等；严重者出汗、颜面潮红、瞳孔扩大、血压升高、心动过速或室性心律失常、呼吸增强，高热、震颤、肌肉抽搐、惊厥或昏迷，也可发生高血压伴颅内出血，常见死亡原因为 DIC、循环或肝肾衰竭。

（2）氯胺酮中毒：表现为神经精神症状，如精神错乱、语言含糊不清、幻觉，高热及谵妄、肌颤和木僵等。

（三）实验室检查

1. 毒物检测　口服中毒时，留取胃内容物、呕吐物或尿液、血液进行毒物定性检查，有条件时测定血药浓度协助诊断。

（1）尿液检查：怀疑海洛因中毒时，可在 4 小时后留尿检查毒物。应用高效液相色谱法可检测尿液 AA 及代谢产物。尿液检出氯胺酮及其代谢产物也可协助诊断。

（2）血液检测

1）吗啡：治疗血药浓度为 0.01～0.07mg/L，中毒血药浓度为 0.1～1.0mg/L，致死的血药浓度 >4.0mg/L。

2）美沙酮：治疗血药浓度为 0.48～0.85mg/L，中毒血药浓度为 2.0mg/L，致死血药浓度为 74.0mg/L。

3）苯丙胺：中毒血药浓度为 0.5mg/L，致死血药浓度 >2.0mg/L。

2. 其他检查

（1）动脉血气分析：严重麻醉药类中毒者表现低氧血症和呼吸性酸中毒。

（2）血液生化检查：血糖、电解质和肝肾功能检查。

（四）鉴别诊断

阿片类镇痛药中毒病人出现谵妄时，可能同时使用其他精神药物或合并脑疾病所致。瞳孔缩小病人应鉴别有无镇静催眠药、吩噻嗪、OPI、可乐定中毒或脑桥出血。海洛因常掺杂其他药（如奎宁、咖啡因或地西泮等），中毒表现不典型时，应考虑到掺杂物的影响。阿片类物质戒断综合征病人无认知改变，出现认知改变者，应寻找其他可能原因。

（五）诊断性治疗

如怀疑某种毒品中毒时，给予相应解毒药后观察疗效有助于诊断。如怀疑吗啡中毒，静脉给予纳

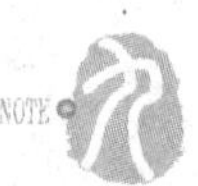

洛酮后可迅速缓解。

【治疗】

（一）复苏支持治疗

毒品中毒合并呼吸循环衰竭时，首先应进行复苏治疗。

1. 呼吸支持 呼吸衰竭者应采取以下措施：①保持呼吸道通畅，必要时行气管内插管或气管造口。②应用中枢兴奋药安钠咖（苯甲酸钠咖啡因）、尼可刹米。禁用士的宁或印防己毒素，因其能协同吗啡引起或加重惊厥。③机械通气，应用呼气末正压（PEEP）能有效纠正海洛因或美沙酮中毒的非心源性肺水肿。禁用氨茶碱。

2. 循环支持 血压降低者，取头低足高位，静脉输液，必要时应用血管升压药。丙氧芬诱发的心律失常避免用ⅠA类抗心律失常药。可卡因中毒引起的室性心律失常应用拉贝洛尔或苯妥英钠治疗。

3. 纠正代谢紊乱 伴有低血糖、酸中毒和电解质平衡失常者应给予相应处理。

（二）清除毒物

1. 催吐 神志清楚者禁用阿扑吗啡催吐，以防加重毒性。

2. 洗胃 摄入致命剂量毒品时，1小时内洗胃，先用0.02%～0.05%高锰酸钾溶液洗胃，后用50%硫酸镁导泻。

3. 活性炭吸附 应用活性炭混悬液吸附未吸收的毒物。丙氧芬过量或中毒时，由于存在肠肝循环（enterohepatic circulation），多次活性炭疗效较好。

（三）解毒药

1. 纳洛酮（naloxone） 可静脉、肌内、皮下注射或气管内给药。阿片中毒者，静注2mg。阿片依赖中毒者3～10分钟重复，非依赖性中毒者2～3分钟重复应用，总剂量达15～20mg仍无效时，应注意合并非阿片类毒品（如巴比妥等）中毒、头部外伤、其他中枢神经系统疾病或严重脑缺氧。长半衰期阿片类（如美沙酮）或强效阿片类（如芬太尼）中毒时，需静脉输注纳洛酮。纳洛酮对吗啡的拮抗作用是烯丙吗啡的30倍。1mg纳洛酮能对抗静脉25mg海洛因的作用。

纳洛酮对芬太尼中毒肌肉强直有效，但不能拮抗哌替啶中毒引起的癫痫发作和惊厥，对海洛因、美沙酮中毒的非心源性肺水肿无效。

2. 纳美芬（nalmefene） 治疗吗啡中毒优于纳洛酮。静注0.1～0.5mg，2～3分钟渐增剂量，最大剂量每次1.6mg。

3. 烯丙吗啡（nalorphine，纳洛芬） 化学结构与吗啡相似，对吗啡有直接拮抗作用。用于吗啡及其衍生物或其他镇痛药急性中毒的治疗。5～10mg，肌注或静注，必要时每20分钟重复，总量不超过40mg。

4. 左洛啡烷（levallorphan，烯丙左吗南） 为阿片拮抗药，能逆转阿片中毒引起的呼吸抑制。对于非阿片类中枢抑制药（如乙醇等）中毒的呼吸抑制非但不能逆转，反而加重病情。首次1～2mg静脉注射，继而5～15分钟注射0.5mg，连用1～2次。

5. 纳曲酮（naltrexone） 与纳洛酮结构相似，与阿片受体亲和力强，与μ受体亲和力是纳洛酮的3.6倍，作用强度是纳洛酮的2倍、烯丙吗啡的17倍。口服吸收迅速，半衰期4～10小时，作用持续24小时，主要代谢物和原形由肾脏排除。适用于阿片类药中毒的解毒和预防复吸。推荐用量50mg/d。

（四）对症治疗措施

1. 高热 应用物理降温，如酒精擦浴、冰袋或冰帽等。

2. 惊厥 精神类毒品中毒惊厥者可应用硫喷妥钠或地西泮。

3. 胸壁肌肉强直 应用肌肉松弛药。

4. 严重营养不良者 应给予营养支持治疗。

【预防】

1. 加强对麻醉镇痛药和精神药品的管理，专人负责保管。

2. 严格掌握适应证、用药剂量和时间，避免滥用和误用。

3. 肝、肾或肺功能障碍病人应避免使用，危重症或年老体弱者应用时减量。

4. 用作治疗药时，勿与有呼吸抑制作用的药物合用。

5. 纳洛酮治疗有效的阿片类物质中毒病人应留院观查，以防止其作用消退后再次出现阿片类毒性。

（柴艳芬）

第四节 急性乙醇中毒

乙醇（ethanol）别名酒精，是无色、易燃、易挥发的液体，具有醇香气味，能与水和大多数有机溶剂混溶。一次饮入过量酒精或酒类饮料引起兴奋继而抑制的状态称为急性乙醇中毒（acute ethanol poisoning）或称急性酒精中毒（acute alcohol poisoning）。

【病因】

工业上乙醇是重要的溶剂。酒是含乙醇的饮品，谷类或水果发酵制成的酒含乙醇浓度较低，常以容量浓度（L/L）计，啤酒为 3% ~5%，黄酒 12% ~15%，葡萄酒 10% ~25%；蒸馏形成烈性酒，如白酒、白兰地、威士忌等含乙醇 40% ~60%。酒是人们经常食用的饮料，大量饮用含乙醇高的烈性酒易引起中毒。

【发病机制】

（一）乙醇代谢

乙醇（CH_3CH_2OH）是一种水溶性醇，可快速通过细胞膜，通过胃肠系统吸收，主要是胃（70%）和十二指肠（25%），少量在其余小肠吸收。当胃中无内容物时，血液乙醇水平在摄入后 30 ~90 分钟达到峰值。乙醇由肾和肺排出至多占总量的10%，90%在肝内代谢、分解。乙醇先在肝内由醇脱氢酶氧化为乙醛，乙醛经醛脱氢酶氧化为乙酸，乙酸转化为乙酰辅酶 A 进入三羧酸循环，最后代谢为 CO_2 和 H_2O。乙醇的代谢是限速反应。乙醇清除率为 2.2mmol/（kg · h）[100mg/（kg · h）]，成人每小时可清除乙醇 7g（100% 乙醇 9ml）。血中乙醇浓度下降速度约 0.43mmol/h[20mg/（dl · h）]。虽然对血中乙醇浓度升高程度的耐受性个体差异较大，但血液乙醇致死浓度并无差异，大多数成人致死量为一次饮酒相当于纯酒精 250 ~500ml。

（二）中毒机制

1. 急性毒害作用

（1）中枢神经系统抑制作用：乙醇具有脂溶性，可迅速透过大脑神经细胞膜，并作用于膜上的某些酶而影响细胞功能。乙醇对中枢神经系统的抑制作用，随着剂量的增加，由大脑皮质向下，通过边缘系统、小脑、网状结构到延髓。小剂量出现兴奋作用，这是由于乙醇作用于大脑细胞突触后膜苯二氮䓬-GABA 受体，从而抑制 GABA 对脑的抑制作用。血中乙醇浓度增高，作用于小脑，引起共济失调；作用于网状结构，引起昏睡和昏迷。极高浓度乙醇抑制延髓中枢，引起呼吸或循环衰竭。

（2）代谢异常：乙醇在肝细胞内代谢生成大量还原型烟酰胺腺嘌呤二核苷酸（NADH），使之与氧化型的比值（NADH/NAD）增高，甚至可高达正常的 2 ~3 倍。相继发生乳酸增高、酮体蓄积导致的代谢性酸中毒以及糖异生受阻所致低血糖。

2. 耐受性、依赖性和戒断综合征

（1）耐受性：饮酒后产生轻松、兴奋的欣快感。继续饮酒后产生耐受性，需要增加饮酒量才能达到原有的效果。

（2）依赖性：为了获得饮酒后特殊快感，渴望饮酒，这是精神依赖性。生理依赖性是指机体对乙

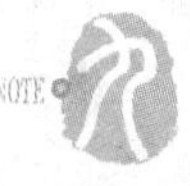

醇产生的适应性改变,一旦停用则产生难以忍受的不适感。

(3) 戒断综合征:长期饮酒后已形成身体依赖,一旦停止饮酒或减少饮酒量,可出现与酒精中毒相反的症状。机制可能是戒酒使酒精抑制 GABA 的作用明显减弱,同时血浆中去甲肾上腺素浓度升高,出现交感神经兴奋症状如多汗、战栗等。

3. 长期酗酒的危害

(1) 营养缺乏:酒饮料中每克乙醇供给 29.3kJ(7kcal)热量,但不含维生素、矿物质和氨基酸等必需营养成分,因而酒是高热量而无营养成分的饮料。长期大量饮酒时进食减少,可造成明显的营养缺乏。缺乏维生素 B_1 可引起 Wernicke-Korsakoff 综合征、周围神经麻痹。叶酸缺乏可引起巨幼细胞贫血。长期饮酒饥饿时,应补充糖和多种维生素。

(2) 毒性作用:乙醇对黏膜和腺体分泌有刺激作用,可引起食管炎、胃炎、胰腺炎。乙醇在体内代谢过程中产生自由基,可引起细胞膜脂质过氧化,造成肝细胞坏死,肝功能异常。

【临床表现】

(一) 急性中毒

一次大量饮酒中毒可引起中枢神经系统抑制,症状与饮酒量和血乙醇浓度以及个人耐受性有关,临床上分为 3 期。

1. 兴奋期 血乙醇浓度达到 11mmol/L(50mg/dl)即感头痛、欣快、兴奋。血乙醇浓度超过 16mmol/L(75mg/dl),健谈、饶舌、情绪不稳定、自负、易激怒,可有粗鲁行为或攻击行动,也可能沉默、孤僻。浓度达到 22mmol/L(100mg/dl)时,驾车易发生车祸。

注:按照国家标准《车辆驾驶人员血液、呼气酒精含量阈值与检验》(GB19522—2004),车辆驾驶人员血液中的酒精含量大于或等于 20mg/100ml,小于 80mg/100ml 的驾驶行为即为饮酒驾车(drinking drive);车辆驾驶人员血液中的酒精含量大于 80mg/100ml 的驾驶行为即为醉酒驾车(drunk drive)。

2. 共济失调期 血乙醇浓度达到 33mmol/L(150mg/dl),肌肉运动不协调,行动笨拙,言语含糊不清,眼球震颤,视物模糊,复视,步态不稳,出现明显共济失调。浓度达到 43mmol/L(200mg/dl),出现恶心、呕吐、困倦。

3. 昏迷期 血乙醇浓度升至 54mmol/L(250mg/dl),病人进入昏迷期,表现为昏睡、瞳孔散大、体温降低。血乙醇超过 87mmol/L(400mg/dl)时病人陷入深昏迷,心率快、血压下降,呼吸慢而有鼾音,可出现呼吸、循环麻痹而危及生命。

此外,重症病人可并发意外损伤,酸碱平衡失衡,水、电解质紊乱,低血糖症,肺炎,急性肌病,甚至出现急性肾衰竭。

(二) 戒断综合征

长期酗酒者在突然停止饮酒或减少酒量后,可发生下列 4 种类型戒断反应:

1. 单纯性戒断反应 在减少饮酒后 6~24 小时发病。出现震颤、焦虑不安、兴奋、失眠、心动过速、血压升高、大量出汗、恶心、呕吐。多在 2~5 天缓解自愈。

2. 酒精性幻觉反应 病人意识清晰,定向力完整。以幻听为主,也可见幻视、错觉及视物变形。多为被害妄想,一般可持续 3~4 周后缓解。

3. 戒断性惊厥反应 往往与单纯性戒断反应同时发生,也可在其后发生癫痫大发作。多数只发作 1~2 次,每次数分钟。也可数日内多次发作。

4. 震颤谵妄反应 在停止饮酒 24~72 小时后,也可在 7~10 小时后发生。病人精神错乱,全身肌肉出现粗大震颤。谵妄是在意识模糊的情况下出现生动、恐惧的幻视,可有大量出汗、心动过速、血压升高等交感神经兴奋的表现。

【实验室检查】

1. 血清乙醇浓度 急性酒精中毒时呼出气中乙醇浓度与血清乙醇浓度相当。

2. 动脉血气分析 急性酒精中毒时可见轻度代谢性酸中毒。

3. **血清电解质浓度** 急慢性酒精中毒时均可见低血钾、低血镁和低血钙。

4. **血糖浓度** 急性酒精中毒时可见低血糖症。

5. **肝功能检查** 慢性酒精中毒性肝病时可有明显肝功能异常。

6. **心电图检查** 酒精中毒性心肌病可见心律失常和心肌损害。

【诊断与鉴别诊断】

饮酒史结合临床表现,如急性酒精中毒的中枢神经抑制症状,呼气酒味;戒断综合征的精神症状和癫痫发作;慢性酒精中毒的营养不良和中毒性脑病等表现;血清或呼出气中乙醇浓度测定可以作出诊断。本病需与引起意识障碍的其他疾病相鉴别,如镇静催眠药中毒、一氧化碳中毒、脑血管意外、糖尿病昏迷、颅脑外伤等。

【治疗】

1. **急性中毒**

(1) 轻症病人无需治疗,兴奋躁动的病人必要时加以约束。

(2) 共济失调病人应休息,做好安全防护,以免发生意外损伤。

(3) 昏迷病人应注意是否同时服用其他药物。重点是维持重要器官的功能:①维持气道通畅,供氧充足,必要时人工呼吸、气管插管;②维持循环功能,注意血压、脉搏,静脉输入5%葡萄糖盐水溶液;③心电监测心律失常和心肌损害;④保暖,维持正常体温;⑤维持水、电解质、酸碱平衡,血镁低时补镁。治疗 Wernicke 脑病,可肌注维生素 B_1 100mg。

(4) 强迫利尿对急性乙醇中毒无效。严重急性中毒时可用血液透析促使体内乙醇排出。透析指征有:血乙醇含量>108mmol/L(500mg/dl),伴酸中毒或同时服用甲醇或其他可疑药物时。

(5) 低血糖是急性乙醇中毒最严重并发症之一,应密切监测血糖水平。急性意识障碍者可考虑静脉注射50%葡萄糖100ml,肌注维生素 B_1、维生素 B_6 各100mg,以加速乙醇在体内氧化。对烦躁不安或过度兴奋者,可用小剂量地西泮,避免用吗啡、氯丙嗪、苯巴比妥类镇静药。

2. **戒断综合征** 病人应安静休息,保证睡眠。加强营养,给予维生素 B_1、维生素 B_6。有低血糖时静脉注射葡萄糖。重症病人宜选用短效镇静药控制症状,而不致嗜睡和共济失调。常选用地西泮,根据病情每1~2小时口服地西泮5~10mg。病情严重者可静脉给药。症状稳定后,可给予维持镇静的剂量,每8~12小时服药一次。以后逐渐减量,一周内停药。有癫痫病史者可用苯妥英钠。有幻觉者可用氟哌啶醇。

3. **专科会诊** 酗酒者应接受精神科医生治疗。

【预后】

急性酒精中毒多数预后良好。若有心、肺、肝、肾病变者,昏迷长达10小时以上,或血中乙醇浓度>87mmol/L(400mg/dl)者,预后较差。饮酒驾车或醉酒驾车者易发生车祸可招致死亡。长期饮酒可导致中毒性脑、周围神经、肝、心肌等病变以及营养不良,预后与疾病的类型和程度有关。早期发现、早期治疗可以好转。

【预防】

急性酒精中毒和其他酒精相关疾病是可预防性疾病,应积极响应世界卫生组织《减少有害使用酒精全球战略》(2010年)。

(于学忠)

第五节 镇静催眠药中毒

镇静催眠药是中枢神经系统抑制药,具有镇静、催眠作用,过大剂量可麻醉全身,包括延髓。一次大剂量服用可引起急性镇静催眠药中毒(acute sedative-hypnotic poisoning)。长期滥用催眠药可引起耐药性和依赖性而导致慢性中毒。突然停药或减量可引起戒断综合征。

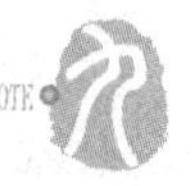

【病因】

20世纪60年代前常用的镇静催眠药是巴比妥类，随后由苯二氮䓬类药物取代。当前镇静催眠药主要分为：

（一）苯二氮䓬类

1. 长效类（半衰期>30小时）　氯氮䓬（chlordiazepoxide）、地西泮（diazepam）、氟西泮（flurazepam）。

2. 中效类（半衰期6~30小时）　阿普唑仑、奥沙西泮（oxazepam）、替马西泮。

3. 短效类（半衰期<6小时）　三唑仑（triazolam）。

（二）巴比妥类

1. 长效类（作用时间6~8小时）　巴比妥和苯巴比妥（鲁米那）。

2. 中效类（作用时间3~6小时）　戊巴比妥、异戊巴比妥、布他比妥。

3. 短效类（作用时间2~3小时）　司可巴比妥、硫喷妥钠。

（三）非巴比妥非苯二氮䓬类（中效至短效）

水合氯醛、格鲁米特（glutethimide，导眠能）、甲喹酮（methaqualone，安眠酮）、甲丙氨酯（meprobamate，眠尔通）。

（四）吩噻嗪类（抗精神病药）

抗精神病药（antipsychotics）是指能治疗各类精神病及各种精神症状的药物，又称强安定剂或神经阻滞剂。按药物侧链结构不同可分为3类：①脂肪族：例如氯丙嗪（chlorpromazine）；②哌啶类：如硫利达嗪（甲硫达嗪）；③哌嗪类：如奋乃静、氟奋乃静和三氟拉嗪。

【发病机制】

（一）药动学

镇静催眠药均具有脂溶性，其吸收、分布、蛋白结合、代谢、排出以及起效时间和作用时间都与药物的脂溶性有关。脂溶性强的药物易通过血脑屏障，作用于中枢神经系统，起效快，作用时间短，称为短效药。

（二）中毒机制

1. 苯二氮䓬类　中枢神经抑制作用与增强GABA能神经的功能有关。在神经突触后膜表面有由苯二氮䓬类受体、GABA受体和氯离子通道组成的大分子复合物。苯二氮䓬类与GABA受体结合后，可加强GABA与GABA受体结合的亲和力，使与GABA受体偶联的氯离子通道开放而增强GABA对突触后的抑制功能。除抑制中枢神经系统外，亦可抑制心血管系统，老年人对本类药物敏感性增高。

2. 巴比妥类　对GABA能神经有与苯二氮䓬类相似的作用，但由于两者在中枢神经系统的分布有所不同，作用也有所不同。苯二氮䓬类主要选择性作用于边缘系统，影响情绪和记忆力。巴比妥类分布广泛，通过抑制丙酮酸氧化酶系统从而抑制中枢神经系统，但主要作用于网状结构上行激活系统而引起意识障碍。巴比妥类对中枢神经系统的抑制有剂量-效应关系，随着剂量的增加，由镇静、催眠到麻醉，大剂量巴比妥类药物可抑制延髓呼吸中枢，导致呼吸衰竭，亦可抑制血管运动中枢，导致周围血管扩张出现休克。

3. 非巴比妥非苯二氮䓬类　该类镇静催眠药物对中枢神经系统的作用与巴比妥类相似。

4. 吩噻嗪类　主要作用于网状结构，能减轻焦虑紧张、幻觉妄想和病理性思维等精神症状。这类作用是药物抑制中枢神经系统多巴胺受体，减少邻苯二酚氨的生成所致。该类药物又能抑制脑干血管运动和呕吐反射，阻断α肾上腺素能受体，抗组胺及抗胆碱能等作用。

吩噻嗪类药物临床用途较广，其中氯丙嗪使用最广泛。本组药物口服后肠道吸收很不稳定，有抑制肠蠕动作用，在肠内常可滞留很长时间，吸收后分布于全身组织，以脑及肺组织中含量最多，主要经肝代谢，大部分以葡萄糖醛酸盐或硫氧化合物形式排泄。药物排泄时间较长，半衰期达10~20小时，

作用持续数天。

（三）耐受性、依赖性和戒断综合征

各种镇静催眠药均可产生耐受性和依赖性，因而都可引起戒断综合征，发生机制尚未完全阐明。长期服用苯二氮䓬类使苯二氮䓬类受体减少，是发生耐受的原因之一。长期服用苯二氮䓬类突然停药时，发生苯二氮䓬类受体密度上调而出现戒断综合征。巴比妥类、非巴比妥类以及乙醇发生耐受性、依赖性和戒断综合征的情况更为严重。

【临床表现】

（一）急性中毒

1. 巴比妥类药物中毒 一次服大剂量巴比妥类，引起中枢神经系统抑制，症状严重程度与剂量有关。

（1）轻度中毒：嗜睡、情绪不稳定、注意力不集中、记忆力减退、共济失调、发音含糊不清、步态不稳和眼球震颤。

（2）重度中毒：进行性中枢神经系统抑制，由嗜睡到深昏迷。呼吸抑制由呼吸浅而慢到呼吸停止。可出现低血压或休克、肌张力下降、腱反射消失、大疱样皮损等表现。长期昏迷病人可并发肺炎、肺水肿、脑水肿和肾衰竭。

2. 苯二氮䓬类药物中毒 中枢神经系统抑制较轻，主要症状是嗜睡、头晕、眩晕、乏力、言语含糊不清、意识模糊和共济失调。很少出现严重的症状如长时间深度昏迷和呼吸抑制等。如果出现，应考虑同时服用了其他镇静催眠药或酒等因素。

3. 非巴比妥非苯二氮䓬类中毒 其症状虽与巴比妥类中毒相似，但有其自身特点。

（1）水合氯醛中毒：呼出气体有梨样气味，初期瞳孔缩小，后期扩大，可有心律失常、肺水肿、肝肾功能损伤和昏迷等。

（2）格鲁米特中毒：意识障碍有周期性波动。循环系统抑制作用突出，出现低血压、休克等表现，有抗胆碱能神经症状，如瞳孔散大等。

（3）甲喹酮中毒：可有明显的呼吸抑制，出现锥体束征（如肌阵挛、抽搐甚至癫痫发作等）。

（4）甲丙氨酯中毒：与巴比妥类药物中毒相似，常有血压下降。

4. 吩噻嗪类中毒 最常见的为锥体外系反应，临床表现有以下3类：①震颤麻痹综合征；②静坐不能（akathisia）；③急性肌张力障碍反应，例如斜颈、吞咽困难和牙关紧闭等。对氯丙嗪类药物有过敏的病人，即使是治疗剂量也有引起剥脱性皮炎、粒细胞缺乏症及胆汁淤积性肝炎而死亡者。一般认为当一次剂量达2～4g时，可有急性中毒反应。由于这类药物有明显抗胆碱能作用，病人常有心动过速、高温及肠蠕动减少；对α肾上腺素能受体的阻断作用导致血管扩张及血压降低。由于药物具有奎尼丁样膜稳定及心肌抑制作用，中毒病人有心律失常、心电图PR及Q-T间期延长，ST段和T波变化。一次过量也可有锥体外系症状，中毒后有昏迷和呼吸抑制；全身抽搐少见。

（二）慢性中毒

长期滥用大量催眠药的病人可发生慢性中毒，除有轻度中毒症状外，常伴有精神症状，主要有以下3点：

1. 意识障碍和轻躁狂状态 出现一时性躁动不安或意识模糊状态。言语兴奋、欣快、易疲乏，伴有震颤、咬字不清和步态不稳等。

2. 智能障碍 记忆力、计算力和理解力均有明显下降，工作学习能力减退。

3. 人格变化 病人丧失进取心，对家庭和社会失去责任感。

（三）戒断综合征

长期服用大剂量镇静催眠药病人，突然停药或迅速减少药量时，可发生戒断综合征。主要表现为自主神经兴奋性增高和轻重度神经精神异常。

1. 轻症 最后一次服药后1日内或数日内出现焦虑、易激动、失眠、头痛、厌食、无力和震颤。

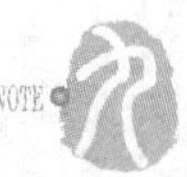

2~3 日后达到高峰，可有恶心、呕吐和肌肉痉挛。

2. 重症 突然停药后 1~2 日出现痫性发作（部分病人也可在停药后 7~8 天出现），有时出现幻觉、妄想、定向力丧失、高热和谵妄，数日至 3 周内恢复，病人用药量多为治疗量 5 倍以上，时间超过 1 个月。用药量大、时间长而骤然停药者症状严重。

滥用巴比妥类者停药后发病较多、较早，且症状较重，出现癫痫样发作及轻躁狂状态者较多。滥用苯二氮䓬类者停药后发病较晚，原因可能与中间代谢产物排出较慢有关，症状较轻，以焦虑和失眠为主。

【实验室检查】

1. 血、尿及胃液药物浓度测定 对诊断有参考意义。血清苯二氮䓬类浓度对判断中毒严重程度有限，因其活性代谢物半衰期及个人药物排出速度不同。

2. 血液生化检查 如血糖、尿素氮、肌酐和电解质等。

3. 动脉血气分析

【诊断与鉴别诊断】

（一）诊断

1. 急性中毒 有服用大量镇静催眠药史，出现意识障碍和呼吸抑制及血压下降。胃液、血液、尿液中检出镇静催眠药或其代谢产物。

2. 慢性中毒 长期滥用大量催眠药，出现轻度共济失调和精神症状。

3. 戒断综合征 长期滥用镇静催眠药突然停药或急速减量后出现震颤、焦虑、失眠、谵妄、精神病性症状和癫痫样发作。

（二）鉴别诊断

镇静催眠药中毒应与以下疾病相鉴别：

1. 急性中毒与其他意识障碍病因 了解有无原发性高血压、癫痫、糖尿病、肝病、肾病等既往史，以及一氧化碳、酒精、有机溶剂等毒物接触史。检查有无头部外伤、发热、脑膜刺激征、偏瘫、发绀等。结合必要的实验室检查可作出鉴别诊断。

2. 慢性中毒与躁郁症 慢性中毒轻躁狂状态病人易疲乏，出现震颤和步态不稳等，结合用药史可资鉴别。

3. 戒断综合征与神经精神病相鉴别 原发性癫痫者既往有癫痫发作史。精神分裂症、酒精中毒均可有震颤和谵妄，但前者有既往史，后者有酗酒史。

【治疗】

（一）急性中毒的治疗

1. 维持昏迷病人重要器官功能

（1）保持气道通畅：深昏迷病人应予气管插管保护气道，并保证氧供和有效的通气。

（2）维持血压：急性中毒出现低血压多由于血管扩张所致，应输液补充血容量，如无效，可考虑给予适量多巴胺[10~20μg/(kg·min)作为参考剂量]。

（3）心脏监护：如出现心律失常，酌情给予抗心律失常药。

（4）促进意识恢复：病因未明的急性意识障碍病人，可考虑给予葡萄糖、维生素 B_1 和纳洛酮。

2. 清除毒物

（1）洗胃。

（2）活性炭：对吸附各种镇静催眠药有效。巴比妥类中毒时可考虑使用多剂活性炭。

（3）碱化尿液与利尿：用呋塞米和碱化尿液治疗，只对长效巴比妥类中毒有效，对吩噻嗪类中毒无效。

（4）血液净化：血液透析、血液灌流可促进苯巴比妥和吩噻嗪类药物清除，危重病人可考虑应用，尤其是合并心力衰竭和肾衰竭、酸碱平衡和电解质异常、病情进行性恶化病人。苯巴比妥类药物蛋白

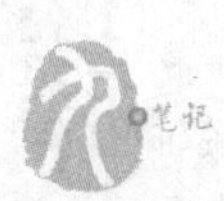

结合率高，推荐选择血液灌流。血液净化治疗对苯二氮䓬类中毒作用有限。

3. 特效解毒疗法 巴比妥类和吩噻嗪类药物中毒无特效解毒药。氟马西尼(flumazenil)是苯二氮䓬类拮抗剂，能通过竞争抑制苯二氮䓬类受体而阻断苯二氮䓬类药物的中枢神经系统作用。用法：0.2mg静脉注射30秒钟，如无反应，再给0.3mg，如仍然无反应，则每隔1分钟给予0.5mg，最大剂量3mg。此药禁用于已合用可致癫痫发作的药物，特别是三环类抗抑郁药的病人；不用于对苯二氮䓬类已有躯体性依赖和为控制癫痫而用苯二氮䓬类药物的病人，亦不用于颅内压升高者。

4. 对症治疗 多数镇静催眠类药物中毒以对症支持治疗为主，特别是吩噻嗪类药物中毒。吩噻嗪类药物中毒出现低血压时，应积极补充血容量，以维持血压。必要时可考虑去甲肾上腺素或盐酸去氧肾上腺素(新福林)等α受体激动剂。具有β受体激动作用的升压药物如肾上腺素、异丙肾上腺素及多巴胺，即使小剂量也应避免使用，否则可加重低血压(因周围β受体激动有血管扩张作用)。

5. 专科会诊 应请精神科专科医师会诊。

(二) 慢性中毒的治疗原则

1. 逐步缓慢减少药量，最终停用镇静催眠药。
2. 请精神科专科医师会诊，进行心理治疗。

(三) 戒断综合征

治疗原则是用足量镇静催眠药控制戒断症状，稳定后逐渐减少药量以至停药。具体方法是将原用短效药换成长效药如地西泮或苯巴比妥。可用同类药，也可调换成另一类药物。地西泮10～20mg或苯巴比妥1.7mg/kg，每小时一次，肌注，直至戒断症状消失。然后以其总量为一日量，分为3～4次口服，待情况稳定2天后，逐渐减少剂量。在减药时，每次给药前观察病人病情，如未出现眼球震颤、共济失调、言语含糊不清，即可减少5%～10%。一般在10～15天内可减完，停药。如有谵妄，可静脉注射地西泮使病人安静。

【预后】

轻度中毒无需治疗即可恢复。中度中毒经精心护理和适当治疗，在24～48小时内可恢复。重度中毒病人可能需要3～5天才能恢复意识。其病死率低于5%。

【预防】

镇静催眠类药物的处方、使用和保管应严加控制，特别是对情绪不稳定和精神不正常者应慎重用药。要防止药物的依赖性。长期服用大量催眠药者，包括长期服用苯巴比妥的癫痫病人，不能突然停药，应逐渐减量后停药。

(于学忠)

第六节 急性一氧化碳中毒

在生产和生活环境中，含碳物质不完全燃烧可产生一氧化碳(carbon monoxide，CO)。CO是无色、无臭和无味气体，比重0.967。空气中CO浓度达到12.5%时，有爆炸危险。吸入过量CO引起的中毒称急性一氧化碳中毒(acute carbon monoxide poisoning)，俗称煤气中毒。急性一氧化碳中毒是常见的生活中毒和职业中毒。

【病因】

工业上，高炉煤气、发生炉煤气含CO 30%～35%；水煤气含CO 30%～40%。在炼钢、炼焦和烧窑等生产过程中，如炉门、窑门关闭不严，煤气管道漏气或煤矿瓦斯爆炸产生大量CO，会导致吸入中毒。失火现场空气中CO浓度高达10%，也可引起现场人员中毒。

日常生活中，一氧化碳中毒最常见的原因是家庭中煤炉取暖及煤气泄漏。煤炉产生的气体含CO量高达6%～30%，应用时不注意防护可发生中毒。每日吸烟1包，可使血液碳氧血红蛋白(COHb)

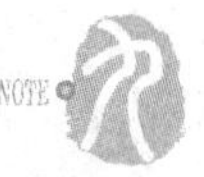

浓度升至5%～6%，连续大量吸烟也可致CO中毒。

【发病机制】

CO吸入后经肺毛细血管膜迅速弥散，与血液中红细胞的血红蛋白结合，形成稳定的COHb。CO与血红蛋白的亲和力比氧与血红蛋白的亲和力大240倍。吸入较低浓度CO即可产生大量COHb。COHb不能携带氧且不易解离，是氧合血红蛋白解离速度的1/3600。COHb与血红蛋白中的血红素部分结合，抑制其他3个氧结合位点释放氧至外周组织的能力，导致血红蛋白氧解离曲线左移，加重组织细胞缺氧。CO与还原型细胞色素氧化酶二价铁结合，抑制细胞色素氧化酶活性，影响细胞呼吸和氧化过程，阻碍氧的利用。

CO中毒时，体内血管吻合支少且代谢旺盛的器官如大脑和心脏最易遭受损害。脑内小血管迅速麻痹、扩张。脑内三磷酸腺苷（ATP）在无氧情况下迅速耗尽，钠泵运转失常，钠离子蓄积于细胞内而诱发脑细胞水肿。缺氧使血管内皮细胞发生肿胀而造成脑部循环障碍。缺氧时，脑内酸性代谢产物蓄积，使血管通透性增加而产生脑细胞间质水肿。脑血液循环障碍可致脑血栓形成、脑皮质和基底节局灶性的缺血性坏死以及广泛脱髓鞘病变，致使部分病人发生迟发性脑病。

【病理】

急性CO中毒在24小时内死亡者，血呈樱桃红色；各器官充血、水肿和点状出血。昏迷数日后死亡者，脑组织明显充血、水肿；苍白球出现软化灶；大脑皮质可有坏死灶，海马区因血管供应少，受累明显；小脑有细胞变性；有少数病人大脑半球白质可发生散在性、局灶性脱髓鞘病变；心肌可见缺血性损害或心内膜下多发性梗死。

【临床表现】

（一）急性中毒

正常人血液中COHb含量可达5%～10%。急性CO中毒的症状与血液中COHb浓度有密切关系，同时也与病人中毒前的健康状况，如有无心、脑血管病及中毒时体力活动等情况有关。按中毒程度可为3级：

1. 轻度中毒　血液COHb浓度为10%～20%。病人有不同程度头痛、头晕、恶心、呕吐、心悸和四肢无力等。原有冠心病的病人可出现心绞痛。脱离中毒环境吸入新鲜空气或氧疗，症状很快消失。

2. 中度中毒　血液COHb浓度为30%～40%。病人出现胸闷、气短、呼吸困难、幻觉、视物不清、判断力降低、运动失调、嗜睡、意识模糊或浅昏迷。口唇黏膜可呈樱桃红色。氧疗后病人可恢复正常且无明显并发症。

3. 重度中毒　血液COHb浓度达40%～60%。迅速出现昏迷、呼吸抑制、肺水肿、心律失常或心力衰竭。病人可呈去皮质综合征状态。部分病人合并吸入性肺炎。受压部位皮肤可出现红肿和水疱。眼底检查可发现视盘水肿。

（二）迟发型神经精神综合征

急性一氧化碳中毒病人在意识障碍恢复后，经过2～60天的“假愈期”，可出现下列临床表现之一：①精神意识障碍：呈现痴呆木僵、谵妄状态或去皮质状态；②锥体外系神经障碍：由于基底神经节和苍白球损害，出现震颤麻痹综合征（表情淡漠、四肢肌张力增强、静止性震颤、前冲步态）；③锥体系神经损害：如偏瘫、病理反射阳性或小便失禁等；④大脑皮质局灶性功能障碍：如失语、失明、不能站立及继发性癫痫；⑤脑神经及周围神经损害：如视神经萎缩、听神经损害及周围神经病变等。

【实验室检查】

1. 血液COHb测定　目前临床上常用直接分光光度法定量测定COHb浓度。另外也可用简易方法定性分析，如加碱法：取病人血液1～2滴，用蒸馏水3～4ml稀释后，加10%氢氧化钠溶液1～2滴，混匀；血液中COHb增多时，加碱后血液仍保持淡红色不变，正常血液则呈绿色；通常在COHb浓

度高达 50% 时才呈阳性反应。

2. **脑电图检查** 可见弥漫性低波幅慢波，与缺氧性脑病进展相平行。

3. **头部 CT 检查** 脑水肿时可见脑部有病理性密度减低区。

【诊断与鉴别诊断】

根据吸入较高浓度 CO 的接触史，急性发生的中枢神经损害的症状和体征，结合及时血液 COHb 测定的结果，按照国家诊断标准《职业性急性一氧化碳中毒诊断标准及处理原则》（GB8781—1988），可作出急性 CO 中毒诊断。职业性 CO 中毒多为意外事故，接触史比较明确。疑有生活性中毒者，应询问发病时的环境情况，如炉火烟囱有无通风不良或外漏现象及同室人有无同样症状等。

急性 CO 中毒应与脑血管意外、脑震荡、脑膜炎、糖尿病酮症酸中毒以及其他中毒引起的昏迷相鉴别。血液 COHb 测定是有价值的诊断指标，但采取血标本要求在脱离中毒现场 8 小时以内尽早抽取静脉血。

【治疗】

（一）终止 CO 吸入

迅速将病人转移到空气新鲜处，终止 CO 继续吸入。卧床休息，保暖，保持呼吸道畅通。

（二）氧疗

1. **吸氧** 中毒者给予吸氧治疗，如鼻导管和面罩吸氧。吸入新鲜空气时，CO 由 COHb 释放出半量约需 4 小时；吸入纯氧时可缩短至 30～40 分钟；吸入 3 个大气压的纯氧可缩短至 20 分钟。

2. **高压氧舱治疗** 病人在超大气压的条件下用 100% 氧气进行治疗，可使 COHb 半衰期缩短，能增加血液中物理溶解氧，提高总体氧含量，促进氧释放和加速 CO 排出，可迅速纠正组织缺氧，缩短昏迷时间和病程，预防 CO 中毒引发的迟发性脑病。

目前尚无高压氧舱统一治疗指征，多数高压氧舱中心把头痛、恶心、COHb 浓度>25% 作为选择高压氧舱治疗的主要参考标准。临床医师也常用下述情形作为选择高压氧治疗的重要参考标准：昏迷、短暂意识丧失、ECG 提示心肌缺血表现、局灶神经功能缺陷等；孕妇 COHb 浓度超过 20% 或出现胎儿窘迫也应考虑高压氧治疗。

（三）重要器官功能支持

有严重冠状动脉粥样硬化病变基础的病人，COHb 浓度超过 20% 时有心脏骤停的危险，应密切进行心电监测。无高压氧舱治疗指征的 CO 中毒病人推荐给予 100% 氧治疗，直至症状消失及 COHb 浓度降至 10% 以下；有心肺基础疾病病人，建议 100% 氧治疗至 COHb 浓度降至 2% 以下。

（四）防治脑水肿

CO 严重中毒后，脑水肿可在 24～48 小时发展到高峰。在积极纠正缺氧的同时给予脱水治疗。20% 甘露醇 1～2g/kg 快速静脉滴注（10ml/min），2～3 天后颅内压增高好转可减量。糖皮质激素有助于减轻脑水肿，但其临床价值尚有待验证。有频繁抽搐者首选地西泮，10～20mg 静注。抽搐停止后再静脉滴注苯妥英钠 0.5～1g，剂量可在 4～6 小时内重复应用。

（五）防治并发症和后遗症

保持呼吸道通畅，必要时行气管插管或气管切开。定时翻身以防压疮和坠积性肺炎发生。给予营养支持。必要时鼻饲。

【预防】

加强预防 CO 中毒的宣传。居室内火炉要安装烟筒管道，防止管道漏气。厂矿工作人员应认真执行安全操作规程，加强矿井下空气中 CO 浓度的监测和报警。进入高浓度 CO 环境时，要戴好防毒面具。

（于学忠）

第七节　急性亚硝酸盐中毒

急性亚硝酸盐中毒(acute nitrite poisoning)是指由于误食亚硝酸盐或含亚硝酸盐、硝酸盐的食物或饮用亚硝酸盐含量高的井水、蒸锅水而引起的以组织缺氧为主要表现的急性中毒。亚硝酸盐毒性很大,成人摄入0.2～0.5g即可引起中毒,1～3g可致死,小儿摄入0.1g即引起急性中毒,甚至死亡。

亚硝酸盐为白色的粉末或结晶,外观与食盐类似,味稍苦或微咸涩,主要以亚硝酸钠或亚硝酸钾存在,易溶于水。因其与肉制品中的肌红素结合而具有防腐、成色、护色的作用,故食品加工业常将其作为防腐剂和发色剂;亚硝酸盐可抑制肉毒梭状芽孢杆菌的产生,可提高食用肉制品的安全性。亚硝酸盐是一种在肉制品生产加工中允许使用的食品添加剂,但若超过国家卫生标准规定的剂量使用,易引起中毒。亚硝酸盐与食品蛋白质中的胺类化合物结合生成亚硝胺和亚硝酰胺,在胃肠道酸性条件下转化为亚硝胺,亚硝胺有强烈的致癌作用,长期大量食用含亚硝酸盐的食物存在远期致癌风险;亚硝胺还能通过胎盘屏障进入胎儿体内,对胎儿有致畸作用。

我国多地区开展的流行病学调查表明:亚硝酸盐急性中毒的发病率与性别、年龄无关,也无明显的季节性和地域分布。中毒场所以集体食堂、酒店餐饮业居多,中毒食物以肉类及其制品(如腌制咸菜)居首位,中毒原因主要是亚硝酸盐的误食误用。潜伏期及病情严重程度与摄入量有关,最短1.5分钟,一般1～3小时,偶有长达20小时。有研究认为,中毒食物中的亚硝酸盐含量平均超过标准值的212倍。

【病因】

常因误食亚硝酸盐而导致中毒,误将亚硝酸盐当食盐、白糖、食用碱等使用。食用含亚硝酸盐过量的食品(超标使用亚硝酸盐作食品添加剂)。有些新鲜蔬菜,如白菜、芹菜、菠菜、韭菜、莴苣、萝卜等,含有较多的硝酸盐或亚硝酸盐,这类蔬菜若糜烂变质、腌制不透(腌制的第2～4天亚硝酸盐含量增加,1～2周达高峰)或烹调后放置过久,易在硝酸盐还原菌作用下形成亚硝酸盐,摄入过多易引起中毒。另外,长期食用含亚硝酸盐的苦井水可发生中毒。

【发病机制】

亚硝酸盐具有强氧化性,使正常的血红蛋白(Fe^{2+})氧化为失去携氧运输能力的高铁血红蛋白(Fe^{3+})。一般高铁血红蛋白量超过血红蛋白总量的1%时称为高铁血红蛋白血症;达总量的10%时,皮肤、黏膜出现发绀,引起全身组织器官缺氧;达总量的20%～30%时出现缺氧症状、头痛、疲乏无力;达总量的50%～60%时出现心动过速、呼吸浅快、轻度呼吸困难;大于60%时可出现反应迟钝,意识障碍、呼吸、循环衰竭,甚至引起死亡。脑组织细胞对缺氧最敏感,故中枢神经系统最先受累,大脑皮质处于保护性抑制状态,病人出现头痛、头晕、反应迟钝、嗜睡甚至昏迷等表现。若缺氧时间较长,可致循环、呼吸衰竭和中枢神经系统的严重损害。亚硝酸盐还可松弛血管平滑肌致血压降低。

【临床表现】

食入富含硝酸盐的食物时,胃肠道内硝酸盐还原菌(以沙门菌和大肠埃希菌为主)大量繁殖,硝酸盐在其硝基还原作用下转化成亚硝酸盐,机体不能及时将大量的亚硝酸盐分解为氨排出体外,进入血液引起亚硝酸盐中毒,称为肠源性青紫症。儿童胃肠功能紊乱或免疫力低下时较易出现,多为散发性。全身皮肤黏膜发绀表现最明显,以口唇及四肢末梢为著。轻者表现为头痛、心慌、恶心、呕吐、腹痛、腹胀等;重者尚有口唇青紫、面色发绀、呼吸困难、心律不齐、血压下降,出现休克等表现;极重者伴有抽搐、心力衰竭、呼吸衰竭、肺水肿、脑水肿、昏迷等多脏器功能衰竭的表现。

【实验室检查】

高铁血红蛋白量显著高于正常;尿亚硝酸盐定性检测阳性;心电图可表现为:窦性心动过速;伴有心肌损害时心肌酶偏高。

【诊断】

详细询问病史,结合临床表现、相关实验室检查,尤其是不能用基础疾病或者缺氧解释的皮肤黏

膜发绀可疑性较大。高铁血红蛋白鉴定实验：取5ml静脉血在空气中用力振荡15分钟，若始终呈深棕色不变色（正常情况下血红蛋白与氧结合变为猩红色），可排除由呼吸循环衰竭引起的缺氧性发绀，考虑为高铁血红蛋白血症。剩余食物或呕吐物、血液毒物分析、血高铁血红蛋白鉴定试验和尿亚硝酸盐定性检查阳性且除外泌尿系统感染可确诊。

【鉴别诊断】

硝酸盐中毒除与急性胃肠炎、肠梗阻、冠状动脉性心脏病、肺栓塞、CO中毒相鉴别外，尚需与以下疾病相鉴别。

（1）杀虫脒中毒：杀虫脒是一种有机氮类农业杀虫剂，中毒后引起高铁血红蛋白血症。杀虫脒中毒伴有其他典型症状：出血性膀胱炎（尿频、尿急、血尿），瞳孔散大，病情急重，病死率高，病人有明确的杀虫脒服用史或接触史。

（2）硫化血红蛋白血症：正常人血液中不含硫化血红蛋白，当血液中硫化血红蛋白含量达到4%以上或超过5g/L时可出现发绀。有些人服用非那西丁或磺胺类等药物后可出现硫化血红蛋白血症，可伴有溶血。硫化血红蛋白形成后在体内外都不能再恢复为血红蛋白，缺乏有效的治疗措施。因此，当亚甲蓝治疗无效时，要考虑到硫化血红蛋白血症的可能。

【治疗】

治疗原则为高流量氧气吸入、建立静脉通道、洗胃、催吐、导泻、使用解毒剂、吸痰、扩容、对症支持处理，注意保暖，密切监测生命体征变化。

（1）氧气吸入：氧流量4～6L/min，必要时行高压氧疗。高压氧疗尤为适用于严重缺氧伴急性肺水肿、脑水肿、昏迷等病人。高浓度氧可提高血氧张力、提高血氧弥散速度、增加缺血区的血流量、改善微循环血流动力学功能，进而改善脏器缺氧，降低颅内压，减轻肺、脑水肿，阻断缺氧-水肿的恶性循环，改善缺血缺氧状态，促进侧支循环建立，增加有效弥散面积。其次，血氧分压的增加可加速置换出与高铁血红蛋白结合的亚硝酸盐，恢复亚铁血红蛋白的携氧能力。

（2）解毒剂应用：亚甲蓝是亚硝酸盐中毒的特效解毒药，每次1～2mg/kg，葡萄糖液20ml稀释后，静脉缓慢注射，30～60分钟后症状不见好转可重复注射一次。维生素C有较强的还原作用，可阻断体内亚硝酸盐的合成，与亚甲蓝协同作为治疗亚硝酸盐中毒的一线用药。1～5g加入5%葡萄糖500ml中持续静脉滴注。轻度中毒者也可口服维生素C。高渗葡萄糖可提高血浆渗透压，增强解毒功能，为人体增加热量，增强亚甲蓝的作用，还有短暂的利尿作用。重型病人可同时联合肌注辅酶A 50U，1～2次/天，增强亚甲蓝的还原性。

亚甲蓝随浓度的改变，表现出氧化和还原的双重特性。低浓度（1～2mg/kg）的亚甲蓝在还原型辅酶Ⅰ脱氢酶（NADPH）的作用下使高铁血红蛋白转化为亚铁血红蛋白，恢复其携氧能力。高浓度亚甲蓝（5～10mg/kg）反而使亚铁血红蛋白转化为高铁血红蛋白。使用亚甲蓝前10～20分钟内SpO_2下降，1～2小时内基本恢复正常。可能是由于大量亚甲蓝进入体内，NADPH相对较少，氧化型亚甲蓝量增多，血红蛋白被氧化为高铁血红蛋白。故应小剂量、慢速给药，避免加重缺氧反应。此外，尚需密切观察病人应用亚甲蓝后球结膜、面色、口唇、四肢末端、尿液颜色变化，若呈蓝色应立即停药。亚甲蓝液体呈蓝色澄明状，经肾脏完全代谢排出需3～5天，反复大剂量应用亚甲蓝易引起体内蓄积中毒，出现皮肤黏膜及尿液呈蓝色、尿路刺激征、谵妄、兴奋、抽搐、溶血、黄疸、休克等不良严重反应。溶血性贫血、葡萄糖-6-磷酸脱氢酶（G-6-PD）缺乏症者慎用，严重肾功能不全者禁用，另外亚甲蓝对血管有强刺激性，输注时避免药液外渗引起组织坏死。

【预防】

相关职能部门应加强《中华人民共和国食品卫生法》及相关知识的宣传，普及公众对亚硝酸盐的认识及改善不良生活习惯，加强亚硝酸盐生产、销售等环节的监管力度。

（于学忠）

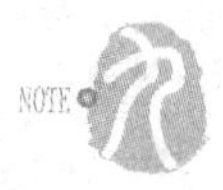

第八节　有机溶剂中毒

【概述】

有机溶剂常用作工业原料、实验的反应介质、稀释剂、清洗剂、去脂剂、黏胶溶剂、萃取剂、防腐剂、内燃机燃料等，品种繁多，达500种以上。有机溶剂通常具有以下共同特征：①常温下为液体，挥发性强；②多易燃易爆；③脂溶性强，不溶于水或微溶于水；④毒性方面一般都有刺激和麻醉作用；⑤某些有机溶剂具有特殊毒性，如神经毒、肝肾毒性及骨髓抑制性作用等。

按化学组成有机溶剂可分为9类：

1. **脂肪开链烃类**　正乙烷、汽油、煤油。
2. **脂肪族环烃类**　环乙烷、环乙烯、萘烷。
3. **芳香烃类**　苯、甲苯、二甲苯、乙苯。
4. **卤代烃类**　氯甲烷、溴甲烷、三氯甲烷、四氯化碳、二氯乙烷、三氯乙烯。
5. **醇类**　甲醇、乙醇、氯乙醇、三氯丙醇。
6. **醚类**　乙醚、异丙醚、二氯乙醚。
7. **酯类**　甲酸甲酯、乙酸甲苯酯。
8. **酮类**　丙酮、丁酮、庚酮、环乙酮、甲基正丁基酮。
9. **其他**　二硫化碳、二甲基甲酰胺、二甲基乙酰胺。

【中毒机制】

不同有机溶剂中毒机制有所差异，本文仅简述最常见的苯与苯胺中毒机制。

1. **苯中毒机制**　苯的亲脂性很强，且多聚集于细胞膜内，使细胞膜的脂质双层结构肿胀，影响细胞膜蛋白功能，干扰细胞膜的脂质和磷脂代谢，抑制细胞膜的氧化还原功能，导致中枢神经麻醉。

苯代谢产物（邻苯二酚、氢醌和苯醌）抑制骨髓基质生成造血干细胞，干扰细胞增殖和分化的调节因子，阻断造血干细胞分化过程而诱发白血病。同时苯的酚类代谢产物可直接毒害造血细胞，并通过巯基作用使维生素C和谷胱甘肽代谢障碍。

2. **苯胺中毒机制**　苯胺被吸收后，产生大量的高铁血红蛋白，其本身不仅不能携氧，而且阻碍血红蛋白释放氧，血红蛋白分子含有4个铁原子，如果有1个被氧化为三价铁，就会影响其他二价铁对氧的释放，导致组织缺氧，出现高铁血红蛋白血症。同时还原型谷胱甘肽减少，导致红细胞破裂，产生溶血性贫血。另外苯胺中毒的代谢产物直接毒害珠蛋白分子中的巯基，使珠蛋白产生不可逆性的变性沉淀物，形成红细胞内海因小体，导致红细胞的结构与功能出现缺陷，易于遭受单核-巨噬细胞破坏，而加重溶血性贫血。

苯胺中毒后，对肝、肾和皮肤均有严重损害，导致肝硬化和肾衰竭，还可导致化学性膀胱炎，出现一过性肉眼血尿。

【中毒表现】

常温、常压下的有机溶剂呈液体状态，易挥发。中毒途径以呼吸道吸入为主，亦可经皮肤接触或消化道吸收中毒，不同有机溶剂有其不同的中毒表现，按各系统的主要症状分类如下。

（一）神经精神损害

包括苯及苯胺在内的大多数有机溶剂中毒，均可出现不同程度的神经精神损害的表现。

1. **急性中毒**　轻者头痛、头晕、眩晕。重者恶心、呕吐、心率慢、血压增高、躁动、谵妄、幻觉、妄想、精神异常、抽搐、昏迷以至死亡。

2. **慢性中毒**

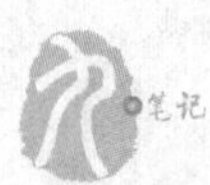

(1) 神经衰弱综合征：头痛、头晕、失眠、多梦、厌食、倦怠和乏力等。

（2）中毒性脑病：反应迟钝、意识障碍、震颤、活动困难、生活不能自理和中毒性精神病表现。

（3）脑神经损害：①甲醇毒害视神经可导致双目失明；②三氯乙烯毒害三叉神经，也可导致前庭神经麻痹和听力障碍。

（4）小脑功能障碍综合征：酒精中毒损害小脑功能，导致步态不稳，意向性肌颤。

（5）周围神经病：①二硫化碳、正乙烷及甲基正丁基酮中毒损伤周围神经系统，导致手足麻木、感觉过敏，手不能持物，肌肉无力，肌肉萎缩以至运动神经传导速度减慢；②三氯乙烯中毒表现周围神经病时伴有毛发粗硬和水肿。

（二）呼吸道损害

吸入有机溶剂蒸气中毒的病人均有呼吸道损害，有害气体刺激呼吸道黏膜，导致呛咳。

1. 吸入酮类或卤代烷类及酯类蒸气后，导致化学性肺炎、肺水肿。

2. 误吸入汽油及煤油后可致化学性肺炎，甚至肺水肿及渗出性胸膜炎。

（三）消化道损害

经口服有机溶剂中毒者均有明显的恶心、呕吐等胃肠症状。

乙醇、卤代烃类及二甲基甲酰胺中毒后主要是对肝的毒害，导致肝细胞变性、坏死，中毒性肝炎、脂肪肝及肝硬化。

（四）肾脏损害

1. 酚、醇、卤代烃类中毒后均可导致急性肾小管坏死、肾小球损害，发生急性肾衰竭，以非少尿型肾衰竭多见。

2. 四氯化碳、二硫化碳及甲苯中毒后可致慢性中毒性肾病。

3. 烃化物（汽油）吸入中毒后可导致肺出血肾炎综合征（Goodpasture syndrome）。

（五）造血功能损害

1. 亚急性或慢性苯中毒致白细胞减少、再生障碍性贫血，慢性苯中毒可致白血病。

2. 三硝基甲苯可引起高铁血红蛋白血症、溶血和再生障碍性贫血。

（六）皮肤损害

1. 有机溶剂急性皮肤损害，如皮肤丘疹、红斑、水肿、水疱、糜烂及溃疡。

2. 有机溶剂慢性皮肤损害，如皮肤角化、脱屑及皲裂。

3. 长期接触石油易导致皮肤色素沉着。

（七）生殖功能损害

苯、二硫化碳和汽油中毒对女性的损害表现为月经紊乱、性欲减退，受孕功能降低，甚至胎儿畸形。对男性损害表现为性欲降低、阳痿和精子异常。

（八）心血管损害

1. 苯、汽油、酒精、三氯乙烯、二氯乙烷、四氯化碳和二硫化碳中毒后不仅引起急性或慢性心肌损害，出现各种类型心律失常，且使心脏对肾上腺素敏感性增强，易致恶性心律失常。

2. 长期接触二硫化碳及慢性乙醇中毒可致动脉粥样硬化。

（九）有机溶剂复合损害

当机体受到两种以上有机溶剂的毒害时，其毒性可相加或相减。

1. 乙醇可抑制甲醇在肝内代谢，减少甲醇的毒性作用，可作为抢救甲醇中毒的解毒药。

2. 乙醇和其他醇类可增加四氯化碳的毒性而加重肝、肾损害的程度。

【中毒诊断与治疗】

有机溶剂中毒诊断与治疗，不单纯是中毒的医学问题，而是政策性很强的工作，应根据国家统一颁布的《职业性急性化学物中毒诊断国家标准》执行。

（于学忠）

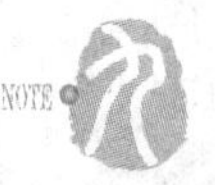

第九节　毒蛇咬伤中毒

世界上有三千多种蛇，其中约15%被认为对人类构成危险，三千多种蛇中毒蛇有650种，我国已知的毒蛇约50种，其中剧毒蛇十余种，主要有：①眼镜蛇科（眼镜蛇、眼镜王蛇、金环蛇、银环蛇）；②蝰蛇科：分为蝰亚科（蝰蛇），蝮亚科（尖吻蝮、竹叶青、蝮蛇、烙铁头）；③海蛇科（海蛇）。常见且危害较大的毒蛇主要有金环蛇、银环蛇、眼镜蛇和眼镜王蛇，主要分布在长江以南；青环海蛇和长吻海蛇分布在我国东南沿海；蝰蛇、五步蛇、烙铁头、竹叶青和蝮蛇（其中各类蝮蛇数量多且分布范围广泛），主要分布在长江流域和东南、西南各省。全世界每年被毒蛇咬伤（venomous snake bite）者达42万以上，致死者20 000～25 000人，其中多数发生在南亚、东南亚和撒哈拉沙漠以南非洲。国内报道每年毒蛇咬伤病人达十万余人次，被毒蛇咬伤机会较多的人群为农民、渔民、野外工作者和从事毒蛇研究和蛇产业人员。咬伤部位以手、臂、足和下肢为常见。毒蛇咬伤以夏、秋两季为多见。

【发病机制】

（一）毒液释放机制

毒蛇口内有毒腺，由排毒管与牙齿相连（图9-2-4）。当毒蛇咬人时，毒腺收缩，蛇毒通过排毒管，经有管道或沟的牙注入人体组织。眼镜蛇科的一些蛇种甚至可以短距离喷射毒液至目标，通过黏膜吸收导致目标中毒。毒腺内贮有蛇毒液0.1～0.5ml，与蛇种、蛇体大小、近期捕食情况等有关，大的蛇可有5ml，咬时约射出毒腺内贮量的一半。毒蛇液呈淡黄色、琥珀色或无色。蛇毒成分复杂，干蛇毒约90%为蛋白质，主要为酶或非酶多肽毒素以及非毒蛋白质。

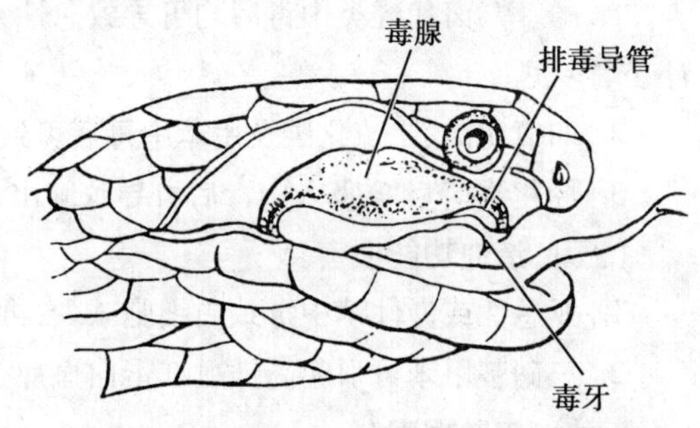

图9-2-4　毒蛇的毒腺、排毒导管和毒牙模式图

（二）毒液对伤口局部作用

蛇毒中的神经毒可麻痹感觉神经末梢，引起肢体麻木；阻断运动神经与横纹肌之间的神经冲动，引起瘫痪。所含磷脂酶A_2可促使释放组胺、5-羟色胺和缓动素，引起伤口局部组织水肿、炎症反应和疼痛；透明质酸酶使局部炎症进一步扩展。蛋白质溶解酶破坏血管壁，引起出血、损伤组织或局部坏死。

（三）毒液全身作用机制

蛇毒成分比较复杂，一般分神经毒、血循毒和肌肉毒等。金环蛇、银环蛇、海蛇毒液以神经毒为主；蝰蛇、五步蛇、竹叶青、烙铁头等毒蛇毒液以血循毒为主；眼镜蛇、眼镜王蛇及蝮蛇毒液兼有神经毒和血循毒（混合毒）。此外，海蛇和眼镜蛇还有非常强烈的肌肉毒。

1. 神经毒　具有神经肌肉传导阻滞作用，引起横纹肌弛缓性瘫痪，可导致呼吸肌麻痹、严重呼吸衰竭，为临床上主要致死原因。根据作用部位不同，神经毒包括突触前神经毒和突触后神经毒。β银环蛇毒或蝮蛇毒是突触前神经毒，能抑制运动神经末梢释放神经递质乙酰胆碱；α银环蛇毒、眼镜蛇毒、眼镜王蛇毒、海蛇毒为突触后神经毒，可与运动终板乙酰胆碱受体结合，使乙酰胆碱失去作用，骨骼肌不能兴奋收缩。银环蛇毒含有两种神经毒，对神经肌肉接头的传导有双重阻断作用，故呼吸肌易迅速出现麻痹。此外，神经毒可作用于自主神经系统，抑制颈动脉窦化学感受器，加重呼吸衰竭；兴奋肾上腺髓质中的神经受体，释放肾上腺素，使血压升高；胃肠道平滑肌兴奋性先增高，而后抑制，出现肠麻痹；毒素还可影响延髓血管运动中枢和呼吸中枢，导致休克和中枢性呼吸衰竭。

2. 血循毒

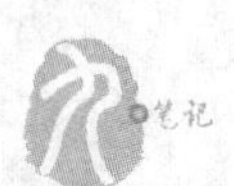

（1）凝血毒和抗凝血毒：蝰蛇和澳大利亚眼镜蛇蛇毒可激活Ⅹ因子，在Ⅴ因子、磷脂、Ca^{2+}参与

下，使凝血酶原变成凝血酶。响尾蛇蛇毒可直接作用于纤维蛋白原，引起凝血。蝰蛇科大部分毒蛇的蛇毒中含有凝血酶样物质，使纤维蛋白原直接转变为纤维蛋白，有研究认为其在体外水解纤维蛋白原，使之凝聚，从而促进血液凝固，而在体内则水解纤维蛋白导致血纤维蛋白原水平下降，但不形成血凝块，表现为双重作用；另外还可抑制血小板黏附聚集，表现为抗凝作用。还有些蛇毒可溶解纤维蛋白原或抑制纤维蛋白活性；促使纤溶酶原转化成纤溶酶；阻抑Ⅴ因子，阻抑凝血酶形成，最终导致出血。

（2）出血毒和溶血毒：蛇毒中的蛋白水解酶能溶解组织蛋白，破坏肌肉组织，损伤血管壁，引起出血和组织坏死。蛇毒中的磷脂酶 A_2 可使毛细血管内皮细胞肿胀、溶解，底膜中糖蛋白、纤维连接蛋白、Ⅳ型和Ⅴ型胶原及其他基质成分分解，导致毛细血管壁的通透性改变，组织水肿、出血和坏死；蛇毒还可使红细胞膜上卵磷脂变成溶血卵磷脂，溶解红细胞膜，引起溶血。有些毒蛇的毒液还含有直接溶血因子，溶解红细胞膜，如蝰蛇、五步蛇毒液。

（3）心脏血管毒：蛇毒中的蛋白水解酶能释放组胺和血管活性物质；磷脂酶 A_2 也能促释放组胺、5-羟色胺、肾上腺素、缓动素等，使血管扩张、血压下降，甚至休克。蛇毒中的心脏毒能损害心肌细胞结构和功能，使心肌变性、坏死，出现心律失常甚至心脏骤停。眼镜蛇、蝰蛇等含有心脏毒。

3. 肌肉毒 主要包括肌肉毒素（膜毒素）、响尾蛇胺及其类似物、蛋白水解酶和磷脂酶 A_2。作用靶点一般为骨骼肌而非平滑肌，通过使肌细胞溶解、蛋白水解，引起组织坏死。中华眼镜蛇的肌肉毒主要引起局部组织坏死；海蛇的肌肉毒则能破坏全身骨骼肌细胞，引起肌肉疼痛、无力、肌红蛋白尿、高钾血症和急性肾损伤。

【临床表现】

眼镜蛇科和海蛇科的蛇毒分子小，咬后迅速进入受害者血液循环，因而发病很快；蝰蛇的蛇毒分子较大，由淋巴系统缓慢吸收后才出现症状。眼镜蛇和烙铁头的蛇毒接触黏膜被吸收后可引起全身中毒。根据蛇毒的主要毒性作用，毒蛇咬伤的临床表现可归纳为以下四类。

1. 神经毒损害 被眼镜蛇咬伤后，局部伤口反应较轻，仅有微痒和轻微麻木、疼痛或感觉消失。1～6 小时后出现全身中毒症状。首先感到全身不适、四肢无力、头晕、眼花，继则胸闷、呼吸困难、恶心和晕厥。接着出现神经症状并迅速加剧，主要为上睑下垂、视物模糊、斜视、语言障碍、咽下困难、流涎、眼球固定和瞳孔散大。重症病人呼吸浅快且不规则，最终出现中枢性或周围性呼吸衰竭。

2. 心脏毒和凝血障碍毒损害 被蝰蛇和竹叶青蛇咬伤后，症状大都在 0.5～3 小时出现。局部有红肿、疼痛，常伴有水疱、出血和坏死。肿胀迅速向肢体上端扩展，并引起局部淋巴结肿痛。全身中毒症状有恶心、呕吐、口干、出汗，少数病人有发热。部分血循毒为主的蛇类如蝰蛇科的尖吻蝮蛇、竹叶青蛇咬伤后引起全身广泛出血，包括颅内和消化道出血。大量溶血引起血红蛋白尿，出现血压下降、心律失常、循环衰竭和急性肾衰竭。

3. 肌肉毒损害 被海蛇咬伤后局部仅有轻微疼痛，甚至无症状。约 30 分钟至数小时后，病人感觉肌肉疼痛、僵硬和进行性无力；腱反射消失、上睑下垂和牙关紧闭。横纹肌大量坏死，释放钾离子引起高钾血症，出现严重心律失常；产生肌红蛋白可堵塞肾小管，引起少尿、无尿、导致急性肾衰竭。海蛇神经毒害的临床表现与眼镜蛇相似。

4. 混合毒损害 一些眼镜蛇、眼镜王蛇、蝰蛇、蝮蛇毒液兼有神经、心脏及出凝血障碍毒，根据临床表现有时很难鉴别是哪一类毒蛇咬伤，这时注意要区分临床表现的主次。眼镜王蛇、泰国眼镜蛇咬伤以神经毒为主，并常常引起呼吸衰竭而致死；中华眼镜蛇咬伤以局部组织坏死为主，常常带来截肢和肢体功能障碍的后遗症；蝮蛇咬伤则以血循毒为主。

【诊断】

根据致伤蛇外观、伤后临床表现及齿痕等，蛇咬伤的诊断一般并不困难，特别是已确认为某种蛇

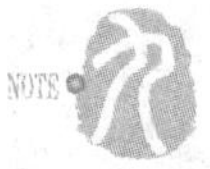

咬伤或已捕获到致伤蛇。首先应鉴别系毒蛇咬伤亦或无毒蛇咬伤，参阅表 9-2-10 和图 9-2-5；其次需明确致伤蛇种为何种类型毒蛇，用 ELISA 方法测定伤口渗液、血清、脑脊液和其他体液中的特异蛇毒抗原，15～30 分钟即可明确系何种毒蛇，但国内临床上未常规使用。毒蛇咬伤有时尚需与毒蜘蛛或其他昆虫咬伤鉴别。

表 9-2-10　毒蛇和非毒蛇咬伤的鉴别表

	毒　蛇	非　毒　蛇
牙痕	2 个针尖大牙痕	2 行或 4 行锯齿状浅、小牙痕
局部伤口	水肿、渗血、坏死	无
全身症状	神经毒	无
	心脏毒和凝血障碍	无
	出血	无
	肌肉毒	无

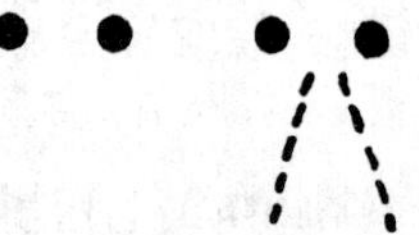
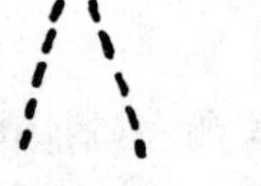

毒蛇咬伤牙痕　　无毒蛇咬伤牙痕

图 9-2-5　蛇咬伤牙痕

【治疗】

毒蛇咬伤的初步急救原则：减少毒素扩散并将病人迅速转运至恰当的医疗中心。蛇咬伤后需密切观察病人神志、血压、脉搏、呼吸、尿量和局部伤口等情况。如不能确切排除毒蛇咬伤者，应按毒蛇咬伤观察和处理。抢救要分秒必争。被咬伤者需保持安静，不要惊恐奔走，以免加速毒液吸收和扩散。专业急救人员可在现场对伤口进行必要处理，非血循毒蛇类咬伤可对伤口作“一”字或“十”字微切口，长度 0.5cm 左右，并进行吸吮或自近端至远端挤压排毒，但不宜作深大切口。血循毒蛇类咬伤不主张切开。非专业急救人员不要切开伤口，以免增加组织坏死和感染机会。

（一）局部处理

1. 绷带结扎　被毒蛇咬伤的肢体应限制活动。在伤口上方的近心端肢体，用绷带结扎压迫，阻断淋巴回流（图 9-2-6），可延迟蛇毒扩散。避免用止血带，以免影响结扎远端肢体的血液供应，引起组织缺血性坏死。压力绷带法主要推荐用于神经毒毒蛇咬伤急救，但其普遍适用性仍有争议，眼镜蛇咬伤时因容易造成局部组织坏死，一般不主张绷带扎。

2. 伤口清创　在伤口近心端有效绷带结扎后，立即用凉开水、泉水、肥皂水或 1∶5000 高锰酸钾溶液冲洗伤口及周围皮肤，以洗掉伤口外表毒液。留在组织中的残牙用刀尖或针细心剔除。以牙痕为中心作十字切开，深至皮下，然后用手从肢体的近心端向伤口方向及伤口周围反复挤压，促使毒液从切开的伤口排出体外，边挤压边用清水冲洗伤口，冲洗挤压排毒须持续 20～30 分钟。为减少毒液吸收，将肢体放在低位。不要因绷带结扎和清创而延迟应用抗蛇毒血清。

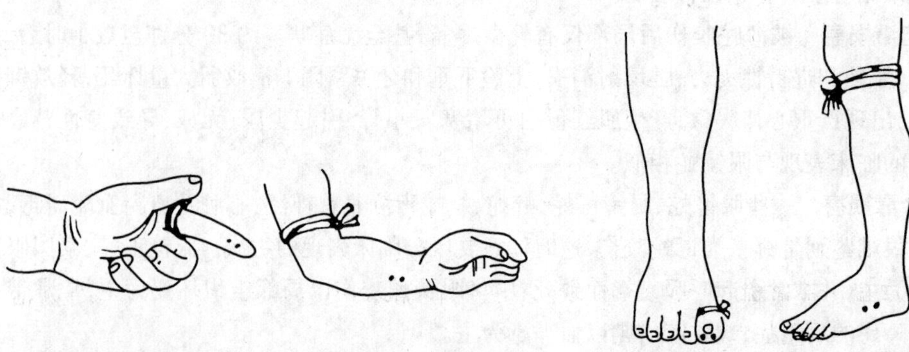

手指咬伤绷扎部位　　手掌或前臂咬伤绷扎部位　　脚趾咬伤绷扎部位　　下肢咬伤绷扎部位

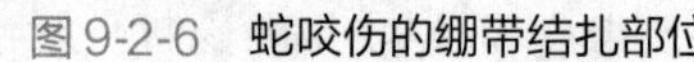
图 9-2-6　蛇咬伤的绷带结扎部位

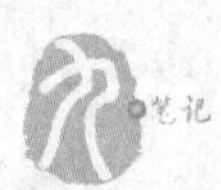

3. **局部封闭** 早期局部处理有助于清除伤口残留的蛇毒，使蛇毒分解而失去毒性作用。用法为：糜或胰蛋白酶 4000U 以 2% 利多卡因 5ml 溶解，不足时可适当以生理盐水稀释至 10ml，在伤口及周围皮下进行浸润注射及伤处近心端作环形注射封闭。注射后严密观察病情，注意过敏反应发生。

（二）抗蛇毒血清

1. **尽早足量使用抗蛇毒血清** 抗蛇毒血清是中和蛇毒的特效解毒药，应尽早足量使用。目前国内批准生产的抗蛇毒血清有 4 种，均为单价血清，分别是抗眼镜蛇毒血清（1000U/支）、抗银环蛇毒血清（10 000U/支）、抗蝮蛇毒血清（6000U/支）、抗五步蛇毒血清（2000U/支）。采用静脉滴注，眼镜王蛇或泰国眼镜蛇咬伤而病情危重者，也可稀释后静脉推注。

另外，我国还有一些"军特药准字"号产品。如成都军区昆明军事研究所研制的精制冻干多价抗蛇毒血清，分别有血液循环毒类多联抗毒血清、金环蛇类多联抗毒血清、眼镜蛇类多联抗毒血清。此外，还有 2 种单价冻干抗蛇毒血清：抗蝰蛇毒血清和抗竹叶青蛇毒血清。

2. **使用抗蛇毒血清注意事项**

（1）应作蛇毒血清皮肤过敏试验，反应阴性时才可使用。阳性者应按常规脱敏注射。

（2）根据毒蛇咬伤类型使用相应抗蛇毒血清，对无特异性抗蛇毒血清的毒蛇伤，可选用相同亚科的抗蛇毒血清。实验和临床研究证明抗五步蛇毒血清和抗蝮蛇毒血清均能中和烙铁头蛇毒或竹叶青蛇毒，抗眼镜蛇毒血清、抗银环蛇毒血清配伍能中和眼镜王蛇毒和泰国眼镜蛇毒，海蛇咬伤可用抗银环蛇毒血清、抗眼镜蛇毒血清联用。如蛇种不明，可按有神经毒表现用抗银环蛇毒血清，血循毒表现用抗蝮蛇毒血清和（或）抗五步蛇毒血清，混合毒表现用抗眼镜蛇毒血清或抗蝮蛇毒血清加抗银环蛇毒血清。多价抗蛇毒血清，对蛇种不明者尤其适用。

（3）根据临床症状，结合被蛇咬伤时间来判断中毒程度，决定注射抗蛇毒血清剂量。具体用量和用法最好在相关专家的指导下进行。注意抗蛇毒血清只能中和未与靶器官结合的游离蛇毒。因此，使用血清的时间愈早愈好，力争在伤后 2 小时内用药。

（4）使用抗蛇毒血清期间应密切观察病人反应，出现过敏性休克者立即停用，给予抗过敏休克相关治疗。

（三）中医中药治疗

临床实践证明中医中药在救治毒蛇咬伤中有丰富的经验和实际的效果。我国毒蛇研制的中药制剂有广东蛇药、南通蛇药（季德胜蛇药片）、上海蛇药、湛江蛇药、云南蛇药、福建蛇药等。以南通蛇药为例，首次口服 20 片，以后每隔 6～8 小时服 10 片，同时适量药片（10～20 片以能够覆盖肿胀区域为宜）碾末调制成糊状于伤处肿胀区域外敷，每日一次。治疗时间根据症状缓解情况而定。

（四）并发症防治

呼吸衰竭在毒蛇咬伤中出现早，发生率高，常需要数周到 10 周以上才能恢复。因此，及时正确的呼吸支持对毒蛇咬伤救治尤为关键。休克、心力衰竭、急性肾衰竭及弥散性血管内凝血等急症的及时处理也非常重要。血循毒为主的毒蛇咬伤可致弥散性血管内凝血及脏器出血，临床上需严密观察，防止意外损伤发生。

（五）辅助治疗

1. **糖皮质激素** 糖皮质激素能抑制和减轻组织过敏反应及坏死，对减轻伤口局部反应和全身中毒症状均有帮助。每日剂量：氢化可的松 200～400mg 或地塞米松 10～20mg，连续 3～4 天。

2. **山莨菪碱** 报道称与地塞米松合用，可改善微循环、减轻蛇毒的中毒反应，有防治 DIC 及 MODS 的作用，可连续应用 3～4 天。

3. **防治感染** 蛇咬伤的伤口应按照污染伤口处理，故应常规给予抗生素和破伤风抗毒素 1500U。

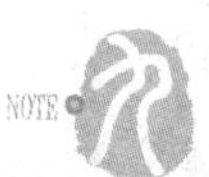

【预防】

蛇咬伤属于意外伤害,重点应对蛇类活动活跃地区的居民和易招致蛇咬伤的人群进行蛇咬伤救治及现场急救知识的宣传教育。相关的从业人员要根据情况穿戴防护手套和靴鞋,携带蛇药片以备急需。地方卫生部门应根据属地蛇类分布特点配备相应的抗毒血清,并对各级卫生部门进行蛇咬伤的救治培训,建立健全的蛇伤防治网,从组织上及人力上予以落实,做到任务明确,专人负责。

（于学忠）

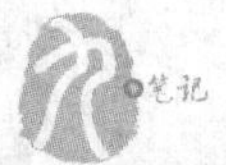

第三章 中 暑

中暑(heat illness)是在暑热天气、湿度大及无风环境中,病人因体温调节中枢功能障碍、汗腺功能衰竭和水、电解质丧失过多而出现相关临床表现的疾病。在美国,热浪(heat wave)期中暑死亡人数约为非热浪期的10倍。美国运动员中,热(日)射病(heatstroke,sun stroke)是继脑脊髓损伤和心脏骤停后第三位死亡原因。

【病因】

大气温度升高(>32℃)、湿度较大(>60%)、对高热环境不能充分适应及工作时间长、剧烈运动或军事训练,又无充分防暑降温措施时极易发生中暑。此外,在室温较高而无空调时,肥胖、营养不良、年老体弱和慢性疾病病人更易发生中暑。据统计,心肌梗死、脑血管意外等疾病可使中暑发生率增加10倍。通常,发生中暑的原因有:①环境温度过高:人体能从外界环境获取热量;②产热增加:重体力劳动、发热疾病、甲状腺功能亢进症和应用某些药物(如苯丙胺)使产热增加;③散热障碍:如湿度大、肥胖、穿透气不良衣服或无风天气等;④汗腺功能障碍:人体主要通过皮肤汗腺散热,系统性硬化病、广泛皮肤瘢痕或先天性无汗症、抗胆碱能药或滥用毒品可抑制出汗。上述因素会促发和导致中暑。

【发病机制】

正常人腋窝温度36~37.4℃,直肠温度(中心温度)36.9~37.9℃。根据外界环境,下丘脑体温调节中枢通过控制产热和散热来维持体温的相对稳定。

(一)体温调节

1. 体温调节方式

(1)产热:人体产热主要来自体内氧化代谢过程,运动和寒战也能产生热量。气温在28℃左右时,静息状态下,人体产热量为210~252kJ(50.4~60.48kcal)/($h \cdot m^2$)。体重70kg的人,基础代谢产热量约418.7kJ(100kcal),缺乏降温机制时,体温可升高1.1℃。人体剧烈运动产热量较静息状态时增加20倍,为2520~3780kJ(604.8~907.2kcal)/($h \cdot m^2$),占人体总产热量的90%。

(2)散热:体温升高时,通过自主神经系统调节皮肤血管扩张,血流量增加约为正常的20倍,大量出汗促进散热,又会引起水盐丢失。人体与环境之间通过以下方式进行热交换:①辐射(radiation):约占散热量的60%。室温在15~25℃时,辐射是人体主要的散热方式。②蒸发(evaporation):约占散热量的25%。在高温环境下,蒸发是人体主要的散热方式。皮肤每蒸发1L汗液,散热2436kJ(580kcal)。湿度大于75%时,蒸发减少。相对湿度达90%~95%时,蒸发完全停止。③对流(convection):约占散热量的12%。散热速度取决于皮肤与环境的温度差和空气流速。④传导(conduction):约占散热量的3%。水较空气的热传导性强,人体皮肤直接与水接触时,散热速度是正常的20~30倍。

2. 高温环境适应 通常,炎热环境中运动丢失1~2L/h汗水,有时甚至多达4L。在热环境每天工作100分钟持续7~14天后,才能达到良好热适应。对抗高温时表现为心排血量和出汗量增加,汗液钠含量较正常人少,出汗散热量为正常的2倍。训练有素的马拉松运动员,直肠内温度高达42℃而无不适。无此种适应代偿能力者,易发生中暑。

(二)高温环境对人体各系统的影响

中暑损伤主要是由于体温过高(>42℃)对细胞产生直接损伤作用,引起酶变性、线粒体功能障碍、细胞膜稳定性丧失和有氧代谢途径中断,导致多器官功能障碍或衰竭。

1. 中枢神经系统 高热能引起大脑和脊髓细胞快速死亡，继发脑局灶性出血、水肿、颅内压增高和昏迷。小脑 Purkinje 细胞对高热反应极为敏感，常发生构音障碍、共济失调和辨距不良。

2. 心血管系统 热射病病人常表现高动力循环状态，外周血管阻力降低，心动过速（>180 次/分）及心脏指数、中心静脉压（CVP）升高。持续高温引起心肌缺血、坏死，促发心律失常，加重心力衰竭，继而心排血量下降和皮肤血流减少，影响散热，形成恶性循环。

3. 呼吸系统 高热时，呼吸频率增快和通气量增加，持续不缓解会引起呼吸性碱中毒。热射病时可致肺血管内皮损伤发生 ARDS。

4. 水和电解质代谢 热适应后第二周，因出汗、排尿丢失及补充不足，体内总钾量减少 20%（500mEq）以上。大量出汗常导致水和钠丢失，引起脱水和电解质平衡失常。

5. 肾脏 由于严重脱水、心血管功能障碍和横纹肌溶解等，可发生急性肾衰竭。

6. 消化系统 中暑时的直接热损伤和胃肠道血液灌注减少可引起缺血性溃疡，容易发生消化道大出血。热射病病人，发病 2~3 天后几乎都有不同程度的肝坏死和胆汁淤积。

7. 血液系统 严重中暑病人，发病后 2~3 天可出现不同程度的 DIC。DIC 又可进一步促使重要器官（心、肝、肾）功能障碍或衰竭。

8. 肌肉 劳力性热射病病人，由于肌肉局部温度增加、缺氧和代谢性酸中毒，常发生严重肌损伤，引起横纹肌溶解和血清肌酸激酶升高。

【病理】

热射病病人病死后尸检发现，小脑和大脑皮质神经细胞坏死，特别是 Purkinje 细胞病变较为突出。心脏有局灶性心肌细胞出血、坏死和溶解，心外膜、心内膜和瓣膜组织出血；不同程度肝细胞坏死和胆汁淤积；肾上腺皮质出血。劳力性热射病病死后病理检查可见肌肉组织变性和坏死。

【临床表现】

根据发病机制和临床表现不同，通常将中暑分为热痉挛（heat cramp）、热衰竭（heat exhaustion）和热（日）射病。上述 3 种情况可顺序发展，也可交叉重叠。

（一）热痉挛

剧烈活动后，大量出汗和饮用低张液体后出现头痛、头晕和肢体、腹壁肌群痛性痉挛，肢体活动受限，有时腹痛与急腹症表现相似，数分钟缓解，无明显体温升高，无神志障碍。热痉挛也可为热射病早期表现。

（二）热衰竭

多见于老年人、儿童和慢性病病人。严重热应激时，体液和体钠丢失过多引起循环容量不足所致。表现为多汗、疲乏、无力、头晕、头痛、恶心、呕吐和肌痉挛，心率明显增快、直立性低血压或晕厥。中心体温（core body temperature，CBT）升高不超过 40℃，无神志障碍。血细胞比容增高、高钠血症、轻度氮质血症和肝功能异常（肝转氨酶可升高至数千单位）。

（三）热射病

高热（CBT>40℃）伴神志障碍。早期受损器官依次为脑、肝、肾和心脏。根据病人发病时的状态和发病机制，将热射病分为劳力性热射病（exertional heatstroke）和非劳力性热射病（non-exertional heatstroke）两种类型。前者是内源性产热过多，后者是因体温调节功能障碍致散热减少。

1. 劳力性热射病 多发生在青壮年人群，剧烈运动或从事体力劳动后数小时发病，约 50% 病人大量出汗，心率 160~180 次/分，脉压增大，可发生横纹肌溶解、急性肾衰竭、肝衰竭（发病 24 小时后肝转氨酶可升至数万单位）、DIC 或 MODS，病死率高。

2. 非劳力性热射病 多见于居住在通风不良环境的老年体衰者及产妇，其他高危人群包括精神分裂症、帕金森病、慢性酒精中毒及偏瘫或截瘫病人。84%~100% 病人无汗，皮肤干热和发红，直肠温度最高可达 46.5℃。病初可表现行为异常或痫性发作，继而出现谵妄、昏迷和瞳孔对称缩小，严重者出现低血压、休克、心律失常及心力衰竭、肺水肿和脑水肿。约 5% 病人发生急性肾衰竭，可有轻、

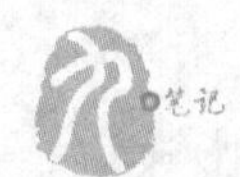

中度 DIC，常在发病后 24 小时左右死亡。

【实验室检查】

严重病人常出现肝、肾、胰和横纹肌损伤的实验室参数改变，应紧急进行有关生化检查，如血清天冬氨酸氨基转移酶（AST）、丙氨酸氨基转移酶（ALT）、乳酸脱氢酶（LDH）、肌酸激酶（CK）和止、凝血功能及动脉血气分析，尽早发现重要器官功能障碍证据。怀疑颅内出血或感染时，应行脑 CT 和脑脊液检查。

【诊断与鉴别诊断】

炎热夏季，遇有高热伴昏迷者首先考虑中暑。热射病应与脑炎、脑膜炎、伤寒、斑疹伤寒、脑恶性疟疾、甲状腺危象、震颤性谵妄及下丘脑出血、抗胆碱能药中毒或抗精神病药恶性综合征鉴别。

【治疗】

中暑类型和病因不同，但基本治疗措施相同。

（一）降温治疗

快速降温是治疗的基础，迅速降温决定病人预后。降低劳力性热射病病人体温的时间段由原来的"黄金 1 小时（golden hour）"改为"黄金半小时（golden halfhour）"。

1. 体外降温 将病人转移到通风良好的低温环境，脱去衣服，同时进行皮肤肌肉按摩，促进散热。无虚脱病人，迅速降温的金标准是冷水浸浴（cold water immersion，CWI）或冰水浸浴（ice water immersion，IWI），将病人身体（除头外）尽可能多地浸入 2.0～14.0℃（35～57℉）冷水中，并且不停地搅动水，以保持皮肤表面有冷水，在头顶部周围放置用湿毛巾包裹的冰块。此法能在 20 分钟内将体温从 43.3℃降至 40.0℃以下。对虚脱者采用蒸发散热降温，如用 15℃冷水反复擦拭皮肤、用电风扇或空气调节器。体温降至 39℃时，停止降温。

2. 体内降温 体外降温无效者，用冰盐水进行胃或直肠灌洗，也可用无菌生理盐水进行腹膜腔灌洗或血液透析，或将自体血液体外冷却后回输体内降温。

3. 药物降温 热射病病人，解热镇痛药水杨酸盐治疗无效，而且可能有害。迅速降温出现寒战者，生理盐水 500ml 加氯丙嗪 25～50mg 静脉输注，应监测血压。

（二）并发症治疗

1. 昏迷 应进行气管内插管，保持呼吸道通畅，防止误吸。颅内压增高者静脉输注甘露醇 1～2g/kg，30～60 分钟输入。痫性发作时，静脉输注地西泮。

2. 液体复苏 低血压病人应静脉输注生理盐水或乳酸林格液恢复血容量，最初 4 小时补充 1200ml 等张晶体溶液。必要时静脉滴注异丙肾上腺素，勿用血管收缩药，以免影响皮肤散热。

3. 多器官衰竭 应予对症支持治疗。出现横纹肌溶解，尿量至少保持为 2ml/（kg・h），尿 pH>6.5。心力衰竭合并肾衰竭伴有高钾血症时，慎用洋地黄。持续性无尿、尿毒症和高钾血症是血液透析或腹膜透析的指征。应用 H_2 受体拮抗药或质子泵抑制药预防应激性溃疡并上消化道出血。DIC 病人根据病情输注新鲜冷冻血浆和血小板。

（三）监测

1. 降温期间连续监测体温变化，逐渐使体温降到 37～38℃。

2. 放置 Foley 导尿管，监测尿量，应保持尿量>30ml/h。

3. 中暑高热病人，动脉血气结果应予校正。体温超过 37℃时，每升高 1℃，PaO_2 降低 7.2%，$PaCO_2$ 增加 4.4%，pH 降低 0.015。

4. 发病 24 小时可出现凝血障碍，更常见于 48～72 小时。应严密监测有关 DIC 实验室参数（纤维蛋白原、纤维蛋白降解产物、凝血酶原时间和血小板）。

【预后】

热射病病死率为 20%～70%，50 岁以上病人高达 80%。决定预后的不是发病初始体温，而是在发病 30 分钟内的降温速度。如果发病后 30 分钟内能将直肠内温度降至 40℃以下，通常不发生死亡。

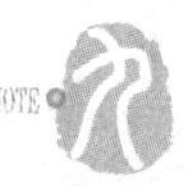

降温延迟，病死率明显增加。器官衰竭数目决定预后。无尿、昏迷或心力衰竭病人病死率高。昏迷超过6～8小时或DIC者预后不良。血乳酸浓度可作为判断预后的指标。

【预防】

1. 暑热夏季加强预防中暑宣传教育，穿宽松浅色透气衣服。在阳光下活动时，戴宽边遮阳帽，使用防晒霜。

2. 炎热天气尽量减少户外活动，避免在11:00～15:00暴露于阳光太久。

3. 改善年老体弱、慢性病病人及产褥期妇女的居住环境。

4. 改善高温环境中的工作条件，多饮用渗透压<200mOsm/L的钾、镁和钙盐防暑饮料。

5. 中暑病人恢复后，数周内应避免阳光下剧烈活动。

（柴艳芬）

第四章 冻 僵

冻僵(frozen rigor,frozen stiff)又称意外低体温(accidental hypothermia),是指下丘脑功能正常者处在寒冷(-5℃以下)环境中,其中心体温(CBT)<35℃并伴有神经和心血管系统损害为主要表现的全身性疾病,通常暴露于寒冷环境后6小时内发病。冻僵病人体温越低,病死率越高。通常CBT在25~27℃时难以复苏成功。寒冷导致的冻伤(frostbite)或组织坏死不属于本章讨论范畴。

【病因】

大多数病人发病有区域性和季节性。冻僵常见于以下3种情况:①长时间暴露于寒冷环境而又无充分保暖措施和热能供给不足时,如登山、滑雪者和驻守在高山寒冷地区的边防军战士等;②年老、体衰、慢性疾病(痴呆、精神病和甲状腺功能减退症)和严重营养不良病人在低室温下也易发生;③意外冷水或冰水淹溺者。

【发病机制】

冻僵严重程度与机体暴露环境的温度、湿度、风速、时间、部位及机体的营养状态及抗寒能力有关。寒冷刺激引起交感神经兴奋,外周血管收缩。随着机体暴露时间延长,组织和细胞发生形态学改变,血管内皮损伤,通透性增强,血液无形成分外渗及有形成分聚集,血栓形成,导致循环障碍和组织坏死。细胞脱水及变性引起代谢障碍。冻僵时,病人CBT状态不同,体内代谢改变不同:①轻度冻僵(CBT 35~32℃):寒冷刺激交感神经兴奋性增强,引起皮肤血管收缩,心率及呼吸频率增快,心排血量增加,血压升高,脑血流增加及寒冷性利尿(cold diuresis),机体防御性出现散热减少和基础代谢增加。寒冷时,肌张力增加和寒战,耗热增加,加速寒冷伤害。②中度冻僵(CBT 32~28℃):此时体温调节机制衰竭,寒战停止,代谢明显减慢,引起MODS或MOF。体温每降低1℃,脑血流减少7%,代谢速度减低约6%。CBT<30℃时,窦房结起搏频率减慢引起心动过缓、胰岛素分泌减少及血糖升高、外周组织胰岛素抵抗。③严重冻僵(CBT<28℃):内分泌和自主神经系统热储备机制丧失,基础代谢率下降50%,室颤阈下降,呼吸明显变慢;体温低于24℃时,全身血管阻力降低,不能测到血压,神志丧失,瞳孔散大,最终死于循环和呼吸衰竭。

【临床表现】

1. 轻度冻僵 病人表现疲乏、健忘和多尿、肌肉震颤、血压升高、心率和呼吸加快,逐渐出现不完全性肠梗阻。

2. 中度冻僵 病人表情淡漠、精神错乱、语言障碍、行为异常、运动失调或昏睡。心电图示心房扑动或颤动、室性期前收缩和出现特征性的J波(位于QRS综合波与ST段连接处,又称Osborn波)。体温在30℃时,寒战停止、神志丧失、瞳孔扩大和心动过缓。心电图显示PR间期、QRS综合波和QT间期延长。

3. 严重冻僵 病人出现少尿、瞳孔对光反应消失、呼吸减慢和心室颤动;体温降至24℃时,出现僵死样面容;体温≤20℃时,皮肤苍白或青紫、心搏和呼吸停止、瞳孔固定散大,四肢肌肉和关节僵硬,心电图或脑电图示等电位线。

【诊断】

通常根据长期寒冷环境暴露史和临床表现不难诊断,CBT测定可证实诊断。CBT测定采用两个部位:①直肠测温:应将温度计探极插入15cm深处测定体温;②食管测温:将温度计探极放置喉下24cm深处测取体温。

【治疗】

积极采取急救复苏和支持措施，防止体热进一步丢失，采取安全、有效的复温措施和预防并发症。

（一）现场处理

迅速将病人移至温暖环境，立即脱去潮湿的衣服，用毛毯或厚棉被包裹身体。搬动时要谨慎，以防发生骨折。

（二）院内处理

1. 急救处理 在未获得确切死亡证据前，必须积极进行复苏抢救。对于反应迟钝或昏迷者，保持气道通畅，进行气管内插管或气管切开，吸入加热的湿化氧气。休克病人复温前，首先恢复有效循环容量。CBT<30℃者，对阿托品、电除颤或置入心脏起搏器常无效。也有报道 CBT 20.4℃除颤成功者。

2. 复温技术 根据病人情况，选择复温方法和复温速度。对于老年或心脏病病人，复温应谨慎。

（1）被动复温（passive rewarming）：即通过机体产热自动复温，适用于轻度冻僵者。将病人置于温暖环境中，应用较厚的棉毯或棉被覆盖或包裹病人复温，复温速度为 0.3～2℃/h。

（2）主动复温（active rewarming）：即将外源性热传递给病人。适用于：①CBT<32℃；②循环状态不稳定者；③高龄老人；④中枢神经系统功能障碍；⑤内分泌功能低下；⑥疑有继发性低体温者。

1）主动体外复温：直接体表升温方法，用于既往体健的急性低体温者。可用气热毯、热水袋或 40～42℃温水浴复温，复温速度 1～2℃/h。复温时，将复温热源置于胸部。肢体升温增加心脏负荷。

2）主动体内复温：通过静脉输注 40～42℃液体或吸入 40～45℃湿化氧气或 40～45℃灌洗液进行胃、直肠、腹膜腔或胸腔灌洗升温，复温速度为 0.5～1℃/h。也可经体外循环快速复温，复温速度为 10℃/h。

心搏呼吸停止者，如果体温升至 28℃以上仍无脉搏，应行 CPR 及相关药物治疗。体温升至 36℃仍未恢复心搏和呼吸者，可中止复苏。

3. 支持和监护措施

（1）支持措施

1）补充循环容量和热能：静脉输注生理盐水或 5% 葡萄糖生理盐水溶液（输液量 20ml/kg）恢复血容量。低温病人肝脏不能有效代谢乳酸，勿输注乳酸林格液。同时，要注意纠正代谢及电解质紊乱，补充热能。

2）维持血压：早期维持 MAP≥60mmHg。如果补充容量和复温后血压未恢复，静脉予多巴胺 2～5μg/（kg·min）。血压正常病人，静脉小剂量硝酸甘油可改善重要器官血液灌注。

3）恢复神志：神志障碍者给予纳洛酮和维生素 B_1 治疗。

（2）监护措施

1）放置鼻胃管：冻僵病人胃肠运动功能减弱，常发生胃扩张或肠麻痹，放置鼻胃管行胃肠减压，以预防呕吐误吸。

2）生命体征监测：通过 CBT 监测评价复温疗效；通常经脉搏血氧仪（pulse oximetry）监测血氧饱和度无意义；持续心电监测，及时发现心律失常；避免放置 Swan-Ganz 导管，以防引起严重心律失常。

3）血糖监测：复温前，血糖升高（110～180mg/dl）无需胰岛素治疗，以避免发生低血糖。复温后，热能需求增加，胰岛素分泌正常，血糖渐恢复正常。

4）放置 Foley 导尿管：观察尿量及监测肾功能。

4. 并发症治疗 低体温持续时间较长时，常发生非心源性肺水肿、应激性溃疡、胰腺坏死、心肌梗死、脑血管意外和深部静脉血栓形成等并发症。冻僵病人，能诱发支气管黏液溢（bronchorrhea），由于保护性咳嗽反射能力丧失，常会发生肺不张、吸入性肺炎和复温后肺水肿。出现上述并发症应进行相应处理。

（柴艳芬）

笔记

第五章 高 原 病

海拔3000m以上地区称为高原。高原环境空气稀薄，大气压和氧分压低，气候寒冷干燥，紫外线辐射强。由平原移居到高原或短期在高原逗留的人，因对高原环境适应能力不足而发生以缺氧为突出表现的一组疾病称为高原病(diseases of high altitude)，或称高原适应不全症(unacclimatization to high altitude)，又称高山病(mountain sickness)。高原病也可发生于海拔3000m以下地区。急性高原病为自限性，预后相对良好，但发生高原肺水肿和高原脑水肿可致命。随着旅游业的发展，该病发病率与日俱增，并且是高原旅行者常见的病死原因。

【病因】

高原地区由于大气压和氧分压降低，进入高原地区后人体发生缺氧。随着海拔升高，吸入气氧分压明显下降，氧供发生严重障碍。低压性低氧血症是急性高原病的重要原因。海拔2400～2700m时，动脉血氧饱和度仅轻度降低；海拔3500～4000m时，动脉血氧饱和度降低到90%以下；海拔5000m时，动脉血氧饱和度降低到75%；海拔5500m以上时，出现严重低氧血症和低碳酸血症，高原适应需要数周或数个月，甚至完全不能适应；海拔7000m时，动脉血氧饱和度降低到60%；海拔上升到8000m高度时，大气压268mmHg(35.62kPa)，约为海平面(760mmHg)的1/3，吸入气氧分压仅为56mmHg(7.46kPa)。高原病发病快慢、严重程度和发病率与所攀登高原的海拔高度、攀登速度、高原停留时间和个体易感性有关。

【发病机制】

从平原进入高原，为适应低氧环境，机体需要适应性改变以维持毛细血管内血液与组织间必要的压力阶差。每个人对高原缺氧的适应能力有限，过度缺氧时易发生适应不全。

1. 神经系统 由于大脑代谢旺盛，耗氧量大，大脑皮质对缺氧的耐受性最低。急性缺氧时，最初发生脑血管扩张、血流量增加和颅内压升高，大脑皮质兴奋性增强，出现头痛、多言、失眠和步态不稳。随着缺氧加重，脑细胞无氧代谢加强，ATP生成减少，脑细胞膜钠泵功能障碍，细胞内钠、水潴留，发生高原脑水肿。

2. 呼吸系统 进入高原后，动脉血氧分压降低，刺激颈动脉窦和主动脉体化学感受器，出现反射性呼吸加深、加快，使肺泡通气量和动脉血氧分压增加。过度换气呼出CO_2增多，导致呼吸性碱中毒。适应能力强者，肾脏代偿性排出HCO_3^-增多，以纠正呼吸性碱中毒。急性缺氧致肺小动脉痉挛，持续小动脉痉挛导致平滑肌层增厚，肺循环阻力增高，肺毛细血管压明显升高，血管壁通透性增强，血浆渗出增多，发生高原肺水肿。此外，肺泡壁和肺毛细血管损伤、肺泡表面活性物质减少和血管活性物质(花生四烯酸、PG、TXA_2)释放，加重肺毛细血管内皮损伤和渗漏，促使肺水肿加重，出现痰中带血。登山运动员血中内皮素水平较正常人升高2倍。血内皮素与血管内皮细胞受体结合，通过活化钙通道收缩血管。氧供改善后，血内皮素水平和肺动脉压下降。慢性高原病者，呼吸中枢对CO_2敏感性和外周化学感受器对低氧敏感性降低，肺泡通气不足，出现肺弥散功能障碍。长期处于低氧环境可引起肺小动脉平滑肌肥厚及内膜纤维化导致肺动脉高压，最终发生慢性高原病。

3. 心血管系统 高原缺氧刺激颈动脉窦和主动脉体化学感受器引起心率增快是机体最早的代偿性反应，心率增快心排血量增加。急性缺氧时，体内血液重新分布，如皮肤及腹腔器官(特别是肾脏)血管收缩，使血供减少；心及脑血管扩张，血流量增加。血液重新分布是机体的重要代偿机制，有利于保证重要器官的血液供应。冠状动脉血管代偿性扩张有一定限度，严重和持久性缺氧将引起心肌损伤。长期移居高原者,肺动脉阻力持续增加导致肺动脉高压。肺动脉高压是机体代偿性改善低氧条件下肺血流灌注的结果,但是肺动脉压持续增高使右心负荷加重,出现右心室肥大,即高原性心脏病。高原性心脏病属于肺源性心脏病。缺氧引起继发性红细胞增多又可增加血液黏稠度,进一步加重心脏负荷。缺氧刺激血儿茶酚胺、垂体加压素和肾上腺皮质激素分泌增加,肾素-血管紧张素-醛固酮系统活性增强使血压升高,进一步加重高原性心脏病。长期缺氧损伤心肌和肾上腺皮质功能,也可出现收缩压降低和脉压变小。

4. 造血系统 进入高原后,出现代偿性红细胞增多和血红蛋白增加也是缺氧适应反应。急性缺氧时,主要是刺激外周化学感受器,反射性引起交感神经兴奋性增强,使储血器官释放红细胞,糖无氧酵解增强,血乳酸增多,血 pH 下降,氧解离曲线右移,还原血红蛋白增多,2,3-二磷酸甘油酸(2,3-DPG)合成增加,氧与血红蛋白亲和力降低,使氧易于释放给组织。低氧血症还能刺激红细胞生成素(erythropoietin)生成,促进骨髓红细胞系统增生,使红细胞数增多及红细胞内血红蛋白含量增加,增强血液携氧能力。

【病理】

高原病的基本病理学特征是细胞肿胀,脑、肺及外周血管常发生血小板、纤维蛋白栓子或静脉血栓。

1. 急性高原反应 没有特征性病理学变化。

2. 高原肺水肿 两肺重量明显增加、充血和水肿。在小气道和肺泡内有纤维蛋白渗出和透明膜形成,肺泡壁与毛细血管壁细胞膜变性,血管明显扩张、充血和通透性增强。肺中、小动脉和肺毛细血管有散在血栓形成。

3. 高原脑水肿 肉眼可见大脑皮质和软脑膜充血,可有脑疝形成。镜下可见脑细胞及其间质水肿、脑组织点状出血,局部有毛细血管损害、红细胞淤滞和血小板聚集,部分脑细胞变性或坏死。

4. 慢性高原病 右心室增大、室壁增厚和室腔扩张。镜下可见心肌细胞肿胀、心肌坏死灶、心肌纤维断裂和间质增生、水肿。右肺下动脉干扩张,肺动脉干弹性纤维消失,肺小动脉中层肌纤维肥大、结缔组织增生和肺细小动脉硬化。

【临床表现】

高原适应不全的速度和程度决定高原病发生的急缓和临床表现。

(一)急性高原病(acute mountain sickness)

分为 3 种类型,彼此可互相交叉或并存。

1. 急性高原反应(acute high-altitude reaction) 很常见,未适应者进入高原地区后 6~24 小时发病,出现双额部疼痛、心悸、胸闷、气短、厌食、恶心和呕吐等。中枢神经系统症状与饮酒过量时表现相似。有些病例出现口唇和甲床发绀。通常在高原停留 24~48 小时后症状缓解,数天后症状消失。少数可发展成高原肺水肿和(或)高原脑水肿。

2. 高原肺水肿(high-altitude pulmonary edema) 是常见且致命的高原病。通常在快速进入高原地区 2~4 天内发病,先有急性高原反应表现,继而心动过速、呼吸困难、干咳加重、端坐呼吸、咳白色或粉红色泡沫样痰,肺部可闻及干、湿性啰音。摄盐过多、快速攀登、过劳、寒冷、呼吸道感染、服用安眠药和有高原肺水肿既往史者较易发病。

3. 高原脑水肿(high-altitude cerebral edema) 又称神经性高山病(nervous puna),是罕见且严重的急性高原病。大多数于进入高原地区 1~3 天后发病,表现为剧烈头痛伴呕吐、精神错乱、共济失调、幻听、幻视、言语和定向力障碍,随着病情发展,出现步态不稳、嗜睡、木僵或昏迷,有的发生惊厥。

(二)慢性高原病(chronic mountain sickness)

又称 Monge 病,较少见。主要发生在久居高原或少数世居海拔 4000m 以上的人。有以下几种临床类型:

笔记

1. **慢性高原反应（chronic high altitude reaction）** 是指急性高原反应持续3个月以上不恢复者，表现为头痛、头晕、失眠、记忆力减退、注意力不集中、心悸、气短、食欲缺乏、消化不良、手足麻木和颜面水肿，有时发生心律失常或短暂性晕厥。

2. **高原红细胞增多症** 是对高原缺氧的一种代偿性生理适应反应。由于血黏滞度过高，可有脑血管微小血栓形成。病人常表现头晕、头痛、记忆力减退、失眠或短暂脑缺血发作，颜面发绀和杵状指。

3. **高原血压改变** 久居或世居高原者通常血压偏低（≤90/60mmHg），常伴有头痛、头晕、疲倦和失眠等神经衰弱症状。血压升高时可诊断为高原高血压，与原发性高血压表现相似，但很少引起心和肾损害。少数高原高血压病人可转变为高原低血压。

4. **高原心脏病** 多见于高原出生的婴幼儿，成年人移居高原6～12个月后发病。主要表现为心悸、气短、胸闷、咳嗽、发绀、颈静脉怒张、心律失常、肝大、腹水和下肢水肿。有的病人间断出现睡眠呼吸暂停或打鼾，应与Pickwickian综合征鉴别。

【实验室检查】

1. **血液学检查** 急性高原病病人可有轻度白细胞增多；慢性者红细胞计数超过7.0×10^{12}/L，血红蛋白浓度超过180g/L，血细胞比容超过60%。

2. **心电图检查** 慢性高原心脏病病人表现电轴右偏、肺型P波、右心室肥大劳损、T波倒置和（或）右束支传导阻滞。

3. **胸部X线检查** 高原肺水肿病人胸片显示双侧肺野弥散性斑片或云絮状模糊阴影。高原心脏病者表现肺动脉明显突出，右肺下动脉干横径≥15mm，右心室增大。

4. **肺功能检查** 动脉血气分析：高原肺水肿病人表现低氧血症、低碳酸血症和呼吸性碱中毒；高原心脏病者表现低氧血症和$PaCO_2$增高。慢性高原病病人肺活量减少，峰值呼气流速降低，每分通气量下降。右心导管检查肺动脉压、右心房和右心室压升高，肺毛细血管楔压（PCWP）正常。

【诊断与鉴别诊断】

（一）诊断

高原病的诊断依据：①进入海拔较高或高原地区后发病；②其症状与海拔高度、攀登速度及有无适应明显相关；③除外类似高原病表现的相关疾病；④氧疗或易地治疗明显有效。

（二）鉴别诊断

此外，不同临床类型高原病应与相关疾病鉴别。

1. **急性高原反应** 应与晕车和急性胃肠炎等鉴别。

2. **高原肺水肿** 应与肺炎、高原支气管炎、肺栓塞、肺梗死或气胸鉴别。如果出现肺水肿或ARDS，应与心源性或其他非心源性肺水肿（如药物或神经源性肺水肿）鉴别。

3. **高原脑水肿** 应与代谢或中毒脑病、脑血管意外和颅脑创伤鉴别。

4. **高原红细胞增多症** 主要与真性红细胞增多症鉴别，后者常见于中老年人，脾大明显，除红细胞增多外尚有白细胞和血小板增多，对氧疗和易地治疗无效。

【治疗】

（一）急性高原反应

1. **休息** 一旦考虑急性高原反应，症状未改善前应终止攀登，卧床休息和补充液体。

2. **氧疗** 经鼻导管或面罩吸氧（1～2L/min）后，几乎全部病例症状可以缓解。

3. **药物治疗** 头痛者应用阿司匹林（650mg）、对乙酰氨基酚（650～1000mg）、布洛芬（600～800mg）或普鲁氯哌嗪；恶心呕吐时，肌注丙氯拉嗪（又称甲哌氯丙嗪）；严重病例，口服地塞米松（4mg，每6小时1次），或联合应用地塞米松（4mg，每12小时1次）和乙酰唑胺（500mg，午后顿服）。

4. **易地治疗** 症状不缓解甚至恶化者，应尽快将病人转送到海拔较低的地区，即使海拔高度下降300m，症状也会得到明显改善。

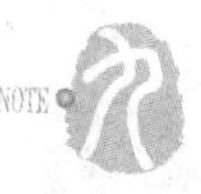

（二）高原肺水肿

1. **休息** 绝对卧床休息，采取半坐位或高枕卧位，注意保暖。

2. **氧疗** 应用通气面罩吸入40%～50%氧气（6～12L/min）可有效缓解呼吸急促和心动过速。有条件者应用便携式高压（Gamow）气囊治疗。

3. **易地治疗** 氧疗无效时，应立即转送到海拔较低的地区。大多数病例降低到海拔3000m以下地区两天后即可恢复。

4. **药物治疗** 不能及时转运的病人，舌下含化或口服硝苯地平（10mg，4小时1次）降低肺动脉压和改善氧合作用，从而减轻症状。氨茶碱有解除支气管痉挛、强心、利尿和显著降低肺动脉压作用，0.25g用5%～50%葡萄糖溶液20～40ml稀释后缓慢静脉注射，根据病情4～6小时重复。呋塞米（40～80mg）静脉注射，减少血容量，减轻心脏负荷。严重者使用糖皮质激素治疗，氢化可的松200～300mg或地塞米松10～20mg静脉滴注。出现快速心房颤动时，应用洋地黄和抗血小板药物（阿司匹林、双嘧达莫、噻氯匹定或西洛他唑）。通常经上述治疗后，24～48小时内可恢复。

（三）高原脑水肿

治疗基本与急性高原反应和高原肺水肿相同。早期识别是成功治疗的关键。

1. **易地治疗** 如果出现共济失调，立即将病人转送到海拔较低的地区，海拔至少要下降600m以上。

2. **氧疗** 应用通气面罩吸入40%～50%氧气（2～4L/min）。不能转送者应行便携式高压气囊治疗。

3. **药物治疗** 地塞米松8mg，静脉注射，继之4mg，每6小时一次。同时静脉给予甘露醇注射液和呋塞米（40～80mg）降低颅内高压。在最初24小时，尿量应保持在900ml以上。

4. **保持气道通畅** 昏迷病人注意保持气道通畅，必要时气管内插管。因该病病人常存在呼吸性碱中毒，故不宜过度通气。

（四）慢性高原病

1. **易地治疗** 在可能情况下，应转送到海平面地区居住。

2. **氧疗** 夜间给予低流量吸氧（1～2L/min）能缓解症状。

3. **药物** 乙酰唑胺（125mg，2次/天）或醋酸甲羟孕酮（20mg，3次/天），能改善氧饱和度。

4. **静脉放血** 静脉放血可作为临时治疗措施。

【预防】

1. 进入高原前，应进行有关高原环境特点、生活常识及高原病防治知识方面的教育。

2. 有器质性疾病、严重神经衰弱或呼吸道感染病人，不宜进入高原地区。

3. 攀登高原前，进行适应性锻炼；进入高原过程中，坚持阶梯升高原则。如果不能阶梯上升，于攀登前24小时预防性服用乙酰唑胺（250mg，每8小时一次）和（或）地塞米松（4mg，每6小时一次）。

4. 进入高原后，避免剧烈运动，应减少劳动量及劳动强度，适应后逐渐增加劳动量。注意防冻保暖，避免烟酒和服用镇静催眠药，保证充分液体供给。

【预后】

急性高原病经及时诊断和积极治疗，一般预后良好。高原肺水肿和高原脑水肿，延误诊断和治疗常可致死。高原肺水肿恢复者，再次进入相同高原环境时容易复发。慢性高原病病人转移到平原后，多在1～2个月内恢复，高原心脏病伴有肺动脉高压和右心室肥大者，一般不易恢复。

（柴艳芬）

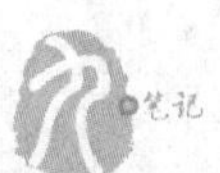

第六章 淹 溺

人体浸没于水或其他液体后，反射性引起喉痉挛和(或)呼吸障碍，发生窒息性缺氧的临床死亡状态称淹溺(drowning)。突然浸没至少低于体温5℃的水后出现心脏停搏或猝死为淹没综合征(immersion syndrome)。淹没后综合征(postimmersion syndrome)指淹没一段时间恢复后因肺泡毛细血管内皮损伤和渗漏引起肺部炎症反应、肺泡表面活性物质减少或灭活出现的呼吸窘迫，是ARDS的一种类型。

淹溺常发生在夏季，多见于沿海国家和地区。据WHO统计，全球每年约有372 000人死于淹溺，我国每年因淹溺致死约有57 000人。淹溺事故常见于儿童和青少年，是14岁以下儿童首位致死原因。男性淹溺约为女性的3倍。

【病因和发病机制】

(一) 病因

淹溺常见于水上运动(游泳、划船意外等)、跳水(头颈或脊髓损伤)或潜水员因癫痫、心脏病或心律失常、低血糖发作引起神志丧失者；下水前饮酒或服用损害脑功能药物及水中运动时间较长过度疲劳者；也可见于水灾、交通意外或投水自杀者等。

(二) 发病机制

人体溺水后数秒钟内本能地屏气(<1分钟)，引起潜水反射(呼吸暂停、心动过缓和外周血管剧烈收缩)，保证心脏和大脑血供。不能屏气后，出现非自发性吸气，水进入气道引起反射性咳嗽，有时出现喉痉挛。气道液体增多时导致严重呼吸障碍、缺氧、高碳酸血症和代谢性酸中毒。脑缺氧严重时，喉痉挛消失，发生窒息和昏迷，继而出现心动过速、心动过缓及无脉性电活动，最终心脏停搏。通常，淹溺过程从溺水到心脏停搏为数秒到数分钟。

根据浸没介质不同，分为淡水淹溺和海水淹溺。

1. 淡水淹溺(freshwater drowning) 约90%淹溺者发生于淡水，其中50%在游泳池。淡水(江河、湖泊或池塘)较血浆或其他体液渗透压低。浸没后，通过呼吸道或胃肠道进入体内的淡水迅速吸收到血液循环，使血容量增加。严重病例引起溶血，出现高钾血症和血红蛋白尿。淡水吸入最重要的临床意义是肺损伤，肺泡表面活性物质灭活，肺顺应性下降、肺泡塌陷萎缩、呼吸膜破坏、肺泡容积急剧减小，发生通气/血流比例失调。即使迅速复苏，仍不能终止急性肺损伤过程，出现广泛肺水肿或微小肺不张。此外，肺泡内液体也妨碍正常气体交换，氧合作用发生障碍。

2. 海水淹溺(saltwater drowning) 海水含钠量为血浆的3倍以上。因此，吸入的海水较淡水在肺泡内停留时间长，并能使血液中的水进入肺泡腔，产生肺水肿、肺内分流，减少气体交换，发生低氧血症。此外，海水引起肺泡上皮及肺毛细血管内皮细胞损伤，通透性增加，促使肺水肿发生。尽管淡水和海水渗透梯度不同，但是溺水吸入两者后产生肺损伤的程度相似，都可引起肺顺应性降低、肺水肿、肺内分流、低氧血症和混合性酸中毒。

吸入1~3ml/kg淡水或海水即能破坏肺泡表面活性物质，导致肺泡塌陷、肺不张、非心源性肺水肿、肺内分流和通气/血流灌注比例失调。吸入淡水与海水淹溺后电解质失衡、溶血和液体腔隙转移的发病机制不同。大多数淹溺者猝死原因是严重心律失常。冰水淹溺迅速致死的原因常为心动过缓或心脏停搏。病人突然接触冷水刺激迷走神经导致QT间期延长及儿茶酚胺大量释放，发生心室颤动或心脏停搏和意识丧失。身体及淹溺介质间温差越大，淹溺综合征病人预后越差。如果入水前用冷水润湿脸部和头部可能会有一定预防作用。淹溺引起的低体温有时可延长救治病人的时间，提高存活机会。因为低体温可降低大脑氧耗，延迟细胞缺氧和 ATP 消耗。体温由 37℃ 降至 20℃ 的过程中，每降低 1℃，大脑氧耗率约减少 5%。严重脑缺氧者，还可促使神经源性肺水肿发生。

【病理】

尸检发现，大多数淹溺者吸入水量<4ml/kg。溺死者双肺含水量多、重量明显增加，有不同程度出血、水肿、肺泡壁破裂。约 70% 溺死者呼吸道有误吸的呕吐物、泥沙或水生植物。继发溺死病人肺泡上皮细胞脱落、出血、透明膜形成和急性炎性渗出。尚可见急性肾小管坏死性病变。

【临床表现】

淹溺者出现神志丧失、呼吸停止或大动脉搏动消失，处于临床死亡状态。近乎淹溺病人临床表现个体差异较大，与溺水持续时间长短、吸水量多少、吸入介质性质和器官损伤严重程度有关。

1. 症状　近乎淹溺者可有头痛或视觉障碍、剧烈咳嗽、胸痛、呼吸困难和咳粉红色泡沫样痰。溺入海水者，口渴感明显，最初数小时可有寒战和发热。

2. 体征　淹溺者口腔和鼻腔内充满泡沫或泥污、皮肤发绀、颜面肿胀、球结膜充血和肌张力增加；精神和神志状态改变包括烦躁不安、抽搐、昏睡和昏迷；呼吸表浅、急促或停止，肺部可闻及干、湿啰音；心律失常、心音微弱或心搏停止；腹部膨隆，四肢厥冷。

诊断淹溺时，要注意淹溺时间长短、有无头部及颅内损伤。跳水或潜水淹溺者可伴有头或颈椎损伤。

【实验室和其他检查】

1. 血和尿液检查　外周血白细胞计数轻度增高。淡水淹溺者，血钾升高，血和尿液可出现游离血红蛋白。海水淹溺者可有高钠血症或高氯血症。严重者出现 DIC 实验室表现。

2. 心电图检查　心电图显示窦性心动过速、非特异性 ST 段和 T 波改变、室性心律失常或完全性心脏传导阻滞。

3. 动脉血气检查　约 75% 的病人有严重混合性酸中毒，所有病人都有不同程度低氧血症。

4. X 线检查　淹溺后数小时可出现肺浸润和肺水肿，胸片显示斑片状浸润。较早进行胸部 X 线检查可能会低估肺损伤严重性。住院 12～24 小时吸收好转或进展恶化。疑有颈椎损伤时，应进行颈椎 X 线检查。早期脑部 CT 检查无明显益处。脑磁共振能预测病人神经系统预后，淹溺 3～4 天后检查对判断预后价值较为理想。

【治疗】

（一）院前急救

1. 现场急救　尽快将溺水者从水中救出；采取头低俯卧位行体位引流；迅速清除口鼻腔中污水、污物、分泌物及其他异物；拍打背部促使气道液体排出，保持气道通畅。疑有气道异物阻塞的病人，可予 Heimlich 手法排出异物。

2. 心肺复苏　心搏呼吸停止者，立即现场施行 CPR，气管内插管和吸氧。水上救生员救出的淹溺者中仅有 5% 需行 CPR。经旁观者救出的淹溺者中约 30% 需行 CPR。只有经过专门训练的救援者才能在水中进行 CPR。复苏期间注意误吸。病人转送过程中，不应停止心肺复苏。

（二）院内处理

1. 供氧　吸入高浓度氧或高压氧治疗，根据病情采用机械通气。对溺水者应监测动脉血气。清醒病人可使用面罩或鼻罩持续气道正压吸氧。严重或进行性呼吸窘迫、缺乏气道反射保护、合并头胸部损伤的病人应行气管内插管。$PaCO_2$ 分压超过 50mmHg，行气管内插管和机械通气。经高流量吸氧后血氧饱和度低于 90% 或 PaO_2 低于 60mmHg 者须行气道正压通气。

2. 复温　体温过低者，可采用体外或体内复温措施，使中心体温至少达到 30～35℃。

3. 脑复苏　有颅内压升高或昏迷者，应用呼吸机增加通气，使 $PaCO_2$ 保持在 25～30mmHg。同时，静脉输注甘露醇降低颅内压，缓解脑水肿。可经验性应用纳洛酮治疗。

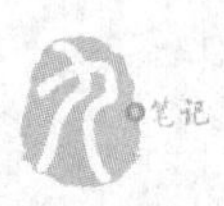

4. **抗生素治疗**　用于污水淹溺、有感染体征或脓毒症的淹溺者。

5. **处理并发症**　对合并惊厥、低血压、心律失常、肺水肿、ARDS、应激性溃疡伴出血、电解质和酸碱平衡失常者进行相应处理。

【预后】

淹溺所致肺损伤和脑缺氧严重程度与吸水量、淹溺时间有关，与吸入淡水或海水性质无关。治疗1小时恢复神志的淹溺者预后好。由水中救出后到自主呼吸恢复时间越短则预后越好。约20%淹溺者恢复后遗留不同程度脑功能障碍、中枢性四肢瘫痪、锥体外系综合征和外周神经或肌肉损伤。有时，持续昏迷、血流动力学不稳定和瞳孔散大的淹溺者也可恢复正常神经功能。近年来，淹溺病死率明显降低。

【预防】

1. 对从事水上作业者，定期进行严格健康检查。
2. 有慢性或潜在疾病者不宜从事水上活动。
3. 酒精能损害判断能力和自我保护能力，下水作业前不要饮酒。
4. 进行游泳、水上自救互救知识和技能训练；水上作业时应备用救生器材。
5. 避免在情况复杂的自然水域游泳或在浅水区跳水或潜泳。
6. 下水前要做好充分准备活动，不宜在水温较低的水域游泳。

（柴艳芬）

第七章　电　击

一定量电流(electrical current)通过人体引起不同程度组织损伤或器官功能障碍或猝死称为电击(electrical injury),俗称触电(electrical shock)。电击包括低压电(≤380V)、高压电(>1000V)和超高压电或雷击(lightning injury,电压在10 000万伏以上)3种电击类型。夏季,天气潮热多雨及人体大量出汗,电击事件增多。雷击多见于户外劳动的农民、建筑工人和运动员等。除洪水外,雷击伤害位于天气相关(沙尘暴、寒潮、大风、霜冻)伤害的首位。

【病因】

意外电击常发生于工作或生活中违反用电操作规程者。风暴、地震或火灾致电线断裂也可遭受意外电击。绝大多数电击发生于青少年男性和从事电作业者。

【发病机制】

电击对人体损伤程度与接触的电压(electric voltage)高低、电流类型[直流电(direct current,DC)和交流电(alternating current,AC)]、电流强度、频率高低、触电部位皮肤电阻(electric resistance)、触电时间长短、电流体内途径和所处环境气象条件密切相关。电击时,产生的电阻由电流通过体内途径决定。人体组织电阻由小到大依次为神经、血液、黏膜、肌肉、干燥皮肤、肌腱、脂肪和骨骼。500V以下AC较DC危害性大,它能使肌细胞膜除极导致肌肉持续痉挛性收缩,使触电者的手紧紧握住电源线不能脱离开电源,故AC对人体伤害较DC更大。不同频率的AC对人体损伤也不同,低频AC(15~150Hz)较高频AC危害性大,50~60Hz低频家用AC更易引起心室颤动。电流强度为60~120mA时可发生心室颤动。

电击损伤包括电流对细胞的直接损伤和电阻产热引起的组织和器官损伤:如皮肤及皮下组织烧伤;深部组织(肌肉、脂肪和肌腱等)局部水肿,压迫营养血管引起闭塞,发生缺血和坏死;接触超高压电能使组织迅速“炭化(carbonization)”;电流通过中枢神经系统会立即引起呼吸、心搏停止,导致死亡。

大多数高压电击伤是热损伤,其组织学显示为凝固性坏死。尸检发现,高压电击致死者,中枢神经系统和全身组织器官均有充血、水肿、出血及坏死。

【临床表现】

1. 全身表现　轻度电击者,出现惊恐、心悸、头晕、头痛、痛性肌肉收缩和面色苍白等。高压电击特别是雷击时,发生意识丧失、心搏和呼吸骤停。幸存者遗有定向力丧失和痫性发作。部分病人有心肌和心脏传导系统损伤,心电图显示非特异性ST段降低、心房颤动或心肌梗死改变。大面积体表烧伤或组织损伤处体液丢失过多时,出现低血容量性休克。直接肾脏损伤、肌肉组织坏死产生肌球蛋白尿(myoglobulinuria)和肌红蛋白尿(myoglobinuria)及溶血后血红蛋白尿(hemoglobinuria)都能促发急性肾衰竭,脱水或血容量不足时更能使病情加速或恶化。

2. 局部表现　触电部位释放电能最大,局部皮肤组织损伤最严重。电击处周围皮肤组织烧伤较轻。如有衣服点燃可出现与触电部位无关的大面积烧伤。电流通过途径的组织和器官可发生隐匿性损伤。高压电击时,电流入口处烧伤严重,烧伤部位组织炭化或坏死成洞,组织解剖结构清楚,常发生前臂腔隙综合征(compartment syndrome)。因肌肉组织损伤、水肿和坏死,肌肉筋膜下组织压力增加,出现神经和血管受压体征,脉搏减弱,感觉及痛觉消失。由于触电后大肌群强直性收缩,可发生脊椎压缩性骨折或肩关节脱位。

3. 并发症和后遗症 电击后24～48小时常出现并发症和后遗症：如心肌损伤、严重心律失常和心功能障碍；吸入性肺炎和肺水肿；消化道出血或穿孔、麻痹性肠梗阻；DIC或溶血；肌球蛋白尿或肌红蛋白尿和急性肾衰竭；骨折、肩关节脱位或无菌性骨坏死；大约半数电击者有单或双侧鼓膜破裂、听力丧失；烧伤处继发细菌感染。电击后数天到数个月可出现上升或横断性脊髓炎、多发性神经炎或瘫痪等；角膜烧伤、视网膜剥离、单侧或双侧白内障和视力障碍。孕妇电击后，常发生流产、死胎或宫内发育迟缓。

【治疗】

1. 切断电源 发现电击病人后，立即切断电源，应用绝缘物将病人与电源隔离。

2. 心肺脑复苏 对心脏停搏和呼吸停止者，立即进行CPR，挽救病人生命。对所有电击病人，应连续进行48小时心电监测，以便发现电击后迟发性心律失常。对心律失常者，选用相关抗心律失常药。

3. 急性肾衰竭 静脉输注乳酸钠林格液，迅速恢复循环容量，维持尿量在50～75ml/h。出现肌球蛋白尿时，维持尿量在100～150ml/h。同时静脉输注碳酸氢钠(50mmol/L)碱化尿液，使血液pH维持在7.45以上，预防急性肾衰竭。严重肌球蛋白尿病人恢复有效血容量后尿量仍未增加时，可在乳酸钠林格液1L中加入甘露醇12.5g。尿内肌球蛋白消失后即停用甘露醇。热灼伤者常有严重血容量不足，恢复有效循环容量前避免静脉输注甘露醇。严重急性肾衰竭时，根据病情进行血液透析。

4. 外科问题处理 对于广泛组织烧伤、肢体坏死和骨折者，应进行相应处置。坏死组织应进行清创术，预防注射破伤风抗毒素(3000U)。有继发感染者，给予抗生素治疗。对腔隙综合征病人，如果腔隙压力超过30～40mmHg，需要行筋膜切开减压术。对于肢体电击伤后深部组织损伤情况不明者，可应用动脉血管造影或放射性核素^{133}Xe洗脱术或^{99m}Tc焦磷酸盐肌扫描术检查，指导治疗。

【预防】

1. 普及宣传用电常识，经常对所用电器和线路进行检查与检修。
2. 雷雨天气应关好门窗，留在室内，不宜使用无防雷措施的电视、音响等电器。
3. 从事室外工作者，切勿站在高处或在田野上走动或在树下避雨；不能接触天线、水管或金属装置。
4. 在空旷场地遇到雷电时，立即卧倒，不宜打伞，远离树木和桅杆。

（柴艳芬）

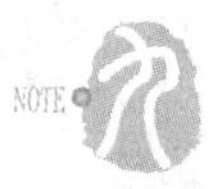

推荐阅读

1. Ron M. Walls . Rosen's Emergency Medicine: Concepts and Clinical Practice . 9th ed. Philadelphia: Elesvier, 2017.
2. Stephen J. McPhee, Maxine Papadakis, Michael W Rabow. Current Medical Diagnosis & Treatment. 56th ed. New York: McGraw-Hill, 2017.
3. Goldman L, Schafer AI. Goldman's Cecil Medicine. 24th ed. Philadelphia: Elsevier Sauders, 2012.
4. Gawarammana IB, Buckley NA. Medical management of paraquat ingestion. Br J Clin Pharmacol, 2011, 72(5): 745-757.
5. Edward W, Boyer MD. Management of Opioid Analgesic Overdose. N Engl J Med, 2012, 367(2): 146-155.
6. Avellanas ML, Ricart A, Botella J, et al. Management of severe accidental hypothermia. Med Intensiva, 2012, 36(3): 200-212.
7. Szpilman D, Bierens JJ, Handley AJ, et al. Drowning. N Engl J Med, 2012, 366(22): 2102-2110.
8. 中国医师协会急诊医师分会. 急性中毒诊断与治疗中国专家共识. 中华急诊医学杂志, 2016, 25(11): 1361-1375.
9. 中国医师协会急诊医师分会. 急性百草枯中毒诊治专家共识(2013). 中国急救医学, 2013, 33(6): 484-489.

中英文名词对照索引

E

F

K

L

M

T

W

X

Y

Z

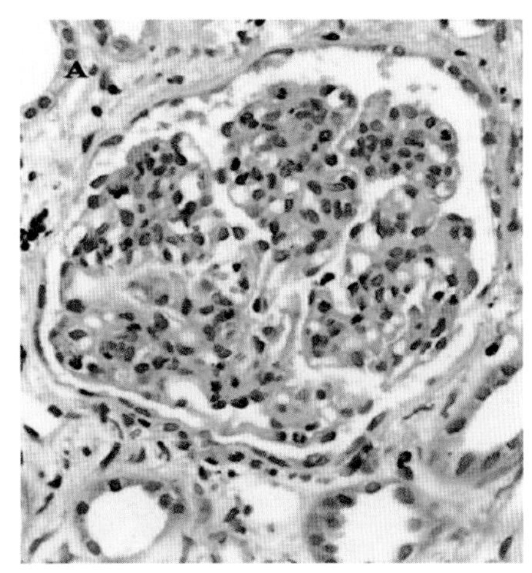

彩图 5-2-1　肾小球内皮细胞弥漫增生，中性粒细胞浸润（HE × 400）

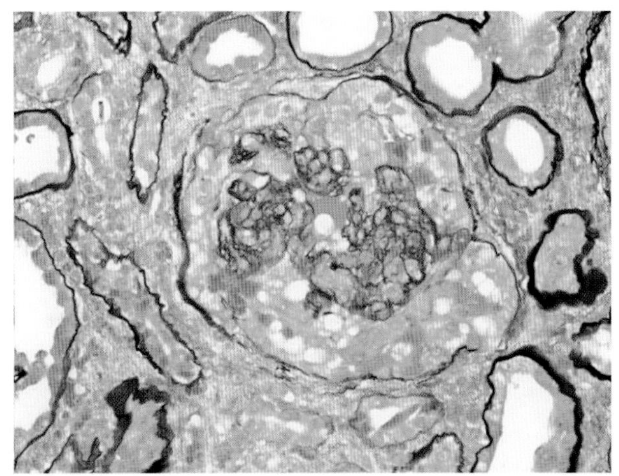

彩图 5-2-2　毛细血管袢破坏，新月体形成（PASM × 200）

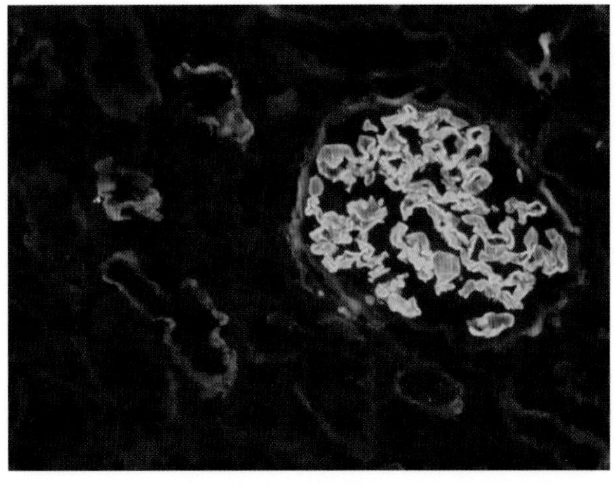

彩图 5-2-3　IgG 呈线条状沿肾小球毛细血管壁分布

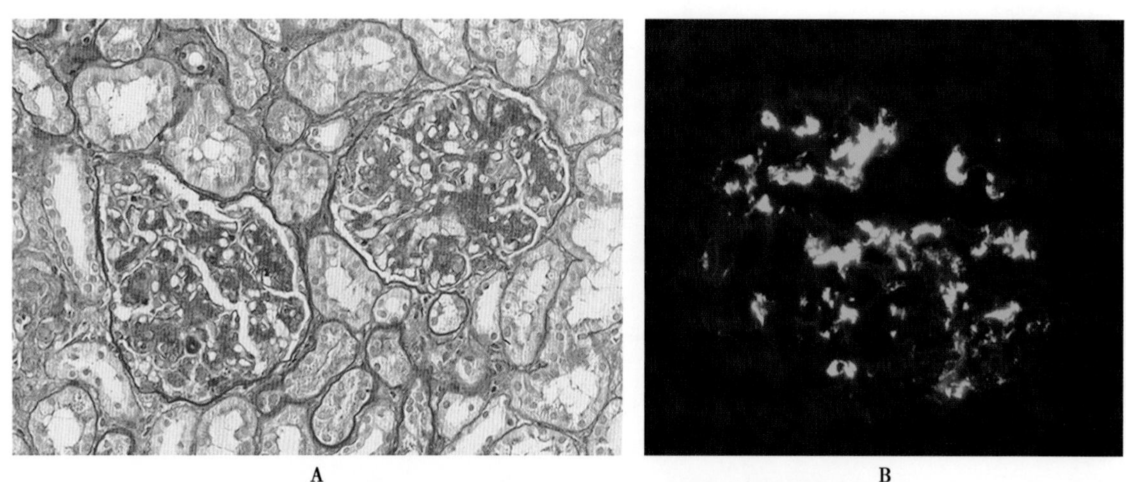

彩图 5-2-4 IgA 肾病病理图（系膜增生性肾小球肾炎病理表现）

A. 光镜下肾小球系膜细胞和系膜基质弥漫增生（PAS 染色）；B. 免疫荧光检查 IgA 在肾小球的系膜区沉积

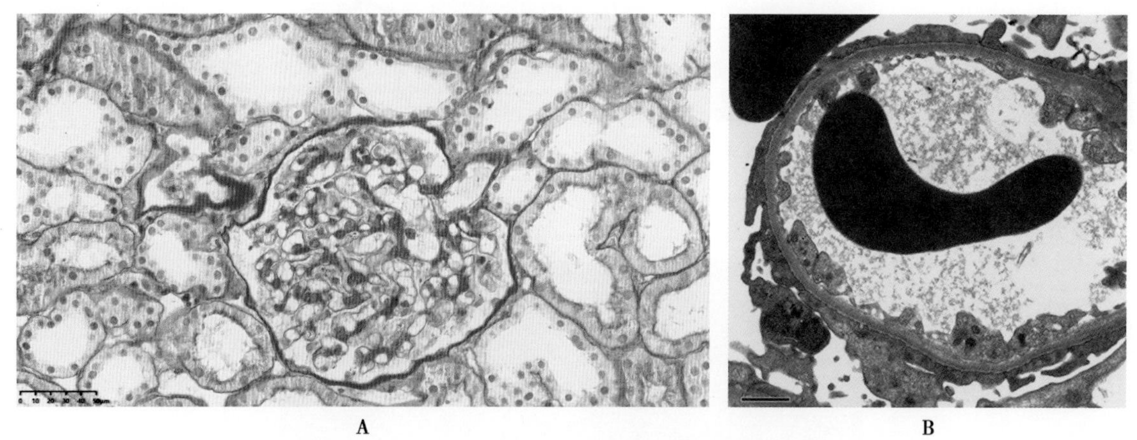

彩图 5-2-6 微小病变型肾病病理图

A. 光镜下正常肾小球（PAS 染色）；B. 电镜下肾小球（广泛的肾小球脏层上皮细胞足突融合）

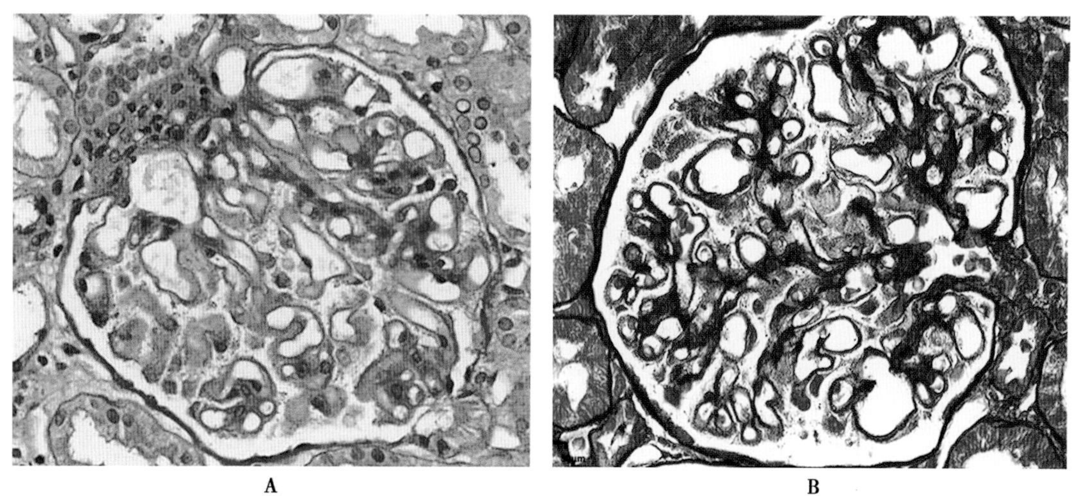

A B

彩图 5-2-9 膜性肾病病理图

A. 光镜下肾小球基底膜僵硬增厚(PAS 染色);B. 基底膜增厚,可见钉突形成(嗜银染色)微小病变型肾病病理图

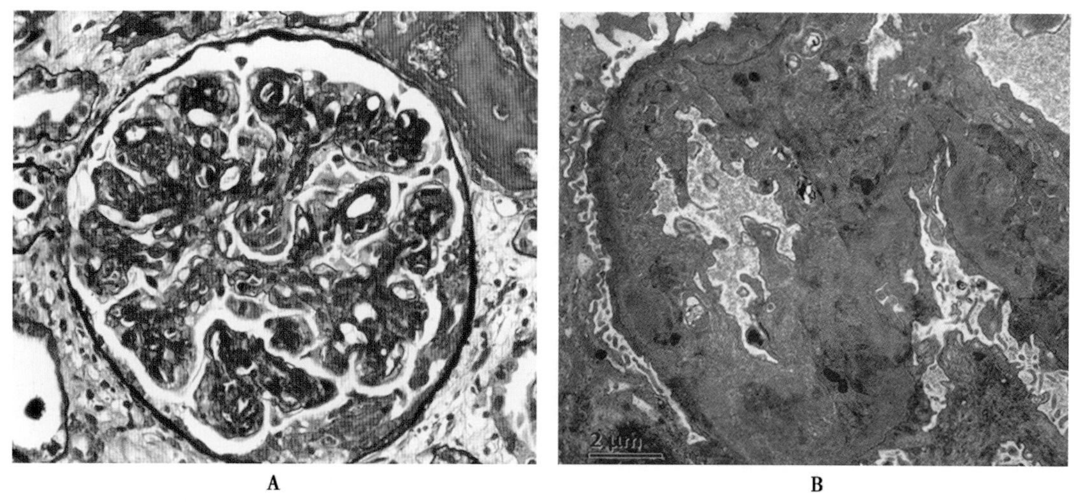

A B

彩图 5-2-11 系膜毛细血管性肾小球肾炎病理图

A. 光镜下肾小球毛细血管袢呈"双轨征"(嗜银染色);B. 电镜下系膜区和内皮下可见电子致密物沉积

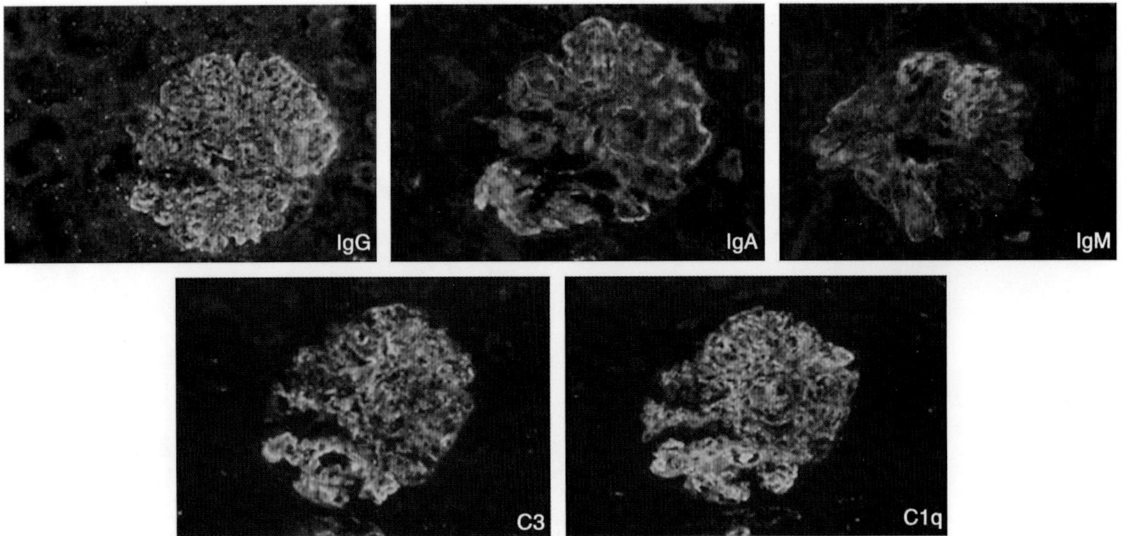

彩图 5-3-1　狼疮肾炎免疫荧光呈现“满堂亮”

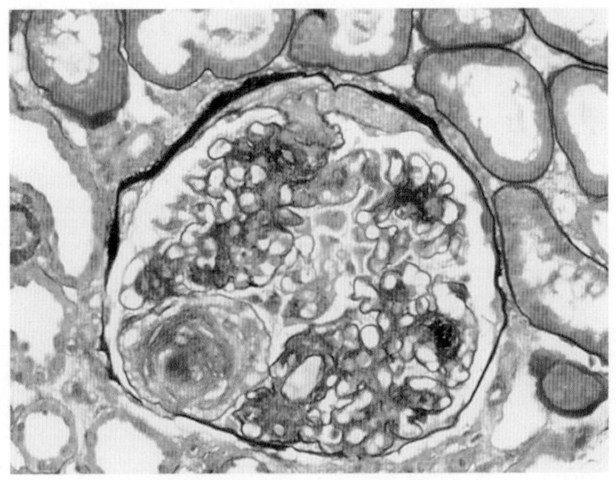

彩图 5-3-2　糖尿病肾病 K-W 结节（PASM × 200）

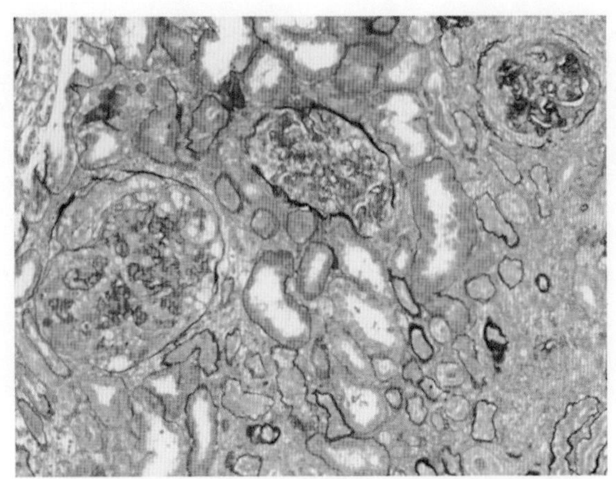

彩图 5-3-3　ANCA 相关小血管炎肾损害，新月体新旧不等（PASM × 100）